# TRAITÉ

# D'HYGIÈNE

## PUBLIQUE ET PRIVÉE

—

II

Paris. — Imprimerie de E. MARTINET, rue Mignon, 2.

# TRAITÉ
# D'HYGIÈNE
## PUBLIQUE ET PRIVÉE

PAR

## MICHEL LÉVY

Médecin consultant de l'Empereur, Inspecteur du service de santé de l'armée,
Directeur de l'École impériale d'application de médecine et de pharmacie militaires (Val-de-Grâce),
Ancien Directeur du service médical de l'armée d'Orient,
Grand Officier de la Légion d'honneur,
Membre et ancien Président de l'Académie impériale de médecine,
Vice-Président du Comité d'hygiène et du service médical des hôpitaux civils, Membre du Comité
consultatif d'hygiène publique de France, du Conseil de salubrité de la Seine,
Officier de l'Instruction publique, etc.

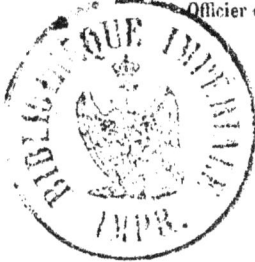

---

Οὗτος, εἴ τις δύναιτο ζητέων ἔξωθεν ἐπι-
τυγχάνειν, δύναιτ' ἂν παντων ἐκλέγεσται αἰεὶ
τὸ βέλτιστον. Βέλτιστον δέ ἐστι τὸ προσω-
τάτω τοῦ ἀνεπιτηδείου ἀπέχον.

(Ἱπποκράτους, Περί ἀρχαίης ἰατρικῆς.)

---

## CINQUIÈME ÉDITION
Revue, corrigée et augmentée.

---

## TOME SECOND

---

# PARIS
## J.-B. BAILLIÈRE et FILS,
### LIBRAIRES DE L'ACADÉMIE IMPÉRIALE DE MÉDECINE,
rue Hautefeuille, 19, près du boulevard Saint-Germain.

| LONDRES | MADRID |
|---|---|
| Hippolyte Baillière. | C. Bailly-Baillière. |

## 1869

# TRAITÉ

# D'HYGIÈNE PUBLIQUE

## ET PRIVÉE

## SECTION II.

### DES MODIFICATEURS, DE LEUR ACTION ET DE LEUR EMPLOIE

(SUITE)

## CHAPITRE III.

### EXCRETA.

Les excrétions, véritables résidus du laboratoire humain, sont à la fois le résultat et la mesure des échanges entre l'organisme et le monde extérieur; c'est par elles que s'opère de l'un à l'autre et d'une manière visible la circulation de la matière; par elles se maintient l'équilibre entre la nutrition et la décomposition interstitielle; sous ce rapport, leur proportion avec les aliments indique les phases de l'âge et l'état actuel de la vie, et elles constituent l'un des éléments essentiels de la statique hygiénique. Les excrétions représentent par leur ensemble comme un vaste appareil de dépuration du sang; intermittentes ou continues, elles le débarrassent des matériaux hétérogènes et assurent l'identité du fluide nourricier à toutes les époques de l'existence. Modératrices de la caloricité, leurs variations concourent à la stabilité de la température animale; quand celle-ci s'élève ou s'abaisse sous l'influence du climat, du régime, du mouvement ou du repos, la diminution ou l'augmentation des pertes cutanées traduit et corrige ces effets. Là ne se borne point le rôle des excrétions : elles versent sur les ressorts multiples de la machine le fluide qui en facilite le jeu; adjuvants de l'activité fonctionnelle des organes, elles les protègent dans la variété de leur destination, approprient toute surface vivante à la spécialité de son modificateur, établissent entre l'organisme tout entier et le milieu extérieur une couche intermédiaire de produits qui sont sans texture et sans connexion avec la vie, quoiqu'ils dépendent de ses lois par leur origine et leur fin. Enfin, dans les troubles de la maladie, elles deviennent à juste titre l'objet d'une exploration particulière : elles réfléchissent, dans leur qualité et dans leur quantité, la marche du travail pathologique ; tour à tour causes ou symptômes, elles sont une des bases les plus certaines du pronostic et des indications curatives ; souvent la maladie gît tout entière dans leurs oscillations, la guérison dans leur retour à l'équilibre ; elles sont les agents de ces crises qui résolvent avec une efficacité soudaine des états morbides que l'art harcèle en vain de ses bénévoles agressions.

La peau et la membrane muqueuse sont les deux voies d'entrée et de sortie par lesquelles l'économie reçoit et rejette la substance et le détritus de la vie. La quantité de la masse organique varie incessamment chez le même individu, ainsi qu'on peut le constater par des pesées ; l'accroissement ni le décroissement ne suivent une progression uniforme ; mais les fluctuations ont peu d'étendue et ramènent toujours l'organisme à une moyenne qui lui est propre (1). La proportion des gaz et des liquides excrétés par un homme en vingt-quatre heures a été évaluée comme suit :

| | Onces. | | Onces. |
|---|---|---|---|
| Vapeur aqueuse à la peau | 28,70 | Suc gastrique et intestinal | 31 |
| Vapeur aqueuse pulmonaire | 18,30 | Bile | 10 |
| Gaz acide carbonique dans les poumons | 48,28 | Salive | 10 |
| | | Suc pancréatique | 2 |
| Gaz acide carbonique à la peau | 0,72 | Sérosité vésiculaire | 2 |
| Urine | 40 | Larmes et mucus nasal | 1 |

Total, 12 livres par vingt-quatre heures, 69 grains par minute, environ un grain pendant chaque pulsation. Voici, d'après des observations rassemblées par Haller (2), l'évaluation moyenne, et par onces, des substances ingérées et évacuées :

| | RECETTES. | | DÉPENSES. | | |
|---|---|---|---|---|---|
| | Alim. et boissons. | Transpiration. | Urine. | Excréments. | Total. |
| Keil | 75 | 31 | 38 | 5 | 74 |
| Sanctorius | 60 | 32 | 24 | 4 | 60 |
| Boissies | 60 | 33 | 22 | 5 | 60 |
| Hartmann | 80 | 46 | 28 | 6 | 80 |
| Gorter | 91 | 49 | 36 | 8 | 93 |
| Rye | 96 | 59 | 39 | 5 | 103 |

Les différences que présentent ces résultats proviennent en partie des latitudes diverses sous lesquelles ils ont été obtenus. En effet, indépendamment des circonstances que résument la constitution et le régime, les sécrétions sont influencées par la périodicité des phénomènes atmosphériques ; leur type

(1) Burdach, *Traité de physiologie.* Paris, 1837, t. VIII, p. 103.
(2) Haller, *Op. cit.*, t. V, p. 62.

change aux différentes époques du jour et de l'année, et par conséquent suivant le climat (voy. tome I). Ainsi, d'après Chossat, l'urine est un peu plus abondante que la boisson au solstice d'hiver, tandis qu'elle n'en représente que les trois quarts en été. On connaît l'influence du climat sur la transpiration ; la peau et le système pileux de l'homme sont plus foncés en couleur dans les pays chauds, etc. Il existe entre les diverses excrétions une relation qui se manifeste surtout entre celle de la peau cutanée et les excrétions pulmonaire, urinaire et intestinale ; l'activité de celles-ci est en raison inverse de l'activité de la peau ; l'exhalation intestinale influe sur celle des bronches et des organes urinaires : c'est ainsi que l'on voit un flux muqueux des bronches arrêté par la diarrhée, des lavements ou des boissons prises abondamment s'écouler par les urines.

Les excrétions méritent autant d'attention chez l'homme sain que chez l'homme malade; elles doivent être contenues dans de justes limites, s'accomplir avec régularité; elles guident l'hygiéniste dans la détermination du régime, et suivant qu'elles tendent à s'éloigner de leur type normal, surgissent des indications variées de prophylaxie. Toutes sont plus ou moins soumises à la volonté, parce qu'il n'en est aucune qui ne se modifie par l'emploi seul ou combiné des modificateurs hygiéniques; les produits excrémentitiels sont en rapport avec la direction que l'homme imprime à sa vie, bien plus qu'avec le fonds individuel de l'organisation.

## ARTICLE PREMIER.
### DES DIFFÉRENTES EXCRÉTIONS.

#### § 1. — Excrétions générales.

#### I. — EXCRÉTIONS VAPOREUSES.

Qu'un homme reste assis tranquillement sur une balance très-sensible, on verra son poids diminuer à chaque minute sans évacuation apparente : cela tient à la vaporisation qui s'opère à la surface tégumentaire, et qui, échappant au sens de la vue, a été appelée transpiration insensible ; elle a été évaluée quantitativement par Sanctorius, Rye, Gorter, Keil, Séguin, Dumas, etc. (voy. tome I, page 358). Chez les individus doués d'une bonne santé, qui ne sont pas dans un état de croissance, qui digèrent bien, évitent les excès et n'engraissent point, les oscillations du poids du corps, qui résultent du régime et de la transpiration insensible, sont compensées par la révolution d'une période nychthémère, quelles que soient la quantité des aliments ingérés et les variations de l'atmosphère; après avoir augmenté en poids de toute la proportion de la nourriture qu'ils ont prise, ils reviennent, au bout de vingt-quatre heures, au même poids à peu près qu'ils avaient la veille. Chez un homme travaillant modérément, Lavoisier et Séguin estiment que la respiration, la transpiration pulmonaire et la transpiration cutanée déterminent un déchet de poids de 11 à 32 grains, = 0$^{gr}$,583 à 1$^{gr}$,696 par minute; soit, par heure, 34$^{gr}$,980 à 101$^{gr}$,760; ils imputent à la transpiration cutanée un peu plus des deux tiers de cette perte, à la respiration et à la transpiration pulmonaire un peu moins d'un tiers. Dalton par le calcul, Valentin (1) par la méthode de Hales perfectionnée, sont arrivés à des évaluations approximatives de celles qui précèdent : le premier s'est basé sur le volume de l'air inspiré dans un temps donné et sur la proportion de vapeur que cet air peut contenir en le supposant saturé d'humidité dans l'expiration; il fixe à 560 grammes par jour le poids de l'eau excrétée par les voies pulmonaires; le second, à 540 grammes. Immédiatement après le dîner la transpiration atteint son maximum, et durant la digestion elle tombe à son minimum. L'évaporation de la surface cutanée est deux fois plus active que celle qui s'opère dans les cavités pulmonaires; la dernière est en raison directe de l'activité de la respiration, et comme elle enlève aux parois des voies aériennes une quantité considérable de chaleur, « les anciens n'avaient pas tout à fait tort lorsqu'ils disaient que la respiration sert à rafraîchir le sang : cela est vrai. Seulement, tout en agissant de la sorte, l'air inspiré détermine un résultat contraire, plus considérable que le premier. Ce qui se passe dans l'organisme ressemble donc à ce qui a lieu dans un foyer où l'on brûlerait du bois vert : une partie de la chaleur développée par la combustion est employée à vaporiser l'eau dont le combustible est imprégné, et c'est autant de perdu; mais le foyer ne sera pas moins une source de chaleur, car il en dégagera plus que la vaporisation de l'eau n'en emploiera (2). »

Le défaut d'une bonne digestion est une des causes les plus directes de la diminution de la transpiration. Celle-ci est de cinq à six fois plus forte dans l'air sec que dans l'air humide; elle est activée par le mouvement de l'air, réduite au minimum, mais non supprimée par l'air saturé d'humidité; sa quantité est en rapport inverse avec la densité du milieu; l'exercice la favorise; la malpropreté l'entrave mécaniquement. Enfin, la faculté perspiratoire est proportionnelle à la mollesse de la peau. De ces données découle l'indication d'assurer la régularité des fonctions de la peau par l'usage approprié des aliments, du vêtement, des exercices, etc., d'éviter l'impression vive et subite du froid humide pendant et après le sommeil, pendant l'acte de la digestion; de favoriser le desséchement et la circulation de l'air, etc.


## II. — Excrétions gazeuses.

Les principales s'opèrent par les surfaces pulmonaire et cutanée; nous avons indiqué l'influence qu'exercent sur elles l'âge, le sexe, la constitution, le climat, le régime (tome I). Les excrétions gazeuses qui ont lieu par les voies digestives sont d'une grande importance dans l'état de santé et de ma-

(1) Valentin, *Lehrbuch der Physiologie*, Bd. I, S. 536.
(2) Milne-Edwards, *Leçons sur l'anatomie et la physiologie comparée*, t. II, p. 628.

ladie : elles sont en rapport avec la constitution, le tempérament, les habitudes, le genre et la quantité d'aliments, etc. Il n'est point jusqu'aux affections morales qui n'interviennent dans leur production : c'est ainsi que l'on voit les hypochondriaques et les hystériques incessamment tourmentés par les vents (voy. tome I). Lobstein rapporte que chez un individu qu'une frayeur surprit au sortir d'un repas copieux, il se développa soudain une grande quantité de gaz (1).

Les agents hygiéniques qui conviennent le mieux pour entretenir dans leur mesure normale les excrétions gazeuses et vaporeuses de la peau sont sans contredit les bains et les pratiques accessoires qui s'y rattachent : il en sera question plus bas.

### § 2. — Excrétions locales.

*Tégument interne.*

## I. — EXCRÉTIONS OCULO-PALPÉBRALES.

Leurs usages sont bien connus ; elles consistent d'une part dans un liquide sécrété par la conjonctive, d'autre part dans les larmes, produit d'une sécrétion glandulaire. Nous renvoyons au chapitre des *Percepta* les détails relatifs à l'hygiène de l'œil sous le double rapport de la vision et des excrétions dont il est le siége ; les moyens qui se rapportent à ces dernières agissant toujours plus ou moins directement sur la fonction de la vue, et réciproquement.

## II. — EXCRÉTION NASALE.

Le liquide nasal se mêle avec le suc muqueux des yeux et l'humeur lacrymale ; il contient, d'après Berzelius, de l'eau, du mucus, de l'osmazôme, des chlorures potassique et sodique, etc. Dans l'état ordinaire, il n'est fourni que dans la mesure nécessaire pour lubrifier la membrane olfactive ; par une disposition particulière, il manque chez quelques personnes qui n'éprouvent jamais le besoin de se moucher ; son exubérance est toujours le résultat, ou d'une habitude catarrhale, ou d'une irritation fréquemment répétée sur les voies nasales, comme chez les priseurs immodérés. L'impression du froid sur la tête ou sur les pieds, parfois l'insuffisance de l'activité cutanée, sont les causes du flux nasal ; les coryzas atteignent surtout les enfants et les lymphatiques. Une nourriture surabondante peut exagérer habituellement la sécrétion du nez comme toute autre sécrétion ; la stimulation trop intense de l'odorat, par les exhalaisons des mets, peut aussi y contribuer. L'état de la sécrétion nasale influe chez beaucoup de personnes sur celui de la vue et même du cerveau : dans les coryzas avec céphalalgie, le soulagement de la tête coïncide avec l'apparition du flux ; il semble qu'il opère une sorte de déplétion cérébrale, d'où sans doute le nom qu'il a reçu du vulgaire (rhume du cerveau). On peut s'expliquer ainsi l'effet heureux que beaucoup de priseurs attribuent au tabac

(1) Lobstein, *Anatomie pathologique*, t. I, p. 157.

sur l'aisance des facultés intellectuelles : il satisfait une habitude impérieuse, première condition du bien-être ; puis il dégage l'encéphale par la stimulation continue de la membrane pituitaire ; mais en raison de la part qui revient au cerveau dans la question du tabac, nous la traiterons dans le chapitre des *Percepta.* Une pièce d'étoffe, qui fait en quelque sorte partie du vêtement, est destinée à recueillir les produits de l'excrétion nasale ; les mouchoirs de coton échauffent, déterminent des rougeurs ; ceux de soie (foulards) ont, comme les précédents, l'inconvénient de ne point s'imbiber ; il faut leur préférer les mouchoirs de fil et de chanvre. Chez quelques personnes, l'étroitesse naturelle des ouvertures antérieures du nez gêne l'expulsion des mucosités ; celles-ci s'amassent, se décomposent et communiquent à l'air expiré une putridité telle qu'on a fait de ce cas une variété d'ozène ; les personnes affectées de cette conformation doivent s'astreindre à plusieurs lotions par jour, en faisant remonter de l'eau tiède dans les voies nasales à l'aide de fortes inspirations : Mérat et Lagneau ont prescrit avec succès ces lotions journalières que l'on pratique en humant de l'eau dont on peut varier, suivant les cas, la température et la composition.

### III. — EXCRÉTIONS BUCCALES.

Elles se composent du mucus fourni par les cryptes des parois de la bouche et de la salive sécrétée par les glandes salivaires ; il s'y mêle un peu de liquide nasal (mucosités et larmes) qui se déverse dans la bouche en arrière par l'ouverture postérieure des fosses nasales, en avant par les conduits naso-palatins. Tous ces fluides ont pour effet de lubrifier la cavité buccale et les voies de la déglutition, de faciliter cet acte, et en général les mouvements de la langue, par conséquent aussi la phonation. La salive joue un rôle essentiel dans la mastication et dans la digestion : elle est toujours alcaline chez les individus sains qui jouissent d'un bon appétit et qui digèrent bien ; pendant la mastication, elle imprègne les aliments de son eau et de ses sels, les ramollit, rend plus liquides ceux qui sont déjà en bouillie, dissout les matières solides comme le sucre, la gomme, la gélatine, commence par l'action de sa diastase ou ptyaline la conversion des substances amylacées en dextrine et en glycose (1), etc. ;

(1) L'analyse de la salive a donné pour 1000 parties :

| Berzelius. | | Jacubowitsch. | |
|---|---|---|---|
| Eau...................... | 902,9 | Eau....................... | 995,16 |
| Ptyaline.................. | 2,9 | Épithélium................ | 1,62 |
| Mucus.................... | 1,4 | Ptyaline.................. | 1,34 |
| Extrait de viande, avec lactate al- | | Phosphate de soude......... | 0,94 |
| calin.................... | 0,9 | Chlorures alcalins.......... | 0,84 |
| Chlorure sodique........... | 1,7 | Sulfocyanure de potassium..... | 0,06 |
| Soude.................... | 0,2 | Chaux combinée avec une ma- | |
| | ———— | tière organique........... | 0,03 |
| | 1000,0 | Magnésie combinée avec une ma- | |
| | | tière organique........... | 0,01 |
| | | | ———— |
| | | | 1000,00 |

aussi est-elle sécrétée avec plus d'abondance pendant les repas, et même sous la seule incitation de l'appétit que provoque la vue des aliments. Nick évalue à 500 grammes la quantité de salive qui se forme ordinairement en vingt-quatre heures; mais rien de fixe à cet égard : elle augmente en raison de la dureté et de la sécheresse des aliments; elle est toujours en proportion de l'altération préliminaire que les aliments exigent pour être chymifiés dans l'estomac. Chez quelques personnes qui appartiennent au tempérament lymphatique et nerveux, la sécrétion salivaire est habituellement assez abondante pour qu'elles soient forcées d'en rejeter une partie par expuition ; mais le plus souvent la salivation est provoquée par certaines pratiques, telles que l'habitude de fumer, de mâcher du tabac, etc.; elle peut donner lieu à des pertes qui affaiblissent la constitution et entraînent l'amaigrissement général ; même alors que la sécrétion n'est point exagérée, une déperdition trop abondante de salive entraîne de mauvaises digestions et finit par compromettre la nutrition : c'est ce que l'on observe dans la paralysie des muscles buccinateurs, où la salive s'écoule continuellement au dehors, tandis que dans l'état normal elle est avalée à mesure qu'elle afflue dans la bouche.

La surface buccale est douée d'une grande puissance d'absorption : le vin, gardé dans la bouche, restaure et peut même enivrer ; le mercure, l'huile de tabac, d'autres poisons y sont rapidement absorbés; il en est de même des virus contagieux : aussi Cullerier remarque qu'un verre, une pipe, une cuiller, peuvent servir de véhicule à la syphilis: Londe a vu un enfant de trois mois infecté par un baiser donné sur la bouche. Lors d'une petite épidémie de stomatite scorbutique qui régna en 1832, dans le 24ᵉ régiment de ligne, à Aix, nous vîmes la maladie se propager rapidement à trente hommes d'une même compagnie, qui buvaient au même vase; la séquestration des malades et l'adoption des verres à boire contribuèrent à arrêter le mal. Les indications de prophylaxie qui découlent de ces faits s'appliquent aussi aux surfaces oculo-palpébrale et nasale; la transmissibilité des coryzas et de certaines ophthalmies ne peut être l'objet d'aucun doute.

L'hygiène de la bouche se rapporte aux excrétions dont elle est le siége ou le passage, c'est donc ici le lieu de parler de la conservation des dents; aussi bien, le tartre qui contribue le plus souvent à leur altération est produit par la salive et par les humeurs que versent les membranes muqueuses de l'intérieur de la bouche.

Les caractères normaux des dents se déduisent de leur situation, de leur arrangement, de leur forme, de leur texture et de leur couleur. Les dents, disposées symétriquement sur les bords alvéolaires des deux mâchoires, représentent les deux moitiés d'un ovoïde parfait dont l'arcade supérieure forme la grosse extrémité, et l'inférieure la petite; les deux arcades se correspondent exactement en arrière; mais en avant la rangée supérieure dépasse un peu l'inférieure en la croisant. Les incisives supérieures sont légèrement inclinées en avant, les inférieures ayant une direction perpendiculaire. Aucune dent ne doit l'emporter sur les autres en longueur ni en saillie latérale, excepté les canines, qui seules diffèrent souvent des incisives sous ce rapport. Les dents de bonne nature sont bien nourries, plutôt courtes que longues, d'un tissu dur, recouvertes d'un émail uni et épais à leurs bords libres; les mauvaises dents se reconnaissent à leur forme allongée, maigre, étroite, à leur texture tendre et facilement attaquable par la lime, à la ténuité de leur couche d'émail; un tel appareil dentaire présente des incisives minces à leur extrémité tranchante, des canines effilées en pointe, de grosses molaires à couronne ovoïde: il est plus sensible à l'atteinte des agents chimiques et physiques. La couleur des dents est un sûr indice de leur solidité, et se lie d'une manière remarquable à l'ensemble de la constitution : elle promet des chances décroissantes de conservation, suivant qu'elle est d'un blanc tirant sur le jaune, d'un blanc mat, d'un blanc gris, d'un blanc azuré. Les dents à reflet jaunâtre ont pour base un ivoire dense, serré et pesant; on les observe chez les sujets robustes, bilieux ou sanguins. Les dents d'un blanc de lait ou bleuâtres ont moins de compacité et se détruisent vite; plus perméables, elles transmettent facilement à la pulpe dentaire l'impression des qualités froides, chaudes, acides, des corps soumis à la mastication. Simons, Camper et Blumenbach ont rencontré principalement chez les phthisiques les dents à teinte azurée, phénomène qui tient souvent à une altération déjà commencée de l'ivoire. D'après Oudet, les sels organiques abondent dans les dents jaunâtres et peu impressionnables, tandis que la matière animale domine dans les dents délicates et sensibles.

La conservation des dents comprend non-seulement leurs parties dures, ivoire, émail, cément, mais encore la pulpe ou germe dentaire et la membrane alvéo-dentaire. L'ivoire, ou plutôt la dentine (R. Owen), substance tubulaire (J. Müller), est la partie la plus considérable de l'organe dentaire; l'émail et le cément sont moulés sur elle et tapissent, l'un sa couronne, l'autre sa racine, de manière à la recouvrir en totalité; sa densité augmente avec l'âge; sa couronne est réticulée par les dépressions concaves hexagonales où s'implante l'extrémité des prismes de l'émail; sa face interne répond à la cavité de la pulpe, et présente les orifices innombrables des canalicules ouverts à la surface du germe. La substance fondamentale de l'ivoire, homogène et très-finement granuleuse à un fort grossissement du microscope, constituée par des cellules calcifiées, abonde plus périphériquement sous l'émail et le cément que vers la cavité dentaire, où les canalicules sont très-serrées. Les canalicules dentaires (canaux calcifères de R. Owen), découverts en 1673 par Leeuwenhoeck, sont creusés dans l'épaisseur de l'ivoire, où ils représentent les intervalles laissés entre les cellules primitives, et ils ont un diamètre moyen de $0^{mm},0015$ à $0^{mm},002$ : ouverts dans la cavité dentaire par un orifice qui les met en contact immédiat avec la pulpe, ils rayonnent de ce point à la surface extérieure de la dent en décrivant des sinuosités; une couche continue de granulations noires très-nombreuses, sous-jacente à l'émail et au cément, sert de limite périphérique aux canalicules, et, d'après Robin et Magitot (1), leur constitue un réseau anastomotique pour le libre parcours du fluide d'imbibition, pour l'entretien du mouvement organique. Cuvier prenait cette couche granuleuse pour le vestige d'une membrane située entre l'ivoire et l'émail; ce qui prouve son usage tel qu'il vient d'être indiqué, c'est qu'ils prennent la couleur blanche ou noire des tubes ou canalicules, suivant que ceux-ci contiennent des liquides blancs ou de l'air. La sensibilité tactile de l'ivoire, même en l'absence de toute trace de nerfs, est due aux vibrations, aux ébranlements qu'il reçoit des corps extérieurs (grains de sable, etc.), quelle que soit leur ténuité, et qu'il transmet à la pulpe dont la substance, si riche en nerfs, emplit exactement sa coque solide. Sa composition chimique a été déterminée par Bibra comme il suit :

| INCISIVE ADULTE. | | MOLAIRE ADULTE. | | |
|---|---|---|---|---|
| | Homme. | | Homme. | Femme. |
| Substances organiques... | 28,70 | Phosphate de chaux avec | | |
| —          inorganiques.. | 71,30 | traces de fluorure de calcium ....... | 66,72 | 67,54 |
| | 100,00 | Carbonate de chaux...... | 3,36 | 7,97 |
| | | Phosphate de chaux...... | 1,08 | 2,49 |
| | | Sels solubles.......... | 0,83 | 1,00 |
| | | Cartilages. ........... | 27,61 | 20,42 |
| | | Graisse.............. | 0,40 | 0,58 |
| | | | 100,00 | 100,00 |

L'émail qui revêt la couronne, très-épaissi à la surface de trituration et au niveau des tubercules, est diaphane et d'une dureté qui résiste à la lime ; il s'use cependant par les efforts de la mastication, mais dans un âge avancé où l'ivoire, mis à nu, est devenu lui-même assez dur pour se passer de sa protection. Les lames de l'émail, d'une épaisseur de $0^{mm},05$ à $0^{mm},10$, sont stratifiées et superposées de manière à représenter, sur une coupe verticale de dent, une série de petites calottes emboîtées l'une dans l'autre ; appliqué sans corps intermédiaire à la surface de l'ivoire, il est recouvert à sa face par une cuticule (Kölliker) transparente, granuleuse, d'une épaisseur de $0^{mm},001$, inattaquable aux acides ; il subit pendant le cours de la vie des changements de densité et de coloration et, après l'extraction de la dent, c'est-à-dire quand la dent est morte, il devient fragile. La composition chimique de l'émail ne diffère de celle de la dentine que par la prédominance des sels calcaires ; elle est, d'après Bibra :

(1) Magitot, thèse citée, p. 87.

|  | Molaire d'une femme de 25 ans. | Molaire d'un homme adulte. |
|---|---|---|
| Phosphate de chaux avec traces de fluorure de calcium . . . . . . . . . | 81,63 | 89,82 |
| Carbonate de chaux . . . . . . . . . . . | 8,88 | 4,37 |
| Phosphate de magnésie . . . . . . . . . | 2,55 | 1,34 |
| Sels solubles . . . . . . . . . . . . . . . | 0,97 | 0,88 |
| Substance organique . . . . . . . . . . | 5,97 | 3,39 |
| Graisse . . . . . . . . . . . . . . . . . . | traces | 0,20 |
|  | 100,00 | 100,00 |
| Substances organiques . . . . . . . . . | 5,77 | 3,59 |
| —  inorganiques . . . . . . . . | 94,04 | 96,31 |

Le cément (os de la dent), jaunâtre et opaque comme le tissu osseux, dont il a à peu près la densité, est la partie la moins considérable de l'organe dentaire ; il revêt toute la surface extérieure des racines ; la membrane alvéolodentaire qui le recouvre à l'extérieur lui tient lieu de périoste, et ses vaisseaux pénètrent dans le tissu cémentaire. Le cément augmente d'épaisseur avec l'âge ; ce qui fait que chez les vieillards, certaines dents sont retenues dans leurs alvéoles par une couche ambiante de cément, malgré la disparition complète de leur pulpe centrale (Magitot). La substance fondamentale, finement granuleuse et diaphane, mince et friable autour du collet, est stratifiée quelquefois dans ses parties les plus épaisses comme le tissu osseux, et c'est là qu'on rencontre, mais sans aucune disposition régulière, des corpuscules osseux ou ostéoplastes. Le cément, presque identique avec l'os par sa composition chimique, a donné à Bibra :

|  | Chez l'homme. | Chez le bœuf. |
|---|---|---|
| Substances organiques . . . . . . . . . . . . . . | 29,42 | 32,24 |
| —  inorganiques . . . . . . . . . . . . | 70,58 | 67,76 |
|  | 100,00 | 100,00 |

La pulpe dentaire chez l'adulte n'est autre chose que la papille dentaire du fœtus, énormément réduite de volume ; moulée sur les parois de chaque cavité dentaire, elle est disposée en fuseau dans les canines, taillée en biseau dans les incisives, formant dans les molaires autant de saillies coniques que la couronne a de tubercules ; chez le vieillard, c'est un filet mince, allongé dans l'étroit canal de la dent, et vers la fin de la vie, quand cette cavité a été oblitérée par la production incessante des éléments de l'ivoire, elle disparaît en totalité. Molle, de couleur rougeâtre, sans adhérence avec la paroi dentaire, elle reçoit des filets vasculaires et nerveux en nombre égal à celui des racines ; leurs ramifications dans la pulpe donnent lieu à un plexus nerveux et vasculaire très-riche.

La membrane alvéolo-dentaire, continuation du tissu gingival, intermédiaire par sa structure entre la muqueuse et le périoste osseux, s'interpose entre la dent et la mâchoire, adhère au cément, tapisse toute sa surface, se dirige vers le sommet de la racine, et là, rencontrant les vaisseaux et les nerfs de la dent, elle leur forme une gaîne, sans se replier dans les canaux dentaires et y tapisser la surface de la pulpe. Sa richesse vasculaire et nerveuse explique la fréquence de ses inflammations, l'intensité des douleurs qui en résultent ; une de ses lésions récemment étudiées avec soin par G. Delestre (thèse, 1861), le ramollissement jaune et rouge, amène l'expulsion des dents, comme l'espèce d'hypertrophie graduelle dont elle devient le siége chez le vieillard concourt à leur chute physiologique (Magitot).

Les règles hygiéniques portent sur le nombre, l'arrangement et les concrétions des dents.

1° Il peut y avoir absence ou exubérance des dents : dans le premier cas, que la lacune porte sur les dents temporaires ou sur les dents permanentes, l'art est impuissant pour la combler autrement que par des pièces factices dont l'application doit être ajournée jusque après l'accroissement terminé du sujet ; alors seulement la sortie des dents tardives devient improbable, et, jusqu'à ce moment, il convient de la favoriser en prévenant l'induration fibrocartilagineuse des gencives que produirait l'usage constant d'aliments secs et solides (Bégin). La superfétation affecte ordinairement les canines ou les incisives seules. Parfois, en dehors ou en dedans des molaires permanentes, perce une grosse dent surnuméraire qui proémine dans la bouche ou vers la joue ; il est de rares exemples d'arcades dentaires entièrement doublées sur l'une et sur l'autre mâchoire. Pendant son internat à l'Hôtel-Dieu, Oudet trouva, dans une tumeur correspondant aux bicuspides inférieurs du côté droit, et qui fut prise pour un amas de tartre, une agglomération d'au moins vingt-cinq dents distinctes, et réunies entre elles, soit immédiatement, soit au moyen d'une substance analogue au cément des dents. On fait l'extraction des dents exubérantes, et presque toujours elle est suivie du redressement des autres dents. Il importe seulement de ne pas confondre, au moment de l'opération, les dents permanentes déviées avec les temporaires : les premières sont plus larges, plus solides, d'un blanc moins lacté ; et quand ce sont des incisives, elles présentent à leur extrémité libre des inégalités résultant du défaut de frottement.

2° Surveiller, régulariser l'éruption et l'arrangement des dents permanentes, c'est prévenir bien des accidents et des souffrances que prépare ou fait naître l'aveugle travail de la nature. Nous ne pouvons entrer dans tous les détails qui constituent cette branche importante de l'art du dentiste.

Les directions vicieuses affectent ordinairement les canines et les incisives, rarement les dents primitives, et presque jamais les molaires : dues au développement imparfait de l'arcade alvéolaire, à l'exubération ou à la largeur des dents, à la persistance de quelques dents primitives près des points d'émersion des dents secondaires, elles consistent dans les inclinaisons des dents en avant ou en arrière, ou dans leur rotation sur l'axe de la racine. La marche de la seconde dentition doit donc être surveillée avec soin ; et de six à quatorze ans, il y a souvent lieu d'agir préventivement contre les irrégularités de l'évolution

dentaire ; d'extraire une dent primitive qui gêne la sortie d'une dent de remplacement, quelquefois même de sacrifier une ou plusieurs dents permanentes.
Tantôt c'est l'incisive médiane inférieure qui incline en avant : il faut
l'extraire ; tantôt, bien rangée, elle doit encore être sacrifiée à la conservation
d'une incisive latérale inclinée en arrière ou en avant, parce que celle-ci, plus
longue et plus forte, suffit pour remplir le vide. A la mâchoire supérieure,
mieux vaut conserver les incisives médianes : les plus fréquemment déviées
sont les canines supérieures et inférieures ; mais comme elles sont plus visibles
quand on rit ou qu'on parle, et qu'elles sont moins sujettes à la carie que
les petites molaires, on fait le sacrifice de ces dernières. Quand une dent
secondaire tend à s'incliner latéralement, il faut respecter les dents voisines
qui servent à la contenir. Le rapport convenable d'une rangée dentaire avec
l'autre influe sur la facilité de leur fonction et sur leur conservation ; quand
ce rapport est rendu vicieux par la seule direction des dents, on y peut remédier dans le principe. Ainsi, les incisives supérieures se dirigent-elles en
dedans, la pression répétée du doigt et de la langue réussit à les ramener en
avant ; sont-elles assez sorties pour toucher en arrière les incisives inférieures,
la lime, le doigt et la langue détruisent la résistance que celles-ci opposent à la
direction des incisives supérieures. Si les dents sont assez déviées pour se
toucher sur une ligne de hauteur, on les tient écartées au moyen d'une plaque
d'or ou de platine recourbée en forme de gouttière et fixée sur des molaires.
Quand l'arcade inférieure croise la supérieure, en passant devant elle, il en
résulte une difformité improprement appelée *menton de galoche*, et qui accélère l'usure des dents. On peut alors faire usage du plan incliné, pour rétablir
le rapport normal entre les deux rangées dentaires ; appliqué sur l'inférieure,
il presse, dans l'occlusion de la bouche, les dents supérieures d'arrière en
avant, et les oblige à passer devant les autres. Lorsqu'il y a lieu d'empêcher le
rapprochement complet des arcades dentaires, on recouvre les deux premières
molaires inférieures de chaque côté d'une espèce de coiffe métallique quadri-
latère qui les embrasse exactement (bâillon dentaire) ; elle préserve les dents
antérieures de toute pression réciproque, sans gêner aucune fonction. Oudet
recommande avec raison de nettoyer fréquemment les calottes métalliques des
parcelles alimentaires et des résidus d'humeurs buccales qui s'y introduisent
et détériorent la dent vainement abritée. Quelquefois les deux rangées dentaires présentent une obliquité générale en avant, et soulèvent les lèvres. Cette
difformité nuit au rapprochement des lèvres, à l'articulation des sons, fait paraître les dents trop longues, et donne lieu à la projection de la salive en parlant. Héréditaire dans quelques familles, elle peut être déterminée par l'habitude qu'ont les enfants de porter leur langue en avant pour la succion de leur
pouce, etc. On a proposé, pour la combattre, l'extraction de la petite molaire
de chaque côté, et l'application de plaques tendant à repousser les dents vers
la bouche, ou de fils métalliques qui, passant au-devant d'elles, vont se fixer à
un palais artificiel, et sont chaque jour serrés davantage ; mais ces moyens peu

efficaces risquent d'ébranler les dents et d'en occasionner la chute prématurée.
Trop rapprochées latéralement, les dents subissent, par leurs bords correspondants, une pression qui hâte leur usure et leur carie ; la lime fait cesser cet
inconvénient. Le redressement des dents est assez facile jusqu'à quatorze à
quinze ans. Au delà de cet âge, les divers procédés de redressement compromettent la solidité des dents, et l'on se bornera à réduire la difformité par
l'action de la lime, ou par l'avulsion des dents les plus déviées et les plus
gênantes.

3° Les liquides buccaux agissent sur les dents par les altérations qu'ils subissent sous l'influence de divers états morbides locaux ou généraux, et notamment des inflammations du tube digestif ; une diète sévère produit le même
effet, en s'opposant au renouvellement des humeurs de la bouche par le travail de la mastication ; et l'on a même remarqué, chez des sujets d'ailleurs
sains, la sécrétion d'une salive abondante, filante, à réaction acide, et par
conséquent nuisible aux dents, particularité qui coïncidait avec une coloration
rouge plus vive de la muqueuse buccale et une énergie prépondérante des
fonctions digestives. Habituellement les liquides buccaux laissent déposer sur
les dents une matière blanchâtre ou jaunâtre, plus ou moins épaisse, qui se
dessèche sous forme d'enduit limoneux ou noirâtre. Produite en plus grande
abondance pendant la nuit, elle se dissipe par la mastication ou par des soins
journaliers. Par l'omission de ces soins, ou sous l'influence de la constitution,
de maladies des dents, des gencives ou de l'estomac, on la voit s'accumuler
et durcir jusqu'à former de vraies concrétions calcaires, appelées tartre. Vauquelin et Laugier l'ont analysé, ainsi que Berzelius, qui y a trouvé : ptyaline, 1,0 ; mucus, 12, 5 ; phosphates terreux, 79,0 ; matière animale dissoute
par l'acide chlorhydrique, 7,5. Le tartre est donc constitué en majeure partie
par un phosphate insoluble. Dumas (1) en explique la déposition par l'action
de la salive alcaline sur le liquide acide de la bouche ; l'acide libre une fois
saturé, les phosphates insolubles se précipitent. L'observation démontre l'erreur de cette induction chimique. Cl. Bernard (2) dit que le tartre est dû à
une irritation alvéolo-dentaire avec déchaussement des gencives ramollies par
des fragments alimentaires pendant la mastication ; il rappelle à l'appui de
cette opinion que le tartre garnit en plus forte proportion les dents de la mâchoire inférieure, qui se déchaussent plus facilement dans l'acte de la mastication ; les phosphates terreux du tartre proviendraient ainsi, non de la salive,
mais d'une sécrétion anormale du périoste alvéolo-dentaire, comme dans les
périostites de sos. Les molécules decarbonate de chaux, les cellules épithéliales,
les globules pyoïdes, seraient empruntés aux fluides salivaires où ce physiologiste
les a rencontrés. A cette théorie, G. Delestre (3) objecte que le tartre tapisse

(1) Dumas, *Chimie appliquée aux arts.* Paris, 1846, t. VIII, p. 685.
(2) Cl. Bernard, *Leçons de physiologie expérimentale.* Paris, 1856, t. II, p. 134.
(3) G. Delestre, thèse citée, p. 25.

en couches épaisses la face supérieure des plaques sur lesquelles on ajuste les dents artificielles, même alors qu'en l'absence de toute dent dans la bouche, les gencives recouvrent entièrement les arcades alvéolaires; suivant lui, le tartre est un précipité des sels tenus en dissolution dans la salive mixte alcaline par les produits de décomposition acides, provenant des matières organiques qui séjournent en s'altérant dans le cul-de-sac gingivo-dentaire ou dans les intervalles triangulaires que les dents laissent à la base de leur couronne. D'autres faits militent pour l'opinion de G. Delestre : examiné au microscope, le tartre présente des débris d'infusoires des genres *Vibrio* et *Monas*, des cellules d'épithélium en grande quantité, des cristaux de carbonate de chaux, et dans ses couches de formation récente, une espèce d'algue, des globules de graisse, des fragments de matières alimentaires encore reconnaissables. Chez les personnes soigneuses de leur bouche, et qui, après les repas, la débarrassent par un lavage de tout vestige alimentaire, la production du tartre est très-restreinte; il se dépose au contraire avec abondance chez ceux qui négligent leur bouche ou sont atteints de stomatite; il s'accumule à la mâchoire inférieure, parce que la salive en baigne constamment la rangée dentaire, et qu'en raison de sa déclivité les matières y séjournent; les sels calcaires qui se précipitent, comblent d'abord le cul-de-sac gingivo-dentaire. Si le dépôt est lent ou se borne au niveau d'une seule dent par suite d'une cause locale, la concrétion calcaire, vrai corps étranger pour la muqueuse qu'elle irrite, provoque une exhalation sanguine qui colore le tartre en noir; le microscope y fait voir des cristaux d'hématoïdine, et en insinuant dans le cul-de-sac gingival la pointe fine d'un instrument, on en retire une petite écaille dure, en forme de croissant, moulée exactement sur le collet de la dent. Cette variété de tartre, ajoute G. Delestre, est une des causes les plus fréquentes du ramollissement inflammatoire des gencives et de ces ulcérations marginales, en coup d'ongle, ordinairement limitées à une ou deux dents. Plus fréquentes chez les gens avancés en âge, lymphatiques ou bilieux, les concrétions de tartre se forment surtout à la face interne des incisives inférieures, se limitent à quelques dents, ou envahissent un seul côté ou la totalité des arcades dentaires; très-adhérentes, elles paraissent d'abord près du collet des dents, et s'étendent sous les gencives qu'elles soulèvent un peu. En augmentant de volume, elles s'élèvent vers l'extrémité libre de la couronne qu'elles finissent par recouvrir, irritent et refoulent les gencives, déchaussent le collet des dents et les tirent peu à peu de leurs alvéoles; elles donnent à la bouche un aspect sale et hideux, rendent l'haleine fétide, nuisent quelquefois à la mastication, déterminent l'ulcération des gencives, des joues, de la langue, enfin l'ébranlement et la chute des dents. Le régime n'est pas étranger à leur production : elles sont rares chez les gens de la campagne, qui vivent sobrement et qui divisent avec leurs dents un pain ferme et résistant. Le tartre une fois formé, il faut l'enlever par couches et fragments à l'aide de rugines, grattoirs et autres instruments appropriés que l'on porte entre les dents, ou que l'on promène à leur surface. Lorsque les dents ont été longtemps chargées de tartre, leur dénudation subite peut les rendre impressionnables à l'air et aux corps extérieurs. Il convient alors de les débarrasser en plusieurs séances et à des intervalles éloignés; le léger écoulement de sang qui accompagne cette opération a l'avantage de dégorger les gencives, et parfois il y a lieu d'y joindre quelques scarifications.

La maladie destructive des dents, la carie, dont le mécanisme a été éclairé par Magitot (1), semble, d'après cet auteur, pouvoir être guérie ou au moins atténuée dans une grande mesure, par des soins hygiéniques convenables en rapport avec les conditions qui président à sa formation. L'observation, jointe à des recherches expérimentales, paraît établir que cette affection résulte d'une altération purement chimique, procédant toujours de l'extérieur à l'intérieur. Elle consisterait dans une simple dissolution des sels terreux et calcaires qui entrent dans la constitution de l'émail et de l'ivoire. L'agent de cette destruction serait la salive devenue le milieu de fermentations acides ou le véhicule de substances étrangères susceptibles d'altérer directement les tissus de l'émail et de l'ivoire. Cette aptitude aux fermentations, due dans bien des cas à des dispositions normales de la cavité buccale et de la salive, se transmettrait par hérédité et causerait la carie dans l'état de santé le plus parfait. Mais le plus souvent, celle-ci serait sous la dépendance de circonstances morbides locales ou générales amenant des modifications soit dans le mode de sécrétions, soit dans la composition même des liquides salivaires.

A part quelques manœuvres destinées à espacer les dents et à faire disparaître toutes les conditions physiques qui favorisent le contact prolongé du liquide buccal avec les dents, les mesures prophylactiques s'adressent généralement à l'agent étiologique de la carie. C'est donc la salive ou les diverses conditions de la bouche qui doivent être corrigées par les moyens hygiéniques, consistant soit à soustraire du contact des dents les principes destructeurs qui peuvent les attaquer, soit à neutraliser chimiquement la réaction nuisible du liquide salivaire. C'est pour remplir la première de ces indications que, dans les fièvres typhoïdes ou autres affections graves, souvent suivies de caries multiples, Magitot recommande de surveiller attentivement la bouche, de débarrasser avec soin les dents des fuliginosités, des croûtes de mucus concret par l'usage de collutoires alcalins dans lesquels un mucilage de gomme doit remplacer le miel.

Quant aux modifications survenues dans la réaction de la salive, soit par un état local de la bouche, soit par un état général de l'économie, on les combattra par des soins minutieux de propreté, afin d'éloigner des dents les substances fermentescibles ou les ferments eux-mêmes. On usera de dentifrices alcalins propres à neutraliser sur place les produits de la fermentation. Ces préparations trouvent souvent leur emploi dans les troubles digestifs, tels que

(1) Magitot, *Traité de la carie dentaire*. Paris, 1867.

dyspepsies acides, gastralgies, etc. L'accusation traditionnelle dirigée contre le sucre et l'abus des substances sucrées qui séjournent longtemps dans la bouche, comme les bonbons, se trouve justifiée par la fermentation acide des matières saccharines.

4° Les soins ordinaires qu'exige le bon entretien des dents et des gencives se rapportent autant au régime qu'à certaines pratiques locales. Un régime doux et régulier, dit avec raison Bégin, l'absence de tous les excès, l'exécution libre et normale des principales fonctions, surtout de la digestion, tels sont les meilleurs moyens de conserver la fraîcheur de la bouche, la fermeté des gencives, la solidité ainsi que l'intégrité des dents. On y joindra l'attention de promener tous les matins, sur les dents, une brosse douce et trempée dans l'eau dégourdie. Ces frictions doivent se faire de haut en bas pour les dents supérieures, de bas en haut pour les dents inférieures; puis en travers le long des arcades dentaires; enfin, en dedans, et à la surface libre de celles-ci. Après chaque repas, et le soir avant de se coucher, on doit se laver la bouche avec de l'eau dégourdie, et enlever, à l'aide d'un cure-dent de plume, les parcelles d'aliment qui se sont insinuées dans les intervalles dentaires. Les frictions avec la brosse ne doivent pas être rudes ni offenser le bord libre des gencives. Si elles ne suffisent pas pour détacher le tartre trop adhérent, on peut charger la brosse de poudres inertes, parfaitement porphyrisées, telles que celles de charbon, de corail, de pierre ponce colorée avec une pincée de laque ou de carmin, d'os de sèche et de magnésie calcinée que l'on colore par de la cochenille et que l'on aromatise avec quelques gouttes d'huile essentielle de menthe. On peut mêler à ces substances, en cas de fétidité de l'haleine, deux ou trois grains de chlorure d'oxyde de sodium en poudre par gros de poudre. Que l'on s'abstienne des opiats, des poudres dentifrices dont on ignore la composition; que l'on rejette les acides qui ne blanchissent les dents qu'en attaquant leur émail et en ramollissant leur tissu. Le quinquina, le sang-dragon et d'autres substances toniques que l'on prodigue dans les préparations dont l'usage est journalier, ne doivent pas être appliqués sur des gencives saines; c'est une ressource qu'il faut réserver pour les états morbides où elle convient. On les emploie avec avantage lorsque les gencives sont molles, blafardes, engorgées, saignantes; on peut leur substituer de l'eau aiguisée par quelques gouttes de teinture alcoolique de cochléaria, de benjoin, de cannelle, etc. Mais il ne faut pas abuser de ces préparations, qui finissent par échauffer la bouche; toutes les fois que le tissu des gencives sera chaud, douloureux, tendu, les décoctions émollientes devront les remplacer. En résumé, les dentifrices agissent d'une manière mécanique, chimique ou médicinale : les premiers, poudres dures et inertes, nettoient les surfaces par frottement, et l'on doit veiller à ce que leur action ne soit pas portée jusqu'à rayer et user l'émail; les dentifrices qui attaquent le tartre chimiquement finissent toujours par entamer l'émail; quant aux substances dont on attend un effet thérapeutique, elles doivent nécessairement varier suivant l'état des parties : le charlatanisme le plus absurde peut seul proposer un dentifrice unique pour l'usage de tout le monde. Les cure-dents servent à enlever les corps étrangers et les débris alimentaires qui se logent entre les dents, il faut proscrire ceux qui ne sont pas faits de plume, de bois tendre, d'écaille ou de corne; leur emploi trop fréquent finit par irriter les gencives et les membranes alvéolaires. Les causes qui déterminent l'usure prématurée des dents sont leurs frottements trop rudes contre des corps durs, tels que poudres trop compactes, aliments trop solides, tuyaux de pipe, grincement spasmodique habituel des dents; la partie usée de la couronne ne se régénère pas; mais une ossification nouvelle se produit ordinairement dans la cavité dentaire et refoule le bulbe nerveux qui, malgré cette couche supplémentaire d'ivoire, devient plus sensible à l'impression du froid, du chaud, etc. Une lame de liége, placée de chaque côté entre les dents molaires, empêche les grincements nocturnes des dents; la lime servira à niveler une dent qui appuierait assez sur son opposite pour en déterminer l'usure, à faire disparaître les aspérités susceptibles de léser la langue, les lèvres ou les joues; si la cavité de la dent usée vient à s'ouvrir, il reste à la nettoyer et à la plomber. Dans le cas où les dents paraissent se détériorer par le contact des sécrétions acides de la bouche et de l'estomac, il convient d'user de poudres dentifrices alcalines. Certains abus de régime contribuent puissamment à l'altération des dents : tels sont le verre de vin obligé après un potage chaud, les liqueurs fermentées, les assaisonnements caustiques ou salés, les boissons à la glace alternant avec des mets brûlants, etc. Les dents noircissent par l'habitude de fumer, et comme les fumeurs ingèrent ordinairement des liquides froids, il en résulte pour les dents une vicissitude soudaine de température; les incisives latérales droites et supérieures s'usent à la longue par le frottement des pipes, surtout des pipes de terre; celles dont le tuyau est court entretiennent par la proximité de leur fourneau une chaleur nuisible sur les dents dont l'émail se fend, sur les gencives qui s'engorgent, et déterminent ainsi l'ébranlement et la chute des dents. Les longs tuyaux de jasmin, de lilas, d'érable, qui sont usités en Pologne et en Russie, l'oukas des Turcs qui fait passer la fumée par un conduit flexible de plusieurs pieds et à travers une sorte de bain-marie, ne nécessitent point une plus grande force d'aspiration que les tuyaux ordinaires, et privent la fumée d'une partie de son calorique et de sa mordacité. L'addition d'un bout de plume à l'extrémité du tuyau compléterait la préservation des dents; ce bout est simple et facile à renouveler. Le cigare, formé de feuilles de tabac roulées sur elles-mêmes, n'a que les inconvénients communs au tabac fumé; sa substitution aux pipes est un progrès désirable, puisqu'il n'exerce point sur les dents un frottement assez dur pour les user. Le tabac mâché mêle aux liquides sécrétés par la bouche des principes âcres qui agissent chimiquement sur les dents, et qui irritent les gencives en même temps que les glandes salivaires; à la longue, néanmoins, ces organes s'émoussent à la stimulation, et la salivation elle-même rentre dans les limites ordinaires : mais le goût s'affaiblit; les cryptes de la muqueuse buccale et les glandes salivaires répondent moins à l'excitation physiologique des aliments soumis à la mastication et ne versent plus avec la même abondance les fluides nécessaires à leur imprégnation; une partie des liquides de la bouche, déglutie, vient d'abord irriter, puis amortir la muqueuse gastrique; l'appétit diminue, l'haleine contracte l'odeur du tabac, et tôt ou tard la perturbation fonctionnelle de l'extrémité supérieure du canal alimentaire réagit sur ses autres portions, et par suite sur l'acte de la nutrition.

## IV. — Excrétion alvine.

Les déjections d'un homme adulte ont été évaluées à environ 5 onces par jour, ce qui équivaut à 0,05 ou 0,10 des aliments solides et liquides qu'il a ingérés. D'après ce calcul, il passerait 0,90 à 0,95 de ces substances dans le sang, pour compenser les pertes qui, le poids du corps restant le même, s'opèrent par la sécrétion urinaire et par la transpiration. Haller (1) rapporte plusieurs évaluations de la proportion des excréments aux aliments et boissons. D'après Dalton, elle est, en onces, de 5 : 91 = 1 : 18 en hiver, et de 4 1/3 : 90 = 1 : 20 en été; la proportion aux aliments est d'environ 1 : 7 ou 1 : 8, de sorte que ceux-ci cèdent au sang environ 0,85 à 0,87. En général, l'adulte se débarrasse dans les vingt-quatre heures, sans douleur, de 125 à 160 grammes de matières fécales. Les caractères de l'excrétion alvine sont en rapport avec l'état général de la constitution, l'âge, le régime : ils varient dans chaque espèce animale, quelle que soit la nourriture (2); ils traduisent avec une exactitude précieuse pour l'observation hygiénique et clinique l'état actuel de l'organisme et les besoins de l'assimilation : les aliments nutritifs, sous un petit volume, donnent peu de résidu chez un homme sain qui digère et dont l'absorption est vive; donnés à un malade, ils provoqueront la diarrhée. Dans le premier âge, les excréments sont peu fétides, d'un jaune doré, bien liés, d'une consistance de bouillie liée, sans traces de matière verte ni de grumeaux blancs (matière caséeuse indigérée); dans l'âge adulte, fermes sans dureté, d'un jaune brun, moulés, c'est-à-dire ayant la forme des gros intestins dans lesquels ils ont séjourné quelque temps; dans la vieillesse, l'imperfection des selles correspond à la détérioration du tube digestif (voy. tome I, Ages). En dehors de ces conditions absolues, le régime modifie les selles; chez les herbivores elles ne sont ni aussi fréquentes ni aussi copieuses que chez les carnivores. Le premier signal de la défécation est la stimulation que les matières excrémentitielles exercent sur les muscles du rectum parvenu à un certain degré d'extension; or cette stimulation dépend de la nature des excréments, qui elle-même varie suivant la qualité et la quantité de l'aliment.

---

(1) Haller, *Elementa physiologiæ*, t. V, p. 62.
(2) Burdach, *Traité de physiologie*, trad. Jourdan, t. IX, p. 336.

Une nourriture fade et peu abondante rend le ventre paresseux. Les excréments sont durs chez les individus livrés aux travaux de l'esprit, chez ceux qui éprouvent de grandes fatigues corporelles, chez les buveurs de vin et de liqueurs alcooliques. Une nourriture excessive et succulente fournit des selles copieuses et molles. Quant au nombre des selles, il diffère suivant les mêmes conditions que leurs qualités physiques. Les sujets nerveux, sanguins et bilieux sont plus disposés à la constipation que les lymphatiques. Chez le nouveau-né, la stimulation du rectum par les excréments est promptement suivie de déjections dues à la réaction organique de la moelle épinière ; les selles se répètent trois, quatre fois et plus dans les vingt-quatre heures. Plus tard, la volonté intervient dans l'acte de la défécation, soit pour le faciliter en contractant les muscles abdominaux, soit pour le retarder par l'action du sphincter externe de l'anus. Chez le vieillard, les alternatives de constipation et de diarrhée sont le résultat d'une même cause, de l'affaiblissement de l'innervation cérébro-spinale : constipation par inertie de l'intestin, du diaphragme et des parois abdominales ; diarrhée par défaut d'action de la volonté sur le sphincter externe dont la résistance est facilement vaincue par l'effort que la masse fécale exerce sur lui de haut en bas. En général, le besoin de la défécation se répète toutes les vingt-quatre heures, et le plus souvent dans la matinée, après le réveil ; il est susceptible de revêtir un type périodique. Qu'il se manifeste ou non, Loke conseille de se présenter tous les matins à la selle, et cette habitude, se répétant à une heure déterminée, finit par entraîner la nature et devient avec le temps le meilleur préservatif contre la constipation. Ce que l'habitude peut sur cette fonction et dans quelles limites celle-ci peut osciller sans détriment pour la santé, nous l'avons énoncé (tome I, voy. HABITUDE). — La constipation et le relâchement du ventre dépendent souvent du régime et du genre de vie ; à ce titre seulement il y a lieu d'en parler ici ; c'est surtout dans la disconvenance du régime avec le tempérament et la constitution qu'il faut chercher la cause de ces deux états. Les constitutions molles, lymphatiques, disposées à la diarrhée, réclament des aliments toniques, l'usage du vin vieux et des boissons aromatiques, telles que le café ; une nourriture opposée contribuera à entretenir la liberté du ventre chez les bilieux et les sanguins tourmentés par une constipation habituelle. Il importe de reconnaître si celle-ci tient à l'irritation ou à l'atonie du tube digestif : cette distinction établie, la conduite à suivre est clairement indiquée. En général, pour prévenir la constipation, il faut user des aliments les mieux appropriés à sa constitution, ne pas dépasser la ration ordinaire, proportionner l'exercice du corps à la quantité de nourriture, éviter le trop long séjour au lit à cause de la situation horizontale qu'on y garde et de la chaleur qui s'y accumule à la périphérie du corps. Les gens de labeur intellectuel souffrent de la constipation par deux causes : d'abord le défaut d'activité musculaire, ensuite la concentration cérébrale qui empêche la perception du besoin d'aller à la selle ; d'où provient à la longue la diminution d'irritabilité du rectum. L'abus des lavements produit

le même effet, et la constipation augmente par les moyens employés à la combattre, le rectum se dilatant et par le liquide injecté et par les matières qui
s'amassent; ses fibres transversales qui ne forment point un anneau complet,
l'absence de tunique péritonéale, le voisinage d'organes mous et compressibles
auxquels il est uni par un tissu cellulaire lâche et chargé de graisse, favorisent
sa dilatation passive. On a signalé suffisamment le danger des purgatifs, des
évacuations, des désobstruants que le charlatanisme propose, que l'ignorance
accepte, que le préjugé popularise; les hypochondriaques, les gens déréglés,
demandent aux drogues ce qu'ils croiraient payer trop cher par le sacrifice de
quelques habitudes : c'est du régime seul que l'on peut attendre une modification durable dans le rhythme fonctionnel d'un appareil d'organes. Nous n'allons pas toutefois jusqu'à proscrire l'usage intermittent des injections anales,
l'emploi à de plus longs intervalles des pilules de rhubarbe et d'aloès, quand il
n'est point contre-indiqué par les conditions individuelles; mais ces moyens
sortent du domaine hygiénique. La disposition à la diarrhée présente les mêmes
éléments de diagnostic : due à l'irritabilité excessive des intestins, à un excès
de stimulation alimentaire, elle exige des moyens tout autres que lorsqu'elle
provient de leur asthénie, d'une susceptibilité nerveuse qui donne lieu à des
accidents spasmodiques, d'une exagération morbide de la solidarité qui existe
entre les deux téguments : il convient alors de joindre aux précautions du régime alimentaire l'exercice modéré, l'usage des bains frais de courte durée, des
frictions sur la peau, l'entretien soigneux d'une température douce sur toute la
surface cutanée et surtout aux pieds, à l'aide de vêtements de laine et de flanelle, etc. Chez les enfants les digestions incomplètes s'annoncent par la coloration verdâtre des fèces qui, examinées attentivement, présentent alors des
parties de caséum non digéré sous forme de grumeaux blancs, et des gouttelettes microscopiques de la partie grasse du lait (1).


### V. — EXCRÉTION URINAIRE.

Les anciens distinguaient les urines excrétées aux différentes époques de la
journée : 1° les urines des boissons, c'est-à-dire celles qui étaient rendues
après l'ingestion d'une certaine quantité de liquide, plus claires, plus limpides,

---

(1) Il faut se rappeler toutefois que les enfants, peu de jours après leur naissance,
présentent naturellement dans leurs fèces de la caséine coagulée et des globules de matière grasse sans cholestérine ; celles d'un enfant de six jours, nourri par sa mère, ont
donné pour 100 de résidu sec.

| | |
|---|---|
| Matières grasses....................... | 52 |
| Matière colorante de la bile et graisse....... | 16 |
| Albumine ou caséine coagulée........... | 18 |
| Perte et eau........................ .. | 14 |
| | 100 |

(Dumas, *Chimie*, etc., t. VIII, p. 617.)

moins denses ; 2° les urines de la digestion ou du chyle, rendues deux ou trois heures après les repas, moins abondantes, mais plus denses et plus colorées ; 3° les urines du matin ou du sang, véritablement dépuratrices du fluide nourricier, plus foncées, plus denses, plus acides que les précédentes. Considérée dans ses relations avec les autres actes de l'organisme, la sécrétion rénale a pour but de maintenir constamment le sang au même degré de concentration, et d'éliminer l'urée ou l'acide urique provenant des métamorphoses de nos tissus ou des aliments pris en excès; en outre, l'urine charrie tous les sels inorganiques solubles dont l'organisme a soin de se débarrasser. La respiration expulse, sous forme d'acide carbonique et d'eau, l'hydrogène et le carbone des tissus devenus impropres à la vie, et comburés par l'oxygène du sang artériel ; la sécrétion urinaire rejette l'azote provenant de la même combustion qui s'accomplit dans les capillaires. Le rapport qui lie ces deux fonctions ressort du tableau suivant, dressé d'après des observations faites sur des individus choisis à peu près du même âge :

| | Urine excrétée en 24 heures. | Carbone brûlé par heure. |
|---|---|---|
| Enfants de huit ans.............. | 13,5 | 5 gram. |
| Hommes .................... | 28,1 | 11 |
| Femmes...... ............... | 19,1 | 6,3 |
| Vieillards. .................. | 8,1 | 7,4 |

Les analyses ci-après font ressortir la composition de l'urine normale.

| | Berzelius. | | C. G. Lehmann. | |
|---|---|---|---|---|
| Eau........ .................. | 933,00 | | 932,019 | |
| Matières solides.................... | 67,00 | 100,0 | 67,981 | 100,0 |
| Urée .................... | 30,10 | 44,9 | 32,909 | 48,4 |
| Acide urique..................... | 1,00 | 1,4 | 1,098 | 1,5 |
| Acide lactique................... | | | 1,513 | 2,3 |
| Lactates.................... | | | 1,732 | 2,6 |
| Extrait aqueux................. | 17,14 | 25,5 | 0,632 | 1,0 |
| Extrait alcoolique............... | | | 10,872 | 16,0 |
| Chlorure de sodium............. | 4,45 | 6,6 | 3,712 | 5,5 |
| Chlorure d'ammonium............. | 1,59 | 2,2 | | |
| Sulfates alcalins.............. | 6,87 | 10,2 | 7,321 | 10,8 |
| Phosphate de soude............. | 2,94 | 4,3 | 3,989 | 5,9 |
| Phosphate double d'ammoniaque........ | 1,65 | 2,4 | » | » |
| Phosphates de chaux et de magnésie.... | 1,00 | 1,4 | 1,108 | 1,7 |
| Mucus........................ | 0,32 | 0,4 | 0,110 | 0,3 |
| Silice.................... | 0,03 | 0,04 | » | » |

Lionel S. Beale (1) cite avec intérêt l'analyse de l'urine normale par W. A. Miller, de King's College :

_____

(1) Lionel S. Beale, *De l'urine, des dépôts urinaires et des calculs*. Paris, 1865, trad. par Aug. Ollivier et G. Bergeron, p. 159.

| | | | |
|---|---|---|---|
| Densité | | 1020 | |
| Eau | | 956,80 | |
| Matières solides | | 43,2 | 100,00 |
| Matières organiques, 29,79. | Urée | 14,23 | 33,00 |
| | Acide urique | 0,37 | 0,86 |
| | Extrait alcoolique | 12,53 | 29,03 |
| | Extrait aqueux | 2,50 | 5,80 |
| | Mucus | 0,16 | 0,37 |
| Matières salines fixes, 13,35. | Chlorure de sodium | 7,22 | 16,73 |
| | Acide phosphorique | 2,12 | 4,91 |
| | Acide sulfurique | 1,70 | 3,94 |
| | Chaux | 0,21 | 0,49 |
| | Magnésie | 0,12 | 0,28 |
| | Potasse | 1,93 | 4,47 |
| | Soude | 0,05 | 0,12 |

Le professeur Coulier m'a communiqué deux analyses d'urine normale qui mettent en lumière l'influence des conditions hygiéniques :

1° Homme de trente-six ans, un peu lymphatique, bien nourri, de santé excellente :

| | |
|---|---|
| Quantité d'urine émise en un jour | 1360 grammes. |
| Densité | 1022 |
| Urée pour 1000 | 33 grammes. |
| Total de l'urée émise par jour | 44$^{gr}$,88 |

2° Homme de cinquante ans, portier-consigne, médiocrement nourri, santé fatiguée :

| | |
|---|---|
| Densité | 1018 |
| Urée pour 1000 | 18 |

Ces dosages ont été faits avec soin, à l'aide de l'appareil de Millon dont on a vérifié l'exactitude en dosant des solutions titrées d'urée.

Josel, cité par S. Beale, évalue comme il suit les quantités d'urine et de ses principaux éléments constituants excrétés en vingt-quatre heures à l'état de santé :

| | | |
|---|---|---|
| Quantité moyenne d'urine excrétée en 24 heures. | 1640 à | 1740 gr. |
| Densité moyenne | | 1020 |
| Quantité moyenne d'urée | | 33$^{gr}$,36 |
| — de chlorure | | 9 ,24 |
| — d'acide libre | | 1 ,98 |
| — d'acide phosphorique | | 4 ,02 |
| — d'acide sulfurique | | 1 ,86 |

On a recherché la proportion d'urine excrétée par rapport au poids du corps en prenant le kilogramme pour unité de poids. Beale attache une grande valeur aux résultats publiés par le R. S. Haughton :

| | |
|---|---|
| | gr. |
| Eau | 9,51 |
| Urée | 0,21 |
| Acide urique | 0,0036 |
| Créatine | 0,0019 |
| Créatinine | 0,0030 |
| Pigment et matières extractives | 0,063 |
| Acide sulfurique | 0,0126 |
| Acide phosphorique | 0,0198 |
| Chlorures | 0,0525 |

L'âge influe notablement sur la composition des urines. Chez les enfants, la quantité d'urine émise proportionnellement au poids du corps est beaucoup plus considérable que chez l'adulte ; mais la quantité de matières solides est bien moindre chez eux, ainsi que chez le fœtus. Un échantillon d'urine fœtale n'a pas offert d'urée au docteur Moore ; Beale en a trouvé dans l'urine d'un fœtus de sept mois qui contenait en même temps de nombreux moules de tubes urinifères, avec de l'épithélium libre, sans trace d'albumine. La proportion des matières solides se réduit à 6 pour 1000. De quatre à huit ans (âge moyen quatre ans deux mois, poids moyen 31 livres anglaises), la quantité et la composition de l'urine ressortissent comme il suit des analyses de Scherer, Bischoff, docteur Parkes, etc. :

|  | En 24 heures. |  | Pour chaque livre de poids du corps. |
|---|---|---|---|
|  | gr. |  | gr. |
| Eau...................... | 603,76 | F ℥ xiij | 196,96 |
| Matières solides............ | 26,56 |  | 0,822 |
| Urée. .................... | 10,74 |  | 0,342 |
| Matières extractives ......... | 3,66 |  | 0,114 |
| Sels fixes ................ | 11,16 |  | 0,366 |

En considérant séparément l'urine des deux sexes, on trouve que celle de la femme contient plus d'eau (975 à 968) et moins de matériaux solides. Lecanu a établi les moyennes suivantes pour 1000 parties d'urine recueillie en vingt-quatre heures : eau, 973$^{gr}$,975 ; urée, 13$^{gr}$,074 ; acide urique, 0$^{gr}$,410 ; sels fixes et indécomposés au feu, 103$^{gr}$,067.

L'homme adulte, d'une constitution ordinaire, se portant bien, mangeant modérément, buvant dans la mesure de sa soif et se livrant à un exercice modéré, rend, en vingt-quatre heures, de 900 à 1500 grammes d'urine jaune (1), parfois verdâtre ou safranée ; les variations de quantité portent sur l'eau de l'urine, peu ou point sur ses éléments chimiques. Cette urine est acide, transparente, contient une petite quantité de mucus, marque 1014 à 1024 à l'aréomètre ; quand son eau diminue, elle dépose de l'acide urique sous forme d'une poussière jaunâtre ou grisâtre : ce double effet s'observe sous l'influence d'une alimentation azotée et excitante, d'un exercice musculaire forcé, d'une température élevée qui fait couler la sueur, parfois d'une cause morale telle qu'un accès de colère. L'eau de l'urine est toujours en proportion des boissons ingérées, et, en général, les urines sont d'autant plus copieuses et moins denses que les conditions où le sujet est placé sont plus favorables à l'introduction de l'eau dans son corps. Les boissons alcoliques, prises à dose faible, mais suffisante pour stimuler l'économie, modifient l'urine comme les aliments azotés et stimulants : ingérées en quantité considérable

(1) La quantité d'urine sécrétée en vingt-quatre heures est évaluée à 1568 grammes par Haller, à 1280 par Bostock, à 1040 par Proust, à 1510 par Thomson, à 1257 par Rayer. Lecanu a trouvé, pour moyenne de quarante-huit expériences, 1268 grammes ; mais il a remarqué que chez les uns la quantité d'urine sécrétée n'atteint jamais cette limite, et que chez les autres elle la dépasse toujours.

jusqu'à production des divers degrés de l'ivresse, elles provoquent d'abord l'action du rein qui doit débarrasser le sang d'une addition normale d'eau; puis, séparés de l'eau qui les tenait en dissolution, les principes excitants des boissons alcooliques agissent sur l'urine comme les aliments azotés et stimulants. Au reste, ce serait se tromper que d'admettre, avec Lecanu, que l'ingestion de quantités anormales d'eau a pour seul effet d'augmenter l'eau des urines, et que les reins agissent comme de simples filtres destinés à laisser passer l'eau en excès dans le sang; Becquerel fils a démontré (*loc. cit.*, p. 177) qu'ils sécrètent en même tempe une quantité plus considérable d'éléments solides; Liebig (1) a constaté que les émissions fréquentes d'urine provoquées par l'ingestion successive d'une grande quantité d'eau finissent par entraîner une proportion saline un peu plus forte que celle de l'eau de puits. Ce résultat, que l'on pouvait présumer d'après ce qui se passe dans la polydypsie, semble confirmer l'opinion vulgaire qui attribue à l'usage immodéré des boissons aqueuses une influence débilitante sur l'organisme. La diète abaisse le chiffre des matières tenues en dissolution dans l'urine. Quant aux conséquences de l'alimentation, Chossat les a élucidées par la voie expérimentale : 1° Abstraction faite de la proportion variable d'eau que contiennent les urines rendues par un individu pendant un temps donné, la quantité des matières fixes qui s'y trouvent augmente, diminue ou reste stationnaire avec le poids des aliments de même nature, et varie avec les aliments de nature différente et en même quantité. 2° La nature et la quantité des aliments restant les mêmes pendant un certain temps, et, par conséquent, la somme d'urines solides restant aussi la même durant ce même temps, la sécrétion de l'urine solide, quant au moment où elle s'effectue, éprouve des variations notables qui sont en rapport avec les moments de fatigue et de repos, et avec le temps écoulé depuis le repas. Suivant Dumas (2), on a exagéré l'influence des aliments sur la sécrétion urinaire : ce n'est pas uniquement à leurs dépens que se produisent l'urée et les autres matériaux organiques de l'urine; l'abstinence n'arrête point la formation de ces principes, qui proviennent alors des métamorphoses des tissus vivants. Toutefois, quand l'alimentation est excessive, une partie des matières azotées qu'elle introduit dans l'économie passe dans l'urine sous forme d'urée.

Enfin nous empruntons à Beale le tableau ci-contre qu'il a établi avec les résultats d'un grand nombre d'observations pour donner une idée approximative de la quantité totale des divers principes constituants de l'urine et de la proportion qui existe entre ceux-ci pour l'espace de temps de 24 heures :

(1) Liebig, *Remarques sur quelques-unes des causes du mouvement des fluides dans l'organisme animal* (*Annales de chimie et de physique*, 1849, t. XXV, p. 115).

(2) Dumas, *Chimie physiologique*. Paris, 1846, p. 550.

*Tableau de la quantité des principes constituants de l'urine excrétés en 24 heures et pour 1000 parties d'urine normale, avec la composition, en centièmes, des matériaux solides et des résidus fixes.*

| DÉSIGNATION. | QUANTITÉS EXCRÉTÉES en 24 heures. | QUANTITÉS EXCRÉTÉES par chaque kilogr. du corps d'un adulte pesant **145** livres en **24** heures **. | Sur 1000 parties d'urine. | Sur 100 parties de matières solides. | Sur 100 parties de matières salines. |
|---|---|---|---|---|---|
| Densité de 1015 à 1025......... | | | | | |
| Quantité.................. | { 1420gr à 1700gr | | | | |
| Eau....................... | 1102 — 1503 | 9,60 | 368,0 à 940,0 | 100,0 | |
| Matières solides............. | 48 — 72 | 0,48 | 32,0 — 60,0 | | 100,0 |
| Matières organiques......... | 36 — 45 | 0,36 | 24,0 — 45,0 | 75,0 | |
| Matières salines............. | 12 — 18 | 0,12 | 8,0 — 15,0 | 25,0 | |
| Urée....................... | 24,000 — 36,000 | 0,210 | 12,0 — 30,0 | 45,0 | |
| Créatine................... | 0,203* — 0,378 | 0,0048 | | | |
| Créatinine................. | 0,330* — 0,600 | 0,0030 | 0,3 — 1,0 | 1,5 | |
| Acide urique.............. | 0,30 — 0,40 | 0,0036 | | | |
| Acide hippurique......... | 0,450* — 4,80† | | | | |
| Matières extractives et colorantes. | 8,40 — 12,00 | 0,0636 | 9,0 — 20,0 | 20,0 | |
| Acide libre................ | 1,20 — 1,80 | | 0,32 — 0,64 | 1,0 | |
| Sels ammoniacaux......... | 0,36 — 0,90 | | 1,50 — 3,00 | 5,0 | |
| Mucus..................... | 0,60 — 1,80 | | 0,1 — 0,4 | 1,0 | |
| Sulfates................... | 3,00 — 5,10 | | 4,5 — 6,0 | 8,0 | 30,0 |
| Phosphates alcalins....... | 3,60 — 6,00 | | 2,0 — 9,0 | 9,0 | 30,0 |
| Phosphates terreux....... | 0,36 — 4,20 | | 0,5 — 1,2 | 1,5 | 6,0 |
| Chlorures................. | 6,00 — 18,00 | | 4,6 — 0,0 ou plus. | 7,0 ou plus. | 25,0 ou plus. |
| Chlore.................... | 3,60 — 10,80 | 0,0528 | 2,4 à 4,8 | 4,2 | 45,4 |
| Acide sulfurique.......... | 1,50 — 2,50 | 0,0426 | 0,75 — 3,0 | 4,0 } environ | 45,0 |
| Acide phosphorique....... | 1,80 — 3,00 | 0,0224 | 1,0 — 4,5 | 4,5 | 19,0 |

\* Thudichum.      † 1 Hallwachs.

\*\* Les chiffres de cette colonne sont empruntés au docteur Parkes.

Les chiffres de la première colonne sont forcés et ne doivent pas être considérés comme représentant les quantités minimum compatibles avec la santé.

L'urine s'amasse dans la vessie; mais quand elle en a porté la distension à un certain degré, elle irrite les parois de ce réservoir dont les fibres musculaires se contractent, en même temps que par l'intermède de nerfs rachidiens qu'il reçoit, il réagit sur le cerveau et provoque secondairement la contraction des muscles abdominaux et du diaphragme. L'enfant à la mamelle urine peu à la fois, mais presque toujours huit à douze fois dans l'espace de vingt-quatre heures et d'autant plus qu'il tette plus fréquemment. A mesure que l'accroissement s'effectue, l'éjection de l'urine devient moins fréquente ; et par la consolidation progressive des centres nerveux, la volonté parvient à régler jusqu'à un certain point le nombre et les époques des mictions. C'est vers la fin de la deuxième enfance que ce progrès s'obtient. Beaucoup d'enfants continuent d'uriner involontairement même au delà de cette période : la cause en gît le plus souvent dans l'imperfection des centres nerveux, dans les relations mal affermies de l'axe cérébro-spinal avec le système musculaire; aussi remarque-t-on chez les jeunes sujets atteints de cette infirmité, la pâleur et la flaccidité des tissus, l'atrophie de l'appareil musculaire, le manque de précision et de vigueur dans les contractions qu'on leur fait exécuter; souvent elle coïncide avec des phénomènes de chorée, d'anémie, d'épilepsie infantile : une nourriture fortifiante, la gymnastique, la cessation d'habitudes secrètes et nuisibles, une sorte d'appel fait aux contractions volontaires de la vessie et réitéré à des heures régulières, la puberté surtout, mettent fin à cette infirmité; si elle se prolonge en dépit de tous ces moyens, elle n'est plus une simple persistance de la phase puérile d'une fonction, mais le résultat d'une lésion pathologique. L'adulte lance avec force ses urines et débarrasse aisément sa vessie ; les femmes éprouvent plus fréquemment le besoin de cette excrétion. Chez le vieillard, le réservoir urinaire a perdu de son ressort; la fréquente accumulation du liquide excrémentitiel en a déterminé l'ampliation; les muscles de la paroi abdominale et du diaphragme lui prêtent un concours moins efficace ; d'où la stagnation de l'urine dans la vessie, l'habituelle paresse de ce viscère qui ne se vide plus qu'incomplétement, la lenteur et les efforts de la miction, la fréquence des dépositions calculeuses et de tous les accidents qui s'y rattachent. Le plus sûr moyen de prévenir en partie ou de retarder les tristes effets de l'âge, c'est de soumettre de bonne heure la vessie à la discipline d'une habitude régulière et constante, de satisfaire au besoin de l'excrétion dès qu'il se fait sentir, de ne point la fatiguer par le passage des produits d'une sécrétion surabondante, de ne point l'irriter par l'augmentation habituelle des matières fixes de l'urine, suite d'un régime trop azoté et trop excitant, etc. La fonction des reins et de la vessie se lie si étroitement à la dépuration du fluide nourricier, que tout ce qui intéresse la composition du sang réagit de près ou de loin sur ces organes : leur hygiène commence pour ainsi dire à la bouche.

## VI. — EXCRÉTIONS GÉNITALES.

1° Chez l'homme, pour ce qui concerne la sécrétion spermatique, l'opportunité du coït, sa mesure, les abus et les excès auxquels il donne lieu, les effets qui en résultent, le traitement hygiénique qui s'y rapporte, nous renvoyons au tome I<sup>er</sup> (AGES et SEXES). 2° Chez la femme, les excrétions génitales sont, indépendamment de celles qui ont lieu pendant l'acte et hors du temps de la copulation, les menstrues, les lochies, le lait; tout ce qui intéresse la marche normale de ces excrétions importantes, les soins hygiéniques qu'elles nécessitent a été indiqué aux articles AGES, SEXES, HABITUDES MORBIDES, RÉGIME, etc.

*Tégument externe.*

## I. — PEAU.

Elle est une des formes du système cutané dont les deux autres sont les membranes muqueuses et celles qui tapissent les cavités closes (1); sa destination est multiple et entraîne la complexité de sa structure. Elle couvre les organes sous-jacents d'un voile résistant, dense, extensible, graduellement rétractile, apte à glisser; elle les contient, les limite et les préserve des atteintes des agents extérieurs : le feuillet épidermique et le chorion sont les instruments de cette protection. Par le corps papillaire dont les nerfs émanent exclusivement de l'axe cérébro-spinal, elle est le siége de la sensibilité générale, du toucher, c'est-à-dire du sens qui multiplie le plus nos rapports avec le monde extérieur et renouvelle sans cesse en nous le sentiment de notre propre existence ; la couche épidermique se moule sur les épanouissements nervoso-vasculaires qui constituent les papilles. Suivant que telle ou telle portion de sa surface est plus spécialement affectée à l'exercice du tact ou au simple office d'une protection mécanique, on voit changer aussi ses conditions d'épaisseur, de densité, de richesse vasculaire et nerveuse, de développement de papilles ou de cryptes : plus épaisse au crâne qu'à la face, au dos qu'à la face antérieure du tronc, aux membres inférieurs qu'aux supérieurs ; très-forte et presque scléreuse aux talons et à la base des orteils, elle acquiert, au voisinage des orifices muqueux, une délicatesse si grande, que les deux moitiés du système cutané se confondent par des gradations presque insaisissables. Comme la membrane muqueuse, la peau sécrète, exhale et absorbe ; ces dernières fonctions, qui seules ici nous intéressent, se lient, aussi bien que celles du tact, à l'existence d'un appareil complet de circulation, vaisseaux artériels, veineux et lymphatiques, dont les divisions peuvent être poursuivies jusque dans les couches superficielles du derme. Les excrétions cutanées sont les suivantes :

1° La transpiration dite insensible qui contribue si efficacement à la constance de la température animale (voy. tome I, p. 318). La sueur n'est que

(1) Voyez Lacauchie, *Études hydrotomiques et micrographiques*, 1<sup>er</sup> mémoire. Paris, 1844, p. 68.

l'excédant du fluide perspiratoire que l'air n'a pu dissoudre : c'est ainsi que les hommes ou les animaux, échauffés par la course, sont à la fois baignés de sueur et entourés d'une atmosphère vaporeuse ; c'est ainsi que par l'interception de l'air, la sueur se produit sur la main plongée dans du mercure ou recouverte de taffetas ciré : elle n'est donc pour ainsi dire qu'un phénomène accidentel dû à un excès de sécrétion, ou au défaut d'évaporation par accès difficile de l'air, comme au creux des aisselles. Avec la sécrétion aqueuse de la peau augmente la proportion des matières solides qui s'en échappent ; la sueur se mélange, d'ailleurs, avec la matière sébacée ou smegma cutané ; de là la différence de ses caractères d'avec ceux de la transpiration ordinaire. La sueur qui imprégnait un gilet de flanelle porté pendant soixante-dix jours a fourni à Thenard des chlorures potassique et sodique, de l'acide acétique, des traces de phosphates calcique et ferrique et de substance animale. Berzelius a trouvé dans la sueur du front de l'osmazôme, de la matière salivaire, de l'acide lactique, du chlorhydrate d'ammoniaque, et beaucoup de chlorure sodique. On doit à Favre (1) une analyse plus récente et plus complète de la sueur :

|  | Pour 1000 parties. |
|---|---|
| Chlorure de sodium..................... | 22,30 |
| Chlorure de potassium.................. | 2,43 |
| Sulfates alcalins....................... | 0,11 |
| Albuminates alcalins................... | 0,05 |
| Lactates alcalins...................... | 3,17 |
| Sudorates alcalins..................... | 15,62 |
| Urée................................. | 0,42 |
| Matières grasses...................... | 0,13 |
| Eau................................. | 9955,73 |

Elle peut, en outre, contenir des traces de phosphates alcalins, de phosphates alcalino-terreux et des débris d'épiderme. On voit que les recherches de Favre l'ont conduit à découvrir dans la sueur l'existence de l'urée et d'un nouvel acide, qu'il a appelé sudorique, et qui n'est point sans analogie avec l'acide urique. Le parallèle suivant, établi par le même chimiste, montre dans l'urine et la sueur la prédominance du sel marin ; et entre ces deux produits d'excrétion une certaine analogie de nature, bien que les sulfates et les phosphates, abondants dans le premier, fasse presque défaut dans le second :

|  | Sueur sur 14 litres. gr. | Urine sur 14 litres. gr. |
|---|---|---|
| Chlorures ...................... | 34,639 | 57,018 |
| Sulfates ... ................. | 0,160 | 21,769 |
| Phosphates ................... | traces | 5,381 |
| Acides exprimés en soude réelle .. | 4,83 | 2,494 |
| Matières organiques........... | 22,920 | 139,650 |

La nature du smegma qui se forme à la tête, aux aisselles, à la région pubienne, à la plante des pieds, communique, en se mêlant à la sueur de ces parties une odeur et une composition chimique différentes. La sueur des

(1) Favre, *Comptes rendus de l'Académie des sciences de Paris*, novembre 1852, et *Archives générales de médecine*, 5ᵉ série, 1853, t. II, p. 1 et suiv.

enfants est moins odorante et moins aigre que celle des adultes ; celle des personnes à cheveux blonds et roux n'affecte point l'odorat de la même manière que celle des individus bruns ; quelques races humaines, telles que les nègres et les Caraïbes, paraissent avoir aussi une sueur d'une odeur particulière. Enfin, il est des constitutions qui ne transpirent point. Une disposition excessive à suer, quand elle ne coïncide pas avec une alimentation exubérante, est un indice de l'atonie de la peau et souvent de tout l'ensemble ; la peau est alors aussi plus délicate et plus impressionnable : la moindre oscillation de l'atmosphère, le plus faible courant d'air l'affecte et retentit sympathiquement sur les organes internes. Active et perméable, elle diminue pour l'homme la chance des affections des organes respiratoires et abdominaux, des maladies catarrhales et hémorrhoïdaires, etc. En oblitérant par des enduits imperméables la surface d'évaporation cutanée, Foucault (1) a déterminé chez divers animaux des désordres graves, suivis de mort plus ou moins promptement. H. Boulay, ayant enduit de goudron, ou d'une double couche de colle forte et de goudron, la peau préalablement rasée de plusieurs chevaux, les a vu périr avec les symptômes de l'asphyxie ; l'autopsie a fait voir tous les tissus gorgés de sang noir, surtout les muqueuses, les poumons et le foie : la rétrogradation de l'acide carbonique non éliminé par la peau a-t-elle donné lieu à une asphyxie lente (de neuf heures à dix jours) ? Longet incline à cette interprétation. D'après Hufeland, des causes qui contribuent à multiplier parmi nous ces maladies, ainsi que la goutte, la phthisie, l'hypochondrie, les fièvres gastriques, bilieuses et muqueuses, la plus active, c'est notre négligence à entretenir notre peau dans un état continuel de propreté et de vigueur par l'usage des bains. Principal théâtre des crises, il faut qu'elle soit perméable et douée d'une grande énergie pour que la nature dirige vers elle les mouvements de sa force médicatrice. Le dernier des hommes, dit Hufeland (2), a l'intime conviction que l'entretien de la peau est nécessaire à la santé des animaux. Le palefrenier néglige tout pour étriller, bouchonner et laver son cheval ; et si l'animal tombe malade, à l'instant même il soupçonne qu'on a bien pu négliger les soins de la propreté. Chez la plupart des hommes la peau est obstruée et privée d'action : l'omission des bains et la malpropreté sont générales parmi les classes inférieures ; dans les rangs plus aisés de la société, les vêtements trop chauds, les fourrures, les lits de plume, la vie sédentaire, l'air confiné des appartements, débilitent et relâchent la peau.

2° La matière fournie par les glandes sébacées, qui, dans les parties où elles existent, disposées généralement en grappe et dans un plan superposé aux glandes sudoripares, forment, d'après Ch. Robin (3), deux groupes, les unes

(1) Foucault, *Comptes rendus de l'Académie des sciences de Paris*, t. VI, XII et XVI.
(2) Hufeland, *La Macrobiotique, ou l'art de prolonger la vie de l'homme*, traduit par A. J. L. Jourdan. Paris, 1838, p. 359.
(3) Charles Robin, *Histoire naturelle des végétaux parasites*. Paris, 1853, p. 488.

sébacées proprement dites, ayant une embouchure commune avec les petits
follicules pileux, les autres s'ouvrant dans de larges follicules pilifères; le
produit qu'elles secrètent, et qui apparaît sous forme de gouttelettes grais-
seuses dans leurs cellules, sert à protéger le corps papillaire, à conserver à la
peau sa souplesse, à en adoucir les frottements, surtout aux plis qu'elle forme,
à la soustraire à la macération des liquides, à préserver les poils de l'humidité.
Le fluide sébacé, ou smegma, graisse le papier gris placé sur la peau; par
excès de sécrétion ou de malpropreté, il s'accumule avec le produit de la desquamation épidermique jusqu'à produire des couches ou croûtes de matière
grasse, onctueuse et odorante. L'analyse de la matière contenue dans un follicule sébacé agrandi a donné à Ness d'Esenbeck de la stéarine, de l'osmazôme,
des traces d'élaïne, de la matière salivaire, de l'albumine mêlée à de la matière
caséeuse, et différents sels inorganiques. 100 parties de l'humeur sébacée qui
recouvre la peau des nouveau-nés ont donné : 10,15 de margarine, d'oléine,
de margarates et d'oléates alcalins; 5,40 de matière azotée, d'épithélium, etc.;
84,45 d'eau. Le smegma cutané est sécrété abondamment par le cuir chevelu;
il enduit et pénètre les cheveux, qui semblent en être des conducteurs;
cette excrétion est encore plus considérable chez les animaux, notamment
chez les brebis, dans la laine desquelles elle forme le suint. Après le cuir
chevelu, c'est au voisinage des appareils des sens qu'elle abonde le plus : tels
sont la chassie sécrétée par les glandes de Meibomius et la caroncule lacrymale; le cérumen, qui sort liquide des cryptes du conduit auditif et s'y épaissit. L'extrémité libre des ongles est aussi le siége d'une légère sécrétion de
smegma cutané; enfin il est très-copieux aux pieds, qu'il entoure d'une crasse
noirâtre chez les individus malpropres, aux organes génitaux des deux sexes;
chez l'homme, il forme à la couronne du gland un dépôt blanchâtre qui, outre
les autres éléments de la matière sébacée, contient de la cholestérine; il
acquiert parfois une âcreté putride, et Lallemand le considère comme une
des causes de pollution et de masturbation. Les réflexions que nous avons
faites au sujet de la transpiration s'appliquent encore ici. Le moyen hygiénique par excellence contre les inconvénients de l'accumulation du produit
sébacé, c'est l'eau sous forme de bain général et partiel, de lotion et d'ablution à l'extérieur et à l'intérieur (injections entre prépuce et gland), etc. Nous
traiterons plus bas de ces applications.

   3° Le pigment qui, propre à tous les hommes (les albinos exceptés), détermine la coloration générale et permanente de certaines races, et, chez les
autres, est l'élément des colorations locales ou accidentelles. Il s'accumule
dans la couche profonde des cellules épidermiques qui repose sur les papilles;
très-apparent chez le nègre et le mulâtre, il se laisse apercevoir facilement
sur les mamelons colorés des femmes blanches. Est-il destiné à défendre la
peau contre les effets de l'irradiation solaire? Ev. Home concentre sur son
bras nu les rayons du soleil : sa peau devient douloureuse et des plyctènes s'y
montrent; un nègre, cependant, soumis à la même expérience, n'en ressent

rien ; suivant qu'il couvre son bras d'un drap noir ou d'un drap blanc, il supprime ou renouvelle les premiers effets, résultat que nous expliquerons plus loin ( *Vêtement*).

4° Les couches épidermiques qui déterminent la périphérie du corps. Sec, solide, translucide, l'épiderme s'épaissit en quelques parties, notamment aux paumes des mains et aux plantes des pieds ; s'use et se renouvelle par le frottement des corps étrangers ; s'amincit et s'exfolie à sa surface sous forme de petites écailles qui abondent au cuir chevelu et qui se détachent dans le bain de tous les points du corps ; absorbe l'humidité, qui le renfle, le ramollit et le blanchit, comme cela se voit après l'application de cataplasmes ; même sur le vivant il s'empare des acides, des sels métalliques et de divers pigments végétaux, et les colorations qui en résultent ne disparaissent, le plus souvent, que par la desquamation de la portion d'épiderme qu'elles occupent, et son remplacement par une nouvelle couche épidermique. L'acide sulfurique et le nitrate d'argent noircissent l'épiderme, le chlorure d'or le teint en pourpre, le nitrate de mercure en brun rouge, le carthame en rouge, le roucou en jaune, l'indigo en bleu. Ces faits sont intéressants pour le choix des vêtements sous le rapport de leur couleur.

## II. — ONGLES ET POILS.

Les surfaces recouvertes par les productions pileuses fournissent quelques matières excrémentitielles (fluide sébacé, écailles) ; en outre, ces productions elles-mêmes dépassent dans leur accroissement les limites de leur utilité, et nécessitent chez l'homme civilisé une tonte périodique ; les parties exubérantes qu'il retranche s'ajoutent à la somme du déchet que forment les excrétions.

1° Les ongles sont des plaques de nature épidermique, translucides, blanchâtres, flexibles, étalées sur le dos des dernières phalanges des membres ; l'épiderme fait corps avec leur surface supérieure et inférieure, de sorte qu'ils tombent quand l'épiderme des doigts ou des orteils se détache. Soutiens de l'extrémité des doigts et des orteils, ils protègent les séries de papilles qui leur sont sous-jacentes, et qui impriment à leur face inférieure des stries longitudinales. Ils sont composés de substance cornée, d'une très-petite proportion de matière analogue à la gélatine ou à la ptyaline, d'un peu de graisse, de phosphate et de carbonate calciques. Les acides et les alcalis caustiques les attaquent, les dissolvent : c'est là tout le secret des pâtes préconisées pour les amincir et leur donner plus de transparence. Quelques peuplades sauvages ont l'habitude de les teindre avec le chica, le roucou, le henné, l'anotto, etc. Les seuls soins qu'ils exigent, c'est d'être lavés et brossés, surtout à la face inférieure de leur extrémité libre, qui est le siége d'une sécrétion légère de fluide sébacé ; quand ils acquièrent une longueur incommode, il faut les couper en demi-cercle ; ceux des orteils doivent être coupés carrément, non en rond ni trop court : c'est le moyen de prévenir leur incarnation, infirmité fréquente au gros orteil, et qui nécessite une opération très-douloureuse.

2° Les poils, qui par leur mode de développement ont tant d'analogie avec les dents, couvrent une grande partie du corps; la peau n'en est entièrement dépourvue qu'aux paupières, à la paume des mains, à la plante des pieds, à la face dorsale des dernières phalanges des doigts, à la face interne du prépuce, au gland et au clitoris; ils abondent à la partie supérieure et postérieure de la tête, au voisinage de l'ouverture des cavités (barbe, sourcils, cils, poils du nez et du conduit auditif, des régions génitales et de l'anus); leur couleur pâlit ou se fonce, suivant l'intensité de l'illumination solaire des climats, de manière à protéger contre l'action de cette cause : l'absence des sourcils et des cils ou leur canitie précoce détermine parfois des ophthalmies rebelles. Les poils sont élastiques, flexibles par la matière grasse qui est sécrétée autour d'eux; mauvais conducteurs du calorique, idio-électriques, doués de l'électricité positive, très-hygrométriques, ils sont remarquables par leur souplesse pendant les temps et dans les contrées humides; la chaleur les dessèche, les racornit. Ils partagent ces propriétés avec l'épiderme, dont ils réfléchissent toutes les conditions : comme lui, ils sont susceptibles de s'exfolier un peu à leur surface, et les écailles qui s'en détachent les rendent rudes au toucher, quand on passe sur eux les doigts de la pointe vers la racine. On observe cet état des cheveux chez les individus dont l'épiderme crânien se gerce et manque de smegma; leurs cheveux arides se cassent et tombent. L'épiderme du cuir chevelu est-il au contraire solide, luisant, onctueux, la chevelure qui le garnit est naturellement souple et d'un facile entretien. On voit par là que l'état des cheveux, comme celui des dents, se lie aux éléments de la constitution, aux conditions de la santé générale; leur conservation est au prix des soins que celle-ci réclame. Néanmoins l'exhalation locale du cuir chevelu commande des précautions : une juste mesure d'aération, la préservation des extrêmes de chaleur et de froid, la propreté et la netteté de l'épiderme, la proscription des topiques irritants et des manœuvres qui tiraillent les bulbes pilifères et endolorissent le cuir chevelu, ce qui ne peut manquer de réagir sur le follicule pileux lui-même. Protecteurs naturels de la tête contre les impressions extrêmes de l'atmosphère, contre les percussions qu'ils amortissent, les cheveux sont en même temps l'ornement le plus noble et le plus précieux de la figure humaine. Les femmes les laissent croître et flotter en boucles ondoyantes, ou les relèvent tressés en couronne sur leur tête; elles oublient qu'à force de les serrer, de les tirailler, de les tordre, elles fatiguent le cuir chevelu, cassent le poil, et en altèrent le bulbe lui-même. Leur nuque se dépouille en premier lieu : c'est la région où le poil est fortement tendu; ensuite le sillon ou raie qui sépare les cheveux jusqu'au vertex, et au delà; l'espèce de ratissure du peigne fin n'est pas étrangère à l'élargissement progressif de cette calvitie d'abord linéaire. La chaleur du fer dessèche le poil, irrite la peau : «La coiffure qui, sous le rapport de l'hygiène, convient le mieux aux femmes et surtout aux jeunes filles, est celle qui tient les cheveux doucement relevés et serrés le moins possible ; celle qui consiste à les lisser soigneusement, à les disposer en larges bandeaux, de manière qu'ils soient facilement et toujours aérés, à les démêler matin et soir, à les brosser avec soin et légèreté, et les enrouler mollement. Si, pour les besoins de la coiffure, on est obligé de les serrer, de les nouer fortement, il faut avoir plus tard soin de les laisser reposer, de les tenir flottants pendant quelques instants, matin et soir (1). »

L'homme obéit aux convenances de l'état social où il vit en réprimant par des coupes périodiques l'exubérance de sa chevelure. Quelle est l'influence de cette pratique? Elle excite légèrement le cuir chevelu, et donne un nouvel élan à la croissance des cheveux; ceux-ci naissent, en effet, dans un follicule placé dans l'épaisseur et au-dessous de la peau, et percé à son fond par des ramifications déliées des vaisseaux et des nerfs : les organes producteurs des cheveux, continuant de recevoir après la coupe de ceux-ci la même quantité de matériaux plastiques, se trouveront dans une sorte de pléthore momentanée et de suractivité formatrice. On peut comparer ces phénomènes à ceux qui succèdent à toute perte de substance : l'organisme y pourvoit avec l'élan d'une fièvre physiologique. La sensation de chaleur et parfois de démangeaison qui se répand dans tout le cuir chevelu s'explique par le mouvement de la vie organique, et par les tractions et froissements dont s'accompagne la coupe des cheveux. Si cette opération se répète trop souvent, si elle a lieu très-près des bulbes pilifères, si le sujet est jeune et le climat froid, ces phénomènes pourront acquérir une énergie pathologique; et c'est ainsi que les coupes réitérées auxquelles on soumet la tête des enfants dans le but de la débarrasser des croûtes (gourmes) de nature diverse et d'augmenter leur chevelure, ont au contraire pour résultat d'exalter la vitalité du cuir chevelu, d'y déterminer un mouvement fluxionnaire, qui parfois s'étend aux organes intra-crâniens et suscite des accidents funestes; les coiffures trop chaudes dont on les couvre après ces sortes de tonsures y contribuent encore. Dans quelques classes de la population polonaise, toutes les causes se réunissent pour produire et exagérer au plus haut degré les effets précités : cheveux coupés avec le rasoir qui accroît tous les phénomènes de surexcitation locale, usage de bonnets de laine ou de fourrures qui accumulent le calorique sur la tête, malpropreté excessive qui s'oppose à l'exercice des fonctions de la peau, climat froid, mauvaise nourriture, en faut-il plus pour amener l'exsudation fétide du follicule pileux, le gonflement du cheveu par la surabondance de la matière qui remplit son canal, la plique polonaise en un mot (Londe)? Si les Orientaux se rasent impunément la tête, c'est que la suractivité générale de leur peau, entretenue par les bains d'étuve, dérive les fluides qui tendraient à affluer vers le cuir chevelu. Quoi qu'il en soit, on doit couper les cheveux très-loin de leur racine, et seulement pour les ramener à des dimensions qui n'incommodent point. Il faut respecter la chevelure des enfants comme une coiffure naturelle, qu'aucune autre ne saurait remplacer

____

(1) Voyez A. Cazenave, *Traité des maladies du cuir chevelu*. Paris, 1850, in-8 avec figures, p. 361.

ni suppléer. La chevelure primitive est la plus belle : la sacrifier quand elle est déjà riche et belle, par routine ou par crainte d'une calvitie éventuelle, est une extravagance parfois irréparable et dont les exemples ne manquent point; il ne faut même pas la raser dans l'espoir d'une chevelure plus épaisse, plus fournie : cet espoir pourrait être déçu. La *rafraîchir*, c'est-à-dire en couper une portion minime, est une pratique plus utile, sinon pour en prévenir la chute, au moins pour en régulariser la croissance. Elle est indiquée quand les cheveux végètent mal ou dégénèrent en l'absence de causes locales ou générales et diathésiques, quand leur abondance semble en disproportion avec les forces du sujet, quand déjà le cuir chevelu commence à se dégarnir; cette opération est toujours préférable à l'abrasion complète des cheveux. Toutefois il ne faut pas la renouveler avec une fréquence mal calculée ; en coupant les cheveux trop souvent ou trop près du bulbe chez les enfants, on les expose à des congestions cérébrales, à des exsudations morbides du derme chevelu, à des engorgements ganglionnaires au voisinage du crâne, à des maux d'yeux, à des otorrhées, à des douleurs d'oreilles, à des fluxions dentaires, à des angines, à des coryzas. La plupart de ces accidents menacent aussi les adultes dont les cheveux sont coupés de trop près, et qui ne font pas usage de coiffures chaudes : rares dans la saison tempérée et chez des personnes saines, bien vêtues et à peau très-active, ils surviennent plus fréquemment dans les circonstances inverses, et frappent de préférence ceux qui s'étaient fait des longs cheveux coutume et parure. Percy en observa la fréquence à l'époque où la coiffure à la Titus fut introduite dans l'armée, et imposa aux vieux soldats le sacrifice de leurs queues et de leurs tresses luxuriantes. On aura garde de dépouiller d'une partie de leurs cheveux le malade et le convalescent; ce serait appeler sur eux des accidents graves, et même la mort : il existe des observations qui prouvent que dans quelques cas elle a été le résultat de cette cause. Les autres soins qui conviennent aux cheveux ne doivent avoir pour objet que l'entretien des fonctions de la peau qu'ils recouvrent : la débarrasser des débris furfuracés, des squames épidermiques qui s'attachent à la racine des cheveux, des produits de sécrétions anormales; entretenir la transpiration et la sécrétion sébacée dont elle est le siége, tel est le but que l'on remplit par l'action journalière et modérée du peigne et de la brosse, par des lotions d'eau pure et savonneuse à une température qui n'affecte point la tête par une impression excessive de chaud ou de froid. Des onctions faites de temps en temps avec des corps gras corrigent la rudesse et l'aridité des cheveux due à l'insuffisance du smegma, et leur donnent du lustre et du brillant; les cheveux secs appartiennent aux peaux les plus irritables; et le cosmétique le plus simple est celui qui leur convient le mieux (1). On remédie à l'exubérance de sa sécrétion par l'emploi de la poudre d'amidon, et mieux par des lotions d'eau

(1) Prenez : moelle de bœuf préparée, 30 grammes; huiles d'amandes amères, 10 grammes. Évitez que le cosmétique ne rancisse ; oindre les cheveux dans leur longueur et à leur racine en les écartant.

de son. Cazenave recommande alors de monder la tête de temps en temps avec une eau légèrement alcoolisée, ou avec cette solution qu'il a souvent prescrite avec avantage : 2 grammes de sous-borate de soude dans 250 grammes d'eau distillée; on l'aromatise avec 15 gouttes d'essence de vanille. La poudre d'iris, dont on use à tort, a jeté dans le narcotisme deux jeunes filles qui en avaient sur leur tête (Aumont, 1825). Le mélange de poudre et de pommade, si usité autrefois, formait avec la sueur un mastic aussi malpropre que nuisible à l'activité de la peau du crâne. En général, les personnes à cheveux gras et humides doivent se passer de cosmétiques sous peine de suractiver la sécrétion déjà trop abondante de leur cuir chevelu, d'altérer la racine du poil, d'en provoquer la chute, parfois de faire naître une éruption qui contribue à leur calvitie. Hors le cas des cheveux secs, les topiques gras ne peuvent avoir que des inconvénients; ils ajoutent une cause de malpropreté à celle qui résulte des sécrétions normales et pathologiques du cuir chevelu : quand ils rancissent, quand ils contiennent des ingrédients actifs, quinquina, cannelle, etc., ils peuvent irriter la peau. Pour les cheveux qui commencent à tomber à un âge où la calvitie est exceptionnelle, Cazenave recommande l'emploi de trois pommades dont nous reproduisons ci-dessous les formules (1). Dans les trois à quatre premiers mois de son existence, le nouveau-né ne doit être ni peigné ni brossé : la brosse de chiendent, généralement employée pour la toilette des nouveau-nés, agit comme un corps dur, titille, irrite leur tête et y attire le sang; il suffit de l'effleurer d'une éponge imbibée d'eau tiède pour entraîner l'excédant de matière grasse qui y adhère; quant aux croûtes qui viennent à s'y former, si elles ne tombent par cette légère friction, il ne faut recourir à aucune autre pratique pour les détacher. L'apparition des poux sur la tête des enfants passe encore, dans l'opinion de certaines gens, pour une sorte de crise dépurative des humeurs. Leur pullulation prodigieuse réclame de prompts moyens dont le plus simple et le plus sûr consiste à couvrir la tête de l'enfant d'une feuille de papier enduite d'onguent napolitain. Dans six jours un poux peut pondre cinquante œufs; les petits en sortent au bout de six jours, et sont aptes à pondre à leur tour dix-huit jours après : en deux mois deux femelles peuvent ainsi engendrer dix-huit mille petits. Que l'on imagine la démangeaison horrible qui résulte d'une telle pullulation, les grattements furieux qui l'accompagnent, les déchirures de la peau par l'action des ongles, l'irritation qui se développe, les ulcérations qui lui succèdent et qui déversent des nappes de pus ichoreux. On a vu, sous l'influence de ce

---

(1) Prenez : sulfate de quinine, 2 grammes; beurre du Pérou, 1 gramme; huile d'amandes amères, 8 grammes; moelle de bœuf préparée, 30 grammes. Pour onction tous les soirs. — Prenez : moelle de bœuf préparée, 60 grammes; graisse de veau préparée, 60 grammes; baume du Pérou, 4 grammes; vanille, 2 grammes; huile de noisette, 8 grammes. Chauffez au bain-marie pendant une demi-heure, passez et battez dans la terrine avec un pilon de bois. — Prenez : moelle de bœuf, huiles d'amandes douces, huile de noisette, 6 grammes de chaque. Aromatisez ad libitum.

prurit et de cette agitation, les enfants être pris de fièvre, d'insomnie, et tomber dans un dépérissement rapide qui s'arrêtait comme par enchantement après la destruction des parasites. Il n'est pas inutile de rappeler ici que chez les enfants en proie depuis longtemps au tourment de la pullulation pédiculaire, la suppression brusque du mal peut entraîner un danger. La décoction de tabac a été employée contre ce fléau : Londe en a reconnu le danger ; on vante encore les fortes décoctions de petite centaurée, d'absinthe, les lessives avec les cendres de chêne, le sel commun, les décoctions de staphisaigre, de coque du Levant, de semence d'ail, de céleri, de persil, la pommade soufrée, etc. Les cheveux doivent être coupés court, les poux écrasés au doigt; une propreté extrême et une surveillance prolongée en préviendront le retour.

La perte des cheveux affecte peu la santé des personnes habituées à recevoir sur la tête nue les impressions variables de l'atmosphère, et chez qui toutes les fonctions s'exécutent avec régularité; d'autres, plus sensibles ou valétudinaires, deviennent sujettes à des rhumatismes, à des névralgies faciales et dentaires, à des ophthalmies, à des otites, etc. Pour échapper à ces maux, elles devront s'habituer, avant que leur calvitie se complète, à des lotions de plus en plus froides, pratiquées plusieurs fois par jour sur la tête. Il en est du cuir chevelu comme de toute autre partie de la surface tégumentaire externe : plus on le couvre, plus il devient impressionnable à l'air. Si elles n'ont recours à ces pratiques salutaires, si elles redoutent le contact de l'eau froide et souffrent de celui de l'air, il ne leur reste qu'à se couvrir d'une perruque : c'est la ressource obligée de ceux dont la tête s'est dégarnie brusquement par de larges endroits ou en totalité, comme après une maladie aiguë. On fabrique aujourd'hui ces simulacres de coiffure naturelle avec des corps élastiques qui ne pressent que sur un point. La constriction circulaire des anciennes perruques ou l'application trop collante des modernes donnent lieu à des accidents de refoulement sanguin vers le cerveau, en aplatissant les vaisseaux qui rampent à la surface du crâne. Percy et Laurent ont vu la teigne propagée par une perruque; la tête de bois sur laquelle le coiffeur l'avait frisée avait reçu la perruque d'un individu infecté de ces parasites. Le faux toupet remédie aux lacunes partielles de la chevelure : on le fixe par deux ou trois petits ressorts où l'on enclave des mèches de cheveux naturels; son agglutination à l'aide d'une solution de gomme ou d'œuf oblige à des soins fréquents, nuit à la propreté et ne permet pas de le détacher pour la nuit. Est-il besoin de faire ressortir les inconvénients de cette industrie de coiffure postiche? Les matières agglutinatives contrarient les sécrétions normales du cuir chevelu et contribuent à l'arrachement du poil naturel; les ressorts produisent des douleurs locales qui s'irradient au loin, compriment les vaisseaux, et par là compromettent la nutrition du cheveu, qui ne tarde pas à disparaître. Les coiffeurs ont eux-mêmes constaté que l'application de toupets partiels entraîne la calvitie complète, et l'accélère même quand elle a marché lentement jusqu'alors. Générale ou partielle, une perruque doit être aussi légère que possible, perméable à l'air et à la vapeur de la respiration cutanée, fixée sans ressort ni agglutination, nettoyée et renouvelée souvent : on doit l'ôter aussi fréquemment que possible pour aérer la tête. Les préparations que le charlatanisme préconise pour la pousse des cheveux, et qu'il décore de noms magnifiques, sont drogues et fraude. Il n'y a chance d'arrêter que la calvitie prématurée, idiopathique, indépendante de toute lésion locale et de toute diathèse appréciable ; quelques topiques médicamenteux sont alors indiqués. Nous avons rapporté ceux que propose [Cazenave. L'action du rasoir, laquelle consiste dans une excitation passagère, peut être de quelque utilité dans les cas d'asthénie du cuir chevelu ; dans le cas d'irritation de cette partie, elle hâte au contraire la chute des cheveux, et elle sera avantageusement remplacée par des ablutions émollientes et sédatives, en même temps qu'on provoquera la peau du tronc et des membres par des vêtements de flanelle et qu'on établira même sur un point convenable un cautère ou un vésicatoire. La rasure n'a d'opportunité qu'à la suite des maladies graves qui ont pour conséquence inévitable l'alopécie, et parmi lesquelles il ne faut point ranger la rougeole et la scarlatine. Il est des personnes faibles qui ne savent se passer du masque de la jeunesse quand elles en ont perdu les attributs intrinsèques, et qui opposent aux ravages du temps, quoi? la teinture artificielle de leurs cheveux. Nous indiquerons plus loin (voy. *Cosmétiques*) les agents de cette laborieuse sophistication ; disons seulement que les cheveux croissant de leur base vers la pointe par des dépôts successifs disposés les uns à la suite des autres, il faut sans cesse prévenir les disparates de couleur par de nouvelles applications de matière colorante.

La barbe a subi, comme les cheveux, l'empire de la mode et des traditions. L'Oriental la porte longue et épaisse, l'Occidental la rase avec soin depuis, que Louis le Jeune se laissa raser en public par Lombard, évêque de Paris (1143). Toutefois, par une excentricité rétrospective de la mode, on voit reparaître aujourd'hui les barbes longues du temps de François Ier, qui en donna l'exemple après avoir été atteint à la tête par un tison lancé par Montgomery (1521). On n'a pas étudié l'influence qui résulte de la présence ou de l'absence d'une abondante production de poils sur une partie de la face ; peut-être est-elle neutralisée dans les deux cas par l'habitude : ceux qui se rasent ont la peau du visage moins impressionnable et plus réagissante ; ceux qui laissent croître leur barbe y trouvent pour leur peau plus délicate une protection contre les vicissitudes de température. C'est la question du gilet de flanelle : nécessité pour les uns, superfluité dangereuse pour les autres. L'inconvénient ne peut être que dans les brusques mutations. L'homme qui se rase ne peut laisser pousser sa barbe sans changer les conditions d'activité d'une portion de la peau, il est vrai circonscrite, mais voisine des orifices muqueux et des appareils sensoriels ; il y concentre une chaleur inaccoutumée, il soustrait au contact de l'air en mouvement une surface qui exhale et qui sécrète. Le porteur de barbe se place, en se rasant, dans des conditions inverses, et presque inévitablement des maux de gorge, d'yeux, d'oreilles, des névralgies dentaires ou faciales, etc., lui révéleront la solidarité de la peau qu'il a dénudée avec les organes qu'elle avoisine ou recouvre. Depuis que nous avons formulé ces inductions, le docteur Szokalski(1) a fait connaître des résultats d'observation qui les confirment : chargé de soigner les ouvriers employés au chemin de fer de Lyon dans une section de la Bourgogne, il les a vus en 1848 garnis de barbes, de moustaches, etc., auxquelles ils ont renoncé quelques années plus tard par un revirement de la mode où la politique n'est pas étrangère : 53 sujets qu'il a suivis avec attention, tous vigoureux, bien portants, compris entre vingt-cinq et quarante-cinq ans, ont tous éprouvé une sensation pénible de froid sur les parties de la face dénudées par le rasoir ; 27 eurent des maux de dents dont 16 avec fluxion gingivale. Le coryza, le ptyalisme, la tuméfaction des amygdales, et chez 6 ouvriers lymphatiques celle des glandes sous-maxillaires, tels sont les accidents rattachés par ce médecin à la brusque suppression de la barbe, et qui ont cessé après sa reproduction. La coutume de se raser cause une perte organique que l'on a calculée : la barbe croît d'une ligne par semaine chez l'individu qui se rase, = 4 pouces par an ; à l'âge de soixante-huit à soixante-dix ans, il a donc enlevé en cinquante ans plus de seize pieds de production pileuse. Les rasoirs malpropres, les savons trop alcalins, irritent la peau du menton ; l'eau tiède facilite la détersion du smegma et la section des poils ; ce dernier effet est aussi augmenté par l'immersion momentanée du rasoir dans l'eau très-chaude. Des ablutions achèvent d'enlever, après la barbe faite, les restes de savon dont l'excès de soude détermine cuisson, gerçure, ridement (Londe). Les essences et les pâtes doivent en être écartées. En résumé, l'hygiène du système pileux est liée étroitement aux conditions d'organisation et de santé générales ; elle se borne à des soins de propreté locale et d'entretien incessant. En fait de cosmétiques, elle n'admet que les plus simples et les plus inoffensifs ; elle proscrit les préparations énergiques à l'aide desquels on se flatte de reproduire les cheveux. Les moyens de teinture sont plus ou moins nuisibles, les coiffures artificielles susceptibles d'entraver les fonctions du cuir chevelu, etc. ; en un mot, c'est une hygiène presque négative dont le peigne et la brosse font à peu près tous les frais.


## ARTICLE II.

### DES MODIFICATEURS DES EXCRÉTIONS ET DES SURFACES D'EXCRÉTION ; DE LEURS EFFETS ET DE LEUR EMPLOI.

Les détails dans lesquels nous sommes entré sur l'hygiène de la bouche, des cheveux, des excrétions alvines et urinaires, etc., ne nous laissent à parler ici que des modificateurs des excrétions cutanées et de la surface qui les four-

(1) Szokalski, *Bulletin de l'Académie de médecine*. Paris, 1853, t. XVII, p. 856.

nit. Il se résume dans l'eau employée à différentes températures, sous forme de bain général et partiel, d'ablution, de lotion, d'affusion, quelquefois avec l'addition du savon, l'agent le plus utile de la cosmétique et tout à fait indispensable à certaines classes d'ouvriers pour l'entretien de la propreté des mains et des pieds. Il sera question de cet auxiliaire de l'eau à l'article *Cosmétiques* (APPLICATA). L'eau est le modificateur par excellence des surfaces d'excrétion, l'agent qui contribue le plus et le mieux à les débarrasser de leur produits excrémentitiels, et à entretenir leur jeu et leur vitalité : périphérie cutanée, cavités nasales et buccales, muqueuse oculo-palpébrale, conduit auditif, l'eau est portée utilement sur toutes ces parties, siège d'excrétions nombreuses. Injectée dans le rectum, elle sollicite les évacuations alvines ; appliquée en lotions sur les organes génitaux, elle les déterge du résidu de leurs abondantes sécrétions, et diminue les chances d'une contagion funeste. L'influence de l'eau ne se borne pas à l'enveloppe cutanée qui en reçoit, dans les bains, l'impression immédiate et générale : elle se propage à toute l'économie, change le rhythme de toutes les fonctions, en rétablit l'harmonie. « En général », dit Montaigne, « j'estime le baigner salubre, et crois que nous encourons nos » légières incommoditez en nostre santé pour avoir perdu cette coustume. » Étudions donc les ressources immenses que l'hygiéniste et le médecin possèdent dans l'eau et ses applications habilement diversifiées.

### § 1. — Des bains en général.

Dans son acception la plus générale, le mot *bain* indique le séjour plus ou moins prolongé du corps dans un milieu différent de celui où il existe habituellement. Aussi distingue-t-on des bains solides, liquides, mixtes, vaporeux et gazeux ; à ces dénominations correspondent les bains de sable (notamment ceux de sable marin chauffé au soleil), les bains d'eau simple, d'eau de mer, de lait, etc. ; ceux de boue minérale ou de marc de raisin, qui tiennent le milieu entre les bains liquides et les bains solides ; les bains d'air chaud pur ou mélangé de vapeur d'eau ou d'une substance gazeuse. L'hygiène ne s'occupe que des bains d'eau dans certaines limites de température, des bains d'étuves et des pratiques accessoires aux bains.

Il entre dans l'action des bains un certain nombre d'éléments qu'il est utile d'examiner d'une manière générale.

1° La spécialité du milieu que le bain constitue change d'emblée les conditions de l'équilibre physiologique. L'organisme humain est coordonné, par sa structure et par sa modalité fonctionnelle, aux influences de l'atmosphère ; il n'en peut être sevré, même partiellement, sans éprouver un trouble plus ou moins intense. Si l'on objecte qu'en général la tête reste en dehors du milieu spécial où le corps est plongé, et que, dans les bains chauds comme dans les étuves, il est facile de soustraire la surface pulmonaire à l'action de la vapeur d'eau, nous rappellerons les expériences si curieuses de Magendie (1), où des animaux ayant la tête à l'air libre et le corps dans l'étuve ont péri plus vite que ceux dont la tête seule était mise dans l'étuve ; en d'autres termes, la mort est moins rapide quand la chaleur arrive directement sur la surface pulmonaire que quand elle affecte l'enveloppe cutanée. Le changement de milieu fait cesser instantanément les réactions qui s'opèrent entre l'air atmosphérique et la surface cutanée. Remarquons cependant que toutes les influences dont se compose l'action de l'air ne sont pas interrompues : le calorique, le rayon solaire, traversent le milieu liquide ou gazeux de nature spéciale où le corps est plongé. Est-il certain, comme on l'a répété dans tous les ouvrages d'hygiène, que l'exhalation gazeuse de la peau cesse dans le bain ? Les faits cités tome I, page 359, permettent au moins d'en douter. C'est dans un bain qu'un collègue de Lavoisier, le comte de Milly, constata pour la première fois le dégagement abondant de petites bulles de gaz à la surface de son corps, gaz que Lavoisier reconnut pour de l'acide carbonique (2). Cette exhalation semble dépendre beaucoup plus de la présence de certains gaz dans le sang que du contact de l'air atmosphérique. Il est probable que l'eau n'influe sur ce phénomène qu'en vertu de sa pression ; or, on sait que les corps dégagent d'autant plus de gaz que la pression atmosphérique est moindre. Abernethy a constaté que la peau exhalait à l'air une fois plus d'acide carbonique que sous l'eau, et plus d'une fois autant de ce gaz dans l'air que sous le mercure.

2° Le séjour dans l'eau ou dans l'étuve sèche augmente ou diminue la pression de l'air d'une quantité proportionnelle à la hauteur de la colonne liquide ou au degré de dilatation de l'air. La différence de pression dans les bains d'eau n'équivaut point, pour l'organisme, comme on l'a dit (3), à un brusque abaissement de la colonne barométrique. Les effets qui résultent de la condensation atmosphérique (voy. tome I, page 336), et ceux que détermine l'immersion dans l'eau, diffèrent essentiellement. Dans ce dernier cas, l'équilibre entre les puissances inspiratrices et les puissances expiratrices semble instantanément rompu. L'effet de la pression augmentée se fait sentir en haut ou en bas du sternum, à l'épigastre, dans un trajet qui se rapporte aux attaches diaphragmatiques : les gens à gros ventre l'éprouvent à la paroi abdominale ; les sujets à poitrine mince et peu garnie de muscles se croient pris dans un étau. La sensation soudaine d'une température très-basse ou très-élevée contribue à cette constriction suffocante du thorax ou de l'épigastre ; mais le changement de pression en est la cause principale. Dilaté et comme bouffi dans l'air rare des étuves sèches, le corps sort aminci des bains froids ou des bains

---

(1) Constantin James, *Voyage scientifique à Naples avec M. Magendie.* Paris, 1844, p. 84.

(2) *Mémoires de l'Académie des sciences*, 1777, p. 221, et Milne Edwards, *Leçons sur la physiologie et l'anatomie comparée*, t. II, p. 632.

(3) Motard, *Essai d'hygiène générale.* Paris, 1841, t. II, p. 137.

de mer, non-seulement par la crispation de la peau, mais par l'effet du poids du liquide où il a séjourné : les solides s'affaissent en raison de leur compressibilité ; les fluides quittent les vaisseaux superficiels qui s'effacent, et sont refoulés dans les organes intérieurs. Cette compression, qu'un milieu plus dense exerce sur la totalité du corps, s'ajoute à l'action du froid, qui agit dans le même sens, et explique le salutaire résultat des bains de mer et des bains froids pour le traitement de certains engorgements et tumeurs.

3° Plus un corps est dense, plus, sous un volume donné, il présente de molécules : or, l'eau l'est à peu près sept cents fois plus que l'air, et comme la conductibilité pour le calorique est en raison directe de la densité, on comprend pourquoi l'eau nous paraît toujours ou plus chaude ou plus froide que l'air. Dans le même temps, à température égale, elle envoie au contact de notre peau un plus grand nombre de molécules que l'air, et par conséquent elle nous communique ou nous soustrait une quantité plus grande de calorique.

4° Ce que nous venons de dire de la pression et de la densité explique l'effet des mouvements de l'eau : tels que chocs, percussions, secousses, et frottements à différents degrés d'intensité. La pression est accrue de la quantité de force développée par le mouvement du liquide ; le renouvellement rapide des couches liquides multiplie les effets de la conductibilité, accélère chez le baigneur la déperdition ou l'augmentation du calorique. Les mouvements de l'eau exercent aussi une influence dynamique : quand leur intensité est moyenne, ils tendent à diminuer l'impression première des bains froids, des bains de mer ou de rivière ; les commotions imprimées à la périphérie du corps sollicitent, favorisent sa réaction, en même temps qu'à la manière des frictions elles activent l'inhalation cutanée. C'est surtout dans les bains de mer que l'on peut apprécier la gradation des effets de l'eau en mouvement. Les percussions modérées de la vague, dit Gaudet (1), sont un exercice salutaire ; les muscles y répondent par une énergie proportionnelle de contraction, afin de maintenir le corps en équilibre : cette espèce de lutte à poses infiniment variées constitue une véritable et fructueuse gymnastique. Les secousses trop fortes de la mer, ou qui sont telles pour les individus débiles, sont un exercice trop violent ; elles produisent la lassitude et parfois la courbature ; elles causent des douleurs thoraciques et des suffocations aux personnes à poitrine étroite, si elles n'ont soin de présenter au choc la partie postérieure du tronc.

5° L'élément le plus actif des bains, c'est leur température ; elle peut être graduée dans les bains artificiels, et de là les divisions arbitraires des auteurs. Ainsi, on a établi, d'après une progression thermométrique de 10 degrés Réaumur, la distinction des bains très-froids, froids, frais, tempérés, chauds, très-chauds ; et à chacune de ces espèces de bains compris entre 0 et 35 degrés

(1) Gaudet, *Des bains de mer*, 1844, p. 405.

Réaumur, on a rattaché un tableau de phénomènes particuliers (1). Mais les manifestations de la vie ne sont point aussi dociles au thermomètre ; et, dans la réalité, il est difficile de marquer la limite des impressions que des masses d'eau inégalement chauffées transmettent aux centres nerveux. Les effets immédiats et secondaires des bains sont subordonnés à tant de conditions mobiles (constitution, âge, santé, maladie, climat, saison, etc.), qu'il devient impossible de les relier à des stations thermométriques. Le bain qui glace et stupéfie un individu faible et usé, procurera à une organisation plus saine et plus valide une agréable réaction de force et de chaleur. La température absolue de l'eau, à moins qu'on ne la considère en des degrés prononcés, ne décide donc pas la mesure de la calorification humaine. Tout ce qu'on peut énoncer d'une manière générale, c'est qu'il existe un point de température inférieure de quelques degrés à celle du sang, où le bain n'affecte point sensiblement notre caloricité : c'est le point d'indifférence ou de neutralité. Sans être fixe pour tous les individus, il n'oscille que dans une latitude de 3 à 4 degrés. Au-dessus et au-dessous de ce terme, l'impression produite sur la peau se prononce faiblement d'abord, si l'on ne s'en éloigne que de quelques degrés, mais d'une manière de plus en plus tranchée, si l'on reste longtemps dans le bain (Chossat). Mais ces progressions ascendantes ou descendantes de la température perçue dans les bains, le thermomètre sert mal à les déterminer : la sensation individuelle le remplace ; c'est elle, c'est-à-dire le moi impressionné dans la peau et réagissant par les centres nerveux, qui prononce sur l'effet thermique du bain, et le reconnaît frais, froid, tempéré, chaud, suivant la manière dont il s'y trouve affecté. Dans les baignoires et dans les bassins artificiels dont l'étendue ne permet ni l'agitation de l'eau, ni les exercices de la natation, les bains ne peuvent se prendre hygiéniquement au-dessous de 25 degrés, et rarement y a-t-il utilité à en élever la température jusqu'à celle du sang : les limites thermométriques des bains artificiels se trouvent donc entre 25 et 36 degrés environ ; sur cette échelle de 12 degrés existe un point de neutralité où le bain n'influence point la circulation, et produit sur la peau une impression de tiédeur (bain tiède artificiel) ; il correspond à 3 ou 4 degrés au-dessous du degré de la chaleur du sang. Suivant Gerdy, il flotte entre 30 et 36 degrés centigrades ; suivant Fleury, entre 25 et 30 degrés. Au-dessus et au-dessous de cette limite

---

(1) Rostan (*Dictionnaire de médecine*, 2ᵉ édition, t. IV, p. 542) a proposé une division thermométrique des bains qui a été reproduite par tous les auteurs. En la présentant, il a soin de faire remarquer que l'impression individuelle de chaleur, de froid, etc., oscille entre les limites qu'il a déterminées, et ne s'y rattache pas rigoureusement :

| Bains très-froids, de | 0° à | + 10° R. |
|---|---|---|
| — froids | 10° à | 15° |
| — frais | 15° à | 20° |
| — tempérés | 20° à | 25° |
| — chauds | 25° à | 30° |
| — très-chauds | 30° à | 35° ou 36° |

commencent les bains chauds et les bains frais artificiels; ceux-ci, compris entre 25 degrés et le point de neutralité, agissent comme les bains froids pris dans les eaux courantes qui marquent 25 à 30 degrés, l'immobilité dans les baignoires accélérant le refroidissement du corps autant que le renouvellement des couches liquides dans les eaux courantes.

La température des rivières et des fleuves varie de 0 à 28 degrés et même 30 degrés, selon les climats et les saisons; ils offrent donc toute la série de bains frais et froids. Dans les régions les plus méridionales et pendant l'été de nos climats, le bain de rivière, quoiqu'il s'éloigne peu par sa température de celle de l'air ambiant, 25 à 30 degrés, produit cependant sur tout le corps une impression rafraîchissante, grâce à la densité et à la conductibilité de l'eau, et suivant la durée de l'immersion, il procure la sédation du système nerveux ou sert à fortifier la peau par la réaction consécutive au froid. Au reste, la température des eaux naturelles échappe aux déterminations à priori; elle dépend du cours des rivières, de leurs sources, de leurs affluents, de leur vitesse, de leurs variations de hauteur. Les sources qui alimentent les cours d'eau n'ont pas, à leur point d'émersion, le même degré de chaleur; il en est de même des torrents qui s'y jettent : ceux qui sortent des glaciers ont en général une température de 4 à 5 degrés centigrades; les affluents se déversent avec une température proportionnelle à la masse de leurs eaux, à la vitesse et à la longueur de leur trajet qui les ont exposés plus ou moins longtemps à la chaleur atmosphérique et à l'action des rayons solaires. Quant à la vitesse, une observation de Herpin (de Genève) (1) en fait ressortir l'effet réfrigérant : les bains du lac de Genève passent pour des bains tempérés, tandis que ceux du Rhône, immédiatement au-dessous de la ville, sont redoutés à cause de leur froidure; cependant, le même jour et presque au même instant, Herpin n'a constaté entre eux qu'une différence moindre de 1/5° de degré Réaumur (16 degrés et 16,2). La sensation différente que donnent ces deux bains naturels est due, d'une part au repos des eaux du lac, d'autre part au cours impétueux du Rhône; les eaux rapides saisissent les baigneurs, et cette sensation, qui ne tient point à la surprise de l'immersion, contraste avec leur degré thermométrique : elle rappelle les effets de l'éventail et des courants d'air en été, ainsi que la marche de la congélation des organes dans l'air calme ou ventilé des régions polaires. Il est vrai que dans l'eau l'évaporation de la peau est suspendue, et avec elle une cause de refroidissement qui existe en plus dans l'air; mais sa suppression est compensée par la grande capacité de l'eau pour le calorique. Enfin, les pentes du lit et les variations de hauteur amènent des différences notables dans la vitesse des rivières, et par conséquent dans l'impression thermique qu'elles produisent sur les baigneurs : les variations de hauteur sont relatives à la saison, à des circonstances accidentelles ou à l'heure de la journée.

(1) Herpin, *Recherches sur les bains de l'Arve* (*Gazette médicale de Paris*, 1844, t. XII, p. 181).

6° Les bains introduisent dans l'économie, par le moyen de l'absorption, une certaine quantité de leur liquide et des matières qu'il tient en dissolution. Les expériences ont donné sur ce point important des résultats très-différents. Séguin, après trente-trois bains de trois à quatre heures, a toujours constaté que le corps avait perdu de son poids, mais moins qu'à l'air libre; pour des bains de 10, 18, 28 degrés, la proportion de la perte dans le bain et à l'air libre a été de : : 1 : 2,75 : : 1 : 2,07 : : 1 : 3,07. Cette différence peut provenir, soit d'une diminution de l'exhalation, soit d'une compensation partielle par absorption du liquide dans le bain. Si l'on écarte les données de Séguin, qui ne prouvent rien contre l'absorption, celles des autres expérimentateurs, quoique très-opposées, sont faciles à concilier. Elles se rangent en effet en deux séries : 1° *Diminution du poids du corps :* Lemonnier, perte de 20 onces en huit minutes dans un bain de 45 degrés centigrades; Cruikshank, perte de 5 à 8 onces par heure dans un bain chaud; Buchan, transpiration réduite dans le bain chaud des deux tiers de ce qu'elle est à l'air libre ; 2° *Augmentation du poids du corps :* Kauw cité par Haller, poids du corps augmenté dans le bain de 24 à 28 degrés Réaumur; Falconner évalue ce résultat à une livre par heure dans les bains de 20 à 25 degrés Réaumur; Cruikshank reconnaît qu'ils apaisent la soif et rétablissent le cours des urines précédemment suspendu; enfin le professeur Berthold constate, pour les bains de 22 à 28 degrés centigrades, un accroissement de poids de 3 gros après un quart d'heure, de 7 gros 20 grains après trois quarts d'heure, de 1 once à 30 grains après une heure. On voit évidemment par là qu'il existe un rapport constant entre la diminution ou l'augmentation du poids et la température du bain; ce dernier élément gouverne la marche de la transpiration et de l'absorption; dans certaines limites de chaleur du bain, la quantité des produits exhalés l'emporte sur celle des matières absorbées, et réciproquement. Les recherches de W. Edwards achèvent d'élucider ce fait-principe : des grenouilles placées dans de l'eau à zéro absorbent plus qu'elles ne transpirent, et ce phénomène continue jusqu'à un point que l'on peut appeler, avec Edwards, point de saturation. Si l'on élève la température de l'eau, l'absorption baisse progressivement; toujours au delà de 30 degrés centigrades, la diminution du poids des grenouilles a été observée en même temps que l'eau troublée par une matière animale signalait à l'œil la cause de ce phénomène. Edwards avait déduit de ses expériences, que pour l'homme l'absorption l'emporte sur la transpiration jusqu'à 22 degrés centigrades, et qu'au delà le rapport entre ces deux fonctions se renverse. Cette détermination n'est point exacte, ainsi que le prouvent déjà des résultats précités de Berthold. Il existe une connexion intime entre ces trois fonctions, circulation, calorification, transpiration : celle-ci a pour but principal de soulager l'organisme de l'excès de calorique; elle est précédée ou accompagnée d'une accélération notable du pouls. La limite thermométrique où le pouls s'élève dans le bain est aussi celle qui donne l'essor à la transpiration, et dès cet instant l'absorption ne suffit plus à balancer le déchet qui en est la conséquence. Ce n'est point qu'au-dessous de ce degré de chaleur du bain et de fréquence circulatoire la transpiration ne s'effectue, mais les produits qu'elle élimine restent inférieurs à ceux dont l'absorption enrichit le corps. Les expériences de Poitevin et de Marcard ont fixé à 34 degrés centigrades l'état thermométrique des bains qui n'affectent point le pouls; au-dessous il se ralentit, au-dessus il s'accélère, et passé 40 degrés centigrades il donne 100 pulsations et plus. Pour Edwards, le point d'équilibre, le point où le bain est sans influence sur le pouls, sur l'absorption et sur l'exhalation, le poids du corps restant le même correspond à 22 degrés; pour V. Gerdy, à 36 degrés. Chossat a constaté qu'un bain de 28 à 30 degrés centigrades suffisamment prolongé ramène le pouls de 60 à 38 pulsations, tandis qu'un bain d'une heure trois quarts à 37 degrés centigrades l'a fait monter à 100. Ainsi, dans l'eau comme à l'air libre, dès qu'un excès de calorique surcharge l'économie, elle tend à s'en débarrasser par la transpiration; le calorique, qu'il ait pour véhicule l'air ou des liquides, surexcite l'organisme et accélère la circulation; la sueur qui succède à ces phénomènes est la crise physiologique de son élimination. Dans les bains tièdes, frais et froids, tant qu'il ne survient point de réaction, c'est l'absorption qui domine, véritable endosmose dont ces bains réunissent les conditions productrices, savoir : deux liquides de densité, de nature et surtout de température différentes, représentés l'un par l'eau du bain, l'autre par la masse des liquides organiques qui distendent leurs vaisseaux, et séparés par l'intermédiaire d'une cloison organique, membraneuse, inerte et mince, l'épiderme, en un mot. Quelques circonstances spéciales modifient l'absorption dans le bain : l'augmentation de la pression atmosphérique la favorise; il en est de même des mouvements et des chocs du liquide qui agissent sur la peau comme des frictions; or, on sait que les frictions exercées sur la peau contribuent puissamment à y faire pénétrer les substances médicamenteuses. D'après Berthold, le corps plongé dans un bain de 22 à 28 degrés centigrades, gagne en poids 12 grammes après un quart d'heure, 29 grammes après trois quarts d'heure, et 32 après une heure. Quant à l'exhalation, la densité de l'eau la réduit sans la supprimer : la sueur que provoque un bain chaud n'équivaut point, pour la quotité de la perte, à la vaporisation qui s'accomplit à la surface du corps exposé à l'air libre. Nous avons vu que l'excrétion gazeuse est aussi moindre dans le milieu plus dense de l'eau : en somme, celle-ci soustrait moins à l'organisme que l'air; il en résulte que, dans le bain, le corps s'enrichit de sérosité interstitielle et n'est point redevable à l'absorption de tout ce qu'il gagne en poids. Le moment de la prépondérance de l'absorption ou de l'exhalation varie nécessairement suivant l'énergie de la caloricité individuelle, laquelle est subordonnée à l'âge, au sexe, aux constitutions, au régime, au climat, à la saison, à l'état de santé ou de maladie, et suivant la mesure de saturation actuelle de l'organisme, laquelle est relative aux mêmes circonstances.

On a cherché, en dehors de la méthode des pesées, à résoudre la question de l'absorption cutanée, en tenant compte de l'introduction dans l'économie de substances dissoutes dans l'eau des bains. A cet effet, on a mis dans ceux-ci des principes faciles à reconnaître par les réactifs chimiques dans les urines et dans les différents liquides de l'économie, ou bien produisant des effets physiologiques très-caractéristiques : l'iodure de potassium, le ferrocyanure de potassium, l'arsenic, le carbonate de soude, l'azotate de potasse, le mercure, la belladone, la digitale, le sulfate de quinine, etc., etc. Les nombreux observateurs qui se sont livrés à ce genre de recherches sont presque unanimes pour conclure que les substances des bains ne sont absorbées en aucune façon. Quelques expériences ont cependant donné des résultats positifs, mais de l'avis de leurs auteurs la proportion des substances absorbées a été tellement faible qu'on ne pourrait nullement s'en prévaloir pour expliquer l'action des bains médicamenteux. D'autre part, cette absorption incertaine et irrégulière pourrait fort bien s'expliquer, quand elle a lieu, par une pénétration des substances par la muqueuse glando-préputiale et la marge de l'anus (Demarquay).

Dans ces diverses études sur l'action des bains, on a constaté un fait constant qui a pu faire croire un instant à l'absorption cutanée, c'est l'*alcalinité de l'urine*. Ce phénomène, qui avait été considéré par certains observateurs comme le résultat de l'absorption des substances alcalines, est maintenant regardé comme un effet purement physiologique indépendant de l'absorption. Les bains d'eau simple et même d'eau acidulée avec l'acide azotique (Duriau) rendent l'urine alcaline aussi bien que les bains chargés de sels alcalins, aussi bien que les eaux de Vichy, entre autres (1).

7° Les matières que l'eau tient en dissolution communiquent aux bains des propriétés spécifiques; elles y existent naturellement comme les chlorures de sodium, de magnésium, etc., dans l'eau de mer, comme les sels très-variés des eaux minérales, etc.; ou elles y sont mêlées artificiellement, comme dans les

(1) Principaux auteurs qui ont fait des expériences sur le pouvoir absorbant de la peau :

Westrumb. — Résultats positifs.

Homolle. — Résultats négatifs avec de nombreuses substances.

Poulet. — Résultats négatifs.

Duriau. — Résultats négatifs.

Emmanuel Ossian-Henry. — Résultats négatifs moins quelques *traces* d'iodure de potassium.

Louis Hébert. — Résultats négatifs.

Sereys. — Résultats positifs, mais à l'hydrofère, *traces*.

Demarquay. — Résultats négatifs.

Willemin. — Résultats positifs, faibles.

Delore. — Résultats positifs, faibles.

Gubler. — Résultats négatifs.

Reveil. — Résultats positifs rares et faibles.

bains médicinaux ou même hygiéniques (son, amidon, gélatine, lait, etc.). Ces substances changent les qualités physiques du bain : densité, conductibilité, état électrique, et par conséquent une partie de ses effets sur l'organisme ; elles agissent encore, soit par leur contact avec la peau considérée comme surface sensible, soit par leur pénétration dans les voies circulatoires. Ainsi la composition saline de la mer stimule la peau, agace les papilles nerveuses dont elle est parsemée, y détermine une circulation plus active, etc. Les eaux minérales doivent une partie de leurs vertus excitantes à cette sorte d'agression de leurs molécules salines contre les éléments nervoso-vasculaires de la peau. L'absorption des principes dissous dans l'eau des bains en très-minime proportion, semble certaine ; le double cyanure de potassium et de fer, préalablement dissous dans le bain, a été retrouvé dans les urines par Westrumb ; les bains de Vichy alcalinisent l'urine du baigneur (d'Arcet) ; mais nous avons vu que le même effet se produit par l'usage des bains simples et même des bains acidulés par l'acide azotique (Duriau) ; la rhubarbe, la garance, le curcuma, ont été décelés dans l'urine de ceux qui les avaient absorbés dans les bains ; Séguin a absorbé deux grains de sublimé par son bras plongé pendant une heure dans 10 livres d'eau à 18 degrés. En général, les bains d'eaux minérales ne font pénétrer dans l'économie que de très-petites quantités de leurs principes ; mais comme leur usage est répété journellement et sert le plus souvent d'auxiliaire à l'ingestion des mêmes eaux par les voies digestives, leurs effets se prononcent et se caractérisent généralement par l'activité plus grande des fonctions de la vie plastique, surtout des sécrétions et des excrétions. Toutes les eaux naturelles contenant des sels et souvent de la matière organique, leur emploi pour les bains n'est pas indifférent. Les eaux séléniteuses ne dissolvent point les principes gras des sécrétions cutanées ; les eaux stagnantes forment autour du corps une atmosphère toxique, etc.

8° Les tissus cornés, très-hygrométriques, absorbent l'eau dans le bain ; l'épiderme en particulier s'en imbibe, et l'on y voit surnager les produits de son exfoliation. La température des bains modifie cet effet : froids, ils crispent d'abord la peau et n'en augmentent la souplesse que par le bénéfice de la réaction qu'ils déterminent ; tièdes et chauds, ils ramollissent l'épiderme, comme on voit les cors et durillons se ramollir dans un pédiluve chaud ; ils macèrent, gonflent, rident cette membrane, surtout aux pieds et aux mains, et ils rendent la peau plus douce, plus tendre, plus impressionnable. Les mouvements de l'eau contribuent à la détersion de la surface cutanée.

### § 2. — Des bains en particulier.

## I. — BAINS FROIDS.

Cette dénomination générique s'applique à tous les bains qui enlèvent sensiblement du calorique au corps : quand la réfrigération est brusque, instantanée, très-intense, le bain est très-froid ; si elle s'opère moins rapidement, c'est le bain froid, ; si elle est à peine marquée et ne s'accompagne d'aucune sensation pénible, c'est le bain frais. A la différence des impressions immédiates que ces bains déterminent, correspond l'inégale progression de leurs effets secondaires ou de réaction.

1° *Bains frais.* — La mobilité des dispositions individuelles ne permet point de préciser la latitude thermométrique où sont compris ces bains : les auteurs mentionnent pour exemple les eaux courantes en été ; mais nous avons indiqué les circonstances qui font varier la température des rivières et même celle de la même rivière expérimentée aux différentes heures du jour, à diverses hauteurs de son cours, etc. ; ne nous adressons donc qu'à la sensation de chacun. Quand l'eau produit sur nous une simple impression de fraîcheur, voici les phénomènes que l'on observe : peu ou point d'horripilation, surtout si l'on est accoutumé au bain et si l'on y entre graduellement ; décoloration de la peau dont les extrémités capillaires se resserrent, diminution du calibre des veines périphériques ; après la cessation de la dyspnée initiale qui est de courte durée, la respiration se ralentit ; avec elle la circulation et l'exhalation ; l'absorption au contraire s'active, et par suite la sécrétion urinaire. Dans cette succession de phénomènes, nous supposons le baigneur au repos : à mesure que son séjour dans l'eau se prolonge, il éprouve un soulagement notable, dû à la soustraction graduelle du calorique qui surcharge ses organes et qui enchaîne leurs actes ; cet effet a été ingénieusement comparé par Londe à celui de la saignée chez l'apoplectique ; la soustraction du sang rend à ce dernier le mouvement, et lui permet d'user de ses forces sans lui en donner de nouvelles. Le repos du sujet est nécessaire pour que les bains de rivière exercent en été cette action ; le repos les rapproche des bains artificiels de même température où Chossat a vu tomber le pouls de 60 à 38. Dans les uns comme dans les autres, toutes les fonctions se ralentissent sans brusquerie, sans secousse ; outre la spoliation salutaire du calorique en excès, le contact prolongé de l'eau sur les papilles nerveuses du derme semble propager le calme dans les centres nerveux comme par continuité ; l'eau qui pénètre dans les voies circulatoires rafraîchit la masse du sang, le dilue, le rend moins stimulant pour les surfaces qu'il arrose ; la sédation devient générale, et elle persiste plus ou moins longtemps après le bain, si l'on a soin d'éviter tout ce qui peut redonner une nouvelle énergie aux sources de la caloricité. Que si l'on se jette brusquement dans les eaux fraîches d'une rivière, si les mouvements musculaires et les efforts de la natation s'ajoutent aux chocs de l'eau pour provoquer une réaction organique, celle-ci ne tarde point à survenir, quoique plus faible que dans l'eau froide; elle se développe encore même dans l'immobilité, si le bain frais est prolongé jusqu'à produire une sensation pénible de froid qui impose à l'économie un travail de réchauffement. On voit que l'effet consécutif du bain frais n'est pas uniforme et qu'il dépend de la manière dont on en use; il ne rafraîchit qu'à de certaines conditions dans lesquelles entrent aussi les éléments de la constitution individuelle. C'est ainsi que les inspecteurs des bains de mer signalent des personnes jeunes, saines, vigoureuses, qui nagent une demi-heure à une heure avec un visage calme et naturel avant d'éprouver le frisson secondaire, tandis que le plus grand nombre des baigneurs ressentent dès l'immersion une saisissante impression de froid avec dyspnée et resserrement thoracique (Gaudet, *loc. cit.*, p. 77).

2° *Bains froids.* — On les prend dans les eaux naturelles. Quand l'hygiène exige des bains froids artificiels, on les prend à une température plus basse que ceux dont il s'agit ici, et ils rentrent dans la catégorie des bains très-froids dont nous parlerons ci-après. Les bains froids proprement dits nous sont offerts en été par les rivières et les fleuves à cours rapide, à hauteur assez considérable pour que le soleil ne les échauffe point assez facilement, et par tous les cours d'eaux naturelles à certaines heures de la journée. Herpin (de Genève), qui a fait des observations très-précises dans les eaux de l'Arve, a trouvé que cette rivière marquait en moyenne, pour les mois de juin, de juillet et d'août, 12°,1 centigrades, température voisine de celle du Rhône, qui lui a donné en juillet 11°,9 centigrades. Au début du traitement hydriatique, les bains sont prescrits dans une baignoire ordinaire, à la température de 10 à 12 degrés centigrades. Les bains froids ne comportent ni l'immobilité du corps, ni une immersion prolongée, du moins au point de vue hygiénique. Herpin n'a pu y rester sans mouvement plus de trois quarts de minute; il en fixe la durée de une à deux minutes, les praticiens de l'hydrothérapie à cinq minutes (1). Les amateurs les plus intrépides et les plus familiarisés avec les bains de pleine rivière ont assuré à Herpin n'avoir pu jamais y rester plus d'un quart d'heure, même en nageant sans interruption. Si l'épreuve se prolonge ou si l'on y reste en repos, le froid agit dans l'eau comme à l'air libre (voy. tome I, page 325), en déterminant une prompte et fatale concentration. — L'immersion, qui doit être soudaine, donne lieu au sentiment de suffocation et de constriction épigastrique, en même temps qu'au saisissement qui résulterait de la projection brusque de l'eau froide sur la poitrine; la peau se décolore et se contracte (chair de poule); la respiration devient convulsive, gênée, singultueuse, la parole entrecoupée, et chez beaucoup de baigneurs la phonation est impossible; la circulation artérielle s'affaiblit à la périphérie sans accélération du pouls; les veines superficielles s'effacent; les

(1) Scoutetten, *De l'eau sous le rapport hygiénique et médical.* Paris, 1843, p. 221.

lèvres et le visage sont violacés; il existe un véritable obstacle à la circulation contre lequel le cœur lutte de plus en plus; la transpiration est suspendue, le refroidissement est très-notable à l'extérieur. A la dyspnée succède le
plus souvent une douleur dans les muscles, surtout dans les membres que
l'on tient immobiles, douleur qui a de l'analogie avec le rhumatisme articulaire, et qui va parfois jusqu'à produire des crampes. Londe dit que le pouls,
d'abord plus fréquent, se ralentit ensuite. Herpin a constaté que le pouls ra-
dial s'affaiblit, devient même imperceptible chez les enfants, et qu'ensuite les
battements du cœur augmentent de force sans accélération. — Au sortir de
l'eau, si le bain est pris méthodiquement, le retour des fonctions à l'équilibre
normal s'opère presque immédiatement, sans que la réaction dépasse la mesure de la dépression occasionnée par le froid; néanmoins la chaleur se rétablit
plus lentement que la sensation propre ne le fait présumer : la peau, pâle et
chagrinée au moment où l'on quitte l'eau, se colore chez la majorité des baigneurs, mais d'une rougeur non uniforme, piquetée comme dans la scarlatine, et qui coïncide avec le ralentissement de la circulation veineuse superficielle, et avec la teinte bleuâtre des muqueuses; le pouls s'accélère de 10
à 14 pulsations. Cette fréquence cesse en quelques minutes : dès que l'on
commence à s'essuyer, les frissons qui accompagnent la sortie du bain sont
remplacés par une sensation de douce chaleur, et la transpiration augmente.
En général, plus on a prolongé les bains et réitéré les immersions, plus les
signes de dépression vitale sont prononcés, et ceux de la réaction lents à s'é-
tablir. Les phénomènes se proportionnent encore à la vigueur des individus,
à leur âge, etc. L'homme débile frissonne plus longtemps après le bain, se
réchauffe plus difficilement, comme aussi il a éprouvé à son immersion des
symptômes de concentration plus énergiques, tels que le claquement des mâchoires, le facies hippocratique, l'engourdissement des membres, un amincissement des doigts tel, que les bagues les plus étroites les abandonnent, etc.

Nous devons mentionner ici deux remarques intéressantes d'Herpin. L'une
porte sur la valeur de la coloration cutanée qui survient après le bain. La
plupart des médecins, et les hydropathes en particulier, la considèrent comme
un indice favorable de réaction; d'après Herpin, elle ne constitue qu'une
réaction fort incomplète, et elle lui paraît due plutôt à une congestion passive
du système capillaire qu'à un retour actif du sang à la peau. Des personnes,
dit-il, dont la peau rougissait très-facilement, ne pouvaient se réchauffer le
reste de la journée, et force leur était de renoncer aux bains froids, tandis
que d'autres, dont la peau restait pâle, réagissaient vite, et se trouvaient bien
de l'usage des eaux de l'Arve. Il se peut que les rougeurs partielles, non uniformes, et qui existent dès la sortie de l'eau, soient le résultat d'une hypérémie passive de la peau, alors surtout qu'elles coïncident avec la teinte
bleuâtre des muqueuses; mais quand la rougeur est générale et s'accompagne
d'un surcroît de chaleur, elle est due évidemment à l'élasticité de la vie, qui
fait que le sang reflue vers la périphérie avec plus de vitesse et d'abondance

qu'auparavant; seulement ce dernier effet ne s'obtient que dans les bains froids de plus longue durée, et surtout dans les bains très-froids. C'est lui qui faisait dire à Sanctorius : le froid de l'eau pousse à la perspiration et aux règles. La seconde remarque d'Herpin a pour objet la température du corps au sortir du bain froid; la main posée sur le corps sent un grand froid. Un garçon de huit ans et demi, après une immersion d'une minute dans l'Arve, fut essuyé rapidement; le thermomètre, placé entre ses cuisses, descendit à 25°,1 centigrades; chez un autre, qui fut mis en expérience quelques moments après la sortie du bain, l'instrument marqua 23°,1 centigrades. Herpin tint, pendant une minute, sa main droite dans l'Arve; puis il plaça dans la paume de cette main un thermomètre que le contact de l'autre avait fait monter à 35 degrés centigrades, et il l'y maintint hermétiquement serré pendant quinze minutes, dont les dix dernières furent employées à une marche rapide : la colonne mercurielle descendit assez vite à 21°,2 centigrades, et s'y maintenait encore deux minutes après le commencement de l'expérience; six minutes après, elle était à 22°,5; neuf minutes après, à 23°,7; quinze minutes après, à 28°,7. On peut conclure de là que la chaleur du corps, en tant qu'appréciable au thermomètre, se rétablit très-lentement après le bain froid, et néanmoins, après les premières minutes qui succèdent au bain, on n'éprouve même plus la sensation d'une fraîcheur désagréable; une chaleur quelquefois intense se répand jusqu'à la périphérie, et Herpin lui-même déclare qu'il n'aurait pas supporté sa main à la température qu'il y ressentait, le thermomètre donnant 21 à 23 degrés : nouvelle preuve de l'insuffisance des déterminations thermométriques pour l'usage des bains.

Comment l'eau froide agit-elle sur une portion peu étendue du corps humain? Les expériences de Hunter, W. Edwards et Gentil, Tholozan et Brown-Séquard (1), démontrent que cette réfrigération est énorme, rapide, lente à se dissiper. En dix minutes, un morceau de glace placé sous la langue lui a fait perdre 11 degrés de sa température (Hunter); en dix minutes, Tholozan et Brown-Séquard ont vu la main plongée dans de l'eau à 0 degré centigrade perdre de 10 à 18 degrés de sa chaleur, et, après cette réfrigération, ne recouvrer sa température initiale, dans un milieu variable de 12 à 18 degrés, que dans un délai de plus de trois quarts d'heure ou d'une heure; contrairement à l'opinion de W. Edwards, ils ont constaté que le refroidissement d'une petite partie du corps humain reste sans influence appréciable sur la température générale, mais que l'abaissement de la température d'une main peut amener un abaissement notable de la température de l'autre main, sans diminuer la chaleur générale du corps. Brown-Séquard s'est assuré que le même phénomène se répète pour les pieds et se lie à ces trois conditions qui se proportionnent entre elles : intensité de la douleur, degré de contraction des

(1) Brown-Séquard, *Journal de la physiologie de l'homme et des animaux*. Paris, 1858, t. I, p. 497.

vaisseaux de la main laissée à l'air, degré du refroidissement de cette main;
d'où il résulte que c'est sous l'influence de l'irritation des nerfs sensitifs d'une
extrémité que la chaleur s'abaisse dans l'autre, exemple très-évident, d'après
ce physiologiste, d'une action réflexe sur les vaisseaux sanguins et qui s'exerce
ici entre parties homologues. Bence Jones et Dickinson (1) ont trouvé que
l'immersion d'une main dans une eau très-froide demeure sans action notable
sur les battements du cœur. Enfin des expériences multipliées ont conduit
Fleury aux conclusions suivantes, qui, pour les effets du bain froid partiel,
concordent avec les précédentes et nous ramènent à l'étude hygiénique du
bain général : 1° Une immersion partielle et prolongée (une demi-heure) dans
de l'eau modérément froide (de 15 à 25 degrés centigrades) peut abaisser la
température de la partie immergée, de la main, par exemple, de 19 et même
de 23 degrés, de sorte qu'il n'existe plus entre la température de la surface
vivante et celle du bain qu'une différence de 1°,5 au profit de la première.
2° Cet énorme abaissement de la température partielle reste sans influence
appréciable sur la température générale du corps. 3° Une immersion générale et prolongée (vingt-cinq minutes à une heure) dans de l'eau modérément
froide (14 à 20 degrés centigrades), peut abaisser la température générale,
prise sous la langue, de 4 degrés. 4° Cet abaissement général de la température se produit d'autant plus vite que l'eau est plus froide. 5° Un abaissement
de 4 degrés dans la température du corps est une limite extrême au delà de
laquelle il devient impossible à l'homme de supporter la sensation douloureuse que provoque le refroidissement. 6° L'abaissement de la température
générale s'accompagne d'une diminution dans la fréquence du pouls (six
à neuf pulsations de moins par minute), sans modification appréciable de la
respiration. 7° Pendant les dix à quinze premières minutes qui suivent la sortie
de l'eau, la température du corps, quelle que soit celle de l'atmosphère, baisse
encore de quelques dixièmes de degré (0,4 à 0,9), et le pouls tombe encore
d'une à deux pulsations; ces phénomènes sont suivis d'une réaction spontanée
qui ramène graduellement, et plus ou moins vite, la température animale et
le pouls à leurs chiffres primitifs et physiologiques, et même au delà : cet excédant est, pour la température, de quelques dixièmes de degré à 1 degré centigrade, et, pour le pouls, d'un à trois battements. 8° Toutes choses égales, la
réaction spontanée est d'autant plus prompte et plus énergique que l'eau est
plus froide et frappe le corps avec plus de force, que l'atmosphère est plus
chaude, que le baigneur est plus jeune, plus sanguin, plus vigoureux. 9° Si
l'immersion est renouvelée, la réaction va s'affaiblissant, et devient de moins
en moins facile en raison directe du nombre des immersions successives.
10° L'eau de 8 à 10 degrés centigrades favorise le mieux la réaction; celle-ci
est difficile dans l'eau au-dessus de 14 degrés centigrades. De 8 degrés à 0, la

---

(1) Bence Jones et Dickinson, *Journal de la physiologie de l'homme et des animaux.*
Paris, 1858, t. I, p. 81.

réaction est en raison inverse de la durée de l'immersion, sauf à proportionner cette durée à la puissance de réaction individuelle. 11° La température du corps a-t-elle été préalablement élevée, l'immersion la ramène d'abord à son chiffre normal, et c'est seulement après ce premier effet qu'elle produit celui du bain froid, tel qu'il vient d'être relaté.

Les bains froids procurent des effets consécutifs très-heureux quand on en a pris un certain nombre; ils fortifient la peau et y développent une sensation de bien-être inconnu jusqu'alors; le ton qu'ils lui communiquent la fait mieux résister aux chaleurs et tempère les sueurs que provoque le soleil ou l'exercice; l'habitude de réagir la rend peu impressionnable au froid et presque indifférente aux variations de l'atmosphère; dès lors le gilet de flanelle peut et doit être déposé, et l'on reviendra aux vêtements plus légers. Les muscles gagnent en force et en souplesse; les gens délicats s'étonnent de faire sans fatigue des promenades et des exercices dont ils se savaient incapables auparavant; l'appétit est plus vif, les digestions plus faciles. Les personnes sujettes aux flatuosités s'en débarrassent plus aisément; quelques baigneurs éprouvent de la constipation, plus rarement la disposition contraire; le sommeil devient plus profond; un sentiment général de force, de bien-être et de légèreté auquel l'âme et l'intelligence ne restent point étrangères, tel est le résultat final de l'usage bien dirigé des bains froids : ils ont donc bien les effets restaurateurs que Hallé et Nysten leur attribuent, mais à la double condition d'être accompagnés de mouvements et d'être de très-courte durée. La natation prolongée dans les bains frais procure le même avantage.

3° *Bains très-froids.* — En 1819, c'est-à-dire à une époque où l'hydrothérapie n'existait pas encore, Bégin a expérimenté sur lui-même les bains froids, et il en a parfaitement apprécié les effets immédiats et secondaires, ainsi que les applications qui en découlent. Il suffit de parcourir les pages qu'il a écrites sur ce sujet (1) pour y trouver la substance des indications hygiéniques et curatives que Priessnitz et ses partisans ont fait valoir depuis avec une sorte d'éclat et non sans succès; il n'y manque que l'exagération de certains hydropathes, bien qu'il ait peut-être, le premier en France, déterminé la portée de ce moyen par la voie des expériences personnelles. On s'est empressé de proclamer l'importance des recherches et des résultats de Bégin, depuis que dans la première édition de ce traité nous les avons en quelque sorte restitués à la science et introduits dans l'hygiène. Du 12 au 20 octobre 1819, il prit neuf bains froids dans la Moselle, sous les remparts de Metz, à huit heures du matin, le thermomètre Réaumur marquant de 2 à 6 degrés à l'air. Voici quelle a été la marche des phénomènes. Dès l'immersion, sensation d'énergique refoulement des liquides vers les grandes cavités, surtout dans le thorax; respiration haletante, entrecoupée, accélérée jusqu'à l'immi-

(1) Bégin, *Dictionnaire des sciences médicales*, article SCROFULE, t. L, p. 461 et suiv.

nence de la suffocation; peau décolorée; pouls concentré, petit, profond et dur; rigidité de tous les tissus, sans tremblement; spasme général dont l'intensité contraste avec la régularité du mouvement. Au bout de deux ou trois minutes, la scène change : à cet ensemble de phénomènes pénibles et presque intolérables succède le calme, la respiration s'agrandit, la poitrine se dilate, les mouvements redeviennent libres et faciles, la peau s'échauffe. « Toutes les actions musculaires sont vives, légères et assurées; on croit sentir que les téguments et les aponévroses sont appliqués avec plus de force sur les muscles, et que ceux-ci, mieux contenus, agissent avec plus de précision, plus d'énergie que dans l'état naturel. Bientôt une vive rougeur couvre toute la surface du corps; une sensation très-prononcée et très-agréable de chaleur se répand sur la peau : il semble que l'on nage dans un liquide élevé de 30 à 36 degrés; le corps semble vouloir s'épanouir afin de multiplier les surfaces de contact; le pouls est plein, grand, fort, régulier : peu de sensations sont aussi délicieuses que celles qu'on éprouve en ce moment. Tous les ressorts de la machine animale ont acquis plus de souplesse, de vigueur et de fermeté qu'ils n'en avaient précédemment; les membres fendent avec facilité le liquide qui ne leur offre plus aucune résistance; on se meut sans effort, avec vivacité, et surtout avec une légèreté inconcevable. » Ce nouvel état dure quinze à vingt minutes, et se termine par le retour graduel du malaise et du froid; il est alors temps de quitter l'eau : si l'on y reste, des frissons, un tremblement général s'emparent du corps, la gêne des contractions musculaires va jusqu'au danger de la submersion. En quittant l'eau avant la chute entière de la réaction, on n'éprouve dans la transition de l'eau à l'air aucune sensation pénible. Malgré le vent et l'évaporation du liquide qui couvre la peau, celle-ci ne se refroidit point, et telle est son insensibilité au contact des corps extérieurs, que le passage du linge avec lequel on s'essuie n'est point perçu. Il est arrivé à Bégin, dans cet état d'orgasme et de constriction cutanée, de se faire sans douleur des frictions assez rudes pour enlever l'épiderme. Cette circonstance rappelle les peuples septentrionaux, dont la peau se montre réfractaire aux impressions les plus douloureuses, même à celles des lésions traumatiques. Priessnitz et les guérisseurs de son école font précéder le bain froid d'une transpiration provoquée par l'enveloppement dans des couvertures de laine et l'ingestion d'une certaine quantité d'eau froide; et depuis que cette méthode est suivie, on a paru frappé de son innocuité et de ses avantages pour amener une rapide et facile réaction. Buchan avait recommandé depuis longtemps l'excitation préalable par le mouvement du corps, comme devant favoriser le développement de la réaction. Il y a plus de trente ans que Bégin a confirmé le précepte par ses expériences : plusieurs fois il s'est jeté à l'eau froide, le corps rouge et couvert de sueur par suite d'un exercice prolongé. Loin d'en éprouver quelque inconvénient, il remarquait que la réaction était plus prompte, plus facile et plus complète. Les docteurs Butini et de la Rive (de Genève) prescrivaient aussi à leurs malades de se rendre au bain de rivière à pied et d'y entrer ayant chaud (Herpin). Les jeunes Romains, à l'issue des exercices du champ de Mars, se précipitaient en sueur dans le Tibre. On dit que le bain froid est plus salutaire si l'on y entre lentement et que l'on y demeure dans l'inaction : conseil funeste, toutes les fois qu'il ne s'agira point de produire une sédation, un refoulement vers les organes centraux. Le froid gradué et prolongé est, dans l'eau comme dans l'air, l'un des agents les plus hyposthénisants de la nature. Ce qui est fondamental dans l'emploi du bain froid, dit Bégin, c'est la réaction sanguine, et pour qu'elle ne succédât point à l'application d'un irritant aussi énergique et général, il faudrait que le sujet fût débilité jusque dans le fond de sa constitution. La réaction une fois développée, les organes internes ne courent plus aucun danger ; on n'observe que les phénomènes d'une irritation passagère de la peau, caractérisée par sa turgescence vasculaire, la coloration, la chaleur, et quelquefois un prurit général ; l'action nerveuse semble subir, comme le sang, ce reflux énergique vers la périphérie, et ce phénomène est sans doute pour quelque chose dans l'accroissement de la chaleur cutanée, dans la résistance plus forte que la peau oppose aux agents extérieurs ; s'il se répète un grand nombre de fois, il contribuera à décentraliser les forces nerveuses, comme la réaction sanguine vers la circonférence, fréquemment provoquée, finit par dissiper l'hypérémie des organes profonds. La réaction se manifeste plus facilement dans l'eau froide. Plus prompte dans les premiers bains, elle est plus tardive, mais plus durable dans les derniers. La durée de l'immersion doit être proportionnée à la force des constitutions : la vigueur de Bégin lui a permis de rester dans l'eau jusqu'à vingt minutes et plus ; Rostan n'a pu rester plus de six minutes dans la Seine, dont l'eau marquait 5 degrés Réaumur, et la réaction ne s'établit chez lui que dans la nuit suivante, après plusieurs heures de malaise et de pesanteur douloureuse de la tête. Ce dernier symptôme est très-commun à la suite des bains froids, et on l'observe chez les sujets les plus robustes (Londe). Au contraire, Nacquart, familiarisé avec les bains froids, éprouvait des spasmes et des anxiétés dans une eau à 27 degrés Réaumur. Nous reviendrons sur ces différences de sensibilité individuelle : tel baigneur exposerait sa vie à vouloir attendre dans l'eau même les phénomènes de la seconde réaction qui doit mettre fin à la seconde période de concentration. Avant Bégin, personne n'avait signalé la possibilité de ce fait, et ceux qui connaissent sa belle constitution sauront aussi avec quelle mesure de force organique il est permis d'espérer dans les bains très-froids la série des sensations que cet observateur éminent y a perçues. Mais que le corps réagisse une et deux fois pendant l'immersion, ou plus ou moins longtemps après la sortie de l'eau, l'hygiène et la médecine trouvent dans cette vive et large stimulation des organes périphériques une ressource immense. C'est avec une haute raison de praticien que Bégin signalait, il y a quarante-deux ans, à ses contemporains, le bain froid « comme un moyen très-énergique qui mérite beaucoup plus de faveur qu'on ne lui en accorde communément ». Les anciens l'avaient compris ainsi : le bénéfice de la réaction que produit le bain froid n'avait pas échappé à Hippocrate (1), qui opposait judicieusement ses effets au refroidissement de la peau, à la suite des bains chauds. Galien, désignant le double parti que l'on peut tirer des bains froids, avait dit à leur occasion : » *Vel roborant, vel obruunt facultatem et torporem inducunt.* » Par quelle bizarrerie était-il réservé au paysan de Græfenberg de populariser un moyen si longtemps négligé par les médecins, quoique les oracles de l'art les eussent conviés à le mettre largement en usage ?

4° *Bains de mer.* — De l'aveu des meilleurs observateurs des côtes maritimes, le froid est l'élément capital de l'action des bains de mer, et c'est ce qui nous engage à en parler ici. Hâtons-nous d'ajouter qu'il s'agit ici des mers du Nord, sur le littoral desquelles existent les principaux établissements de bains de cette espèce. Les sensations que procurent ces mers et les mers méridionales sont en effet très-différentes : dans les premières, saisissement plus ou moins pénible dès l'entrée et pendant la durée de l'immersion ; parfois, on s'y croirait dans un milieu hérissé de pointes aiguës, et rarement peut-on y prolonger son séjour ; au contraire, dans les mers du Midi, le contact du flot est moelleux et comme velouté ; les habitants de leur littoral s'y plongent avec délices et y séjournent plusieurs heures sans épuiser cette sorte de volupté. Si opposés que soient ces effets, ils tiennent principalement à la température des climats, qui est à peu près celle de leurs mers, et accessoirement aux différences de la vague et des chocs qu'elle exerce, aux qualités de l'atmosphère maritime. Les bains de mer les plus recherchés en France sont situés sur l'Océan. Gaudet (de Dieppe) a recueilli, pendant dix ans, des observations thermométriques de juillet, août et septembre, saison ordinaire des bains : elles donnent en moyenne 17°,6 centigrades pour l'air atmosphérique, 18°,2 pour la mer ; la température maritime monte en juillet, atteint son maximum en août, et baisse en septembre presque aussi graduellement qu'elle s'est élevée, c'est-à-dire de 0°,50 à 1°,20. Cette décroissance, à cause même de sa lenteur, ne peut être attribuée à l'atmosphère ; car celle-ci est agitée, à cette époque, par les fluctuations les plus extrêmes de la saison. Les vents d'ouest et de sud-ouest, accompagnés de pluie, font descendre en vingt-quatre heures la température de la mer de 0°,25 à 2°,50 centigrades. Le sud et le sud-est la relèvent dans la même proportion. En dix années, elle n'a oscillé, durant la saison des bains, que dans une limite de 5 degrés centigrades, de 15 à 20 degrés, tandis que l'atmosphère de la plage s'est agitée sur une échelle thermométrique de 10 à 28°,1 centigrades. La température de la Méditerranée marque 4°,35 de plus que celle des régions de l'océan Atlantique situées à son occident. En 1834, l'eau des bains de Trieste donnait 30 degrés centigrades. Ce qui prouve encore la prépondérance de la température dans les effets des bains de mer, c'est l'infériorité d'action bien connue de la Méditer-

(1) *OEuvres*, trad. par Littré, t. 1, *De l'ancienne médecine.*

ranée, quoiqu'elle soit plus riche en matières salines. Sur 100 parties, elle en contient 4,1 ; l'océan Atlantique, 3,8 ; la Manche, 3,6 ; la mer du Nord (Allemagne), 3,3 ; le golfe d'Édimbourg, 3,0 ; la mer Baltique, de 1,6 à 2,2. — La puissance des bains de mer réside dans la combinaison des éléments suivants : 1° La température basse de ses eaux : elle détermine le spasme périphérique, la contraction de la peau et des muscles, l'engourdissement de la sensibilité nerveuse, le refoulement des liquides à l'intérieur, la suspension ou la diminution de l'exhalation cutanée ; et secondairement, elle donne lieu aux phénomènes de la réaction, caractérisée par le retour impulsif des liquides vers la périphérie, le rétablissement de la fonction perspiratoire et la persistance des effets sédatifs qu'ont éprouvés les extrémités nerveuses du tégument. 2° La densité de la mer : elle renforce les effets du froid, amincit les solides par compression, et contribue à l'engourdissement de la sensibilité cutanée par le refoulement des liquides. 3° Le va-et-vient continuel du flot produit une sorte de massage, une douche permanente et variée de toutes les manières, que le corps, aux prises avec les vagues, essuie incessamment par leur chute et leur ascension alternatives. Suivant les attitudes du baigneur et les degrés d'agitation de la mer qui sont exprimés progressivement par les mots houle, lames, vagues, les bains de mer donnent lieu à des exercices passifs, mixtes, actifs, qui corroborent d'autant plus le système musculaire qu'ils n'entraînent aucune dépense de substance organique. 4° La composition chimique de la mer (tome I, page 378) lui communique des propriétés irritantes par simple contact : aussi stimule-t-elle les vaisseaux de la peau, quelquefois dès l'immersion, comme le témoignent les sensations de certains baigneurs ; le plus souvent l'effet spécial des particules salines ne se manifeste que dans le moment de la réaction, dont elles augmentent la durée et l'intensité. Currie ajoute qu'elles la rendent aussi plus prompte, et qu'en raison de la stimulation qu'elles exercent sur la peau, on supporte plus longtemps le froid dans l'eau marine que dans l'eau douce, à température égale. Les sels de la mer impressionnent également les papilles nerveuses de la peau ; de là les picotements, les cuissons, les caractères variés de la chaleur de réaction ; des phénomènes moins immédiats paraissent aussi dépendre de cette cause, tels que l'agitation du sommeil, l'insomnie, l'excitation générale, les crampes viscérales, etc., qui succèdent au bain ; ils sont dus à ce que la stimulation exercée sur les expansions nerveuses de la périphérie se réfléchit dans les centres nerveux, et par l'irradiation de ceux-ci dans les organes internes plus ou moins prédisposés. Enfin les sels marins ne sont pas étrangers aux éruptions qui surviennent parfois chez les baigneurs. Appliquée sur la peau saine, l'eau de mer l'impressionne d'autant plus vivement que l'évaporation concentre davantage ses matières salines, et, suivant les cas, elle est répercussive, astringente ou irritante ; sur la peau privée de son épiderme, elle provoque une douleur cuisante. 5° L'atmosphère maritime (t. I, p. 383) a une large part dans les modifications que les bains de mer opèrent dans l'économie : toujours saturée d'une humidité saline, agitée par une ventilation incessante qui est en harmonie avec les mouvements de la mer, brassée périodiquement par les vents, exempte de toutes les émanations que les villes de l'intérieur dégagent par torrents, quel air satisfait mieux qu'elle à l'axiome de Salerne : « *Aer sit purus, sit lucidus et bene clarus.* » Les vertus toniques et excitantes de cette atmosphère vierge des mers éclatent dans les populations du littoral, qui fournissent le meilleur contingent à l'armée. Les nouveaux venus les ressentent presque sans exception. Chez les enfants, dont l'organisme tendre et perméable semble en tous lieux un réactif plus sensible pour l'appréciation de l'air, l'impression de l'atmosphère maritime fait naître souvent des modifications fonctionnelles qui s'élèvent jusqu'au trouble pyrétique. Cette fièvre d'acclimatement est tantôt éphémère, tantôt se convertit en accès périodiques ; la plupart des autres baigneurs payent leur installation sur les bords de la mer par quelques perturbations passagères de fonctions ou d'organes, en rapport avec leur susceptibilité originelle ou l'état actuel de leur santé. Mais tous ces phénomènes expriment la nature stimulante de la cause qui les provoque : aussi a-t-on dit avec raison que, pour les baigneurs de la mer, le traitement commence au moment où ils viennent en habiter les bords. — Les effets immédiats des bains de mer se déduisent de ce qui précède, sauf les variations individuelles des sensations de l'immersion et des formes de la réaction. Parmi les effets consécutifs, il en est qui méritent une mention particulière. Les premiers bains occasionnent le plus souvent un certain degré de lassitude générale avec somnolence diurne, surtout après les repas ; d'autres se plaignent de brisement des membres, d'oppression sternale, d'étouffements, d'une sensation contusive dans la région précordiale, de céphalée. S'il existe une odontalgie, elle s'exaspère et se complique de fluxion gingivale et d'engorgement sous-maxillaire ; l'utérus, les glandes mammaires, manifestent de la sensibilité ; l'appétit augmente, la constipation s'établit, et souvent avec elle un molimen hémorrhoïdal ; la vessie donne des signes d'irritation, surtout vers le col ; le sommeil est agité par les rêves et fréquemment interrompu. Rien de plus fréquent que la congestion sanguine de la tête, qui s'annonce par la céphalalgie, les vertiges, les étincelles, avec ou sans injection de la face, et qui va parfois jusqu'à nécessiter une saignée générale. Ces accidents surviennent malgré soins et ménagements ; mais ils coïncident surtout avec l'agitation de la mer et la durée excessive de l'immersion : il s'y joint alors des crampes ou de la pesanteur à l'épigastre, des douleurs vertébrales, et si le sujet est jeune et faible, des vomissements avec réaction fébrile. Tous ces troubles, qui indiquent l'énergie du modificateur mis en usage, s'apaisent par degrés ; parfois ils nécessitent, par leur persistance, l'extrême atténuation des conditions ordinaires du bain. Nous ne parlerons pas des accès de fièvre éphémère qui surprennent quelquefois, dès les premiers bains, les jeunes filles récemment nubiles ou près de le devenir, les femmes à teint fleuri, etc., ni des douleurs rhumatismales qui attaquent les personnes venant de faire une saison aux eaux thermales, ni de

l'onctuosité que prend la sécrétion cutanée chez quelques baigneurs, etc.,
mais les effets médiats de la mer sur la peau sont dignes d'attention. Souvent
la stimulation va jusqu'à la phlogose des exutoires dont l'écoulement tarit ; les
éruptions anormales qu'elle occasionne s'effacent entre deux bains ou durent
plusieurs jours, et donnent lieu à une desquamation : rubéoliformes, simples
macules, érythèmes vésiculeux, prurigo, miliaire (*badefrisele* des Allemands),
urticaires, furoncles, etc., telles sont les formes les plus communes de ces
exanthèmes, qui peuvent se compliquer deux à deux, chez le même individu,
et affectent de préférence les enfants lymphatiques, les adultes forts et sanguins, tous les individus à veines superficielles très-apparentes. Ces épiphéno-
mènes n'exigent la suppression des bains de mer que lorsqu'il existe en même
temps un mouvement fébrile, de l'agitation nocturne, des sueurs, des cuissons,
des picotements, des vomituritions, etc.

*De l'emploi des bains froids.* 1° *Bains frais.* — Ils conviennent dans la
saison brûlante et dans les climats méridionaux ; ils enlèvent au corps la quantité de chaleur qui surexcite toutes les fonctions, et ils lui épargnent la série
laborieuse des actes qui ont pour but l'élimination de cet excédant de calorique ;
ils diminuent l'activité de la transpiration cutanée, rendent à la peau le ton et
le ressort sans lesquels elle subit en quelque sorte passivement les effets de la
chaleur atmosphérique, et verse, à la moindre stimulation que lui imprime le
soleil ou l'exercice, des flots de sueur qui la macèrent et font à l'organisme
de chaque oscillation thermométrique un péril de répercussion ; ils apaisent
l'excitabilité cérébrale, que la haute température de l'atmosphère tend à
exalter ; et si cet état a fait place au collapsus qui alterne si souvent chez les
Méridionaux avec les paroxysmes de versatile irritabilité, les bains frais ont
l'avantage de raviver les sources de l'innervation non épuisée, mais opprimée
et comme paralysée par l'accablante influence d'un ciel en feu. Avec les forces
nerveuses se relève l'action musculaire ; l'exercice, redevenu possible, rappelle
l'appétit, c'est-à-dire le besoin de la réparation, partant la faculté digestive
qui languissait. Le bain rafraîchissant est un des moyens les plus sûrs pour
conjurer l'imminence des affections si graves qui règnent sous forme endémique ou épidémique dans les contrées équatoriales, et dont quelques traits
se retrouvent dans les maladies estivales de nos climats. Il est évident que les
troubles qu'une température excessive jette dans les fonctions du tube digestif,
de l'encéphale et des organes de la circulation, ouvrent l'économie à l'atteinte
de ces fléaux. Nos savants confrères de la marine connaissent l'utilité du bain
frais pour les équipages de nos vaisseaux qui stationnent dans les mers tropicales ; répété plusieurs fois par jour, il les préserve de l'énervation du climat
et du lugubre tribut de la fièvre jaune. Le bain dont il s'agit ne devant être
pris que pour soustraire au corps un excès de calorique, ne convient point aux
âges extrêmes de la vie : le vieillard perd chaque jour de sa force de calorification ; sa peau reçoit moins de sang et transpire moins ; le bain frais ferait
sur elle l'impression du bain froid et même très-froid, et exposerait le sujet à

des concentrations d'autant plus à craindre que la réaction est plus lente et plus incertaine : que si elle a lieu, nouveau danger ; elle peut aboutir à la fièvre ; et l'on sait combien elle accélère la terminaison des maladies séniles qui siégent dans les organes de la circulation et de la respiration. On cite quelques exceptions ; privilége ne fait point loi, et quand Bacon a dit : « *Lavatio in frigida aqua bona ad longitudinem vitæ,* » il faisait allusion sans doute à la solidarité des différents âges de la vie : la force et la vigueur acquises par l'adulte dans les bains froids sont bénéfice pour le vieillard. La température propre de l'enfant est moins élevée et prompte à baisser (voy. tome I, page 82) : sa caloricité exige une sorte d'éducation, et ce n'est que par degrés qu'elle acquiert la latitude nécessaire pour lui faire supporter le bain frais sans danger. Encore devra-t-il être de courte durée, et avant l'âge de six ans il n'en faut pas user. Les autres contre-indications sont : la menstruation, les lochies ; les états morbides qui prêtent aux répercussions, tels que le flux sudoral ou la supersécrétion de l'humeur sébacée ; les dartres et éruptions analogues, la goutte, les hémorrhoïdes, le rhumatisme articulaire ; joignez-y la disposition aux irritations bronchiques, et à toutes les irritations que le froid ramène aisément. D'après la manière dont nous envisageons l'emploi de ce bain, les règles qui s'y rapportent doivent avoir pour but d'en assurer l'effet sédatif et réfrigérant : la première est de le répéter souvent, de le prendre au moment où le pouls est au minimum de ses oscillations diurnes, à quatre heures au moins d'intervalle après les repas ; il faut éviter le frisson d'une immersion brusque, n'y pas rester jusqu'au frisson précurseur d'une réaction non désirée ; au sortir du bain, s'essuyer et s'habiller rapidement pour empêcher l'évaporation des parties mouillées, et par suite un refroidissement trop grand ou suivi de réaction ; on s'abstiendra de tout ce qui pourrait rompre la sédation obtenue et rallumer trop vivement la caloricité.

2° *Bains froids.* — Ce que nous avons dit des effets de ces bains suffit pour en régler l'emploi ; celui-ci est indiqué toutes les fois qu'il y a lieu d'exciter la circulation cutanée, de fortifier la peau et le système musculaire, d'amortir la susceptibilité excessive du système nerveux, etc. Bien des gens dont la constitution était originairement débile doivent aux bains froids une vigueur qui leur permet de supporter la fatigue des marches, de braver impunément le froid et le chaud, etc. Il n'est point de plus sûr moyen de combattre la disposition aux angines, aux coryzas, aux ophthalmies, aux enrouements, à la bronchite, au rhumatisme musculaire, à la sciatique et aux névralgies faciales ou crâniennes ; il n'est pratique mieux indiquée pour les personnes prédisposées à l'obésité, à la tuberculisation, à la scrofule, aux tumeurs blanches, aux maladies des os, à la chlorose. Qui n'a connu quelques-uns de ces sybarites de chaleur, comme les appelle J. Ch. Herpin, qui accumulent sur eux flanelle et vêtements, qui frissonnent à tous les vents coulis, et sont d'autant plus exposés qu'ils prennent plus de précautions ? Ces hypochondriaques, qui ont habituellement les pieds glacés et la tête congestionnée, dont la peau, presque toujours humide de transpiration, est plus sujette aux refroidissements, il faut les amener, par la gradation des ablutions, lotions et demi-bains froids, à se plonger dans l'eau des rivières et même dans l'eau glacée ; bientôt les sueurs redeviennent normales, et leur suppression est inaperçue. Les médecins voués à l'hydrothérapie ont donné, sous ce rapport, l'exemple d'une hardiesse qui a été justifiée par le succès, parce qu'elle procède par une gradation de pratiques préparatoires que nous mentionnerons plus bas. Il est des contre-indications aux bains froids que nul praticien ne méconnaît : telles sont les maladies des poumons et du cœur, avec lesquelles on ne doit pas confondre ici les palpitations nerveuses et chlorotiques ; la pléthore sanguine, la tendance aux hypérémies cérébrales, l'épilepsie, les épistaxis habituelles, les hémorrhagies utérines et les contre-indications énumérées à propos des bains frais ; l'état d'ivresse, la distension de l'estomac par les aliments interdisent sévèrement le bain frais et froid sous peine de congestion mortelle. J'ai vu périr à Dieppe des soldats qui se sont baignés à la mer après le repas du soir. Les enfants dont la santé n'exige pas de ménagements peuvent user avantageusement des bains de rivière pendant l'été, dès l'âge de quatre à cinq ans; on aura soin de choisir pour cela les jours les plus beaux et les plus chauds, et de ne pas les laisser dans l'eau sans mouvement ni au delà d'une à trois minutes. D'après J. Ch. Herpin, les bains froids corrigent en quelques semaines les apparences du rachitisme au premier degré chez les enfants. Toutefois il peut y avoir danger à les prescrire à des enfants trop faibles; jamais ils ne conviennent aux nouveau-nés, qui perdent si rapidement leur chaleur, et dont la peau, baignée neuf mois par un liquide à près de 37 degrés centigrades, est si tendre et si impressionnable; laissons aux peuples du Nord l'habitude d'immerger les enfants nouveau-nés dans l'eau froide ou dans la neige, si tant il appert que la chose est vraie, ce que nie un médecin suédois, Martin. La caloricité de l'enfant veut être exercée avec mesure, et, de même qu'on diminue successivement l'épaisseur de ses vêtements, on peut réduire par degrés la température de ses bains jusqu'à le faire entrer vers huit ans dans l'eau courante. Plus tard, les bains froids favoriseront l'évolution régulière de la puberté : avec l'exercice qu'ils entraînent et la stimulation qui leur succède, ils ont une utilité spéciale contre la chlorose, la débilité générale de la constitution, les différentes formes de névrose gastrique, l'hystérie, etc., affections si communes chez les jeunes femmes. La convalescence les contre-indique, à cause de l'affaiblissement de l'innervation et de la calorification qui accompagne cet état. Le climat du Nord exige des bains ou très-chauds ou très-froids, et souvent l'usage alternatif de ces deux moyens, étuves et bains de neige ou de glace; ce n'est point trop de ces modificateurs extrêmes pour ranimer la peau du Septentrional épuisée par l'habitude de réagir contre le froid atmosphérique : très-chauds, les bains la stimulent directement; très-froids, ils forcent la réaction paresseuse; employés successivement, ces deux genres de bains complètent l'effet restaurateur que recherche le Septentrional. Par l'étuve, il dégage ses forces organiques, il imprime au sang et à l'action nerveuse une vive et soudaine expansion ; par le bain de neige ou d'eau glacée, il sollicite au jeu de la réaction les forces épanouies de son organisme, et leur rend leur élasticité. Quant à l'impunité de cette pratique, elle s'explique par l'élévation de la température du corps, qui, parvenu à 39 ou 40 degrés au sortir de l'étuve, peut céder au bain froid plusieurs milliers d'unités de calorique par litre d'eau ou de neige, avant de redescendre à 37 degrés, limite normale de la chaleur humaine. Dans les pays chauds, c'est la fraîcheur que l'on demande aux bains ; les bains froids n'y sont pas à dédaigner néanmoins sous le rapport de la réaction consécutive. Au lieu d'envelopper nos soldats en Afrique de ceintures abdominales, et de les macérer dans leur transpiration à l'abri de vêtements trop épais, ne serait-il pas mieux de restituer à leur peau la tonicité qu'elle a perdue? Moïse et Mahomet n'ont-ils pas mieux saisi les nécessités de ces climats? « Il fallait des ablutions fréquentes d'eau froide, et la suppression des liqueurs alcooliques ; nous avons fait le contraire : aussi chaque année la dysenterie fait éprouver à notre armée des pertes effroyables (1). »

3° *Bains très-froids.* — Ils ont été recommandés et employés avec succès contre les scrofules par Tissot, Cullen, Bordeu, Pujol, etc., et Bégin a renouvelé ce conseil. Le tempérament lymphatique conduit trop souvent à cette maladie et aux lésions multiples qui en forment le cortége ; il importe donc, chez les sujets qui en sont doués, de stimuler la vascularité et l'innervation de la peau, de rougir souvent cette enveloppe, de réveiller par de brusques oscillations du sang et de la caloricité les actions organiques qui languissent, etc. Or c'est là un but que l'on a quelquefois atteint par les bains très-chauds rapidement pris et par les étuves sèches, mais que les bains très-froids remplissent beaucoup mieux, s'ils sont employés d'après les indications de Bégin. Au reste, dans tous les cas où les bains froids conviennent, les bains très-froids trouvent place à une certaine époque qui, suivant les individualités et la gradation des températures, arrive plus ou moins vite : la réaction organique que l'on se propose de développer étant en raison directe de la force de constitution, et en raison inverse de la durée et de la température du bain. Les bains froids et très-froids se prennent communément en été, de juin à septembre ; mais si l'on y a recours pour modifier la constitution, non pour la soulager uniquement d'un excès de calorique, leur utilité est la même à toutes les époques de l'année. Le mauvais temps n'est pas un motif d'interruption : le moment le plus convenable, c'est le matin, où les eaux courantes sont à leur minimum de température ; néanmoins il faut attendre que le soleil soit déjà depuis quelque temps sur l'horizon. Les personnes timides ou délicates peuvent commencer les bains froids le soir, mais au moins une heure avant le coucher du soleil. Généralement on ne prend qu'un bain froid par jour, à

_____

(1) Scoutetten, p. 354.

moins qu'il n'y ait à combattre quelque affection nerveuse ; dans ce dernier cas, on a prescrit trois et jusqu'à cinq bains par jour avec succès. La distance qui sépare le baigneur de la rivière, si elle n'excède point un quart de lieue, doit être franchie à pied sans éviter le soleil ; on ne craindra pas d'entrer dans l'eau ayant chaud, pourvu que la respiration et la circulation ne soient pas trop accélérées : la réaction provoquée par l'exercice n'est suspendue par l'immersion dans l'eau froide que pour recommencer presque aussitôt avec une nouvelle énergie. Peut-on, sans danger, entrer dans l'eau le corps couvert de sueur ? Bégin l'a fait il y a quarante-deux ans ; Buchan, Butini et de la Rive l'ont conseillé. Aux restrictions de Currie, Fleury répond avec des milliers de faits recueillis par l'hydrothérapie : « que la sueur soit au début ou que déjà elle ait eu une certaine durée et une grande abondance ; qu'elle soit provoquée par l'exercice musculaire ou par un moyen artificiel (enveloppement, étuve sèche, etc.), les affusions, les immersions, les douches, les bains froids peuvent être administrés sans aucun danger, pourvu que leur durée ne soit pas trop longue et ne dépasse pas celle de la réaction spontanée. Dans ces conditions, non-seulement les applications froides ne sont jamais suivies du plus léger accident, mais elles présentent des avantages précieux. En effet, elles terminent brusquement la transpiration et délivrent les sujets de la chaleur incommode qu'ils ressentent ; elles les mettent à l'abri des accidents qui pourraient résulter du contact d'un air froid avec le corps en sueur ; enfin elles exercent sur la peau et sur l'économie tout entière une action tonique très-utile, que devraient mettre à profit tous ceux qui, par leur profession ou par l'influence du climat, sont soumis à des transpirations abondantes et répétées (1). » Fleury fixe à cinq minutes la durée de l'immersion après une sudation très-abondante, sous peine d'interrompre la réaction spontanée et de ramener le mouvement de concentration. Le bon sens est d'accord avec les résultats hydrothérapiques : s'asseoir en sueur au bord de l'eau, attendre à demi couvert la fin de la transpiration à l'air plus ou moins frais et ventilé, entrer ensuite dans l'eau, refroidi, quelquefois frissonnant déjà, c'est-à-dire avec moins d'éléments de réaction, n'est-ce point un inconvénient plus grave, un risque plus réel que de s'immerger suant, échauffé, et sûr de réagir plus vite et plus énergiquement ? Je ne pense pas cependant que l'exercice, utile avant et après le bain, puisse être poussé impunément jusqu'à la fatigue avant l'immersion : le corps est alors désarmé contre l'impression de l'eau froide et ne trouve plus en sa caloricité, épuisée par une longue transpiration, que d'insuffisantes ressources de réaction ; l'anhélation, suite d'efforts violents, d'une marche accélérée, me paraît une contre-indication formelle du bain froid ; elle dénote un trouble fonctionnel des poumons, l'irrégularité momentanée de l'hématose : dans ces conditions, l'immersion ne serait pas sans danger, tandis qu'elle n'a eu aucune suite fâcheuse pour des baigneurs échauffés de 3 degrés au-dessus de la tem-

(1) Fleury, *Cours d'hygiène*, 1852, p. 575, t. I.

pérature normale, ayant 120 pulsations par minute, mais la respiration régulière (Fleury). Le baigneur doit se déshabiller rapidement, afin de conserver
sa température ; une ou deux aspersions préalables d'eau sur la tête préviennent la congestion qui menace cette partie au moment où les extrémités inférieures plongent dans l'eau froide. Cette précaution suffit pour les personnes à
cheveux très-courts ou rares ; mais pour les femmes et les hommes à chevelure
épaisse et longue, un bonnet de taffetas ciré leur épargne le refroidissement
de la tête, suite inévitable de l'humidité persistante des cheveux. Le costume
de laine adopté par les femmes qui se baignent dans les rivières et à la mer
amortit les effets salutaires de la percussion et de la température basse de l'eau ;
il rend la réaction plus faible, souvent insuffisante. Les novices qui redoutent
la brusque impression du froid se mouillent d'abord à grande eau avec une
éponge ou un linge la face, le cou et la poitrine ; mais ces préparations doivent
se faire très-expéditivement, et l'on se hâtera de se plonger et de s'agiter dans
l'eau. La natation en pleine rivière est le meilleur mode de bain ; celui-ci peut
aussi être intermittent, le baigneur sortant de l'eau et y rentrant à plusieurs
reprises pour y faire le plongeon. Les auteurs ont généralement exagéré la
durée qui convient aux bains froids de rivière et de mer ; on en voit sortir les
baigneurs, surtout ceux qui ne savent pas nager, transis de froid, tremblant
de tous leurs membres, claquant des dents, les lèvres et les ongles violets ; les
sujets faibles, à circulation peu active, à peau inerte et anémique, prédisposés
aux hyperémies viscérales, aux maladies du cœur, des poumons, du foie, les
femmes affectées de névroses, de névralgies, de chloro-anémie, etc., ne puise-
ront pas dans les bains froids de trop longue durée l'énergie musculaire qui leur
manque, une amélioration de leur activité digestive, plus d'harmonie dans l'ensemble de leurs fonctions. Il ne faut jamais oublier que le bienfait des bains
froids est dans la réaction spontanée de l'organisme ; la réaction provoquée par
un exercice violent au sortir du bain n'a pas des effets aussi francs, aussi réparateurs, aussi stimulants. Les mouvements, l'agitation auxquels est condamné,
pour se réchauffer, le baigneur qui sort hyposthénisé de l'eau, sont une cause
de déperdition des forces, et, comme le dit avec raison Fleury, la perte alors
l'emporte sur le gain : aussi, dans l'immense majorité des cas, et à moins
d'avoir affaire à des hommes d'une constitution très-énergique, les bains naturels doivent aboutir à la réaction spontanée ; dès qu'elle est développée, il faut
sortir de l'eau, sinon elle est remplacée par une seconde période de concentration, et le bain devient hyposthénisant, il cesse d'être un bain hygiénique. Les
sensations du baigneur lui serviront de guide ; les déterminations de durée
plus ou moins rigoureuse sont subordonnées aux conditions vitales de l'individualité. Toutes choses égales, la réaction ne dépasse pas un quart d'heure chez
les nageurs jeunes et robustes ; une femme délicate et faible doit au plus
compter sur une réaction de cinq minutes. On ne peut donc fixer d'une manière absolue la durée des bains froids, mais il ne sera presque jamais utile de
les prolonger au delà d'un quart d'heure. On reconnaît qu'ils n'ont pas trop

duré quand, au sortir de l'eau, le baigneur a la peau animée, les ongles et les lèvres de couleur naturelle, la respiration large et facile, le pouls plein et vif, une sensation marquée de bien-être, de force, de souplesse, de légèreté. Qu'il se hâte alors de s'essuyer, surtout la tête, de s'habiller promptement et de marcher d'un bon pas, sans craindre l'action du soleil sur ses cheveux encore humides; sinon, il peut éprouver à l'air comme dans l'eau, s'il y restait trop longtemps, un second mouvement de concentration et de refoulement. Si, malgré les précautions recommandées, la réaction est lente, difficile, on frictionne la peau avec une flanelle ou une brosse anglaise, imbibée d'un alcool, et surtout on augmente l'exercice musculaire, on accélère et l'on prolonge la marche; dans les cas plus laborieux, il faut se mettre au lit, se couvrir et provoquer la sueur par l'ingestion d'infusions théiformes. Les bains froids conviennent-ils aux vieillards? Cette question peut encore se poser ainsi : Les vieillards peuvent-ils réagir? Les réserves trop timorées que Reveillé-Parise a formulées à cet égard sont réfutées par l'expérience hydrothérapique : Fleury a soumis aux procédés hydrothérapiques des vieillards débiles et cacochymes de soixante-quinze à quatre-vingts ans, et il en a constaté l'action favorable sur la circulation capillaire périphérique, les fonctions de la peau, la digestion, le système musculaire, etc. J'ai vu moi-même à Dieppe la veuve septuagénaire d'un de nos médecins les plus célèbres de Paris prendre avec avantage les bains de mer. La température basse de l'eau et la courte durée de l'immersion assurent la réaction, même dans l'âge avancé.

4° *Bains de mer.* — Leur usage convient, comme celui des bains très-froids, dans tous les cas où il faut développer la circulation artérielle aux dépens des systèmes veineux et lymphatiques, rendre à la peau son énergie et sa coloration, en y déterminant une vascularité qui ne lui est point ou ne lui était plus habituelle; relever les forces digestives; renforcer et régulariser l'action musculaire, exciter l'absorption interstitielle pour amener la fonte d'un faux embonpoint que produit la vie sédentaire, le trop long séjour au lit, ou l'insuffisance de la menstruation; corriger l'exubérance des fluides blancs, et faire taire des sécrétions morbides entretenues par l'asthénie des organes; activer la nutrition et la croissance des enfants lymphatiques, strumeux et rachitiques; remédier aux différentes formes de l'affection scrofuleuse; ramener au type normal l'innervation céphalo-rachidienne ou la sensibilité d'un organe; réconforter les convalescents affaiblis par une maladie de longue durée, et qui ne conservent aucune trace de lésion locale, etc. En général, les bains de mer sont un modificateur efficace pour tous les états de l'économie dont le signe principal est l'atonie, soit qu'elle résulte du défaut d'équilibre entre le système artériel, le système nerveux et les systèmes veineux et lymphatique, soit qu'elle dépende du défaut d'action d'un organe. L'état moral, qui n'est le plus souvent que la résultante de nos sensations physiques, participe aux phénomènes d'expansion générale que détermine l'usage des bains de mer; le grain de sable s'en va, et l'hypochondrie le suit; avec l'appétit, avec la force musculaire et le sommeil reviennent les sereines pensées d'avenir; le goût des jouissances sociales renaît avec le pouvoir d'y participer. Les contre-indications des bains froids s'appliquent aux bains de mer, excepté celles qui dérivent de l'âge. On peut tremper dans l'eau de mer les enfants d'un an qui, chaudement enveloppés après l'immersion, réagissent très-bien. Pour les vieillards, dit Gaudet, il y a lieu de redouter moins le défaut de caloricité que l'excès de la réaction, qui peut amener des congestions funestes; cependant ceux qui sont maigres, nerveux, sujets à des souffrances arthritiques, et qui ont la circulation languissante, doivent s'abstenir des bains de mer. La saison ordinaire de ces bains s'étend du 15 juillet au 1er septembre; au delà de ce terme, les individus de forte complexion y trouveront encore des effets toniques et sédatifs d'autant plus prononcés que l'eau est plus froide. Durant les jours caniculaires, la mer atteint son maximum annuel de température et plaît alors aux organisations débiles qui craignent une forte soustraction de calorique. Quant aux heures, de sept jusqu'à onze heures du matin pour la plupart des baigneurs; le milieu du jour pour les personnes affaiblies et pour les enfants qui toussent. Pour cette catégorie de sujets, Buchan prescrit de se régler sur la marée, la mer gagnant à la marée de deux heures + 5 degrés Réaumur de plus. La durée du bain de mer est une question importante de pratique; elle varie suivant la nature des états morbides à combattre et qui ne peuvent nous occuper ici; sous le rapport hygiénique, elle est proportionnelle à la force des constitutions, à l'impressionnabilité des sujets, à la promptitude et à l'énergie de leur réaction nerveuse et circulatoire, à l'âge, à l'affaiblissement produit par les maladies antérieures, etc.; et suivant ces circonstances, tantôt une ou deux immersions suffisent, tantôt le séjour dans la mer peut se prolonger d'une à trois minutes, de cinq à dix, de dix à vingt et trente minutes. Floyer et sir J. Clark ont recommandé, avec raison, la brièveté et l'instantanéité du bain froid. La durée excessive des bains de mer entraîne des accidents divers, suivant l'état antérieur de ceux qui commettent cet abus, et tels que des céphalalgies et des étourdissements, des bronchites chez les baigneurs à poitrine délicate, des douleurs lombaires chez les leucorrhéiques, des palpitations et une constriction gutturale hystériforme chez les chlorotiques, etc. Une saison de bain de mer se compose de vingt à vingt-cinq bains; double, elle est de vingt-cinq à trente-cinq; leur succession est subordonnée au temps et aux sensations du baigneur. Quand on prend deux bains par jour, il faut les éloigner le plus possible l'un de l'autre, pour que les effets primitifs du second bain ne viennent point à se croiser avec les effets secondaires du premier; jamais les bains doubles ne seront permis aux hypochondriaques sanguins, à ceux qui toussent, aux chlorotiques à peau blafarde, aux filles récemment pubères, aux personnes sujettes de longue date aux angines et aux otites, etc.; que l'on n'attende pas le refroidissement du corps pour entrer dans la mer, la réaction serait lente et imparfaite. Il faut opposer aux bains froids, dit Marcard (1), un certain jeu des organes et une

(1) Marcard, *De la nature et de l'usage des bains*. Paris, an IX, in-8.

certaine activité de la circulation. Des précautions sont nécessaires aux arrivants contre l'air vif de la plage et les vents d'ouest et du nord qui y soufflent fréquemment ; c'est un acclimatement à faire, qui exige, comme tout autre, une certaine progression. Un régime tonique et réparateur secondera l'action des bains de mer, et l'on ne dépassera pas, dans des exercices poussés trop loin, la vigueur musculaire qu'ils procurent. Des accidents de surexcitation nerveuse, des vomissements, un embarras gastrique, une bronchite intercurrente, des éruptions aiguës qui sont dues à la poussée excentrique des bains, etc., obligent souvent à suspendre les bains de mer ; le défaut de réaction de certains individus, malgré tous les soins employés pour la faire naître, est une contre-indication absolue, ainsi que l'insurmontable terreur qu'éprouvent certaines personnes au contact de la mer. Le mode le plus usité, c'est l'immersion, le baigneur étant porté dans la mer jusqu'à une certaine distance par le guide, qui le plonge la tête la première et lui fait parcourir un certain espace entre deux eaux. Dans un autre mode, le baigneur, faisant la planche (renversé sur le dos), est immergé à plusieurs reprises par une pression exercée sur ses épaules. Le bain à la lame consiste à présenter le baigneur par la partie latérale ou postérieure du tronc aux vagues qui se ruent sur lui et passent au-dessus de sa tête. On expose certains sujets sur la plage au choc réitéré de la vague qui vient battre la grève ; mais la natation remplace, pour les baigneurs appris et robustes, tous ces manéges de l'industrie des bains. Dans tous les cas, il est nécessaire de bien couvrir et d'isoler exactement les cheveux sous une coiffe de tissu-imperméable : on a remarqué que les bains de mer, comme les bains froids, nuisent au bon état de la chevelure.

L'eau de mer est une eau essentiellement minérale ; elle occupe l'un des premiers rangs parmi les eaux salines chloro-bromurées sodiques, et elle appartient autant à la thérapeutique qu'à l'hygiène. Comment ne pas franchir la limite de ces deux branches de l'art, quand il s'agit de vastes groupes de population détériorés par un ensemble de causes dépressives et qui, répartis diversement, mais plus nombreux dans les grandes villes, représentent le contingent de la scrofule sous toutes ses formes dans les statistiques hospitalières ? L'idée de créer à l'usage des enfants scrofuleux de l'assistance publique de Paris un asile spécial sur une plage salubre de la mer, et de les y soumettre à un traitement maritime régulier, après un premier essai de trois mois à Saint-Malo, pour vingt enfants envoyés de Paris (1846), a reçu du directeur-général Davenne sa première exécution à Berck, ou plutôt les tentatives de Perrochaud et Frère, suivies de succès et dont Bergeron a rappelé les méritoires efforts [1], décidèrent Davenne à créer, Husson à développer et à perfectionner le système de traitement à la fois hospitalier et maritime qui donne aujourd'hui d'admirables résultats à Berck. Sur 380 enfants scrofuleux ou rachitiques envoyés à Berck du 1er juillet 1861 au 31 décembre 1865, et qui en moyenne y ont séjourné pendant neuf mois, on en comp-

(1) Bergeron, *Du traitement et de la prophylaxie de la scrofule par les bains de mer* (*Ann. d'hyg. et de méd. lég.*, 2e série, 1868, t. XXIX, p. 241).

tait 118 atteints d'adénites chroniques, occupant la plupart les régions cervicale et sous-maxillaire, consécutives à des éruptions du cuir chevelu ou de la face, ou à d'anciennes lésions plus profondes des membres et du tronc, depuis le simple engorgement jusqu'aux masses ganglionnaires infiltrées de matière tuberculeuse, indurées ou ulcérées; 85 de ces malades ont obtenu une guérison complète; tous les autres, moins un cachectique décédé, une amélioration. L'expérience de Berck donne, jusqu'à présent : sur 380 cas, 234 guérisons (60 p. 100), 93 améliorations (23 p. 100), 18 décès (4,6 p. 100) et 35 résultats nuls (9 p. 100). Ces résultats sont dus exclusivement à l'action des bains de mer; le rôle de la pharmacie étant presque nul à l'hôpital de Berck. L'hygiène enregistrera avec intérêt, d'après Bergeron, ce fait, que de novembre en avril les enfants scrofuleux y bravent impunément la bise et hivernent sans rester enfermés dans les bâtiments, tandis que les hivers précédents, à Paris, ils encombraient les salles de consultation ou les lits d'hôpital pour s'y faire traiter d'interminables catarrhes des voies respiratoires, témoignage non équivoque de l'influence tonique de l'atmosphère maritime, et, ajoute le docteur Perrochaud, de la rareté des affections des voies respiratoires sur la plage de Berck.

## II. — BAINS CHAUDS.

1.° *Bain tiède ou tempéré.* — C'est le bain que l'on prend en hiver : il produit sur la peau l'impression d'une chaleur douce et agréable qui se propage aux organes intérieurs; il imbibe, gonfle et ramollit l'épiderme dont les débris furfuracés viennent flotter à la surface de l'eau. Le contact prolongé de l'eau tiède sur les papilles nerveuses de la peau émousse la sensibilité de cette membrane; et soit que cet effet se répète dans les centres nerveux, soit qu'un sang dilué par l'absorption d'une certaine quantité d'eau abaisse en les parcourant leur modalité fonctionnelle, il s'opère une sorte de détente générale accompagnée d'un sentiment de bien-être et de calme. Parfois la constriction thoraracique que la pression de l'eau occasionne au début donne lieu à l'accélération passagère des mouvements respiratoires et des battements du cœur; mais ces deux fonctions ne tardent point à se ralentir, et plus le bain tiède se prolonge, plus augmente leur sédation; d'après Marcard, c'est dans ce bain que l'on observe la plus forte diminution du pouls. On ne saurait dire si l'absorption est accrue ou si entre les liquides spéciaux de l'organisme et celui du bain, il s'établit une de ces actions que Dutrochet a étudiées sous le nom d'endosmose (1); ce qu'il y a de certain, c'est que le poids du corps s'élève. D'après Falconner, un bain tiède cède au corps 48 onces de liquide par heure; la dose anormale d'eau qui pénètre dans la masse du sang est évacuée par les reins, dont la fonction s'exagère : aussi le besoin d'uriner se fait-il sentir à plusieurs reprises dans un bain tiède de quelque durée. La dilution du sang par l'eau absorbée fait cesser la sensation de la soif et la sécheresse de la bouche et du pharynx; mais le bain tiède, pris après un repas, peut arrêter brusquement

(1) Dutrochet, *Mémoire sur les végétaux et les animaux.* Paris, 1837, t. I.

la digestion, pour peu qu'il fasse affluer le sang vers la périphérie. Il relâche les solides, il épanouit la fibre musculaire ; aussi délasse-t-il à merveille après les fatigues d'une marche soutenue, après un voyage qui a nécessité les contractions multipliées des organes actifs de la locomotion. Le voyageur Bruce loue les effets fortifiants du bain tiède dans les pays chauds, pris après les exercices violents du corps, et il le préférait aux bains froids qui crispent les fibres musculaires. La distinction est pratique : contre la fatigue qui résulte du jeu excessif de la contractilité musculaire, rien de meilleur que les bains tièdes ; contre la fatigue et l'accablement que produit une surcharge de calorique, rien ne l'emporte sur les bains frais. Un phénomène assez fréquent dans le bain tiède, c'est l'éveil qu'il donne au désir sexuel : est-il dû au léger gonflement des parties génitales par imbibition, ou à la modification du système nerveux ? Quoi qu'il en soit, l'influence de ce bain est en quelque sorte négative ; il éteint l'éréthisme nerveux, il apaise la circulation, il détend la fibre musculaire, il restitue aux fonctions leur aisance et leur liberté, sans en accroître l'énergie. C'est donc à tort qu'on l'a dit fortifiant ; il n'ajoute rien aux forces organiques, mais quand elles sont enchaînées par le spasme, il les dégage ; quand épuisées par la fatigue, il les renouvelle. Un certain degré de souplesse dans les solides, et de fluidité dans les liquides de l'économie, est une condition du libre exercice des fonctions : c'est encore ce que donne le bain tiède ; il est d'ailleurs l'agent par excellence de la propreté. Les hommes nerveux, bilieux et secs s'en trouvent fort bien ; aussi tous ceux qui s'agitent dans les contentions de l'esprit et dans les passions de l'âme en usent avec prédilection, et un médecin allemand est allé jusqu'à attribuer aux bains tièdes la faculté de prolonger la vie. « *Calida lavatio et senibus et pueris apta est.* » (Celse.) Les bains tièdes, entre 25 et 30 degrés centigrades, entrent en première ligne dans l'hygiène de l'enfance, quoique nous ne leur accordions pas, avec Hufeland, le pouvoir d'écarter toutes les maladies, d'assainir à la fois l'âme et le corps, de transformer les constitutions débiles en constitutions fortes et robustes. En Angleterre, il est d'usage de baigner les enfants tous les jours : beaucoup doivent s'en trouver amollis et fatigués ; un bain par semaine peut suffire si l'on y joint des lotions quotidiennes de propreté, et l'on peut alors le prolonger graduellement de cinq à dix et quinze minutes ; pris le soir, il calme les enfants et les dispose au sommeil. Quand les bains sont quotidiens pour les enfants, ils doivent être très-courts pour ne point les émousser à l'action de ce moyen qui devient souvent une ressource indispensable dans le traitement de leurs maladies. Les bains tièdes enveloppent le vieillard d'un milieu singulièrement approprié à l'état de ses organes et de ses fonctions : la sécheresse et l'état écailleux de sa peau, la consistance presque cornée qu'elle revêt en diverses régions, la roideur et le défaut d'humectation des parties articulaires, la langueur de la circulation générale et capillaire, l'affaiblissement du pouvoir calorifique, l'atonie des bronches et leur état habituel de catarrhe par suite de la diminution de la transpiration cutanée, etc., tout l'invite à rechercher souvent la douce et salutaire excitation du bain tiède, dont il peut élever quelque peu le degré thermométrique ; il ne faut cependant pas que ces bains se prolongent et se répètent plus d'une à deux fois par mois, sous peine de rendre les vieillards trop impressionnables au contact de l'air trop chaud, ils les exposeraient à des congestions vers la tête : plus d'un vieillard a péri d'apoplexie dans un bain chaud. La femme nubile s'y livrera aux ablutions mensuelles sans négliger, dans l'intervalle de chaque menstruation, l'usage restaurateur de bains froids. Il convient aux femmes pendant la grossesse : il aide, vers la fin de cet état, aux préparatifs de la nature en relâchant les liens articulaires du bassin ; pendant la lactation il contribue utilement à l'entretien de la dépuration cutanée, et il atténue ou les effets d'une alimentation excitante, ou ceux d'une irritabilité trop grande du système nerveux. Le bain tiède rend aux convalescents la souplesse et la pureté de la peau ; il apaise leur excitabilité nerveuse sans les exposer à un refroidissement funeste. L'influence sédative et relâchante du bain tiède en fait un moyen précieux pour la thérapeutique ; mais, pour en recueillir tout le fruit, il faut que le bain soit prolongé et ne devienne point frais, car alors il renforcerait les congestions splanchniques qu'il est destiné à combattre. Les précautions qu'il exige se réduisent à visiter soigneusement les baignoires qui pourraient être souillées par quelque trace de matière contagieuse, à ne pas exposer à l'évaporation de l'air le cou et les épaules préalablement mouillés, à s'essuyer rapidement avec des linges chauds et secs au sortir du bain, parce qu'alors la peau, dépouillée du furfur épidermique et de l'onctuosité que laisse sur elle la sueur, est plus impressionnable à l'air ; et c'est là un inconvénient du bain tiède pris trop fréquemment, savoir, d'énerver, d'affaiblir le derme, et de le rendre plus sensible aux vicissitudes de l'atmosphère.

2° *Bain trop chaud.* — Nous désignons ainsi le bain chaud et le bain très-chaud des auteurs, parce que l'un et l'autre excèdent la mesure hygiénique, et si nous en parlons, c'est seulement pour signaler leurs inconvénients, leurs dangers même. Bien des gens abusent du bain chaud, d'autres attachent peu d'importance à garder la limite du bain tempéré. Le tableau suivant des effets immédiats et consécutifs du bain trop chaud leur inspirera plus de réserve. Au moment de l'immersion, la peau se crispe et se contracte ; ce frisson, cette horripilation, rappellent ce qu'on éprouve en entrant dans l'eau froide ; il est remplacé par une sensation de chaleur piquante et incommode. Le sang afflue dans les tissus périphériques vivement excités, les gonfle et les colore d'une teinte érysipélateuse ; la face s'anime et rougit, les yeux s'injectent. L'excès de calorique dilate les liquides, qui à leur tour distendent les vaisseaux : le cœur redouble d'action et précipite ses battements ; les artères carotides et temporales sont agitées par des pulsations violentes ; la respiration est gênée, haletante. Il y a imminence de congestion vers la tête, et s'il existe une prédisposition à ce genre d'accidents, le danger est extrême : il est annoncé par l'excessive pesanteur de la tête, des vertiges, l'obtusion de l'intellect, et parfois la tendance au sommeil. Au bout de dix à quinze minutes la sueur coule à flots de la face, du corps, mais sans soulager le baigneur de l'excès de chaleur qui l'accable, car l'air ambiant étant très-échauffé et saturé de vapeur d'eau chaude, s'oppose à l'évaporation du liquide transpiré. La perte en poids par la transpiration est considérable : Lemonier l'a trouvée de 20 onces par huit minutes dans un bain à 45 degrés centigrades. Le volume du corps augmente ; les mouvements sont gênés, difficiles. Au sortir du bain, le pouls conserve de la force et de la fréquence ; les extrémités inférieures restent plus longtemps rouges et turgescentes que le reste du corps ; la bouche est pâteuse, l'appétit peu prononcé ; la perspiration cutanée continue avec une certaine abondance, les urines sont rares ; la tête se débarrasse lentement, la faiblesse et la fatigue musculaire persistent longtemps. Quelquefois la station est impossible, et après les phénomènes de pléthore factice par dilatation du sang, le sentiment de débilité et de prostration, poussé jusqu'à la syncope, témoigne de la réalité des pertes éprouvées dans le bain par une transpiration insolite. Cette succession de phénomènes montre que l'on peut varier jusqu'à un certain point les effets secondaires du bain chaud, suivant la durée de l'immersion : brusque et courte, elle donne lieu à une excitation générale, à une sorte de raptus violent et instantané des fluides vers la périphérie, sans autre affaiblissement consécutif que celui qui succède à tout ébranlement organique. Plus prolongé, le bain chaud débilite secondairement par les spoliations qu'il détermine en sueur, par l'épuisement qui succède à la stimulation énergique et soutenue d'un certain nombre de fonctions, par le travail qu'il impose à l'organisme pour l'élimination du calorique excédant, et qui se continue même au sortir de l'eau, tant ce fluide impondérable s'accumule dans le corps. Bien des personnes qui se sont habituées aux bains chauds et en usent périodiquement, y trouvent une cause lente d'énervation qu'elles méconnaissent. Propres à réveiller les irritations du tube digestif, la goutte, les rhumatismes (Broussais), etc., ils peuvent servir en thérapeutique à rompre la concentration des forces qui tend à s'opérer sur un viscère, à produire de grandes révulsions cutanées, à rappeler les éruptions délitescentes, etc. ; mais leur emploi en hygiène est très-rarement indiqué et ne doit avoir lieu qu'avec la précaution de conjurer l'hyperémie cérébrale par l'application de réfrigérants sur la tête. Guérard (1) a évalué numériquement la chaleur cédée au corps par un bain à 42 degrés centigrades. Un bain se compose d'environ 160 litres d'eau ; si le corps est à 37 degrés centigrades, il recevra proportionnellement à sa masse, comparée à celle du bain, une partie importante de la chaleur qui fait la différence entre 37 et 42 degrés, c'est-à-dire 5000 unités de chaleur (2) par kilogramme ou litre d'eau, soit 800 000 unités de chaleur, auxquelles il faut ajouter celles qui proviennent de la suppression de l'évaporation à la surface de la peau.

(1) Guérard, *Annales d'hygiène publique*. Paris, 1844, t. XXXI, p. 355.

(2) L'unité de chaleur, ou calorie, est la quantité de chaleur nécessaire pour élever un gramme d'eau de 1 degré centigrade.

L'action réfrigérante de cette évaporation est considérable, et le corps, privé de cette cause de déperdition normale du calorique, se trouve en outre directement échauffé par le contact du liquide : faut-il dès lors s'étonner que la mort puisse survenir dans un bain supérieur de quelques degrés à la température moyenne du corps ?

3° *Bains d'étuves.* — On les distingue en sèches et en humides : dans l'étuve sèche (bains gazeux, *laconicum* des anciens) (1), c'est le calorique qui est le seul agent ; les étuves humides agissent par le concours du calorique et de l'eau en vapeur. Ces dernières sont naturelles, comme les cavités ou grottes à vapeur qui existent à Bourbonne, à Plombières, à Ischia, près de Pouzzoles (étuves de Néron, appelées autrefois *Posidianæ*), etc., ou artificielles, comme les constructions que l'on trouve encore chez différents peuples. Chez les Romains, l'étuve sèche était une vaste salle placée sur la voûte d'un four. Pour la convertir en étuve humide, on n'avait qu'à lever le couvercle de grandes chaudières remplies d'eau et disposées sur cette même voûte de four. Les Turcs prennent ces bains dans des salles pavées de marbre et chauffées par des tuyaux qui en parcourent les parois, ils y sont lavés, essuyés, frictionnés, massés. Des chambres de bois, où de l'eau projetée de de cinq en cinq minutes sur des cailloux rougis au feu élève la température de 40 à 45 degrés Réaumur, servent d'étuves aux Russes, qui, au sortir de ces réceptacles immondes, se soumettent à des douches d'eau froide ou se roulent dans la neige. Chez les Finlandais, la température des étuves est portée plus haut que chez les Russes. En Égypte, la vapeur s'échappe d'une fontaine ou d'un bassin placé au centre de la salle. À l'hopital Saint-Louis de Paris, l'eau, vaporisée dans une chaudière, arrive dans l'étuve par des tuyaux qui se rendent dans un réservoir garni de plusieurs ouvertures dans la partie supérieure. Les étuves des établissements thermaux, des hôpitaux, des bains publics, etc., présentent des gradins en amphithéâtre pour trente à cinquante personnes, et laissent échapper la vapeur en excès par des vasistas ou des soupapes situés à la partie supérieure de l'enceinte. Rien de plus insalubre que ces locaux où plusieurs personnes respirent un air chargé de leurs émanations respectives, altéré par les produits de l'expiration et de la transpiration cutanée. On a donc inventé fort utilement des appareils qui dispensent de cette dégoûtante et funeste promiscuité. Celui de Monroy permet non-seulement d'administrer le bain de vapeur à peu de frais, dans la position assise ou couchée, mais encore de diriger à volonté la vapeur sur telle ou telle partie du corps, et de procurer aux poumons, par la préservation de la tête, l'avantage de respirer un air pur et frais. La vapeur, dont un robinet permet de graduer le passage, est conduite, à l'aide de tuyaux flexibles, sur le sujet, couché sur un lit de sangles garni de toiles imperméables dont les couvertures sont maintenues écartées par des cerceaux, ou assis sur une chaise dans l'aire d'une

(1) Voy. Durand-Fardel et Lebret, *Dictionnaire des Eaux minérales.* Paris, 1860, t. I, art. BAINS CHEZ LES ANCIENS, p. 194.

sorte de panier d'osier que l'on garnit de la même manière. La durée du
bain est de vingt-cinq à quarante minutes ; on est ensuite enveloppé dans
une couverture de laine où l'on continue de suer pendant plusieurs heures.

Les étuves sèches et humides ont des effets communs et spéciaux ; elles
agissent par leur température, et, si on les rend médicamenteuses, par leur
composition, l'organisme absorbant avec une grande facilité les fluides aéri-
formes. Le sang, malgré son pouvoir de résistance à une chaleur élevée, est
influencé par la température du milieu. Quand celle-ci l'emporte sur la
sienne propre, il s'échauffe par degrés, mais pas au delà d'une certaine limite,
que les expériences de Magendie ont fixée à 5 degrés centigrades. Ce physiologiste a pu, par des recherches ingénieuses, déterminer la voie principale
de cet échauffement du sang ; il a prouvé que le calorique pénètre dans le
sang par la surface cutanée plutôt que par la surface pulmonaire. Si l'on entre dans l'étuve après un fort refroidissement, la température du sang s'accroît plus lentement ; celle qu'il y acquiert se conserve quelque temps au
sortir de l'étuve. Aussi la fréquence circulatoire persiste jusqu'à ce que le
sang soit revenu à sa chaleur normale, et c'est ce qui explique l'impunité
du bain de neige après l'étuve : l'excès de calorique du sang neutralisant un
instant l'impression du froid. Le sang artériel des animaux mis en expérience
était noir comme le sang veineux, ne rougissait point au contact de l'air,
avait perdu de sa coagulabilité. Ce dernier phénomène indique que moins apte
à circuler, il tend à s'extravaser. Aussi les animaux retirés de l'étuve présentent des ecchymoses qui simulent celles du scorbut et du purpura. Ce qui
précède s'applique aux deux espèces d'étuves ; mais elles diffèrent essentiellement quant aux phénomènes d'évaporation et à l'intensité de leur action respective. L'étuve sèche détermine une évaporation appréciable par la diminution du poids du corps ; la quantité de poids perdue est en rapport, non avec
la chaleur de l'étuve, mais avec la durée du séjour : dix minutes passées dans
une étuve à 100 degrés et dans une étuve à 50 degrés, occasionnent la même
perte ; l'évaporation continue dans une proportion constante. Dans l'étuve
humide, la quantité de sueur perdue est beaucoup plus considérable, comme
on le voit par les résultats dus aux expériences de Berger et Delaroche :

| | ÉTUVE SÈCHE. | | | ÉTUVE HUMIDE | | |
|---|---|---|---|---|---|---|
| | Température. | Durée du séjour. | Sueur perdue. | Température. | Durée du séjour. | Sueur perdue. |
| Berger.... | 50°, 52° c. | 13 min. | 50 gr. | 41°, 53° c. | 12 m. 30 s. | 310 gr. |
| Delaroche.. | 51°, 51°,5 | 13 | 93,37 | 37°, 51° c. | 10 30 | 220 |

D'après Martin, c'est à 50 degrés centigrades que la sueur arrive à son
maximum dans l'étuve humide. La transpiration continue activement après
le bain. Berger pesait :

| | | |
|---|---|---|
| Avant son entrée dans l'étuve............ | 51 kil. 965 gram. | 25 milligr. |
| Immédiatement après la sortie............. | 51 — 624 — | 375 — |
| Deux heures huit minutes après la sortie...... | 50 — » — | 250 — |

A température égale, les étuves humides ont une action beaucoup plus forte. Aux étuves de Néron, le docteur C. James se sentait suffoqué par une température de 52 degrés, tandis qu'aux étuves sèches des Testaccio il n'éprouvait, par 80 degrés, qu'un très-léger malaise. L'onde n'a pu rester dans l'appareil de Monroy au delà de 56 degrés centigrades, tandis que la jeune fille citée par Tillet et Duhamel passait douze minutes dans une étuve sèche à 140 degrés centigrades. Dans les établissements de bains, la température des étuves humides est difficilement supportée au delà de 45 degrés centigrades; en Russie, en Finlande, en Orient, elle varie entre 50 et 75 degrés centigrades. L'homme supporte une température plus élevée dans l'étuve humide que dans le bain chaud, dans l'étuve sèche que dans l'étuve humide. Les limites extrêmes de température sont :

> 45° c. pour le bain chaud;
> 75° c. pour l'étuve humide;
> 140° c. pour l'étuve sèche.

C'est le degré thermométrique extrême qui a été supporté pendant douze minutes dans une étuve sèche par la jeune fille dont parle Tillet. En prescrivant des bains de vapeur, il faut donc graduer très-différemment la température, selon qu'il s'agit d'étuves sèches ou d'étuves humides. Dans les premières, on tolère une chaleur beaucoup plus élevée : la peau ne s'humecte que par la sueur, qui est presque aussitôt vaporisée par l'air sec et chaud; de là un éréthisme plus ou moins énergique des extrémités nerveuses et vasculaires de la peau. Dans les étuves humides, au contraire, une température de 37°,5 centigrades, de 50 degrés centigrades, produit l'effet d'un bain d'eau de 31 degrés centigrades, de 37°,5 centigrades; la vapeur d'eau s'y condense à la surface de la peau, et dispose cette membrane à l'exhalation; mais, à cause de la prompte saturation de l'air, la sueur ne s'évapore point et laisse le calorique s'accumuler dans le corps. Aussi, dès que l'étuve humide marque de 50 à 52 degrés centigrades, l'oppression, l'anxiété, les palpitations, obligent à cesser ce bain, tandis qu'on peut atteindre 60 degrés centigrades dans l'étuve sèche sans éprouver de sensations trop pénibles. — La respiration d'un air frais pendant le bain d'étuves influe beaucoup sur la fréquence de la circulation. Dans une étuve complète chauffée graduellement jusqu'à 60 à 65 degrés centigrades, un séjour de trente à quarante minutes porte le pouls à 130 ou 140 pulsations, tandis que la tête restant au frais, on peut supporter plusieurs heures le bain d'étuve sans aucune menace de congestion et avec un pouls de 80 à 90 par minute. Le poumon est moins impressionné par le calorique que la peau : avant que les expériences de Magendie eussent fait voir que les animaux dont la tête seule est mise dans l'étuve meurent moins vite que ceux dont le corps seul s'y trouve introduit, on savait déjà que, dans les fumigations humides, la vapeur est aspirée à la température de 60 degrés centigrades, et, dans les fumigations sèches, à 80 degrés centigrades; toutefois l'action prolongée d'un air à la fois très-chaud et humide accélère la respiration, la rend haletante jusqu'à l'anxiété, et c'est surtout par l'impression de cet air sur la surface pulmonaire que le bain de vapeur finit par devenir insupportable. Quant à la succession des phéno- mènes, chaque expérimentateur les rapporte dans la mesure de sa sensibilité. Londe entre dans la chambrette de Monroy avec 70 pulsations (janvier); à 37°,5, sensation de bain tiède; à 50 degrés, pouls à 100, sueur au front; à 53°,7, pouls à 120, respiration accélérée, palpitations, toucher incertain; à 56 degrés centigrades, terme obligé de l'expérience, qui a duré trois quarts d'heure, au sortir de l'appareil, station difficile, battement des carotides, sifflement des oreilles; la sueur continue de couler; une heure après, le pouls donne encore 95. La position horizontale ralentit la marche des phé- nomènes et permet de supporter une plus haute température. Dans cette attitude, le pouls de Londe ne donnait que 92 pour 56 degrés centigrades, 98 pour 67°,5 centigrades, 112 pour 75 degrés centigrades, et à ce degré de chaleur extrême, après trente-cinq minutes d'immersion, Londe com- mençait sulement à sentir des battements de cœur. C. James a décrit avec soin (1) la progression de phénomènes qu'il a éprouvés en visitant les étuves de Néron, dont le parcours est de 100 mètres environ : à 50 degrés centi- grades, il ne pouvait plus compter son pouls, et il eut besoin de rassembler toute son énergie pour sortir de cette *épouvantable fournaise*. Le contact de l'air frais lui fit éprouver un saisissement voisin de la syncope : il avait le front violacé, les cheveux collés par la vapeur, la tête vertigineuse, le pouls à 150; une épistaxis vint à propos résoudre cet état de congestion cérébrale. Dans la soirée, le pouls marquait encore 100; il éprouvait de l'agitation, de l'étonnement, des tintements d'oreille, une sorte de fourmillement dans tous les membres. Le lendemain, fatigue encore et injection des yeux par du sang extravasé dans la conjonctive. Fordyce, Dobson, Blagden, Delaroche, ont observé attentivement les effets de l'étuve sèche sur le pouls; voici les chiffres qu'ils ont notés :

35 m. de séjour dans une étuve à 48°,88 ont porté le pouls à 145 pulsations.
19         —              94°,44           —           120        —
20         —              98°,88           —           164        —
10         —              106°,66          —           145        —
8          —         115°,55 à 126°,66     —           144        —
4 m. 6 s.  —         72°,50 à 101°,25      —        100 à 160     —

Les bains d'étuves appartiennent plus à la thérapeutique qu'à l'hygiène; néanmoins les étuves humides sont d'un usage journalier dans des climats opposés par leur température, mais également secs : en Russie, en Finlande, en Turquie, en Égypte et dans l'Inde, elles y semblent nécessaires pour entretenir la souplesse et la perméabilité du derme. Après l'étuve, où l'on est flagellé, frictionné, massé, lotions à l'eau tiède, puis à l'eau froide, et, dans le Nord, bain d'eau glacée. Cet usage alterné des bains, bien connu des Romains, qui passaient de l'étuve au frigidarium et dans le bassin de natation

(1) C. James, *Gazette méd.*, t. XII, p. 888, et *Voyage scientifique à Naples*, 1844.

(*piscina natalis*), commence à s'étendre chez nous. Il existe à Paris plusieurs établissements à l'instar des bains orientaux ou russes, où la gent souffreteuse des rhumatismes, des névralgiques, des anciens blessés, etc., va chercher quelque adoucissement ou même une sorte de volupté dans le contraste des températures et dans les manœuvres d'une gymnastique passive. Dans les pays froids et humides, où la transpiration cutanée est réduite à son minimum, les étuves sèches sont un excellent moyen pour exciter périodiquement cette importante fonction et ranimer la circulation capillaire de la peau ; elles serviront aussi de correctif à l'exubérance des fluides blancs, qui est le cachet des constitutions dans ces localités. En général, leur emploi est indiqué dans toutes les situations où l'économie tend à la pléthore lymphatique, à la bouffissure séreuse. Pour les personnes qui subissent les inconvénients de la vie sédentaire, elles sont en quelque sorte le succédané de l'exercice musculaire, surtout si elles y joignent des pratiques accessoires des bains. Dans les pays marécageux, les étuves sèches ont l'avantage de provoquer l'organisme à une série de mouvements excentriques, sorte de dépuration nécessaire au milieu d'une atmosphère chargée de principes toxiques. Enfin il est des individus qu'une répugnance invincible éloigne des bains d'eau, ou qui n'en peuvent endurer sans angoisse la pression à l'épigastre ; à ceux-là, du moins, les bains de vapeurs humides dont s'accommode leur sèche et frémissante irritabilité. En dehors de ces indications spéciales, il faut préférer l'étuve sèche à l'étuve humide ; celle-ci représente une atmosphère saturée de vapeurs d'eau où les liquides exhalés par les surfaces vivantes ne peuvent se vaporiser, où le poumon est mis en contact avec un air chaud et humide, où le pouls et la respiration s'accélèrent, où la température du corps s'élève notablement : l'étuve sèche n'a pas ces inconvénients. Les Orientaux abusent de l'une et de l'autre ; leurs femmes y passent une partie de la journée, moins par une prédilection réelle de ce genre de bain que par désœuvrement et pour échapper à la captivité monotone des harems. C'est avec raison que les médecins éclairés de Constantinople attribuent en partie à l'usage excessif des bains de vapeur l'anémie presque générale et la précoce décadence des femmes turques.

*Bains à l'hydrofère.* — L'idée de l'emploi des liquides pulvérisés, due à Sales-Girons, a été mise en pratique par Mathieu (de la Drôme) pour l'administration des bains. Le bain à l'hydrofère est surtout applicable aux eaux médicamenteuses, qui peuvent, par le moyen de la pulvérisation, être considérablement économisées : 3 à 4 litres de liquide, réduits en poussière, remplaçant les 2 à 3 hectolitres qui entrent dans la composition d'un bain ordinaire. Ce procédé entretient à la surface de la peau une couche très-mince et incessamment renouvelée de liquide qui joue le même rôle que la portion du bain en contact immédiat avec le corps, la seule qui exerce une action sur la peau, et qui fournisse, s'il y a lieu, à l'absorption.

« Le liquide, enfermé dans une boîte de cuivre, est très-finement divisé par un courant d'air fourni par une soufflerie fonctionnant sous une pression de 5 à 6 centimètres de mercure. Le baigneur étant assis dans une boîte de bois analogue à celle dont on se sert pour les fumigations, le jet de gaz et de liquide divisé s'échappe par un orifice d'écoulement situé au niveau des genoux, s'élève obliquement en s'étalant, et se résout en une poussière d'une excessive ténuité, qui arrose incessamment de haut en bas le corps du malade. Ajoutons que la tête peut, à volonté, être tenue en dehors de la boîte ou rester exposée à l'action de la pluie, dont il est facile de régler la température suivant les indications (1). »

Les résultats physiologiques obtenus dans les bains à l'hydrofère ne différeraient en rien, selon Hardy, de ceux des bains ordinaires. Reveil pense, au contraire, que l'absorption cutanée est favorisée par la pulvérisation de l'eau. Des essais thérapeutiques faits par Hardy, à l'hôpital Saint-Louis, semblent promettre quelques résultats heureux dans les maladies de la peau.

4° *Accessoires des bains.* — On désigne ainsi quelques pratiques usitées après le bain chez certains peuples, et dont les principales sont les affusions, les onctions, les frictions, la flagellation, le massage et l'épilation. Les affusions d'eau froide que l'on administre au Russe, au Finlandais préalablement flagellé et frictionné, calment l'excitation de la peau et exercent cette membrane à l'impression successive de températures extrêmes; bornées à la tête pendant la durée du bain, elles s'opposent aux hyperémies cérébrales. Les onctions rendent, au sortir du bain, la peau moins sensible à l'impression de l'air, et, d'après Celse, préservent les anciens blessés des douleurs que leur causent les vicissitudes atmosphériques; nous ne voyons pas qu'elles puissent donner de la souplesse aux muscles, comme le prétendent certains hygiénistes. Propres seulement à entraver l'absorption cutanée, elles ne diminuent pas l'exhalation de la sueur, suivant Berger et Delaroche. Cet effet est-il d'ailleurs désirable alors que l'immersion dans l'eau chaude a surchargé le corps d'un excès de calorique? L'utilité des frictions est plus évidente : elles contribuent au nettoiement de la peau, excitent ses papilles nerveuses et ses capillaires sanguins, augmentent l'exhalation et l'absorption dont elle est le siége; elles sont toujours toniques et stimulantes; elles favorisent la réaction après le bain froid; fortes et prolongées, elles appellent sur le tégument externe un excédant de fluide et de vitalité, phénomènes dont d'autres organes font les frais : ce qui fait des frictions un moyen de révulsion douce et de déplétion interne sans perte de matière. La flagellation, pratiquée en Russie avec des verges de bouleau assouplies dans l'eau, succède au bain d'étuve humide et précède les affusions; elle a quelque analogie avec la strigilation que les *fricatores* romains exerçaient autrefois en raclant la peau avec le strigile, sorte de cuiller de bois, de corne ou de métal. Le massage est une des pratiques favorites des bains orientaux : des serviteurs dressés à cet effet étendent le baigneur sur une planche, l'arrosent d'eau chaude, le pressent, le pétrissent, lui

(1) **Gavarret**, *Rapport sur les appareils pulvérisateurs des eaux minérales et médicamenteuses* (*Bulletin de l'Académie de médecine*, 1860, p. 589).

tiraillent la peau, les muscles, font crépiter les articulations de ses doigts et de ses membres, le retournent sur le ventre, s'agenouillent sur ses reins, font des percussions sur les parties les plus charnues, etc. Il est évident que cette manipulation variée, comme les frictions à un moindre degré, doit appeler le sang dans les tissus excentriques, en favoriser la circulation, activer les fonctions du derme, réveiller la contractilité musculaire, assouplir les parties articulaires, etc. ; aussi est-elle un véritable bienfait pour les indolents Indiens et pour tous les Orientaux qu'amollissent leur climat et leurs mœurs, comme elle peut devenir une ressource d'équilibre physiologique pour les gens sédentaires de tous pays. L'épilation, en usage autrefois et de nos jours encore chez beaucoup de peuples, n'est qu'un artifice de coquetterie, sans aucun rapport avec l'hygiène; nous renvoyons aux recettes épilatoires de Galien, et n'insistons pas sur le danger qu'entraîne l'emploi des pâtes arsenicales (*rusma* des Égyptiens, *nouret* des Arabes) auxquelles on ne craint pas de recourir pour un si frivole objet.

5° *Ablutions et bains partiels.* — Les demi-bains (jusqu'à l'ombilic), les bains de siége, les manuluves et pédiluves sont plus usités en thérapeutique qu'en hygiène. Les pédiluves quotidiens devraient entrer dans les usages de l'hygiène familière; pris froids matin et soir pendant une à deux minutes, ils préviennent les engelures, s'ils sont suivis de frictions faites avec un linge rude. Les bains de siége froids sont recommandés par les médecins hydropathes dans les cas de tendance congestionnelle vers la tête, de douleurs nerveuses si fréquentes chez les femmes délicates; ils sont efficaces pour provoquer ou rappeler la menstruation chez les jeunes filles, auxquelles on les prescrit de température progressivement plus basse; à l'époque de la puberté, elles doivent les prendre froids. Quand l'écoulement des menstrues est laborieux, imparfait, des ablutions froides sur les parties génitales le facilitent, le rétablissent. Les lotions ou ablutions sont une nécessité hygiénique de tout âge, de toute constitution; elles exigent seulement quelques ménagements. Nous avons dit que le nouveau-né doit être lavé avec de l'eau tiède. Malgré le conseil de Hufeland(1), il nous paraît dangereux de soumettre journellement les enfants dès le plus bas âge à des ablutions froides de la tête aux pieds, d'abord parce que beaucoup de ces petits êtres ne sont pas assez forts pour réagir, ensuite parce que ces lotions exigent des soins dont on ne peut espérer l'exacte et journalière observance. Ainsi elles doivent être faites très-rapidement, et le corps de l'enfant soustrait lestement au contact de l'air pour éviter l'effet glacial de l'évaporation de l'eau à sa surface; il faut encore que l'enfant soit levé depuis quelque temps pour que la moiteur du lit ait pu se dissiper. Jusqu'à l'âge de cinq ans, on doit s'abstenir en hiver de laver les enfants avec de l'eau sortant de la pompe; mais à partir de cet âge, on peut renoncer à ces précautions. Les ablutions de tous les jours sont indispensables au maintien de la santé; les négliger, c'est compromettre, entraver les fonctions si

(1) Hufeland, *La Macrobiotique, ou l'art de prolonger la vie de l'homme.* Paris, 1838, p. 445.

importantes de la peau, c'est s'exposer aux maladies qu'entraîne tôt ou tard la dépuration imparfaite du sang, à celles qui résultent de sa viciation par les matières qui se déposent incessamment à la surface du corps et que l'absorption fait passer dans les voies circulatoires. L'aspect sordide des classes les plus nombreuses et les plus misérables, leur malpropreté entretenue par l'insuffisance du linge, des vêtements et par l'encombrement de leurs habitations, font comprendre que les premiers instituteurs des nations aient fait de la pratique des ablutions un précepte de la religion. Le christianisme, en exaltant la spiritualité, a perdu de vue ces grands besoins de l'existence matérielle : plût au ciel que l'hygiène eût encore la foi pour auxiliaire dans ses efforts d'amélioration physique des masses! Les lotions doivent être dirigées surtout vers les parties où les sécrétions cutanées abondent, tête, pieds, périnée, parties génitales, anus, etc., et être répétées dans la mesure des causes qui tendent à souiller la peau de matières étrangères. Mais les ablutions ne sont pas seulement un moyen de propreté et de purification; pratiquées avec méthode, elles peuvent améliorer la santé habituelle. Les sujets à constitution faible, rhumatismale, lymphatique, fatigués par d'excessives sueurs, exposés aux coryzas, aux supersécrétions catarrhales des bronches, etc., ne sauraient recourir à un correctif plus sûr de ces dispositions organiques; ils abaisseront graduellement la température de l'eau qu'ils emploieront, de 15 à 12, à 9, à 8, à 6 degrés centigrades. Une serviette pliée en plusieurs doubles, et trempée dans un baquet d'eau, servira d'abord à frotter une seule jambe et le pied; dès que le linge est chauffé par les frictions, on essuie le membre avec une serviette sèche. On fait ainsi de l'autre jambe, des cuisses, et de toutes les parties du corps, avec la précaution de ne laisser aucune humidité sur le corps. La peau, sous l'influence de ces frictions humides, ne tarde pas à se nettoyer, à devenir plus lisse, plus polie, plus vasculaire. Une fois habitué à ces frictions, on peut se laver à grande eau; un pied dans un petit cuveau contenant 3 à quatre litres d'eau, on arrose tout le membre à partir de la hanche, et quand le pied commence à s'engourdir, on essuie exactement la peau avec une serviette sèche : ces ablutions sont répétées sur toutes les parties du corps. La réaction survient promptement; on la hâte en s'habillant vite et en marchant à l'air libre. L'exercice à l'air libre est utile tous les matins après ces ablutions, qui, en été, peuvent être remplacées par les bains de rivière.

# CHAPITRE IV.

## APPLICATA.

## ARTICLE PREMIER.

### DES VÊTEMENTS.

Le vêtement résume l'ensemble des substances que l'homme interpose immédiatement entre sa surface et le monde extérieur; il est comme l'habitation, comme le régime alimentaire, l'un de ses moyens d'équilibration avec les influences qui l'investissent du dehors : c'est assez dire que le vêtement est dans la nature. Pour apprécier les paradoxes qui ont eu cours sur ce sujet, il suffit de réfléchir d'une part aux conditions fonctionnelles de l'organisation, d'autre part aux éléments variables du milieu où elle se développe et subsiste. Les oscillations de la caloricité suivant l'âge, la constitution, l'état de santé ou de maladie, et surtout suivant les saisons et les climats, suffisent pour mettre en évidence la nécessité physiologique du vêtement. Là où la température ambiante égale ou surpasse celle du corps humain, il protège la peau contre l'insolation, contre les effluves en suspension dans l'air, contre les variations diurnes ou les perturbations annuelles de l'atmosphère, contre la morsure des insectes ; partout il contribue à l'entretien de sa propreté, à l'intégrité et à la délicatesse de ses fonctions tactiles, en même temps qu'il s'imprègne du produit de ses excrétions. La nature a pourvu les animaux d'enveloppes conservatrices de la chaleur, et dans de justes rapports avec les climats qu'ils habitent, et même avec la diversité des saisons ; en outre, l'instinct les pousse à quelques précautions. A l'approche de l'hiver, un duvet fin couvre les intervalles des plumes chez les oiseaux, et quand le froid se fait sentir, ils écartent leurs plumes, et se mettent en boule pour y emprisonner le plus d'air que possible, parce que l'air laisse difficilement passer la chaleur ; chez les oiseaux palmipèdes et particulièrement chez l'*Anas eider*, qui fournit l'édredon, ce duvet qui tapisse le corps retient entre ses mailles la couche d'air échauffée, et lui-même est recouvert de plumes qui empêchent la déperdition ou le rayonnement de cet air : « Aussi, dit Ch. Martins (1), j'ai constaté que le froid est sans influence sur la température de ces animaux. » Chez les mammifères, la fourrure s'épaissit en hiver et un poil fin et serré vient en garnir les interstices. On voit les moutons se serrer les uns contre les autres, le chien se tapir à l'abri du vent ; la sensation du froid aiguillonne leurs organes locomoteurs et les porte à un exercice violent qui, en accélérant la circulation et la respiration, double la production de la chaleur. L'organisation de l'homme n'est point coordonnée dans une mesure aussi exacte aux influences du dehors : aussi les conditions de son établissement dans le monde sont moins étroites. Il est manifeste qu'une part a été laissée à son intelligence et à son arbitre jusque dans les actes conservateurs de l'organisme, lesquels s'accomplissent chez les autres animaux sous la dépendance absolue de l'instinct. Le vêtement est l'un des moyens qui permettent à l'homme d'élargir la sphère natale, de déployer l'élasticité de ses fonctions par les migrations, de résister aux agressions plus ou moins violentes de l'atmosphère. Pour défendre la fixité de sa température centrale contre un milieu plus chaud que lui-même, l'organisme de l'homme a pour ressource principale les deux transpirations qui lui deviennent comme un mécanisme naturel de refroidissement. Dans cette condition, il faut donc

(1) Martins, *Du froid thermométrique et de ses relations avec le froid physiologique*, etc. (*Mémoires de l'Académie des sciences de Montpellier*, année 1859, t. IV.)

que le vêtement n'oppose point à l'évaporation des fluides perspiratoires une barrière imperméable. S'il doit lutter contre une température inférieure à la sienne, et c'est le cas le plus ordinaire, le vêtement lui devient indispensable; car c'est en vain que la respiration augmente d'énergie, et que la transpiration, réduite au minimum, ferme en quelque sorte la principale porte par où s'échappe le calorique produit dans le corps; il faut encore que les pertes par rayonnement et par conductibilité soient supprimées ou ramenées à des quantités minimes : or, la peau nue de l'homme ne peut jouir de ce bénéfice qu'à l'abri d'enveloppes qui soient de très-mauvais conducteurs du calorique; la nature les lui ayant refusées, c'est à l'art, à l'industrie, à les lui fournir. Le vêtement est, en un mot, comme un tégument de plus qu'il rend à volonté général ou partiel, imperméable ou poreux, épais ou mince, moelleux ou rude, de manière à régulariser le jeu des organes profonds par le degré de stimulation de la peau, et à lutter par la mobilité des moyens protecteurs avec la mobilité des états thermométrique, hygrométrique, électrique, etc., de l'atmosphère.

## § 1. — Matières du vêtement.

Les tiges de presque tous les végétaux et les poils de la plupart des espèces animales se prêtent à leur transformation en filaments textiles. Toutefois l'industrie des tissus a fait des choix restreints parmi les matières de ces deux origines; elle n'utilise en Europe, parmi les premières. que le coton, le lin, le chanvre, le caoutchouc, une proportion bien moindre de *Phormium tenax;* parmi les secondes, les diverses espèces de laines, quelques poils et duvets de poils, les diverses variétés de soies que fournit l'insecte du mûrier. Si l'on ajoute à ces produits naturels un petit nombre de plantes des Indes et de la Chine, on aura, dit Alcan (1), la liste à peu près complète de toutes les matières premières qui entrent dans la fabrication des étoffes en usage dans l'univers entier.

## I. — Substances végétales.

1° *Chanvre.* — Plante annuelle de la famille des Urticées, et qui, originaire de la Perse et de l'Inde, est cultivée aujourd'hui dans toutes les contrées de l'Europe. Avec les fibres de sa tige on prépare la filasse qui sert à la fabrication des toiles et des cordages. La fibre ligneuse du chanvre, moins douce et moins blanche que celle du lin, résiste mieux et dure davantage. Le chanvre mâle perd par sa dessiccation à l'air 40 à 60 pour 100 de son poids; une fois séchés, le chanvre mâle contient en moyenne 26 pour 100 de chanvre teillé, et le chanvre femelle 16 à 22. Le chanvre teillé séché à l'air ne renferme que 60 à 65 pour 100 de filaments textiles, le reste étant formé de matières étrangères solubles dans les lessives alcalines; de sorte que 100 parties de chanvre vert ne fournissent, en définitive, que 5 à 8 pour 100 de filaments textiles. Ceux-ci sont plus lourds, plus grossiers, plus résistants que ceux du lin, et avant d'être blanchis, ils s'en distinguent par leur coloration jaunâtre.

(1) Michel Alcan, *Essai sur l'industrie des matières textiles.* Paris, 1847, avec atlas.

2° *Lin* (*Linum usitatissimum*, L.), famille détachée de la famille des Li-
nées caryophyllées. Cette plante annuelle, cultivée particulièrement dans le
nord de l'Europe, s'élève sur les bords du Nil jusqu'à 4 pieds de haut; mais
dans nos régions elle exige plus de soins, et produit moins que le chanvre.
L'antique usage de cette matière est attesté par les bandelettes des momies
égyptiennes, et par la description biblique des habits pontificaux. Cependant
l'industrie mécanique du lin est la plus récente parmi celles qui ont pour base
les matières textiles : elle est due aux travaux de Philippe de Girard. Elle donne
naissance à des fils, premiers éléments des toiles communes à 1 franc le mètre,
et de nos batistes sans rivales à l'étranger, dont le mètre coûte 20 francs et
davantage; elle produit aussi ces fils si délicats qui entrent dans la plus riche
dentelle, et dont la finesse étirée à la main va jusqu'à 400 à 500 kilomètres
(100 à 120 lieues) par kilogramme. La culture du lin exige des terres glaises,
profondes, fermes, convenablement labourées; elle épuise en deux ans les
terres graveleuses et légères. Le lin brut, détaché de la tige, se présente en
filaments forts, nerveux, souples, doux au toucher, nuancés suivant leur provenance territoriale : le lin blanc est plus estimé que le lin gris, et comprend les variétés blondes; le lin gris est plus fin, mais moins nerveux. Suivant
le choix des brins, on le distingue en fin, moyen et têtard : ce dernier sert à
la confection des grosses toiles. Depuis la récolte jusqu'à sa transformation
en fil, le lin subit deux séries d'opérations, les unes agricoles, les autres manufacturières. Ces préparations sont les mêmes pour le chanvre; nous nous
bornerons à les énoncer :

*Lin et chanvre.*

*Préparations agricoles.* — Rouissage, broyage et assouplissage ; teillage.
*Filature.* — Peignage, cardage des étoupes : étirages sans torsion, étirages avec torsion;
         filage en gros à sec, filages intermédiaires à l'eau froide, filage enfin à
         l'eau chaude; dévidage et mise en écheveaux, empaquetage.
*Tissage.* — Bobinage, ourdissage, parage; dévidage des cannettes, tissage.
*Teinture.* — Teinture.
*Apprêts.* — Calandrage, gommage et pressage.

Quand les tissus de lin, dont l'industrie a perfectionné la beauté, la finesse
ou la force de résistance sont usés, on en fait de la charpie, et plus tard du
papier ; de sorte que cette plante textile donne lieu, par la série de ses utiles
transformations, à un mouvement prodigieux de capitaux et de bras.

3° *Coton.* — C'est la bourre ou le duvet qui entoure les semences du
*Gossypium*, genre de la famille des Malvacées, originaire de l'Inde et de l'Amérique. Les espèces de cette plante sont aussi variées que leurs produits sont
difficiles à caractériser, tant ils se montrent différents par leur multiplicité
même dans le commerce. On les ramène aujourd'hui à trois classes : coton-
niers herbacés, arbustes et arbres. La première, annuelle en Chine, dans
l'Inde et aux États-Unis, atteint une hauteur de 60 à 65 centimètres; ses
feuilles, d'un vert foncé et veinées de brun, ont cinq lobes; sa fleur, d'un
jaune pâle, avec un large pistil et cinq pétales, est remplacée par une capsule

à limbe profondément dentelé, et reposant sur cinq feuilles vertes triangulaires ; le fruit, terminé en pointe et à trois compartiments, a le volume d'une
grosse noix aveline : quand la graine a mûri, il s'entr'ouvre, et des trois compartiments renfermant les graines s'échappent trois houppes ou flocons de
duvet, d'un blanc de neige ou jaunâtre. Le cotonnier arbuste et le cotonnier
arbre ne diffèrent du précédent que par quelques particularités de la fleur et
du fruit, et le dernier par la hauteur de sa tige. Le cotonnier parasol, autre
variété, offre un coton soyeux et d'une blancheur éblouissante, mais d'une
fibre si courte et si cassante, qu'on n'a pu l'employer dans la filature. La longueur, la finesse, l'élasticité, la force et la douceur des filaments de coton
déterminent leur valeur commerciale, qui varie dans la proportion de 1 à 7 ;
sous ce double rapport, comme pour sa force, sa propreté et sa blancheur ar-
gentée, le *Sea-Island*, ou Géorgie long, occupe le premier rang. Vues au
microscope, les fibrilles de coton ressemblent à un ruban tordu sur lui-même :
ce ruban est plus ou moins diaphane à sec, parfaitement transparent dans l'eau,
et présente à ses bords deux bourrelets ou lisières : dans le plus fin Sea-Island
ou Georgie long, ce ruban n'a pas plus de 1/110e de millimètre en largeur.
Heilmann a vérifié que la force nécessaire pour rompre une fibre de coton varie
de 2/12 à 4/13 de gramme, suivant les espèces. Le commerce s'est attaché à
un seul caractère pour classer les cotons, la longueur des filaments, et il est
d'observation que ce caractère essentiel est généralement en rapport avec les
autres qualités, c'est-à-dire que les cotons les plus longs sont aussi les plus
fins, les plus soyeux, les plus élastiques : de là la division commerciale et pratique en cotons à longues soies et en cotons à courtes soies. Les uns ont une
longueur qui varie de 0$^m$,20 à 0$^m$,39, les autres de 0$^m$,14 à 0$^m$,25 ; mais quand
la seconde classe offre des filaments de cette dernière longueur égale à celle de
la première classe, ils sont inférieurs sous d'autres rapports. Les États-Unis
produisent seuls autant de coton que le reste de l'univers ; viennent ensuite,
sur l'échelle de production, les Indes, le Levant, l'Égypte, l'Algérie. Le coton
subit successivement les préparations que nous nous bornons à mentionner :

*Filature.* — Battages, cardages ; étirages sans torsion, étirages avec torsion ; filage eu
gros, filage en fin ; retordage, passage à la vapeur, dévidage et mise en
écheveaux ; empaquetage.
*Tissage.* — Bobinage, ourdissage, parage, formation des cannettes, tissage.
*Teinture.* — Teinture.
*Apprêts.* — Gommage, pressage, lustrage.

Les trois substances dont il vient d'être question, chanvre, lin et coton,
servent à la confection du linge, qui joue un rôle si important dans l'hygiène
moderne, dans les usages domestiques, dans le bien-être des différentes
classes de la société, dans les vicissitudes du commerce et de l'industrie.

4° Le *Phormium tenax*, ou lin de la Nouvelle-Zélande (Liliacées), observé
pour la première fois par Forster, compagnon de Cook, et qu'on n'a pu encore
acclimater parfaitement en France. Les insulaires en tirent une filasse fort
belle, fort longue, et qui, peignée et exposée à la rosée, prend une blancheur

soyeuse. Elle ressemble pour la couleur à notre plus beau chanvre, et lui est supérieure en force. Un brin de phormium supporte 23 4/5, le chanvre 16 1/3, et le lin ordinaire 11 3/4. Les naturels du pays en font des cordes, des vêtements, des ceintures, des pagnes, des nattes, etc. En France on ne l'a employé jusqu'à présent qu'à faire des cordages de luxe et des toiles à voiles ; on lui reproche de s'altérer par les lessivages.

5° Le *jute*, ou chanvre de l'Inde, acquiert une importance de plus en plus marquée dans l'industrie européenne, et fait concurrence au chanvre et au lin pour la fabrication des fils communs.

6° Le *ma* et l'*abaca* sont deux substances textiles exotiques d'une certaine importance. Le premier remplace, pour les Chinois, le chanvre et le lin ; il n'est autre que l'*Urtica nivea* qui s'élève à la hauteur des arbustes. C'est avec les filaments de cette plante que les Chinois fabriquent le tissu blanc écru de leur vêtement d'été, improprement appelé *drap d'herbe* par les Anglais (*grass cloth*), et désigné en chinois sous le nom de *hia-pou*. D'autres plantes de *ma* servent aussi à procurer cette étoffe, le *Cannabis sativa*, le *Sida tiliæfolia*, l'*aloès pite*. Le *ma* est cultivé comme le mûrier, par semis, puis transplanté, arrosé et coupé. Les tiges étant plongées dans l'eau, on en sépare les filaments à la main, puis on les réunit en pelotons pour les laver et les blanchir ; ils subissent ensuite les mêmes procédés de tissage que le coton et la soie. L'*abaca* (*Musa textilis*) fournit des tissus assez grossiers aux îles Philippines : on les fabrique avec les filaments de l'écorce d'une espèce de bananier sauvage. On coupe cette écorce par tranches qui sont mises dans l'eau, on en sépare les matières mucilagineuses, on forme les filaments avec un peigne ou râtelier à dents de fer. On les divise ensuite aussi finement que possible, et l'on rattache les fibres entre elles par un nœud ou par un tordage pour les tisser sur des métiers ordinaires. Dans ces mêmes îles, on fait usage de tissus qui passent pour les plus délicats du monde, et qui se fabriquent avec les filaments des feuilles du *Pina* ou *Bromelia ananas*.

7° Le *caoutchouc*, importé d'Amérique au commencement du XVIII<sup>e</sup> siècle, et d'abord d'un usage très-borné, occupe aujourd'ui une place considérable parmi les ressources vestimentaires de l'homme, soit comme enduit imperméable, soit comme substance propre à se transformer en fil ; il sert, en outre, à la fabrication d'une foule d'objets de toilette qui exigent une certaine élasticité. Touristes, soldats, marins, c'est à qui s'abrite sous les écrans impénétrables et diversement configurés que l'on fabrique avec le caoutchouc, source d'une industrie toute nouvelle. Le principe qui le constitue réside dans un grand nombre de végétaux ; nos euphorbes, nos apocynées, etc., en contiennent, mais pas assez pour défrayer une exploitation. La presque totalité du caoutchouc livré au commerce est fourni par le *Siphonia cahuchu*, ou *Hevea guyanensis*, qui croît dans l'Amérique du Sud et dans l'île de Java. Cet arbre, d'après Boussingault, est surtout commun à Choco et dans les forêts de l'Équateur. Pour en extraire la gomme élastique, les indigènes incisent l'arbre jus-

qu'au delà de l'écorce; le lait qui s'en échappe avec abondance peut se conserver liquide pendant longtemps à l'abri de l'air, propriété favorable à sa
mise en bouteilles qu'on envoie hermétiquement fermées en Europe. Étendu
en couche mince, il se coagule au bout d'une ou deux minutes, et manifeste
alors sa propriété caractéristique, l'élasticité. Les ouvriers de Quito, très-
habiles au travail du caoutchouc, le moulent à l'état laiteux sur des formes,
et en font des souliers, des bottines ; ils fabriquent aussi des tissus imperméables en interposant entre deux étoffes le lait, qui se coagule en lame mince et
élastique. Boussingault préfère ce mode à l'application du caoutchouc par le
moyen de dissolvants. Le caoutchouc est expédié en Europe sous la forme de
poires lisses et tatouées de divers dessins, forme qui est celle des moules sur
lesquels les Indiens l'étendent couche par couche. On le trouve aussi dans le
commerce en plaques épaisses ou en cylindres de couleur blanche, jaune ou
brune. D'après Faraday et Ure, 100 parties de caoutchouc contiennent 87,2 de
carbone et 12,8 d'hydrogène. Sa densité est de 0,925 ; à l'action d'une basse
température, il durcit sans devenir cassant ; si l'on élève ensuite la température, il redevient souple et flexible. Il fond un peu au-dessus de 120 degrés
centigrades, il n'est pas attaqué à froid par l'acide sulfurique et l'acide nitrique. Toutes les applications industrielles et hygiéniques du caoutchouc sont
fondées sur la propriété qu'il a de se dissoudre à l'aide des huiles essentielles,
et de sécher vite en revenant à son état primitif. La benzine est le meilleur
agent de ces dissolutions; elle est aujourd'hui d'un emploi général. C'est en
étendant sur les étoffes une couche de caoutchouc ainsi liquéfié que l'on prépare les tissus imperméables ; les tissus doubles en ont une couche intermédiaire à leurs deux feuillets. Les premiers essais de cette fabrication datent
de 1793 et de 1811 ; perfectionnée par Mackintosh (de Glascow), elle emploie
aujourd'hui l'enduit de caoutchouc à l'état pâteux, pour qu'il ne puisse traverser et salir l'étoffe; un cylindre répartit également l'enduit sur lequel on
applique immédiatement la seconde étoffe; un second cylindre comprimeur
fait adhérer celle-ci tout en égalisant encore la couche pâteuse de caoutchouc
dont l'excès déborde de chaque côté des étoffes. Une dessiccation lente et un
apprêt terminent ce travail qui fournit par centaines de mille les paletots, les
cabans, les manteaux, les coussins, les matelas insufflés, etc.

Le caoutchouc se découpe aussi en fils qui sont ensuite soumis au tissage ;
ce travail, d'abord confié à la main des ouvriers, est aujourd'hui exécuté par
des machines. Au sortir de cette fenderie, les fils sont ramollis dans l'eau
chaude, étirés du quintuple au décuple de leur longueur primitive et enroulés
sur des dévidoirs qu'on place ensuite dans des chambres aussi froides que possible. Au bout de quelques jours, on peut dévider les fils, devenus assez roides
pour le tissage; on a soin de masquer le fil de caoutchouc dans l'étoffe fabriquée. Les longues lanières tissées qu'on obtient ainsi n'ont plus d'élasticité ;
pour leur restituer cette propriété, il suffit de passer sur le tissu un fer convenablement chauffé, mais l'étoffe diminue aussitôt de près d'un tiers en longueur.

Le caoutchouc s'altère par l'usage, il s'amollit par la chaleur : dans les contrées septentrionales, le froid annule ses propriétés; dans les pays très-chauds, il est trop extensible, trop adhésif. Combiné avec une petite quantité de soufre, le caoutchouc conserve à froid son élasticité et résiste à ces conditions extérieures d'altération : cette sulfuration du caoutchouc a reçu le nom de *vulcanisation*. Mais, sous cette nouvelle forme, il intéresse jusqu'à présent plus l'industrie et la chirurgie que l'hygiène : cependant Gariel a fait d'utiles applications du caoutchouc vulcanisé à un système mieux entendu de couchage que celui que nous conservons par routine. Les bas élastiques, usités contre les varices des membres inférieurs, sont constitués par des fils de caoutchouc recouverts d'une autre substance textile.

8° Quelques autres substances végétales entrent dans la confection de certaines pièces d'habillement. On fait des chapeaux avec le chaume de quelques graminées (*Triticum*, *Oryza*), avec les stipes des cypéracées, des joncées, des typhacées, etc. La meilleure paille est celle du froment d'été, à tiges déliées; la culture sait lui imprimer ce caractère. En Toscane, on le sème très-serré sur les collines tournées au midi; lorsqu'il approche de sa maturité, et que ses grains ont une consistance laiteuse, on arrache soigneusement les pieds avec leurs racines, et on les étale pendant trois ou quatre jours sur le sol, puis, réunies en bottes, les tiges restent encore trois ou quatre semaines à l'air et au soleil, jusqu'à dessiccation parfaite. On les blanchit ensuite en éparpillant les tiges sur un pré, et en ayant soin de les retourner souvent; l'action de la rosée et des rayons solaires ne suffit pas pour leur blanchiment, on y ajoute le soufrage en caisses, précédé ou non de l'exposition des tiges à un courant de vapeur d'eau. La paille est aussi employée au couchage; elle constitue tout le lit des populations pauvres, des soldats en campagne, de beaucoup d'ouvriers en garni, etc.; elle s'imprègne de l'humidité du corps et de l'air, des émanations organiques; elle contracte de l'odeur et fermente : aussi ne saurait-on la renouveler trop souvent. Dans les paillasses, il faut la remplacer par les spathes de maïs ou le varech; mieux encore, substituez à cette pièce de couchage le sommier élastique, et si celui-ci est d'un prix trop élevé, renoncez à la paillasse, qui n'améliore point le lit et le superpose à un réceptacle de miasmes.

## II. — SUBSTANCES ANIMALES.

1° *Laine.* — La laine, dit Michel Alcan (1), est une des matières textiles qui présentent au plus haut degré les propriétés les plus recherchées dans la confection des tissus : sa finesse, sa douceur, sa résistance si puissamment développée par sa propriété feutrante, son affinité pour les couleurs, sa faible conductibilité de la chaleur, et ses propriétés évaporatoires et hygrométriques, concourent à donner aux étoffes qu'elle produit la légèreté, la souplesse, la

(1) Michel Alcan, *Encycl. technol.*, ou *Dictionn. des arts manuf., usines, etc.* Paris, 1854, 2ᵉ édit.

richesse des nuances et les qualités hygiéniques si nécessaires aux vêtements, tentures et tapis. Presque tous les climats fournissent la laine, et l'industrie qui la met en œuvre, l'une des plus anciennes et des plus générales, sait l'accommoder à toutes les exigences. La laine, produit de la sécrétion épidermique du mouton, est une matière cornée, flexible et cassante, analogue aux cheveux, aux plumes, etc.; elle est enduite d'une quantité plus ou moins notable de *suint* ou *surge*, sécrétion si adhérente aux brins, qu'un dégraissage chimique est nécessaire pour les en débarrasser. La race et la santé des moutons, le climat, la nourriture, les soins hygiéniques, la région du corps, font varier les qualités et la quantité de la laine qu'ils fournissent. Le poids de la toison de chaque animal oscille entre 1 kilogramme 1/2 et 8 kilogrammes; ses filaments, contournés ou non, ont une longueur naturelle de $0^m,08$ à $0^m,30$. La finesse du diamètre du brin diffère de 27 à 18 millièmes de millimètre environ, de sorte qu'une surface d'un millimètre de diamètre pourrait comprendre 37 à 50 filaments. Ceux-ci sont plus ou moins ondulés, hérissés de stries saillantes recourbées en dehors sur toute leur longueur, représentant une série de petits dés à coudre microscopiques emboîtés les uns dans les autres, et qui iraient en s'amincissant de la racine à la pointe. Cette disposition facilite l'accrochage et l'enchevêtrement des brins les uns aux autres, elle est le principe de la propriété feutrante que la laine possède presque exclusivement à un degré si notable. L'élasticité des filaments permet le foulage complet de la laine sur tous les sens; les laines fines ont les brins les plus ondulés, les plus élastiques, et sont les plus propres à la confection de la belle draperie foulée. La finesse de la laine est généralement en raison inverse de sa longueur, tandis qu'elle est directement proportionnelle au nombre des frisures, et par conséquent à l'élasticité des brins; à nombre égal de spires, dans une longueur donnée, le brin le plus fin sera celui qui a les ondulations plus petites, plus verticales et suivant une ligne plus directe. Ce sont aussi les laines les plus fines qui contiennent le maximum de suint; celles d'Allemagne, dites de Saxe électorale, en ont jusqu'à 80 pour 100 de leur poids; nos belles laines de la Brie en renferment 60 à 75 pour 100, et les plus communes n'en ont pas moins de 20. Dans la pratique industrielle, on distingue les laines courtes ou *cardées*, et les longues ou *peignées*. Les premières, ondulées, frisées, d'une longueur moyenne de brins de $0^m,12$, plus propres au foulage, préparées par le travail des cardes pour l'adhérence et l'engrenage des brins, servent à la confection des draperies les plus légères et les plus corsées, des étoffes de fantaisie, des draps pilote, des tissus pour ameublement; avec les laines peignées se fabriquent toutes les variétés d'étoffes rases et moelleuses (mérinos, flanelles, mousselines-laines, stoffs, serges, satins de laine, châles, etc.). Les draperies contiennent en moyenne pour moitié de matière première, et les étoffes rases seulement un quart ou un tiers. Toutes les laines peuvent être ramenées à trois types : 1° *Laines communes*, les moins ondulées; elles sont habituellement lisses ou crépues. Elles se caractérisent surtout par l'extensibilité de leurs filaments;

grossières, presque impropres au foulage et au cardage, mais unies et douces, elles conviennent au peigne : telles sont les laines du Rio de la Plata, employées à faire des chaussons, celles de Normandie, de Picardie, du Berry et du Roussillon. Ces dernières provinces fournissent les meilleures. 2° Les *laines métis* sont dues au croisement entre des béliers mérinos et des brebis de race commune; elles ont des variétés très-nombreuses et se confondent avec les laines mérinos, sauf quelques produits de métissage qui se dénotent par l'inégalité de finesse; on peut donc leur appliquer ce qui sera dit 3° des *laines mérinos*, que l'on a divisées en quatre classes : haute finesse, belle finesse, finesse médiocre, finesse inférieure :

| Finesse. | | Longueur moyenne naturelle (1). | Nombre des ondulations par 0ᵐ,027 de longueur. |
|---|---|---|---|
| 1ʳᵉ classe. | 1/60ᵉ à 1/40ᵉ de millim. | 0ᵐ,054 | 28 à 38 |
| 2ᵉ — | 1/40ᵉ à 1/35ᵉ — | Id. environ. | 24 à 27 |
| 3ᵉ — | 1/35ᵉ à 1/30ᵉ — | de 0ᵐ,054 à 0ᵐ,10 | 16 à 25 |
| 4ᵉ — | 1/30ᵉ à 1/25ᵉ — | Id. | 15 environ. |

On tire de la laine fine de la plupart de nos départements. Le mouton domestique offre une laine bien supérieure à celle du mouton qui se rencontre à l'état sauvage dans les montagnes de la Corse, de la Sardaigne, de la Grèce, etc.; on a constaté qu'elle s'améliore plus promptement par l'intervention des mâles que par celle des femelles. Le produit d'une brebis à grosse laine et d'un bélier à laine fine donne une qualité de laine qui ne tient pas le milieu des deux laines primordiales, mais qui ressemble moitié plus à celle du père où à celle de la mère; un second croisement, c'est-à-dire l'accouplement d'une femelle issue du premier croisement avec un mâle de la même race procurera une laine de trois quarts plus fine que celle de l'aïeule. Les terrains secs et un peu pierreux réussissent aux moutons à laine pour le cardage; la laine à peigne vient des climats brumeux et des terrains humides. C'est au croisement de nos troupeaux avec les béliers étrangers que nous devons nos plus belles laines. L'initiative de ce progrès remonte à Louis XVI, qui chargea Daubenton de naturaliser en France 200 béliers et brebis de race pure, originaires de Léon et de Ségovie. Bientôt l'acquisition de 367 moutons de la même race servit à créer la célèbre bergerie de Rambouillet, et en 1797 le traité de Bâle valut à la France 5500 brebis et béliers, l'élite des troupeaux de la Castille, à l'aide desquels se formèrent six autres établissements sur le modèle de Rambouillet.

Nous n'avons pas à faire connaître la série compliquée des opérations auxquelles sont soumises les laines dans les deux grandes spécialités de leur travail (peignées et cardées); le tableau suivant les résume par une simple indication qui n'est pas inutile au médecin :

*Laines cardées.*

*Teinture.* — Triage de la laine grasse, désuintage; teinture.

(1) Longueur des brins non redressés.

*Filature*. — Séchage, battage, triage, louvetages, cardages; filage en gros, filage en fin; dévidages pour trame et chaînes, pliage en paquets.

*Apprêts en traversage ou harman*. — Lainage en traversage, énouages; tondages en traversage; pressages à chaud et apprêts indestructibles en traversage; lainages en apprêts ou gîtages.

*Tissage*. — Bobinage, ourdissage, encollage, pliage et montage des chaînes; tissage.

*Foulage*. — Dégraissage, épinçage et rentrayage.

*Derniers apprêts*. — Ramage, tondage en apprêts, épinçage et rentrayage; presse à chaud en apprêt; décatissage indestructible; pression à chaud et à froid.

*Laines peignées.*

*Filature*. — Désuintage, louvetage, peignage, réunissage, dégraissage, doublage, tortillonnage, défeutrage, étirages, bobinages; filage en gros, filage en fin; retordage, formation des écheveaux, empaquetage.

*Tissage*. — Bobinage, ourdissage, dévidage en cannettes; tissage.

*Teinture*. — Teinture.

*Apprêts*. — Grillage, tonte, pressage et lustrage.

Les *draps feutrés*, après avoir obtenu il y a quelques années la vogue éphémère d'une invention, sont retombés dans un oubli regrettable pour l'hygiène. On les fabrique sans le secours du filage et du tissage, en feutrant directement les filaments de la laine par une action mécanique aidée de la vapeur et d'une dissolution savonneuse. Le procédé est fort ancien, puisqu'il en est fait mention dans Pline, et l'industrie de notre époque s'est bornée à le développer avec les ressources de la mécanique moderne. L'erreur a consisté à faire des habits avec ces étoffes. Outre qu'il est difficile d'obtenir un feutre d'une résistance égale dans toutes ses parties, beaucoup de laines même très-propres au feutrage, comme celles du Berry, ne conservent guère les effets du foulon et se désorganisent après un court usage. Mais, remarquait avec raison Michel Alcan en 1847 (1), ces nouvelles spécialités de lainages pourraient produire bien des tissus et des tapis communs, chauds et hygiéniques, avec des matières du plus bas prix; et depuis, le progrès de l'industrie des laines a réalisé ces types désirés de fabrication à bon marché.

Aux laines se rattache le *cachemire* ou duvet des chèvres du Tibet, qui nous arrive de la vallée de Cachemire par la Russie. Cette matière animale se distingue par sa souplesse, son moelleux, sa finesse tactile : on dirait, en la palpant, une agglomération de filaments de coton bien détergés et enduits de stéatite. Au microscope, ses brins paraissent cylindriques, parsemés de nœuds et d'irrégularités dues sans doute à des boutons de galle dont on les débarrasse difficilement. Ils n'offrent point les espèces de dents ou scies qu'on observe sur les filaments de laine, bien qu'ils tendent à se contourner en spires analogues à celles des laines de qualité intermédiaire. A l'état brut, le cachemire contient près des trois quarts de son poids de matières hétérogènes et de boutons de galle; mais il n'a rien d'analogue au suint, et par le dégraissage au savon il perd à peine 7 ou 8 pour 100 de son poids. N'oublions pas les poils d'Alpaca et ceux de chèvre d'Angora. Les premiers sont employés à former la

(1) Michel Alcan, *Essai sur l'industrie des matières textiles*. Paris, 1847, p. 663.

trame d'une grande variété de tissus dont la chaîne est de coton, laine ou soie, et recouverte en totalité par la couche d'Alpaca. Cette fabrication a pris une grande extension, et donne des étoffes légères pour le printemps et pour la saison chaude, qui, sous les noms les plus divers, ont deux caractères communs, le brillant de la surface et le moelleux du toucher. Le poil de chèvre d'Angora, au contraire, sert à faire des étoffes à la fois brillantes et roides, telles que les velours d'Utrecht, les articles pour gilets; il entre, à l'état de mélange, dans la grande catégorie des tissus dits nouveautés, qui se prêtent, par leur fermeté, à l'ampleur démesurée des toilettes féminines de nos jours et aux excentricités des crinolines.

2° Les *poils* fins et soyeux de quelques rongeurs, les fourrures, le pelage des animaux, entrent dans les moyens de protection que l'homme oppose aux rigueurs des contrées très-froides; ailleurs la peau tout entière des animaux, roulée et découpée sur les formes de son corps, lui circonscrit une atmosphère conservatrice de sa température propre. Dans nos climats plus tempérés, la mode fait rechercher les fourrures et les pelleteries, de telle sorte que les nécessités du sauvage deviennent le luxe de la civilisation.

Les *plumes* des oiseaux sont employées comme ornements et pour la literie. Celles d'autruche ont seules le privilége de la première destination; à cet effet, on les dégraisse par une immersion de cinq à six minutes dans l'eau de savon tiède, puis on les lave à l'eau pure, on les blanchit, on les azure avec une nuance d'indigo, etc. Le duvet de l'oie, séché à l'air, au four ou au soleil, puis battu avec soin à plusieurs reprises, le duvet de l'eider, oiseau des contrées septentrionales, l'un et l'autre emprisonnés dans des enveloppes d'étoffes diverses, forment une partie essentielle de la literie, et réunissent au plus haut degré la légèreté et le pouvoir conservateur du calorique. On néglige trop la purification des plumes qui ont servi à la literie. Le procédé de Taffin permet de l'opérer sans altérer ces matières : il consiste à les soumettre à une rotation continue au moyen d'un volant armé de bras, mû par une manivelle dans un cylindre à doubles parois entre lesquelles on introduit de la vapeur; les plumes sont ensuite exposées à l'action de la vapeur d'eau et séchées à l'air.

3° Modifiées par le tannage, les *peaux* des animaux fournissent nos chaussures, qui supportent longtemps sans rupture la pression totale du corps contre le plan inélastique du pavé. Placées en contact avec l'eau, elles s'en imprègnent et se putréfient; séchées à l'air, elles durcissent, deviennent rigides et s'usent vite par le frottement. La combinaison de leur matière animale gélatineuse avec le tannin les rend imputrescibles et les convertit en *cuirs*, que l'on achève de rendre souples et imperméables en les comprimant par le battage ou le cylindrage et en les imprégnant en même temps de matières grasses. Cette seconde série de manipulations constitue le corroyage. Les cuirs sont de deux sortes : les uns, mous (molleterie), se fabriquent avec les peaux de vache, de veau, de cheval, etc. ; les autres, forts, avec les peaux

de bœuf, de buffle, etc. Le tan n'est autre chose que l'écorce de chêne séchée, hachée et grossièrement pulvérisée. Pour les peaux destinées à la maro-
quinerie, on se sert des feuilles du sumac (*Rhus coriaria*) pulvérisées ; elles
sont riches en tannin. Les cuirs de Russie, colorés en rouge, ont l'avantage
de résister à la moisissure de l'humidité et d'éloigner les insectes par leur
odeur. Pour les obtenir, les peaux, tannées comme à l'ordinaire, écharnées
et façonnées sur le chevalet, sont macérées quarante-huit heures dans un
bain d'eau contenant de la farine de seigle et du levain, puis dégorgées dans
de grandes cuves d'eau et lavées avec soin ; on les travaille ensuite pendant
quinze jours dans une décoction d'écorce de saule, et on les imprègne finalement d'une huile empyreumatique que fournit par distillation l'écorce du bouleau (1).

4° La *soie* est aux matières textiles ce que l'or est aux métaux ; matière
cornée, coagulable et se durcissant au contact de l'air, elle sort des deux
filières de l'insecte en deux brins séparés qui forment en se soudant le fil de
soie. Au microscope, ces fibrilles, d'une ténuité extrême, non cylindriques,
mais sensiblement aplaties, ressemblent à deux cannelures accolées et diaphanes. La graine du papillon femelle, fécondée par le mâle, est conservée
d'une année à l'autre, et amenée à l'éclosion sous l'influence d'une température artificielle, à l'époque de l'apparition des premières feuilles des mû-
riers, nourriture presque exclusive des vers à soie. En vingt jours, le jeune
ver a parcouru les phases les plus critiques de son développement et cherche
à se débarrasser de la matière élaborée dans ses vaisseaux de soie : il forme
sur des points d'appui qu'on lui présente un premier canevas à mailles irrégulièrement entrecroisées (*bourrette*), sorte d'abri où il établira le *cocon*, cette
cuirasse formée de toutes parts et constituée par des couches de soie superposées et maçonnées à la manière de certains nids d'oiseaux. Le cocon
n'adhère à la bourrette que par quelques points de sa surface extérieure ;
le dévidage des cocons montre que leur fil est continu de la surface au centre, mais il va s'amincissant, et il est trois à quatre fois plus gros à une
extrémité qu'à une autre ; sa longueur est généralement proportionnelle au
volume du cocon. Quand le papillon perce le cocon, il brise les fils ; on a
donc soin d'étouffer par un courant d'air chaud de 75 à 80 degrés centigrades les chrysalides avant leur transformation en papillon, et on ne laisse
éclore que ceux nécessaires à la reproduction. La longueur d'un fil de cocon
dévidable sans interruption a été évaluée par Malpighi à 1091 pieds et quelques pouces ou 365 mètres ; Michel Alcan (2) l'estime au double pour un
cocon ordinaire, bien que dans l'état actuel de l'industrie séricicole 1/3 ou
1/4 de la soie continue échappe au dévidage et ne soit utilisé que sous forme

(1) Voyez dans Pelouze et Fremy, t. IV, p. 387 et suiv., les articles TANNAGE, COR-
ROYAGE, CHAMOISERIE, etc.

(2) Michel Alcan, *Encyclopédie technol.*, ou *Dictionnaire des arts manuf.*, *agri-
cult.*, *etc.* Paris, 1854, 2° édit., t. II.

de *bourre* ou de *frison*. Les premières et dernières couches du cocon sont dans ces cas, les unes par l'irrégularité de leurs circonvolutions, les autres par défaut de ténacité. On ne distingue pas moins de trente variétés de cocons en Europe ; mais il n'est entre ces races que deux différences à prendre en compte, la couleur et le rendement. Les cocons blancs fournissent une qualité de soie supérieure à celle des cocons jaunes, et d'une blancheur plus franche que celle de la soie jaune artificiellement décolorée. Le rendement varie pour les races comme pour les individus ; il est en moyenne de 10 à 18 pour 100, c'est-à-dire que 100 kilogrammes de cocons produisent 10 à 18 kilogrammes de soie. Dans nos climats, la récolte de soie se borne aux résultats d'une seule éducation par an ; mais dans les localités où l'on peut obtenir deux poussées de feuilles de mûrier dans une saison, on fait pendant l'été sept ou huit éducations. Heads, délégué du commerce en Chine, a constaté que les choses s'y passent ainsi.

Le fil fourni par le dévidage du cocon constitue la soie grége ou écrue, composée de trois tubes concentriques ; la substance fibreuse animale qui en occupe le centre n'est autre que la soie, recouverte d'une double couche de gomme végétale qui représente 25 à 30 pour 100 du poids total ; la première couche de cette matière se dissout dans l'eau chaude, la seconde dans l'eau alcaline. Débarrassée de ces corps étrangers, on a la soie *décreusée* ou *soie cuite*.

La production de la soie est un des plus grands revenus de notre industrie agricole du Midi. La France, qui tirait autrefois de l'étranger, et surtout de la Chine, les plus belles qualités de soies, n'a plus de rivale aujourd'hui pour la perfection de ses tissus ; mais elle ne se suffit pas encore dans l'approvisionnement de la matière première, qu'elle reçoit en partie des États sardes, de la Suisse, de la Turquie, de l'Italie et de l'Espagne. Malheureusement, la *pebrine* et une autre maladie appelée le *mort-flat* semblent menacer aujourd'hui cette précieuse industrie.

Le tableau suivant retrace l'ensemble des opérations auxquelles est soumise la fabrication des étoffes de soie :

*Industrie agricole*. — Récolte des feuilles de mûrier, éducation des vers à soie.
*Production de la soie grége*. — Tirage de la soie des cocons, dévidages.
*Moulinage*. — Production du poil ou trame, organsinage (4 torsions du fil).
*Teinture*. — Décreusage (enlèvement des matières gommeuses); teintures.
*Opérations accessoires*. — Conditionnement, dévidage et titrage.
*Tissage*. — Dévidage pour former les cannettes; ourdissage, pliage et montage; tissage uni, tissage façonné.
*Apprêts*. — Pressage, calandrage, gommage et lustrage.

## III. — CARACTÈRES COMPARÉS DES MATIÈRES TEXTILES, ET MOYENS DE LES RECONNAITRE.

Les diverses matières textiles varient par leurs caractères microscopiques, par leurs propriétés physiques, par leurs réactions chimiques. La notion de ces différences aide à les discerner dans les mélanges que l'industrie opère, dans la série des transformations qui résultent des modes de tissage. Quel échelonnement d'étoffes nuancées de coton entre le calicot le plus grossier et la mousseline la plus délicate! Quelles variétés de soieries entre le foulard à bas prix et les opulents tissus de brocart, de velours et de Damas brochés! Quelle série de produits obtenus avec le chanvre, depuis la toile à voile ou la toile d'emballage jusqu'aux batistes de fil de Hollande! Non-seulement les matières premières se dissimulent pour ainsi dire sous l'infinie diversité des produits manufacturés, mais l'industrie y ajoute de nouvelles substances et multiplie par ces combinaisons les spécialités de tissus : ainsi la toison soyeuse de l'alpaga sert aujourd'hui à la fabrication de nouvelles étoffes dites *orléans*. Le british-coton résulte d'une préparation particulière de chanvre, et ses fils entrent pour 50 pour 100 dans des étoffes de soie, de laine courte ou longue, où l'on peut les distinguer au premier aspect. Les associations de laine et de coton, de laine et de soie, sont très-difficiles à reconnaître à l'œil nu. Le microscope, sous un grossissement de 300 à 400 fois, fait apparaître les filaments de lin comme des cylindres lisses, coupés de distance en distance par des lignes transversales simples ou doubles que l'on a comparées à deux nœuds de roseau. Les fibrilles de coton, dépourvues de ces nœuds, sont disposées en lamelles marquées de points ou petites taches, et contournées sur elles-mêmes en hélices aplaties; ces lamelles, comme nous l'avons dit plus haut, présentent à chaque bord un ourlet, et elles sont granulées à leur surface. Les brins de laine révèlent au microscope la forme d'un cylindre à bords rugueux et comme crénelés, cylindre conique et présentant, au centre, et dans le sens de sa longueur, un canal ou conduit nourricier ; c'est aussi par ce canal que se distribue le pigmentum, substance colorée qui donne aux laines comme aux cheveux leur nuance particulière. Les filaments de la laine sont toujours plus ou moins contournés sur eux-mêmes : le cône qu'ils représentent a sa base à leur racine dans la laine d'agneau, et à l'extrémité opposée dans la laine mère, après la première tonte ; cette différence provient de ce que le tube du brin est fermé jusqu'à la première tonte; une fois opérée, la circulation s'active de l'épiderme à l'extrémité coupée du brin. Le fil de soie brute est toujours composé de deux brins faciles à séparer avec un peu d'eau de savon chaude, au microscope, il représente un ruban tortillé, transparent, marqué de stries ou cannelures longitudinales qui permettent de le discerner d'avec les trois matières textiles précitées (Clerget et Lerebours).

Les propriétés physiques des substances textiles diffèrent notablement; nous insisterons plus loin sur celles qui ont une action immédiate sur l'organisme, il ne s'agit ici que de celles qui aident à les distinguer entre elles. La ténacité et l'extensibilité existent au maximum dans la soie. Robinet a démontré que la soie la plus fine est aussi la plus forte ; en d'autres termes, que la soie la plus tenace est celle qui, sous le même volume, contient le plus grand nombre de brins. La ténacité moyenne pour un fil d'un millimètre carré de section est de 43 kilogrammes 620 grammes ; on sait que la résistance absolue d'un fil de fer de très-bonne quantité, d'un millimètre carré, est en moyenne de 43 kilogrammes. — Labillardière est arrivé à un résultat deux fois plus avantageux à la soie qu'au fer, comparés dans leur force de résistance : a-t-il opéré sur une qualité de soie exceptionnelle ? Expérimentant sur des fils de même volume et d'une grosseur de $1/10^e$ de millimètre chacun, il a trouvé, pour la quantité d'extension sur une longueur de $0^m,14$ et pour les poids nécessaires à les rompre, les nombres ci-après :

| Substances. | Extensibilité en millimètres. | Poids en grammes nécessaires à la rupture. |
|---|---|---|
| Chanvre............... | 22,55 | 400,59 |
| Lin................... | 11,27 | 295,82 |
| Soie.... ... ........... | 112,730 | 855,99 |
| Phormium ............. | 33,84 | 590,50 |
| Aloès pite........ ...... | 56,39 | 176,24 |

Ces fils, divisés par le nombre de leurs fibres, ont donné, pour leur extensibilité et leur ténacité ou force, les rapports suivants :

| | Extensibilité. | Ténacité. |
|---|---|---|
| Lin.................... | 1 1/2 | 11 3/4 |
| Chanvre ................. | 1 | 16 1/4 |
| Phormium............... | 1 1/2 | 23 1/4 |
| Aloès pite............... | 2 1/2 | 7 |
| Soie ................... | 5 | 34 |

Les résultats que les laines ont donnés au dynamomètre de Regnier pour la ténacité et l'élasticité de leurs filaments varient dans une latitude de 3 gram. 1/3 à 33 gram. 1/3, et ne mettent en évidence que la supériorité de résistance des laines communes sur les laines fines. En revanche, l'élasticité est en raison directe de la finesse des filaments, ou proportionnelle au plus grand nombre de brins contenus dans le même poids ; aussi la durée des étoffes de laine est-elle en rapport avec leur finesse.

La densité est d'après Ure, pour le

| | |
|---|---|
| Coton. ..................... | de 1,47 à 1,50 |
| Lin...................... | 1,50 |
| Soie .................. ... | 1,30 |
| Laine .................... | 1 |

La chimie a multiplié les recherches pour vérifier la nature des éléments qui entrent dans les divers tissus. Ce diagnostic industriel, qui intéresse aussi l'hygiène, s'applique d'abord aux fils animaux et aux fils végétaux : tissés ou non, si on les place séparément dans des tubes fermés par une extrémité et chauffés au moyen d'une lampe à alcool, les premiers dégagent des vapeurs ammoniacales qui ramènent au bleu le papier de tournesol rougi fixé à l'extrémité ouverte du tube, les autres rougissent le même papier bleu

(Chevallier). Les fils animaux chauffés dans une solution de 5 grammes de potasse ou de soude et de 100 grammes d'eau s'y dissolvent, tandis que les fils végétaux résistent à l'action de ce liquide. Le procédé le plus simple, indiqué par un ingénieur de Rouen, consiste à découper un morceau carré de 3 à 4 centimètres environ, à en tirer tous les fils en travers (ceux de la trame) et tous les fils en long (ceux de la chaîne), et à les brûler un à un à la chandelle : ceux d'origine végétale brûlent avec une flamme vive sans résidu, avec une odeur franche de linge brûlé ; ceux d'origine animale subissent une combustion incomplète, entravée par le charbon spongieux qui se forme à l'extrémité. Peltier fils a proposé un procédé d'analyse qui convient surtout aux tissus colorés, et qui fait reconnaître la soie, le poil de chèvre, la laine et les fils végétaux. Les fils sont immergés à froid, pendant douze à vingt minutes, dans un mélange à parties égales en volume d'acide nitrique monohydraté et d'acide sulfurique à 66 degrés, puis lavés à grande eau jusqu'à disparition de toute saveur acide : alors les fils de soie ou de poils de chèvre sont entièrement dissous, et ceux de laine sont d'une teinte citrine ou brun foncé, les fils végétaux sont restés blancs.

Lassaigne a signalé dans le plombate de soude un réactif propre à distinguer la *soie* de la *laine :* celle-ci se teint en brun noirâtre par l'action du soufre qu'elle contient (sulfure de plomb). — *Soie et lin.* La potasse caustique dissout la première et laisse le second intact (Dumas). — *Lin et coton.* On trempe 7 centimètres carrés de l'étoffe suspecte dans un mélange bouillant de potasse caustique et d'eau (parties égales en poids) ; après deux minutes d'immersion, on presse, on lave, et tire sur le côté de la trame et sur celui de la chaîne environ 6 à 10 fils : ceux de lin ont pris une couleur jaune foncée, ceux de coton sont blancs ou d'un jaune clair (Bœttger). On procède plus simplement encore, avec Leykauf, en mettant le tissu sec dans l'huile et en l'exprimant ensuite avec force : les fils de lin sont devenus translucides, ceux de coton restent opaques. — *Chanvre, lin, phormium.* Par l'action de l'acide nitrique à 36 degrés, contenant un peu de gaz nitreux, le chanvre roui dans une eau courante se colore en jaune pâle, à froid et à chaud ; le chanvre roui dans une eau stagnante devient légèrement rose. Le lin traité à chaud revêt la même nuance rose, mais passe bientôt au jaune. Le *phormium tenax* se colore promptement à froid d'un rouge de sang, et ne perd point, par le lessivage, le mode de réaction caractéristique (Boussingault).

### § 2. — De l'action des vêtements.

Les vêtements agissent sur l'organe, mais par les propriétés inhérentes à la matière dont ils sont faits, par leur texture, par leur couleur et leur forme.

## I. — PROPRIÉTÉS INHÉRENTES A LA MATIÈRE VESTIMENTAIRE.

1° *Calorique.* — La matière vestimentaire, déployée sur le corps, doit être envisagée sous le triple rapport du rayonnement, de l'absorption et de la conductibilité du calorique. Tous les corps, quelle que soit leur température, lancent continuellement, par tous les points de leur surface, des radiations de calorique sous forme de rayons divergents, comme fait un corps lumineux ; la quantité de calorique qu'ils émettent est en raison directe de leur température et de l'étendue de leur surface. Le corps humain, d'une température généralement supérieure à celle de l'air, et dont les formes présentent un grand développement en superficie, se trouverait donc dans des conditions de rayonnement telles, qu'il ne tarderait point à se refroidir jusqu'au-dessous du degré compatible avec la vie, si elles n'étaient corrigées par deux circonstances : la non-conductibilité des tissus vivants et la protection du vêtement. La première retarde la transmission du calorique à travers la masse du corps, du ventre vers la périphérie ; la seconde remplit l'office d'un écran. En effet, si entre deux corps inégalement chauffés, et qui, placés à proximité l'un de l'autre, tendent à se mettre en équilibre de température, on interpose un troisième corps, il intercepte entièrement le calorique jusqu'à ce qu'il se soit échauffé et qu'il émette du côté du corps le plus froid ce qu'il absorbe du côté opposé. Or les vêtements, placés entre l'homme et l'atmosphère, exercent au profit du premier ce pouvoir protecteur qui est en rapport avec leur propre force de rayonnement et leur conductibilité ; mais comme ils sont en général de très-mauvais conducteurs du calorique, leur surface extérieure est bien loin d'acquérir la même température que le corps de l'individu qu'ils recouvrent. Ce qui contribue à réduire sa perte de calorique par rayonnement, c'est l'incarcération d'une lame d'air entre la surface cutanée et la surface interne des vêtements, et l'air que ceux-ci retiennent dans leurs mailles. L'air étant très-mauvais conducteur, le vêtement agit ici sur l'économie comme le paillasson de chaume sur les arbres fruitiers, qu'il préserve de la gelée en interceptant le rayonnement du sol vers les espaces célestes, comme le gazon et la neige non tassée sur le sol auquel leur faible conductibilité et l'air qu'ils retiennent entre leurs parcelles conservent à peu près sa chaleur, tandis que dans les nuits sereines leur température propre s'abaisse par l'effet du rayonnement au-dessous de celle de la couche d'air qu'ils supportent. C'est par l'action des mêmes causes que le soldat qui bivouaque sans abri, sous un ciel étoilé, sent ses habits plus froids en dehors que l'air ambiant. Peu conducteurs, le calorique qu'ils enlèvent à la peau traverse lentement leur épaisseur ; mais par la face extérieure, ils l'émettent rapidement. Cette déperdition par rayonnement, une tente, un manteau déployé, un parapluie même suffit pour l'entraver ou l'atténuer. Les mêmes écrans manifestent, quand il y a lieu, leur pouvoir protecteur dans une direction inverse : le manteau de laine dont s'enveloppent l'Espagnol, le Corse, l'Arabe, les soustrait à l'échauffement des rayons solaires, par sa couleur blanche qui s'oppose à leur absorption ; de là la préférence justement donnée aux étoffes de laine et de coton dans les pays intertropicaux, où la chaleur s'élève souvent au-dessus de celle du corps humain. Le pouvoir rayonnant et le pouvoir absorbant du calorique sont entièrement sous la dépendance de la couleur et de l'état des surfaces : cette influence sera examinée plus bas. Quant au pouvoir conducteur, il est très-faible dans la laine, dans la soie, et plus encore dans les fourrures, dans les pelleteries, dans les plumes de duvet ; il est aisé de s'en convaincre par leur tortillement et leur inégale dilatation sous l'action du feu, phénomènes qui expriment leur peu de perméabilité au calorique. Les substances végétales, lin, chanvre, coton, sont meilleurs conducteurs que les matières animales. Néanmoins ce pouvoir est très-imparfait, si l'on en juge par approximation : Despretz, désignant par 1000 le maximum de conductibilité (or), trouve, pour la terre des fourneaux, 11,4, et pour le bois encore moins ; le chanvre, le lin et le coton ne sont que des fibres ligneuses dépouillées des sels et de l'humidité du bois ; ils ont donc un pouvoir inférieur au sien. Néanmoins le chanvre et le lin paraissent frais comparativement à la laine, à la soie ; le coton est un peu plus mauvais conducteur : en hiver il est plus chaud que le linge, et pendant l'été il n'expose pas le corps à un brusque refroidissement.

Au demeurant, les étoffes qui servent à notre habillement nous protégent, suivant les circonstances, contre le froid ou contre la chaleur ; dans quelle mesure ? C'est ce que démontrent les expériences suivantes qu'un professeur distingué du Val-de-Grâce a faites sur ma demande et d'après quelques indications que je lui ai données en vue de l'hygiène militaire (1) :

1° *Protection contre le froid.* — Un vase de laiton mince, cylindrique, de 500 centimètres cubes, suspendu par des cordons de soie dans un air tranquille, fermé par un bouchon qui maintient un thermomètre très-sensible dont la boule est au centre de l'appareil et dont les indications sont observées à distance à l'aide d'une lunette, est rempli d'eau chaude à plus de 50 degrés et revêtu successivement des étoffes à expérimenter. Lorsque le thermomètre marque 40 degrés au-dessus de l'air ambiant, on note l'heure avec une montre à secondes, et l'expérience dure jusqu'à ce que tout l'appareil se soit refroidi de 5 degrés. On part de 40 degrés, parce que l'étoffe, une fois en contact avec le cylindre, perd une certaine quantité de vapeur d'eau qui lui enlève du calorique à l'état latent ; aussi le thermomètre baisse-t-il rapidement d'un ou deux degrés, puis il prend une marche régulière :

(1) Coulier, *Expériences sur les étoffes*, etc. (*Journ. de la physiol. de l'homme et des animaux*, janvier 1858).

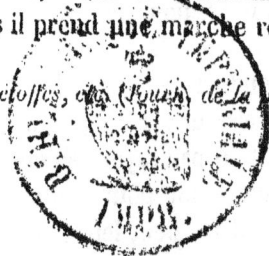

| Désignation des étoffes. | Temps de refroidissement. | |
|---|---|---|
| Vase non recouvert...................... | 18 min. | 12 s. |
| A. Toile de coton pour chemises............. | 11 | 30 |
| B. Toile de coton pour doublures............ | 11 | 15 |
| C. Toile de chanvre pour doublures.......... | 11 | 25 |
| D. Drap bleu foncé pour soldat............ | 14 | 45 |
| E. Drap garance pour soldat............... | 14 | 50 |
| F. Drap bleu pour capotes ................ | 15 | 5 |

On voit que le vase nu se refroidit moins vite que revêtu d'une étoffe ; cela tient au peu de pouvoir émissif du laiton (0,05 environ, celui du noir de fumée étant de 100), tandis qu'une fois en équilibre de température avec l'étoffe qui le revêt, il rayonne dans l'espace avec toute l'intensité du pouvoir émissif de son enveloppe.

Nous indiquerons plus loin les résultats que ces expériences ont donnés pour la couleur des étoffes.

2° *Protection contre la chaleur.* — Un large tube de verre, à parois minces et à diamètre sensiblement uniforme, est coupé en morceaux d'un décimètre de longueur, qui, fermés à la lampe à l'une des extrémités, puis entourés d'un étui de chaque étoffe à frottement doux, remplis de quantités égales de mercure, déposés sur un châssis de bois avec le moins de contact possible, ont toujours été explorés avec un thermomètre très-sensible, à boule extrêmement petite (1). Après un temps d'exposition convenable à l'ombre, les différences de température sont presque insignifiantes, comme on le voit par ce tableau :

| | ° | | | ° |
|---|---|---|---|---|
| Température de l'atmosphère ..... | 26,8 | Tube avec étoffe D............. | | 26,9 |
| Tube sans étoffe.............. | 27 | — avec étoffe E............ | | 26,8 |
| — avec étoffe A........... | 26,9 | — avec étoffe F............ | | 26,9 |
| — avec étoffe B........... | 26,8 | — avec étoffe H............ | | 26,9 |
| — avec étoffe C....... ..... | 26,9 | — avec étoffe K........... | | 26,9 |

L'appareil exposé au soleil donne des effets proportionnels à l'intensité de l'irradiation solaire :

| Dénominations. | Température des tubes. | Différence avec la temp. du tube nu. |
|---|---|---|
| Thermomètre à l'ombre................... | 27° | » |
| Thermomètre exposé au soleil.............. | 36 | » |
| Tube non recouvert d'étoffe............... | 37,5 | » |
| Étoffe A. Coton pour chemises............. | 35,1 | — 2,4 |
| — B. Coton pour doublures ............ | 35,5 | — 2 |
| — C. Chanvre écru.................. | 39,6 | + 2,1 |
| — D. Drap bleu foncé pour soldat........ | 42 | + 4,5 |
| — E. Drap garance pour soldat ......... | 42 | + 4,5 |
| — F. Drap gris de fer bleuté pour capotes.. | 42,5 | + 5 |
| — H. Drap garance pour sous-officier...... | 41,4 | + 3,9 |
| — K. Drap bleu foncé pour sous-officier.... | 43 | + 5,5 |

(1) Voyez le mémoire de Coulier pour les détails de l'expérience.

« Le mercure du tube nu ayant été porté à 37°,5, il est clair que la variation de température des autres tubes, au-dessus ou au-dessous de ce chiffre, est due à l'action de l'étoffe. » Ainsi, les tissus blancs de coton protégent très-efficacement contre l'échauffement produit par les rayons solaires; leur effet se traduit pour celui qui les porte par 7°,9 de chaleur de moins que sous un vêtement de drap bleu foncé, par 7 degrés de moins que sous une capote militaire de drap gris de fer bleuté, etc.

La superposition des étoffes a donné les résultats suivants :

| Dénominations. | | Température. | |
|---|---|---|---|
| 1° Tube et coton seul | 42° | Différence | 9° |
| 2° Tube et drap seul | 51° | Différence | 7° |
| 3° Tube et coton sur drap | 44° | Différence | 6°,5 |
| 4° Tube et drap sur coton | 50°,5 | | |

D'où l'on voit qu'une mince étoffe de coton à mailles serrées, superposée à un vêtement de drap, procure un abaissement de température de 7 degrés centigrades. « Je ne crains pas de trop m'avancer, ajoute le professeur Coulier, en disant qu'en Algérie, dans les fortes chaleurs, la différence eût été de 10 à 12 degrés, puisque cette différence augmente avec la température. »

2° *Électricité.* — La soie, la laine, les fourrures, les plumes, possèdent à un haut degré la propriété idio-électrique, c'est-à-dire la faculté de développer et de retenir le fluide électrique; le chanvre, le lin et le coton sont anélectriques, c'est-à-dire bons conducteurs de l'électricité, à cause de leur plus grande hygroscopicité. La propriété électrique est si manifeste dans certaines matières textiles, qu'en développant du drap par un temps sec, dans une chambre un peu sombre, on voit des étincelles s'en échapper : Michel Alcan a souvent observé ce fait (1). Dans le filage de certaines matières par un temps sec et orageux, leurs fibres, au lieu de glisser facilement entre les organes qui les transforment, tels que les cylindres métalliques, se redressent, se hérissent dans tous les sens, et l'on ne fait disparaître ce phénomène, cet empêchement au travail, qu'en arrosant l'atelier et en humectant les machines. Les substances qui manifestent le plus souvent cette propriété sont, dans l'ordre de fréquence, la bourre de soie et le coton. Alcan ne l'a jamais observée dans la soie grége, les laines, le chanvre et le lin : c'est que la production de la soie grége, c'est-à-dire le dévidage des cocons, a toujours lieu dans l'eau; c'est que les laines, pour être filées, exigent l'enduit d'un corps gras liquide; le chanvre et le lin sont aussi travaillés humides pendant une certaine période de leur filature.

La peau humaine est très-propre à l'électrisation, pourvu qu'elle ne soit point humide. Un tube de verre que l'on frotte avec la main, des bas de soie

(1) Communication manuscrite de M. Michel Alcan (1857).

que l'on fait glisser entre les doigts, s'électrisent souvent jusqu'à production d'étincelles. Le frôlement des vêtements idio-électriques sur la peau doit donner lieu au dégagement de l'électricité. Il y a plus : la superposition des vêtements et leur glissement dans les actes de locomotion favorisent ce phénomène ; car deux étoffes, ou deux portions d'une même étoffe frottées l'une contre l'autre, peuvent contracter des états électriques très-prononcés d'un signe contraire. Que les fluides électriques développés de cette manière se distribuent à la périphérie du corps et lui impriment un certain degré de tension, ou qu'ils réagissent en se recomposant, ils exercent une influence peu remarquée mais réelle, qui fait partie des mérites ou des inconvénients des vêtements de laine ou de soie, et qui se traduit par des stimulations circonscrites et répétées sur l'élément vasculaire et nerveux de la peau.

3° *Hygrométrie.* — Cet effet résulte du pouvoir que les corps possèdent, à différents degrés, de condenser dans leurs pores ou à leur surface l'humidité du milieu ambiant ; il se manifeste de deux manières dans les vêtements, suivant qu'ils transmettent à la peau l'humidité de l'atmosphère, ou qu'ils s'imprègnent des fluides perspiratoires. Dans les deux cas, leur conductibilité du calorique est augmentée ; plus ils sont hygrométriques, moins ils sont chauds ; l'eau qui les imbibe se substitue à l'air emprisonné dans leurs mailles, et devient une double cause de refroidissement, par sa capacité plus grande pour le calorique, et par son évaporation ultérieure, laquelle enlève à la peau de grandes quantités de chaleur. La fibre poreuse du lin et du chanvre se charge promptement d'humidité ; les tissus qu'elle constitue se mouillent vite, condensent les produits de la transpiration, et glacent le corps en les restituant à l'air par évaporation ; ils sont, de toutes les matières vestimentaires, celles qui l'exposent le plus souvent à la sensation du froid humide et aux maladies qui en résultent. En revanche, dans les affections cutanées qui s'accompagnent de prurit et d'ardeur, ils offrent un vêtement frais et souple, à cause de leur hygrométrie et de leur conductibilité du calorique. Les brins compactes du coton se laissent moins pénétrer par l'eau. La laine, la soie, également formées de fils non poreux, sont peu propres à condenser les vapeurs qu'elles laissent échapper facilement à travers les mailles des tissus qu'elles servent à confectionner. D'ailleurs, mauvaises conductrices du calorique, elles ne permettent au peu de liquide qu'elles condensent qu'une évaporation graduelle qui refroidit à peine la surface extérieure du vêtement. Percy, en recherchant l'étoffe la plus convenable pour les fomentations froides, a déterminé les vitesses d'évaporation d'un certain nombre de tissus : des coupons de toile de chanvre et de coton, des morceaux de flanelle, de futaine et de molleton, ont été complétement imbibés d'eau distillée, et suspendus les uns à côté des autres à la même hauteur, et exposés au même degré de chaleur : il a vu que la toile séchait en peu d'instants, le tissu de coton un peu moins promptement ; que la futaine venait ensuite, que la flanelle tardait trois fois plus, et que le molleton mettait plusieurs heures de plus que les autres étoffes à se dessécher.

Cette expérience indique, dans l'ordre de leur énumération, l'intensité de la réfrigération cutanée que produisent ces tissus.

Coulier s'est livré récemment à des recherches d'un grand intérêt pour déterminer la quantité d'eau que peuvent absorber les diverses étoffes, et il a constaté que l'eau qui pénètre dans leur tissu se partage en deux portions distinctes : 1° l'une, qu'il appelle *eau hygrométrique*, peut être absorbée en quantité considérable sans que le toucher perçoive aucun changement dans les conditions physiologiques de l'étoffe : on ne peut l'extraire par pression ; on n'arrive à l'évaluer que par la balance ou par l'allongement des fibrilles textiles, comme il advient pour les hygromètres à cheveu ; 2° l'autre, que le tissu retient par capillarité, *eau d'interposition*, obstrue ses pores, affecte la main qui le touche d'une sensation d'humidité, et en est éliminée par une pression suffisante. Nous renvoyons encore ici au mémoire du professeur du Val-de-Grâce pour les détails relatifs à l'ingénieuse installation de ses expériences, et nous lui empruntons les importants résultats et remarques qui suivent ; le lecteur en déduira spontanément les données et les interprétations qu'ils offrent à l'hygiène.

*Tableau indiquant les quantités d'eau absorbées par les étoffes.*

| DÉNOMINATION DES ÉTOFFES. | Poids après 24 heures de séjour sur la chaux. | Poids après 24 heures de séjour sur l'eau. | Poids après 24 heures d'immersion et 24 h. de séjour sur l'eau. | Eau hygrométrique. | Eau d'interposition. | Eau hygrométrique pour 1 gramme d'étoffe. | Eau d'interposition pour 1 gramme d'étoffe. |
|---|---|---|---|---|---|---|---|
| A. Toile de coton pour chemises..... | 7,55 | 8,50 | 14,40 | 0,95 | 5,90 | 0,126 | 0,781 |
| B. Toile de coton pour doublures.... | 7,75 | 8,40 | 15,40 | 0,65 | 7,00 | 0,084 | 0,903 |
| C. Toile de lin pour doublures...... | 11,19 | 12,90 | 19,40 | 1,71 | 6,50 | 0,153 | 0,580 |
| D. Drap bleu foncé pour soldat...... | 19,75 | 23,12 | 51,40 | 3,37 | 28,28 | 0,171 | 1,432 |
| E. Drap garance pour soldat........ | 19,58 | 23,28 | 55,40 | 3,70 | 32,12 | 0,188 | 1,064 |
| F. Drap gris de fer bleuté pour capotes. | 20,80 | 24,15 | 52,30 | 3,35 | 28,15 | 0,161 | 1,402 |
| H. Drap garance pour sous-officiers... | 19,52 | 22,85 | 54,20 | 3,33 | 31,35 | 0,171 | 1,600 |
| K. Drap bleu foncé pour sous-officiers. | 17,65 | 20,20 | 47,30 | 2,55 | 27,10 | 0,200 | 1,540 |
| L. Belle toile de chanvre pour chemises (achetée en ville). ............ | 9,67 | 11,00 | 15,75 | 1,33 | 4,75 | 0,142 | 0,490 |

« On voit par le tableau précédent que la quantité d'eau hygrométrique absorbée par chaque tissu varie suivant sa nature. Le coton est de toutes les étoffes celle qui, sous ce rapport, possède le moindre pouvoir absorbant. Il est assez remarquable que les deux échantillons sur lesquels ont porté les essais aient des pouvoirs absorbants qui diffèrent notablement. Peut-être les différentes variétés de coton sont-elles fort dissemblables sous ce rapport, et, dans ce cas, il y aurait intérêt à mesurer ce pouvoir absorbant pour se décider en faveur de tel ou tel échantillon.

» La toile de chanvre vient ensuite. Son pouvoir absorbant est intermédiaire entre celui du coton et celui de la laine. Il est à remarquer que les essais ont indiqué un pouvoir absorbant plus considérable pour la toile écrue et grossière que pour l'autre échantillon dont la texture était plus fine. Ce fait s'explique par la moindre porosité des fibrilles qui forment les toiles de première qualité.

» Quant à la laine, elle est, et de beaucoup, le corps qui peut absorber la plus grande quantité d'eau hygrométrique à poids égal; elle a un pouvoir absorbant presque double de celui du coton; à surface égale, pour le drap, il est environ quadruple.

» On peut, du reste, se rendre compte aisément des causes de ces différences, en considérant l'organisation microscopique et l'usage primitif des fibres textiles dont nous nous servons pour tisser nos étoffes. Les fibres de coton sont, en effet, formées par des rubans d'une substance uniforme, non poreuse, et susceptible de résister aux agents chimiques les plus énergiques (on sait d'ailleurs que ce sont les corps les plus poreux qui possèdent au plus haut degré le pouvoir de condenser l'humidité atmosphérique). Leur rôle dans le végétal consiste à protéger la graine, et lorsque celle-ci est arrivée à maturité, elles lui permettent, grâce à leur légèreté et leur surface considérable, d'être transportée au loin par les vents. Il n'est donc pas étonnant que la nature les ait formées d'une substance non hygrométrique et non susceptible d'augmenter de poids par l'absorption de la vapeur d'eau contenue dans l'air.

» Les fibres de chanvre sont composées de vaisseaux et de cellules ligneuses qui présentent longitudinalement un grand nombre de fissures; dans la plante, elles sont continuellement saturées d'eau.

» La laine enfin est formée, comme les poils de tous les animaux, de cornets emboîtés les uns dans les autres, et présentant, à la surface extérieure du cylindre qui les forme leurs bords évasés. Elle forme le vêtement naturel des animaux, et l'on peut dire *à priori* qu'elle doit avoir toutes les propriétés que l'hygiène exige du vêtement. Il est facile de voir, en effet, qu'une étoffe qui, sans perdre ses propriétés physiques de souplesse, de porosité et de conductibilité, peut soustraire à la surface avec laquelle elle se trouve en contact une aussi grande quantité de liquide, doit former sans contredit le vêtement le plus hygiénique.

» L'eau d'interposition varie aussi d'une manière notable avec la nature des étoffes. Les fibres de coton et de chanvre ne sont nullement élastiques, et, dès qu'elles sont mouillées, elles s'accolent les unes aux autres par capillarité. La fibre de laine, au contraire, a une élasticité assez considérable pour que la capillarité ne puisse lui faire prendre une position différente de celle qu'elle a dans l'étoffe, dont les interstices, restant dès lors intacts, peuvent retenir une grande quantité d'eau. Il est facile de voir que les choses se passent ainsi en plongeant successivement dans l'eau quelques brins de laine ou quelques fibres de coton. Lors donc que l'étoffe de laine se trouve saturée d'eau hygrométrique, elle peut soustraire mécaniquement une quantité d'eau d'interposition bien plus considérable que les étoffes formées par d'autres substances dans les mêmes conditions; sous ce rapport, elle est donc encore bien supérieure aux autres étoffes, et doit être préférée par celui qui se livre à un violent exercice.

» Il y a dans la manière dont les vêtements absorbent l'humidité une circonstance qui est également digne de fixer l'attention du médecin. Si le corps couvert de sueur est mis sans défense en contact avec l'atmosphère, la sueur s'évaporera en soustrayant directement et brusquement une quantité de calorique latent. Cette soustraction deviendra même excessivement rapide si l'atmosphère est agitée par un courant d'air. Le vêtement, au contraire, se sature d'eau hygrométrique sans qu'il y ait déperdition de chaleur, puisque l'eau ne passe pas à l'état gazeux.

» Il est bien vrai que, dès qu'il est saturé, il cède une portion de son eau à l'atmosphère jusqu'à ce que son équilibre hygrométrique soit rétabli; mais il est facile de voir que le froid qui en résulte se produit à la surface externe du vêtement et beaucoup plus lentement. Ce froid agit donc sans transition brusque d'une manière lente et graduée, c'est-à-dire dans les meilleures conditions pour ne pas devenir cause morbide. Ajoutons enfin qu'il protége la surface cutanée contre les courants d'air, et l'empêche d'être directement refroidie par eux.

» L'eau d'interposition s'évapore évidemment comme l'eau contenue dans un vase, c'est-à-dire en fonction de la température, de la surface du liquide et du degré de saturation de l'air ambiant. Cette eau, après un temps convenable, finit toujours par disparaître entièrement. L'eau hygrométrique, au contraire, ne se perd jamais complétement. Les tissus en retiennent toujours une quantité d'autant plus grande que l'air ambiant est plus proche du point de saturation. Je me suis assuré de ce fait en pesant le même morceau d'étoffe déposé sous une cloche, sur des dissolutions de sels plus ou moins déliquescents. Le poids d'un tissu quelconque varie donc continuellement avec l'état hygrométrique de l'air ambiant.

» Lorsqu'une étoffe est saturée d'eau hygrométrique et placée dans une atmosphère non saturée, elle perd de son poids jusqu'à ce que son équilibre hygrométrique soit rétabli; mais si l'on vient à la peser successivement après des temps égaux, de deux en deux minutes, par exemple, on s'aperçoit que les quantités d'eau perdue décroissent rapidement. J'ai fait un grand nombre d'expériences pour trouver la loi de ce décroissement; mais ces expériences sont fort difficiles, car le moindre courant d'air augmente singulièrement la rapidité de la dessiccation, et, d'autre part, il faut opérer dans un espace assez considérable pour que l'état hygrométrique de l'air ne change pas. En prenant la moyenne de nombreuses expériences, j'ai cru pouvoir en conclure que, pour un état hygrométrique de l'étoffe peu différent de son équilibre, la déperdition était proportionnelle à l'excès d'eau hygrométrique contenue dans l'étoffe. C'est, on le voit, la loi de Newton pour le refroidissement des corps dont la température est peu élevée. Elle permet d'obtenir assez exactement le poids d'une étoffe après un temps donné, lorsqu'on la place dans les conditions ci-dessus énoncées.

» J'ai cherché de plusieurs manières à mesurer les quantités d'eau hygrométrique absorbée par une étoffe mise en contact avec une paroi humide non mouillée. Ces quantités varient suivant un grand nombre de circonstances, et seraient difficilement soumises à une règle fixe. Dans ces expériences, j'ai trouvé un fait complétement inattendu et d'une très-grande importance au point de vue de l'action des vêtements sur le corps humain : c'est que l'eau d'un corps humide est soustraite bien plus rapidement à l'état d'eau hygrométrique par une étoffe qu'à l'état de vapeur d'eau par l'air. »

A la propriété hygrométrique des vêtements se lie leur action sur la peau, considérée comme organe d'absorption et d'excrétion. La transpiration cutanée varie dans sa quantité, suivant le pouvoir conducteur, émissif et absorbant des étoffes : plus le vêtement accumule de chaleur sur le corps, plus elle augmente, ainsi que le prouve la moiteur habituelle de la peau sous le poids d'enveloppes épaisses et superposées. Au contraire, les tissus bons conducteurs du calorique refroidissent la peau par voie d'échange direct avec les corps extérieurs, et réduisent par conséquent la transpiration. Aussi le linge condense-t-il en ses fibres perméables la vapeur du liquide transpiré, ce qui ajoute encore à sa conductibilité. Les tissus vestimentaires fournissent à l'absorption cutanée des matières liquides ou gazeuses, qu'ils empruntent, soit à l'atmosphère, soit à l'organisme lui-même; l'air qu'ils retiennent dans leurs mailles se renouvelle très-lentement; s'ils l'ont puisé dans un milieu miasmatique, ils seront plus ou moins longtemps les véhicules de principes délétères. Le soir ou pendant la nuit, la laine, la soie, les fourrures, se chargent facilement des effluves du dehors; mauvais conducteurs du calorique, leur température superficielle descend par rayonnement au-dessous de celle des corps ambiants, ce qui facilite la condensation des vapeurs miasmatiques à leur surface. Tel vêtement peut donc entourer l'organisme d'une couche d'air infecté qu'il recèle dans les mailles de sa texture : la transmission de l'acarus de la gale, du pediculus ou de ses œufs, par l'intermédiaire des vêtements, est comme une image de la transmission moins évidente des miasmes, des principes contagieux. Il en est de même quand, au lieu de s'imprégner des matières nuisibles du dehors, ils s'infectent au contact du corps de l'homme sain ou malade en condensant dans leur épaisseur la vapeur de la transpiration, en fixant sur leurs fils le produit desséché des suppurations, etc. Les couvertures des lits sont fréquemment, à coup sûr, dans les hôpitaux, les agents de la propagation des fièvres typhiques, puerpérales, etc.

4° *Texture.* — Les enveloppes naturelles des animaux ont dû nécessairement servir de modèle aux procédés de l'industrie humaine ; elles sont toutes disposées de manière à emprisonner exactement une couche d'air qui se renouvelle très-difficilement et qui isole plus ou moins le corps des influences du dehors. Chez les oiseaux aquatiques, l'imbrication et l'état de la surface des plumes s'opposent à l'introduction de l'eau ; chaque plume, chaque fibrille de sa barbe retient exactement un peu d'air sous elle et à ses bords. Le système pileux des mammifères forme un velours naturel dont les brins, superposés par couches, conservent entre eux des quantités d'air d'autant plus grandes et d'autant mieux enfermées, que le poil devient plus long et plus fin : double qualité de la fourrure des animaux qui existent dans les contrées voisines du pôle. L'artifice de l'homme, dans la fabrication du vêtement, consiste à se rapprocher de la nature en y emprisonnant le plus étroitement de l'air : le feutrage du poil des animaux, la réunion des bourres grossières sous forme d'ouates diverses, le tissage, n'ont point d'autre but. Le fil, qui est l'élément de toutes les substances vestimentaires, ne peut d'ailleurs se convertir en tissu, par quelque procédé que ce soit, sans circonscrire des vacuoles, sans former des interstices, des mailles qui sont des réceptacles d'air. Tel est l'inévitable résultat de l'assemblage des fils en une trame ou une chaîne, soit qu'il s'opère par la main des hommes qui ont pratiqué cet art dix siècles avant Homère (1), ou par les admirables appareils des Hargrave, des Arkwright, des Jacquard, qui ont mis à la portée des classes populaires les ressources de la toilette. Plus donc une étoffe retient l'air en ses mailles, plus elle est chaude, c'est-à-dire mauvaise conductrice du calorique ; les étoffes lâches et poreuses l'emportent par conséquent, à égale quantité de matière, sur celles dont la trame est serrée. Rumford observe la marche du refroidissement d'un corps qu'il enveloppe d'abord avec de la bourre de soie et de la laine non cardée, puis avec une égale quantité de soie et de laine filée, et il la constate plus rapide dans le second cas que dans le premier. L'expérience vulgaire avait noté depuis longtemps la supériorité du pouvoir protecteur des tissus lâches, épais, tomenteux, sur celui des tissus lisses et serrés ; les vêtements de laine lâchement tricotés sont plus chauds que ceux de la même matière tissés et compactes ; du coton ou de la laine cardée et enfermée dans une enveloppe de soie protégera mieux qu'un vêtement tissé à fil serré avec une égale quantité de ces matières. — La texture exerce encore une autre influence qui met en jeu la sensibilité tactile de la peau ; les vêtements, par la rudesse, la grosseur ou la finesse de leurs fils, par la forme microscopique des brins de leur matière première, par le moelleux ou les aspérités de leur surface, irritent ou caressent les papilles nerveuses de la peau, et par suite modifient la circulation capillaire dans les parties qu'ils recouvrent. Les poils des animaux, la laine commune surtout, se font remarquer par la rigidité, la grosseur et l'élasticité de leurs brins, dont il est difficile de fabriquer des fils très-lisses. Comme ces matières épidermiques se développent sous

---

(1) On a trouvé des débris d'étoffes tissées dans les habitations lacustres de la Suisse.

forme d'écailles circulaires imbriquées les unes dans les autres en guise de cornets, on éprouve, en les frottant dans une de leurs directions, la sensation du
grattement. Les vêtements de laine mettent la peau en contact avec d'innombrables aspérités qui la brossent à chaque glissement, à chaque mouvement;
de là une sensation de chaleur incommode, de picotement, de démangeaison,
qui traduit l'excitation nerveuse et vasculaire du derme; des rougeurs, des
érythèmes, des éruptions variées, des inflammations qui portent sur un ou plusieurs éléments de la structure cutanée, proviennent parfois de l'usage des enveloppes de laine, avec le concours étiologique des prédispositions, du régime,
de la malpropreté, etc. Nul doute que l'emploi de plus en plus général du linge
n'ait contribué à réduire le nombre des affections cutanées; l'application immédiate des étoffes grossières de laine sur la peau, jointe à la malpropreté qui en
était l'inévitable conséquence, devait entrer pour une large part dans leur production; la rétention des produits de l'excrétion cutanée dans les mailles de ces
tissus ajoute à leurs propriétés irritantes. Sauvages mentionne une espèce d'érysipèle *in cute nascens ad collarium ecclesiasticorum;* la crasse du cuir chevelu
produit le pityriasis de la tête; le fluide perspiratoire, l'intertrigo des oreilles;
le flux leucorrhéique, l'intertrigo des cuisses, etc. (1). Nous avons rapporté
plus haut l'analyse des matières qui imprégnaient un gilet de flanelle porté pendant soixante jours. Les vêtements de laine, tomenteux et mauvais conducteurs, exercent donc sur la peau une stimulation mécanique et une stimulation chimique : la première par la nature de leur surface, la seconde par les
produits dégénérés, altérés, des sécrétions de la peau dont ils s'infiltrent. La
médecine et l'hygiène peuvent tirer partie de cette double action, qui se résout
dans une révulsion douce et continue, pourvu que l'indication soit bien comprise et qu'une appréhension exagérée ne conduise pas à désarmer l'économie
par l'usage prématuré ou intempestif des moyens prophylactiques. Le coton
tient le milieu par ses qualités tactiles entre la laine et le linge proprement dit
(chanvre et lin); il est parfaitement supporté quand la peau n'est pas le siége
d'exanthèmes ni d'excoriations. Le linge, grâce aux fibres souples et amorphes
dont il se compose, n'expose la peau qu'à des frôlements moelleux et frais; la
soie lui est très-douce, mais, comme la laine, elle développe de l'électricité par
ses frottements, cause de stimulation qui manque dans les tissus si hygrométriques de chanvre et de lin.

5° *Couleur.* — La couleur naturelle ou la coloration artificielle des vêtements
leur communique des propriétés spéciales. Les expériences de Franklin, confirmées par sir Humphry Davy (1799), ont démontré l'influence qu'elle exerce
sur le rayonnement et l'absorption du calorique. On sait aujourd'hui qu'une
surface couverte de noir de fumée rayonne le maximum du calorique, environ
huit fois plus qu'une surface blanche et polie. Le docteur Stark (d'Édim-

(1) A. Cazenave, *Traité des maladies du cuir chevelu.* Paris, 1850, in-8 avec
figures.

bourg) (1) a précisé par ses recherches le pouvoir absorbant et émissif du calorique dans les étoffes de couleur différente. Un thermomètre très-sensible, enveloppé de laine noire et placé dans de l'air à 100 degrés, mit 4 minutes 1/2 pour monter de 10 degrés centigrades à 76°,66; avec la laine vert foncé, 5 minutes; avec la laine écarlate, 5 minutes 30 secondes; avec la laine blanche, 8 minutes. Il avait eu soin de choisir la laine de finesse égale et de même poids. L'expérience répétée avec une moindre quantité de matière eut des résultats semblables quant à leurs rapports mutuels, mais non quant au temps absolu; il en fallut davantage pour atteindre le même degré thermométrique. On voit par là que la couleur modifie puissamment l'absorption du calorique; elle gouverne de même la marche du rayonnement ou du refroidissement des corps. Un thermomètre chauffé à 82 degrés centigrades et revêtu de laine noire, mit pour descendre à 10 degrés centigrades 21 minutes, 26 avec la laine rouge, 27 avec la laine blanche. D'autres substances, telles que farines colorées, matières colorantes simples, donnèrent les mêmes résultats. Ainsi la perméabilité des corps au calorique, dans un sens ou dans un autre (pouvoir absorbant, pouvoir émissif), se trouve sous la dépendance de leur coloration. Les expériences de Coulier démontrent que l'influence de la couleur n'est pas la même sur l'émission de la chaleur propre au corps et sur la pénétration de la chaleur solaire : l'appareil chauffé à 50 degrés, dont il s'est servi, mettait 18 minutes à se refroidir sous sa double enveloppe de drap bleu et de toile de coton blanc à l'extérieur, et 17 minutes 30 secondes quand le drap bleu était superposé au tissu de coton; au contraire, une simple enveloppe de coton blanc suffit pour abaisser de plus de 7 degrés centigrades l'effet calorifique des rayons solaires sur le milieu que le vêtement circonscrit autour de l'homme. L'observation vulgaire avait noté depuis longtemps que l'eau se refroidit plus vite dans un vase de couleur foncée. Dans les pays septentrionaux, les animaux changent de couleur à l'approche de l'hiver; on y voit des renards blancs, des lièvres blancs, etc. : c'est qu'une enveloppe de cette couleur retient le calorique plus longtemps et contribue à la stabilité de la température animale; elle ne conviendra pas moins dans les climats intertropicaux. Rumford et Sir Ev. Home sont arrivés à une conclusion contraire, et conseillent l'usage des vêtements noirs dans les pays très-chauds. Les expériences du docteur Stark concilient les faits : si le nègre absorbe plus de calorique par sa surface, il le rayonne dans la même proportion; lorsqu'il est exposé sans vêtement au soleil, la couleur noire lui est défavorable; mais à l'état normal, c'est-à-dire à l'ombre, elle le met dans les conditions les plus avantageuses pour le débarrasser par voie de rayonnement du calorique en excès. — L'hygrométrie des substances vestimentaires est avec leur couleur dans les mêmes rapports que leur perméabilité au calorique : 30 grains de laine noire, exposés à l'air au mois de janvier par une température un peu au-dessous de zéro centigrade, ont gagné

_____

(1) Stark (d'Édimbourg), *Annales d'hygiène publique.* Paris, 1834, t. XII, p. 54.

32 grains; même quantité de laine écarlate, 25; idem de laine blanche, 20.
— Comme l'eau à l'état vésiculaire est le véhicule des principes toxiques qui
constituent les miasmes, les effluves, il s'ensuit que la couleur du vêtement
ne sera pas indifférente là où l'homme est exposé à cette cause de maladie;
mais le docteur Stark est allé plus loin. Des expériences aussi délicates qu'ingénieuses, dont le détail serait trop long ici, l'ont conduit à ce résultat, savoir,
que la couleur des corps, indépendamment de la nature des substances, influe
d'une manière frappante sur la faculté qu'ont les surfaces d'imbiber et d'exha-
ler les odeurs : ainsi il a trouvé que le noir absorbe le plus, ensuite le bleu,
puis le rouge, puis le vert; le jaune fort peu, et le blanc à peine sensiblement;
que les substances animales ont une plus grande attraction pour les odeurs
que les substances végétales; que la soie attire plus que la laine, celle-ci plus
que le coton. L'absorption des particules odorantes par les surfaces colorées
semble donc soumise aux mêmes lois que celle du calorique et de la lumière;
l'analogie s'étend encore plus loin, car dans plusieurs expériences, Stark a
constaté que, pour les surfaces diversement colorées, le pouvoir émissif des
odeurs est en rapport exact avec leur rayonnement du calorique dans des circonstances semblables. La connaissance de ces faits mène à des applications
utiles de prophylaxie pendant le règne des maladies épidémiques ou contagieuses. Les médecins, en adoptant le vêtement noir, ont choisi la couleur qui
absorbe le plus facilement les émanations odorantes, et qui est par conséquent
la plus dangereuse pour eux-mêmes comme pour leurs malades. Le costume
blanc dans les hôpitaux, les rideaux blancs, le linge blanc et jusqu'à la couleur blanche des murs, n'ont pas seulement l'avantage de forcer à la propreté,
mais présentent encore au méphitisme de ces demeures la surface la moins
absorbante : il semble que la parfaite propreté, dont le blanc est à la fois
l'image et le symbole, résume toutes les précautions extérieures qui sont nécessaires à la santé. — Enfin, la coloration artificielle des tissus vestimentaires
peut-elle occasionner des accidents par l'effet vénéneux des teintures solubles
dans la transpiration cutanée? Nul fait très-exact n'établit jusqu'à présent la
possibilité d'un empoisonnement plus ou moins complet par cet ordre de causes;
néanmoins il importe qu'il n'entre, soit dans la teinture des étoffes, soit dans
l'encollage de leur chaîne, aucune préparation de nature dangereuse; le sulfate
de plomb qui sert à l'apprêt des étoffes de laine et de coton doit être remplacé
par le sulfate de chaux qui remplit le même office et n'a aucun inconvénient
(Chevreul). Dans des châles tissés en Picardie, la proportion d'oxyde de plomb
que contenait l'encollage était si grande, que l'eau de dissolution se colorait
fortement par l'eau d'acide sulfhydrique. La même proscription doit atteindre
les préparations cuivreuses que les apprêteurs emploient dans le blanchissage
des tissus de laine pour en azurer légèrement la teinte.

6° *Forme.* — L'ampleur du vêtement détermine la sphère atmosphérique
qui entoure immédiatement le corps; l'effet qui en résulte se combine nécessairement avec celui des propriétés inhérentes aux étoffes. Quand les pièces

du vêtement sont larges et ouvertes en différents points, l'air s'y renouvelle aisément, et leurs ondulations, en rapport avec les mouvements du corps, donnent lieu à une douce ventilation qui rafraîchit la peau en activant l'évaporation des fluides perspiratoires. Les habits serrés emprisonnent une couche mince d'air qui se renouvelle très-difficilement, et contribue par son peu de conductibilité à conserver au corps sa température propre. Les ceintures, les liens, placés à différentes hauteurs, délimitent des masses d'air stagnant ; les culottes courtes, maintenues à la taille et au-dessous des genoux par des compressions circulaires ; les bas dont l'extrémité supérieure est appliquée exactement sur la peau à l'aide des jarretières, le chapeau qui étreint la base du crâne, représentent autant de cavités closes où l'air est retenu. La superposition des habits permet d'environner le corps d'une série concentrique de lames d'air qui sont autant d'obstacles aux échanges de température auxquels il est provoqué par les objets du monde extérieur. L'instinct a bien guidé l'homme dans l'arrangement des différentes pièces de son vêtement : sur sa peau nue il place le linge, c'est-à-dire l'étoffe la plus souple et qui transmet promptement les liquides transpirés aux vêtements de laine plus extérieurs ; ceux-ci les évaporent d'une manière presque insensible ; enfin il dispose à l'extrême périphérie de son corps les vêtements les plus grossiers, les plus tomenteux (manteau, capote, etc.), qui ne se refroidissent qu'à leur surface ; il n'est point jusqu'aux couleurs des pièces de vêtement superposées qui n'agissent au profit de la chaleur du corps, à la manière des enduits qui, étendus par couches successives sur une surface rayonnante, finissent par fermer cette voie de déperdition du calorique. — La forme des vêtements occasionne des compressions multiples, tant par ses proportions trop rigoureuses que par les liens et les moyens de suspension qu'elle nécessite. L'effet immédiat de ces constrictions porte sur la peau et les tissus sous-jacents ; l'état parcheminé de la peau, la condensation des tissus cellulaire et musculaire que l'on observe au cou des pendus, est l'expression la plus saisissante de cette cause portée à son maximum d'intensité. Les bretelles, les ceintures étroites, les jarretières, les ligatures de tout genre, déterminent une compression circonscrite, plus ou moins forte et continue, dont le premier effet est de gêner la circulation capillaire et de faire refluer le sang dans les vaisseaux voisins ; quand la compression est enlevée, le sang revient avec force et produit la rougeur passagère du point comprimé : mais à la longue les tissus comprimés s'épaississent par une sorte d'irritation nutritive ; aussi tous les points de la surface du corps sur lesquels le mode d'habillement exerce une constriction habituelle sont plus denses et plus épais. Une compression plus limitée encore et plus forte, quoique non sentie au début, ne tarde point à devenir douloureuse ; chassé d'abord des capillaires de la partie, le sang y retourne avec force, et bientôt une inflammation aussi vive que douloureuse se développe sur les limites immédiates du point comprimé : le pli d'un bas, la couture trop saillante d'une botte, le bord trop serré d'un soulier, occasionnent au bout de quelques heures des souffrances intolérables, des ampoules, des excoriations, des solutions de continuité. Si la compression s'étend à une large surface et est soutenue longtemps (corset, pantalon collant), la partie diminue de volume ; le tissu cellulaire, privé de la graisse et de la sérosité qui remplissent ses aréoles, devient sec et lamelleux ; les muscles s'atrophient et perdent leur contractilité ; les vaisseaux sanguins et lymphatiques les plus superficiels s'effacent sur eux-mêmes ; la circulation du sang et de la lymphe s'opère par les vaisseaux profonds : de là des congestions viscérales, des ampliations anévrysmatiques des vaisseaux ou du cœur, des symptômes de dyspnée, etc. Il suffit de promener par la pensée ces effets de la compression sur la poitrine, le ventre, la tête, les extrémités, pour en saisir aussitôt les conséquences fonctionnelles ; nous y reviendrons en parlant des différentes pièces de l'habillement. Enfin, la forme du vêtement laisse à découvert certaines parties du corps, protége étroitement certaines autres ; elle donne lieu à des habitudes de dénudation ou d'enveloppement, et modifie par là, non-seulement les fonctions de la peau, mais les organes profonds qui, par leur sympathie ou leur susceptibilité, répercutent les impressions qu'elle reçoit.

7° *Action générale.* — Le vêtement ne peut modifier la caloricité, l'exhalation, l'absorption et la sensibilité de la peau sans réagir sur l'ensemble des fonctions. L'énergie de la fonction éliminatrice de la peau règle en quelque sorte la marche des autres excrétions ; tout ce qui impressionne les papilles nerveuses du derme met en jeu l'innervation cérébro-spinale et aboutit au malaise ou au bien-être général de l'économie. Les enveloppes plus ou moins protectrices dont l'homme se revêt déterminent la mesure de l'antagonisme qui existe entre sa caloricité et la température extérieure ; le foyer de chaleur qu'il porte en lui-même redouble ou ralentit son activité suivant les agressions de l'atmosphère ; mais cette production inégale de calorique entraîne ou résulte des oscillations correspondantes dans les mouvements de la respiration et de la circulation, dans les actions musculaires et cérébrales : le vêtement est donc encore un de ces modificateurs qu'il est difficile d'étudier au point de vue d'un seul organe, d'un seul appareil ; de près ou de loin, il les influence tous, et il résume parfois la question totale de la vie, quand celle-ci tient à un degré de chaleur de plus ou de moins, comme chez les nouveau-nés, dont le pouvoir calorifique ne suffit point à réparer la perte par rayonnement, et qui périssent en si grand nombre pendant l'hiver.

§ **3. — De l'emploi des vêtements.**

L'emploi des vêtements est subordonné à la forme et aux convenances des parties qu'ils recouvrent, aux conditions de l'individualité, aux circonstances extérieures.

## I. — RAPPORTS DES VÊTEMENTS AVEC LES PARTIES.

1° *Tête*. — D'après Percy, les chapeaux n'ont été introduits en France que sous Charles VIII. Les Grecs, les Romains, les Gaulois, ne se couvraient la tête que malades ou en voyage. Le chapeau, dôme cylindrique ou cône renversé, est resté dans notre costume comme une forme dégradée des armures dont nos guerroyants ancêtres se couvraient la tête. Son utilité la moins contestable est de défendre la tête contre les chocs extérieurs. Trop étroit, il détermine un engourdissement douloureux du cuir chevelu en comprimant les filets nerveux des paires cervicales et de la branche frontale de l'ophthalmique de Willis. Dans la première enfance, la tête, encore molle, compressible, facile à déformer, incomplétement ossifiée, réclame des moyens de protection contre le froid et contre les agents vulnérants du dehors; les bourrelets faits avec des tiges flexibles de baleine, sont à la fois légers et solides. Dans quelques pays les parents exercent sur la tête de leurs enfants une compression méthodique pour en modifier la forme d'après un type conventionnel de beauté : usage barbare qui se retrouve chez les Caraïbes et quelques peuplades de la Polynésie. L'allongement de la tête, la saillie de l'occiput, la dépression circulaire du front, tels sont les effets de certaines coiffures dont on affuble les enfants nouveau-nés; dans le département de la Seine-Inférieure on prépare les petites filles à supporter l'échafaudage de bonnets montants en leur entourant la tête d'un bandeau qui, du sommet frontal, se rend au-dessous de la base occipitale et passe latéralement au-dessus de la conque des oreilles. Cet usage bizarre est la cause d'une difformité crânienne signalée par Foville chez un grand nombre d'aliénés, et à laquelle il rapporte l'étiologie de lésions profondes des facultés intellectuelles et sensoriales, telles que l'idiotie, l'épilepsie, la démence. Il est utile d'accoutumer les enfants des deux sexes à rester la tête découverte; quand il y a lieu de la protéger, les serre-tête de toile conviennent mieux que les fichus adoptés par le luxe ou par la mode, et surtout que les bonnets épais qui accumulent le calorique sur la tête, la congestionnent et favorisent les sécrétions morbides du cuir chevelu. Pour l'adulte, les chapeaux de nattes de paille ou d'autres tissus végétaux fins, ceux de coton et de soie tissés, les casquettes modernes à visière, méritent la préférence sur le feutre de poil de lapin ou de castor : *minima de malis*, car toutes ces coiffures laissent à désirer, et détestables sont les chapeaux en usage, non-seulement par les matières non conductrices du calorique, telles que la peluche, les feutres, mais encore par la manière dont ils sont montés. Le chapeau de peluche collée sur un cylindre de carton, et le chapeau de feutre, sont pesants, étreignent la tête, concentre une masse d'air qui s'échauffe rapidement, ne préservent ni du chaud, ni du froid, ni de la pluie ni de l'irradiation solaire, accumulent les fluides circulatoires dans les téguments du crâne, produisent la macération des bulbes pilifères par la sueur. La fréquence plus grande de la calvitie chez les hommes que chez les femmes témoigne assurément de l'action fâcheuse de la coiffure de notre sexe ; je n'en excepte pas les casquettes, les calottes, qui s'encrassent au contact immédiat des cheveux et empêchent presque entièrement leur aération. Nulle part la chevelure des femmes n'est plus riche et plus belle que dans les pays où elles la couvrent à peine d'un voile léger, comme en Corse, en Espagne, dans tout l'Orient. Les coiffures militaires pesantes, le casque, l'ancien shako, le bonnet à poil, ont dépouillé bien des têtes, jeunes et vieilles. Une coiffure souple, légère, poreuse, si la mode une fois bien inspirée l'adopte et la vulgarise, fera plus contre la calvitie que tous les arcanes d'une médecine ambiguë. On fabrique aujourd'hui des chapeaux de feutre moelleux et flexibles, aussi commodes en voyage que légers à la ville : c'est un progrès digne de recommandation. Quand l'âge ou une autre cause ont amené la calvitie générale ou partielle, il y a lieu souvent d'en corriger les incommodités (coryzas, céphalalgies, douleurs dentaires, etc.) par l'application de toupets et de perruques. Excepté quelques circonstances, le plus souvent professionnelles, qui exigent la soustraction totale de la tête à l'atteinte de causes nuisibles, la face n'a pas besoin d'un vêtement spécial, grâce à la vitalité de son tégument, à l'activité circulatoire de son réseau capillaire, à l'abondance des cryptes muqueux et sébacés qui l'assouplissent continuellement.

2° *Cou.* — L'habitude de laisser le cou à découvert, commune chez les Orientaux et dans certaines classes ouvrières de nos pays, procure l'immunité des angines et d'autres affections morbides; il faut donc la faire prendre aux enfants. Le double ou triple enveloppement du cou à l'aide de cravates fait que cette partie ne peut être exposée à l'air sans risque de maladie. Les autres inconvénients des cols, cravates, etc., proviennent de leur rigidité, de leurs aspérités, de la pression circulaire qu'ils exercent, de la chaleur qu'ils concentrent autour du cou. La cravate, introduite en France en 1660 par un régiment de Croates (Percy), se compose de divers tissus propres à s'adapter à la forme du cou, soutenus à l'aide d'une carcasse de baleine flexible ou de poils de sanglier réunis par petits faisceaux, etc. Le cou, parcouru par de gros troncs artériels et veineux et par les voies aériennes, forcé de se prêter incessamment à des mouvements très-étendus en tous sens, ne peut subir un certain degré de constriction sans qu'il en résulte un commencement de stase veineuse dans les méninges et dans les poumons : la face s'injecte et se boursoufle, les yeux deviennent saillants et rouges; il survient des céphalalgies, des vertiges, des saignements de nez; et dans les brusques mouvements du tronc, il y a danger imminent d'apoplexie, les artères carotides et vertébrales ne cessant d'envoyer du sang au cerveau, tandis que l'étreinte de la cravate ou du col empêche le retour au cœur par les veines jugulaires comprimées. La funeste mode des cravates serrées détermine ces symptômes chez les individus les plus blêmes; les vieillards surtout et les gens replets, à cou volumineux et court, doivent les redouter. Autrefois des colonels étreignaient le cou de leurs soldats avec des cols cartonnés, afin d'animer leur prestance. Percy assure que cette pratique absurde avait pour résultats des ulcérations, des callosités, l'enrouement et l'évasement de la mâchoire inférieure, etc. Naguère encore le col militaire était trop rigide, trop serré; joignez-y la constriction exercée à la base du cou, en avant, par l'agrafe des collets d'uniforme souvent trop hauts et trop serrés, et vous admettrez avec Bégin, H. Larrey (1) et la plupart des chirurgiens militaires, que cette cause n'est pas étrangère au développement des adénites cervicales, l'un des fléaux pathologiques de l'armée, surtout chez les jeunes soldats. Il faut choisir la cravate d'un tissu souple, élastique et doux, qui s'adapte aux saillies du cou et se prête à ses mouvements; l'appliquer sans interposition de crin, de carton, de fil de laiton, etc., de manière à permettre aisément l'introduction du doigt entre ses plis et la partie qu'ils recouvrent; qu'elle ne forme pas une double ou triple enveloppe dont la chaude épaisseur provoque la transpiration et accoutume le cou à une température trop élevée; qu'on ne s'en débarrasse point dans un lieu froid, quand le corps est en sueur; pendant le chant, la déclamation, le travail de cabinet, il faut lui donner plus de laxité, et, pendant le sommeil, s'en affranchir entièrement.

3° *Tronc.* — On a beaucoup critiqué la forme étriquée de nos modernes habits; mais l'instabilité atmosphérique de nos climats et l'activité de nos relations sociales excluent les draperies flottantes du costume antique et l'ampleur majestueuse du vêtement oriental. Procédons du dedans au dehors. L'introduction du linge est une des révolutions de l'hygiène. La chemise se charge des matières sécrétées par la peau, excite très-légèrement la peau par ses propriétés tactiles sans provoquer l'exhalation; l'adjonction des vêtements extérieurs corrige l'inconvénient d'une prompte évaporation qui est propre aux tissus de lin, de chanvre et de coton. La chemise ne doit être ni trop épaisse ni trop mince; le col et l'insertion des épaules doivent être larges. Le fréquent changement de linge est utile à la santé; il faut changer de chemise soir et matin, pour que l'odeur et l'humidité du linge que l'on quitte s'évaporent au lieu de s'altérer par un contact prolongé avec la peau. Dans les pays méridionaux, le pauvre se couche tout nu pour exposer sa chemise en plein air, pratique avantageuse qui supplée au défaut de linge. Le caleçon, qui contribue à la propreté du corps, est soumis aux mêmes règles que le pantalon et la culotte. Celle-ci protége la moitié inférieure du tronc et la plus grande étendue des membres pelviens. Fixée autrefois par une ceinture autour des lombes et arrêtée au niveau des genoux, elle descend aujourd'hui jusqu'au bas des jambes et prend ses points d'appui sur les épaules à l'aide de bretelles. Trop large, le pantalon ne conserve pas au corps sa chaleur et refuse à la paroi abdominale le soutien qu'elle exige en certains points; trop étroit, il repousse les viscères, gêne le jeu du diaphragme, trouble les mouve-

(1) Hipp. Larrey, *Mémoires de l'Académie de médecine.* Paris, 1852, t. XVI, p. 273.

ments du cœur, produit la pléthore encéphalique par la gêne de la circulation dans le tronc et les extrémités inférieures ; s'il monte trop haut, il comprime la base de la poitrine, s'oppose à son ampliation horizontale, force le diaphragme à s'abaisser davantage : d'où le refoulement de la masse intestinale vers les points de la paroi abdominale qui résistent le moins à leur pression et à leur issue. Le pantalon ne doit pas remonter au-dessus des deux dernières côtes asternales : l'hiatus vertical, préférable à l'ancien pont, doit descendre jusqu'au pubis pour éviter la flexion trop grande du tronc dans la miction ; il ne doit exercer de constriction sur aucun point des membres abdominaux, sous peine de renouveler les inconvénients des guêtres montantes de l'empire, heureusement supprimées du costume des soldats, et qui ont occasionné tant d'œdèmes, de varices et d'ulcères opiniâtres des jambes. Le poids du pantalon, quelquefois très lourd, comme celui du plébéien qui n'a pas le choix des étoffes, comme le pantalon doublé de cuir, dit *charivari*, des troupes à cheval, doit être partagé entre les épaules et les lombes par un mode de suspension dont les deux agents sont, d'une part les bretelles, d'autre part des pattes larges en demi-ceinture, serrées en arrière par une boucle et passant sur l'os iliaque, non au-dessus de cet os : cette dernière condition a pour but de fournir à l'hypogastre une surface d'appui et de contention. Le gilet complète, avec le pantalon, la seconde enveloppe de protection cutanée, la première étant constituée par la chemise et le caleçon. La mode donne aux gilets, qui étranglent la taille de l'homme, une portion des inconvénients du corset. Le frottement des pantalons de laine irrite la peau délicate de certaines personnes, leur cause des excoriations, des éruptions prurigineuses. Le caleçon de toile les préserve de ces inconvénients et remédie à la difficulté ou à la rareté des lavages du pantalon. Le principal vêtement du tronc est l'habit, dont le nom varie avec la forme : veste, habit court, lévite ou redingote, il ne doit exercer, quand il est boutonné, aucune pression à la naissance du cou, ni à la base de la poitrine, ni à l'insertion des épaules, afin d'éviter la compression des vaisseaux et des nerfs axillaires, la stase du sang dans les membres thoraciques, la rougeur des mains, et en hiver les engelures. Le manteau, fait d'un tissu mauvais conducteur, ajoute, suivant les exigences du temps et des lieux, un excellent moyen de protection aux précédents ; il est le meilleur écran que l'on puisse opposer au rayonnement du corps : il doit être d'un tissu épais, non trop mou et spongieux, pour qu'il ne devienne pas trop lourd en s'imbibant de la pluie. Le manteau, jeté sur le corps comme une draperie, flotte au vent et embarrasse la marche ; le manteau à manches et à capuchon, ou rotonde, est exempt de cet inconvénient, entoure mieux le corps et abrite au besoin la tête. Les manteaux ou surtouts d'étoffe imperméable concentrent trop la chaleur et condensent à leur face interne la vapeur de la transpiration cutanée qui ne peut traverser leur tissu. Il faut avoir porté pendant une journée de route, pendant une nuit de voyage en voiture, l'un de ces cabans ou paletots imperméables qui doivent

leur vogue à leur légèreté, à leur bas prix, à leur facilité de pliage et de transport, pour en apprécier l'incommodité et l'insalubrité : ils placent l'homme
en mouvement dans les conditions de l'étuve humide ; plus ils accumulent
sur lui la chaleur, plus ils l'exposent aux refroidissements. Comme on s'en
enveloppe par les temps de pluie, alors que l'humidité de l'air extérieur est au
maximum, ils empêchent l'évaporation de la peau qui ruisselle de sueur, tandis que l'eau pluviale ruisselle à la surface extérieure du vêtement imperméable. Or, il s'agit, non d'isoler l'homme des influences atmosphériques,
mais de graduer, de modérer les échanges qui s'opèrent entre l'organisme et
le milieu, quel qu'il soit, où il se trouve. Le conseil de santé des armées,
consulté deux fois sur l'adoption de vêtements rendus imperméables pour les
troupes, s'y est toujours opposé d'après mon avis.

Dans beaucoup de pays, la ceinture fait partie de l'habillement du tronc :
large, souple, élastique, elle comprime uniformément le ventre, la région
lombaire, agit en quelque sorte comme une aponévrose en contenant les
plans musculaires, et comme les intersections tendineuses, en multipliant les
points d'appui pour leurs contractions ; elle soutient le poids des viscères et
diminue les secousses qu'ils éprouvent dans le saut, la course et l'équitation, etc. Les ceintures de cuir, dures et rigides, atrophient les muscles, altèrent la structure des parties longtemps soumises à leur action.

4° *Extrémités.* — Les gants doivent une partie de leurs propriétés au
tissu qui les forme : peau, fil, soie, coton, etc. Leur effet principal est de préserver les mains du froid, des engelures, de la poussière, des frottements, etc. ;
c'est-à-dire d'entretenir leur température et la délicatesse de leur peau,
double condition nécessaire au bon exercice du tact. Les bas, d'invention
moderne, ont le même avantage de protection contre le froid, les frottements ; ils absorbent le produit de la transpiration abondante que la marche
occasionne. Willich voulait qu'ils eussent à leur extrémité la forme digitée des
gants pour faciliter l'absorption des matières sébacées qui s'accumulent entre
les orteils ; mais il en résulterait des frottements et des compressions inévitables, source d'autres maux (cors, durillons) que la propreté ne suffit pas à
combattre. Les jarretières, que nécessite l'usage des bas, doivent être placées
au-dessus des genoux où les vaisseaux sont plus profondément situés qu'au-
dessous ; extensibles et peu serrées, elles ne donneront pas lieu aux varices,
aux œdèmes, suites de la compression habituelle des veines sous-cutanées qui,
dans l'exercice des membres inférieurs, reçoivent un excédant de sang que les
muscles expriment en se contractant, et qui ne peut franchir, en remontant,
l'obstacle d'une ligature. Le pied est une des parties sur lesquelles la mode a
le plus dirigé ses tortures : tantôt elle emprisonne étroitement les cinq orteils
dans une pointe aiguë ; tantôt elle supprime les inégalités de leur longueur en
coupant carrément la chaussure : les végétations épidermiques sont la douloureuse conséquence de ces aberrations ; les hauts talons, en forçant l'extension
de l'articulation tibio-tarsienne, disposent à la luxation en avant de l'astragale,

qui, comprimé en arrière par le bord postérieur du tibia et par la facette articulaire postérieure du calcanéum, peut glisser entre les deux os, comme un noyau de fruit entre deux doigts qui le serrent ; en outre, ce genre de talons, diminuant la base de sustentation, fait osciller le centre de gravité dans tous les sens et rend les chutes presque inévitables : osons donc plaisanter les Chinois parce qu'ils estropient les pieds de leurs femmes dans l'étau de chaussures inflexibles ! La chaussure est en rapport avec le climat et la configuration du sol : la sandale, le brodequin, le cothurne des peuples méridionaux, la spardille qui permet aux montagnards des Pyrénées de gravir les pics et d'en descendre avec une égale vitesse, conviendraient peu dans les plaines de neige ou de fange du Nord. Dans nos climats tempérés, le soulier est la chaussure d'été, et la botte ou bottine celle d'hiver. L'un et l'autre exigent d'amples dimensions, si l'on veut faciliter la progression et empêcher que les pieds se gonflent, se baignent de sueur, se ramollissent, se couvrent d'ampoules, et que les orteils se contournent, chevauchent l'un sur l'autre et donnent naissance à des dépositions épidermiques, source des plus cuisantes souffrances. Le cuir de l'empeigne doit être souple, extensible ; celui de la semelle, sec et bien battu, ce qui le rend moins hygroscopique. Pour rendre l'un et l'autre imperméables, Willich a proposé le mélange suivant : huile siccative, 1 pinte ; cire jaune, 2 onces ; esprit de térébenthine, 2 onces ; poix de Bourgogne, 1 demi-once. On masque l'odeur de ces substances par l'addition de 2 gros d'huile essentielle de bergamote ou de citron, et on les soumet à l'action d'un feu doux ; avec une brosse, on revêt la chaussure d'une première couche qu'on laisse sécher, puis d'une seconde, etc., jusqu'à saturation du cuir. Une semelle de liége, une double semelle, etc., remplit encore mieux cet office. Les bottes sont une véritable armure des extrémités inférieures qu'elles soustraient aux chocs comme à l'humidité ; elles les entourent d'une atmosphère qui s'échauffe et contribue à la bonne température de ces parties. Il importe qu'elles ne compriment ni le pied ni la jambe, et qu'elles ne soient pas trop pesantes, comme ces grosses bottes à l'écuyère qui gênent la marche du cavalier démonté et le livrent à la merci de l'ennemi. Les chaussures ne peuvent se mouler exactement aux courbures des deux pieds que lorsqu'elles sont confectionnées sur deux formes distinctes. Le bois creusé en sabots, mauvais conducteur du calorique, tient le pied sec ; mais inflexible et mal adapté, il embarrasse la progression et déforme le pied. Les socques articulés emboîtent bien la première chaussure et l'isolent parfaitement de l'humidité et du froid des pavés.

## II. — CONDITION INDIVIDUELLES.

1° *Age.* — L'une des plus grandes causes de la mortalité des nouveaunés, c'est l'insuffisance du vêtement, c'est la première impression du froid sur eux ; à défaut du réchauffement maternel, ils ont donc besoin d'un ensemble de moyens protecteurs, représentés par le maillot et le berceau. L'application vicieuse du maillot a été et est encore une cause d'horribles souffrances, de maladies et de difformités pour les pauvres petits êtres que l'éloquence de J. J. Rousseau et les avertissements des hygiénistes n'ont pas entièrement affranchis de cette torture. Elle consistait à les entourer de bandes serrées depuis les épaules jusqu'aux plantes des pieds, et fortement croisées sur la poitrine et sur le ventre : on les convertissait ainsi en un paquet inflexible et compacte, et l'on condamnait à l'extension permanente leurs bras et jambes dont la position naturelle est la demi-flexion, et une sorte de pelotonnement. Ce supplice de l'immobilité absolue, que ne supporterait pas un adulte, et que l'on infligeait à l'âge le plus naturellement turbulent, se prolongeait jusqu'à six semaines; à cette époque on commençait à leur marchander la liberté des bras pendant le jour, etc. On considérait comme un phénomène physiologique de l'âge les cris incessants que les petites victimes adressaient à leurs bourreaux : « Ils crient du mal que vous leur faites; ainsi garrottés, vous crieriez plus fort qu'eux (1). » L'extension prolongée des membres, l'inertie forcée des muscles qu'irrite le besoin de se contracter, la déformation et le déplacement d'os encore mous et gélatineux, la compression de la poitrine et du ventre, et par suite l'imperfection de l'hématose, le séjour des matières excrémentitielles dans les langes, l'âcreté de leur contact, la douleur des excoriations qui en résultent, tels sont les effets du maillot, que l'ignorance et la routine perpétuent au sein même de la civilisation. Dans les familles éclairées, on se borne à envelopper le nouveau-né de linges moelleux, doux, exempts d'aspérités et de coutures, doublés par une couverture que l'on replie et que l'on attache mollement au moyen de larges rubans, de manière à laisser au thorax sa liberté d'ampliation, et aux jambes une suffisante sphère d'agitation. Encore faut-il enlever fréquemment ce maillot sans langes, pour veiller à l'exacte propreté de l'enfant, pour lui procurer par intervalles une entière aisance de mouvements musculaires, pour renouveler l'air emprisonné sous ces enveloppes, et qui, promptement altéré, ne répond plus aux besoins physiologiques de sa peau. Vers l'âge de trois mois, et plus tôt en été, on supprime entièrement le maillot, dont l'usage trop prolongé exagère les fonctions exhalantes du derme, développe une trop grande impressionnabilité et retarde les progrès du pouvoir calorifique. La coiffure du nouveau-né doit être un bonnet de toile, recouvert d'un autre de mousseline, et que l'on s'abstiendra de fixer par un cordon en mentonnière dont les mouvements de l'enfant peuvent faire un agent de compression très-dangereuse. Dès le second mois, dans l'air chaud des appartements en hiver et à l'air libre durant l'été, on le laissera tête découverte; plus tard, sa chevelure, qu'on doit respecter, lui servira d'abri. Du deuxième au troisième mois, les langes, utiles seulement encore pendant le sommeil, seront remplacés par une brassière : une petite jupe et des chaus-

(1) Rousseau, *Émile*, livre Iᵉʳ.

sons souples et chauds : on ne lui donnera des souliers que beaucoup plus tard ; qu'ils se prêtent par leurs dimensions à l'accroissement continuel des pieds ; que leur forme soit bien appropriée à celle de l'organe et ne l'entraîne point dans une direction vicieuse. On abuse aujourd'hui de la flanelle pour les enfants, à titre de prophylactique contre les rhumes ou toute autre incommodité ; c'est trop les garantir contre les impressions variées de l'atmosphère, qui dans certaines limites exercent utilement leur caloricité : pour peu qu'ils soient faibles ou lymphatiques, ce vêtement entretient leur peau dans un état continuel de moiteur et leur est au moindre exercice une cause de sueur, et par suite d'affaiblissement. La flanelle fait des enfants délicats, chétifs, mous, indolents ; elle les amène à la malpropreté par l'imprégnation des émanations cutanées. Ajoutons avec Donné (*op. cit.*, page 209), qu'il n'est ni aussi difficile ni aussi dangereux qu'on se l'imagine de quitter la flanelle après l'avoir prise ou portée plus ou moins longtemps : pour les adultes comme pour les enfants, la seule précaution à prendre, c'est de profiter de la saison des chaleurs pour opérer cette mutation.

L'homme adulte règle le choix du vêtement sur ses sensations et ses besoins ; c'est à cette époque de la vie que l'habitude s'établit avec force et prépare la santé des années à venir : qu'elle incline l'homme à la privation plus qu'à l'excès de la jouissance ; qu'il apprenne à s'accommoder des intempéries du climat où il vit ; qu'il ne raffine pas la sensibilité de sa peau et l'impressionnabilité de ses viscères par une culture trop minutieuse de sa toilette. Une couche trop chaude, des vêtements trop protecteurs, hâtent la puberté et avec elle la marche de la vie. L'homme du peuple s'endurcit à l'inclémence du ciel ; car, par une fatale conséquence des inégalités de l'état social, ceux qui sont le plus en butte aux rigueurs des saisons sont aussi les plus dénués de moyens de protection vestimentaire. Le vieillard est forcé, par l'affaiblissement progressif de ses fonctions de circulation, d'exhalation, de caloricité, etc., d'épaissir de plus en plus le rempart de laine, de soie et de fourrures qu'il élève entre lui et le monde extérieur, s'il n'est habitué de longue date à résister dans une bonne mesure aux variations atmosphériques, à l'impression pénétrante du froid : toute l'hygiène est pour lui dans l'entretien de la chaleur et de la circulation. Qu'il renonce désormais à braver les vicissitudes de l'air, son salut est dans l'uniformité de la température ; mais qu'il n'ajoute qu'avec une gradation étudiée une pièce de plus à son vêtement, car il ne devra plus la quitter : à lui les topiques les plus chauds, laine, ouate, édredon, pelleteries ; leur contact, irritant pour un autre âge, produira sur sa peau une salutaire et douce stimulation ; mais point de ligatures ni de compressions, elles seraient inévitablement suivies de congestions sur les organes internes, notamment sur l'encéphale et les poumons, si prompts chez lui à s'hypérémier. Il est pourtant des vieillards ingambes, actifs, sanguins ou nerveux, qui, grâce à l'exercice musculaire, au bon état de leurs organes digestifs, et parfois à des pratiques d'hydrothérapie prudente, conservent une assez grande force de résistance vitale pour se passer du costume de leur âge. J'ai vu mon collègue octogénaire de l'Académie, feu Duval, s'habiller presque légèrement dans les hivers les plus rigoureux ; il vantait à quatre-vingt-dix ans l'influence salutaire du froid. Capuron portait en toute saison la même redingote. Rudes vies, vertes vieillesses ! Mais tel n'est pas le lot commun ; l'hygiène, comme la médecine, enregistre les cas rares et n'en tire guère parti.

2° *Sexe*. — Confondus sous le même vêtement dans le premier âge, les deux sexes se séparent ensuite sous le rapport cosmétologique, et des jupes, des robes, se drapent en larges plis autour de la partie inférieure du corps de la jeune fille, de manière à baigner, dans un air sans cesse renouvelé, des organes qui exigent un libre accès, et dont les émanations ne peuvent être concentrées sans inconvénient. Le corset est devenu la base ou la charpente de la toilette féminine ; il aide à simuler et à dissimuler. Le corset n'est pas d'origine moderne : les dames grecques avaient leur *séfodosne*, et les matrones romaines le *castula*, espèce de petite tunique qu'on serrait autour de la taille (1). Les jeunes filles, d'après Galien, se servaient en outre de *fasciæ* ou bandes qu'elles serraient fortement sur les omoplates et autour de la poitrine pour augmenter le volume des hanches et des flancs par rapport au thorax ; l'inégalité des épaules était masquée par des coussinets appelés *analectides* ou *analectrides*, et le ventre était déprimé par des espèces d'attelles dont le busc d'aujourd'hui semble une réminiscence (2). C'est Catherine de Médicis qui, dit-on, introduisit en France la mode d'étreindre la poitrine et les reins à l'aide d'un corps de baleine, que l'on nomma plus tard corps de fer ; les corps baleinés atteignaient les crêtes iliaques, et exerçaient dans ce point, pour faire saillir les hanches, une pression qui, d'après Montaigne, entamait parfois la peau et a produit des accidents mortels (A. Paré). Bouvier divise l'histoire des corsets ou de leurs équivalents en cinq périodes : 1° antiquité, bandes ou *fasciæ ;* 2° premiers siècles de la monarchie française, grande partie du moyen âge, rien de fixe ; période de transition, caractérisée par l'abandon des bandelettes romaines et par l'introduction des corsages justes au corps ; 3° fin du moyen âge et commencement de la renaissance, adoption générale des robes à corsage serré tenant lieu de corset ; 4° du milieu du XVIᵉ à la fin du XVIIIᵉ siècle, époque des corps baleinés ; 5° de la fin du XVIIIᵉ siècle jusqu'à nos jours, règne des corsets modernes et actuels.

Ambroise Paré, Spigel, Platner, Winslow, Van Swieten, Camper, Sœmmerring, Buffon, J. J. Rousseau, ont vivement critiqué l'emploi des corsets, les médecins surtout avec des arguments puisés dans l'étude de l'organisation. Joseph II l'interdit par un édit sévère, et néanmoins il subsiste dans la toilette des femmes. Aussi peut-on se demander avec Ménière (3) s'il ne répond point, dans une certaine mesure, à un besoin réel, et s'il n'y a pas quelque exagé-

---

(1) Reveillé-Parise, *Études sur l'homme*, t. II, p. 422.

(2) Bouvier, *Études historiques et médicales sur les corsets.* (*Bulletin de l'Académie de médecine*, Paris, 1853, in-8.)

(3) Ménière, *Thèse de concours*, p. 40.

ration à le proscrire. La physiologie est venue de nos jours en aide aux partisans du corset, par une théorie de la respiration féminine qui, suivant Beau
et Maissiat (voy. tome I, page 106), affecte le type costo-supérieur, c'est-à-
dire s'effectue principalement par les côtes supérieures et surtout par la première, portées en haut et en avant. Bérard (1) fait consister essentiellement
ce type respiratoire en un mouvement de totalité du thorax de bas en haut;
le sternum, la clavicule et la première côte se soulèvent; il y a, de plus, un
mouvement de rotation très-marquée dans les côtes qui suivent la première;
mais ce mouvement qui se propage, va s'affaiblissant de la partie supérieure à
la partie inférieure de la poitrine. Telle est la respiration normale des femmes;
les actrices, en l'exagérant sur la scène dans les moments d'émotion factice,
la rendent visible à tous les yeux : on l'observe chez la jeune fille encore inex-
perte du corset. Haller après Boerhaave a noté une différence dans la manière
de respirer entre les enfants des deux sexes avant l'âge d'un an. Aussi Bérard
admet-il que le corset qui serre seulement le bas de la poitrine se concilie
avec le plan primitif de l'organisation et des fonctions de la femme. D'autre
part, l'état social condamne les femmes à la vie sédentaire, et affaiblit tout
leur système musculaire par défaut d'exercice; de là une sensation de fatigue
qu'elles éprouvent promptement dans la position assise ou debout; elles y ob-
vient par l'usage du corset, qui sert, non à redresser la colonne vertébrale,
mais à fournir un point d'appui au tronc penché en avant; l'état de demi-flexion
en avant leur est habituel dans leurs occupations sédentaires, et, sans la résistance du corset, elle serait exagérée par le poids de la tête, des seins et de tous
les viscères abdominaux et thoraciques. Le corset, c'est-à-dire une ceinture
d'un tissu élastique à grandes dimensions, sans baleines, sans lames métalliques,
médiocrement serrée à la base du thorax, peut donc convenir aux femmes
dont les glandes mammaires sont très-développées et les muscles dépourvus
de contractilité, tandis que nous considérons comme de funestes machines à
pression ces corsets-cuirasses (Reveillé-Parise) qui étreignent impitoyablement
la poitrine dans leur réseau de fer. En Orient, les femmes, si remarquables
par le développement régulier des seins, se contentent de les soutenir par
quelques tours de large bande à la base du thorax. Chez les jeunes filles impubères, le corset comprime, déplace, infléchit les os, déforme le squelette, et
nuit au développement régulier des viscères dont les surfaces osseuses ne sont
que le moule. Les médecins qui font des recherches sur les cadavres des
femmes, notamment ceux de la Salpêtrière, remarquent les déformations les
plus étranges de la base du thorax, résultat de l'usage prématuré du corset.
La plus ordinaire consiste à faire de la base de la poitrine le sommet du cône
que représente sa cage osseuse, et comme le corset s'oppose aux ondulations
incessantes des deux cavités splanchniques, il en résulte qu'il entrave simultanément trois fonctions essentielles : respiration, circulation et digestion.

(1) Bérard, *Cours de physiologie*, 1851, t. III, p. 258.

Aussi favorise-t-il les stases sanguines dans les poumons, l'hémoptysie, l'hypertrophie du cœur, qui lutte contre un obstacle permanent au cours du sang ;
les irrégularités de la digestion, qui exige le concours de l'action musculaire
de l'estomac. D'après l'observation de Ferrus, le corset tend à refouler contre
le diaphragme les organes contenus dans la poitrine, de telle sorte que le foie
déborde souvent de plusieurs pouces les dernières côtes, dont on retrouve
l'empreinte sur sa face supérieure. Sœmmerring a vu un estomac presque
partagé en deux loges par la compression excessive et prolongée d'un corset
armé d'un busc d'acier. Chez les jeunes filles qui se sont procuré une taille
mince par l'abus prolongé des corsets, l'estomac, comprimé latéralement et en
avant, se change en un canal, à peine moins étroit que l'intestin, et, dirigé
verticalement, il plonge par son extrémité pylorique dans la partie supérieure
du bassin ; il en résulte qu'il admet peu d'aliments à la fois, et que leur digestion et leur chylification deviennent pénibles, incomplètes, à cause des changements des rapports normaux de ce viscère avec le duodénum : de là des
dyspepsies, les troubles digestifs variés dont souffrent ces victimes de la mode.
Du moins, au prix de tant de périls et de maux, le corset baleiné ou métallique conserve-t-il à la gorge sa fraîcheur et sa fermeté ? Non : il l'amollit, il la
plisse, il la détend ; parfois il empêche le développement des mamelons et
occasionne l'induration des glandes mammaires. Il faut donc en défendre sévèrement l'usage aux jeunes filles impubères, et, pour les en dispenser dans la
suite, favoriser le développement de leur système musculaire par l'exercice,
la gymnastique, les bains froids. Les femmes à formes non exubérantes doivent
s'en abstenir toujours ; celles qui sont dans des conditions inverses ne l'emploieront qu'avec les modifications précitées. Pendant la grossesse, les femmes
doivent éviter toute pression sur quelque partie du corps que ce soit ; l'ascension de l'utérus repousse déjà les organes abdominaux vers le diaphragme,
dont ils gênent l'abaissement ; une constriction circulaire du thorax réduirait
l'ampliation horizontale de cette cavité, et susciterait le danger quotidien des
congestions vers les poumons, vers le tête, etc., en même temps qu'elle pourrait déterminer l'affaissement des mamelles ou leur engorgement inflammatoire, et compromettre, avec la lactation, la santé ultérieure de la mère et de
l'enfant. Les corsets avec busc descendent sur le ventre et nuisent, soit au
développement, soit à la direction de l'utérus : ils sont une cause d'avortement.
Raciborski s'est assuré que la mauvaise conformation des mamelons, rarement
congénitale, moins commune chez les femmes de la campagne que chez celles
de la ville qui obéissent servilement aux exigences de la mode, est due le plus
souvent aux pressions du corset ; chez les jeunes filles qui n'en ont pas encore
subi les effets, ces organes sont plus ou moins proéminents et bien disposés
pour l'allaitement. Le corset prive donc beaucoup de mères du plaisir d'allaiter, ou les expose, dans l'exercice de cette fonction, à de cruelles souffrances
par suite de la déformation des mamelons (1). Les jarretières même sont alors

(1) Raciborski, *De la puberté et de l'âge critique chez la femme*, 1844, p. 184.

de trop; à leur compression s'ajoute celle que l'utérus exerce sur l'origine des vaisseaux cruraux pour produire l'œdème et les varices des jambes. La femme enceinte a besoin de vêtements amples, flottants et chauds. Nourrice, elle doit soutenir le volume et le poids de ses seins distendus par le lait, sans les comprimer; entretenir la chaleur sur sa poitrine à l'aide de vêtements chauds dont les ouvertures permettent un facile accès à l'enfant; pendant la période critique, elle épargnera à ses organes, et particulièrement à ses seins, toute pression, tout froissement, quoiqu'elle soit le plus souvent alors obligée de les soutenir.

3° *Convalescence, imminence morbide.* — Le convalescent partage avec l'enfant la mobilité du pouvoir calorifique; le froid le pénètre rapidement, mais il se réchauffe moins vite que l'enfant. Aussi doit-il se couvrir avec soin et abriter plus particulièrement l'organe qui a été malade : on sait combien les convalescents des phlegmasies abdominales redoutent l'impression du froid sur le ventre, avec quelle facilité s'infiltre par cette cause la peau des ci-devant scarlatineux, etc. Souvent il y a lieu d'entretenir une douce révulsion cutanée. Pour tous les cas, soit qu'il s'agisse de stimuler directement la peau, ou de mettre en jeu sa solidarité avec d'autres organes, ou de seconder la calorification, la flanelle est un précieux modificateur qui satisfait à ces indications ; elle est surtout utile quand il existe quelque prédisposition du côté des voies respiratoires : une chemise, un caleçon et un gilet de laine sont l'équivalent d'une friction molle et continue sur toute l'étendue de la peau; ils circonscrivent en même temps autour du corps une atmosphère et, si l'on peut ainsi dire, un climat particulier, seule ressource de ceux qui n'ont pas les moyens d'émigrer dans les pays chauds. La demeure privée et les vêtements sont les seuls moyens qui puissent suppléer à l'absence d'un climat convenable. Mais pourquoi affubler de flanelle tant de vivaces organisations qui n'en ont aucun besoin, et dont on émousse par cet abus la sensibilité cutanée? Pourquoi détruire, dans l'état de parfaite santé, les ressources de la maladie? Permis aux gens nerveux de garantir leur chétive machine sous des vêtements de laine ; encore feront-ils mieux de s'en passer et d'exercer la réaction de la peau par l'emploi gradué des lotions et des affusions d'eau froide. Quant aux lymphatiques, qui pullulent partout sous la triste imminence des tubercules, du carreau, des scrofules, etc., la flanelle leur donne chaleur et sécheresse; elle stimule directement leurs tissus dans la saison où ils sont privés de la stimulation plus salutaire d'un air riche de rayons calorifiques et lumineux; mais il est au moins inutile de couvrir de laine les sujets sanguins et colorés, les robustes constitutions, qui s'accommodent mieux d'étoffes fraîches et conductrices.

### III. — CIRCONSTANCES EXTÉRIEURES.

1° *Périodicité diurne.* — Les circonstances de la journée exigent souvent que l'on change de vêtement; cette mutation agit à peu près comme les vicissitudes atmosphériques, moins l'influence directe de celles-ci sur les voies respiratoires : elle comporte des précautions qu'il est inutile de détailler, surtout chez les enfants et les valétudinaires. Rien de moins raisonnable que de remplacer, pendant les soirées d'hiver, le vêtement chaud de la journée par de frêles et légères parures, que l'on craint de froisser par la superposition exacte d'un manteau. Que de jeunes femmes ont payé de leur vie ou de leur santé les charmantes témérités de leur toilette, et combien de ces belles épaules nues sur lesquelles la mort pose, au seuil du bal, sa froide main ! Dans les pays chauds, les oscillations de la température sont si marquées du jour à la nuit, que le vêtement du matin ne peut servir le soir, où la rosée se condense à la surface du corps. Le lit remplace le vêtement pendant la nuit ; le malade s'y réfugie comme dans un milieu plus approprié à ses organes. De toute manière, la moitié de la vie humaine se passe au lit ; il n'est donc pas inutile d'insister sur les conditions de cet appareil vestimentaire. Sa base est le matelas, plan élastique et mou qui résulte d'un mélange de laine et de crin. Le lit de plume ne le vaut pas et s'imprègne de l'humidité et des exhalaisons ; il entretient le corps dans un état de chaleur et de moiteur qui affaiblit les principales fonctions et le système musculaire, là est l'origine de maintes névralgies, congestions viscérales, pollutions nocturnes, etc. La laine n'est pas exempte de ces inconvénients ; le crin doit lui être préféré. Les observations du docteur Stark trouvent ici une application utile. Dans beaucoup de pays, on emploie avantageusement à la confection des matelas des productions végétales telles que la balle d'avoine, les spathes de maïs, la fougère, certaines mousses moelleuses, des goëmons, une zostère foliacée ; elles procurent un coucher ferme et frais, qui convient aux individus jeunes, sanguins, irritables, etc., mais il importe de les renouveler assez fréquemment. Les matelas doivent être cardés une ou deux fois par an, leur toile lavée, leur contenu purifié au moyen de l'aération, du lavage, des fumigations. Le nombre et l'épaisseur des matelas, les paillasses à ressorts métalliques ou rembourrées de paille et de foin, donnent au lit sa hauteur, son degré de souplesse ou de résistance, son pouvoir conducteur du calorique auquel contribuent les draps, les couvertures, les duvets. Les draps de toile ou de coton ne sont pas connus dans l'Orient, où l'on ne se déshabille que partiellement pour se coucher ; ils ont une utilité incontestable : ils seront d'un tissu ni trop grossier ni trop fin : dans le casernement militaire, ils sont changés tous les quinze jours, cette règle devrait être étendue à tous les établissements civils. Les couvertures sont de larges écrans qui s'opposent au rayonnement du corps qu'ils abritent, et leur effet protecteur est en raison de leur épaisseur et des matières qui les composent. Dans le Nord, on se couche entre deux lits de plume qui accumulent le calorique, provoquent la transpiration et en retiennent les produits ; les oreillers dits édredons ont une partie de ces inconvénients. En général, on compose les lits d'une manière trop uniforme, alors qu'ils doivent être appropriés, comme les vêtements mobiles, aux conditions de l'individualité et de la

climatologie. Une couche trop flasque, trop chaude, amollit les jeunes organisations, prolonge sans besoin leur sommeil, énerve leur vigueur musculaire,
leur ôte l'appétit, rend leur digestion pénible et leur nutrition languissante :
les femmes délicates, les vieillards, s'en accommodent mieux ; encore l'habitude, prise dans les jeunes années, peut-elle beaucoup pour eux. « *Quod
enim contra consuetudinem est, nocet, seu molle, seu durum est.* » (Celse.)
Toutefois, pour tous les individus faibles par l'âge, par la constitution ou la
maladie, les moyens de protection doivent être renforcés au lit, le corps réagissant moins pendant le sommeil contre les causes extérieures. Dans l'état de
maladie, le lit acquiert une importance extrême et contribue, par sa disposition, à l'issue du traitement : tantôt le corps, impuissant à se redresser dans la
verticale, a besoin d'un support moelleux qui permette le repos absolu des
muscles ; tantôt un lit mécanique aidera à varier utilement les attitudes. Les
lits durs, inégaux, humides, ne sont-ils pour rien dans les gangrènes cutanées
qu'on observe si fréquemment chez les typhoïdes traités dans les hôpitaux ?
L'homme sain, comme le malade, doit être affranchi au lit de toute compression, de toute ligature ; un air pur doit s'offrir à sa respiration et circuler sans
obstacle autour de sa couche.

2° *Périodicité annuelle.* — « Les vicissitudes des saisons, dit Hippocrate,
engendrent beaucoup de maladies. » Axiome vrai chez nous comme en Grèce.
La statistique de nos hôpitaux montre l'accroissement numérique et l'aggravation des maladies au printemps et vers l'automne : le vêtement est destiné à
combattre la cause de ces maux, car il est le correctif de l'atmosphère. Le
pouvoir calorifique de l'organisme ne peut se proportionner d'emblée aux
mobiles agressions de la température ambiante : il est lent à se renforcer aux
approches de l'hiver, lent à décroître en été. D'ailleurs les nuits de l'été ressemblent parfois aux journées de l'hiver. Comme il est impossible d'opposer
aux caprices de l'atmosphère une perpétuelle variété d'habillement, nous
posons en règle qu'il ne faut modifier celui-ci qu'aux époques culminantes des
deux moitiés de l'année, caractérisées par le maximum et la stabilité de la chaleur ou du froid. Pendant les saisons transitoires, et au début de l'hiver et de
l'été, nous recommandons l'uniformité des vêtements de drap. On a retranché
du costume militaire les pantalons de toile, et le soldat s'en trouve bien. En
Afrique, la santé de nos troupes s'est améliorée avec l'usage permanent des
habits de laine ; même remarque a été faite aux Antilles par Rochoux. Plus
d'une personne, à notre connaissance, s'est guérie d'une excessive susceptibilité des bronches ou des intestins, en renonçant aux mutations périodiques
des vêtements. La laine est un élément principal de la prophylaxie au Sénégal,
à la Jamaïque, à Calcuta, etc. ; et comme la plupart des régions tropicales sont
infestées de marais, les tissus de laine ont l'avantage d'être peu perméables
aux effluves, et d'entretenir l'action éliminatoire de la peau. La population
indigène de l'Orient donne partout l'exemple de ces usages cosmétologiques
qui sont l'expression naïve des besoins, et dont deux particularités frappent le

voyageur : l'une est le soin avec lequel elle protège la tête ; l'autre est l'adoption universelle d'un large écran en forme de manteau : hêram du Bédouin pauvre, burnous de l'Arabe aisé, caban du Moréote, du pâtre corse, du Maltais, etc. Ce vêtement, ample et d'un tissu mauvais conducteur, les défend le jour contre les rayons solaires, le soir contre la rosée. Excepté le nègre, qui expose au soleil sa tête lanugineuse et grasse, tous ont des couvre-chefs : l'Indien son parasol, le Turc son hemma ou turban en châle, le pauvre fellah une calotte de laine, le matelot des ports de la Méditerranée son bonnet phrygien, l'Espagnol son sombrero à larges bords, etc. Il y faut ajouter, il faut populariser dans nos colonies et fournir à nos soldats en marche sous les rayons du soleil d'Algérie ou des tropiques un léger burnous de cotonnade blanche qui aura la salutaire propriété de les maintenir dans un milieu moins chaud de 10 à 12 degrés centigrades que l'air extérieur ; il conviendra encore de blanchir à l'extérieur leurs habitations dans ces contrées, de les y faire camper sous des tentes de même couleur : déjà les Anglais, dans les Indes, font usage du burnous blanc conseillé par Coulier ; il s'agit d'en généraliser l'usage au profit de nos troupes dans les pays chauds. Dans les climats septentrionaux, la superposition des vêtements de laine et des fourrures oppose une barrière épaisse à l'atteinte du froid. Le capitaine Ross mentionne la surprise de ses matelots à la vue des Groënlandais se dépouillant successivement d'un grand nombre de vêtements qu'ils entassent par-dessus une fourrure fine et douce placée en contact immédiat avec la peau. La forme étroite des vêtements contribue à maintenir au corps sa température, et si dans nos climats tempérés elle a pour but la facilité des relations, elle répond dans les climats du Nord à une nécessité de l'existence. C'est dans les climats extrêmes que le vêtement est le mieux compris et le mieux appliqué. Dans nos pays, où la succession des saisons est rapide et imprime de continuelles fluctuations à l'atmosphère, on se résigne à grelotter en hiver, à étouffer en été, parce qu'on prévoit le terme prochain du froid et de la chaleur. Chaque température étant également instable, on se dispense bien à tort de déployer assez de ressources contre un ennemi passager.

Les vêtements que l'on quitte sont imprégnés de matières excrémentitielles et de substances du dehors. Les tissus de lin, de chanvre et de coton, s'en débarrassent parfaitement par le lavage ; les vêtements blancs d'autres étoffes laissent voir aisément leur degré de propreté. Le lavage entraîne les matières qui souillent les tissus, chasse et renouvelle l'air plus ou moins altéré qui séjourne dans leurs mailles ; mais il importe que la dernière eau de lavage soit pure et s'évapore sans résidu, que le séchage ait lieu à l'air libre et ventilé. Les vêtements épais de laine, les étoffes de soie, de velours, se prêtent peu à cette opération ; il faut au moins les battre et les aérer aussi souvent que possible. Les odeurs qui imprègnent les vêtements s'en dégagent par la simple exposition à l'air et comme par rayonnement (voy. plus haut, *Vêtements*) ; parfois il y a lieu d'y joindre des lotions chlorurées, savonneuses, alcalines, ou des fumigations avec le chlore, avec l'acide sulfureux (gale); on peut encore, dans les cas où l'on soupçonne l'absorption par les vêtements de miasmes ou de virus contagieux, les soumettre à des courants d'air chauffé à 100 degrés centigrades au moins, ou chargé de vapeur d'eau d'une température supérieure à celle de l'ébullition, qui entraînent ou dénaturent les principes délétères en traversant le tissu ou leur communiquent une plus grande expansion en y déposant du calorique. Les parfums ne servent qu'à masquer les odeurs désagréables sans détruire la cause nuisible qui les exhale.

## ARTICLE II.

### DES COSMÉTIQUES.

On entend par *cosmétiques* (κόσμος, beauté; κοσμέω, j'orne) les substances appliquées au corps de l'homme dans le dessein de l'embellir ou d'en déguiser les défauts; l'hygiène ne s'en occupe qu'autant qu'elles contribuent à la conservation de la peau et de ses dépendances. L'usage des cosmétiques remonte à la plus haute antiquité, ainsi qu'on le voit par des passages d'Ovide, de Martial, de Suétone, de Juvénal, etc., et par les recherches d'érudition de Triller, Wedel, Bergen, Trommsdorff, etc. Hippocrate, Celse, Galien, Paul d'Égine, Pline, en ont donné de nombreuses formules. Les onctions que fait le Septentrional avec de l'huile de baleine ou de veau marin, les peintures bizarres dont se couvre le sauvage de l'Amérique, le tatouage si commun parmi les peuplades de l'Océanie, et qui s'est étendu parmi quelques classes d'Européens, sont les manifestations d'un instinct de beauté qui se lie souvent à l'instinct de la conservation. Dans un travail lu à l'Académie de médecine (1), Reveil, après s'être livré aux plus doctes recherches sur l'emploi des cosmétiques chez les anciens, et particulièrement chez les Romains, passe en revue la plupart des cosmétiques annoncés dans les journaux et vendus par les parfumeurs; il démontre par le résultat des analyses chimiques qu'il entre dans leur composition des substances toxiques d'une grande énergie et capables d'exercer une action funeste, non-seulement sur la peau, mais sur l'économie entière; il fait ressortir avec raison cette étrange lacune de notre législation qui soumet à des visites périodiques pharmaciens, droguistes, herboristes, épiciers, etc., et laisse en dehors de ce contrôle les parfumeurs débitant à toutes les dupes de leur charlatanisme, à toutes les victimes de la vanité corporelle, les produits de leur audacieuse et mensongère industrie. Reveil signale, dans le *Manuel du parfumeur*, 65 formules à substances vénéneuses, sans compter l'éther, le chloroforme, l'alun calciné, etc. : 5 de ces formules contiennent des préparations arsenicales, 6 de plomb, 4 de nitrate d'argent, 5 de mercure, 6 d'opium, 2 de scille, 2 de cantharides, 3 de chaux vive, 4 d'essence d'amandes

_____

(1) Voyez aussi S. Piesse et O. Reveil, *Des odeurs, des parfums, des cosmétiques, etc.* Paris, 1865, p. 456 et suiv., où ce mémoire est en parti reproduit.

amères en proportion considérable, etc. Espérons que le courageux appel du savant chimiste à la sollicitude de l'autorité sanitaire sera entendu.

La nature des substances employées comme auxiliaires de la toilette, comme correctifs de certaines altérations accidentelles ou naturelles de l'extériorité humaine, conduirait à les diviser en cosmétiques physiques et chimiques; mais le plus souvent ces deux ordres d'agents se confondent dans les compositions usitées, qui diffèrent principalement suivant les régions du corps auxquelles on les applique. On peut donc les classer en cosmétiques du système pileux, des dents, des orifices muqueux, du tégument externe, et, sous le rapport de la sécurité, en cosmétiques innocents et en cosmétiques toxiques.

1° *Cosmétiques du système pileux.* — Ils ont pour but l'entretien des cheveux, leur reproduction, leur coloration. Nous avons parlé plus haut des moyens qui répondent plus ou moins aux deux premières indications. Il nous paraît qu'un traité d'hygiène n'a pas à enregistrer les formules des pommades plus ou moins en vogue, les inventions que le charlatanisme propage sous des dénominations retentissantes et souvent burlesques; ce sont toujours des graisses, des huiles d'amandes douces, d'olive, de noisette, etc., parfumées par l'addition d'essences, de teintures, d'esprit de rose, de bergamote, de jasmin, d'œillet, etc. La graisse d'ours vantée n'est même pas de la moelle de bœuf, qui serait la meilleure base des pommades; mais à cause de son prix élevé, on la remplace par un mélange de graisse de veau ou de bœuf et de porc. Nous ne reviendrons pas sur ce que nous avons dit de la calvitie : naturelle et congénitale, ou sénile; survenue à la suite de la variole ou des fièvres graves, dans le cours de la phthisie, après certaines couches, au milieu des conditions de détresse et de souffrances morales, par l'effet des veilles opiniâtres ou des excès du coït; liée à la cachexie syphilitique ou à différentes formes d'éruptions du cuir chevelu; toujours curable avec l'eczéma, l'impétigo, comme avec l'affection vénérienne, etc., on comprend ce que ces diversités dans l'origine et dans la nature d'un même symptôme laissent de latitude au pronostic, et par conséquent aux tentatives d'un art équivoque.

La teinture des cheveux est une pitoyable ressource de rajeunissement à faux, car elle jure avec les rides, avec la flétrissure sénile du derme, avec l'affaissement général de la démarche si caractéristique de l'homme à chaque époque de sa vie. L'âge est une harmonie physiologique; en dissimuler quelques effets partiels, c'est produire des oppositions choquantes, des contrastes grotesques : le vieillard gagne-t-il à perdre la sérénité placide du front, la majesté des cheveux blancs, sans atteindre à l'illusion d'un autre âge? — Les cosmétiques destinés à la coloration des cheveux sont de deux sortes : les uns inoffensifs, mais de couleur infidèle, déteignent sur les mains, sur le linge, etc.; les autres leur communiquant une couleur franche et solide, mais d'un emploi dangereux; toutes deux donnent lieu pour leur application à des manœuvres longues et fastidieuses, ôtant aux cheveux leur souplesse. Parmi les premières, on peut mentionner les infusions de fèves, de cônes de cyprès, de grappes de lierre, d'écorce de saule, de noyer, de sumac, le noir d'ivoire, le charbon de liége ; parmi les secondes, la céruse, le sulfate de plomb mélangé avec de la chaux hydratée et de l'eau, l'acétate et le sous-acétate de plomb dissous et additionnés d'acide sulfurique liquide (brun foncé). Les préparations plombiques exercent une action locale et générale ; elles dessèchent, rident, flétrissent la peau ; la couleur mate qu'elles lui impriment, noircit au contact des gaz hydro-sulfurés et phosphorés, dans un bain de Baréges, etc. Leurs effets généraux sont ceux de l'intoxication saturnine. Les sels d'argent, très-usités pour noircir les cheveux, déterminent une forte irritation du cuir chevelu, brûlent le poil, attaquent la capsule pilifère, altèrent les sécrétions normales qui profitent à l'entretien du cheveu, favorisent et accélèrent l'alopécie (1).

Les poudres dépilatoires contiennent du sulfure d'arsenic (orpiment), de la chaux vive, etc. ; elles irritent la peau et peuvent donner lieu à des accidents d'empoisonnement. Le mercure métallique fait partie de celle de Laforêt, qui renferme en outre de l'orpiment et de la litharge ! Recommandons à ceux qui ont conservé leurs cheveux d'éviter de les tirailler, de les frotter avec trop de force et avec des brosses trop dures, avec des peignes trop fins, de les pommader outre mesure, de les laver fréquemment ; chez les femmes, il faut les relever sans les tordre, sans les étirer ; la frisure artificielle leur est contraire ; la chaleur du fer les dessèche, les raccornit, les rend cassants, brûle le cuir chevelu et en altère la sécrétion ; les personnes qui ont naturellement la chevelure humide et grasse doivent laisser l'usage des cosmétiques gras à celles qui l'ont sèche et roide par insuffisance de sécrétion sébacée du cuir chevelu. Les huiles et les pommades s'oxydant et devenant alors irritantes par leur contact, on leur substituera peut-être avec avantage des préparations de glycérine. Dans tous les cas, la préférence appartient aux huiles fines qui, additionnées de très-petites proportions de résine ou de baume, sont moins exposées à rancir. Abstenez-vous de *bandoline fixateur*, préparée avec des gommes, des mucilages de coing ou de psidium, des aromates et un peu d'alcool. Cet alcool ne tarde pas à s'acidifier et ces cosmé-tiques inutiles deviennent nuisibles en contractant des propriétés irritantes, parfois caustiques.

Toute l'hygiène de la chevelure réside dans les conditions d'organisation et d'entretien de la santé générale, dans les soins de propreté locale et d'aération des cheveux. La race, la famille, l'hérédité, ont encore ici leur rôle :

---

(1) Voici les préparations les plus employées. — Prenez : acétate de plomb, 2 grammes ; chaux carbonatée, 3 grammes ; chaux vive éteinte, 4 grammes. — Prenez : litharge, 60 grammes ; chaux éteinte, 30 grammes ; amidon, 30 grammes ; soluté de potasse, 8 grammes. — Prenez : azotate d'argent, 8 grammes ; crème de tartre, 8 grammes ; ammoniaque faible, 15 grammes ; axonge, 15 grammes. — Prenez : azotate d'argent, proto-azotate de mercure, 15 grammes de chaque ; eau distillée, 125 grammes.

le coiffeur, la modiste, le chapelier, en ont un autre qui tourne au détriment de la nature.

2° *Cosmétique des dents.* — Nous avons signalé ceux que la prudence autorise (voy. *Dents*, EXCRETA). Les dentifrices se débitent sous forme d'opiats, de poudres et de liquides. Les deux premières sortes agissent par frottement et contiennent généralement des cendres de diverses matières végétales, telles que coriandre, iris de Florence, racines de pyrèthre, etc., du sucre, du charbon, de la suie, du carbonate de magnésie; il faut en exclure les poudres de corail ou de pierre ponce, à cause de leur dureté. La crème de tartre entre dans la plupart des dentifrices acides, presque toujours nuisibles (1).

3° *Cosmétiques des orifices muqueux.* — Aviver la coloration des lèvres et les préserver des gerçures, des crevasses, telle est la destination de certaines préparations qui contiennent de l'acétate de plomb (*crème de Psyché*), de la noix de galle, du sulfate de zinc, etc. La plus innocente est la pommade rosat composée de cire blanche (60 gram.), d'huiles d'amandes douces (125), d'orcanette en poudre (12) et d'huile de rose (12 gouttes).

Les cosmétiques de la bouche prétendent à fortifier les gencives, à masquer la fétidité de l'haleine : la myrrhe, le cresson de Para, le cochléaria, le pyrèthre, le gaïac, l'angélique, la cannelle, la menthe, la vanille, l'ambre gris, le musc, sont au nombre des ingrédients de la plupart des préparations destinées à cet usage. La plus connue de ces eaux de senteur est l'eau de Cologne, que son inventeur, J. M. Farina, préparait comme il suit. On prend :

| | | |
|---|---|---|
| Esprit-de-vin rectifié......................... | 300 | kilogr. |
| Mélisse et menthe de Notre-Dame, de chaque........ | 250 | gram. |
| Roses et violettes, de chaque.................... | 120 | — |
| Fleurs de lavande............................. | 60 | — |
| Absinthe..................................... | 30 | — |
| Sauge et thym, de chaque...................... | 30 | — |
| Acore, fleurs d'oranger, noix muscade, macis, clous de girofle et cannelle, de chaque,................. | 15 | — |
| Camphre et racine d'angélique, de chaque.......... | 8 | — |

On fait digérer pendant vingt-quatre heures le tout dans l'esprit-de-vin, avec deux oranges et deux citrons coupés en tranches; on distille au bain-marie et l'on recueille les 200 premiers kilogrammes qui passent à la distillation. A ce produit on ajoute : essences de citron, de cédrat, de mélisse et de lavande, de chaque 45 grammes; essences de néroli et de romarin, de chaque 15 grammes; essence de jasmin, 30 grammes; essence de bergamote,

(1) Voici les deux meilleures préparations de cosmétiques dentaires. — Prenez : charbon bien pulvérisé, 30 grammes; kina rouge, 20 grammes; sucre tamisé, 12 grammes; huile volatile de menthe, 4 gouttes. — Prenez : charbon lavé et porphyrisé, miel blanc, sucre vanillé, 30 grammes de chaque; poudre de quinquina, 16 grammes; essence de rose ou de menthe, 4 gouttes.

350 grammes. On mélange bien, on filtre, et l'on met l'eau dans les flacons. On ne l'emploie que très-diluée.

4° *Cosmétiques de la peau.* — Ce sont assurément les plus utiles et les mieux justifiés par l'hygiène : car s'il y a folie à demander aux arcanes de l'industrie des parfumeurs la disparition des rides et des taches de rousseur, il convient toujours d'entretenir la finesse et l'élasticité de la peau ; de la fortifier, de la préserver de gerçures, d'éruptions ; de la déterger des débris épidermiques ; d'amortir le feu du rasoir, le prurit de l'intertrigo ; de dissiper l'odeur désagréable des parties sexuelles, de certaines sueurs locales, etc. On préconise journellement, pour ces usages, une foule d'eaux de senteur, de laits cosmétiques, de vinaigres composés, des alcoolats, des acides. La mode, qui a fait la fortune de l'eau polypharmaque de Cologne, a vulgarisé aussi le vinaigre de Bully, celui des quatre voleurs, l'eau de Portugal, le vinaigre de Jouvence (1), le vinaigre virginal (2), etc. Etendus de beaucoup d'eau, ces liquides exercent sur la peau une action astringente et tonique. Il faut se défier des préparations contenant des huiles essentielles ; mêlées à l'eau, elles lui cèdent leur alcool, et les huiles essentielles, mises à nu, peuvent irriter vivement la peau. Les acides, non assez délayés, produisent le même effet et gercent la peau.

Les frictions huileuses, pratiquées par les gladiateurs anciens avant la lutte, sont encore en usage chez diverses nations ; les Esquimaux se frottent avec de l'huile de poisson, les nègres de l'intérieur de l'Afrique avec de l'huile de palme : ils préviennent ainsi le dessèchement de leur peau, et ils échappent aux piqûres douloureuses des insectes, que repousse l'odeur nauséabonde des graisses rancies. La civilisation repousse cette pratique en nos climats ; mais elle permet la vogue des pommades, pâtes et crèmes qui, sous des noms fantastiques, s'adressent à la coquetterie des femmes et leur promettent l'éternelle fraîcheur de la peau. La pommade de concombre passe pour un topique adoucissant, ainsi que beaucoup d'autres ayant pour base l'axonge, la cire vierge, l'huile d'amandes douces, le blanc de baleine, etc.; les poudres d'amidon, de riz, etc., passent pour avoir la même propriété.

Le cosmétique par excellence, l'instrument de la propreté, c'est le savon, ce cosmétique du peuple. On désigne sous le nom de *savons durs* ceux qui ont pour base la soude : le suif, l'huile de palme, l'huile de coco, l'huile d'olive, les huiles de graines de pavot, de chènevis, de noix, etc., servent à cette fabrication ; les matières animales, les boyaux, les débris des abattoirs, sont même utilisés pour celle des savons à bas prix. L'huile d'olive qu'on emploie en France est de la dernière qualité ; on l'obtient en pressant à chaud des marcs déjà épuisés par une pressée à froid. Les savons durs sont blancs, marbrés ou jaunes. Pour les premiers, on délaye le savon à une température modérée,

(1) Prenez : esprit de concombre, 125 grammes ; eau-de-vie au styrax, 1 kilogramme; vinaigre radical, 4 kilogrammes.

(2) Prenez : benjoin en poudre, 60 grammes ; alcool, 250 grammes ; vinaigre blanc, 1 kilogramme.

dans des lessives faibles, et on laisse déposer lentement dans la chaudière, qu'on a soin de recouvrir ; le savon d'alumine et de fer se sépare par refroidissement et tombe au fond ; le savon blanc qui surnage est recueilli, coulé dans des caisses, et, une fois pris en masse, il est découpé en tables. En ajoutant moins d'eau pour diviser seulement le savon de fer et d'alumine en veines bleues sans le précipiter, on obtient le savon marbré à la coupe, car sa surface blanchit à l'air, qui transforme en oxyde le sulfure métallique. Le savon marbré, plus dur que le savon blanc, contient environ 30 pour 100 d'eau, tandis que le savon blanc en renferme d'ordinaire 40 à 50 pour 100 et peut en absorber une quantité plus grande encore, ce qui facilite la fraude. Le savon jaune doit cette coloration à la résine grossièrement pulvérisée qu'on y incorpore par brassage en soutenant l'ébullition dans la chaudière avec un excès de lessive alcaline après la saponification complète.

Les *savons mous* sont fabriqués avec la potasse et les huiles les moins chères ; on les appelle savons noirs ou verts, mais leur couleur naturelle est brun jaunâtre ; c'est par une addition d'indigo qu'on les rend verts ; ils ont à peu près la consistance du miel. Beaucoup plus alcalins que les savons durs, ils sont plus solubles et à meilleur marché : on les fabrique en grande quantité en Picardie, en Flandre, en Hollande, avec la potasse et les huiles de chènevis, de lin, de colza, etc. On en fait aussi en saponifiant l'acide oléique, résidu de la préparation des bougies stéariques, et on les durcit en y ajoutant 0,1 à 0,2 d'huile de palme. Sous le nom de *savons de toilette*, on obtient certains produits en saponifiant par une lessive de soude caustique le suif de mouton ou la graisse d'os, purs ou mélangés d'axonge, d'huile d'olive et additionnés de 1 pour 100 d'essence de carvi, de lavande et de romarin ; on les colore diversement ; ils sont très-hydratés. Les plus onctueux contiennent une certaine proportion de mucilage de gomme adragant, de guimauve, de pepins de coings, etc. Celui d'amandes amères est un beau savon de suif qui contient 1 pour 100 d'essence d'amandes amères. Les *savons transparents* se préparent avec un mélange à poids égal d'alcool et de savon de suif en copeaux bien desséchés ; on liquéfie à une douce température, puis on arrête le feu, on laisse reposer et l'on coule dans les mises ; il faut ensuite trois semaines environ de dessiccation pour obtenir des produits transparents que l'on colore en rose par une dissolution alcoolique concentrée d'orseille, ou en jaune foncé par une dissolution de curcuma. Les *crèmes de savon* ne sont qu'un mélange de 2 parties d'axonge avec 3 parties d'une lessive de potasse caustique, marquant 17 degrés au pèse-sels ; on le fait bouillir jusqu'à parfait empâtage, puis on évapore. Le *sand-soap* contient 74 à 78 pour 100 en poids de sable fin ; le *savon-ponce*, 19 à 26 d'une poudre blanche, fine et mordante (pierre ponce, silex pyromaque ou quartz) : ces deux espèces de savon réussissent à nettoyer les peaux rudes et calleuses.

Les savons détergent la surface cutanée des matières grasses ; ils en détachent par frictions les corps étrangers qui la salissent, et pénètrent dans les inégalités de l'épiderme, les aspérités que présente cette enveloppe chez les travailleurs; ils rendent à la peau sa souplesse et sa perméabilité, ils facilitent l'action du rasoir en ramollissant le poil; ils concourent au blanchissage du linge, des lainages, des couvertures de lit, etc. Le savon mou, plus riche en alcali, convient au lavage des étoffes grossières et au foulage des draps; le savon dur est préféré pour laver le linge fin, les tissus de coton et de soie. Tel est le rôle vraiment considérable de ces agents cosmétiques dans l'hygiène publique et privée, dans la propreté des diverses classes de la société, dans la salubrité de la vie domestique.

Il nous reste à dire un mot des matières colorantes auxquelles la mode, la coquetterie ou la mimique ont recours pour aviver le teint, pour effacer les rides,

> Pour réparer des ans l'irréparable outrage.

Il est des fards toxiques par absorption; il en est d'inoffensifs par leur composition, mais appliqués sur une surface plus ou moins étendue de la peau, ils en gênent les fonctions, ils l'irritent par contact ou par le seul fait de leur substitution au topique normal de la peau, à l'air atmosphérique. — *Fards blancs*. Le blanc de talc de Venise, ou blanc de Circassie (silicate d'alumine ou craie de Briançon) est sans action sur la peau, à laquelle il adhère mal; le blanc de bismuth ou de perle est souvent mêlé d'une quantité notable d'acide arsénieux dont il faut le purger, il est alors sans inconvénient. Ces deux fards ne valent pas, pour l'effet cosmétique, le fard de Thenard, composé de fleurs de zinc et de talc en parties égales; mais il faut repousser le blanc commun du théâtre : les artistes, les femmes du monde qui s'en servent ne savent pas qu'il contient de la céruse. — *Fards rouges*. Le commerce les offre sous forme de poudre, de pommade, de crépon, de liquide. La cochenille, le bois du Brésil et le carthame peuvent être employés sans danger. Le carmin ordinaire, ceux d'Allemagne, de Chine ou de Hollande, ont différents degrés de finesse. Au théâtre, on use de la préparation suivante. Prenez : carmin ordinaire, 8 grammes; faites dissoudre dans un peu d'eau chaude et incorporez le liquide dans 125 grammes de talc de Venise pulvérisé; ajoutez 6 gouttes d'huile vierge et 12 gouttes de dissolution de gomme adragant. — Le *fard bleu*, composé de bleu d'azur, de talc et d'une solution légère de gomme arabique, est sans inconvénient autre que celui de tous les enduits partiels.

En résumé, beaucoup de prétendus cosmétiques que nous venons d'énumérer et beaucoup d'autres que nous passons sous silence, outre le danger qui peut résulter de l'absorption de particules toxiques, altèrent la peau, la cautérisent, l'irritent chroniquement, ou lui communiquent une teinte blafarde et un aspect ridé qui tient à la perte de sa rétractilité, à la diminution de la circulation capillaire; et, dans quelques cas, l'eau aiguisée d'un principe stimulant (huiles essentielles, acides végétaux) a pour effet d'entretenir la fermeté des tissus cutanés, de corriger leur atonie, leur vascularité passive, leur disposition variqueuse. Les frictions savonneuses facilitent le nettoiement des résidus de la transpiration ; l'emploi des matières grasses ou mucilagineuses entretient la souplesse de l'épiderme, prévient les gerçures ou hâte leur guérison, défend la surface du corps contre la poussière et le froid, etc. Mais l'agent le plus efficace et le plus simple pour l'entretien de la propreté, c'est l'eau ; et quant à la fraîcheur et à l'incarnat du teint, quant aux attributs flatteurs de l'extériorité, ils sont au prix de la santé générale. Un régime bien ordonné, la sobriété et la modération en toutes choses sont les cosmétiques les plus sûrs ; ils agissent du dedans au dehors, et font que les avantages de l'extériorité, loin d'être une mensongère apparence, dénotent la salubre élaboration du fluide nourricier et la régularité des fonctions.

# CHAPITRE V.

## PERCEPTA.

## ARTICLE PREMIER.

### DES SENS.

La sensibilité qui se manifeste dans un mode unique et général sur les degrés infimes de l'échelle zoologique, se spécialise chez les êtres supérieurs dans des appareils isolés qui sont des modifications de l'appareil tégumentaire, et pour ainsi dire des départements de la sensibilité générale. L'homme présente au plus haut degré la séparation complète des facultés sensorielles et des organes par qui elles s'exercent ; ceux-ci reçoivent chacun deux sortes de nerfs dont l'un préside à l'acte sensorial et l'autre aux phénomènes de sensibilité générale. Mais, si nette et tranchée que soit chez l'homme la détermination organique de chaque mode de sensibilité, n'oublions pas que ces appareils ne sont que des instruments adaptés à telle ou telle portion du cerveau, appropriés par leur forme à l'activité spécifique de cette partie et communiquant avec lui par des nerfs intermédiaires ; ils sont des instruments destinés à recueillir à la périphérie du corps les diverses impressions, et ils correspondent à autant de foyers perceptifs dont la science n'a pas encore fixé le siége dans l'encéphale. S'il n'est point démontré que la mutilation ou la soustraction des lobes cérébraux entraîne nécessairement la perte des perceptions sensoriales brutes, on ne peut refuser au cerveau une fonction de perfectionnement, d'élaboration essentielle. C'est dans cet organe (1) que les sensations doivent arriver pour produire tout leur effet, pour être appréciées à leur juste valeur. C'est là, comme dit Cuvier, que toutes les sensations prennent une forme distincte, en y laissant des traces et des souvenirs durables, qui deviennent les

_____

(1) Longet, _Traité de physiologie_, 1850, t. II, p. 348.

matériaux de nos jugements et de nos déterminations. La connaissance exacte du mécanisme de la sensation permet à l'hygiéniste d'en régler les éléments. Toute sensation suppose trois termes, un objet extérieur, le moi ou la conscience, et des intermédiaires organiques. En présence de l'objet extérieur, une impression est produite sur les organes ; les nerfs de ces organes la reçoivent et la transmettent au cerveau. Là, pour nous servir du beau langage de Royer-Collard (1), quelque chose s'éveille, qui saisit cette appréhension de lui par lui, qui constitue ce qu'on appelle la conscience ou le moi. Ainsi donc, pour qu'il y ait impression, il faut qu'un excitant agisse sur la surface vivante ; la sensation s'accomplit quand la modification produite dans la partie excitée se continue par les nerfs jusqu'au cerveau, où l'âme la perçoit et la réfléchit. D'où il suit que l'hygiène des sens est complexe : impression, transmission, perception, il faut qu'elle assure l'intégrité de ces trois actes ; elle ne s'arrête pas aux organes des sens et à leurs rapports avec un ordre spécial de modificateurs, elle s'étend au cerveau, dont les sens ne sont que les serviteurs. L'éducation cérébrale et le perfectionnement des sens doivent marcher de front, et l'une importe plus que l'autre : le véritable artiste sait parfois tirer parti d'instruments médiocres ; mais que serviraient les instruments les plus parfaits aux mains d'un ignorant ou d'un incapable ? Les sens, au nombre de cinq, conspirent tous à la conservation de l'individu : mais l'un, plus général, est d'une égale importance pour la vie organique et pour la vie de relation : c'est le tact, dont les autres sens ne sont en quelque sorte que des formes spéciales et appropriées à un ordre distinct de modificateurs. Nous en parlerons d'abord. Deux autres, appelés par Buisson *sens de la nutrition*, variétés circonscrites du tact, plus exquis chez l'animal que chez l'homme, sont les explorateurs de l'air et des aliments (goût et odorat) ; enfin la vue et l'ouïe, situées plus supérieurement, et fonctionnant à l'aide d'un mécanisme plus complexe, transmettent à l'âme les signes de la pensée, et mettent l'homme en communion intime avec ses semblables : on les a appelés *sens sociaux*. Les sens s'entr'aident, s'associent pour le complément des notions nécessaires à l'esprit, se suppléent en cas d'imperfection ou de perte de l'un d'entre eux, mais cet appui mutuel ne s'applique qu'à leurs fonctions médiates. L'acte immédiat, spécial, de chaque sens, ne peut être rempli par un autre : le toucher seul reconnaît la température des corps, l'odorat seul leur odeur, la vue seule leur couleur, etc. ; mais la vue apprécie leur figure aussi bien que le toucher ; l'odorat fait juger souvent de leur distance comme la vue ou l'ouïe, etc. Dans la direction hygiénique des sens, il ne faut point perdre de vue : 1° leurs connexions intimes avec l'état de l'encéphale ; 2° leur solidarité de structure et de fonction avec la complexion et la santé générale des sujets. Les influences qui modifient la constitution impriment aussi leur cachet aux appareils sensoriaux : les ophthalmies scrofuleuses, les otites catarrhales, l'ozène syphili-

---

(1) H. Royer-Collard, *Réponse à Gerdy* (*Gazette médicale* du 3 juillet 1842).

tique, les aberrations hystériques du goût, expriment, avec le grossissement de l'état pathologique, les résultats de causes qui se combinent en quelque sorte avec la trame vivante, et qui, transmises par génération, rongent silencieusement la santé des familles.

### § 1. — Du tact et du toucher.

Le tact est le sens à l'aide duquel nous apprécions les qualités les plus générales des corps ambiants, telles que leur température, leur forme, leur solidité, leur fluidité, etc. Il a pour siége la peau, limite extrême de l'organisme, et l'appareil spécial par lequel il s'exerce se trouve épanoui en avant de la membrane fibreuse tégumentaire (derme) qu'il traverse par les filets qui le rattachent au réseau nerveux; en d'autres termes, le corps papillaire, instrument du tact, détermine sous la couche épidermique notre ligne de contact la plus immédiate avec le monde extérieur. Les phénomènes tactiles se produisent sur tous les points de notre périphérie, et même à la surface de certaines membranes muqueuses (muqueuse des voies génito-urinaires, de la partie inférieure du tube digestif; muqueuse labiale, linguale, palatine, etc.); mais nulle part ils ne s'accomplissent avec plus de précision et d'aisance qu'à la surface de la main, qui, par ses brisures, par ses prolongements articulés et mobiles, par ses pulpes souples, résistantes, à zones papillaires concentriques qui coiffent ses extrémités phalangiennes, peut se déployer, se recourber, se concentrer, se mouler sur les objets extérieurs, etc. Aussi a-t-on dit que la main est l'organe du tact actif ou toucher, et la peau celui du tact passif. Cette distinction est juste en elle-même, car le toucher est toujours volontaire et l'impression tactile peut ne point l'être; mais elle est mal exprimée, car toute sensation est accompagnée de perception, et toute perception est active. Les indications hygiéniques qui se rapportent à ce sens se déduisent du rôle que jouent les diverses parties constituantes de la peau dans le phénomène du tact, qui se décompose en sensation de contact, de pression ou de résistance et de température. L'impression tactile a lieu évidemment dans l'élément sensible ou nerveux de la peau, c'est-à-dire dans les papilles ou houppes nerveuses qui, placées sur la face externe du derme et protégées par la couche épidermique, semblent projetées en avant comme des vigies placées entre le corps et le monde extérieur, en même temps que par leur division filamenteuse elles multiplient la surface de la matière nerveuse qui les constitue : « Si l'on refuse aux tiges papillaires le sens tactile, dit avec raison G. Breschet, nous ne pensons pas qu'on parvienne à désigner dans la peau une autre partie qui puisse être considérée comme l'organe de cette fonction. » Le derme ou chorion sert de base à l'appareil tactile : couche solide et élastique tout à la fois, il permet aux corps extérieurs de s'appliquer sur les papilles sans les léser ou les paralyser par l'effet de leur pression. La souplesse du derme est augmentée par une couche sous-jacente de tissu graisseux qui, par une disposition admirable, affecte dans la pulpe des doigts la

forme d'un véritable coussinet; un réseau vasculaire dont les papilles sont pourvues produit l'état semi-érectile de la peau dans l'exercice du toucher. L'épiderme s'interpose entre les papilles et les agents extérieurs, augmente ou
diminue l'intensité de leur conflit, en raison de son épaisseur, de son degré de
sécheresse et d'hygrométrie; il fournit des prolongements tubuleux qui reçoivent les tiges capillaires des papilles. Les poils contribuent à l'atténuation des
contacts, les ongles à l'exactitude de l'application des doigts, les glandes sébacées à la souplesse de la peau.

L'entretien et le perfectionnement de la fonction tactile exigent donc le soin
de toutes les parties de la peau.

1° L'action intime des tiges papillaires, la mise en jeu de leur impressionnabilité sont liées certainement, comme l'action nerveuse de tous les organes, à
la stimulation initiale du sang; il faut que ce fluide leur parvienne avec certaines conditions de quantité et de qualité. La première indication est de favoriser dans une mesure convenable la circulation capillaire du sang dans la peau,
de s'opposer aux causes qui peuvent amener l'anémie de cette enveloppe (usage
constant des gants), ou y déterminer une augmentation morbide de l'activité
circulatoire, des rougeurs, des stases sanguines, des inflammations (pression du
vêtement à l'épaule, au poignet, etc.) : ces causes donnent lieu souvent à une
exaltation de la sensibilité générale, tout en empêchant l'exercice du tact. Tel
est l'effet des engelures, d'un panaris qui s'accompagne de fortes douleurs et
rend le doigt impropre au toucher.

2° L'action régulière de l'appareil sécréteur de la peau lui fait en partie son
degré de souplesse et d'élasticité; le ressort de ces différentes couches prévient
les pressions immodérées des corps extérieurs sur les papilles, et par suite la
contusion de ces houppes nerveuses. Nous ne reviendrons pas sur les moyens
propres à favoriser la transpiration insensible et la sécrétion sébacée; rappelons
seulement que les sueurs excessives produisent une sorte de macération de la
peau, la rendent flasque, inerte, et par conséquent nuisent en même temps au
sens tactile. Sous les tropiques, l'exhalation visqueuse dont la peau est constamment le siége finit par amortir sa trop vive sensibilité.

3° La protection de l'épiderme est nécessaire à son exercice en de certaines
limites; quand cette couche inorganique offre trop de ténuité ou manque entièrement, la douleur est le seul résultat de l'impression des objets, et obscurcit
en quelque façon la sensibilité spéciale du tact : les tiges papillaires, dénudées
par la destruction de l'épiderme, s'endolorissent à l'excès et deviennent inhabiles au toucher; il perd transitoirement de sa finesse chez les convalescents de
phlegmasies cutanées, dont l'épiderme devient sec, cassant, se gerce, se fen-
dille, s'épaissit, etc. Pour que le tact ait la délicatesse et l'énergie convenables,
il ne faut pas que la couche épidermique s'épaississe, comme il arrive par les
frottements répétés : les callosités interceptent l'effet tactile des corps extérieurs et isolent les papilles nerveuses de la peau; dans les hypertrophies de
l'épiderme, celui-ci forme plusieurs couches dont la plus profonde est collée à

la face interne dans les points qui correspondent aux papilles (Rayer) ; l'ichthyose, caractérisée par un développement morbide des papilles et un épaississement des couches épidermiques, réduit la fonction tactile à une sensation râpeuse de laine ou de peau de chagrin. Les soins de propreté, les lotions, l'usage de quelques cosmétiques et des gants préviennent les accroissements de l'épiderme, quand ils ne sont pas la conséquence d'un état morbide local ou général, acquis ou héréditaire ; l'abus des mêmes moyens entraîne parfois l'amincissement de cette enveloppe protectrice et l'étiolement de la peau.

4° Le tact réagit sur les autres fonctions ou facilite leur accomplissement, et veille comme les autres sens à la conservation de l'individu : l'impression de la température des corps extérieurs ne sert-elle pas de régulateur à l'énergie de la calorification, et par conséquent au mode de la plupart des autres fonctions ? Nous avons vu un hémiplégique, chez lequel la sensibilité de la peau était abolie, se brûler la jambe au contact d'un poêle jusqu'à désorganisation du derme. Rullier cite un fait semblable. Les secours que le toucher fournit à l'intellect lui ont valu le nom de sens géométrique. Condillac lui a décerné la prééminence sur les autres sens, prétendant que seul il donne la notion de l'existence des corps. Les sympathies spéciales de la peau avec quelques organes ajoutent à l'influence du tact : les vertus prolifiques du froc en sont un exemple ; l'exquise finesse du tact, l'irritabilité excessive du derme, les démangeaisons que suscitent certaines éruptions, éveillent le désir génital et ont été pour plus d'un adolescent la cause initiale des abus solitaires. L'hygiène du tact intéresse donc les autres fonctions ; et réciproquement le jeu normal de celles-ci contribue à son intégrité. Les maladies des viscères avec détermination à la peau modifient secondairement sa tactilité ; il en est de même des affections fébriles qui la dessèchent, l'échauffent, l'inondent de sueurs ; des névroses qui la frappent d'anesthésie dans une certaine étendue (hystérie, catalepsie, etc.).

5° La culture et l'habitude donnent au toucher une délicatesse et une sagacité bien remarquables, notamment chez les aveugles-nés, qui lisent couramment avec les doigts ; l'impression du relief des lettres les dispense de les voir. Les circonstances individuelles et extérieures agissent toutes d'après les modes indiqués ci-dessus : ainsi, chez le vieillard, le racornissement de la peau et sa sécheresse s'opposent à l'exercice parfait du toucher ; chez la femme et l'enfant, conditions inverses, etc. Le vêtement agit de même, suivant les propriétés tactiles des parties qu'il laisse à découvert ou qu'il protége, etc. Les règles hygiéniques qui se rapportent au toucher se résument dans une juste mesure d'impressions et dans la variation moyenne de leur qualité thermométrique : les mains calleuses ne sont pas plus dans les convenances physiologiques de notre nature que la peau transparente, amincie, étiolée des héroïnes de boudoir : s'il faut éviter l'excès de chaleur rayonnante qui combure la peau et l'excès du froid qui la congèle, il est nécessaire toutefois de l'habituer aux vicissitudes de température et d'hygrométrie.

### § 2. — Du goût.

Ce sens a pour instrument la langue, pour auxiliaires le palais, les lèvres, les joues, le voile du palais, les cryptes muqueux et les glandes salivaires qui humectent la bouche, etc. Toutes ces parties concourent au mécanisme de la gustation. Dans l'état de sécheresse de la cavité buccale, la saveur des corps solides n'est point perçue; la trituration est nécessaire à d'autres corps pour développer leur sapidité; les liquides n'impressionnent le goût que par une espèce d'imbition de toutes les parties précitées : s'ils passent trop rapidement, ils n'affectent pas ou presque point ce sens; il faut donc qu'ils coulent en nappe dans la bouche avec une certaine lenteur et qu'ils y soient retenus quelque temps : mode de préhension qui constitue la succion ou l'infusion graduelle par gorgées successives. Quant au siége précis de l'impression gustative, J. Guyot et Admyrault (1) l'ont restreint à la langue et à une petite étendue du voile du palais, correspondant à peu près au centre de sa face antérieure; avant eux, Vernière l'avait fixé dans la muqueuse qui recouvre les glandes sublinguales, la face inférieure, la pointe, les bords et la base de la langue, les piliers, les deux faces du voile du palais, les amygdales, et enfin le pharynx lui-même. Longet a confirmé les résultats de Vernière; seulement il n'admet point la sensibilité gustative pour la muqueuse qui revêt la face supérieure du voile du palais, les glandes sublinguales et la face inférieure de la langue, et il l'accorde à la région supérieure et moyenne de la langue; ses expériences tendent à localiser la faculté gustative dans les points animés par les filets du glosso-pharyngien et du rameau lingual du trijumeau. D'après Lacauchie (2), la langue ne serait qu'un organe de toucher général, et le goût un effet combiné que produit l'action de la langue en se combinant d'une manière exceptionnelle avec celle de l'appareil olfactif. Cette manière de voir ne coïncide pas avec le résultat des expériences de Chevreul, qui, isolant l'impression du goût de l'impression olfactive, a par là même établi sinon l'indépendance, au moins la séparation de ces deux sens. Chevreul a partagé les corps en quatre classes, suivant l'impression qu'ils produisent dans la bouche : 1° corps qui n'agissent que sur le tact de la langue : cristal de roche, glace; 2° corps qui agissent sur le tact lingual et sur l'odorat : métaux odorants, tels que l'étain; 3° corps qui impressionnent le tact de la langue et le goût : sucre candi, chlorure de sodium pur; 4° corps qui modifient à la fois le tact de la langue, le goût et l'odorat : huiles volatiles, pastilles de menthe, de chocolat (3). Ainsi, loin que le goût soit un phénomène de tactilité générale, la langue est susceptible des deux genres d'impressions, les unes savoureuses, les autres purement tactiles, fait dont Vernière a achevé la démonstration.

(1) J. Guyot et Admyrault, *Nouvelles expériences sur le sens du goût sur l'homme.* Paris, 1830, in-8.

(2) Lacauchie, *Études hydrotomiques et micrographiques.* Paris, 1844, p. 70.

(3) *Journal de physiologie* de Magendie. Paris, 1824, t. IV, p. 127.

Les modificateurs du goût sont les saveurs ; celles-ci comprennent les variétés d'une qualité sensible de certains corps distincts d'une autre classe de corps qui sont dépourvus de cette qualité et qu'on appelle pour cette raison insipides. Il est inutile de rechercher la cause intime de la sapidité et de ses nuances qui constituent les saveurs ; elles n'existent réellement que par le rapport qui s'établit entre les corps sapides et l'organe apte à en recevoir l'impression. Les saveurs, diversifiées à l'infini, se jouent des efforts de classification auxquels elles ont donné lieu ; naturelles et artificielles, elles se combinent de mille manières ; nous avons indiqué leur rôle dans la digestibilité et dans le pouvoir trophique des aliments. Elles affectent en nous ce que notre organisation a de plus individuel ; telle saveur plaît à une espèce animale, à un individu, et repousse une autre espèce, un autre individu ; l'âge, l'habitude, la maladie, etc., modifient les appétences de notre goût, et la saveur recherchée dans la jeunesse offusque le sens du vieillard.

Le goût, nul à la naissance, imparfait dans le premier âge, n'acquiert tout son développement que dans l'âge mûr, et se perfectionne dans la vieillesse. La nature semble désigner par cette gradation du sens nutritif le choix des aliments aux différentes époques de la vie. L'enfant préfère les substances douces, sucrées, peu sapides ; le jeune homme, dans la vivacité de son appétit, se montre indifférent à la recherche des mets ; l'homme mûr et surtout le vieillard s'adressent aux mets succulents, savoureux, à fumet, et jugent sévèrement par la gustation les aliments qu'ils doivent ingérer. Les applications hygiéniques découlent tout naturellement de ces données : 1° L'exercice du goût exige l'intégrité et le libre jeu de toutes les parties qui concourent à l'impression gustatile : tout ce qui peut altérer, irriter, épaissir leurs tissus (mastication du tabac, pipes, abus des alcooliques, des condiments âcres, caustiques très-acides, gargarismes très-énergiques, etc.); tout ce qui peut exalter, détruire ou dépraver leur sensibilité ; tout ce qui peut tarir ou pervertir les produits de la sécrétion mucoso-salivaire ; tout ce qui porte atteinte à la mobilité des lèvres, de la langue, des joues, doit être redouté, écarté, comme cause inévitable de viciation, d'affaiblissement ou de perte de goût. 2° L'appropriation du régime alimentaire au tempérament, à l'âge, au sexe, etc., est l'un des plus sûrs moyens de conservation du goût. Que dire de ceux qui tentent les organes vierges de l'enfance par des mets irritants, aromatiques, et même par les boissons alcooliques ! 3° L'habitude et la culture augmentent la délicatesse et l'étendue de la gustation ; les gourmets vont jusqu'à analyser plusieurs saveurs à la fois. La Bourgogne a des dégustateurs qui reconnaissent les vins de chacun de ses terroirs, désignent la propriété particulière qui les a fournis, l'année de leur récolte, etc. Ils arrivent à cette subtilité de perception en évitant toutes les causes qui peuvent altérer mécaniquement ou pathologiquement la surface gustatile, épaissir l'épiderme, empâter la bouche, etc. L'usage habituel de l'eau entre pour beaucoup dans cette prophylaxie spéciale ; ensuite ils exercent souvent et avec mesure le sens, arrêtent leur attention sur les impressions qu'il reçoit, tandis qu'en général on consulte peu le goût sous l'aiguillon de la faim, et l'on précipite les aliments et les boissons dans l'estomac dont les sensations viennent compliquer et obscurcir celles des papilles linguales. 4° Les avertissements du goût méritent attention dans l'état de santé comme dans l'état de maladie, à cause de ses connexions intimes avec l'estomac et l'action digestive; il se combine avec la faim : celle-ci dénote la quantité des matériaux réparateurs que l'organisme réclame, celui-là se rapporte à la qualité et détermine le choix de la nourriture : le goût est donc l'un des indicateurs des besoins généraux de l'économie; aussi l'estomac rejette rarement ce que ce sens admet, et ses répugnances ne doivent pas être surmontées. Dans les lésions directes ou sympathiques des organes de la digestion, il témoigne par ses aberrations de la solidarité qui existe entre eux et lui; son retour à l'état normal est comme un gage de la convalescence. Toutefois le goût est un guide moins fidèle pour l'homme que pour les animaux inférieurs, qu'il conduit invariablement à la nourriture la mieux appropriée à leurs besoins; il exige une sorte d'éducation qui aboutit trop souvent à la sensualité : suffisant peut-être pour la détermination du régime simple que l'homme a suivi primitivement et qui répond le mieux à la conservation de l'organisme, le goût s'égare et dégénère devant la profusion des mets recherchés, comme l'œil, adapté à l'impression de la lumière solaire, se trouble et s'altère au contact des clartés éblouissantes que nous devons aux funestes progrès de l'éclairage artificiel.

### § 3. — De l'odorat.

L'olfaction a pour organe essentiel une membrane très-vasculaire et nerveuse, molle, spongieuse, revêtue d'un épithélium vibratile, placée sur l'une des routes que l'air parcourt pour arriver du dehors aux poumons, formant des replis nombreux, déployée sur des lames osseuses à contours multipliés, et projetée dans diverses ampoules ou sinus qui existent dans l'épaisseur de la face et des parois du crâne; une infinité de petites glandes muqueuses, découvertes et décrites par Bowmann, occupent la pituitaire et versent à sa surface le produit de leur sécrétion. Le nez, sorte d'auvent ou de chapiteau, protége cet appareil et en empêche la dessiccation; fixe à sa racine et mobile à sa partie inférieure, il dilate ou resserre l'orifice du conduit où les molécules odorantes sont entraînées par l'inspiration. Les vibrisses ou petits poils qui garnissent l'entrée des narines tamisent l'air. Les cornets multiplient la surface de la pituitaire, dirigent et retiennent les particules odorantes. Les sinus font pénétrer l'air chargé des émanations odorantes dans toutes les anfractuosités des fosses nasales. Quant au siége précis du phénomène sensorial, la sensibilité olfactive paraît bornée à la voûte au niveau de la lame criblée, à la surface supérieure de la cloison, au cornet supérieur et moyen, au méat supérieur et moyen; le cornet inférieur et le méat inférieur ne reçoivent chez l'homme aucun filet du nerf olfactif; celui-ci est l'agent spécial de l'odorat, tandis que le nerf de la cinquième paire préside dans le nez à la sensibilité générale et influe sur la perception des odeurs sans en transmettre l'impression au cerveau. Le flairer s'opère tantôt par plusieurs petites inspirations brusques et saccadées, tantôt par une inspiration longue et soutenue : de toute manière les molécules odorantes n'arrivent au contact de la pituitaire qu'à l'aide d'un courant d'air au travers des fosses nasales; en ne respirant que par la bouche, on se soustrait aux odeurs. Le courant d'air qui détermine l'impression d'une odeur peut s'établir en sens inverse et chasser d'arrière en avant à travers les fosses nasales les particules odorantes qui de la bouche ont passé dans le pharynx; aussi, comme le remarque Bérard, le temps de la déglutition où il s'échappe de l'air par le nez est-il celui où l'impression olfactive acquiert son maximum d'intensité.

Les odeurs, c'est-à-dire les molécules odorantes qui s'échappent des corps par volatilisation, sont retenues par le mucus qui humecte constamment la membrane pituitaire; le mucus joue dans l'olfaction le même rôle que les fluides de la cavité buccale dans l'appréciation des saveurs; si sa sécrétion est suspendue, diminuée ou chimiquement altérée, comme dans le coryza, le sens s'émousse ou se perd momentanément. La membrane olfactive doit être douée d'une sensibilité prodigieusement exquise pour percevoir des molécules odorantes dont la ténuité échappe presque au calcul. Keil a calculé sur une expérience de Boyle que les particules odorantes d'asa fœtida présentent en volume une fraction d'un pouce cube exprimée par un dénominateur de 24 chiffres avec l'unité pour numérateur. Les odeurs semblent être le type maximum de la divisibilité de la matière, s'il est vrai que l'île de Ceylan se fait reconnaître à plus de dix lieues en mer par les émanations aromatiques de ses côtes.

Le sens de l'odorat est l'une des deux sentinelles placées à l'entrée des voies digestives, et la plus avancée des deux; il est le premier explorateur des aliments nouveaux; ses indications, plus parfaites pour les animaux que pour l'homme, méritent d'être suivies. D'après Haller, aucun aliment fétide ne peut être sain. Mais l'odorat exerce aussi une protection efficace sur les voies respiratoires, il nous révèle les qualités nuisibles de l'air; dans une salle d'hôpital, il nous avertit de la corruption de l'air avant que la chimie puisse la constater expérimentalement; les égoutiers pressentent, à certaines odeurs fades, putrides ou spéciales, les dangers qui les menacent (défaillances, ophthalmies, asphyxie) : l'inodorance est le plus ordinairement l'indice de la salubrité de l'air. Les phénomènes du rut témoignent chez les animaux de la liaison qui existe entre le sens de l'odorat et l'instinct de la reproduction. Il est aussi des hommes chez qui l'odorat intervient dans l'éveil du désir vénérien, moins encore par une connexion physiologique que parce qu'il met en jeu le souvenir et l'imagination. Treviranus va plus loin en prétendant que l'air, en passant sur les nerfs presque à nu de la membrane pituitaire, impressionne directement les portions les plus importantes de l'encéphale, corps striés, commissure antérieure du cerveau, noyau médullaire de la scissure de Sylvius et les circonvolutions antérieures : cette action, suivant lui, serait nécessaire à l'activité de l'encéphale ; mais l'odorat est purement un sens qualificatif et passif, il fournit peu de matériaux à l'entendement, il se rapproche plus de la sensualité que de l'intelligence. L'exercice de l'odorat réagit sur le reste de l'économie, comme le prouvent les effets convulsifs nauséeux, enivrants de certaines odeurs (voy. t. I, p. 586). Il est susceptible de perfectionnement, de dépravation, etc. L'asa fœtida, qui s'appelle chez nous *stercus diaboli*, est qualifié par les Persans de manger des dieux.

Les règles hygiéniques sont pour l'odorat les mêmes que pour le goût ; elles consistent à éviter tout ce qui peut modifier l'état normal des parties qui concourent à l'accomplissement de cette fonction : les coryzas répétés altèrent la sécrétion du mucus nasal, les parfums trop énergiques épuisent l'impressionnabilité du nerf olfactif, les sternutatoires hypérémient la membrane pituitaire et la tapissent d'une crasse de matière étrangère, etc. Les modificateurs les mieux appropriés à ce sens sont, d'une part, les aromes volatils des aliments naturels, d'autre part les senteurs de la végétation en plein air ; et comme les repas sont séparés nécessairement par des intervalles réguliers, comme les émanations balsamiques de la terre suivent la loi de la périodicité annuelle, on en conclura que l'olfaction ne doit pas être exercée, sollicitée continuellement comme elle l'est par l'abus des cosmétiques odoriférants dont se couvrent beaucoup de gens, par le luxe des fleurs et des plantes rares qui embaument toute l'année les habitations de l'opulence. Il est surtout une substance qui s'attaque incessamment à la membrane olfactive, et dont l'usage est entré dans les mœurs de notre civilisation : c'est le tabac.

Le *tabac* (*Nicotiana tabacum*, plante annuelle de la famille des Solanées) était en usage chez les naturels de l'île nommée San-Salvador par Christophe Colomb, quand ce hardi navigateur y aborda pour la première fois. En 1518, Cortez envoya des graines de cette plante à Charles-Quint ; en 1558, les Portugais en introduisirent la culture dans leur pays. L'amiral Drake en apporta de la Virginie en Angleterre avant que Nicot, ambassadeur français près la cour de Portugal, en 1560, en envoyât des graines en France ; l'année suivante, il présenta le premier cette plante à la reine Catherine de Médicis qui la mit en vogue : l'enthousiasme populaire en fit presque aussitôt une panacée contre tous les maux, et la reconnaissance lui décerna les noms d'*herbe sainte*, d'*herbe médicée*, d'*herbe à la reine*. On compte un assez grand nombre de variétés et d'espèces de nicotianes, différentes par la forme et les dimensions des feuilles, mais identiques par leurs propriétés. La plante est annuelle, à tige rameuse et cylindrique, atteignant une hauteur d'environ 2 mètres, à fleurs roses, vertes ou bleuâtres, à fruit capsulaire ; ovoïde, pointu et contenant un très-grand nombre de graines ; toutes les parties de la plante, et surtout les feuilles, exhalent une odeur irritante et caractéristique. Sa culture, répandue en France, en Hollande, en Hongrie, dans la Turquie, l'Égypte, l'Asie Mineure, la Chine, dans les deux Amériques du Nord et du Sud, exige des terres très-riches ou fortement engraissées : aussi l'Amérique du Nord le voit prospérer le long de ses rivières, dans les terrains d'alluvion récemment déposés par les eaux fluviales et très-riches en potasse, comme dans les terrains calcaires qui occupent les versants de ses montagnes, très-favorables aux tabacs légers du Maryland. On sème le tabac à la fin de mars dans la proportion d'une cuiller à café pour 13 mètres carrés ; au bout de deux mois, les plants sont en état d'être transplantés. Le sol des terrains vierges, ondulé, exposé au sud-est, assorti, suffit aux quatre premières récoltes ; les terres cultivées exigent pour le tabac deux labours par an. Plus les plans sont distancés , plus forts seront les tabacs : ils redoutent les vents, le froid, les brouillards, les ardeurs du soleil ; une chenille de la grosseur de l'index les détruit en quinze jours. Six semaines avant la récolte, on arrache les feuilles à 15 ou 20 centimètres du sol (*parer*), et l'on coupe la tige à la hauteur de 65 à 90 centimètres (*écimer*) en n'y laissant que quinze à vingt feuilles dont les premières sont les plus belles. Quand les feuilles jaunissent, s'affaissent et laissent suinter la gomme, on procède, par un beau temps, à leur récolte ; séchées à l'air, étendues sous des hangars, puis chauffées à une température progressive pendant cinquante-cinq heures au plus dans des chambres dites séchoirs où sont espacés six foyers à 1/2 mètre d'intervalle, les feuilles sont ensuite séparées des tiges, réunies en manoques de dix à douze et pressées en *boucauts*. Les tabacs d'Europe comprennent celui de Hollande (amer fort) préféré pour la poudre ; nos sortes indigènes de France sont le *lot*, corsé, à grand feuillage, odeur de cacao ; le *nord*, à feuilles longues et étroites, très-ammoniacal ; le *pas-de-calais*, moins fort ; l'*alsace*, léger, à tissu fin ; l'*ille-et-vilaine*, à grosses côtes, d'un tissu épais et spongieux, prompt à moisir, de peu d'utilité. Parmi les exotiques, citons le *virginie*, corsé, très-aromatique ; le *kentucky*, moins gras, moins fort, apte à divers usages ; le *maryland*, léger, odorant, employé à fumer ; le *havane*, exquis pour les cigares. La culture du tabac en France absorbe plus de 9000 hectares des meilleurs terrains, qui en fournissent environ 12 millions de kilogrammes ; elle occupe 7000 ouvriers (1861).

Vauquelin est le premier chimiste qui ait étudié avec soin la composition du tabac. L'ensemble des nombreuses recherches dont cette substance a été l'objet conduit à y considérer les éléments suivants (1) :

(1) Pelouze et Fremy, *Traité de chimie générale*, t. IV, 3ᵉ édit., 1850, p. 623.

| Bases minérales. | { Potasse. Chaux. Magnésie. Oxydes de fer et de magnésie. Ammoniaque. |
|---|---|

| Base organique. | { Nicotine. |
|---|---|

| Acides organiques. | { Acide malique. Acide citrique. Acide acétique. Acide oxalique. Acide pectique. Acide ulmique. |
|---|---|

| Acides minéraux. | { Acide azotique. Acide chlorhydrique. Acide sulfurique. Acide phosphorique. |
|---|---|

| Autres corps minéraux. | { Silice. Sable. |
|---|---|

| Autres corps organiques. | { Résine jaune. Résine verte. Cire ou graisse. Matières azotées. Matières cellulosiques. |
|---|---|

La nicotine, signalée à l'état impur par Vauquelin en 1809, obtenue par Reimann et Posselt, étudiée par Boutron et Henry, préparée pure pour la première fois et analysée par Barral, retrouvée depuis par Melsen dans la fumée de tabac, est un poison d'une énergie telle, qu'elle foudroie l'organisme à la manière de l'acide prussique. Liquide incolore dans les tubes bouchés, elle brunit à l'air; elle a une odeur âcre, une saveur brûlante; ses vapeurs sont tellement irritantes, qu'il suffit d'en volatiliser une goutte dans un appartement pour y rendre la respiration difficile. On avait prétendu que la nicotine se développe dans le tabac sous l'influence du traitement manufacturier auquel il est soumis; sa préexistence dans cette plante a été démontrée par les expériences de Schlœsing. On est parvenu à doser la nicotine dans la plupart des tabacs (laboratoire de la manufacture de Paris) :

| Noms des tabacs. | Nicotine p. 100. | Noms des tabacs. | Nicotine p. 100. |
|---|---|---|---|
| Virginie, séché à 100°...... | 6,87 | Lot, séché à 100°........ | 7,96 |
| Kentucky, id............. | 6,09 | Lot-et-Garonne, id........ | 7,34 |
| Maryland, id............. | 2,29 | Nord, id .............. | 6,58 |
| Cigares primera à 15 c., id., moins de............. | 2 p. 100 | Ille-et-Vilaine, id ........ | 6,20 |
| Brésil, id............. | 2 — | Pas-de-Calais, id......... | 4,94 |
| Havane, id............. | 2 — | Alsace, id .............. | 3,21 |
| Paraguay, id........... | 2 — | Tabac en poudre......... | 2,04 |

Il résulte de ce tableau que les tabacs employés à la fabrication de la poudre contiennent le plus de nicotine.

Les manufactures de l'État livrent journellement au commerce les cendres des différentes parties de la plante. Leur incinération fournit :

De 17 à 24 p. 100 pour les feuilles et les côtes séchées à 100°.
De  6 à 16 p. 100 pour les tiges.
De  5 à 14 p. 100 pour les racines.

Les proportions de matières solubles que renferment les cendres varient suivant les espèces et les terroirs : le maryland en a donné 41,5 pour 100 pour les feuilles, et 60,8 pour les côtes; le lot, 23 pour les feuilles et 34 pour les côtes, etc. Les cendres des côtes fournissent le maximum de matières solubles, et par conséquent de potasse qui y abonde ; le chlorure et le carbonate de potasse représentent 75 à 80 pour 100 du poids des matières solubles dans les feuilles et les côtes ; les cendres pauvres en carbonate de potasse sont riches en carbonate de chaux (30 à 60 pour 100).

Le tabac est employé de trois manières : on le prise, on le fume, on le chique. L'usage de priser a pris naissance en Europe ; il remonte à Catherine de Médicis, et fut conseillé à Charles IX, son fils, pour des maux de tête auquel il était sujet. Aspiré dans les fosses nasales, le tabac irrite la membrane pituitaire, détermine l'éternument et augmente la sécrétion du mucus. La secousse de l'éternument peut occasionner la rupture d'un anévrysme, une hémorrhagie cérébrale, un étranglement herniaire (Bonnet, Morgagni), la déviation du globe de l'œil (Haller). L'habitude de priser, en émoussant la susceptibilité de la muqueuse nasale, supprime cet effet du tabac ; néanmoins, elle répète sur la membrane des stimulations qui, pour être moins perçues, n'agissent pas moins sur sa structure et finissent par l'épaissir et l'indurer. L'espèce de titillation que les priseurs recherchent ne s'obtient d'ailleurs qu'en augmentant les doses de tabac ; leur nez, leur lèvre supérieure, soumis à des frottements sans fin, s'hypertrophient ; des mucosités noirâtres qui découlent de leurs narines, l'odeur de leur haleine et de leurs habits, font souvent de leur personne un objet de dégoût, surtout quand la vieillesse et la malpropreté aggravent ces inconvénients. L'odorat se détériore, s'affaiblit par l'épuisement de l'excitabilité de la pituitaire et s'exerce difficilement à travers la couche de crasse noirâtre qui la tapisse. Dans quelques cas, l'habitude de priser a paru amortir la disposition aux migraines, aux maux d'yeux, aux douleurs de dents, au coryza, à la somnolence.

L'usage de fumer le tabac nous vient des sauvages, qui le brûlaient dans un vase ou une pipe appelée *petun*, nom que la plante a gardé. Le cigare et la cigarette remplacent avantageusement les pipes ordinaires, mais non l'oukas des Orientaux. Les Caraïbes rendent la fumée par le nez à l'aide d'un mouvement particulier de la langue. Les novices du cigare et de la pipe éprouvent une salivation abondante, et bientôt les phénomènes de l'ivresse avec indigestion (nausées, malaise, céphalalgie, vertiges, vomituritions, vomissement, etc.); ces symptômes se dissipent en quelques heures pour se renouveler avec une intensité décroissante à chaque tentative ultérieure ; une fois l'habitude de fumer contractée, ils ne se montrent plus ; mais il est des individualités qui ne la contractent jamais. Les autres effets de cette pratique proviennent de l'action mécanique des ustensiles, de la sécrétion buccale ; de l'absorption de la vapeur de tabac. D'après Leroy (d'Étiolles), le cancer à la lèvre s'observe une fois 1/2 sur 100 femmes, et 26 fois sur 100 hommes ; différence de proportion qu'il attribue à l'habitude de fumer. G. Delestre (1) signale, chez les

(1) G. Delestre, *Sur le ramollissement des gencives*, thèse. Paris, 1861, p. 28.

fumeurs qui n'en ont pas encore l'habitude, l'usage de fumer ou de chiquer comme une cause d'inflammation assez vive de la muqueuse buccale, avec ramollissement des gencives. Laycock (1) signale chez les fumeurs un état inflammatoire de la membrane muqueuse des lèvres et de la langue qui se termine quelquefois par la desquamation de l'épithélium ; la gorge devient le siége d'un gonflement léger avec injection veineuse ; l'irritation se propage aux fosses nasales postérieures qui laissent tomber dans le pharynx de petits amas de mucus sécrété; elle gagne parfois la partie antérieure des fosses nasales, où elle se manifeste moins par une sécrétion anormale que par un prurit incommode. Suivant Laycock, les conjonctives s'associent à cette irritation plus qu'ils ne la reçoivent directement par l'action de la fumée ; de là, le matin au réveil, chaleur, rougeur, larmoiement, spasmes du muscle orbiculaire des paupières avec photophobie. Un des symptômes les plus ordinaires de l'abus de la pipe consiste dans une douleur sourde et gravative dans la région des sinus frontaux. La déperdition de la salive est peu considérable chez les bons fumeurs; mais chez d'autres elle peut aller jusqu'à rendre les digestions imparfaites et à compromettre la nutrition ; la déglutition des fluides buccaux imprégnés des principes du tabac irrite, enflamme l'estomac, et, d'après Percy, qui a exagéré l'imminence morbide des fumeurs, l'induration squirrheuse et le cancer de l'estomac en sont les suites. Plus fréquemment on observe seulement de la douleur épigastrique par pression, de l'anorexie, des nausées après le repas, une sensation permanente de malaise avec besoin d'expectorer (Laycock); l'inflammation évidente de l'estomac ne se montre que dans les cas extrêmes. J'ai été consulté par plusieurs malades atteints de dyspepsie avec vomissements d'abord glaireux, puis alimentaires, survenant peu de temps après le repas; chez quelques-uns, ces vomissements se répétaient avec une telle régularité, qu'ils suggéraient la crainte d'une lésion organique. J'ai réussi à les faire cesser, en exigeant des malades la renonciation complète à l'usage des cigares qu'ils fumaient immédiatement après leur repas, parfois au nombre de trois à six, avec une énorme déperdition de salive crachée; ce qui ne les empêchait point d'avaler de temps en temps un peu de liquide buccal chargé des principes du tabac. Un peu de fumée est absorbé, surtout par les voies pulmonaires, et son action narcotique ajoute à la béatitude que procure aux fumeurs de vieille date la satisfaction d'un besoin impérieux. Est-il vrai qu'ils perdent l'appétit? Nullement; mais le cigare trompe la faim comme ferait toute autre diversion, et peut-être aussi par la sédation de la sensibilité viscérale. L'abus du tabac fumé affecte directement le larynx, la trachée et les poumons; la voix devient plus rauque, baisse de ton : il survient un peu de toux. Laycock a noté des cas d'inflammation et d'ulcération du larynx. L'action du cœur est déprimée, et chez quelques fumeurs à

---

(1) Laycock et Wright, *Sur les maladies résultant de l'abus du tabac*, trad. de l'anglais par Guérard (*Annales d'hygiène*, 1847, t. XXXVIII, p. 337).

outrance, ses battements sont plus faibles et un peu irréguliers ; la rapidité de l'action cérébrale et le libre cours des idées semblent ralentis, et c'est cet affaissement nerveux qui vaut au tabac l'épithète de *calmant*, de *consolant*. Les fumeurs acharnés ont le teint d'une pâleur livide, les dents noires, les lèvres d'un bleu perle, les mains tremblantes, les muscles sans vigueur, le caractère sans énergie ni décision. Samuel Wright confirme les observations de Laycock, et il note encore que, sous l'influence de la fumée de tabac, la muqueuse buccale se vascularise, se tuméfie, s'irrite et devient hémorrhagique. Ainsi s'explique en partie le grand nombre de stomatites saignantes que nous traitons chez les militaires.

Le tabac à chiquer n'est point en feuilles, mais en cordes et en ficelle (bitord) : rarement on le mâche ; déposé entre l'arcade dentaire et la joue, ramolli par le contact des fluides salivaires ou pressé par un léger effort de succion, il cède assez de principes pour déterminer sur la muqueuse buccale et les glandes salivaires l'excitation que l'on recherche. La chique seule n'abrutit pas, ainsi que le prétendent Mérat et de Lens (1) : témoin les officiers de marine qui la préfèrent, d'après Forget, parce qu'elle entretient l'acte sensuel sans attirail, sans embarras, sans risque d'incendie et ne donne à l'haleine qu'une légère odeur, qu'un peu d'eau fraîche en gargarisme dissipe promptement ; mais elle développe le réseau vasculaire et les follicules de la langue ; l'âcreté qu'elle communique aux sécrétions buccales attaque l'émail des dents. La salive, mélangée avec le jus de la chique, ne peut être avalée sans danger. Barbier a vu un individu qui, ayant avalé par mégarde sa chique, en fut très-malade pendant trois jours. Fonssagrives rapporte qu'en 1842, pendant la campagne de la *Malouine*, un matelot nègre, ayant avalé en dormant une chique énorme, se réveilla avec des vomissements, des nausées accompagnées d'agitations, de cris, de mouvements convulsifs de la face et des membres ; accidents que dissipèrent une saignée et des potions éthérées (2). Fumé, prisé, le tabac s'adresse à l'odorat ; chiqué, c'est le goût ou plutôt la tactilité de toute la muqueuse buccale qu'il met en jeu jusqu'à ce qu'il l'émousse. Ce mode d'emploi du tabac, quoi qu'en pense le docteur Druhen (3), n'est point exclusivement dans les habitudes des gens grossiers. J'ai connu un administrateur éminent de l'armée, un membre du Conseil d'État, qui en usait proprement et sans préjudice pour sa santé.

Si maintenant on pèse sans prévention les avantages et les inconvénients du tabac, on trouvera qu'on a peut-être exagéré les uns et les autres. Il n'est pas un digestif (Knapp), il ne prévient pas les maux de gorge, il ne préserve pas du scorbut (Ramazzini), ni ne le détermine (Rouppe), etc. ; il n'hébète pas

---

(1) Mérat et de Lens, *Dictionnaire universel de matière médicale*. Paris, 1832, t. IV, p. 609.

(2) Fonssagrives, *Hygiène navale*. Paris, 1856, p. 736.

(3) Druhen aîné, *Du tabac, etc. Hygiène des fumeurs*, 2e édit. Besançon, 1867.

les fumeurs et les chiqueurs, il ne les émacie point par le flux salivaire, etc. ; il ne souille pas les angles des lèvres d'une bave noirâtre, si ce n'est chez les gloutons qui, au lieu de se contenter du simple rond de bitord, s'emplissent la bouche de tabac à fumer. Quand on l'accuse d'abrutir, on confond ses effets avec ceux de l'ivrognerie et de la crapule : sans doute dans l'atmosphère des estaminets et des tabagies où les Flamands passent plusieurs heures livrés à l'absorption des molécules de nicotine qui agissent sur leur système nerveux, la bière houblonnée ajoute au narcotisme léger qu'ils se procurent chaque jour dans ces lieux; et cette double influence, se renouvelant tous les jours, finit par épaissir leur intelligence, engourdit leur sensibilité, etc. ; mais l'usage du cigare, de la pipe ou de la chique en plein air est exempt de ces consé-quences, si on ne le pousse point à l'excès. A la vérité, l'introduction du tabac dans les habitudes des peuples est un fait bizarre : tandis que la civili-sation avance si lentement, une herbe fétide a conquis le monde en moins de deux siècles. Cette extension si rapide, qui continue encore en France, puisque la branche du revenu public qu'elle alimente ne cesse de s'accroître, prouve qu'elle intéresse le fond de la nature humaine. Ne satisfait-elle qu'une mode, un caprice, une habitude invétérée, cette substance que l'ouvrier, le prolé-taire se procure au prix d'autres privations, avec les deniers qu'il gagne à la sueur de son front? ou malgré tant d'observations contraires auxquelles vien-nent de s'ajouter celles de Laycock, Wright et Guérard, inclinera-t-on à croire, avec Knapp qu'elle exerce une influence utile sur l'économie et ses fonctions(1)? Le tabac, dit avec raison Forget(2), répond à cet impérieux besoin de sensation dont l'homme est tourmenté, et qu'il cherche à satisfaire en nourrissant des appétits grossiers, au défaut des impressions plus délicates qu'il rencontre au sein d'une société dont il est actuellement privé. Le sau-vage de l'Amérique, le soldat au bivouac, le marin en pleine mer, le mol habitant des régions tropicales qui craint de penser sous le poids accablant des chaleurs du climat, l'oisif de nos villes, le Turc énervé par l'exercice préma-turé des organes génitaux et plongé dans la double inertie du fatalisme et du despotisme, usent du tabac comme nos élégants du bal et des spectacles, le poëte du café, le savant de lectures : tout vient se résoudre dans le grand mo-bile de l'animalité, la sensation (Forget). Parmi les fumeurs, les uns savou-rent l'impression immédiate et en jouissent instinctivement comme de l'air qu'ils respirent; les autres réfléchissent leurs sensations, y puisent un bien-être qui les porte à l'espérance ou aux réminiscences du bonheur : l'action périodique de sucer le cigare et d'en expirer la vapeur par bouffées berce l'es-prit. Ainsi, le tabac s'élève au rang de modificateur moral, et dès lors il faut l'apprécier, non plus avec les seules données de la chimie et de la physiologie,

(1) Knapp, *Die Nahrungs-Mittel in ihren chemischen und technischen Beziehungen.* Braunschweig, 1848, p. 101.

(2) Forget, *Médecine navale.* Paris, 1832, t. I, p. 203.

mais au point de vue des réactions morales qui jouent un rôle si considérable dans l'hygiène humaine. Des malheureux qui n'ont pas mangé depuis longtemps demandent l'aumône pour acheter du tabac; un matelot privé de chique depuis trois jours met dans sa bouche un peleton d'étoupe goudronnée, et remercie avec des larmes son chirurgien qui partage avec lui un peu de tabac (Forget). Si cette plante a des inconvénients, elle a donc aussi ses douceurs, elle est pour beaucoup de gens le remède de cette maladie de la civilisation qui s'appelle l'ennui. Les illusions mêmes et les erreurs qu'ils y rattachent méritent d'être respectées par le médecin : tel attribue au tabac la facilité de son travail intellectuel; tel autre ne digère qu'en fumant un cigare. Souriez! mais passez outre. Le goût du tabac est le dernier appétit qui abandonne dans l'état de maladie ceux qui en usent habituellement sous une forme ou sous une autre; le retour de ce goût est d'un augure favorable pour la convalescence. Ce qu'il faut blâmer et proscrire, c'est l'abus, c'est l'usage prématuré du tabac; car, après tout, cette substance n'a rien d'hygiénique par elle-même; au contraire, elle est toxique; elle ne peut exercer qu'une influence nuisible sur l'adolescent, sur le jeune apprenti des ateliers, sur les collégiens qui recherchent le cigare et la pipe comme un insigne de virilité et d'émancipation; elle fausse leurs besoins, elle peut compromettre leur développement. Ce qui est détestable et abrutissant, c'est l'habitude de fumer presque sans interruption, comme elle existe en Orient, où la pipe est le prolégomène de tous les actes officiels, de toutes les conversations, de tous les rapports sociaux. L'Oriental saisit sa pipe au réveil et ne la quitte plus jusqu'au coucher; un fonctionnaire spécial, le porte-pipe, fait partie du cortége de tous les dignitaires; dans les maisons aisées, le soin des pipes est l'attribution exclusive d'un ou de plusieurs serviteurs qui occupent l'échelon supérieur de la domesticité. C'est en Orient et dans les tavernes des pays flamands que l'on peut apprécier les effets stupéfiants, la dégradation intellectuelle et morale qui résulte de l'abus combiné de la bière et du tabac, du tabac et des harems : ici point de famille; là les inertes jouissances de l'estaminet remplacent la famille et amènent l'abandon des foyers domestiques. Les excès du tabac énervent l'intelligence, la plongent dans le vague, émoussent l'attention, affaiblissent la mémoire; la fumerie est au moins un mode d'oisiveté cérébrale qui, sans cesse répété et longtemps prolongé, aboutit à l'inaptitude de l'esprit, à l'irrémédiable engourdissement des facultés (1). Chez les Européens, cet excès s'associe presque toujours à celui des boissons alcooliques : alors la torpeur asia-

(1) Pour préciser l'influence du tabac sur les facultés intellectuelles, Bertillon (Union médicale, 1865) a opéré par voie de statistique sur des promotions de l'École polytechnique; il a constaté que le rang moyen des 66 grands fumeurs est de 94,5 à leur entrée à l'École, et de 98,3 à l'examen de fin d'année; les 60 élèves qui ne fument pas ont pour rang moyen 71 à leur entrée, et ils sortaient avec le numéro moyen de 67,7, de sorte qu'après neuf mois de travail en commun, ils ont dépassé de 30 places leurs collègues fumeurs.

tique alterne avec la violence et la brutalité du boxeur anglais. En Orient, nous l'avons vu de près, la fumerie est un obstacle à l'activité régulière des hommes, à la civilisation, et surtout à l'expédition des affaires publiques, comme à l'organisation sérieuse du gouvernement.

Un chimiste, ami du tabac (1), s'est appuyé de quelques expériences sur la condensation de la nicotine pour conseiller aux fumeurs l'usage des longs tuyaux de pipe : la nicotine, qui ne bout qu'à 250 degrés, se condense dans les premières parties froides qu'elle rencontre, par conséquent dans les longs tuyaux, d'où elle retombe mélangée d'eau dans le fourneau de la pipe; des tuyaux trop courts laissent arriver toute la nicotine dans la bouche, où elle se condense en partie. Il recommande l'usage du tabac sec, parce que la nicotine qu'il contient se décompose à une température élevée, tandis qu'un tabac humide empêche la décomposition de la nicotine, qui s'en dégage avec la vapeur d'eau; aussi incommode-t-il les fumeurs plus promptement et à un degré plus marqué que le tabac sec. L'usage d'une pipe neuve de terre procure aux fumeurs moins d'agrément, parce que ses parois poreuses s'imprègnent de nicotine et de goudron, et ne laissent arriver dans la bouche que des produits pyrogénés gazeux; cette imprégnation terminée, la nicotine et le goudron arrivent à la bouche, en proportions variables, avec les autres produits de la combustion du tabac.

Il est prudent de ne pas fumer à jeun ni immédiatement après le repas; mieux vaut toujours fumer à l'air libre que dans une pièce d'appartement; la chose faite, rincez-vous la bouche avec de l'eau fraîche aiguisée de quelques gouttes d'eau de Cologne, ou de menthe. Chevalier préconise, pour les fumeurs, le gargarisme suivant :

| | |
|---|---|
| Chlorure de chaux sec en poudre fine........... | 8 grammes. |
| Eau distillée, ⎰ de chaque.................... | 64 — |
| Alcool à 35°, ⎱ | |
| Huile esssentielle de girofle.. ................. | 2 gouttes. |

On traite le chlorure par l'eau, on décante, on filtre, et l'on ajoute l'alcool, puis l'huile essentielle. On mêle une demi-cuillerée à café de cette solution dans un verre d'eau dont on se sert pour frotter les dents avec une brosse à éponge et pour se rincer la bouche.

La cigarette est l'instrument le moins offensif pour fumer; le tabac employé à la faire contient le moins de nicotine, mais elle sèche la bouche et sollicite à boire. Du cigare, il faudrait ne consommer que la première moitié, la nicotine qui se dégage des premières couches en combustion se condensant en partie dans celles qui sont les plus rapprochées de la bouche, et si l'on tient à l'achever, on fera bien de recourir à un porte-cigare fait d'ambre, d'ivoire ou de corne qui permet à la fumée de déposer dans le trajet quelque peu de

(1) P. P. Malapert, Un mot aux consommateurs de tabac (Bulletins de la Société de médecine de Poitiers, 1852, n° 19).

ses principes actifs, et dispense de mâcher le tabac. Ne rallumez jamais un cigare refroidi depuis quelque temps ; on le dit plus âcre et plus narcotique. La pipe de terre à tuyau court (brûle-gueule) laisse arriver à la bouche tout le principe vénéneux du tabac. Percy (1) l'a justement stigmatisée. La moins nuisible est la pipe à long tuyau ou la pipe à pompe.

### § 4. — De l'ouïe.

L'ouïe n'est encore qu'une sorte de toucher, et son instrument ne semble être qu'une dépendance de la peau, modifiée de manière à ressentir les plus légères vibrations des corps. Toutefois, et malgré l'exiguïté de ses proportions, il est l'un des appareils les plus complexes de l'économie.

L'oreille externe comprend le *pavillon de l'oreille* et le *conduit auditif;* ce dernier est un simple tube de transmission. Quant au pavillon, constitué par une lame fibro-cartilagineuse qui, repliée sur elle-même, représente un cornet acoustique, il sert à colliger et à renforcer les ondes sonores. Tandis que le développement parfois énorme et l'extrême mobilité de cet appendice chez certains animaux paraissent en rapport avec un haut degré de finesse du sens de l'ouïe, dans l'espèce humaine, au contraire, il reste à l'état rudimentaire avec des muscles extrinsèques et intrinsèques, il est vrai, mais si peu développés qu'ils sont incapables de le mouvoir et d'en changer la direction au gré de sa volonté. Des faits nombreux attestent que la perte du pavillon ne porte qu'une très-médiocre atteinte à l'intégrité de l'audition. Malgré sa grande vascularité, le pavillon de l'oreille est, comme le lobule du nez, une des portions du corps qui se congèlent le plus facilement, ce qui provient de son petit volume et de la ténuité des vaisseaux qui le pénètrent.

L'oreille moyenne ou *caisse du tympan* est destinée à transmettre à l'oreille interne les vibrations de l'air. Fermée en dehors par la membrane du tympan, elle est limitée en dedans par une paroi osseuse dans laquelle sont creusées deux ouvertures : la *fenêtre ronde* et la *fenêtre ovale*. Ces deux ouvertures sont elles-mêmes complètement obturées par une membrane ; en outre, la fenêtre ovale loge la base de l'étrier. La caisse est donc tout à fait séparée du conduit auditif externe et de l'oreille interne ; mais elle est ouverte en avant et communique librement avec la partie supérieure et latérale du pharynx par le moyen de la *trompe d'Eustache*, tube ostéo-cartilagineux élargi en pavillon vers son extrémité pharyngienne. D'autre part, trois osselets, le *marteau*, l'*enclume* et l'*étrier*, forment une chaîne tendue transversalement entre la membrane du tympan et la fenêtre ovale. L'air est-il poussé dans le conduit auditif externe? La membrane du tympan se trouve, à l'instant même, déprimée vers la caisse et le mouvement vibratoire, transmis par l'enclume et l'étrier, arrive ainsi sur la membrane de la fenêtre ovale, et passe de là dans l'oreille interne.

---

(1) **Percy**, *Dictionnaire des sciences médicales*, t. LXII.

Celle-ci est la partie réellement indispensable de l'appareil de l'audition; sa structure compliquée lui a valu le nom de *labyrinthe*. C'est une cavité complétement close, creusée dans l'épaisseur du rocher et limitée de tous côtés par des parois osseuses, excepté aux points où sont percées les deux fenêtres; on y distingue trois parties : le *vestibule*, les *canaux demi-circulaires* et le *limaçon*. Le labyrinthe membraneux occupe l'intérieur du vestibule et des canaux demi-circulaires, dont il rappelle la forme sous un plus petit volume; séparé des parois osseuses par un liquide, il contient lui-même un liquide semblable dans lequel nagent de petits cristaux de carbonate calcaire nommés *otolithes*, *otoconies*. Le limaçon est formé par un tube décrivant deux tours et demi de spire autour d'un axe appelé *columelle;* ce tube est subdivisé, à l'intérieur, en deux moitiés ou *rampes*, par une cloison transversale percée d'une ouverture à son extrémité.

Sans ajouter à ces détails, dont la place est ailleurs, rappelons brièvement ici les résultats acquis par les études histologiques modernes sur la terminaison des nerfs acoustiques. Les branches destinées au vestibule se terminent sur des points spéciaux du labyrinthe membraneux où la paroi présente un épaississement notable et au voisinage desquels Schultze a découvert un très-grand nombre de crins élastiques et roides implantés sur l'épithélium du labyrinthe, et flottants, par leur extrémité libre, dans le liquide qui remplit le vestibule. Selon toute apparence, ces crins vibrent par influence, à la façon des tiges élastiques, et transmettent leurs vibrations aux ramuscules nerveux. D'un autre côté, Corti (1) a pu suivre les extrémités des nerfs cochléaires jusque sur la lame spirale du limaçon où il les a vus concourir à la formation d'un organe très-compliqué (organe de Corti) dont la partie essentielle est formée par des arcs élastiques au nombre de plus de 3000. Chacun de ces arcs représente une lame accordée pour rendre un son déterminé et susceptible d'entrer en vibration sous l'influence du son à l'unisson. Grâce à ce nombre considérable de lames vibrantes, l'oreille humaine peut percevoir et apprécier d'une manière exacte les sons compris entre 16 et 38 000 vibrations, c'est-à-dire dans un espace d'environ 11 octaves (2).

1° *Modificateurs de l'ouïe et leurs effets.* — L'excitant direct de l'ouïe n'est point le corps sonore, mais l'air répétant le mouvement vibratile dont le corps est saisi. La force du son est en raison inverse de l'étendue des oscillations qu'exécutent les molécules du corps sonore; son ton dépend de leur rapidité ou de leur nombre en un temps donné. Le timbre est en rapport avec la nature substantielle et la forme du corps sonore; il paraît dépendre du nombre des harmoniques produits sous l'influence du son fondamental. Dans un air tranquille et à 6 degrés centigrades, le son parcourt 337°,18 par se-

(1) Corti, *Zeitschrift für wissensch. Zoologie.* Bd. III.

(2) Helmholtz, *Traité physiologique de la musique fondée sur l'étude des sensations auditives*, trad. G. Guéroult. Paris, 1868.

conde. Les vibrations sonores agissent : 1° par l'ébranlement que tout l'organisme peut en ressentir; 2° par les impressions qu'elles produisent sur les
organes de l'ouïe. Le premier de ces deux effets ne peut résulter que de vibrations énergiques. Très-modérées, elles produisent de très-petites secousses
dont nous avons à peine conscience; l'ouïe, exercée sur des sons faibles, acquiert plus de portée, plus de finesse, mais perd de sa tolérance pour les vibrations fortes et pour le bruit : c'est ainsi que l'habitude d'un demi-silence nous
fait une souffrance des rumeurs de la rue. L'absence de sons ou le silence agit
sur l'ouïe comme l'obscurité sur la vue; la privation prolongée de la stimulation fonctionnelle aurait pour résultat l'affaiblissement de ce sens; la privation
momentanée le repose : aussi dit-on que le silence porte au recueillement, au
sommeil, comme il favorise les opérations de l'intellect en supprimant les
causes de diversion extérieure; mais s'en faire un besoin, c'est s'exposer à
maintes contrariétés. L'exemple des habitants de Paris prouve que l'on parvient à penser et à dormir au milieu du bruit : l'ouïe, comme les autres sens,
doit être accoutumée à une grande variété d'impressions. Les sons intenses
déterminent des succussions générales analogues à celle du massage, des frictions, de la flagellation. Léopold Deslandes se demande si les roulements prolongés du tambour dans une salle bien disposée pour réfléchir les rayons
sonores ne pourraient servir chez certains malades à exciter les fonctions
moléculaires; les organes les plus immédiatement soumis au contact de l'air
et ceux qui sont situés dans les cavités ne ressentiraient-ils pas spécialement
cette action? Il faut rapporter à cet ébranlement de tout le corps certains
accidents causés par les fortes détonations, tels que stupeur passagère, pesanteur de tête, engourdissement général, douleurs articulaires, hémorrhagies
nasales et bronchiques. Les convulsions, les avortements produits par les détonations soudaines et fortes sont peut-être un effet plus moral que physique;
mais il paraît prouvé qu'elles ont pu faire périr des poissons au fond des lacs
et des rivières, et donner la mort à des fœtus dans le sein de leurs mères.
Dans l'oreille elles peuvent occasionner des lésions graves, telles que phlegmasie, hémorrhagie, surdité plus ou moins prolongée, rupture du tympan;
ce dernier accident survient parfois chez les jeunes canonniers, à la suite des
décharges simultanées de grosses pièces d'artillerie en grand nombre. Peu
considérable, la rupture se cicatrise promptement, s'accompagne de symptômes
cérébraux et n'entraîne pas toujours la surdité; elle expose à l'otalgie, à l'inflammation de la cavité tympanique, à la disjonction des osselets; elle ouvre
un facile accès aux insectes et compromet l'intégrité ultérieure de l'ouïe par
l'action de l'air extérieur sur les parties profondes de l'organe : on a vu le
nerf acoustique plus ou moins lésé, et même désorganisé par la succussion
d'un son trop intense. Les artilleurs bien constitués n'éprouvent le plus souvent que des troubles passagers de l'ouïe, de la vue ou de l'encéphale; au
bout de quelques jours leur apprentissage acoustique est terminé. Mais il est
prudent d'imiter l'exemple de Percy, en éloignant de cette arme les sujets à

frêle poitrine, disposés à l'hémoptysie et aux affections du cœur. Le timbre et le ton de certaines vibrations sonores sont presque insupportables à l'oreille, qui finit pourtant par s'y habituer : tels sont le frottement du verre par un corps dur, celui de la lime sur les métaux ou sur une scie, le grattage des murs, le déchirement du papier, le repassage des couteaux, la trépidation des navires à hélice. Ces bruits sont à l'oreille ce que le scintillement ou les contrastes aigus et heurtés de couleurs sont à l'œil : d'après Ménière (1), les grandes usines où règne toujours un bruit éclatant, les ateliers de chaudronnerie, etc., comptent presque autant de sourds que d'ouvriers. L'obtusion de l'ouïe est commune chez les gens d'équipage des bombardes, des canonnières, des navires qui servent d'écoles d'artillerie (Fonssagrives).

La succession d'un son, d'un bruit, d'un mouvement quelconque dans un ordre régulier, et par intervalles égaux et d'égale durée, constitue le rhythme. En parlant ici de l'influence de la musique, nous ne prétendons pas rattacher à l'ouïe la faculté de combiner les sons d'après des rapports harmonieux : cette faculté fait partie intégrante de l'être psychique et s'exerce peut-être à l'aide d'une portion déterminée de l'encéphale ; mais ses résultats impressionnent l'oreille, sont transmis par elle, et, après les réserves exprimées au commencement de ce chapitre, nous pouvons mentionner ici les effets du rhythme aussi naturellement que ceux des couleurs dans le paragraphe relatif à la vue. Le rhythme ou cadence est le type universel des mouvements de la vie ; le cœur et le poumon frappent une mesure à deux temps marqués, dans le premier par la systole et la diastole, dans le second par l'inspiration et l'expiration. Le rhythme gouverne instinctivement les actes de la locomotion. Il règle les marteaux des forgerons, les fléaux des batteurs en grange, les rames du batelier, les bras et les jambes du nageur, etc. Il excite les hommes à l'application égale et constante de leurs forces, il leur facilite tous les travaux : c'est en cadence que les matelots virent de bord, larguent ou carguent la voilure ; c'est aux sons des instruments que nos soldats marchent au combat, et qui ne sait l'héroïque entraînement du pas de charge accompagné d'un chant patriotique ! Le rhythme monotone du tambour délasse pendant une marche forcée, rallie les traînards, remet l'ordre dans les rangs. Le maréchal de Saxe connaissait la puissance de cet instrument pour ranimer les soldats dans les marches de nuit. La musique militaire contribue à éloigner la nostalgie des rangs de l'armée ; la musique, en général, est puissante à exciter, à calmer, à dériver les passions. Il n'est point jusqu'aux actes de la vie organique qui ne se ressentent de son influence : aux sons d'une musique vive, le pouls s'accélère, le visage se colore ; les symphonies que l'on exécute pendant les repas, les concerts qui leur succèdent, concourent à la régularité de la digestion. Le principe de tous ces effets est évidemment dans les modifications de l'encéphale consécutives à la perception du son, et que l'art peut développer tantôt dan

_____

(1) Communication manuscrite (1861).

un but d'antagonisme ou de révulsion morale, tantôt dans l'intérêt d'une fonction organique en souffrance. Des aliénés ont entendu un concert avec des
signes manifestes de plaisir; d'autres ont coopéré à son exécution avec autant
d'attention et de justesse que les musiciens sains d'esprit. Les phrénologistes
expliquent ces curieux résultats par l'antagonisme des différents organes de
l'encéphale : quand le philosophe attribue à la musique l'avantage d'adoucir
les mœurs, les disciples de Gall prétendent seulement que l'homme adonné à
cet art, et l'homme qui se livre à la chasse et au meurtre, exercent des organes
différents. Logomachie au fond! Contentons-nous de signaler la puissance organique et morale des sons rhythmiques. Quant à l'ouïe elle-même, à force
de s'appliquer à la distinction minutieuse de tous les rapports de tons, de toutes
les variétés de leurs combinaisons, elle acquiert de la justesse et de la précision :
une oreille musicale tombée dans le quatrième degré de la dysécée conserve
encore toute la netteté et la justesse de ses perceptions, et tandis que pour elle
la parole articulée n'est plus qu'un mélange de sons confus, elle sent vivement
encore les beautés ou les défauts d'une musique savante et de son exécution (Itard).

2° *Différences individuelles de l'ouïe.* — L'audition est sujette à des modifications passagères ou durables dont la cause matérielle échappe et dont le
remède est dans l'hygiène plus que dans la thérapeutique : telles sont l'exaltation (hyperacousie), la faiblesse et la dépravation de l'ouïe (paracousie). Le
premier état, très-souvent symptomatique des lésions de l'appareil auditif ou
d'autres affections, telles que migraine, névroses, hypochondrie, fièvres graves,
résulte parfois d'un trouble fonctionnel qui rend incommodes les bruits extérieurs et même les secousses produites par l'action de se moucher, d'éternuer;
le tamponnement de l'oreille avec du coton pour amortir l'acuité des sons du
dehors et l'exercice de l'ouïe sur des sons de moins en moins faibles sont à
peu près les seuls moyens qu'on puisse lui opposer. Le bourdonnement, le
tintement d'oreille, certaines irrégularités de perception, telles que l'inégal
retentissement des sons qui ont une intensité égale ou le désaccord entre les
impressions reçues par les deux oreilles, se rapportent à la perversion de l'ouïe.
Ces phénomènes si gênants indiquent souvent un état de pléthore encéphalique ou générale, l'anévrysme d'une artère sus-diaphragmatique, la circulation difficile de l'air dans l'oreille; on les observe dans l'hystérie, dans l'hypochondrie, dans les maladies aiguës, etc. Les bourdonnements, murmures,
sifflements de l'oreille peuvent être le résultat d'une hallucination de l'ouïe,
c'est-à-dire une perception sans impression reçue par l'organe auditif. En comprimant pendant quelques minutes les troncs carotidiens, on fait cesser les
bruits qui sont dus au retentissement des pulsations artérielles de la tête (Itard),
et leur origine étant ainsi connue, on réussit parfois à les masquer, à les couvrir par des vibrations sonores que l'on produit artificiellement autour du
malade, telles que le mouvement du balancier d'une pendule, la chute sonore
d'un filet d'eau dans un bassin métallique, etc. Ces moyens agissent, et par
l'intensité prédominante de leurs bruits, et par l'effet du rhythme cadencé qui

berce l'esprit et captive l'attention. On désigne par *désécée* la faiblesse acquise ou congénitale de l'ouïe (dureté de l'oreille), donnant lieu à l'inaudition plus ou moins complète des sons de la voix humaine ; quand les sons ne sont plus perçus que sous forme de bruit, il y a surdité. Itard a admis quatre degrés de la dysécée : dans le premier, audition confuse des sons parlés indirects, où la bouche qui les émet n'est pas vis-à-vis de l'oreille qui les reçoit; dans le deuxième, audition confuse des sons parlés directs; dans les deux derniers degrés, la voix d'abord indirecte, puis directe, cesse d'être nettement perçue. Quand on expérimente sur la perception de la parole, il faut prendre pour diapason le ton ordinaire de la conversation, et pour distance celle de 1 mètre; les épreuves qui portent sur la voix exigent le diapason des cris et la distance d'un pied. Les variations qui se manifestent dans la dysécée et que la surdité n'offre point, révèlent les chances de la guérison; celles qui dénotent l'absence d'une lésion organique ne coïncident pas avec les vicissitudes barométriques et hygrométriques de l'atmosphère, mais elles surviennent brusquement par tous les temps et diminuent ou augmentent de deux ou trois degrés l'intensité de la perturbation fonctionnelle. Avant l'époque où la parole se développe, c'est-à-dire depuis la naissance jusqu'à la deuxième année, la dysécée des deux derniers degrés produit le mutisme ; dans les deux premiers degrés, la parole est tardive et dégénère en un jargon informe, si elle n'est exercée et appliquée avec des soins particuliers. De deux à six ans, période où la parole se perfectionne et parvient à la phrase complète, la dysécée des deux premiers degrés ralentit ses progrès et ceux de l'intelligence et ne permet que l'éducation privée; la dysécée des deux derniers degrés arrête le développement de la parole et dénature ses acquisitions, et si le mutisme ne survient pas, l'adulte retient le langage et l'imperfection intellectuelle du premier âge. Ainsi dans les deux premières périodes de la vie, la faiblesse de l'ouïe équivaut à sa privation, et les moyens auxiliaires de ce sens acquièrent alors une importance décisive par l'éducation ; s'ils manquent, un léger degré de dysécée peut amener la surdi-mutité, abrutir la voix par l'absence de la parole, frapper de torpeur l'âme et l'intelligence par l'isolement de l'individu. Sur 162 sourds-muets, Itard (1) en a trouvé 86 affectés de simple dysécée et qui lui ont dû le bienfait de leur séparation d'avec le commun des sourds-muets, moins perfectibles qu'eux. Après l'acquisition du langage articulé et des idées dont il est le véhicule, la dysécée n'est plus qu'une infirmité supportable ; la parole et l'écriture sont désormais des instruments suffisants pour les échanges de la vie morale; l'intelligence, mal desservie par l'oreille, redouble de pénétration, et, grâce à la mutualité des sens, l'étude visuelle du mécanisme labial de la parole corrige les infidélités de l'ouïe.

3° *Soins et moyens hygiéniques de l'ouïe.* — Quand l'appareil auditif est intact, l'hygiène n'a d'autre objet que de le soustraire aux causes de maladies

_____
(1) Itard, *Traité des maladies de l'oreille et de l'audition.* Paris, 1842, 2 vol. in-8.

et aux habitudes vicieuses. C'en est une que de comprimer le pavillon contre la tête ; on aplatit cet organe, on le déforme, on arrive même par cette compression à abaisser et à rétrécir le méat. Une fois cette disposition vicieuse du méat établie, il est plus difficile d'en extraire le cérumen qui s'y accumule, et la surdité se produit par cause mécanique. Dans un âge plus avancé, la même difformité du conduit auditif externe est le résultat de l'usure ou de la chute des dents incisives ; le menton se porte en avant et en haut, fait basculer l'oreille et fait perdre au méat sa forme ronde ou du moins ovalaire. On remédie à cette lésion en faisant remplacer les dents absentes, ce qui maintient le menton abaissé et ramène le pavillon à sa position normale (Ménière). Les obstacles accidentels à l'exercice de l'ouïe sont l'accumulation du cérumen, les corps étrangers, le défaut de renouvellement de l'air. Le cérumen accumulé forme un bouchon adossé à la membrane tympanique et s'avançant dans le conduit auditif qui lui sert de moule ; il en résulte une démangeaison, une sorte d'embarras au fond de l'oreille, rarement une douleur qui s'étend à la tête, toujours un affaiblissement de l'ouïe qui peut aller jusqu'à la surdité. On l'extrait avec un cure-oreille, et, quand sa densité l'exige, on le ramollit préalablement à l'aide d'injections d'eau ou mieux d'huile tiède ; rare chez l'enfant dont le cérumen est plus fluide et moins concrescible, cette incommodité est alors le résultat de la malpropreté et de l'incurie. Les soins de propreté sont nécessaires à tout âge pour prévenir les concrétions cérumineuses, le feutrage des poils qui tombent, l'accumulation des écailles épidermiques qui s'ajoutent à ces corps étrangers pour former des amas oblitérant complétement les méats. Ces matières se ramollissent au contact de l'huile, et une injection d'eau tiède suffit ensuite pour vider le conduit auditif et pour rétablir les fonctions altérées, si la surdité ne dépend pas d'une autre cause. Des corps étrangers peuvent s'introduire dans l'oreille : les uns inanimés, tels que noyaux, pois, boulettes de papier, etc. ; les autres vivants, tels que de petits insectes qui pénètrent directement, ou dont les œufs déposés dans le canal auditif y éclosent et donnent lieu aux métamorphoses naturelles de l'animal. Les accidents qu'ils déterminent et les indications qui en découlent sont du ressort de la chirurgie ; les corps inertes doivent être promptement extraits en employant les injections de préférence aux instruments ; les injections huileuses, les substances amères font souvent périr les animaux. Bérard a provoqué la sortie du ver provenant de la mouche carnassière en plaçant à l'entrée du conduit auditif des morceaux de viande. Différentes parties de l'oreille sont impressionnées par les qualités de l'air extérieur : le développement des otalgies, des otites, etc., par l'action des courants d'air ou de brusques mutations de température, en est la preuve, ainsi que les variations de la dysécée sous l'influence des oscillations du thermomètre et du baromètre. Il convient donc d'exercer l'oreille aux impressions opposées de l'atmosphère ; mais cette sorte d'éducation de l'appareil auditif ne réussit pas toujours. Ménière nous a assuré que les artisans exposés par leur métier à de brusques variations de température éprou-

vent souvent des maladies d'oreilles ; les boulangers, les chauffeurs de machines
à vapeur, les teinturiers, les apprêteurs d'étoffes, etc., sont dans ce cas, et
l'hygiène n'a à leur offrir que d'impuissants avis. L'action d'un courant d'air
froid sur une oreille détermine fréquemment une phlegmasie du tympan, un
abcès de la caisse ; il en est de même de l'eau froide qui pénètre dans les
oreilles pendant un bain froid. Les névralgies, les inflammations et les écoule-
ments otiques sont fréquents dans l'armée : nous les attribuons en partie à la
protection inopportune dont les jugulaires du shako et les bonnets à poil couvrent les oreilles ; la disposition des cheveux en bandeaux ou boucles qui
cachent les oreilles, les bonnets de nuit qui les soustraient au contact de l'air
exposent aux mêmes accidents. Avant de se livrer à la natation, il faut placer
dans les oreilles un bourdonnet de coton imbibé d'huile.

L'otorrhée est surtout une infirmité fréquente dans l'enfance et dans l'adolescence, et, comme beaucoup d'autres maladies puériles, on la retrouve avec
la même fréquence parmi nos jeunes soldats, liée chez eux comme chez les
enfants au tempérament lymphatique, à la diathèse strumeuse ; elle survient
quelquefois à la suite d'une fièvre typhoïde, d'une fièvre éruptive, scarlatine,
rougeole, plus souvent après cette dernière (1). C'est entre six et dix ans qu'on
l'observe le plus, sans qu'elle épargne les enfants plus jeunes. Le péril est en
raison inverse de l'âge : les organes de l'audition, plus délicats, plus susceptibles, sont alors menacés de désordres plus envahissants, et, à cette époque de
la vie, on l'a vu plus haut, la perte de l'ouïe peut encore entraîner le mutisme.
D'après les recherches de Bonnafont, presque un tiers des enfants qui existent
dans les établissements des sourds-muets, tant en France qu'à l'étranger,
doivent leur infirmité aux lésions de l'appareil de l'oreille moyenne par suite
d'otorrhées négligées ; le contact du pus finit par altérer la membrane du tympan ; les ulcérations du fond du conduit auditif ont cela de fâcheux que, les
glandes cérumineuses étant limitées à ses deux tiers externes, elles occupent
et détruisent une portion de peau mince, plus rouge et séparée seulement de
l'os par une lame fine de tissu connectif ; en outre, dans les neuf dixièmes des
cas (Bonnafont), la cause qui entretient l'écoulement de l'oreille réside sur la
membrane du tympan ou dans la caisse. Il ne faut donc pas livrer au temps
le soin de le tarir. Les moyens locaux méritent la préférence, sans négliger les
indications d'ordre général (scrofule, syphilis, etc.). Parmi ces moyens, les
insufflations astringentes et caustiques paraissent avoir mieux réussi que les
injections de liquides de même nature ; l'otoscope sert à régulariser l'emploi
de la médication et à la restreindre au siège précis du mal.

Les explosions, les détonations, déterminent un ébranlement qui se propage
à toutes les parties du corps, solides et fluides. L'excessive intensité des impressions acoustiques est nuisible aux personnes excitables, aux malades agités

_____

(1) Bonnafont, *Traité pratique des maladies de l'oreille*, etc. Paris, 1860, et
*Bulletin de l'Académie de médecine*, t. XXXII, 1866-1867, p. 607.

par la fièvre, atteints d'hémoptysie, d'inflammations aiguës, particulièrement de celles des organes respiratoires, aux femmes enceintes et sujettes à l'avortement, aux femmes en couches, aux blessés, aux opérés. A bord des vaisseaux qui prennent part à un combat naval, dans les ambulances qui avoisinent les champs de bataille, les malades s'agitent au bruit de la canonnade, éprouvent des crampes, des soubresauts, des tiraillements, des convulsions, le tétanos, des hémorrhagies; les fortes détonations ne sont pas moins à redouter pour ceux qui sont atteints de fractures comminutives. Percy a vu des sourds-muets qu'elles jetaient dans un état de douleur et de malaise. La musique est une source d'émotions morales dont l'hygiène peut tirer un grand parti auprès de l'homme sain et malade, soit pour rompre la direction habituelle des actes cérébraux, soit pour modifier secondairement les fonctions organiques.

On a tenté récemment de renouveler le miracle biblique de la harpe de David. Les lypémanes de Bicêtre n'ont pas tous éprouvé, comme Saül, le bienfait de la médication par le chant et la musique. L'abstinence de l'ouïe ou le silence extérieur est une condition d'hygiène nécessaire à certains malades, comme à d'autres l'obscurité (méningite, migraine très-intense, etc.); il est le remède de l'hyperacousie. Quant aux aberrations de ce sens (murmures, tintements, etc.), le plus souvent elles dépendent d'une lésion qu'il faut guérir, ou de conditions plus ou moins passagères de l'organisme (pléthore, anémie). La faiblesse de l'ouïe exige, depuis la naissance jusqu'à la sixième année, des soins et des procédés spéciaux d'éducation : ils se déduisent de ce que nous avons dit plus haut. Quand elle se développe accidentellement après l'évolution de l'homme moral et social, l'hygiène peut intervenir utilement pour conserver ce qui reste de la fonction. En principe, il faut user avec ménagement des organes affaiblis. Les demi-sourds, disait Ménière (1), ont le tort de vouloir trop entendre : ils exigent de leur oreille un travail hors de proportion avec le peu d'énergie vitale qu'elle conserve; au lieu d'en soutenir la force par un exercice modéré, ils l'épuisent par une action trop vive, trop continue. Ceux dont la sensibilité acoustique va toujours en diminuant trouveront-ils dans les inventions de l'art quelques auxiliaires plus ou moins efficaces? Les instruments acoustiques, sorte de prothèse hygiénique, sont à l'oreille ce que les verres sont aux yeux : ils servent de palliatifs à un effet produit par des lésions très-diverses. Pour les personnes dont l'ouïe s'est affaiblie au déclin de l'âge ou dans la vieillesse, les cornets semblent avoir la même utilité que les verres convexes pour les presbytes, car tous les sons de la voix sont perçus par elles à la condition de vibrer plus ou moins près de leur oreille, et sur un ton plus ou moins élevé. Malheureusement, cette faculté conditionnelle de percevoir les sons doux ou faibles de la voix articulée manque dans l'espèce de surdité la plus commune; elle manque chez tous les sourds qui le sont de naissance ou

_____

(1) Communication manuscrite de 1861.

qui le sont devenus dans l'enfance, dans la jeunesse et même dans l'âge adulte. Pendant plus de trente ans de pratique spéciale, Itard n'a pas vu un seul sourd-muet, même parmi ceux qui n'ont qu'une dureté d'ouïe plus ou moins prononcée, qui pût s'aider utilement des instruments acoustiques. Ceux-ci sont très-imparfaits, malgré le soin qu'on a pris d'appliquer dans leur construction les lois d'acoustique ; ils ont pour triple effet de recueillir une plus grande quantité d'ondes sonores, de les renforcer de toutes les vibrations qu'elles excitent dans les parois de l'instrument, et de les transmettre immédiatement au conduit auditif. Le renforcement du son est le résultat le plus important ; mais par une loi d'acoustique, il perd en netteté ce qu'il gagne en intensité, et au delà d'une certaine limite de force, il frappe confusément l'ouïe. Les sons non articulés sont exceptés de cet inconvénient, leur perception étant soumise à des conditions plus simples. En effet, les sons des instruments de musique peuvent être entendus plus forts et de plus loin sans perdre de leur précision ; et plus la dysécée est avancée, plus le retentissement des sons non parlés peut augmenter sans obscurcir la netteté de la perception. La forme des cornets influe sur les réflexions que le son y éprouve, leur substance détermine leur degré de résonnance : ainsi, de la forme dépend le renforcement du son, de la substance sa netteté. Certains métaux, dont on augmente l'élasticité par l'écrouissement, la tôle, l'argent, le fer-blanc battu, donnent beaucoup d'intensité au son ; la forme spiroïde, avec le décroissement progressif de la cavité infundibuliforme, contribue le mieux au même but. Plusieurs coquilles univalves, appartenant à la classe des enroulées, des purpurifères, telles que les vis, les buccins, les cônes, sont des cornets acoustiques très-retentissants ; il suffit d'ouvrir le sommet de leur spire et d'y ajuster un tube sonifère qui s'applique à l'orifice du méat auditif. Quand le degré de la dysécée exige une matière plus élastique et plus vibrante que le carbonate calcique des coquillages, on leur substitue des cornets de cuivre ou d'argent modelés exactement sur la forme enroulée des univalves spirées. Pour corriger la résonnance de ces cornets artificiels, on enduit leur intérieur d'un vernis de peinture, on y introduit un léger flocon de coton, et l'on dispose près de leur pavillon une cloison de baudruche, sorte de tympan qui amortit les ondes sonores. On construit d'autres cornets avec trois ou quatre segments d'un tube conique réunis en faisceau. Ce petit système de sinuosités, outre la transmission retentissante des sons qu'il recueille, affecte l'oreille d'un murmure continu qui, dans les surdités séniles, excite la sensibilité émoussée de l'organe et lui facilite la perception des sons. Ce murmure incessant est dû au mouvement vibratile de l'air enfermé dans les tubes coniques et qui s'échauffe au voisinage de la tête ou au contact de la main. L'étain, le bois, la corne, la gomme élastique, façonnés en cônes droits ou légèrement courbés, et se terminant par un pavillon peu évasé, donnent, pour les degrés moins intenses de dysécée, des sons moins retentissants, moins confus. Si ces instruments ont encore trop de résonnance et donnent lieu à un bourdonnement, on les remplace par un simple réceptacle des ondes sonores qui les rassemble sans les renforcer : telles sont les conques appliquées en voûte sur le conduit auditif, et disposées comme la main dont les gens à audition dure s'aident pour colliger les sons. La déviation ou l'oblitération du conduit auditif s'observe à la suite de la tuméfaction considérable des parotides, ou quand la perte des molaires a changé les rapports des condyles du maxillaire inférieur. Pour rétablir, dans ce cas, le libre passage des ondes sonores, Larrey a proposé de petits cornets acoustiques de gomme élastique, enduits d'un vernis couleur de chair, et placés sans lien extérieur, de telle sorte que le rebord corresponde aux replis de l'anthélix, du tragus et de l'antitragus. — Jorissen et Winkler ont conseillé l'usage de lattes minces qui, placées entre les dents, transmettent les vibrations sonores par la trompe d'Eustache. Itard a converti cet instrument en une espèce de porte-voix de bois de 2 pouces d'épaisseur, dont une extrémité, taillée en bec de clarinette, est saisie par les dents du sourd, tandis que l'autre, évasée en pavillon, reçoit la bouche de l'interlocuteur. D'après Deleau, les meilleurs instruments, pour les personnes affectées de dyscécée qui s'aggrave avec les années, sont de simples tubes conducteurs des sons ; ils ne dénaturent pas les sons et n'exaspèrent point la sensibilité du nerf acoustique. Telle était aussi l'opinion de Ménière : pour faire converser avec un demi-sourd une personne à voix faible, à respiration courte, à voies aériennes irritables, il conseille l'emploi d'un cornet composé d'un long tube flexible, formé par une spirale métallique enveloppée de tissus imperméables. Ce tube, long de 1 à 2 mètres, se termine par un bout d'ivoire qui entre dans l'oreille du sourd; l'autre extrémité évasée, du volume d'une tulipe, sert à recueillir la parole. A l'aide de ce tube, deux convives placés l'un en face de l'autre peuvent converser ensemble sans effort de voix, sans fatigue, même à voix basse et presque en confidence. Il n'y a pas, suivant Ménière, d'instrument qui ait moins d'inconvénients, et dont on puisse user aussi longtemps sans crainte d'épuiser la sensibilité de l'oreille; mais l'auxiliaire le plus utile, le plus innocent, le plus efficace, est la main placée derrière le pavillon : en le portant un peu en avant, elle agrandit le récipient des ondes sonores et rend l'ouïe facile sans nuire à l'organe nerveux. L'inconvénient des cornets métalliques est, non-seulement d'amplifier les sons, mais de leur donner un éclat dangereux, de produire des vibrations stridentes qui usent promptement le reste de sensibilité du nerf auditif; aussi les personnes qui se servent de ces instruments arrivent-elles promptement à faire usage des plus volumineux. La main, au contraire, n'est employée que momentanément, la fatigue même qui résulte de sa position derrière l'oreille empêche d'en prolonger trop l'usage; son tissu charnu, son analogie avec le pavillon, ne dénature pas les sons, ne les exagère pas trop et tend à conserver le judicieux emploi d'un organe affaibli (Ménière).

## § 5. — De la vue.

L'organe de la vue est l'œil, appareil très-compliqué, dont la forme est déterminée par une enveloppe fibreuse ; composé de milieux transparents, d'un diaphragme opaque, de muscles propres, au nombre de six, qui le mettent en mouvement, de vaisseaux veineux, artériels et lymphatiques, il a des nerfs de mouvement, de sensibilité générale et de sensibilité spéciale ; en outre, il possède un appareil composé de parties musculaires, tendineuses et vasculaires, et destiné à produire, par la combinaison de la contraction musculaire et de la tension des vaisseaux, les modifications nécessaires à l'adaptation de la vue aux distances ; enfin il a des moyens de protection accessoires, et un système sécrétoire particulier est chargé de lubrifier sa surface qui est en contact avec l'air extérieur. Si l'ouïe est le sens intellectuel par excellence, la vue est celui des formes et des couleurs, le sens de l'artiste et de l'imagination qui n'opère que sur les impressions transmises au cerveau par les nerfs optiques.

## I. — MODIFICATEURS DE LA VUE, LEURS EFFETS ET LEUR EMPLOI.

1° Le modificateur naturel de l'œil est la lumière solaire ; nous en avons exposé les effets sur l'économie et sur l'œil (tome I, p. 306).

2° La lumière solaire est suppléée par la combustion de substances solides, liquides et gazeuses, qui sont les agents de l'éclairage artificiel ; nous les avons fait connaître (tome I, p. 586). Les moyens d'éclairage les plus usités sont : 1° la chandelle, lumière faible, irrégulière, vacillante, odeur empyreumatique très-prononcée, viciation considérable de l'atmosphère ; 2° la bougie, lumière peu vive, mais pure, assez fixe et d'une intensité uniforme et constante, dégageant peu de chaleur par sa combustion dont les produits sont presque inodores ; 3° les lampes anciennes, joignant aux inconvénients de la chandelle la difficulté du déplacement ; 4° les lampes actuelles, mécaniques, à double courant, et en particulier celle de Carcel : flamme éclatante, immobile, régulière, combustion parfaite, absence presque entière d'odeur empyreumatique ; 5° les appareils à gaz (voy. tome I, page 586) ; 6° les lampes à pétrole (tome I, page 592).

Quelle est l'action de la lumière artificielle sur l'appareil de la vision ? Elle l'irrite et le fatigue beaucoup plus que la lumière sidérale. Les veilles et le travail de nuit sur des objets de très-petites dimensions contribuent puissamment à la production des hypérémies des membranes internes de l'œil, de l'affaiblissement de la vue (amblyopie) et de la paralysie du nerf optique (amaurose). Ces accidents menacent particulièrement les sujets atteints d'un vice de réfraction ou d'accommodation de l'œil ; les myopes et les presbytes s'y exposent encore en se plaçant, pour leur travail, à l'angle de réflexion de la

lumière projetée par les lampes. Quand on subit longtemps l'action de la lumière artificielle, on éprouve des picotements et de la cuisson au bord libre
des paupières et à l'angle interne de l'œil, une sensation de petits graviers
entre la paupière et l'œil et de compression dans l'intérieur de cet organe :
autant de symptômes d'hypérémie de l'organe ; la pupille se rétrécit, plus rarement elle se dilate ; les muscles des paupières et des parties voisines se fatiguent de la contraction soutenue que leur impose leur office protecteur de
l'œil, ou plutôt le retentissement de ce qui se passe dans l'œil se communique
aux nerfs de la cinquième paire. Cette sorte d'excès de la vision laisse au lendemain l'œil plus sensible à la lumière, les paupières rouges et plus impressionnables à l'air frais, et les cils collés par une sécrétion plus abondante des
glandes de Meibomius. Le repos de l'organe arrête et dissipe ces symptômes ;
mais la répétition des excès visuels propage l'irritation aux membranes internes, détermine des congestions plus prononcées de la choroïde sous l'influence desquelles la conjonctive rougit, la rétine souffre et manifeste sa souffrance par l'apparition de flammes, d'étincelles d'autant plus vives et répétées
que l'obscurité est plus profonde. Ces symptômes se développent rapidement
et sont suivis de lésions internes bien plus graves si le travail à la lumière
s'exerce sur des objets rapprochés et de petite dimension, s'il exige les efforts
de l'accommodation et de la convergence.

L'intensité des effets produits par la lumière artificielle tient à la projection
horizontale de ses rayons et à l'action simultanée de ses rayons directs et réfléchis sur l'œil, tandis que les travaux du jour ont lieu à la lumière diffuse.
De même on ne peut lire au soleil sans éprouver promptement de la fatigue,
de l'irritation dans l'œil, et un éblouissement qui fait que les objets ne paraissent plus assez éclairés, parce que les objets illuminés envoient dans la pupille
une telle quantité de rayons lumineux, que sa contraction ne peut plus en
diminuer le nombre ni en modérer l'intensité. La première indication est donc
de ne jamais placer entre l'œil et l'objet sur lequel on travaille le combustible
qui éclaire artificiellement, et d'amortir ses rayons par l'emploi des modéra-
teurs de la lumière, tels que réflecteurs, globes de verre dépoli, capuchons de
gaze. Combien l'hygiène oculaire gagnerait à ce que le système d'éclairage
dans les lieux de réunion fût combiné de manière à placer hors de la vue
toutes les flammes, toutes les lumières directes, et à ne laisser arriver à l'œil
que leur clarté dispersée par des réflecteurs disposés eux-mêmes à l'écart : tel
est le système Locatelli, adopté dans quelques théâtres de Paris, de Venise et
dans l'une des galeries du palais de Fontainebleau.

L'action de la lumière artificielle varie suivant son degré d'intensité, sa teinte,
son mouvement, etc. Son intensité dépend de l'éclat et des dimensions de la
flamme ; ce sont les éléments les plus énergiques de la lumière : plus elle est
vive et large, plus la pupille se resserre pour protéger la sensibilité de la rétine ; plus celle-ci est exposée à s'enflammer ou à s'épuiser. Voici un tableau
de Péclet, complété par Briquet, qui fait connaître les rapports d'intensité des

divers genres d'éclairages usités; il permet de choisir l'espèce de lumière la mieux appropriée à la sensibilité oculaire de chaque individu :

| | | | |
|---|---:|---|---:|
| La lampe Carcel de 13 lignes de diamètre étant prise pour type. | 100 | Lampe de Girard, de 25 milli- mètres................ | 65,60 |
| Chandelle des six............ | 10,66 | Lampe sinombre à réservoir annu- | |
| Chandelle des huit........... | 8,74 | laire de 28 millimètres...... | 85 |
| Bougies de cire............. | 13,61 | Lampe hydrostatique de Thilorier | |
| Bougies de blanc de baleine .... | 14,40 | de 28 millimètres........ | 107,65 |
| Bougies d'acide stéarique ...... | 14,30 | — — de 24 millimètres... | 80 |
| Lampe à mèche plate......... | 12,05 | — — de 19 millimètres... | 75 |
| Lampe astrale de 22 millimètres. | 31 | — — de 17 millimètres... | 45 |
| Lampe sinombre à réservoir supé- | | Gaz de houille............. | 127 |
| rieur .................. | 41 | Gaz des huiles............. | 127 |

Les lampes dont l'intensité dépasse 60 doivent être placées à une certaine distance des yeux.

Mais si l'éclat de la lumière est funeste à l'œil, l'insuffisance de l'éclairage le fatigue par une tension d'autant plus forte qu'il a moins exercé son pouvoir d'accommodation; les efforts souvent répétés pour lire à une faible lumière fatiguent la vue. On éprouve la même sensation dans un milieu très-vaste où les objets ne sont pas assez éclairés. L'expérience de tous les jours constate qu'une lumière très-intense, mais bien distribuée, fait moins souffrir les yeux qu'une lumière insuffisante. L'éclairage est bien distribué quand il s'applique d'une manière égale et uniforme à tous les objets compris dans la même enceinte. Si la vue se fatigue dans les théâtres à brillant éclairage, ce n'est point à cause de son intensité, mais parce que beaucoup d'objets, plus éclairés que d'autres, renvoient une trop grande quantité de rayons. Les théâtres à clarté insuf- fisante nécessitent des efforts incessants d'accommodation de la vue. Qui ne sait combien le travail du soir est difficile sur des objets de couleur foncée qui absorbent le rayon lumineux? Les couturières, qui sont pour la plupart for- cées de travailler à une faible lumière, forment le huitième du chiffre des malades traités par Sichel. Les ouvriers qui travaillent dans un milieu peu éclairé, comme les tonneliers dans les caves, se fatiguent beaucoup la vue et ont de la peine à lire (Desmarres). La teinte jaune de la lumière fatigue le plus la vue; puis le rouge. Les verres ou capuchons azurés, verdâtres, et si l'on écrit, l'emploi de papiers à teintes bleuâtres ou lilas, sont les correctifs de ces effets de la couleur. Une lumière d'une intensité toujours égale et tranquille convient le mieux à la vue : tous les oculistes ont observé les suites fâcheuses de l'agitation des flammes, et dans les exercices ophthalmoscopiques, on sait de quelles douleurs se plaignent les malades soumis aux variations rapides d'un éclairage mal dirigé. A chaque oscillation, l'œil est forcé de changer son foyer, de s'ajuster à une portée différente, d'où la fatigue de ses agents d'accommodation; en outre, la rétine est diversement affectée à chaque instant. Les lampes, à cause de l'immobilité de leur flamme, seront donc préférées aux bougies, et plus encore aux chandelles; elles ne donnent pas lieu aux vicissitudes d'intensité lumineuse qui résultent des variations de longueur de la mèche. Le renvoi de la lumière par les surfaces réfléchissantes a le même inconvénient que l'excès de son intensité : tel est l'effet des glaces, des dorures dans les appartements éclairés. Quand on lit à la lampe, il faut tenir le livre hors du champ des rayons réfléchis.

La chaleur que les corps éclairants émettent sous forme de rayons, et l'échauffement de la couche d'air ambiant, irritent l'œil, et produisent un afflux de sang dans les membranes externes de l'organe.

Les milieux de l'œil ont la propriété d'absorber les rayons de chaleur obscure qui accompagnent en si grande abondance les rayons lumineux dans la plupart de nos sources artificielles de lumière. Des recherches qui ont eu pour objet de déterminer la quantité de chaleur qui arrive à la rétine dans les yeux de divers animaux, la fraction d'absorption afférente à chacun des divers milieux de l'œil et leur mode d'action sur la chaleur, ou thermocrose, ont conduit J. Janssen aux conclusions suivantes (1) : 1° Chez les animaux supérieurs, les milieux de l'œil, si parfaitement perméables à la lumière, absorbent en totalité les rayons de chaleur obscure et opèrent ainsi une séparation des plus nettes entre ces deux espèces de radiations, propriété bien importante, si l'on considère que dans nos meilleures sources de lumière artificielle (lampe Carcel), l'intensité calorifique de ces radiations obscures est décuple de celle des radiations lumineuses. 2° Ces radiations obscures s'éteignent en général avec une rapidité extrême dans les premiers milieux de l'œil ; pour la lampe Carcel, la cornée en absorbe les deux tiers, l'humeur aqueuse les deux tiers du reste, de sorte qu'il n'en arrive qu'une fraction excessivement faible aux autres milieux. 3° La cause de cette propriété des milieux de l'œil réside dans leur nature aqueuse, car leur thermocrose est identique avec celle de l'eau. 4° La disproportion entre les rayons utiles ou lumineux et les rayons calorifiques inutiles à l'acte de la vision, semble accuser l'imperfection de nos moyens actuels d'éclairage factice.

Outre les rayons calorifiques, toute source de lumière émet des rayons chimiques qui, en atteignant ou traversant certains corps, y provoquent des combinaisons ou des décompositions chimiques. Le maximum de cette propriété s'observe dans la nuance violette du spectre solaire et dans les nuances voisines ; son minimum correspond au rouge, à l'orangé et au jaune. La qualité violette de la lumière électrique faisait présager son pouvoir chimique, et devait théoriquement la rendre redoutable à l'œil. L. Foucault en a signalé la nocuité, se traduisant par des troubles fonctionnels et des accidents inflammatoires dans les yeux exposés pendant quelque temps à l'impression des étincelles électriques ou de foyers de lumière électrique continue ; de là le con-

(1) J. Janssen, *Comptes rendus des séances de l'Académie des sciences de Paris*, t. LI, 23 juillet 1860, p. 128, et *Annales de physique et de chimie*, t. LX, 3e série, 1860, p. 71.

seil par lui donné aux expérimentateurs de se servir de binocles où le verre
d'urane est substitué au verre ordinaire. Jules Regnauld (1) est parvenu
à démontrer la nature de la modification matérielle que les rayons très-réfran-
gibles produisent dans les milieux de l'œil, et qui est le principe de leur
nocuité : les tissus de l'œil deviennent fluorescents lorsqu'ils subissent l'action
des rayons violets et ultra-violets. On comprend sans peine, ajoute-t-il, que
l'état vibratoire nécessaire à la fluorescence doit, en se prolongeant dans les
molécules organisées, modifier leur structure et porter atteinte à leurs fonctions. Sous le nom de fluorescence on désigne l'éclairement particulier que
présentent certaines substances quand elles sont soumises à l'action des parties
les plus réfrangibles de la radiation lumineuse. Ce phénomène paraît dû à un
état vibratoire des particules constituantes des corps fluorescents, qui deviennent ainsi des sources de lumière propre tant que dure l'influence des radiations extérieures. Des expériences de Jules Regnauld il résulte : 1° que chez
l'homme et quelques mammifères, la cornée est douée d'une fluorescence
manifeste; 2° que le cristallin la possède à un très-haut degré; 3° que la
membrane hyaloïde seule dans le corps vitré la présente à un faible degré;
4° que la rétine, comme Helmholtz l'a reconnu le premier, offre une fluorescence dont l'intensité est moindre que celle du cristallin; 5° que les accidents
causés par l'action prolongée de la lumière électrique doivent être attribués à
la fluorescence que développe dans les tissus transparents de l'œil cette source
puissante de radiation violette et ultra-violette. Ainsi, « par leur courbure, la
cornée et surtout le cristallin sont d'admirables lentilles; par leurs propriétés
fluorescentes ce sont de véritables écrans, perméables à la partie de la radiation qui développe la sensation lumineuse, obstacles infranchissables à ces
rayons chimiques, inutiles pour la vision et redoutables pour la membrane
sensible. Aussi, quand les rayons ultra-violets arrivent à l'œil en trop grande
abondance (arc électrique, lumière solaire directe ou réfléchie par la neige ou
les sables), la cornée et le cristallin jouent leur rôle protecteur par rapport à
la rétine, mais ils sont eux-mêmes atteints par cet excès de rayons épipo-
liques. Alors apparaissent des altérations passagères ou permanentes, suivant la
durée de l'impression. » Ajoutons enfin, avec Jules Regnauld, que les tentatives qui se répètent obstinément en France et en Angleterre pour vulgariser
les procédés d'éclairage par la lumière électrique, si elles viennent à réussir,
pourraient avoir pour conséquence de multiplier les lésions oculaires, d'autant
plus dangereuses qu'elles se développeraient avec lenteur. Les données nouvelles que l'hygiène emprunte à la physique concordent pour établir que le
meilleur moyen d'éclairage consisterait dans la production d'une lumière
entièrement dépourvue de rayons ultra-violets. Certaines matières qui échappent à la combustion irritent également l'œil et ses annexes; le gaz sulfureux,

(1) J. Regnauld, *Bulletin de l'Académie de médecine*. Paris, 1859-1860, t. XXV,
p. 268.

le sulfhydrate d'ammoniaque, lors de la combustion des allumettes, déterminent sur les paupières une très-forte cuisson suivie de larmoiement.

On conclura de ce qui précède que, dans les conditions actuelles et encore très-imparfaites de la science et de l'art, le mode d'éclairage artificiel le moins nuisible s'obtient par la combustion d'une huile pure dans une lampe mécanique ; des ressorts analogues à ceux d'une montre l'y font monter d'une manière uniforme et continue ; enflammée au bord de la mèche, elle émet par un bec de 20 millimètres de diamètre une lumière toujours égale, paisible, dont l'intensité équivaut à celle de onze bougies et demie. Suivant que l'on veut rassembler la lumière sur les objets de son travail ou la disperser dans son appartement, on couvre le foyer de la lampe d'une sphère de verre dépoli, d'une demi-sphère de gaze, de papier vélin, ou d'un capuchon de tôle vernissée et blanche dans sa concavité ; toutefois l'usage de ces réflecteurs opaques fait éprouver à l'œil le contraste d'une lumière très-vive dans leur partie réfléchissante, et d'une obscurité complète dans le reste de la pièce, contraste heureux qui est un moyen de repos pour la vue. Il ne faut entreprendre à la lumière artificielle que des travaux peu fatigants pour la vue : ainsi, mieux vaut écrire que lire à haute voix ; que le tronc ne soit pas trop penché en avant, attitude qui gêne la circulation abdominale et favorise la congestion sanguine dans les organes supérieurs. De temps en temps il faut s'arrêter, reporter les yeux sur les objets environnants de l'appartement, et après chaque séance lotionner les yeux avec de l'eau fraîche, si l'on a les yeux solides, les paupières fermes et non disposées aux blépharites ciliaires, aux irritations catarrhales. L'éclat du gaz et le calorique qu'il émet le rendent insupportable pour les travaux du soir. L'enfant, dont la sensibilité oculaire est très-grande, sera placé le soir dans son lit à l'abri des lumières. Le vieillard est dans le cas des presbytes dont nous parlerons plus loin : il ne saurait trop ménager sa vue. Desmarres n'a pas constaté comme Beer que les sujets à yeux bruns supportent mieux la lumière et perdent plus facilement la vue que les blonds à yeux bleus. Dumont (1), sur 201 amaurotiques, en a compté 93 à iris clair et 108 à iris foncé. L'apparition brusque d'une lumière dans une chambre à coucher blesse l'œil : aussi Beer a-t-il donné l'élégant précepte d'éclairer cette pièce par une lampe enfermée dans un vase d'albâtre, et, ce qui sera plus facile en toute condition sociale, il recommande de ne pas ouvrir brusquement le matin pour l'aération, le passage subit de l'obscurité à la lumière pouvant compromettre la vue. La nature est admirable dans les gradations crépusculaires du soir et du matin, imitons sa prudence. L'obscurité prolongée affaiblit les yeux sains, nous parlerons plus bas de cet effet (voy. *Verres colorés*) ; mais elle est indispensable au régime hygiénique de certains malades : dans un grand nombre d'affections des yeux, il y a nécessité d'intercepter les rayons lumi-

(1) Dumont, *Recherches statistiques sur les causes et les effets de la cécité.* Paris, 1856.

neux ou de les amortir par un intermédiaire avant leur transmission à la rétine ; même règle pour les douleurs de tête, l'encéphalite, les inflammations très-aiguës, le délire, les névroses convulsives, les phlegmasies aiguës de la peau. La lumière devient parfois un agent thérapeutique d'une utilité réelle, notamment dans les cachexies, le scorbut, la scrofule, le rachitisme, en un mot dans les états morbides où il faut agir sur la plasticité : il est très-probable en effet que les actes nutritifs sont, dans l'organisation animale comme dans les plantes, sous la dépendance de la lumière. La lumière fournie par nos moyens d'éclairage agit-elle sur les êtres organisés comme celle du soleil à l'intensité près ? Nous avons rapporté (t. I, p. 306 et suiv.) des faits qui permettent au moins le doute à cet égard ; néanmoins nous pensons que l'on n'a pas tenu assez compte de la lumière artificielle dans l'étude hygiénique de l'éclairage.

## II. — VARIATIONS INDIVIDUELLES DE LA VUE ET RÈGLES HYGIÉNIQUES QUI S'Y RAPPORTENT.

1° *Acuité, étendue de la vision.* — Acuité de la vision, étendue périphérique du champ visuel, portée de la vue : tels sont les éléments principaux à étudier dans les maladies des yeux. Celles-ci forment deux groupes assez distincts : les unes, explorables à l'ophthalmoscope, ne comportent qu'une thérapeutique précaire, souvent impuissante ; ce sont les lésions des membranes et des milieux de l'œil considérés comme liquides organiques ; les autres se prêtant à un diagnostic rapide, à une guérison souvent instantanée, ce sont les maladies des milieux, considérés comme organes de réfraction.

L'*acuité* de la vue est la finesse de perception, abstraction faite de l'état de la réfraction. Un arc rétinien de 3 ou 4 millièmes de millimètre, égal à la largeur d'un des bâtonnets qui forment la couche la plus interne de la rétine, correspond à un diamètre de $0^{mm},1$ pour un objet vu à 1 pied de distance. C'est la dernière limite de la vision pour l'œil normal. Telle est l'unité acceptée pour mesurer l'acuité de la vision. Il en résulte que pour l'œil sain d'acuité $= 1$, un objet d'un diamètre de $0^{mm},2$ devra être vu à 2 pieds de distance, l'arc rétinien conservant toujours le même nombre de degrés. Les échelles de Jæger, Snellen, Giraud-Teulon, permettent à la simple lecture de calculer cet élément de la vision. Il a pour expression $A = \dfrac{D}{N}$, D étant la distance à laquelle un numéro N peut être aperçu distinctement.

L'acuité, abstraction faite de toute maladie, et par la seule influence de l'âge, décroît d'une façon régulière que Haan, élève de Donders, a formulée dans le tableau suivant :

(1) A cause de l'étroite spécialité de cet article, j'en ai confié la révision à M. le médecin-major Poncet, chargé des conférences d'ophthalmoscopie en 1868 à l'école du Val-de-Grâce ; je lui adresse ici mes remercîments pour sa docte collaboration.

Jusqu'à 40 ans, l'acuité............... $= \dfrac{20}{20}$

à 50 ans,  —  ............... $= \dfrac{18}{20}$

à 55 ans,  —  ............... $= \dfrac{16}{20}$

à 60 ans,  —  ............... $= \dfrac{14}{20}$

à 75 ans,  —  ............... $= \dfrac{12}{20}$

à 80 ans,  —  ............... $= \dfrac{11}{20}$

Pour évaluer l'*étendue*, *en largeur*, de la vision, il suffit de faire fixer au malade un point central, en même temps qu'un second point auquel on fait parcourir différents rayons. Dès que celui-ci cesse d'être visible, on a dans ce sens la limite de la vision. La figure que l'on forme en réunissant par un trait l'extrémité des rayons, donne une image semblable à la partie sensible de la rétine. C'est ainsi qu'on peut déterminer la position exacte des scotomes, segments insensibles de la membrane nerveuse.

Fœrster de Breslau (1) a noté entre les formes des tracés obtenus de cette façon et certaines maladies rétiniennes, des rapports constants, tels qu'un même genre de maladies produirait toujours des scotomes analogues.

L'acuité et l'étendue du champ visuel subissent des modifications profondes dans toutes les lésions organiques des membranes et des milieux, et comme ces deux éléments de la vision se rattachent en dernière analyse à la sensibilité de la rétine, leur connaissance exacte conduit à des notions précises sur l'état des couches nerveuses.

C'est ainsi que, partant d'une théorie nouvelle sur les couleurs, X. Galezowski (2) a essayé de déterminer l'état des différentes couches rétiniennes d'après leur sensibilité aux trois couleurs principales : rouge, vert et violet ; mais ses explications et celles de Dalton reposent sur des hypothèses. Plus précise en ses recherches, l'ophthalmoscopie a permis la solution d'un grand nombre de questions de pathologie oculaire, et la classification, d'après les lésions des tissus, de toutes les maladies rangées parmi les amblyopies, les amauroses sthéniques et asthéniques. L'anatomie pathologique des liquides et des solides de l'œil correspond à celle des autres parties de l'organisme, et l'hygiène a pu retrouver dans la prophylaxie de certaines affections profondes de l'œil les lois qu'elle avait établies pour la conservation d'autres organes.

(1) Fœrster, *Congrès ophthalmologique de Paris*, 1867.

(2) Galezowski, *Du diagnostic des maladies des yeux par la chromatoscopie rétinienne*, précédé d'une étude sur *Les lois physiques et physiologiques des couleurs*. Paris, 1868.

La rétinite syphilitique avec ses exsudats le long des vaisseaux, son aspect bleuâtre tout particulier du fond de l'œil, la répartition inégale du pigment vers la pupille; la choroïdite de même nature, les troubles syphilitiques du corps vitré, sont des affections aujourd'hui parfaitement reconnues et curables à l'aide d'un traitement spécial; l'alcoolisme, l'abus du tabac, le diabète, l'albuminurie, impriment aussi aux lésions de la choroïde et de la rétine un cachet spécial dont les ophthalmologistes français et allemands ont saisi les traits principaux; l'héméralopie traitée par le séjour dans la chambre obscure, par les émanations ammoniacales, par les vésicatoires, est aujourd'hui considérée comme une rétinite séreuse, légère, liée le plus souvent à un état de faiblesse générale, et cédant en quelques jours à un régime tonique, au repos de la vue dans l'éclairage ordinaire. On évitera toutefois de confondre sous ce nom toutes les maladies accompagnées d'une diminution de sensibilité de la rétine, où l'héméralopie n'est plus qu'un symptôme secondaire.

2° *Portée de la vision.* — L'élément le plus variable dans la vision, c'est sa portée, sa profondeur. Lawrence évalue de 15 à 20 pouces le point de vision pour les yeux bien conformés, quand il s'agit de voir des objets de petite dimension, tels que des caractères d'imprimerie, la pointe d'une épingle. Mackensie, Donders, Græfe fixent à 7 ou 8 pouces la distance la plus rapprochée où les objets puissent être vus avec une netteté passable pour les yeux emmétropes; mais rien n'est plus rare que de trouver les points extrêmes de la vision, *punctum proximum* et *punctum remotum*, placés normalement dans la vision binoculaire. Tantôt l'axe optique est trop court (hypermétropie), et le foyer principal se forme en arrière de la rétine; tantôt il est trop long (myopie), et le foyer est en avant de la rétine; ou bien il y a l'inégalité de deux axes d'un même œil (astigmatisme); tantôt, enfin, une paralysie de la force d'accommodation qui rend le foyer diffus quand l'objet se rapproche (presbyopie). Toutes les maladies de la réfraction se rapportent à ces trois variétés principales dont la connaissance, devenue plus précise, a modifié et changé l'hygiène de la vue dans ces dernières années.

L'œil possède la faculté de s'accommoder aux différentes distances, faculté démontrée directement par les variations des images de Purkinje et Sanson, par l'expérience de Schreiner, qui faisait regarder un point brillant à travers deux trous d'épingle distants d'un millimètre et mesurait ainsi, du même coup, l'accommodation et la portée de la vue. Mais autant ce fait est démontré, autant il semble, même aujourd'hui, difficile d'en expliquer le mécanisme. D'après Ch. Rouget, l'adaptation de la vue à courte distance, nécessitant l'augmentation de la courbure de la lentille cristalline et l'allongement de l'appareil cristallo-vitré, s'opère ainsi (1) :

« Le muscle ciliaire se contracte et comprime la couronne des procès ciliaires;
» ceux-ci distendus par le sang et communiquant tous ensemble, peuvent être

(1) Ch. **Rouget,** *Comptes rendus de l'Académie des sciences,* mai 1856.

» considérés comme un anneau élastique, qui transmet, en la régularisant, la
» contraction exercée par le muscle ciliaire aux bords de la lentille cristalline
» et à la zone ciliaire du corps vitré. L'effet général de cette contraction annu-
» laire qui ne s'exerce que sur la partie antérieure du sphéroïde cristallo-vitré,
» serait un refoulement excentrique en arrière, surtout dans la région choroï-
» dienne, d'une partie de la masse dioptrique, et l'effet serait presque nul pour
» l'augmentation de courbure du cristallin et l'allongement de l'axe de l'ap-
» pareil; mais ici intervient l'action du muscle ciliaire radié; la choroïde étant
» solidement fixée en arrière à la sclérotique, la contraction de ce muscle a
» pour effet de la tendre circulairement et de s'opposer par là au refoulement
» excentrique du corps vitré dans ce sens. En même temps, cette tension re-
» dresse la courbure de la partie antérieure de la choroïde, ce qui étend à une
» grande surface la compression circulaire des milieux dioptriques : nécessai-
» rement alors la masse de ces milieux incompressibles tend à s'échapper en
» avant et en arrière, d'où allongement de l'axe et propulsion en avant de la face
» antérieure de la lentille cristalline, dont la courbure est augmentée par la
» compression circulaire de ses bords. Quant à l'iris, immédiatement appliqué
» sur le cristallin, comme le prouve sa convexité très-prononcée chez la plu-
» part des animaux, il est, dans l'adaptation à la vue de près et à une lumière
» moyenne, contracté pour accommoder les dimensions du diaphragme à la
» courbure de la lentille; il peut même jouer un rôle important pour pro-
» duire cette augmentation de courbure de la face antérieure de la lentille,
» car les milieux dioptriques, comprimés, de toutes parts, dans le sac irido-
» choroïdien, tendent naturellement à s'échapper, à faire hernie par l'orifice
» unique de ce sac, la pupille.

» Érection des procès ciliaires, contraction du muscle ciliaire circulaire, du
» muscle ciliaire radié, tension de la choroïde, contraction de l'iris, voilà, sans
» doute, bien des phénomènes mis en jeu pour produire dans les milieux
» dioptriques les changements si peu considérables que la physique avait de-
» puis longtemps prévus, et dont elle a pu récemment constater l'existence.
» (Expériences de Kramer, Helmholtz, Donders et Van Trigt.) Mais c'est
» précisément parce que ces éléments multiples entrent en action, que la part
» de chacun d'eux et les modifications qu'il subit sont, pour ainsi dire, inap-
» préciables et ont longtemps échappé à l'observation. »

La théorie de Descartes qui, le premier, songea aux modifications de la
courbure du cristallin, est généralement adoptée; les explications de Rouget et
Müller se ressemblent beaucoup; Helmholtz fait jouer un plus grand rôle au
muscle ciliaire, dont l'action contrebalancerait celle des vaisseaux choroïdiens;
Giraud-Teulon établit un antagonisme entre les fibres circulaires et les fibres
radiées; il admet, avec Helmholtz, une élasticité propre à la lentille, et qu'aug-
menteraient les contractions des vaisseaux circulaires. Mais pour tous, l'organe
serait actif dans la vision à courte distance, tandis qu'il resterait passif pour la
vision éloignée.

3° *Presbytie.* — Comme l'acuité, l'*accommodation* subit l'influence de l'âge : le cristallin devient plus dense, moins flexible dans ses couches périphériques; le muscle ciliaire perd sa puissance de contraction; d'un côté faiblesse dans l'action, de l'autre augmentation dans la résistance : le résultat est malheureusement des plus nets et des plus réguliers. Donders a tracé des courbes géométriques indiquant le déclin rapide de l'amplitude accommodative, et a montré que le point *remotum* restant à l'horizon, ou le dépassant même dans l'hypermétropie acquise, le point *proximum* se trouvait :

| | | |
|---|---|---|
| A l'âge de 10 ans | à | $2\frac{2}{3}$ pouces. |
| — 14 | | 3 |
| — 15 | | $3\frac{1}{7}$ |
| — 17 | | $3\frac{1}{4}$ |
| — 20 | | $3\frac{1}{2}$ |
| — 22 | | 4 |
| — 25 | | $4\frac{1}{2}$ |
| — 30 | | 5 |
| — 32 | | 6 |
| — 35 | | 7 |
| — 37 | | 8 |
| — 40 | | 9 |
| — 45 | | 12 |
| — 50 | | 18 |
| — 55 | | 24 |
| — 60 | | 36 |
| — 75 | | $\infty$ |

Cette diminution fatale dans la possibilité de la vision de près, proportionnelle à l'augmentation du nombre d'années, constitue la presbytie normale; mais n'est-elle pas sujette à devancer l'âge par les influences débilitantes qui peuvent résulter des maladies, des convalescences, de la constitution? Ne varie-t-elle pas chez l'amétrope?

Ces exemples se rencontrent chaque jour, et le point précis de la vie où commence la presbytie ne peut être fixée que d'une manière générale.

Dans l'hypermétropie, où le point *proximum* est déjà très-éloigné, la presbytie se fait sentir bien plus tôt; le myope, au contraire, deviendra presbyte à un âge plus avancé; sa vue s'éloignera, il croira voir disparaître son amétropie, tandis qu'en réalité il ne fera que perdre la partie la plus rapprochée de son accommodation.

Donders, d'après le tableau précédent, a trouvé que cette faiblesse de l'accommodation devenait sensible dans l'œil emmétrope vers trente-sept ans pour la lecture à 8 pouces. « Dès l'âge de trente ans, l'œil normal n'aime pas les » petits caractères d'imprimerie, que préfèrent au contraire les personnes à » vue courte, et que n'évitent pas les jeunes gens. A quarante ans, les caractères ordinaires ne présentent encore aucune difficulté pour un œil emmétrope. A quarante-cinq ans, on passe souvent les notes des livres qui sont » imprimées en caractères plus fins, et il est probable que le soir on met le

» livre de côté un peu plus tôt qu'auparavant. Puis on s'aperçoit bientôt que
» l'objet, pour être vu nettement, a besoin d'être davantage éloigné de l'œil;
» on recherche une lumière éclatante plutôt dans le but de diminuer les
» cercles de diffusion, conséquence d'une accommodation imparfaite, en
» rétrécissant l'ouverture de la pupille, que pour avoir un éclairage plus bril-
» lant. Toutefois, à cet âge, on peut encore vaquer le soir à ses occupations
» ordinaires presque sans interruption et sans effort appréciable, mais quand
» il y arrive de temps en temps des objets qui demandent à être vus avec
» netteté, alors on se plaint involontairement de ce que les yeux ne sont plus
« ce qu'ils étaient (1). »

Telle est la description exacte de la presbyopie donnée par le savant ophthalmologiste d'Utrecht. On n'y rencontre ni les souffrances signalées dans la lecture à la lumière artificielle, cuisson, irritation conjonctivale, sentiment de
corps étranger dans l'œil, ni les douleurs profondes dont se plaindra l'amétrope dans ses efforts d'accommodation et de convergence. Le presbyte est
comparable à un malade dont les muscles atrophiés ont perdu en partie leur
force de contraction, il lui est impossible de dépasser une certaine limite dans
ses efforts; chez l'amétrope, au contraire, l'organe existe intact, et dans toute
sa vigueur; il la développe même par un exercice de chaque instant, par une
lutte où souvent il triomphe du vice congénital de l'œil. Il ne faut pas croire,
en effet, que les myopes, pour avoir une vision limitée entre 3 et 6 pouces, ne
jouissent pas d'une accommodation aussi étendue que l'emmétrope : l'hypermétrope, dont le point *remotum* est au delà de l'infini et le point *proximum*
à 35 pouces, possède à un haut degré cette puissance d'accommodation qu'il
cherche à utiliser par tous les artifices possibles de la convergence.

Il importe de remarquer qu'en général, nous faisons toujours simultanément les efforts de convergence et ceux d'accommodation; il se produit, par
suite, chez nous, un certain accord involontaire entre ces deux efforts (2), et
tous les soins du médecin doivent tendre, dans l'hypermétropie surtout, à
épargner à son malade une dépense trop considérable de force accommodative.

*Hygiène de la presbytie.* — La presbytie, chez l'emmétrope, est curable
instantanément par des lunettes à verres convexes dont le numéro est, avec
l'âge du malade, dans un rapport déterminé. Donders a donné le tableau suivant des longueurs focales en pouces que doivent avoir ces verres aux différents âges de la presbytie :

(1) Donders, traduit et rassemblé dans Wecker, *Traité des maladies des yeux*,
1re édition, t. II, p. 608.

(2) Helmholtz, *Optique physiologique*, p. 131, traduite par Émile Javal et N. Th. Klein.
Paris, 1867.

| Âge. | N° du verre. | Distance de la vision distincte avec le verre. |
|---|---|---|
| 48 | 60 | 14 pouces. |
| 50 | 40 | » |
| 55 | 30 | » |
| 58 | 22 | 13 |
| 60 | 18 | » |
| 62 | 14 | » |
| 65 | 13 | 12 |
| 70 | 10 | 10 |
| 75 | 9 | 9 |
| 78 | 8 | 8 |
| 80 | 7 | 7 |

Il ne s'agit ici que du presbyte emmétrope ; la correction de l'hypermétropie ou de la myopie se fera suivant les règles ordinaires.

Le médecin consulté pour une presbytie se heurte contre des préjugés fortement enracinés. Ne craignez-vous pas, lui dira-t-on, en donnant des lunettes, de rendre inactif, de paralyser ce qui reste du pouvoir accommodatif ?

L'action des lunettes n'empêche pas la fonction de l'accommodation dans les limites où elle peut s'exercer, elle ne fait que combler un déficit irréparable, et le verre convexe, justement approprié, est seul capable de donner à la vision le parcours nécessaire aux occupations de la vue. Ce qu'il reste au presbyte de force accommodative est utilisé depuis l'infini jusqu'au point déterminé par le numéro de son verre : étendue où la vision peut encore s'exercer sans lunettes ; mais en deçà, sans aucune hésitation, le presbyte doit se résigner à demander aux verres convexes ce qu'il a perdu par les progrès de l'âge. Donders et de Graefe ont contribué à montrer combien était dangereuse la crainte d'user d'un secours devenu nécessaire. Giraud-Teulon (1) a surtout insisté en France sur les dangers de la vision binoculaire pour le presbyte, et l'explication qu'il en a donnée dans la presbytie est certainement des plus exactes.

Un certain nombre de presbytes, outre la diminution normale de l'acuité visuelle, sont atteints d'amblyopie, et prennent des verres convexes d'un numéro supérieur à celui qui leur reviendrait suivant leur âge, pour avoir, grâce à ce moyen, des images plus grandes ; ces presbytes se rendent ainsi un peu myopes, et tombent dans tous les dangers de la vision binoculaire rapprochée. La solution est alors des plus difficiles, et ce n'est que par une suite d'épreuves délicatement réglées que le presbyte amblyope arrivera à neutraliser sa faiblesse d'accommodation et d'acuité sans s'exposer à l'asthénopie musculaire.

Dans ces cas difficiles, la vision monoculaire à la loupe, dont les malades se servent avec un certain plaisir, la disposition de verres prismatiques, l'attention de mettre toujours l'objet à voir à la plus grande distance possible,

(1) Giraud-Teulon, *Physiologie et pathologie fonctionnelle de la vision binoculaire.* Paris, 1861.

sont des moyens que leur simplicité fera toujours préférer à l'iridectomie, à la section des muscles, proposées par l'école d'Utrecht.

Quant au degré d'éclairage des objets, le presbyte les voit plus nettement et exerce mieux sa vue sous une lumière vive que sous une lumière douce. Le travail au crépuscule ou sous un éclairage insuffisant, l'habitation dans les lieux sombres, ne lui conviennent pas; la diminution de l'acuité, le défaut de réfraction dynamique, sont corrigés par l'impression vive des rayons lumineux sur la pupille qui se contracte et sur la rétine affaiblie, aussi l'amblyopie est fréquente chez les concierges de Paris, chez les tailleurs et les cordonniers qui vivent dans ce qu'on appelle des loges, réduits privés d'air et de lumière. L'éclairage artificiel, dont les presbytes ont besoin, est celui des lampes; les bougies, les chandelles ont une clarté vacillante et faible qui s'obscurcit à mesure que la mèche se charbonne et s'allonge; pour les moucher, il faut regarder fixément le foyer de la lumière, autre inconvénient. La lumière des lampes est tranquille, uniforme, assez intense; qu'on la place de manière à préserver l'œil de leurs rayons directs, à gauche, par conséquent, ou même en arrière; qu'on les recouvre d'un globe de verre dépoli ou d'un abat-jour semi-transparent, bleuâtre ou verdâtre, et l'on aura le mode d'illumination domestique qui convient le mieux à tous les yeux, et en particulier aux presbytes.

4º *Hypermétropie.* — Voisine de la presbytie et longtemps confondue avec elle, l'hypermétropie, ou déficit de réfraction statique, n'a été bien décrite que dans ces dernières années par Donders, de Graefe, et Giraud-Teulon, en France.

Comme dans la presbytie, le foyer des rayons lumineux se trouve au delà de la rétine, mais la cause en est dans la structure même de l'œil, dans la brièveté de son axe optique, et non point dans une faiblesse de l'accommodation; ce n'est pas, en un mot, un défaut de réfraction dynamique.

Cette distinction a permis d'élucider les symptômes de la presbytie où des phénomènes de tension oculaire se mêlaient à la faiblesse de l'élément contractile; elle a fait comprendre le mécanisme de certaines congestions incurables, du strabisme convergent, et elle a éclairé d'un nouveau jour l'hygiène des maladies de l'œil qui ont pour caractère commun le défaut de réfraction. L'importance de cette division sera comprise, si l'on admet, avec les ophthalmologistes les plus expérimentés, que toutes les personnes qui ne sont pas myopes sont hypermétropes; l'emmétropie étant une abstraction, une vue de l'esprit.

C'est en étudiant avec soin les symptômes présentés par de jeunes hypermétropes, que Donders a pu tracer de cette affection une symptomatologie exacte, détaillée, véritable modèle reproduit dans tous les ouvrages d'optométrie.

« L'œil a une apparence parfaitement normale, les mouvements sont réguliers, la convergence des lignes visuelles ne présente pas de difficultés, le pouvoir visuel est généralement net; et néanmoins, en lisant, en écrivant, et

» en s'appliquant à d'autres ouvrages minutieux, spécialement à la lumière
» artificielle ou dans un endroit obscur, les objets deviennent bientôt indis-
» tincts et confus ; il survient un sentiment de fatigue et de tension siégeant
» principalement au-dessus des yeux et nécessitant un arrêt de travail. La
» personne ainsi affectée ferme souvent involontairement les yeux et se passe
» la main sur le front et les paupières.

» Après quelques instants de repos, elle voit de nouveau distinctement, mais
» les mêmes phénomènes se développent de nouveau plus rapidement que la
» première fois. — Plus elle s'est reposée, plus elle peut continuer longtemps
» son ouvrage. Ainsi après le repos du dimanche, elle commence la semaine
» avec une ardeur et une fraîcheur nouvelles, bientôt suivies d'un nouveau
» désappointement.

» Si l'occupation ne porte pas sur des objets rapprochés, le pouvoir visuel
» paraît normal et il n'existe aucune sensation désagréable. Si au contraire
» elle tente, malgré toute la gêne qui survient, de continuer de haute lutte,
» les ouvrages minutieux et assidus, les symptômes augmentent progressive-
» ment, la tension frontale donne lieu à une douleur réelle au-dessus des yeux,
» parfois même il s'ensuit une légère rougeur et un flot de larmes, tout de-
» vient diffus devant les yeux et le malade ne voit plus lui-même à distance. »

Donders a parfaitement analysé dans ce passage les deux causes de douleur
dans l'hypermétropie :

L'asthénopie accommodative, l'asthénopie musculaire. En effet, privé d'une
certaine quantité de réfraction statique, l'hypermétrope fait tous ses efforts
pour avoir des images nettes. Or les moyens dont il dispose sont, d'abord, la
vision éloignée qui n'est pas toujours possible, puis l'étendue accommodative,
la convergence, l'action du muscle ciliaire, et celle des muscles extrinsèques,
qui agissent à l'unisson dans des rapports déterminés. Les éléments de la
question sont, on le voit, nombreux et difficiles à séparer, c'est le véritable
motif qui a valu à l'hypermétropie, et à l'asthénopie accommodative, cette
longue série de synonymes : *hebetudo visus, debilitas ; muscular amaurosis ;
amblyopie des presbytes ; kopiopie, amblyopie sthénique, asthénique.* — On
a divisé l'hypermétropie suivant son origine et sa forme : elle peut être *congénitale* ou *acquise*, comme dans ces formes de la presbytie où l'âge place le
point de la vision distincte au delà de l'horizon, ou comme chez les opérés de
cataracte.

Dans la vision de l'hypermétrope, on ne doit pas faire abstraction de la force
accommodative qui corrige en partie le défaut de réfraction statique, le déficit
*manifeste* et le déficit *latent* que l'atropine rend évident, constituent deux éléments distincts, et l'on parvient à déterminer le second en retranchant le chiffre
de l'*hypermétropie manifeste* du chiffre de l'*hypermétropie totale.*

Chez certains malades, malgré tous les efforts de la convergence et de l'accommodation, l'hypermétropie existe toujours, la vision est imparfaite à
toutes les distances. C'est l'*hypermétropie absolue.*

Comme le myope et le presbyte, l'hypermétrope a sa physionomie particulière : la tête est droite, le teint souvent coloré vers les pommettes par une
injection capillaire d'un rouge carmin, les yeux sont largement ouverts, sans
clignotements, et dirigés vers l'horizon. On remarque souvent une inégalité
dans le développement d'un des côtés de la face, le front est moins élevé, l'arcade orbitaire moins saillante ; l'œil petit est largement enchâssé dans les paupières. L'angle de l'axe optique avec l'axe cornéen étant plus développé que
chez l'emmétrope, la distance entre les deux pôles des yeux paraît augmentée
et les globes oculaires semblent placés en divergence. L'œil est encore
déprimé d'avant en arrière, et si le regard se porte aux limites externes du
plan horizontal, l'équateur paraît saillant, les rayons antéro-postérieurs sont
jugés moins longs ; c'est une lentille aplatie biconvexe, ce n'est plus une
sphère. La pupille est ordinairement contractée, le malade recherche la
lumière pour éviter les cercles de diffusion et remédier à une amblyopie,
compagne ordinaire des hauts degrés de l'hypermétropie. L'œil est en effet
atrophié ; les éléments nerveux moins développés et les sensations moins vives
demandent un stimulus plus énergique.

Ainsi constitué, l'œil hypermétrope est condamné à des efforts constants,
même pour la vision éloignée ; à l'horizon il emploie déjà un peu de son
accommodation, et ce qui le prouve, c'est l'impossibilité où il est de voir distinctement, même au loin, si le muscle ciliaire a été paralysé par l'atropine :
l'emmétrope, dans les mêmes conditions, voit nettement les objets situés à
l'infini. Plus la distance diminue, plus l'accommodation se développe et
bientôt avec une convergence d'un angle assez faible, il fournit une quantité
considérable de cette accommodation dans un rapport bien plus grand que
l'emmétrope ou le myope.

Telle est l'explication de cette fatigue oculaire, de ce sentiment de douleur
sus-orbitaire, du larmoiement, qui succèdent à tout travail un peu prolongé.
Le malade passe outre, et les spasmes du muscle ciliaire succèdent aux efforts
répétés comme la main longtemps contractée par une flexion énergique reprend avec peine son extension naturelle : la vue devient dès lors impossible
de près et de loin.

Il n'est question jusqu'ici que de l'hypermétrope jeune, ayant en sa puissance, pour remplacer le déficit de réfraction, toute la force de son accommodation ; mais chez le vieillard où fatalement le muscle de Bowmann est soumis
à une perte progressive de son énergie, la vision se réduit bientôt à une
courte étendue. Dans ces conditions, la douleur diminue parce que les efforts
ne peuvent dépasser un certain degré, mais le mal est plus grand encore qu'il
ne semble, et peu à peu la vision disparaît entièrement.

Ces phénomènes d'asthénopie accommodative se produisent plus tôt ou
plus tard, suivant le degré d'hypermétropie ; Donders est arrivé à établir la
règle suivante : l'asthénopie chez l'homme commence à peu près à un âge
égal au dénominateur de la fraction qui exprime le degré de l'hypermétropie.

Si c'est une hypermétropie représentée par $\frac{1}{24}$, les premiers symptômes paraîtront à vingt-quatre ans.

La fatigue du muscle ciliaire n'est pas la seule à signaler dans l'hypermétropie ; le rapport incessant qui existe entre l'accommodation et la convergence a dirigé l'attention sur les fonctions des muscles droit interne et droit externe. — Malgré l'apparence de strabisme divergent chez l'hypermétrope, on trouve en effet presque toujours une prédominance du muscle droit interne, une insuffisance du droit externe, un strabisme convergent, ce qui n'a pas lieu, il est vrai, dans les hauts degrés de l'hypermétropie. Pour démontrer le strabisme, il suffit de placer devant un œil un prisme horizontal dont l'arête est tournée en haut, et de faire regarder binoculairement, à une petite distance, une ligne verticale marquée d'un point ; presque tous les hypermétropes voient deux points placés l'un à côté de l'autre, à des hauteurs différentes, parce qu'ils sont strabiques, tandis que les emmétropes voient deux points situés sur la même ligne verticale. On acquiert encore la certitude de l'inégalité musculaire, en plaçant la main devant un des yeux fixés à 3 pouces sur un point brillant ; l'œil caché par la main se porte en dedans et revient ensuite en dehors dès qu'il est sollicité par la vision du point brillant, au moment où la main s'éloigne. En un mot, il y a strabisme interne par prédominance du droit interne.

Pourquoi dès lors le strabisme interne que l'on rencontre souvent dans les degrés moyens d'hypermétropie est-il beaucoup plus rare dans les degrés élevés ? On prétend que dans ces conditions, l'œil ne cherche plus à contre-balancer, par la convergence et l'accommodation, le déficit trop considérable de la réfraction, et qu'il renonce d'instinct à une lutte inutile.

Quoi qu'il en soit, cette asthénopie musculaire a pour résultat fréquent, chez l'hypermétrope, la perte de l'usage d'un œil par la production d'un strabisme. Fatigué par la douleur de la convergence dans la vision binoculaire, un des deux yeux se porte tout à fait en dedans, et dès lors les symptômes de congestion, de douleur orbitaire, disparaissent ; mais l'œil éloigné de la vision contracte une amblyopie progressive, à moins que la vue ne s'exerce alternativement avec un seul œil ; ce qui constitue le plus sûr moyen naturel d'éviter les effets de la convergence.

Les blépharites invétérées, les conjonctivites rebelles à tous les collyres, le larmoiement, les engorgements du sac, appartiennent encore au cortège des accidents causés par la double asthénopie.

*Hygiène de l'hypermétropie.* — Avant la connaissance des causes premières de l'asthénopie, le traitement de cette affection consistait en l'application de révulsifs, de sangsues, etc., et l'on se bornait à prescrire des conserves de différentes couleurs. Celles-ci surtout, faites en verres bleues, ont dû leurs succès au soulagement réel qu'elles procuraient, parce que le bleu, étant plus réfrangible que les autres couleurs, agissait comme un verre convexe d'un très-long foyer. Aujourd'hui, l'expérience, consacrée par les résultats les plus satisfaisants, a prouvé que l'asthénopie accommodative, et avec elle toutes les lésions congestives et amblyopiques de l'hypermétropie, sont curables, et même prévenues par l'usage de verres convexes. Le choix du numéro des verres exige la notion parfaite de l'état de l'œil auquel il s'agit de les donner.

Après s'être assuré, par l'expérience du trou d'épingle, du degré de l'acuité visuelle et de l'existence de l'hypermétropie par l'emploi de l'ophthalmoscope, après avoir déjà prévu, dans une certaine mesure, le degré d'amétropie, le meilleur moyen d'achever un examen à fond, consiste à paralyser l'accommodation par l'instillation de quelques gouttes d'un collyre à l'atropine. Le diagnostic ne devient complet qu'à cette condition.

L'accommodation ainsi paralysée, ce qui, chez certains sujets, exige plusieurs séances, on a devant soi l'hypermétropie totale ; l'âge du sujet étant connu, il est facile de savoir ce qui lui reste de puissance accommodative et de connaître tous les éléments du problème. L'hypermétropie totale est mesurée par les numéros du verre convexe qui permet la vision nette à la distance de 8 pouces.

Si le malade ne peut se soumettre à la paralysie momentanée du muscle ciliaire, il faut chercher son *punctum proximum*, et vérifier la distance de ce point chez un sujet emmétrope du même âge : la différence permet d'apprécier l'hypermétropie manifeste. Soit un homme de trente ans, ayant l'acuité visuelle ordinaire, il ne peut lire le numéro 1 de l'échelle qu'à 30 pouces, et à son âge il devrait le lire à 5 pouces. Il lui manque du côté du point *proximum* et du point *remotum* la même quantité de réfraction, c'est-à-dire $\frac{1}{5} - \frac{1}{30} = \frac{1}{6}$ : c'est donc le numéro 6 convexe qui compenserait cette hypermétropie latente.

Toutefois, dans les cas difficiles, compliqués d'amblyopie, de spasmes accommodatifs, aucun moyen ne peut remplacer l'instillation de l'atropine ; elle n'entraîne aucun inconvénient grave, puisque on obvie à la mydriase très-passagère qui en résulte, en prenant pour le travail des verres de numéros un peu plus forts.

Dans la correction de l'hypermétropie, nous rencontrons un obstacle dont il faut tenir le plus grand compte : c'est l'habitude de l'accommodation prise par le malade, même dans la vision à distance. L'hypermétrope emploie toujours une certaine quantité de son accommodation, et si vous neutralisez d'emblée et complétement par un verre convexe le déficit trouvé de l'hypermétropie totale, le malade se plaindra, n'acceptera pas ses lunettes. Dans la vision de près, l'habitude d'unir la convergence et l'accommodation s'est ainsi invétérée, et il devient difficile, douloureux pour l'hypermétrope, de relâcher sa puissance accommodative, de détruire les rapports existants entre ces deux éléments.

Pour l'hypermétropie latente, il ne faut donc pas neutraliser l'hypermétropie totale, ni corriger tout le déficit de réfraction ; on doit donner le numéro du verre qui neutralise l'hypermétropie manifeste, augmentée du quart de l'hypermétropie latente. Peu à peu, l'accommodation se relâche, la tension oculaire devient celle de l'emmétrope, et après un certain temps on n'a plus à craindre un excès de travail accommodatif ; l'œil peut supporter le même verre pour la vision de loin et de près.

S'il s'agit d'une hypermétropie absolue, sans complication, sans spasme, on peut, dès le début, donner le numéro du verre exigé par l'hypermétropie totale dans la vision de près, et pour la vision de loin, le verre convexe diminué d'une quantité égale au quart de l'étendue accommodative.

Le malade doit-il toujours garder ses lunettes ? Pour la vision éloignée, il est évident que du moment où l'œil ne s'expose plus au danger de la double asthénopie, on peut permettre au malade de les quitter ; c'est dire que l'hypermétrope doit être encore jeune et avoir toujours en réserve une étendue accommodative suffisante. Dans un âge avancé, quand la presbytie s'ajoute à l'hypermétropie, il est nécessaire de porter des lunettes, même pour la vision à distance, et d'en augmenter souvent le numéro, suivant en cela la marche progressive de la presbytie.

On craint généralement de commencer l'usage des lunettes par des verres trop forts, dans la prévision d'un âge où les verres ne seront plus assez forts pour neutraliser toute l'hypermétropie. C'est une erreur que tous les médecins, oculistes, ont réfutée en prouvant qu'une hypermétropie de $\frac{1}{4}$ ne nécessite à soixante ans, pour la vision à 4 pouces, que la juxtaposition de deux verres de 4 pouces, c'est-à-dire un verre numéro 2. Or, dans ces conditions surtout, suivant Giraud-Teulon, on ne doit jamais permettre un travail exigeant une telle convergence, sous peine de ressentir les effets de l'asthénopie musculaire.

Dans les différents essais qui ont pour but de chercher le numéro du verre convenable, on aura soin de se tenir en garde contre la tendance de quelques malades à rechercher des images un peu grossies et par cela même plus agréables ; il y aurait évidemment danger à laisser dans l'inaction une partie de l'accommodation. Il faut avouer cependant qu'une légère augmentation de diamètre des objets est nécessaire à l'amblyopie, compagne fréquente de l'hypermétropie ; l'indication est alors de conseiller de temps en temps la vision monoculaire avec la loupe.

Vaut-il mieux employer des verres trop faibles que des verres trop forts ?

Il faut refuser les uns et les autres, sans oublier qu'il est plus dangereux de prendre des verres insuffisants qui laissent se reproduire les phénomènes d'asthénopie accommodative, que de prendre des verres un peu trop forts dont l'usage intermittent permet l'activité de l'accommodation, et pour lesquels l'hypermétropie manifeste s'augmente bientôt d'une partie de l'hypermétropie latente.

De Græfe, acceptant jusque dans ses dernières limites les rapports de

PRIVÉE]　　　　　DE LA VUE.　　　　　181

l'hypermétropie et du strabisme convergent, a proposé et souvent exécuté la section du droit interne. Cette opération n'est pas entrée dans la pratique en France et Wecker (1) va jusqu'à la ranger dans les fables de la manie opératoire.

Suivant cet auteur : « L'hypermétropie ne peut être diminuée ni par ce procédé, ni par aucun autre mode opératoire, et l'asthénopie n'est jamais surmontée d'une manière permanente. Giraud-Teulon, en France, a poursuivi l'idée de l'insuffisance du droit externe dans l'hypermétropie, par analogie avec l'insuffisance démontrée du droit interne dans la myopie. L'expérience des prismes à base interne prouve en effet qu'aucun effort ne peut fusionner les doubles images, ce qui arrive immédiatement si l'on porte le sommet des prismes en dedans : cette faiblesse du droit externe dans l'œil normal est encore bien plus prononcée chez l'hypermétrope. Par conséquent, l'analogie la plus complète existe entre le strabisme divergent de la myopie, par insuffisance du droit interne, et le strabisme convergent de l'hypermétropie, par insuffisance du muscle droit externe. Aussi, adoptant les idées de Græfe, Giraud-Teulon a-t-il pratiqué souvent la section du droit interne pour reculer son attache et l'équilibrer avec le droit externe. Cette opération, inoffensive en soi, a donné d'assez beaux résultats entre les mains du médecin qui s'est le plus occupé en France de la réfraction oculaire, pour qu'on soit autorisé à poursuivre dans ce sens des recherches qui dévoileraient l'origine du strabisme hypermétropique.

*Hygiène de l'aphakie.* — Les conditions de la vision, chez l'opéré de cataracte, sont faciles à analyser : plus de lentille, plus d'accommodation. La réfraction de ce nouvel appareil (l'œil sans son cristallin) étant égale à $\dfrac{1}{31^{mm},69}$ pour ramener les foyers à $23^{mm}$, sur la rétine, il faut placer devant lui une lentille de $\dfrac{1}{23} - \dfrac{1}{31^{mm},69} = \dfrac{1}{3,4}$ sans tenir compte de la distance qui sépare l'œil de la lunette, et en supposant la vision dirigée à l'infini.

Il serait facile de calculer le numéro du verre à employer, si le travail devait s'exercer à la distance de 18, 12, 8 pouces. Au lieu de changer les verres, les malades se bornent ordinairement à déplacer la lunette et peuvent parcourir ainsi une accommodation facile de 20 à 12 pouces ; néanmoins, on doit donner deux paires de lunettes, l'une pour la vision de près, l'autre pour la vision éloignée. Nous nous occuperons plus loin des complications d'amblyopie et de l'astigmatisme chez les malades opérés de cataracte.

5° *De la myopie.* — Si l'hypermétropie est le déficit de la réfraction statique, la myopie peut être définie : un excès de cette même réfraction, ou mieux, un excès dans la longueur du diamètre antéro-postérieur de l'œil.

Les progrès de l'ophthalmoscopie ont, dans ces dernières années, fait décou-

(1) Wecker, *Traité des maladies des yeux*, t. II, p. 672.

vrir le mécanisme et l'anatomie pathologique de cette maladie ; on a pu suivre pas à pas les lésions profondes occasionnées par une mauvaise hygiène de la myopie : la notion exacte de leur mode d'évolution a suggéré les moyens de s'y opposer.

Les signes objectifs de la myopie sont connus depuis longtemps : le myope lit parfaitement, mieux qu'un autre, les petits caractères d'imprimerie ; mais si vous placez à vingt pouces le n° 20 de l'échelle de Giraud-Teulon, tout est trouble, confus ; il ne reconnaît pas les personnes qu'il aurait voulu saluer, ou salue celles qu'il a cru reconnaître. Pour éviter les cercles de diffusion et se créer une lunette sténopéique naturelle, comme sa pupille est ordinairement large, il cligne les paupières, et ces contractions répétées impriment à sa physionomie un cachet particulier. L'œil est saillant, à cornée proéminente ; mais ce caractère fait souvent défaut, parce que l'augmentation de diamètre, cause fréquente de la myopie, se produit surtout à la partie postérieure.

Pour donner au myope des règles utiles à l'hygiène de sa vue, il importe, comme dans l'hypermétropie, d'analyser avec soin les conditions où il se trouve et d'abord de mesurer la portée de chaque œil, c'est-à-dire la position de ses points *proximum* et *remotum*.

L'optomètre à cheveux de Græfe facilite cette détermination, mais avec moins de netteté que les essais avec les verres biconcaves. Ayant placé devant l'œil à examiner (on doit toujours étudier chaque œil séparément) l'échelle typographique, on cherche le numéro le plus faible avec lequel on peut obtenir une vision distincte en rapport avec l'acuité. Cette règle est sans équivoque, et l'on aura soin, pour arriver à un résultat profitable, de faire préciser les réponses, de présenter des verres plus ou moins forts, en les tenant près de l'œil autant que possible et toujours à la même distance.

L'étude attentive et longtemps poursuivie d'un grand nombre de cas de myopie a fait reconnaître plusieurs variétés de cette amétropie, et fait supprimer certaines divisions admises autrefois. La myopie est presque toujours *congénitale*, et l'œil emmétrope, l'œil hypermétrope à plus forte raison, deviennent très-rarement myopes. Cette myopie *congénitale* peut rester *stationnaire*, augmenter même pendant un certain temps et s'arrêter ou bien se montrer *constamment progressive*.

On ne doit point placer dans le cadre de la myopie proprement dite la myopie *spasmodique*, *acquise* par un travail longtemps soutenu sur des objets petits et rapprochés : celle-ci disparaît par l'effet d'une instillation de collyre à l'atropine. Le diagnostic de ces variétés de myopie est de la plus haute importance pour le pronostic et le traitement.

Il est un fait reconnu de tout temps, c'est que la myopie est l'apanage des classes lettrées de la société et des personnes dont le travail consiste dans la vision des objets à petite dimension. Dans les populations agricoles ou sauvages, chez les Kabyles et les Indiens, la myopie est inconnue ; elle abonde, au contraire, dans nos écoles parmi les jeunes gens qui se préparent aux carrières libérales. Rare chez les enfants de la campagne, même dans les écoles rurales, elle se multiplie dans les villes, dans les lycées, dans les écoles de l'État.

Comparant la fréquence de l'hypermétropie et de la myopie, Donders a trouvé que dans les degrés légers on rencontre plus d'hypermétropes que de myopes, et que les cas de myopie forte sont plus nombreux que les mêmes numéros d'hypermétropie.

Voici le tableau dressé par le professeur d'Utrecht, d'après l'examen de mille myopes :

| Degrés de myopie. | | Nombre de cas sur 1000. |
|---|---|---|
| $1\frac{1}{3}$ | . . . . . . . . . . . . . . . . . . . . . . . . . . . . } | 3 |
| $1\frac{2}{5}$ | . . . . . . . . . . . . . . . . . . . . . . . } | |
| $1\frac{2}{7}$ | . . . . . . . . . . . . . . . . . . . . . . . . | 4 |
| $1\frac{11}{12}$ | . . . . . . . . . . . . . . . . . . . . . . | 3 |
| 1/2 | . . . . . . . . . . . . . . . . . . . . . . | 5 |
| $1/2\frac{2}{11}$ | . . . . . . . . . . . . . . . . . . . . . . | 13 |
| $1/2\frac{2}{5}$ | . . . . . . . . . . . . . . . . . . . . . . | 16 |
| $1/2\frac{2}{3}$ | . . . . . . . . . . . . . . . . . . . . | 24 |
| 1/3 | . . . . . . . . . . . . . . . . . . . . | 47 |
| $1/3\frac{3}{7}$ | . . . . . . . . . . . . . . . . . . . . | 49 |
| 1/4 | . . . . . . . . . . . . . . . . . . . . . . | 68 |
| $1/4\frac{1}{2}$ | . . . . . . . . . . . . . . . . . . . . . . | 83 |
| 1/6 | . . . . . . . . . . . . . . . . . . . . . . . . | 110 |
| 1/8 | . . . . . . . . . . . . . . . . . . . . . . . . | 149 |
| 1/12 | . . . . . . . . . . . . . . . . . . . . . . | 171 |
| 1/24 | . . . . . . . . . . . . . . . . . . . . . . | 169 |
| 1/∞ | . . . . . . . . . . . . . . . . . . . . . . | 85 |

C'est donc la myopie, comprise entre $\frac{1}{8}$ et $\frac{1}{21}$, qui se rencontre le plus souvent.

La répartition de la myopie dans les différentes classes de la société fournit l'explication de son origine; c'est au travail prolongé, binoculaire, sur des objets petits, rapprochés et mal éclairés qu'est dû le développement de cette maladie. Nous disons dans la vision binoculaire, parce que les artisans qui n'exercent que la vision monoculaire, à la loupe, la présentent rarement. Les micrographes s'exposent à d'autres lésions de la rétine, mais non pas à la myopie progressive.

C'est qu'en effet dans la vision binoculaire, il existe une tension du globe produite par la convergence; tension répétée à chaque instant, cause certaine de congestion choroïdienne et d'excavations staphylomateuses. Notons, enfin, pour connaître tous les éléments de la maladie, l'attache vicieuse du muscle droit externe, défaut congénital, qui est peut-être le point de départ de toutes les myopies progressives.

Voici donc les nouvelles conditions de l'œil : le diamètre antéro-postérieur est plus grand que le diamètre horizontal; l'œil représente un ovale, et non plus une sphère; le muscle droit externe agissant par cela même sur un levier trop court, la tension produite pour un même degré de convergence est toujours plus considérable chez le myope que chez l'emmétrope. Mais, chez le myope, la vision doit s'exercer sur des objets rapprochés qui sont les seuls perçus ; on comprend dans quel cercle vicieux tournent ces deux affections : insuffisance du droit externe et myopie.

Cette explication n'est pas seulement ingénieuse ; elle est vraie et démontrée par la physiologie pathologique, par les lésions trouvées à l'ophthalmoscope et sur le cadavre ; l'insuffisance explique la production du strabisme externe dans la myopie. L'épreuve du point brillant, vu à trois pouces, montre que chez le myope ordinaire l'œil se porte toujours en dehors dès qu'il n'est plus sollicité par l'attention binoculaire : la myopie élevée s'accompagne très-souvent d'un strabisme divergent. Les effets de la convergence sont devenus si pénibles, qu'instinctivement l'œil se dévie en dehors.

« La vue nette au commencement du travail devient plus ou moins fatigante, puis impossible ; les yeux se voilent, se remplissent de larmes : les malades ressentent de la gêne, de la douleur dans l'orbite, particulièrement dans la région du grand angle de l'œil, quelquefois aux tempes, les lettres dansent, miroitent, paraissent instantanément doubles pour se fusionner immédiatement. Le malade éprouve le besoin d'éloigner de lui l'objet de son travail et se sent plus ou moins soulagé s'il ferme un œil, en le couvrant de sa main (1). » C'est ainsi que Giraud-Teulon décrit cette insuffisance du droit externe et l'asthénopie musculaire, sur laquelle il a surtout insisté dans le traitement de la myopie.

A l'ophthalmoscope, l'asthénopie est démontrée au fond de l'œil par la présence du *staphylôme postérieur*, une des belles découvertes de l'ophthalmoscope.

Cette tension de la vue, répétée à chaque instant, produit au pôle postérieur une séparation des enveloppes de l'œil ; les couches de la gaîne fibreuse du nerf optique se dissocient, la choroïde se congestionne, perd son pigment, subit dans ce point une véritable macération qui s'étend peu à peu ; elle s'atrophie, perd ses vaisseaux, sa teinte rouge brun, pour prendre l'aspect d'un tissu fibreux, tassé, donnant par transparence la couleur de la sclérotique. C'est d'abord un simple trait noir en croissant ou annulaire ; dans les cas les plus sérieux, il s'étend en demi-lune, toujours dans le même sens en dehors et en haut, ayant son grand axe perpendiculaire à celui de la papille. Par extension, la région de la tache jaune subit bientôt de graves altérations ; le corps vitré se ramollit, s'infiltre de corps étrangers pigmentaires ; des décollements rétiniens se produisent et le malade devient aveugle. Mais avant d'arriver à la cécité absolue, les fonctions, comme les membranes, ont subi des modifications. Avec l'injection de la conjonctive et des paupières, on reconnaît encore une congestion chronique de la sclérotique au ton gris noir que prennent les parties voisines de la cornée transparente vers l'équateur du globe. Le malade est surtout effrayé par des mouches volantes de plus en plus nombreuses,

(1) Giraud-Teulon, *De l'œil*, p. 62.

spectres perlés, taches noires, quelquefois scotomes véritables qui diminuent le champ visuel et finissent par comprendre, comme nous le disions, le pli de la tache centrale.

La myopie aussi grave appartient à la *forme constamment progressive.* Donders, auquel il faut toujours remonter dans les recherches de cette nature, a représenté graphiquement l'évolution de la myopie dans ces trois formes : la myopie *stationnaire, temporairement progressive, constamment progressive.*

La myopie stationnaire appartient aux faibles degrés de $\frac{1}{24}$ ; elle atteint son maximum à trente-cinq ans, époque à laquelle elle peut être de $\frac{1}{16}$ pour redescendre, chose heureuse, à partir de soixante ans et reporter son *P. remotum* au delà de vingt-quatre pouces.

La myopie temporairement progressive croît jusqu'à vingt-huit à trente ans ; mais surtout entre seize et vingt-cinq : elle appartient aux degrés déjà avancés, représentés dès leur apparition par la fraction $\frac{1}{8}$, et encore faut-il avouer que ces myopies temporairement progressives sont assez rares, parce que toujours, si l'hygiène la mieux entendue ne vient pas à leur secours, elles sont constamment progressives. Dans ces conditions, l'ascension la plus rapide a lieu jusqu'à quarante ans, époque où la myopie croît moins vite, mais où le parcours accommodatif, grâce à la presbytie constante, devient de plus en plus court.

*Hygiène de la myopie.* — L'hérédité joue malheureusement le plus grand rôle dans le développement des degrés dangereux de la myopie. Beer, Hasner, Donders, Græfe, Giraud-Teulon, attachent aux antécédents des parents une influence capitale sur le développement consécutif de la myopie. Wecker l'affirme hautement, en refusant à l'œil emmétrope ou hypermétrope la possibilité de devenir myope; mais dans la myopie congénitale, sans les règles sévères d'une hygiène éclairée, on voit la maladie se développer jusque dans ses plus fâcheuses conséquences.

Nous enregistrons ces conclusions, mais nous n'admettons pas, d'une manière absolue, que l'œil emmétrope puisse, sans danger d'asthénopie musculaire et de staphylôme, se permettre le travail de près dans les conditions qui provoquent le rapide développement de la myopie congénitale.

La nature des lésions de la myopie a conduit à la formule laconique de son hygiène et de son traitement : empêcher la vision binoculaire trop rapprochée. Dès que vous aurez rendu au myope l'innocuité et la facilité de la vision binoculaire à la distance de 10 pouces pour le travail auquel il est astreint, vous aurez tracé à son amétropie une limite qu'elle ne franchira plus. Ce résultat s'obtient en plaçant devant l'œil myope le verre le plus faible qui procure la vision nette à 10 pouces.

Ici, comme dans la correction de l'hypermétropie, nous rencontrerons des préjugés, des difficultés. Et d'abord, si l'on accepte la théorie de la tension oculaire dans la convergence, n'est-il pas évident que le danger réside surtout dans la vision à courte distance, et que dans cette position plus que dans toute autre, le myope doit user du remède et conserver ses verres? C'est une révolution, a dit Giraud-Teulon, dans les habitudes routinières des oculistes.

Il faut cependant l'accepter, car l'expérience a prouvé, entre les mains de Donders, que les myopies qui avaient toujours été combattues dès la jeunesse par l'usage constant des lunettes ne progressaient pas; qu'en un mot la tension oculaire ne produisait plus aucun staphylôme. Le myope dans la vision de près doit s'habituer à garder ses verres.

Autre danger à signaler : Les caractères petits ont, pour le myope, tant d'attraction, qu'il désire tout d'abord un numéro trop fort dont il se sert plus tard en rapprochant davantage les objets pour avoir des images plus nettes et plus grandes; l'amblyope-myope arrive à la même pratique. Ils rencontrent alors tous les dangers de l'asthénopie musculaire; aussi doit-on insister sur ce point qu'il ne faut accorder que le verre le plus faible possible.

Dans l'hypermétropie, l'écueil principal est l'habitude du jeu accommodatif pour la convergence; dans la myopie nous trouvons un effort négatif : notre malade, en effet, n'a pas besoin d'accommodation; dans la moindre convergence, il en possède un excès qu'il cherche à diminuer, et par l'habitude, il arrive à établir de nouveaux rapports entre ces deux facteurs; à tel point que si le numéro du verre corrige exactement sa myopie, il devient un emmétrope privé d'une partie de son accommodation, un presbyte artificiel. Il faut alors procéder lentement, donner un verre qui ne compense qu'une partie de la myopie et peu à peu, l'équilibre se rétablissant, arriver à corriger la myopie totale.

S'agit-il d'une myopie arrivée déjà à l'atrophie choroïdienne? l'usage constant de verres biconcaves judicieusement choisis, adjoints aux prismes dont l'action est de reculer le point de vision, la diminution dans le temps du travail, sont les moyens préconisés.

Si l'atrophie continue à se compliquer d'amblyopie, il est difficile d'entraver la marche progressive de la maladie; avec l'âge, l'amaurose devient imminente. L'interdiction absolue et prolongée du travail est la première condition du traitement; au contraire, l'exercice des yeux sur de gros objets à distance et surtout au grand air doit être recommandé; la lecture et l'écriture ne seront permises qu'après la disparition des symptômes de congestion et avec des verres appropriés; encore devra-t-on éloigner les objets et se reposer à chaque minute. Ces exercices, conduits avec ménagements et joints à un traitement déplétif par les ventouses, les sangsues, les purgatifs, pourront peut-être éloigner la nécessité d'opérations, telles que la ponction de la chambre antérieure, la section du droit externe.

Tel est le traitement proprement dit de la myopie, mais sa prophylaxie doit plus que jamais occuper l'hygiéniste. Si Rousseau réclame pour son élève la libre expansion de l'âme dans le vaste horizon de la campagne, c'est qu'il avait remarqué l'influence du séjour étroit des villes, non-seulement sur le développement des idées et sur l'imagination, mais encore sur l'étendue de la vision. Courbé pendant de longues heures sur des livres mal imprimés, en petits caractères, l'enfant est placé, durant de longues années, dans les conditions les plus favorables au développement rapide d'une prédisposition congénitale. Dans les salles d'étude, une lumière insuffisante, la chaleur qui porte le sang au cerveau, un vêtement trop étroit pour la circulation jugulaire : ne sont-ce point là des causes d'atrophie choroïdienne par congestion, de staphylôme et d'amblyopie? Plus tard, encore dans les écoles, il faut ajouter, à tant de causes, l'habitude précoce du tabac et des excitants alcooliques.

En Allemagne, Hermann Cohn (1) a pu analyser les conditions de la vue sur 10 060 élèves des écoles primaires; il est arrivé aux conclusions suivantes :

La proportion des emmétropes étant de........ 83 0/0
Celle des amétropes, reste de............... 13 0/0

Parmi les amétropes, sur 1334, il a trouvé :

1004 myopes parmi lesquels :
     10 dont les parents l'étaient aussi.
     58 qui l'étaient devenus après des maladies.
     81 hypermétropes.
    158 hypermétropes avec strabisme.
     23 astigmates.

La myopie est donc douze fois plus fréquente que l'hypermétropie simple.

1° Il n'existe pas d'écoles sans myopes.

2° Le nombre de ces derniers diffère beaucoup suivant les diverses catégories d'école.

3° Ils sont peu nombreux dans les écoles de village (1,4 0/0).

4° Ils le sont huit fois plus dans celles des villes (11,4 0/0).

5° Les filles présentent plus de cas de myopie que les garçons, surtout dans les écoles supérieures.

6° Le nombre des staphylômes augmente en raison directe du degré de la myopie.

Suivant cet auteur, l'hérédité ne jouerait qu'un rôle accessoire dans la production de la myopie. Il n'hésite pas à signaler les causes principales de la fréquence de la myopie.

1° Dans la construction vicieuse des bancs qui obligent les enfants à fléchir fortement la tête sur le cou, ce qui a pour effet de gêner la circulation du système vasculaire de l'œil.

2° Dans l'éclairage insuffisant des classes.

(1) Hermann Cohn, *Untersuchungen der Augen von 10060 Schulkindern*. Leipzig. Analyse du docteur Zehender, traduite dans les *Annales d'oculistique* (mai 1868), par M. Tedesco.

3° Dans l'usage des lunettes trop fortes ou trop faibles.

Hermann Cohn, à Breslau, put ébranler la conviction de la municipalité et obtenir des réformes dans l'école de cette ville, où l'éclairage était insuffisant, les bancs et les pupitres disproportionnés. En France, avec le nombre considérable de myopes et la population toujours croissante des enfants profitant de l'instruction primaire, l'hygiène est autorisée à revendiquer une surveillance active dans l'installation des salles, et pour les résultats matériels de l'imprimerie une sollicitude égale à celle qu'on accorde à ses résultats moraux.

6° *De l'astigmatisme.* — En parlant de l'amétropie, nous avons supposé l'œil affecté d'un déficit ou d'un excès de réfraction également réparti dans tous ses méridiens, c'est-à-dire que l'un d'eux ayant une myopie de 13 pouces, tous les autres méridiens étaient susceptibles d'une même correction par un verre biconcave n° 13 ; il n'en est pas toujours ainsi, et souvent des méridiens différents possèdent une puissance inégale de réfraction ; un seul méridien peut même avoir des inégalités de courbure limitées à quelques segments de sa circonférence.

Cette anomalie, désignée dès 1837 par Wehwell, sous le nom d'astigmatisme, avait été étudiée déjà par Young et Airy, mais c'est à Goulier, Donders, Haase et Javal qu'on doit les travaux les plus importants sur ce sujet.

Tous les phénomènes de polyopie monoculaire, provenant des troubles du cristallin par la cataracte, par les progrès de l'âge, appartiennent à l'astigmatisme ; mais ces troubles ne sont point passibles de correction par les verres, ils représentent l'*astigmatisme irrégulier.*

Au contraire, les inégalités de courbure des méridiens de la cornée sont graduelles, régulières et curables au moyen de certains verres ; cette variété a été nommée : *astigmatisme régulier.*

A un léger degré, cette construction vicieuse de l'œil se rencontre si fréquemment, qu'elle porte le nom d'*astigmatisme régulier normal :* c'est celui qu'on peut négliger dans l'usage habituel de la vision.

Mais s'il atteint un degré plus élevé, il constitue une véritable maladie : c'est l'*astigmatisme régulier anormal.*

Ces divisions de l'astigmatisme en *régulier, irrégulier, normal,* et *anormal,* n'embrassent que d'une façon générale sa nature et ses degrés. Th. Young (1) proposa une notation mathématique qui a été acceptée depuis par tous les auteurs : si un astigmate regarde avec un seul œil deux fils disposés en croix, il ne les verra pas nettement tous les deux à la même distance ; si le fil vertical est visible à 8 pouces, le fil horizontal ne le sera, par exemple, qu'à 12 pouces. La différence entre $\frac{1}{8}$ et $\frac{1}{12} = \frac{1}{24}$ constitue la valeur de l'*as-tigmatisme.* Il est facile par ce moyen d'exprimer toutes les combinaisons de l'astigmatisme *myopique simple, myopique composé, hypermétropique simple, hypermétropique composé.*

(1) Th. Young, *Philosophical Transactions*, 1801, p. 43.

L'astigmatisme est avant tout une affection *congénitale*, c'est dire que l'hygiène est impuissante à prévenir cette amétropie, qui est heureusement curable, comme la myopie et l'hypermétropie, au moyen de verres appropriés.

Le malade astigmate présente des symptômes particuliers du côté de la vision. Jamais il n'a pu distinguer parfaitement les objets, qu'ils soient éloignés ou rapprochés ; l'acuité de sa vision est diminuée : pour lui, les lignes horizontales ou verticales sont plus larges et se troublent sur leurs bords si elles sont assez rapprochées les unes des autres ; un carré parfait n'est qu'un rectangle à côtés inégaux ; les cercles sont des ovales, etc. En examinant de près ce malade, on trouve souvent un des côtés de la face atrophié, et sur la cornée on peut même apercevoir l'irrégularité des images réfléchies. Knapp a donné comme signe certain de l'astigmatisme la forme ovalaire de la pupille vue à l'ophthalmoscope ; les axes de l'ovale changent de direction suivant qu'on l'examine à l'image droite ou à l'image renversée. Pour l'observateur, les vaisseaux de la rétine ne sont visibles très-distinctement que suivant certains méridiens. L'astigmate cligne les paupières, incline la tête pour se placer dans le méridien adapté à la distance des objets. Le docteur Poncet connaît un astigmate affecté d'un pied bot gauche ; il incline la tête à droite parce que son méridien principal n'est pas horizontal, mais la claudication gauche détruit à chaque instant son accommodation. De là un nouveau mouvement de la tête à droite qui se redresse quand le corps se porte sur la jambe opposée. Enfin l'astigmate n'a jamais pu trouver une seule lunette améliorant sa vue, si ce n'est le trou d'épingle. Suivant Giraud-Teulon, « indépendamment de l'imperfection de ses sensations, le malade accuse tous les symptômes de l'asthénopie. On n'en sera pas surpris si l'on se représente les efforts continuels que le sujet est obligé de faire, et en vain, pour essayer de se procurer des images approximatives de la forme des corps (1). »

On s'explique aisément les troubles de la vision chez les astigmates, en recherchant la forme des images fournies par chaque méridien. Quand l'œil astigmate fixe des lignes verticales, la rétine est au foyer des rayons situés dans le méridien vertical ; mais la vision sera confuse et les lignes verticales paraîtront élargies, si l'espace qui les sépare est moindre que leur propre diamètre. Elles chevaucheront, le tableau paraîtra gris, sans intervalles blancs ou noirs très-nettement tranchés. En effet, l'œil qui s'est accommodé pour ce diamètre vertical reçoit bien à leur foyer précis les rayons marchant dans le plan vertical, mais les rayons arrivant de ces mêmes lignes verticales, sur le méridien horizontal, vont se réunir plus loin. Ils ne sont donc pas encore réunis en foyer lorsqu'ils atteignent la rétine au point de convergence des rayons verticaux. Ils ne forment là qu'une ellipse, c'est-à-dire une image diffuse dans le sens de la largeur ; de là ces lignes verticales paraissant confuses dans le sens transversal. Le même raisonnement montre que l'œil astigmate

(1) Giraud-Teulon, *De l'œil* p. 79.

accommodé pour les rayons horizontaux, voit nettement les lignes verticales, mais non pas les lignes horizontales qui chevaucheront par le fait de l'amétropie des rayons verticaux.

La figure géométrique, construite par Sturm et représentant la marche des rayons lumineux dans un œil astigmate, donne une idée très-nette des images produites depuis le foyer des rayons verticaux, où l'on trouve une ligne horizontale, jusqu'à celui des rayons horizontaux où existe une ligne verticale. Dans cet espace interfocal, une coupe perpendiculaire donne une succession d'ellipses, d'abord à axes horizontaux de plus en plus petits, puis un cercle et enfin des ellipses à axes verticaux de plus en plus grands; ce qui est loin de démontrer, comme l'avait pensé Sturm, l'inutilité d'une puissance accommodative.

Pour corriger la diffusion des lignes verticales, il faut donc s'adresser au méridien horizontal, et réciproquement. On a reconnu que les deux méridiens les plus éloignés, par le quotient de leur réfraction, étaient placés perpendiculairement l'un à l'autre; on les appelle *méridiens principaux*.

La correction de l'astigmatisme régulier anormal se réduit alors à la solution de ces deux problèmes : 1° déterminer la position des méridiens principaux; 2° corriger la différence de réfraction de ces méridiens.

Deux instruments sont employés aujourd'hui pour arriver à ce but : 1° la lunette sténopéique de Donders; 2° l'astigmomètre de Javal, construit par Nachet. Donders, partant de ce principe que les rayons d'un plan vertical n'influent pas sur la vision des lignes verticales, place devant l'œil examiné un disque noir percé d'une fente dont on peut augmenter ou diminuer la largeur. Si la direction de la fente est verticale, le verre sphérique le meilleur sera celui qui fera le mieux distinguer les lignes horizontales, et réciproquement la fente étant tenue horizontalement, on cherchera quel est le verre qui donne la meilleure vision des lignes verticales. De cette façon, en faisant parcourir à la fente les différents diamètres d'un cercle, on trouve et la position des diamètres principaux et l'astigmatisme, puisqu'on a trouvé l'amétropie de chaque méridien; leur différence $=$ AS$h$.

Bien que ce mode d'exploration soit simple et d'une instrumentation peu compliquée, on lui reproche de donner souvent des réponses indécises, et de diminuer l'éclairage. Entre les mains de Donders, il a donné d'excellents résultats, et pour certaines complications d'astigmatisme irrégulier, il possède une supériorité incontestable. L'instrument de Javal, construit par Nachet, enregistre toutes les solutions en quelques instants : direction des méridiens, numéro des verres cylindriques; les deux chiffres se lisent sur des cadrans.

Cet instrument se compose d'une boîte divisée en deux compartiments, comme un stéréoscope : elle est garnie de deux lentilles biconvexes fortes qui rendent myope le malade examiné. On fait alors fixer, les yeux largement ouverts, deux cadrans placés dans la boîte, vivement éclairés, et dont un seul porte les heures; les deux images doivent se superposer et être fusionnées.

On les éloigne au moyen d'un écran, jusqu'à ce qu'elles soient diffuses, puis on les rapproche lentement, jusqu'à ce que le malade indique qu'un diamètre est vu d'une façon plus nette que les autres. On inscrit alors la direction du méridien, et, par un système ingénieux de lentilles se superposant, on fait passer devant l'œil toute la série des verres correcteurs; chaque combinaison nouvelle est inscrite au moment où elle se produit.

La direction et la réfraction des méridiens principaux étant connues, il faut encore corriger l'amétropie, chose facile, au moyen d'un verre sphérique. Mais comment atteindre l'astigmatisme et toucher à un seul méridien? On y arrive au moyen de verres taillés dans un cylindre au lieu d'être taillés dans une sphère. Cette disposition permet, en effet, de ne point agir sur les rayons dont le plan est parallèle à l'axe du cylindre, tandis que les rayons perpendiculaires à cet axe subissent l'influence de la réfraction suivant la courbure de ce même cylindre. On veut corriger un méridien vertical affecté d'une myopie de $\frac{1}{18}$ chez un emmétrope, on placera, dans une direction horizontale, un verre plan cylindrique concave de $\frac{1}{18}$, dont la courbure cylindrique agira seule sur les rayons verticaux; les rayons horizontaux ne subissant aucune modification.

Pour exprimer les différentes corrections de l'astigmatisme, on emploie des formules particulières. Si, par exemple, sur l'œil gauche, on a reconnu qu'un méridien incliné de 165 degrés sur l'horizon restait net, et qu'il fallait placer un verre correcteur de $\frac{1}{18}$ perpendiculairement à ce méridien, c'est-à-dire à (165° — 90°) 75 degrés sur l'horizon; si, par-dessus ce cylindre concave, il faut ajouter un verre sphérique + 12 pour arriver à l'emmétropie, on écrit :

$$\text{O. G. } 75° \text{ cylind} - \frac{1}{18} + \frac{1}{12}$$

De même pour l'œil droit, on pourrait avoir la notation suivante :

$$\text{O. D. } 90° \text{ cylind} - \frac{1}{24} + \frac{1}{20}$$

Ou simplement, écrivant à gauche pour l'œil gauche, et à droite pour l'œil droit :

$$75° - \frac{1}{18} + \frac{1}{12} \quad\text{——}\quad 90° - \frac{1}{24} + \frac{1}{20}$$

Les opticiens savent que le premier chiffre après l'angle appartient au verre cylindrique et le second au verre sphérique.

Nous n'avons pas à indiquer les combinaisons qui peuvent être faites par

les opticiens pour employer exclusivement un système concave ou convexe,
ou combiner les verres à angle droit suivant le procédé de Chamblant. Les
verres cylindriques sont ordinairement plans d'un côté, et l'ouvrier leur
donne la courbure sphérique écrite sur l'ordonnance.

« Quand après une délicate et attentive analyse, l'ophthalmologiste a su
» déterminer exactement la différence de réfraction de deux méridiens prin-
» cipaux, quand par la combinaison précise, annoncée à l'avance, de deux
» verres cylindriques, il a rendu à la vue ou plutôt créé à nouveau un œil jus-
» qu'à ce jour presque inutile, la satisfaction qu'il éprouve n'a d'équivalent
» que dans l'honneur qu'en reçoit la science (1). »

7° *Des lunettes en général.* — La cause prochaine de la presbytie et de
l'hypermétropie est la réfraction trop faible des milieux pellucides du globe de
l'œil, ou la brièveté du diamètre antéro-postérieur. Dans ces deux cas, les
rayons lancés par des objets peu distants se réunissent, à cause de leur divergence, en arrière de la rétine. Pour les concentrer en un foyer normal sur la
membrane qui transmet leur impression au cerveau, il faut des verres collectifs, c'est-à-dire convexes, d'une courbure proportionnelle au défaut de puissance réfringente. Dans la myopie, excès de pouvoir réfringent ou trop grande
longueur du diamètre antéro-postérieur, l'image se forme au-devant de la
rétine. On oppose à la convergence prématurée des rayons le pouvoir dispersif
des verres concaves. On emploie en général des verres biconcaves et biconvexes, dont les deux surfaces ont la même courbure : ce sont des verres dont
le pouvoir est le plus fort, la fabrication la plus simple et la distance focale la
plus facile à calculer, puisqu'elle est égale au rayon; chacune des deux surfaces de ces verres est une portion de sphère d'un diamètre déterminé; plus
elle est courte, plus la convexité ou la concavité augmente. Le rayon de leur
courbure, qui offre en même temps le point où se forme l'image, sert à indiquer leur pouvoir de réfraction et à fixer les rapports des différents verres de
même espèce, afin d'en graduer l'emploi. Le rayon s'évalue en pouces d'ancienne mesure : la taille des verres serait mieux graduée si elle s'opérait sur
des formes divisées d'après leur distance focale en centimètres; mais cette
réforme, tentée par l'ingénieur Chevalier, a été abandonnée à cause du renouvellement coûteux d'un matériel considérable. Étant donné un verre convexe
du n° 48, chacune de ses surfaces représente un segment d'une sphère dont
le rayon a 48 pouces d'étendue; il en est de même des verres concaves du
même numéro; mais il faut supposer les deux segments creusés sur l'une de
leurs faces et adossés par leur convexité, de manière à présenter une concavité
vers l'œil et l'autre vers l'objet. La courbure d'une sphère étant en raison
inverse du rayon, il s'ensuit que, plus le numéro des lunettes compté par les
rayons diminue, plus leur puissance augmente. La perfection de la courbure
fait le mérite des verres; aussi ne doit-on les demander qu'à des opticiens

(1) Giraud-Teulon, *De l'œil,* p. 81.

vraiment experts, car l'acheteur ne peut vérifier l'exactitude de la taille. S'adresser à l'aventure aux marchands de rencontre ou sans notoriété justement acquise, c'est risquer sa vue, et le danger est d'autant plus grand qu'on doit faire un usage plus assidu des lunettes. Toutes les combinaisons de taille des verres se résolvent en deux catégories suivant la prédominance de la courbure concave sur la convexe, ou réciproquement : 1° verres plan-concaves, biconcaves et concavo-convexes avec prédominance de la concavité, ce sont les verres de divergence; 2° verres plan-convexes, biconvexes et convexo-concaves avec prédominance de la convexité, ce sont les verres de convergence.

Les verres ronds sont les meilleurs ; plus ils sont larges, plus ils agrandissent le champ de la vision ; ils doivent être en même temps limpides, incolores, achromatiques, polis, sans inégalités, ni bulles, ni stries, ni filaments. On les fabrique en général avec le verre anglais ou crown-glass; le fint-glass, employé par quelques opticiens, est trop tendre et rarement pur. Les meilleures lunettes se font avec le cristal de roche du Brésil ou de Bohême ; mais douée de la double réfraction, cette substance fournit deux images pour chaque objet, si on ne la taille perpendiculairement à son axe. Les verres périscopiques, inventés par Wollaston, présentent, dit-on, une plus grande étendue au parcours de la vision, parce qu'ils englobent mieux la cornée dans ses mouvements; mais ils ont aussi leurs inconvénients: ils exigent des courbures assez fortes comparativement aux lentilles bisphériques, de là un aspect souvent désagréable à celui qui les porte ; ils ne sont pas fabriqués mathématiquement comme les lentilles; leur taille est empirique; ils réfléchissent les images, sont lourds et d'un prix élevé. Pour la monture, l'écaille légère, mauvaise conductrice du calorique, convient le mieux; la monture doit encadrer solidement les verres et faire correspondre leurs centres aux axes optiques des yeux. Sans cette précaution, il n'y a qu'un œil qui voie au travers des lunettes, l'autre se fatigue inutilement à s'adapter au point visuel, et de là souvent la céphalalgie que ressentent les porteurs de lunettes. Les branches latérales doivent s'accommoder à la courbure des régions temporales; elles sont à brisure ou à crochet; l'essentiel est qu'elles ne soient ni trop courtes ni trop longues, afin que les lunettes restent immobiles.

On réserve le nom de *conserves* aux verres employés pour garantir l'œil des corps étrangers et d'une lumière trop vive, le mot *lunettes* désignant ceux qui servent à corriger la direction vicieuse des rayons lumineux, ou à renforcer leur action sur la rétine : les premiers sont plans, colorés ou non. Les habitants du Nord, pour se préserver des effets de la réverbération des neiges, se peignent le pourtour des yeux en noir, ou se servent de planchettes trouées qu'ils adaptent aux yeux : les conserves colorées remplissent pour nous le même but. On a constaté, par des expériences d'ailleurs faciles à répéter, que l'impression des différentes couleurs exerce à différents degrés l'activité vitale de la rétine. Si l'on regarde pendant quelques instants le soleil couchant, et qu'on ferme ensuite les yeux, la série des sensations perçues est une tache d'abord blanche, puis jaune ; et à mesure que la rétine passe au repos, la tache devient rouge, violette, bleue, puis s'efface dans l'obscurité. Cette gradation indique celle des teintes qu'il faut donner aux conserves : les bleues sont celles qui reposent le plus les yeux ; mais, trop foncées, elles ombragent outre mesure la vue et rendent la fonction de l'œil laborieuse à travers cette obscurité factice. Les verres bleus ont pourtant un inconvénient ; les rayons latéraux paraissent jaunes, et, lorsqu'on quitte les conserves, cette coloration s'étend passagèrement à tous les objets. Les verres neutres, si répandus en Angleterre, interceptent ou transmettent également tous les rayons et laissent aux objets leurs teintes normales dont l'éclat paraît seulement augmenté, lorsqu'on dépose les conserves. On désigne sous le nom de *verres neutres* ceux d'un bleu noir d'une pureté parfaite ; leur effet se borne à l'amortissement des couleurs sans les altérer ; ils placent l'œil dans un beau clair de lune. Les conserves à verres blancs ou colorés doivent surtout être de grande dimension et de forme ronde ; quand elles ne couvrent pas tout le champ de la vision, survient toujours, quelle que soit leur couleur, le phénomène si bien étudié par Chevreul, l'apparition spontanée de couleurs complémentaires à côté de couleurs primitives : autour du verre bleu se forme alors la bordure jaune dont nous avons parlé, autour du verre rouge une bordure verte, etc. Les conserves trop petites fatigueront donc l'œil par la lumière latérale, et d'autant plus que leur couleur sera plus foncée ; de là des irritations oculaires aggravées, des amblyopies, etc.

On abuse des verres colorés en bleu ou en vert ; ils ne remplissent le véritable office de conserves que lorsqu'on est forcé de supporter longtemps une clarté très-éclatante, ou de travailler sur des corps qui reflètent vivement les rayons lumineux, ou dans les affections compliquées de sensibilité anormale à la lumière. Hors ces cas, ils ont l'inconvénient d'accoutumer l'œil à une obscurité artificielle, et de lui imposer des efforts pour distinguer les objets extérieurs qu'ils recouvrent d'une teinte noirâtre ; aussi leur usage peut-il être suivi de diverses altérations de la vue, et notamment de l'impossibilité de supporter la lumière ordinaire du jour. Sichel a guéri des amblyopies, des photophobies, des rétinites chroniques en éloignant par degrés l'usage des verres colorés et le séjour dans l'obscurité. Desmarres, quand il s'est assuré que la maladie se borne à une exagération de la sensibilité de la rétine occasionnée par le séjour dans l'obscurité, se dispense de ces gradations ; il supprime alors brusquement l'usage des verres colorés, les rideaux, les voiles, tous les écrans propres à amortir la lumière, et il n'a qu'à s'applaudir des résultats de cette pratique. »

Il nous reste à signaler ici une grave lacune de la police sanitaire. L'art de l'opticien est aujourd'hui sans contrôle ; il est souvent exercé par des mains ignorantes. Cependant l'amétrope, le presbyte, le strabique, l'amblyopique, sont des patients ; les lunettes, un remède : celui qui les vend est assimilable au pharmacien, et quand il se charge en outre de les ajuster au degré visuel des acheteurs, il usurpe la fonction de l'oculiste, il expose ses crédules clients à un danger réel. L'abus ou l'emploi vicieux des lunettes entraîne la dégradation rapide, souvent irrémédiable de la vue. Que d'amblyopies, que d'amauroses même ne reconnaissent point d'autre origine? Sichel n'a jamais vu employer assidûment les verres concaves des nᵒˢ 9 à 7, sans conséquences fâcheuses qui obligeaient tôt ou tard à les remplacer par des numéros plus faibles; et cependant la troisième série des verres concaves, depuis le nᵒ 9 jusqu'au nᵒ 4, est prodiguée par les opticiens. Pour les presbytes, les opticiens de Paris prenaient autrefois leur point de départ au nᵒ 48, les malades étaient amenés promptement aux nᵒˢ 36 et 24, et comme la nécessité des lunettes se prononce pour les presbytes vers la quarantième année, beaucoup d'entre eux étaient réduits, entre cinquante et soixante ans, à se servir des numéros 12 et 8, sans éviter un déclin de plus en plus sensible de leur vue. Mackensie, qui, comme d'autres oculistes, a établi des séries d'après l'âge des individus, indique le nᵒ 37 pour l'âge de quarante ans, le nᵒ 30 pour celui de quarante-cinq ans, et le nᵒ 24 pour celui de cinquante ans. Quand Sichel prescrivit pour point de départ le nᵒ 72, l'innovation parut presque ridicule; aujourd'hui les presbytes au-dessous de quarante ans se contentent même du numéro 80. De pareils faits justifient le vœu d'une réglementation de l'industrie des opticiens; cette mesure devra satisfaire à ces trois indications: 1° vérification de l'aptitude de ces industriels; 2° identité et classification exacte des numéros des verres qu'ils débitent; 3° appropriation individuelle des verres laissée au jugement de l'homme de l'art, dont l'opticien doit se borner à exécuter la prescription.

8° *Règles générales d'hygiène oculaire.* — L'école de Salerne les a brièvement résumées en ces vers:

Balnea, vina, venus, ventus, piper, allia, fumus,
Porrum cum cœpis, faba, lens, fletusque sinapis,
Sol, coitusque ignis, labor, ictus, acumina, pulvis,
Ista nocent oculis, sed vigilare magis (1).

Un air pur est le meilleur topique des yeux; mais trop chaud et trop desséché, il les irrite par l'éclat de la lumière, par l'évaporation des larmes; sec

(1)     Redoute la poussière et les vents, les bons vins,
Les soucis et les pleurs, et l'amour et les bains,
Poivre, ail, poireau, moutarde, oignon, fève et lentille,
Soleil ardent, fumée et feu vif qui pétille,
Coup mauvais à la tête et travail trop ardu,
Aux heures de la nuit, persistant, assidu:
De ces dangers pour l'œil crains la lente menace,
Crains la veille avant tout qui te brûle et te lasse.
(Traduction par Ch. Meaux Saint-Marc, Paris, 1861.)

et froid, il n'a que l'inconvénient de provoquer cette sécrétion, tandis qu'une température froide et humide dispose aux ophthalmies catarrhales. Un courant d'air très-froid, reçu brusquement sur l'œil pendant un certain temps, comme en chemin de fer, au sortir d'un bal en hiver, peut déterminer une amaurose symptomatique d'un décollement de la rétine par collection séreuse (Desmarres). Les vents agissent sur les yeux par la rapidité de leurs courants, leur température et les matières qu'ils propulsent : on ne saurait trop les en garantir. En 1811 et 1812, Reveillé-Parise a vu des colonnes entières de troupes, en Espagne, forcées de s'arrêter dans leur marche, à cause de la poussière soulevée par les vents si fréquents dans les contrées méridionales de l'Europe. On prévient les inflammations dont les yeux sont alors menacés par des ablutions d'eau fraîche qui entraînent les molécules pulvérulentes et apaisent un commencement d'irritation immédiate (1). Une vue débile, délicate, doit redouter l'exposition brusque au grand air et l'action de l'eau froide. L'usage des aliments âcres, salés, épicés, les réplétions habituelles de l'estomac, déterminent des accidents d'hypérémie cérébrale qui s'étend aux organes de la vision. La sobriété les conserve; elle est surtout nécessaire aux personnes qui, réduites à la vie sédentaire et aux labeurs de l'intelligence, exercent incessamment leurs yeux. L'abus des alcooliques se traduit par la rougeur habituelle des conjonctives oculo-palpébrales, par un regard terne et émoussé, etc. Les buveurs d'eau mettent de leur côté une grande chance de conservation et d'immunité pathologique de leurs yeux. L'inertie, la stagnation domiciliaire leur sont, comme à tous les organes, une cause de détérioration, tandis que l'exercice pédestre au grand air leur procure une utile stimulation de contact, de perspectives et d'accommodations variées. Les voyages en chemin de fer donnent lieu à des maladies d'accommodation sous l'influence desquelles la lecture devient fatigante : elles sont dues à la succession rapide des objets extérieurs qui surprennent les muscles accommodateurs. Si le sommeil trop prolongé congestionne les yeux et les rend plus impressionnables à la lumière, les veilles immodérées les compromettent par le maléfice combiné de l'éclairage artificiel, de la vision binoculaire sur des objets de petite dimension, etc. La régularité des évacuations alvines contribue efficacement au bon état de la vue ; l'injection et la fatigue des yeux se lient fréquemment à la constipation. L'amblyopie est l'un des châtiments de l'onanisme et des excès vénériens; il est souvent aisé de le deviner au clignotement, à la vacillation, à la flétrissure et à la langueur inexpressive des yeux. Nous pourrions étendre, développer cette revue des résultats nuisibles que produit sur le sens le plus précieux l'abus ou l'excès des différents modificateurs hygiéniques, sans donner plus de force aux préceptes qui s'en déduisent et qui se résument tous dans l'appropriation convenable de toutes choses à l'âge, au tempérament, aux forces, aux circonstances extérieures, etc. Le problème de la conservation de la vue est

_____

(1) Reveillé-Parise, *Hygiène oculaire, ou conseils, etc.*, 3e édition, 1843.

celui de la pondération des fonctions : « *Ita valet corpus, sicut valent oculi.* » (Hippocrate.) A ce principe général, ajoutons qu'il appartient à chacun d'étudier soigneusement la force de ses yeux, de leur donner en tout temps des intervalles de repos qui seront proportionnés à leur faiblesse, de varier les travaux de manière à fixer alternativement les yeux sur des objets de volumes différents et situés à des distances variées, de graduer la transition matinale de l'obscurité à la lumière, et de s'exposer quelque temps à l'air avant de reprendre la tâche du travail quotidien ; de s'abstenir le soir de l'examen des objets fins dans un lieu sombre, d'éviter le passage subit d'une lumière artificielle à l'obscurité ; de se procurer un éclairage suffisant et tranquille, de préférer sous sa lueur l'écriture à la lecture, etc. Il importe aussi de varier les positions pendant le travail, en faisant alterner la station assise, la station verticale et la déambulation ; de ne point appliquer les yeux immédiatement après le repas, et de s'affranchir, pendant la durée des travaux sédentaires, de toute compression susceptible de retenir le sang dans les parties supérieures du corps. Un jour doux, ni trop éclatant ni trop voisin de l'obscurité, convient généralement le mieux ; les presbytes seuls ont besoin d'une lumière plus vive. Le lieu consacré aux occupations de chaque jour doit être spacieux, aéré et ne frapper la vue que par les teintes d'un vert clair. Enfin, des *lotions* seront faites tous les jours sur les yeux, à grande eau et en nappe au moyen d'une éponge : l'eau fraîche est indiquée à cet effet pour les personnes bien constituées, douées de bons yeux, et pendant la saison chaude et sèche ; les yeux faibles, délicats, disposés aux irritations catarrhales, s'accommodent mieux de l'eau tiède ou chaude.

## ARTICLE II.

### DE L'ENCÉPHALE.

Notre intention n'est point de faire ici, sous prétexte d'hygiène encéphalique, un cours de morale ou de phrénologie. Plus l'hygiène a de connexions avec toutes les branches de connaissances, plus nous jugeons qu'il est nécessaire de circonscrire son domaine ; nous avons une autre raison pour nous abstenir de controverses et de préceptes relativement à la nature du principe psychique, à la classification et à la direction de ses facultés et de ses penchants : c'est tout simplement que nous admettons la dualité de l'homme ; nous apercevons en lui la forme organique liée au monde extérieur par des lois d'antagonisme et de mutualité, et une âme, c'est-à-dire le principe des manifestations morales et intellectuelles. Sans doute, comme l'a dit un physiologiste allemand, le monde fait l'éducation de l'âme par les sens ; mais il ne la crée point, il ne peut rien créer en elle, il ne fait qu'exciter les germes qu'elle recèle. Une fois fécondée par l'action intermédiaire des sens, et surtout par la parole de la tradition humaine, l'âme émet de son propre fonds des produits sans analogue avec ceux de l'univers matériel. Laissons à chacun sa tâche dans l'œuvre collective de la science : au philosophe l'analyse des faits d'intuition et de conscience ; au moraliste la pédagogie ; au médecin la recherche des causes qui déterminent, régularisent ou troublent les fonctions de l'organisme. Cette recherche conduit à des applications précieuses pour l'éducation et la règle sociale de l'homme ; mais elles ne peuvent former à elles seules un système de direction morale et sociale. Nous nous bornerons à l'examen sommaire des conditions intrinsèques et extrinsèques qui modifient l'encéphale, et des réactions réciproques qui s'exercent entre lui et les autres organes de l'économie : de là des règles hygiéniques pour la pondération de l'activité physique et de l'activité morale de l'homme.

### § 1. — Modificateurs intrinsèques de l'encéphale.

De quelque manière que l'on interprète les liaisons du sang avec le système nerveux, la constitution de ce fluide universel de l'économie influe nécessairement sur les fonctions cérébrales. Il est impossible de méconnaître la correspondance intime qui existe entre le sang, centre de la vie végétative, et la matière nerveuse, centre de la vie de relation ; et c'est là ce qui donne de la vérité aux attributs moraux et intellectuels que l'on a rattachés à chaque espèce de tempérament. Rien de plus certain et de plus mystérieux à la fois que la coïncidence de certains phénomènes cérébraux avec la diminution et l'augmentation de la masse du sang. L'affaiblissement ou la perversion des actions sensoriales, le trouble des facultés intellectuelles porté jusqu'au délire ou à la stupeur, la prostration de la volonté, et dans les cas extrêmes la perte des sens et l'abolition de la conscience : tels sont, avec une série parallèle de lésions musculaires, les résultats progressifs de l'anémie. Au contraire, que l'afflux du sang vers le cerveau augmente médiocrement, on observe un excitement plus vif, un surcroît d'activité de l'âme, une aptitude plus grande à passer d'une idée à l'autre ou à combiner les idées ensemble, une propension aux affections énergiques. L'afflux devient-il plus considérable, les signes de dépression commencent : pesanteur de tête, malaise, difficulté de suivre le fil des idées et de rassembler ses souvenirs, disposition à la taciturnité, à l'agitation ou à l'anxiété ; brusquerie de paroles et des mouvements, somnolence vigile ; à mesure que la pléthore encéphalique augmente, les idées deviennent confuses, les sens sont le jouet d'hallucinations, la faculté d'équilibrer les idées faiblit, l'imagination s'égare ; à un plus haut degré, il y a perte de la liberté, etc. On s'explique de la même manière l'accroissement de la céphalalgie et du délire par l'horizontalité du corps. Ce qui se manifeste clairement dans la maladie se passe à un degré moins visible dans la santé ; cependant Bricheteau a cité un homme qui n'avait de mémoire que quand il s'étendait la tête très-basse ; feu le professeur Goupil nous a raconté qu'il élaborait dans cette position les brillantes leçons qu'il faisait à la faculté de Strasbourg : ces singularités ne s'expliqueraient-elles point par une nuance d'un état morbide qui a été étudié seulement de nos jours, l'anémie cérébrale? Il n'y a que le sang artériel vermeil qui puisse entretenir la vie dans tous les organes. L'imperfection de l'hématose n'est donc pas sans influence sur l'activité du cerveau ; or, elle est en rapport avec le fond de la constitution et le tempérament. Est-il besoin de rappeler ici les modifications si remarquables qu'impriment à l'activité cérébrale l'hérédité, la sexualité (1), les habitudes physiologiques et morbides, les oscillations de la santé, etc. ? Nous les avons mentionnées en traitant de ces différentes formes de la vie individuelle (tome I), et nous avons insisté sur un fait essentiel à savoir, qu'ils supposent toujours la libre initiative de la volonté, soit dans l'individu qui les présente, soit dans les parents dont il est issu.

### § 2. — Modificateurs extrinsèques de l'encéphale.

1° L'influence du climat sur le développement intellectuel et moral de l'homme est une vérité qui a inspiré bien des pages brillantes. Hippocrate et, à son exemple, Montesquieu l'ont exagérée (voy. t. I, INTRODUCTION). C'est le monde extérieur qui dirige les premières excitations sur l'âme du nouveau-né. D'abord il existe ; puis il connaît qu'il existe par les impressions qu'il reçoit du dehors, qu'il distingue et dont il se distingue ; puis, par la variété des impressions, il arrive à connaître le mode de son existence. Les phénomènes, saisis d'abord dans leur isolement, puis dans leurs relations de simultanéité et de succession, servent de base première aux opérations de son entendement. Or, tous ces matériaux sont recueillis par les sens ; ceux-ci sont donc les portes ouvertes par lesquelles la nature extérieure, c'est-à-dire les irradiations du climat, se propagent jusque dans le foyer intime de l'être humain. L'intelligence et l'âme se colorent de reflets de l'horizon natal. Mais le climat n'entraîne pas seulement la spécialité des premiers matériaux fournis par les sens à l'activité de l'âme, il réagit encore sur l'encéphale par la modalité qu'il imprime aux fonctions d'hématose, de nutrition, de génération, etc. Toutefois, et par la seule force de sa spontanéité, l'âme arrive à se constituer en antagonisme avec sa propre activité sensoriale ; elle devient apte à se concevoir distincte de la vie matérielle, et une fois qu'elle a acquis la conscience de la part d'infini qui fait sa propre et véritable essence, elle possède la faculté de se déterminer par elle-même ; elle a conquis toute sa liberté. A ce point

_____

(1) C. Sappey a trouvé des différences notables entre l'homme et la femme, quant au volume du crâne, à la capacité de cette cavité, au volume et au poids de l'encéphale. Celui-ci pèse en moyenne 102 grammes de plus chez l'un que chez l'autre, et cette différence porte presque uniquement sur le cerveau, pour lequel elle s'élève à 94 grammes : le cervelet, la protubérance et le bulbe diffèrent à peine d'un sexe à l'autre. (*Gaz. méd. de Paris*, 1862, p. 24.)

culminant du développement moral, le climat perd ses droits ; mais les masses n'y atteignent point ; leur perpétuelle enfance perpétue les dissemblances si caractéristiques entre les peuples du Nord, du Midi et des pays tempérés. Le tableau que les médecins et les administrateurs des contrées marécageuses ont tracé des populations qu'ils avaient sous les yeux semble réaliser au maximum l'empire que les eaux, les lieux et l'air exercent sur l'état moral des hommes (voy. t. I, DES EAUX STAGNANTES, p. 393). Un pouvoir spécifique semble dévolu à la lumière : a-t-elle une affinité matérielle et directe avec la substance du cerveau ? Un philosophe qui fut mon maître, Bautain, professe cette opinion. A l'éclat ou à l'absence de la lumière se lie l'exaltation ou la sédation de l'activité cérébrale. L'obscurité, en fermant les sources de la perception visuelle, permet à l'esprit de se replier avec plus d'énergie sur les impressions antérieurement reçues, sur les sujets de ses affections, de ses craintes, etc. L'obscurité est la mère des fantômes, des superstitions, des frayeurs vaines, etc., parce qu'elle supprime le contrôle exact de la vision.

2° Les effets immédiats de la digestion sur le cerveau sont connus de tout le monde : tantôt une douce et pétulante gaieté, signe de stimulation générale ; tantôt la somnolence et l'affaissement produits par le labeur excessif et lent d'un estomac surchargé. Les philosophes et les législateurs des peuples ont mis à profit l'influence si différente que la diète végétale et la diète animale exercent sur l'animal. Pythagore, Zénon, Plotin, Porphyre, Moïse, Mahomet, etc., ont fait concourir cet ordre de moyens à l'amélioration des hommes, à l'adoucissement des mœurs. La violence est la loi des peuples carnivores, tandis que les préceptes d'une morale plus pure ont pris naissance chez les nations vouées à l'abstinence des viandes, comme les placides Hindous, ou réglées sévèrement dans leur régime, comme les Spartiates. Galien a dit : « *Animus sanguine et adipe suffocatus cœleste aliquid pervidere non potest.* » Nous avons signalé (*Boissons*) l'énorme part qui revient à l'usage et à l'abus des alcooliques dans la production des maladies mentales.

3° Parlerons-nous de l'action morale du vêtement et des cosmétiques ? Le costume joue un rôle immense dans la société : il est le symbole de la hiérarchie sociale. Les attributs extérieurs des chefs des États, les insignes du sacerdoce, les marques distinctives de la magistrature et de l'armée, etc., sont des éléments très-réels de puissance et de discipline. On gouverne les hommes par la vanité ; la dimension ou la forme d'un ornement extérieur soulève des orages. L'habit oblige : la soutane contient le prêtre libertin, l'humble paysan redresse le front sous le casque du cavalier. On a observé que le soldat, vêtu de l'habit de grande tenue, se respecte plus qu'en petite tenue de veste avec le bonnet de police. Le sauvage lui-même se pare d'un luxe grotesque de plumes, de verroteries. Le manteau de Diogène couvre la vanité crasseuse d'un philosophe dont l'espèce n'est pas éteinte. L'habit, c'est l'homme, dit un proverbe cynique. La femme l'a pris au sérieux, et elle puise dans l'arsenal de la toilette une grande partie des moyens qu'elle emploie pour susciter, pour entretenir, pour irriter au besoin les passions sur lesquelles se fonde l'irrésistible empire de son sexe.

4° Le balancement régulier des excrétions est une condition de bien-être moral qui se lie étroitement au sentiment de la santé. Nous avons noté les phénomènes moraux qui accompagnent l'apparition première des menstrues, leur gêne, leur suspension, leur suppression définitive ; ceux qui, d'après Gall, précèdent et suivent des évacuations analogues chez l'homme ; les effets de la continence, des excès et des abus génitaux ; l'hypochondrie des individus tourmentés par une constipation habituelle, etc. (voy. t. I).

5° L'activité des sens aboutit au cerveau, réservoir des sensations, qu'il distribue ensuite dans l'organisme par un mouvement de renvoi. Les sensations, dit avec raison Georget (1) se confondent avec les opérations cérébrales ; elles donnent naissance à des affections morales, à des passions, à des combinaisons intellectuelles. La vue d'un péril imminent, l'annonce d'une nouvelle fâcheuse, causent tout à coup l'effroi, du chagrin, etc. La musique n'est-elle pas le mobile sensorial le plus apte à déterminer les affections morales les plus vives, les plus énergiques, les plus opposées ? — Il sera question, dans le chapitre suivant, des changements qu'éprouve l'action cérébrale par suite des exercices et de la gymnastique. Nous avons déjà insisté ailleurs sur l'efficacité des diversions musculaires contre certaines habitudes vicieuses de l'encéphale (tome I, page 146).

### § 3. — Influence du moral sur les fonctions de l'économie.

1° *Fonction de la reproduction.* — La disposition à la gaieté favorise cette fonction ; les soucis, la crainte, la tristesse, la frayeur, la paralysent ; les travaux d'esprit, les émotions morales, éloignent du plaisir sexuel. La lubricité, dit Burdach (2), tient souvent plus au vide de la tête qu'à la plénitude des testicules. L'imagination provoque l'érection, accroît la sécrétion du sperme, exalte l'activité plastique des ovaires ; elle supprime ou augmente la formation du lait, elle appelle ce fluide dans les mamelles desséchées, etc. D'ailleurs la volupté vénérienne est le produit d'une perception cérébrale ; tous les phénomènes qui précèdent et suivent le coït se rapportent au cerveau : les femmes et les enfants, qui n'ont point de sperme, sont passibles des mêmes sensations que l'adulte. — 2° *Fonctions plastiques.* La digestion est à la merci des vicissitudes de l'état moral : une frayeur l'interrompt brusquement ; la tristesse la rend lente et pesante ; la gaieté l'aiguillonne ; en un mot, la marche de la fonction et le degré d'élaboration des matières ingérées dépendent du mode d'irradiation cérébrale. Le docteur Beaumont a vu de ses propres yeux la muqueuse de l'estomac devenir rouge et sèche, ou pâle et terne, par l'effet d'une com-

---

(1) Georget, *Physiologie du système nerveux,* t. I, p. 356.
(2) Burdach, *Traité de physiologie,* t. V, p. 27.

motion morale. Il en est de même du rhythme circulatoire, et l'effet des émotions morales est la plus forte preuve de l'action du cerveau sur le cœur ; elles
rendent ses mouvements tumultueux, et, quand elles sont très-vives, elles
causent la syncope. Dans toutes les exaltations de l'âme, dans les énergiques
et libres déterminations de la volonté le cœur domine le sang et le lance avec
force et par larges ondées dans les canaux artériels. Dans les divers états de
concentration morale, d'oppression du sentiment ou de la volonté, le cœur
lutte avec peine contre le sang et s'épuise en battements petits, intermittents,
accélérés. La crainte de la saignée refoule le sang et laisse la veine béante
sans écoulement. Un homme robuste, insulté par son prince, et qui mourut
subitement sous la compression forcée de sa juste colère, offrit à Harvey un
cœur extraordinairement dilaté. D'après Proust, l'exhalation d'acide carbonique par les voies respiratoires augmente sous l'influence des impressions
exhilarantes, et diminue par la tristesse, l'inquiétude ; la transpiration insensible suit les mêmes phases ; les aliénés ont presque tous la peau sèche et
suent difficilement. Le blanchissement des cheveux, à l'annonce d'une catastrophe, prouve que la sécrétion du pigment est brusquement modifiée. Le
repos de l'âme, la sérénité de l'esprit, favorisent la formation de la graisse ; les
passions fortes et contrariées la réduisent. L'intestin, paralysé par une terreur
soudaine, laisse échapper en diarrhée les fluides contenus dans ses follicules.
La salive coule abondamment pendant la colère, pendant l'éréthisme vénérien.
L'effusion des larmes. précédée de rougeur à la conjonctive et de tension dans
l'œil, est la crise des émotions qui s'accompagnent de spasme épigastrique et
d'oppression précordiale. La colère violente produit des vomissements et une
diarrhée de matière bilieuse, l'amertume de la bouche, des douleurs à la région hépatique ; les affections tristes, le dépit, la contrariété, abaissent toutes
les actions organiques, et par conséquent aussi celle du foie ; c'est pourquoi
ils entraînent la constipation, la perte de l'appétit, la pneumatose intestinale,
la coloration ictérique de la peau, l'induration du foie, et la production des
concrétions biliaires.—3° *Fonctions de relation.* Les fortes contentions de l'esprit
suspendent ou dénaturent l'activité des sens ; les rêveurs, les illuminés, les
extatiques, en sont des exemples. Le cerveau subit lui-même le ravage des
passions et des idées ; et c'est ici qu'apparaît le néant des doctrines matéria-
listes. Si c'est le cerveau qui pense et qui sent, comment est-il altéré dans ses
conditions matérielles par le simple effet de ses fonctions, ou plutôt « comment
se fait-il qu'une idée tout à fait métaphysique, invisible, intangible, sans
étendue, sans forme ni substance, agisse néanmoins avec une force, une persévérance capable de détruire l'organisme matériel le plus fortement constitué?
Un homme apprend qu'à deux mille lieues de distance le vaisseau qui porte
sa fortune est englouti dans les flots... Rien ne le touche, rien ne l'atteint
physiquement, mais l'épine morale enfoncée dans le cerveau amènera presque
infailliblement les plus graves accidents. Le premier de tous est une commotion extrême, rapide, fulgurante, qui ébranle l'organe. A ce premier effet

succède une douleur plus profonde, plus âpre, dont le résultat est d'irriter continuellement le cerveau : de là la perte du sommeil, l'augmentation de l'irritabilité physiologique ; puis, au moral, la disposition à l'emportement, à la méfiance, à la morosité, et si rien ne détruit ou n'efface la cause, la méningite, les congestions cérébrales, l'apoplexie, les paralysies, les ramollissements du cerveau, l'aliénation mentale, etc., en sont les suites plus ou moins immédiates. Mais où donc est la racine de tant de maux? Dans une idée, et cette idée commande à toutes les autres (1). » Sous le coup des émotions ou par les impulsions de la volonté, l'action musculaire est paralysée, saccadée, tremblante, roidie, précipitée, etc. Le sommeil ne suspend les phénomènes de relation qu'avec le consentement de l'âme, et quoique la résistance au besoin de repos menace l'intégrité des centres nerveux, elle n'est pas moins un acte de prépondérance du moral sur le physique.

Ainsi, toutes les fonctions, tous les organes subissent l'empire des vicissitudes de l'âme; l'influence morale conserve et détruit, guérit et tue : Fernel, Racine, Fourcroy, Fontanes, Dupuytren, Orfila, ont succombé à sa mortelle atteinte; la maladie qui a terminé prématurément la grande vie de Napoléon rappelle ce mot du célèbre Ant. Dubois, que la cause du cancer est dans les nerfs. Les viscères les plus fréquemment atteints par cet ordre de causes, sont: le cerveau, qui est leur siége et leur point de départ; l'estomac, sur qui elles retentissent presque instantanément; le cœur, qui, suivant le langage commun, à la fois pittoresque et vrai, bondit de joie, se serre ou se brise de douleur; enfin le foie, qui est affecté surtout par les souffrances morales chroniques, ce qui a fait dire que les longs chagrins jaunissent. Tous les fluides de l'économie peuvent être modifiés dans leur quantité et dans leur qualité par l'action des causes morales; leur altération parfois instantanée suppose nécessairement celle du sang. Borelli affirme que dans un paroxysme de colère, la température du sang s'élève autant que dans un accès de fièvre : *s'échauffer le sang* n'est donc pas une métaphore. « La chaleur, dit Burdach (2), augmente par l'effet de l'espérance, de la joie, de la colère et de toutes les passions excitantes. Au contraire, la crainte, la frayeur, le chagrin, la diminuent. Martin a vu la température monter de 35°,5 à 37°,5, dans un violent accès de colère, et descendre à 33°,75 sous l'empire de la frayeur, mais se relever bientôt jusqu'à 36°,25. » Il n'est pas jusqu'au travail de l'esprit qui, suivant la remarque de J. Davy (3), et sans le concours d'aucune autre action, ne suffise pour élever la température, d'abord à la tête. Le lait et la bile sont les deux liquides organiques qui se ressentent le plus souvent des perturbations du rhythme encéphalique. Enfin, l'effet des causes morales ne se localise pas

(1) Reveillé-Parise, *Essai de médecine morale,* dans les *Études de l'homme,* etc. Paris, 1845, t. II, p. 31.

(2) Burdach, *Traité de physiologie,* traduction Jourdan, t. IX, p. 645.

(3) J. Davy, *Archives générales de médecine,* 1846, supplément.

toujours dans un viscère, ne se traduit point toujours par la lésion d'un liquide ; il arrive que tout l'organisme en est frappé par sidération ou d'une manière lente. Les exemples de mort subite par excès de colère ou de joie, quoique rares, ne manquent point : Sophocle en est le plus illustre. Les affections morales épuisent insensiblement les constitutions les plus robustes ; la jalousie fait tomber certains enfants dans le marasme ; et puisque le scalpel ni le microscope ne peuvent vérifier sur le cadavre les résultats de ce *tædium vitæ*, reste une sorte d'usure dynamique, une consomption nerveuse, triste mais irrécusable preuve de l'existence et de la puissance du principe immatériel dont notre corps est le réceptacle éphémère.

### § 4. — Influence des fonctions sur le moral.

Sans rattacher le penchant d'un sexe vers l'autre à l'influence immédiate de la génération, rappelons que les phénomènes moraux qui font cortège à la puberté (voy. tome I, chap. III) manquent totalement chez les castrats ; qu'avec l'affaiblissement de la faculté procréatrice par les excès coïncident l'inertie de la pensée, l'inaptitude au travail, la diminution de la mémoire, une sorte d'imbécillité ; qu'une continence difficile agite le cerveau ou produit l'embarras de la pensée, l'ennui, le dégoût ; que la génération conduit à la sociabilité, à la vie de famille, etc. Les organes de la vie plastique transmettent au cerveau, par l'intermédiaire du grand sympathique, des impressions qui modifient les manifestations de l'intellect et du moral, car on ne saurait méconnaître dans le nerf trisplanchnique un foyer d'incitations, pas plus que la transmission des incitations cérébro-spinales à la fibre musculaire de la vie organique. Tout ce qui a été dit au § 1er de cet article s'applique à la démonstration de l'influence que les autres organes de l'économie exercent sur l'encéphale ; elle peut aller jusqu'à troubler profondément ses fonctions, jusqu'à fausser les résultats de l'activité sensoriale : le délire accompagne les inflammations suraiguës des principaux viscères ; il est surtout produit fréquemment par celles du tube digestif. « *Mens sana in corpore sano* », cet axiome résume, non-seulement les conditions de l'éducation, mais encore celles du libre arbitre. Cas. Broussais a raison de dire que le libre arbitre n'a rien d'absolu (1) ; que l'apoplectique, le phrénétique, l'endormi, l'idiot, en sont privés ; que l'homme le plus libre est celui dont les organes et les facultés ont acquis leur développement le plus complet. Mais nous différons de lui dans l'explication du rapport qui existe entre la liberté morale et la santé parfaite. Pour les phrénologistes, c'est un rapport de causalité, pour nous un rapport d'harmonie : de même que tout organe est approprié à sa fonction, ainsi la santé nous semble une appropriation de l'organisme à l'expression parfaite de la vie morale ; mais celle-ci ne dépend pas virtuellement et primordialement de

(1) Cas. Broussais, *Hygiène morale*. Paris, 1837, p. 265.

l'état des organes. L'apoplexie, la phrénésie, l'idiotisme, ne sont pas d'ailleurs des états physiologiques, et, si l'on peut ainsi dire, légitimes. La santé a été la dot primitive de l'homme, et sa liberté n'a connu d'autre limite que la nécessaire limite des lois de l'organisation et du milieu ambiant : les causes qui ont amené l'idiotisme, la phrénésie, l'apoplexie, c'est-à-dire l'oppression de son libre arbitre, il peut les avoir volontairement mises en jeu, lui ou ses ascendants. Combien d'états organiques ou psychologiques qui entraînent l'abolition de la volonté sont les résultats d'un suicide qui frappe l'individu seul, ou la famille avec l'individu ! Je vois dans l'idiot de naissance le spectre de l'intelligence du père, de l'aïeul, ou le produit condamné d'un croisement illégitime.

### § 5. — Conséquences hygiéniques.

Déterminer le juste balancement des actions organiques et des influences morales, réaliser et faire durer le « *mens sana in corpore sano* », tel serait l'objet de l'hygiène encéphalique : tel est aussi le but que poursuivent à travers les siècles les philosophes et les moralistes. La phrénologie, en substituant à l'anthropologie religieuse, à la psychologie, une sorte de mécanique cérébrale, simplifie en apparence les termes du problème; mais en mettant la théorie des phénomènes moraux et intellectuels à la portée des plus médiocres esprits, elle n'ôte rien aux difficultés de la pratique, c'est-à-dire de l'éducation et de la direction des hommes. Sans agiter ici en phrases magistrales les problèmes dont personne ne cherche les solutions dans un livre d'hygiène élémentaire, contentons-nous d'avoir spécifié les réactions réciproques qui existent entre le physique et le moral, et qui projettent une lueur de plus sur le côté dynamique des actes de l'économie. C'est au médecin à combiner, pour le but qu'il se propose, les éléments de l'organisation et de la diététique, les mouvements spontanés de l'âme et les impulsions qu'elle est susceptible de recevoir par la voie des organes. Les moyens moraux composent une partie essentielle de la thérapeutique; ils sont aussi un merveilleux levier pour l'hygiène; mais quant à la manière d'en user, chacun l'entend diversement. Si la vérité est dans un large milieu, il est permis de blâmer, d'une part, la culture outrée du corps et cette sollicitude infinie qui polit le fourreau sans songer à la lame ; d'autre part, les immolations qu'un zèle mystique impose à l'organisme, les exaltations malsaines d'un spiritualisme qui place une douleur partout où le Créateur a mis un besoin, et qui divinise le suicide sous le nom de pénitence. L'égoïsme obèse et rubicond dégoûte ; le moine consumé par les dévotions fébriles de la solitude excite la pitié du médecin. Inclinons-nous devant le sage dont la verte et lucide vieillesse atteste le sobre usage de toutes choses.

En parlant des tempéraments, des sexes, des âges, etc., nous avons esquissé les modifications intellectuelles et morales qui coïncident avec les phases de l'organisme. Nous n'ajouterons que peu de mots en faveur de l'enfance, trop sacrifiée à la vanité des familles ou aux exigences d'une société encombrée d'ambitions. L'instruction des enfants commence trop tôt, on n'attend pas que leurs organes soient affermis, leur santé constituée; on en fait des êtres mal équilibrés; leur cerveau s'irrite par l'exercice inopportun ou forcé de la pensée, leurs organes deviennent pour l'esprit des instruments imparfaits ou trop faibles. La conception et la génération intellectuelles exigent la maturité de la substance cérébrale et la consolidation des rapports du système nerveux avec le système musculaire et les autres organes. Les études précoces, les contentions de l'esprit, sont pour un enfant de quatre à six ans ce que les excitations génitales sont pour un impubère. Plus tard, quand l'éducation sera en pleine activité, l'œil du médecin devra veiller toujours sur les effets qu'en éprouvent la nutrition, l'innervation, la contractilité musculaire, etc. L'habitude d'apprendre aux enfants plusieurs langues à la fois retarde le développement de la parole et compromet la lucidité de leur cerveau. Quant au principe qui doit présider à leur direction hygiénique et morale, c'est celui de l'autorité exercée par une volonté douce, mais constante, régulière, inflexible même, car rien ne jette plus d'incertitude dans leur tenue, plus de caprices dans leur volonté, plus de trouble dans leurs idées, que les oscillations et les faiblesses de leurs guides.

# CHAPITRE VI.

## GESTA.

### ARTICLE PREMIER.

#### DE L'EXERCICE.

L'antiquité a divinisé la force corporelle sous le nom d'Hercule, et elle a inventé la gymnastique, moins dans un intérêt d'hygiène que pour former des athlètes et des soldats. La société moderne aspire à se gouverner par l'intelligence; dans les luttes qu'elle ne peut éviter, elle compte, non sur la force des individus, mais sur les effets d'une disposition savante des masses; et elle fait ainsi de la guerre même un hommage à l'intelligence. C'est ce qui explique le luxe des institutions gymniques chez les anciens et leur absence chez les modernes. En observant la nature, on reconnaît qu'elle a pourvu, par la perfection des organes locomoteurs, à la perfection des mouvements; leur structure, leur agencement, leurs conditions de force, d'action et de mobilité réalisent l'œuvre de la mécanique la plus achevée : « Lorsqu'on examine les choses de près, on demeure bientôt convaincu que les moyens les plus efficaces ont été employés pour procurer un mouvement énergique et rapide en consommant le moins possible de force musculaire (1). » A chaque accroissement dans les organes correspond un progrès dans la fonction. L'enfant n'a besoin d'aucun maître pour exercer ses muscles dans les ébats d'une salutaire pétulance : la préhension, la gesticulation, le redressement de la tête, dès que les muscles de la nuque et le ligament cervical ont acquis assez de fermeté, la progression sur le sol à l'aide des bras étendus qui tirent en avant le bassin et ses appendices, plus tard la station alternative sur l'une et l'autre jambe, etc., sont autant de résultats de la spontanéité organique. A mesure que l'activité sensoriale se renforce et permet de distinguer les distances, l'ombre et la lumière ; à mesure que les contractions musculaires se subordonnent davantage à l'empire du cerveau, l'adresse, l'agilité, la grâce, la force et la sûreté des mouvements se prononcent ; l'adulte, dont une éducation vicieuse n'a point faussé l'évolution, présente à l'art le modèle des mouvements, et n'a rien à demander à la gymnastique. Malheureusement l'état social oppose mille entraves au développement et au jeu régulier des organes ; la vie sédentaire devient trop tôt la condition de l'enfance et de la première jeunesse, soit dans les écoles, soit dans les ateliers : parmi les professions, les unes condamnent le système musculaire à l'inertie, les autres lui infligent une spécialité d'exercice ; le plus petit nombre le sollicitent par une variété suffisante de contractions. De là l'utilité et la nécessité d'une gymnastique nouvelle, destinée moins à poursuivre l'idéal de la force et de l'harmonie des mouvements, qu'à suppléer au défaut d'exercice de certaines parties, à corriger les effets de l'action exagérée d'autres parties, à contre-balancer l'influence funeste de la stagnation du corps ou de ses attitudes tourmentées dans beaucoup de professions.

### § 1. — Des mouvements en général.

1° Le mouvement produit des effets immédiats et secondaires locaux et généraux. L'incitation cérébro-spinale est ici la cause déterminante de la contraction musculaire ; le stimulant physiologique des muscles consiste donc dans tous les besoins, dans toutes les impressions qui donnent lieu à des actions cérébrales. Tout mouvement suppose trois temps : innervation, contraction et relâchement. Le nombre et le volume des nerfs que reçoit chaque muscle sont en général proportionnels à sa masse ; les nerfs pénètrent le plus souvent dans les muscles par leur partie moyenne et fournissent à leurs deux extrémités des branches qui marchent entre leurs faisceaux et parallèlement à eux. Leurs ramifications les plus déliées se dirigent ensuite perpendiculairement aux fibres musculaires, et ne tardent point à s'anastomoser avec les filets voisins ; ce qui avait fait penser aux premiers observateurs que les nerfs mo-

(1) G. et E. Weber, *Mécanique des organes de la locomotion* (*Encyclopédie anatomique*, t. II. Paris, 1843, p. 236).

teurs se terminent par des anses juxtaposées aux faisceaux contractiles. Cette terminaison en *anses*, d'abord décrite par Valentin et Emmert, puis admise par Prevost et Dumas, fut longtemps considérée comme la seule possible; mais une observation plus attentive a démontré l'inexactitude d'une pareille interprétation. Déjà Lauth et Dugès avaient remarqué que les filets nerveux ne présentent point partout cette disposition, Wagner avait même constaté qu'ils se terminent en se confondant avec le tissu musculaire. Kühne, le premier, fit voir que chaque fibre d'un muscle est pourvue d'une fibre nerveuse dont le *cylinder axis* pénètre le sarcolemme, opinion que les recherches de Doyère, de Quatrefages, de Leydig, de Meissner, ont pleinement confirmée. Enfin, reprenant la question dans ces derniers temps, Rouget est arrivé à cette conclusion que le *cylinder axis* du tube nerveux moteur se subdivise à son extrémité, et que ses divisions terminales constituent, en s'anastomosant et se fusionnant, en quelque sorte, une expansion de substance finement granuleuse, identique avec celle des filaments terminaux des corpuscules de Pacini, des corpuscules ganglionnaires, etc., et en contact immédiat avec la substance contractile du faisceau musculaire primitif.

D'autre part, il est démontré, depuis Haller, que l'irritabilité est une force inhérente aux muscles vivants et indépendante des nerfs moteurs, quoiqu'elle réclame pour son entretien le concours de nerfs sensitifs ou organiques, et du sang artériel, c'est-à-dire les conditions de la nutrition de tous les tissus vivants. Le stimulus spécial transmis par les nerfs moteurs n'est donc que l'une des causes propres à mettre en jeu l'irritabilité musculaire (1). La contraction s'opère par le raccourcissement du muscle avec endurcissement momentané de son tissu, sans augmentation de l'afflux sanguin, sans changement de couleur; pendant la contraction, les fibres sont agitées par un mouvement continuel (agitation fibrillaire) et qui produit un bruissement particulier, percevable à l'aide du stéthoscope ou par l'application du doigt sur le conduit auriculaire. Chaque fibre musculaire devient alors le siége d'une ondulation qui la traverse avec une grande vitesse, et qui détermine sur son passage un gonflement de la fibre aux dépens de sa longueur. Malgré la rapidité et la petitesse de ces mouvements, d'habiles expérimentateurs sont parvenus à les enregistrer graphiquement, et, grâce aux belles recherches d'Aeby et de Marey, nous pouvons nous faire une idée exacte de la durée, de l'amplitude, de la forme même des secousses musculaires.

On a établi, par des expériences directes, qu'une fibre contractée se raccourcit d'un quart de sa longueur; la rapidité de la contraction peut être très-grande, comme dans le saut, dans la parole, etc.; quant à sa force, elle peut aller jusqu'à la rupture des os, des ligaments, des tendons. Rameaux (2) l'a évaluée d'une manière ingénieuse : comme toute force peut être représentée par une certaine masse multipliée par la vitesse, la force d'un muscle est

(1) Longet, *Anatomie du système nerveux*. Paris, 1843, t. i, p. 64, 69.

(2) Rameaux, *Considérations sur les muscles*. Paris, 1834, in-4.

égale au poids qu'il supporte, c'est-à-dire à sa puissance, multipliée par sa vitesse de contraction ; il résulte de là que la force d'un muscle augmente avec la vitesse de sa contraction : en effet, les ruptures des os, des tendons, etc., surviennent dans des circonstances où la contraction musculaire a plus de vitesse que d'énergie, comme celles où il faut éviter un choc, une chute, etc. Dans le relâchement qui succède à la contraction, le muscle revient à ses dimensions et à sa consistance antérieures. Mais d'autres phénomènes accompagnent et suivent les trois temps élémentaires du mouvement : chaque stimulation nerveuse dirigée sur les fibres musculaires détermine une accélération de la marche du sang et une élévation de la température locale ; chaque contraction, en condensant le tissu musculaire, active la désoxygénation du sang artériel dans les capillaires, exprime le sang veineux et le fait refluer dans les veines superficielles, qu'il dilate ; les artères, protégées par des dispositions particulières contre les effets de cette compression, continuent de recevoir leur part de l'ondée systolique. Les muscles, prenant leurs points d'attache sur les pièces du squelette, exercent sur elles une traction en se contractant. Ces pièces étant presque toutes mobiles les unes sur les autres et toute contraction nécessitant un point d'appui solide, il s'ensuit que le mouvement le plus simple fait entrer en jeu l'antagonisme d'un nombre plus ou moins grand de muscles. Tels sont les phénomènes primitifs et locaux de l'exercice. Par sa répétition fréquente il favorise la nutrition des muscles, l'accroissement de leur volume, la coloration de leur tissu ; les leviers osseux, tiraillés, sollicités par l'action musculaire, se développent et leurs saillies se prononcent davantage, les surfaces articulaires se déterminent et s'adaptent mieux, leurs moyens d'union se fortifient, les mouvements s'étendent et se perfectionnent ; la circulation, d'abord augmentée dans les muscles qui se contractent, s'accélère bientôt d'une manière générale ; la fréquence et les autres qualités du pouls sont en rapport avec le genre d'exercice, les efforts qu'il nécessite, la vigueur de la constitution et le degré d'habitude : la natation agite extraordinairement le cœur chez les novices, qui n'en supportent que de très-courtes épreuves ; les sujets aguerris y résistent une demi-heure et plus sans trouble excessif de la circulation. Les évaluations numériques que Nick a faites du mouvement circulatoire produit par chaque mode d'exercice n'ont aucune importance en pratique. La respiration et la calorification suivent le rhythme du cœur. La première de ces fonctions s'exécute avec plus de vitesse, et l'air expiré est plus altéré ; la seconde manifeste son augmentation par la chaleur générale et les sueurs. Les muscles vivants respirent, c'est-à-dire absorbent de l'oxygène et exhalent de l'acide carbonique et de l'azote ; ces phénomènes se continuent encore dans les muscles de grenouille récemment préparés et à l'état de repos ; quand on en provoque la contraction, l'échange de gaz est plus que doublé, et il se développe en même temps de la chaleur et de l'électricité (1). La seule con-

(1) Matteucci, *Recherches sur les phénomènes physiques et chimiques de la contraction musculaire* (*Comptes rendus de l'Acad. des sciences*, 1856, t. XLII, p. 648).

traction sans locomotion suffit pour élever la chaleur. Becquerel et Breschet (1) ont constaté que la température augmente au moins d'un demi-degré pendant la contraction d'un muscle ; d'après Peart, cité par Humboldt, on peut échauffer de plusieurs degrés l'eau d'un bain par l'agitation des membres pelviens ; le docteur Beaumont a vu que, sous l'influence de grands mouvements du corps entier ou des membres, la température s'élève d'un degré et demi dans l'estomac plein ou vide. Les gens du peuple luttent contre le froid en se frappant sous les aisselles de leurs bras croisés. Les expériences de John Davy (2) montrent que l'exercice provoque une diffusion de chaleur et un accroissement notable de la température aux extrémités, tandis qu'il l'augmente peu ou point dans les parties situées profondément. Le sang étant considéré comme le milieu échauffant, l'excès de chaleur qui résulte d'une respiration accélérée se trouve entraîné avec lui par une circulation plus active et dépensé à la périphérie, ce qui en prévient l'accumulation dans les organes intérieurs et profonds. J. Béclard (3) a reconnu que, chez l'homme, il se produit moins de chaleur par la contraction musculaire accompagnée de travail mécanique que par la contraction statique, c'est-à-dire sans travail mécanique utile ; que la quantité de chaleur qui disparaît du muscle produisant un travail mécanique extérieur correspond à l'effet mécanique produit. Suivant cet expérimentateur, il n'y a que cette partie de l'action musculaire non utilisée sous forme de travail mécanique extérieur qui apparaisse sous forme de chaleur ; en d'autres termes, la chaleur musculaire est complémentaire du travail mécanique *utile* produit par la contraction, et les produits de la contraction musculaire, c'est-à-dire la chaleur musculaire et le travail mécanique extérieur, sont *ensemble* les expressions de l'action chimique dont le muscle est le théâtre. Simon et Lehmann ont précisé cette action en montrant que les contractions musculaires énergiques ont pour effet d'augmenter les produits azotés de la sécrétion urinaire. Helmholtz (4) a poussé plus loin cette recherche en constatant le lieu d'origine de ces produits, c'est-à-dire de cette consommation de cette matière. Deux membres de la même grenouille étant placés chacun dans une petite caisse semblable, on sollicite la contraction de l'un par quatre à cinq cents décharges d'un appareil d'induction, tandis qu'on laisse l'autre au repos pendant le même temps ; puis, les portions musculaires de chaque membre sont détachées, pesées et soumises à l'analyse. A l'aide de l'alcool, on obtient les matières extractives solubles dans ce liquide, et voici dans quelles proportions :

(1) Becquerel et Breschet, *Annales de chimie et de physique*, 2ᵉ série, t. XXXIX, p. 132.

(2) John Davy, *Annales de chimie et de physique*. Paris, 1845, t. XIII, p. 187.

(3) J. Béclard, *De la contraction musculaire dans ses rapports avec la température animale*. Paris, 1861, p. 62 ; et *Archives générales de médecine*, 1861.

(4) Helmholtz, *De la consommation de matière dans la contraction musculaire* (*Muller's Archiv*, 1845, p. 72-83).

| EXPÉRIENCES. | EXTRAIT ALCOOLIQUE POUR 100 GRAMMES DE MUSCLES FRAIS. | | |
| --- | --- | --- | --- |
| | Muscles soumis à la contraction. | Muscles au repos. | Rapport. |
| 1 | 0gr,752 | 0gr,606 | comme 1,24 est à 1 |
| 2 | 0gr,569 | 0gr,427 | comme 1,33 est à 1 |
| 3 | 0gr,661 | 0gr,481 | comme 1,38 est à 1 |
| 4 | 0gr,652 | 0gr,493 | comme 1,32 est à 1 |
| 5 | 0gr,575 | 0gr,433 | comme 1,33 est à 1 |

D'où l'on voit que l'exercice modifie la constitution chimique des muscles en augmentant la proportion des matières extractives, et cette modification porte principalement sur les matières azotées du muscle ; car Helmholtz, ayant dosé les proportions de graisse contenues dans les tissus, les a trouvées égales dans les deux membres de la grenouille. Quant au sucre (inosite) il diminue d'une manière très-sensible pendant les contractions musculaires et se trouve remplacé par une quantité à peu près équivalente d'acide lactique.

Un exercice soutenu, par la perte matérielle et dynamique qu'il occasionne, prépare une digestion et une absorption plus énergique, mais il trouble les fonctions s'il coïncide violemment avec leur activité. Le docteur Beaumont a vu qu'un exercice modéré élève la température de l'estomac d'environ un degré, et fait marcher la digestion avec plus de vivacité. Les sécrétions périphériques sont activées par la locomotion aux dépens des sécrétions internes ; la transpiration cutanée, la synovie, sont versées avec plus d'abondance ; l'urine et le mucus diminuent en proportion. Quant à la nutrition, elle dépend, d'une part, des forces radicales et de la réparation alimentaire et, d'autre part, de la durée et de l'intensité de l'exercice ; il faut réaliser une équation physiologique entre ces deux termes. L'exercice détermine une perte représentée par la somme des excédants de matière transpirée par la peau, de substance brûlée par la respiration, de chaleur et d'innervation ; si la nourriture est proportionnelle à cette déperdition, il en résultera une accélération dans les phénomènes de l'assimilation et de la décomposition interstitielles, sans atteinte à l'intégrité de masse et de poids. L'exercice combiné avec le régime deviendra dans ces limites l'un des plus sûrs moyens de réfection ou de renouvellement des matériaux de l'organisation. Le mode d'activité du cerveau qui met en jeu les instruments de la locomotion diffère essentiellement de celui qui adapte cet organe à l'expression des phénomènes psychiques ; il semble même qu'il existe un antagonisme primordial entre ces deux formes de l'activité encéphalique ; de là, pour les hygiénistes, la possibilité de combattre les prédominances variées du système nerveux par l'exercice et la direction spéciale du système musculaire. Les phrénologistes traduisent ces oppositions de la vie

animale en disant que les exercices actifs musculaires laissent dans le repos les
parties du cerveau qui correspondent aux affections morales et aux facultés
intellectuelles : à ce prix, l'apaisement des passions et la sédation de la pensée,
effets purement négatifs, devraient coïncider toujours avec l'exercice de l'appareil locomoteur ; cependant, nous voyons l'action musculaire réunie à l'agitation morale chez le furieux qui se précipite. — Les phrénologistes ajoutent
alors que les départements du cerveau qui président au mouvement et au
moral agissent simultanément. Pour nous, nous constatons, sans l'expliquer,
l'antagonisme très-réel qu'on observe le plus souvent entre deux modes de
fonctionnalité cérébrale, dont l'un provoque la contraction musculaire et dont
l'autre correspond à l'activité de l'intelligence. Toutefois, comme l'harmonie
de toutes les fonctions entre dans le plan de l'organisation, celles des sens et du
cerveau sont loin d'exclure l'action musculaire ; au contraire, un exercice
modéré ranime la faculté de perception, perfectionne les sensations, réveille
l'imagination engourdie, rend à la pensée sa force et son élan : Cicéron et
Pline attribuaient ces avantages à une gymnastique rationnelle ; les anciens
philosophes dissertaient en se promenant sous les ombrages ; beaucoup d'é-
crivains conçoivent, élaborent leurs ouvrages en marchant. Rousseau dit dans
ses *Confessions :* « La marche a quelque chose qui anime et avive mes idées :
je ne puis presque penser quand je reste en place : il faut que mon corps soit
en branle pour y mettre mon esprit. »

2° Quand il faut imprimer à l'acte musculaire assez d'intensité pour vaincre
une résistance considérable, il constitue ce qu'on appelle un effort, phénomène
fondamental d'un grand nombre d'exercices tels que la course, le saut, l'action de comprimer, d'attirer, de projeter fortement un corps, etc. Le mécanisme de l'effort détermine la mesure et le genre d'utilité de ces différents
exercices ; il a pour condition la solidité et la fixité de la poitrine, point d'appui
nécessaire aux muscles des parties qui agissent ; et comme cette cavité est
formée de pièces mobiles qui, mises en jeu par les puissances musculaires de
l'inspiration et de l'expiration, ne rencontrent aucune résistance dans le tissu
pulmonaire, elle ne peut se transformer en un système immobile que par la
rétention momentanée d'un grand volume d'air dans les poumons. A cet effet,
une grande inspiration verse d'abord beaucoup d'air dans les poumons ; les
muscles abdominaux et expirateurs se contractent pour expulser cet air ; mais
les muscles constricteurs de la glotte, par une contraction synergique, produisent brusquement l'occlusion de cette ouverture, de telle sorte que le thorax,
pressé entre les muscles abdominaux qui le compriment extérieurement en
repoussant le diaphragme en haut, et l'air inspiré qui le dilate du dedans au
dehors, est tenu dans une complète immobilité et présente aux muscles de la
tête, du rachis, des bras, etc., un point d'appui pour leurs contractions les
plus énergiques. Les conditions de l'effort sont donc la suspension momentanée
de la respiration et la forte pression de l'air contre les parois des conduits
aériens, c'est-à-dire l'immobilité du squelette thoracique, la force expansive

des gaz contenus dans les voies aériennes étant équilibrée par la contraction des muscles expirateurs (1) ; ses conséquences sont la compression des gros troncs vasculaires situés dans la poitrine entre les parois thoraciques et l'air qui distend les poumons, le reflux du sang veineux dans les cavités droites du cœur, dans les veines caves, et dans tout le système veineux, etc. L'occlusion de la glotte n'est pas toujours indispensable pour la production de l'effort ; il est des cas où elle reste ouverte pour les besoins de la respiration et de la phonation, pendant que la poitrine se maintient dilatée et solide dans ses pièces osseuses par une violente contraction des muscles. Sans invoquer l'exemple si probant des individus qui ont subi la trachéotomie et qui conservent la faculté d'exécuter des efforts énergiques et prolongés, il est aisé de constater sur soi-même, comme l'a fait Verneuil, que l'on peut maintenir sa poitrine immobile et résistante, tout en continuant de respirer et même de parler ; la respiration s'exécute alors exclusivement par le diaphragme et se dénote à peine par le soulèvement rhythmique de la région épigastrique. Verneuil (2) admet trois variétés de l'effort : 1° L'*effort général* ou *thoraco-abdominal*, avec contraction des quatre sphincters qui livrent passage à l'air, aux aliments, aux fèces et à l'urine (glotte, cardia, anus, col de la vessie) ; cet effort pendant lequel les expirateurs sont surtout contractés avec force ne peut durer longtemps, il sert à lever un fardeau pesant, etc. 2° L'*effort abdominal*, ou expulsif ; le thorax et l'abdomen sont rétrécis par la contraction des muscles expirateurs, les sphincters en partie ouverts, en partie fermés ; c'est l'effort de l'accouchement. 3° L'*effort thoracique*, qui, sans suspendre la respiration, s'effectue par la contraction brusque et énergique des muscles dilatateurs externes du thorax, contraction soutenue jusqu'à ce qu'elle cesse par la fatigue des muscles ou par une pression de force supérieure à celle des puissances qui dilatent le thorax.

A côté des effets physiologiques de l'effort, il est utile de mentionner les quantités de travail utile que l'homme peut fournir en moyenne ; l'expérience a fixé à dix heures la durée ordinaire de son labeur quotidien. Toute espèce de travail peut être représenté, quant à la dépense de force, par un poids élevé à une certaine hauteur, et l'on nommera *quantité d'action* le produit du poids ou de la force qui lui fait équilibre par le chemin que parcourt le mobile. Ceci posé, nous empruntons à Laisné (3) les données suivantes, en rappelant qu'on a pris pour unité de la quantité d'action 1 kilogramme transporté à 1 mètre, et que l'on n'a tenu compte que des effets utiles. :

(1) Longet, *Traité de physiologie*, t. I, 1852, p. 64.
(2) Verneuil, Société de chirurgie, séance du 21 mai 1856 (*Gazette des hôpitaux*).
(3) Laisné, *Aide-mémoire de l'officier du génie*, 3° édition, 1849.

| NATURE DU TRAVAIL. | POIDS transportés ou efforts exercés. | VITESSE par seconde. | DURÉE du travail journalier. | QUANTITÉS d'action journalière. |
|---|---|---|---|---|
| 1° *Transport horizontal des poids.* | kilogr. | mètres. | heures. | kilogr. m. |
| Un homme marchant sur un plan horizontal, sans fardeau, son travail consistant à transporter son propre poids. . . . . . . . . . . . . . . . . . . . | 65 | 1,50 | 10 | 3,510,000 |
| *Idem* transportant des matériaux dans un camion à deux roues, et revenant à vide. . . . . . . . . . . . . . | 100 | 0,50 | 10 | 1,800,000 |
| *Idem* dans une brouette, et revenant à vide. . . . . . . . . . . . . . . . . | 60 | 0,50 | 10 | 1,080,000 |
| Un voyageur porte-balle. . . . . . . . . | 40 | 0,75 | 7 | 756,000 |
| Un manœuvre chargé sur le dos, et revenant à vide. . . . . . . . . . . . . | 65 | 0,50 | 6 | 702,000 |
| 2° *Élévation verticale des poids.* | | | | |
| Un homme élevant des poids en les soulevant avec la main. . . . . . . . | 20 | 0,17 | 6 | 73,440 |
| *Idem* montant une rampe douce ou un escalier sans charge. . . . . . . . . . | 65 | 0,15 | 8 | 280,800 |
| *Idem* élevant des poids sur le dos, et revenant à vide. . . . . . . . . . . . . | 65 | 0,04 | 6 | 56,160 |
| *Idem* élevant des poids avec une corde et une poulie, et faisant descendre la corde à vide. . . . . . . . . | 18 | 0,20 | 6 | 77,760 |
| *Idem* élevant des poids avec une brouette, sur une rampe au 1/12, et revenant à vide. . . . . . . . . . . . | 60 | 0,02 | 10 | 43,200 |
| *Idem* élevant des terres à la pelle, à la hauteur moyenne de 1$^m$,60. . . . . | 27 | 0,40 | 10 | 38,880 |
| 3° *Action sur les machines.* | | | | |
| Un manœuvre agissant sur une roue à chevilles ou à tambour au niveau de l'axe de la roue. . . . . . . . . . . | 60 | 0,15 | 8 | 259,200 |
| *Idem* agissant sur le bas de la roue. | 12 | 0,70 | 8 | 251,120 |
| *Idem* agissant sur une manivelle. . . | 8 | 0,75 | 8 | 172,800 |

L'abus de l'exercice résulte de la violence d'un ou de plusieurs efforts; on voit alors les veines du front et du cou se gonfler, la face rougir ou se couvrir d'une teinte violacée. D'abord la circulation artérielle paraît augmentée, parce que le poumon, comprimé par l'air, envoie au cœur tout le sang rouge qu'il contient; mais pour peu que l'effort dure, le pouls devient petit et irrégulier, le poumon n'ayant plus de sang artériel à exprimer dans les cavités gauches du cœur : le premier de ces deux effets et le reflux du sang veineux expliquent l'engorgement sanguin des systèmes capillaires de tous les organes, leur coloration plus intense, et la fréquence des ecchymoses, des hémorrhagies pro-

duites par un effort violent ; on a même observé la rupture des cavités droites
du cœur et des veines caves ; d'autre part, la tension de l'air emprisonné dans
les voies respiratoires donne lieu à leur emphysème par rupture ou dilatation.
Le résultat le plus ordinaire des efforts excessifs est la sortie des viscères abdominaux par l'une des ouvertures naturelles de la paroi qui les protége ; d'où
la synonymie vulgaire de la cause et de l'effet, et la multiplicité des hernies
parmi les classes ouvrières qui exécutent de rudes travaux. La mort a quelquefois interrompu un effort extrême : due à des lésions diverses, telles que rupture
des cavités gauches ou droites du cœur, d'artères, de l'estomac, de l'œso-
phage, etc., elle n'avait été que hâtée, parce que ces organes étaient anévrysmatiques, amincis, ulcérés, etc.; mais il arrive aussi que la respiration restant
trop longtemps suspendue, l'hématose s'arrête sans retour et l'asphyxie se
réalise. Quant aux muscles eux-mêmes, leur contraction extraordinaire peut
amener la rupture de leurs fibres ou celle de l'apophyse osseuse à laquelle ils
s'attachent : le tendon d'Achille, l'olécrâne, la rotule, le diaphragme, etc., ont
été rupturés de cette manière. Le plus ordinairement une sensation de fatigue
et même de douleur, jointe au besoin de respirer, détermine la fin de l'effort,
avant que des accidents graves aient pu survenir ; cette sensation indique
l'épuisement de l'influx nerveux qui provoque la contraction.

3° Une succession trop prolongée d'efforts ou de contractions ordinaires
donne lieu à l'excès d'exercice. Les effets de l'exercice prolongé sont en rapport avec la force des constitutions et avec la quotité de la réparation. Les
hommes robustes et bien nourris supportent beaucoup de fatigues ; les athlètes
consommaient une grande quantité d'aliments substantiels. Platon nous représente les athlètes plongés pendant la plus grande partie de leur vie dans le
sommeil des gloutons : avec ce régime d'aliments, de repos et d'exercice, ils
parvenaient à un degré de vigueur qui paraît presque fabuleux ; mais ces héros
de la force musculaire jouissaient d'une réputation proverbiale de stupidité,
l'activité cérébrale et sensitive languissait en eux. On n'en cite aucun qui ait
atteint une grande vieillesse ; la plupart mouraient jeunes, au rapport de
Galien, de saint Jérôme et de Mercurialis. Ils faisaient de mauvais soldats, ne
pouvant supporter aucune privation sans tomber dans l'épuisement. C'est ainsi
que des forts de la halle, après vingt-quatre et quarante-huit heures de fièvre
et de diète, donnaient sur le dynamomètre une force de pression une fois
moindre que Laennec, affaibli par quelques jours de diète absolue (Foissac).

La limite de l'excès d'action musculaire n'a rien de stable ; elle est marquée par la sensation de la fatigue, plus prompte chez les gens faibles et mal
nourris que chez les personnes qui jouissent des conditions opposées. L'exercice exagéré détermine l'exagération de tous les phénomènes fonctionnels que
nous avons rapportés au n° 1 de ce paragraphe. Autant une mesure modérée
d'exercice favorise l'accomplissement régulier de toutes les fonctions et procure de bien-être à l'économie, autant l'excès tend à l'épuiser et brise les
liens de l'harmonie physiologique. La fatigue n'atteint pas seulement les or-

ganes qu'un travail exagéré met en jeu; elle rejaillit sur tous les organes à la
fois et peut aller jusqu'à porter le trouble dans les fonctions les plus essentielles. Sans parler de la souffrance musculaire, des myodynies, des contractures douloureuses des fibres, de leur inflammation, de celle des séreuses
articulaires, etc., rappelons que la disproportion du travail avec l'aliment et
le sommeil résume peut-être, aux trois cinquièmes près, la pathogénie et la
mortalité des classes inférieures. L'épuisement du système nerveux cérébro-
rachidien, la débilitation des organes de relation et des viscères, telles en sont
les premières conséquences. Quand cette énervation générale existe, on peut
y remédier par le repos et une nourriture réconfortante; si ces moyens font
défaut, l'imminence morbide se prononce, et ses coups, désormais inévitables,
sont guidés par le tempérament, les idiosyncrasies, l'hérédité, les conditions
de milieu et d'habitation, etc. : tuberculisation pulmonaire ou mésentérique,
diarrhée chronique, faiblesse et anémie, accidents nerveux ou fièvre typhoïde,
toutes ces affections qui peuplent les hôpitaux s'échappent du sein d'une même
étiologie, ou plutôt elles ne forment qu'une seule maladie, la maladie de la
misère, diversifiée seulement d'après chacune des lamentables individualités
où elle s'implante. Toutes ces affections préludent obscurément par un même
ensemble de symptômes : malaise général, brisement, contusion dans les membres, douleurs sourdes et obtuses dans les muscles, trouble léger de la plupart
des fonctions, besoin impérieux de repos, c'est là ce qu'on désigne par le mot
de courbature; état vague et indécis qui tantôt se dissipe du jour au lendemain,
comme lorsqu'il succède à un exercice immodéré de courte période, tantôt
couvre d'un voile plus ou moins épais des lésions lentement élaborées dans la
profondeur des viscères; et alors la courbature représente en quelque sorte la
somme de toutes celles que fait naître chaque jour de labeur exorbitant, mais
que l'ouvrier, en présence des nécessités de la vie, fait avorter par l'énergique
tension de sa volonté. Tout exercice trop prolongé laisse à sa suite une sensation de lassitude profonde et d'épuisement général; dès qu'il est porté jusqu'à la sueur, le suc gastrique perd de son acidité (Beaumont), et l'effet de
toute fatigue est de ralentir l'action digestive. On observe en même temps un
mouvement fébrile qui tient peut-être autant à une altération commençante du
sang qu'à la surexcitation de l'appareil circulatoire; car on sait que chez
l'homme, comme chez les animaux, l'emploi exagéré des forces musculaires
finit par amener un état typhoïde et rendre le sang incoagulable. Ainsi, épuisement des centres nerveux, prostration du système musculaire, trouble des
fonctions digestives, altération du sang due probablement à l'accélération excessive et soutenue de son cours, voilà les atteintes que le travail immodéré
porte à l'organisme, voilà les phénomènes fondamentaux des épizooties typhiques qui ravagent les bestiaux surmenés, et des petites épidémies de forme
analogue qui sévissent parmi les agglomérations d'ouvriers mal vêtus, mal
nourris et condamnés à une trop grande dépense de forces. Les marches forcées, les grandes manœuvres, les exercices militaires trop prolongés, surtout

ceux que les soldats font à jeun, ont pour résultat une augmentation d'entrants aux hôpitaux militaires; l'excitation morale les soutient pendant les combats et les expéditions; mais si les distributions de vivres ne sont abondantes et régulières, ils sèmeront la route de leurs malades après la victoire comme après la défaite. Quand l'exagération de l'action musculaire n'est pas assez intense pour provoquer une telle acuité de symptômes, quand l'exercice journalier dépasse seulement d'une certaine quantité la mesure des forces et de la réparation organique, il agit d'une manière sourde et chronique, mais il ne conduit pas moins à un état de détérioration et d'asthénie générale qui rend l'économie plus vulnérable aux causes morbifères, plus perméable aux agents miasmatiques. De même qu'une alimentation insuffisante réalise tôt ou tard les effets de l'inanition, ainsi l'exercice peu disproportionné, mais continu, aboutit, par une dégradation lente de l'organisme, à l'imminence morbide que l'exercice très-violent et de moindre durée fait surgir brusquement. La réaction morale tantôt retarde et tantôt précipite la marche des prodromes, etc.; la maladie une fois réalisée, elle lui fait son masque de fièvre nerveuse, de turbulence ataxique ou de stupide adynamie. Les enfants se ressentent plus vite de l'excès d'activité musculaire; presque tous maigrissent un peu dans les premiers temps de leur application à la gymnastique. Une jeune fille de sept ans, bien constituée, maigrissait sans cause connue et de manière à exciter ma sollicitude de médecin : à force de questions, je découvris que sa mère lui faisait faire journellement des promenades à des distances énormes pour son âge; je les défendis et l'embonpoint lui revint. L'excès d'exercice ne peut être indéfiniment compensé par la ration alimentaire et le repos; les secousses fréquemment imprimées aux fonctions de la circulation, de la calorification, de l'innervation, etc., amènent l'usure générale du corps, quoi qu'on fasse pour la prévenir: les chevaux de poste, bien nourris et bien reposés, n'arrivent pas moins à un état d'émaciation proverbiale; nous avons dit que les anciens athlètes mouraient jeunes, malgré l'ordonnance généreuse de leur régime.

4° Le repos est un élément de la périodicité qui régit les actes de la vie de relation; il a pour conditions organiques le relâchement des fibres musculaires et la demi-flexion des membres, pour attitudes la station assise et le décubitus plus ou moins horizontal : les sauvages, qui n'ont point de siéges, se reposent dans l'attitude accroupie, c'est-à-dire sur leurs talons. Le repos permet aux centres nerveux de réparer la dépense qu'ils font pour la stimulation initiale du mouvement, aux muscles de refaire leur contractilité affaiblie par des alternations trop répétées de raccourcissement et de relâchement, aux organes de la respiration d'apaiser le rhythme fébrile que leur communiquent les secousses de l'exercice et les décharges de l'innervation dans le système musculaire. La sensation de la fatigue est le signal que donne la nature pour le repos; le sentiment de la réfection en indique la mesure : ces deux limites sont mobiles comme les conditions d'organisation individuelle, variables comme le régime, l'habitude, etc. Tel sybarite de cabinet sue à grosses gouttes à la pre-

mière course qu'on lui fait faire, et succombe à mi-chemin : huit jours d'exercice doublent ses forces et son haleine. Nous avons déjà rappelé que dans la
construction du chemin de fer de Paris à Rouen, les ouvriers anglais ayant
déployé beaucoup plus d'énergie au travail que les ouvriers français, on mit
ceux-ci au régime substantiel des premiers, et qu'ils accomplirent alors la
même tâche. La durée et le nombre des repos nécessaires sont subordonnés à
toutes les conditions de l'individualité, ainsi qu'à celles de la saison, des lieux,
du climat, etc., et au genre spécial de l'exercice. L'insuffisance du repos détermine les phénomènes de la courbature, et si elle est habituelle, elle entraîne les mêmes conséquences que la privation absolue du repos. De même
l'exercice insuffisant détermine avec une gradation plus lente, mais aussi sûrement, les mêmes effets que le défaut absolu d'exercice. Les parties inexercées
ou non assez exercées reçoivent moins d'influx nerveux, moins de fluides
sanguins ; leur nutrition se ralentit, leurs sécrétions cutanées et articulaires
diminuent ; la chaleur est moindre dans les membres paralysés, même alors
que la circulation n'y est point affaiblie (1), et ces membres maigrissent ordinairement ; en outre, la matière glycogène qui dans les conditions ordinaires
d'exercice est transformée, presque aussitôt qu'elle apparaît, par la nutrition
des éléments musculaires, s'accumule dans les muscles frappés d'inertie par
la section des nerfs moteurs (2) : or, la paralysie est l'expression exagérée des
phénomènes que le repos prolongé développe à un moindre degré ; l'engourdissement, le raccourcissement des fibres, quelquefois leur rétraction en sont
les suites ; la fonction des parties devient de plus en plus gênée et souvent demeure abolie. L'économie tout entière se modifie sous l'influence de l'inertie
prolongée. Les fonctions plastiques se ralentissent ; l'appétit diminue, la digestion est moins prompte, moins facile, et s'accompagne fréquemment d'une
production de gaz dans les intestins ; le pouls est moins développé, moins fréquent ; le sang est lancé avec moins de force et d'abondance dans les parties
périphériques, dont la coloration diminue ; l'air expulsé de la poitrine est
moins dépouillé d'oxygène et moins chargé d'acide carbonique ; les sécrétions, notamment celles de la peau, languissent. L'oisiveté engraisse, mais ne
favorise pas la nutrition proprement dite. On sait qu'un des moyens employés
en Alsace pour engraisser les oies est de les rendre presque immobiles dans
des cages à compartiments ; dans cette condition, gorgées de maïs, elles accumulent dans leurs tissus une quantité de graisse qui, suivant la remarque de
Persoz, dépasse souvent de moitié celle que l'analyse chimique constate dans
la nourriture consommée ; en même temps leur sang se charge de principes
gras, et son albumine disparaît en partie ou se transforme. Les sens perdent
de leur énergie, de leur précision et de leur sûreté, parce que l'exercice nous
transporte dans l'espace où ils reçoivent des impressions plus variées et plus

(1) Burdach, *Traité de physiologie*. Paris, 1841, t. IX, p. 647.
(2) Longet, *Physiologie*, t. I, 2ᵉ édit., p. 1044.

nombreuses ; les facultés intellectuelles se concentrent dans le silence des organes, mais elles ne se perfectionnent que dans l'ordre des idées abstraites et méditatives. Quant à la génération, la puberté est précoce chez les oisifs et dans les professions sédentaires, tandis que l'exercice appelle sur le système musculaire la force et les matériaux nutritifs que les organes génitaux détourneraient promptement à leur profit. La salutaire fatigue d'une gymnastique opportune fait taire jusqu'aux désirs : les anciens avaient personnifié dans la même déesse la chasse et la chasteté ; l'innocence prolongée des adolescents de la campagne tient simplement aux occupations plus rudes qui leur sont imposées.

Deux classes de nos populations semblent perpétuer le parallèle des résultats de l'exercice et de l'inaction musculaire : l'une, vouée à l'oisiveté, à l'inertie corporelle des salons et des boutiques, aux professions sédentaires, présente en majorité les types organiques qui se résument dans le lymphatisme et la prédominance nerveuse : l'autre, livrée aux travaux des champs et aux métiers qui exigent un déploiement plus ou moins considérable des forces musculaires, paye un moindre tribut aux névroses et à la phthisie pulmonaire. Cette dernière affection suit une progression décroissante de fréquence parmi les professions, suivant qu'elles nécessitent des mouvements assez prononcés ou des mouvements presque continuels qui mettent en jeu toutes les parties du corps (Lombard, de Genève) ; mais ces résultats dépendent de causes multiples, telles que les privations de toute espèce, le séjour dans un air confiné, etc., et l'on n'en peut conclure rigoureusement que l'exercice musculaire soit le correctif de la phthisie, quoiqu'il concoure avec d'autres influences à en diminuer la fréquence, à en arrêter les progrès. Nous appliquons la même réserve à l'assertion d'un hygiéniste qui considère la scrofule et le tubercule comme les fléaux des populations casanières, et qui rattache l'extension de la constitution strumeuse à l'époque où les villes se sont multipliées davantage, où les habitations ont pris leur caractère actuel d'étroitesse et de spécialité, où la renaissance des arts et la culture des sciences et des lettres ont créé plus d'habitudes sédentaires.

§ 2. — Des mouvements en particulier.

I. — MOUVEMENTS VOLONTAIRES AVEC LOCOMOTION.

1° Marche. — Elle est le mode de progression habituelle de l'homme et l'exercice qui lui convient le mieux. La marche exige non-seulement l'action des membres inférieurs, mais encore celle du tronc et des membres supérieurs. Les premiers exécutent en marchant cinq ordres de mouvements : ils s'étendent, s'allongent et poussent le centre de gravité en haut, en avant et de côté ; ils se détachent du sol ; ils se portent en avant ; ils se réappliquent sur le sol chacun à son tour ; enfin, celui des deux qui se porte en avant reçoit la plus grande partie du poids du corps au moment même où il pose sur le sol.

Le tronc n'exécute pas moins de huit mouvements, d'après Gerdy (1) : chassé
par le membre qui reste en arrière, le corps se porte alternativement à droite
et à gauche sur le membre qui se trouve en avant ; le tronc s'élève et s'abaisse
chaque fois que l'un des pieds se redresse sur sa pointe pour se détacher du
sol et y retomber ; le bassin suit par sa moitié correspondante le membre qui
se porte en avant et tourne horizontalement par l'autre sur la tête du fémur
de la jambe qui reste fixée en arrière ; la poitrine et les épaules font un mouvement de rotation inverse à celui du bassin, surtout quand on balance les
bras ; chacun des côtés du bassin s'élève et s'abaisse alternativement, en même
temps que le corps se balance en sens inverse de manière à s'incliner à chaque
pas du côté du bassin qui s'élève, et à infléchir alternativement des deux côtés
les axes du tronc et du bassin l'un vers l'autre ; enfin, les muscles des gouttières vertébrales opèrent simultanément deux efforts : l'un fixe le bassin du
côté dont le membre inférieur s'élève ; l'autre, moins énergique et correspondant au côté dont le pied est immobile, a pour but de maintenir le corps dans
l'attitude verticale pendant la marche. Les mouvements des membres supérieurs, dus à la rotation du thorax sur le rachis, consistent dans un balancement d'arrière en avant et déterminent l'équilibre par leur inversion avec ceux
des membres pelviens. Cette décomposition du phénomène complexe de la
marche fait ressortir sa puissance d'exercitation musculaire ; elle intéresse
tous les muscles de la vie de relation ; les viscères eux-mêmes reçoivent une
secousse plus ou moins vive à l'instant où chaque pied rencontre le sol ; les
arcs de cercle décrits par le bassin et le thorax, ainsi que les mouvements
alternatifs de latéralité du bassin et du corps, impriment aux organes internes
un balancement utile : la respiration et la circulation s'accélèrent en proportion de la vitesse de la marche. Voilà donc un exercice général que l'on gradue
à volonté dans sa durée et son intensité, qui exige le concours de deux sens,
la vue et l'ouïe, et que l'on peut combiner avec les influences de l'atmosphère
et du sol, des saisons et des climats, de manière à modifier simultanément
l'encéphale et l'état statique des autres organes. La jouissance que l'homme
éprouve à s'emparer de l'espace, la succession des objets extérieurs qu'il fait
passer plus ou moins rapidement sur l'horizon par le jeu volontaire de ses
muscles, les impressions variées des sites, de la lumière et des ombres. Toutes
les puissances de l'univers extérieur avec lesquelles il entre en conflit par les
sens, par le mouvement et par la pensée, que faut-il de plus pour faire de la
marche l'exercice par excellence pour l'homme sain, convalescent ou malade ?
— Les effets varient suivant la forme et la nature du terrain. Sur un sol dur,
résistant, parsemé de menus obstacles, chaque pas communique à la machine
un ébranlement plus fort ; on l'atténue en appuyant d'abord sur le sol la pointe
du pied dont les brisures décomposent le mouvement ; sur un terrain uni et
mou, la secousse résultant de la marche est à peine sentie ; sur un terrain

(1) Gerdy, *Physiologie*. Paris, 1832, t. I, 1<sup>re</sup> partie.

inégal, tous les muscles se contractent pour amortir les commotions que produirait un faux pas, c'est-à-dire une différence inaperçue du niveau du sol.
En effet, une partie du poids du corps se porte sur le membre qui s'avance,
et la ligne de gravité sort de la base de sustentation du pied de derrière, au
moment où le pied de devant va s'appliquer sur le sol ; aussi y retombe-t-il
pesamment, et, dans le cas du faux pas, la commotion peut être assez forte
pour déterminer une entorse, une luxation du pied avec ou sans fracture de
jambe, etc. Dans la marche ascendante, le premier membre fléchit davantage
ses articulations, et celui de derrière fait un plus grand effort pour se détacher du sol et ramener le corps en avant ; pour incliner le tronc, les muscles
fléchisseurs antérieurs de la tête et du rachis prennent leur point d'appui sur
le thorax qu'une suspension momentanée de la respiration rend immobile et
incompressible : de là l'essoufflement de la montée ; la fatigue se fait sentir
surtout au genou de la jambe portée en avant et dans le mollet du membre
rejeté en arrière. Une curieuse découverte des frères Weber explique mieux
encore le genre particulier de lassitude que les voyageurs ressentent dans les
ascensions aux hautes sommités du globe. Le relâchement des muscles ni le
poids du membre inférieur n'éloignent point la tête du fémur de la surface de
la cavité cotyloïde ; la seule pression de l'air extérieur suffit à le maintenir
dans ses rapports avec l'articulation dans tous les modes de rotation, et toutes
les amphiarthroses paraissent se trouver dans la même condition. Dans les
régions où l'air est très-raréfié, il faut que la force musculaire supplée à l'insuffisance dans leurs cavités articulaires, et c'est là que les articulations deviennent lâches et mal assurées (1). Dans la descente, les muscles vertébraux
luttent contre la tendance du corps à tomber en avant, tandis que les jambes
et les cuisses demi fléchies semblent agrandir en avant la base de la sustentation.

Le nombre des pas dans un temps donné, est réglé : 1° par la longueur de
la jambe qui se porte en avant ; 2° par la durée des oscillations qu'elle exécute. Or, cette durée, comme celle des oscillations du pendule, est proportionnelle à la racine carrée de la longueur de la jambe, abstraction faite de
l'accélération que leur communique l'effort musculaire. En négligeant cette
dernière influence, on constate qu'il est pour chaque homme une mesure de
pas qu'il ne peut excéder sans gêne. Pour une marche commode et aussi prolongée que possible, il faut que la jambe oscillante se pose après avoir effectué
la moitié seulement de son oscillation (E. et G. Weber).

Par la marche accélérée, un homme de moyenne stature peut acquérir un
maximum de vitesse dont les frères Weber ont calculé les éléments :

| | |
|---|---|
| Longueur du pas............................................ | $0^m,8656$ |
| Durée du pas................................................ | $0^s,332$ |
| Vitesse de déplacement, ou espace parcouru en une seconde..... | $2^m,608$ |
| Chemin parcouru en une heure............. ................ | $9389^m$ |

(1) E. et G. Weber, *Mécanique de la locomotion chez l'homme* (*Encyclopédie anatomique*), traduit par A. J. L. Jourdan. Paris, 1843, in-8 et atlas.

Dans la marche ordinaire, accélérée, lente et processionnelle, le pied de la jambe oscillante s'applique à terre par toute l'étendue de la plante; une autre variété de marche, qui peut s'effectuer avec divers degrés de lenteur ou de vitesse, s'exécute *sur la pointe du pied*, c'est-à-dire que les phalanges des orteils et les extrémités des métatarsiens sont les parties qui touchent le sol; elle ne prête pas à la même célérité que la marche, qui a pour condition la pose du pied sur le sol d'abord par le talon, ensuite par toute l'étendue de la plante. La plus grande vitesse que l'homme puisse obtenir dans ce mode de progression se représente, d'après les mesures des frères **Weber**, par les éléments suivants :

| | |
|---|---:|
| Longueur du pas................................................... | $0^m,758$ |
| Durée du pas...................................................... | $0^s,323$ |
| Vitesse de déplacement, ou espace parcouru en une minute...... | $2^m,347$ |
| Chemin parcouru en une heure ............................. | $8450^m$ |

La marche est le mode de locomotion le plus usité dans l'armée, et pour ainsi dire le principe de ses exercices. Les fixations empiriques auxquelles on est arrivé pour une si grande masse d'hommes ont une valeur très-grande pour l'hygiéniste; elles expriment des moyennes qui font foi.

*Vitesse de l'infanterie en marche.*

| DÉSIGNATION DES PAS. | NOMBRE dans une minute. | ESPACE parcouru dans une minute. | ESPACE parcouru dans une heure. |
|---|:---:|:---:|:---:|
| | | mètres. | mètres. |
| Pas ordinaires (de 66 centimètres).... | 76 | 49,40 | 3,000 |
| Pas de route..................... | 100 | 65,00 | 4,000 |
| Pas accéléré..................... | 110 | 71,50 | 4,290 |
| Pas accéléré..................... | 120 | 78,00 | 4,680 |
| Pas de charge................... | 128 | 83,20 | 4,992 |
| Pas maximum.................... | 153 | 100,00 | 6,009 |

Ainsi le soldat français, voyageant par étapes, parcourt, en moyenne, une lieue de poste par heure, y compris les petites haltes. Les distances parcourues dans le même temps, en rampe et en terrain horizontal, sont dans le rapport de 2 à 5. Un piéton isolé qui fait une longue route peut parcourir 6 kilomètres par heure, ou 100 mètres par minute; le pas de route étant de 8 décimètres, il fait donc 125 pas dans une minute et 7500 dans une heure, et il peut soutenir cette marche pendant huit heures et demie par jour sans nuire à sa santé. Le fardeau du soldat s'élevant à 70 kilogrammes, sa dépense de force en voyage s'exprime par la translation de 70 kilogrammes à 54 kilomètres, ou de 3571 kilogrammes à 1 kilomètre.

2° *Saut.* — Il résulte d'une impulsion assez forte pour animer le corps d'un mouvement supérieur à son poids, et il met en action les membres et tout le corps, qui, courbé sur lui-même, se redresse comme un ressort. Dans la projection qui lui est imprimée par le saut, l'homme parcourt la diagonale d'une série de parallélogrammes construits sur les diverses impulsions obliques et ascensionnelles que lui ont communiquées les différentes fractions des membres et du corps (Gerdy). Quand la pesanteur fait équilibre à la force ascensionnelle affaiblie, il cesse de monter, et, quand cette force est épuisée, il tombe. Dans le saut oblique, il décrit une parabole : dans le saut vertical, il s'élève et tombe suivant la verticale ; dans le saut de côté, le membre pelvien opposé au côté vers lequel on se dirige agit plus que l'autre, qui, lui, se porte dans l'abduction. Ce qui agrandit la base de sustentation dans le sens où le corps s'incline, augmente l'obliquité de l'autre membre par rapport au tronc, et par conséquent sa force d'impulsion. Dans le saut sur un seul pied, il y a station sur un seul pied, puis mécanisme du saut ordinaire ; mais le ressort moteur étant diminué de moitié, l'ascension aura moins d'étendue. Dans le saut sur les mains, les membres supérieurs agissent comme les inférieurs dans le saut ordinaire, mais avec moins de force et contre un poids plus considérable, puisque le tronc reçoit l'impulsion à partir des aisselles, et non plus à partir des cavités cotyloïdes. En général, le saut exige la contraction de tous les muscles extenseurs du corps, le jeu de toutes les articulations ; mais les articulations des membres inférieurs et les muscles qui étendent la jambe sur le pied y concourent principalement, ceux-ci par une extension énergique et brusque, ceux-là par la rapidité et l'étendue de leur redressement : de ces conditions dépend l'intensité de l'impulsion communiquée au corps au moment où s'arrête le redressement articulaire, et par conséquent l'amplitude du saut ; toutes choses égales, elle est d'autant plus grande que la flexion est plus complète, la contraction musculaire plus forte, les membres inférieurs plus longs. Chez les animaux, la force du saut est en raison du nombre et de la longueur des articulations dont se compose le membre inférieur ou postérieur, de la vigueur et de la vitesse de contraction des muscles extenseurs qui les déploient. Après l'exercice du saut, les muscles sterno-pubien et dorso-sous-acromien sont les plus endoloris. Quetelet a déterminé par des expériences la hauteur et la longueur moyennes du saut de l'homme considéré à divers âges de la vie :

|  | Longueur du saut. | Hauteur du saut. |
|---|---|---|
| 17 ans . . . . . . . . . . . . . . | 2$^m$,04 | 0$^m$,81 |
| 18 ans . . . . . . . . . . . . . . | 2$^m$,14 | 1$^m$,00 |
| 19 à 30 . . . . . . . . . . . . . | 2$^m$,18 | 0$^m$,88 |

Dans les sauts que Londe appelle composés et compliqués, le corps ne reçoit des membres inférieurs qu'une demi-impulsion, complétée par l'effort considérable des membres thoraciques qui saisissent avec les mains un point d'appui, soit sur un objet qu'il s'agit de franchir, soit sur le sol à l'aide de longues perches. Ces variétés du saut ont l'avantage de joindre à l'exercice des membres abdominaux une action forte des muscles du thorax, des bras, des avant-bras et des mains. Le saut exerce tous les muscles, quoiqu'il tende à renforcer plus particulièrement ceux des membres pelviens ; il augmente surtout l'élasticité de leurs fibres et la souplesse des articulations. Méthodiquement employé, il donne plus de précision et de régularité aux mouvements alternatifs de flexion et d'extension. Il comporte des intervalles de repos qui préviennent la fatigue ; il est de trop courte durée pour déterminer la gêne de la respiration et de la circulation ; par la gradation des hauteurs d'où l'on s'élance il donne au regard plus de sûreté, familiarise avec la vue des lieux profonds, fait cesser les vertiges de la peur, et dispose les articulations des membres pelviens à ployer sous le poids du tronc de manière à épargner aux viscères qu'il contient le contre-coup des secousses et des chutes. Le saut peut nuire par l'ébranlement du cerveau, de la moelle spinale, du foie, etc. ; la chute sur les talons peut causer instantanément la mort. On évite ces dangers en se laissant tomber doucement, toutes articulations fléchies, et en abordant le sol par l'extrémité des pieds pour décomposer la secousse. Toutefois il n'est pas toujours aisé de gouverner la chute d'un mouvement si rapide, qui, joint à la force et à la brusquerie des contractions musculaires, occasionne des hernies, des entorses, des fractures, des luxations.

3° *Course.* — Mode de progression fatigant qui tient à la fois de la marche et du saut, la course se compose d'une succession de saltations prolongées dans la même direction et dans lesquelles le corps touche la terre, tantôt par un pied, tantôt par un autre, et flotte dans l'air, entièrement séparé du sol, les jambes oscillant à la manière de deux pendules. Chaque mouvement complet de la course se compose des actes suivants : flexion et extension brusque de l'un des membres inférieurs, projection parabolique du tronc en l'air, mouvement en avant du membre inférieur opposé au membre moteur, application au sol du membre sustentateur, ainsi appelé par Gerdy, parce qu'il supporte momentanément le poids du corps pour devenir bientôt à son tour membre moteur. Les muscles de l'épaule, du bras et de l'avant-bras sont le siége d'une contraction forte et permanente qui consolide le thorax contre lequel se serrent les membres supérieurs dont les fléchisseurs et les adducteurs sont en action. La course exige plus d'efforts au début qu'au bout d'un certain laps de temps ; elle exige un point d'appui moins solide sur le sol que la simple marche, et les coureurs qui excellent à rendre leurs mouvements réguliers et uniformes laissent à peine sur un terrain meuble l'empreinte de leurs pas : phénomène qui n'a pas échappé à Virgile et à Ovide dans la description de la course de Camille et d'Atalante. La vitesse et la durée de la course sont en raison inverse du poids du corps et en rapport direct avec la puissance de la respiration, qui se mesure non par les proportions du thorax, mais par le degré d'altération de l'air inspiré. D'après Maissiat, elle est avant tout en raison inverse de la

longueur des membres pelviens, considérés comme pendules. Les nègres suivent les pas rapides d'un cheval; les indigènes de Formose et quelques autres
peuplades sauvages prennent le gibier à la course. En Angleterre, des coureurs ont fait 25 milles par jours, à reculons, pendant six semaines : le coureur Toronsed a été, de la même manière, de Londres à Brighton (72 milles)
en huit heures. Ces hommes sont soumis à des préparations, dites *entraînement* (1), qui ont pour but de réduire le poids de leur corps et d'augmenter la
puissance de leur respiration. A cet effet, on débarrasse leurs corps de la
graisse et du superflu des liquides qui abreuvent le tissu cellulaire, à l'aide
des purgatifs, de la diète et des sueurs provoquées le matin par des courses à
jeun et entretenues ensuite par l'ingestion de boissons théiformes. Après cette
première opération, qui exprime du corps les sucs inutiles, on s'occupe à développer les muscles et à donner plus d'énergie aux fonctions nutritives par un
exercice graduel et régulier, combiné avec un système convenable d'alimentation. Indépendamment des conditions d'organisation qui constituent le coureur par excellence, il est quelques règles dont l'expérience a montré l'utilité :
ainsi il faut rejeter en arrière la tête et les épaules, tant pour empêcher le
centre de gravité de s'incliner trop en avant, que pour convertir la portion cervicale du rachis, les os des épaules et les humérus en un système solide qui
serve de point d'appui à l'action des muscles auxiliaires de la respiration. Le
balancement des bras, inverse au mouvement des jambes, corrige les aberrations latérales de la progression ; mais il ne faut point détruire, par l'excès de
leur agitation, la fixité du thorax sans laquelle le bassin lui-même n'offre
qu'un point d'appui vacillant aux membres abdominaux. On ne multipliera pas
les contractions musculaires en relevant les jambes sur les parties postérieures
et supérieures des cuisses ; on appliquera chaque pied sur le sol par toute la
plante à la fois, car on ne peut courir longtemps et avec force sur la pointe
des pieds. Au reste, étant données la taille d'un homme, sa force musculaire
et la longueur de ses membres, on prévoit que sa vitesse de locomotion sera
d'autant plus grande que ses membres, véritables pendules, battront plus, ou,
ce qui revient au même, que la longueur d'oscillation de ses pendules propres
sera moindre. Plus donc le centre de masse du membre se trouvera rapproché
de l'axe de suspension au bassin, plus la vitesse augmentera, toutes choses
égales ailleurs. Maissiat, qui a émis des idées neuves et ingénieuses sur la station et la marche, précise ainsi les conditions nécessaires à une vitesse supérieure : pied petit et sec; jarret fin, mollet haut placé et de peu de masse,
cuisse forte avec bras de forme analogue; en un mot, il faut des membres
sommairement coniques, tels qu'on les goûte dans les beaux-arts (2). L'équilibre de l'attitude est plus difficile à conserver dans la course que dans la

(1) Jaquemet, *De l'entraînement chez l'homme au point de vue physiologique, prophylactique et curatif*. Paris, 1868, p. 40.

(2) Maissiat, *Mémoires de physique animale*, 1843, p. 135.

marche; les chutes sont fréquentes, le moindre achoppement les occasionne : les causes s'en trouvent dans la vitesse croissante du mouvement qui entraîne le corps en avant, dans la projection continue et alternative de la ligne de gravité d'un membre sur l'autre, dans l'étroitesse de la base de sustentation représentée par la pointe ou la plante du pied.

La course est un exercice violent; elle accélère la respiration et la circulation, exalte la chaleur animale, fait couler la sueur : l'essoufflement tient à ce que le coureur, impuissant à faire les inspirations profondes et prolongées dont il a besoin pour la succession des efforts, cherche à y suppléer par la fréquence des mouvements respiratoires, afin de fixer autant que possible sa poitrine et sa colonne vertébrale. Dès que ce phénomène commence, il ne respire plus que par les sommets des poumons dont les autres portions conservent l'air nécessaire à leur distension : ce mode de respiration dure autant que le reste de la course, et ne cesse point aussitôt que l'on s'arrête. Les individus débiles ou à poitrine étroite s'essoufflent plus vite; et ce serait faire violence à leur nature que de les astreindre à la course; il en est de même des personnes obèses, à ventre proéminent : l'emphysème pulmonaire, des congestions vers la tête ou dans les poumons, les lésions du cœur ou des gros vaisseaux, seraient pour eux les suites de cet exercice souvent répété. Les coureurs ne tardent pas à ressentir dans l'hypochondre gauche un sentiment de pesanteur et de gêne qui se change en douleur aiguë, et qui, rapporté à la rate, au diaphragme, est d'origine et de siége obscurs. La course peut devenir cause d'hémoptysie, de pleurésie, de gonflement splénique; quand elle est très-rapide et soutenue, la respiration a beau s'accélérer, elle finit par devenir insuffisante, et le coureur succombe à la suffocation ou à la fatigue. La course modérée développe les membres pelviens, procure à tous les organes des secousses utiles, influe sur la respiration, fortifie tout le corps; mais il faut y être habitué et comme dressé. La course cadencée ou pas gymnastique remplit ce but; on s'y prépare par des mouvements sur place accompagnés de la prononciation de monosyllabes à haute voix (un, deux; gauche, droite, etc.). Ces préliminaires assouplissent les articulations, renforcent les muscles des pieds, des jambes et des cuisses, rendent la dilatation des poumons plus facile et d'accord avec les mouvements des organes locomoteurs; le rhythme favorise la répétition rapide et prolongée de ces divers actes par l'impulsion magique qu'il donne à la spontanéité organique. Le pas de course gymnastique ou cadencé est de 1 mètre de long, et le nombre de pas est de 200 par minute; le pied doit raser le sol, y poser légèrement par les brisures phalangiennes, le haut du corps doit pencher légèrement en avant, et les avant-bras sont alternativement un peu lancés dans le même sens pour donner le branle au corps.

Le saut de la course est plus long que le pas de la marche, le premier dure moins que le second; c'est donc dans la course que l'homme acquiert le maximum de vitesse de déplacement. Les frères Weber ont obtenu les résultats suivants de vitesse maximum dans les trois modes de locomotion les plus usités :

| | Marche sur la pointe du pied. | Marche sur le talon. | Course. |
|---|---|---|---|
| Longueur du pas ou du saut..... | 0<sup>m</sup>,7580 | 0<sup>m</sup>,8656 | 1<sup>m</sup>,7270 |
| Durée du pas ou du saut ........ | 0″,323 | 0″,332 | 0″,227 |
| Vitesse de déplacement, ou espace parcouru en une seconde...... | 2<sup>m</sup>,347 | 2<sup>m</sup>,608 | 7<sup>m</sup>,600 |
| Espace parcouru en une heure ... | 8450 | 9389 | 27360 |

On voit par là que si la course pouvait se soutenir au maximum de vitesse, l'homme parcourrait en une heure une distance de sept lieues de poste (28 kilomètres).

4° *Danse.* — Mêlée aux rites des religions primitives, aux exercices de la gymnastique militaire des anciens (danse pyrrhique), aux plaisirs des cours les plus policées, aux festins affreux des anthropophages, la danse n'est plus aujourd'hui que la frivole parade des salons ou l'indécente mimique des bals publics. L'exercice dont Socrate a loué l'utilité pour le développement de la force et de la grâce du corps, que le roi psalmiste exécutait pieusement devant l'arche sainte, qui faisait partie des solennités de l'Église primitive, que Henri IV et Louis XIV aimaient avec prédilection, cet exercice sert aujourd'hui d'accompagnement à l'orgie, ou se pratique dans le méphitisme de salons encombrés, avec des toilettes qui étranglent les formes organiques sans les protéger contre les vicissitudes de l'air, pendant les heures de la nuit où le corps affaissé réclame le bienfait du sommeil. Cependant la danse pourrait contribuer à l'éducation physique et seconder l'harmonie du développement ; elle est un correctif de la vie sédentaire qui tient dans l'inaction les extrémités abdominales. Dans les figures variées qu'elle décrit, tantôt elle combine ensemble les phénomènes de la marche et du saut, tantôt elle agite d'un mouvement accéléré et rhythmique toutes les parties du corps en l'entraînant dans les girons de la valse ; elle force les danseurs à tenir la tête droite et les épaules effacées, et d'agrandir ainsi leur thorax ; ils répètent avec vivacité les extensions et les flexions, ils se trouvent à tout instant détachés du sol et flottants dans l'air par le redressement subit des articulations ; le choc qu'ils ressentent à chaque retombée se répercute dans tous les organes ; la circulation, la respiration, se précipitent, la chaleur s'accroît, la sueur coule, toute l'économie éprouve une vive et agréable excitation. Les danseurs de profession nous offrent, dans leur structure, l'effet spécial de cet exercice journellement pratiqué : la nutrition exagérée des muscles du bassin et des membres pelviens, la proéminence de leurs fesses contrastent avec la gracilité de leurs membres thoraciques et la maigreur de leur cou ; ces formes leur communiquent une apparence semi-féminine. Le moral est souvent impressionné par la danse ; le capitaine Cook en a fait pour ses équipages un antidote contre la nostalgie. Elle est, pour la jeunesse des deux sexes, une sorte de conflit autorisé où l'âme s'inspire de vagues instincts, où s'exaltent tous les penchants qui entraînent la nature de l'homme à la sociabilité; sous l'aiguillon de l'amour-propre et de l'émulation des sens, non moins que par la direction des actes musculaires, le corps se redresse avec plus de grâce, de ressort et d'agilité. L'influence physique et morale de la danse est une ressource thérapeutique pour provoquer la menstruation en retard, ou pour en combattre les irrégularités; mais elle est pleine de périls d'un autre genre : trop répétée, elle surexcite les organes de la circulation, si mobile, si irritable chez la jeune fille à peine pubère, et la crainte d'être sevrée d'une jouissance favorite fait taire la douleur, signal d'une lésion grave qui débute et qui s'installe sous le prestige d'une pâleur intéressante et sous les coquettes splendeurs de la mode. Quelques personnes ne supportent point le roulis de la valse; des symptômes très-analogues à ceux du mal de mer, tels que maux de tête, vertiges, nausées, vomissements, syncopes même, les en éloignent irrésistiblement.

5° *Escrime.* — L'exercice du pieu, auquel s'appliquait l'infanterie romaine dans le champ de Mars, est l'origine de l'escrime dont le Vénitien Marozzo a le premier formulé les principes (Modène, 1536). La fureur des combats singuliers attira à Paris, vers le milieu du XVIe siècle, un essaim de maîtres d'armes. Henri III les érigea en corps de communauté; Louis XIV leur accorda la noblesse après vingt ans d'exercice à Paris. Quant à l'instrument de l'escrime, c'est l'épée avec les modifications que le temps lui a fait subir : courte, forte et tranchante sous les Francs et les rois des deux premières races, longue sous saint Louis (estocade), courte et large sous Henri IV (braquemart), ou large et grande au point d'exiger le maniement à deux mains (espadon), moyenne et plate sous Louis XIII ou à trois côtés formant triangle (carrelet). L'escrime nécessite une grande variété d'attitudes, la souplesse des articulations, de rapides alternatives dans les mouvements de flexion et d'extension, de pronation et de supination, dans tous les muscles des jambes, des cuisses, des bras, dans plusieurs muscles du torse et de la tête, etc. Comme c'est la main qui porte et pare les coups, l'escrime perfectionne les mouvements partiels de la main (parades) et ceux de l'avant-bras (bottes); elle les combine, les mêle pour tromper l'adversaire par de fausses attaques (feintes) : l'assaut est l'image d'une lutte à outrance. Dans la défensive, les muscles de l'avant-bras et de la main sont les seuls qui agissent avec force. Dans la fente, le corps, supporté par les membres inférieurs fléchis, se projette brusquement en avant par l'extension de l'un des membres pelviens et l'abaissement simultané du membre thoracique du même côté. Pour la reprise de la position dite en garde, le tronc est vivement reporté à sa place par l'effort combiné d'un bras, des muscles postérieurs du tronc et des deux membres inférieurs. Il n'est pas d'exercice qui exige autant de force, de vivacité et de précision dans les actes musculaires; la rivalité prolonge la résistance à la fatigue; l'imprévu de l'attaque varie à l'infini les contractions musculaires et les poses du corps. L'excitation de la lutte tend tous les ressorts, supplée à la force, fait taire la sensation de la fatigue; aussi les anciens recommandaient l'escrime pour faire maigrir. Cet exercice développe surtout les muscles des membres, moins les jambes que les cuisses, assouplit les ligaments articulaires, distend la poitrine et agrandit ses diamètres, donne à tous les mouvements plus de prestesse et de sûreté, aux attitudes plus d'aisance et de fierté, imprime au tronc et aux viscères des commotions saccadées qui activent la circulation, applique les yeux à la juste mesure des distances et renforce leur faculté d'accommodation, réagit sur les facultés cérébrales en accélérant les déterminations et en procurant à tout homme le sentiment de ses forces. L'inconvénient de l'escrime, habituellement pratiquée, est de produire un excès de nutrition dans la cuisse, l'avant-bras et le bras droit ou gauche, suivant que le tireur est gaucher ou droitier ; le membre thoracique du côté opposé, servant seulement de balancier, n'exécute que des mouvements de totalité par l'articulation scapulo-humérale ou de légers efforts d'extension et de flexion ; même inégalité d'exercice et partant de nutrition entre les membres pelviens : celui qui est porté en avant supporte le poids du corps dans la fente et repousse le sol avec force pour le replacement en garde, tandis que le membre opposé ne joue que pour de faibles alternatives d'extension et de flexion. Les effets partiels de l'escrime n'affectent toutefois que les tireurs de profession, et sont corrigibles par l'exercice à deux mains : en se faisant droitier et gaucher à tour de rôle, on recueille tous les avantages de l'escrime, sans compromettre la symétrie de forme, de force et d'adresse des deux moitiés du corps.

6° *Billard.* — Il occupe sans fatigue l'esprit et le corps, perfectionne la faculté d'accommodation optique et l'adresse manuelle ; on marche, on se penche, on se redresse ; tous les muscles participent alternativement à cet exercice, qui n'est pas assez violent pour troubler la digestion : la conversation qui l'accompagne y joint l'exercice des organes vocaux et l'expansion heureuse du moral : mais il doit être pris dans un local vaste, bien aéré, et que n'empoisonne point un mélange d'émanations animales et de vapeur de tabac.

7° *Chasse.* — Elle constitue un ensemble d'exercices aussi variés que mal réglés ; elle oblige à marcher, à courir, à sauter, à se pencher, à se tenir debout ou sur les genoux, à crier, etc. ; elle aiguise la vue et l'ouïe ; elle met en jeu l'adresse, la ruse, l'amour-propre. Portée souvent jusqu'à la passion, elle fait oublier le boire, le manger, les devoirs de la vie : voilà pour son action directe sur l'homme. Ensuite elle l'expose et l'aguerrit aux vicissitudes de l'atmosphère ; elle le conduit dans les marécages, dans les profondeurs humides des forêts, sur les crêtes balayées par les vents, etc. Certaines chasses exigent donc la force plutôt qu'elles ne la développent ; les hommes faibles ne peuvent braver la violence, la diversité, l'imprévu des épreuves corporelles qu'elles multiplient, sans compter avec les intempéries du ciel, les difficultés du sol et les dangers du maniement irrégulier des armes à feu. Pris dans une mesure restreinte et à de certains intervalles, cet exercice fait une utile diversion aux habitudes de stagnation sociale qui enchaînent tant d'individus, et il dissipe l'excédant de matière organique qu'ils amassent. Ceux qui s'y livrent constamment avec une ardeur excessive, finissent par éprouver les effets du mouvement exagéré : tandis que leurs membres thoraciques souffrent par insuffisance d'exercice, leurs membres abdominaux s'affaiblissent par la continuité des contractions et la persévérance de la station verticale. La jambe du danseur de profession est luxuriante de vigueur et de force, parce qu'il entremêle ses exercices de justes intervalles de repos ; celle du chasseur émérite qui s'est épuisé dans les chasses continues et violentes est souvent amaigrie et variqueuse, comme il arrive aux rouliers, aux fantassins vétérans, aux distributeurs de lettres.

## II. — MOUVEMENTS VOLONTAIRES SANS LOCOMOTION, OU STATION.

On entend par station le maintien du corps dans une pose quelconque sans déplacement total ni partiel, les forces musculaires n'agissant que pour empêcher la chute d'avoir lieu ; elle diffère du repos où le corps est retenu en place par son propre poids. Les stations de l'homme sont très-variées. Dans toutes, le centre de gravité passe entre le pubis et le sacrum (Borelli), et tombe dans la base de sustentation ; les muscles se contractent instinctivement pour le retenir dans les limites de cette base, ou pour l'y ramener lorsqu'il en dévie. Dans toutes, le rachis supporte la tête, et, grâce à la cohésion de ses particules osseuses et de ses ligaments, il résiste au poids des parties suspendues autour de lui. Néanmoins, l'homme est moins grand debout que couché, moins grand sous un fardeau qu'il porte plusieurs heures. Ce raccourcissement, qui peut aller à 5 centimètres, est dû à l'élasticité des corps intervertébraux qui cèdent à une compression momentanée et reprennent leur épaisseur quand cette cause a cessé d'agir. La force de résistance du rachis est égale au carré de ses trois courbures plus un, et se trouve augmentée par la cavité dont les vertèbres sont creusées ; le bassin résiste par son incompressibilité et par la cohésion de ses ligaments. Les membres inférieurs joignent à ces moyens de résistance la conformation du fémur en colonne courbe, et du pied en voûte.

Les stations prolongées produisent dans les muscles les mêmes effets que l'excès d'exercice : fatigue, roideur, contracture, etc. Ce sont surtout les muscles érecteurs qui les ressentent. Les stations peuvent déformer les os quand elles sont prématurées, quand la constitution du sujet est mauvaise, quand les efforts agissent dans une direction vicieuse, ou que les forces ne sont pas en rapport avec le poids à supporter. Bien des enfants, pour avoir été exercés trop tôt à la marche, ont les jambes arquées ou déviées; d'autres, qui ont été mal tenus dans les bras de leurs nourrices, ont une épaule trop élevée ou saillante en arrière. Le travail sur des tables trop hautes ou trop basses, dans des attitudes incorrectes, détermine les dépressions sternales, les incurvations rachidiennes, etc. Dans presque toutes les stations, des vaisseaux sanguins sont comprimés par la flexion ou par l'extension persévérante de telle ou telle partie du corps; de là des engourdissements, des tuméfactions, des colorations en rouge ou en violet, et par la répétition fréquente de la posture qui produit ces phénomènes, des varices, des anévrysmes, etc. Les douleurs, les accidents, les lésions qui résultent de ces gênes de la circulation, atteignent plus particulièrement les sujets débiles, cacochymes et valétudinaires.

1° *Station verticale.* — La ligne de gravité about't à l'espace couvert et intercepté par les pieds ; si elle sort de ce polygone, l'équilibre est rompu, et la chute ne peut être empêchée que par un effort musculaire ou un secours étranger qui ramène le centre de gravité dans la base de sustentation ; celle-ci augmente par l'écartement des pieds. L'attitude verticale, fort complexe, résulte de la station des différentes fractions du corps les unes sur les autres. Nous n'avons pas à la discuter : rappelons seulement que le pied, moulé sur le sol, sert de point d'appui à la jambe maintenue verticalement, et tout le reste de l'édifice humain repose sur le tibia de manière à représenter un système de leviers du premier genre, superposés et consolidés les uns sur les autres par des puissances faisant équilibre à des résistances placées en sens inverse. C'est aux muscles contractés que l'on attribue généralement le rôle principal dans l'assiette rigide et invariable de différentes parties du corps humain debout. Maissiat nie que la contraction musculaire persiste aussi longtemps que nous pouvons conserver certaines poses de station : l'extension du bras devient intolérable après un temps fort court ; il est d'ailleurs d'observation que l'homme en station paisible se tient sur un seul membre. Cette attitude, que les physiologistes ont considérée comme exceptionnelle, comme un artifice de soulagement, Maissiat a démontré qu'elle est naturelle et s'effectue par un mécanisme dont le ressort est une bande fibreuse appelée par lui ilio-trochantéro-tibiale, et limitant la distance maxima du tibia à la crête iliaque, ou du grand trochanter à la crête iliaque. Des recherches de Maissiat il résulte que la station en attitude non symétrique, sur un seul membre, l'autre restant souple, fléchi et pendant du tronc au sol, est celle qui procure à l'homme le plus grand repos musculaire. Déjà Léonard de Vinci avait averti les peintres que la pose sur un seul membre est le caractère de l'attitude naturelle de station. L'installation de l'appareil optique est liée au mécanisme de la station comme à celui de la locomotion. La vue fait la sécurité de l'homme en repos, comme elle précise la trace et le lieu où il se porte par locomotion ; la convergence des yeux lui vaut la perception exacte des distances ; leur divergence lui permet la surveillance latérale, ambiante ; et portée jusqu'à l'opposition, elle lui donne la perspective simultanée de tout l'horizon. Quand la station bipède se prolonge, la fatigue se fait sentir particulièrement dans le cou, le dos et les lombes, qui soutiennent la tête et le thorax, dans les muscles des fesses et des mollets, qui s'opposent à l'abaissement du ventre sur les cuisses, et à la flexion des cuisses sur les jambes. La durée de la station verticale dépend du rapport entre la puissance des organes érecteurs et le poids des parties à soutenir ; elle fatigue vite les femmes enceintes, les individus à ventre proéminent ou chargés d'un fardeau, les individus à pieds plats, c'est-à-dire sans concavité plantaire, ce qui empêche leurs pieds de se mouler sur les inégalités du sol, et de lui transmettre le poids du corps par le mécanisme d'une voûte. Des ceintures larges et bien appliquées aident à soutenir le poids des viscères abdominaux, de l'obésité ventrale, de l'utérus distendu par le produit de la conception. L'attitude verticale est une cause de stase sanguine, de tuméfaction, quelquefois de picotements incommodes aux pieds, de varices aux membres, et d'ulcères que l'on guérit souvent par la situation horizontale; elle contribue, par l'effet de la pesanteur des parties, à la déviation des membres et de la colonne vertébrale chez les enfants, chez les rachitiques, etc.; elle favorise les syncopes, surtout après la saignée, et elle augmente la douleur et l'inflammation dans toutes les parties qu'elle rend déclives.

2° *Station sur les genoux.* — Elle est, à bon droit, une posture de pénitence et de mortification, car le poids du corps porte surtout sur les genoux mal disposés pour le soutenir, et le corps tend à tomber en avant. Aussi ne peut-on la prolonger qu'en s'appuyant en avant sur un prie-Dieu, ou en s'acculant sur les talons : le malaise commence dans le cou, le dos et les lombes. La peau des genoux, comprimée entre la rotule et le sol, s'endolorit d'abord, puis s'endurcit et devient calleuse. Quand le siége porte sur les talons, la fatigue initiale atteint les pieds, et particulièrement les orteils; des brayers peuvent devenir nécessaires aux personnes qui sont obligées de rester longtemps sur les genoux.

3° *Station assise.* — Sur un siége sans dossier, elle ne repose que les cuisses et les jambes; le mécanisme de station de la tête et du tronc restant à peu près le même que dans l'attitude debout. L'équilibre est assuré par la situation plus basse du centre de gravité et par l'étendue de la base de sustentation comprise entre la pointe des pieds et les fesses. Comme cette base se prolonge plus en avant qu'en arrière, la fatigue survient à cause de la tendance du tronc à se renverser en arrière. Dans un fauteuil à coussins moelleux, à dossier concave, souple et plus élevé que la tête, le corps, légèrement incliné, peut reposer presque aussi bien que dans la position horizontale, si ce n'est que les parties supérieures du tronc fatiguent un peu les parties inférieures par la quantité de leur poids, qui n'est point transmise au dossier du siége. On corrige cet effet en donnant au plan du dossier plus d'inclinaison. Les siéges trop bas condamnent les membres inférieurs à une flexion excessive; les siéges trop élevés laissent les jambes pendantes, et alors la circulation veineuse s'y fait mal, ou elles touchent le sol et se fatiguent à partager le poids du corps. Les personnes maigres, dont les tubérosités ischiatiques ne sont recouvertes que par la peau, ne peuvent rester en sation assise sur des corps durs et inégaux. Les fauteuils trop doux, garnis de laine, de coton, de plumes, etc., accumulent un excès de calorique sur les fesses, y déterminent des démangeaisons, des éruptions de vésicules, de pustules, favorisent la production des hémorrhoïdes, etc. Les coussins mobiles, en forme de couronne, exercent une compression circulaire, qui refoule le sang vers la marge de l'anus. Les meilleurs siéges pour les gens de cabinet sont des coussins élastiques, garnis de crin, à convexité centrale, et posés sur des chaises de jonc ou de paille, et pour les voyageurs, des coussins garnis de crin et bombés au milieu.

## III. — MOUVEMENTS COMMUNIQUÉS, OU GESTATION.

1° *Vectation.* — Les mouvements communiqués au corps par un véhicule dans lequel il est placé s'accompagnent toujours de quelques contractions volontaires qui ont pour but de rétablir l'équilibre, momentanément détruit par des secousses inégales, violentes, de multiplier les points d'appui, de varier les attitudes, etc. Mais cette action volontaire d'un certain nombre de muscles est purement accessoire, accidentelle, subordonnée aux effets du véhicule mû avec plus ou moins de vitesse par une force étrangère; elle ne constitue qu'une réaction très-secondaire, non un exercice du système musculaire.

La vectation agit par le mode de suspension des véhicules, par les conditions d'aération du réceptacle, par le degré de vitesse et la durée de l'exercice, par la nature du terrain et de la force motrice. Les voitures mal ou non suspendues impriment des commotions très-fortes qui produisent, suivant les individualités, des céphalalgies, des dyspnées, des douleurs abdominales, des nausées, etc.; en même temps le corps, ballotté et soulevé dans tous les sens, ne se maintient en équilibre qu'à l'aide d'efforts vigoureux qui épuisent les forces musculaires; les ressorts trop élastiques et les soupentes peu tendues ôtent à la vectation le caractère d'un exercice, et y attachent les mêmes inconvénients qu'à l'inertie musculaire. Les voitures médiocrement suspendues épargnent au corps des chocs trop rudes, et le soumettent à une succession rhythmique de secousses légères qui favorisent tous les actes moléculaires de l'organisme, et par conséquent l'assimilation, sans lui imposer en retour aucune dépense de force et de substance. Une voiture fermée devient au bout d'un certain temps une habitation méphitique; quand elle est ouverte et bien percée, elle détermine en roulant une ventilation qui varie suivant sa vitesse et le volume d'air qu'elle déplace; cet effet est bien sensible dans les malles-postes et dans les waggons des railways : le mouvement que l'air reçoit de ces véhicules lancés avec vitesse procure au voyageur une sensation de fraîcheur très-marquée par les plus fortes chaleurs de l'été. La nature du sol renforce ou diminue les effets du mode de suspension. La vectation de courte durée dans une voiture spacieuse, aérée, convenablement suspendue, est un exercice toujours innocent, souvent utile; très-prolongée, elle nuit par le vice et la fatigue des attitudes auxquelles elle astreint le corps, et, de plus, elle équivaut alors à la stagnation sédentaire, l'insuffisance d'activité musculaire entraînant les mêmes conséquences que l'inertie de l'appareil locomoteur : aussi les conducteurs de diligences, les courriers de la malle, les cochers et receveurs des omnibus, etc., etc., acquièrent un embonpoint que l'on ne peut attribuer, au moins chez ces derniers, à l'abondance de la nourriture.

2° *Chemins de fer.* — Ils donnent lieu à une spécialité de gestation : leur influence, encore peu étudiée, se résume toutefois dans l'accélération du mouvement ; dans la ventilation très-énergique qui en résulte et qui cause des paralysies de la face, des névralgies de la cinquième paire, des inflammations de l'oreille, etc. ; dans la continuité et l'intensité des vibrations ; dans les brusques alternatives de lumière et d'obscurité que le parcours des tunnels rend inévitables ; dans l'action de la fumée que les courants atmosphériques abattent fréquemment sur le convoi ; dans la succession vertigineuse des sites et des points de vue, dans les émotions soudaines qui naissent des incidents, et dans l'espèce d'attente anxieuse qui travaille en secret la plupart des voyageurs depuis le départ jusqu'à l'arrivée. Les oscillations isochrones en sens transversal (mouvements de lacet), que l'on éprouve sur les chemins de fer, ainsi que les trépidations ou succussions verticales, se font aussi sentir sur les bateaux à vapeur en mer : elles augmentent avec l'usure des rails, et sur les railways les plus anciens elles vont jusqu'au roulis : elles déterminent chez beaucoup de personnes des nausées, des vomituritions, une sorte de mal de mer qui affecte par idiosyncrasie d'autres voyageurs, même dans la vectation ordinaire. Il arrive aussi que les voyageurs, craignant de manquer l'heure des départs, accourent en sueur et se refroidissent, soit dans un embarcadère accessible aux vents, soit dans les waggons découverts : cette cause a occasionné à Colmar bon nombre d'affections catarrhales que les médecins de cette ville ont comprises, on ne sait pourquoi, sous la dénomination de maladies de chemin de fer, puisqu'elles se développent sous l'influence d'une cause qui n'est pas inhérente à ce mode de transport et qu'il est aisé de supprimer. Il en est de même pour des fièvres intermittentes qui naissent des émanations des flaques d'eau croupissant de distance en distance aux bords de la voie ferrée, dans les excavations qui ont fourni la terre nécessaire aux travaux de terrassement et de remblai (chambres d'emprunt). Ce sont là des causes et des effets morbides qui n'ont pas une liaison fatale avec les chemins de fer et dont les voyageurs n'ont pas à souffrir ; quelques stipulations de plus dans les cahiers des charges, inspirées par la sollicitude de la santé des populations riveraines des railways, suffiront pour les faire cesser.

L'épuisement des chambres d'emprunt, où l'eau pluviale s'accumule et se transforme en marécage, le nivellement et la réunion des rails qui amortit la trépidation des locomotives, un meilleur système de chauffage appliqué en hiver aux voitures de toutes classes, atténueront certains inconvénients du voyage sur les rails ; mais ils ne cesseront entièrement que lorsqu'un principe que nous avons souvent essayé de propager dans les régions administratives présidera à la construction du matériel roulant, savoir, le principe d'identification de ce mode de transport avec la navigation à vapeur. Un convoi de voyageurs entraîné par une locomotive sur des rails représente une navigation à vapeur par un temps calme, et comporte, non une série de diligences ou plutôt de voitures cellulaires, mais une suite de salons roulants avec terrasses et galeries extérieures, communiquant à l'intérieur dans toute l'étendue du train, permettant ainsi aux voyageurs de s'attabler, de s'étendre, de circuler au dedans comme au dehors, de jouir des beaux sites en été, de satisfaire librement aux besoins d'alimentation et d'exonération, non aux heures fixes et durant les instants fugitifs des arrêts de station, en même temps qu'aux agents du service d'exercer leur contrôle sans perte de temps, à l'abri des intempéries, et d'assurer la sécurité physique et morale de toute une population flottante sous leur garde. La disposition des trains en Suisse et en Allemagne se rapproche de ces conditions, tandis qu'en France les voyageurs sont parqués, encellulés, condamnés dans les trains express à une immobilité de longue durée, à une solidarité gênante. Que dire des voitures de deuxième classe, qui, confortables en Allemagne, en Suisse, n'offrent pas même en France un point d'appui aux bras des voyageurs et les ballottent sur le même siége ; des voitures de troisième classe, qui n'ont pas toujours été couvertes et exposent encore aujourd'hui à de dangereux courants d'air, si ce n'est que le trafic a peu compté avec l'humanité en tous ces arrangements, et qu'à maints égards, le transport des hommes en chemin de fer a un caractère de violence et de brutalité?

Les mécaniciens, les chauffeurs et les conducteurs sont exposés à des courants d'air qui sont d'un effet glacial en hiver, ils cherchent à s'en préserver à l'aide de cache-nez, de casquettes de fourrure, de vêtements, etc. ; les conducteurs ont aujourd'hui des guérites ouvertes du côté opposé à la traction ; mais ni les uns ni les autres n'échappent à cette influence rhumatisante. D'après Duchesne (1), les mécaniciens et les chauffeurs éprouvent, au début, et après un long trajet, une courbature générale, une fatigue extrême dans les jambes et souvent un lumbago. Après dix ans de services continus, ils éprouvent, par suite de leur position sur les locomotives, des douleurs dans les membres inférieurs, avec un froid considérable au genou ; ces douleurs s'étendent ensuite au bras droit ; il en survient d'autres, sourdes, continues, persistantes, avec sentiment de faiblesse et d'engourdissement dans la continuité des os, dans les articulations fémoro-tibiales et tibio-tarsiennes, rendant très-pénibles la marche et la station debout. Ces douleurs traduisent probablement une altération de la moelle, due à la trépidation des locomotives et à la station debout trop prolongée avec efforts d'équilibres incessants. C'est ce que Duchesne a nommé la *maladie des mécaniciens*, presque tous réduits à abandonner après vingt ans au plus, le service des locomotives. Les médecins attachés aux chemins de fer (2) se sont élevés unanimement contre les observations de Duchesne ; loin de nous de mettre en doute l'exactitude des leurs ; mais, s'ils

(1) Duchesne, *Des chemins de fer et de leur influence, etc.* Paris, 1857.

(2) C. Devilliers, *Recherches sur les maladies des diverses professions des chemins de fer.* Paris, 1857. — Cahen, *Union médicale*, 6 avril 1857. — Bisson, *Guide médical des employés des chemins de fer.* Paris, 1858. — Pietra-Santa, *Chemins de fer et santé publique.* Paris, 1861.

nient la *maladie des mécaniciens*, ils en reconnaissent quelques éléments : Devilliers admet la fatigue des extrémités inférieures et en accuse la trépidation ; Cahen a vu que les mécaniciens ne conservent l'équilibre qu'au prix d'efforts musculaires incessants, etc. Quel est le mécanicien qui ne se plaigne des effets de la trépidation ? Quel voyageur ne les a ressentis dans les trajets à grande vitesse et d'une certaine durée ? Pour nous, que des missions annuelles forcent tous les ans à parcourir de grandes distances sur les rails et soumettent quelquefois pendant plusieurs semaines sans interruption à l'action de ce mode de transport, nous avons éprouvé, sous une forme plus ou moins passagère, la plupart des symptômes qui constituent, suivant Duchesne, le mal permanent des mécaniciens émérites : les longs trajets en chemins de fer ébranlent le système nerveux, détermine des douleurs rachidiennes, le lumbago, etc., et ce qui nous étonne, c'est que chauffeurs et mécaniciens résistent vingt ans au régime quotidien de la trépidation.

Quant aux accidents dus au fonctionnement des chemins de fer, ils ont été moins fréquents en France qu'en Angleterre, et surtout qu'aux États-Unis. Les calculs auxquels s'est livré Pietra-Santa (*loc. cit.*) établissent que les chances d'accidents sont treize fois plus considérables en diligence qu'en chemin de fer. Voilà de quoi rassurer déjà les timorés, en attendant l'atténuation des mauvaises chances des chemins de fer par les perfectionnements que la science apportera tôt ou tard aux systèmes de signaux, de freins, de moyens d'arrêt, etc.

3° *Navigation*. — Elle s'accompagne, comme la vectation, de mouvements volontaires dont l'énergie et la multiplicité varient suivant l'état de la mer, la marche du navire et le degré de participation aux manœuvres qui s'y exécutent. L'influence de la navigation se compose d'ailleurs de tous les éléments hygiéniques des cités flottantes où s'entassent les hommes pour un temps plus ou moins long (voy. *Professions, Marins*). Nous ne parlerons ici que d'un effet spécial de la navigation, quoique d'autres modes de progression le développent également chez quelques personnes.

Le *mal de mer* ne respecte aucune constitution, aucun âge ; cependant les très-jeunes enfants, les nourrissons, n'en sont point sensiblement incommodés ; quelques personnes en sont complétement exemptes. L'habitude l'amortit par degrés et en prévient le retour ; quelques individus ne recueillent point le bénéfice du temps et ne s'amarinent jamais ; d'autres ne sont malades que par les très-gros temps ; il en est qui échappent au mal pendant leurs premières navigations et qui en sont atteints plus tard. Nous avons fait de nombreuses traversées, les deux premières à la distance de 450 lieues marines, avec rafales et grains : le mal de mer ne nous à pris qu'à la sixième. Il débute par le vertige, par le trouble visuel ; survient ensuite un malaise épigastrique, et quelques voyageurs privilégiés n'éprouvent que ce degré ; l'état nauséeux est un degré plus avancé du mal. Le plus souvent, les nausées sont suivies de vomissements faciles pour les uns, convulsifs et navrants pour les autres : entre deux éjections par en haut, la prostration est extrême; plus elles se répètent, plus augmentent la faiblesse générale, le brisement des membres. Le pouls est lent, petit, concentré, ou large et mou, suivant que les spasmes redoublent ou s'apaisent par intervalles ; le malade éprouve des alternatives de chaleur et de frisson ; sa peau est décolorée et couverte d'une sueur froide ; les traits sont tirés, la voix faible; l'aspect des mets, les boissons même provoquent son dégoût et un surcroît de nausées, souvent il y a de la salivation. Après un ou plusieurs vomissements, un peu de réaction se manifeste; le pouls se ranime, la face est moins pâle, la peau devient halitueuse et moite; des bâillements et des soupirs soulagent, l'anxiété respiratoire diminue, mais cette amélioration ne dure point. Une nouvelle secousse du navire ; la vue d'un compagnon de voyage en proie aux mêmes souffrances, l'odeur désagréable des cabines, il n'en faut pas plus pour renouveler le malaise nauséeux avec toutes ses suites ; à la fin, le patient tombe dans un état de somnolence et d'anéantissement tels qu'il se laisserait fouler, tuer sans aucun effort de résistance : combien de fois ai-je vu des femmes, dans les angoisses de ce mal, oublier jusqu'au sentiment de pudeur qui est l'*ultimum moriens* de leur nature ! Quand les passagers sont nombreux, le spectacle des malades qui gisent épars et gémissants est fait pour troubler les bien portants, et, sans des soins vigilants de propreté, l'accumulation des déjections peut devenir une cause d'infection. Nous avons pu apprécier les inconvénients d'un pareil encombrement à bord de la frégate la *Victoire*, où nous avons été embarqué en 1831 avec un bataillon du 24e de ligne, et surtout en 1854, dans notre voyage en Orient. Il est rare que le mal de mer entraîne des dangers; néanmoins Allard cite un cas d'encéphalite, et Mesnard (de Rochefort), un cas de gastro-entérite, dus au mal de mer et suivis de mort; l'hématémèse est souvent produite par les convulsions de l'estomac à vide.

Le mal de mer a, dit-on, servi de moyen thérapeutique contre l'hypochondrie, certaines monomanies; il est probable que les guérisons, si elles sont réelles, ont été opérées par le concours de toutes les influences physiques et morales qui se lient à la navigation; nul doute qu'elles ne constituent une ressource précieuse de perturbation morale : les spectacles imposants ou terribles qu'elle déroule, les tableaux mobiles de la vie du bord, les manœuvres hardies de l'art nautique, les succussions que le tangage et le roulis impriment au corps, la spécialité de l'atmosphère, du régime et de l'exercice, l'émotion sans fin qui domine les hôtes passagers de ces frêles édifices que la vapeur ou le vent pousse sur les abîmes, etc., voilà de quoi remuer l'âme, de quoi changer la direction des actes cérébraux et même celle des autres fonctions. On a attribué aux secousses de la navigation une influence favorable sur les maladies du foie et des canaux biliaires, sur les coliques hépatiques et rénales (1), etc. Celle qu'elle exerce sur les diarrhées chroniques et les dysen-

(1) Voy. Fonssagrives, *Traité d'hyg. nav.* Paris, 1856, p. 184. — Ch. Lévêque, *De la navigation considérée comme moyen de thérapeutique* (thèse). Montpellier, 1855.

teries, déjà signalée par Desgenettes, ne peut plus être contestée depuis l'expérience que l'occupation de l'Afrique et la campagne d'Orient ont procurée aux médecins militaires. Combien de diarrhéiques embarqués à Kamiesh sont arrivés convalescents à Constantinople ! La Dobrudsa a suscité fatalement une expérience sur les cholériques qu'il a fallu ramener par mer à Varna ; il m'a paru évident que la navigation avait exercé sur ces malheureux une double influence également décisive : elle a hâté l'amélioration des cas curables, elle a précipité le dénouement funeste des cas très-graves dès l'invasion. Des hommes embarqués dans un état fort sérieux à Baldchik, à Cavarna, etc., sont descendus sur le port de Varna convalescents et n'ont pas tardé à guérir, sans que l'on pût attribuer ce résultat aux soins donnés pendant la traversée, soins si difficiles et forcément si incomplets !

Quant à la cause du mal de mer, Keraudren et Legrand l'attribuent aux secousses qu'éprouvent les viscères et qui tiraillent les nerfs du plexus solaire; Darwin, au trouble de la vue par la succession rapide et continuelle des objets extérieurs, trouble qui s'étend à l'encéphale et réagit sur l'estomac ; Wollaston au trouble cérébral produit par la stase du sang au cerveau, cette stase résultant des oscillations du sang dans les tubes vasculaires, analogues à celles du mercure qui s'élève dans le tube barométrique que l'on abaisse brusquement; Maissiat, au mode d'installation des gaz abdominaux ; Pellarin, à l'influence que les mouvements imprimés au corps exercent sur la marche circulatoire du sang, les nausées et les vomissements étant les effets sympathiques de l'asthénie du cerveau, qui n'est plus suffisamment excité par suite de la diminution de la force du sang dans l'aorte; Gilchrist, Sper, à la commotion cérébrale produite par les oscillations du navire, le cerveau vibrant avec plus ou moins de force et heurtant les parois de sa boîte inflexible à cause de la vicieuse répartition du liquide sous-arachnoïdien qui, déplacé par la force centrifuge, laisse quelque point du viscère exposé à des chocs (Fonssagrives), etc. Déjà Larrey (1) avait rapporté le mal de mer aux secousses dont les effets, dit-il, se concentrent au cerveau, cette partie du corps la plus impressionnable par sa masse, sa mollesse et son peu d'élasticité.

Forget accuse le trouble de la circulation cérébrale, la perturbation visuelle et la secousse des viscères. Que dire de l'hypothèse, émise par le docteur Sémanas et partagée par G. Guillabert (2), qui fait du mal de mer une intoxication miasmatique pélagique, et donne lieu à la prescription du sulfate de quinine, à titre prophylactique et curatif? L'explication la plus rationnelle a été donnée par J. Aronssohn (3) Partant de ce fait bien constaté par tous les experts du mal de mer qu'il débute par le vertige, non par le vomissement, qui est l'effet réflexe d'une perturbation antérieure, il observe sur lui-même :

(1) Larrey, *Mémoires de chirurgie*, t. I.
(2) G. Guillabert, *Essai sur le mal de mer*, thèse. Paris, 1859, n° 198.
(3) J. Aronssohn, *Union médicale*, t. VIII, année 1860, p. 210.

1° que le vertige, cause première du mal de mer, est dû à l'ignorance du mouvement auquel on est livré; 2° que le vertige ne paraît pas lorsqu'on se rend compte du mouvement par la comparaison du corps oscillant avec la ligne fixe de l'horizon; 3° que cette connaissance permet de se maintenir dans la verticale, et, par conséquent, de soustraire le tronc à l'oscillation : résultat plus facile à obtenir dans la station debout que dans la position assise. Qu'on observe les marins : le navire s'abaisse-t-il devant eux, ils ont l'air de descendre une montagne; se relève-t-il, de la gravir (tangage); s'incline-t-il alternativement sur ses côtés (roulis), de monter ou de descendre latéralement. Si l'on compare la position de leur corps avec l'horizon, on voit qu'ils restent toujours dans la verticale, et leur base de sustentation suit seul le mouvement oscillatoire. Pour résister au roulis, ils fléchissent alternativement l'une ou l'autre jambe; contre l'oscillation dans le sens antéro-postérieur du corps, celui-ci se porte en avant ou en arrière, de sorte que la verticale forme un angle plus ou moins aigu ou obtus avec la plante du pied; les mouvements angulaires de l'articulation tibio-tarsienne étant limités, force leur est de s'appuyer aux objets environnants par les très-gros temps où l'oscillation du navire dépasse les limites de la flexion ou de l'extension du pied; c'est ce qui s'appelle avoir le pied marin : artifice de station qui consiste simplement à maintenir le tronc dans la verticale, quels que soient les mouvements du navire. Pour l'acquérir, il faut pouvoir apprécier le sens de chaque oscillation, au moyen d'une ligne fixe de comparaison, et cette ligne, c'est l'horizon; dès qu'on le perd de vue pour regarder les vagues ou le navire, le vertige survient, on n'a plus la perception nette du mouvement auquel on est livré, et les jambes ne s'y accommodent plus par des flexions convenables. Dans la station assise, où le bassin est fixe, il est plus difficile de maintenir le thorax et la tête dans la verticale en fléchissant sur la colonne lombaire qu'en fléchissant sur les membres inférieurs.

Les passagers novices, qui ne raisonnent pas leurs allures d'après ces données, se comportent comme s'ils étaient sur la terre ferme, le sol étant trop haut ou trop bas pour le mouvement qu'ils font avec leurs jambes; ils ont l'air, montant ou descendant un escalier, de rencontrer une marche de plus ou de moins qu'ils n'ont compté; de là leur marche désordonnée, leur trouble qui les fait se cramponner à tout objet, à tout individu qui se trouve à leur portée. Cette méprise cruelle et incessamment répétée des mouvements qu'il faut faire pour progresser, Aronssohn l'ajoute aux causes qui concourent à provoquer le mal de mer; mais il en voit la cause essentielle et première dans le vertige, dans le trouble cérébral résultant de la confusion des images que produisent dans l'œil les objets livrés à un mouvement dont nous ne nous rendons pas compte : le vertige du nouvel embarqué, comme le vertige du danseur, provient du manque d'un point fixe de comparaison.

On a dit que dans le mouvement d'ascension du tangage la nausée commence, et que dans celui d'abaissement le malaise s'exaspère et atteint son maximum d'intensité (1) ; que le roulis prépare la crise et que le tangage la décide ensuite. Entre ces deux genres d'oscillations, il n'y a d'autre différence que celle de l'étendue. Un tangage violent produit une sensation désagréable, distincte du mal de mer, dans la région de l'estomac, et que rappelle, dans une nuance très-atténuée, la succussion de la balançoire, au moment où l'un des deux occupants touche du pied la terre pour remonter. C'est à ce phénomène qu'il faut, avec Aronssohn, rapporter le tiraillement du plexus solaire et la succussion des viscères dont parle Keraudren.

« Avec la connaissance du problème à résoudre, avec une volonté ferme et patiente et une somme de courage suffisante pour ne pas se laisser rebuter par une légère fatigue et pour surmonter quelques sensations désagréables, il est aisé d'éviter le mal de mer, c'est-à-dire d'acquérir le pied marin au bout d'un temps très-court ; ne pas s'asseoir, ne pas se tenir aux objets fixes, ne pas perdre de vue l'horizon, et rapporter à cette ligne immuable tous les mouvements du navire ; suivre par la flexion des jambes toutes les oscillations, de façon à laisser toujours le tronc dans la verticale. Quand le navire plonge, marcher comme si l'on descendait une côte ; quand il s'élève, marcher comme si on la montait ; si l'on descend dans l'entrepont, regarder un objet suspendu ; ne jamais perdre de vue ce principe qu'il faut se rendre compte du mouvement pour ne pas en être troublé. » Ce travail, plus encore intellectuel que physique, n'étant pas à la portée de tous, J. Aronssohn conseille, pour donner le pied marin à ceux qui s'embarquent, de les exercer à marcher, à accomplir tous les actes de la vie sur un plancher oscillant au moyen d'un mécanisme. Cette gymnastique préparatoire supprimera peut-être bien des souffrances en mer, et nous souhaitons qu'elle soit expérimentée par les régiments destinés à naviguer, par les élèves des écoles navales, etc.

Se soustraire à la vue du navire oscillant et mobile, ce n'est point éviter le mal nautique, car, du temps de la traite, il atteignait les malheureux entassés dans la cale des bâtiments négriers. Dès les premiers prodromes du mal, il faut se placer au voisinage du grand mât, où les mouvements se font sentir avec moins d'intensité qu'aux extrémités du navire, et prendre des aliments en dépit de la répugnance qu'ils inspirent : le peu de chyle qu'ils fournissent dans l'intervalle des vomissements soutient l'organisme ; le reste offre prise aux contractions convulsives de l'estomac, le vomissement étant beaucoup plus douloureux dans l'état de vacuité que pendant la réplétion de ce viscère. Les sucs acidules apaisent un peu les crampes de l'estomac et modèrent la sensation de la soif qu'on ne peut souvent satisfaire pendant une longue traversée. On peut se dispenser en quelque sorte de l'acclimatement nautique en restant couché dans un cadre suspendu, sans frottement sensible aux points d'attache, et, dès les premières atteintes du mal, le moyen le plus efficace pour ceux qui n'ont point le courage de lutter énergiquement contre la tendance à l'inertie,

_____

(1) Ch. Pellarin, *Sur le mal de mer* (*Annales d'hygiène et de méd. légale*, t. XXXVII, 1847, p. 313).

c'est la position horizontale avec la tête un peu basse dans un cadre bien suspendu. Quant aux spécifiques dont les inventions industrielles se succèdent,
il n'en existe qu'un seul contre le mal de mer, c'est de mettre pied à terre. Le
collapsus, les angoisses qu'il occasionne, cessent comme par enchantement
dès que l'on a touché le sol : on dirait une révivification.

## IV. — MOUVEMENTS COMMUNIQUÉS ET VOLONTAIRES.

1° *Équitation.* — On a dit que l'homme reçoit, comme un corps privé de
vie, la somme de mouvement que le cheval lui communique à chaque déplacement; il n'en est rien, et l'art du cavalier consiste précisément à rompre les
colonnes de mouvement transmis par le cheval, à neutraliser par les attitudes
les effets du choc, à se lier au cheval de manière à suivre les contractions et
les ondulations de son corps, sans en recevoir trop d'ébranlement par réflexion
et conflit. Il faut considérer dans l'équitation deux ordres de mouvements,
ceux que le cheval exécute, et ceux que fait le cavalier pour se maintenir en
équilibre sur une base mobile et pour gouverner sa monture; les premiers
dépendent de la nature du cheval, de ses allures et de la qualité du sol. Chaque
race équine a ses propriétés, déterminées par la conformation : les chevaux
limousins, haut jambés et jointés, ont des allures très-douces; il en est de
même des chevaux arabes, andalous, portugais, tandis que les chevaux anglais,
normands, mecklembourgeois, hanovriens, etc., impriment à ceux qui les
montent des secousses très-fortes. Quant aux allures du cheval, trois lui sont
naturelles : le pas, le trot et le galop ordinaire. Dans le pas, les jambes du
cheval se meuvent alternativement et en diagonale, et elles se posent de même,
c'est-à-dire qu'à la droite de devant, qui se lève la première, succède la gauche
postérieure, à celle-ci la gauche de devant, et enfin la dernière ou droite postérieure : cette marche, où le centre de gravité n'est point dérangé, est la plus
douce et peut être accélérée à volonté. Dans le trot, les extrémités se meuvent
aussi en diagonale, mais leur lever et leur poser sont simultanés; il n'en résulte qu'une seule battue quand le trot est franc; cette allure occasionne des
succussions, des sautillements continuels, et ne convient point aux malades ni
aux valétudinaires. En Angleterre, où les chevaux ont le trot très-dur, on a
adopté une méthode dite à l'anglaise, et qui consiste à briser chaque heurt du
cheval par un mouvement alternatif de flexion et de redressement du tronc.
Le galop ordinaire est produit par l'enlevé de l'avant sur l'arrière-main, suivi
ou accompagné du transport en avant de toute la masse, au moyen de l'ouverture des angles articulaires des extrémités postérieures précédemment fléchies
et plus ou moins engagées sous le corps : c'est l'allure naturelle la plus élevée,
la plus rapide, la plus propre à gêner la respiration. Les allures que le caprice
ou la mode impose aux chevaux sont le petit galop, dit allure des dames; le
galop de course ou ventre à terre, allure dangereuse et fatigante pour le cheval
et pour l'homme; et l'amble, allure très-allongée et très-peu détachée de terre

dans laquelle l'animal s'élance d'un bipède latéral sur l'autre, de manière à
n'imprimer au cavalier qu'un léger roulis de droite à gauche (1). Le traque-
nard, qui remplace aujourd'hui l'amble, balance aussi le corps de droite et de
gauche, et l'agite par des trémoussements vifs et répétés. Le sol influe beaucoup sur la quantité et la qualité des ébranlements que le cavalier subit : la
terre molle absorbe une portion du mouvement à l'instant où le cheval y pose ;
un terrain dur, compact et résistant rend la répercussion du mouvement plus
complète et plus efficace. La station de l'homme sur la monture détermine en
grande partie les effets de l'équitation ; les maîtres de cet art disputent sur le
plus ou moins de verticalité à donner au corps, sur la courbure des reins, sur
les points d'appui de l'assiette et la direction des cuisses. Dans les cours
d'équitation militaire, le corps du cavalier est divisé en trois parties : deux
mobiles, le corps et les jambes, et une immobile, les cuisses. Dans l'équitation
ordinaire, l'homme a besoin d'efforts musculaires d'autant plus énergiques,
qu'il a moins d'expérience ; ils se passent dans la partie postérieure du tronc,
dans la partie interne des cuisses, dans les muscles lombo et iliaco-trochanti-
niens, dans les bras et les jambes ; tout le tronc est dans un état de contraction
fixe, nécessaire à la demi-station ; les muscles des membres agissent tant pour
le maintien ou le rétablissement de l'équilibre sur une base mobile que pour
la direction du cheval. Dans la méthode anglaise, les porte-étriers sont très-
courts, les jambes et les cuisses fléchies, les tubérosités ischiatiques touchent à
peine la selle, et le tronc s'élève et s'abaisse sur les membres pelviens qui
prennent par le pied un point d'appui fixe sur l'étrier. La méthode française,
par la longueur des porte-étriers, fait du bassin le point d'appui principal, et
met surtout en action les muscles du tronc et de la partie interne des cuisses ;
elle prête mieux au déploiement des grâces équestres et à la noblesse des attitudes, mais elle agite aussi les organes des trois cavités splanchniques par des
succussions plus fortes que le tronc reçoit directement. La fatigue, qui survient chez le cavalier novice ou après l'exercice prolongé de l'équitation, provient et des secousses passives et des contractions qu'il exécute pour en
amortir l'effet.

L'influence générale que l'équitation exerce sur l'économie est véritablement tonique ; grâce aux ébranlements répétés qu'elle imprime à tous les organes, elle y favorise la progression des fluides et l'égale répartition des matériaux nutritifs ; d'un côté, elle entraîne peu ou point de pertes « *equitatio
pulsum parùm auget* », a dit Haller, et tandis que la marche, la course, la
danse, produisent une excitation que ce grand physiologiste compare à un
mouvement fébrile, le cavalier qui se porte bien, et dont les forces sont proportionnées aux mouvements du cheval, n'éprouve point d'augmentation
notable dans l'activité de la circulation et des sécrétions ; la nécessité de réité-

(1) Ces questions ont été traitées avec supériorité par G. Colin (*Traité de physiologie
comparée des animaux domestiques*. Paris, 1854, t. I, p. 320).

rer incessamment les efforts musculaires l'oblige à faire des inspirations plus profondes qui augmentent l'hématose; l'appétit, rendu plus actif, invite à une alimentation plus abondante, qui, mieux élaborée, fournit avec luxe à l'assimilation. Ainsi, réduction des pertes organiques, accroissement de la nutrition, tel est le résultat définitif de l'exercice équestre. Si l'on objecte la maigreur et la fin prématurée des postillons, des courriers, etc., que l'on se rappelle que ces individus abusent de l'équitation, qu'ils sont fréquemment privés de sommeil, adonnés aux excès alcooliques jour et nuit, en butte aux intempéries de l'air, etc. : ils sont surmenés. Tel n'est point le lot des officiers de cavalerie, et l'on trouve parmi eux des exemples de l'influence heureuse de l'équitation employée avec ordre et méthode; ils acquièrent généralement une constitution pléthorique et replète. C'est en développant cette forme de santé et en augmentant tous les actes de la vie nutritive, que l'exercice du cheval peut remédier à l'excitabilité morbide du système nerveux, à des affections spasmodiques, etc.; aussi l'a-t-on recommandé dans les cas d'hystérie, d'hypochondrie, de céphalalgie chronique, de toux et de palpitations nerveuses, de chorée, etc. C'est qu'il y a dans la plupart des névroses deux éléments tellement combinés, qu'en neutralisant l'un, on guérit l'autre, savoir : éréthisme et faiblesse. En donnant de la tonicité à tous les systèmes vasculaires, en faisant pénétrer plus aisément le sang dans tous les tissus et jusque dans les derniers ramuscules capillaires, en sollicitant par la succussion des viscères abdominaux la sécrétion des fluides gastrique, biliaire et pancréatique, l'équitation relève les forces organiques. En même temps l'espèce de gymnastique qu'elle commande contribue au développement et à la vigueur des muscles, particulièrement de ceux du tronc et des extrémités thoraciques : c'est ce que tous les voyageurs ont remarqué chez les Gauchos, ces Scythes du nouveau monde, qui passent leur vie à cheval. Le moral est modifié par l'équitation, d'abord en vertu de la réaction que l'état matériel des organes exerce sur lui, ensuite en raison des excitations directes qu'il reçoit. L'émotion timide du noviciat dans les manéges, l'étude inquiète des mouvements du cheval, l'espèce de lutte qui s'établit entre lui et le cavalier, les élans et les prouesses de l'émulation, l'attachement même que lui inspire l'animal qu'il monte habituellement, les impressions plus rapides et plus variées que procure cet exercice, la fierté qu'on éprouve involontairement à dominer l'espace de plus haut et avec une plus grande puissance de locomotion : voilà autant de sensations inconnues du piéton, pour qui la promenade n'est souvent, comme l'a dit Voltaire, que le premier des plaisirs insipides. L'équitation entraîne-t-elle l'affaiblissement de l'activité génitale, l'impuissance? Ceux qui ont attribué cette opinion à Hippocrate ne l'ont pas lu; en parlant des Scythes, il signale leur constitution lymphatique, froide et molle, peu propre à la génération : « De plus, harassés par une perpétuelle équitation, ils perdent de leur puissance virile (1). » Plus loin, il revient sur

_____

(1) Hippocrate, *OEuvres complètes*, trad. de Littré, t. II, p. 75.

les effets de cet exercice exagéré : « Là où l'équitation est un exercice journalier, beaucoup sont affectés d'engorgement des articulations, de sciatique, de
goutte, et deviennent inhabiles à la génération (page 81). » Brown a fait la
même remarque sur les Mameluks, et l'on a signalé l'atrophie des testicules
chez le roi Charles XII, de Suède, qui avait passé sa vie à chevaucher. Rien
d'étonnant que la suractivité permanente d'un certain nombre d'organes ou
de systèmes organiques fasse taire les fonctions d'un autre : première explication que rend encore plus vraisemblable l'ensemble des mauvaises conditions
de la vie des Scythes ; ensuite il est reconnu que l'assiette du cavalier, le
frottement du périnée, l'échauffement et le ballottement des organes génitaux
entretiennent en eux une surexcitation permanente ; de là des excès, des pollutions qui dégénèrent plus tard en pertes séminales involontaires : autre cause
d'invirilité, d'autant plus prompte à s'établir que l'équitation est plus assidue.
Lallemand n'a garde de l'oublier, et nous croyons qu'elle explique en partie
le passage d'Hippocrate, applicable seulement à l'excès journalier de l'exercice
équestre. Il y a excès, non-seulement quand l'équitation se prolonge journellement outre mesure, mais encore quand il existe une disproportion entre
les mouvements du cheval et les forces de l'individu. L'équitation a d'ailleurs
ses inconvénients : elle prononce le ventre, diminue par les secousses des viscères le ressort des anneaux inguinaux, donne lieu à des hernies, dont la production est encore favorisée par la compression que les ceintures ou les pantalons exercent sur l'abdomen ; le trot, en faisant retomber le tronc sur la
selle, expose les testicules à des froissements qui, souvent répétés, agissent sur
leur texture ; les efforts nécessaires pour dompter un cheval rétif, l'émotion
fréquente du danger, précipitent les mouvements alternatifs de flexion et
d'extension du tronc, occasionnent des maux de reins, l'hématurie ; quant aux
hémorrhoïdes, D. J. Larrey ne les a pas observées plus fréquemment chez
les cavaliers que chez les fantassins ; au contraire, il a vu l'exercice du cheval
guérir cette maladie. L'équitation, à titre d'agent prophylactique et curatif, a
trouvé d'enthousiastes fauteurs : désobstruant pour les viscères abdominaux,
grâce à l'activité qu'il imprime à la circulation de la veine porte, plus efficace
contre la phthisie que le mercure et le quinquina contre la syphilis et la fièvre
intermittente (Sydenham), emménagogue, antiscrofuleux, antichlorotique,
spécifique des névroses et des diarrhées atoniques, etc., cet exercice ne cons-
titue-t-il pas aux yeux de Sydenham le traitement de la plupart des affections
chroniques (1) et un moyen de régénération du sang ? « *Quid quod sanguis
perpetuo hoc motu indesinenter exagitatus ac permistus quasi renovatur ac
vigescit* (2). » Sans discuter ici l'utilité et l'opportunité de l'équitation dans
l'imminence des maladies, disons que ses effets salutaires s'expliquent : 1° par

(1) Sydenham, *op. cit.*, p. 469.
(2) Sydenham, *Dissert. epistol. ad Guilielmum Cole.* (*Opera medica.* Genève,
1749, t. I, p. 274).

les mouvements expansifs qu'elle procure et qui opèrent une révulsion sur les organes internes; 2° par l'énergie qu'elle donne à la nutrition; 3° par la tonicité générale qu'elle communique à l'organisme; 4° par les modifications de l'intellect et du moral.

2° *Natation*. — L'homme n'est pas organisé pour nager, puisque sa station naturelle est la verticale, et l'extrémité la plus lourde de son corps, celle où se trouve l'entrée des voies aériennes; le poids de l'encéphale est au poids total du corps comme 1 à 25 (Chaussier et Cuvier) ou comme 1 à 40, 50 et même 60 (Gall); la pesanteur spécifique de l'encéphale, comparé à l'eau distillée, est dans l'homme adulte : : 1310 : 1000 (Chaussier). Dans cet exercice, il exécute des mouvements volontaires sans lesquels il ne pourrait se soutenir à la surface de l'eau; en même temps il subit l'impulsion du courant plus ou moins rapide, les chocs de la vague, les douches de l'eau qu'il divise et qui reflue sur lui, etc. Les individus riches en tissu lamineux et graisseux ont moins de pesanteur spécifique que le volume d'eau qu'ils déplacent; ils ne se servent de leurs membres qu'en guise de rames, pour régler leur direction; pour eux la natation est à peine un exercice. Dans le mode de natation le plus ordinaire dit *en brasse*, les membres supérieurs et inférieurs, préalablement fléchis jusqu'à jonction des mains vers le menton et des talons vers les fesses, se déploient brusquement par un mouvement d'extension isochrone; les mains, qui étaient assemblées en pointe, rompent le fil du liquide, les pieds le repoussent, et, pendant que les talons sont de nouveau rapprochés des fesses, les extrémités thoraciques s'écartent en arrière pour repousser l'eau; il y a donc extension, flexion, adduction, abduction des membres, inspiration prolongée pour fixer le thorax et augmenter la légèreté spécifique de la masse humaine, contraction soutenue des muscles postérieurs du cou pour relever la tête au-dessus de l'eau. La natation sur le dos met surtout en action les muscles des membres inférieurs et ceux de la partie antérieure du cou, l'occiput plongeant un peu dans l'eau; dans une variété de la natation dorsale dite *en planche*, la poitrine est fortement distendue par une grande quantité d'air dont le renouvellement est retardé autant que possible, et le corps, maintenu dans l'immobilité par les extenseurs, flotte horizontalement sur l'eau au gré du courant; l'eau plus dense de la mer se prête mieux à ce mode de natation et le rend plus actif par le jeu de la vague. La natation appelée la *coupe* fatigue plus et exige une grande vigueur : le nageur domine l'eau de sa tête, agit par les membres pelviens comme dans le premier mode, moins l'isochronisme de leurs mouvements; mais, de ses membres thoraciques, il décrit alternativement un demi-cercle hors de l'eau, projetant l'un en avant pour rompre le fil du liquide qu'il repousse en arrière avec l'autre. Il est beaucoup d'autres allures de natation qui ont pour effet d'exercer plus particulièrement un certain nombre de muscles, sans que les autres portions du système musculaire y restent étrangères. L'influence de ces mouvements diversement combinés se croise nécessairement avec d'autres influences qui dérivent de la température des eaux, de la durée de l'immersion, etc. Le grand bienfait de la natation est d'apaiser les centres nerveux par une révulsion soutenue sur les muscles et de fortifier ceux-ci sans frais : en effet, l'exercice à l'air libre occasionne chaleur, sueur, etc.; dans l'eau des rivières ou dans la mer, l'excédant de calorique que l'action musculaire développe est enlevé directement au corps à mesure qu'il se produit, sans dépense de matière organique par évaporation. Nous avons vu que la transpiration cutanée est au moins fort réduite dans l'eau froide; aussi la natation est-elle presque le seul exercice possible dans les régions tropicales, dont les indigènes vivent en partie dans les flots de la mer et sont renommés comme les plus merveilleux nageurs. Le mécanisme fondamental de toutes les façons de nager indique un autre résultat qu'elles réalisent : c'est l'ampliation de la poitrine qu'elles obligent à gonfler et à maintenir dilatée à l'aide d'inspirations profondes et soutenues. La natation est l'un des meilleurs exercices à prescrire dans l'adolescence et dans la jeunesse; elle convient surtout pour combattre l'onanisme et ses conséquences. Quant aux précautions qu'elle exige, elles sont les mêmes que nous avons indiquées pour les bains froids.

## V. — MOUVEMENTS SPÉCIAUX.

Nous comprenons sous cette dénomination l'exercice des organes de la voix et les méthodes de gymnastique.

I. *Phonation.* — L'exercice des organes de la voix a lieu par la conversation, par la lecture à haute voix, par le chant et la déclamation; les effets de ces divers modes de phonation portent sur les poumons, sur le larynx et les organes accessoires de la parole, sur les organes abdominaux, sur le système nerveux et sur le moral. Les poumons, réservoirs de l'air, en reçoivent davantage par des inspirations plus fréquentes et plus profondes; ils sont directement exercés, ils augmentent de volume et le thorax se prononce en proportion. L'exercice modéré de la lecture à haute voix et du chant doit faire partie du système de gymnastique qui tend à compléter chez les jeunes gens le développement plus ou moins arrêté de la poitrine et des poumons. Le larynx représente un sorte d'embouchure élastique et mobile du porte-voix cylindroïde, il se fortifie et se prononce chez les chanteurs : en est-il de même du reste du canal aérien ? Les muscles de la respiration, les parois de la poitrine, le diaphragme, qui agissent comme un soufflet, participent aux avantages de l'exercice; le diaphragme imprime des secousses successives aux organes abdominaux dont elles facilitent les fonctions; de là l'opinion de Celse, accréditée par l'expérience, que la lecture à haute voix après le repas favorise la digestion; mais le chant et la déclamation exigeant des mouvements plus étendus du diaphragme, auraient à souffrir de la plénitude de l'estomac et menaceraient l'encéphale : les avocats et les chanteurs le savent bien, et ils se contentent d'une légère collation avant de se rendre au palais et au théâtre. Les organes précités, le pharynx, le voile du palais, qui agissent surtout dans les cris et les sons aigus ; les piliers et la luette, qui servent à briser l'air ; l'épiglotte, vraie soupape ; les fosses nasales, les sinus maxillaires, la langue, les lèvres, que Dodart a bien appelées glotte labiale ; les joues, les arcades dentaires, l'ouverture antérieure de la bouche et des narines, sont en quelque sorte la caisse, les touches, les clefs et le pavillon de l'instrument vocal, et contribuent plus ou moins à la production, à l'intensité et aux diverses modifications de la voix (Colombat). Toutes ces parties ressentent les effets de la phonation ; si cet exercice ne dépasse point les bornes convenables, elles se perfectionnent dans leur jeu, et la voix acquiert plus d'étendue, de fermeté et de souplesse. Le simple parler fatigue peu, le chant davantage, la déclamation le plus ; dans tous les modes de phonation, la voix se fatigue d'autant plus vite qu'elle sort plus de son médium, qu'elle veut acquérir plus d'intensité ou passer subitement des notes très-basses aux notes très-aiguës, ce dont on trouvera plus loin l'explication physiologique. Est-il besoin de rappeler ici les sympathies de la voix avec les organes sexuels et le système nerveux? Elle se nuance ou s'éteint sous le coup des émotions morales ; en retour, la simple émission de la voix agit sur l'âme, et la parole articulée lui apporte les matériaux de son activité ; c'est pourquoi on ne peut apprécier sainement les effets de la phonation ou du silence sans prendre en considération la part qu'en reçoit l'être moral.

L'excès dans le parler, les chants, les cris, la déclamation, provoque la fatigue du larynx et des muscles thoraciques, des douleurs dans les régions dorsale et mammaire, des accès dyspnéiques, l'aphonie purement nerveuse et passagère, ou, dans la gorge, le larynx et les bronches, un état d'irritation marqué d'abord par le dessèchement de la muqueuse et qui s'élève facilement au degré phlegmasique : de là des angines, des pharyngites chroniques, des nuances de laryngite avec altération du timbre, de la flexibilité et de l'étendue de la voix. Si l'excès de phonation est habituel, on doit craindre des hémoptysies, l'aphonie durable, la phthisie laryngée, l'emphysème pulmonaire, des affections des gros vaisseaux et du cœur, les congestions vers la tête, etc. : cette imminence morbide se rapporte aux individualités avec leurs différences de prédisposition, de structure, etc. Benoiston de Châteauneuf (1) n'a pas trouvé en dix ans, sur les registres de quatre hôpitaux de Paris, un seul décès par phthisie appartenant aux professions de crieurs publics, chanteurs, etc., lesquelles passent pour être fatales à la poitrine ; on ne voit point, dit-il, les prédicateurs, les avocats, les comédiens, être moissonnés par la phthisie. Mais ces faits, qui sont loin d'être suffisamment démontrés, n'établissent la présomption d'innocuité des efforts considérables de la voix que pour les poumons robustes ; les individus faibles, à respiration courte et gênée, prédisposés aux affections de poitrine, ne soutiendraient pas ces professions; ils s'en éloignent après les avoir essayées, et tel doit être l'avis du médecin à

(1) Benoiston de Châteauneuf, *Annales d'hygiène*, 1re série. Paris, 1831, t. VI, p. 5 et suiv.

leur égard : car, si les efforts de la voix sont supportés par les gens bien constitués, si le chant et la déclamation favorisent chez eux le développement des
poumons, ceux qui présentent quelques signes de prédisposition aux tubercules, à l'asthme, à la bronchite, etc., ne pourraient gagner à ces exercices
que des troubles fâcheux, prompts à récidiver et à s'aggraver.

L'abstinence du parler, le silence absolu et prolongé entraîne l'alanguisse-
ment des fonctions digestives, débilite les organes de la respiration et de la
voix, prédispose à la tuberculisation pulmonaire, engourdit les facultés cérébrales (1). Toutefois le silence doit produire des effets différents, suivant qu'il
est volontaire ou imposé, qu'il coïncide avec l'interruption de toute relation
sociale, comme dans les ateliers pénitentiaires où la parole est suppléée par un
autre mode d'expression aussi bien que chez les sourds-muets.

La voix présente des différences plus ou moins stables qui dépendent des
conditions de l'organisme ou du dehors : faible et aiguë chez les enfants, d'un
timbre puéril chez les femmes dont le larynx a le tiers seulement du volume
de celui de l'homme, modifiée par l'état actuel de l'âme, par les habitudes et
les professions, elle est d'autant plus forte, en général, que le larynx a plus
de développement et la poitrine plus de capacité : après un repas copieux, la
distension de l'estomac détermine l'ascension du diaphragme et le raccourcissement de la cavité thoracique ; il en résulte que la voix paraît alors plus
faible. Elle est plus belle, plus aiguë dans la saison chaude, plus grave et plus
rauque en hiver ; c'est le Midi qui fournit les voix de la sonorité la plus pure
et la plus claire, tandis que les basses viennent en majorité du Nord ; l'harmonie de l'organisation humaine avec le milieu climatérique contribue à la différence des idiomes et détermine le goût musical des nations. Les moyens de
perfectionnement de la voix sont la lecture à haute voix, le chant, la déclamation ; mais ces exercices doivent, comme tous les autres, être proportionnés
et appropriés à la constitution des individus ; ils doivent surtout, comme nous
l'indiquerons plus loin, se combiner avec un mode de respiration qui ménage
les organes vocaux. Les vices de la parole ont été divisés par Colombat en ca-
comuthies, résultant de l'altération du son de certaines lettres, ou de la substitution d'une articulation à une autre (grasseyement, blésité, lallation, iota-
cisme, zézayement), et en dyslalies, résultant du défaut de coordination des
mouvements des organes phonateurs (bredouillement, bégayements divers,
choréiforme, épileptiforme, etc.) ; ces différents vices de la parole sont idiopa-
thiques ou symptomatiques d'une foule d'états morbides, d'altérations mécaniques ou organiques de l'appareil de la phonation ou de l'encéphale, etc. :
c'est ce diagnostic, souvent difficile, qui doit servir de base à leur traitement.
Ceux qui ne dépendent pas d'une cause interne organique ou mécanique, ont
donné naissance à une gymnastique spéciale, connue sous le nom d'*orthopho-*

---

(1) Coindet, *Observations sur l'hygiène des condamnés détenus dans la prison péni-*
*tentiaire de Genève* (*Annales d'hygiène*, 1838, t. XIX, p. 266).

*nie.* Colombat, Arnott, Malebouche, etc., ont proposé des méthodes diverses dont l'examen ne doit point trouver place ici (1). Le plus fréquent des vices de la voix, c'est le bégayement, qu'Arnott et Schulthess considèrent comme une affection spasmodique de la glotte, et dont l'essence, d'après Müller, consiste dans un état pathologique des mouvements associés du larynx et de la bouche; porté à un haut degré, il détermine des mouvements irréguliers dans les muscles de la face. Müller propose, comme principe d'un traitement naturel du bégayement, de chercher à faciliter l'association entre les mouvements du larynx et l'articulation; l'un de ces moyens est le chant, où la part que prend le larynx à la prononciation est observée plus attentivement que dans la parole ordinaire.

La conservation de la voix exige un régime bien adapté à la constitution de l'individu, l'abstinence des mets salés, épicés, des condiments forts, des liqueurs alcooliques, la modération dans les plaisirs vénériens, l'entretien soigneux de la peau, l'usage des boissons douces, sucrées, onctueuses, non froides pendant ou après un exercice long ou forcé, des précautions contre les refroidissements subits; le lait, le blanc d'œuf, semblent surtout bienfaisants au larynx. Pendant le chant et la déclamation, le cou doit être affranchi de tout lien, de toute compression, ainsi que le thorax, et particulièrement à sa base : la voix perd de sa force, de son étendue, de son agrément, toutes les fois que les parties qui concourent à sa production sont gênées dans leurs mouvements; de plus, le sang s'accumule pendant l'effort du cri, du chant ou de la déclamation, dans les poumons, le cœur, les gros vaisseaux, les jugulaires, etc. ; et pour peu que le sujet soit âgé, pléthorique ou porteur d'une lésion naissante de l'un de ces organes, des accidents subits le menacent : une erreur de toilette lui vaudra une rupture vasculaire, une apoplexie foudroyante, etc. Une nouvelle espèce de voix, introduite dans l'art, la voie sombrée, couverte, ou voix en dedans, a des inconvénients graves : si l'on observe le chanteur qui l'emploie, surtout à la suite d'un passage où le chant a été soutenu, ou à l'occasion d'une note très-aiguë qu'il a fallu enlever, la coloration du visage, le gonflement des jugulaires, la véhémence des gestes, témoignent de la puissance qu'il a dû déployer pour atteindre le but. C'est que l'effort et la voix sombrée ont la plus grande analogie dans leur mécanisme; pour l'un et l'autre, il faut accumuler beaucoup d'air dans la poitrine, puis le chasser avec force et sans interruption vers une ouverture rétrécie ou fermée; de là, distension des poumons, retard dans le renouvellement de l'air, langueur de l'hématose, obstacle au cours du sang, etc. C'est ce qui fait que pour certains chanteurs, le théâtre est, de leur propre aveu, un champ de bataille; en effet, les prin-

(1) Voyez Müller, *Manuel de physiologie*, traduit par Jourdan. Paris, 1851, t. II, p. 255. — Félix Voisin, *Du bégayement, ses causes, ses différents degrés, etc.* Paris, 1821. — Oré, *Nouveau Dictionnaire de médecine et de chirurgie pratiques*. Paris, 1866, t. IV, p. 716 et suiv. — Guillaume, *Dictionnaire encyclopédique des sciences médicales*. Paris, 1868, art. BÉGAYEMENT.

cipales fonctions souffrent de ces efforts répétés et soutenus, la circulation veineuse s'embarrasse, les systèmes capillaires s'engorgent, etc. (Diday et Pétrequin).

En y réfléchissant, on trouve que l'hygiène spéciale du chanteur, de l'orateur, etc., réside surtout dans une bonne méthode de respiration; la phrase musicale ou parlée étant l'ensemble des sons diversement modulés pendant l'acte de l'expiration, ralentir celle-ci autant que possible, c'est-à-dire retenir l'air dans les poumons, est la condition première de la production de la voix. Le chant, l'éloquence, nécessitent une série de phrases dont chacune ne peut être émise que pendant l'expiration; l'inspiration s'effectue entre deux phrases, et pour ne pas entraîner une interruption dans le chant, dans le discours, elle doit être aussi courte que possible, tout en fournissant le plus grand volume d'air aux poumons; de là, entre les agents de l'inspiration et ceux de l'expiration, une lutte justement appelée lutte vocale par Mandl (1), et qui entraîne, suivant son degré d'énergie et de durée, toutes les conséquences des efforts ordinaires, fatigue momentanée, fatigue persistante, diminution de la contractilité des fibres musculaires, altération de leur consistance et de leur structure, etc., sans omettre les effets généraux d'une dépense disproportionnée de forces. Mandl a bien étudié la part qui y revient au mode respiratoire :

1° *Respiration abdominale.* — Un seul muscle, le diaphragme, agrandit le diamètre vertical du thorax; la dépense de force est minime, puisqu'il n'y a à déplacer que les organes mobiles et mous de la cavité abdominale; l'expiration est-elle prolongée pour les besoins du chant ou de la parole, point de fatigue dans les parois thoraciques; le larynx, n'étant ni élevé ni abaissé dans les deux actes de la respiration, conserve sa mobilité naturelle pour l'émission des sons articulés et cède au moindre effort de ses propres muscles; la glotte, qui reste à peu près immobile dans la respiration diaphragmatique, présente ses cordes à l'état normal de tension et de rapprochement mutuel.

2° *Respiration costo-supérieure.* — Elle met en jeu un grand nombre de muscles pour le déplacement des côtes supérieures, de la clavicule, de l'omoplate, des vertèbres et quelquefois du crâne, pour dilater la moitié supérieure de la cage thoracique; de là, pendant l'expiration prolongée du chant, une lutte vocale qui fatigue les muscles de la poitrine à cause de la résistance que leur opposent les nombreux agents d'inspiration et les parties osso-cartilagineuses. Le larynx, fortement abaissé pendant l'inspiration et devant s'élever pour l'émission des sons qui coïncide avec l'expiration, est sollicité par deux tractions en sens inverse; d'où la fatigue de ses muscles extrinsèques. La lutte grandit à mesure que les phrases deviennent plus longues et les notes plus aiguës : alors on voit les muscles du cou tendus, les veines gonflées, etc. Cette lutte ne finit pas après la première émission des sons aigus qui a nécessité

_____

(1) Mandl, *Comptes rendus de l'Académie des sciences*, 12 mars 1855, et *Gazett méd.*, même année.

l'élévation considérable du larynx : les muscles abaisseurs de cet organe (sterno-hyoïdiens et sterno-thyroïdiens) continuent d'agir en soulevant le sternum et la clavicule jusqu'à l'expulsion complète de l'air inspiré ; l'hyoïde et le thyroïde sont donc tirés en sens opposés pendant la durée totale de l'émission de la voix. La respiration costo-supérieure abaissant le larynx, les cordes vocales sont très-relâchées et la glotte très-élargie : or l'émission de la voix exige le rétrécissement de celle-ci et la tension de celles-là ; c'est une autre lutte qui s'établit dans les muscles intrinsèques du larynx et qui peut aller jusqu'à une sorte de constriction de la glotte, donnant lieu à l'étranglement de la voix ; les sons élevés dégénèrent alors en cris aigus, à cause de l'extrême étroitesse de la fente glottique.

3° *Respiration costo-inférieure.* — Elle s'exerce par les côtes inférieures et flottantes, laissant presque en repos les côtes supérieures ; si elle ne se combine pas avec un autre type de respiration, elle fatigue plus que la respiration diaphragmatique et beaucoup moins que la costo-supérieure.

Il résulte de ces données qu'il faut proscrire dans le chant, dans la déclamation, etc., la respiration costo-supérieure : elle peut occasionner à la longue, d'après Mandl, une excessive sensibilité des muscles intéressés et leurs contractions spasmodiques, des tiraillements dans la région mammaire, des enrouements instantanés, l'atrophie des muscles intrinsèques du larynx avec perte de leur contractilité, et par conséquent l'aphonie. La respiration abdominale est sans contredit celle qui réduit au minimum la lutte vocale, puisqu'elle laisse les organes principaux de la voix dans leur position et dans leur tension naturelles pour le moment de l'expiration qui défraye la modulation du son. Le type costo-inférieur, que Mandl appelle type latéral, termine le plus souvent la respiration diaphragmatique, et alors il est sans inconvénient ; mais quand l'inspiration débute par l'ampliation latérale du thorax, elle se combine, pour devenir profonde, avec une inspiration costo-supérieure, et reproduit toutes les causes de fatigue et tous les inconvénients inhérents à ce dernier mode. La physiologie comparée confirme ces conseils ; les oiseaux chanteurs ne dilatent, pendant l'inspiration, que leurs parois abdominales ; leur thorax reste immobile dans sa partie supérieure, dépourvue des nerfs et des muscles qui la mettent en mouvement chez les mammifères. On ne peut donc que déplorer avec Mandl que dans la méthode officielle de chant du Conservatoire de musique à Paris, on ait imprimé des préceptes de respiration pour le chant, qui sont condamnés par la science et par l'expérience, car ils ramènent à la respiration costo-supérieure.

II. *Gymnastique.* — Les gymnases étaient une des grandes affaires de l'antiquité (voy. t. I, *Historique*). Athènes en avait trois : le Lycée, le Cynosarque et l'Académie, placée sous la surveillance d'un magistrat élu par le peuple, le gymnasiarque ; chaque gymnase avait un directeur ou gymnaste, chargé de la direction méthodique des exercices et de leur appropriation à l'âge, à la force des élèves, qui trouvaient dans le pédotribe un guide pour le détail des manœuvres; en outre, des palestres (πάλη, lutte) servaient à former des athlètes de profession. La gymnastique était militaire, athlétique et médicale, suivant le but que l'on se proposait. La première avait pour base l'oplomachie ou le maniement du javelot, de l'épée, de la lance, de l'arc, de la massue, etc. ; la seconde les jeux du stade, tels que la course, la lutte, le pugilat, le pancrace, le disque ou palet, le saut, le pentathle, et déjà Hippocrate, Galien, la condamnaient à l'époque de ses succès. La dernière, fondée par Iccus de Tarente et par Herodicus, contemporain d'Hippocrate, n'était autre chose qu'une combinaison empirique d'exercices gymnastiques et de préceptes diététiques; préconisée par Hippocrate, Galien, Celse, Oribase, Dioclès, Asclépiade, etc., qui en ont fait l'objet de leurs observations, elle est la seule qui mérite d'être conservée; elle avait pour but l'accroissement des forces, la conservation ou le rétablissement de la santé. Les maîtres de gymnase, appliqués exclusivement à la culture de leur art sous les auspices des médecins, habiles à former des athlètes, des lutteurs, des coureurs, des sauteurs, des pugilistes, n'ont plus d'analogues parmi nous, si ce n'est dans les entraîneurs anglais dont l'industrie est encore un emprunt fait à l'antiquité. Un passage d'Hippocrate (1) prouve que les médecins de son temps savaient, par des procédés réguliers, procurer l'amaigrissement; il signale les chairs muqueuses de personnes qui n'ont pas été amaigries par l'application des règles de l'art.

La force physique, véritable dieu de l'antiquité, avait ses solennités dans les jeux Olympiques, qui, fondés par Hercule et renouvelés en l'an 796 avant J. C. par Iphitus, roi d'Élide, en l'honneur de Jupiter, duraient cinq jours, et recommençaient tous les quatre ans pour finir à la pleine lune qui précédait le solstice d'été; dans les jeux Néméens, institués à Némée, près d'Argos, en l'honneur d'Hercule; dans les jeux Pythiens, célébrés à Delphes, et dans les jeux Isthmiques, fondés par Sisyphe, roi de Corinthe. Chez les Romains de la république, le champ de Mars, les camps des armées, les exercices d'apprentissage militaire auxquels s'y livraient les soldats, les marches qu'on leur faisait faire, les travaux publics auxquels ils étaient appliqués, remplaçaient les établissements gymnastiques de la Grèce; grâce à son éducation, le soldat romain parvenait à faire 20 milles en cinq heures avec un poids de 60 livres; en campagne, il portait, outre ses armes, des vivres pour quinze jours, son bagage, et des instruments de campement (2). Sous la décadence impériale, le cirque du champ de Mars servit de théâtre aux danses des courtisans et aux jeux sanglants des gladiateurs, dont l'institution, empruntée aux Étrusques, n'avait primitivement pour but que le déploiement innocent de la force et de l'adresse. Aux assassinats du cirque, prohibés par Constantin et abolis sous Honorius, succédèrent les jeux mimiques, les danses, les courses. Dans le

(1) Hippocrate, *OEuvres complètes* (*Des articulations*), traduction de Littré, t. IV, p. 101.

(2) Voyez les intéressants détails que donne sur ce sujet Montesquieu (*Grandeur et décadence des Romains*, chap. II, p. 130 et suiv.).

moyen âge, la chevalerie avec ses joutes, ses tournois, ses champs clos et ses exercices spéciaux d'équitation, d'escrime et de lance, semble une image et comme une dérivation de la gymnastique antique. L'invention de la poudre à canon, qui modifia le système de la guerre, l'affranchissement des communes sous Louis XI, la valeur croissante de la vie individuelle, en un mot le progrès de la civilisation a clos la carrière de tous les champions de la force physique, féodaux et autres; il ne reste que la boxe et le duel qui finiront à leur tour. Mais dans ce triomphe des idées d'égalité civile et de fraternité humaine qui mènent les sociétés modernes, le mépris de la force brutale a conduit à l'indifférence pour l'éducation corporelle. Ce n'est que vers la fin du siècle dernier que l'on vit s'élever des gymnases destinés à favoriser le développement des organes et à perfectionner les actes de locomotion : le premier fut fondé en 1776, à Dessau; le second en 1786, à Schepfenthal, par Saltzmann. Dès lors ils se multiplièrent en Suède, dans la Prusse, le Danemark, la Suisse et l'Allemagne. Pestalozzi, Fellemberg, Jahn, Clias (1), Werner, ont contribué à formuler les principes d'une pratique rationnelle et à les mettre en exécution. Bientôt le colonel Amoros transporta de l'Espagne en France une gymnastique qui se distingua de toutes les autres, par l'adjonction du rhythme et de la musique; son établissement, que nous avons soigneusement visité, présentait une heureuse gradation d'exercices et la réunion des moyens qui développent les forces organiques et les qualités morales de l'enfance : le chant gouvernait les mouvements, marquait les intervalles de repos, fortifiait les organes de la voix et de la respiration, s'adressait aux sentiments nobles et élevés par le choix des hymnes; les yeux étaient frappés par des images qui rappellent de belles actions ou qui éveillent l'idée du beau : c'est par ces excitations morales qu'Amoros cherchait à corriger dans ses élèves le sentiment naissant de la supériorité de force, si voisin de l'abus et du combat.

Quant aux exercices en eux-mêmes, ils se rapportaient aux membres supérieurs, aux membres inférieurs, à la totalité du corps. 1° Bras tendus en ligne droite, horizontale ou verticale, croisés devant ou derrière la poitrine, armés d'un bâton qui, tenu par les deux bouts, est porté successivement devant, par-dessus ou derrière le corps, etc.; un bâton soutenu dans l'air par les deux extrémités, au moyen de deux cordes, des barres parallèles et horizontales servent à faire soutenir tout le poids du corps par les bras, la progression en avant ou à recul s'exécutant à l'aide des mains; les bras soulèvent le poids du corps en empoignant alternativement des cordes verticales avec ou sans nœuds, pendantes ou fixées verticalement, ou des échelles de dimensions diverses et placées dans leur situation ordinaire contre ce qu'on appelle le grand portique; des roues à tourner, des poids à tirer, des dynamomètres, complètent les exercices des membres thoraciques. 2° Position des pieds et

(1) Clias, *Gymnastique élémentaire.* Paris, 1819, in-8, figures. — *Bulletin de l'Académie de médecine,* t. XI, p. 60. — *Annales d'hygiène publique.* Paris, 1848, t. XXXIX, p. 292.

marches diverses; évolutions d'ensemble dirigées par un rhythme musical; piaffements ou sautillements sur place; danses diverses; courses avec ou sans fardeau sur le dos ou sur les épaules, sur diverses espèces de terrain et sur des plans opposés; sauts, vertical en hauteur ou en profondeur, horizontal avec ou sans perche à la main, les mains libres ou munies de fardeaux. 3° Les exercices plus généraux sont des luttes variées, l'ascension aux mâts, l'escrime, la natation, les jeux du disque, de boules, etc. (1).

Il ne convient ni d'exagérer ni d'amoindrir les services que peut rendre la gymnastique moderne; si une définition pouvait fixer le rang d'un art, nul ne l'emporterait sur la gymnastique, qui est, d'après Amoros, la science raisonnée de tous nos mouvements, de leurs rapports avec nos sens, notre intelligence, nos sentiments, nos mœurs et le développement de nos facultés. Mais, nous l'avons dit, la nature a dispensé l'homme de science pour croître et se développer : non-seulement, quand la conformation du squelette est régulière et symétrique, l'exercice varié des muscles qui meuvent ses différentes pièces ne peut altérer, d'une manière durable, leurs rapports respectifs, mais encore le jeu alternatif des forces qui se balancent dans les conditions d'un parfait équilibre autour d'un système de points d'appui rendus tour à tour fixes et mobiles, a une tendance certaine à maintenir et à consolider la forme et la coordination normale de toutes les parties du corps (Pravaz). La gymnastique n'est donc pas indispensable à l'évolution complète et régulière des organes; quant à son utilité dans l'orthopédie, nous n'avons p s à la discuter ici. On a trop fait valoir les exercices spéciaux de la gymnastique et le pouvoir qu'elle aurait de développer telle partie du corps, tel membre, tel muscle, en laissant dans l'inertie les muscles antagonistes; les synergies musculaires s'opposent souvent à cette localisation de l'exercice, laquelle est d'ailleurs rarement de quelque avantage pour l'ensemble de la constitution; celle-ci ne gagne que par l'exercice, qui met en jeu tous les muscles. On a dit que l'action forte et répétée des muscles qui, des parois thoraciques, vont s'insérer à l'humérus ou au scapulum, augmente l'étendue des arcs costal et sterno-costal de la poitrine, et donne ainsi plus d'amplitude au champ respiratoire; on attribue ce résultat à l'escrime, aux exercices gymnastiques des membres supérieurs, etc.; mais les relevés d'observations faits par Woillez (2) semblent indiquer que l'ampliation de la poitrine tiendrait plutôt à l'activité du système musculaire en général, qu'à celle des muscles du thorax et des

(1) Voyez dans le rapport du docteur Al. Thierry, au comité central d'instruction primaire, sur l'enseignement et les exercices gymnastiques (*Annales d'hygiène*, 1848, t. XXXIX, p. 292), la nomenclature détaillée des exercices de gymnastique élémentaire adoptés pour les écoles communales de garçons de la ville de Paris. — On consultera avec intérêt le rapport de Max. Vernois, *Sur l'état hygiénique des lycées de l'empire en 1867*, rapport présenté au ministre de l'instruction publique (*Annales d'hygiène*, 1868).

(2) Woillez, *Recherches sur l'inspection de la poitrine*, p. 352. — *Dictionnaire de diagnostic médical*, Paris, 1862, p. 744.

membres supérieurs. Les professions qui sollicitent le concours de tous les muscles sont, en effet, celles qui ont coïncidé le plus souvent avec le développement complet et régulier de la poitrine ; plus que les professions qui exercent particulièrement les membres supérieurs, elles paraissent exiger des poumons un surcroît de fonction qui favorise leur développement et réagit sur la cavité thoracique, en vertu de cette loi de physiologie que les organes contenants se mettent en rapport de volume avec les organes contenus. D'après ces données, la gymnastique générale, l'exercice modéré de la course, du chant, de la lecture à haute voix, de la déclamation, seraient les meilleurs moyens pour provoquer l'expansion de la poitrine. Benoiston de Châteauneuf et Lombard ont cherché quelle influence exercent sur la production de la phthisie les secousses imprimées à la poitrine par les mouvements continuels des bras : le premier a conclu qu'elles diminuent plutôt qu'elles n'augmentent la fréquence de cette maladie ; le second a trouvé que les grands mouvements des bras la diminuent dans les états sédentaires et l'augmentent dans les professions actives. Beaucoup d'autres exercices des gymnases sont trop partiels, trop exclusifs aux parties antérieures du corps ; d'autres, enfin, tels que la course, le saut, etc., n'appartiennent pas en propre à ces établissements. L'habitude de bien porter la poitrine et de l'épanouir dans le maintien, de respirer profondément, et même de s'y exercer pendant quelques moments de la journée (Fournet), l'usage journalier et modéré de la déclamation et de la lecture à haute voix, la course légère et souvent répétée, suffisent pour assurer le développement libre et complet des organes pulmonaires. L'escrime, l'équitation, les promenades, l'action de ramer, la natation, le jeu de billard, de balle, de quilles, de cerceau, d'escarpolette, de volant, etc., forment un ensemble d'exercices suffisants pour développer les différentes parties des systèmes musculaire et osseux. La gymnastique n'a donc pas à nos yeux les caractères d'une nécessité universelle ; et nous ne la reconnaissons vraiment utile à l'orthomorphie que lorsqu'elle est générale, c'est-à-dire lorsqu'elle varie à l'infini les mouvements et les poses de manière à exercer le système musculaire dans son entier. Ces restrictions n'empêchent point que la gymnastique spéciale n'ait aussi son mérite et son opportunité ; elle lutte par un antagonisme de mouvements contre le vice des attitudes permanentes ou d'une série d'actes musculaires toujours les mêmes, auxquels condamnent certaines professions ; elle procure l'adresse, l'agilité, la fermeté, la résistance, la hardiesse avec la sécurité, la présence d'esprit dans le danger ; elle renforce ces qualités chez ceux qui les possèdent naturellement ; en un mot, elle crée et discipline la force.

Nous sommes convaincu avec Ph. Bérard (1) qu'elle est surtout indispensable aux lycéens renfermés journellement pendant huit heures, travaillant

(1) Ph. Bérard, *Rapport sur l'enseignement de la gymnastique dans les lycées*, 13 mars 1854 (*Annales d'hygiène*, 1854, t. I, p. 415), travail d'érudition piquante, de grâce littéraire et de saine physiologie.

beaucoup du cerveau et fort peu des membres; dans ces conditions que l'on dit nécessaires à leur culture intellectuelle, il faut instituer à leur profit la culture de l'appareil locomoteur, et loin de compter sur le seul bénéfice de l'évolution naturelle qui tend d'ailleurs à reproduire par hérédité les traits plus ou moins défectueux des divers types de famille, c'est à l'État à faire entrer la gymnastique dans les institutions pédagogiques du pays. Non-seulement elle procure aux jeunes générations entassées dans les colléges la force et l'adresse qui est l'emploi économique de la force, mais elle agit par les puissances contractiles sur les leviers osseux et sur les surfaces articulaires, elle étend la limite ordinaire des mouvements, en même temps qu'elle règle en quelque sorte la nutrition et le développement du squelette dont la configuration contribue tant à l'aisance des attitudes, à la grâce de la démarche. Ce n'est pas tout, la gymnastique a fait depuis 1847, à l'hôpital des Enfants, ses preuves d'efficacité contre la scrofule et la chorée : sur 108 cas de chorée, 34 d'intensité moyenne ont guéri en 18 séances de gymnastique, 68 cas graves par 31 séances, 6 cas graves ont exigé 73 séances (1) : or, de ces deux affections si heureusement modifiées par la gymnastique, l'une se développe plus particulièrement dans le jeune âge et dans les conditions de vie confinée; l'autre procède des centres nerveux, des organes mêmes que l'émulation des études sollicite si activement. Les douleurs articulaires si communes chez les enfants choréiques, qu'elles proviennent de rhumatisme (Germain Sée) (2) ou de croissance (Blache), se dissipent sous l'influence des exercices gradués; il en est de même de l'anémie et de la chlorose, compagnes ordinaires de la chorée. En même temps que le désordre des mouvements disparaît, dit Blache, la constitution des enfants s'améliore d'une manière très-sensible, et les malades sortent guéris non-seulement de la chorée, mais encore de l'anémie. On peut donc considérer la gymnastique comme un des meilleurs moyens préventifs de l'imminence morbide du jeune âge; elle est aussi chez l'adolescent le plus sûr remède de l'onanisme; enfin elle développe l'esprit d'ordre et de discipline dont l'influence est si salutaire sur l'enfance : on reconnaît à leur tenue les officiers qui ont été élevés au prytanée de la Flèche, où ils sont appliqués à la gymnastique dès l'âge de neuf à dix ans.

La commission qui a rédigé le programme des exercices gymnastiques pour les lycées en a écarté avec raison les tours de force, les manœuvres dangereuses; elle a emprunté heureusement au régime militaire quelques pratiques aussi favorables à la correction des mouvements qu'à l'esprit de discipline. Voici le tableau des séries d'exercices prescrits dans les colléges, ils répondent à tous les besoins de l'éducation physique, ils sont même exubérants encore,

---

(1) Blache, *Du traitement de la chorée par la gymnastique* (*Mémoires de l'Académie de médecine*, t. XIX), et Rapport à l'Académie de médecine, par Bouvier (*Bulletin de l'Académie de médecine*. Paris, 1855, t. XX, p. 832).

(2) Germain Sée, *De la chorée* (*Mémoires de l'Académie impériale de médecine*).

malgré les réductions opérées, et nous ne craignons pas d'ajouter en terminant que la réforme la plus urgente dans les lycées, colléges, écoles, etc., consiste : 1° à abréger la durée des reclusions plus ou moins encombrées dans les classes, les salles d'études, les espaces clos ; 2° à procurer l'exercice aux enfants à l'air libre, non une ou deux fois par semaine, mais tous les jours ; 3° à établir les lycées, les colléges, les écoles, etc., loin des quartiers populeux, dans les zones suburbaines, sur de vastes espaces, avec jardins, promenades, etc.; 4° à faire prévaloir les marches, les travaux de culture et de jardinage, l'équitation et la natation dès l'âge de douze ans, sur les exercices avec les haltères, les mils, etc.; 5° à combiner les études sédentaires avec des voyages collectifs que facilitent les chemins de fer et qui prêtent aux démonstrations historiques, géographiques, botaniques, minéralogiques, etc. Cet ensemble de travaux et d'exercices feront plus et mieux pour l'initiation à la vie sociale, pour le développement du sens pratique et de l'esprit de solidarité, pour la santé de l'esprit et du corps, que la plus savante ordonnance de gymnastique et les efforts les plus raffinés de versification latine.

PREMIÈRE SÉRIE. — *Exercices préparatoires.*

Formation des pelotons. — Alignements. — Demi-tour à droite. — Marche de front. — Marche de flanc. — Conversion de pied ferme en marche. — Changement de direction. — Ouvrir ou resserrer les intervalles.

DEUXIÈME SÉRIE. — *Mouvements partiels et assouplissements.*

§ 1. — Mouvements partiels et assouplissements des membres supérieurs.

Élever et abaisser les bras sans flexion. — Mouvements des bras avec flexion. — Circumduction latérale des bras. — Mouvement horizontal des avant-bras. — Étendre les bras latéralement. — Étendre les bras verticalement. — Lancer alternativement les poings en avant.

§ 2. — Mouvements partiels et assouplissements des membres inférieurs.

Fléchir la jambe. — Fléchir simultanément la cuisse et la jambe. — Fléchir sur les membres inférieurs. — Cadence modérée. — Cadence accélérée. — Cadence de course. — Flexions simultanées des jambes. — Flexions simultanées des cuisses et des jambes.

§ 3. — Mouvements de la tête et du tronc.

Fléchir la tête en avant. — Mouvement d'extension de la tête. — Mouvement de rotation de la tête. — Fléchir le corps en avant. — Opérer l'extension du corps.

TROISIÈME SÉRIE. — *Marches, courses, sauts, exercices pyrrhiques.*

Marche au pas de gymnastique. — Marche sur la pointe des pieds. — Marche sur les talons. — Fléchir sur les extrémités inférieures et marcher dans cette position. — Courir dans les chaînes gymnastiques. — Sautillement sur une jambe ou sur deux jambes. — Saut de pied ferme en largeur et en hauteur. — Saut avec élan. — Saut en profondeur. — Sauts à la perche. — Exercices pyrrhiques.

QUATRIÈME SÉRIE. — *Équilibres.*

Se tenir sur une jambe, l'autre ployée en avant. — Se tenir sur une jambe, l'autre ployée en arrière. — Se pencher en avant sur un pied. — Se pencher en arrière sur un pied. — Se pencher à droite ou à gauche sur un pied. — Poser les genoux à terre et se relever.

CINQUIÈME SÉRIE. — *Exercices avec les haltères et les mils.*

1° Avec les haltères : Élever alternativement les haltères en avant jusqu'à la hauteur des épaules. — Élever simultanément les haltères en avant jusqu'à la hauteur des épaules. — Élever alternativement les haltères vers la droite et vers la gauche jusqu'à la hauteur des épaules. — Élever simultanément les haltères vers la droite et vers la gauche jusqu'à la hauteur des épaules. — Élever alternativement les haltères verticalement au-dessus des épaules. — Élever simultanément les haltères verticalement au-dessus des épaules — Élever alternativement les haltères à hauteur des épaules, et tendre les bras devant soi en les dirigeant en haut. — Élever simultanément les haltères devant soi à hauteur des épaules, et tendre les bras devant soi en les dirigeant en haut. — Mouvement alternatif de circumduction autour de la tête, en commençant le mouvement par devant. — Mouvement alternatif de circumduction autour de la tête, en commençant le mouvement par derrière. — Tenir les haltères à bras tendu le plus horizontalement possible. — Élever alternativement les haltères avec les pieds en pliant les jambes. — Élever alternativement les haltères avec les pieds, les jambes restant tendues en avant.

2° Avec les mils : Porter le mil à l'épaule. — Porter le mil en arrière. — Renverser le mil en arrière. — Porter le mil en avant. — Porter le mil en dehors à droite. — Porter le mil en dedans à gauche. — Porter le mil horizontalement en avant, et le passer par-dessus la tête. — Élever le mil verticalement, et le passer derrière la tête. — Abaisser le mil et le passer autour du corps. — Passer le mil en cercle par la gauche (ou par la droite). — Poser le mil à terre. — Porter le mil à bras tendu.

SIXIÈME SÉRIE. — *Exercices avec les machines.*

§ 1. — Exercices par suspension.

Suspension par les deux mains (ou par une main), etc. — Élever la tête au-dessus de la barre. — Suspension par le pli des bras. — Suspension par les pieds et les mains. — Suspension par les plis du bras et de la jambe. — Passer de l'état de suspension à une position de repos ou d'équilibre au-dessus des barres. — Rétablissement sur la jambe. — Rétablissement par renversement. — Rétablissement sur les avant-bras. — Rétablissement sur les poignets. — Progression latérale vers la droite (ou vers la gauche). — Progression par le flanc droit (ou gauche). — Progression par brasses.

§ 2. — Exercices des poutres.

Passage sur la poutre. — Passer à cheval en avant. — Passer à cheval en arrière. — S'asseoir sur la poutre et se mouvoir de côté. — S'enlever sur les poignets, face à la poutre, et se mouvoir de côté. — Étant à cheval, se mouvoir sur les mains en avant ou en arrière. — Suspension avec mouvement de progression au-dessous de la poutre. — Se mouvoir à l'aide des pieds et des mains étant suspendu à la poutre. — Se suspendre, face à la poutre, et se mouvoir de côté. — Se suspendre à la poutre en la saisissant avec une main de chaque côté et se mouvoir en avant (ou en arrière). — Établissement et rétablissement sur la poutre. — Descendre de la poutre. — Étant à cheval, passer la ambedroite par-dessus la poutre et descendre.

§ 3. — Exercices du portique et de ses agrès.

1° Échelle de bois : Monter et descendre par devant. — Monter à l'aide des pieds et des mains, en tournant le dos à l'échelle. — Monter à l'aide des pieds seulement. — Monter par les montants à l'aide des mains et des jambes. — Descendre à l'aide des pieds et des mains, faisant face à l'échelle. — Descendre à l'aide des pieds et des mains, en tournant le dos à l'échelle. — Descendre en se laissant glisser le long des montants. — Monter et descendre par derrière. — Monter à l'aide des pieds et des mains. — Monter aux échelons en plaçant les mains l'une après l'autre sur le même échelon. — Monter aux échelons, en plaçant les mains l'une après l'autre sur un échelon différent. — Monter aux échelons par saccades. — Monter en saisissant un échelon d'une main et un montant de l'autre. — Monter par les deux montants. — Monter par les deux montants par saccades. — Monter en saisissant tour à tour, par saccades, les montants et les échelons. — Descendre à l'aide des pieds et des mains. — Descendre les échelons en plaçant les mains l'une après l'autre sur le même échelon. — Descendre les échelons en plaçant les mains l'une après l'autre sur un échelon différent. — Descendre les échelons par saccades. — Descendre en saisissant un échelon d'une main et un montant de l'autre. — Descendre par les deux montants. — Descendre par les deux montants par saccades. — Descendre en saisissant tour à tour, par saccades, les montants et les échelons. — Passer du devant de l'échelle par derrière et réciproquement.

2° Cordages simples et mixtes : Monter par une échelle de cordes à l'aide des pieds et des mains, et descendre. — Monter à l'aide des pieds et des mains par-devant une échelle de cordes inclinée, et descendre. — Monter à l'aide des pieds et des mains par-derrière une échelle de corde inclinée, et descendre. — Monter par une corde à consoles et descendre. — Monter par une corde à nœuds et descendre. — Monter par une corde lisse, à l'aide des pieds et des mains, et descendre. — Monter par une corde lisse, à l'aide des mains seulement, et descendre. — Monter à deux cordes, à l'aide des mains seulement, et descendre. — Relever la corde pour s'y donner un point d'appui, soit sous la cuisse, soit sous le pied. — Monter à l'échelle de Bois-Rozé, et descendre.

3° Exercice des perches : Monter à la perche à l'aide des pieds et des mains, et descendre. — Monter à la perche à l'aide des mains seulement, et descendre. — Monter par une perche et descendre par l'autre. — Monter par deux perches, et descendre. — Monter par deux perches par saccades, et descendre. — Monter par-dessous une perche inclinée, et descendre. — Monter par-dessus une perche inclinée, et descendre.

4° Escalade du portique par émulation.

§ 4. — Exercices des mâts verticaux.

Se lancer en avant au moyen de la corde. — Se lancer en avant et revenir au point de départ.

§ 5. — Exercices de voltige sur les poutres, les barres et le trapèze.

1° Voltige sur la poutre : Se mettre à cheval sur la poutre. — Faire face en arrière, étant à cheval sur la poutre. — Étant à cheval sur la poutre, sauter à terre. — Franchir la poutre.

2° Voltige sur les barres parallèles : Suspension sur les mains. — Se porter en avant ou en arrière par un mouvement alternatif des mains. — Se porter en avant ou en arrière par saccades. — Descendre le corps et le remonter par la flexion et l'extension des bras. — Balancer les jambes en avant et en arrière. — Suspension par les mains et les pieds. — Porter les jambes en avant sur la barre droite, ensuite sur la barre gauche. — Porter les jambes en arrière sur la barre droite, ensuite sur la barre gauche. — Soutenir le corps sur les poignets dans une position horizontale, les jambes en arrière. — Se lancer à terre en avant vers la droite (ou vers la gauche). — Se lancer à terre en arrière vers la droite (ou vers la gauche). — Franchir les barres en trois temps, en s'élançant en avant à droite (ou à gauche). — Franchir les barres en quatre temps, en s'élançant en arrière (à droite ou à gauche). — Franchir les barres en deux temps. — Se suspendre par les mains et se porter en avant et en arrière. — S'établir sur les barres, le corps suspendu sur les mains. — Se suspendre par les mains et les pieds, le dos vers la terre. — S'établir debout sur les barres. — Étant debout sur les barres, s'y suspendre par les mains et les pieds, la face vers la terre.

3° Voltige sur le trapèze : Saisir la base du trapèze et élever le corps en faisant effort des poignets. — Saisir la base du trapèze, se balancer et se lancer le plus loin possible. — S'établir sur la base du trapèze, en s'y appuyant par le ventre, et descendre. — S'établir sur la base du trapèze, s'y asseoir, et descendre. — Saisir la base du trapèze, s'y suspendre en accrochant les pieds aux montants, et descendre. — Monter par les montants du trapèze et descendre. — S'établir sur la base du trapèze et se tenir dessus, puis au-dessous, dans une position horizontale.

§ 6. — Exercices de la course volante.

§ 7. — Exercices des poignées brachiales.

§ 8. — Exercices de la balançoire brachiale.

Septième série. — Escrime; tir à l'arc; lancer la barre.

Huitième série. — Natation; exercices hors de l'eau; exercices dans l'eau.

Neuvième série. — Exercice facultatif : Équitation.

§ 3. — De l'emploi hygiénique des diverses espèces de mouvements.

## I. — Précautions générales.

L'exercice se doit prendre, autant que possible, à l'air libre, à l'ombre pendant l'été, en hiver à l'abri des intempéries. Quelques exercices (escrime, danse) ont lieu dans des espaces clos ; il y faut réunir toutes les conditions de salubrité et prévenir l'encombrement : même recommandation pour les gymnases. Les anciens procédaient à leurs exercices, le corps nu, et pour empêcher les sueurs excessives, ils se frottaient d'huile ou se roulaient dans la poussière ; ces pratiques ne sont pas de notre temps ni de notre climat ; des vêtements légers, amples, extensibles, se prêtent à la variété des mouvements, sans surcharger le corps d'un excès de calorique ; point de liens, point de compressions qui puissent gêner le jeu des muscles, le cours du sang, l'expansion des cavités splanchniques ; une ceinture large et souple est le seul contentif qui convienne ; l'excrétion des fèces, des urines, du mucus nasal, etc., précédera l'action musculaire. On ne fera point succéder sans transition aux exercices violents le repos absolu, et avant de le prendre, on se couvrira un peu plus chaudement, afin de ne pas supprimer brusquement la fluxion sudorale qui s'opère vers la peau par l'élimination d'un excédant de chaleur, et dont l'interruption donnerait lieu à une congestion ou à une phlegmasie interne. On ne mangera pas immédiatement après s'être livré à un exercice violent. Après le repas, point d'exercices; cette règle ne souffre d'exception qu'en faveur des personnes sédentaires ou adonnés aux travaux de l'esprit : chez celles-là, un peu de mouvement facilite l'action des organes digestifs; on leur prescrira la promenade à pied ou en voiture ou à cheval au petit pas, une lecture récréative à haute voix, le jeu du volant, etc. Pris sans ménagement après le repas, l'exercice réduit l'estomac à l'impuissance, en rappelant la force sur d'autres organes, et par les secousses réitérées du diaphragme, il le provoque à se vider de son contenu : deux chiens ayant été gorgés d'aliments, on fit courir l'un, on laissa l'autre dans le repos; puis on les tua. L'autopsie fit voir, chez le premier, les aliments passés dans les intestins sans avoir subi une élaboration convenable, et chez l'autre la pâte chymeuse encore dans l'estomac et achevant de se perfectionner sous l'influence du suc gastrique (1).

(1) Le 23 janvier 1845, un garde municipal rentre, après plusieurs heures de marche, vers huit heures du soir au quartier; sans se reposer, il mange gloutonnement de la viande de mouton, des pommes de terre, des haricots, des pruneaux; il arrose ce repas d'une forte quantité d'eau, et se remet incontinent en marche pour se rendre à pas accélérés du quai des Célestins à la place de la Madeleine où il était de service (environ trois quarts de lieue); à peine arrivé à son poste, il est pris de coliques et de vomituritions; ramené au quartier, il passe la nuit dans des souffrances atroces; le matin on le transporte au Val-de-Grâce, où je diagnostique chez lui l'existence d'une invagination ou d'un étranglement interne consécutif au brusque passage des aliments indigérés de l'estomac dans l'intestin grêle et aux ballottements imprimés à la masse des viscères abdominaux; les douleurs ne discontinuent point jusqu'à la mort, qui arrive le lendemain vers midi, sans agonie. Il n'y avait pas eu de vomissements; la constipation n'avait cédé à aucun moyen; le ventre, ballonné, prononçait les reliefs des circonvolutions intestinales. A l'autopsie, l'estomac est vide, exsangue, sans aucune trace de lésion; même état des deux tiers supérieurs de l'intestin grêle, dont les valvules conniventes sont presque effacées, si ce n'est qu'ils contiennent une quantité notable de liquide jaunâtre, dans lequel nagent en grand nombre des débris d'aliments non digérés et très-reconnaissables, tels que des morceaux de viande, des fragments de pommes de terre, des haricots entiers, des pellicules de pruneaux. Au-devant et sur le côté droit de la quatrième vertèbre lombaire, existe un étranglement produit par un diverticulum intestinal qui naît du bord libre de l'iléon, à 1 mètre environ de la valvule iléo-cæcale; ce diverticulum, ou prolongement intestinal, constitué par les trois tuniques de l'intestin, forme un nœud embrassant en manière de huit de chiffre une double anse qui, développée, présente 2 mètres de long et est constituée par toute l'extrémité inférieure de l'iléon, moins les 12 derniers centimètres qui tiennent à la valvule iléo-cæcale (voy. *Gazette médicale*, mars 1845). Deux litres d'un liquide poisseux et brunâtre (sérosité et sang non réuni en caillots) dans la cavité péritonéale; tous les autres organes sains.

Quel exemple saisissant des effets de l'exercice violent pris avant et après un repas, qui d'ailleurs était fort indigeste! L'estomac, dont le système musculaire en action avait détourné le sang, n'avait pu chymifier la masse énorme des aliments qu'il avait reçus;

Le régime sera proportionné à la quantité du mouvement; la ration de liquide, plus forte qu'aux jours de repos, ne doit pas cependant fournir trop à la sueur; l'eau pure convient moins après l'exercice qu'une boisson légèrement alcoolisée, et pendant l'action musculaire, on ne doit user que d'un breuvage légèrement fortifiant.

## II. — CONDITIONS DE L'INDIVIDUALITÉ.

1° *Tempérament, constitution.* — Les exercices les plus actifs conviennent aux individus lymphatiques, pâles, faibles, bouffis, disposés aux scrofules; la chasse, la lutte, la course, l'escrime, la gymnastique sous toutes les formes, produiront chez eux l'absorption des fluides blancs qui surabondent dans leurs tissus, prononceront les systèmes musculaire et sanguin, redonneront à leur teint la fraîcheur et la vivacité, à leur fibre la force et la résistance, corrigeront l'inertie et la langueur habituelles de toutes leurs fonctions. Les personnes chez qui l'hématose est très-énergique doivent s'abstenir des gestations plus ou moins passives, et des efforts violents qui leur font risque d'anévrysmes, d'hémorrhagies, de congestions cérébrales; mais les marches prolongées, la course modérée, la danse, les professions qui nécessitent l'activité de tous les muscles en plein air, les préserveront de la pléthore sanguine qui les menace, et fixeront sur les organes du mouvement l'exubérance des fluides plastiques, toujours prêts à se déverser en congestion sur les organes internes. Tous les exercices, sans exception, sont utiles aux sujets nerveux, et l'on peut assurer que ce tempérament, poussé même au degré pathologique, retire de la gymnastique les plus précieux avantages de prophylaxie et de curation; développer les muscles et les fortifier, activer la circulation générale jusque dans les capillaires les plus ténus, amplifier le champ de la respiration, détruire les concentrations viscérales, l'excès d'irritabilité du système nerveux, telles sont les indications du tempérament nerveux et de la névropathie : la gymnastique les remplit à elle seule. Pour les hystériques, pour les névropathiques, pour les hypochondriaques, etc., elle est le meilleur calmant, l'antispasmodique le plus certain; pour les jeunes choréiques, un remède certain. Aux bilieux secs et maigres les gestations, la promenade à pied et en bateau, en un mot les exercices modérés qui n'ajoutent point au type accéléré de leurs fonctions; la

---

transmis à l'intestin sur lequel ils ont fait impression de corps étrangers, ils ont provoqué des mouvements péristaltiques que les succussions de la marche ont rendus tumultueux, désordonnés. Et quand, par le repos du lit, par l'ingestion des boissons théiformes, par les applications chaudes sur le ventre et surtout par la phlogose des anses comprimées, la circulation est devenue prépondérante vers l'intestin, le sang a trouvé un obstacle insurmontable à son cours dans le nœud de l'étranglement; il s'est accumulé au-dessus de l'obstacle dans la portion la plus déclive de l'intestin grêle, et il a transsudé par compression dans les deux sens à travers les parois vasculaires, pour se répandre dans la cavité de l'intestin et dans celle du péritoine.

gymnastique, employée avec mesure, augmentera leur force de résistance, développera leurs muscles ; l'équitation facilitera chez eux la circulation abdominale et contribuera à les préserver des stases splanchniques si fréquentes chez leurs pareils.

La combinaison du régime et des exercices peut amener un changement dans les formes de la constitution. Depuis longtemps la gymnastique est considérée comme le correctif de cet état de santé équivoque, caractérisé par la prépondérance viscérale et l'accumulation de la graisse : Galien fit disparaître l'énorme embonpoint d'un client en lui prescrivant de courir tous les matins jusqu'à ce qu'il fût baigné de sueur : nous avons mentionné la méthode suivie en Angleterre pour façonner des coureurs. Les constitutions primitivement débiles acquièrent par la gymnastique une vigueur et une force remarquables : Thémistocle, Alcibiade, Socrate, Pélopidas, les deux Caton, César, Adrien, Marc-Aurèle, etc., lui durent leur puissance de résistance aux fatigues ; Démosthène, frêle et maladif, se livra pendant son enfance à des exercices continuels qui préparèrent son corps aux luttes et aux travaux de l'homme d'État ; Agésilas, né boiteux et si faible qu'on l'eût noyé sans la pitié de sa mère, devint, grâce à la gymnastique, l'un des plus vigoureux et des plus illustres capitaines de son siècle. « *Cæteris vero omnibus, quæ ad impediendam humorum indigestionem et ad sanguinem idcirco corroborandum, ac firmitudinem partibus conciliandam, faciunt, exercitium corporis facile palmam præripit* (1), » Les boxeurs anglais de profession possèdent une force prodigieuse, une adresse rare, une insensibilité aux coups qui passe toute croyance, et en même temps une parfaite santé : dans une lutte célèbre de quatre heures quarante-cinq minutes entre les boxeurs Maffez et Maccarthy, l'un des deux tomba étourdi 196 fois. Ce n'est point l'habitude qui produit ces qualités, car les débutants valent les vétérans : mais on les a soumis à une éducation spéciale appelée condition ou entraînement (2), et qui a pour effet de renouveler les matériaux de l'organisation et d'en changer les caractères : le boxeur formé présente des membres plus volumineux, les muscles durs, saillants, élastiques au toucher, l'abdomen effacé, le thorax prononcé en avant, la respiration ample et profonde, la peau exempte de toute éruption, ferme, lisse et transparente, d'une coloration uniforme, ne tremblotant pas à la région axillaire et aux côtés de la poitrine pendant les mouvements du bras, mais parfaitement adhérente aux muscles sous-jacents. D'après sir John Sinclair, l'entraînement donne aux os plus de résistance ; quoique la sensibilité soit diminuée par cette gymnastique athlétique, les boxeurs ont la vue plus nette, l'ouïe plus fine, l'esprit plus libre, un sentiment général de bien-être et de confiance en eux-mêmes : ce qui fait dire aux Anglais que l'entraînement mo-

---

(1) Sydenham, *Tractatus de podagra*, op. cit., p. 467.
(2) Voy. H. Royer-Collard, *Mémoires de l'Académie de médecine*, 1842, t. X ; et Jaquemet, *De l'entraînement*. Paris, 1868, p. 31.

difie le moral aussi bien que le physique (1). Voilà donc un type d'organisation que l'on crée à l'aide de moyens qui se résument dans un emploi spécial de l'aliment et de l'exercice. Les coureurs, les jockeys, sont façonnés sur un autre type par une combinaison différente de ces moyens; un système particulier d'entraînement sert à former des plongeurs dont on développe la force respiratoire par un exercice préalable, et qui, pour des travaux de quelque durée au fond de la mer, sont soumis à la diète végétale et à l'eau pour boisson, d'après l'observation faite par l'ingénieur Spalding, qu'avec ce régime on consomme moins d'air dans la cloche à plongeur. De ces faits, auxquels s'ajoutent les tentatives heureuses de Backwell, des deux frères Colling, du duc d'Argyle, de Wells (voy. t. I, p. 113), et beaucoup de faits empruntés aux deux règnes organiques, il est permis de conclure, avec H. Royer-Collard (2), qu'il est un art, trop négligé des médecins, qui consiste à s'emparer du mouvement nutritif, à le diriger vers un but déterminé, à changer dans un sens ou dans un autre la structure intime des organes. Déjà les méthodistes ont pratiqué cet art de retrancher les mauvaises chairs et d'en faire de neuves, plus saines et plus fermes : ils purgeaient et saignaient, puis ils prescrivaient une bonne nourriture et l'exercice. Cet art, qui n'ira jamais jusqu'à détruire l'essence propre de chaque constitution, sera puissant à relever certains états de santé

(1) Voici les bases du régime auquel les boxeurs, c'est-à-dire des hommes destinés à un exercice violent et souvent répété, doivent leur force, une santé ferme et une grande longévité : Soin incessant de la peau; lotions et frictions avec l'eau savonneuse tiède, puis avec l'eau froide; chaque soir, ablution générale de tout le corps; par les temps froids et humides, frictions sèches plus ou moins rudes. Après chaque sudation, immersion de courte durée dans de l'eau de mer ou de l'eau salée très-froide. Si après quelques jours le sujet répugne encore à ces lavages, à ces immersions, on le saigne et on le purge. Linge toujours propre; celui de la nuit ne sert pas le jour. Sudations proportionnées à la force et à l'embonpoint des sujets, et provoquées par l'exercice ou au moyen d'édredons, de lits de plume, quelquefois par l'emploi de la poudre de Dower, ou de l'émétique à la dose de 30 centigrammes. Exercice continu, repos de deux heures seulement par jour en dehors du repas ; courses de plus en plus accélérées avec des vêtements de laine ou de flanelle; la soif allumée par la marche ou la course ne doit être apaisée que par l'eau froide en gargarisme, ou à l'aide de linges mouillés appliqués sur la peau; la fatigue localisée dans quelques parties du corps, aux articulations, est combattue par des frictions sèches, le massage, les lotions d'eau froide. Repas réguliers, deux par jour et quelquefois un souper très-léger à huit heures du soir; régime de bœuf et de mouton bouillis ou rôtis ; à peine quelques pommes de terre ; prohibition des viandes blanches, du gibier, des salaisons, des épices, des graisses, du lard ; du pain bien cuit et rassis de deux jours, on lui préfère le biscuit sec; on y ajoute une pinte de porter par jour, un peu de thé ou de café froid; point de tabac, les Anglais prétendent qu'il tue les forces. On veille à la liberté du ventre; on n'a recours aux évacuants que chez les obèses et les essoufflés ; le jour où on les administre, pas d'applications d'eau froide ni d'exercices. L'air pur et vif de la campagne, un lit dur et sans rideaux, tel est le complément des règles d'entraînement pour les boxeurs.

(2) Royer-Collard, *Mémoires de l'Académie de médecine*, 1842, t. X.

incomplète, à corriger bon nombre d'états morbides : reste à le fonder sur
des observations plus étendues, plus variées, sur des expériences moins spéciales et moins restreintes que les routines d'ailleurs ingénieuses de l'entraînement anglais; un régime spécial, les bains froids, certaines pratiques de
saine hydrothérapie, la gymnastique, voilà les instruments les plus sûrs, si on
sait les manier, pour la transformation des tempéraments et des tendances
vicieuses de l'organisme.

2° *Ages.* — A la naissance, les muscles sont pâles, minces et mous, les tendons rougeâtres et ternes, les os en grande partie cartilagineux; partant point
de locomotion, mais déjà le besoin du mouvement existe et les oscillations du
bercement y répondent. Vers la fin de la première année, l'enfant essaye de se
tenir debout, et dès que ses muscles extenseurs lui permettent cette station avec
les genoux demi-fléchis, il cherche à changer de place; sa première translation
volontaire dans l'espace est une course précipitée, par disproportion de force
d'impulsion initiale avec la distance du but qu'il veut atteindre. Au commencement de la troisième année, les rotules commencent à s'ossifier, les muscles
extenseurs ont acquis plus de force : l'enfant réussit à marcher. Jusqu'à ce
moment, on se contentera de le laisser s'agiter à l'aise sur une natte ou sur un
tapis étendu à terre; qu'il s'y roule, qu'il s'y tourne et retourne à son gré :
les efforts qu'il fait pour se soulever et se redresser, exercent tous ses muscles ;
qu'il lui soit permis de se traîner sur ses mains, sur ses pieds, tant que ce
mode de progression est le seul possible pour lui. Pour la promenade, la
mère ou la nourrice le tiendra à demi couché sur les deux bras, de manière à
prêter un large dossier à sa colonne vertébrale, qui sur un seul avant-bras
serait exposée à des déviations. Que l'on s'abstienne d'exciter à la marche les
enfants encore inhabiles à la simple station verticale, la déviation latérale du
genou ou de l'articulation tibio-tarsienne pourrait en être la conséquence;
qu'on ne les suspende point par les bras à l'aide de lisières ou dans l'intérieur
d'un chariot roulant, pour leur faire raboter le sol avec leurs pieds ; ces appareils étreignent la poitrine, haussent les épaules, compriment les vaisseaux et
les nerfs axillaires, diminuent le diamètre antéro-postérieur du thorax. L'enfant qui a appris spontanément à marcher, étudie mieux ses pas, les terrains;
il sait tomber avec souplesse sur les mains ou sur les fesses, tandis que l'enfant dressé à la locomotion se laisse choir lourdement comme une masse
inerte, et compte ses chutes par autant de contusions. Une fois qu'ils marchent
et courent, n'abusez pas de leurs faibles jambes : jamais nous ne voyons sans
un serrement de cœur des mères, des bonnes, battre et traîner par les mains de
pauvres petits enfants qui refusent avec des pleurs et des cris de continuer
les marches prolongées auxquelles on a la sottise ou la barbarie de les obliger. A quel âge peut-on appliquer les enfants à la gymnastique ? Dans l'établissement du colonel Amoros on voyait, il y a quelques années, une section
composée d'enfants de deux à huit ans et qui rivalisaient entre eux; mais
nous pensons qu'il ne faut pas commencer ces exercices avant l'âge de cinq

ans, tant à cause de la difficulté d'en proportionner la mesure et l'intensité, que pour ne pas fatiguer le cerveau de préceptes et de l'attention qu'on exige; même à cette époque on ne doit permettre qu'une gymnastique générale, propre à solliciter dans une égale mesure toutes les parties du squelette et tous les muscles : nous connaissons une jeune fille qui, soumise dans un âge trop tendre aux exercices spéciaux des membres supérieurs, présente une difformité de l'épaule, quoiqu'elle soit née de parents sains et bien constitués. Dans l'adolescence, la gymnastique retarde heureusement la puberté : chez la jeune fille elle préviendra les maladies que l'oisiveté du corps et l'activité de l'imagination multiplient dans cette période de délicate transition. Il est très-important, pour le développement régulier et la santé ultérieure des jeunes gens des deux sexes, de bien distribuer leurs exercices physiques et intellectuels. Le premier inconvénient des maisons d'éducation, c'est l'unité de règlement; les travaux qui conviennent aux constitutions fortes fatiguent beaucoup des organisations frêles et impressionnables : l'intelligence ne peut fonctionner impunément dans un corps mal affermi; attendez qu'il soit en bonne voie de développement, et toujours faites coïncider avec les exercices de l'esprit ceux du corps. Nous ne prétendons pas élever des Spartiates; mais que peut espérer la patrie, l'humanité, la science elle-même, de ces êtres étiolés et rabougris que dévore une fièvre d'émulation, qui torturent leurs poumons dans les attitudes vicieuses de la méditation et du travail, qui surexcitent leur système nerveux par les veilles et l'ambition ? Quand l'accroissement s'opère avec une sorte d'acuité et s'accompagne de débilité, les exercices violents sont de trop. Dans l'âge adulte, l'action musculaire prévient les concentrations viscérales. Il est difficile de préciser l'époque où les exercices gymnastiques ne sont plus de saison. Chez les Grecs, jeunes et vieux allaient au gymnase. Pompée, au dire de Salluste, allait encore au champ de Mars à l'âge de cinquante-huit ans, et ne le cédait point dans les exercices au plus robuste soldat de son armée. Galien se luxa l'humérus à trente-cinq ans, en s'escrimant à la palestre. Des hommes plus âgés ont pratiqué au gymnase du colonel Amoros des exercices propres à combattre quelque infirmité, et s'en sont fort bien trouvés (Cas. Broussais). Ceux qui arrivent à la vieillesse après une vie de labeur et de mouvement ne sauraient s'en départir sans danger; la gymnastique professionnelle, continuée jusque-là, ne doit plus être interrompue, à moins qu'elle ne soit suppléée par une autre série d'exercices, tels que la marche, l'équitation, le billard, les voyages, le jardinage : sinon, obésité, goutte, congestions splanchniques, apoplexie, etc. La plupart des exemples de longévité surprenante appartiennent à la classe des hommes dont une gymnastique active a entretenu la vigueur : tels sont les soldats, les matelots, les agriculteurs.

3° *Sexe.* — Avant la puberté, les mêmes modes d'activité musculaire conviennent aux deux sexes; vers cette époque, la gymnastique doit être dirigée de manière à ne pas empêcher le molimen dont l'utérus va devenir le siége,

tout en prévenant une concentration trop énergique sur ce viscère : les phénomènes chlorotiques et anémiques, les palpitations, les migraines, les épistaxis, les accès convulsifs, choréiformes, etc., qui compliquent cette période
de crise, se dissipent sous l'influence d'un régime convenable et de la gymnastique. Après l'établissement de la menstruation, la femme a-t-elle besoin de
gymnastique ? Espère-t-on dompter en elle, par l'exagitation du système musculaire, les incessantes suggestions de cet organe qu'Aristote appelle brutale-
ment un animal indocile ? Les exercices du Portique feront-ils taire en elles
la voix des passions naissantes ? Et nous qui ne rechercherons pas des Lacé-
démoniennes sans modestie, sans amour maternel, pourquoi voudrions-nous
étouffer dans nos femmes la sensibilité qui fait de leurs personnes le centre
attrayant de la famille ? Leur organisation repousse les trop rudes travaux, la
force musculaire masque et dénature leur sexualité : la servante de ferme, qui
arrose de ses sueurs les sillons de son maître, doit-elle faire envie par le volume de ses muscles aux jeunes citadines dont la stature rappelle les plus
élégants modèles de l'art antique ? Les viragos qui brillent dans l'escrime,
dans l'hippodrome, dans le pugilat, et qui usurpent jusqu'au cigare, s'isolent
entre deux sexes, et jouent aux dépens de la nature une comédie de virilité.
La gymnastique ne sera donc pour les femmes qu'une ressource de thérapeutique ; mais à leurs habitudes sédentaires il faut opposer par intervalles fréquents la promenade, la vectation, le billard, le cerceau, le volant, le chant,
la musique, la danse qu'elles aiment d'instinct, la natation, les occupations
de la campagne, etc.

4° *Maladies et convalescence.* — Il est inutile de revenir sur les effets
préservatifs de l'exercice ; ils se manifestent surtout contre l'imminence des
névroses, de la phthisie, la glycosurie, etc. Puisque le repos prolongé annule
les forces, il est toujours sage de prescrire l'exercice, à moins qu'il n'occasionne de la fatigue ou n'augmente celle qui existe : cette proposition résume
le régime musculaire de la convalescence et des maladies. L'exercice, pris à
propos et dans la mesure convenable, contribue à ranimer l'appétit, les forces
digestives : pris à contre-temps, il renouvelle la fièvre, exaspère les symptômes : on voit alors la face rougir, le cœur battre avec violence, la peau se
couvrir de sueur. Dans les affections nerveuses et spasmodiques, il détermine à la longue la sédation indirecte du système nerveux en rappelant sur
les organes de locomotion l'excitabilité qui s'était concentrée en lui ; chez les
hémorrhoïdaires, et dans tous les cas où les organes supérieurs sont habituellement menacés d'hypérémie, les succussions répétées qu'il produit ont pour
effet d'égaliser la réparation des fluides sanguins entre toutes les parties du
corps. Les douleurs névralgiques, rhumatismales, arthritiques, disparaissent
parfois par l'exercice des parties qui en sont le siége ; les secousses réitérées du mouvement ont contribué à dissiper certains engorgements des viscères ; néanmoins le repos est indispensable dans les affections de l'utérus et
de ses annexes, dans la période aiguë des phlegmasies, et en général tout or-

gane qui souffre réclame le premier bienfait de l'inaction. La station assise est intermédiaire entre la verticale et le coucher ; aussi les malades commencent-ils par cette posture le retour à l'exercice : chez eux l'influence de la pesanteur sur la circulation est plus marquée ; quand ils sont débilités ou depuis longtemps au lit, des défaillances accompagnent leurs premiers efforts de station verticale, et, pour peu qu'elle se prolonge, on la voit amener l'œdème des membres inférieurs, des dilatations variqueuses, etc. Les gestations qui joignent aux effets de la station assise ceux du choc répété et l'effort musculaire de l'équilibration du corps, peuvent être utilement employées pour la guérison de quelques états morbides, et ont toujours l'avantage, pour le malade comme pour le convalescent, de le transporter dans un air pur au milieu de la campagne. L'équitation peut accroître les lésions du cœur et des gros vaisseaux, l'hépatite chronique, les hernies irréductibles, les tumeurs hémorrhoïdales, les affections de vessie et des testicules, la spermatorrhée diurne, etc. La promenade en bateau sur une eau tranquille est, de toutes les gestations, celle qui ressemble le plus au repos. L'exercice est souverainement contre-indiqué dans toutes les maladies où l'on doit craindre d'accélérer les phénomènes de la respiration et de la circulation. La méthode anglaise de l'entraînement, c'est-à-dire une combinaison raisonnée des exercices et de l'alimentation, doit offrir de grandes ressources pour conjurer, pour enrayer, pour dissiper bien des états morbides qui procèdent d'une diathèse héréditaire ou acquise ; il est à regretter qu'elle n'ait guère profité jusqu'à présent qu'à l'amélioration des animaux domestiques et à l'éducation de certaines spécialités professionnelles, jockey, coureur, boxeur, plongeur, etc. En y ajoutant, suivant les indications, l'usage des frictions, des suées, des purgations et surtout des procédés hydrothérapiques, on possède un ensemble de moyens propres à retremper, à transformer les constitutions défectueuses, à détruire le germe de bien des maladies que les arcanes de la pharmacie la mieux maniée ne sauraient atteindre. Voici un homme lourd, faible, incapable d'exécuter quelques efforts sans avoir de l'oppression, des vertiges, etc. : deux ou trois mois suffisent pour en faire un sujet leste, vigoureux infatigable, en état de courir avec la vitesse d'un lièvre pendant deux ou trois heures de suite, ou de faire cent milles de chemin au pas, de lutter contre un champion aussi robuste qu'agile, etc. Comment ne pas conclure, avec John Sinclair (1), qu'un art qui réalise de tels prodiges, ne saurait être sans utilité pour le traitement ou la prévention des maladies ? Quant aux applications de la gymnastique à l'orthomorphie, leur but a été formulé comme il suit : combiner l'influence physiologique du mouvement spontané avec l'action mécanique d'une force prise hors du sujet, et destinée à rétablir les leviers solides dans leurs rapports naturels. Il s'agit de faire fonctionner le système musculaire dans les conditions qui rapprochent davantage le moteur et le mobile de

_____

(1) Trad. d'Odier, p. 487. Voy. aussi *De l'entraînement*, par F. Defrance, thèse de Paris, 1859, n° 141, et celle de H. Jaquemet. Paris, 1867.

leurs rapports normaux, et la guérison d'une difformité n'est définitive que si elle se maintient dans l'état de mouvement du corps comme dans l'état de repos. La gymnastique peut suffire pour le redressement des déviations légères du rachis dues au relâchement des ligaments, à la faiblesse et à la paralysie incomplète des muscles du côté opposé, à l'inclinaison et à la prédominance, au raccourcissement, à la rétraction des muscles antagonistes du côté de l'inclinaison, etc. Jamais les machines et appareils ne suffisent. Indépendamment du secours spécial qu'elle fournit pour le traitement de la difformité, la gymnastique concourt à l'œuvre de la restauration organique en fortifiant tout le système musculaire, en augmentant l'énergie des viscères, en régularisant toutes les fonctions.

### III. — PÉRIODICITÉ EXTÉRIEURE.

Évitez les exercices très-violents dans les deux saisons extrêmes : ils épuisent rapidement l'organisme déjà énervé par les chaleurs de l'été ; la transpiration qu'ils provoquent en hiver expose à des accidents de rétrocession subite. Dans les localités infestées par des foyers miasmatiques, l'inertie et l'excès de mouvements sont également nuisibles : le repos livre l'organisme désarmé à l'atteinte des effluves ; la fatigue, comme toutes les causes débilitantes, dispose à l'infection : c'est pourquoi les grands travaux de déblaiement, de terrassement et de défrichement ont souvent donné lieu à des mortalités effrayantes, alors qu'on n'avait pas pris assez de précautions hygiéniques. Dans les climats humides, une gymnastique rationnelle peut rendre de grands services en fortifiant la fibre pâle et flasque, et en développant la puissance de réaction. Les régions méridionales ne permettent point à leurs habitants des efforts prolongés, des exercices d'une grande énergie ; néanmoins une gymnastique modérée, et à laquelle ils se livreraient soir et matin dans des lieux frais, précédée ou suivie d'affusions froides, corrigerait peut-être l'énervation de leur corps et la mollesse de leurs organes de locomotion. La saison d'hiver de ces contrées a cela de précieux, qu'elle permet l'exercice presque journalier à l'air libre, grâce à la tiédeur de l'atmosphère, à la sécheresse du sol, à la pureté du ciel et à la fugacité des météores qui en troublent l'aspect : c'est peut-être là la meilleure raison que l'on a de prescrire aux personnes suspectes de tuberculisation l'émigration hivernale vers ces pays privilégiés. Puisqu'il est constant que l'exercice général à l'air libre est l'un des meilleurs préservatifs de la phthisie, et qu'il est impossible dans nos climats pendant la plus grande partie de l'hiver, comment hésiter, pourquoi controverser l'action des climats chauds? Aux doux rayons d'un soleil d'Italie (1), de Corse, de Grèce ou d'Afrique, la promenade, la vectation, l'équitation, sont possibles en hiver ; dans

(1) Voy. E. Carrière, *Le climat de l'Italie.* Paris, 1849, in-8°; et Pietra-Santa, *La Corse et la station d'Ajaccio.* Paris, 1864, in-8.

nos froides et brumeuses cités du Nord et de l'Est, l'hiver, c'est la reclusion, c'est la déambulation monotone dans un espace clos de toutes parts et de quelques pieds d'étendue, sans horizon, sans sérénité, sans les impressions variées et charmantes d'une nature inconnue, souvent sans autre clarté que cette lueur blafarde qui tombe des nuages à travers le givre, la neige et la pluie.

## ARTICLE II.

### DE LA VEILLE ET DU SOMMEIL.

#### § 1. — De la veille.

Le flux et le reflux de la vie donnent lieu à l'état de veille et à l'état de sommeil : dans le premier, l'homme est en conflit avec les forces extérieures par le mouvement et l'activité de ses sens ; s'il ne tient aucun compte de la loi primordiale de périodicité qui ramène la vie sur elle-même après une certaine durée d'expansion ; s'il prolonge outre mesure les veilles, il ne tarde point à ressentir tous les effets d'un exercice immodéré, d'une surexcitation soutenue de toutes les fonctions. La fatigue, la lassitude, la courbature, l'avertissent par une progression aggravante de symptômes que l'équilibre est rompu entre la dépense et la réparation ; l'influence des veilles se combine avec celle de la lumière artificielle, du méphitisme des salons ou des ateliers, des vicissitudes nocturnes de l'atmosphère, etc. De Candolle, par un éclairage continu, déterminait dans les sensitives des mouvements très-fréquents d'ouverture et de clôture, une sorte de fièvre : elles se coloraient en vert, mais sans dégagement d'oxygène comme au soleil. Telle est aussi l'action de la lumière factice sur les hommes : plus elle est intense, plus elle les agite ; mais les actes de la vie plastique se dérangent ; les digestions deviennent difficiles, laborieuses ; un sentiment d'ardeur et de picotement travaille l'épigastre ; la circulation s'accélère, il y a des palpitations, le cœur et les gros vaisseaux tendent à s'hypertrophier, la circulation veineuse des membres inférieurs est gênée ; l'haleine devient brûlante, la gorge se dessèche et s'irrite, ainsi que la muqueuse des bronches et des fosses nasales ; la peau est le siége d'une chaleur âcre, surtout aux mains ; le visage est tiré, les yeux s'injectent, la vue s'émousse, la peau perd sa fraîcheur ; la constitution s'affaisse et présente les signes d'une usure prématurée. Faiblesse, amaigrissement, sénescence, tel est le résultat des veilles, et si le sommeil manque totalement, fièvre, délire et mort. Les circonstances mêmes qui entraînent les veilles précipitent la série de leurs principaux effets : les ouvriers qui travaillent la nuit doublent la déperdition de leurs forces sans doubler la réparation alimentaire ; le plus souvent ils demandent aux boissons alcooliques une stimulation funeste qui leur donne l'illusion de la vigueur ; ils prolongent aussi les stations irrégulières auxquelles les assujettissent leurs professions et qui torturent les organes de la circulation et de la respiration. Quelques classes d'ouvriers paraissent mieux supporter les insomnies : ainsi les vidangeurs, quoique très-pâles, se portent bien ; mais cela tient à ce que les individus qui adoptent ce rude métier sont généralement très-robustes et reçoivent un bon salaire. Les boulangers, dont l'état exige moins de force, se portent moins bien et meurent en grand nombre. Dans les réunions mondaines où l'on fait de la nuit le jour, la chaleur du local, les émanations du corps, des fleurs et des lampes, la provocation tumultueuse des sens par la musique, les parfums, les toilettes, les émotions de tout genre, hâtent l'épuisement que la privation du sommeil produirait à elle seule. Que dire de tant d'hommes qui demandent à la nuit l'inspiration littéraire ou le recueillement nécessaire aux recherches de la science ? Habitude, imitation ou nécessité, peu importe ; excepté quelques intelligences lucifuges qui s'épanouissent de préférence pendant la nuit, ils tombent tôt ou tard dans l'énervation qui résulte du défaut de réparation et de la permanence de l'excitation cérébrale. Le pis est qu'une fois montés sur ce ton, ils perdent leurs droits à un sommeil franc, calme, complet, c'est-à-dire au plus puissant moyen de ralentissement, de restauration et de conservation de la vie (Reveillé-Parise) : exaltation maladive de la sensibilité, insomnies habituelles, voilà leur lot. Le cerveau est le théâtre de la guerre qu'ils font à la nature ; c'est aussi cet organe qui en paye les frais : les tristes annales de l'aliénation mentale l'attestent assez. Plus souvent l'hypochondrie, sous toutes les formes, marque la limite des perturbations cérébrales qu'ils éprouvent ; mais d'autres viscères s'altèrent en même temps, notamment l'estomac, le cœur, les poumons, que l'insuffisance habituelle du sommeil menace de phthisie (Fournet) ; et c'est ainsi que des maladies diverses, mais préparées par la même cause, enlèvent avant l'âge tant d'esprits rares ou de travailleurs éminents, Bayle, Bichat, Laennec, Béclard, Dance, Lauth, Delaberge, Marcé, etc.

## § 2. — Du sommeil.

Le besoin de dormir s'annonce par une sensation particulière dans la partie antérieure de la tête, par la lassitude des membres, par l'abaissement du pouvoir calorifique ; tous les muscles qui obéissent à la volonté s'engourdissent : les mains laissent échapper ce qu'elles tiennent, les bras retombent sur les côtés opposés du corps, les jambes fléchissent, la paupière supérieure s'abaisse ; les muscles de la nuque se relâchent, le menton s'applique sur la poitrine, la mâchoire inférieure devient pendante, le tronc lui-même se courbe en arc ; les sensations s'obscurcissent, la vue se trouble, l'œil perd son éclat, la pupille se dilate et se porte en haut et en dedans ; l'ouïe tarde plus à s'assoupir, mais le son paraît de plus en plus lointain, bientôt il n'est plus perçu qu'en simple bruit ; les idées s'entremêlent, s'effacent ; la voix hésite, balbutie ; plus de perceptions internes, plus de douleur ni de plaisir ; la conscience du moi est suspendue, le sommeil existe. Cette scène marche plus ou moins vite ; le besoin de sommeil est en rapport avec la durée et les fatigues de la veille, avec la quotité des déperditions diurnes. Si Alexandre, Pompée, Napoléon, ont dormi pendant la nuit qui précédait une bataille décisive, cela tenait peut-être moins à la quiétude de leur âme qu'aux travaux préparatoires de telles journées. C'est ainsi que, dans les campagnes de l'empire, des soldats profitaient de la plus petite halte de nuit pour se livrer au sommeil dans la boue, sur la neige : en Espagne, de 1808 à 1812, le risque de la captivité, ou plutôt d'une mort cruelle, n'empêchait pas des militaires de s'écarter de leurs colonnes et de se cacher pour dormir quelques instants. C'est au début que le sommeil est le plus profond ; il devient ensuite calme et paisible ; plus léger vers la fin, il s'interrompt par la moindre cause. Nous avons fait connaître (tome I) les modifications qu'éprouvent les fonctions pendant la nuit. Leur résultat sommaire est-il, comme le pensaient Hippocrate et beaucoup de médecins, une augmentation de tous les actes de la vie plastique, tandis que ceux de relation sont suspendus ? Mais nous avons vu (tome I, page 365) que la respiration, la circulation, la calorification, les sécrétions, sont diminuées, et Broussais fait observer avec raison que la suspension d'activité d'un organe souverain comme le cerveau doit amener plutôt une dépression des fonctions de la vie végétative. Ajoutons que si l'on engraisse en dormant beaucoup, c'est parce que l'on respire moins ; d'où la prédominance des matériaux hydrogénés et carbonés dans l'économie ; le relâchement dans lequel se trouvent les parties y favorise l'accumulation des fluides et partant leur accroissement en substance. Les diverses fonctions de la vie de relation ne dorment pas d'un sommeil également profond : les plus faciles à exciter sont celles de l'intellect et les affections, puis les sens du tact et de l'ouïe, enfin le sens de la vue et les actions musculaires. L'ouïe est le sens de la nuit : plus elle est fine, plus le sommeil est léger ; une forte impression sur l'odorat peut réveiller ; le sens le plus engourdi est le toucher, qui ne peut s'exercer sans le concours du mouvement musculaire spontané. Le sommeil ne détruit point toute communication entre le cerveau et le monde extérieur, autrement le réveil serait impossible ; ce qui prouve la persistance de la faculté de percevoir et de sentir, c'est que le réveil est déterminé, non toujours par l'intensité de l'impression, mais souvent par le rapport qu'elle a avec les habitudes, les passions, etc. : la mère se dresse sur son lit au moindre cri de son enfant. Les rêves sont eux-mêmes, ou des intuitions sensoriales, ou les produits de l'exercice partiel et désordonné de quelques facultés de l'âme. « Dans le sommeil le plus profond et en apparence le plus insensible, il n'y a pas plus suspension complète de l'exercice des facultés de l'âme et même de la volonté, qu'il n'y existe une semblable suspension des fonctions du corps. On doit reconnaître, en d'autres termes, avec Descartes et Leibnitz, qu'il n'y a pas de sommeil sans rêves (1). »

Le réveil est dû au retour progressif de l'activité sensoriale et du mouve-

(1) Lélut, *Physiologie de la pensée.* Paris, 1862, t. II, p. 450.

ment volontaire : il s'accomplit par une gradation de phénomènes inverses de ceux qui amènent le sommeil complet : les muscles soumis à la volonté recouvrent leur ressort par des pandiculations, ceux de la respiration par des soupirs et des bâillements ; les yeux ont besoin de frottements légers pour reprendre leur vivacité ; les perceptions de l'ouïe sont indistinctes, les idées confuses et vagues, etc. Presque toujours, après le réveil consommé, on éprouve le besoin des exonérations, le besoin d'uriner, d'expectorer, d'éternuer et d'aller à la selle. Le réveil a lieu en vertu de la loi de périodicité, mais il dépend aussi de la durée du sommeil, et surtout de l'habitude prise de s'éveiller à une certaine heure ; du reste, les excitations de dehors se multiplient vers le matin et contribuent, avec l'accumulation des matières excrémentitielles, à rétablir les mouvements excentriques de l'organisme.

L'influence bienfaisante du sommeil s'étend à toute l'économie : il la retrempe, il la régénère. Chaque réveil semble une éclosion nouvelle à la vie. Le sommeil, dit Burdach (1), fait cesser les tensions et diminue les antagonismes ; il rétablit l'équilibre des organes ou les y ramène autant que le permet l'état actuel de la vie. Aussi la plupart des crises surviennent pendant le sommeil ; il tend à conserver plus qu'à détruire ; car il réduit les prises du monde extérieur sur l'organisme. En ralentissant les fonctions de la plasticité, il diminue la consommation ; en amortissant l'action du cerveau, il met, pour un certain temps, la vie nutritive à l'abri de mille causes de perturbation qui sont d'origine intellectuelle et morale. Mais, pour être salutaire, il doit être complet et d'une certaine durée. Nous avons signalé les ravages qu'exercent sur l'organisme les veilles démesurées. Le sommeil, trop prolongé, produit l'obésité, la bouffissure, l'atonie, la pesanteur de tête, l'émoussement des facultés sensoriales et morales, la paresse, la morosité. Le sommeil n'est complet que durant les premières heures. Les différents organes se réparent avec une vitesse inégale, les uns répondent plus tôt que les autres aux excitations internes ou extérieures qui les atteignent. Tout sommeil qui se prolonge finit donc par devenir incomplet ; mais suivant qu'il est plus ou moins profond au début, il restaure à des degrés divers.

L'hygiène de la nuit se déduit des circonstances qui modifient le sommeil.

## I. — CONDITIONS EXTÉRIEURES.

1° Ce qui concerne la disposition du local où l'on passe la nuit a été indiqué à l'article HABITATION ; les règles relatives au lit ont été exposées plus haut (voy. p. 123).

(1) Burdach, *Traité de physiologie*, traduit de l'allemand par A. J. L. Jourdan. Paris, 1839, t. V, p. 233. — A. Lemoine, *Du sommeil au point de vue physiologique et psychologique.* Paris, 1855.

2° *Périodicité extérieure*. — Les fluctuations de l'activité fonctionnelle durant la période nychthémère (t. I, page 365) indiquent clairement que la nuit doit être dévolue au sommeil. Dormir le jour et veiller la nuit, c'est déterminer une inversion violente dans la marche naturelle des phénomènes organiques; c'est les exalter au moment où ils tendent à leur minimum d'intensité, et les déprimer à l'époque ordinaire de leur ascension; c'est remplacer les stimulations légitimes du jour par les excitations factices de la nuit. Il n'est point d'agression plus directe, plus hostile contre les lois conservatrices de l'organisme, que la subversion de l'ordre fixé pour le repos et pour l'activité; la décoloration, l'étiolement, l'affaiblissement ou les troubles de la nutrition, l'exagération morbide de la sensibilité nerveuse, telles en sont les conséquences. La saison des chaleurs et les climats ardents autorisent seuls quelques infractions à cette règle; la sieste ou sommeil diurne est parfois une nécessité, là où l'élévation excessive de la température épuise rapidement la force de réaction et rend tout travail impossible, tandis que la fraîcheur et la sérénité des nuits font des veilles une jouissance et restaurent la vitalité de tous les organes. Néanmoins, même en ces circonstances, le sommeil diurne laisse après lui des symptômes de réfection incomplète qui persistent jusqu'à la fin du jour : tels qu'un peu de pesanteur de la tête, la paresse des sens, l'amertume ou l'empâtement de la bouche, etc.; et l'on n'accomplit point pendant la nuit les travaux qu'on aurait faits pendant le jour, par la raison même que le sommeil diurne a moins réparé l'organisme. Au mois de juin 1833, le bataillon du 24° de ligne, auquel j'étais attaché, se rendit d'Ajaccio à Corte. A cause des chaleurs, déjà trop vives, le commandant fit commencer les étapes à minuit, et reposer la troupe durant le jour. On ne tarda point à reconnaître qu'il y avait plus de fatigue, et moins de vitesse et de régularité dans la marche. » Ce relâchement, qui suit l'effort, ce repos nécessaire après la fatigue, ce sommeil, en un mot, qui, dans les plans de la Providence, succède à l'état de veille, ce n'est pas seulement le sommeil de l'homme, le sommeil même des animaux, c'est le sommeil de toute la nature; et tous ces repos, tous ces sommeils sont solidaires l'un de l'autre, sont nécessaires l'un à l'autre, coexistants, simultanés l'un à l'autre (1). »

## II. — CONDITIONS INDIVIDUELLES.

Les gens faibles, de constitution molle et maladive, dorment plus que les sujets robustes; les personnes pléthoriques, obèses, à cou court, à tête volumineuse, à épaules larges, ont une grande propension au sommeil et doivent s'en défendre comme d'une cause prédisposante aux congestions cérébrales, aux apoplexies. Les femmes dorment, en général, plus que les hommes; quant à l'âge, voici pour renseignement, plutôt qu'à titre de règle, le tableau

(1) Lélut, *Physiologie de la pensée*. Paris, 1862, t. II, p. 440.

où Friedlander a calculé, suivant les différents âges, la proportion convenable de sommeil, d'exercice, d'occupation et de repos :

| Ages. | Sommeil. | Exercice. | Occupations. | Repos. |
|---|---|---|---|---|
| 7 ans. | 9 à 10 heures. | 8 heures. | 2 heures. | 4 heures. |
| 8 | 9 | 8 | 2 | 4 |
| 9 | 9 | 8 | 3 | 4 |
| 10 | 8 à 9 | 8 | 4 | 4 |
| 11 | 8 | 7 | 5 | 4 |
| 12 | 8 | 6 | 6 | 4 |
| 13 | 8 | 5 | 7 | 4 |
| 14 | 7 | 5 | 8 | 4 |
| 15 | 7 | 4 | 9 | 4 |

En général, l'homme mûr dort moins que l'adulte, le vieillard moins que l'un et l'autre. L'enfant nouveau-né ne fait que dormir et teter ; à mesure qu'il se développe et multiplie ses rapports avec le monde extérieur, il exige moins de sommeil. Il est indispensable de coucher les enfants de bonne heure, car ils font pendant le jour une énorme dépense de forces ; que l'on se garde de les agiter avant le coucher, soit par des jeux excessifs, soit par une prolongation de veille au milieu d'une réunion bruyante ; c'est une habitude nuisible que de les endormir sur les genoux ou dans les bras de leur nourrice, de leur mère : la chaleur du contact les échauffe ; l'attitude vicieuse qu'ils reçoivent peut gêner leur développement régulier, et dès qu'ils se sentent placés au berceau, ils s'éveillent avec des cris. Jusque vers l'âge de dix-huit mois à deux ans, les enfants dorment quelques heures le jour ; beaucoup conservent cette habitude au delà de ce terme ; et comme ils la satisfont au milieu du jour, ils sont privés des heures les plus bénignes de promenade et d'exposition à l'air libre, au soleil : de là vient qu'ils s'étiolent, s'amollissent, restent chétifs, passent de mauvaises nuits, ou deviennent sujets, dans leur vie de réclusion, à des incommodités qu'un régime mieux ordonné éloignerait d'eux. Le bercement est nuisible, si les secousses sont violentes, rapides et longtemps continuées ; dans le cas contraire, il agit par le rhythme des oscillations : mieux vaut n'y point accoutumer les enfants, et l'on y renonce généralement. Le sommeil dure plus dans la convalescence que dans l'état de santé ; mais il est léger et s'interrompt aisément ; les sujets qui ne reçoivent point une alimentation suffisante dorment moins ; les convalescents ne commencent à goûter le délice d'un sommeil durable et profond que lorsqu'ils prennent de l'exercice ; jusque-là le défaut de mouvement et le séjour au lit font qu'ils n'éprouvent pas un grand besoin de dormir, et leur sommeil est court, agité ; s'ils abusent de l'exercice, de la lecture ou de la conversation, leur pouls s'accélère et la fièvre chasse le sommeil. Le sommeil restaure le malade et lui vaut mieux que soins et drogues ; l'apaisement qu'il détermine dans toutes les fonctions commence la guérison de toutes les souffrances qui ont pour fond un état d'irritation, de phlegmasie ou d'hypersthénie ; la réparation qu'il procure au système nerveux permet à celui-ci de réagir avec une nouvelle puissance ; mais

on n'endort pas les malades, et l'on ne peut qu'éloigner de leur sphère tout ce
ce qui pourrait les empêcher de s'endormir.

L'habitude règle la durée et l'époque du sommeil; un ancien a dit: *Septem
horas dormisse sat est pueroque senique.* Il faut consulter pour cette fixation
l'âge, la constitution, etc. En général, le besoin du sommeil est en rapport
avec le degré d'exaltation du système nerveux. Il y a des personnes, surtout
parmi les professions savantes, qui s'appliquent à réduire leur sommeil à la
plus stricte mesure qu'exige leur santé. Lacépède ne dormait qu'environ
quatre heures : d'abord de neuf à onze heures du soir, puis de trois à cinq
du matin; mais après cette agitation des centres nerveux, peut-on attendre un
sommeil calme? Il est préférable, pour l'intégrité de la vue comme pour la
santé générale, de travailler trois heures le soir et trois heures le matin, que
six heures de suite pendant la nuit. On a calculé qu'en se levant deux heures
plus tôt, on se trouve au bout de quarante ans avoir vécu vingt mille deux
cents heures de plus, = 3 ans 121 jours 16 heures : 8 heures de plus par jour
pour dix ans. L'habitude étend son empire sur les époques du retour du sommeil; on ne peut prendre pour guide le lever et le coucher du soleil : la
meilleure distribution de la journée est celle qui fixe le lever et le coucher à
des heures également distantes de minuit; on ne doit pas s'endormir plus tard
en été qu'en hiver. Les actions rhythmiques créent des habitudes qui influent
sur l'invasion et la durée du sommeil : tel le bercement, tels encore le bruit
d'une chute d'eau, d'un moulin, un chant monotone.

Quant aux moyens propres à amener le sommeil, ceux qui n'émanent pas
de l'hygiène sont dénués de toute efficacité, mais non de péril : suivant la dose
de leur emploi ou l'état de l'organisme, l'opium et le tabac tantôt excitent,
tantôt enivrent et font dormir; la jusquiame, la belladone, etc., peuvent être
administrées de manière à produire une détente, un calme plus ou moins durable, ou l'insomnie et l'ivresse furieuse; l'usage modéré des liqueurs alcooliques augmente la tension; ce n'est qu'à dose élevée qu'elles plongent
l'homme dans le sommeil en accumulant le sang dans son cerveau. Les vrais
moyens de maintenir et de rappeler le sommeil, c'est la régularité des heures
qu'on lui consacre, c'est la tempérance, la proportion entre l'exercice et l'alimentation, l'abstention de travaux intellectuels, de lectures ou d'entretiens
émouvants quelque temps avant de se mettre au lit, l'éloignement des stimulants sensoriaux, l'habitude de se lever matin.

La position dans le lit dépend encore de l'habitude; la meilleure est celle que
chacun se fait à son insu après quelques mouvements instinctifs qui ont pour
but de procurer au corps la plus grande somme de repos : c'est dans la situation horizontale qu'il la trouve; elle n'exige aucun effort pour le maintien de
l'équilibre et elle permet au corps de toucher par le plus grand nombre possible de points la surface sur laquelle il est étendu; moins cette double condition est remplie, plus le sommeil est difficile. Les personnes à épaules effacées
et à clavicules longues se couchent plus commodément sur le dos, attitude

moins supportable à ceux qui ont les épaules rondes et les clavicules courtes. La position la plus commune est le décubitus latéral, particulièrement sur le côté droit, les membres portés en avant et à demi fléchis; on a dit que l'homme imite en cela les animaux qui se pelotonnent pour ne point disperser leur chaleur sur une grande surface; mais il se place de cette manière même en été, sans doute parce que la demi-flexion met tous les muscles dans un état de relâchement moyen qui les repose tous, tandis que l'extension complète relâche seulement les muscles correspondant au sens de l'extension des articulations et distend les autres autant que possible. Le décubitus sur le côté droit facilite-t-il le passage des aliments de l'estomac dans le duodénum? empêche-t-il que le foie contenu de toutes parts n'exerce, comme dans le décubitus à gauche, un tiraillement douloureux sur le diaphragme et une pression incommode sur l'estomac? On l'a nié; mais que l'on consulte les personnes obèses, à gros ventre, et le doute cessera. Le coucher dorsal sur un lit dur a l'inconvénient de provoquer les érections et de favoriser les pollutions nocturnes. Les individus pléthoriques, disposés aux congestions cérébrales, doivent avoir la tête plus élevée; chez les vieillards, l'empire de la pesanteur sur la circulation se prononce, on sait avec quelle promptitude leurs poumons s'engouent par hypostase; il en est de même des convalescents affaiblis par des maladies très-aiguës ou de longue durée : de là le précepte de ne point placer en déclivité les parties menacées de ces accumulations passives du sang.

# DEUXIÈME PARTIE

## HYGIÈNE PUBLIQUE.

## SECTION I.

### DES DIFFÉRENCES COLLECTIVES.

### CHAPITRE PREMIER.

#### DES RACES.

Les races sont dans l'universalité du genre humain ce que la constitution est dans l'individu ; elles expriment l'influence de l'hérédité déployée sur les masses, sur des groupes plus ou moins étendus. Nous n'avons point à discuter ici le nombre et les caractères des races humaines ni à rechercher si elles représentent à travers les siècles autant d'espèces primitives ou si elles ne sont que les variétés d'un type unique : ces questions sont du ressort de l'histoire naturelle, ou, si l'on aime mieux, de l'anthropologie, science de formation récente, mais déjà riche de faits, de découvertes et d'inductions ingénieuses, et qui a pour collaborateurs non-seulement tous les voyageurs répandus sur le globe, les explorateurs directs de la morphologie humaine, les érudits de cabinet, etc., mais la paléontologie et l'étude comparée des langues. Tous ces travaux, en définitive, profitent au point de vue le plus élevé sur les races humaines, qu'elles aient procédé en se ramifiant d'un centre d'origine commun ou de cantonnements primitifs multiples. En portant nos regards sur les échantillons les plus médiocres de la formation humaine, comme certains microcéphales dont parle Gratiolet (1), nous voyons qu'ils retiennent, avec les caractères matériels de l'homme, ses aptitudes, sa virtualité ; leur langage est très-restreint, mais il est articulé, intelligible, abstrait ; l'anéantissement partiel des organes de l'intelligence, la maladie, la faiblesse primordiale, ont pu réduire l'homme au minimum, mais ils n'en ont pas fait un singe. Les Boschismans aux circonvolutions très-peu compliquées du cerveau, au lobe frontal qui rappelle celui des idiots de naissance, à la taille petite, ne constituent pas une race dégénérée, car elle

(1) Gratiolet, *Mém. de la Société d'anthropologie*. Paris, 1863, p. 67.

dure, elle est féconde, et l'on sait aujourd'hui que la dégénérescence aboutit rapidement à la stérilité ; ce ne sont ni des idiots ni des microcéphales : leur forme cérébrale est incomplète, mais elle leur suffit, et elle est normale. L'homme est absolument distinct, par son organisation, des animaux les plus élevés, comme il l'est par son intelligence ; il a seul un langage essentiel, en raison de cette faculté d'abstraction qui lui est propre. L'animal, sans aucun doute l'orang, le chimpanzé, ont une idée des objets extérieurs, leur mémoire incontestable le prouve, mais cette idée est essentiellement liée à celle de son objet. L'homme seul peut avoir l'idée d'une idée et ainsi de suite, presque à l'infini ; en sorte que l'intelligence de la bête est comme un nombre simple mais celle de l'homme est une puissance dont l'exposant toutefois est plus ou moins élevé, suivant le degré de perfection des individus et des races. — De Quatrefages, après une revue comparée des actes animaux et des actes humains, déclare à son tour que s'il est un fait général, acquis, c'est que partout et jusque dans les peuplades les plus bas placées relativement aux nations civilisées, l'homme accuse par des actes sa moralité, sa religiosité, et que ces actes sont aussi propres à l'homme que le mouvement volontaire est propre à l'animal comparé au végétal (1). Constituer le règne humain au-dessus du règne animal, c'est tout simplement reconnaître ce fait, que l'homme est animal plus quelque chose, comme l'animal est végétal plus quelque chose.

Il est d'autres vérités qui se dégagent avec plus d'évidence des investigations les plus récentes (2) : l'énergie de la transmission de l'hérédité collective, la persistance et presque la pérennité des traits caractéristiques de certaines races, la conservation d'un certain nombre d'entre elles presque à l'état de pureté (Égyptiens, Juifs, Basques, Ibères, etc.) ; la possibilité de démêler encore aujourd'hui, dans un certain nombre de leurs cantonnements historiques, sous le flot des mélanges ethniques et à travers les tourmentes des invasions et des immigrations, les éléments des races superposées ou partiellement croisées (Celtes, Kimris, Burgondes, Gaëls des plaines, Gaëls des montagnes ou Calédoniens, etc.) ; les faits de métissage, mieux étudiés et mieux suivis, ont éclairé la formation des races mixtes et révélé l'ingérence de la race blanche jusque dans des populations regardées comme pures (Chinois, certains nègres du Mozambique) (3). L'accroissement progressif des races métisses d'Amérique, du Cap, de Polynésie, ne permet pas le doute sur la fécondité de ces croisements.

C'est dans ces combinaisons de races diverses que l'hygiène publique rencontre de grands problèmes à résoudre. Se prêtent-elles à des systèmes de sélections entre les individus, entre les familles, entre des populations voisines

---

(1) De Quatrefages, *Rapport sur les progrès de l'anthropologie.* Paris, 1867 (Imprimerie impériale), p. 92.

(2) *Mémoires de la Société d'anthropologie*, t. I et II, travaux de Broca, Périer, Lagneau, Pruner bey, Boudin, etc.

(3) De Quatrefages, *loc. cit.*, p. 448.

ou juxtaposées, systèmes qui, fondés sur la connaissance des aptitudes physiologiques et morbides de ces races, tendraient à neutraliser celles-ci, à fortifier
celles-là, de manière à conspirer à la perfection des produits mixtes, à créer des
races intermédiaires participant aux priviléges, aux bénéfices d'organisation des
deux facteurs? La race anglo-américaine, *yankee*, est-elle une formation de ce
genre? A coup sûr, les républiques hispano-américaines ont leurs métis, de sang
espagnol et de sang indigène, race non encore achevée et qui ne révélera toute
sa valeur que par l'influence d'un milieu plus civilisé. A vrai dire, les croisements collectifs dont il s'agit se poursuivent et se multiplient partout; ce sont
des expériences séculaires, mais d'instinct et de hasard, sans direction ni méthode, sans une vérification exacte et suivie des résultats qu'elles donnent;
aussi sont-ils l'objet d'appréciations contradictoires, à ce point que l'on discute
si les races pures et bien douées, véritable aristocratie de nature, ont intérêt à
éviter ou à contracter des alliances en dehors des limites légales de la consanguinité (1).

Une classification pratique des races, établie d'après leur taille, leur type
anatomique et physiologique, leur puissance musculaire et leur degré de résistance vitale, servirait de guide aux tentatives rationnelles qui auraient pour
objet ces alliances, ces combinaisons; mais, outre que les conditions intellectuelles et morales viennent compliquer le problème, combien d'autres causes
perturbatrices, le milieu social, le climat, les habitudes, le régime, les migrations, etc. — Quelques mots suffiront ici sur les différences collectives de notre
espèce.

## ARTICLE PREMIER.

### DE LA TAILLE DANS LES RACES.

La taille moyenne de l'homme est d'environ 5 pieds, = 1$^m$,62 (2); de
Quatrefages (*loc. cit.*, p. 280) la ramène à 1$^m$,60, et en fixe les extrêmes en
moyenne à 1$^m$,73 (Patagons, d'Orbigny) et à 1$^m$,31 (Boschismans, Barrow). Le
maximum et le minimum que ces deux races ont présentés sont 1$^m$,915 (Patagons) et 1$^m$,18, différence = 0$^m$,735 qui est le maximum d'écart observé,
étant omis les cas tératologiques. Chez les peuples de moyenne stature, les
femmes sont d'environ 1/16$^e$ moins grandes que les hommes. Cette différence
diminue chez les peuples très-petits et augmente chez ceux qui se font remarquer par la hauteur verticale du corps. Quelles sont les causes qui déterminent
les variations de la taille moyenne? Les recherches les plus récentes conduisent
à reléguer parmi les causes secondaires celles que Villermé et Quetelet ont placées en première ligne, et qui se résument dans les circonstances favorables ou
défavorables résultant de la nature du climat, de la qualité et de la quantité des

(1) N. Périer, *Essai sur les croisements ethniques* (*Mém. de la Société d'anthropol.*,
t. I.

(2) Lélut, *Ann. d'hyg. et de méd. légale.* Paris, 1844, t. XXXI, p. 315.

aliments, etc. Que la population des villes ait en moyenne une stature plus élevée que celle des campagnes, condamnée à de si rudes labeurs, la question porte ici moins sur la taille typique que sur la croissance normale des individus; personne ne conteste que celle-ci s'achève d'autant plus vite que le pays est plus salubre, plus aisé, et que les privations pendant la jeunesse ont été moins grandes; c'est aller trop loin, toutefois, que de décerner aux classes riches et aisées une supériorité constante de taille sur les classes ignorantes et pauvres. On a expliqué par l'altitude la taille plus haute des montagnards; mais, sur la carte dressée par Broca d'après les exemptions pour insuffisance de taille, si les Vosges, le Jura et le Doubs, en partie montagneux, restent blancs, la haute Auvergne et nos deux départements des Alpes forment deux taches noires (109 exemptions pour 1000 appelés); l'air des Pyrénées a laissé les Basques petits, trapus, agiles, avec un beau teint blanc, des cheveux et des yeux très-foncés ou noirs, tandis que les Catalans, leurs voisins, sont grands, secs, bruns, et joignent à ces contrastes de l'extérieur ceux du moral et de l'intellect. Le climat surtout a été invoqué pour l'explication des différences de stature. En partageant la France, avec P. A. Dufau, en 17 groupes composés chacun de 5 départements, on obtient pour taille moyenne 1$^m$,657 == 5 pieds 1 pouce 3 lignes, que Lélut considère comme étant celle de l'âge adulte des classes de Français peu éclairées et peu aisées, c'est-à-dire de l'immense majorité de la nation; parmi les 8 groupes du Nord, 6 atteignent ou dépassent cette moyenne; des 9 autres formant la France méridionale, 8 restent au-dessous de cette moyenne; le 8$^e$ groupe (Lorraine-Alsace) est celui des groupes septentrionaux où la taille est le plus élevée (1$^m$,667 en moyenne). En apparence, rien de plus significatif pour l'hypothèse de l'influence climatérique; mais vient Broca (1) qui, remontant à l'origine de nos populations et éclairant, à l'aide des recherches historiques et anthropologiques modernes, le gisement et les mélanges de leurs éléments ethniques, démontre l'action prépondérante des races et la coïncidence persévérante de la taille avec d'autres traits du type primordial de chaque groupe ethnique. Des faits connus l'appelaient dans cette direction d'études. Dans la Patagonie, à côté des peuplades de haute stature, on en a rencontré de taille médiocre, et à peu de distance, dans la Terre de Feu, des peuplades au-dessous de la taille moyenne. Si les Francs-Comtois actuels, dit Lélut, ont une stature élevée, c'est d'abord que leurs ancêtres, les Séquanais, étaient de grande race et de grande taille; c'est ensuite que cette race s'est mélangée avec les Burgondes, qui ont envahi la Séquanie au commencement du v$^e$ siècle. Or, ces derniers, d'origine germaine, étaient aussi une nation fort grande; ainsi l'attestent Procope, Orose, Ammien Marcellin, etc., dont Lélut évoque doctement l'autorité. En Angleterre, la taille pour l'infanterie est celle que nous exigeons pour le génie, et le recrutement s'y fait sans peine, quoique ce pays soit le foyer le plus actif de l'industrie européenne, c'est-

(1) Broca, *Sur l'ethnologie de la France* (*Mém. de la Soc. d'anthropol.*, t. I).

à-dire de la cause qui passe pour abâtardir le plus l'espèce humaine. La Bretagne est plus au nord que la Franche-Comté, et ses 4 départements, sur la carte tracée par Broca, sont noirs, fournissant en moyenne par an 109,6 cas de réforme pour défaut de taille sur 1000 hommes examinés. Voici, d'ailleurs, les résultats généraux auxquels les statistiques du recrutement en France ont conduit cet ingénieux observateur, par leur rapprochement avec les données ethnologiques :

*Moyenne générale des exemptions pour défaut de taille :*

Sur 1000 conscrits.

| | | |
|---|---|---|
| Dans les 86 départements de la France.... ............ | 76,9 | |
| I. Le groupe des 15 départements kimriques les plus purs ................................. ........ | 37,1 | Moyenne de la zone kimrique : 56,8. |
| II. Le groupe des 6 départements kimriques germanisés (2)..... ................... | 56,1 | |
| III. Le groupe des 5 départements kimro-celtiques germanisés (Normandie)...................... | 56,9 | Moyenne de la zone kimro-celtique : 56,8. |
| IV. Les autres départements kimro-celtiques......... | 56,8 | |
| V. Départements celtiques modifiés par les croisements : | | |
| Moyenne de ces trois groupes : 67,4.    1° Groupe de la Basse-Loire ... | 68,2 | Moyenne de toute la zone celtique : 89,3. |
|    2° Groupe de l'Aquitaine...... | 72,1 | |
|    3° Groupe de l'ancienne province romaine............... | 64,0 | |
| VI. Départements celtiques les plus purs : | | |
| Moyenne de ces trois groupes : 109,9.    1° Groupe alpestre........... | 99,5 | |
|    2° Groupe de la Bretagne...... | 109,6 | |
|    3° Groupe des 20 départements du centre.... ......... | 111,1 | |
| VII. Seine (population mêlée, cosmopolite). .......... | 86,0 | |
| VIII. Corse (population spéciale)................. ... | 87,0 | |

L'article 2 de la loi du 12 février 1868 ayant abaissé de 1$^m$,56 à 1$^m$,55 le minimum de la taille des jeunes gens désignés pour le contingent, cette disposition pourra exercer quelque influence sur les résultats des statistiques ultérieures du recrutement.

La part de la race, c'est-à-dire de l'hérédité collective, ressort plus nettement encore par la comparaison des départements de la Bretagne avec ceux de la Normandie quant au chiffre proportionnel des hommes ayant au moins la taille de 1$^m$,732 :

| BRETAGNE. | Proportion sur 10 000 recrues. | NORMANDIE. | Proportion sur 10 000 recrues. |
|---|---|---|---|
| Finistère............. | 344 | Eure............... | 791 |
| Ille-et-Vilaine......... | 353 | Calvados ............ | 858 |
| Morbihan........... .. | 432 | Seine-Inférieure ....... | 881 |
| Côtes-du-Nord.... .... | 434 | Manche............. | 1089 |
| Loire-Inférieure ... ... | 661 | | |

Les recrues de petite stature (1$^m$,560 à 1$^m$,569) sont en nombre trois à quatre fois plus considérable en Bretagne qu'en Normandie. Dans les trois

_____

(1) Lorraine et Alsace.

départements de la **Franche-Comté** (**Ain, Jura, Doubs**), la proportion des hautes tailles est trois fois plus grande que dans l'**Allier**, le **Puy-de-Dôme** et la **Nièvre**, à conditions presque identiques de climat, de régime alimentaire, etc. Une taille supérieure à 1ᵐ,895 ne s'observe que dans 17 départements :

| | Sur 10 000 recrues. | | Sur 10 000 recrues. | | Sur 10 000 recrues. |
|---|---|---|---|---|---|
| Ain . . . . . . . . . . | 2 | Marne . . . . . . . . | 2 | Seine-Inférieure. . | 1 |
| Cantal. . . . . . . . | 4 | Meurthe. . . . . . . | 2 | Deux-Sèvres . . . . | 2 |
| Côte-d'Or. . . . . . | 2 | Nièvre . . . . . . . . | 5 | Vendée . . . . . . . . | 4 |
| Loire-Inférieure. . | 3 | Nord . . . . . . . . . | 1 | Vosges. . . . . . . . . | 16 |
| Loiret . . . . . . . . | 2 | Oise. . . . . . . . . . | 4 | Yonne. . . . . . . . . | 4 |
| Manche . . . . . . . | 1 | Saône-et-Loire. . . | 1 | | |

5 départements seulement ont le privilége de fournir des tailles au-dessus de 1ᵐ,922; sur 10 000 recrues : la **Marne**, 2; la **Nièvre**, 5; le **Nord**, 1; l'**Oise**, 2; les **Vosges**, 7.

Mais le fait qui parle le plus haut pour la provenance ethnologique de la taille, c'est l'absence de rapports entre la distribution géographique des exemptions pour cause d'insuffisance de taille et celle des exemptions pour cause d'infirmités diverses, de telle sorte que les départements les moins favorisés pour la stature ont donné le moindre déchet pour les infirmités, difformités et maladies. La période de 1850 à 1858 (neuf années) nous offre, parmi les départements ayant une forte proportion des unes et une faible proportion des autres :

| | NOMBRE DES EXEMPTIONS SUR 1000 EXAMINÉS. | |
|---|---|---|
| | Taille. | Infirmités. |
| Ardèche. . . . . . . . . . . . . . . . . . . | 110 | 171 |
| Morbihan. . . . . . . . . . . . . . . . . . | 75 | 178 |
| Tarn. . . . . . . . . . . . . . . . . . . . . . | 93 | 187 |
| Côtes-du-Nord. . . . . . . . . . . . . . . | 94 | 203 |
| Lozère . . . . . . . . . . . . . . . . . . . | 89 | 207 |

Et inversement :

| | | |
|---|---|---|
| Côte-d'Or. . . . . . . . . . . . . . . . . . . | 27 | 298 |
| Pas-de-Calais. . . . . . . . . . . . . . . . | 30 | 296 |
| Ardennes. . . . . . . . . . . . . . . . . . . | 33 | 355 |
| Orne . . . . . . . . . . . . . . . . . . . . . | 34 | 386 |
| Aube. . . . . . . . . . . . . . . . . . . . . . | 34 | 320 |
| Somme. . . . . . . . . . . . . . . . . . . . | 37 | 326 |
| Oise. . . . . . . . . . . . . . . . . . . . . . | 37 | 370 |

Si nous interrogeons le dernier compte rendu sur le recrutement officiel (1866), nous y retrouvons la confirmation explicite de cette donnée à la fois singulière et significative qu'il n'existe aucun lien de causalité ni de subordination entre la taille et les infirmités; en effet, dans la classe de 1865, on a noté 132 exemptions de plus pour insuffisance de taille, et 2051 exemptions de moins pour infirmités que dans la classe de 1864. Ainsi la taille s'abaisse acci-

dentellement, et, par une coïncidence qui embarrasserait fort Villermé, en
même temps on voit décliner le chiffre des infirmités, causes d'exemptions :
deux résultats en apparence contradictoires ; et, pour qu'ils ne donnent pas le
change, le document officiel ajoute (page 6) que, malgré la légère augmentation des exemptions à titre de défaut de taille, comme on avait observé depuis
plusieurs années une décroissance continue dans les exemptions provenant de
cette cause, le fait général d'une amélioration dans la taille des appelés n'en est
pas affecté et subsiste. La diminution des exemptions pour infirmités en 1865 est
d'autant plus digne de mention que l'année 1864 était elle-même, sous ce rapport, en progrès sur l'année 1863, et qu'en outre elle marche de pair, comme
l'année dernière, avec une diminution dans le chiffre des hommes réformés et
une augmentation dans celui des jeunes gens libérés par leurs numéros.
Enfin, en 1865, la répartition proportionnelle par cantons, objet de justes
critiques, a donné lieu, dans le contingent demandé de 100 000 hommes, à un
déficit de 81 que certains cantons épuisés n'ont pu fournir ; ce déficit n'a été
que de 59 hommes en 1866.

Bien longtemps avant que Boudin et Broca eussent démontré par les statistiques du recrutement l'erreur de la prétendue solidarité entre la taille et les
infirmités qui rendent impropre au service militaire, nous avions signalé, ce
que l'expérience de la vie régimentaire, des étapes d'hiver et des étapes estivales nous avait révélé, la résistance plus énergique des voltigeurs que des
grenadiers, des statures petites, trapues, d'ailleurs bien proportionnées, que des
tailles poussées en longueur, même à large poitrine, et le plus souvent à membres grêles. La taille n'est point une mesure exacte de la force, pas plus que
l'alimentation et la richesse n'en sont les principaux facteurs, les cheiks
d'Égypte, dont Volney remarquait la supériorité de stature sur les Bédouins ;
les Arécs ou chefs de Taïti, dont Forster reconnaissait le même avantage sur
les Toutous ou bas peuple, les Taïtiennes de bonne famille (Cook), les chefs
des îles Sandwich (1), pouvaient en être redevables à leur race plus qu'au
milieu et aux autres conditions de vie. D'Orbigny a donné, pour les 38 nations
indigènes qui habitent l'Amérique méridionale, un tableau des tailles moyennes
des femmes, des tailles moyennes et extrêmes des hommes, en précisant le lieu
de leurs habitats respectifs quant à la latitude et à l'altitude (2) ; la série
masculine est comprise entre le maximum 1$^m$,730, 1$^m$,920 (Patagon), et le
minimum 1$^m$,590, 1$^m$,650 (Changol) ; la série féminine entre 1$^m$,620 (Patagon,
Puelche, Movima) et 1$^m$,445 (Changol), 1$^m$,460 (Araucano, Quichua, Aymara).
La décroissance paraît en rapport non avec les limites de latitude, mais avec la
race et la hauteur de l'habitation permanente ; il admet que cette dernière condition entre pour beaucoup dans la taille moyenne relative de l'homme américain ; ainsi les plus petits de ces nations sont les Péruviens établis sur des plateaux entre 2000 et 4700 d'élévation au-dessus du niveau de la mer. « Si nous

(1) Quoy et Gaimard, *Voyage de l'*Astrolabe, t. I, p. 23.
(2) D'Orbigny, *L'homme américain*, Paris, 1839, t. I, p. 100.

suivons les autres peuples montagnards, nous les voyons, en nous avançant vers le sud, à mesure que la latitude plus froide les force de descendre des plateaux sur des points moins élevés, prendre une taille plus élevée ; les Araucanos sont plus grands que les Péruviens, et les Fuégiens qui, au milieu de leurs montagnes glacées, en suivant le littoral seulement, sont plus grands que les Araucanos. Sous les zones chaudes, nous trouvons les mêmes circonstances en descendant des plateaux sur le versant oriental des Andes. » Le même auteur, au sujet du rôle de l'abondance et de la disette dans l'accroissement de l'homme en hauteur, n'a rencontré que des faits négatifs : « Les Péruviens, qui de tous temps ont eu des troupeaux et ont poussé très-loin l'art de l'agriculture ; les Chiquitiens, toujours cultivateurs et chasseurs, les premiers parmi notre race ando-péruvienne, les seconds parmi notre race pampéenne, sont les plus petits. De toutes les nations de leur race respective, les Fuégiens et les Yuracarès, chasseurs et pêcheurs montagnards, les Patagons, chasseurs sur les plaines, sont au contraire les plus grands de tous, et l'on sait de combien de privations momentanées est entourée la vie nomade et hasardeuse du chasseur, surtout dans la Patagonie, le pays le plus stérile du monde. » Léon Coindet (1) a confirmé l'influence de l'altitude sur la taille par ses laborieuses recherches sur les hauts plateaux du Mexique. Pendant la durée de l'expédition française, il a trouvé, sur :

|                                                | Taille moyenne |
| ---------------------------------------------- | -------------- |
| 600 Français                                   | 1$^m$,66       |
| 500 Mexicains (créoles, métis, Indiens)        | 1$^m$,62       |
| 200 Indiens purs                               | 1$^m$,60       |
| 100 Métis                                      | 1$^m$,63       |

La taille est donc plus élevée chez les Européens que chez les créoles et les métis, chez ces derniers que chez les Indiens. Léon Coindet croit donc à l'action de l'altitude sur la stature, même chez les animaux ; ainsi, le cheval, importé au Mexique, est moins grand que celui dont il tire son origine, d'un tempérament sec et nerveux, bien musclé, solide, très-rustique ; le mulet est aussi un animal importé sur l'Anahuac, et, malgré son peu d'apparence et sa petite taille, nos vétérinaires l'estimaient presque à l'égal du mulet arabe.

Les peuples les plus grands habitent pour la plupart l'hémisphère austral, soit dans l'Amérique du Sud, soit dans plusieurs archipels de l'océan Austral. Les peuples les plus petits existent en général dans les parties les plus reculées de l'hémisphère boréal ; on en trouve aussi sous l'équateur et dans le voisinage du cap de Bonne-Espérance. Dans les deux hémisphères, par une coïncidence d'éléments ethniques, les contrées les plus froides ne présentent que des races extrêmement petites. En Europe, c'est la Suède, la Finlande, la Saxe, l'Ukraine, etc., qui offrent les plus hautes statures.

Au reste, suivant la juste remarque de Quatrefages (2), le rapport de la plus

---

(1) Léon Coindet, *Mém. de méd., chir. et pharm. milit.*, t. XXI, 3$^e$ série, 1868, p. 197.

(2) De Quatrefages, *Unité de l'espèce humaine.* Paris, 1861, p. 151.

grande taille moyenne à la plus petite, chez les hommes, se représente par *un et trois dixièmes*, c'est-à-dire que la première est loin d'être double de la seconde ; on voit ainsi que l'échelle des variations de taille est pour l'homme trois ou quatre fois moins étendue que chez les animaux.

La taille de l'homme s'est-elle modifiée depuis les temps historiques ? Godron (1) fait remarquer avec raison que les auteurs grecs nous ont laissé une foule d'indications précises relativement à la taille de l'homme, à la longueur des lits, etc. Les débris d'une haute antiquité, anneaux, casques, poteries, armes diverses et jusqu'aux dimensions des sarcophages, des portes des monuments de l'Égypte et de la Babylonie, des momies elles-mêmes et des hypogées qui datent des Pharaons, témoignent que la taille moyenne de l'homme n'a pas changé depuis ces temps reculés. — S'est-elle abaissée, et le déchet du recrutement annuel de l'armée a-t-il augmenté par cette cause ? La statistique officielle répond négativement ; le nombre des jeunes gens exemptés pour défaut de taille était, sur 10 000 examinés, de :

| | |
|---|---|
| En 1831 de ............................. | 929 |
| En 1836 de............................. | 828 |
| En 1841 de............................. | 727 |
| En 1846 de............................. | 627 |
| En 1851 de............................. | 596 etc. |

Boudin, divisant la période de 1831 à 1860 en sous-périodes quinquennales, met en lumière la rapide décroissance des exemptions à titre de défaut de taille :

| Classes. | Exemptions pour défaut de taille sur 10 000 examinés. |
|---|---|
| De 1831 à 1835......................... | 875 |
| 1836 à 1840......................... | 775 |
| 1841 à 1845......................... | 705 |
| 1846 à 1850......................... | 705 |
| 1851 à 1855......................... | 629 |
| 1856 à 1860......................... | 613 |

Et constamment ce sont les mêmes départements qui fournissent les plus hautes statures (Doubs, Jura, Côte-d'Or), et les plus petites tailles (Dordogne, Puy-de-Dôme, Haute-Vienne, Corrèze).

Bertillon a, le premier en France (2), établi que la taille moyenne s'élève chez nous, et que le nombre des conscrits, ayant plus de 165 centimètres, qui ne dépassait pas 47 pour 100 dans la période de 1816 à 1820, avait atteint successivement 50 pour 100 dans la période de 1848 à 1852 ; il avait été conduit, en outre, à reconnaître que les plus grandes tailles (au-dessus de 170 centimètres) diminuaient en nombre au profit des moyennes (3), fait confirmé depuis par Legoyt (4). Faut-il en conclure avec le premier que les petites et les

---

(1) Godron, *De l'espèce et des races.* Paris, 1859, in-8, t. II, p. 189.

(2) Bertillon, *Conclusions statistiques.* Paris, 1857, p. 146.

(3) *Bulletin de la Société d'anthropologie,* 1863, t. III, p. 253.

(4) Legoyt, *Statistiques de France,* 1858-1860 (Appendice).

grandes tailles deviennent plus rares, et que la taille de la population française tend, quoique avec une gradation très-lente, à s'uniformiser? Nous ne croyons ni à cette efficacité ni à cette multiplicité des croisements; les races comptent à peine avec les siècles; longtemps encore la Bretagne et la Normandie contrasteront par leurs différences de stature, mais la conclusion que nous tenons à formuler ici, et qui paraît hors de conteste, c'est que la taille moyenne tend à croître; en ce point, pas de décadence.

Les conditions de taille exigées dans les différents corps de l'armée seront indiquées plus loin (voy. *Hygiène militaire*).

## ARTICLE II.

### TYPE ORGANIQUE ET PHYSIOLOGIQUE DES RACES.

Les différentes races d'hommes se distinguent-elles les unes des autres par des caractères fortement marqués, uniformes et permanents, comme se distinguent entre elles les diverses espèces d'un genre quelconque d'animaux? Suivant Prichard (1) et de Quatrefages (2), ces caractères varient dans la même race; par les nuances presque insensibles de leur gradation, ils semblent réaliser les phases d'une transformation progressive, et beaucoup d'entre eux paraissent être le produit du temps et des agents extérieurs. Ceci s'appliquerait même aux diversités les plus fondamentales des races : ainsi chez plusieurs nations indo-chinoises) qui ont originairement le crâne pyramidal et la face élargie du type mongol, Prichard a vu la forme ovale de la tête et les traits du type européen apparaître, non-seulement comme variété individuelle, mais très-souvent comme caractères distinctifs d'une tribu. Dans l'hémisphère austral, sur le plateau de la Cafrerie, on trouve des Africains noirs, à chevelure laineuse, avec des traits presque européens, tandis que les Hottentots nomades des plaines basses reproduisent presque tous les caractères physiques des nomades de la haute Asie. En un mot, une seule nation présente la réunion de plusieurs types crâniens, et le même type se rencontre chez des nations appartenant à des races tout à fait distinctes. W. Edwards (3), qui place au premier rang les indices tirés de la forme et des proportions de la tête et des traits du visage, explique ces faits par la formation de nouveaux types à côté des types primitifs qui subsistent. Il admet que ceux-ci peuvent traverser intacts une longue suite de siècles, malgré les influences combinées des mélanges de races, des invasions étrangères et des progrès de la civilisation. A la vérité, l'extension des races intermédiaires tend à restreindre les types primitifs; mais

---

(1) Prichard, *Histoire naturelle de l'homme*, traduit par le docteur Roulin. Paris, 1843, t. II, p. 234.

(2) De Quatrefages, *Unité de l'espèce humaine*. Paris, 1861.

(3) W. Edwards, *Des caractères physiologiques des races humaines, considérés dans leurs rapports avec l'histoire* (lettre à Amédée Thierry). Paris, 1829, p. 45.

ceux-ci se retrouvent dans une partie de la population. Les grandes nations de l'antiquité ont encore leurs représentants dans les masses modernes; car c'est aux masses qu'appartiennent la persistance et la pérennité, le plus petit nombre ne pouvant imposer son type au plus grand. En outre, dans le mélange de deux races inégales, la moins parfaite tend à s'effacer : d'un blanc et d'une négresse sort un enfant mulâtre; deux mulâtres de sang égal qui se marient engendrent un enfant plus blanc que ses parents. C'est une loi de la nature que dans la production des hybrides, les formes mixtes tendent à retourner aux types dont elles dérivent, l'hybridité tend à disparaître. Et si l'on considère que les phénomènes d'ordre psychologique suivent dans l'homme une marche parallèle à celle du développement physique, on voit que les mélanges, les croisements, même en proportions égales, des races moins favorisées avec les représentants les plus parfaits de l'espèce humaine, seront les agents d'une fusion progressive et d'une véritable rédemption dont le terme sera l'assimilation des éléments ethniques inférieurs et leur absorption par les races d'élite, auxquelles est visiblement dévolue l'initiative et la conduite de la civilisation.

C'est ici que l'hygiène se sépare de l'anthropologie, quand celle-ci se préoccupe, à l'exemple de N. Périer (1), de l'amoindrissement des races par les croisements, de la destinée des peuples suivant les mouvements imprimés à leur race, de leur décadence et de leur disparition du milieu des nations civilisées par l'altération profonde de leur type physiologique. Que la pureté du sang soit le souci du chef de famille, du chef de caste, pour la sauvegarde d'une beauté héréditaire, des attributs d'une aristocratie naturelle, nous le comprenons; mais le physiologiste, l'hygiéniste, sourient complaisamment à la dispersion de ces trésors dans un cercle grandissant d'alliances et de mélanges; il en est des propriétés d'un sang supérieur comme de celles du levain, elles se communiquent à la masse, se reproduisent et se conservent indéfiniment. Tel est d'ailleurs le mécanisme du perfectionnement des races médiocres, disgraciées, et c'est un fait providentiel que toutes les variétés de l'espèce humaine se conviennent plus ou moins, se croisent aisément et contractent des unions fécondes (2). La formation des races métisses est une œuvre de durée; mais telles circonstances, l'isolement, le petit nombre des éléments producteurs, l'accélèrent, et de nos jours on a pour ainsi dire assisté deux fois à cette expérience anthropologique : les forêts d'Aranca (Brésil) ont servi de refuge contre les blancs à un certain nombre d'indigènes et de noirs, et de leur union sont sortis les *Cafusos*, décrits par Martins; les révoltés de la *Bountay* et les Tahitiens dont Beachey et de Blosseville ont recueilli l'histoire, ont créé une population, mélange aujourd'hui florissant du sang anglais et du sang polynésien. Les Griquas et les Basters du Cap sont des métis d'Européens et de Hottentots. Au Brésil, au Mexique, il y a plus de métis que d'indigènes de sang pur.

(1) N. Périer, *Des croisements ethniques* (*Mém. de la Société d'anthropol.*, 1863, t. I, p. 70).

(2) De Quatrefages, *Rapport sur les progrès de l'anthropologie*. Paris, 1867, p. 439.

Dans la Louisiane, la Floride, l'Alabama, les mulâtres sont robustes, féconds, vivaces (Nott). Si négresses et blancs ont une fécondité médiocre, les mulâtresses et les blancs, les mulâtresses et les mulâtres ont une ample postérité. A la Martinique, le mulâtre, plus apte que le nègre aux travaux industriels, est alerte, bien développé, très-fécond (Rufz.) La partie espagnole de Saint-Domingue présente un tiers de nègres, deux tiers de mulâtres et presque point de blancs. Depuis longtemps cette population métisse, qui n'est renouvelée par aucun arrivage, s'entretient par elle-même.

Dans une grande partie de l'Amérique méridionale, où le mélange de deux races humaines s'opère sur une si grande échelle et va s'étendant sans cesse, les sang-mêlés, dit Martin de Moussy (v. de Quatrefages, *op. cit.*, p. 456), les sang-mêlés de toute origine pullulent et forment une population nouvelle, *s'indigénant* chaque jour davantage et se rapprochant du blanc, qui, d'après ce qui se passe dans l'Amérique du Sud, finira avec le temps par absorber tous les autres. Cette supériorité de la race caucasique ne tient pas seulement à ce que le métissage est unilatéral et procède très-généralement non de la femme blanche, qui y répugne, mais de l'homme blanc; elle est le privilége de l'origine, le signe d'une véritable aristocratie de naissance; sa diffusion entre dans les plans du Créateur et dans les conditions du progrès : elle exige des siècles; l'extermination des races faibles se fait plus vite, mais les sociétés humaines doivent-elles ensanglanter leur berceau? — Maury, analysant les éléments ethniques des peuples, voit la civilisation naître et grandir par le contact, le mélange, l'union; Serres a dit que « plus un peuple acquiert d'éléments, plus il s'élève... A mesure que les caractères de la population se surajoutent les uns aux autres, sa vie augmente. » De Quatrefages présage aux races américaines en formation une supériorité provenant du concours que tous les groupes de la famille humaine leur apportent; elle sera la formule et la résultante de toutes les aptitudes propres aux races mères et de celles qui naîtront de leur croisement. Si l'unité n'est pas à l'origine des races, elle semble promise, à titre de couronnement, à leurs évolutions combinées dans un avenir que le flot envahisseur des émigrations et la rapidité croissante des transports sont destinés à rapprocher.

Les principaux types humains ont été ramenés à trois par Blumenbach : le *caucasique*, le *mongolique*, l'*éthiopique*. Isid. Geoffroy Saint-Hilaire y a ajouté le type hottentot, qu'on a tour à tour rattaché à l'un des deux précédents, dont il n'offre pas les traits; nous lui empruntons sa classification simplifiée (1) :

(1) Isid. Geoffroy Saint-Hilaire, *Mém. de la Société d'anthropol.*, t. I, p. 143.

# TABLEAU SYNOPTIQUE DES RACES HUMAINES.

## A. Types principaux.

| | | |
|---|---|---|
| Visage { | droit, ovalaire (ou orthognathe)........... | Prédominance des parties supérieures de la tête (front, crâne, cerveau). |
| | large, à pommettes proéminentes (ou eurygnathe)........... | Prédominance des parties moyennes (partie supérieure de la face). |
| | proclive (ou prognathe)........... | Prédominance des parties inférieures (mâchoires). |
| | large et proclive (ou, en même temps, eurygnathe et prognathe)........... | Prédominance des parties moyennes et inférieures (toute la face). |

I. TYPE CAUCASIQUE.
II. TYPE MONGOLIQUE.
III. TYPE ÉTHIOPIQUE.
IV. TYPE HOTTENTOT.

```
            C
            .
            .
M ......... ........ E
            .
            .
            H
```

En C, M, E, H, qui sont pour ainsi dire les quatre points cardinaux de l'anthropologie, se placent tous les autres types.

Type caucasique.... } Face non élargie.
Type éthiopique .... }

Type mongolique ... } Face élargie.
Type hottentot ..... }

Type caucasique.... } Face non proclive.
Type mongolique ... } Cheveux lisses.

Type éthiopique.... } Face proclive.
Type hottentot...... } Cheveux crépus.

Les caractères par lesquels l'un et l'autre des types intermédiaires se distinguent du type caucasique se trouvent réunis dans le type hottentot. Ce type est donc le plus éloigné du type caucasique, et peut être considéré comme lui étant diamétralement opposé.

*Caractères complémentaires du type hottentot* (ordinairement réuni, soit au type éthiopique, soit au type mongolique). — Apophyses épineuses cervicales non bifurquées; orteils décroissant graduellement; développement des nymphes; cheveux insérés circulairement.

## TABLEAU SYNOPTIQUE DES RACES HUMAINES (Suite).

### B. Classification des races humaines.

| Caractères | ORTHOGNATHES. | EURYGNATHES. | PROGNATHES. | EURYGNATHES ET PROGNATHES. |
|---|---|---|---|---|
| Cheveux insérés angulairement et lisses. Nez bien saillant, Peau tantôt blanche, tantôt basanée ou même noire, jamais jaune ou | Race caucasique [1]. | | | |
| cuivrée, barbe abondante..... | R. alléghanienne. | | | |
| cuivrée; barbe et poils du corps rares...... | R. hyperboréenne. | | | |
| un peu déprimé. Peau basanée.... jaunâtre, quelquefois claire. | R. malaise. | | | |
| plus ou moins cuivrée, barbe et poils du corps rares.... | R. américaine [2]. | | | |
| Yeux à axes très-obliques.... | | R. mongolique. | | |
| crépus. Nez déprimé. Peau basanée.... | | | | R. paraboréenne [3]. |
| très-déprimé. Peau brunâtre.... | | | R. australienne. | |
| saillant. Peau noirâtre.... | | R. cafre. | | |
| déprimé. Peau noirâtre. Membres bien développés.... | | | R. éthiopique. | |
| grêles.... | | | R. mélanienne. | |
| circulairement, crépus. Nez très-déprimé. Peau basanée. | | | | R. hottentote. |

1. Branches indo-européenne ou aryane, sémitique et nilotique; dolichocéphales. — Br. Slave, brachycéphale.
2. A subdivision. — On peut déjà indiquer la race californique, plus prognathe, noirâtre, à nez déprimé, à grosses lèvres, comparée par les voyageurs à la race nègre.
3. Face ovalaire, mais l'ovale inverse de l'ovale caucasique. Les paraboréens sont prognathes et faiblement dolichocéphales; les hyperboréens, avec lesquels on les a longtemps confondus, sont orthognathes et brachycéphales.
4. A subdivision. — Les Makoias ont l'angle facial de 64° (au lieu de 70° à 75°).

C'est dans l'important rapport de Quatrefages sur les progrès de l'anthropologie qu'il faut consulter les classifications détaillées des diverses races avec leurs groupements, leurs familles, leurs populations, leurs connexions d'origine et de mélanges (*Appendice*, p. 496); mais à cause de l'intérêt prédominant qui s'y attache, nous croyons devoir ici reproduire le tableau des races blanches pures ou regardées comme telles, établi par ce naturaliste, sans oublier de mentionner avec lui l'existence d'un élément blanc qui se montre sur plusieurs points de l'aire attribuée aux peuples jaunes, et qui se retrouve parfois pur ou presque pur jusque dans les archipels asiatiques. C'est à lui que de Quatrefages rapporte les populations de la branche allophyle; c'est lui qui sert de rameau de transition entre les jaunes et les blancs :

*Races blanches pures ou regardées comme telles.*

| Tronc. | Branches. | Rameaux. | Familles. | Groupes. | Populations. |
|---|---|---|---|---|---|
| | | | Esthonienne | | Esthoniens. |
| | | | Votiaque. | | Votiaks. |
| | | | Miao | | Miao-tsé. |
| | | Tchoude.. . | Aïno | Boréal. | Aïnos. |
| | | | | Méridional... | Kubus. |
| | Allophyle. | | Tchouktchi | | Tchouktchis. |
| | | | Goloutche. | | Koluches. |
| | | Caucasien... | Géorgienne | | Géorgiens. |
| | | | Circassienne | | Tcherkesses. |
| | | Euskarien | | | Basques. |
| | | Sémite | Chaldéenne | | Hébreux. |
| | | | Arabique | Himyarite | Yéméniens. |
| | Sémitique. | | | Arabe | Arabes. |
| Blancs ou Caucasique. | | | Amara. | | Abyssins. |
| | | Libyen | Amazigh | Kabyle | Kabyles. |
| | | | | Imouchar | Touaregs. |
| | | | Égyptienne | | Égyptiens. |
| | | | Indoue | Mamogi | Siapochs. |
| | | | | Brahmanique. | Indous. |
| | | Indo-Iranien. | Iranienne. | | Tadjiks. |
| | | | Helléno-latine. | Hellène | Grecs. |
| | Aryane... | | | Latin. | Romains. |
| | | Slave | | | Polonais. |
| | | | | Scandinave. . | Suédois. |
| | | Celte | Germanique | G. du Nord.. | Hanovriens. |
| | | | | G. du Sud... | Bavarois. |
| | | | Celtique | Insulaire. | Irlandais. |
| | | | | Continental | Bas-Bretons. |

Nous ne pouvons que renvoyer au programme tracé par la Société anthropologique (*Mémoires, etc.*, t. II) et au commentaire qu'y a joint Broca dans un autre recueil (1), pour les règles à suivre dans la détermination des types et de leurs éléments constitutifs ou accessoires. Il n'est pas toujours aisé de les rattacher à leurs véritables causes; l'action lente des milieux se mêle aux effets séculaires d'une transmission constatée, et, comme l'idée préconçue de la

(1) Broca, *Dict. encyclop. des sc. méd.*, art. ANTHROPOLOGIE, t. V, 1866, p. 276.

polygénie ou de la monogénie humaine préside aux recherches des meilleurs esprits et les entraîne presque à leur insu, les conclusions demeurent flottantes, le domaine des faits va s'agrandissant par le travail des investigateurs, mais le terrain ne se consolide nulle part. Quels caractères plus évidents que ceux qui sont tirés de la coloration de la peau, du système pileux? Les partisans de l'unité primordiale de notre espèce se hâtent d'objecter que les différences les plus notables dans le système pileux et dans la couleur des animaux ne peuvent servir de base à des distinctions spécifiques, c'est affaire de climat : à la zone torride, les races noires; aux zones tempérées, les races blanches; aux climats qui avoisinent la première sans en faire partie, les populations à teintes intermédiaires. La laine crépue du nègre, les petites mèches courtes et collées contre le péricrâne de la tête ratatinée des Cafres, les boucles à grosse frisure du Berbère, la chevelure ondée du Tibou, ne sont que les variétés d'aspect d'une production épidermique dont la structure est la même chez tous les hommes. Ceux qui attribuent à la race la prépondérance sur le milieu, signalent dans l'Hindoustan les Rohillas à la peau blanche, aux yeux bleus, aux cheveux très-blonds, les hommes aux yeux et aux cheveux très-foncés que l'on rencontre en majorité dans certains districts de l'Irlande, du pays de Galles et des Highlands de l'Écosse; les Tziganes, venus de l'Inde et nous montrant jusqu'aux pieds des monts Cheviots le teint bistré, l'œil noir et les cheveux d'ébène des Hindous; la colonie allemande, fondée au XVᵉ siècle dans le Paraguay par les soldats de Charles-Quint, et qui, préservée de tout mélange, subsiste aussi blonde sous le tropique du Capricorne que ses ancêtres sur les bords de l'Elbe. Avec Pruner bey (1), le microscope relève la signification ethnique du cheveu. Arrivé à son complet développement, tout cheveu, si on l'examine longitudinalement au microscope, se classe dans l'une des catégories suivantes :

1° Ligne centrale parfaitement diaphane dans tout son trajet, et dont la largeur est en rapport avec l'épaisseur croissante ou décroissante du cheveu.

2° Canal cellulaire plein et à bords moins réguliers, souvent interrompu, et en ces points un vide transparent, par l'absence de substance médullaire; celle-ci diffère de la substance corticale par sa nuance ou plus foncée ou plus claire, ce qui est la règle, ou grisâtre et comme enfumée, surtout dans les cheveux blancs. Dans le cheveu noir, la substance médullaire, lorsqu'elle se laisse apercevoir, est brunâtre; dans le cheveu brun foncé, elle est rougeâtre ou de couleur orange; elle est d'un jaune doré dans les cheveux moins colorés, soit qu'on l'y suive sous l'aspect d'un canal plein dans toute la longueur du cheveu, soit qu'elle n'y forme que des amas cellulaires plus ou moins allongés et s'amincissant vers leurs extrémités.

3° Dans une troisième classe de cheveux à pointe très-effilée, on ne découvre rien qui dénote une différence de structure entre leur centre et le reste; on y

_____

(1) *De la chevelure comme caractéristique des races humaines* (**Mém.** de la Société d'anthropol., t. II, 1863).

constate des raies très-fines et blanchâtres qui semblent des interstices séparant les cellules allongées ou fibreuses dont se compose la substance corticale.

A la première de ces trois catégories appartient la race aryenne, surtout par ses rameaux à chevelure claire. On ne rencontre que par exception un canal médullaire vide et argenté, dans la chevelure claire de quelque Berbère, de quelque Turc, de quelque Égyptien ancien, et, dans ce cas, l'origine devient douteuse. Même dans la race aryenne, l'existence d'un canal diaphane n'est pas un fait constant; si on l'observe chez la plupart des Européens à cheveux clairs (Allemands, Slaves, Celtes, Français, Italiens, etc.), le canal est plein chez quelques individus de la variété blonde d'Irlande; les nations européennes à cheveux foncés présentent aussi une substance médullaire bien distincte, au moins dans les gros cheveux, et sur la même tête les cheveux les plus fins ont le canal vide. « Ainsi, dit Pruner bey, ce qui constitue la règle pour la chevelure claire des Aryens d'Europe, se présente, dans nos pays, comme exception pour la chevelure noire de la même race. » Les Aryens de l'Asie (Persans, Hindous), qui ont une chevelure très-noire, offrent un cordon médullaire coloré ou le centre du cheveu indistinct du reste, c'est-à-dire qu'ils rentrent dans la deuxième ou troisième catégorie; la seconde comprend la majeure partie des races humaines, Esquimaux, Lapons, Américains, Touraniens, Polynésiens, Australiens, etc.; dans la troisième, où se rangent le nègre, le Papou, le Malais, les habitants de l'Inde méridionale, les races à la plus noire chevelure, il faut noter cette particularité que, dès que la couleur des cheveux s'éclaircit un peu, comme chez les nègres à cheveux tirant sur le roux, le cordon médullaire y reparaît.

L'étude microscopique des cheveux au moyen de sections transversales sur des échantillons d'un grand nombre de races, l'a conduit à compléter ce diagnostic rétrospectif : dans la coupe transversale des cheveux, pratiquée d'après les procédés qu'il indique, l'ellipse allongée caractérise les races nègres en général aussi bien que la race hottentote boschismane; les formes ovalaires appartiennent aux populations aryanes; les formes circulaires plus ou moins régulières dénotent les races jaunes, américaines, etc., et en ce point les races blanches allophyles paraissent se rapprocher de ces dernières. Sur les têtes des métis, les formes de cheveux se mélangent. Les caractères des sections transversales peuvent varier, dans de certaines limites, sur la tête du même individu; mais, hors le cas de métissage, jamais on n'y trouvera réunies les formes extrêmes. Pour le discernement de la provenance et des mélanges ethniques, la forme du cheveu a plus de valeur que la disposition anatomique de ses éléments constituants. « Un seul cheveu, dit encore le savant anthropologiste, s'il a la forme moyenne caractéristique, suffit à définir la race. Sur cette nouvelle échelle de comparaison, les Aryens occupent le milieu, les Papous, les Boschismans et les nègres une extrémité, et à l'autre on trouve les Polynésiens, les Malais, les Siamois, les Japonais, les Touraniens et les Américains, y compris les Esquimaux. Pas un fait important d'organisation ou de conformation qui ne prête à la même controverse. La distinction établie par Retzius entre les dolichocéphales et les brachycéphales, subdivisés les uns et les autres en orthognathes et en prognathes, lui a permis de distribuer les races de toutes les parties du monde et de les grouper suivant ces grandes affinités ; mais que de différences de gradation entre les uns et les autres (Pruner bey) ! Pourquoi la femme est-elle plus brachycéphale que l'homme ? Pourquoi la dolichocéphalie et la brachycéphalie se rencontrent-elles dans plusieurs grands groupes humains (1), notamment parmi les Aryas, dont on ne peut séparer les Slaves brachycéphales, etc. ? Même coïncidence de ces deux types crâniens dans le vaste groupe mongol (Touraniens des linguistes) ; dans la Malaisie, à côté des populations brachycéphales, vivent des tribus entières qui sont dolichocéphales. Quoique la plupart des Polynésiens appartiennent à cette dernière variété, on trouve aux îles Marquises, à Fonga-Tabou, à Taïti, des brachycéphales qui ne diffèrent d'eux sous aucun autre rapport.

Il existe chez toutes les races humaines une remarquable uniformité relativement aux principales lois de l'économie et aux grandes fonctions physiologiques ; mais, pour l'apercevoir, il faut faire la part des modifications qui leur sont imprimées : 1° en vertu des nécessités d'adaptation au milieu extérieur ; 2° en vertu de l'hérédité, qui fixe ces modifications et les habitudes acquises dans la descendance, quand plusieurs générations y ont participé. La température propre du corps est à peu près la même dans toutes les branches de la famille humaine ; la fréquence du pouls n'offre chez elles que des variations très-restreintes. Haller a accrédité l'opinion que le climat détermine l'époque de la nubilité et la durée de la fécondité des femmes. On a expliqué la dépravation morale et la polygamie de l'Orient par la proportion plus grande des naissances du sexe féminin et par la précocité du développement et de la vieillesse des femmes. Les recherches de Niebuhr établissent qu'il ne naît pas plus de femmes en Orient qu'en Europe, et celles de Roberton, que les époques des révolutions physiologiques qui s'opèrent dans la vie des femmes sont à peu près les mêmes dans les divers climats : de telle sorte, ajoute Prichard, que, devant les grandes lois de l'économie animale, tous les membres de la famille humaine sont égaux. Il ne faudrait point prendre à la lettre ce décret d'égalité physiologique ; en ce qui concerne l'époque de la puberté, on a noté des extrêmes énormes : 8 à 9 ans, 18 à 19 ans, chez quelques tribus américaines du Nord (Quatrefages, *Rapport, etc.*, p. 344). Des extrêmes moins rares, 10 à 11 ans d'une part, 15 à 16 ans de l'autre, représentent encore des écarts considérables ; mais ils n'ont pas de fixité, et, dans l'immense majorité des cas, les différences se réduisent à une variation moyenne de 14 mois ; entre les femmes pauvres et les femmes riches, elle est, à Rouen, de 14 mois au profit

---

(1) Pruner bey, *Résultats de crâniométrie, etc.* (*Mém. de la Société d'anthropol.*, t. II, 1866, p. 423).

de celles-ci (1) ; à Marseille, de 6 mois (2), à Berlin, de 1 an et 4 mois (docteur Louis Mayer), à Florence, de 13 mois (3), à Christiania, chez les femmes norwégiennes, de 6 mois seulement, etc. La race et le climat se disputent, chez les auteurs qui ont agité cette question, la priorité et l'intensité d'influence sur l'ovulation. Lagneau impute à l'élément germanique, qui s'est mêlé, après le départ des légions de César pour Pharsale, à la population primitive de Strasbourg, le retard de la première menstruation de ses femmes, qui coïncide avec celle des femmes de Berlin, de Goëttingue (16 ans), et aux origines ligures, gallo-celtes et grecques des Marseillais, le type inverse de la même fonction chez leurs femmes. A quoi répond Raciborski par une statistique de 100 femmes d'origine slave et de 100 femmes juives de Pologne où cette race, placée sous un climat opposé à celui de la Palestine, conserve sa pureté, statistique rédigée par le docteur Lebrun, médecin en chef de l'hôpital de l'Enfant-Jésus à Varsovie, et qui aboutit à cette conclusion : âge de la première apparition des règles chez les femmes sémites, 15 ans 5 mois et 26 jours; chez les femmes slaves catholiques, 15 ans 9 mois; différence, 3 mois et 4 jours en faveur de la race juive. Citons un dernier exemple à l'appui du rôle qui est ici dévolu à la race: les femmes esquimaux du Labrador ont la même précocité que les négresses de nos colonies (Quatrefages).

La plupart des naturalistes se contentent de saisir dans ces rapprochements les indices qui militent pour ou contre la doctrine de l'unité ou de la multiplicité des centres primitifs de formations anthropologiques; l'hygiène poursuit, dans l'analyse de l'état des fonctions chez les races humaines, les particularités, les inégalités qui, pour être plus ou moins imputables aux influences extérieures n'affectent pas moins l'ensemble de la constitution, et font à chaque race, à chaque nation, leur mesure de résistance vitale et leur imminence morbide, leur physionomie normale et pathologique. Quelques dattes et un peu d'eau suffisent à la nourriture journalière de l'Arabe du Sahara, tandis que l'Esquimau se repaît d'une énorme ration de lard de baleine : cette différence d'alimentation est nécessitée par le climat; mais les habitudes qui en dérivent modifient l'état matériel et l'activité vitale des organes. De là des résultats organiques qui se transmettent à leur tour par la génération. Les modifications acquises par les ancêtres deviennent ainsi les traits congénitaux de la constitution de leur progéniture. De père en fils, l'Arabe est svelte, agile, musculeux, quoique maigre ; l'Esquimau, trapu, gras et pesant. Les peuples qui habitent depuis des siècles les hauteurs des Andes de l'Amérique méridionale (les Quichuas et les Aymaras) auraient, d'après d'Orbigny, la poitrine plus développée et les poumons plus larges que les tribus du plat pays; vivant dans un air très-raréfié, ils sont obligés de compenser cette circonstance par le vo-

(1) Leudet, *Congrès international médical de Paris*. Paris, 1868.

(2) Raciborski, *Traité de la menstruation*. Paris, 1868, p. 221.

(3) Raffaello Lévi, *ibid.*, p. 223.

lume de l'air inspiré, nous ajouterons ou par l'accélération des mouvements respiratoires. Leurs ancêtres, qui vinrent les premiers se fixer dans ces régions élevées, ont eu à supporter le conflit dangereux de l'organisme avec un milieu pour lequel il n'était point créé. Le résultat de cette tentative d'adaptation, qui a sans doute coûté plus d'une vie, est devenu le caractère héréditaire de leur postérité. L'Indien des hauts plateaux du Mexique présente, d'après Jourdanet (1), une ampleur de poitrine disproportionnée avec sa taille, condition qui lui permet une activité musculaire, une puissance de travail, des fatigues, des courses, des transports à dos, etc., impossibles à la race blanche, qui n'a pas encore accommodé sa respiration à l'air raréfié de ces altitudes (2). L'acclimatement d'une race ne s'achève qu'après une longue suite de générations: en d'autres termes, les changements qui ont pour objet d'approprier l'organisme au milieu s'opèrent graduellement, mais, une fois réalisés, ils se gravent en traits permanents sur la race. Le climat de Sierra-Leone, fatal aux Européens, épargne les naturels; que si l'on y transporte de la Nouvelle-Écosse des nègres libres dont les ancêtres ont habité pendant quelques générations un climat très-différent, ils éprouvent à leur arrivée les mêmes maladies que les Européens: preuve que l'immunité dont jouissent certaines races dans les climats funestes à d'autres provient, non d'une condition originaire, d'un antagonisme inné, mais d'une disposition acquise par les ancêtres et transmise par hérédité. Concluons que les races humaines, qu'elles émanent d'une source unique ou multiple, ont revêtu jusqu'à un certain point la forme physiologique des climats où elles se sont produites ou installées; que les migrations et les croisements sont, avec le climat, la cause la plus active de leurs métamorphoses; que les effets combinés de ces deux ordres d'influences s'impriment en caractères héréditaires dans les générations suivantes; que l'unité primordiale de l'espèce humaine, si elle existe, disparaît aux yeux de l'hygiéniste dans la multiplicité des transformations qu'elle subit, suivant les mélanges, les lieux et les temps, et par conséquent dans les différences de force organique qu'elles possèdent.

(1) Jourdanet, *Du Mexique au point de vue de son influence sur la vie de l'homme.* Paris, 1862, p. 98.

(2) Les observations et les résultats des mensurations faites sur l'Anahuac par Léon Coindet (*loc. cit.*) confirment non l'ampliation thoracique des indigènes du Mexique, mais le fait général du rapport à peu près constant de l'ampleur de la poitrine avec la taille. Ce laborieux investigateur a mesuré le thorax chez 500 Français, 500 Mexicains et 200 Indiens de Tacubaya et a trouvé pour la moyenne totale du développement thoracique :

Chez les premiers .............................. 90,349
Chez les seconds .............................. 88,007
Chez les derniers.............................. 87,23

## ARTICLE III.

### FORCE MUSCULAIRE.

La puissance d'action du système musculaire est un des éléments de la force organique (voy. t. I, p. 196); mais, outre que l'on n'a pas comparé sous ce rapport beaucoup de races entre elles, on trouve encore ici une complication d'influences qui embarrasse le jugement. S'il est certain que chaque race doit à sa constitution propre une mesure déterminée de puissance musculaire, celle-ci varie néanmoins en raison du régime, du climat et du degré de civilisation. Les nations qui vivent d'aliments empruntés au règne végétal et en quantité à peine suffisante, déploient moins de vigueur que celles qui sont mieux nourries, et il semble que les proportions de leurs membres soient différentes (Prichard) : les Hindous ont les bras et les jambes proportionnellement plus longs et moins musculeux que les Européens. Les sabres de soldats indiens, apportés en Angleterre, avaient la poignée trop petite pour des mains anglaises. Coulomb a remarqué que la quantité moyenne d'action musculaire varie suivant le climat : « J'ai fait exécuter de grands travaux à la Martinique par des troupes; le thermomètre y était rarement au-dessous de 20 degrés; j'ai fait exécuter en France les mêmes genres de travaux par ces mêmes troupes, et je puis assurer que, sous le 12e degré de latitude, où les hommes sont presque toujours inondés de leur transpiration, ils ne sont pas capables de la moitié d'action journalière qu'ils peuvent fournir dans nos climats (1). » On se représente les sauvages avec les attributs de la force physique, et l'on accuse la civilisation d'énerver le corps par les passions qu'elle entretient ou fait naître : c'est là une double erreur qui ressort des expériences de Péron sur la force musculaire des naturels de Timor, de la Nouvelle-Hollande et de la terre de Diémen. Les individus les plus robustes de cette dernière île n'ont pu faire avancer l'aiguille du dynamomètre de Régnier au delà du 60e degré; le terme moyen des observations a été de 50kil,6. Les matelots de l'équipage l'ont toujours emporté dans ces épreuves sur les insulaires. Quatorze sauvages de la Nouvelle-Hollande n'ont donné en moyenne, pour force de pression, que 51 kilogrammes; le plus fort atteignit 62, le plus faible ne put dépasser 40. Comparez ces résultats avec ceux qui sont consignés dans le tableau, pages 196 et 197 du tome Ier : la différence est énorme. Les Malais de l'île de Timor, un peu plus civilisés que les précédents, ont fourni à Péron une moyenne de 50kil,7 pour la force manuelle, et de 11,6 myriagrammes pour la force rénale. D'après Mackenzie, Lewis et Clark, les indigènes de l'Amérique offrent la même infériorité de force physique. Volney observe que, dans les combats de troupe à troupe ou d'homme à homme, les Virginiens et les Kentuckiens ont

_____

(1) Coulomb, *Mémoires de l'Institut*, première classe, t. II, p. 429.

toujours l'avantage sur les Américains sauvages. Les races sauvages ont donc moins de force musculaire que les races civilisées. Mais, nous le répétons, si profonde que soit la triple action du climat, du régime et de la civilisation, chaque race possède, avec des conditions différentes de conformation, une mesure différente de force intrinsèque. Dans toutes les autres races comparées à la race européenne, les membres présentent une plus grande courbure des os longs et des formes moins parfaites. Chez les nègres, les os des jambes sont déjetés en dehors, le tibia et le péroné plus convexes en avant, les mollets plus hauts, les pieds très-plats (Sœmmerring), etc. Ces détails de structure rentrent dans l'influence de l'hérédité; ils ont un rapport manifeste avec la vigueur et la perfection des mouvements : dans la race gît donc la donnée primordiale de la force musculaire.

Les expériences réunies de Régnier, Ransonnet et Péron se résument dans le tableau suivant :

| Observateurs. | Individus observés. | FORCE | |
|---|---|---|---|
| | | Manuelle. | Rénale. |
| | | kil. | Moyennes. |
| Régnier....... | Français (25 à 30 ans). ......... | 50,0 | 13,0 |
| Ransonnet..... | — (25 à 45 ans) ......... | 46,3 | 14,2 |
| Péron ........ | — .................... | 69,2 | 22,1 |
| » | Indigènes de la Nouvelle-Hollande.. | 51,8 | 14,8 |
| » | Malais de l'île de Timor........ ... | 58,7 | 16,2 |

D'après Freycinet, on devrait lire, pour la force rénale indiquée par Péron :

15.2 Myriagr. au lieu de... 22,1 pour les Français.
10,4 — au lieu de... 14,8 pour les habitants de la Nouvelle-Hollande.
11,3 — au lieu de... 16,2 pour les habitants de l'île de Timor.

Mentionnons, d'après Boudin, les expériences faites par James Forbes, professeur à l'Université d'Édimbourg, avec le dynamomètre de Régnier sur des étudiants âgés de 20 à 25 ans :

Anglais..................... de 366 à 384 livres anglaises.
Écossais.................... de 374 à 404 ---
Irlandais................... de 397 à 418 ---

Le maximum a donc été fourni par des Irlandais (Celtes), les plus petits, tant la force exprime la race, non la taille.

## ARTICLE IV.

### TYPE PATHOLOGIQUE DES RACES, APTITUDES, IMMUNITÉS.

Nous avons hésité à ajouter cet article à notre esquisse sommaire des races humaines, tant il a été, sous d'autres plumes, un thème élastique de paradoxes, de propositions hasardées, de confusions et d'erreurs. On a mis sur le compte de l'hérédité caractéristique des grands groupes humains les épreuves ou les bénéfices de l'acclimatement, les endémies mal observées de localités lointaines, les effets de la servitude et de la misère, ceux de la condition militaire et des excès ou des dangers qu'elle entraîne, etc., et cependant, nonobstant ce mélange de merveilleux et d'exagérations, la réceptivité morbide des peuples présente des inégalités frappantes et des différences essentielles ; chaque variété principale de l'espèce humaine a une sorte de spécificité organique et dynamique qui lui est immanente, une physionomie clinique, une imminence morbide qui lui est propre et qui procède de son fonds, sans omettre celle qui lui vient du milieu où elle est placée. On doit à Legoyt une monographie statistique de la race juive (1) : nul doute que pareille enquête, appliquée aux autres races avec le même esprit de vérification positive, sans préjugé ni passion, ne fît ressortir le fond encore assez mystérieux de leurs qualités primordiales et leur mesure relative de résistance vitale. Ce qui a été fait jusqu'à présent dans cette direction n'est qu'une lumière projetée dans de vastes ténèbres. Le docteur Glatter, directeur du bureau de statistique à Vienne (2), opérant sur les chiffres fournis par les médecins des comitats de Pesth et de Pilfis, a comparé entre elles cinq nationalités : Magyares, Allemands, Slovaques et Juifs, et il a saisi des différences d'aptitudes aux maladies, de résistance vitale, partant de mortalité, de vie moyenne, de longévité, etc. Les Magyares, même dans les bas-fonds marécageux qu'ils habitent, fournissent des chiffres peu élevés pour les fièvres intermittentes, et, malgré l'usage d'une nourriture grasse et très-épicée, paraissent peu sujets au catarrhe intestinal, aux diarrhées, aux affections du foie ; ils ont eu, au contraire, beaucoup à souffrir du choléra de 1853. Les Allemands, qui recherchent dans ces mêmes contrées les habitations élevées, ont plus de récidives et de suites des fièvres palustres, plus de diarrhées, des affections typhoïdes, des rhumatismes fébriles, plus de phthisies, et, dans l'enfance, plus de convulsions et de croup. Les Slovaques, répandus dans les plaines et sur les hauteurs, souffrent plus que Magyares et Allemands du paludisme, de la diarrhée, de la fièvre typhoïde à forme abdominale, moins de la tuberculose, et, chez eux, l'asthme avec emphysème pulmonaire est fréquent. Dans la pathologie des Serbes, les affections typhoïdes, la dysenterie, le rhumatisme aigu, l'asthme, les entozoaires, sont rares ; les fièvres ne manquent point malgré leur éloignement des régions palustres, les phlegmasies et les tubercules des voies aériennes dominent ; chez leurs femmes, l'hystérie et le cancer utérin. Les Juifs, même dans les parties basses du pays, manifestent une remarquable immunité contre les fièvres d'accès, les convulsions, le carreau des enfants, les inflammations des organes respiratoires ; ils ont la gale, des dermatoses apyrétiques, des catarrhes gastro-intestinaux. Cette

(1) Legoyt, *Journal de la Société de statistique de Paris*, numéros de juillet et d'août 1865.

(2) Glatter, *Casper's Wisch.*, 1864, t. XXV, p. 32, 45 ; et *Ann. d'hy. et de méd. lég.*, 2e série, t. XXIII, 1863.

ébauche de pathologie ethnique aurait besoin d'être confirmée par des recherches plus étendues et de plus longue haleine : comment se comporte le type juif, le type germanique, le type slave, juxtaposés en Pologne, sous un climat si opposé à celui d'origine du premier ? Les aptitudes et les immunités jouent, dans les groupes divers de population, le même rôle que les prédispositions et d'autres éléments d'hérédité dans l'individu ; mais les observations manquent de précision, et, les statistiques, de discernement. Pourquoi s'évertuer, dans une sorte de mysticisme anthropologique, quand les causes naturelles suffisent aux explications cherchées ? S'il y a parmi les Juifs moins de mort-nés, c'est apparemment que les grossesses sont conduites avec plus de sollicitude jusqu'à leur terme ; si, malgré une moindre proportion de mariages et de naissances, leur population s'accroît plus rapidement, c'est que leur mortalité est moindre ; s'ils s'acclimatent en Algérie et sous les tropiques, c'est qu'ils sont originaires d'un climat chaud ; s'ils se multiplient jusque dans la Pologne, la Russie, etc., c'est que la migration du sud au nord est moins chanceuse et réussit plus aisément aux méridionaux. Si, à Francfort, dans les cinq premières années de la vie, sur 100 enfants il meurt 24,1 chrétiens et seulement 12,9 juifs, c'est que ces derniers reçoivent des soins plus complets ou plus éclairés. Au reste, les maladies et les mortalités qui ont frappé la race juive dans les temps antérieurs nous sont inconnues ; nous ignorons les frais physiologiques que leurs acclimatements aujourd'hui consommés ont coûtés à leurs ancêtres.

Les documents anglais sur la mortalité des troupes indigènes (Cipayes) et des troupes européennes dans les Indes (1) offrent de l'intérêt, et prononcent l'influence de la race, malgré la part à faire à celle du climat, de l'état militaire, et des différences de régime ; nous choisissons quelques données statistiques qui concernent les résidences du littoral :

| | | Malades sur 1000. | Décès sur 1000. |
|---|---|---|---|
| 1° Maladies des poumons......... | Européens... | 82 | 2,9 |
| | Indigènes ... | 12 | 1,2 |
| 2° Dysentérie et diarrhée......... | Européens... | 271 | 13,7 |
| | Indigènes ... | 26 | 2,1 |
| 3° Maladies du foie............. | Européens... | 123 | 5,6 |
| | Indigènes ... | 1 | 0,1 |
| 4° Maladies mentales, épilepsie, apoplexie................. | Européens... | 17 | 1,5 |
| | Indigènes ... | 4 | 0,5 |
| 5° Fièvres éphémères, intermittentes rémittentes et continues..... | Européens... | 216 | 3 |
| | Indigènes ... | 222 | 3,1 |
| 6° Anasarque, ascite, béribéri..... | Européens... | 8 | 2 |
| | Indigènes ... | 8 | 1,3 |

L'égalité du tribut payé par les deux races aux fièvres endémiques est un résultat imprévu, mais bien constaté. C'est dans les stations de Masulipatam et de Chicacola qu'elles ont sévi avec le plus d'intensité sur les Cipayes comme

(1) *Leichtungen in der medicinischen Geographie von Heusinger* ; dans *Jahresbericht über die Fortschritte der gesammten Medicin*, herausgegeben, von Dr Canstalt und Dr Eisenmann, t. II, 1848.

sur les Anglais; la première est cernée de foyers d'effluves paludiques. Remarquons que ces derniers comptent, sous le ciel des Indes, trois fois plus d'affections cérébrales qu'en Angleterre. Enfin, le béribéri, hydropisie aiguë à début brusque et sans fièvre, à marche rapide, se compliquant en vingt-quatre heures de dyspnée suffocante et de vomissements, pour finir, à moins d'une marche régressive, dans une syncope, dans un accès convulsif ou dans une sorte de coma, cette maladie dont l'aspect symptomatique rappelle les effets de l'urémie, et sur laquelle nous n'avons pas le dernier mot, malgré les recherches de Fonssagrives, Le Roy de Méricourt et Rochard (1), est une des plus originales manifestations de la race indienne et de la race nègre, en même temps que pour les Européens l'exemple d'une franche immunité; elle atteint les Indiens en grand nombre et cause chez eux une forte proportion de décès, 46 sur 399 cas.

Magitot (2) établit qu'en général les races caucasiques sont plus disposées à la carie dentaire que les races arabe et nègre, douées d'une dentition belle et résistante, que les races mongoliques de l'extrême Orient et de l'Asie occupent un rang intermédiaire, et que les métisses sont plus sujettes à la carie; les créoles y deviennent plus sujets à la suite de leurs transplantations hors de leur pays d'origine. Les anciennes populations autochthones de l'Europe paraissent en avoir souffert au moins autant que nos populations actuelles; de toutes les collections de crânes que Magitot a pu étudier, aucune ne lui a présenté autant d'exemples de carie et d'usure des dents que celle des 80 crânes basques que possède la Société d'anthropologie, alors qu'il n'en a pas rencontré un seul parmi les crânes des indigènes du continent américain, Mexique, Pérou, Patagonie, etc., dans les collections du Muséum, ni parmi ceux qui proviennent de l'Australie, de Madagascar, de la Néo-Calédonie, etc. Dans l'Europe actuelle, il n'y a que les Islandais qui jouissent d'une immunité complète contre ce mal (3). Mais voici une confirmation du rapport entre les races et l'état de la dentition : les recherches de Broca sur la taille (4), et celles de Magitot sur la répartition géographique des caries dentaires, nous montrent la population de la France se divisant en deux groupes qui perpétuent sous nos yeux les caractères de leurs souches ethniques : d'une part, le groupe celtique à individus petits, trapus et à dentition robuste (Bretagne); d'autre part, la famille kimrique qui a envahi la Gaule vers le VIIᵉ siècle de notre ère, à individus

(1) Fonsssagrives et Le Roy de Méricourt, *Archives générales de médecine*, septembre 1831, et *Arch. de méd. navale*. Paris, 1864, t. I. p. 562. — J. Rochard, *Nouveau Dictionnaire de méd. et de chir. prat.* Paris, 1866, t. IV. — Dutroulau, *Traité des maladies des Européens dans les pays chauds*, etc., 2ᵉ édit. Paris, 1868, p. 161. — Le Roy de Méricourt, *Dictionnaire encyclopédique des sc. méd.* Paris, 1868, art. BÉRIBÉRI,

(2) Magitot, *Traité de la carie dentaire*. Paris, 1867, p. 60.

(3) Le Bret, *Examen anthropologique des collections recueillies dans le voyage du Prince Napoléon* (*Archives générales de médecine*. Paris, 1857).

(4) Broca, *Mém. de la Société anthropol.*, t. I, p. 144.

grands, blonds, et à dentition défectueuse. N'est-il pas curieux de voir la statistique contemporaine des conseils de révision jalonner de ses chiffres révéla-
teurs l'itinéraire de l'invasion des Kimris, le centre territorial des Celtes, et
nous montrer la carie dentaire dans les proportions suivantes pour 10 000 examinés :

| Bretagne | Côtes du Nord..... | 137 | Normandie. | Orne ........... | 1537 |
|---|---|---|---|---|---|
| | Morbihan......... | 110 | | Calvados......... | 1738 |
| | Finistère ........ | 60 | | Seine-Inférieure .... | 3140 |
| | | | | Eure. .......... | 5014 |

Dans l'île de Malte, la mortalité des troupes anglaises est à celle des troupes
maltaises, toutes conditions égales moins la race et l'appropriation primordiale
au climat, comme 15,3 à 9,5, en chiffres ronds comme 3 à 2. Les maladies,
causes de décès, ont offert (de 1837 à 1846) la moyenne annuelle suivante
sur 1000 hommes de chaque groupe :

| | Anglais. | Maltais. |
|---|---|---|
| Fièvres ..................... | 1,79 | 0,6 |
| Maladies des organes respiratoires ... | 7,93 | 3,8 |
| — du foie ........ ........ | 0,76 | 0,9 |
| — gastro-intestinales........ | 5,00 | 0,9 |
| — du système uréthro-spinal... | 0,61 | 0,5 |
| Hydropisie .................... | 0,38 | 0,5 |
| Autres maladies............... | 1,46 | 0,9 |
| Mort violente, suicide............ | 1,42 | » |
| | 19,03 | 8,1 |

C'est la race nègre qui contraste le plus avec la nôtre. Dans l'ensemble des
colonies anglaises placées sous le commandement des Antilles, la mortalité
déterminée par les fièvres palustres a été de 1 pour les nègres et de 8 pour les
Anglais; à Gibraltar, cette proportion se renverse pour les maladies de poitrine, les premiers comptant 8 décès et les autres 1. Dès que le nègre s'éloigne
de son cantonnement originaire, soit à l'est, soit à l'ouest, sa prédisposition à
la tuberculose se révèle et s'exalte; dans une période de 19 à 20 ans (1), elle
a tué :

| | Anglais. | Nègres. |
|---|---|---|
| Côte occidentale d'Afrique.......... | ? | 4,0 |
| Honduras..................... | ? | 6,6 |
| Bahama...................... | ? | 7,0 |
| Jamaïque ................... | 7,4 | 7,5 |
| Maurice.................... | 3,9 | 9,8 |
| Antilles.................... | 6,4 | » |
| Gibraltar.... .......... | 6,1 | 33,5 |

Rien de pareil chez les Hindous, chez les Hottentots, chez les Maltais;
ceux-ci (troupes) perdent par phthisie 2,6 sur 1000 habitants; les Anglais 4,34;
au cap de Bonne-Espérance, le soldat hottentot comme le soldat anglais 2,4.
A Madras, sur le littoral, ce dernier 1,4 et le Cipaye 0,9; dans la plaine, l'Anglais 0,7, et le Cipaye 0,6; sur les plateaux 0,9 et 0,6.

(1) Boudin, *Annales d'hyg. et de méd. lég.*, 2ᵉ série, t. XVI, 1861, p. 22.

L'immunité des nègres n'est pas constante ni générale contre les fièvres d'impaludation ni même contre la fièvre jaune. S'ils sont moins souvent atteints de fièvre aux Antilles que la population floltante, ils le sont à peu près autant que les Européens créoles, et Dutroulau a eu à traiter bon nombre de fièvres pernicieuses chez les habitants de diverses races et de diverses couleurs (1). Sortis de leurs climats d'origine, les nègres comme les Indiens subissent les effets de l'impaludation ; les uns et les autres, importés de l'Inde et de la côte orientale d'Afrique à Mayotte, pour y être employés aux travaux d'installation, ont offert à Lebeau autant si ce n'est plus de fièvres pernicieuses de toutes formes que les Européens ; quelques années de séjour leur confèrent le privilége de l'assuétude, c'est-à-dire de résistance aux miasmes, privilége dont la race blanche n'est pas exclue (2). A la Guyane, J. Lane a fait les mêmes remarques. Au Gabon, Griffon du Bellay (3) constate l'extension de la fièvre parmi les noirs. Thévenot, au Sénégal, les y trouve aussi exposés que les blancs. Sigaud, au Brésil, signale les nègres venant de la côte d'Afrique avec de grosses rates. Richaud, en Cochinchine, range les fièvres parmi les maladies les plus communes des indigènes. Nous reproduisons ici un document qui dispense de toute autre citation :

*Histoire médicale de l'expédition du Niger pendant l'année* 1841-1842
(*Londres*, 1843).

| | L'Albert. 45 jours de séjour en rivière. | Le Wilberforce. 45 jours de séjour en rivière. | Le Soudan. 20 jours de séjour en rivière. |
|---|---|---|---|
| Nombre d'hommes blancs : | | | |
| Officiers et marins. . . | 62 | 56 | 27 |
| Attaqués de la fièvre dans le Niger. . . . | 55 ou 1/1 27 | 48 ou 1/1 66 | 27 ou 1/1 |
| Morts. . . . . . . . | 23 ou { 1/2 69 d'effectif. 1/2 39 de malades. | 7 ou { 1/8 d'effectif. 1/6 de malades. | 10 ou 1/2 7 d'effectif. |
| Marins noirs recrutés en Angleterre. . . . | 15 | 7 | 3 |
| Attaqués de la fièvre. . | 6 ou 1/2 50 | 3 ou 1/2 5 | 2 ou 1/1 5 |
| Noirs recrutés sur la côte d'Afrique. . . . | 76 | 39 | 18 |
| Attaqués de la fièvre. . | 0 | 0 | 0 |

L'immunité, tant vantée, de la race noire contre la fièvre jaune, appartient plutôt à l'indigénat qu'à la race : indigènes européens, africains, asiatiques, y sont rebelles à peu près dans une égale mesure, à moins qu'ils ne s'y exposent en dehors des limites de leurs climats. Dutroulau rapporte qu'en 1830, pendant la première épidémie du Sénégal, les noirs et leurs métis furent atteints, comme les Européens même acclimatés ; mais dans les épidémies ultérieures, ils furent presque entièrement épargnés. En 1850, à la Guyane, la

---

(1) Dutroulau, *Maladies des Européens dans les pays chauds*, 2e édit. Paris, 1868, p. 147.

(2) F. C. Maillot, *Traité des fièvres*. Paris, 1836. — Daniell et Blair, cités par Laveran, art. ANTAGONISME, *Dict. encyclop. des sc. méd.*, t. V. Paris, 1866.

(3) Griffon du Bellay, *Arch. de méd. nav.*, 1864, t. I, p. 13.

fièvre jaune, qui n'avait point paru depuis la fin du dernier siècle, sévit avec une égale intensité sur les classes de couleur et les Européens créoles. Cinq ans après, l'épidémie, se renouvelant, ne frappa que la population flottante ou non acclimatée. Au reste, l'Européen lui-même en est préservé par une première atteinte; mais le blanc, comme le noir, perdent le bénéfice de l'immunité par le retour ou le séjour prolongé dans un climat tempéré. Nott (cité par Laveran) raconte que dans le cours de cinq épidémies observées à Mobile, les nègres récemment arrivés de la côte d'Afrique sont restés indemnes de leurs atteintes, tandis que les noirs acclimatés de la Virginie, du Maryland, de Delaware, de Philadelphie, leur ont payé tribut. Pendant quatre ans de séjour à la Vera-Cruz et malgré un service pénible, pas un cas de fièvre jaune ne s'est montré dans le bataillon de 453 nègres du Darfour et de Kordofan que le vice-roi d'Égypte a prêté à la France pour l'expédition du Mexique. Les compagnies de génie coloniales, recrutées à la Martinique et à la Guadeloupe parmi les créoles et parmi les hommes de couleur ayant du sang nègre, n'ont donné, pendant leur séjour au Mexique, aucun décès par fièvre jaune. Les Turcos, au contraire (tirailleurs indigènes de l'Algérie) lui ont payé un lourd tribut (1). Compensation fatale! ceux que respectait la fièvre jaune ont livré force victimes à la phthisie, qui, d'après Fuzier, décime la population indigène de la Vera-Cruz.

Dans la zone tropicale, le choléra épidémique fait éclater sa terrible prédilection pour les races de couleur; dans les grandes villes de l'Inde comme en Cochinchine, aux Antilles comme à l'île de la Réunion, c'est sur les nègres, les mulâtres, sur les indigènes qu'il sévit plus que sur les Européens.

Un document tout récent (2), retraçant les épidémies du choléra et de fièvre jaune qui ont sévi parmi les troupes des États-Unis en 1867, fait ressortir la gravité et la fréquence plus grandes de la première maladie chez les nègres et de la seconde chez les blancs. Ceux-ci ont perdu 44 sur 100 cholériques, ceux-là 49. Pour 1000 hommes d'effectif, les troupes blanches ont compté 256 décès par fièvre jaune, les troupes noires 73, soit 32 et 15 décès pour 100 cas de fièvre jaune. Le choléra n'a jamais pénétré au Sénégal, à la Guyane ni dans les îles de l'Océanie. Dans l'armée cipaye des Indes, entre cipayes et Anglais, la proportion est inverse :

|  | ANGLAIS. | | CIPAYES. | |
|---|---|---|---|---|
|  | Malades. | Morts. | Malades. | Morts. |
| Bengale....... .... | 28 | 9,7 | 5,3 | 1,6 |
| Bombay.......... | 26 | 8,6 | 9,6 | 3,2 |
| Madras .......... | 19 | 6,2 | 13,5 | 5,8 |

Et, quelle que soit la part non encore élucidée des climats, des conditions

(1) E. Fuzier, *Résumé de cinq ans d'observation sur la fièvre jaune à la Vera-Cruz*, in Dutroulau, *op. cit.*, p. 465.

(2) Circulaire n° 1 du chirurgien général de l'armée des États-Unis. Washington, 1868.

de vie, du moral, etc., dans les résultats de maladivité et de mortalité afférents à ces deux groupes militaires, Anglais et Cipayes, juxtaposés dans les mêmes résidences de l'Inde, ils donnent à penser quant à l'influence propre des races; ils l'affirment et la mesurent approximativement :

| | MALADES sur 1000 hommes. | | DÉCÈS sur 1000 hommes. | |
| | Anglais. | Cipayes. | Anglais. | Cipayes. |
|---|---|---|---|---|
| Choléra............ | 20,9 | 26,2 | 10,2 | 10,1 |
| Fièvres ........... | 26,3 | 24,4 | 3,5 | 3,0 |
| Maladies du foie...... | 73,4 | 1,4 | 2,88 | 0,16 |
| Diarrhée .......... | 110,0 | 26,2 | 2,1 | 1,6 |
| Dysenterie......... | 136,9 | 14,9 | 9,2 | 0,9 |
| Maladies de poitrine... | 21,1 | 5,6 | 1,7 | 0,6 |
| Rhumatisme........ | 89,0 | 69,8 | 0,5 | 0,7 |
| Hydropisies ........ | 2,9 | 7,1 | 0,6 | 1,1 |

Le fait le plus imprévu, c'est le grand nombre des maladies de poitrine et des rhumatismes chez les Européens sous les latitudes de l'Inde; celles du foie donneraient plus de décès sur place sans l'émigration en Europe au titre de congés temporaires ou de rapatriation définitive. Dans les hydropisies sont compris sans doute les cas de béribéri.

## ARTICLE V.

### VITALITÉ ET MORTALITÉ DES RACES.

D'après Burdach (1), la race exerce une influence incontestable sur la mortalité. Virey attribue à la race caucasique une plus longue durée de vie qu'aux races mongole et malaise. En Asie, les Hindous, les Arabes, les Perses et les Turcs paraissent être ceux qui poussent le plus loin leur carrière. En Afrique, les Égyptiens, les Maures, les Marocains, atteignent un âge plus avancé que les habitants de la Guinée, du Congo et de Mozambique. Les Mexicains deviennent, dit-on, fort vieux, etc.; mais il faudrait déterminer jusqu'à quel point le climat, la nourriture, la civilisation et d'autres circonstances analogues interviennent dans ces résultats. Si l'on en fait abstraction, on trouvera peut-être que la durée moyenne de la vie est à peu près la même chez les différentes races d'hommes, et qu'elle ne varie que parce que les causes extérieures qui amènent des catastrophes accidentelles et prématurées, ou celles qui nuisent à la santé et altèrent l'organisation sont plus communes et plus puissantes dans un climat que dans l'autre : telle est l'opinion de Prichard. La durée ordinaire de la vie chez l'homme paraît être de soixante-dix à quatre-vingts ans; c'est ce qui ressort de l'histoire de tous les peuples et de tous les temps, et les tables de mortalité démontrent que l'époque normale de la mort coïncide avec cet

(1) Burdach, *Traité de physiologie*, traduit de l'allemand par A. J. L. Jourdan. Paris, 1839, t. V, p. 386,

âge. Buffon a été conduit à évaluer la durée *ordinaire* de la vie comme égale à la durée de l'accroissement multiplié par 7 ou 8. Flourens, en adoptant cette base d'évaluation, croit l'avoir déterminée avec plus de précision ; il a fixé le terme de l'accroissement à l'époque où s'opère la réunion des épiphyses aux os, et il multiplie par 5 la durée de la période d'accroissement. Un certain nombre de faits viennent corroborer la doctrine de Flourens :

|  | Époque de la réunion des os aux épiphyses. | Époque de la mort. |
|---|---|---|
| Hommes . . . . . . . . . . . | 20 ans. | 90 à 100 ans. |
| Chameau. . . . . . . . . . . | 8 | 40 |
| Cheval. . . . . . . . . . . . | 3 | 25 |
| Bœuf. . . . . . . . . . . . . | 4 | 15 à 20 |
| Lion. . . . . . . . . . . . . | 4 | 20 |
| Chien . . . . . . . . . . . . | 2 | 10 à 12 |
| Chat . . . . . . . . . . . . | 18 mois. | 9 à 10 |

Il est certain que beaucoup d'individus atteignent les années comprises entre 80 et 100 ; mais les cas de longévité qui outrepassent cette limite sont exceptionnels. En France, d'après des calculs récents, on a trouvé sur 32 414 993 décès, 439 personnes réputées centenaires = 1 sur 5400 décès environ. La *Statistique de la France pour* 1851 signale

|  | Pour 17 794 964 hommes. | Pour 17 988 206 femmes. |
|---|---|---|
| De l'âge de 99 ans. . . . . . . . | 101 hommes. | 223 femmes. |
| — de 100 ans. . . . . . . . | 62 — | 180 — |
| Au-dessus de 100 ans. . . . . . . | 40 — | 102 — |

Notons que la plupart des centenaires signalés par les auteurs (1) ont transmis à leurs enfants le même privilége de longévité. Raston a rassemblé de nombreux exemples de longévité parmi les Européens, J. C. Prichard parmi les nègres, et l'on trouve dans un ouvrage de ce médecin (2) la preuve que les cas de longévité ne sont ni moins fréquents, ni moins remarquables chez les autres races d'hommes, tant de l'ancien que du nouveau continent ; il cite un recensement officiel de l'État de New-Jersey où l'on a constaté 1 centenaire nègre sur 1000 individus, tandis qu'il n'existait que 1 centenaire sur 150 000 blancs. De Humboldt cite un Péruvien qui vécut cent quarante-trois ans. Relativement à la durée de la vie, toutes les nations, toutes les races auraient donc à subir les mêmes lois, sauf l'intervention des influences superposées, dont la plus efficace réside dans le climat. L'appropriation de la race au climat gouverne, non-seulement la mortalité, mais encore la prédominance relative des maladies. Le tableau suivant (3) indique le rapport de fréquence et de léthalité

(1) Voy. Burdach, *loc. cit.*, t. V, p. 339.

(2) J. C. Prichard, *Researches into the physical History of Man*, third edition. London, 1836-1844. — P. Lucas, *Traité philosophique et physiologique de l'hérédité.* Paris, 1847, t. I, p. 254 et suiv.

(3) *Leichtungen in der medicinischen Geographie von Heusinger*, dans *Jahresbericht über die Fortschritte der gesammten Medicin*, herausgegeben von Dr Canstatt und Dr Eisenmann, t. II, 1848.

des maladies entre la population blanche et la population noire de New-York. Il n'est pas inutile de rappeler que l'esclavage n'existe pas dans cet État, circonstance qui permet au climat de mieux dessiner son action sur les deux groupes humains.

| Maladies. | Population blanche. Décès sur 1000 habitants. | Population noire. Décès sur 1000 habitants. |
|---|---|---|
| Fièvres | 1,338 | 2,294 |
| Maladies épidémiques | 0,622 | 1,453 |
| Phthisie ou hémoptysie | 4,107 | 8,871 |
| Autres affections tuberculeuses | 0,128 | 0,458 |
| Maladies du cerveau et du système nerveux | 1,823 | 2,525 |
| — du cœur | 0,437 | 0,494 |
| — des organes respiratoires (autres que les précitées) | 1,324 | 3,666 |
| — du foie | 0,317 | 0,408 |
| — du tube digestif | 1,633 | 0,994 |
| Autres affections de l'abdomen | 0,335 | 0,305 |
| Maladies de l'appareil urinaire | 0,083 | 0,000 |
| — de l'appareil génital | 0,401 | 0,382 |
| — non classées | 0,781 | 1,800 |
| — inconnues | 0,185 | 1,520 |
| Morts violentes | 0,804 | 1,606 |
| Total des causes | 14,318 | 26,776 |
| Causes non indiquées | 0,097 | 0,458 |
| Mortalité totale | 14,415 | 27,234 |

Une période de vingt-trois années (1833-1855) a fourni au docteur Glatter les éléments d'une table mortuaire où quatre races entrent en parallèle :

| Ages. | Allemands. | Hongrois. | Croates. | Juifs. |
|---|---|---|---|---|
| De 0 à 1 mois | 123,3 | 167,4 | 146,9 | 44,1 |
| De 1 à 6 mois | 113,9 | 72,1 | 141,6 | 83,7 |
| De 6 à 12 mois | 56,6 | 45,3 | 64,0 | 109,7 |
| De 1 à 5 ans | 105,7 | 153,5 | 159,1 | 138,0 |
| De 5 à 10 ans | 40,1 | 55,5 | 54,6 | 56,5 |
| De 10 à 20 ans | 47,3 | 61,0 | 35,4 | 48,6 |
| De 20 à 30 ans | 68,3 | 74,9 | 44,4 | 64,4 |
| De 30 à 40 ans | 79,5 | 67,5 | 55,8 | 66,7 |
| De 40 à 50 ans | 75,6 | 78,6 | 59,2 | 70,1 |
| De 50 à 60 ans | 88,5 | 86,0 | 66,0 | 73,5 |
| De 60 à 70 ans | 104,3 | 51,5 | 98,4 | 111,9 |
| De 70 à 80 ans | 58,4 | 39,7 | 55,2 | 74,6 |
| De 80 à 90 ans | 25,1 | 12,9 | 14,8 | 40,7 |
| De 90 à 100 ans | 3,2 | 1,8 | 0,6 | 5,6 |
| Au-dessus | 1,1 | » | » | 2,2 |
| Age inconnu | 8,2 | 0,9 | » | 8,8 |

On en déduit la vie moyenne et la vie probable à la naissance, comme il suit :

| | Allemands. | | Hongrois. | | Croates. | | Juifs. | |
|---|---|---|---|---|---|---|---|---|
| | Ans. | Mois. | Ans. | Mois. | Ans. | Mois. | Ans. | Mois. |
| Vie moyenne.... | 28 | 5 | 23 | 11 | 22 | 10 | 30 | 2 |
| Vie probable.... | 21 | 3 | 10 | 10 | 4 | 8 | 22 | 3 |

La supériorité vitale est aux Israélites du comité de Vieselburg, malgré leurs conditions d'existence qui sont des plus modestes et des moins hygiéniques : dans les premiers jours de la naissance elle est énorme et s'explique, dit Glatter lui-même, par l'affection des parents qui va jusqu'à l'idolâtrie et par les soins minutieux dont ils les entourent. De 6 à 12 mois, la période est moins favorable aux enfants juifs, mais la récapitulation des décès de la naissance à 1 an constate encore à leur profit un notable avantage : ils le conservent de 1 à 5 ans vis-à-vis des Croates et des Hongrois. De 5 à 10 ans, ils le perdent : « C'est l'époque, dit le médecin du gouvernement autrichien, où le fils du paysan chrétien est occupé en plein air dans les champs, dans les bois, aux travaux agricoles, si favorables à la santé et au développement des forces physiques, tandis que l'enfant juif passe ses journées dans l'enceinte étroite et insalubre des écoles, à étudier les livres saints. » — De 10 à 20, les Hongrois seuls dépassent la mortalité des Juifs; mais ceux-ci conservent encore à cet âge plus de survivants que les trois autres races (520 contre 513, 445,8 et 395,4). — De 20 à 30 ans, ils ont moins de décès que les Allemands et les Hongrois. — Même résultat de 30 à 60 ans. À partir de cet âge la mortalité juive l'emporte, parce qu'elle est fournie par un plus grand nombre de survivants. On est frappé du grand nombre de Juifs arrivés aux âges extrêmes de la vie. Un recensement récent de Francfort-sur-le-Mein (1) donne la proportion des individus âgés de plus de 60 ans pour 100 habitants :

| Catholiques. | Luthériens. | Réformés. | | Catholiques allemands. | Juifs. |
|---|---|---|---|---|---|
| | | Allemands. | Français. | | |
| 4,41 | 6,58 | 6,64 | 7,61 | 5,61 | 7,83 |

Les documents statistiques font défaut pour l'appréciation de la mortalité et de la durée moyenne de la vie pour les races autres que celles de l'Europe ; les observations des voyageurs nous les montrent, comme ces dernières, subordonnées aux influences du milieu. Si les nègres du Sénégal et de la Guinée atteignent rarement un âge avancé (Adanson, Winterbottom), s'il en est de même de ceux qui vivent sur les rives marécageuses de la rivière Nunn, l'un des affluents du Niger (docteur Oldfield), les stations plus hautes sur le grand fleuve ont présenté un grand nombre de vieillards plus qu'octogénaires, et ce médecin a visité un vieux chef âgé, dit-on, de 115 ans (2). Les Lapons, au rapport des voyageurs qui les ont vus chez eux, arrivent à des âges avancés (70 à 90 ans).

(1) *Beiträge zur Statistik der freien Stadt Frankfurt*, 1 vol., IIIe livre, p. 21 ; et Legoyt, *De la vitalité de la race juive* (*Journ. de la Société de statist.*, 1865).

(2) De Quatrefages, *Rapport*, etc., 1867, p. 348.

## ARTICLE VI.

### DÉGÉNÉRATION.

Les races humaines ne se maintiennent point dans le temps et dans l'espace avec des caractères immuables ; il en est d'elles comme des espèces animales, qui sont modifiées par le déplacement du climat natal dans un autre et par les circonstances de l'état de domestication. Les animaux subissent des variations dans leur couleur, dans la nature de leur tégument et de leur pelage, dans la structure de leurs membres, dans les proportions des diverses parties de leur corps, dans leurs fonctions, dans leurs habitudes, dans leurs facultés intellectuelles, etc. Ces changements se fixent dans la race et y persistent aussi longtemps qu'elle se propage sans croisements, toutefois sans altérer jamais le type de l'espèce. L'homme subit des influences analogues qui le pénètrent plus profondément encore : à l'action des climats s'ajoute celle de la vie sociale, des passions, des intérêts, des agitations politiques, des idées religieuses, etc.; plus ses facultés sont étendues, plus il est apte aux transformations physiques et morales. L'histoire nous le montre doué d'une aptitude spéciale qui manque aux animaux, la perfectibilité ; et, tandis que les habitudes propres à chaque espèce animale se transmettent avec une constante uniformité de génération en génération, l'homme manifeste une tendance aux changements, qui peut avoir quelquefois pour résultat temporaire un recul dans le passé, mais qui, en général, le fait avancer dans les voies de la civilisation.

Les conquêtes qu'il fait dans cette direction, les trophées de l'intelligence et de l'industrie, sont-ils payés par la décadence du corps, par l'affaiblissement progressif de la constitution physique ? L'excitation que l'instruction prématurée communique au système nerveux, la corruption des mœurs, l'extension des industries nuisibles ont-elles pour effet consécutif l'épuisement des complexions (1)? Dans l'espace de vingt-cinq ans (1816-1840), sur 7 321 609 jeunes gens appelés à faire partie de l'armée, 1 416 527 ont été réformés pour défaut de taille ou pour infirmités diverses : c'est presque le cinquième du nombre total. En comparant les deux totaux extrêmes, 1816 et 1840, on voit que le chiffre des exemptés a plus que doublé pendant l'intervalle, quoique la taille exigée autrefois (1 mètre 57 centimètres) ait été, en 1832, réduite à 1 mètre 56 centimètres, réduction qui a eu pour résultat de diminuer de près d'un quart le nombre des exemptions pour défaut de taille (2). En 1852, la proportion des exemptions a été de 3,34 pour défaut de taille, et de 15,55 pour infirmités, sur 100 appelés ; en 1853, de 4,75 et de 21,03. Mais ces faits et quelques autres ont reçu une interprétation trop générale : ils n'ont qu'une signification partielle, relative à certaines localités, à certaines populations, à

(1) Descuret, *Médecine des passions*, p. 166.
(2) Dufau, *Traité de statistique*, 1840.

certaines années de recrutement. Admettons avec B. A. Morel (1) que l'action des émanations palustres, l'atmosphère et les labeurs de certaines industries, une alimentation exclusive, ou insuffisante ou délétère (céréales altérées), l'alcoolisme, l'abus de l'opium, etc., sont des causes de dégénérescence, c'est-à-dire de déviation du type normal humain, agissant par hérédité sur des générations même exemptes de ces vices ou de ces souffrances, etc. ; lui-même indique la limite où elles finissent, puisqu'il admet que par une aggravation progressive de conséquences héréditaires, elles se résolvent dans la stérilité, et réalisent le maximum de dégradation physique, intellectuelle et morale dans une génération désormais incapable de se propager. Ce sont détriments partiels pour l'humanité, misères locales et dont les foyers ne rayonnent pas au delà de certaines limites.

La répartition des crétins et des idiots, des sourds et muets en France, témoigne de ces influences à sphère circonscrite, quelle qu'en soit d'ailleurs la nature. Tandis que l'on compte, en 1856, sur 100 000 habitants :

| | | | | | |
|---|---|---|---|---|---|
| 329 | crétins et idiots dans les Hautes-Alpes. | | 117 | crétins et idiots dans la Meurthe. | |
| 180 | — | dans l'Ariége. | 110 | — | dans le Bas-Rhin. |
| 138 | — | dans les H.-Pyrénées. | 107 | — | dans la Meuse. |
| 121 | — | dans le Puy-de-Dôme. | 101 | — | dans le Haut-Rhin. |

cette proportion descend à :

| | | |
|---|---|---|
| 33 dans l'Ain et l'Ille-et-Vilaine. | | |
| 37 dans la Corse. | | 40 dans les Côtes-du-Nord. |
| 39 dans la Haute-Vienne. | | 42 dans le Cher et la Vienne. |
| | | 43 dans le Gard, etc. |

Les sourds et muets se rencontrent dans les proportions suivantes :

| | |
|---|---|
| 40 dans la Seine, sur 100 000 habitants, | 132 dans la Moselle, sur 100 000 habitants. |
| 47 dans le Tarn. | 134 dans le Bas-Rhin. |
| 56 dans Maine-et-Loire. | 145 dans le Haut-Rhin. |
| 59 dans la Nièvre. | 146 dans la Corse. |
| 129 dans les Hautes-Alpes. | |

Le recensement spécial de 1856 montre : 1° que près des trois quarts des sourds-muets le sont de naissance ; 2° que cette infirmité pèse particulièrement sur le sexe masculin ; il confirme, en outre, les observations faites à l'étranger, que la fréquence de la surdi-mutité, comme celle du crétinisme et de l'idiotisme, croît avec l'altitude. Legoyt (2) a trouvé les rapports ci-après :

| | Sourds-muets. | Habitants | | Habitants. |
|---|---|---|---|---|
| Région orientale (montagnes)...... | 93 | sur 100 000, | soit 1 sur | 1081 |
| Région occidentale (plaines)....... | 70 | id. | soit 1 sur | 1402 |
| Moyenne pour la France entière ........................... | | | 1 sur | 1201 |

(1) B. A. Morel, *Traité des dégénérescences physiques, intellectuelles et morales de l'espèce humaine, et des causes qui produisent ces variétés maladives.* Paris, 1857.

(2) Legoyt, *Statistique de la France, dénombrement de* 1856, 2e série, t. IX, p. XXXIII. Strasbourg, 1859.

La Commission royale de statistique sarde n'a pas manqué de signaler l'influence de l'altitude sur le développement du crétinisme ; mais il n'est pas possible, dans l'état actuel de nos connaissances, d'en préciser la nature.

Le maximum de fréquence et d'intensité des diverses formes de dégradation s'observe dans les populations isolées et presque sans communication avec les pays voisins, comme dans certaines vallées du canton de Berne où les hommes se marient très-jeunes et où se multiplient les unions entre consanguins : là se montre dans toute sa laideur la dégradation de l'espèce, l'abâtardissement de la race. Là règnent, dit Ménière (1), le crétinisme, l'idiotie, la surdi-mutité de naissance. La position insulaire de la Corse agit-elle de même en restreignant le choix des familles, et par conséquent les croisements ? Le chiffre élevé des sourds-muets dans ce département autorise à le croire. Notre propre observation nous conduit à attribuer la même influence aux préjugés des sectes religieuses, qui circonscrivent dans les limites de leurs communions le champ des alliances. En Alsace, juifs et protestants ne se marient généralement qu'entre eux, et de là, sans doute, le rang de ces deux départements dans la statistique de la surdi-mutité en France. Les années qui ont été marquées par des calamités publiques, telles que les disettes, les guerres, etc., laissent sur les générations qu'elles produisent une empreinte commémorative de détérioration. C'est ainsi que, pour quelques classes de jeunes gens compris dans les calculs ci-dessus de Dufau, il faut tenir compte des guerres de l'Empire, qui ont amené une foule de mariages précoces dont les produits ont dû être inférieurs en stature et en force. Tenon a prouvé que les guerres déterminent un abaissement dans la taille moyenne des générations, parce qu'elles écrèment la population virile, et enlèvent à la procréation régulière de l'espèce les individus de haute stature ; elles ne produisent toutefois cet effet qu'en se prolongeant : celles de Crimée (1854-1856) et d'Italie (1859) n'ont exercé aucune influence sur le nombre des exemptions pour défaut de taille (2). D'un autre côté, nous avons vu plus haut que la force moyenne des races augmente avec leur degré d'amélioration sociale ; donc la civilisation, malgré ses abus, ses vices et ses excès, contribue finalement à prolonger la vie moyenne et la vie probable des hommes : en imprimant plus d'activité aux esprits, elle développe les facultés et agrandit la sphère de l'existence ; en créant de laborieuses et fécondes industries, elle accroît l'aisance des masses, laquelle produit plus de différence dans la mortalité des quartiers d'une grande cité que l'air, l'eau, le sol et le logis (Villermé). Mélier a prouvé que la mortalité dans les divers départements de la France est en raison inverse du degré d'instruction publique (3). D'après Villermé, la mortalité relative en France était, en 1780, de 1 : 29 ; en 1802, de 1 : 30 ; en 1820, de 1 : 39. Benoiston de Châteauneuf a constaté la même améliora-

(1) Ménière, *Gaz. méd. de Paris*, 16e année, 3e série, t. IX, p. 305.

(2) Sistach, *Études statistiques sur les infirmités et le défaut de taille* (*Mémoires de médecine et de chirurgie militaires*. Paris, 1861).

(3) Mélier, *Archives générales de médecine*, t. XVII.

tion pour Paris, J. Marshall pour Londres, Casper pour Berlin, Odier pour Genève, Schubler pour Stuttgard et le Wurtemberg, Ch. Bœrsch pour Strasbourg, etc.

La statistique comparée des divers États de l'Europe a suggéré, à quelques médecins en France, de patriotiques inquiétudes qui ont retenti dans l'Académie de médecine (1) ; une décadence générale de la population serait l'inévitable conséquence des exigences croissantes du recrutement de l'armée, l'élément viril de la reproduction étant appauvri dans sa qualité et dans sa quantité, et l'on a été jusqu'à douter de l'avenir de notre puissance militaire. Léon Le Fort a insisté avec le plus de force et de précision sur le point faible de notre situation comparée à celle des autres États de l'Europe, et qui est la diminution progressive de la natalité ; elle ressort de la comparaison statistique de la période décennale de 1821 à 1830, avec les périodes quinquennales suivantes, sur lesquelles nous possédons des documents officiels. Au lieu de compter comme alors une naissance sur 32 habitants, nous n'en comptons plus que 1 sur 37. Ce déficit, peu important en apparence, se représente, en trente-quatre ans, par un total d'environ 4 millions d'enfants. Comparée aux nations étrangères, la France occupe le dernier degré sur l'échelle de la fécondité nationale, et c'est par 3 ou 400 000 naissances de moins qu'elle solde le déficit annuel de sa natalité (2).

*Naissances (non compris les mort-nés)* (3).

| États. | Années. | Total des naissances. | Habitants pour la naissance. |
|---|---|---|---|
| France. . . . . . . . . . . . . . . | 1861 | 1 005 078 | 37,1 |
| Grèce . . . . . . . . . . . . . . . . | 1861 | 32 405 | 33,8 |
| Belgique. . . . . . . . . . . . . . | 1856 | 134 187 | 33,7 |
| Hanovre. . . . . . . . . . . | 1858 | 60 567 | 31,2 |
| Suède. . . . . . . . . . . . . . . | 1860 | 333 162 | 29,9 |
| Bavière. . . . . . . . . . . . . | 1861 | 160 103 | 29,3 |
| Angleterre et pays de Galles. | 1860 | 684 048 | 29,3 |
| Danemark. . . . . . . . . . . . . | 1860 | 89 186 | 29,2 |
| Pays-Bas. . . . . . . . . . . . . | 1860 | 115 569 | 28,5 |
| Norwége. . . . . . . . . . . . . | 1860 | 53 074 | 28,1 |
| Portugal. . . . . . . . . . . . . | 1861 | 132 250 | 27,9 |
| Wurtemberg. . . . . . . . . . . | 1861 | 64 291 | 26,6 |
| Prusse . . . . . . . . . . . . . . | 1861 | 692 989 | 26,5 |
| Autriche. . . . . . . . . . . . . | 1857 | 1 435 051 | 26,1 |
| Espagne. . . . . . . . . . . . | 1861 | 611 609 | 25,6 |
| Saxe-Royale. . . . . . . . . . . | 1861 | 90 805 | 24,5 |
| Russie . . . . . . . . . . . . . . | 1858 | 2 896 950 | 20,5 |

D'un autre tableau que nous empruntons à L. Le Fort, il résulte que, d'après

(1) *Bulletin de l'Académie impériale de médecine*, 1867, t. XXXII.

(2) Léon Le Fort, *Gaz. hebdom. de méd. et de chirurg*. Paris, 1867, p. 466, 513 et 601.

(3) *Bulletin de la Commission centrale de statistique*. Bruxelles, t. X, p. XXXIV, cité par Le Fort.

le mouvement actuel de la population en Europe, son doublement s'effectue-
rait dans les périodes suivantes :

| | | | | |
|---|---|---|---|---|
| Angleterre, en ............. | 52 ans. | Hollande, en ............. | 92 ans. |
| Autriche ........ ...... | 267 | Danemark ............. | 63 |
| Belgique .............. | 86 | Suède ............... | 63 |
| France .... ........... | 108 | Bavière ............. | 193 |
| Prusse ............... | 54 | Wurtemberg ........... | 248 |
| Saxe ............... ... | 45 | Espagne . ............ | 57 |

Et cependant, L. Le Fort le reconnaît, la mortalité depuis 1821 suit en France
une marche très-heureusement décroissante, comme le prouve ce tableau :

| Périodes. | Population moyenne. | Nombres moyens des décès pour toute la population. | Nombres moyens des décès pour 10 000 habitants. |
|---|---|---|---|
| 1821-1830 | 31 633 345 | 790 373 | 249 |
| 1831-1835 | 33 036 711 | 856 249 | 259 |
| 1836-1840 | 33 885 540 | 799 818 | 236 |
| 1841-1845 | 34 815 968 | 785 973 | 228 |
| 1846-1850 | 35 592 465 | 848 349 | 238 |
| 1851-1855 | 35 911 267 | 867 240 | 241 |
| 1856-1860 | 36 376 265 | 866 204 | 238 |
| 1861-1864 | 37 726 702 | 861 705 | 202 |

Sur l'échelle de la mortalité européenne, la France occupe à peu près le
milieu :

*Mortalité générale.*

| Pays. | Périodes. | Mortalité sur 10 000 habitants. |
|---|---|---|
| Norwége .............. | 1851-1860 | 171 |
| Suède ................ | 1856-1860 | 209 |
| Angleterre. ........... | 1851-1860 | 209 |
| Danemark ............. | 1855-1859 | 214 |
| Belgique .............. | 1851-1860 | 225 |
| Hanovre .............. | 1854-1858 | 226 |
| France .............. | 1857-1860 | 231 |
| Pays-Bas.............. | 1850-1859 | 247 |
| Prusse................ | 1859-1860 | 261 |
| Autriche .............. | 1849-1857 | 275 |
| Espagne............... | 1858-1861 | 275 |
| Saxe-Royale ........... | 1859-1861 | 277 |
| Bavière .............. | 1851-1860 | 281 |

Cette situation serait meilleure, n'était la faible proportion des naissances,
qui assigne le dernier rang à notre pays, et infirme son chiffre mortuaire, les
enfants de moins d'un an ayant 18 décès sur 100, et ceux plus âgés n'atteignant
pas 2 morts pour 100 de un à vingt ans.

La caractéristique de notre décadence serait donc l'affaiblissement de notre
natalité, dû au retard des mariages en France (voy. plus loin, MARIAGE), et
l'augmentation des contingents annuels du recrutement.

Voici maintenant les arguments en sens opposé :

1° Le décroissement des exemptions pour insuffisance de taille et celui des exemptions pour infirmités marchent parallèlement.

2° La taille moyenne n'a pas cessé de s'accroître en France.

3° L'aptitude militaire suit la progression ci-après dans divers États de l'Europe (1) :

|  | Aptes sur 1000 examinés. |
|---|---|
| Saxe........................... | 259 |
| Prusse......................... | 283 |
| Autriche....................... | 497 |
| Danemark....................... | 522 |
| États Sardes................... | 598 |
| Belgique....................... | 630 |
| France......................... | 682 |

Pour trouver 1000 soldats, il faut passer en revue les effectifs suivants :

| | | | |
|---|---|---|---|
| Français................... | 1466 | Autrichiens............... | 2013 |
| Belges..................... | 1587 | Prussiens................. | 3533 |
| Sardes..................... | 1672 | Saxons.................... | 3861 |
| Danois..................... | 1915 | | |

La France est donc à la tête des nations en Europe, sous le rapport de l'aptitude militaire.

4° Les recherches de Bertillon, d'une méthode toujours si exacte et si démonstrative, ont établi (période de 1850 à 1861) que la France se maintient aussi au premier rang pour la qualité de sa population ; ainsi elle possède le minimum d'impubères, c'est-à-dire de non-valeurs, le maximum d'adultes et de vieillards, c'est-à-dire de valeurs actives et de force morale (2) :

*Enfants de 0 à 14 ans (impubères).*

| | | | | |
|---|---|---|---|---|
| France....................... | 257 | Saxe....................... | | 322 |
| Belgique..................... | 284 | Norwége.................... | | 330 |
| Bavière...................... | 284 | Espagne.................... | | 331 |
| Wurtemberg................... | 299 | Irlande.................... | | 334 |
| France (avant 1789).......... | 300 | Angleterre et Écosse....... | | 332 |
| États-Romains (anciens)...... | 305 | Russe...................... | | 348 |
| Pays-Bas..................... | 310 | | Blancs.......... | 377 |
| Suède........................ | 313 | États-Unis.. | De couleur, libres.. | 338 |
| Hanovre...................... | 316 | | Esclaves........ | 424 |
| Autriche..................... | 321 | | | |

(1) *Mémoires de la Société d'anthropologie*, t. II, p. 258. Paris, 1865.
(2) Bertillon, *Des diverses manières de mesurer la durée de la vie humaine (Journal de la Société de statistique*, mars 1866).

*Adultes de 14 à 60 ans (mortalité moyenne = environ 0,012) sur 1000 habitants.*

| | | | |
|---|---:|---|---:|
| France. | 635 | Saxe | 609 |
| France ancienne (vers 1780) | 634 | Hanovre | 604 |
| Belgique | 628 | Irlande | 598 |
| Autriche (empire) | 626 | Prusse | 595 |
| Lombardie | 624 | Angleterre | 594 |
| Suède | 616 | Norwége | 580 |
| Piémont | 615 | Étais-Unis. . { Blancs | 579 |
| Espagne | 613 | De couleur, libres... | 607 |
| États-Romains (anciens) | 611 | Esclaves | 541 |
| Pays-Bas | 610 | | |

Enfin, suivant l'expression de Bertillon, c'est encore la France qui conserve le mieux ses vieillards (mortalité de 0,07 à 0,08 au delà de 60 ans), et si ce n'est pas une force, c'est au moins une gloire, et, j'ajoute, une valeur d'expérience et de sagesse pratique :

*Vieillards de 60 ans et au delà sur 1000 vivants.*

| | | | |
|---|---:|---|---:|
| France (en 1861) | 108 | Piémont | 67 |
| Norwége | 90 | France (avant 1789) | 66 |
| Belgique | 88 | Espagne | 57 |
| États-Romains | 84 | Lombardie | 56 |
| Suède | 80 | Prusse | 56 |
| Pays-Bas | 80 | Autriche | 53 |
| Angleterre | 73 | Étais-Unis. . { Blancs | 44 |
| Irlande | 71 | De couleur, libres... | 55 |
| Saxe | 69 | Esclaves | 35 |

Ainsi on trouve en France 108 vieillards contre 53 en Autriche, et 35 dans la population esclave des États-Unis. Ces tableaux prouvent aussi que la mortalité générale de deux pays ne donne point la mesure exacte de la vitalité de leurs peuples ; elle se règle sur la force respective des groupes d'âges dans l'ensemble de chaque population. En présence de ces résultats, la question de dégénérescence semble résolue, sans qu'il convienne de dédaigner les avertissements judicieux des médecins qui signalent, comme L. Le Fort, les côtés faibles de la situation présente de la France et des causes inaperçues d'amoindrissement éventuel.

La table de mortalité dressée au commencement de ce siècle par Duvillard, avec les meilleurs documents de la seconde moitié du siècle passé (vers 1770 à 1780), montre sur 1000 naissances 583 survivants à 5 ans, et 502 à 20 ans. Demontferrand, pour la période de 1817 à 1831, trouve un peu moins de 720 survivants à 5 ans, et 638 à 20 ans. Bertillon, pour la période de 1840-1859, trouve 723 survivants à 5 ans, et 643 à 20 ans; à la vaccine seule n'est pas dû cet accroissement de vitalité. Bertillon juge que Duvillard en a parfaitement calculé la part, en prouvant que sans la variole il y aurait eu, de son temps, 644 survivants à l'âge de 5 ans au lieu de 583, et 567 à l'âge de 20 ans au lieu de 502. — Ainsi, depuis la deuxième moitié du XVIIIᵉ siècle, la vitalité de nos enfants et de nos jeunes gens n'a pas cessé de s'accroître.

La table de mortalité de Duvillard ne donne que 28 ans 3/4 pour la durée de la vie moyenne avant la révolution de 93 ; en 1817, cette moyenne s'était déjà élevée à 31,8 ans ; elle est aujourd'hui de 37 ans (1) : de telle sorte que la longueur de la vie moyenne, calculée dans la première moitié du siècle dernier pour des têtes choisies parmi des rentiers dans l'aisance, est dès à présent surpassée par la longueur moyenne de la vie chez tous les Français indistinctement, quelles que soient la faiblesse de leur constitution et la médiocrité de leur fortune (2). L'existence est donc plus assurée aujourd'hui, nonobstant les résultats plus ou moins satisfaisants du recrutement, et ce bienfait on le doit à l'extension des lumières, au développement de l'industrie, aux progrès de la médecine, à la vaccine, à l'adoption d'un genre de vie plus rationnel, etc., c'est-à-dire au progrès social.

Bertillon corrobore ces données par la mesure de la vie moyenne ; mais il ne la calcule pas comme Legoyt en divisant le nombre total des années et des mois vécus par le nombre des décédés ; étant pris 1000 individus, soit à leur naissance, soit à tout autre âge, il distribue également entre eux les chances de vie et de mort qui, *de leur temps*, incombent à chacun des âges qu'ils ont encore à parcourir ; la part de vie qui revient ainsi aux uns et aux autres constitue leur vie moyenne ou ce qu'il appelle leur espérance mathématique de vie. Duvillard, vers 1775, la fixe rétrospectivement à 29 ans a la naissance, à 54 ans à partir de 20 ans (total, 54 ans). Pour la période de 1817-31, Demontferrant trouve cette vie moyenne, à la naissance, de 38 ans, 33, et de 40 ans vers l'âge de 20 ans (40 ans à ajouter à 20). Enfin, de nos jours, Bertillon est arrivé à ces deux déterminations : 40 ans à la naissance, 40 ans et 3 mois à la vingtième année. Progrès modeste, mais réel et qui acquiert une valeur supérieure, si l'on réfléchit que Demontferrand a opéré sur une période de paix, de santé publique, de prospérité et à faibles contingents militaires, tandis que la période de 1840-1859, sur laquelle s'est exercé M. Bertillon, comprend trois épidémies de choléra, deux années de cherté (1846 et 1847), une révolution (1848) et ses suites, des guerres meurtrières, de forts contingents pour l'armée, etc. Il soupçonne d'ailleurs un peu d'exagération dans les calculs de Demontferrand, et l'imperfection des documents dont il s'est servi, de sorte que, tout pesé, il tiendrait pour un progrès réel le seul fait de la non-rétrogradation de la vie moyenne dans la période de 1840 à 1859. Or, elle révèle un progrès, et, si faible qu'il soit en raison des circonstances précitées, ce progrès témoigne d'une notable augmentation de vitalité. Nous qui connaissons cet esprit sévère, sa puissance d'exégèse et ses méthodes d'investigation positive, nous nous rassurons avec lui pour l'avenir de notre pays, sans fermer les yeux sur les faits sérieux et défavorables que Husson et Léon Le Fort ont mis en relief.

(1) Legoyt, *Statistique de la France*, 2e série, 1857, t. IV (1re partie), p. XLVII.
(2) Bertillon, *Comptes rendus du Congrès de Bordeaux*, 1866, p. 663.
(3) Ch. Dupin, *Comptes rendus de l'Académie des sciences*, 19 mars 1849.

# CHAPITRE II.

## DES AGES.

### § 1. — Fécondité.

Les recherches statistiques de Sadler, Finlayson et Quetelet ont conduit à des conséquences importantes relativement à l'influence que l'âge exerce sur la fécondité. 1° Les mariages trop précoces amènent la stérilité et produisent des enfants qui ont moins de chances probables de vie. 2° Un mariage, s'il n'est point stérile, produit le même nombre de naissances, quel que soit l'âge auquel il a lieu, pourvu que cet âge ne dépasse pas 33 ans environ pour les hommes et 26 pour les femmes; après ces âges, le nombre des enfants qu'on peut produire diminue. 3° Du résultat précédent et de la considération des probabilités de la vie, on peut déduire que c'est avant 33 ans pour l'homme et avant 26 pour la femme que l'on observe la plus grande fécondité. 4° Si l'on tient compte des âges respectifs des mariés, on trouve que, toutes choses égales, les mariages les plus productifs sont ceux où l'homme a au moins l'âge de la femme, ou plus que cet âge, sans cependant l'excéder de beaucoup (1). Ces résultats coïncident avec ceux que nous relatons plus loin (voy. MARIAGE), ils varient par l'action de causes perturbatrices, telles que le climat, la nourriture, etc. Ainsi les tables de population de la Suède, pendant seize ans, et embrassant plus d'un million et demi de naissances, font voir que, dans cette contrée, la plus grande fécondité des femmes coïncide avec les âges de 30 et 35 ans. En général, la femme demeure féconde pendant 25 ans environ, et chaque grossesse avec l'allaitement, durant dix-huit mois, elle peut mettre au monde seize enfants, abstraction faite des grossesses multiples. Nous avons discuté (tome I) l'âge moyen de l'aptitude à la reproduction dans les deux sexes et celui de la ménopause. La diminution de la fécondité des mariages en France, fait qui a fixé l'attention des médecins et dont il a été question plus haut, a été confirmé par Legoyt (*Moniteur* du 3 février 1867); lui-même a trouvé qu'en 1770-1774 on comptait 4,79 enfants par mariage, et qu'en 1860-64 ce rapport est tombé à 3,32 : diminution de 42,5 pour 100; mais au lieu d'expliquer ce résultat par le retard des mariages et par l'effectif des contingents de l'armée (Léon Le Fort), il y voit la marque d'une prévoyance plus grande des parents, d'un bien-être croissant dans le pays et d'une diffusion de plus en plus égale de ce bien-être dans toutes les classes de notre population.

L'homme se conforme-t-il aux lois que la nature paraît avoir attachées à la fécondité, et choisit-il pour la reproduction de son espèce l'époque la plus convenable de la vie? Quetelet croit pouvoir répondre à cette question en consul-

(1) Quetelet, *Essai de physique sociale*, Paris, 1835, t. I, p. 66.

tant l'âge où les mariages ont lieu, et il trouve que le grand nombre des mariages, pour les hommes comme pour les femmes, est compris entre 26 et 30 ans; le nombre des unions diminue très-sensiblement après 35 ans, et devient presque nul, du moins pour les femmes, après 40 ans. La *Statistique de la France pour* 1854 montre que les mariages en premières noces ont lieu (en chiffres ronds, et le département de la Seine excepté) entre des hommes de 28 ans et des femmes de 24 ans 1/2 :

| | Âge de l'homme. | Âge de la femme. | Différence. |
|---|---|---|---|
| Seine............ | 29,8 | 25,2 | 4,6 |
| Villes.............. | 28,5 | 24,4 | 4,1 |
| Campagnes ........ | 28,0 | 23,11 | 4,1 |

Il est remarquable, ajoute le statisticien de Bruxelles, que les mariages ne deviennent fréquents que lorsque l'homme a franchi l'âge orageux des passions et du plus grand penchant au crime, qui tombe vers 24 ans; c'est aussi l'âge où le développement de,ses qualités physiques est terminé et où ses qualités intellectuelles tendent à acquérir une plus grande énergie.

Quant à leur origine, les naissances se distribuent en trois groupes : enfants légitimes, enfants naturels, enfants trouvés. Un tableau officiel, qui embrasse une période décennale, de 1824 à 1833, partage ainsi le nombre total des naissances en France :

| Années | Enfants légitimes. | Enfants naturels. | Enfants trouvés et abandonnés. |
|---|---|---|---|
| De 1824 à 1838... | 4 553 563 | 354 509 | 165 199 |
| De 1829 à 1833... | 4 478 045 | 349 254 | 171 082 |
| Total de 10 années. | 9 031 608 | 703 763 | 336 281 |

D'où l'on déduit pour les cinq premières années :

1 naissance illégitime sur 13,85 naissances totales.
1 abandon d'enfant sur 29,71 naissances totales et sur 2,15 naissances illégitimes.

Et pour les cinq dernières années :

1 naissance illégitime sur 13,83 naissances totales.
1 abandon d'enfant sur 28,22 naissances totales et sur 2,04 naissances illégitimes.

Le rapport des enfants naturels aux enfants nés vivants légitimes tend à augmenter : il avait été, jusqu'en 1853, de 1 sur 12,95; en 1853, il s'est élevé à 1 sur 12,71; en 1854, à 1 sur 12,17. En 1854, le nombre total des enfants naturels en France, y compris ceux qui ne sont pas nés viables, s'est élevé à 75 170 contre 888 069 enfants légitimes.

D'après Necker, le nombre des enfants assistés (trouvés ou abandonnés) au-dessous de douze ans était en France, en 1784, de 40 000; il s'est élevé à

99 346 en 1819
117 305 en 1825
118 073 en 1830
129 699 en 1833

Les louangeurs du temps passé ont reproché à notre époque l'augmentation progressive du nombre des enfants trouvés ; mais, loin que ce fait prouve la licence et la corruption croissante des mœurs, il s'explique d'abord par l'augmentation progressive de la population ; il se rattache encore à une autre cause dont la société actuelle a le droit de se glorifier : l'abbé Gaillard, Terme et Monfalcon (1), Villermé (2), ont prouvé que l'accroissement du chiffre total des enfants trouvés en France dépend, non d'un plus grand nombre d'admissions annuelles dans les asiles qui leur sont ouverts, mais de la diminution de la mortalité parmi ces pauvres êtres, qui profitent, eux aussi, du progrès de l'aisance publique. Dans le département de la Seine, les enfants trouvés et mis en nourrice qui, pendant vingt ans, ont perdu 58 pour 100, et perdaient en moyenne 55,88 pour 100 de 1839 à 1858, ne donnaient plus en 1864 que 39 décès, 26 pour 100, grâce aux soins d'une administration plus attentive qui a porté sa dépense de 4 à 8 millions. Mais dans beaucoup de départements, le tribut mortuaire dans la première année de leur vie est encore effroyable ; d'après les documents officiels de 1862; il s'élève à

| | Pour 100. | | Pour 100. |
|---|---|---|---|
| Loire-Inférieure | 90,50 | Seine-et-Oise | 69,23 |
| Seine-Inférieure | 87,36 | Côte-d'Or | 66,46 |
| Eure | 78,12 | Indre-et-Loire | 62,16 |
| Calvados | 78,09 | Manche | 58,66 |
| Aube | 70,27 | | |

Ces victimes de l'abandon de leurs parents n'ont d'autre alternative, sous la tutelle insuffisante d'une société marâtre, que de périr en portant un grave détriment à la fécondité du pays ou de grandir sans famille, astreints à une dévotion mécanique qui ne féconde pas l'âme ni ne la console, avec un fonds d'amère tristesse et de rancune antisociale. Quelques-uns parviennent à se rédimer de leur origine, « la plupart recrutent cette population nomade que la misère, l'ivrognerie et la prostitution, la cour d'assises et l'hôpital se disputent à l'envi. Ces populations nomades rendent incurable la plaie du paupérisme ; elles apportent dans tous les ateliers de l'industrie leurs mauvaises passions; elles remplacent pour notre société moderne l'esclavage d'autrefois, et si elles restent attachées à ses flancs, elles la tueront comme l'esclavage a tué les sociétés anciennes » (3). Et toujours logique, Motard, sans s'arrêter aux perturbations dont le droit de rechercher la paternité menace individus et familles, le revendique non-seulement au profit des femmes séduites et des enfants délaissés de leurs pères, mais comme un moyen de restreindre le célibat et de fortifier l'institution du mariage. Aux jurisconsultes la controverse

(1) Terme et Monfalcon, *Histoire des enfants trouvés*. Paris, 1840.
(2) Villermé, *Annales d'hygiène publique*. Paris, 1838, t. XIX, p. 47.
(3) Dr Adolphe Motard, *Traité d'hygiène générale*. Paris, 2e édit., 1868, t. II, p. 753.

de cette innovation : l'hygiène, d'accord avec la morale, ne peuvent qu'applaudir à l'initiative de l'homme de cœur et de talent; elle est radicale, c'est vrai; mais, une fois entrée dans les mœurs, quel progrès! Il rendra inutiles les efforts de la Société de Saint-Régis. Le temps et l'expérience ont démontré l'insuffisance de cette œuvre d'ailleurs très-respectable.

### § 2. — Vie probable et mortalité.

Le rapport des mort-nés aux naissances, calculé d'après la statistique de huit capitales de l'Europe, donne en moyenne 1 mort-né pour 22 naissances environ : à Berlin, il est de 1 sur 19,8, rapport qui s'est maintenu à peu près invariablement le même pendant plus de soixante ans; pour une période de dix ans, Paris a fourni en moyenne (1) 1 mort-né sur 17,7 naissances; la *Statistique de la France pour* 1854 donne 1 mort-né pour 24,22 naissances, rapport qui s'éloigne peu de ceux d'Amsterdam et de Berlin. D'après Casper et Legoyt, le nombre des mort-nés est plus grand dans les villes que dans les campagnes; les garçons y entrent pour une proportion plus grande que les filles : pour Paris, le rapport est de 12,2 à 10. Casper a reconnu que les maladies vénériennes, l'abus des boissons fermentées, les conceptions illégitimes, etc., augmentent le chiffre des mort-nés. La part d'influence de l'illégitimité a été généralement constatée : à Gœttingue, on compte trois mort-nés sur 100 pour les naissances légitimes, et 15 sur 100 pour les naissances illégitimes; à Berlin, les mort-nés de la dernière catégorie sont aussi trois fois plus nombreux que ceux de la première. Dugès, à l'hôpital des vénériens de Paris, a noté 2 naissances prématurées sur 6 ou 7 accouchements. Les circonstances de l'accouchement et le sort des mères contribuent à l'accroissement de la mortalité des enfants naissants : elle est plus grande dans les hospices; mais, à mesure que ces établissements se sont améliorés, elle a été en diminuant. A la fin du siècle dernier, l'Hôtel-Dieu de Paris comptait 1 décès sur 15 mères, et 1 mort-né pour 14 naissances; en 1822, la Maternité de Paris ne perdait plus que 1 mère sur 40. Est-il besoin de mentionner les causes plus nombreuses qui tendent à détruire l'enfant naturel dans le sein de sa mère, et dont les chiffres précités sont une laconique expression? Les soucis, la honte, les artifices dangereux qui sont employés pour celer une grossesse illégitime, la condition précaire ou misérable des femmes qui se trouvent dans cet état, les privations, les maladies, les tentatives d'avortement, les accouchements clandestins, etc.

Legoyt a démontré (1864) que le nombre des décès appelés *mort-nés* va croissant non-seulement en France, mais en Europe :

(1) *Annuaire du Bureau des longitudes.*

| Pays. | Périodes et années. | Mort-nés pour 100 naissances. | Pays. | Périodes et années. | Mort-nés pour 100 naissances. |
|---|---|---|---|---|---|
| France..... | 1851-55..... | 3,91 | Suède...... | 1816-20..... | 2,49 |
|  | 1856-60..... | 4,30 |  | 1851-55..... | 3,25 |
| Belgique ... | 1851-55..... | 4,44 | Danemark . . | 1821-40..... | 3,93 |
|  | 1856-60..... | 4,59 |  | 1850-54..... | 4,50 |
| Hollande ... | 1850-54..... | 4,97 | Norvège ... | 1837-46.... | 3,84 |
|  | 1855-59..... | 5,15 |  | 1846-55.... | 4,08 |
| Prusse..... | 1849........ | 3,71 | Suisse : |  |  |
|  | 1859........ | 4,27 | Zurich..... | 1827-30..... | 3,77 |
| Bavière .... | 1835-40..... | 2,92 |  | 1855-58..... | 4,19 |
|  | 1860-61..... | 3,44 | Saint-Galles . | 1816-20..... | 3,29 |
| Saxe Royale. | 1847-51..... | 4,55 |  | 1851-54..... | 4,60 |
|  | 1852-56..... | 4,48 | Thurgovie .. | 1811-20..... | 4,10 |
|  |  |  |  | 1851-58..... | 4,80 |

On a fait valoir, pour l'explication de ce fait, la déclaration à l'état civil, non-seulement des mort-nés à terme, mais de fœtus, les retards des déclarations qui ont pour effet d'inscrire à la colonne des mort-nés des enfants nés vivants et décédés dans les premiers jours de leur naissance, l'abus du seigle ergoté, la fréquence des avortements provoqués, l'inaptitude d'un nombre croissant de femmes à conduire jusqu'à son terme naturel le développement des produits de leurs conceptions; l'enquête est encore pendante.

Le tableau suivant indique combien il faut d'individus de chaque âge pour donner lieu à un décès en dix ans, et en cinq ans pour les deux premières périodes de la vie; les moyennes qu'il présente ont été calculées sur les documents suivants : relevé des décès de 1820 à 1827 à New-York, Philadelphie, Baltimore, Boston; de 1809 à 1818 à Philadelphie; en 1828, à Londres; en 1817, 1830-31-32-34, à Paris; en 1802, pour toute la France.

De  0 à  5 ans, 1 décès sur 2,77 indiv.   De 50 à 60 ans, 1 décès sur 3,22 indiv.
     5 à 10     1   —   15,46   —          60 à 70    1   —    2,26   —
    10 à 20     1   —   11,90   —          70 à 80    1   —    1,56   —
    20 à 30     1   —    6,12   —          80 à 90    1   —    1,20   —
    30 à 40     1   —    5,33   —          90 à 100   1   —    1,10   —
    40 à 50     1   —    4,22   —

Voici maintenant les nombres des années probables ou qui restent à espérer aux différents âges; nous les reproduisons en quatre tables dressées : la première par Duvillard, avec les documents de 1786, sur la généralité des Français; la seconde par Deparcieux, avec ceux de 1745, dont les résultats un peu faibles sont encore aujourd'hui assez exacts; la troisième par la société anglaise des assurances dite l'*Equitable*, de 1762 à 1829, et dont les assurés sont choisis; la quatrième par Domitius Ulpianus, d'après les registres tenus chez les Romains par les censeurs, depuis Servius Tullius jusqu'à Justinien.

| Ages. | Duvillard. | Deparcieux. | L'Équitable. | Ulpianus. |
|---|---|---|---|---|
| A 5 ans...... | 43,40 | 48,27 | » | » |
| 10 ans...... | 40,80 | 46,83 | 48,32 | » |
| 15 ans...... | 37,40 | 43,54 | 45,03 | » |
| 20 ans...... | 34,26 | 40,22 | 41,60 | 30 |
| 25 ans...... | 31,34 | 37,47 | 38,12 | 28 |
| 30 ans...... | 28,52 | 34,06 | 34,53 | 25 |
| 35 ans...... | 25,72 | 30,88 | 30,93 | 22 |
| 40 ans...... | 22,89 | 27,48 | 27,40 | 20 |
| 45 ans...... | 20,05 | 23,89 | 23,85 | 18 |
| 50 ans...... | 17,23 | 20,38 | 20,36 | 13 |
| 55 ans...... | 14,51 | 17,25 | 16,99 | 9 |
| 60 ans...... | 11,95 | 14,25 | 13,91 | 7 |
| 65 ans...... | 9,63 | 11,26 | 14,13 | 5 |
| 70 ans...... | 7,58 | 8,64 | 8,70 | » |
| 75 ans...... | 5,87 | 6,50 | 6,61 | » |
| 80 ans...... | 4,60 | 4,69 | 4,75 | » |
| 85 ans...... | 4,16 | 3,21 | 3,39 | » |
| 90 ans...... | 3,87 | 1,77 | 2,56 | » |

En général, il meurt un quart ou un cinquième des enfants pendant la première année de la vie (1). La proportion est plus considérable chez les enfants naturels. Les recherches étendues et fondées sur des chiffres authentiques ont conduit Baumann et Sussmilch (2) aux conclusions suivantes : 1° dans le premier mois après la naissance, il meurt 10 enfants sur 100 légitimes, et 24 sur 100 naturels ; 2° dans les deuxième et troisième mois, il meurt proportionnellement deux fois plus d'enfants naturels que d'enfants légitimes ; 3° dans le deuxième trimestre, la mortalité des enfants naturels dépasse des deux tiers celle des enfants légitimes ; elle est double du sixième au douzième mois ; 4° dans la seconde année, il meurt deux cinquièmes d'enfants naturels de plus, et, dans la troisième et la quatrième année, un tiers de plus que d'enfants légitimes ; 5° de la cinquième à la septième année, la différence proportionnelle est encore d'un quart ; elle s'efface et disparaît plus tard. Les calculs plus récents de Casper ont confirmé ces résultats. Les enfants trouvés supportent une large part de la mortalité qui sévit sur le premier âge. Il résulte d'un document officiel (3) qu'en 1787, 1788 et 1789 il mourait 90 à 91 enfants sur 100 enfants trouvés ; de 1815 à 1818 la proportion était de 75 sur 100 ; en 1824, 60 sur 100 (Benoiston de Châteauneuf); en 1838, pour Paris, 50 sur 100 (Villermé). Sur 112 625 enfants trouvés à Paris depuis 1816 jusqu'en 1837 (22 ans), 30 055 sont morts à l'hospice et 55 631 sont morts à la campagne; 26 939 seulement ont survécu : la mortalité a donc été de 76 pour 100 !... Ce rapport s'est amélioré dans les derniers temps : en 1838, la

---

(1) D'après les tables anglaises, dressées en Angleterre par les compagnies d'assurances pour la ville de Carlisle, sur 10 000 enfants il n'en existe plus à la fin de l'année que 8461; d'après Duvillard, il n'en reste plus que 7675.

(2) Baumann et Sussmilch, *Gœttliche Ordnung, und deren Anhang*.

(3) *Rapport au roi par Lainé, ministre de l'intérieur*, p. 118.

mortalité des enfants trouvés a été à Paris de 14,02 pour 100, en 1848, de 11,30.

Legoyt a donné, dans la *Statistique de la France pour* 1854, le tableau suivant :

|  | Enfants légitimes. | Enfants naturels. | Mortalité des enfants naturels, pour 1 enfant légitime. |
|---|---|---|---|
| Naissances.................. | 10 000 | 10 000 | 1,78 |
| Mort-nés ................. | 300 | 677 | 1,78 |
| Décès de 0 à 7 jours......... | 260 | 501 | 1,93 |
| 8 à 15 jours........ | 178 | 512 | 2,87 |
| 15 jours à 1 mois... | 193 | 558 | 2,89 |
| 1 à 3 mois........ | 301 | 680 | 2,22 |
| 3 à 6 mois........ | 280 | 550 | 1,96 |
| 6 mois à 1 an..... | 396 | 610 | 1,54 |
| Total de 0 à 1 an...... | 1608 | 3411 | 2,12 |
| 1 à 2 ans..... | 609 | 756 | 1,24 |

Les recherches statistiques de Legoyt sur les années 1853 et 1854 l'ont conduit aux conclusions suivantes : A tous les âges de la vie, sauf aux âges avancés, où les conditions de la mortalité paraissent être les mêmes partout, c'est sur Paris et sa banlieue que la mort sévit avec le plus d'intensité. De 0 à 20 ans, la mortalité moyenne annuelle y est de 1 sur 47,5, tandis qu'elle est dans les villes de 1 sur 51, et dans les campagnes de 1 sur 54,5. Toutefois, dans la première année de l'existence, il meurt plus d'enfants dans les campagnes que partout ailleurs, soit par insuffisance de soins, soit par l'effet des placements en nourrice, qui diminuent dans une proportion relative la mortalité urbaine.

Le maximum de la mortalité infantile pèse sur la première année ; elle est de 1 jour à 1 an sur 1000.

| | | |
|---|---|---|
| Belgique (table de Quetelet)................................ | | 162 |
| Angleterre.. { en 1858.................................... | | 158 |
| en 1859.................................... | | 153 |
| France..... { Villes, 1858 : 59, 60, moyenne d'après Husson .... | | 183,2 |
| Campagne, 1858 : 59, 60, moyenne d'après Husson. | | 179,6 |
| Population entière, moins la Seine ............. | | 180,8 |

Plus on se rapproche de la naissance, plus les décès augmentent. Si à Paris la première année paraît moins chargée de morts (16,30 pour 100, au lieu de 18,08 pour toute la France, moins la Seine), il faut se rappeler avec Husson que sur 53 335 naissances, moyenne annuelle à Paris, 18 000 enfants sont exportés en province et placés en nourrice par les bureaux divers et par les familles (1).

(1) Husson, *Bulletin de l'Acad. imp. de médecine.* Paris, 1866, t. XXXII, p. 94.

Jusqu'à l'âge de cinq ans, Farr a établi, en 1866, que sur 100 enfants, la mortalité est en

| | | | | |
|---|---|---|---|---|
| Norvége, de | 17 | | Prusse, de | 32 |
| Danemark | 20 | | Hollande | 33 |
| Suède | 20 | | Autriche | 36 |
| Angleterre | 26 | | Espagne | 36 |
| Belgique | 27 | | Russie | 38 |
| France | 29 | | Italie | 39 |

Le docteur Farr remarque qu'en Angleterre, parmi les pairs et les membres du clergé, la mortalité des enfants jusqu'à cinq ans n'est que de 10 pour 100 ; en Écosse, elle est moindre qu'en Angleterre. C'est la Norvége, malgré la rigueur de son climat, qui en perd le moins, résultat attribué par les médecins de cette contrée à l'allaitement maternel pendant la première année, et à la prédominance du laitage dans le régime des enfants pendant les années suivantes, la Norvége ayant, pour une population de 1 800 000 habitants, 800 000 têtes de bétail.

Le minimum de la mortalité générale se produit de 12 à 15 ans ; à 15 ans dans la population rurale, à 13 ans dans les villes, à 12 ans dans le département de la Seine. La mortalité va ensuite en augmentant, et atteint un premier maximum entre 20 et 25 ans. — Ce maximum, qui comprend l'âge des passions et aussi la mortalité militaire, est naturellement plus prononcé dans les villes que dans les campagnes, et à Paris plus que partout ailleurs. On doit ajouter que les cinq années suivantes (de 25 à 30 ans) donnent lieu, dans la capitale, à une mortalité exceptionnelle, qui peut s'expliquer par le grand nombre d'adultes de cet âge que comprend sa population flottante. — Entre 30 et 40 ans, il y a un temps d'arrêt, suivi d'un accroissement de mortalité assez faible jusqu'à 50 ans ; mais à partir de cette limite, et surtout après la soixantième année, les décès se multiplient : 1 personne environ sur 10 000 dépasse la centième année dans les départements autres que la Seine.

Parmi les circonstances qui concourent à cette effrayante mortalité, doit-on compter la suppression des tours et la mesure prise par le gouvernement depuis 1834, et qui consiste à envoyer les enfants trouvés d'un arrondissement ou d'un département dans un autre ? Nous empruntons à de Watteville (1) quelques éclaircissements sur ce sujet si grave pour l'hygiène publique. Le décret du 19 janvier 1811 a fait ouvrir dans 77 départements 250 hospices dépositaires avec tour, et 6 sans tour ; 9 départements ont créé 17 hospices dépositaires sans tour. Or, les 9 départements privés de tour ont compté 1 abandon sur 121 naissances ; et les 9 départements pourvus du plus grand nombre de tours, 1 abandon sur 40 naissances. Depuis 1834, on a supprimé en France 185 tours et 132 hospices dépositaires ; en 1849, il n'y restait plus

(1) De Watteville, *Rapport sur la situation administrative, morale et financière du service des enfants trouvés en France*. Paris, 1849.

que 65 hospices dépositaires avec tour, dont 40 surveillés et 25 non surveillés, et 76 hospices dépositaires sans tour. Or, tandis qu'en 1833 il y avait un enfant trouvé sur 248 habitants, on n'en constatait plus en 1845 que 1 sur 353. Les diverses localités présentent entre elles, sous ce rapport, des différences qui accusent d'autres causes que le maintien ou la suppression des tours :

|  |  |  | Habitants. |  |  |  | Naissances. |
|---|---|---|---|---|---|---|---|
| 38 départements n'ont pas de tour. | 1 enfant trouvé sur | 372 | 1 exposé sur | 47 |
| 34 — | ont 1 tour...... | 1 — | sur 287 | 1 — sur | 25 |
| 11 — | ont 2 tours..... | 1 — | sur 307 | 1 — sur | 34 |
| 3 — | ont 3 tours..... | 1 — | sur 450 | 1 — sur | 50 |

De Watteville signale, parmi ces causes, la mauvaise exécution du décret de 1811, relatif à la fourniture des vêtements et layettes : plus de la moitié des administrations des hospices dépositaires n'en donnent point aux pupilles; il n'y a guère qu'une sur douze qui pourvoie d'une manière un peu convenable aux besoins des enfants trouvés. La tutelle de ceux-ci, confiée par la loi aux commissaires administrateurs de ces hospices, n'est bien exercée que dans 20 départements : elle l'est à moitié dans 5, et complétement abandonnée dans 61... Joignons aux effets de cette fatale incurie ceux de l'allaitement au biberon et au petit pot, dans les établissements consacrés aux enfants trouvés. Déjà la seule mise en nourrice augmente la mortalité des enfants dans le rapport de 1 à 3 (Sussmilch) : à Paris, sur 100 enfants nourris par leurs mères, il en meurt 18 dans la première année, tandis qu'il en périt 29 sur 100 allaités par un sein étranger (Benoiston de Châteauneuf). L'allaitement artificiel appliqué aux enfants trouvés et réunis dans le même hospice est si désastreux, qu'un écrivain courageux a proposé d'inscrire sur la porte de ces établissements : « Ici on fait mourir les enfants aux frais du public. » Multiplier les maisons où les nouveau-nés seraient reçus sans distinction et sans limites, tel serait, pour un homme indifférent, le plus sûr moyen d'arrêter la population (Malthus). Friedlander rapporte, d'après sir John Baquare, que, de 1789 à 1805, on a reçu à la maison de Dublin 12 786 enfants trouvés, dont il ne restait, cinq ans après, que 135.

En résumé, la mortalité est beaucoup plus considérable pendant la première moitié de la vie que durant la seconde, et, dans la première moitié, la plus forte mortalité pèse sur le premier trimestre de la première année ; elle diminue beaucoup plus pendant le second, moins pendant le troisième et se relève un peu dans le quatrième (1). La mortalité diminue ensuite pendant les premières années, et atteint son minimum, en France à 11 ans, dans les Pays-Bas à 12, dans le Valais à 13 ; puis elle s'accroît de nouveau à la puberté. Depuis l'invasion de la puberté jusqu'au commencement du grand âge, c'est-à-dire depuis 46 jusqu'à 69 ans, la mortalité s'élève jusqu'à son second maximum, qui n'égale pas le premier ; c'est pendant les huit ou neuf premières années

(1) Quetelet, Struyk, Sussmilch, *Annuaire du Bureau des longitudes*, etc.

de cette seconde période (de 15 ou 16 à 23 ans) que la mortalité s'accroît le plus rapidement. Dans la troisième période, qui comprend le grand âge, elle redescend à son second minimum. D'après les calculs immenses de Burdach, sur 1 million d'hommes il en meurt 459 271 pendant les seize premières années, 405411 pendant les cinquante-trois années suivantes, et 135 318 pendant les quarante dernières années jusqu'au terme desquelles la vie peut s'étendre.

Il est remarquable que les révolutions d'âges n'exercent point d'influence sensible sur la mortalité : à l'époque de la dentition elle est moins grande qu'auparavant, et, de la septième à la huitième année, c'est-à-dire lors de la seconde dentition, elle baisse notablement ; si elle augmente vers la puberté, c'est en proportion moindre qu'entre 20 et 30 ans ; à l'âge où la faculté procréatrice s'éteint, la mortalité ne croît pas plus rapidement que dans les années précédentes et n'est pas plus forte que dans les années qui suivent. Ces résultats s'expliquent de deux manières : ou chaque âge a ses maladies propres qui excluent celles d'un autre âge et restreignent les effets des crises de l'évolution physiologique, ou ces crises atteignent la vie moins par leurs conséquences immédiates que par leurs vestiges, sources d'une mortalité qui se dissémine sur les années subséquentes et se dérobe dans la complexité des éléments statistiques.

# CHAPITRE III.

## DES SEXES.

### § 1. — Fécondité.

Quelles sont les causes qui interviennent dans la détermination sexuelle des produits de la conception ? Parmi celles que l'on a invoquées (dispositions anatomiques, force relative des deux époux, climat, etc.), une seule nous paraît digne de mention, savoir : l'âge relatif des parents. Hofaker a déduit de l'état civil de 2000 enfants nés à Tubingue les rapports suivants :

| | | | | | |
|---|---|---|---|---|---|
| Père plus jeune que la mère......... | 293 filles, | 270 garçons | = 100 | : | 90,6 |
| — du même âge qu'elle............ | 70 | 78 | = 100 | : | 93,3 |
| — plus âgé d'un à trois ans........ | 163 | 190 | = 100 | : | 116,6 |
| — plus âgé de trois à six ans....... | 229 | 237 | = 100 | : | 103,3 |
| — plus âgé de six à neuf ans....... | 85 | 106 | = 100 | : | 124,7 |
| — plus âgé de neuf à douze ans...... | 112 | 161 | = 100 | : | 143,7 |

D'où il résulterait qu'à égalité d'âge des deux parents, ou quand la mère est plus âgée, il naît moins de garçons que de filles ; mais plus l'âge du père l'emporte sur celui de la mère, plus le nombre proportionnel des garçons augmente. Sadler, en compulsant des registres de naissance des pairs d'Angleterre, est arrivé aux mêmes conclusions ; il a trouvé de plus que les veufs ont plus de tendance à produire des naissances féminines. Voici les résultats obtenus à Calais, de 1833 à 1852, par le docteur Boulenger (naissances légitimes).

| | Père plus âgé que la mère. | Père et mère du même âge. | Père moins âgé que la mère. | Total des naissances. | |
|---|---|---|---|---|---|
| Garçons...... | 1 510 | 1 171 | 437 | 3 118 | } 6 006 |
| Filles........ | 1 373 | 1 085 | 430 | 2 888 | |
| Rapport sexuel. | 109,98 | 107,92 | 101,63 | 107,97 | |

La prédominance masculine est la plus forte possible, comme on le voit, dans les unions où le père est plus âgé que la mère ; à égalité d'âge des parents, elle se rapproche de la moyenne, et elle lui est notablement inférieure quand le père est moins âgé. Legoyt, en opérant sur un total de 52 311 naissances, est arrivé au même résultat pour Paris en 1854 et 1855. S'il est définitivement démontré un jour que l'âge est le régulateur qui fixe la grandeur du rapport entre les naissances des deux sexes, qui ne saisit l'importance toute sociale des indications qui en découleront?

En général, on compte 104 à 106 naissances masculines pour 100 naissances féminines ; parmi les 14 500 000 enfants venus au monde de 1817 à 1831, la proportion sexuelle a été de 100 : 106,38 (1). Pendant une période de 36 ans, comprise entre 1817 et 1852, il est né en France 17 951 000 garçons, et 16 920 848 filles ; le rapport du premier nombre au second est à très-peu près égal à 17/16 ; les naissances moyennes annuelles des garçons excèdent donc d'un seizième celles des filles. La période de 25 ans comprise entre 1817 et 1441 avait donné les mêmes résultats (2). En 1853, le rapport des garçons aux filles, dans les naissances en France, est monté à 106,08 ; en 1854, il est descendu à 105,38 ; en 1861, à 104,98 ; en 1862, à 105,53 ; en 1863, à 104,93 ; enfin, en 1864, à 105,40. — Frappé de la prépondérance masculine dans les mort-nés et de la mortalité prématurée des garçons pendant toute la durée de l'enfance, Legoyt admet que ces causes tendent à établir entre les deux sexes une égalité qu'ils n'avaient pas à la naissance (3). Pour les enfants naturels, le rapport des naissances masculines aux naissances féminines diffère peu de celui de 26 à 25. Si minime qu'elle soit, cette différence intéresse le médecin et l'hygiéniste. Tient-elle à ce que les rapprochements complets sont plus rares dans les unions illégitimes et à la proportion plus grande de premiers-nés parmi les enfants naturels? Cette dernière condition semblerait plutôt motiver une augmentation de naissances masculines, car, d'après une statistique de 1832 à 1852 faite à Calais par le docteur Boulenger et insérée dans la *Statistique officielle de France pour* 1854, la prédominance des garçons est beaucoup plus marquée dans les enfants nés de mères primipares que dans les autres. Il naît un peu moins de garçons dans les villes, surtout dans les cités populeuses, que dans les campagnes. Girou de Buzareingues a noté qu'il naît moins de garçons dans nos départe-

(1) Quetelet, *op. cit.*, t. I, p. 41.
(2) *Annuaire du Bureau des longitudes* pour 1842. — *Ibid.* pour 1856, p. 192 et suiv.
(3) *Mouvement de la population en France* (*Moniteur* du 16 avril 1867).

ments voués au commerce et à l'industrie que dans nos départements agricoles.

La race fait-elle aussi varier la proportion des naissances masculines et féminines? Les relevés de la monarchie prussienne attribuent aux israélites 113 naissances féminines pour 100 naissances masculines. Pour les israélites de Livourne, Valentin fixe la proportion à 100 : 120, tandis qu'elle n'est que de 100 : 104 parmi les chrétiens de cette cité. C'est à tort que l'on a considéré la polygamie des Orientaux comme une cause d'accroissement des naissances féminines.

### § 2. — Mortalité.

A la naissance et pendant la première année de la vie, la mortalité est plus forte chez les hommes que chez les femmes, et cette différence se maintient pendant les dix premières années de la vie, quoique plus prononcée dans la première période quinquennale. Vers le temps de la puberté, c'est-à-dire de dix à quinze ans, la mortalité l'emporte parmi les femmes; mais, de quinze à vingt ans, le rapport devient inverse : d'où l'on voit que les préparatifs de la puberté compromettent plus la vie des femmes que l'établissement définitif de cette phase organique. Après l'âge de la puberté, la mortalité devient plus forte, et cette augmentation devient surtout très-sensible pour le sexe féminin jusqu'à l'âge de vingt ans; ces cinq ou six années constituent donc pour les femmes une période critique, et c'est la seule où leur mortalité l'emporte sur celle de l'autre sexe (1). » La grossesse, l'accouchement, l'allaitement, n'interviennent pas non plus d'une manière décisive dans la mortalité du sexe féminin; mais celle-ci est généralement plus forte depuis la vingtième jusqu'à la trente-cinquième année. La ménopause est moins critique que l'on ne croit (voy. tome I$^{er}$, page 222) : ses préludes 'le sont peut-être plus que son établissement définitif, car, tandis que la mortalité des femmes s'élève de trente à quarante ans, elle est faible de quarante-cinq à cinquante-cinq ans, comparativement à celle des hommes. Parmi les individus qui franchissent la quatre-vingt-dixième année, on compte plus de femmes que d'hommes.

Le tableau ci-après résume, pour la période 1861 à 1864, la mortalité comparée des deux sexes en France, par âge et par état civil :

|  | Sexe masculin. | Sexe féminin. |
|---|---|---|
| Enfants.................... | 2,90 | 3,05 |
| Célibataires............... | 1,34 | 1,28 |
| Mariés ................... | 1,72 | 1,54 |
| Veufs. ................... | 6,72 | 5,28 |
|  | 2,28 | 2,23 |
|  | 2,25 | |

On le voit, au sexe féminin la plus faible mortalité.

D'après Sussmilch, le nombre des veufs est à celui des veuves comme 100 à 150. La *Statistique générale de la France pour* 1851 signale 836 509 veufs

--------

(1) Legoyt, *Statistique de la France*, 1854, p. XLVI, et de 1861 à 1864.

pour 1 687 583 veuves; le nombre de celles-ci est donc plus que double de celui des veufs. Il est vrai que les hommes se marient à un âge plus avancé, qu'ils contractent un plus grand nombre d'unions en secondes noces, qu'ils exercent des professions plus pénibles et qui exposent davantage leur vie. Il faut surtout considérer que, les femmes se mariant en moyenne à vingt-quatre ans et demi, leur vie probable à partir de cette époque est encore de trente-neuf ans, tandis qu'à l'âge de vingt-huit ans où les hommes se marient, leur vie probable n'est plus que de trente-quatre ans (Legoyt). Mais, toutes ces causes mises en ligne, il reste encore à faire une part notable, dans ce résultat de la statistique, à la plus longue durée de la vie des femmes. En somme, les décès masculins l'emportent sur les décès féminins : pendant une période de vingt-cinq ans les premiers sont représentés en France par 61, les autres par 60 (1).

# CHAPITRE IV.

## POPULATION.

On a dit que la population croîtrait suivant une progression géométrique en l'absence de tout obstacle à son développement; mais que, dans les circonstances les plus favorables, les moyens de subsistance ne peuvent jamais augmenter que selon une progression arithmétique. Ce qui s'opposerait donc au progrès de la population, ce serait le manque de l'aliment. Quand elle est parvenue dans son accroissement au niveau de ses moyens de subsistance, il faut qu'elle s'arrête, ou, si elle dépasse cette limite fatale, un excès de mortalité l'y ramène. Doctrine désolante, qui, très-heureusement, ne se vérifie point dans les faits sociaux. D'abord, sous l'empire d'un état social qui ne change point, au milieu des obstacles de toute espèce qui agissent d'une manière uniforme, la population n'augmente pas d'une manière indéfinie (Quetelet); ses oscillations ne sont en rapport qu'avec le climat et la quantité essentiellement variable des subsistances; ensuite, comme il est donné à l'homme de forcer la production du sol et d'élever la somme de ses moyens de subsistance, il fournit par son activité et son intelligence une latitude proportionnelle à l'extension de son espèce. Il suit de là que, si tous les pays de l'Europe présentaient les mêmes circonstances physiques, leur population spécifique donnerait la mesure de leur production et de leur industrie; mais sans faire abstraction des conditions du sol, de l'atmosphère, du climat, de l'exposition, etc., qui détruisent en partie ce rapport, la densité humaine est une valeur physiologique et historique du premier ordre; elle résume non-seulement tous les éléments actuels d'un pays, mais encore les influences qui ont agi sur lui dans les siècles antérieurs. Le nombre d'habitants par *lieue carrée* dans les principales contrées est donc une donnée importante pour l'hygiène publique.

(1) *Annuaire du Bureau des longitudes* de 1844. — *Ibid.*, pour 1856, p. 196.

*Population absolue et relative des principaux États du globe.*

## EUROPE.

| Noms des pays. | Nombre des habitants. | Nombre d'habitants par kilomètre carré. |
|---|---|---|
| France (1861) | 37 382 228 | 69,0 |
| — (1866) | 38 067 094 | 70,0 |
| Angleterre et Malte (1861) | 29 300 000 | 92,0 |
| Irlande seule (1861) | 5 792 000 | 68,0 |
| Belgique (1862) | 4 836 566 | 164,0 |
| Hollande (1863) | 3 667 866 | 111,0 |
| Autriche (1857) | 35 200 000 | 54,0 |
| Composée de : | | |
| Possessions d'Italie (Lombardo-Vénétie) | 2 290 000 | 91,0 |
| Possessions polonaises | 4 480 000 | 59,0 |
| Possessions de Hongrie (Transylvanie, Croatie) | 15 000 000 | 43,0 |
| Possessions de Bohème | 4 705 500 | 90,0 |
| Possessions d'États allemands | 8 544 500 | 58,0 |
| Prusse (1861) | 18 500 000 | 66,0 |
| Bavière | 4 689 850 | 61,0 |
| Saxe | 2 225 240 | 149,0 |
| Hanovre | 1 888 000 | 50,0 |
| Allemagne générale | 45 462 000 | 75,0 |
| Italie (1861) | 21 777 000 | 85,0 |
| Sicile seule | 2 392 000 | 87,0 |
| États Romains (1861) | 700 000 | 60,0 |
| Suisse (1861) | 2 510 000 | 62,0 |
| Espagne (1860) | 15 673 000 | 31,0 |
| Portugal (1861) | 3 700 000 | 31,0 |
| Grèce (1861) | 1 097 000 | 22,0 |
| Iles Ioniennes | 228 500 | 87,0 |
| Russie d'Europe | 60 959 500 | 11,0 |
| Pologne russe | 4 840 500 | 38,6 |
| Danemark (1860) | 1 600 000 | 42,0 |
| Islande (1860) | 67 000 | 0,6 |
| Suède (1863) | 4 022 509 | 9,0 |
| Suède seule | 3 534 500 | 19,0 |
| Laponie suédoise | 488 000 | 2,0 |
| Norvége (1864) | 1 680 000 | 5,5 |
| Turquie d'Europe | 15 800 000 ? | 30,0 |
| Moldavie, Valachie | 4 200 000 | 33,0 |

## ASIE.

| | | |
|---|---|---|
| Asie Mineure | 10 700 000 | 20,0 |
| Arménie, Kurdistan | 1 700 000 ? | 5,7 |
| Syrie | 2 800 000 | 7,6 |
| Arabie (Hedjaz) | 800 000 | 1,6 |
| Perse, Afghanistan, Bélouchistan | 12 000 000 | 8,4 |
| Hindoustan (empire anglais) | 135 635 000 | 56,0 |
| États protégés | 45 000 000 | 40,0 |
| Ceylan | 1 920 000 | 30,0 |
| Empire Birman, de Siam, d'Annam | 20 000 000 | 12,0 |
| Chine | 400 000 000 ? | 104,0 |
| Japon | 30 000 000 ? | 80,0 |
| Sibérie | 8 400 000 | 0,6 |
| Turkestan | 6 000 000 ? | 4,0 |

### AFRIQUE.

| Noms des pays. | Nombre des habitants. | Nombre d'habitants par kilomètre carré. |
|---|---|---|
| Égypte générale...................... | 4 306 000 | 10,0 |
| Basse-Égypte seule ................. | » | 110,0 |
| Algérie .......................... | 3 000 000 | 6,0 |
| Sénégal français ................. | 113 500 | 68,0 |
| Ile Bourbon...................... | 183 500 | 86,0 |
| Ile Maurice...................... | 312 000 | 172,0 |
| Colonie du Cap................... | 231 000 | 1,0 |
| Port Natal ...................... | 157 500 | 4,0 |
| Madère .......................... | 101 500 | 115,0 |

### AMÉRIQUE.

| Noms des pays. | Nombre des habitants. | Nombre d'habitants par kilomètre carré. |
|---|---|---|
| États-Unis........................ | 33 000 000 | 4,0 |
| Canada .......................... | 2 507 700 | 5,0 |
| Mexique.......................... | 8 000 000 | 3,0 |
| Jamaïque......................... | 441 250 | 80,0 |
| La Martinique ................... | 136 000 | 139,0 |
| La Guadeloupe................... | 138 000 | 125,0 |
| Cuba ............................ | 1 397 000 | 11,0 |
| Porto-Rico....................... | 583 000 | 35,0 |
| Haïti français................... | 600 000 | 20,0 |
| Amérique centrale................ | 2 900 000 | 6,0 |
| Pérou. .......................... | 2 500 000 | 2,0 |
| Chili ............................ | 1 600 000 | 10,0 |
| Brésil........................... | 8 000 000 | 1,0 |

La population s'accroît par l'excédant des naissances sur les décès. 1° Le rapport des décès aux naissances a diminué; toujours variable, puisqu'il est assujetti à des causes très-diverses, il s'est rapproché de sa valeur moyenne : il peut en différer aujourd'hui soit en plus, soit en moins, de la quinzième partie de cette valeur, tandis que, vers la fin du XVII$^e$ siècle, il n'était point rare que la différence fût d'un quart, d'un tiers, et elle pouvait être de moitié (1). 2° Les différences dans les quantités annuelles des décès ont graduellement diminué dans les temps antérieurs et jusqu'à nos jours, du moins lorsqu'on examine ces différences par périodes décennales : c'est ce qu'ont vérifié Fourier pour Paris, Marshall pour Londres, Ch. Boersch pour Strasbourg. 3° Le rapport des décès à la population s'est graduellement abaissé dans toute l'Europe : toutes les statistiques administrent la preuve de ce fait. Moreau de Jonnès a trouvé les résultats suivants : Paris, année 1650, 1 décès sur 25 habitants; année 1829, 1 sur 32; Londres, année 1690, 1 sur 24; année 1828, 1 sur 55; Genève, année 1560, 1 sur 18; année 1821, 1 sur 43. 4° Quant aux mariages, ils ne présentent pas de rapport constant avec les naissances; mais ils sont généralement en raison directe de la mortalité (Casper, Ch. Boersch). Cette observation s'applique au temps comme à l'espace; elle ressort de la comparaison des périodes d'années et de celle de différents pays;

(1) J.-B. Jos. Fourier, *Recherches statistiques sur Paris*, etc.; t. II, p. 25.

en d'autres termes : « Quand la mortalité diminue, que les moyens de subsistance deviennent moins abondants, ou que la main-d'œuvre est plus chère, l'homme a besoin de plus de forces et d'énergie pour pourvoir à ses propres besoins, et se hâte moins de contracter mariage. C'est en ce sens qu'il est vrai de dire que les limites de la production sont les limites naturelles de la population. Quand, au contraire, la mortalité est plus considérable, et que des décès plus nombreux ont laissé plus de places vides dans la société, une tendance naturelle et puissante pousse l'homme à remplir ces lacunes faites par la mort, et le nombre des mariages augmente de nouveau (1). » En présence de cette loi d'économie divine qui se dégage des chiffres de la statistique comparée, il devient inutile d'inscrire dans la législation positive la *prudence* dans les mariages, recommandée par Malthus, et la liberté des mariages se passe des restrictions proposées par Duchâtel (2) et quelques autres économistes.

Les mariages ayant diminué, non pas de nombre, mais seulement de fécondité, nous voyons, dans ce double fait, l'accomplissement spontané du vœu des écrivains de cette école. Et les sociétés, les classes sociales qui atteignent un haut degré de prospérité, se passent du précepte de circonspection en matière pareille ; l'esprit d'ordre et de prévision qui leur est propre, y pourvoit ; « Toute mesure, a dit Malthus, qui tend à diminuer la mortalité par l'amélioration du sort des hommes, tend par cela même à restreindre la natalité. » — Thompson (3) a dit excellemment : « Si, en augmentant les moyens d'existence du pauvre, vous le retirez de la misère, vous le guérirez par ce fait du défaut de l'imprévoyance. Plus il aura à perdre, plus il craindra de perdre. Il est admis aujourd'hui qu'un haut degré de bien-être est l'obstacle le plus efficace aux mariages imprévoyants. » Et Stuart Mill (4) : « Il n'y a pas de doute que la même prudence qui nous fait éviter les causes de maladie, nous incite à nous garantir de la principale cause de la pauvreté (une fécondité excessive). Les moyens de subsistance et de travail, en Angleterre, n'ont jamais plus augmenté que dans ces trente dernières années, et cependant, chaque recensement met en lumière un accroissement *décroissant* de population. » — **La** misère seule, ajoute Legoyt, auquel nous empruntons ces citations, est imprévoyante, parce qu'elle n'a rien à perdre ; aussi la plus grande fécondité est-elle le partage des classes les moins heureuses, des quartiers encombrés par les classes ouvrières, des départements les moins aisés ou surchargés de populations ouvrières ; toutes les recherches de statistique s'accordent sur ce point. La restriction spontanée de la fécondité dans les classes élevées, riches, aisées, témoigne chez les parents, non d'un calcul égoïste, mais d'une tendresse

---

(1) Charles Boersch, *Thèse sur la mortalité à Strasbourg*, 1836, p. 185.

(2) Duchâtel, *De la charité dans ses rapports avec l'état moral et le bien-être des classes inférieures de la société*. **Paris, 1829.**

(3) Thompson, *Over Population.*

(4) Stuart Mill, *Princip. of political Economy.*

éclairée, puisqu'elle a pour objet d'assurer aux enfants une somme de bien-être nécessaire à leur conservation, le bienfait d'une éducation conforme à de légitimes aspirations, la sécurité de l'avenir. L'égoïsme consisterait à imiter le prolétaire, à donner cours à ses appétits du moment, à se reproduire sans aucun souci du lendemain, « en remettant, comme dit Quetelet, à la Providence qui l'a nourri lui-même, la garde des nombreux et misérables enfants auxquels on donne le jour ». La statistique fournit la preuve des effets favorables de la circonspection naturelle des parents; le tableau ci-après (période de 1853-1864) fait ressortir que le plus grand nombre de survivants à 20 ans et la plus longue vie moyenne appartiennent aux départements qui ont la moindre fécondité :

| Nombre des départements. | Limites des variations du rapport des survivants aux naissances. | Rapport moyen des survivants. | Vie moyenne. | Fécondité. |
|---|---|---|---|---|
| 6 | de 53 à 56,5 | 54,8 | 26,1 | 3,83 |
| 13 | de 57,1 à 59,7 | 58,1 | 31 | 3,22 |
| 11 | de 60,1 à 61,8 | 61,2 | 32 | 3,13 |
| 12 | de 62 à 62,9 | 62,5 | 33,1 | 3,02 |
| 9 | de 63,2 à 63,9 | 63,7 | 53,2 | 3,01 |
| 12 | de 64 à 65,8 | 64,9 | 34,4 | 2,90 |
| 9 | de 66 à 67,7 | 66,7 | 36,8 | 2,72 |
| 7 | de 68,8 à 69,8 | 69,4 | 38,4 | 2,60 |
| 6 | de 70,3 à 76,6 | 72,2 | 41,7 | 2,40 |
| 85 | | | | |

De ce qui précède, on peut déduire que l'accroissement des populations ne s'effectue que dans une certaine mesure ; c'est en effet ce que l'on observe. Nous avons rapporté, plus haut, des chiffres qui précisent la marche de cet accroissement dans les principaux États et les périodes prévues du doublement de leurs populations actuelles ; nous faisons nos réserves sur de tels calculs qui ne reposent pas sur une période suffisante d'années ; et, quant aux dangers du doublement, ils s'évanouissent devant les résultats de compensation providentielle qui se révèlent dans l'étude du mouvement de la population à travers le temps et l'espace, résultats dont le balancement des mariages avec la mortalité n'est pas le moins remarquable, et dont nous trouverons d'autres exemples en recherchant l'influence des disettes et des épidémies, des émigrations, etc.

La fécondité seule n'est pas un gage de force, ni la mesure de civilisation, et le *seul fait* de l'accroissement d'une population n'indique point son degré d'aisance. Il est nécessaire, dit Quetelet, de connaître non-seulement de combien d'individus une population se compose, mais encore de quelle manière chaque individu parvient à pourvoir à ses moyens d'existence: témoin l'Irlande, qui s'accroît annuellement de 2,45, et n'exigerait que 28 ans 6 mois pour doubler sa population. Un seul individu de telle nation consomme autant que trois individus de telle autre. De même un peuple peut gagner en lumières, en industrie, en bien-être, sans que son mouvement annuel témoigne de ces progrès, la consommation de chaque individu augmentant en proportion. La qualité de l'accroissement mérite donc d'être considérée autant que la quantité: s'il est dû à une exubérance de naissances coïncidant avec une forte mortalité des adultes, il n'a aucune valeur; au contraire, puisque la population perd des hommes qui produisent et qui contribuent au bien-être général, et ne gagne en échange que des enfants hors d'état de se rendre utiles.

Pendant une période de 25 ans, l'accroissement moyen annuel de la population en France a été de 161 738; la durée de la vie moyenne, qui était, avant la Révolution, de 28 ans 3/4 (Duvillard), est aujourd'hui de 37 ans, ce qui donne une augmentation de plus de 8 ans (1). La France est, de presque tous les pays de l'Europe, celui qui, à naissances égales, compte le plus de survivants à chaque âge, qui a la plus longue vie moyenne (après la Norvége), et une des moindres mortalités (2). La comparaison de ces résultats fixe la valeur du premier. Tous les États de l'Europe ont marché dans cette double voie. Le sol n'a rien acquis en étendue, mais la main de l'homme l'a remué avec plus de vigueur et d'industrie; les voies d'échange se sont multipliées; la production s'est élevée, avec elle les populations, et leur bien-être, et leur moyenne de vie. Telle est l'œuvre de la civilisation, qui est aux masses ce que libre arbitre est à l'individu: pour les nations comme pour l'homme isolé, la vie est au prix du travail; leur activité a sa libre sphère comprise dans les desseins de la Providence.

La densité humaine par kilomètre carré est purement mathématique ou idéale; la distribution des habitants d'un pays ne se fait point avec cette régularité préméditée; elle se subordonne à des influences complexes qui procèdent de la topographie, du régime hydrologique propre à chaque contrée, de la nature et des productions du sol, de la viabilité terrestre, fluviale et maritime, des entreprises de l'industrie, des échanges du commerce, etc. Au point de vue de l'hygiène, ces groupements nous intéressent surtout suivant qu'ils se dilatent et se disséminent dans la salubre étendue des campagnes, ou qu'ils se concentrent et s'accumulent dans les villes. La distinction de la population rurale et de la population urbaine est fondamentale en statistique, c'est-à-dire fertile en divergences et en contrastes biotiques; au-dessous de 10 000 âmes, les agglomérations humaines se rapprochent des conditions de la libre vie des champs et des montagnes. L'hygiène s'enquiert des données suivantes et les relient pour ses légitimes interprétations:

(1) *Statistique de la France pour* 1854, p. XLXI.

(2) Legoyt, *Du mouvement de la population en France* (*Moniteur* du 3 février 1867).

| Pays. | Population urbaine. Proportion sur 100. | Population rurale. Proportion sur 100. |
|---|---|---|
| France (1856)............. | 27,31 | 72,69 |
| —     (1861) ............. | 28,75 | 71,25 |
| Grande-Bretagne (1851)..... | 50,37 | 49,63 |
| Écosse ................. | 51,82 | 48,18 |
| Hollande ............... | 36,17 | 63,83 |
| Saxe................... | 35,47 | 64,53 |
| Bavière................. | 30,34 | 69,66 |
| Prusse (1858) ............ | 29,60 | 70,04 |
| —     (1861) ............ | 30,40 | 69,06 |
| Belgique................ | 26,08 | 73,92 |
| Danemark............... | 21,91 | 78,09 |
| Wurtemberg............. | 20,52 | 79,48 |
| Hanovre................ | 13,73 | 86,27 |
| Norvége................ | 13,28 | 86,72 |
| Suède.................. | 10,40 | 89,60 |
| Russie ................ | 9,00 | 91,00 |
| Italie. ..... ........... | 13,20 | 86,80 |
| Suisse................. | 14,00 | 86,00 |

# SECTION II.

## DES MODIFICATEURS ET DE LEUR EMPLOI

Les causes qui modifient les masses humaines se rattachent, les unes aux lois immuables de la nature, les autres à l'intervention de l'homme lui-même; de la synergie ou de l'antagonisme de ces deux ordres de causes résultent les phases de l'état social. Quoique l'humanité ne se ressemble pas à deux époques différentes, elle porte en elle tous les principes de conservation qu'on observe dans les phénomènes naturels. L'action perturbatrice que l'homme exerce sur lui-même et sur tout ce qui l'entoure est d'autant plus énergique qu'il avance plus en intelligence et en civilisation. Faible et nu, il possède des forces morales qui le distinguent des animaux et lui soumettent le monde extérieur. Néanmoins ses conquêtes sont lentes: s'il assainit des régions inhospitalières, s'il dompte le monstre des épidémies, s'il ajoute quelques années à la vie moyenne de sa race, c'est avec le secours du temps et presque des siècles. L'hygiène publique formule les leçons de cette douloureuse expérience des générations qui ont précédé la nôtre.

## CHAPITRE PREMIER

### CIRCUMFUSA.

### ARTICLE PREMIER.

#### DE L'ATMOSPHÈRE.

L'atmosphère exerce une influence très-étendue sur les populations: 1° par la périodicité de ses phénomènes; 2° par les modifications qu'elle subit dans ses qualités météorologiques ou dans sa composition, par le véhicule qu'elle fournit aux éléments morbifères de toute nature, germes, sporules, ferments, contages, miasmes, etc. : d'où naissent les constitutions épidémiques, les maladies infectieuses et contagieuses. Le propre de ces affections étant de se propager à un grand nombre d'individus, on pourrait les désigner par l'expression générique d'épidémies, laquelle ne préjuge rien sur leur mode de production et d'extension.

## § 1. — Périodicité atmosphérique.

1° *Périodicité diurne.* — D'après les observations d'Osiander, Quetelet, Bueck, etc., le plus grand nombre des naissances s'effectuent pendant la nuit (1) et dans la matinée; et, par une autre coïncidence, c'est le plus grand nombre d'accouchements heureux qui ont lieu à ces époques. La presque majorité des décès survient après minuit et de grand matin, par conséquent à l'époque des crises et du plus grand nombre des naissances. — 2° *Périodicité mensuelle et annuelle.* Le soleil, par ses diverses positions relativement à la terre, exerce une influence marquée sur la distribution par mois des conceptions, et par suite des naissances. En 1824, Quetelet avait constaté pour la Belgique que le nombre des naissances atteint son maximum en février et son minimum en juillet, ce qui suppose le maximum des conceptions au mois de mai, alors qu'après la période d'hivernation, la force vitale reprend toute son activité. Depuis, Villermé a mis hors de doute le rapport qui existe entre les conceptions et la révolution annuelle de la terre autour du soleil. Cette révolution agit surtout par les grandes variations de température qu'elle détermine et par certaines constitutions météorologiques; aussi les époques du maximum et du minimum des conceptions avancent dans les pays chauds et retardent dans les pays froids. La succession inverse des saisons dans l'hémisphère austral ne change rien à cette loi : à Buenos-Ayres, les plus grands nombres mensuels des naissances tombent en juillet, août et septembre, c'est-à-dire en hiver, et leurs moindres nombres en janvier et mai, c'est-à-dire en été. Les habitudes des peuples et la civilisation ne vont pas jusqu'à contre-balancer ces influences périodiques que l'homme subit aussi bien que les animaux et les plantes : toutefois elles sont moins prononcées dans les villes que dans les campagnes, où l'on possède moins de moyens de se garantir contre la température des saisons. Les oscillations de la mortalité sont également liées à celles du thermomètre : d'après la statistique de la plupart des contrées de l'Europe, le maximum des décès se présente assez régulièrement à la fin de l'hiver, et le minimum vers le milieu de l'été. L'élévation de la chaleur durant les mois d'été met la vie en danger, tandis qu'elle lui est favorable pendant les mois d'hiver. Quelques causes altèrent ces résultats : tels sont les épidémies, les travaux d'assainissement, l'âge. Les épidémies nées de la disette exercent leurs principaux ravages aux époques annuelles où les aliments sont le plus rares, le plus difficiles à se procurer, où les maladies, qui, pour un grand nombre d'hommes, dépendent des conditions pénibles de la vie, sont le plus multipliées ou le plus aggravées; l'abondance qui suit la moisson les éteint. Les épidémies non liées aux disettes coïncident d'ordinaire, au moins dans nos climats, avec les chaleurs de l'été ou avec la première moitié de l'automne (Villermé, Friedlander). La civilisation déplace les termes maximum et mini-

---

(1) Burdach, *Traité de physiologie.* Paris, 1839, t. V, p. 245.

mum de la mortalité, en détruisant les causes locales qui engendrent les maladies épidémiques : les améliorations opérées depuis la fin du règne de Louis XIV dans l'état sanitaire de Paris et dans la condition de ses habitants ont eu pour effet de réduire progressivement la fréquence et l'intensité des épidémies qui jadis désolaient si souvent la capitale, et de reporter au printemps le maximum des décès, qui tombait au XVIIIᵉ siècle en automne, tandis que le minimum, qui coïncidait avec le début de l'été, s'observe maintenant un peu plus tard. Ces changements, Villermé a reconnu qu'ils tiennent, non à un surcroît de mortalité pendant la saison qui en offre aujourd'hui le maximum, mais à une diminution de décès durant la saison qui autrefois en comptait le plus. Sous le rapport de l'âge, la plus grande mortalité dans la première année qui suit la naissance, s'observe pendant l'hiver, diminue au printemps, augmente un peu pendant les chaleurs de l'été et baisse de nouveau jusqu'aux approches de l'hiver : ainsi, une température douce est celle qui convient le mieux à la première enfance ; l'excès de chaleur et surtout l'excès de froid lui sont funestes. Après la première année, on n'observe plus qu'un seul maximum après l'hiver, et un seul minimum en été. De huit à douze ans, les deux termes avancent dans l'ordre des mois, le maximum se présentant en mai, le minimum en octobre. Après la puberté, le maximum rétrograde jusqu'à l'âge de vingt-cinq ans, et vient se fixer en février, invariablement jusqu'aux âges les plus reculés ; le minimum ne quitte plus le mois d'octobre, et il s'en établit un second au mois de juillet ; entre ces deux minima, septembre présente un maximum secondaire peu prononcé (Quetelet, Lombard, Villermé, Edwards, etc.). D'où l'on voit qu'après l'achèvement de la croissance (après vingt-cinq ans), l'homme et la femme courent le plus de chances de mort après les chaleurs de l'été, et surtout après les rigueurs de l'hiver. A aucun âge l'influence des saisons sur la mortalité ne se manifeste plus activement que dans la vieillesse ; à aucun âge elle n'est moindre qu'entre vingt et vingt-cinq ans, période de force et de plénitude vitales. En reprenant ces recherches, Moser est arrivé à une conclusion judicieuse : les registres mortuaires de Kœnigsberg lui ont montré le mois de février comme le plus dangereux pour les jeunes enfants et pour les adultes qui ont passé leur quarantième année ; mars et avril comme les mois les plus funestes pour les âges intermédiaires. Ces différences n'étonnent point, si l'on réfléchit que l'influence de la température sur la vie ne réalise tout son effet qu'après un certain laps de temps : la durée du retard exprime des inégalités de résistance vitale aux différents âges. Or, il résulte des nombres mêmes de Quetelet, envisagés sous ce point de vue, que la plus grande mortalité tombe en janvier de 0 à 2 ans, en mars de 2 à 3 ans, en avril de 3 à 12 ans, en mai de 12 à 16 ans ; c'est-à-dire que, plus la force vitale se développe, plus le maximum de la mortalité recule dans l'année. Les phénomènes de la vie morale et intellectuelle ne se dérobent pas entièrement à l'action de la périodicité annuelle. Esquirol a constaté que la manie est plus fréquente en été, la monomanie et la démence plus uniformément répandues dans les différents mois de l'année : ce sont les mois de juin, de juillet, d'août, époque des plus grandes chaleurs, qui présentent le plus grand nombre de suicides. 33 032 suicides, classés par Petit (*Thèse*) suivant les saisons où ils ont eu lieu, se répartissent comme il suit :

| | |
|---|---|
| 6415 en hiver. | 10156 en été. |
| 9418 au printemps. | 7036 en automne. |

Quetelet a trouvé qu'en hiver il se commet plus de crimes contre les propriétés, et en été plus de crimes contre les personnes : résultats qui s'expliquent en partie par l'augmentation de la misère et des besoins en hiver, par l'exaltation cérébrale et les rapports plus multipliés entre les hommes durant l'été.

### § 2. — Épidémiologie.

### I. — INFECTION, CONTAGION, ENDÉMIE, ÉPIDÉMIE.

1° *Infection.* — Ce mot exprime le mode de propagation de certaines maladies dont la cause est l'action exercée sur l'homme *par un air contaminé*. L'infection suppose : 1° un foyer d'émanations délétères; 2° le rôle intermédiaire de l'air qui leur sert de véhicule; 3° chez ceux qui en sont pathologiquement affectés, une aptitude spéciale à en subir l'influence (réceptivité). Le principe infectieux a été appelé effluve quand les marais sont le foyer qui le dégage, miasme quand il s'échappe de l'organisme vivant, sain ou malade, ou d'une substance animale en putréfaction. Fréd. Hoffmann désignait l'agent infectieux par le mot *ferment*, qu'un chimiste contemporain, Dumas, emploie dans le même sens. L'infection engendre les épidémies; elle ne caractérise que le mode de pénétration dans l'organisme d'un principe morbifique; celui-ci peut être ou n'être pas contagieux; dans des cas particuliers, l'infection reconnaît pour cause l'introduction dans l'économie vivante d'un liquide, d'une matière alimentaire altérée, la pénétration d'un principe septique dans les voies circulatoires. Les maladies purement infectieuses ont leur point de départ dans l'existence de foyers miasmatiques; elles présentent des manifestations variées sous l'influence d'un même foyer d'infection; elles ne régénèrent pas dans l'organisme le principe qui les a produites. Indiquons rapidement les sources de l'infection et les principales maladies qui se rattachent à chacune d'elles.

A. *Matières végétales en macération* (voy. tome Ier, *Eaux stagnantes*). Les résultats de l'intoxication marécageuse sont les fièvres intermittentes, rémittentes, subcontinues, c'est-à-dire à stades fébriles si rapprochés que l'apyrexie s'efface; pseudo-continues ou pyrexies, qui, dès leur invasion ou vers leurs dernières périodes, revêtent la forme continue; la dysenterie, qui règne dans les pays à marais, concurremment avec les fièvres intermittentes, bien qu'elle règne aussi endémiquement dans des localités non palustres ou moins impaludées, comme à Alger, à Biskara, à Laghouat, à Constantinople; en général, cette dernière maladie m'a toujours paru liée plus à l'influence propre de la latitude qu'à celle des émanations marécageuses.

B. *Matières animales en putréfaction* : principes toxiques fournis par le corps de l'homme ou des animaux vivants et malades. Ces deux causes agissent séparément ou se confondent pour la production des mêmes effets. Les exemples abondent de l'influence pernicieuse des exhalaisons qui se dégagent de la matière animale morte et altérée par la fermentation putride : des diarrhées, des dysenteries, des fièvres malignes ont frappé un grand nombre de personnes lors de l'exhumation des cadavres enterrés dans le cimetière des Innocents. Vaidy, cité par Desgenettes, rapporte qu'en 1796, près de Nuremberg, des hommes chargés quelques jours après une bataille d'ensevelir les cadavres de soldats morts, furent atteints de fièvres graves. Les fossoyeurs sont exposés aux mêmes dangers s'ils procèdent sans précaution à l'exhumation de cadavres enterrés depuis longtemps. De Lassone (1) a mentionné avec détail une épidémie de fièvres malignes qui sévit en 1749 dans la maison de l'Enfant-Jésus ; elle cessa dès qu'on eut couvert de chaux et d'une grande quantité de terre le fossé voisin de l'établissement, où l'on avait enterré, à peu de profondeur, un grand nombre de vaches. Forestus, Ambroise Paré, Maret, Ramazzini, Fourcroy, Requin, Chevallier, Guérard, etc., rapportent des faits qui établissent l'action funeste des émanations cadavériques. Dans la discussion que souleva cette question en 1828 à l'Académie de médecine, Chomel, Bricheteau, Moreau, ont appuyé cette opinion, qui fut combattue, ou du moins frappée d'un doute, par Villermé, Andral et Bailly. Warren (2), en Amérique, et Parent-Duchâtelet ont exagéré, on peut le dire, la doctrine de l'innocuité des exhalaisons putrides. Ce n'est point que les faits contradictoires fassent défaut : si l'on ne peut arguer sérieusement de la santé des bouchers et des charcutiers, celle des ouvriers est digne de remarque dans les raffineries de sucre où l'on emploie du sang de bœuf, dans les tanneries, les mégisseries, les boyauderies, dans les clos d'équarrissage ; on signale avec raison le bon état des égoutiers, des vidangeurs, des garçons d'amphithéâtre ; en 1814, après la bataille de Paris, 4000 chevaux dépouillés restèrent quinze jours sur le terrain par une température moyenne de plus de + 15° c. ; ceux qui furent chargés de les réunir en tas pour les brûler ne furent point incommodés. On ajoute à ces faits d'autres faits qui ont une signification purement individuelle : celui d'Antoine Dubois enlevant impunément des cadavres pendant la nuit, au cimetière, pour approvisionner son amphithéâtre, ayant sous son lit des pièces anatomiques en macération, celui de quelques naturalistes disséquant de gros animaux dans un local mal ventilé du Muséum (3). Warren et P. Duchâtelet n'ont pas assez tenu compte des conditions suivantes : 1° Il ne suffit pas que l'agent toxique

(1) De Lassone, *Mémoires de la Société royale de médecine*, année 1776, t. I.

(2) Warren, *Journal des progrès*. Paris, 1830, t. IX, p. 66.

(3) Fleury, *loc. cit.*, t. I, p. 227.

soit répandu dans l'atmosphère, il faut que l'organisme soit apte à en recevoir l'impression. 2° L'habitude peut neutraliser plus ou moins complétement les propriétés toxiques de certaines émanations ; les étudiants en médecine s'acclimatent aux salles de dissection ; les tanneurs, les boyautiers à leurs ateliers, etc. 3° La force de constitution et le régime aident à cette résistance et la font durer ; généralement, les égoutiers, les vidangeurs, etc., sont des hommes robustes ; ces professions éloignent les individus faibles ; le taux de leur salaire leur permet une alimentation substantielle. 4° Mais, la condition la plus essentielle, c'est le travail à l'air libre ou dans une atmosphère à peu près close ; toutes les professions qu'on a alléguées en faveur de l'innocuité des odeurs putrides s'exercent à l'air libre ou dans des locaux ventilés. Qui donc soutiendrait que l'on peut respirer impunément dans un caveau, dans une fosse d'aisances ? Enfermez donc les peaussiers, les tanneurs dans le méphitisme de leurs ateliers hermétiquement fermés ! Nous ne prétendons même pas que, déversées incessamment dans l'atmosphère de nos banlieues, les émanations des voiries n'exercent aucun effet fâcheux sur la santé des populations. A cet égard, les recherches statistiques manqueront toujours de précision : ces populations ne sont pas immobiles ; la direction variable des vents interrompt l'espèce d'expérience qu'elles subissent ; leurs vicissitudes sanitaires ne sont pas observées avec assez de suite, etc., mais la dissipation des miasmes à l'air libre sera toujours la meilleure prophylaxie de l'infection. 5° Les ouvriers à professions méphitiques ont, en outre, leurs repos, leurs jours fériés, pendant lesquels ils s'éloignent des lieux d'infection ; le tanneur, le fossoyeur, n'habitent pas jour et nuit dans le cimetière, dans l'atelier ; or, les causes morbifiques dont l'action est fréquemment interrompue, n'émettent point tout leur effet ; celui-ci se borne à des troubles passagers, à des atteintes superficielles qui bientôt ne se renouvellent plus. La continuité, ou du moins une certaine durée d'action de ces mêmes causes, produira des désastres. Établissez un campement d'armée au voisinage des cimetières d'ambulances où les inhumations ont été superficielles ; maintenez pendant deux ans la même armée dans ce campement, sur un terrain parsemé de cadavres d'animaux mal enfouis, à l'usage des eaux qui filtrent à travers un sol riche en débris de putréfaction humaine, et vous verrez surgir le typhus de Crimée. En février 1855, l'ambulance de la 1re division du premier corps eut une violente invasion de typhus : trois médecins succombèrent en peu de jours sur six ; deux autres furent frappés, ainsi que le général de la division, campé à proximité (1). Des cadavres mal enterrés au voisinage de l'ambulance, telle fut la cause du mal, signalée par enquête ; l'ambulance fut déplacée et le typhus ne s'y développa plus sur place. Nous trouvons, du reste, ici, l'appui de Parent-Duchâtelet lui-même, qui a fait une distinction pratique entre les émanations des bassins à matières fécales et celles des chantiers d'équarrissage : « Si les monceaux de matières animales en putré-

(1) Le général de division Bouat.

faction répandent sur le lieu même une odeur bien plus repoussante que les matières fécales, cette odeur putride se dissémine et se fond, pour ainsi dire, plus facilement dans l'air que celle qui provient des matières fécales réunies en très-grandes quantités. Ainsi l'odeur particulière à ces dernières matières sera encore reconnaissable à plusieurs kilomètres de distance, tandis que l'odeur des premières cessera d'être sensible à quelques centaines de pas ; c'est, du reste, ce qui s'explique aisément par l'ammoniaque que les matières fécales fournissent en bien plus grande quantité que les autres matières animales. On sait, en effet, que l'ammoniaque est, en quelque sorte, le véhicule des odeurs, qu'elle les développe et leur donne, pour ainsi dire, des ailes. » Il suit de là que les émanations cadavériques n'agissent qu'à une certaine distance, tandis que la sphère d'action des émanations fécales est beaucoup plus étendue ; c'est ce que l'expérience médicale des camps vérifie souvent : on sait combien les latrines y sont mal installées, peu surveillées : aussi, pas de camp sans dysenterie, même en France, même à Versailles (1). 6° Cette observation conduit à prendre en considération les différences dans la nature des matières putrescibles et dans le mode de décomposition auquel elles sont soumises ; elles se rangent naturellement en deux catégories : la première, comprenant les substances organisées, azotées, sulfurées et phosphorées, c'est-à-dire la plupart des produits animaux et une partie des produits végétaux ; la seconde, les substances organiques peu azotées, et, par conséquent, la majeure partie des végétaux. Les matières de la première catégorie sont très-aptes à la fermentation putride, et ce phénomène intervient avec énergie dans la putréfaction, qui donne des produits en partie alcalins et d'autant plus fétides qu'il entre plus de soufre et de phosphore dans leur composition. Les matières de la seconde catégorie fermentent plus difficilement, et la fermentation n'a qu'un faible rôle dans l'acte de leur putréfaction, dont les produits sont plutôt acides et beaucoup moins infects. Girardin (*Traité de chimie*) a groupé dans le tableau suivant ces deux séries de résultats fournis par la putréfaction :

| 1re CATÉGORIE. | 2e CATÉGORIE. |
|---|---|
| *Matières facilement putrescibles.* | *Matières difficilement putrescibles.* |
| Gaz acide carbonique. | Gaz acide carbonique. |
| — hydrogène carboné. | — hydrogène carboné. |
| — azote, beaucoup. | — Azote, traces. |
| — hydrogène sulfuré. | Eau. |
| — hydrogène phosphoré. | Acide acétique. |
| Ammoniaque. | Substance huileuse. |
| Eau. | Résidu noir dans lequel le charbon prédomine. |
| Acide acétique. | |
| Résidu terreux peu considérable, composé de sels, de charbon, d'huile et d'ammoniaque. | |

Il est difficile d'assigner à ces produits leur part de nocuité ; l'acide sulfhy-

(1) Camp de Satory.

drique et l'hydrogène phosphoré, qui se dégagent surtout pendant la première
période de la putréfaction de l'abdomen des animaux, constituent un méphitisme dont personne ne nie le danger; mais, outre les gaz asphyxiants et toxiques qui se dégagent par la putréfaction des matières organiques des deux
règnes, il y a le miasme animal et le miasme végétal. Celui-ci donne lieu à la
production des fièvres palustres, celui-là à celle des fièvres malignes, putrides,
typhiques; deux groupes d'états morbides qui se mêlent parfois, surtout aux
armées, mais qui, observés séparément, révèlent une essence différente et
tendent, l'un à la dissolution du sang par la diminution de la fibrine et les hémorrhagies, l'autre à l'hydrémie par le déchet de l'élément globulaire et de
l'albumine.

Nous sommes donc loin d'admettre l'innocuité des émanations qui proviennent des matières animales en putréfaction, nous avons cherché à préciser
quelques-unes des circonstances qui en atténuent, qui en paralysent l'influence.
Encore moins penchons-nous à l'opinion étrange qui leur attribue une action
favorable et prophylactique (Fleury, t. I, p. 230). Si un inspecteur de Bondy,
Chevreux, revenu cachectique de la Sologne, s'est bien trouvé du séjour de la
voirie (1), il y a, dans le résultat isolé de cette substitution du méphitisme
animal au méphitisme palustre, une particularité intéressante, peut-être un
enseignement pour la thérapeutique, mais non la justification d'une doctrine
qui ramènerait au désordre et à l'incurie en matière d'hygiène publique.

L'encombrement n'est autre chose qu'une expérience d'infection; il produit
la pourriture d'hôpital, le typhus des prisons, des vaisseaux, des hôpitaux.
Dès que le nombre des maladies excède les proportions du cube atmosphérique
d'un hôpital, on voit les malades se modifier gravement dans leur aspect et
dans leur marche, des complications insolites surgir, telles que les gangrènes,
les phlébites, les érysipèles, les accidents de résorption purulente. La viciation
du sang se manifeste par les phénomènes de stupeur, d'ataxie, de prostration
des forces, en un mot par l'état typhoïde qui marque d'un sceau commun les
affections les plus diverses par leur siége et leur forme initiale. L'encombrement n'est pas étranger à l'extension de l'érysipèle, du croup, de la coqueluche,
et surtout de l'ophthalmie chez les jeunes sujets admis à l'hôpital des Enfants.
En 1854, l'hôpital de Péra, ouvert à Constantinople à nos blessés et à nos
fiévreux de Crimée, avait été coté par l'intendance et porté à 1800 lits. Sa
contenance salubre m'a paru être de 1000 à 1100 lits; toutes les fois que cette
limite a été dépassée, les accidents de septicémie se sont multipliés dans les
salles au point d'interdire aux chirurgiens la pratique des opérations toujours
suivies de résultats funestes. La morve se développe particulièrement dans les
écuries de faible capacité, humides et difficiles à aérer : peut-être l'infection
où sont plongés les chevaux morveux suffit-elle pour communiquer à l'homme

---

(1) A. Tardieu, *Voiries et cimetières* (thèse de concours, 1852, p. 119). — *Dictionnaire d'hygiène publique*, 2° édition, 1862, t. IV, p. 401, art. VOIRIES.

cette maladie terrible, quoiqu'elle se propage le plus souvent par contagion ou par inoculation.

L'atmosphère des grandes villes se rapproche des conditions de l'air confiné, par les émanations incessantes de toute espèce dont elle s'imprègne : la hauteur des édifices, l'étroitesse et la sinuosité des rues, l'existence des égouts, la dissipation quotidienne des excreta d'une population immense, les résidus de vastes marchés, etc., que faut-il de plus pour déterminer une perpétuelle imminence d'épidémies miasmatiques? Pendant le choléra, les quartiers du centre de Paris, les rues étroites et abritées ont fourni une proportion démesurée de victimes. Glascow, malgré sa prospérité et la civilisation de ses habitants, subit le fléau de l'encombrement. Les statistiques de Rob Corvan nous montrent cette ville en proie à une mortalité croissante par fièvre typhoïde : en 1835, 6180 attaqués, 412 morts = 1 sur 15 de la population; en 1837, 21 800 attaqués, 2180 morts = 1 sur 10. Londres, ravagé par la peste en 1666, brûlé, puis rebâti, a vu remplacer ses cloaques par des rues larges et bien alignées, et jouit aujourd'hui d'une sorte d'immunité relative contre les épidémies. Nous avons signalé plus haut l'amélioration de la santé publique à Paris. Faut-il s'étonner si les villes autrefois sales, basses, humides, tortueuses, étroites, ont été visitées par les maladies pestilentielles? Les constructions élevées par les Européens sur les côtes des Antilles et des États-Unis n'ont-elles pas contribué à donner un essor épidémique à la fièvre jaune, qui ne s'est montrée sous cette forme que deux siècles après leur établissement aux Antilles, et qui jusqu'alors s'était confondue à l'état sporadique avec les fièvres rémittentes du pays?

C. *Matières végétales et animales.* F. Fuzier, après cinq années d'observation attentive à la Vera-Cruz, conclut que la fièvre jaune prend naissance et se développe par l'effet de la décomposition des matières organiques, et en particulier des résidus provenant de l'homme, quand ces matières ont éprouvé une fermentation spéciale par le concours d'une température au moins modérée, d'un état électrique considérable, d'une humidité provenant du mélange en certaines portions de vapeurs d'une atmosphère marine et d'une atmosphère terrestre; il n'admet pas le développement spontané de la fièvre jaune sur les navires ni loin de la mer. Pour Dutroulau, elle a ses foyers endémiques ou se manifeste accidentellement sur des points limités de certaines régions du globe, aux bords de la mer ou des fleuves où pénètre la mer; sa cause est primitivement une émanation du sol des localités maritimes, et se distingue des autres effluves telluriques, notamment de ceux du sol palustre qui s'y mêlent en maintes stations et pourraient se confondre avec elle, par sa source limitée au voisinage de la mer, souvent en l'absence d'eau douce, par les conditions météorologiques nécessaires à son évolution, par les symptômes et les lésions qui l'accompagnent et par l'impuissance bien avérée de la médication quinique. La fièvre jaune est permanente sur les rivages du golfe du Mexique et des grandes Antilles, sur la côte occidentale d'Afrique à l'embouchure de Gambie et de Sierra-Leone, d'où elle s'étend à notre colonie du Sénégal, aux îles du Cap-Vert; elle apparaît à des intervalles de plusieurs années et sous forme épidémique dans nos petites Antilles; elle a reparu dans l'hémisphère sud, qu'elle avait abandonné depuis longtemps, et l'océan Pacifique, qui ne la connaissait pas encore il y a quinze ou vingt ans, vient de subir ses atteintes. En 1857, elle a envahi Lisbonne, indemne depuis 1731; en 1849, le Brésil; en 1850, Cayenne, etc. Elle a visité Cadix en 1730 et en 1800; Barcelone, en 1821; Gibraltar, en 1818; ses importations à Saint-Nazaire, en 1861 et à Swansea (Angleterre), en 1865, ont mis fin à tous les doutes concernant sa contagiosité.

2° *Contagion.* — Tandis que les maladies infectieuses sont engendrées par un principe qui se dégage d'un foyer commun, et qu'en s'éloignant de ce dernier on se soustrait à leur atteinte, les maladies contagieuses se transmettent d'individu à individu, à de grandes distances, et par le contact immédiat ou médiat. Si l'on veut éviter les hypothèses et se borner à l'énonciation sommaire des faits observés, on dira qu'il y a contagion lorsqu'un individu, affecté d'une maladie, la communique à d'autres individus qui se trouvent dans des conditions d'aptitude spéciale pour la recevoir, et qui, à leur tour, la propagent avec les mêmes caractères et dans les mêmes circonstances. Anglada (1) a donc raison d'assigner à la contagion, pour condition essentielle, l'élaboration morbide d'un principe spécifique virtuellement doué du pouvoir de transmettre l'affection qui l'a engendré.

Quel est le véhicule de la contagion, l'agent reproducteur de la maladie? Le définir, c'est en même temps indiquer ses divers modes de transmission; il est deux sortes de contagium qui ne peuvent donner lieu au doute ni à l'équivoque : l'un n'est autre chose qu'un animalcule ou un végétal, le sarcopte de la gale, le cryptogame de la teigne; l'autre est la matière inoculable de la variole, de la syphilis. Dans le premier cas, le contagium est un être animé que le microscope révèle à l'œil; dans le second, une matière non moins évidente dans son origine et dans ses effets. La contagion parasitaire et la contagion virulente révèlent sous une forme appréciable à tous les regards, le mécanisme de la propagation morbide, mais celle-ci a d'autres modes encore. La rougeole, la scarlatine, la coqueluche, le typhus se communiquent par l'intermédiaire de l'air, par une émanation incoercible et spécifique des malades qui présentent ces affections : c'est la contagion halitu0euse des uns, miasmatique des autres. Ici, comme dans les autres modes de contagion, l'agent morbifique provient d'un organisme malade, et, se communiquant à un ou à plusieurs individus prédisposés, en dehors de tout foyer d'infection, il donne lieu à une maladie indentique avec celle dont il est le produit.

Ainsi la source des contagions réside dans un malade, dans une réunion de

(1) Ch. Anglada, *Traité de la contagion, etc.* **Montpellier**, 1853, t. I, p. 14.

malades en proie à la même affection ; elles sont mobiles et suivent les directions que prennent les malades ; en frappant d'autres individus, elles reproduisent la maladie type dont elles procèdent ; isolées, elles s'éteignent sur place. Les maladies infectieuses ont, au contraire, un foyer d'origine local, circonscrit ; elles ne se développent que dans la sphère plus ou moins étendue de ce foyer ; elles ne disparaissent que par la destruction de celui-ci ; elles ne se réduisent pas à un type unique, invariable, spécial. Le virus variolique ne produit que la variole, le miasme scarlatineux ne propage que la scarlatine : les expressions pathologiques qui traduisent l'impaludation ont moins de constance, moins d'uniformité : tantôt aiguës, tantôt lentes, fièvre intermittente ou continue, dysenterie avec ou sans hépatite, cachexie séreuse, etc. Dans les salles encombrées des hôpitaux, on voit survenir sous l'impression d'une même cause, l'infection, des érysipèles, des diphthérites, des accidents de pourriture et de gangrène, des phénomènes typhoïdes, la diarrhée, etc.

Toutefois les distinctions entre l'infection et la contagion sont plus faciles à tracer dans un livre que dans la pratique, parce qu'à côté des maladies de contagion certaine et permanente, il en est beaucoup qui ne revêtent ce caractère que d'une manière accidentelle, et sous l'empire de circonstances plus ou moins définies. Telle affection d'origine infectieuse, arrivée à un haut degré de gravité ou d'extension, manifeste des propriétés contagieuses qui ne lui sont pas habituelles ; ainsi se comportent, dans leur marche ascendante, le typhus et la dysenterie des armées (1) ; Pringle a toujours vu celle-ci plus ou moins contagieuse dans les hôpitaux et dans les habitations pauvres ; Sarcone, Tissot, Zimmermann sont du même avis : Gendron (2), qui s'est appliqué judicieusement à l'analyse des épidémies des petites localités, a remarqué que, lorsque la dysenterie sévit aux environs de sa ville, elle a presque toujours été importée par des journaliers revenant de la Beauce, où ils ont fait la moisson. Demandez aux médecins de l'armée d'Orient et de la flotte si le typhus des camps, des hôpitaux de guerre et des vaisseaux, né de l'infection, ne développe pas un contagium halitueux : à Marseille et à Toulon, deux infirmiers attachés aux magasins des effets de l'hôpital ont succombé au typhus après avoir manié les effets qui provenaient des typhiques débarqués d'Orient. La fièvre puerpérale ne s'élève-t-elle pas dans quelques circonstances à la gravité d'un typhus éminemment contagieux. La contagion voyage avec l'être vivant qui en est pour ainsi dire le laboratoire ; *les maladies contagieuses ont la propriété de se déplacer avec les masses, qui se comportent alors en quelque sorte comme des foyers mobiles* : est-ce la couche d'air adhérente aux vêtements et aux effets d'équipement ou l'organisme lui-même qui sert de véhicule au miasme ? Les faits ne démontrent qu'une chose, mais

(1) Voyez Pringle, *Maladies des armées* (*Encyclopédie des sciences médicales*, 1837, p. 183).

(2) Gendron, *Journal des connaissances médico-chirurgicales*, t. II, 1835, p. 129.

avec une évidence irrésistible, savoir, la translation du choléra, de la méningite cérébro-spinale, du typhus, des fièvres éruptives, etc., par l'intermédiaire des troupes, parcourant de grandes étendues de territoire. Il me suffira de rappeler qu'en juin 1854 le bateau *l'Alexandre*, qui m'a conduit en Orient, ayant embarqué des militaires en état d'incubation cholérique, porta cette maladie de Marseille où elle sévissait, au Pirée où il n'en existait pas un cas, à Gallipoli où on ne l'avait pas encore signalée, etc. Nous ne parlons pas de la possibilité du développement spontané des affections contagieuses, autre problème, diversement résolu, de la pathogénie populaire ; il ne répugne pas à Anglada, après avoir rattaché toute contagion à l'action d'un virus, d'un germe élaboré par un organisme malade sur un organisme sain, d'admettre (1) que le germe préalable n'est pas absolument nécessaire pour la manifestation d'une maladie contagieuse, et que celle-ci peut être le produit d'un acte spontané de la nature vivante sans provocation virulente. La logique et l'observation exacte protestent contre tant de complaisance étiologique.

L'hygiène publique gagnerait en précision et en autorité à la solution définitive de ces questions ; mais, sous le bénéfice de certaines réserves, elle peut assurer le terrain de ses préceptes. Là où l'infection et la contagion semblent se confondre et mêler leurs effets, son rôle est tracé ; elle s'applique à détruire les foyers infectieux ; elle ne néglige point certaines mesures de séparation et d'isolement, réglant sa marche sur les résultats mêmes qu'elle obtient ; c'est là une sorte d'analyse toute pratique et même instinctive qui reflète quelque lumière sur la nature des actions pathologiques qui sont intervenues. Le point essentiel est de ne pas méconnaître à priori que l'air puisse se charger des principes contagieux et les présenter, pour ainsi dire, à nos organes. On arrive ainsi à grouper les maladies contagieuses en deux catégories : 1° celles qui sont exclusivement transmissibles par le contact direct et immédiat ou par inoculation : rage, syphilis, vaccine, pustule maligne, gale, teigne ; 2° celles qui, susceptibles ou non de se transmettre par ce premier mode, peuvent, en outre, se communiquer, sans contact direct, soit par une viciation spécifique de l'atmosphère, soit par l'intermédiaire d'objets matériels contaminés : variole, morve, farcin, peste, typhus, choléra, scarlatine, rougeole, dysenterie épidémique, diphthérite, coqueluche, pourriture d'hôpital.

L'énergie de la contagion n'est pas la même dans les maladies qui en sont douées, abstraction faite d'ailleurs des conditions individuelles et des circonstances extérieures qui peuvent la modifier ; écartant les degrés variables de l'aptitude individuelle et le caprice des prédispositions, des pathologistes se sont exercés à dresser une sorte d'échelle d'intensité contagieuse des maladies, au prix de rapprochements bizarres ; il nous paraît peu rationnel d'envisager les manifestations morbides à propagation contagieuse en dehors de leur cadre historique, en dehors du milieu où elles se réfractent ; la contagion n'a

(1) *Loc. cit.*, t. I, p. 118.

rien d'absolu ni d'inévitable ; elle peut n'accompagner une maladie qu'à une phase déterminée de son évolution. Les contagions les plus énergiques sont celles qui résultent du mode d'action le plus intime, de l'inoculation ou insertion sous-épidermique.

Parmi les principes contagieux, les uns émanent de notre espèce et se communiquent de l'homme à l'homme ; les autres sont le produit d'une élaboration morbide des animaux, qui peuvent, dans certaines circonstances, les propager à l'espèce humaine. Bouchut (1) a essayé de classer dans un tableau ces provenances et ces échanges de maladies virulentes ; bien qu'il ne date que de quelques années, ce tableau exige déjà des rectifications :

| I. Maladies virulentes originaires de l'homme. | Transmissibles à certains animaux. | Variole. Syphilis (2). |
| | Non transmissibles aux animaux. | Rougeole. Scarlatine. Pourriture d'hôpital, etc. |
| II. Maladies virulentes originaires des animaux. | Transmissibles à d'autres espèces. | Rage. Maladie aphtheuse. |
| | Transmissibles à l'homme. | Cow-pox. Rage. Morve. Farcin. Pustule maligne. Eaux aux jambes. Gale (3). |
| | Non transmissibles à l'homme. | Clavelée. Typhus du gros bétail. Maladie aphtheuse. |
| III. Maladies virulentes communes, c'est-à-dire originaires de l'homme et des animaux. | Maladies charbonneuses. | |
| IV. Maladies parasitaires . . . . . . . . . . . . . . . . . . . . . . . . . | Gale. Teigne. Muguet. Prurigo senilis. Prurigo pubis. Mentagre. Herpès circiné. Herpès tonsurant. | |

Cette diversité d'origine des maladies contagieuses explique leur degré de

(1) Bouchut, *Mémoire sur les maladies contagieuses* (*Gaz. méd. de Paris*, 1848, p. 406); et *Pathologie générale*, 2e édition. Paris, 1859, p. 225.

(2) Auzias-Turenne paraît avoir réussi, depuis la publication de ce tableau, à inoculer le pus syphilitique à quelques espèces animales, notamment aux singes.

(3) Cette contagion a été démontrée par Delafond et Bourguignon (*Comptes rendus des séances et Mémoires de la Société biologique*, février 1856, et *Comptes rendus de l'Académie des sciences* du 4 février 1856). Des hommes devenus galeux en soignant des lions affectés de cette maladie, leur ont offert des parasites identiques avec ceux qu'ils avaient trouvés sur ces animaux ; l'acare qui produit la gale du chat n'en diffère que par le volume. Plus récemment, de nombreux cas de contagion psorique du cheval à l'homme, notamment chez huit élèves de l'École d'Alfort, ont mis hors de doute

fréquence dans certaines professions : la pustule maligne, qui provient des maladies charbonneuses du gros bétail, se montre surtout chez les bergers, les bouviers, les mégissiers, les équarrisseurs, les vétérinaires, les bouchers, les matelassiers, etc.; la morve et le farcin chez les palefreniers, charretiers, cochers, cavaliers, équarrisseurs, vétérinaires et chez les médecins; tandis que les affections à contagion halitueuse ou miasmatique, telles que le typhus, la dysenterie, la diphthérite, la pourriture, etc., sévissent dans les hôpitaux, dans les camps mal entretenus, dans les agglomérations d'hommes malades ou cachectiques, etc.

L'organisme présente à l'absorption des contages une large surface par les voies respiratoires, par la muqueuse buccale, etc. Le derme dénudé (inoculation, morsure) leur est une voie non moins sûre. En est-il de même de la surface digestive? L'usage alimentaire des chairs ou du lait d'animaux morts de maladie contagieuse peut-il introduire dans l'économie vivante le germe de la même affection? Cette question se présentera plus loin (voy. *Police bromatologique*, viandes). Contentons-nous de répéter ici, avec A. Tardieu (1), qu'il n'existe pas un seul fait avéré, un seul exemple positif d'un pareil mode de transmission dans les maladies virulentes. Delafond (d'Alfort) nous a dit qu'il n'y avait lieu d'exclure de l'alimentation publique que les viandes provenant d'animaux morts d'affections charbonneuses. L'opinion de notre regrettable ami E. Renault, inspecteur général des écoles vétérinaires, est encore plus absolue en cette matière.

Le principe contagieux conserve son activité jusqu'après la mort de l'individu chez lequel il s'est produit sous l'influence d'un travail pathologique. Deux fossoyeurs ayant exhumé le cadavre d'un homme mort de variole depuis dix ans, furent attaqués de cette maladie, qui prit chez eux un caractère de malignité (2). Du virus de vipère, conservé pendant trois ans dans des vessies, et

la transmission de la gale des herbivores à l'homme, avec cette particularité que le cheval est sujet à deux espèces de gale, avec des phénomènes et des acares différents; une seule de ces deux espèces se transmet à l'homme, et l'acare qui la produit est identique avec celui de l'homme. Au reste, en consignant ici la classification de Bouchut, nous avons fait nos réserves et complété le cadre des maladies parasitaires; à côté de l'acarus de la gale, il faut mentionner le trichophyton de l'*herpes tonsurans*, l'*oïdium albicans* du muguet, d'autres parasites ectozoaires, tels que différentes espèces de *pediculus*, etc. On comprend toutefois le rapprochement que beaucoup d'auteurs ont fait entre les affections contagieuses et les maladies parasitaires : entre le germe ou ferment des uns et l'être microscopique qui produit les autres, quelle différence y a-t-il? Celles-ci ne sont-elles pas comme une image grossière et une forme palpable d'un mécanisme de propagation morbide dont les effets diffèrent, suivant qu'il agit du dehors au dedans, de la circonférence au centre ou en sens inverse? Dans le premier cas, souffrance locale, périphérique, et à la longue, troubles réactionnels et cachexies; dans le second, souffrance profonde, interne, troubles aigus et déterminations secondaires sur les téguments.

(1) A. Tardieu, *Dictionn. d'hygiène publique et de salubrité*, 2e édit., t. I, p. 423.
(2) Ozanam, *Épidémies*, 2e édition, t. I, p. 65.

apporté de l'Inde à Breschet, fit périr presque instantanément des pigeons aux-
quels on l'inocula délayé dans un peu d'eau avec la pointe d'une lancette (1).
Le garçon d'amphithéâtre qui a procédé, dans l'hôpital de la marine française
de Thérapia, près Constantinople, à l'ouverture du corps du maréchal Saint-
Arnaud, mort du choléra en Crimée, a succombé, presque immédiatement
après cette autopsie, à une attaque de choléra foudroyant. Il est vrai, m'a dit
Fauvel, qui assista à cette autopsie, qu'il y avait des cholériques dans l'hôpital.
Ces faits sont authentiques; ils démontrent la persistance d'action de certains
principes morbifiques, sans qu'il soit possible d'en fixer la durée. Les exagérations de la peur, la crédulité des médecins eux-mêmes ont accumulé les
fables sur ce sujet : à Livourne, d'après Estienne, une momie ayant été débarrassée de ses enveloppes, la peste fit périr celui qui avait pratiqué cette opération; si l'on en croyait Diemerbroek, la peste aurait été transmise par le
contact du pied avec de la paille de pestiféré qui avait été exposée aux influences
de l'air libre pendant un automne et un hiver. Le doute est ici plus que licite;
mais reste un fait démontré, dont l'hygiène publique est tenue de faire état,
c'est la survivance, si l'on peut ainsi dire, des principes contagieux aux corps
dans lesquels ils ont pris naissance par une élaboration spécifique; de telle
sorte que la vérité médicale manque au proverbe : « Morte la bête, mort le
venin. » L'efficacité des inoculations faites avec le vaccin conservé pendant
plusieurs années devrait faire réfléchir les sceptiques de parti pris. Qui osera
démentir les faits rapportés par Pringle et témoignant de la transmission du
typhus, après plusieurs mois, par des objets de literie?

Les objets matériels susceptibles de s'imprégner des principes contagieux et
de les transmettre à de grandes distances ont été diversement classés, et ont
servi à dresser une échelle d'aggravation dans les mesures sanitaires. Dans
l'ancien système, ils ont été le motif ou le prétexte d'acerbités quarantenaires
et d'exploitations intéressées; on les accusait de transporter au loin le germe
de maladies pestilentielles, dont le caractère contagieux n'était nullement démontré. Les travaux préparatoires et les recherches auxquels s'est livré Mêlier pour l'organisation de la *conférence sanitaire internationale* (1852) l'ont
conduit à cette conclusion que, pas une seule fois, les maladies pestilentielles
dont il lui a été possible de préciser l'origine n'ont été importées par des marchandises (peste de Marseille, 1720, pestes de Malte, de Corfou, de Noia, dans
les Deux-Siciles). A quelles dispendieuses mesures de sanification n'a-t-on pas
soumis pendant longtemps les cotons? Or, les cotons n'ont jamais servi de
véhicule aux maladies contagieuses; ils n'ont jamais communiqué rien de
morbide aux portefaix occupés à porter, à ouvrir les balles. Le verre, en tant
que vase hermétiquement fermé, rangé autrefois parmi les substances non
susceptibles, conserve parfaitement les virus inoculables. Dans la conférence

---

(1) Sestier, *Des causes spécifiques des maladies* (*Thèse de concours pour l'agrégation.*
Paris, 1838, p. 15).

internationale, il ne s'est trouvé personne pour défendre la classification suran-
née des marchandises en susceptibles et en non susceptibles. Le règlement
interprétatif de la convention sanitaire du 3 février 1852 s'est borné à les
ranger en trois classes pour le cas où le navire arrive en patente brute ou aurait
eu, pendant la traversée, des morts ou des malades suspects : 1° *Quarantaine
obligatoire avec purifications :* les hardes et effets à usage, les drilles et les
chiffons, les cuirs et peaux, les plumes, crins et débris d'animaux en général,
enfin la laine et les matières de soie ; 2° *Quarantaine facultative :* coton, lin
et chanvre ; 3° *Exempts de mesures quarantenaires :* toutes les marchandises
et objets quelconques qui ne rentrent pas dans les deux premières classes. En
patente brute de peste, les marchandises de première classe sont toujours débarquées au lazaret et soumises aux purifications. Même en patente nette, les
cuirs, les crins, les chiffons et les drilles pourront encourir des mesures sanitaires dont l'autorité déterminera la nature et la durée ; il en est de même des
marchandises et des objets altérés ou décomposés, que l'autorité aura le droit
de faire jeter à la mer ou détruire par le feu. Il était difficile de faire plus pour
l'intérêt sérieux de la sécurité publique, et moins pour les appréhensions traditionnelles des populations du littoral. L'avantage de la nouvelle classification
est la précision et une juste appréciation des chances réelles de contamination.
A ceux qui y verraient encore trop de difficultés et de détriment pour le commerce, on pourra demander, avec Riberi, si, par hasard, le commerce n'a que
des droits et pas de devoirs à remplir (1).

La distance à laquelle les principes contagieux peuvent agir par l'intermédiaire de l'air, dépend de la température, de l'hygrométrie, du repos ou de
la ventilation de l'air. Dans l'Orient, durant le règne de la peste, les Européens se préservent par la reclusion ; les couvents y jouissent d'une immunité
qu'ils doivent à l'élévation de leurs murs et à l'interruption des rapports extérieurs. Desgenettes va jusqu'à dire qu'un fossé de quelques pieds entre un
pestiféré et un homme sain met ce dernier à l'abri de la contagion. On objec-
tera que l'isolement ne préserve que de l'influence des malades, non de celle
de la cause épidémique générale ; mais ici la cause réside dans un principe
contagieux, transportable à de grandes distances : contre elle, contre les
foyers qu'elle engendre, et dont l'influence peut subsister même après l'enlèvement des pestiférés (2) : l'isolement est un moyen de prophylaxie certaine (3). La transmission de la peste ne paraît s'effectuer efficacement que
par les miasmes qu'exhalent les pestiférés. L'inoculation de leur sang, du pus
de leurs bubons, de la sérosité des phlyctènes de ces bubons, n'a donné que
des résultats équivoques ; mais les faits ont démontré la transmissibilité de la

(1) Riberi, *Relazione fatta al senato del regno sardo al progetto di legge per la
sanzione della convenzione sanitaria internazionale.*

(2) *Rapport à l'Académie sur la peste et les quarantaines,* par le docteur Prus,
accompagné de pièces et documents, etc. Paris, 1846, p. 203, conclusion xxx.

(3) *Ibid.,* conclusions xxiv.

peste par le seul contact des malades, par l'usage de leurs hardes et vêtements, par les marchandises provenant d'un pays infecté. La peste peut se propager lors des foyers épidémiques *par l'air chargé des émanations des malades;* de là, formation de nouveaux foyers, comme, par exemple, à bord des navires, susceptibles à leur tour d'être transportés à de grandes distances, mais moins redoutables pour les pays qu'ils atteignent s'ils n'y rencontrent dans le climat et dans l'atmosphère un ensemble de conditions favorables à leur activité.

Le typhus, en tant que maladie contagieuse, n'a pas non plus une sphère d'activité très-étendue; il a frappé en Crimée et à Constantinople (1856) les médecins, les infirmiers, les aumôniers, les sœurs de charité, c'est-à-dire ceux qui passaient une partie de leurs journées au contact des typhiques; il a épargné les fonctionnaires administratifs qui sont appliqués à des travaux de contrôle ou de comptabilité en dehors des salles de malades, ou qui n'y font que des apparitions intermittentes. Les foyers secondaires de typhus qui se sont développés à Constantinople par suite des évacuations de Crimée n'ont acquis une si grande intensité qu'en raison de l'encombrement; il s'en est formé d'autres, plus restreints, à bord de quelques navires qui ont transporté des troupes en France : mais, suivant la prévision formulée dans le rapport à l'Académie sur la peste et les quarantaines, ils se sont atténués dans l'atmosphère maritime, et les cas presque rares, environ deux cents, fournis par les premiers 50 000 hommes ramenés d'Orient en France, n'ont pas manifesté de tendance à se propager, soit que la maladie, si loin de son foyer d'origine, eût perdu de sa force expansive, soit que le climat de la France et d'autres conditions hygiéniques fussent un obstacle suffisant à son développement.

Le mode de propagation de l'épidémie cholérique, qui, en 1865, fit invasion en Europe par la mer Rouge, à la suite des pèlerins revenant de la Mecque, est venu compléter d'une manière saisissante pour tous la démonstration déjà faite pour Fauvel et moi, lors de la guerre d'Orient, de la transmissibilité de cette maladie et de ses multiples importations. La conférence sanitaire internationale, réunie à Constantinople en 1866, a nettement établi, avec des preuves irrécusables, que le choléra est transmissible, et qu'il s'étend au loin uniquement par importation humaine : deux résultats d'observation qui nous ont frappé, Fauvel et moi, dès 1854, et que nous avons fait valoir ensemble, mais sans succès, à Varna, auprès du maréchal de Saint-Arnaud, pour obtenir des mesures de quarantaine contre les arrivages directs de Gallipoli ; ces mesures réclamées par notre ministre à Constantinople, l'éminent Benedetti, auraient peut-être prévenu la double catastrophe cholérique de Varna et de la Dobrudja, comme elles ont prévenu en 1868 la réapparition du choléra parmi les pèlerins revenant de la Mecque, comme en la même année la quarantaine établie à El-Ksour, à 28 kilomètres au sud de Batna (province de Constantine), a préservé cette ville de la terrible épidémie de Biskara, malgré l'émigration de la garnison de cette place et sa traînée de décès cholériques jusqu'aux camps sanitaires improvisés en forme de lazarets autour du caravansérait de Ksour) (1); elle a démontré, en outre, que l'importation et la transmission peuvent s'effectuer, plus ou moins loin d'un foyer cholérique, non-seulement par l'homme lui-même atteint de choléra confirmé, ou simplement de diarrhée cholérique, mais encore par des effets à usage, provenant d'un lieu infecté, surtout si ces effets ou autres objets susceptibles d'imprégnation étaient restés enfermés à l'abri du contact de l'air libre (2). C'est l'air ambiant, surtout l'air confiné, qui paraît être le principal véhicule du germe cholérique. Le choléra rentrerait donc dans la catégorie des maladies contagieuses qui se transmettent par infection; mais le miasme cholérique répandu dans l'atmosphère vague, y perd rapidement ses propriétés morbifiques, au point qu'il est sans exemple que la maladie ait été portée à de grandes distances, d'un lieu sur un autre, par le seul intermède de l'air : de là l'utilité de mesures de quarantaine contre le choléra. Quant à la durée de l'incubation du choléra, il résulte des recherches de la conférence de Constantinople (Fauvel, *op. cit.*, p. 25) que dans la généralité des cas, cette durée ne dépasse pas une semaine, si l'on a soin de ne pas comprendre dans la période d'incubation la diarrhée dite prémonitoire, qui n'est qu'une phase de la maladie même.

Le système sanitaire des nations, fondé sur la doctrine de la contagion, implique deux notions essentielles, celle de toutes les maladies qui présentent positivement ce caractère, et celle de la durée possible de leur incubation. Malheureusement cette dernière notion manque encore de précision.

La rage s'est développée huit mois après la morsure (Fracastor), onze mois (Mead), etc. Dans la peste de Nimègue, Diemerbroek a noté, à côté des incubations de quelques jours, d'autres faits qui en portent la durée à deux ou trois semaines et même à quelques mois (3). D'après Prus, il paraît certain que loin des contrées où la peste est endémique, en dehors de ses foyers épidémiques et de ses foyers d'infection, elle n'a jamais fait explosion chez les individus suspects après un isolement de huit jours (4). Les maladies d'origine infectieuse offrent des variations non moins étendues dans la durée de leur période d'incubation; des militaires qui ont contracté en Afrique le germe des fièvres intermittentes n'en réalisent les accès qu'après leur arrivée en France. Sur 744 cholériques traités en 1854 dans un hôpital sous tentes, près Varna

(1) E. I. Dukerley, *Notice sur les mesures de préservation prises à Batna* (Algérie) *pendant le choléra de* 1867, *etc.* Paris, 1868.

(2) *Le choléra, étiologie et prophylaxie, origine, endémicité, transmissibilité, propagation, mesures d'hygiène, mesures de quarantaine et mesures spéciales à prendre en Orient pour prévenir de nouvelles invasions du choléra en Europe.* Exposé des travaux de la Conférence sanitaire internationale de Constantinople, mis en ordre et précédé d'une introduction par A. Fauvel. Paris, 1868. 1 vol. in-8, avec une carte coloriée indiquant la marche du choléra en 1866.

(3) Diemerbroek, *De peste*, lib. I, cap. x.

(4) *Rapport à l'Académie sur la peste, etc.*, passim.

(hôpital du Monastère, n° 1), 170 avaient la diarrhée prémonitoire depuis plus de quinze jours quand elle s'est caractérisée en choléra. Combien de circonstances peuvent accélérer ou retarder l'explosion ! En première ligne, les conditions hygiéniques, la saison, le climat, l'âge, etc. Les pustules vaccinales apparaissent en été plus tôt qu'en hiver. Le législateur a dû s'arrêter à des limitations à peu près justifiées par une longue expérience. La convention sanitaire du 27 mai 1853 a fixé la durée de la quarantaine pour la peste à dix jours minimum, à quinze jours maximum, pour la fièvre jaune de trois à quinze jours, pour le choléra à cinq jours. La corvette *la Recherche*, partie de Brest pour la Martinique, arrive le 25 août 1855 à Cayenne, où régnait la fièvre jaune, y séjourne dix-sept jours, s'en éloigne le 11 septembre sans malade, arrive le 18 du même mois au fort de France (Martinique), où il n'existait pas trace de fièvre jaune ; le 22, c'est-à-dire onze jours après le départ de Cayenne, le premier cas de cette affection survient à bord, et sur un effectif de 24 hommes d'équipage et de 66 passagers, on compte 44 malades et 15 décès dans la traversée de la Martinique en France. Parmi ces 44 cas, 28 appartiennent franchement à la fièvre jaune. Vers la fin de septembre 1854, j'ai vu arriver à Varna, après une traversée de soixante à soixante-dix jours, des artilleurs embarqués avec du matériel de leur arme à bord de bateaux voiliers ; partis de Marseille où régnait le choléra, plusieurs d'entre eux ont succombé en débarquant à cette maladie alors entièrement éteinte à Varna. Les exemples d'incubation prolongée sont nombreux, et à quelque limite que s'arrête la fixation de quarantaine, elle sera toujours arbitraire. La conciliation des intérêts de la navigation et du commerce avec ceux de la préservation publique est une œuvre délicate ; des deux côtés, l'exagération semble inévitable : le scepticisme des anticontagionnistes accommode les uns, le faux terrorisme des intendances sanitaires exploite les autres.

3° *Endémies*. — Les endémies sont l'expression pathologique des localités ; et il devrait en être question à ce mot ; mais comme l'atmosphère est l'agent direct ou le véhicule du principe de beaucoup d'endémies, et qu'il est utile de les comparer aux épidémies, nous en parlerons ici. Les causes des endémies varient et souvent échappent à l'analyse ; mais les maladies qu'elles produisent ont un caractère commun, savoir, d'appartenir en propre à certains pays et d'y être permanentes, quoique plus actives parfois à certaines époques de l'année. Les épidémies, au contraire, règnent passagèrement et se généralisent davantage. Les premières naissent pour la plupart de conditions météorologiques et cosmiques que l'on peut apprécier jusqu'à un certain point ; les autres se développent sous l'empire de modifications presque toujours inconnues de l'air. Cette distinction entre les deux groupes de maladies précitées est consacrée par les anciens et les modernes (Hippocrate, Galien, Van Swieten, Fodéré, etc.), et nous l'admettons. Toutefois des endémies, circonscrites à leur naissance, telles que la peste, la fièvre jaune, peuvent s'étendre sous forme épidémique, leur diffusion s'expliquant par leur transmissibilité.

Plus on scrutera avec précision les faits qui caractérisent le développement de certaines maladies hors et loin de leurs foyers d'origine, plus on suivra de près l'itinéraire de leurs migrations, plus on acquerra la certitude qu'ils s'expliquent par l'importation. D'autres affections, qualifiées d'endémies, ne sont dues réellement qu'à l'insuffisance ou à la privation prolongée de certains agents hygiéniques. Le scorbut, par exemple, n'est pas plus endémique en Norvége qu'à bord des navires où il se développe par le manque de vivres frais, et avec le concours secondaire du froid et de l'humidité. S'il ne s'est pas produit, en 1746, sur le vaisseau *le Salisbury*, privé pendant trois mois de vivres frais ; si Lind et son collègue Murray l'ont toujours vu coïncider avec les temps humides et froids, une expérience récente, ajoutée à tant d'autres, à bord du vaisseau *le Castiglione* (1866-1867), et dont tous les détails convergent à la démonstration de l'étiologie vraie du scorbut, nous le montre naissant par $+ 18°$ à $12°$ c., entre le canal de la Floride et les Açores, chez l'équipage privé depuis trois mois de végétaux frais, épargnant les passagers militaires de notre armée du Mexique, qui n'avaient pas subi cette privation, disparaissant par le bienfait d'un ravitaillement opportun, etc. (1).

Les auteurs qui se sont occupés des endémies (Finke, Schnurrer, Virey, etc.), les ont classées par ordre géographique ; mais leurs tableaux comprennent des maladies qui ne sont point le résultat constant des influences ocales, et il nous sera difficile d'éviter entièrement le même inconvénient dans l'énumération ci-dessous, qui renferme des renseignements nécessaires à l'hygiène publique.

A. *Europe.* — Norvége, Suède, Finlande, Russie, Danemark, Poméranie, Courlande : scorbut, pneumonie, rhumatisme, phlegmasies catarrhales; l'ophthalmie règne en Laponie, le noma (espèce de gangrène scorbutique) en Suède (2), le raddesyge (espèce de syphilis) en Suède et en Norvége; le ginklose, ou tétanos des nouveau-nés, en Islande; les fièvres pernicieuses avec pourpre et miliaire en Hongrie; la plique (trichoma) dans la Pologne, la Lithuanie, la Transylvanie, la Hongrie; le spleen (hypochondrie), la fièvre intermittente, le diabète, l'albuminurie, la dysenterie, en Angleterre; en Hollande, outre les maladies des pays froids et humides qui y sévissent comme en Angleterre, les aphthes, les tubercules pulmonaires, le scorbut, la scrofule, la suette miliaire, etc. Dans notre France, la suette (département de Seine-et-Oise, de l'Oise, la Picardie); le goître (Ariége, Hautes-Pyrénées, Hautes-Alpes, Puy-de-Dôme, Vosges); l'ichthyose, les dartres (côtes de la Bretagne, Champagne); la gangrène sèche avec nécrose (Orléanais, Sologne); la pustule maligne (Bourgogne); les convulsions du pays d'Auge (Normandie) ; le malvat, éruption carbonculeuse (Languedoc); la diphthérite (Touraine); les fièvres de marais (voy. tome I$^{er}$). Dans le Piémont, les mêmes fièvres, dues aux rizières, avec ou sans éruptions miliaires et pétéchiales. Dans la Suisse, le Valais, la

(1) *Arch. de méd. navale*, 1868, t. IX, p. 295, mémoire du docteur A. Léon.

(2) Le noma paraît avoir régné épidémiquement en Hollande, où il a été appelé cancer aquatique (*Waterkanker*) par van de Woord (1662). (Voyez la thèse de Jules Tourdes, *Sur le noma ou sphacèle de la bouche*. Strasbourg, 1848.)

haute et la basse Maurienne, crétinisme, goître, scrofule, rachitisme. Le ta-
rentulisme s'observe dans la Pouille, la Calabre et l'Abruzze; la pellagre
dans le bas Milanais, le Pavesan, le Lodesan et le Navarrois. La fégra ou fé-
garite, qui règne en Espagne et en Portugal, consiste dans des ulcères de
mauvais caractère et siégeant dans la hanche. Madrid est en proie à une colique qui porte son nom.

B. *Asie.* — D'après Pallas, l'hystérie, l'hypochondrie, la folie sont très-
fréquentes dans les régions les plus septentrionales de l'Asie. Les maladies du
foie et du système nerveux, les dysenteries, le choléra, les ophthalmies sont
endémiques dans l'Asie centrale; le vomissement bilieux règne à Goa, le flux
dysentérique sur la côte du Malabar, du Coromandel, à Java; la calenture
sous la zone torride, la colique nerveuse et la lèpre au Japon et à la Chine; le
béribéri dans l'Inde, l'éléphantiasis chez le Chingulais.

C. *Afrique.* — Les endémies de l'Égypte sont la peste, la lèpre, l'ophthalmie, les dartres, le scorbut, la scrofule, le tétanos. La filaire est celle de
Médine; le dragonneau celle des îles du golfe Persique, sur les bords de la
mer Rouge et chez les peuples répandus sur un sol argileux et imprégné
d'eau de mer (Kæmpfer, Smyttam, Anderson). En Algérie règnent les fièvres
palustres, la dysenterie, l'hépatite; la dysenterie domine plus à Oran que dans
d'autres régions de nos possessions africaines; le ténia est très-fréquent à
Batna et à Sétif; le bouton de Biskara, affection tuberculeuse et ulcéreuse de
la peau, n'est pas sans rapport avec celui d'Alep; j'en ai vu trois cas à Biskara
même (octobre 1851). A Maroc, en Guinée et dans le Sennaar, on mentionne le tétanos et les névroses; à Loango et à Benguela, une espèce de ta-
rentulisme, la jaunisse et les cachexies bilieuses; l'éléphantiasis à l'île Bourbon, l'hématurie à l'île de France.

D. *Amérique.* — Le nord de ce continent répète la plupart des endémies du
nord de l'Europe (scorbut, rhumatismes, gangrènes, affections cutanées, etc.).
Dans les États-Unis, fièvres intermittentes, dysenterie, etc. Dans le Mexique,
fièvre jaune; au Pérou, syphilis et maladies de la peau; aux Antilles, fièvre jaune
et dysenterie; à Cayenne, fièvres intermittentes, pian, ring worm, tétanos; à
Surinam, coliques analogues à celles des côtes de Malabar; au Brésil, chique
ou maladie produite par un insecte qui pénètre dans les chairs (*pulex penetrans*).

Nous n'avons signalé que les endémies les plus saillantes du globe, car elles
sont extrêmement nombreuses dans le sens trop étendu de ce mot; et surtout
elles sont loin d'avoir été suffisamment scrutées dans leurs analogies ou
leurs dissemblances. On a confondu les affections qui semblent être un produit de localité avec la pathologie plus générale des climats, les résultats temporaires de l'infection ou de l'extension épidémique et même avec ceux d'une
contagion spécifique! Le pian, le sibbens, le raddesyge, ne sont-ils pas des
formes de la syphilis? La lèpre squameuse, qui s'est propagée dans toutes les
îles de l'Océanie, accuse en partie la même origine (1). Quoi qu'il en soit, les

(1) Lesson, *Voyage de la Coquille*, 1822 à 1825.

endémies étant déterminées par la spécialité d'un ou de plusieurs modificateurs hygiéniques (air, sol, nourriture, etc.), on doit les retrouver partout où
la même cause ou le même ensemble de causes agit d'une manière prononcée : c'est ce que l'observation confirme. Le mal de ventre sec du Malabar,
la colique du Poitou, celle des Asturies, de Madrid, de Surinam, le béri-
béri, etc., ayant pour caractères communs la brusquerie de l'invasion, des accidents convulsifs, etc., appartiennent aux localités élevées ou voisines des
montagnes neigeuses, exposées à de grands refroidissements périodiques de
l'atmosphère. si les coliques sèches ne sont tout simplement, en des lieux divers
et très-éloignés les uns des autres, l'expression d'une cause partout la même,
l'intoxication saturnine. Rayer (1) a rapproché le mal de la rosa des Asturies et
la pellagre de la Lombardie. Le goître, que l'on croyait confiné dans les vallées
subalpines, a été observé par de Humboldt dans quelques cantons du Mexique;
on le voit à Java, à Sumatra, sur les bords du Niger, etc. On trouve le crétinisme dans la Carinthie, la Tartarie chinoise, à Staunton, dans les parties
montueuses de la Chine. La scrofule existe dans les contrées les plus chaudes
comme dans les pays les plus froids, ce qui implique pour elle un autre agent
pathogénique que les qualités de l'air. La plique appelée polonaise se rencontre en Suisse, dans la Prusse, dans la Tartarie, dans la Hongrie, dans la
Transylvanie, etc. Les fièvres paludiques sont semées sur le globe comme
la cause qui les engendre.

Nous reproduisons, au terme de cette revue écourtée, les judicieuses réflexions de J. Rochard : « Les affections qu'on n'observe que dans un pays ou
dans une localité, sont très-peu nombreuses; elles n'ont pas d'influence marquée sur le mouvement de la population et ne constituent guère que des curiosi-
tés pathologiques. Les fléaux nomades qui passent sur les nations comme des
ouragans, se jouent des limites géographiques qu'on a la prétention de leur
assigner. Les grandes maladies, celles qui déciment l'espèce humaine, sont
essentiellement cosmopolites. Les différences climatériques ne portent que sur
leur degré de fréquence et de gravité, sur la prédominance de tel ou tel groupe
de symptômes, sur les conditions particulières des organismes qu'elles affectent et sur les indications spéciales qui peuvent en ressortir (2). »

La prophylaxie hygiénique des endémies ne peut reposer que sur la connaissance exacte des influences qui les font naître; malheureusement leur
étiologie est peu avancée, remplie d'obscurités et de controverses : là même
où le rapport de causalité que l'on recherche se prononce jusqu'à l'évidence,
on ignore, et l'on ne découvrira peut-être jamais certains éléments nécessaires
à la solution du problème. Nous savons bien que la composition géologique
des terrains, leur exposition, la quantité et le mode de distribution des eaux
qui les arrosent, la nature des végétaux qui y croissent, jouent un rôle dans
la production de certaines maladies; mais, pour expliquer ce rôle, que se

(1) Rayer, *Traité des maladies de la peau*. Paris, 1835, t. III, p. 864 et 889.
(2) Jules Rochard, *Arch. de méd. navale*, 1868, t. IX, p. 306.

présente-t-il? Des hypothèses. Quelques auteurs attribuent au lait les maladies lymphatiques et le rachitisme qu'ils prétendent être commun chez les peuples pasteurs des montagnes ; et les expériences de Jules Guérin et Trousseau ont démontré que le lait guérit les rachitiques. Quelle endémie est plus étroitement liée avec les conditions de localité que le goître, et combien il importe rait à l'hygiène publique de préciser l'origine de cette affection ou plutôt de cet état général dont le goître est le prodrome ou l'accompagnement, et qui a pour terme le crétinisme? On l'a attribué à l'atmosphère mal renouvelée des vallées obscures, sinueuses, humides, où on l'observe particulièrement; mais on le retrouve dans des pays plats, tels que la Lombardie, le Milanais, le Soissonnais, etc., dans les plaines élevées de la Colombie, où il se propage de plus en plus (Roulin). Il serait banal d'en accuser la mauvaise alimentation ou les excès de liqueurs. La constitution du sol, d'après Mac-Cleland, médecin de l'armée anglaise aux Indes, donnerait la clef de l'énigme : ce voyageur, qui a visité de village en village la population goîtreuse d'une province indienne dite Kemaou, a vu que partout, dans le fond des vallées comme au sommet des montagnes, le goître coïncide avec le terrain calcaire et qu'il disparaît là où les sources d'eau s'échappent d'un sol argileux ou de roches siliceuses, quels que soient d'ailleurs le niveau des localités au-dessus de la mer et l'état de stagnation de l'air ou des eaux. D'autres, au contraire, admettent une zone orographique dans laquelle se renferme l'endémie du crétinisme : dans les Alpes Noriques, celui-ci stationne entre 1394 et 3600 pieds au-dessus du niveau normal, et le docteur Berchtold guérit, dit-on, des enfants crétins en les élevant simplement sur l'Ademberg, au-dessus de cette limite. Bouchardat (1) rattache le développement du goître à l'usage des eaux calcaires, particulièrement à l'action du sulfate de chaux; il remarque que toutes les eaux qui donnent le goître, sont séléniteuses; ce qui n'empêche pas le docteur Roesch (2) de restreindre de beaucoup l'importance que d'autres accordent à la présence de la chaux carbonatée dans l'eau, tout en rappelant que l'opinion la plus générale impute aux eaux séléniteuses le développement du goître. L'analyse chimique qui démontre une grande quantité de carbonate calcique dans les eaux d'Aoste, retire ce sel aussi abondamment des eaux de Cormajor, où ne s'étend point le crétinisme (3). Les eaux minéralisées par les sels calcaires sont répandues sur toute la surface du globe, et cependant le goître et le crétinisme sont confinés dans un petit nombre de localités (4). Boussingault (5) a cherché

(1) Bouchardat, *De l'influence de la qualité des eaux sur la production du goître et du crétinisme* (*Bulletin de l'Académie de médecine*, t. XVI, p. 436 et suiv.).

(2) Roesch,. *Untersuchungen ueber den Kretinismus*. Erlangen, 1844.

(3) *Leistungen in der medicinischen Geographie* von Heusinger, dans *Jahresbericht über die Fortschritte der gesammten Medicin*, etc. Erlangen, 1848, t. II, p. 194.

(4) Eug. Marchand, *Des eaux potables en général considérées dans leur constitution physique et chimique, et dans leurs rapports avec la physique du globe* (*Mémoires de l'Académie de médecine*, 1855, t. XIX, p. 194).

(5) Boussingault, *Annales de physique et de chimie*, t. XLVIII.

aussi la cause du goître dans l'eau : celle qui le produit, suivant lui, n'est pas oxygénée ou l'est à peine. Cette théorie concilie assez bien les faits en apparence opposés. Dans les lieux très-élevés, où le goître est endémique, la disparition ou la diminution notable de l'oxygène dans l'eau s'explique par le degré de la pression atmosphérique ; ailleurs, comme dans le village de Mariquita, l'élévation n'est que de quelques centaines de mètres au-dessus du niveau de la mer ; mais à Mariquita l'eau des glaciers provient de la Cordillère centrale : si le goître est répandu à Socorro (700 mètres de hauteur), c'est que l'eau de cet endroit contient par litre 16 cent. cubes d'acide carbonique et 12 d'air seulement ; dans les contrées goîtreuses, où l'on ne consomme ni eaux de neige, ni eaux calcaires, les eaux habituellement employées ont séjourné sur de la tourbe, des feuilles mortes, du bois pourri, etc. Or, toutes les matières organiques, très-avides d'oxygène, enlèvent ce principe à l'eau ; aussi les faits cités par Fodéré prouvent que le goître est rare dans les lieux sillonnés par les cours d'eau rapides. Pourquoi les défrichements de la vallée d'Aoste (1792) ont-ils réduit le chiffre des goîtreux ? C'est qu'ils ont amené la dessiccation des marais et permis l'arrivée des vents.

La théorie de Chatin s'empare des mêmes faits pour y attacher une signification différente, ainsi que nous le verrons tout à l'heure : elle survit à toutes celles qui ont pour une donnée chimique ou géologique. Grange lui-même, après avoir proclamé que le goître et le crétinisme sont indépendants des latitudes, des hauteurs, des climats, des conditions d'habitation, de pauvreté, etc., et se lient à la présence de la magnésie dans les eaux, en est venu à expliquer l'absence de ces infirmités au bord de la mer par l'existence de l'iode dans les aliments et les boissons que l'on y consomme. Marchand a démontré que les eaux de Saint-Valery en Caux et celles du Havre, où le goître n'existe pas, contiennent autant de magnésie que celles de la vallée de l'Isère, où cette affection est endémique ; celle-ci a régné endémiquement à Reims, où les rivières et les eaux de puits sont dépourvues de magnésie, tant que les habitants firent usage de ces dernières eaux. Dans beaucoup de cantons du Piémont, on boit les eaux de neige sans qu'il en résulte des goîtres ; c'est que les eaux de cette provenance contiennent des traces d'iode. L'usage de ce médicament dissipe les gonflements de la glande thyroïde. L'iode se rencontre dans le vin, la bière, le cidre ; les plantes terrestres en contiennent et l'enlèvent aux eaux qui les arrosent ou s'infiltrent autour de leurs racines. De là les différences de composition des sources : celles qui s'échappent d'un sol boisé manquent d'iode. On s'explique ainsi la diminution du nombre des goîtreux par suite des défrichements dans certaines localités, notamment dans le Valais (Fodéré, Rambuteau) et à Sainte-Marie-aux-Mines (Freppel, cité par Marchand). Si le goître et le crétinisme cessent à des altitudes plus ou moins considérables, à 1000 ou 1200 mètres au-dessus du niveau de la mer (Saussure, Ferrus), c'est que la végétation y perd de son énergie et n'enlève plus aux eaux tous leurs principes iodés. Des sources qui, à leur point d'émergence, abreuvent une population saine et vigoureuse, peuvent, après avoir parcouru quelques prairies, perdre de leur salubrité avec une partie de leur iode, et quand elles continuent de couler au contact des végétaux, elles achèvent de se dépouiller de cet élément précieux et finissent par entretenir à l'état endémique, chez les populations qui les boivent, l'altération organique générale dont le goître et le crétinisme sont les expressions. Dans les Alpes, Chatin a constaté que l'air et les eaux pluviales sont moins iodurées qu'à Paris ; dans les vallées goîtreuses, il n'a plus trouvé d'iode dans les eaux de sources et de torrents qu'on y boit. Observateur exact, Ferrus, bien qu'opposé à cette doctrine étiologique, arrive involontairement à la confirmer : « Entre les villages d'Arien et d'Ayet (Pyrénées), il y a presque identité dans les conditions de l'air et dans celles des lieux ; elles ne diffèrent que par un seul point : le village d'Arien est plus abrité que celui d'Ayet ; en outre, les eaux qui servent dans chacune de ces localités aux usages de la vie, bien que provenant de la même source, affectent à certains égards des qualités bien différentes. A Ayet, les habitants recueillent les eaux et les utilisent à leur sortie même du sol ; elles sont fraîches, limpides, sans saveur appréciable ; les habitants d'Arien les reçoivent pour ainsi dire de seconde main : elles traversent des prairies pour leur arriver, et tout en conservant une certaine transparence, elles perdent naturellement dans leur trajet de leur fraîcheur et de leur pureté (Chatin dirait leur iode). Des remarques analogues, ajoute Ferrus (1), peuvent aussi s'appliquer tant dans le Valais que sur les bords du Rhin, et dans la vallée de Rozières (Meurthe). » Les animaux ne sont pas exempts du goître et du crétinisme, les bœufs, les moutons, les chèvres et surtout les chiens y sont sujets. Or, dans les Alpes, dans les Pyrénées, dans les Vosges, le goître, endémique sur l'homme, ne se montre pas enzootique sur les animaux. A quoi les partisans de l'iode répondent que ceux-ci se nourrissent de végétaux contenant des traces de ce principe, excepté le chien qui, plus rapproché de l'homme, participe à son mode d'alimentation ; aussi la race canine est-elle, après l'espèce humaine, la plus exposée à cette dégénérescence.

A côté de ces doctrines se place celle de Ferrus, qui rattache le crétinisme à un état morbide de l'encéphale ; celle de Baillarger, qui y voit un arrêt de développement ; celle du docteur Roesch, qui professe qu'il dérive de la génération et se transmet par hérédité ; suivant ce médecin, il tient à la faiblesse des parents, à de mauvaises conditions durant le coït ou la grossesse, telles qu'ivresse, chagrins, frayeurs, etc. (Voy. Lunier, *Nouveau Dictionnaire de médecine et de chirurgie pratiques*. Paris, 1869, t. X, art. CRÉTINISME). En général, les symptômes du crétinisme ne se manifestent qu'après la naissance, par un arrêt de développement du système nerveux ; les influences auxiliaires sont : le défaut de soins des enfants, une mauvaise nourriture, la malpropreté, de mauvais vêtements, des habitations insalubres,

(1) Ferrus, *Mémoire sur le goître et le crétinisme* (*Bulletin de l'Académie de médecine*, 1850, t. XVI, p. 233).

une éducation négligée, les maladies; la qualité de l'eau, et surtout la proportion de chaux carbonatée qu'elle contient, n'exerce que peu d'influence. Lebert, qui a étudié le crétinisme dans les lieux où il est endémique, le fait consister essentiellement en un développement incomplet des centres nerveux, surtout de l'intelligence et des organes des sens, et il le sépare complétement des affections scrofuleuses et tuberculeuses, malgré l'opinion de Hufeland, qui a dit que dans le crétinisme l'homme tout entier devient scrofule (1). Notre estime pour les belles et infatigables recherches de Chatin ne nous empêche pas de conserver quelques doutes sur le rôle qu'il attribue à l'iode à dose homœopathique, et nous penchons à admettre, avec Baillarger et Roesch, sinon la série exacte des causes qu'ils invoquent, mais le principe de l'étiologie complexe du goître et du crétinisme. Il existe probablement peu d'endémies caractérisées auxquelles ne s'applique cette manière de voir; dans les investigations dont elles sont l'objet, il faut interroger tous les ordres de modificateurs qui atteignent les masses : parfois tel d'entre eux paraîtra prédominant; rarement l'action exclusive d'un seul rendra compte de la permanence ou du renouvellement périodique et circonscrit de faits pathologiques toujours les mêmes, et formant en quelque sorte l'un des traits de l'identité historique d'une population.

4° *Épidémies proprement dites.* — Il y a dans ce mot toute une doctrine médicale dont la tradition hippocratique a fourni la base, que Sydenham a achevé d'édifier, et qui repose sur l'autorité des plus éminents observateurs des derniers siècles. Quand on considère en général le mouvement pathologique d'un pays, d'une cité, d'un grand hôpital, il se présente d'abord un certain nombre de maladies qui se manifestent isolément et sans caractère commun chez un petit nombre d'individus. Ces maladies ont reçu et conservé depuis Sydenham le nom de maladies intercurrentes ou sporadiques. D'autres n'apparaissent qu'à de certaines époques et ont une durée variable, on les appelle maladies épidémiques; sous le nom de constitution épidémique, on désigne l'espace de temps pendant lequel elles règnent, et sous celui de génie épidémique, l'influence que cette constitution exerce sur la forme, la marche, la nature et la gravité des maladies qui se montrent alors. On distingue trois sortes de constitutions épidémiques qui tiennent sous leur dépendance trois genres de maladies épidémiques.

*a.* Constitution stationnaire ou fixe. Elle est inflammatoire, bilieuse, nerveuse, catarrhale ou muqueuse (dite aussi rhumatique), enfin putride ou maligne, suivant l'aspect général des maladies régnantes et le caractère des réactions auxquelles elles donnent lieu, quels que soient d'ailleurs leur localisation et leurs éléments anatomiques. Pendant les années 1763, 1764 et 1765, Lepecq de la Clôture a observé une constitution catarrhale et rhumatismale

---

(1) Lebert, *Traité pratique des maladies scrofuleuses*, 1849, p. 91.

(2) Voyez Max Simon, *Étude pratique sur le traitement des épidémies, au XVIII*e *siècle, etc.* Paris, 1854.

qui a imprimé son cachet à toutes les maladies (2). Ozanam a vu la constitution inflammatoire se maintenir pendant plus de dix ans à Milan. D'après les
épidémistes, les constitutions stationnaires n'ont point leur origine dans les
changements de saisons. Suivant Sydenham : *Ab occulta potius et inexplica-
bili quadam alteratione in ipsis terræ visceribus pendent, unde aer ejusmodi
effluviis contaminatur, quæ humana corpora huic aut illi morbo addicunt
determinantque.*

*b.* Constitutions temporaires ou saisonnières actuelles : on les appelle aussi
constitutions médicales régnantes. Elles expriment la liaison qui existe entre
les maladies et les phénomènes météorologiques propres à chaque saison ;
elles n'influencent que les affections intercurrentes, tandis que la constitution
fixe se réfléchit et sur les dernières et sur les saisonnières. Quand l'année est
régulière, les quatre constitutions épidémiques qui correspondent aux saisons
se déroulent nettement ; on dit alors qu'elles sont légitimes, parce qu'elles
sont le produit des qualités météorologiques qui caractérisent les saisons normales d'un climat, d'une localité donnée. Si l'année est irrégulière, c'est-à-
dire marquée par des combinaisons insolites des qualités météorologiques de
l'air, elle offrira des perturbations parallèles dans les phases de sa pathologie
(voy. t. I, p. 541). Huxham, Lepecq de la Clôture, Geoffrey, Raymond, etc.,
mentionnent de fréquents exemples de ces renversements de saisons, que
Forster appelle les intempéries. Nous avons expliqué ailleurs (t. I, p. 508)
ce que les épidémistes entendent par constitutions médicales mixtes, l'entre-
deux de Sydenham. La constitution propre à chaque saison résulte de celle
de chaque jour ; la somme des constitutions saisonnières détermine celle de
l'année. La maladie qui a régné avec le plus d'intensité, de fréquence ou de
durée, décide le caractère général de la constitution annuelle : on retrouve
dans cette maladie les symptômes locaux propres à telles lésions organiques ou
à tel trouble fonctionnel ; mais, en même temps, le génie épidémique, c'est-à-
dire la cause inconnue qui modifie la maladie, lui impose un symptôme insolite qui prédomine, altère sa marche, augmente sa gravité par une complication constante et uniforme. Dans d'autres cas, la constitution médicale est
masquée, et les maladies ordinaires n'ont d'autre lien commun qu'un élément intime et spécial qui se dégage dans les expériments de la thérapeutique.

5° *Épidémies accidentelles.* — Elles se développent brusquement, sans
cause évidente : tantôt elles ne sont que l'extension d'une maladie sporadique
et connue, tantôt elles réalisent une forme pathologique sans analogue parmi
celles que l'on observe dans les contrées soumises à leurs ravages. Saisons,
climats, barrières naturelles ou factices, différences d'âge, de sexe, de complexion, etc., rien ne les arrête, quoiqu'elles s'appesantissent principalement
sur les classes abruties et misérables. Point de fixité ni dans leur durée ni dans
leur itinéraire ; foudroyantes au début, terribles dans leur stade ascendant,
elles annoncent leur déclin par quelques oscillations dans le chiffre des invasions et des décès. Parfois elles interrompent subitement leur période descen-

dante pour rétrograder et sévir avec une nouvelle furie (recrudescence); elles
font taire les autres maladies ou en réduisent le nombre; elles étouffent, dès
leur apparition, une épidémie antérieure. Elles modifient la santé des individus aussi bien que la physionomie des maladies intercurrentes; enfin elles
rencontrent, dans leurs divagations meurtrières, des races qui leur résistent.
D'après Fabrice de Hilden, l'épidémie de Bâle n'attaquait que les nationaux.
Degner rapporte que les Français et les Israélites échappèrent seuls à l'épidémie
dysentérique de Nimègue. Souvent les épizooties coïncident avec les épidémies.

Considéré en lui-même, le mot épidémie exprime uniquement ce fait d'une
maladie qui, sous l'influence d'une cause accidentelle, attaque en même temps
et dans un même lieu un nombre relativement considérable d'individus. La
cause d'une épidémie peut être une influence répandue dans l'atmosphère, et
qui porte sur tout un pays ou sur une portion limitée de sa population: telle
l'impaludation, passagèrement exagérée au point de transformer l'endémie en
épidémie, l'influence catarrhale, qui produit les diverses épidémies de grip-
pes, etc. — La cause d'une épidémie se représente encore par une influence
plus ou moins généralisée qui résulte d'une disette, d'une alimentation insuffisante (typhus famélique) ou toxique (ergotisme, pellagre), de l'encombrement, etc., en un mot, de conditions hygiéniques mauvaises et pesant sur un
grand nombre d'individus. Il y a des épidémies dues à une cause morale, à la
propagation d'une maladie contagieuse au sein d'une population plus ou moins
apte à la contracter, et le mot épidémicité n'indique que l'état d'expansion
d'une maladie ou d'une influence morbifique qui sévit sur un grand nombre,
sans impliquer nécessairement l'idée d'une influence extérieure portant généralement sur toute une population; elle peut être le résultat de l'importation
et de la transmission d'un principe contagieux. C'est donc à tort que beaucoup de médecins, sans se rendre compte de la valeur du mot, invoquent l'épidémicité comme une cause occulte de maladies, qui les multiplie, qui leur
donne un caractère spécial, une malignité plus marquée; elle est, non une
cause, mais une résultante, elle n'exprime que le fait d'un grand nombre de
cas morbides de même nature, sévissant à la fois, et elle se peut rattacher à des
causes très-diverses. — La question des maladies épidémiques touche naturellement à celle des constitutions médicales; celles-ci, toutefois, diffèrent des
épidémies en ce qu'elles ne réalisent pas une maladie-type; elles influent
seulement sur les éléments constitutifs des affections diverses simultanément
régnantes et leur impriment un caractère commun.

## II. — RAPPORTS DES ÉPIDÉMIES AVEC L'HYGIÈNE PUBLIQUE.

Ainsi que nous en avons prévenu le lecteur, nous prenons ici l'épidémie
dans sa plus ample signification; après les distinctions établies plus haut, il
nous est permis d'ajouter que l'infection et la contagion n'indiquent que le
mode d'origine et de propagation de certaines maladies. Celles-ci, suivant

qu'elles se restreignent aux limites des localités ou qu'elles envahissent une plus vaste étendue, constituent des endémies ou des épidémies. Telle affection est endémique dans certaines contrées, qui, à des époques connues, s'est répandue au loin : citons seulement les épidémies catarrhales qui, en 1729, 1732 et 1775, désolèrent toute l'Europe et une partie de l'Amérique ; le choléra qui, endémique dans plusieurs localités de l'Inde, envahit successivement les contrées voisines et s'avança, par étapes maintenant connues, jusque dans l'Europe. Beaucoup d'endémies et d'épidémies n'ont aucun élément infectieux ni contagieux ; mais il n'est pas moins vrai que ces éléments, soit isolément, soit ensemble, peuvent les compliquer : aussi Ozanam admet-il un groupe d'épidémies infectieuses et contagieuses.

1° Les causes des épidémies par contage sont assez connues ; les autres le sont moins ; quelques circonstances secondaires qui se lient à leur étiologie n'échappent point à notre observation. La statistique a prouvé que c'est en été ou vers la fin de cette saison que se montrent principalement les épidémies de petite vérole, de rougeole, d'ophthalmies ; que les phlegmasies et les catarrhes de l'appareil respiratoire sont rares pendant la saison chaude ; que ces affections deviennent souvent épidémiques aux époques annuelles des plus brusques variations de température. Sur 179 épidémies diverses qui ont régné en France, Marchal (de Calvi) a trouvé en hiver 55 ; printemps, 30 ; été, 38 ; automne, 56 (1). Sur 56 épidémies de catarrhes pulmonaires qui ont régné en Europe, 22 régnèrent en hiver, 12 au printemps, 11 en automne, 5 en été, 2 pendant une année entière, 1 pendant l'hiver et le printemps, et 1 pendant l'hiver, l'automne et le printemps. Dans nos contrées, le développement épidémique des fièvres d'accès avance ou retarde comme le desséchement des marais, de sorte que leur invasion dans certains cantons marécageux coïncide avec leur déclin dans d'autres localités. A mesure que l'on s'éloigne de l'équateur, la fièvre jaune ne sévit épidémiquement que durant l'été. Dans les Indes occidentales, les fièvres dites rémittentes, bilieuses, les dysenteries, les diarrhées deviennent épidémiques pendant la saison des pluies, les affections du foie durant la saison chaude, etc. Les localités et les climats interviennent puissamment dans la production des affections populaires, dont beaucoup ne s'observent que dans certaines limites géographiques.

L'altitude diminue l'intensité de la fièvre jaune, de la peste, et finit par les arrêter à une limite qui dépend des conditions thermométriques : sur les côtes de la Vera-Cruz, cette limite existe à 928 mètres au-dessus du niveau de la mer ; la citadelle du Caire n'a jamais été atteinte par la peste. Le typhus et le choléra n'ont point encore révélé la limite de leur propagation verticale. La fièvre jaune se manifeste : 1° depuis Fernambouc (8° de lat. austr.) jusqu'à Québec (46° de latit. bor.), et s'étend ainsi sur 1500 lieues du sud au nord, sur 54 degrés de latitude, dont 31 font partie de la zone torride, et 23 de la zone tempérée boréale ; 2° depuis la Nouvelle-Orléans (92° longit. occid.) jus-

(1) Marchal (de Calvi), *Des épidémies*. Thèse de concours. Paris, 1852.

qu'à Livourne (8° longit. orient.), envahissant 1600 lieues de l'ouest à l'est, et 100° de longitude. Sur 196 épidémies de fièvre jaune, on a noté

106 de l'équat. à 30 degrés de lat. nord.
 76 de   30   à 40    —
 13 de   40   à 50    —
  1 de   50   à 60    —
  0 de   60   à 90    —

Les conditions qui font varier la fréquence de cette maladie influent également sur sa gravité : tandis qu'aux Antilles elle frappe la moitié ou les deux tiers de la population, et tue 2 ou 3 sur 5 malades, elle atteint, en Espagne, les 7/8ᵉˢ des habitants, et fait périr le tiers ou le quart des malades. La peste, inconnue à l'hémisphère austral et dans l'Amérique, règne depuis le 29ᵉ degré de latitude boréale jusqu'au 42ᵉ, et, de l'ouest à l'est, du 35ᵉ au 21ᵉ degré de longitude ; rarement elle franchit. en Egypte, Siout, dans la vallée du Nil ; Godda, sur la mer Rouge : en Asie, elle exerce surtout ses ravages sur la côte de Syrie et sur une partie de celle de l'Asie Mineure. Le typhus est moins circonscrit dans ses apparitions : on l'observe en Amérique, en Asie, comme en Europe : il ne paraît respecter que les latitudes extrêmes. C'est entre le 43ᵉ et le 59ᵉ degré de latitude boréale qu'on observe les épidémies de suette miliaire. Le choléra a sévi depuis le 21ᵉ degré de latitude australe jusqu'au 65ᵉ degré de latitude boréale, sans tenir aucun compte de la longitude. Les localités ont aussi leur privilége ou leur disgrâce en temps d'épidémie, sans qu'il soit possible d'expliquer ces aberrations de l'influence morbifique. Versailles, Lyon ignorent presque le choléra ; Fleury signale l'immunité de Bellevue, près Meudon, en 1832 et en 1849, alors que toutes les localités environnantes étaient rudement éprouvées. L'embouchure des fleuves est un lieu de prédilection pour quelques fléaux pestilentiels : est-ce un hasard qui fait naître la peste aux bouches du Nil, le choléra aux bouches du Gange, la fièvre jaune aux bouches du Mississipi ? Ou cette coïncidence n'accuse-t-elle pas l'action des détritus immenses que ces fleuves entraînent et dont les miasmes infectent les grandes villes situées à leurs embouchures ? La stagnation des eaux, a dit avec raison Millot (1), et la densité de la population dans les lieux où cette stagnation se produit, voilà deux des véhicules les plus pernicieux.

Le mode d'alimentation ne reste pas étranger à la production de quelques maladies populaires plus ou moins circonscrites : les affections cutanées (lichen, lèpre, etc.), sont communes chez les populations qui vivent en grande partie du produit de leur pêche (côtes de la Norwége, de l'Islande, de l'Écosse, de la Bretagne, aux Antilles, à Bahama, dans l'archipel Indien, etc.). L'usage du seigle ergoté et du blé gâté, dans les années pluvieuses, donne lieu à l'ergotisme convulsif ou gangréneux (2), à la dysenterie. De toutes les causes d'épidémies,

(1) Millot, *Compte rendu de la 2ᵉ session du congrès international de statistique.* Paris, mai 1856, p. 340.

(2) Voyez plus loin, *Bromatologie publique, céréales.*

les disettes, les famines sont celles qui ont fait le plus de mal. L'alimentation insuffisante ou de mauvaise qualité, la misère, se traduisent par les mortalités épidémiques des diverses classes de la société ; le choléra lui-même, malgré tous les caprices qu'on lui suppose, obéit à ce régulateur ; le tableau suivant le démontre :

| Arrondissements de Paris, avant l'annexion. | Rapport des indigents au nombre des habitants. | Rapport des décès cholériques, à la population générale. |
|---|---|---|
| Douzième......... | 1 sur 7 | 1 sur 48 habitants. |
| Neuvième......... | 1 — 5 | 1 — 69 |
| Dixième.......... | 1 — 13 | 1 — 79 |
| Septième ........ | 1 — 14 | 1 — 86 |
| Huitième......... | 1 — 21 | 1 — 92 |
| Sixième.......... | 1 — 21 | 1 — 92 |
| Cinquième........ | 1 — 24 | 1 — 93 |
| Quatrième ........ | 1 — 12 | 1 — 108 |
| Onzième.......... | 1 — 17 | 1 — 123 |
| Troisième........ | 1 — 17 | 1 — 126 |
| Premier.......... | 1 — 39 | 1 — 126 |
| Deuxième....... .. | 1 — 47 | 1 — 127 |

Sous l'empire des passions morales, des affections nerveuses ont pris naissance qui sont devenues épidémiques par imitation (1). Qui ne connaît, d'après Plutarque, la monomanie suicide des filles de Milet, renouvelée il y a peu d'années au bourg Saint-Pierre-Monjan, dans le Valais ; l'épidémie choréique du moyen âge, etc. ?

Mais, parmi les épidémies les plus destructives du genre humain et qui ne sont point engendrées par les disettes, il en est dont l'étiologie reste couverte d'un voile impénétrable : telles furent les deux grandes pestes des VIe et XIVe siècles, la peste de Provence de 1720. Il est dans la nature de ces terribles fléaux de faire explosion, d'atteindre leur summum d'intensité pendant toutes les saisons, de s'étendre à tous les climats, d'envahir et de ravager successivement de grandes surfaces du globe.

2° La propagation des épidémies est difficile à prévoir, à déterminer ; les unes, endémo-épidémiques, ont une sphère d'activité connue, mais qu'elles peuvent franchir (dysenterie, fièvres intermittentes, fièvre jaune, peste) ; les autres ne prennent que très-exceptionnellement une extension qui les assimile aux grands fléaux de la pathologie populaire, et s'épuisent presque toujours dans la circonscription territoriale où elles ont pris naissance (coqueluche, croup, variole, rougeole, scarlatine, etc.) ; d'autres, enfin, d'une grande puissance d'expansion ou nées de foyers multiples identiques, envahissent rapidement une contrée, se répandent au loin et parcourent quelquefois tout un continent et même une grande partie du globe. Les conditions qui font varier la propagation des maladies épidémiques, nous échappent ; il est constant que les

(1) P. Jolly, *De l'imitation dans ses rapports avec la philosophie, la morale et la médecine*. Paris, 1845. — L'auteur distingue judicieusement l'imitation instinctive et l'imitation intellective.

progrès de l'hygiène ont eu pour effet de restreindre celle de la peste et de la rendre plus rare dans les lieux mêmes d'où elle tire son origine. Sa dernière et lugubre apparition a été observée en 1840 dans la Syrie et a coïncidé avec les calamités de la guerre entre la Turquie et l'Égypte. Combien il y avait de raisons pour en craindre les manifestations de 1854 à 1856, pendant les phases émouvantes de la dernière campagne d'Orient? Cependant aucune maladie ne s'est montrée qui eût quelque analogie avec elle, d'où il ne faut pas conclure à l'extinction définitive de ce fléau. La dernière épidémie du choléra en France n'a pas répété les ravages de celles de 1832 et de 1849. Il est oiseux d'étudier les rapports de l'itinéraire des épidémies avec la direction des vents. Nous n'en dirons pas autant de la nature du sol ni de la direction des cours d'eau et de leurs bassins, qui règle en partie le mouvement des voyageurs et les échanges du commerce. C'est dans l'épidémie de 1849 que Foucault (1), le premier, rechercha l'influence du sol sur la propagation du choléra; n'attachant d'importance qu'à la formation géologique, il signala comme favorables à son extension les terrains d'alluvion, le calcaire grossier, l'argile, le sol carbonifère, et la pierre de chaux magnésienne des Anglais; comme contraires à sa marche, les roches des terrains primitifs et de transition, les couches épaisses de sable, les agglomérations de silice et de craie; pour lui, l'humidité joue le rôle principal dans la transmission du choléra, à ce point qu'une grande quantité d'eau, imprégnant les roches calcaires, leur enlève leurs propriétés préservatrices. — Pettenkofer (2), explorant méthodiquement les conditions locales, est arrivé à ce que Griesinger appelle des lois : 1° l'état physique d'agrégation du sol, son état compacte ou poreux, a plus d'influence que sa nature géologique; le sous-sol des localités et des maisons contribue à l'arrêt ou au développement d'une épidémie, à la suite d'une importation du dehors. L'immunité appartient non-seulement aux calcaires primitifs et de transition, mais encore aux formations secondaires (calcaire jurassique), etc., lorsqu'elles se présentent sous forme de roches. Le danger est dans la perméabilité du sous-sol aux liquides et à l'air : les terres végétales, les terrains de sable et de silice prompts à s'imbiber, beaucoup de sols argileux et gras, toujours entourés d'humidité, favorisent la propagation du choléra en s'imprégnant d'eau, d'évacuations cholériques qui se décomposent et régénèrent le poison du choléra; 2° dans les localités à sous-sol compacte et imperméable, le choléra ne se développe pas épidémiquement; les cas qui s'y rencontrent sont d'importation. On trouvera, dans le livre de Griesinger (p. 430, édition française de 1868), l'explication des faits en apparence contraires à ce principe, des maisons bâties sur le granit pouvant s'infecter par l'accumulation des excréments cholériques dans les fosses d'aisances, par la présence de linges maculés, etc. 3° Les terrains en forme d'excavation où les localités, les

(1) Foucault, *Gaz. méd. de Paris*, 1849, p. 338.

(2) Pettenkofer, dans Griesinger, *Traité des maladies infectieuses*; traduction française par G. Lemattre. Paris, 1868.

maisons sont dominées dans leurs alentours par d'autres constructions, prédis-
posant à la propagation du choléra, à cause du manque d'écoulement des
liquides infectant le sol; il en est de même des maisons dont le sous-sol est
l'aboutissant de liquides déversés d'en haut. L'immunité relative du Wurtemberg, du grand-duché de Bade, de Lyon, les dix épidémies meurtrières du
choléra qui, de 1831 à 1835, ont donné 12 582 décès à Berlin (sable grossier
et fin), confirment les vues de Pettenkofer.

Notre conviction est que c'est dans les communications humaines qu'il
faut principalement rechercher l'explication de la marche des épidémies contagieuses. « Les esprits superficiels, dit A. Tardieu (1), et, à plus forte raison,
les esprits prévenus n'hésitent pas à imputer à l'importation les premiers
cas qui se montrent dans une localité, alors que l'extension naturelle de
l'épidémie en donne suffisamment la raison. » Nous sommes très-disposé à
retourner cet argument contre ceux qui en font usage ; il substitue une
hypothèse à la recherche des faits. L'épidémicité qui serait la cause de l'extension naturelle de l'épidémie, est-elle autre chose qu'une pétition de principes, tout au plus une supposition, probable quand la même maladie
éclate simultanément sur des points très-éloignés, gratuite quand sa propagation est successive, et l'on sait aujourd'hui combien ce dernier mode
d'extension peut devenir rapide par le moyen de la vapeur sur terre et
sur mer? Les esprits superficiels se complaisent dans l'invocation des bana-
lités traditionnelles ; les hommes de laborieuse enquête s'attachent aux faits,
entreprennent des vérifications difficiles. Parcourez les nombreuses relations
d'épidémies adressées à l'Académie de médecine par une majorité de praticiens des petites villes et des campagnes : tous ceux qui ont eu, comme moi,
à en opérer le dépouillement, sont frappés des indications précises qu'elles
contiennent sur l'origine des premiers cas, sur leur multiplication, sur le
passage de ces épidémies d'une localité à une autre. Le cadre plus vaste des
grandes épidémies, leurs allures plus turbulentes, les apparentes irrégularités
de leur marche, leurs oscillations de gravité, tout cela se laisse analyser moins
aisément et déroute ou décourage l'investigation ; cependant, observées à leur
naissance, suivies dans leurs premiers pas, elles ne diffèrent pas toujours,
quant à leur propagation, des épidémies plus restreintes. Il nous a été donné
d'assister de près aux premiers développements du choléra qui a pesé pendant
plus d'une année sur notre armée d'Orient, à la formation successive de ses
foyers depuis Marseille jusque derrière Sébastopol, en passant par le Pirée,
par les Dardanelles et par la côte de Bulgarie ; nous avons compté les premiers
cas de typhus à l'armée (février 1855) et nous en avons suivi l'évolution
d'abord très-modérée, et, plus tard, si meurtrière. L'épidémicité n'avait là aucun
rôle ; l'importation et l'exportation ont fait le mal. Loin de nous de généraliser
ces faits ! Nous aurons exprimé toute notre pensée, et ce qu'elle a de réserve,

(1) A. Tardieu, *Dictionnaire d'hygiène publique et de salubrité*. Paris, 1852, t. I,
p. 420.

en disant qu'à notre sens on ne doit s'arrêter que par voie d'exclusion au mot vague de l'épidémicité ; c'est après avoir interrogé tous les témoins, multiplié l'enquête, précisé les faits d'origine, et, pour ainsi dire, les rudiments d'une maladie devenue épidémique ; c'est après avoir éliminé logiquement les données de l'étiologie infectieuse et contagieuse, qu'il est permis d'invoquer, en dernier ressort, le *nescio quid* de l'épidémiologie banale.

C'est ici que trouvent naturellement leur place quelques faits généraux d'une haute importance pour l'hygiène des épidémies :

Celles-ci parcourent un cycle régulier : invasion, augment, état, déclin. L'invasion termine l'incubation dont la durée ne peut être rigoureusement appréciée. Quand le maréchal Saint-Arnaud fit partir, contrairement à mon avis, trois divisions pour la Dobrudja, le choléra était à Varna dans sa période d'invasion, et les troupes parties avec une santé apparente, ne tardèrent pas à compter dans leur sein bon nombre de cas plus ou moins foudroyants. De même, quand l'épidémie décline et semble même dissipée, les immigrants sont atteints par une atmosphère qui n'agit plus sur les acclimatés ; c'est par les arrivages successifs de France que s'est alimenté en Crimée le foyer cholérique en 1855 ; les troupes débarquées en 1854 n'en offraient plus une trace, que cette maladie frappait encore, parfois à coups redoublés, sur les troupes de renfort à peine débarquées. On se rappelle que les Marseillais, qui avaient fui en grand nombre leur ville envahie par l'épidémie cholérique, revenus dans leurs foyers presque après son entière cessation, lui ont encore payé un certain tribut.

Les individus qui sortent d'un foyer épidémique, même sans y avoir ressenti aucun trouble morbide, ont la propriété de produire, après un temps plus ou moins long, les symptômes de cette épidémie ; ils avaient emporté avec eux les germes contagieux qui n'étaient pas encore éteints. On n'a embarqué à Varna, pour la Crimée, que des hommes en santé ; telle a été la prudente sévérité de ce triage, prescrit par le maréchal Saint-Arnaud, qu'il a laissé derrière lui, sous ma direction médicale, environ 4000 malades et presque autant de malingres et de valétudinaires. Malgré ces précautions et ces éliminations, des cas de choléra se sont déclarés en mer à bord de plusieurs vaisseaux, plus tard sur la plage d'Oldfort, sur le champ de bataille même d'Alma ; ainsi s'est opérée l'importation de cette maladie en Crimée. Quelle est la modification organique et dynamique qui constitue cette aptitude des émigrants ? Imprégnation miasmatique ou simple disposition de l'économie à reproduire une espèce pathologique spéciale, rien de plus évident que le fait en lui-même, et aussi le concours utile de toutes les causes déprimantes pour hâter l'apparition de la maladie. Au contraire, sous l'influence d'une alimentation tonique et d'un salubre ensemble de circonstances physiques et morales, l'organisme élimine, quoique lentement, le poison morbide, ou, si l'on aime mieux, se modifie en sens différent dans ses conditions statiques et dynamiques.

L'agglomération augmente singulièrement les chances de conservation et de reproduction des germes morbides au milieu des hommes sains et malades. C'est ce qui explique le facile transport des maladies épidémiques par les navires encombrés, par les caravanes, par les armées, par les émigrations. L'épidémie dysentérique qui régna à Lyon en 1625 et 1626 y fut apportée par les troupes revenant de la campagne d'Italie : Jean de la Monière, cité par Ozanam, a noté que les premiers cas se sont montrés à l'Hôtel-Dieu, où l'on avait fait entrer un grand nombre de militaires. En 1757, la fièvre des camps éclata à Eisnach, dans un encombrement de troupes ; de là elle s'étendit dans toute l'Allemagne sillonnée en tous sens par les armées. Strack et Ludwig l'observèrent ; Lille la reçut en 1758 avec les troupes revenant d'Allemagne (1), Ozanam, Lerminier et Nysten ont mentionné, dans la guerre d'Espagne de 1808 et 1809, la translation de maladies infectieuses par le mouvement des prisonniers espagnols, des malades et des convalescents en France, par celui des troupes anglaises en Angleterre. Le typhus de 1814, si meurtrier en France et en Allemagne, rétrograda jusqu'à Kiel, avec les troupes suédoises. Pendant les années 1854 et 1855, les navires en circulation entre la Crimée, la Turquie et la côte de France, ont été les agents d'une propagation morbide en sens opposés, et d'une solidarité pathogénique qui, sans la vigilance des médecins et les progrès de l'hygiène, auraient amené plus d'un désastre.

3° La civilisation diminue la fréquence et l'intensité des épidémies. Thomas Short a calculé avant 1750 que les années décidément épidémiques étaient aux autres comme 2 à 11 ; il nous apprend que les grandes villes étaient alors rarement exemptes de quelque épidémie contagieuse, telle que la petite vérole, la rougeole, etc. Il n'en est plus ainsi, et à mesure que l'on se rapproche de la période actuelle, on voit diminuer le nombre des épidémies et décroître la mortalité dans les années épidémiques. Que sont devenus les pestes noires, le purpura hæmorrhagica, les gangrènes spontanées, si communes avant le XVIIe siècle ? A peine trouve-t-on les traces de ces grands typhus qui fauchaient les populations dans le moyen âge, et nos vaisseaux peuvent naviguer pendant des années entières dans les mers polaires sans se voir envahis comme autrefois par le scorbut. Les épidémies d'autrefois n'étaient si générales ni si meurtrières dans nos climats, que parce que les moyens de santé ou de conservation que donnent aujourd'hui les arts, les sciences, et une aisance devenue plus commune, n'étaient pas aussi grands (Villermé). L'introduction de la pomme de terre a rendu les disettes plus rares ; la vaccine a borné les ravages d'un autre fléau qui, au rapport de de Lesseps, enleva de 1767 à 1768, les trois quarts des naturels du Kamtschatka. Les dessèchements, ou des constructions pour l'écoulement des eaux stagnantes, ont converti des cantons autrefois mortels à leurs habitants, tels que Viareggio, dans la principauté de Lucques,

---

(1) Voyez Ozanam, *Histoire des épidémies*, et Tholozan, *Gazette médicale*, 26 avril 1856.

en une résidence des plus salubres, des plus industrieuses et des plus riches, etc. Les épidémies insolites mêmes, qui n'apparaissent qu'à de longs intervalles, s'appesantissent sur les classes les plus misérables, c'est-à-dire sur celles qui ne participent pas, ou presque point, aux avantages matériels et moraux de la civilisation : aussi Malthus a-t-il dit que si l'on excepte les lieux insalubres, le retour fréquent des épidémies indique partout la misère du peuple, ou, ce qui revient au même, un excès de population relativement aux moyens d'existence. En examinant l'état sanitaire des diverses parties du globe, on trouve les maladies les plus désastreuses là où l'hygiène publique est le moins avancée : sur le littoral américain la fièvre jaune, le choléra sur les bords du Gange; dans la campagne inculte de Rome, les fièvres pernicieuses; dans l'Égypte, jadis florissante et misérable aujourd'hui dans les éléments indigènes de sa population, la peste; dans l'Irlande, qui languit sous le poids des détresses et des ignorances du moyen âge, naguère un typhus endémique assez terrible pour que les populations aient exigé une enquête médicale.

4° Comment les épidémies réagissent-elles sur le mouvement de la population? Il faut rappeler ici une distinction établie plus haut : les affections populaires qui se reproduisent annuellement dans les cantons insalubres accélèrent le renouvellement des générations et abrégent la vie moyenne des hommes; il y en a moins qui parviennent à l'âge adulte et à la vieillesse. La population diminue dans quelques-uns et doit à l'immigration la constance de son niveau, ou si elle s'entretient par un accroissement de naissances, la valeur des personnes dont elle se compose est bien différente de ce qu'elle est dans les cantons prospères : car la place qui, dans ces derniers, est utilement occupée pendant quarante ans par le même individu, le sera successivement dans les premiers par deux ou trois individus chétifs, infirmes, vivant en moyenne treize ou vingt ans. Quant aux épidémies accidentelles et meurtrières, elles produisent un vide sensible dans la population qu'elles visitent; mais celle-ci ne tarde point à le combler. Les belles recherches de Villermé ont prouvé que l'un des résultats des épidémies, ou, ce qui revient au même, d'une forte mortalité dans une année, c'est de diminuer la mortalité d'une ou de plusieurs années suivantes, et de la faire descendre au-dessous de la moyenne actuelle. En effet, les épidémies frappent surtout les personnes débiles, valétudinaires, égrotantes, détériorées par les souffrances ou les privations : la mortalité qu'elles déterminent retombe, comme la mortalité normale, en proportion plus forte sur les enfants les plus voisins de leur naissance et sur les vieillards les plus avancés en âge; une population ainsi purgée de ses éléments équivoques, laisse, dans les années qui suivent, moins de prise à la mort; secondement, après les fortes mortalités, le nombre des mariages augmente, parce qu'il y a plus de places, plus de moyens de subsistance; les héritages confèrent à une foule de jeunes gens des ressources qu'ils n'auraient pu trouver encore dans leur travail, et la facilité d'entretenir des familles les conduit au mariage. Enfin, l'accroissement des naissances résulte de ces unions nouvelles et d'une recrudescence de fécondité des mariages anciens, les survivants faisant, dans leurs procréations, la part de la cause dépopulatrice, que celle-ci soit la guerre, une disette, un marais ou une épidémie accidentelle : c'est ce que Sussmilch et Villermé ont démontré par des statistiques auxquelles nous renvoyons. Au reste, en jetant un coup d'œil sur les chiffres de la mortalité causée par des maladies épidémiques, on voit qu'ils ne dépassent guère la proportion de celle qui résulte des mêmes maladies régnant à l'état sporadique ; il n'y a véritablement que les fléaux insolites, comme la peste, le choléra, etc., qui opèrent de vastes et terribles destructions. Ozanam a dressé le tableau suivant :

| | | | |
|---|---|---|---|
| Fièvre catarrhale | 2 sur 100 | Typhus | 60 sur 100 |
| Coqueluche | 3 1/2 | Fièvre puerpérale | 60 |
| Scarlatine | 5 | Péripneumonie maligne | 70 |
| Dysenterie | 18 sur 40 | Fièvre jaune | 75 sur 80 |
| Fièvre bilieuse | 20 | Peste | 75 sur 80 |
| Croup | 30 | Peste noire | 90 |
| Fièvre pernicieuse | 83 | Angine gangréneuse | 80 |
| Choléra indien | 60 sur 80 | | |

Voici la mortalité, pour 100 malades, des épidémies qui ont régné en France de 1771 à 1830, d'après le *Rapport* de Villeneuve à l'Académie de médecine (1) :

| | |
|---|---|
| Croup compliqué d'angine gangréneuse | 25 |
| Angine couenneuse et gangréneuse, simple et compliquée | 25 |
| Dysenterie simple ou compliquée | 25 |
| Pneumonie et pleurésie simples ou compliquées | 16 |
| Catarrhe pulmonaire simple ou compliqué | 16 |
| Gastro-entéro-céphalite simple ou compliquée | 11 |
| Scarlatine souvent compliquée d'angine grave | 11 |
| Gastro-entérite simple ou compliquée | 10 |
| Miliaire simple ou compliquée, et suette | 9 |
| Fièvres intermittentes de différents types, simples ou compliquées | 5 |
| Rougeole simple ou compliquée | 4 |
| Coqueluche simple | 9 |

Dans plusieurs localités, la cessation d'épidémies périodiques, heureuse conséquence de la civilisation, a amené le déplacement des époques annuelles du maximum et du minimum de la mortalité ; nous avons cité l'exemple de Paris. Signalons, en terminant ce sujet, une circonstance propre à diminuer l'effroi qu'inspirent les épidémies : c'est que, durant leur règne, les autres maladies deviennent plus rares ou participent au caractère de celle qui domine, de sorte qu'il n'existe presque qu'une maladie, par conséquent qu'un genre de mortalité ; d'où résulte que le chiffre des décès s'élève moins qu'on ne croirait. Les personnes, dit Villermé, qui dans les temps ordinaires succombent à toutes les maladies, meurent alors de celle qui est épidémique : « tout

---

(1) Villeneuve, *Rapport sur les épidémies* (*Mémoires de l'Académie de médecine.* Paris, 1833, t. III, p. 377 et suiv.

comme si les causes particulières de celle-ci, son existence elle-même ou les conditions qui l'accompagnent étaient de nature à prévenir plus ou moins les autres maladies mortelles. » Cette pensée, exprimée il y a longtemps par Villermé, explique fort bien pourquoi, dans quelques localités marécageuses, la phthisie se montre avec moins de fréquence et les décès par phthisie sont moins nombreux; on y succombe aux fièvres de marais et aux altérations qu'elles entraînent, c'est pourquoi l'on y meurt moins de phthisie ou d'autres maladies.

### III. — PROPHYLAXIE HYGIÉNIQUE.

1° *Précautions générales.* — Toutes les fois qu'une population paraît menacée de l'invasion d'une épidémie d'origine infectieuse ou contagieuse, la police sanitaire doit redoubler de vigilance pour écarter toutes les causes qui pourraient servir d'occasion ou d'auxiliaire au fléau : l'examen des denrées et liquides livrés à la consommation, la propreté et l'aération des demeures publiques et privées, le prompt enlèvement des immondices, les distributions plus copieuses d'aliments et de vêtements aux pauvres, le régime et la salubrité de tous les établissements qui contiennent des réunions d'hommes, le soin de la tranquillité morale des citoyens, l'organisation des premiers secours en cas d'apparition de symptômes équivoques, etc., tels sont en partie les devoirs de l'autorité. Quant aux individus, on ne peut prescrire un régime préventif qui convienne également à tous les états de santé, etc., mais on peut assurer que tous se trouveront bien de l'observance des règles suivantes : Habitation dans des appartements spacieux, où la lumière et l'air pénètrent facilement; l'exercice au grand air dans des lieux élevés, mais jamais poussé jusqu'à la fatigue; des vêtements épais qui abritent le corps contre les effets de l'humidité et des variations de température ; des soins minutieux de propreté, des bains savonneux ou alcalins qui nettoient la peau sans débiliter le corps; une nourriture substantielle réparatrice et facile à digérer ; l'usage d'un bon vin pour ceux qui ont l'habitude d'en boire; la régularité dans les évacuations alvines; point d'abus ni d'écarts de régime, ils seraient funestes : les ivrognes et les gourmands forment avec les faibles, les infirmes et les misérables, le principal contingent de la mortalité dans toutes les épidémies; la précaution de ne pas sortir à jeun le matin pour se rendre dans les hôpitaux, dans les lieux insalubres, le calme et la fermeté d'esprit, l'éloignement de toutes les circonstances qui peuvent exciter la tristesse, la peur, les passions violentes, la colère, etc.; un sommeil suffisamment prolongé; le traitement immédiat de toute indisposition naissante, tels sont les préceptes auxquels doivent se soumettre ceux qui vivent dans une atmosphère contaminée ou à proximité d'un foyer de contagion. Les classes aisées peuvent s'y conformer sans peine, et c'est dans leurs rangs que les épidémies font le moins de victimes. Les relevés publiés par Aubert-Roche prouvent que les ravages de la peste elle-même sont en raison directe de la misère, parmi les indigènes comme parmi les Européens (1). Dans les pays à marais, même résultat d'observation et de statistique. Travailler à l'accroissement de l'aisance du peuple, c'est agir préventivement contre les fléaux épidémiques qui épouvantent les gouvernants et les gouvernés ; or c'est là l'œuvre lente et progressive de la civilisation qui a déjà réduit leur fréquence et leur intensité, et qui finira par étouffer leur germe. Mais en même temps répétons au peuple que les excès, les désordres, les passions, les terreurs prédisposent aussi à l'atteinte du mal, en ôtant à l'organisme son ressort de réaction contre les principes morbifiques que l'air ou le contact présente à son pouvoir absorbant.

À l'approche des épidémies, l'autorité a des devoirs à remplir ; elle veillera avec plus de rigueur à l'exécution des règlements de grande et de petite voirie, elle fera visiter les maisons insalubres pour les améliorer d'office ou pour fermer celles qui ne peuvent être assainies ; elle fera enlever les amas d'immondices, nettoyer les égouts, écouler les eaux croupies, laver journellement les ruisseaux, cesser l'entassement des ouvriers dans les garnis et toutes les agglomérations insolites, car elles ne tardent pas à se convertir en foyers épidémiques ; elle favorisera l'émigration de divers éléments de la population flottante si elle est devenue trop considérable ; elle instituera des services médicaux en nombre suffisant, elle préviendra l'encombrement des casernes, des hôpitaux, des prisons. Des visites médicales préventives à domicile peuvent être d'une grande utilité en temps d'épidémie cholérique. Elle provoquera les libéralités des classes aisées pour procurer aux indigents des vêtements, de bons aliments, du combustible, du linge, rappelant aux premières que cette assistance contribuera efficacement à réduire la durée et l'intensité du fléau dans les résidences envahies, à l'éloigner peut-être de celles qui en sont encore exemptes. Gaymard et Girardin rapportent qu'à Breslau le choléra s'arrêta grâce à ces mesures auxquelles on ajouta l'assainissement des maisons, la fermeture des habitations les plus mauvaises, la dissémination des familles nombreuses entassées dans des locaux étroits. Dans *Lambeth Square*, à Londres, dit le vicomte Edrington (2), la population était particulièrement atteinte en temps d'épidémie ; on a fait des travaux d'assainissement dans ce quartier, et depuis il est resté complétement à l'abri du choléra et des autres maladies épidémiques, typhus, fièvres, etc. La cité de Londres, placée au cœur de la ville, a deux énormes désavantages sous le rapport hygiénique : une population très-compacte et la proximité de la Tamise, qui est dans un état de fétidité repoussante et marécageuse par endroits ; mais on l'a assainie maison par maison, on y a fait arriver l'eau, on a intercepté les communications avec les égouts du dehors, et le chiffre de la mortalité s'est abaissé dans la cité au-dessous de celui de *Hampstead Road*, quartier très-élevé de Londres et d'une salubrité notoire, mais où les habitations n'ont pas reçu les mêmes améliorations.

(1) Aubert-Roche, *Revue médicale*, janvier 1843.
(2) Edrington, *Compte rendu du Congrès de statistique*. Paris, mai 1856, p. 341.

Des soins prompts et réguliers, des lits bien espacés, le renouvellement continu de l'air, un personnel suffisant d'infirmiers, une surveillance assidue des médecins et des administrateurs, une répartition intelligente des malades, la séparation des convalescents, etc., contribuent, en temps d'épidémie, à diminuer dans les hôpitaux le chiffre de la mortalité. C'est à un pareil ensemble de mesures ordonnées à l'avance et exécutées avec suite que j'ai dû, en 1849, les résultats relativement favorables du traitement de 1200 cholériques dans mes salles du Val-de-Grâce. Le premier à Paris j'ai isolé ces malades dans des bâtiments assez distants des locaux qui recevaient les autres malades, et tandis que les hôpitaux civils de Paris, où l'on avait laissé les uns et les autres en promiscuité, comptaient par centaines les cas de choléra dits *intérieurs*, c'est-à-dire développés dans les salles mêmes, au Val-de-Grâce nous ne les avons comptés que par rares unités.

Une prévision triste, mais nécessaire, s'applique aux inhumations. Dans les jours néfastes de l'épidémie de 1832, les moyens de transport aux cimetières ont été insuffisants. Il convient d'assurer ce service, d'en dérober aux yeux de la foule l'appareil trop répété, de prévenir les inhumations précipitées et l'accumulation des cadavres par la création de salles mortuaires, de veiller à la salubrité des cimetières, etc.

Les instructions populaires, les préceptes hygiéniques vulgarisés par la presse et les affiches, ont assurément leur utilité: elles témoignent de la sollicitude de l'administration, elles dissipent les appréhensions exagérées, elles font appel à la raison publique, à la réflexion, à la vigilance. Il n'y a lieu d'y détailler les prodromes et les symptômes du mal redouté, d'y offrir matière à la peur, aux interprétations de l'ignorance. Mais sous cette réserve, les avis au peuple tendent à fortifier son bon sens, sa résistance morale, et j'ai toujours pensé qu'au lieu de lui cacher les dangers d'épidémie qui le menacent, il fallait les lui dénoncer franchement à l'avance; j'ai toujours conseillé en temps utile ces avertissements qui ne viennent le plus souvent qu'après l'explosion du mal.

Faut-il combattre ou encourager, en temps d'épidémie, les émigrations individuelles et collectives? Elles profitent à la cité envahie, elles y diminuent la densité de la population, elles enlèvent au fléau un aliment, elles en atténuent la force et la durée : dans toutes les épidémies, l'encombrement joue un rôle funeste, et comme cause productrice du mal et comme cause d'aggravation; elle le rend plus transmissible par la multiplicité des rapprochements, elle exalte l'activité des germes morbides, l'énergie des contagions, l'influence délétère des sources d'infection. Les émigrants augmentent-ils leurs chances de salut? Sans nul doute. Qu'il s'agisse d'une affection contagieuse ou infectieuse, comment nier qu'en s'éloignant du foyer morbide, on s'éloigne du péril! On objecte les rayonnements rapides et capricieux de certaines épidémies, qui devancent les fuyards, qui sèment leur route de piéges et de surprises; mais l'émigrant peut à son tour modifier son itinéraire, chercher les lieux intacts. Ces déplacements, surtout s'ils s'opèrent en masses (bataillons, régiments), deviennent une menace pour les localités qui sont les étapes ou le terme de leur parcours. C'est à l'approche d'une épidémie qu'il faut les conseiller : l'épidémie une fois développée et en voie d'ascension, la fuite est moins sûre et la chance de translation morbide augmente par l'intermédiaire des émigrants.

Les Conseils d'hygiène et de salubrité des départements et des arrondissements, institués par un arrêté du gouvernement en date du 18 décembre 1848, ont, entre autres attributions, celle d'indiquer les mesures à prendre pour prévenir et combattre les maladies épidémiques et transmissibles. Il doit exister, en outre, dans chaque arrondissement, sous le titre de médecin des épidémies, un médecin chargé spécialement de suivre le traitement des maladies épidémiques et de se transporter dans les communes où elles éclatent à la première invitation du sous-préfet (circulaires du 2 mai 1805 et du 30 septembre 1813). Dès que les malades d'une commune excèdent le nombre ordinaire et donnent lieu à une apparence d'épidémie, le maire doit en informer le sous-préfet, qui y enverra sur-le-champ le médecin des épidémies de l'arrondissement ; celui-ci a mission de s'éclairer par des renseignements positifs sur la nature de la maladie régnante et sur les moyens employés pour la combattre, d'indiquer aux malades les remèdes utiles et les mesures d'hygiène privée, de laisser aux officiers de santé des localités des instructions convenables pour la direction des malades. Si la situation est grave, il reste sur les lieux, prend des mesures pour l'améliorer, en instruit le sous-préfet, s'efforce de lutter contre l'extension du fléau aux communes voisines, et ne se retire que lorsque sa présence et ses soins ne sont plus nécessaires ; il peut provoquer la distribution des remèdes, des secours en aliments ou en boissons (bouillon, viande ou vin), le tout « dans les bornes d'une stricte économie ». Il lui reste, au terme de cette mission, à en rendre compte dans un rapport dont le modèle, établi par l'Académie de médecine, a été publié par l'administration en octobre 1853. L'ensemble de ces documents, adressés par le ministre de l'intérieur à l'Académie de médecine, sert de base au rapport annuel et officiel sur les épidémies, que cette compagnie a l'obligation d'établir et de publier.

Dans le cas où la gravité du mal ou la divergence d'opinion des hommes de l'art sur les remèdes à employer serait de nature à exciter la sollicitude de l'administration, les préfets peuvent demander que les membres de l'Académie de médecine soient envoyés sur les lieux (circulaire ministérielle du 24 mai 1836), ou le sous-préfet consulte le Conseil d'hygiène de l'arrondissement, et l'engage au besoin à envoyer quelques-uns de ses membres sur le théâtre de l'épidémie (circulaire du 1er septembre 1851) ; un arrêté de cette même date appelle tous les médecins des épidémies qui n'auraient pas été nommés membres des Conseils d'hygiène publique et de salubrité à participer de droit, avec voix consultative, aux séances de ces assemblées.

Voilà donc une organisation qui semble répondre aux besoins des situations épidémiques; malheureusement elle n'est pas appliquée avec régularité; les médecins des épidémies, fonctionnaires à titre gratuit, indemnisés seulement et avec parcimonie pendant la durée de leurs missions, arrivent tardivement, procèdent à des enquêtes incomplètes, doutent de leurs attributions, manquent d'initiative; les Conseils d'hygiène d'arrondissements existent à peine, les rapports de l'Académie prouvent l'insuffisance de la prophylaxie officielle, la répétition des mêmes épidémies dans les mêmes localités, etc. Et il en sera ainsi tant que la médecine, destituée d'initiative, subordonnée partout à la bureaucratie administrative, n'aura pas sa place dans le cycle des autorités du pays.

2° *Destruction des foyers d'infection et de contagion.* — Le dessèchement des marais, la réglementation des conditions d'établissement, d'entretien et d'abandon des marais salants (1), l'assainissement des lieux où sévit une endémie ou une épidémie périodique, l'amélioration de la nourriture, de la boisson commune et du vêtement des populations qui sont en proie à l'une de ces grandes influences de pathogénie permanente ou saisonnière, une large circulation de l'air et de la lumière dans l'intérieur des villes, la ventilation artificielle des édifices où les hommes se réunissent en grand nombre, l'ordonnance hygiénique des habitations privées, etc., sont des mesures qui dispenseraient du soin de détruire les foyers d'épidémies, parce qu'elles en empêcheraient la formation. Mais ces foyers une fois développés, comment les éteindre? Dans les cas de simple infection, les moyens hygiéniques qui la préviennent sont aussi les plus propres à la faire cesser; ils s'appliquent aux objets matériels et aux hommes; si les uns et les autres ont séjourné dans des lieux plus ou moins clos, il y a de plus à en désinfecter l'atmosphère. On emploie à cet effet les fumigations avec le chlore, les chlorures, les aspersions chlorurées, les fumigations sulfureuses, qui détruisent en le décomposant l'agent toxique de nature animale ou végétale. Les substances aromatiques, telles que le camphre, le benjoin, le vinaigre et d'autres encore récemment employées contre l'infection typhique dans les hôpitaux de Constantinople, ne font que mêler leurs particules odorantes aux miasmes suspendus dans l'atmosphère. Toutefois, comme le fait observer Prus (2), l'étude des moyens propres à désinfecter les vêtements, hardes et marchandises provenant des foyers pestilentiels, reste encore à faire, et elle exige préalablement la preuve que ces divers objets sont réellement propres à s'imprégner du principe de la peste. Le règlement annexé à la convention sanitaire du 3 février 1852, a sagement limité les mesures d'hygiène aux suivantes : Les bains et autres soins corporels pour les hommes de l'équipage; le déplacement des marchandises à bord; l'incinération ou la submersion à distance dans la mer des substances

(1) Voyez le Rapport cité de Mêlier *Sur les marais salants*, dans *Mémoires de l'Académie de médecine*. Paris, 1847, t. XIII, p. 611 et suiv.

(2) Prus, *Rapport sur la peste et les quarantaines*, conclusion xxi.

alimentaires et des boissons gâtées ou avariées, ainsi que des marchandises de nature organique fermentées ou corrompues; le lavage du linge et des vêtements de l'équipage; le nettoyage de la cale, l'évacuation complète des eaux et la désinfection de la sentine, l'aération de tout le bâtiment et la ventilation de ses parties profondes au moyen de la pompe à air ou de tout autre moyen; les fumigations chloriques, le grattage, le frottage et le lavage des bâtiments; le renvoi au lazaret. Quand ces diverses opérations seront jugées nécessaires, elles seront exécutées dans l'isolement plus ou moins complet du navire, selon la disposition des plages et des localités, mais toujours avant l'admission à la libre pratique (art. 45). En patente brute de peste, les marchandises de la 1re classe (voy. plus haut) seront toujours débarquées au lazaret et soumises aux purifications; les marchandises de la 2e classe subiront la même condition ou passeront en libre pratique, suivant les règlements sanitaires particuliers de chaque pays; celles de la 3e classe pourront toujours être livrées immédiatement au commerce, sous la surveillance de l'autorité sanitaire (art. 63).

L'importation de la fièvre jaune à Saint-Nazaire en 1861 et le commencement d'épidémie qui s'ensuivit (1) firent comprendre la nécessité de mesures préventives plus complètes que celles édictées dans le règlement de 1852. Un arrêté du 16 août 1861, suivi d'un autre arrêté du 30 du même mois, et, l'année suivante (14 juin 1862), des instructions ministérielles déterminèrent la pratique à suivre à l'égard des provenances des pays atteints de fièvre jaune : en cas de patente brute, débarquement sanitaire, c'est-à-dire opéré après le débarquement des passagers, lavage des colis à l'eau chlorurée, ensuite désinfection du navire. — En cas d'accidents de fièvre jaune pendant la traversée, le navire ne peut être reçu que dans un port à lazaret; débarquement immédiat au lazaret des passagers et de la partie de l'équipage qui ne serait point nécessaire au service du navire. Quarantaine de 3 à 7 jours pour les passagers. Débarquement *sanitaire* et désinfection du navire avec la précaution de soumettre à une quarantaine les hommes chargés de cette opération. — Un décret du 7 septembre 1863 (2) a rendu facultative, même en cas de fièvre jaune pendant la traversée, la quarantaine imposée aux passagers et à l'agent des postes, à bord de paquebots pourvus d'un médecin sanitaire, et à bord des navires de guerre reconnus sains, et dont les cales auront été suffisamment aérées pendant la traversée.

Le règlement de 1852 ne prescrivait aucune mesure sanitaire pour les effets à usage et les marchandises. L'épidémie de 1865 est venue modifier les opinions reçues à ce sujet. Un décret du 23 juin 1866 a rendu applicables aux provenances des pays atteints de choléra les mesures en vigueur contre la

---

(1) F. Mêlier, *Relation de la fièvre jaune survenue à Saint-Nazaire en* 1861. Paris, 1863 (*Mém. de l'Acad. de méd.*, t. XXVI, et tirage à part).

(2) *Annales d'hygiène publique et de médecine légale*, 2e série, 1863, t. XX, p. 447.

fièvre jaune. Dans les lazarets, les marchandises, placées dans des magasins spacieux et secs, doivent être soumises à la libre circulation de l'air et remuées de temps en temps, les balles et les colis ouverts pour l'accès de l'air; cette aération doit se continuer pendant toute la durée de la quarantaine. Les peaux, les cuirs, les crins, les drilles et chiffons, les débris d'animaux, les laines et matières de soie seront placés loin des logements affectés aux quarantenaires et aux employés. En cas d'infection notoire, de malpropreté ou d'altération, les matières seront purifiées par tel moyen que l'autorité jugera nécessaire. Les substances animales et végétales en putréfaction ne seront pas admises au lazaret; elles seront brûlées ou jetées à la mer. Les marchandises purifiées seront reçues dans des magasins à part. Les effets des passagers seront ventilés dans des pièces séparées et appropriées à cet usage; ceux qui ont servi à des pestiférés seront fumigés au chlore, immergés dans l'eau de mer, soumis à l'action de la chaleur.

La séquestration des individus infectés entraîne presque toujours les dangers de l'encombrement, et lorsqu'on est convaincu qu'il ne coexiste point d'éléments contagieux, il est plus sage de disséminer les malades; les principes infectieux, à un certain degré de dispersion, perdent leur efficacité. Une épidémie de fièvre typhoïde, qui s'était déclarée en 1839 dans un régiment de cavalerie à Joigny, fut arrêtée de cette manière par mon ami le docteur Alquier. Nous avons mentionné les heureux résultats de la dissémination des cholériques, à Varna, au bord de la mer et sur un plateau qui domine la ville. Dans tous les faits d'immunité mentionnés par Parent-Duchâtelet et Warren, il y a eu dissipation des matières animales à l'air libre; tous les faits qu'on leur a opposés concernent l'action des émanations putrides concentrées dans un espace ou dans un réceptacle clos : tels sont les accidents dont furent victimes les deux frères Balsagette et P. Molinier en entrant dans le caveau d'inhumation des pénitents blancs à la cathédrale de Montpellier (Haguenot); telle fut la périlleuse démonstration d'amphithéâtre faite par Chambon et si souvent citée d'après Percy. Les fossoyeurs, au rapport de Fourcroy et d'Orfila, ne redoutent que la vapeur qui s'échappe par la rupture des parois abdominales, vapeur qui peut les renverser subitement, tandis qu'à une certaine distance ils n'éprouvent que défaillances, vertiges, nausées, tremblements. Parent-Duchâtelet reconnaît lui-même que les ouvriers employés pour le curage de l'égout Amelot, outre des ophthalmies diverses et des cécités subites, furent, en général, atteints de céphalalgie, vertiges, syncopes, courbature, embarras gastrique, colique, ictère, angine, furoncles, fièvre intermittente, asphyxie, délire, etc. Ces phénomènes, que des soins bien dirigés arrêtèrent au début, prouvent évidemment une intoxication miasmatique à réactions variées. Quant aux foyers de contagion, il est difficile de les déterminer à priori : la pourriture d'hôpital, le typhus, la fièvre jaune, le choléra-morbus, etc., sont des maladies d'origine infectieuse. Les foyers de peste se forment spontanément dans le Levant : beaucoup de médecins, Desgenettes, Fodéré, Pariset,

Lagasquie, A. Roche, etc., attribuent à la peste une origine tout égyptienne, et de Ségur-Dupeyron, inspecteur des établissements sanitaires, a tenté de démontrer (1) que, depuis le commencement du siècle dernier, la peste n'a jamais désolé les pays musulmans qu'après avoir préalablement régné en Égypte. Mais les observations d'Hippocrate ont porté sur l'Europe et l'Asie Mineure. Un fragment de Rufus, retrouvé par le cardinal Maï, présente la Libye, l'Égypte et la Syrie, comme le théâtre habituel de la peste. Prosper Alpin accuse la Grèce, la Barbarie et la Syrie d'en être le foyer originaire. Butel place celui-ci dans l'Asie Mineure, Niebuhr en Chine, Friend dans les Indes orientales. Cette divergence prouve au moins la multiplicité des foyers primitifs du fléau. Ainsi la plupart des contrées de l'Orient sont aptes à l'engendrer, et, sous l'influence de causes identiques, on le voit se développer dans d'autres contrées. Ambroise Paré attribue la peste, qui, de son temps, dévasta l'Agenois, à la décomposition de nombreux cadavres entassés dans un puits au château de la Pène. Willis relate une peste qui sévit en 1643 sur l'armée envoyée contre le comte d'Essex, et particulièrement sur les fantassins enfermés dans d'étroites baraques qu'infectaient les immondices amoncelées par leur négligence. La peste d'Amsterdam dont parle Diemerbroeck, celles de Harlem et de Derfelt, celle de Rochefort, observée en 1694 par Chirac, etc., ont eu aussi une origine locale et des causes analogues. La peste de Jaffa rappela à Desgenettes une maladie qu'il avait vue maintes fois dans le bas Languedoc, la Provence et la rivière de Ponant de Gênes. Ces faits rappellent naturellement l'opinion de Louis Frank, qui croyait le typhus de nos climats susceptible de se convertir en peste dans des conditions données d'insalubrité, et celle de Pariset, qui attribue les endémies annuelles de l'Égypte à l'action des eaux du Nil débordé sur les inhumations; mais cette métamorphose du typhus n'a pas été observée en 1814 ni en 1856 (Orient), et quant aux émanations cadavériques par suite des débordements du Nil, l'Égypte a-t-elle tous les ans la peste? toutes les villes de la Turquie ne sont-elles pas des cloaques parsemés de cimetières fétides qui insultent à l'hygiène comme au sentiment religieux des hommes d'Occident? Et cependant la peste n'y règne qu'à de très-longs intervalles. Prus résume ainsi les causes auxquelles on peut attribuer rationnellement le développement de la peste (conclusion II) : Habitation sur des terrains marécageux, près de la mer Méditerranée ou près de certains fleuves, le Nil, le Danube; des maisons basses, mal aérées, encombrées; un air chaud et humide; l'action des matières animales et végétales en putréfaction; une alimentation malsaine et insuffisante; une grande misère physique et morale. Ces vues sur la génération spontanée de la peste indiquent les moyens de l'étouffer; ils se résument dans les progrès de l'hygiène publique. Si l'on admet qu'un foyer de la peste puisse exister dans des marchandises, il suffit pour l'anéantir de les décharger, de les exposer à l'air.

---

(1) Ségur-Dupeyron, *Rapport sur les quarantaines*, 1839.

C'est ainsi qu'un poison qui tue à forte dose ne produit à dose fractionnée aucun effet fâcheux.

Observons enfin que toutes les conditions énumérées par Prus comme propres, par leur ensemble, à produire la peste, peuvent se trouver réunies sans la faire naître. Varna les a présentées sous nos yeux en juillet, août et septembre 1854, avec une agglomération d'environ 100 000 hommes de troupes anglaises et françaises ; la Crimée, pendant l'année 1855, et la peste ne s'est point montrée. Après avoir interrogé les auteurs et médité sur les lieux mêmes où la peste a souvent exercé ses ravages, je confesse mon hésitation sur les causes qui l'engendrent. Dans un travail manuscrit que j'ai consulté aux archives du Comité d'hygiène, Fauvel démontre que la peste n'existe pas à l'état sporadique en Turquie, que l'on n'y observe habituellement aucune maladie ayant quelque affinité de nature ou de symptômes avec la peste, et susceptible d'en revêtir la forme ou d'en perpétuer le germe ; il constate, à la date du 5 janvier 1851, que la peste ne s'est plus montrée dans l'empire ottoman depuis la guerre de Syrie, en 1840. Quand je suis arrivé en Orient (juin 1854), j'y ai trouvé cette opinion fortement établie dans les meilleurs esprits, que les grands rassemblements de troupes, dans les conditions de la guerre, pouvaient amener une manifestation de la peste. L'expérience de 1854-1856, portant simultanément sur trois armées, a donné un démenti mémorable à ces prévisions ; les calamités n'ont pas manqué, mais la peste, qui l'a vue ? Je professe depuis longtemps qu'avec le typhus on a confondu autrefois aux armées beaucoup de fièvres graves d'origine palustre, des formes de scorbut aigu, des méningites cérébro-spinales, etc. C'est aussi notre conviction que l'on n'a pas appliqué aux épidémies de peste un discernement exact de toutes les formes morbides complexes qui naissent de la misère, des fatigues, de l'insalubrité locale au milieu des masses armées ; l'étiologie vague et multiple qu'on lui assigne est une preuve évidente de cette confusion.

3° *Lazarets, quarantaines, purifications.* — Les lazarets furent fondés au temps des croisades, sous l'invocation de saint Lazare, pour recevoir principalement les lépreux ; plus tard, ils servirent de prisons aux voyageurs suspects de contagion, et de magasins aux effets et marchandises de même provenance. Fodéré eût voulu les voir entourés d'une triple enceinte. Leur but officiel est de faciliter des mesures d'observation et d'assainissement qui doivent détruire les germes du mal dont on craint la propagation ; par malheur, ils ont été en même temps un obstacle et un détriment au commerce et à l'industrie, un appareil d'exploitation que l'intérêt et la cupidité mettent en jeu aux dépens des hôtes forcés qu'ils reçoivent. On donne le nom de *quarantaine* à la séquestration, à l'isolement auquel on soumet les hommes et les choses que l'on considère comme pouvant actuellement compromettre la santé publique ; fixée dans l'origine à une durée de quarante jours, elle se passe au lazaret ou sur les navires. Les provenances (hommes, animaux, effets et marchandises) sont partagées en catégories ou régimes, suivant la patente ou certificat dont les a

munies l'autorité compétente du lieu qu'elles ont quitté ; la patente fait connaître l'état sanitaire du lieu de départ et celui des gens de l'équipage et des
passagers : elle est délivrée en France par les administrations sanitaires, et,
dans les pays étrangers, nos bâtiments la reçoivent de nos agents consulaires.
L'ordonnance du 9 août 1822 plaçait sous le régime de la *patente brute* les
provenances qui venaient de pays infectés ou avaient communiqué avec des
lieux, des personnes ou des choses susceptibles de transmettre la contagion.
Le régime de la *patente suspecte* s'appliquait aux provenances venant de pays
où régnait une maladie soupçonnée d'être pestilentielle ou de pays qui, quoique
exempts de soupçons, étaient ou venaient d'être en libre relation avec des pays
qui s'en trouvaient entachés. Il y avait *patente nette*, si le pays d'où arrivaient
les provenances était exempt de tout soupçon, soit de maladie pestilentielle,
soit de communication avec un autre pays infecté, et si aucune circonstance
quelconque ne faisait suspecter leur état sanitaire. Sous la dénomination de
*maladies pestilentielles* étaient compris la peste d'Orient, la fièvre jaune, le
typhus des camps, des prisons, des hôpitaux et des vaisseaux, la lèpre, le choléra-morbus de l'Inde. Même avec la patente nette, les provenances d'Orient
étaient soumises à la quarantaine d'observation qui entraînait la mise à l'*évent*
des hardes et des hamacs ; la quarantaine de rigueur pesait sur les provenances
à patente suspecte ou brute, et donnait lieu à toutes sortes d'aérages, de ventilations, de fumigations et de purifications des hardes, effets, hamacs, etc.
Nous faisons grâce au lecteur des pénalités draconiennes qui étaient stipulées
dans le code sanitaire contre les plus menues infractions, des puérilités de la
*sereine* de fer, petite, grande et moyenne, des monnaies passées au vinaigre,
des papiers pris avec des pincettes, parfumés et débarrassés de leur fil qui est
détruit, etc. Nous avons été témoin de cette farce grotesque qui se jouait, il y a
peu d'années encore, sur notre littoral maritime, et dont les acteurs intéressés, plus francs que les augures anciens, osaient rire en public. En février 1831,
la corvette *la Cornélie* avait quitté, avec un équipage sain, le port de Navarin,
où régnait alors le plus florissant état de santé publique ; point de malades
pendant la traversée ; notre quarantaine, à Toulon, fut de trente jours !.....
Nous renvoyons aux ouvrages spéciaux pour les détails des règlements, des
pratiques suivies, la classification ancienne des marchandises susceptibles, douteuses et non susceptibles, etc. Ceux qui ont pénétré dans l'expérience journalière des quarantaines et des lazarets, savent que les transgressions sont nombreuses, que les agents subalternes violent les règles qu'ils ont mission de faire
observer ; ils ont aperçu une foule de mesures contradictoires, absurdes, inutiles ; ils ont pu croire que le système des quarantaines, tel qu'il se pratiquait
avant la réforme de 1852, reposait sur un reste de superstition populaire et
sur des intérêts qui n'ont rien de commun avec ceux de la santé publique.
« De la fin du XVe siècle datent les lazarets ; du milieu du XVIIe date le développement de la civilisation ; du commencement du XVIIIe date l'anéantissement
de la peste en Europe, deux cents ans après la création des lazarets ; dans les

trois siècles qui précèdent les lazarets, on compte 105 épidémies; dans les trois siècles qui suivent leur installation, on en compte 143. » D'après ces dates et ces faits, Aubert-Roche conclut que la seule prophylaxie de la peste, c'est la civilisation, c'est-à-dire le bien-être général que l'agriculture, l'industrie et la science procurent et développent sous les auspices de l'hygiène publique. Cette proposition n'est que le complément de celle où Villermé a formulé l'influence de la civilisation sur la fréquence et l'intensité des épidémies; mais ses bienfaits vont-ils jusqu'à étouffer les germes des contagions diverses, et, dans les villes les plus assainies, la prudence permet-elle de renoncer aux mesures de préservation publique? Nous répondons négativement; à plus forte raison, des précautions doivent être prises en faveur des villes du littoral, lesquelles laissent tant à désirer sous le rapport de leur construction, de leur voirie, de leur salubrité, etc. Les quarantaines sont encore, dans beaucoup de pays, surchargées de rites et de formalités ridicules, onéreuses, fatigantes; mais elles établissent de fait un intervalle entre une population agglomérée et les gens des vaisseaux qui arrivent; elles circonscrivent un vaste espace d'air libre, où les principes délétères se disséminent: les hommes sains et vigoureux qui y sont employés, comme agents de la santé publique, ne bravent pas toujours impunément le contact des quarantenaires : qu'adviendrait-il des personnes faibles, cacochymes, craintives ou prévenues, qui sont si nombreuses dans les grandes cités? Nous n'avons jamais demandé la suppression des quarantaines, mais leur raisonnable amendement (1). — Ceux-là ont fait acte de courage qui, partisans convaincus de la contagion, ont réclamé et obtenu en faveur de la santé publique le sacrifice des intérêts commerciaux et individuels; si les institutions qu'ils ont jugées nécessaires n'ont pas trouvé une sanction complète dans les résultats de l'expérience, si la contagion a paru maintes fois se jouer des mesures qu'on lui a opposées, qui sait la part due, dans ces insuccès, au pharisaïsme des intermédiaires chargés de les appliquer et qui en sont souvent les premiers violateurs? Les mesures sanitaires sont à la merci des individus, des gouvernements qui les éludent à leur gré; déjà l'Angleterre et l'Autriche avaient décliné les quarantaines (2), et, sans une réforme, la France était menacée de perdre les avantages de sa position géographique. Cette réforme devait porter provisoirement sur la durée des quarantaines : il résulte de soixante-quatre faits et d'une expérience de cent quatre-vingts ans, dit Aubert-Roche, que quand la peste s'est montrée après l'arrivée, elle avait toujours éclaté pendant la traversée; que les bâtiments arrivés sans attaques, quoique partis d'un foyer épidémique, n'ont jamais eu d'attaques en quarantaine; que les marchandises des bâtiments sans attaques n'ont jamais communiqué la peste dans les lazarets; que la période d'incubation à bord n'a jamais passé huit jours. Pourquoi donc ne pas admettre en

(1) Voyez la 1re édition de ce *Traité*, t. II, 1845.
(2) Voyez Aubert-Roche, *op. cit.*

libre pratique, le neuvième ou le dixième jour après son départ, tout bâtiment venant des échelles du Levant et qui n'aurait pas eu de cas de peste en mer? En outre, on n'admettrait que deux patentes, la patente brute pour les provenances d'un foyer épidémique, et la patente nette pour celles des lieux que ne ravage point l'épidémie; avec la patente brute, infligez cinq jours d'observation aux paquebots, aux bâtiments de guerre et aux passagers des navires marchands, dix jours aux marchandises dont le maniement aura lieu à bord; avec la patente nette, cinq jours d'observation pour les marchandises et vingt-quatre heures pour les paquebots, navires de guerre et passagers des bâtiments du commerce; enfin, dans les cas de peste ou d'une maladie caractérisée survenue à bord pendant la traversée, libre carrière aux rigueurs de l'administration sanitaire. Cet ensemble de réformes, proposé par Aubert-Roche et destiné à satisfaire tous les intérêts, a prévalu, à peu de modifications près, dans le congrès sanitaire international de 1851.

Le rapport de Prus à l'Académie de médecine réduisait aussi les deux patentes à deux catégories (brute et nette), mais il stipulait qu'elles ne seraient délivrées que par un médecin sanitaire français; ce fonctionnaire nouveau, créé sur la proposition de l'Académie, et d'après l'idée première de Bégin, assure désormais la sincérité et la signification réelle de la patente; à lui le soin d'observer et de constater légalement, sous la garantie de sa responsabilité, l'état sanitaire du pays et des personnes embarquées sur les bâtiments en partance; en outre, il soigne ses nationaux, s'attache à recueillir sur la peste des documents exacts et vraiment scientifiques, et par une association d'efforts et d'avis éclairés, il aide des agents consulaires à provoquer des mesures et des améliorations, à l'effet de hâter l'extinction de tout foyer de peste là où l'ignorance, le fanatisme et le mépris de la vie humaine l'ont fait éclore et l'alimentent à travers les siècles. Nul doute, écrivions-nous en 1849, que la création d'une si noble et fructueuse fonction ne réponde largement aux vues de l'Académie et du gouvernement; elle honore l'une et l'autre, car ils ont bien mérité de l'humanité en même temps qu'ils ont élargi la mission de notre art. Pour les navires ayant un médecin sanitaire à bord, venant d'Égypte, de Syrie ou de Turquie, avec une patente nette, et n'ayant eu ni peste ni maladie suspecte pendant la traversée, l'Académie proposait une quarantaine de dix jours pleins à *partir du départ*, et de quinze jours, si, toutes choses égales, ils arrivent avec la patente brute. Les mêmes fixations s'appliqueront *au jour de l'arrivée*, si les navires n'ont point de médecin sanitaire à bord; si la peste ou une maladie suspecte s'y est développée pendant la traversée ou lors de l'arrivée, quarantaine de rigueur dont la durée sera prescrite par l'autorité sanitaire du port. Les passagers et l'équipage, transportés au lazaret, y resteront quinze jours au moins et vingt jours au plus; les hardes et vêtements seront ventilés et purifiés; le navire, bien nettoyé, lavé, ventilé, purifié, restera vide pendant un mois au moins; aux pestiférés de lazarets, tous les secours et soins que leur offriraient les établissements hospitaliers les mieux tenus; on assurera

surtout l'aération des locaux où ils seront placés, et les médecins chargés de
leur traitement dresseront l'histoire complète de tous les cas de peste et de
maladies suspectes. Que si la peste se déclare dans une maison, le malade sera
porté dans un endroit éloigné et soigneusement aéré ; tous les autres habitants de la maison se rendront dans une localité désignée par l'autorité et
seront soumis à la surveillance d'un médecin : la maison elle-même sera traitée
comme le navire où s'est montrée la peste. Si plusieurs maisons sont envahies,
l'émigration en masse deviendra une nécessité, sauf l'indication des lieux de
refuge et le maintien des mesures de surveillance et d'isolement (1).

Si nous avons rappelé avec quelque détail les propositions formulées dans
le rapport à l'Académie de médecine et celles d'Aubert-Roche, dont l'initiative
pour la réforme des lois sanitaires date de 1844, c'est que les unes et les
autres se retrouvent presque entièrement dans la nouvelle législation. Le
rapport à l'Académie suggère l'ordonnance royale du 18 avril 1847 qui inau-
gure la réforme quarantenaire. Des médecins sanitaires français sont institués
à Alexandrie, au Caire, à Beyrouth, à Damas, à Smyrne, à Constantinople, et
depuis 1868, à Téhéran. En 1849, l'intendance sanitaire de Marseille est dissoute ; un décret du 24 décembre 1850 confie la police sanitaire à des commissions et à des agences ; mais c'est en 1851 qu'ont été posées, dans le congrès
international à Paris, et sous l'inspiration à la fois prudente et libérale de Mêlier,
les bases d'un nouveau régime sanitaire non-seulement pour la France, mais
pour tous les États maritimes de l'Europe qui, malheureusement, n'en ont pas
tenu compte, pour le choléra. La convention internationale du 3 février 1852, et
le règlement international qui y fait suite, composent un ensemble fort remarquable où le progrès se concilie avec les timidités traditionnelles de quelques
nations en matière de quarantaine, où l'on a su éviter les formules litigieuses
et les exagérations dans les deux sens opposés des contagionnistes et des non-
contagionnistes. Le sens et la portée de ces actes ressortent très-bien dans les
considérations qui terminent le chapitre VI des instructions accompagnant le
décret du 4 juin 1853, pour l'exécution de la convention entre la France et la
Sardaigne : « Le régime sanitaire n'a longtemps consisté qu'en pratiques
inspirées par la terreur ou fondées sur des hypothèses entièrement gratuites.
Depuis un certain nombre d'années, la discussion a fait comprendre généralement tout ce que la plupart de ces pratiques avaient d'inutile et quelquefois
de contradictoire ; et l'on est arrivé ainsi à ramener la police sanitaire, naguère
si redoutable pour les personnes, si gênante pour la navigation, à des bornes
que la raison peut admettre. La convention sanitaire est un nouveau pas de
fait dans cette œuvre d'amélioration. Tout n'est pas terminé cependant, et de
nouveaux progrès sont, il faut l'espérer, réservés à l'avenir.... Un résultat
semble déjà acquis : c'est que l'hygiène publique et privée, si elle n'a pas la
puissance d'empêcher la propagation des maladies réputées pestilentielles hors

(1) *Rapport sur la peste*, par Prus, 1846, p. 223 et suiv.

des lieux d'infection où elles ont pris naissance, est au moins le moyen le plus sûr pour diminuer les ravages de ces maladies, et pour en conjurer la funeste influence. »

La conférence a reconnu avec Mêlier et proclamé ces faits décisifs : 1° que l'importation des maladies pestilentielles n'a jamais eu lieu par les marchandises; 2° que la distinction de celles-ci en *susceptibles et non susceptibles n'avait plus de signification*. Nous avons mentionné plus haut la classification qu'on leur a appliquée, ainsi que les mesures sanitaires dont elles sont passibles, les durées des quarantaines dans les cas de patente brute de peste, de fièvre jaune et de choléra, seules maladies énoncées dans le document officiel. La patente suspecte est abolie; il ne reste plus que les deux patentes, nette et brute, ce qui simplifie le service et supprime force difficultés. Deux quarantaines, celle d'observation et celle de rigueur; la première n'entraîne ni le débarquement des hommes, ni le déchargement des marchandises, ni l'emploi d'autres moyens hygiéniques que l'aération, le lavage et les soins de propreté. Le déchargement des marchandises au lazaret n'est prescrit qu'en patente brute de peste; encore cette prescription se borne-t-elle aux marchandises de la 1re classe (voy. plus haut). La patente brute de fièvre jaune ne les soumet qu'à l'aération sur place; celle de choléra n'obligeait à aucune mesure sanitaire quant aux marchandises. On a vu plus haut comment, en 1861 pour la fièvre jaune, et en 1866 pour le choléra, a été modifié le régime quarantenaire applicable à ces deux maladies. La quarantaine peut être purgée dans un port intermédiaire entre le point de départ et l'arrivée. Tout bâtiment qui n'aura pas eu de cas de maladie transmissible ou de décès depuis son départ du port infecté, comptera la durée de sa traversée pour la quarantaine. Le titre VI du règlement international introduit de notables améliorations dans la tenue et le régime des lazarets : séparation des personnes et des marchandises d'une date d'entrée différente; suppression des grillages; traitement des malades dans un hôpital distinct avec les soins particuliers d'un médecin à demeure, et faculté de recevoir les soins d'autres médecins; tarif alimentaire à prix modérés et révisé tous les trois mois, etc.

Outre ces améliorations de détail et d'ensemble qui sont bien appréciées et par les passagers et par le commerce, l'œuvre du congrès de 1851 présente un caractère plus général et excellent qui la sépare complètement des législations sanitaires du passé. Antérieurement, le régime sanitaire saisissait le navire, hommes et choses, à son arrivée, et datait de ce jour, de cette heure-là, ses prescriptions et ses rigueurs. La convention internationale attache la sollicitude des gouvernements au point de départ des navires; elle explore la salubrité des lieux d'origine, elle la constate par des agents spéciaux, comme elle constate les conditions hygiéniques du navire lui-même, l'état sanitaire de l'équipage. En accordant certains avantages aux navires qui possèdent un médecin sanitaire, elle encourage l'extension de cette institution de médecins voyageurs dont nous avons pu apprécier les services, et dont la position est susceptible d'un accroissement d'importance et surtout de garanties. Toute quarantaine étant supprimée pour les navires qui arrivent avec patente nette, le bénéfice de cette patente n'est acquis cependant qu'à ceux qui, au port du départ, ont été soumis à des mesures hygiéniques aussi sévères que les circonstances le comportent.

Les dispositions simples et rationnelles de la convention ont d'autres résultats également précieux :

1° Elles suppriment les appréciations arbitraires sur l'état sanitaire des lieux de partance; désormais il ne suffira pas d'un bruit vague, d'un soupçon de maladie pour infliger les rigueurs de la quarantaine; la preuve est exigée et les quarantaines ne commencent que du jour où elles sont motivées par les renseignements officiels. Un directeur de la santé, pris autant que possible dans le corps médical et représentant le pouvoir central, vérifie l'état sanitaire des bâtiments, délivre les patentes, dirige et surveille les lazarets et ports de quarantaine, s'informe des vicissitudes de la santé publique; les médecins sanitaires centraux et ordinaires, qui doivent être portés à vingt-six en Orient (art. 127), sont, au loin, les rouages intelligents d'un système d'enquête permanente et de positive information sur tout ce qui intéresse le régime sanitaire international.

2° La formation spontanée des foyers de peste en Orient sera éclairée par une observation exacte sur place; non-seulement les cas seront déterminés dans leurs caractères, dans leur marche, dans leur mode de propagation, mais les causes qui les auront produits seront étudiées, leurs rapports avec la pathologie locale mis en lumière (1) : déjà les rapports adressés au gouvernement français par les docteurs Fauvel, Willemin, Sucquet, etc., contiennent les éléments essentiels de l'épidémiologie du littoral de l'Orient, et la science s'enrichirait de la publication de ces documents dont nous avons eu connaissance au comité consultatif d'hygiène publique.

3° En prescrivant la constatation de l'état hygiénique des bâtiments en partance, de leur cargaison, de la santé des équipages et des passagers, la visite et, s'il y a lieu, l'assainissement des bâtiments avant le chargement, l'examen de la qualité des vivres, des boissons, des vêtements des matelots; en autorisant une nouvelle visite après le chargement, etc., le titre II du règlement international a institué l'hygiène navale des navires du commerce. Qui ne sait que la vie des équipages et des passagers, surtout dans les voyages de long cours, est souvent compromise par l'état de malpropreté où se trouvent les bâtiments, par l'insuffisance des moyens de ventilation, par l'encombrement, par la mauvaise qualité de l'eau et des vivres? Ces conditions déplorables suffisent pour engendrer à bord des maladies réputées transmissibles, ou pour imprimer un cachet suspect à des affections accidentelles,

(1) Voyez *Instructions pour les médecins sanitaires envoyés en Orient* (*Bulletin de l'Académie*, t. XIII).

partant pour attirer toute la rigueur des quarantaines, non-seulement sur le navire infecté, mais pour toutes les provenances du pays où l'on suppose à tort qu'il a pris le germe de la maladie développée pendant la traversée (1). Quiconque a vécu dans un port de mer, connaît la saleté des navires du commerce, le régime souvent malsain de leurs équipages, l'ignorance de leurs chefs, et surtout l'indifférence des uns et des autres en matières d'hygiène. C'est donc une pensée à la fois humaine et habile que d'avoir subordonné un intérêt majeur du commerce à la salubrité des bâtiments : les frais de quarantaine, la perte de temps, des délais nuisibles aux transactions, des formalités embarrassantes et onéreuses, voilà ce que les capitaines des navires redoutent plus que les maladies ou la détérioration des hommes; s'ils ne les évitent qu'au prix de la santé de leurs équipages, ils s'habitueront à la ménager, à la préserver : je le répète, l'hygiène navale du commerce sortira de la convention de 1852.

Reste à y rallier toutes les nations maritimes, c'est une question de temps; les douze puissances qui occupent le littoral de la Méditerranée et de la mer Noire ont concouru à l'établir, en ont adopté les principes : tôt ou tard elle constituera leur régime sanitaire commun. Honneur à ceux qui ont préparé ce progrès ! Le nom de Mêlier s'y rattache étroitement.

4°. *Préservation spécifique.* — Il existe peu de moyens qui aient la propriété de détruire ou de neutraliser les principes morbifiques introduits dans l'organisme ou de constituer celui-ci dans un état d'antagonisme permanent avec les influences épidémiques.

1° Un des plus beaux triomphes de l'hygiène consiste à prévenir, à arrêter le développement épidémique du scorbut par l'usage des végétaux frais et en particulier du jus de citron. C'est vers le milieu du dernier siècle que Lind trouve le spécifique de cette maladie, l'extrait de citron (lime-juice), et il en indique lui-même la préparation économique; l'usage s'en est introduit depuis longues années dans la marine anglaise; il a fallu la grande épidémie de scorbut sur notre flotte en 1864-1865 (mer Noire) pour qu'elle en fût approvisionnée réglementairement. Sans nier le concours du froid et de l'humidité dans la production du scorbut, il est avéré maintenant qu'ils n'en constituent point l'élément étiologique prédominant; le fait déjà mentionné d : scorbut survenu en avril 1867 sur le vaisseau *le Castiglione*, et relaté avec concision par le chirurgien-major A. Léon (2), donne une évidence complète à l'action exclusive du régime. Il y avait à bord deux populations distinctes : les soldats revenant du Mexique, fatigués, mais nourris jusqu'à leur embarquement de vivres et de légumes frais, l'équipage embarqué depuis trois mois, envoyé directement à Vera-Cruz avec défense de relâcher, composé de 460 hommes presque tous de deuxième levée, c'est-à-dire rompus aux fatigues de la navigation,

(1) Voy. chap. I, *Des instructions sur l'exécution du décret du 4 juin* 1853.

(2) A. Léon, *Archives de médecine navale*. Paris, 1868, t. IX.

sans malades, mais sevrés de légumes verts et n'en pouvant acheter à Vera-Cruz ou à Sacrificios, à cause de leur rareté et de leur cherté. C'est sur eux que se montra le scorbut pendant la traversée du retour qui devait aussi s'effectuer sans relâche. Sur la demande du docteur Léon, le commandant du *Castiglione* se dirigea sur Horta (Açores), où, dès le troisième repas avec des légumes frais et des fruits, le mal fut enrayé : le jus de citron et les légumes conservés (fait à noter) n'avaient réussi qu'à en ralentir la marche.

2° D'après Hildenbrand, la phthisie, la diarrhée, la fièvre quarte exemptent du typhus ; mais cette opinion aurait besoin d'être démontrée par une observation exacte et par la statistique. Un premier tribut payé à certaines maladies infectieuses ou contagieuses paraît mettre à l'abri de leurs attaques ultérieures : cela est généralement vrai de la variole, probablement de la fièvre jaune et de la peste, ainsi que de la fièvre typhoïde. Il est à ma connaissance que plusieurs médecins de l'armée d'Orient, qui, guéris du typhus de Crimée à Constantinople, sont retournés au milieu des typhiques, n'ont offert aucun cas de récidive.

3° Quelques substances minérales et végétales ont paru agir préservativement contre les influences épidémiques : le choléra a respecté, dit-on, les fabriques où l'on manie en grand le charbon animal, le soufre ou le mercure ; la villa d'Idria, voisine d'une mine de mercure, n'en a présenté aucun cas (1). Le docteur Stokes et d'autres médecins anglais ont noté la disparition des fièvres intermittentes dans une contrée marécageuse du Cornouailles, depuis l'établissement de plusieurs fonderies de cuivre qui versent dans l'atmosphère des vapeurs arsenicales. Bayle (2) a recueilli 2027 faits dont 1948 prouvent l'efficacité prophylactique de la belladone contre la scarlatine, efficacité à laquelle personne ne croit plus. Le choléra épargnerait les habitants qui vivent sur les terrains granitiques, sur les roches compactes, imperméables. Toutes ces observations enregistrées avec complaisance par les écrivains qu'entraîne une sorte de curiosité paradoxale, ont besoin de contrôle et de confirmation.

4° Les émanations animales jouissent-elles d'une propriété analogue contre le choléra, la phthisie ? Parent-Duchâtelet rapporte que pendant l'épidémie du choléra de 1831, la Petite-Villette, qui avoisine Montfaucon, a perdu 1 habitant sur 169, et la Grande-Villette, qui en est éloignée, 1 sur 60 ; pas un équarrisseur n'a été indisposé, et sur 154 ouvriers employés à la fabrication de la poudrette, un seul a succombé au choléra. Il a remarqué parmi cette population la même immunité contre la phthisie. De pareils faits ont aussi besoin d'un nouvel examen.

5° L'inoculation de la matière variolique a précédé celle du vaccin ; elle n'était, à proprement parler, que la substitution d'une maladie provoquée en des circonstances présumées favorables, à la même maladie se développant

(1) A. Delmas, *Dictionnaire de médecine* en 30 vol. Paris, 1834, t. VII, art. CHOLÉRA.
(2) Bayle, *Bibliothèque de thérapeutique*. Paris, 1830, t. II, p. 331.

d'une manière accidentelle et avec un plus haut degré de gravité. La variole, originaire de l'Inde, se montra en Europe du VIIᵉ au Xᵉ siècle avec les armées des Arabes sarrasins : elle passa en Amérique avec les compagnons de Fernand Cortez. L'inoculation, pratiquée de temps immémorial chez les peuples de l'Asie et surtout chez les Circassiens, fut adoptée en 1673 à Constantinople et importée en Angleterre vers 1781, d'où elle se répandit dans l'Europe; elle avait, dans la plupart des cas, l'avantage de créer une variole discrète et moins dangereuse dans ses résultats que la variole spontanée; on lui reprochait cependant d'engendrer des foyers de variole et de ne pas procurer une immunité certaine, illimitée dans sa durée contre les attaques ultérieures de la même maladie : reproches que n'a pas évités la vaccine, substituée heureusement par Jenner à cette pratique hardie. Formé à l'école de John Hunter aux recherches expérimentales, éclairé et presque guidé par des observations empiriques et la tradition populaire (1), c'est lui qui, le 14 mai 1796, inocula à James Phipps, garçon de huit ans, du vaccin puisé dans une pustule développée sur la main d'une jeune vachère, infectée par une vache atteinte de cow-pox. Deux mois plus tard, James Phipps subit l'inoculation variolique et s'y montra réfractaire : « L'expérience était donc complète, ajoute Claude Bernard (*Journal des Savants*, juin 1868, p. 365), la preuve et la contre-épreuve avaient été données. » D'une part la variole de la vache était démontrée inoculable à l'homme, et d'autre part cette inoculation le rendait impropre à contracter de nouveau la variole humaine. Le virus vaccin et le virus variolique sont-ils identiques? Question déjà soulevée du temps de Jenner et qui a été résolue de nos jours par Chauveau (2) comme il suit : 1° la variole humaine, inoculée à la vache et au bœuf, produit sur eux les mêmes effets que sur l'homme; elle préserve la vache du cow-pox, comme celui-ci, inoculé à l'homme, le préserve de la variole ; 2° ces deux virus ont la propriété de se remplacer, sans qu'ils soient identiques, car la variole importée et cultivée sur la vache, même à travers plusieurs générations, conserve sa nature et ne se convertit pas en vaccin ; replantée sur l'homme, elle le soumet aux phénomènes généraux et aux dangers de l'éruption variolique. Ces faits ramènent à l'emploi du cow-pox pour multiplier, régénérer et fortifier les sources de la vaccination publique. Mais quelle est l'origine du cow-pox lui-même? Procède-t-il de la vache ou celle-ci n'en est-elle que dépositaire? C'est encore A. Chauveau qui a résolu ce problème dans le sens conforme à la tradition populaire, adoptée par Jenner lui-même; une affection du cheval, déjà connue de son temps sous le nom de *sore-heel, scratchy-heel or the grease* (eaux aux jambes, javard, de l'italien *giavardo*), alors considérée comme locale, reconnue depuis comme étant la variole du cheval, inoculable au cheval, à la vache et à l'homme, le horse-pox, en un mot, ou l'*équin*, telle est l'origine, tel est l'équivalent du cow-pox, et

(1) Docteur Lorain, *Conférence historique sur Jenner à la Faculté de Paris*, 1865. — Claude Bernard, *Journal des Savants*, juin et juillet 1868.

(2) Chauveau, *Comptes rendus de l'Académie des sciences*, mai 1866, et juin 1867.

susceptible de préserver l'homme de la variole sans passer par le pis de la vache (docteur Loy, 1801 ; Sacco, de Milan, 1803). Le grand propagateur de la vaccine en Autriche, de Carro, a envoyé à Bagdad du virus recueilli à Vienne sur un enfant inoculé avec le grease, et telle est l'origine équine du vaccin moderne en Asie, de telle sorte, écrivait-il en 1823 à Valentin, qu'on peut dire que l'Asie a été équinée et l'Europe plutôt vaccinée. Le *horse-pox*, la variole équine, la variole spontanée du cheval donne lieu, comme celle de l'homme, à un mouvement fébrile d'intensité variable et à une éruption plus ou moins généralisée, presque toujours discrète aux naseaux et aux lèvres, aux cuisses et aux parties génitales, aux extrémités des membres et au pli du pâturon; son siége en ce dernier point l'a fait appeler *sore-heel* (maladie du talon) par Jenner. Le virus du horse-pox, inséré sous l'épiderme du cheval, à la vache, à l'homme, ne fait pas naître d'éruption générale, et le nombre des pustules ne dépasse pas celui des piqûres d'inoculation; dilué avec un peu d'eau, ce qui n'affaiblit point sa virulence, et injecté dans les vaisseaux sanguins ou lymphatiques, il provoque chez le cheval un mouvement fébrile, parfois inaperçu, et du huitième au douzième jour après cette opération, une éruption de horse-pox plus généralisée, dont les lieux d'élection sont les extrémités des membres, surtout celles de la tête : nez, naseaux, lèvres et bouche. Ce horse-pox artificiel, identique au horse-pox naturel et spontané, qui a été observé à Rieumes par Sarrans et Lafosse, et à Alfort par H. Bouley et Depaul, produit comme lui, dans ses pustules, un virus qui, inoculé au cheval, à la vache, à l'homme, agit sur eux comme un vaccin énergique. Relevons ici, avec Claude Bernard, cette particularité importante, que l'immunité vaccinale s'obtient plus vite par l'inoculation sous-épidermique que par l'injection et la diffusion du virus dans les voies circulatoires; dans le premier cas, l'organisme dès le cinquième jour se montre réfractaire à de nouvelles inoculations; dans le second, seulement du huitième au douzième jour. Autre fait non moins curieux! l'injection du virus vaccin dans les veines, qui chez le cheval engendre le horse-pox généralisé, ne détermine chez la vache, chez le bœuf, aucune éruption ni locale ni générale, mais seulement un peu de fièvre, et il n'en faut pas plus pour les rendre réfractaires à de nouvelles inoculations de vaccin ou de variole ; on dirait la vaccine sans vaccin, comme nos pathologistes classiques les *variolæ sine variolis*. Ajoutez à ces données que le cow-pox, étranger au bœuf et jamais observé que sur la vache s'est toujours montré sur le pis en contact avec les mains des vachères et des vachers qui soignent aussi les chevaux, et vous resterez convaincu avec Claude Bernard que la vraie source du vaccin primitif est le horse-pox; c'est donc à l'équin qu'il faut remonter pour avoir du vaccin primitif, et c'est au horse-pox généralisé que l'illustre physiologiste conseille de le demander, en communiquant une quantité de virus appréciable au cheval, soit par l'inoculation sous-épidermique en ayant soin de cautériser les piqûres pour prévenir la manifestation d'un travail local, soit par l'injection dans les vaisseaux ou plus simplement encore dans le tissu cellulaire à l'aide d'une petite seringue à canule piquante; on préférera pour sujets de cette expérience et réservoirs vivants de vaccin primitif de jeunes chevaux qui y réagiront avec plus de vitalité.

La découverte de Jenner fut accueillie, propagée avec enthousiasme; les gouvernements, les associations charitables ont aidé à sa vulgarisation, et, malgré ce mouvement qui s'est continué jusqu'à ce jour, le but n'est pas atteint, les foyers de variole se rallument encore parmi les populations. Les derniers relevés constatent qu'en France, pendant l'année 1865, on a compté encore 25 903 individus atteints par la petite vérole, dont 4166 sont morts et 4089 ont été défigurés ou sont devenus infirmes. Des statistiques anciennes avaient déjà fait ressortir les mérites de l'inoculation variolique : avant cette pratique, la variole spontanée tuait 8 malades sur 100, sans compter ceux qu'elle défigurait ou rendait infirmes. Après l'inoculation, la mortalité fut réduite à 5 pour 1000. La vaccine n'aurait-elle que diminué le nombre des aveugles, prévenu différentes dégradations de la face humaine, garanti la beauté native des races humaines, quel bienfait! Mais, de plus, elle augmente la durée moyenne de la vie; Daniel Bernouilli et Duvillard estiment cet accroissement à un minimum de trois ans dans la masse des individus vaccinés peu de temps après leur naissance. Quant à son influence sur la diminution de la mortalité, et par conséquent sur l'accroissement de la population, l'école économique de Malthus la met en question. En fermant une porte à la mort, dit Villermé, le préservatif d'une maladie ouvre les autres plus larges; si la variole tue moins d'enfants, il en meurt davantage par la rougeole, la scarlatine, la coqueluche, le croup, les maladies cérébrales, etc.; car il faut que la mort trouve son compte de victimes, puisque la subsistance règle la population et ne s'accroît point dans la même proportion qu'elle. Doctrine trop absolue pour être vraie et qui, prise dans sa signification rigoureuse, ne laisserait à la médecine, aux efforts de la civilisation, que la possibilité d'améliorer la qualité, non la quantité de la population. Mais l'homme n'a pas encore exploité tout le sol cultivable ; dans les pays les plus encombrés, les moyens de subsistance peuvent encore être étendus, multipliés, perfectionnés; l'excès de population n'existe qu'en apparence et résulte d'une répartition vicieuse. La vaccine n'a pas non plus pour résultat d'accroître la mortalité causée par la fièvre typhoïde ni de déplacer la mortalité d'un âge sur un autre âge, à moins qu'on ne regrette, comme le dit spirituellement Bertillon dans une excellente réfutation des paradoxes statistiques de Carnot (1), de voir mourir d'un catarrhe à soixante-dix ans de pauvres vieilles qui auraient dû mourir de variole à quinze ans sans l'inoculation préservative de Jenner. Le bienfait de la vaccine est donc complet; elle augmente et la valeur et le chiffre de la population ; elle a réduit le nombre des aveugles; avant Jenner, sur 100 cas de cécité 35 provenaient de variole; cette proportion est tombée à 8 sur 100; encore les 8 aveugles des Quinze-Vingts, chez qui le docteur

(1) Bertillon, *Union médicale*, 1855, t. IX, p. 587.

G. Dumont a constaté l'origine variolique de cette infirmité, n'avaient-ils pas été vaccinés d'une manière efficace. Chez les enfants frappés de cécité, la cause variolique se rencontre tout au plus dans la proportion de 3 pour 100 ; G. Dumont estime à 1/4 la diminution du nombre total des aveugles en France sous la seule influence de la vaccine.

Avec le temps d'autres questions ont surgi, qui justifient l'importance attachée par tous les médecins prévoyants à la recherche des sources véritables et primitives du virus vaccin, et des moyens de le régénérer et de le dispenser avec profusion dans toute sa pureté. Sa puissance préservatrice n'est-elle que temporaire, quoique le virus vaccin ne subisse aucune altération, ou parce qu'il s'affaiblit ou dégénère? La vertu du vaccin s'épuise-t-elle par suite des transmissions successives ou par analogie avec d'autres maladies virulentes, qui, mortelles lors de leur importation en Europe, se sont atténuées en s'étendant? Le succès des revaccinations prouve-t-il seulement l'aptitude à contracter une seconde vaccine, sans rien impliquer contre la durée de l'effet préservatif de la première? Il est difficile de résoudre d'une manière péremptoire ces questions, et cependant il importe de déterminer s'il faut, à de certaines époques, répéter l'inoculation du vaccin ou renouveler ce virus, en puisant aux sources du cow-pox. On avait aussi songé à retremper le vaccin en l'inoculant à des vaches; mais les recherches de Bousquet (1) ont prouvé qu'il n'acquiert pas une nouvelle énergie en passant sur la vache, et que celle-ci le rend tel qu'elle l'a reçu. Dans l'état actuel des faits, nous émettons ces propositions : — A. La vaccine diminue notablement la fréquence et l'intensité de la variole. Suivant les relevés de dix contrées de l'Europe, on comptait, avant l'introduction de la vaccine, 1 décès par variole sur 10 morts; on n'en compte, depuis la vaccine, que 1 sur 2378. Mais la vaccine ne préserve pas de la variole d'une manière absolue et illimitée. Le préservatif se répandit en Europe de 1800 à 1802, et la recrudescence des épidémies varioliques date, pour la France, de 1816; pour la Hollande, de 1818; pour l'Allemagne, de 1819, etc. Jusqu'à 1815, on ne signale en France aucun cas de variole post-vaccinale : bientôt ces cas se montrent; on les attribue à une vaccination mauvaise ou à une maladie que l'on s'efforce de distinguer de la variole, la varioloïde; mais les varioloïdes et les varioles vraies après vaccine se multipliant, le doute cesse; néanmoins les premières varioles l'emportent en fréquence et en mortalité sur les varioles post-vaccinales. Dans le Wurtemberg, sur 1055 variolés, on en trouve 186 qui avaient été vaccinés (2). Dans l'épidémie de Copenhague, en 1825, sur 412 malades reçus à l'hôpital, 315 avaient été vaccinés; dans celle de Suède, en 1824, 560 malades moururent, dont 103

(1) Bousquet, *Bulletin de l'Académie de médecine*, t. VIII, p. 1188. — *Nouveau traité de la vaccine et des éruptions varioleuses.* Paris, 1848, p. 422.

(2) Dr Heim, *Histor. kritische Darstellung der Pockenseuchen des gesammten Impfungs- und Revaccinationswesens im Königr. Wurtemberg*, etc. Stuttgart, 1838, in-8.

vaccinés, et tous âgés de plus de quinze ans. Le docteur Heim signale les plus nombreux exemples de variole post-vaccinale de 14 à 27 ans ; George Gregory, de 15 à 19 et de 20 à 24 (*Smallpox Hospit.* de Londres, 1838), tandis que, d'après la table dressée par Mathieu, la variole, non précédée de vaccine, porte son maximum de fréquence entre 0 et 10. Ces rapprochements semblent indiquer que la vaccine n'exerce qu'une préservation temporaire, dont le terme oscillerait entre 10 et 15 ans (1). — B. Les revaccinations réussissent en proportion d'autant plus forte, qu'elles ont lieu à une époque plus éloignée de la première vaccination. Les recrues des armées de Wurtemberg, de Danemark et de Prusse, ont donné 30 à 40 succès sur 100, Bousquet a obtenu un quart de secondes vaccines bien établies : telle est aussi la proportion que j'ai obtenue en 1834, à Montpellier, sur des militaires du 11ᵉ et du 26ᵉ de ligne. Baudelocque a échoué sur 41 enfants ; lors de l'épidémie de Provence, Maille n'a pu obtenir une bonne revaccination au-dessus de 10 ans, tandis qu'il a réussi constamment à 15 ans de la première vaccine. — C. Si les faits ne sont pas encore assez concluants pour que les revaccinations soient décrétées comme mesure obligatoire de police sanitaire, ou plutôt s'il faut éviter avec soin d'ébranler la confiance que le préservatif de Jenner obtient enfin des masses, la prudence veut toutefois que les revaccinations soient officieusement conseillées et propagées : c'est ainsi qu'elles sont prescrites pour l'armée. Après l'âge de

(1) Serres a résumé ainsi les solutions données par les concurrents de 1845 aux questions posées par l'Académie des sciences : 1° La vertu préservative de la vaccine est absolue pour le plus grand nombre des vaccinés, et temporaire pour un petit nombre ; chez ces derniers même elle est presque absolue jusqu'à l'adolescence. 2° La variole atteint rarement les vaccinés avant l'âge de dix à douze ans ; c'est à partir de cette époque jusqu'à trente et trente-cinq ans qu'ils y sont principalement exposés. 3° Outre sa vertu préservative, la vaccine introduit dans l'organisation une propriété qui atténue les symptômes de la variole, en abrége la durée ou en diminue considérablement la gravité. 4° Le cow-pox donne aux phénomènes locaux de la vaccine une intensité très-prononcée : son effet est plus certain que celui de l'ancien vaccin ; mais après quelques semaines de transmission à l'homme, cette intensité locale disparaît. 5° La vertu préservative du vaccin ne paraît pas intimement liée à l'intensité des symptômes de la vaccine ; néanmoins, pour conserver au vaccin ses propriétés, il est prudent de le régénérer le plus souvent que possible. 6° Parmi les moyens proposés pour effectuer cette régénération, le seul dans lequel la science puisse avoir confiance jusqu'à ce jour consiste à le reprendre à sa source. 7° La revaccination est le seul moyen d'épreuve que la science possède pour distinguer les vaccinés qui sont définitivement préservés de ceux qui ne le sont encore qu'à des degrés plus ou moins prononcés. 8° L'épreuve de la revaccination ne constitue pas une preuve certaine que les vaccinés chez lesquels elle réussit fussent destinés à contracter la variole, mais seulement une assez grande probabilité que c'est particulièrement parmi eux que cette maladie est susceptible de se développer. 9° En temps ordinaire, la revaccination doit être pratiquée à partir de la quatorzième année ; en temps d'épidémie, il est prudent de devancer cette époque. (*Comptes rendus de l'Académie des sciences*, 1845, t. XX, p. 624.)

trente ans, cette précaution perd de son importance, la susceptibilité à contracter la variole diminuant beaucoup à cette époque de la vie. — D. La vertu préservative de la vaccine n'est pas proportionnelle à l'intensité des symptômes locaux. — E. Le vaccin nouveau est plus efficace que l'ancien : la vaccination par le cow-pox l'emporte sur celle qui est faite avec l'ancien vaccin.

Si l'on n'a pas démontré par des expériences rigoureuses la dégénérescence ou l'atténuation du vaccin jennérien (cow-pox) par une longue suite d'inoculations sur l'homme, les faits les plus douloureux et par trop multipliés ne laissent plus aucun doute sur une viciation funeste que ce virus peut subir en traversant des organismes humains imprégnés d'autres principes morbides virulents. Du vaccin puisé sur un enfant syphilitique inocule simultanément et le préservatif de la variole et la syphilis constitutionnelle. Quatre fois on a vu un seul enfant transmettre en même temps la vaccine et la vérole à un grand nombre d'autres enfants qui ont souillé leurs nourrices, puis celles-ci leurs maris, etc., de sorte qu'à la suite de ces quatre vaccinations, il y a eu 150 enfants contaminés de syphilis et un nombre d'infections secondaires qui a porté à 300 le contingent total de ces victimes de la syphilis vaccinale (1). Il n'est, contre un si terrible risque, qu'une seule sûreté absolue : c'est la vaccination animale, c'est-à-dire le cow-pox, ou mieux encore, d'après les recherches de Chauveau et de Cl. Bernard, le horse-pox inoculé, cultivé sur des génisses et transporté de leurs pis à l'épaule des enfants, en remplacement de la vaccination d'homme à homme. La syphilis n'a pu être communiquée jusqu'à présent qu'au singe et au chat; la vache y est réfractaire; le vaccin qu'elle fournit n'est donc jamais impur. Les expériences de vaccination animale, instituées aux frais du gouvernement sous les auspices de l'Académie de médecine de Paris, ont donné des résultats décisifs; elle est en usage à Naples depuis plus de cinquante ans (2), introduite en France par Lanoix, en Belgique par Warlomont (octobre 1865), sanctionnée par l'Académie de Belgique (1866), etc.; le cow-pox de Naples importé à Paris par Lanoix ayant été remplacé par celui qu'on a trouvé à Beaugency, les expériences se sont confirmées en s'étendant dans la pratique urbaine comme dans les hôpitaux.

La méthode, suivie actuellement, exclut les incisions et se contente de piqûres d'inoculation, soit sur les bêtes, soit sur les enfants; elle néglige le virus passé le septième jour, elle presse les pustules pour le recueillir et le conserver dans des tubes. On a renoncé à enlever les pustules pour racler à leur base la matière de l'inoculation. Du cow-pox, ainsi pris et conservé pendant deux

(1) Voy. Claude Bernard, *loc. cit.*, p. 367. — Trousseau, *Clinique médicale*, t. I, p. 66-67. — *Bulletin de l'Académie de médecine*, t. XXXI, 1865-1866.

(2) *Mémoires de l'Académie de médecine*. Paris, 1867, t. XXVIII; et voyez Depaul, *Discussion sur la vaccination animale* (*Bull. de l'Acad. de méd.*, 1867, t. XXXII, p. 1090 et suiv.). — Husson, *ibid.*, p. 951.

mois, a manifesté une activité complète. Les faits ont déjà prouvé que sa transmission de génisse à génisse n'a pas eu pour conséquence de l'affaiblir ; les dernières pustules obtenues par Depaul étaient aussi développées que les premières, et ont donné les mêmes résultats (*loc. cit.*, p. 1100). On avait suspecté le cow-pox de Naples, si laborieusement importé par Lanoix ; celui qu'on a découvert à Beaugency l'a justifié par l'identité des effets de son inoculation. Il n'est pas inutile d'ajouter que la chair des animaux inoculés ne perd rien de ses qualités hygiéniques et comestibles. Le cow-pox, pris directement sur l'animal et à la période voulue de sa pustulation, réussit à peu près constamment, 98,2 pour 100 d'après les tableaux annexés par Depaul à son rapport. Au delà du septième jour, le virus conserve encore une certaine efficacité, et jusqu'au delà du neuvième jour ; mais, comme pour le vaccin humain, les chances de réussite vont alors en décroissant. Les pustules de cette origine sont plus volumineuses, plus fréquemment accompagnées de pustules surnuméraires, de réactions locales plus vives, d'un état fébrile (fièvre vaccinale) que l'ancien vaccin est devenu inhabile à produire. Les expériences comparatives, faites avec le vaccin humain et avec le cow-pox, soit isolément, soit sur les autres individus, ont démontré la supériorité du dernier, bien que le premier provînt d'enfants inoculés avec le cow-pox et fût ainsi régénéré. Dans les revaccinations, Depaul a également vérifié l'énergie plus prépondérante du cow-pox. Grande sera la part de ce médecin d'initiative et de logique décision dans la précieuse conquête dont la vaccination animale a dès aujourd'hui doté l'hygiène publique ; elle consolide celle de Jenner, loin de l'ébranler ; elle rassure les familles qu'elle affranchit de tout risque de souillure syphilitique ; elle empêche que le vaccin ne devienne, suivant l'énergique expression de Claude Bernard, une calamité sociale ; elle permet de multiplier, d'entretenir, dans la proportion des besoins de la population civile et militaire, des sources pures de cow-pox d'une efficacité non douteuse : ressource inappréciable pendant le règne des épidémies varioliques. C'est grâce à cette bienfaisante acquisition de la vaccination animale qu'il est permis d'espérer, si ce n'est l'extinction totale de ce fléau, au moins son atténuation progressive et sa réduction au minimum de puissance nocive.

6° Ce qui peut être tenté utilement pour la préservation de la syphilis, sera exposé plus loin (voy. chap. v, § 2, *Prostitution.*)

7° La rage est aussi au nombre des maladies contagieuses qu'une prophylaxie bien ordonnée doit faire disparaître ou rendre extrêmement rares. Grâce à l'enquête générale et permanente que Dumas, alors ministre du commerce et de l'agriculture, a instituée en France ; grâce aux judicieux rapports où A. Tardieu résume périodiquement les documents recueillis dans les départements, les divers problèmes qui se rattachent à ce sujet commencent à grossir, à s'éclaircir, et recevront une solution pratique. Aussi, au lieu de reproduire les assertions contradictoires qui se perpétuent dans les ouvrages, nous contenterons-nous d'emprunter à deux rapports excellents de notre collègue du comité d'hygiène (1) quelques résultats d'une signification positive. Sur un total de 319 cas de rage, 233 ont été observés chez des hommes et 86 chez des femmes. Pour l'âge, on compte :

|                                   |        |
| --------------------------------- | ------ |
| Au-dessous de 5 ans               | 7 cas. |
| Entre   5 et 15 ans               | 18     |
| —    15 et 20 ans                 | 5      |
| —    20 et 30 ans                 | 11     |
| —    30 et 60 ans                 | 31     |
| —    60 et 70 ans                 | 5      |
| Age non indiqué                   | 5      |

Le premier chiffre (enfants au-dessous de 5 ans) réfute l'erreur qui rattache à la seule influence de l'imagination le développement de la maladie. Dans 264 cas, elle a été transmise, par des chiens, 105 fois ; par des loups, 31 fois ; par des chats, 14 fois ; par un renard, 1 fois ; par une vache, 1 fois. Dans 11 cas, l'origine est restée inconnue. Sur la race des chiens qui ont donné la rage, rien de concluant, si ce n'est la forte proportion des chiens de petite taille (griffons, king-charles) dont les caresses n'inspirent pas assez de défiance. Sur 54 individus, simultanément mordus par des chiens enragés, 23 seulement ont été pris de rage ; la moitié environ a donc échappé à la contagion. Renault, d'Alfort, a beaucoup insisté sur ce fait d'immunité partielle, et, bien qu'il demeure sans explication, il l'a démontré par des expériences. La saison chaude a une influence très-marquée sur le développement spontanée de la rage chez les chiens et sur sa transmission à l'homme ; sur 304 cas, 108 se sont manifestés en juin, juillet et août ; 75 en mars, avril et mai ; 60 en décembre, janvier et février ; 61 en septembre, octobre et novembre ; et si l'on divise l'année en deux semestres, 183 cas pour les saisons chaudes, 121 cas pour les saisons froides. La rage n'est pas inconnue aux climats chauds ; depuis que nos médecins militaires s'appliquent à la constater en Afrique, ils en ont consigné d'assez nombreux exemples dans le *Recueil des mémoires de médecine militaire.* En avril 1855, le docteur Racord m'a dit, à Smyrne, en avoir observé 3 cas dans un temps assez court : le médecin sanitaire d'Alexandrie, Amstein, en a signalé plusieurs cas dans cette ville et dans les environs ; Fauvel, plusieurs cas à Constantinople ; en Afrique, elle est connue de temps immémorial, et paraît être devenue plus fréquente à Alger depuis la conquête (2), peut-être parce qu'elle est mieux observée et plus exactement constatée. Sur 224 cas où la durée de l'incubation a été exactement fixée, elle a été :

| De moins de 1 mois | 40 cas. | De 3 à 6 mois  | 30 cas. |
| ------------------ | ------- | -------------- | ------- |
| De 1 à 3 mois      | 143     | De 6 à 12 mois | 11      |

(1) Voyez *Dictionnaire d'hygiène et de salubrité,* 2e édition. Paris, 1862, t. III, p. 490 et 498 ; et *Annales d'hyg. publ. et de méd. lég.,* 2e série, *passim.* — Vernois, *Étude sur la prophylaxie administrative de la rage, ibid.,* t. XIX. — H. Bouley, *Rapport à l'Académie de médecine (Bulletin de l'Académie de médecine,* 2 et 9 juin 1863).

(2) Voy. *Bulletins de la Société de médecine d'Alger,* 1er fascicule 1861, p. 78 et suivantes. — Roucher, *De la rage en Algérie (Annales d'hygiène publique et de médecine légale,* 1866, 2e série, t. XXV).

Il est évident que l'âge abrége la durée de l'incubation, car elle n'a été que de :

Chez 8 enfants de 2 à 13 jours............... 13 jours.
— 1 — de 3 à 3 ans et demi............. 15 —
— 1 — de 11 ans et demi.............. 19 —
— 2 — de 3 ans et de 11 ans et demi..... 20 —
— 1 — de 13 ans.................... 23 —
— 1 — de 5 ans..................... 25 —
— 1 — de 11 ans et demi.............. 29 —
— 1 — de 2 ans et demi.............. 30 —

La marche a toujours été prompte et fatale; dans 236 cas où elle a été notée, entre l'explosion des premiers symptômes et la mort, on a compté :

| | | | |
|---|---|---|---|
| 4 jours, dans........... | 111 cas. | 7 jours.............. | 4 cas. |
| 2 jours.............. | 56 | 8 jours.............. | 3 |
| 6 jours.............. | 29 | Moins de 1 jour........ | 2 |
| 3 jours.............. | 22 | 9 jours.............. | 1 |
| 5 jours.............. | 8 | | |

L'impôt sur les chiens a-t-il diminué le nombre des cas de rage? Les six années qui ont précédé cette taxe donnent 164 cas de rage, les six années qui l'ont suivie, 104 ; ce résultat est frappant, malgré le chiffre insolite des cas de rage en 1852; mais pour lui attribuer une valeur précise, nous aurions à le comparer avec celui de la population canine en France avant l'institution de la mesure fiscale (1856); il était, en 1858, de 1 696 101 chiens imposés. De 1852 à 1862 inclus, sur 195 individus morts de la rage, la cautérisation au fer rouge, seul moyen efficace de la combattre, a été omise 111 fois, employée tardivement 45 fois, d'une manière insuffisante 39 fois!... Sur 143 individus mordus par des chiens enragés, 63 n'ont pas contracté la rage ; sur ces 63 privilégiés, 18 ont été cautérisés par le fer rouge, 15 moins d'une heure après la morsure, 3 tardivement ; 8 cautérisés avec des caustiques, 4 immédiatement, 4 tardivement; 9 ont été cautérisés à l'aide de moyens et dans des délais non indiqués. Le fait le plus démonstratif en faveur de l'application du fer rouge s'est passé en 1862, dans les Hautes-Alpes, où 16 personnes et une ânesse furent mordues par un chien enragé : les 16 personnes furent cautérisées sans délai, sur place, par un médecin, et soumises itérativement à d'autres cautérisations, soit au fer rouge, soit à l'aide de caustiques : il n'y eut qu'une victime, l'ânesse, non comprise dans les mesures de préservation (docteur Catelan, cité par Tardieu).

En Allemagne, on procède à l'excision profonde et complète de toutes les parties lésées que le virus a pu atteindre; on lave ensuite la plaie avec une solution de potasse caustique, et l'on y applique un tampon de charpie imbibée de cette solution, et qui doit être renouvelé trois ou quatre fois par jour; la suppuration qui résulte de l'emploi de ces moyens est entretenue par la cautérisation continuée pendant six semaines avec le même alcali. « Combien n'est-il pas regrettable, s'écrie Tardieu, de voir se perpétuer, malgré les progrès de la science et les efforts incessants de l'administration, des pratiques absurdes, des superstitions d'un autre âge, qui, remplaçant le seul traitement connu jusqu'à présent ¡pour avoir une efficacité au moins partielle, livrent de malheureuses victimes à un mal qui ne pardonne pas! Nous ne voulons pas passer en revue les breuvages, les mixtures, les remèdes impuissants par les-quels les empiriques ne craignent pas d'abuser les populations crédules des campagnes. Mais il est des faits qui ont un caractère plus grave encore, et nous paraissent de nature à appeler toute la sollicitude de l'administration. Dans les départements du Nord, de la Marne et du Pas-de-Calais, il existe une croyance dans les vertus antirabiques des reliques de saint Hubert. Ici c'est un fragment de l'étole du saint que l'on introduit, à l'aide d'une petite inci-sion, sous les téguments du front ; là c'est la clef de saint Hubert qui, rougie à blanc, est également appliquée sur un point du crâne. Les individus exposés à la contagion sont conduits en pèlerinage à la chapelle ; et, dans le Nord, on joint à la petite opération que nous venons de rappeler, une sorte de quaran-taine pendant laquelle l'individu exposé à la contagion est séquestré et con-damné à un repos physique que doivent sans doute troubler des préoccupa-tions morales et des appréhensions dont ne peut toujours triompher la plus aveugle confiance. » La vigilance de l'autorité, des instructions populaires avant tout, la poursuite et l'enlèvement des chiens errants, la réduction de leur nombre par l'effet d'un impôt spécial qu'il faut augmenter et qui a en même temps l'avantage de faciliter la recherche des maîtres dont la responsa-bilité peut être engagée : tels sont, avec la cautérisation préventive au fer rouge, les seules ressources que possède jusqu'aujourd'hui l'hygiène publique contre la propagation de la rage. Nous mettons en première ligne les instruc-tions destinées à éclairer toutes les classes de la société sur les dangers de la cohabitation avec les chiens, les chats, et à les familiariser avec les premiers symptômes de la rage, alors qu'au début et pendant ·l'évolution de cette ma-ladie, le chien boit encore en lappant : « Le chien enragé n'est pas hydro-phobe, dit H. Bouley (*loc. cit.*) ; quand on lui offre à boire, il ne recule pas épouvanté. » Lorsque la constriction de la gorge amène la dysphagie, il es-saye encore de boire, et ses lappements en sont d'autant plus répétés, plus prolongés ; c'est alors qu'avec ses pattes de devant, il fait, de chaque côté de ses joues, les gestes qui semblent indiquer la présence d'un os dans l'arrière-gorge, et beaucoup s'y trompent. Dans la période initiale, humeur sombre, agitation inquiète, tête cachée entre la poitrine et les pattes de devant, ten-dance à fuir ses maîtres comme pour n'être pas exposé à les mordre dans un moment d'entraînement instinctif, car ses affections persistent jusque-là ; puis, l'agitation croissante, le délire rabique avec hallucinations, l'animal se lançant et mordant en l'air, ou se tenant aux aguets et rampant encore vers son maître qui l'appelle, le hurlement rauque, voilé, plus bas de ton et suivi d'émissions vocales décroissantes, etc., voilà des symptômes à divulguer, propres à frap-per l'attention de tous, partant à prévenir d'irréparables malheurs.

# ARTICLE II.

## DES LOCALITÉS.

Chaque population porte l'empreinte des lieux qu'elle habite; elle est ce que la font sa race et le milieu auquel elle s'est adaptée. Mais il est difficile de décomposer l'influence complexe des localités et de faire à chacun de ses éléments une juste part (voy. tome I, page 465). La nature du sol n'en est pas le moins efficace, et le voyageur exercé devine parfois à l'habitation, au vêtement et à la nourriture du peuple, la composition géologique des contrées qu'il parcourt. Les villes industrielles de l'Angleterre dont les noms suivent, et qui possèdent une nombreuse population, s'élèvent sur des couches appartenant exclusivement à la formation du nouveau grès rouge : Exeter, Bristol, Worcester, Warwick, Birmingham, Coventry, Liverpool, Leicester, Nottingham, Derby, Chester, Manchester, York, etc. ; sur la côte, depuis le Dorset jusqu'au Yorkshire, une population presque entièrement agricole vit répandue sur un sol calcaire, oolithique ou crayeux, tandis qu'une population plus clair-semée de mineurs et de montagnards occupe les roches primitives ou de transition du Cornouailles, du nord du Devonshire et du pays de Galles. Loin de nous d'attribuer à la seule structure du sol l'état social, les caractères physiologiques et la pathologie des peuples; mais elle détermine la qualité et la proportion de leurs moyens de subsistance; et comme ceux-ci gouvernent en grande partie le mouvement de la population, les chiffres de la densité humaine résolvent l'une des grandes influences des lieux. Il faut y joindre la considération de la vie moyenne et du rapport des naissances aux décès. Prenons pour exemples les lieux de montagnes et de plaines, les pays à marais, les villes et les localités rurales (1).

(1) Les derniers travaux du cadastre fixent la superficie de la France (la **Corse** non comprise) à 52,153,149 hectares 64 ares, dont :

|  | Hectares. |
|---|---|
| Terres labourables................................. | 25 500 075 |
| Prés.............................................. | 5 159 179 |
| Vignes............................................ | 2 088 048 |
| Bois.............................................. | 7 688 286 |
| Vergers, pépinières, jardins........................ | 627 704 |
| Oseraies, aunaies, saussaies....................... | 64 429 |
| Carrières et mines................................ | 3 566 |
| Mares, canaux d'irrigation, abreuvoirs ............. | 17 372 |
| Canaux de navigation.............................. | 12 272 |
| Landes, pâtis, bruyères, tourbières, marais, rochers, montagnes incultes, terres vaines et vagues....................... | 7 138 282 |
| Étangs............................................ | 177 168 |
| Oliviers, amandiers, mûriers, etc................... | 109 261 |
| Châtaigneraies.................................... | 559 029 |
| Routes, chemins, rues, places, promenades.......... | 1 102 122 |
| Rivières, lacs, ruisseaux.......................... | 439 572 |
| Forêts et domaines non productifs.................. | 1 047 684 |
| Cimetières, presbytères, bâtiments publics, églises........... | 14 742 |
| Autres terrains non imposables .................... | 150 458 |

1° L'élévation des lieux tend à conserver la vie humaine : l'Écosse et la Norwége présentent le moins de mortalité ; la Suisse est sur la même ligne que la Prusse et compense la différence de latitude par la hauteur ; l'Espagne, qui présente à son centre un plateau élevé, contrebalance par cette disposition l'effet défavorable de sa méridionalité avancée. Si l'on compare en France 10 départements montueux avec 10 autres de plaines non maritimes, la proportion des décès se montre de 1 sur 43,75 dans les premiers, et de 1 sur 41,20 dans les autres ; dans les Hautes-Pyrénées elle descend même à 1 sur 55. Les cantons montagneux l'emportent aussi sur les plaines par le nombre des exemples de longévité : tels sont l'Écosse, le pays de Galles, l'Auvergne, la Suisse, la Savoie, les Pyrénées, l'Abyssinie, les plateaux élevés de l'Arcadie, de l'Étolie et de l'Asie centrale. L'action salutaire de la hauteur résume celle du froid, de la ventilation et de la pureté de l'air ; elle cesse nécessairement à une certaine limite où l'effet de la raréfaction atmosphérique devient prédominant, car les religieux du mont Saint-Bernard n'atteignent pas la moyenne ordinaire de la vie. D'après Jourdanet (1), les hauteurs de l'Amérique tropicale ne seraient point aussi favorables qu'on le croit au développement complet de l'organisme et à l'exercice régulier des fonctions physiologiques : à Mexico, a pression atmosphérique est diminuée d'un quart ; l'air moins comprimé a besoin d'une plus grande quantité de calorique pour s'échauffer ; d'où vient que la sensation de chaleur perçue n'est plus en rapport avec le degré thermométrique, et que le même jour on gèle à l'ombre par 18 degrés et l'on brûle au soleil par 50 degrés. L'humidité de l'air, très-marquée dans les couches inférieures et au rez-de-chaussée des maisons, est nulle dans les couches supérieures et au niveau des étages élevés. Après les pluies, l'hygromètre de Saussure se tient à 72 degrés ; les chaleurs de l'été, tempérées par les pluies des tropiques, oscillent entre 15 et 22 degrés ; en hiver, on a 15 à 16 degrés le jour, et rarement le thermomètre descend à zéro la nuit ; et si, par ce printemps éternel, l'homme ne vit pas aussi bien ni aussi longtemps, c'est qu'il respire moins vite et avec moins de force, l'hématose souffre d'un déficit d'oxygène, la circulation s'accélère, tandis que la respiration se ralentit ; de là, faiblesse et langueur, augmentées encore par la difficulté de supporter l'alcool, le café, les aliments sucrés, etc. Ces observations, qui viennent en opposition avec les données admises, exigeraient l'appui d'une statistique bien faite. L'auteur signale lui-même, à côté de cette condition presque valétudinaire de la race blanche, qu'il ne croit pas encore acclimatée aux altitudes de l'Anahuac, la vigueur musculaire, l'amplitude thoracique, l'énergie respiratoire de l'Indien autochthone ; il est frappé lui-même de l'absence de la phthisie pulmonaire dans ces régions élevées. Enfin les observations des Anglais sur les altitudes de l'Inde ne s'accordent pas avec celles de Jourdanet. La comparaison des naissances dans les départements montueux et

(1) Jourdanet, *Du Mexique*, etc. Paris, 1861.

dans ceux de plaines ne laisse guère de valeur à l'élévation des lieux quant à la fécondité et à l'accroissement de la population.

2° Il n'en est pas de même pour les plaines à marais ; là non-seulement la vie moyenne baisse, mais le rapport des naissances aux décès décroît notablement. Villermé a démontré que les époques d'insalubrité, principalement celles des épidémies paludiques, sont défavorables à la fécondité, le chiffre des conceptions diminuant pendant la période de l'année où les émanations marécageuses ont leur maximum d'intensité. Nous avons mentionné (t. I, p. 411) les résultats statistiques de Bossi, qui mettent en évidence l'accroissement de la mortalité par la même cause. Dans les cantons montagneux de la Suisse, la moitié des habitants parvient à l'âge de 47 ans et possède un vingtième d'octogénaires, tandis que dans les cantons marécageux la vie moyenne est de 25 ans, et l'on n'y compte guère qu'un octogénaire sur 52 habitants.

3° Le séjour des villes et des campagnes influe sur le chiffre de la fécondité et de la mortalité. Quetelet a trouvé que le nombre des naissances, comparativement à la population, est plus grand dans les villes : pour une période de cinq ans, il l'a trouvé de 1 à 29,1 habitants ; et dans les campagnes, de 1 à 30,4 habitants. Quant à la mortalité, Sussmilch l'évalue à 1 sur 40 dans les villages, 1 sur 32 dans les petites villes, 1 sur 28 dans les grandes villes, et 1 sur 24 dans les très-grandes villes. En Angleterre (1), on a trouvé la mortalité des districts ruraux à celle des villes comme 100 à 144, et la vie moyenne de ces deux ordres de localités comme 55 à 38, ce qui donne en faveur des campagnes une différence de 17 ans.

De 1846 à 1850, on a compté :

|  | 1 naissance sur | 1 décès sur |
|---|---|---|
| En France ................ | 37,48 habitants. | 41,97 habitants. |
| Dans les villes (Paris non compris). | 37,81 — | 37,32 — |
| Dans Paris ................ | 33,17 — | 32,36 — (2) |

En 1854, on a compté :

|  | 1 naissance sur | 1 décès sur |
|---|---|---|
| Département de la Seine........ | 31 habitants. | 28 habitants. |
| Dans les villes............... | 35 — | 29 — |
| Dans les campagnes........... | 41 — | 40 — (3) |
| France entière............. | 39 — | 36 — |

Le tableau suivant, emprunté par Motard à E. Osterlen et à Wappœus (4),

---

(1) *Troisième rapport du Registaire général*, etc.
(2) *Statistique générale de la France*, nouvelle série, 1855, t. XV, 2e partie.
(3) *Statistique générale de la France*, mouvement de la population pendant 1854.
(4) E. Osterlen, *Handbuch der medicinischen Statistik*. Tubingen, 1865. — Professeur Wappœus, *Allgemeine Bevölkerungs statistik*. Leipzig, 1859.

nous montre généralement la natalité plus grande dans les campagnes que dans les villes, malgré les immigrations urbaines, et le chiffre obituaire constamment plus élevé dans les villes que dans les campagnes :

| PAYS. | RAPPORT DES NAISSANCES | | RAPPORT DE LA MORTALITÉ | |
|---|---|---|---|---|
| | dans les villes. 1 sur | dans les campagnes. 1 sur | dans les villes. 1 sur | dans les campagnes. 1 sur |
| France, 1853-54................ | 32,74 | 39,19 | 31,51 | 42,21 |
| Hollande, 1850-54 ............. | 27,11 | 28,70 | 35,55 | 43,03 |
| Belgique, 1851-55................ | 29,47 | 33,52 | 34,35 | 44,31 |
| Suède, 1851-55................. | 30,82 | 30,41 | 28,95 | 46,86 |
| Danemark, 1850-54 ............. | 28,73 | 30,29 | 37,41 | 49,77 |
| Sleswig, 1845-54................ | 34,41 | 32,67 | 35,17 | 48,49 |
| Holstein, 1845-54... ......... | 30,26 | 29,43 | 38,73 | 44,15 |
| Wurtemberg, 1843-52............ | 24,74 | 24,67 | 30,06 | 32,31 |
| Saxe, 1846-49.................. | 24,44 | 24,58 | 31.10 | 34,70 |
| Hanovre, 1854-55............... | 32,86 | 31,52 | 38,52 | 41,17 |
| Prusse, 1849................... | 24,79 | 22,80 | 27,97 | 34,46 |
| Angleterre, 1850-59 (mort-nés, non comptés).................... | 30,00 | 34,06 | 37,44 | 54,34 |
| France, 1858.................. | 33,00 | 39,50 | 35,10 | 44,50 |

Remarquons qu'il y a plus d'enfants et de vieillards dans les districts ruraux, plus d'adultes d'un âge moyen dans les villes ; ce qui augmente la valeur des chiffres comparés de la mortalité. D'après la statistique anglaise, les maladies qui frappent l'enfance sont deux fois plus funestes dans les districts de ville que dans ceux de campagne. La plupart de celles qui terminent la vie des vieillards arrivent aux mêmes chiffres dans les deux conditions, à l'exception de l'asthme qui est deux fois plus fréquent dans les villes. Les maladies suivantes, qui attaquent ordinairement les hommes entre 15 et 60 ans, font 25 à 50 pour 100 plus de victimes dans les villes que dans les campagnes :

| | Morts dans les districts ruraux. | Morts dans les villes. |
|---|---|---|
| Typhus.................... | 4 562 | 10 852 |
| Consomption (phthisie)........ | 24 094 | 32 456 |
| Hépatite et maladies du foie.... | 1 085 | 1 623 |
| Maladies puerpérales......... | 909 | 1 560 |
| Rhumatisme............... | 324 | 531 |
| Ménorrhagie............... | 19 | 35 |

D'après Lebert (1), un sixième des morts qui surviennent dans les grandes villes sont dues aux affections tuberculeuses, et les scrofules sont à peu près endémiques dans la plupart des pays de nos climats tempérés.

(1) Lebert, *Traité pratique des maladies scrofuleuses et tuberculeuses.* Paris, 1869, p. 19.

Au total, dit Burdach (1), la durée de la vie est plus considérable dans les campagnes que dans les villes, et dans les petites villes que dans les grandes, où l'air est moins pur, où surtout il y a moins de moralité, plus de misère, plus de soucis et même plus de superflu et de dissipation. Mais les listes de la Compagnie écossaise d'assurances mutuelles (2) ne s'accordent pas tout à fait avec les résultats précités du Registaire général relativement à la vieillesse ; elles indiquent pour cet âge une fréquence et une durée plus grandes des maladies à la campagne que dans les villes. D'un autre côté, Sussmilch a constaté pour les dix premières années une mortalité plus grande dans les campagnes : d'où il suivrait que l'âge mûr est plus exposé dans les grandes villes, tandis qu'une civilisation moins défectueuse y met plus en sûreté l'enfance et la vieillesse. Par les progrès de cette civilisation, la mortalité a d'ailleurs diminué et la vie moyenne s'est allongée dans beaucoup de villes (Londres, Paris, Genève, etc.).

Les localités se caractérisent, sous le rapport pathologique, par les endémies qu'elles engendrent (voy. plus haut) ; celles-ci exercent, sur le mouvement des populations locales, l'influence qui est ailleurs dévolue en détail aux maladies sporadiques ou en gros aux constitutions médicales. Les endémies et les épidémies annuelles, qui sont propres à certaines contrées, tendent à envahir tout le domaine pathologique. Pendant une période de huit ans, Tourdes père (3) a vu à Strasbourg les maladies continues diminuer en raison de l'augmentation des fièvres intermittentes : c'est le même fait, mal interprété, qui a fait dire au docteur James Sims que les localités à maladies endémiques sont exemptes d'affections graves. Si l'on arrive à démontrer que la phthisie et la fièvre typhoïde sont plus rares dans les pays de marais, nous n'en aurons nul étonnement : quelle population subsisterait sous les coups de tant de fléaux réunis et sévissant avec une égale intensité ? Déjà la seule influence des marais abrége la vie moyenne et augmente la mortalité jusqu'à compromettre la stabilité du chiffre des populations qui y sont soumises. Les théories d'antagonisme morbide ne sont que la traduction de ce grand fait, savoir, que les maladies sont diversement distribuées sur le globe comme les causes qui leur donnent naissance : que là où l'une de ces causes prédomine, on observe, sur le premier plan de la pathologie locale, les effets qui correspondent à cette cause ; et que l'absence ou la rareté des effets d'une autre espèce prouve simplement l'absence ou la rareté de la cause qui les produit.

Voici, d'après des documents officiels, la mortalité par phthisie dans les colonies anglaises (4).

(1) Burdach, *Traité de physiologie*, traduction de Jourdan, t. V, p. 396.
(2) *Archives générales*, t. VI, p. 312.
(3) Tourdes (père), *Journal de la Société des sciences, arts et agriculture du Bas-Rhin*, t. V, 1828.
(4) *Jahresbericht über die Fortschritte der gesammten Medicin im Jahre* 1847 herausgegeben von Dr Canstatt und Dr Eisenmann, t. II, p. 119. Erlangen, 1848 (*Medicinische Geographie*).

| | Effectif. | Phthisiques. | Morts. | Phthisiques sur 1000. | Morts par phthisie sur 1000. |
|---|---|---|---|---|---|
| Iles Britanniques .......... | 44 611 | 286 | 236 | 6 | 5,3 |
| Gibraltar. ...... .......... | 22 868 | 187 | 139 | 8 | 6,1 |
| Malte ................. | 15 013 | 101 | 54 | 7 | 3,6 |
| Iles Ioniennes............ | 24 401 | 129 | 79 | 5 | 3,2 |
| Bermudes............... | 5 894 | 47 | 38 | 8 | 6,4 |
| Nouvelle-Écosse .......... | 16 082 | 109 | 89 | 7 | 5,5 |
| Canada ................ ..... | 19 989 | 451 | 109 | 8 | 5,4 |
| Cap..................... | 6 957 | 34 | 17 | 5 | 2,4 |
| Indes      ⎰ Blancs......... | 33 839 | 389 | 218 | 11 | 6,4 |
| orientales. ⎱ Troupes nègres.. | 9 442 | 65 | 49 | 7 | 5,2 |
| Jamaïque. ⎰ Européens...... | 18 817 | 253 | 139 | 13 | 7,4 |
| ⎱ Troupes nègres.. | 2 008 | 7 | 6 | 3 1/2 | 3,0 |
| Maurice ................. | 13 162 | 96 | 51 | 7 | 3,9 |
| Ceylan ................. | 14 590 | 78 | 51 | 5 | 3,5 |
| Madras : Européens, littoral. | 14 992 | 43 | 19 | 3 | 1/3 |
| —         —      plaine.. | 4 502 | 2 | 1 | 1/2 | 0,2 |
| —         —      montagne. | 22 583 | 50 | 16 | 2 | 0,7 |
| —      Indigènes, littoral. | 77 504 | 74 | 29 | 1 | 0,4 |
| —         —      plaine.. | 176 877 | 48 | 28 | 2/3 | 0,4 |
| —         —      montagne. | 23 929 | 57 | 33 | 1/2 | 0,3 |

On voit combien est restreint le nombre des phthisiques, à Madras, parmi les troupes européennes et parmi les troupes indigènes; ce résultat prouve que l'immunité contre la phthisie dans l'Inde occidentale dépend du climat, non de la race. Dira-t-on qu'elle est due à l'influence préservatrice des émanations marécageuses? Mais alors, ajoute Heusinger, auquel nous empruntons ces données, que l'on nous explique la fréquence de la phthisie dans les Indes orientales, si richement pourvues de marais et par conséquent du précieux antidote ; que l'on nous explique le petit nombre des décès par phthisie au cap de Bonne-Espérance, entièrement exempt de toute source de miasmes palustres.

L'étude des épizooties et des épiphytozies est de nature à éclairer l'origine et le développement des maladies propres à chaque localité, soit qu'elles procèdent de causes analogues, soit qu'elles réagissent sur la santé des populations par les usages multipliés auxquels sont appliqués les produits des règnes animal et végétal.

## ARTICLE III.

### DES CLIMATS.

Il est impossible de fixer la valeur de chaque élément de la climatologie quant à l'influence qu'il exerce sur les populations; il faut se contenter d'apprécier d'une manière générale l'action des climats sur les masses, par les résultats qu'elles présentent à la statistique sous le triple rapport de la mortalité, de la fécondité et de la vie moyenne. Dans les limites de l'Europe, on constate déjà des différences significatives dans la mortalité :

```
Nord de l'Europe.............  1 décès par 41,1 habitants.
Centre.....................        —      40,8     —
Midi.......................        —      33,7     — (Quetelet).
```

Si l'on considère des lieux plus rapprochés de la ligne équinoxiale et plus exposés à des températures extrêmes, on trouve avec Moreau de Jonnès :

```
Latitude   6° 10'.... Batavia....... 1 décès par  26 habitants.
   —      10° 10'.... Trinitad...............     27
   —      13° 54'.... Sainte-Lucie ...........    27
   —      14° 44'.... Martinique.............     28
   —      15° 59'.... Guadeloupe.............     27
   —      18° 36'.... Bombay................,     20
   —      23° 11'.... Havane ................     33
```

On a donné le tableau suivant de la mortalité moyenne d'après les latitudes :

```
De  0 degré à 20 degrés latitude, 1 décès sur 25 habitants.
De 20   —   40   —      —      1     —    35,5
De 40   —   60   —      —      1     —    43,2
De 60   —   70   —      —      1     —    50,0
```

Les statistiques anglaises et les récentes recherches de plusieurs chirurgiens distingués de notre flotte (1) font ressortir une différence notable de mortalité entre les régions tropicales des deux hémisphères, à l'avantage de l'hémisphère sud. Avec ces données réunies, Boudin a construit les tableaux suivants (2) :

ARMÉE ANGLAISE. — I. *Hémisphère nord.*

| Latitude. | Désignation des colonies. | Période. | Effectif total. | Nombre annuel des décès sur 1000 hommes. |
|---|---|---|---|---|
| 32° 25' N............ | Bermudes.......... | de 1837 à 1856 | 22,398 | 32,3 |
| Entre 6° et 17° N...... | Antilles et Guyane.... | de 1837 à 1853 | 51,115 | 60,0 |
| 18° latit. N.......... | Jamaïque............. | de 1837 à 1855 | 22,100 | 58,5 |
| Entre 5° 54' et 9° 50' N. | Ceylan............. | de 1837 à 1856 | 29,908 | 36,8 |
| Entre 25° et 15° N.... { | Présidence du Bengale. | de 1838 à 1856 | 227,306 | 69,5 |
|  | — de Madras.. | de 1838 à 1856 | 108,545 | 38,4 |
|  | de Bombay. | de 1838 à 1856 | 96,516 | 58,7 |
|  | Hong-Kong......... | de 1842 à 1845 | 3,505 | 285,0 |
|  | Sierra-Leone ....... | de 1819 à 1836 | » | 483,0 |
|  | Gap Coast......... | de 1823 à 1826 | » | 668,3 |

(1) Saurel, *Essai sur la climatologie de Montevideo, etc.* Thèse de Montpellier, 1851. — Maurin, *Souvenirs de la climatologie et de la constitution médicale de l'Uruguay.* Thèse de Montpellier, 1851. — Rochas, thèse déjà citée sur la Nouvelle-Calédonie. Paris, 1860.

(2) *Recueil de mémoires de médecine, chirurgie et pharmacie militaires*, t. VII, 3e série, 1862.

## II. *Hémisphère sud.*

| | | | | |
|---|---|---|---|---|
| Entre 15° et 16° S..... | Sainte-Hélène........ | de 1837 à 1856 | 8,258 | 10,6 |
| 34° 22' S........... | Colonie { du Cap..... { Port-Natal... | en 1859..:..... | 465 | 12,9 |
| | | de 1838 à 1858 | 73,508 | 12,0 |
| | | en 1859....... | 562 | 12,4 |
| 20° 9' S........... | Maurice. .......... | de 1838 à 1855 | 29,178 | 22,4 |
| | | en 1859....... | 1,254 | 16,0 |
| Entre 44° et 42° S..... | Van-Diemen........ | de 1839 à 1856 | 17,600 | 7,8 |
| Entre 34° et 47° S..... | Nouvelle-Zélande..... | de 1844 à 1856 | 15,128 | 8,1 |
| | | en 1859....... | 1,125 | 4,5 |
| | Australie............ | en 1859....... | 1,380 | 10,1 |

### ARMÉE FRANÇAISE. — I. *Hémisphère nord.*

| Colonies. | Période d'observation. | Nombre de décès pour 1000 hommes. |
|---|---|---|
| Martinique (entre 14° et 16°)....... | de 1819 à 1855........ | 91,9 |
| | 1821 ............... | 253,3 |
| Guadeloupe (entre 14° et 16°)....... | de 1819 à 1855........ | 91,1 |
| | 1825 ............... | 274,2 |
| Guyane (4° 56' N.).............. | de 1850 à 1855........ | 90,8 |
| | 1855 ............... | 237,4 |
| Sénégal (16° N.)............... | de 1819 à 1855........ | 106,1 |
| | 1830 ............... | 573,1 |
| Algérie (entre 34° et 35° N.)....... | de 1837 à 1846........ | 77,8 |

### II. *Hémisphère sud.*

| | | |
|---|---|---|
| Nouvelle-Calédonie.............. | du 15 août 1856 au 15 août 1858.......... .... | 11,4 |
| Taïti (17° 42' S.)............... | de 1848 à 1855........ | 9,8 |
| | 1850 .......... ..... | 3,9 |
| Réunion (21° S.) .............. | de 1819 à 1827........ | 17,2 |
| | 1821 ............... | 10,1 |

Ces différences de mortalité entre les climats tropicaux des deux côtés de la ligne tiennent à ce que les fièvres palustres, la dysenterie et l'hépatite épargnent plus l'hémisphère sud que l'hémisphère nord; dans certaines localités tropicales de l'hémisphère sud, c'est à peine si l'on rencontre les fièvres palustres, même là où les marais abondent (Taïti, Nouvelle-Calédonie).

Nous n'avons garde d'accorder à ces données numériques, et à d'autres rapportées par les auteurs, une importance rigoureuse et définitive. D'après Thomas, la mortalité à l'île Bourbon n'est que de 1 sur 44,0; d'après des documents anglais officiels, elle est encore moindre au cap de Bonne-Espérance. Il manque aux recherches de Moreau de Jonnès les chiffres nécrologiques des campagnes. Sans affirmer que le nombre des décès croît du nord au midi proportionnellement à la latitude et peut varier du simple au double, nous reconnaissons la coïncidence de l'accroissement de la mortalité avec celui de la température annuelle moyenne. Prichard lui-même (1), quoique

(1) J. C. Prichard, *Histoire naturelle de l'homme.* Paris, 1843, t. II, p. 245.

préoccupé sans cesse des conditions d'unité primordiale et d'égalité physiologique des différents groupes de l'espèce humaine, proclame le rôle immense que le climat exerce dans la répartition de la mortalité. La France en offre un exemple : si l'on compare la mortalité moyenne dans dix départements du Midi et dans dix départements du Nord, on trouve qu'elle est de 1 sur 44 dans ceux-ci, et de 1 sur 37,95 dans ceux-là. Adolphe Motard, d'après le recensement de 1831, Paris et le département de la Seine exclus, a trouvé pour l'ensemble de la France :

Fécondité, 1 sur.......... 34,31 | Mortalité, 1 sur........... 41,46

| | Fécondité. 1 sur | Mortalité. 1 sur | | Fécondité. 1 sur | Mortalité 1 sur |
|---|---|---|---|---|---|
| Bas-Rhin....... | 28,00 | 36,51 | Haute-Garonne... | 33,52 | 43,55 |
| Nord.......... | 28,36 | 35,01 | Seine-Inférieure.. | 33,95 | 40,35 |
| Rhône......... | 28,63 | 31,77 | Loire-Inférieure.. | 36,49 | 39,90 |
| Bouches-du-Rhône. | 30,96 | 30,09 | Gironde........ | 33,23 | 42,45 |
| Sommes........................ | | | | 253,14 | 299,63 |
| Moyennes............................ | | | | 31,64 | 37,45 |

On voit augmenter simultanément, dans les grandes villes, la fécondité et la mortalité.

12 départements les plus montagneux de la France présentent ces moyennes :

Fécondité, 1 sur.......... 34,60 | Mortalité, 1 sur........... 43,00

En divisant tous les départements de la France en deux séries, nord et midi, le cours de la Loire étant pris à peu près pour ligne de partage, Adolphe Motard a trouvé pour :

Départements du Nord.. Fécondité, 1 sur.. 35,57  Mortalité, 1 sur... 43,44
—        du Midi. .     —         —    33,40    —        —    40,00

Ainsi, même sur la courte échelle des subclimats de la France, on constate l'action favorable du climat méridional sur la fécondité et son action défavorable sur la mortalité.

Plus le climat est chaud, plus, toutes circonstances d'ailleurs égales, la moyenne de la vie humaine est courte, car elle est nécessairement en rapport avec la mortalité. Les cas de longévité qui se rencontrent dans les contrées méridionales et entre les tropiques n'infirment point cette loi ; au milieu de ces ravages, la mort peut laisser debout quelques existences chargées d'ans. Toutefois la statistique signale plus de centenaires là où s'allonge la vie moyenne, c'est-à-dire dans le Nord (Écosse, Angleterre, Norwége, Russie et Sibérie).

Les climats insulaires et les climats maritimes participent à l'influence conservatrice de la septentrionalité : on cite beaucoup de centenaires dans les îles Bermudes, à la Barbade, à Madère, dans les anciennes îles Fortunées, dans

(1) Adolphe Motard, *Traité d'hygiène générale.* Paris, 1868, t. I, p. 360.

les Hébrides, dans les îles occidentales de l'Écosse, etc. La moindre étendue des variations des différentes qualités de l'air, la pureté normale de l'atmosphère, une ventilation incessante qui purifie le sol et les habitations, etc., telles sont, avec d'autres avantages signalés ailleurs (tome I$^{er}$), les causes de la salubrité de ces climats. Mais quelles sont les causes qui communiquent un si funeste essor à la mortalité dans les climats chauds? Elles résident dans la nature du sol, dans le mauvais régime des eaux, dans les foyers d'infection que des pluies torrentielles multiplient tous les ans et que les rayons d'un soleil brûlant activent à certaines époques, dans l'intensité des mutations atmosphériques, etc. Peut-être gisent-elles en plus grand nombre dans l'imperfection de l'hygiène publique : la civilisation est destinée à les éteindre. N'est-il pas remarquable que les épidémies que la civilisation a presque étouffées dans notre société occidentale se montrent d'autant plus fréquentes que l'on se rapproche de l'équateur (Schnurrer)? La peste, la fièvre jaune, la dysenterie, les fièvres pernicieuses, sont les endémies des pays chauds. En admettant que le climat est l'une de leurs causes, niera-t-on la complicité de la société demi-barbare où ces fléaux prennent naissance?

Par une disposition de la Providence, la fécondité se règle, en de certaines limites, sur la mortalité des populations. Nous avons constaté plusieurs fois déjà cet admirable concert de la vie et de la mort : les climats le reproduisent. Si l'on compare les deux températures extrêmes de l'Europe, on voit qu'en Portugal il naît 5,10 par mariage; en Suède, 3,62 seulement (Benoiston de Châteauneuf); en France même, la moyenne des naissances, prise sur cinq ans (1821-25), est de 4,54 par mariage dans nos départements du Midi, et de 4,00 dans ceux du Nord. La fécondité augmente donc du nord au midi, et compense sous les latitudes australes les moissons plus abondantes de la mort. Dans les climats septentrionaux où la vie moyenne se prolonge, les naissances sont moins nombreuses. A Saint-Pétersbourg, de 1813 à 1822, la proportion des naissances aux décès n'a été que 100 à 134; sa population ne s'est donc soutenue dans cette période que par le renfort des immigrants.

L'histoire nous montre d'immenses populations s'ébranlant et se précipitant du Nord sur le Midi. Les événements politiques n'ont pas été l'unique mobile de ces migrations turbulentes; mais, lasses de lutter avec les climats du Nord, et de solliciter pour leur subsistance un sol ingrat, elles se sont ruées avec choc sur les terres heureuses de la France, de l'Espagne, de l'Italie : c'est le même instinct qui dirige sur les plaines fertiles de la Chine les invasions des hordes sauvages qui errent dans les déserts de la Mongolie; ce sont les mêmes causes qui entraînent les habitants de l'Irlande, du Palatinat et d'une partie de l'Alsace dans les États-Unis de l'Amérique, les Basques à Montevideo et à Buenos-Ayres, etc. Dans les plus riches contrées, l'exubérance de la population produit les mêmes effets qu'ailleurs la stérilité du sol. Toutefois, le temps des grands déplacements de masses humaines semble passé, comme celui des grands mouvements dans les éléments de la constitution géologique du globe.

Et il est douteux que les émigrations dont nous sommes les témoins, malgré les développements qu'elles prennent par intervalle, puissent affecter la force d'un pays au profit de la force d'un autre. C'est encore l'infatigable Legoyt qui a fourni à l'hygiène des données précises sur les phénomènes curieux et persistants des émigrations (1). De tous les peuples, ceux d'origine germanique (Allemands, Anglo-Saxons) ont toujours manifesté la tendance bien plus énergique à s'étendre, à porter au loin, dans le monde entier, leur placide et opiniâtre activité. Ils ont envahi la Pologne, la Gallicie, le duché de Posen, le Holstein, le Schleswig, les provinces russes de la Baltique; ils se mêlent aux Hongrois, descendent lentement les deux rives du Danube, et ont fondé des établissements en Crimée. La Hollande, comme les provinces flamandes de la Belgique, comme les deux tiers de la Suisse, portent l'empreinte du génie germanique, non encore effacée dans l'Alsace ni dans la Lorraine; ces deux provinces de la France, poussées par le même instinct, sont celles qui fournissent aux États-Unis d'Amérique la plus forte proportion du contingent annuel de l'émigration française. Celui de la race anglo-saxonne se compose, en majorité, d'Irlandais, puis, dans un rapport à peu près égal à la population, d'Écossais et d'Anglais. De 1620, année du départ des frères pèlerins, jusqu'en septembre 1853, Lock évalue à 9 millions et demi le nombre total des émigrés irlandais. Les Anglo-Écossais qui partent sont petits fermiers, petits marchands, artisans; le droit d'aînesse n'est pas étranger à leur expatriation. Après le Royaume-Uni, c'est la Suisse qui, à cause du prix élevé du sol natal, voit partir le plus grand contingent, composé de robustes agriculteurs. — La France et l'Italie comptent le moins d'émigrants; encore beaucoup des nôtres ne dépassent-ils pas l'Europe : l'Espagne attire depuis longtemps les industriels ambulants, les colporteurs des départements qui forment le groupe montagneux de la haute Auvergne (Creuze, Corrèze, Cantal); la Russie nous emprunte des ingénieurs, des ouvriers, etc., pour les chemins de fer. En 1857, les États-Unis exerçaient la plus forte attraction sur nos compatriotes; dans les trois années suivantes, cette primauté passa aux deux provinces de la Plata. Voici la statistique de notre émigration de 1857 à 1860, et l'indication du but de ses voyages :

| Destinations. | Nombre. | Proportion sur 100. |
|---|---|---|
| Europe...................... | 12,278 | 23,67 |
| Algérie..................... | 17,823 | 34,36 |
| Autres pays .............. | 456 | 88 |
| Amérique du Nord.......... | 9,999 | 19,73 |
| Amérique du Sud........... | 10,252 | 19,28 |
| Australie ................. | 121 | 23 |
| Canada..................... | 33 | 06 |
| Colonies françaises......... | 86 | 17 |
| Autres pays............... | 839 | 1,62 |
|  | 51,887 | 100,00 |

(1) Legoyt, *L'émigration européenne, ses principes, ses causes, ses effets,* avec un appendice sur *L'émigration africaine, hindoue et chinoise.* Paris, 1861, in-8.

Prise en masse, l'émigration, d'après les documents anglais, de 1847 à 1851, a présenté, en moyenne, 55 hommes pour 45 femmes, plus de célibataires que d'hommes mariés, les enfants dans la proportion de 1/5 de l'effectif total; la majorité des émigrants compris entre dix-sept et quarante ans, tous industriels et cultivateurs, les premiers plus nombreux de 7 pour 100 que les derniers. La mortalité en mer a été en raison directe de la longueur des traversées; pour une période de douze ans (1847-1858), à destination d'Australie, de Tasmanie, du Cap, de Natal et de la Nouvelle-Zélande, elle a été de 4,966 sur 257 225 émigrants, = 1,93 sur 100, le sexe masculin (adultes et enfants de un à quatorze ans) résistant un peu moins que le sexe féminin aux fatigues de la navigation. On comprend d'ailleurs la part qui revient ici aux souffrances et aux privations endurées avant l'embarquement, à l'installation et à la nourriture des passagers. Joignez à ces chances néfastes les pertes de navires nombreuses quand ceux-ci partaient sans inspection préalable, 1 voyageur noyé sur 70, tandis que les bâtiments inspectés n'ont fourni qu'une victime sur 252, et ceux armés pour le compte du gouvernement n'ont pas eu un seul sinistre à déplorer. Aujourd'hui, le trafic de ces transports humains est réglementé, surveillé, cautionné, et la sollicitude des gouvernements suit les pauvres émigrants jusqu'à leur destination.

L'accroissement de la population résulte de l'excédant des naissances sur les décès; le rapport numérique des habitants avec la surface territoriale (nombre d'habitants par lieue carrée) exprime sa densité, etc. Il suit de là que les climats se jugent finalement par l'accroissement et la densité des populations. Or les tables dressées par de Humboldt et Balbi mettent en évidence la prédilection de l'espèce humaine pour les zones tempérées, où la vie est également à l'abri des surexcitations énervantes du soleil tropical et de l'influence engourdissante des froids extrêmes, où la végétation déroule ses formes les plus variées, les plus nombreuses, et marie les produits de l'équateur avec ceux du Nord. La population afflue surtout et se multiplie rapidement sur les côtes médiocrement élevées au-dessus du niveau des mers, dans les régions largement accessibles au soleil, à l'humidité et à l'air, triple agent de la salubrité des climats et de la fécondité du sol, dans les plaines sillonnées par les grands fleuves, véritables artères du globe : telles sont la Chine, qui voit s'agiter 150 millions, d'autres disent 300 millions d'hommes, dans des plaines immenses arrosées par le Kiang et par la mer Jaune; la péninsule de l'Inde, qui fait vivre plus de 100 millions d'hommes, la Perse, l'Asie Mineure, l'Égypte, les péninsules d'Espagne et d'Italie, l'Europe tempérée. En dehors de cette zone amie de notre espèce, et à laquelle s'ajouteront plus tard les deux portions tempérées de l'Amérique, on voit 2 millions d'habitants dispersés dans l'Asie boréale sur 465 000 lieues carrées, 4 ou 5 millions de Tartares nomades dans le désert de l'Asie centrale, 80 millions d'habitants jetés sur l'immense continent d'Afrique; et, comme les climats extrêmes agissent dans le même sens, on ne trouve en Russie que 12 habitants à peine par kilomètre carré, tandis que le rapport s'élève en Autriche à 55, en Prusse à 65, en France à 67,46 (1851), en Angleterre à 129, etc. Toutefois, il ne faut pas perdre de vue le rôle énorme que joue la civilisation dans le groupement et la densité des populations. Cette influence se prononce dans les chiffres comparés des quatre derniers États sus-indiqués, qui diffèrent entre eux moins encore par leurs conditions climatologiques que par la direction des esprits, par l'activité des capitaux, par les progrès de l'agriculture et de l'industrie, etc.

## ARTICLE IV.

### DES HABITATIONS PUBLIQUES.

#### § 1. — Villes.

Les exigences du milieu et de la défense commune ont présidé à l'installation des premiers groupes humains, ainsi qu'on le voit encore sur des points éloignés du globe. Dans les régions polaires, la famille se construit des abris contre l'excessive rigueur de la température avec des blocs de glace et la neige même qui l'investit de toutes parts. Bon nombre des villes en Amérique ont eu pour rudiments des maisons construites avec les troncs d'arbres de forêts que de hardis pionniers sont venus défricher. Les feuilles de cocotier suffisent à protéger la cabane du Polynésien. Les Mélanésiens du havre Dorey bâtissent encore aujourd'hui leurs villages sur pilotis comme faisaient en Europe, en des temps reculés, les habitants des cités lacustres.

La formation des centres de population est l'origine de l'hygiène publique et le levier de la civilisation. Chez les peuples chasseurs, les instincts les plus grossiers de l'individualité sont le mobile d'une existence sauvage; chez les peuples pasteurs, les idées de propriété et de défense commune se développent même au sein d'une vie nomade. Plus tard, l'agriculture les attache au sol et les jalonne en groupes qui grossissent avec le temps. A mesure que les besoins augmentent et que les intérêts se compliquent, l'industrie grandit, la hiérarchie sociale se fortifie, les villes s'élèvent, entourées de murailles qui les protégent contre les agressions, sous la garde d'un pouvoir qui personnifie les droits et les intérêts communs : la commune existe, c'est-à-dire l'unité sociale, le type de la société civile. La religion vient la vivifier par le sentiment de la fraternité humaine et resserrer l'association des hommes : la paroisse vit dans la commune comme l'âme dans le corps. Tels furent les rudiments de nos grandes cités ; elles se sont formées par une sorte de polarisation lente et graduelle. L'hygiène publique a pris naissance à la suite des maux dont les centres populeux devinrent les foyers; elle n'a point présidé à leur formation, elle n'a point dirigé la construction de ces ruches nombreuses où s'agitent, frelons et travailleurs, les races mélangées qui constituent la plupart des agglomérations humaines; science tardive, sa tâche pratique est de réparer plu-

tôt que d'édifier, de corriger plutôt que de prévenir. Les générations antérieures ont légué aux nôtres une mission difficile : la refonte des cités, qu'elles
ont élevées dans l'ignorance ou dans l'incurie de tous les principes de la salubrité publique. Rues mal percées, constructions tourmentées, établissements
mal exposés, masures humides et sombres empiétant sur la voie publique,
pavage incomplet, système défectueux de distribution et d'écoulement des
eaux, etc. : tels sont les vices de la plupart des villes anciennes; leur régénération sanitaire impose de grandes dépenses et ne peut s'effectuer qu'avec le
secours des siècles. Assainir un quartier, c'est prolonger la moyenne de la vie
de ses habitants. Cette vérité doit sans cesse être présente à l'esprit de ceux
qui ont la direction et la responsabilité du municipe. On dresse des statues,
on construit des mairies luxueuses, des salles de spectacle, on caresse les
ruines historiques : améliorez la demeure du pauvre et de l'ouvrier; versez
l'air, le soleil et l'eau à vos administrés ; assurez le prompt et régulier enlèvement des boues et déjections ; restreignez le méphitisme envahissant des accumulations humaines et le mortel tribut que prélèvent annuellement les cachexies populaires, filles de la misère et de l'insalubrité. La puissance d'infection d'une ville se calcule d'après celle de chacune de ses habitations et de la
quantité d'eaux ménagères et de détritus de tout genre qu'elles éliminent
journellement ou qu'elles amassent temporairement; il y faut ajouter l'influence des boues formées sur la voie publique par la circulation des passants
et les pluies ; celle des boucheries, des hôpitaux et hospices, des cimetières, les
émanations et les déjections des ateliers et fabriques, etc. Que l'on réfléchisse
à tous les foyers miasmatiques qui naissent seulement des ménages entassés
dans une seule maison, et l'on se fera une idée de toutes les difficultés de la
police sanitaire.

## I. — VILLES.

1° *Exposition, emplacement, etc.* — L'étude que nous avons faite de l'air,
des eaux, du sol, des localités, etc. (tome I$^{er}$), nous dispense de discuter ici
l'opportunité des diverses expositions et le choix de l'emplacement des villes.
Il est aisé de déduire ces indications de tout ce que nous avons émis précédemment sur les conditions de salubrité extérieure ; il faut consulter la composition de l'atmosphère, la moyenne du nombre des jours de pluie, de brouillard, de neige, de gelée, de sérénité, la température moyenne de chaque saison,
la quantité d'eau qui tombe annuellement, la direction, la fréquence et la
qualité thermométrique et hygrométrique des vents qui soufflent, la nature et
les productions du sol, la configuration des masses continentales où l'espèce et
l'étendue des eaux qui les avoisinent, etc. On ne peut déterminer d'une manière générale le degré de salubrité des villes construites dans les plaines,
celles-ci différant sous le rapport du terrain, des vents prédominants, etc. La
proximité des marais est d'autant plus dangereuse que le climat est plus

chaud; le centre des forêts est défavorable; **sur le bord des fleuves et de la mer** s'élèvent des villes florissantes par leur population et leur aisance; les inconvénients qui résultent pour elles du voisinage de ces eaux sont de nature à céder aux travaux d'assainissement. Celles qui couronnent des lieux élevés et dominent tous ceux d'alentour jouissent d'un air vif et renouvelé, et se font remarquer par le bon état de la santé publique; il n'en est plus de même des villes qui, bâties sur des hauteurs, sont néanmoins dominées de tous côtés par d'autres élévations du sol, ni de celles qui occupent le fond des vallées ou les sinuosités des gorges de montagnes. La forme la plus avantageuse pour la construction des villes est celle qui étale leurs habitations, au lieu de les rassembler dans un espace plus ou moins circulaire et étroit, où les quartiers labyrinthiques du centre étouffent, pressés par une ceinture de quartiers extérieurs.

2° *Variétés de villes.* — Ce n'est pas assez que les hommes s'entassent dans des localités circonscrites, exposées aux émanations qui naissent de leur réunion, des animaux qu'ils gardent pour leur nourriture ou pour leur service, des ateliers où l'industrie multiplie ses produits, se frustrant mutuellement de l'influence salutaire des vents destinés à renouveler une atmosphère miasmatique, et du bienfait de la lumière solaire qui corrige l'humidité et stimule directement la vie; il faut encore qu'ils étreignent leurs cités de murailles, de fortifications élevées et baignées à leurs pieds par des eaux stagnantes, par des marais infects. Dans les places fortes, les quartiers qui confinent aux remparts sont humides et malsains; si les maisons sont concentrées dans un espace étroit, l'air se renouvelle mal dans les rez-de-chaussée et dans les couches inférieures des rues; le progrès de la population enfermée dans des limites infranchissables force en quelque sorte la ville à croître en hauteur. Les villes ouvertes nous paraissent dans des conditions beaucoup plus favorables. Plus les villes sont mal bâties, plus elles sont exposées aux dangers de l'encombrement.

**Les villes les plus populeuses sont, aujourd'hui :**

| Noms des villes. | Nombre d'habitants. | Noms des villes. | Nombre d'habitants. |
|---|---|---|---|
| Paris | 1 825 274 | Bristol | 154 000 |
| Lyon | 323 954 | Bradford | 106 000 |
| Marseille | 300 131 | Glasgow | 395 000 |
| Bordeaux | 194 241 | Edimbourg | 168 000 |
| Lille | 154 749 | Dublin | 250 000 |
| Nantes | 111 956 | Belfast | 120 000 |
| Toulouse | 126 936 | Pétersbourg | 586 000 |
| Rouen | 100 671 | Moskou | 336 000 |
| Londres | 3 037 990 | Odessa | 105 000 |
| Liverpool | 444 000 | Vienne | 500 000 |
| Manchester | 358 000 | Berlin | 683 000 |
| Birmingham | 296 000 | Breslau | 146 000 |
| Leeds | 207 000 | Cologne | 120 000 |
| Sheffield | 185 000 | Bruxelles | 177 000 |

| Noms des villes. | Nombre d'habitants. | Noms des villes. | Nombre d'habitants. |
|---|---|---|---|
| Anvers | 115 000 | Stockholm | 125 000 |
| Prague | 143 000 | Madrid | 281 000 |
| Pesth | 132 000 | Barcelone | 179 000 |
| Rome | 198 000 | Séville | 112 000 |
| Venise | 118 000 | Valence | 106 000 |
| Naples | 419 000 | Lisbonne | 275 000 |
| Milan | 196 000 | Bucharest | 125 000 |
| Turin | 180 000 | New-York | 815 000 |
| Palerme | 168 000 | Philadelphie | 568 000 |
| Gênes | 128 000 | Baltimore | 214 000 |
| Florence | 120 000 | Boston | 178 000 |
| Hambourg | 233 000 | Nouvelle-Orléans | 170 000 |
| Amsterdam | 267 000 | Le Caire | 265 000 |
| Rotterdam | 113 000 | Alexandrie | 170 000 |
| Copenhague | 155 000 | | |

La densité de la population est, après la construction et l'espacement des maisons et des rues, l'élément le plus important de l'hygiène des villes : si elle est excessive, le manque d'air, le défaut de renouvellement de l'atmosphère, l'infection, l'humidité, l'absence de la lumière solaire, l'insuffisance et la cherté des subsistances, la misère et les privations, deviendront la source de maladies sans nombre. Londres est le centre le plus populeux du monde; ses habitants, répandus sur une superficie de 31 576 hectares, jouissent en moyenne de 112 mètres carrés par individu; mais en réalité, à Londres comme à Paris, il y a des quartiers encombrés et d'autres qui ne le sont pas; dans la première, le type de la construction, c'est la maison de famille; dans la seconde, c'est la caserne à six étages. Cependant le docteur Farr, dans le East, a compté 243 000 habitants par mille anglais carré, ce qui donne 10 mètres carrés par personne. Motard cite, d'après le docteur Duncan, un quartier de Liverpool où il n'y a que 5 mètres 2/3 par habitant. De Prony a calculé la densité de la population en France à 0,6 par hectare, et pour Paris à 224,4 pour la même superficie, environ 372 fois plus, = environ 43 mètres carrés par habitant. La moitié de la population de Paris s'entasse dans un quart de sa superficie, et ne dispose que de 23 mètres carrés par habitant. La commission du choléra, en 1832, a constaté que dans certains quartiers la population s'accumule au point de présenter 1500 habitants par hectare : « On oserait à peine, ajoute-t-elle, confier mille arbres au même espace de terrain, si l'on tenait à les voir sains et vigoureux. » Dans le VIIIe arrondissement (avant l'annexion), chaque habitant avait 84 mètres d'espace; dans le Ier, 83; dans le Xe, 65; dans le XIIe, 59; dans le Ve, 39; dans le IIe, 31; dans le IIIe, 25; dans le VIe, 21; dans le IXe, 20; dans le XIe, 14; dans le VIIe, 12, et dans le IVe, 12. Ces chiffres n'ont pas besoin de commentaires; disons seulement que s'ils s'appliquaient à la totalité de la France, celle-ci, au lieu de 1790 habitants par lieue carrée, en présenterait 2 millions!... A un tel état de choses il n'est qu'un remède : agrandir la cité, ouvrir des rues, établir des places, abaisser les maisons, élargir et éparpiller la population;

chaque habitant doit jouir au moins de 40 mètres carrés de terrain. Les villes comparées entre elles offrent des moyennes de vie très-différentes, suivant le degré de richesse ou de misère qui y règne, suivant que leur population est agricole ou manufacturière ; mais ces résultats dérivent de causes non inhérentes aux villes et que nous étudierons ailleurs.

3° *Économie intérieure.* — Les villes se composent d'un certain nombre d'habitations privées et d'édifices consacrés à des usages collectifs : nous traiterons de ceux-ci en particulier ; quant aux premières, nous avons tracé les règles relatives à leur construction ; la salubrité d'une ville entière est la somme de la salubrité de toutes les habitations privées et de celle de la voie publique. Le nombre total des maisons en France s'élève à 7 462 545 (en 1856) ; le nombre moyen d'habitants est :

|                  | Pour une maison. | Pour un ménage. |
|------------------|------------------|-----------------|
| En France ...............  | 4,84 | 3,95 |
| Dans les villes........ ..... | 9,05 | 3,58 |

Le cadastre de 1861 fixe à 31 500 le nombre des maisons à Paris ; ce nombre, rapproché du chiffre de la population, donne une moyenne de 32 habitants par maison ; à Londres (Cité et métropole réunies), où l'on compte 300 000 maisons pour 2 400 000 habitants, la moyenne est de 8 ; d'où l'on voit qu'à Paris l'agglomération humaine est quatre fois plus serrée qu'à Londres.

On compte, en France :

|            |   |   |                        |
|------------|---|---|------------------------|
| 313 694 | maisons ayant | | une ouverture. |
| 1 805 422 | — | — | deux ouvertures. |
| 1 433 642 | — | — | trois ouvertures. |
| 996 348 | — | — | quatre ouvertures. |
| 692 685 | — | — | cinq ouvertures. |
| 2 220 757 | — | — | six ouvertures et plus. |

Nous avons déterminé la hauteur qu'il convient de donner aux maisons, l'espace qui doit séparer deux rangées de maisons et qui donne la largeur des rues (tome I, p. 558). Les règlements actuels sont insuffisants à cet égard ; dans beaucoup de quartiers de Paris récemment bâtis, on voit des maisons dont le soleil n'atteint pas le second étage et qui restent humides, malsaines. Pendant le choléra, la mortalité, dans les rues étroites, a été de 45 sur 1000, le double de la moyenne. Dans les pays chauds, l'étroitesse et la sinuosité des rues, jointes à la hauteur des maisons, corrigent les effets excessifs de la température. Mais sous tous les climats, l'air et la lumière sont les premiers agents de la salubrité ; où n'existe-t-il pas des matières organiques susceptibles de devenir insalubres par un commencement de putréfaction ! Or, l'oxygène de l'air porté sur ces matières tend à les convertir définitivement en eau, en acide carbonique et en azote, par une suite de combustions lentes, dont les produits, formés graduellement et en faible proportion, n'ont rien de dangereux pour l'économie animale; le concours de la lumière et l'élévation de la température favorisent cette tendance de l'oxygène. On voit combien il importe de faire partout de larges rues et des cours spacieuses. La rectitude de l'alignement des rues les ouvre mieux au soleil, à l'aération, à la circulation, à la perspective; elles doivent s'étendre du nord au midi, si cette direction ne les fait pas enfiler par des vents insalubres propres à la contrée; il serait utile de les faire aboutir par leurs deux extrémités à des places publiques, à des boulevards, à des carrefours, vastes réservoirs de l'air dont elles favorisent la circulation, et qui diminuent la densité de la population en augmentant l'étendue relative de l'espace occupé par un certain nombre de maisons. Les usines insalubres et tous les établissements qui mêlent à l'atmosphère des émanations délétères doivent être relégués en dehors des villes et à une certaine distance de leur enceinte : tels sont les fabriques de céruse, de couleurs, de produits chimiques, de sucre, de tabac, de poudres de guerre ou fulminantes, les boyauderies, les tanneries, les mégisseries, les abattoirs, les vidanges, les grandes distilleries, les usines à gaz, les fours à chaux et à plâtre, etc. Nous n'exceptons pas de cette loi de relégation les vacheries, les écuries un peu considérables, les pigeonniers, etc.; même prescription pour les cimetières et les voiries. Dans les villes à sol perméable, tous les établissements susceptibles de répandre des matières organiques à la surface ou dans la profondeur de la terre doivent être placés en *aval* des habitations, pour que celles-ci n'aient jamais à recevoir dans leurs fondations des infiltrations d'eau pluviale provenant des cimetières, des voiries situées en *amont* (Chevreul).

4° *Sol des villes, rues et pavages.* — Chevreul a admirablement résumé les causes qui tendent sans cesse à infecter le sol des cités. Toutes les fois que des sulfates alcalins et certaines matières organiques existent dans une eau privée du contact de l'air, il se forme des sulfures, de l'acide sulfhydrique; de là l'infection des eaux du bassin de Paris qui renferment du sulfate de chaux. Tout ce qui tend à imprégner le sol de matières organiques constitue une cause prochaine ou éloignée d'insalubrité; l'accumulation de ces matières et leur altérabilité produisent non-seulement l'infection du sol, mais celle des puits, quand le terrain est perméable sans être incessamment lavé par les eaux pluviales ou par des eaux pures de sources situées au-dessus de la ville. Débris animaux enfouis dans la terre, matières échappées des lieux d'aisances, urines projetées sur la voie publique, matières organiques qui de nos demeures passent dans le sol, matières condensées à l'état liquide dans les conduites de gaz et qui s'en échappent par les fuites, voilà les éléments d'infection des terrains habités. Si l'on y ajoute l'influence du calcaire poreux pour produire des azotates de potasse, de magnésie et surtout de chaux, on aura les corps qui produiront avec les substances organiques des effets d'insalubrité ou d'infection qui ne se manifesteraient point sans leur intervention. L'œuvre d'assainissement du sol des cités consiste donc à en empêcher l'imprégnation putride, à la restreindre au moins aux plus étroites limites, à détruire incessam-

ment les matières organiques par une combustion lente qui a pour agents
l'oxygène atmosphérique et la lumière, à en dissiper une partie par l'assimilation des végétaux ; elle ne peut donc s'accomplir que par un ensemble de
mesures telles que la relégation des voiries, cimetières, usines insalubres, etc.,
en *aval* de la ville, par la largeur des rues et des cours, et surtout par le
mouvement de l'eau aérée dans le sol pour y brûler les matières organiques.
C'est même là, suivant la remarque de Chevreul (1), l'une des plus heureuses
conséquences du drainage, savoir, le renouvellement de l'eau qui détermine
toujours l'introduction dans le sol d'une certaine quantité d'air si utile à la
végétation, si nécessaire à la combustion lente des débris organiques : le drainage établit une circulation entre l'atmosphère et le sol au moyen du mouvement de l'eau. Tel est aussi l'avantage des eaux pluviales pénétrant dans un
terrain creusé de puits qu'elles alimentent ; sorte de drainage naturel très-
propre à laver un terrain infecté d'une petite étendue, à délayer et à entraîner
les eaux chargées de matières organiques qui se déversent de nos maisons
dans le sol. Aussi le pavage, qui s'oppose à l'imbibition des eaux météoriques,
ne profite-t-il pas à la salubrité de toutes les localités où il est appliqué ; il
compromet celle des eaux des puits, creusés dans des terrains perméables, et
par suite l'assainissement des couches inférieures du sol. Cette influence du
pavage des villes sur la qualité des eaux de puits, Franklin l'a prévue, ainsi
que la nécessité de demander aux rivières, aux sources éloignées, la quantité
d'eau potable nécessaire à la consommation publique : « J'ai observé, dit-il,
que le sol de la ville étant pavé ou couvert de maisons, la pluie était charriée
loin et ne pouvait pénétrer dans la terre et renouveler et purifier les sources,
ce qui est cause que l'eau des puits devient chaque jour plus mauvaise et
finira par ne pouvoir plus être bonne à boire, ainsi que je l'ai vu dans les
anciennes villes. « Mais là où le sol est perméable aux eaux d'un grand fleuve
qui alimente les puits, mieux vaut paver les rues et les places et faire des égouts
étanches qui portent les eaux impures en aval de la ville. Chevreul reconnaît
d'ailleurs lui-même l'absolue nécessité du pavage dans les cités populeuses
pour éviter les ornières, les mares d'eau, les boues, pour diminuer en été la
poussière, pour éloigner des maisons une grande partie des eaux pluviales et
ménagères ; il est donc la condition première de la propreté des rues, qui sans
lui présenteraient une surface marécageuse. Beaucoup de villages et de petites
villes perdent, à cause du défaut de pavage, les éléments de salubrité que leur
assureraient leur site et leur exposition. Sa mise en usage date du règne de
Philippe-Auguste (1184) ; mais il n'a été adopté d'une manière générale que
plusieurs siècles après. Avant l'application du pavage à toutes les rues, Paris
était plus exposé aux fièvres intermittentes ; le revêtement pierreux du sol
oblitère une large surface d'émanations délétères. Le mode du pavage usité

(1) Chevreul, *Bulletin de la Société centrale d'agriculture*, 1850 à 1851, 2ᵉ série,
t. VI, p. 165.

dépend des ressources locales ; sa durée et son prix de revient décident le choix des matériaux qui sont : les pierres siliceuses, granitiques, volcaniques, basaltiques, parfois calcaires, et surtout le grès débité en cubes et disposé sur une couche de sable ; il constitue le pavage le plus dur et le plus résistant. Les briques, posées de champ, que l'on voit dans quelques villes, ont moins de solidité que la pierre de Volvic, les polygones basaltiques ou les granits. En matière de pavage, le progrès consiste à substituer au gros pavé de grès cubique de 0$^m$,22 de côté les pavés en porphyre de plus petites dimensions. Les cailloux roulés que l'on utilise dans certaines localités où ils abondent, serrés entre eux et mal liés par une couche de graviers, offensent le pied par leurs aspérités, par leurs angles, et triplent la fatigue de la marche. On a essayé de substituer au pavage ou dallage de pierre l'emploi du bois et du bitume.

Le pavage en cubes de bois très-dur, taillés à pans, est expérimenté sur une large échelle à Londres et à Saint-Pétersbourg, où on l'a appliqué dès 1834 au pavage de quelques rues. On en a fait à Paris des essais partiels qui ne paraissent point en encourager l'extension, d'ailleurs fort dispendieuse ; le système qui a le mieux réussi à Paris consiste à poser des blocs de sapin sur une couche épaisse de chaux, de sable et de ciment ; ces blocs, de forme rhomboïdale, et ayant 0$^m$,18 de haut, sont réunis par des chevilles de bois passant dans des trous, et présentent à leur surface des rainures croisées pour empêcher les chevaux de glisser ; avant de les poser, on les assemble en panneaux au moyen de chevilles. Le pavage coûte 16 francs le mètre. Il amortit les retentissements de la circulation et convertit la voie publique en une sorte de parquet élastique ; il diminue le tirage au point qu'un cheval traîne sur un pavage de bois une charge équivalente à celle de quatre chevaux sur un pavage de grès. Peut-être favorise-t-il moins l'écoulement des liquides dont il absorbe une partie ; le frottement des roues et des pieds en détache une poussière ligneuse que pétrit l'eau pluviale et qui forme à la surface des rues ainsi recouvertes une boue de matière organique ; il n'est pas impossible que, sous l'influence des chaleurs de l'été, il en résulte un foyer d'émanations, surtout si l'on considère que la matière ligneuse disparaît par vaporisation dans les marais à sphère d'intoxication active, tandis que dans les climats à température moyenne annuelle au-dessous de 12 degrés centigrades, elle ne se dissipe plus et donne lieu aux dépôts de tourbe (1). Il est d'ailleurs très-difficile d'obtenir des bois qui remplissent les deux conditions essentielles d'un bon pavage, dureté et homogénéité. Les changements brusques de température ont pour effet de détériorer les meilleurs bois. Peut-être les bois imprégnés de substances conservatrices serviraient-ils plus utilement au pavage.

Les bitumes sont de deux sortes : l'un, dit minéral ou asphaltique, est un produit naturel, très-employé par les anciens dans un grand nombre de constructions, et dont l'usage, renouvelé de nos jours, tend à se propager de plus

(1) Communication verbale de M. Boussingault (1845).

en plus (naphte, pétrole, bitumes liquides, malthe ou pissasphalte, bitume glutineux, asphalte ou bitume de Judée, des momies, bitume solide); l'autre est un produit artificiel, un goudron minéral qu'on obtient en distillant le charbon de terre pour en extraire le gaz hydrogène; il a les principales propriétés du bitume asphaltique. La préparation de ces bitumes au milieu de nos rues produit des vapeurs qui, sans être délétères, affectent l'odorat d'une manière désagréable et agacent la muqueuse des voies aériennes : par les temps humides et doux, leur odeur est forte, âcre, pénétrante; elle peut incommoder si elle se concentre dans des lieux étroits et fermés. Les bitumes, étendus en couches minces, sont élastiques, durables; ils exigent peu de réparations; leur surface lisse empêche la stagnation des eaux et se dessèche rapidement après les pluies; mais leur établissement est coûteux, et ils ne résisteraient pas longtemps aux pressions des voitures pesamment chargées; leur usage se restreindra aux trottoirs, caves, passages, souterrains, casemates. La chaussée d'asphalte a été essayée pour la première fois à Paris en 1850; on l'établit aujourd'hui sur une couche de béton de chaux hydraulique de $0^m,10$ d'épaisseur, sur laquelle on répand et pilonne de l'asphalte pulvérisé et chauffé à 140 degrés environ. La roche est broyée à l'usine, chauffée et désagrégée dans des fours spéciaux d'où elle sort en poudre; portée sans délai sur le chantier, étendue presque à la même température qu'au sortir du four, et comprimée, soit avec des pilons de fer chauffés, soit avec de lourds cylindres de fer maintenus à une température élevée par un foyer central. Le mètre carré à $0^m,04$ d'épaisseur revient à 14 francs; 1 franc de plus pour chaque centimètre d'épaisseur en excédant; la dépense annuelle d'entretien est de 1 à 2 fr. Les trottoirs ou bandes bilatérales des rues, rendus obligatoires sous certaines conditions par une loi de 1845, sont à la fois un assainissement pour l'étage inférieur des maisons et une aisance de circulation pour les piétons. Le danger d'incendie n'est point à redouter pour le bitume minéral qui ne contient qu'un cinquième de matière combustible, des charbons incandescents, des fers rougis le fondent sans l'enflammer; une fois allumé, il donne une flamme léchante ou par ondes qui se déroulent au-dessus de la matière en combustion. Le bitume fourni par la distillation de la houille s'enflamme plus facilement à cause de sa plus grande fluidité.

Le macadam, qui a tant contribué à l'amélioration des routes ordinaires et en assure l'entretien, est appliqué aujourd'hui, au moins en partie, à la construction des voies urbaines. Il consiste à empierrer le sol, à le tasser une première fois par l'action du rouleau compresseur, puis à y répandre des matières d'agrégation destinées à fournir la gangue nécessaire à la liaison des pierres de la couche superficielle; ces matières sont les sables qui proviennent de l'usure des chaussées, et qu'on lave à grande eau pour les débarrasser de corps étrangers. Les cylindres ou rouleaux compresseurs, que l'on fait passer à grand renfort de chevaux ou par une locomotive (rouleau à vapeur), sur les chaussées nouvellement construites, épargnent aux roues des voitures le labeur cahotant et quelquefois dangereux de l'écrasement des pierres, et procurent plus promptement la liaison des divers éléments du macadam. Malheureusement, sur les voies centrales des grandes cités, la circulation est tellement active qu'il n'existe pas de matériaux assez durs pour y résister longtemps. De là, en été, une poussière que les vents et les voitures soulèvent par tourbillons; en hiver, une mare boueuse qui embarrasse et salit le piéton. L'arrosage et l'ensablement n'y peuvent rien; poussière et boue se reforment à mesure qu'on les enlève, et les flaques, qu'il faut incessamment combler, nécessitent un dispendieux travail d'entretien. L'expérience a fait exclure toute pierre molle de la composition du macadam; on donne la préférence aux matériaux les moins hygrométriques et les plus résistants. A Paris, après avoir essayé les basaltes, les trapps, les porphyres, les quartzites et autres pétrosilex de toute la France, on a fait choix, pour les voies les plus fatiguées (rue de Rivoli, boulevards), du porphyre de la Mayenne, des quartzites métamorphiques de la Sarthe, et, pour les artères les moins fréquentées, des meulières siliceuses et des silex purs.

Pour l'hygiène des habitants riverains de ces chaussées macadamisées, tenons compte de l'amortissement des bruits de la circulation diurne et nocturne sur le pavé ordinaire, ainsi que des trépidations que le lent passage des lourds chariots de camionnage et autres impriment aux maisons. Il faut avoir subi comme nous le supplice de ce vacarme et de ces ébranlements, dans l'une des rues les plus agitées de Paris, pour apprécier le bienfait de leur notable atténuation au moyen du macadamisage. Les voies pavées et macadamisées conservent le premier rang; à la fin de 1867, Paris avait 4 900 000 mètres carrés de chaussées pavées, et 2 150 000 mètres carrés de chaussées macadamisées, pour 160 000 mètres carrés de chaussées asphaltées.

Chevreul a constaté que la couche noire qui se trouve entre et sous le pavé des rues de Paris contient du fer métallique, de l'oxyde de fer intermédiaire ou du fer sulfuré. Cette couche, qui tend en définitive à se convertir en peroxyde de fer, est une matière combustible qui défend les couches inférieures du sol de l'action de l'oxygène; elle s'oppose à la transmission de l'oxygène que l'eau entraîne dans le sol; or, cet oxygène est nécessaire à la destruction des matières organiques que le sol renferme, et par conséquent à son assainissement. Le fer trouvé dans cette couche noire provient de l'usure des roues et des fers des chevaux.

Les trottoirs ont le double avantage de diminuer l'humidité de la partie inférieure des maisons et d'assurer la sécurité des piétons; il convient de leur donner une pente légère pour l'écoulement des eaux; sous leurs rebords, sont cachés les ruisseaux latéraux dans le système des chaussées bombées, très-préférable à celui des chaussées fendues ou à thalweg central et à ruisseau médian, incessamment battu par les pieds des chevaux et par les roues des voitures, qui en projettent les fanges sur les deux côtés de son parcours. On applique aujourd'hui à la confection des trottoirs un mastic composé de 72 parties de roche asphaltique broyée et bien tamisée, de 6 ou 8 parties de bon bitume, de 1 partie de goudron minéral et d'une demi-partie de sable siliceux. Les trottoirs de bitume ne coûtent que 7 francs le mètre carré et 70 centimes d'entretien par an, tandis que ceux de granit reviennent à 22 francs; mais les premiers exigent de fréquentes réparations, se détériorent, se couvrent alors d'une nappe d'eau pluviale, sans écoulement, etc. Le dallage *Sébille*, à base d'ardoises, ne revient qu'à 16 francs le mètre carré; composé d'un mélange de débris d'ardoises réduits en poudre fine, de sable et de brai chauffé, trituré et comprimé, il s'emploie en dalles de 7 à 8 centimètres d'épaisseur, rejoin-toyées au ciment et posées sur une couche de béton de 10 centimètres, et sou-tenue, du côté de la voie publique, par une bordure de granit.

5° *Plantations.* — La règle est aujourd'hui de border d'une rangée d'arbres les contre-allées de chaque voie publique ayant plus de 26 mètres de largeur; à partir de 36 mètres, on plante deux rangées d'arbres dans chaque contre-allée; à plus de 40 mètres, on dispose, au milieu de la voie, un plateau planté d'arbres et séparé, de chaque côté de la façade des maisons, par une chaussée et un trottoir. Les lignes d'arbres doivent laisser entre deux rangées, comme entre chaque rangée et la façade des maisons, un intervalle de 5 mètres, et rester éloignées de $1^m,50$ de la bordure des trottoirs. On s'est exagéré l'in-fluence des plantations d'arbres dans l'intérieur des villes sur la pureté de l'air. Il n'existe aucune proportion entre la purification atmosphérique que procure la respiration de quelques milliers d'arbres et la production d'acide carbonique résultant de la vie d'une grande cité. Jeannel (1) a calculé qu'il faut un hectare de forêt pour compenser à peu près la viciation atmosphérique résultant de l'existence de deux hommes, et que la quantité d'acide carbonique versée dans l'atmosphère par la ville de Bordeaux ne pourrait être journellement décom-posée que par la végétation de 50 000 hectares de forêts. Chevreul (2) observe d'ailleurs que, lorsque l'oxygène se dégage des parties vertes sous l'influence de la lumière, il doit s'élever dans l'atmosphère et non en gagner la région inférieure. Trop rapprochés des maisons, les arbres les rendent humides par leur propre évaporation, par celle des eaux pluviales qu'ils retiennent, par leurs alternatives de condensation nocturne et d'évaporation diurne de l'humidité atmosphérique; et, s'ils procurent une ombre agréable pendant quatre mois, ils interceptent pendant huit autres mois l'air et la lumière. Faut-il les proscrire dans les cités populeuses? Non; ils y ont une utilité incontestable pour com-battre incessamment l'insalubrité produite ou sur le point de se produire par les matières organiques et la trop grande humidité du sol: « Les racines, ra-mifiées à l'infini, enlevant à la terre qui les touche l'eau avec des matières or-

---

(1) Jeannel, *Mémoires sur les plantations d'arbres dans l'intérieur des villes* (*Annales d'hygiène*, 1850, t. XLIII, p. 49).

(2) Chevreul, *Mémoires sur plusieurs réactions chimiques qui intéressent la salubrité des cités populeuses* (*Annales d'hygiène*, 1853, t. L, p. 5).

ganiques et des sels que ce liquide tient en solution, rompent l'équilibre d'humidité des couches terrestres : dès lors, en vertu de la capillarité, l'eau se porte des parties terreuses les plus humides à celles qui le sont le moins, en raison de leur contact avec les racines, et ces organes deviennent ainsi la cause occasionnelle d'un mouvement incessant de l'eau souterraine, extrêmement favorable à la salubrité du sol. » (Chevreul.) On peut apprécier l'intensité de cet effet d'après l'expérience bien connue de Hales, qui constata, sur un *Helianthus annuus*, une transpiration de 1 livre 14 onces d'eau en vingt-quatre heures. Ainsi les eaux qui pénètrent dans la terre avec les matières organiques altérables et des matières salines sont, dans la belle saison, aspirées sans cesse par les végétaux, qui en évaporent la plus grande partie, après en avoir fixé une partie avec les principes organiques et salins qu'elle tenait en solution. Un autre avantage des jardins et plantations compris dans l'aire des villes est d'atténuer la densité de la population, de ménager des espaces libres; les squares sont le refuge, le promenoir des enfants, des vieillards, incapables de parcourir les distances qui séparent les grandes villes des promenades publiques; on doit exiger que les arbres ne soient plantés que dans les rues de 25 à 30 mètres de largeur; qu'ils laissent toujours entre eux et la façade des maisons un intervalle de 10 mètres, afin qu'ils puissent s'étendre sans nuire aux fondations de ces maisons et aux murs des égouts; qu'ils soient élagués à la hauteur de 7 à 8 mètres et leurs branches rejetées vers le milieu de la chaussée. Quant au choix des espèces, l'ormeau et le tilleul, si répandus dans les villes, n'ont point le feuillage épais, la croissance rapide, la santé robuste et la racine pivotante qui conviennent à cette destination. Ce choix est subordonné à une condition vitale de la végétation : c'est que les racines trouvent, en plongeant dans le sol, les matériaux indispensables à la nutrition de l'arbre, sans rencontrer des principes délétères, tels que les vapeurs liquéfiables du gaz d'éclairage ou des couches absolument privées d'oxygène atmosphérique. Une vaste cuvette, creusée au pied de ces arbres et recouverte d'une grille mobile de fonte, permet au sol de s'imprégner de l'eau d'arrosage que des lignes de drains portent avec l'air jusqu'à leurs racines. Le gaz circule dans des conduites maîtresses, isolées dans un petit acqueduc en maçonnerie, et les conduites de distributions sont entourées d'un système de drains qui écoulent à l'air libre le gaz provenant des filtrations et des fuites. Avec toutes ces précautions, on voit trop souvent s'étioler les arbustes dans l'air vicié de nos boulevards et de nos rues.

6° *Irrigation urbaine, approvisionnement d'eau.* — L'hydrographie de la cité a pour éléments le rapport de la surface du sol: 1° avec celle des eaux qui le sillonnent ou en recouvrent une partie (canaux, rivières, ruisseaux, mares, abreuvoirs, ports); 2° avec la quantité annuelle de l'eau météorique. Elle a pour but: 1° de fournir le volume d'eau qu'exigent les besoins particuliers et ceux de la cité; 2° d'éconduire les eaux qui ne servent pas à la consommation et celles que l'on peut considérer comme excrémentitielles. L'eau est amenée dans les villes, soit à l'aide d'aqueducs, dont les anciens avaient perfectionné la construction, soit au moyen de tuyaux souterrains qui, prenant l'eau à un réservoir élevé, serpentent à des niveaux différents pour la déverser dans les divers quartiers. Dès les premiers développements de l'industrie, les moteurs hydrauliques, puis les machines à vapeur ont été employés, avec le secours des pompes, à puiser et à distribuer dans les villes l'eau des rivières, des fleuves qui les traversent ou les avoisinent, au moins pour les usages du municipe et des usines, manufactures, fabriques, ateliers, etc., qui s'y multiplient, comme il a fallu pourvoir à la consommation des habitants par des dérivations de sources et de cours d'eau qui, amenés sur un point culminant de leurs cités, leur fournissent sur tous les points de leur enceinte, et jusqu'aux divers étages de leur demeure, une boisson fraîche et limpide en toute saison. L'alimentation des villes en eaux, encore si imparfaite dans la plupart d'entre elles, est aujourd'hui facilitée par la découverte de Vicat sur la nature intime des ciments, par la fabrication artificielle de ces produits, qui font concurrence aux meilleures chaux hydrauliques, par les progrès de l'art du fondeur, qui remplace, par des conduites de fonte de $1^m,20$ et plus de diamètre, les petits tuyaux de plomb, de 2 à 3 centimètres, que les Romains ont employés quelquefois pour franchir les vallées en conduite forcée, quand ils ne les traversaient pas à l'aide de ponts-aqueducs monumentaux.

La quantité et la qualité des approvisionnements d'eau nécessaire aux agglomérations urbaines est le premier problème à résoudre ici. En réservant au service privé, comme on dit aujourd'hui (1), les eaux de sources, et au service municipal (bornes-fontaines, bains, lavoirs, lavage des ruisseaux, eaux industrielles, etc.) celles des rivières et des canaux, l'administration de Paris a posé le principe d'une distinction pratique, comme elle a réalisé, par un ensemble de travaux qui règlent à la fois son approvisionnement d'eau et sa canalisation souterraine, la plus magnifique application de l'hygiène publique dans les temps modernes. En 1852, Guérard (2), s'inspirant des idées de Darcy qui, après avoir étudié la question en Angleterre et en France, a doté Dijon d'une large provision d'eau de source, fixait à 130 et au minimum de 100 litres par jour la ration d'eau nécessaire à chaque habitant d'une ville pour tous les besoins, y compris ceux du municipe et de l'industrie. Depuis, on l'a portée à 200 litres en moyenne. Dès 1851, la dépense s'élevait, à Philadelphie, à 250 litres par habitant; en 1853, à New-York, les samedis et pendant les grandes chaleurs, à plus de 400 litres. En 1854, Paris ne disposait encore que de 148 000 mètres cubes d'eau par jour, fournis en majeure partie par le canal de l'Ourcq, créé sous le premier empire, et se réduisant en réalité à 90 ou 100 000 mètres cubes par l'insuffisance du système de distribution; ce qui donnait 100 litres par jour et par individu; aujourd'hui la

(1) Ed. Huet, *Alimentation en eau et assainissement des villes*, Exposition universelle de 1867, collect. des *Rapports du Jury international*, etc, t. II.

(2) Guérard, *Du choix et de la distribution de l'eau dans une ville*, thèse de concours.

ration est de 139 litres, et dans trois ou quatre ans, elle sera de 200 litres
environ, par suite de la dérivation des sources de la Vanne, et elle pourra
être doublée, si un projet de dérivation d'eau de la Loire reçoit son exécution.
Il n'est prévisions trop amples pour l'alimentation en eau d'un centre tel que
Paris; il n'est ressources d'exécution à négliger : la ville, depuis 1862, a installé deux nouvelles pompes à feu sur la Seine en amont, une usine hydraulique sur la Marne à Saint-Maur, elle fait forer deux nouveaux puits artésiens,
elle augmente le débit du canal de l'Ourcq par l'installation de deux usines
hydrauliques utilisant des chutes de la Marne pour refouler de l'eau dans le
canal pendant la saison des basses eaux. Un aqueduc souterrain de 130 kilomètres de longueur amène à Paris, à 80 mètres au-dessus des quais de la
Seine, les sources de la Dhuys, 40 000 mètres cubes d'eau par vingt-quatre
heures. Le prix du mètre cube d'eau ainsi emmagasiné à plus de 80 mètres
au-dessus de l'étiage de la Seine ressortira à $0^f,068$; celui de l'usine Saint-
Maur, élevé à une hauteur moyenne effective de 70 mètres, à $0^f,026$. — En
somme, Paris exige aujourd'hui un approvisionnement de 420 000 mètres
cubes d'eau, à savoir : 250 000 pour les services publics, et 170 000 pour
les services privés, et elle les demande :

| | | |
|---|---|---|
| Aux eaux de la Dhuys.............. | 40 000 | mètres cubes. |
| —    de la Vanne............... | 90 000 | |
| —    du canal de l'Ourcq......... | 105 000 | |
| —    de la Seine .............. | 44 000 | |
| —    de la Marne............... | 120 000 | |
| —    des puits artésiens........... | 21 000 | |
| | 420 000 | |

Nos villes de province les plus richement pourvues d'eau sont : Carcassonne
(3 à 400 litres par jour et par individu), et Dijon (198 à 600 litres); Toulouse, 78 ; Narbonne, 85, etc. L'insuffisance, c'est ce qui domine en France
et en Europe. La consommation d'eau a doublé à Londres en quinze ans, et
sur les 500 000 mètres cubes d'eau qui lui sont distribués à l'aide de
11 000 chevaux-vapeur, 300 000, c'est-à-dire le tiers du débit de la Tamise
à Hampton, en amont de Londres, y passent au préjudice des riverains d'aval;
200 à 225 000 proviennent de River Lea. Aussi l'un des grands ingénieurs de
l'Angleterre, Bateman, l'auteur de la dérivation du lac Katrine, à Glasgow,
propose d'employer 250 millions à dériver sur Londres des sources qui en
sont éloignées de 300 kilomètres, et d'amener par ce moyen un million de
mètres cubes d'eau par jour à 8 mètres au-dessus du niveau de la Tamise.
Glasgow a dépensé 23 millions en construction de 42 kilomètres d'aqueduc et
17 millions en indemnités pour doter chacun de ses habitants de 560 litres
d'eau par jour. Manchester n'en accorde aux siens que 190 en moyenne. Si
libérales que paraissent ces rations, que sont-elles à côté des 300 000 mètres
cubes d'eau par vingt-quatre heures que la ville de Washington offre à ses
70 000 habitants. New-York, Philadelphie, Boston, rivalisent de hardiesse et

de luxe pour la satisfaction des besoins d'eau de leurs habitants sur une échelle de consommation, hélas ! inconnue de la plupart de nos villes. C'est ainsi que New-York a pu renoncer à ses eaux de puits très-dures et devenues insalubres par l'extension de l'industrie et des cimetières, en inaugurant dès 1842 un aqueduc souterrain de 66 kilomètres de longueur, qui verse par jour à ses 1 100 000 habitants 160 000 mètres cubes d'eau dérivés de la rivière du *Croton*.

Les réservoirs ont à la fois pour objet de régler la distribution de l'eau, de maintenir dans la canalisation une pression constante et de prévenir les inconvénients qui résultent des distributions directes sur les conduits de refoulement (Huet). Dans le cas de l'alimentation par dérivation de sources ou de cours d'eau, le réservoir emmagasine l'eau nécessaire pour le temps que peut durer la réparation d'un accident, une visite d'inspection, un travail d'entretien dans l'aqueduc. Si le système fonctionne à l'aide de machines, le réservoir, réduit au rôle d'un régulateur, n'exige que peu de capacité, mais des machines de supplément sont nécessaires pour éviter toute interruption dans le service. Celui des eaux de la Dhuys, sur les hauteurs de Ménilmontant (1865), représente un bassin de plus de 2 hectares de superficie sur 5 mètres de hauteur, pouvant loger un volume de 100 000 mètres cubes d'eau à près de 80 mètres au-dessus du niveau des quais de la Seine ; une conduite spéciale permet de jeter les eaux dans le réseau de la circulation. A Londres, la distribution des eaux, s'opérant par les machines, ne comprend qu'une surface totale de 7 hectares environ de réservoirs couverts ; ceux de Manchester comportent un approvisionnement de 1 360 000 mètres cubes d'eau, et, à Glasgow, l'eau dérivée du lac Katrine emplit un réservoir découvert de 28 hectares environ de superficie, recevant 2 250 000 mètres cubes d'eau à 94 mètres au-dessus du niveau de la Clyde.

Le filtrage en grand des eaux de rivière n'a pas fait de progrès notable : on doit mentionner toutefois l'application faite avec succès par Beaugrand des cloisons perforées à la clarification des eaux des réservoirs de Ménilmontant. Ce système consiste à faire participer à la vitesse d'écoulement toute la masse d'eau qui traverse un bassin de dépôt, en faisant appel à ces eaux vers l'aval, par une cloison verticale percée de trous sur toute sa hauteur ; il a été employé dès 1828 par un ingénieur des mines pour la clarification des eaux de lavage des minerais ; c'est une sorte de préparation au filtrage, propre à retarder l'encrassement des filtres. — Toulouse profite toujours de ses filtres naturels dont elle prolonge les galeries ouvertes dans les graviers d'atterrissement de la Garonne. On fait à Lyon un essai d'imitation artificielle de ces filtres, en creusant sur les bords du Rhône, à 3 mètres en contre-bas de l'étiage, une galerie et des bassins filtrants. — Vienne trouve une eau excellente dans une galerie souterraine en maçonnerie, construite parallèlement au Danube, à 200 mètres environ de distance et à 5 mètres en contre-bas de son niveau moyen. — Londres en reste à ses filtres de gravier, couches de 1m,50 environ, allant du sable le plus fin jusqu'au gros gravier et donnent 6 à 8 mètres cubes d'eau par vingt-quatre heures et par mètre carré de surface filtrante, sous une charge de 1$^m$,50 à 2 mètres d'eau. — A Paris, le filtre le plus usité est celui de Vedel-Bernard (fontaines marchandes de la ville), à haute pression, cylindre de tôle hermétiquement clos, contenant des couches successives de déchets de laine ou d'éponge préparée au tannate de fer, de grès, de charbon et de gravier, et se nettoyant par le lavage des éponges et de la laine; sous une charge de 15 mètres, 1 mètre carré de surface filtrante fournit 190 mètres cubes d'eau par vingt-quatre heures. Le grand appareil Bourgoise n'a d'autre agent de clarification que le feutre seul, c'est-à-dire une matière animale non exempte d'inconvénients, si bien préparée qu'elle soit; l'eau y marche de bas en haut et, pour le nettoyer, on y renverse le courant. Le feutre fortement comprimé, rendu imputrescible par une préparation de cachou et maintenu entre deux grilles métalliques galvanisées, s'adapte par la diversité de ses formes à tous les usages (filtre de poche, filtre à siphon, filtre de ménage) et l'on peut y superposer une couche de charbon, facile à renouveler. Le filtre *Burrq* a pour élément une pierre artificielle, fabriquée avec la terre à poterie de grès rendue plus ou moins poreuse par un mélange de sciure de bois qui se brûle à la cuisson de la terre; il se nettoie aussi par le courant renversé et par le brossage de sa surface extérieure.

Les conduits de distribution des eaux ont pris un développement proportionnel aux besoin des cités; Paris qui, en 1854, en avait 213 000 mètres, en compte aujourd'hui 1 340 000. La conduite de fonte avec joints à bagues est seule adoptée à Paris pour la pose en égout; et l'ingénieur des mines Mille (1) en a fait valoir les avantages; E. Huet (*loc. cit.*) y a moins de confiance pour la pose en terre. Les divers systèmes de joints de caoutchouc vulcanisé ont les inconvénients de cette matière, cassante si elle l'est trop, et se décomposant peu à peu si elle ne l'est pas assez. Les tuyaux Chameroy, de tôle et bitume, sont d'un très-bon emploi là où il y a peu de coudes, de raccords, de brusques variations de pression, plus propres à conduire les eaux qu'à les distribuer. Les tuyaux de fonte, malgré l'abaissement du prix de cette matière, coûtent encore 20 pour 100 de plus que les précédents; ils peuvent donner lieu à la longue et avec certaines eaux (Versailles, Grenoble, Toulon) à des tubercules ferrugineux qui diminuent leurs diamètres et qui paraissent dus à l'oxydation du fer par une action électro-dynamique liée au défaut d'homogénéité de la fonte (Payen). On évite cet effet avec la fonte blanche qui est plus homogène, ou par un enduit intérieur de chaux hydraulique (Vicat et Guaymard). Les conduits de poterie conviennent parfaitement pour une faible pression d'eau. En Angleterre, les poteries sont d'un usage général pour le drainage des maisons. Les tuyaux de ciment de Grenoble, appliqués à la dérivation des eaux

----

(1) Mille, *Notice sur les eaux, les égouts, etc.* Exposition universelle de Londres, 1862.

de Nice, se comportent très-bien sous une pression de trois atmosphères ; il en est de même des tuyaux de terre cuite émaillée avec joints en ciment. La gutta-percha remplace économiquement le plomb dans les branchements ; plusieurs maisons de la rue de Rivoli à Paris ont une distribution toute montée en gutta-percha.

Paris dispose d'un double réseau de canalisation : l'un est affecté aux eaux de sources pour le service privé, domestique, familial, le seul dont on se préoccupe en Angleterre ; l'autre assigné au service public, municipal, industriel, les deux réseaux comprenant chacun un service haut et un service bas ; leurs conduites ont jusqu'à $1^m,10$ de diamètre et seront toutes incluses dans les égoûts, quand sera achevé le drainage souterrain de la ville, reposant sur consoles jusqu'au diamètre de $0^m,60$, sur colonnettes de fonte au delà de ce diamètre, la borne-fontaine et la bouche sous-trottoir servant à répandre l'eau sur la voie publique, à nettoyer les ruisseaux. Ces appareils ont reçu un notable degré de perfection. La borne-fontaine avec robinet de jauge cède le pas à la bouche sous trottoir qui répond à une double indication : lavage des ruisseaux et prise d'eau à haute pression pour l'arrosage et l'incendie ; elle a un débit de 2 litres par seconde. Pour tout ce qui concerne l'entrée de l'eau dans les maisons, son ascension, son emmagasinement à chaque étage dans une caisse de zinc avec trop-plein assurant l'écoulement à l'égout en cas d'accident, la soupape à flotteur destinée à prévenir le *coup de bélier* en introduisant l'eau tangentiellement par la partie inférieure, le système de distribution par compteur justement exclu de la pratique de Paris, etc, nous renvoyons aux publications spéciales. Nous profitons, pour la meilleure installation hydrographique de notre grande ville, des expériences qui l'ont précédée en Angleterre et ailleurs. Ainsi, tandis qu'à Londres le service se fait successivement par quartier dont chacun n'a que deux heures sur vingt-quatre pour s'approvisionner, au risque de manquer d'eau jusqu'au lendemain, dans telle maison où une dépense accidentelle aura excédé les prévisions, chaque habitation à Paris aura sa prise d'eau sur la conduite de la rue, le réseau complet y fonctionnera sans interruption.

Le drainage des maisons et le développement rapide de la canalisation souterraine de la voie publique sont l'heureuse conséquence de cet intelligent système d'approvisionnement d'eau.

Les eaux amenées par les conduits et portées jusque dans l'intérieur des habitations, se déversent, contaminées par les usages domestiques, dans les égouts souterrains : c'est le drainage des maisons, tel qu'il se pratique en Angleterre et qu'il se pratiquera bientôt à Paris ; ou elles sont offertes à la consommation du public par le moyen de fontaines, et s'écoulent, après avoir servi ou non, par un réseau de ruisseaux qui se jettent dans les égouts. Les deux modes d'irrigation urbaine donnent lieu à deux courants en sens opposé, un courant afférent d'eaux pures et un courant efférent d'eaux infectes. Dans le premier, l'eau pure circule d'étage en étage, avec elle la pro-

prêté et la salubrité ; les immondices et les vidanges se perdent avec l'eau
sale dans les égouts, et ces liquides d'égouts servent depuis plusieurs siècles, à Milan et à Édimbourg, à l'irrigation fécondante des terres, en attendant que la science parvienne à en extraire, par les procédés industriels, les
sels ammoniacaux et les matières organiques susceptibles d'être converties
en engrais solides. Les moyens économiques d'arrosage dispenseront même
de cette recherche, car quel engrais plus efficace que ces liquides enrichis
d'ammoniaque par les vidanges particulières, de terreau, de chaux, de
potasse, de soude et de silice, par la boue des rues et par l'usure des chaussées ? Dans le second mode, les eaux ménagères, les eaux salies, s'écoulent à
l'air libre dans des ruisseaux souvent infects, en même temps que les habitations exigent des réserves d'eau d'une conservation plus ou moins difficile. On
remédie à l'insalubrité des ruisseaux par le flot périodique des bornes-fontaines. Pour un lavage efficace des ruisseaux, on a calculé que leur écoulement doit donner à peu près 1 litre 65 d'eau par seconde (à peu près
8 pouces de fontainier). A Paris, chaque borne-fontaine a une chasse de
300 mètres de ruisseau. Il faut que la masse d'eau versée soit considérable
relativement à celle des eaux impures qui sortent des maisons, et qu'elle ait
un mouvement rapide. Si l'eau répandue sur la voie publique ne satisfait pas à
cette double condition, il arrive qu'une certaine quantité de matières organiques s'y altère, tandis qu'une autre portion, en pénétrant dans le sol, s'ajoute
à celle qu'il reçoit toujours de nos habitations, malgré toutes les précautions
(Chevreul); alors les ruisseaux exhalent l'odeur ammoniacale des urines, et, si
le sol contient du plâtre, la stagnation des liquides organiques dans les interstices du pavé donnera naissance à du sulfure. Telle est la source du méphitisme des ruisseaux de Villejuif en été et en automne ; on peut y remédier en
augmentant la pente et en cimentant les pavés.

7° *Égouts*. — On appelle ainsi des canaux souterrains ou découverts destinés à conduire dans des cours d'eau les eaux de pluie, les eaux ménagères,
les résidus liquides de diverses industries, et quelquefois les matières fécales.
Il ne peut plus être question aujourd'hui d'égouts perdant par infiltration dans
le sol les matières qu'ils charrient.

L'ancienne Rome avait un admirable système d'égouts et de cloaques (*re-
ceptacula omnium purgamentorum urbis*), dû aux soins des Tarquins, des
censeurs M. Caton et V. Flaccus, d'Agrippa (sous Auguste), et de plusieurs
empereurs; mais la *cloaca maxima*, déversoir commun du réseau, dirigée
du Forum au Tibre, avec sa voûte à triple rang de voussoirs, ses banquettes
régnant sur plusieurs points le long des murs, épanchait dans les eaux flaves-
centes du Tibre tous les détritus, toutes les déjections de la ville, souillant le
fleuve et y perdant le trésor quotidien des matières fertilisantes que réclamait
le sol. Encore aujourd'hui la Tamise reçoit annuellement pour plus de 20 millions de francs d'engrais perdus, au chiffre le plus réduit; perdus sont jusqu'à
présent les produits des égouts qui s'écoulent à la Seine, et une partie des

au
è-
n-
es
es
te
is
e
-
l
·

liquides qu'on laisse se **concentrer** par évaporation dans les bassins de Bondy, et qui représentent à eux seuls la fumure d'environ 10 000 hectares. Londres a devancé Paris dans le système de circulation qui introduit l'eau à tous les étages de l'habitation, et en exporte tous les liquides et détritus infectants; on y a d'abord assaini les maisons, puis les rues. En 1859, les foyers d'infection partiels ont disparu, mais on a créé un foyer général de méphitisme, on a corrompu la Tamise. Alors le sol de Londres (1) est découpé par des lignes magistrales de collecteurs qui, rencontrant tous les égouts déjà existants, réunissent leurs eaux en deux courants sur les deux rives de la Tamise, et les y déversent assez loin de la ville pour que les matières en décomposition ne puissent plus refluer dans son enceinte; 105 millions sont dépensés pour ce *main drainage*, drainage principal, ayant pour objet d'élever et d'accumuler dans de vastes réservoirs souterrains ces immenses volumes d'eau qui n'en sortent qu'à la marée descendante. Reste à ne plus infecter le fleuve en aval et à tirer parti des matières fécondantes perdues jusqu'alors. C'est l'œuvre que poursuit depuis 1866 la compagnie du *Metropolis sewage and Essex reclamation*. Un aqueduc de 70 kilomètres de long, et de 3 mètres de diamètre, desservira par gravitation 40 000 hectares de terrain au moyen de robinets, et aboutira à un domaine de 3000 hectares de plages sableuses, conquises sur la mer du Nord, et dès maintenant susceptibles d'être quadruplés de surface.— Point essentiel! On renonce à tous les modes de fabrication d'engrais artificiels; l'irrigation des prairies permanentes, à la dose de 7 à 8000 mètres cubes par hectare, tel est le meilleur usage des eaux d'égout à l'état naturel, et sur les sables endigués, la dose ira utilement jusqu'à 20 000 mètres cubes; leur efficacité est en proportion directe de la quantité de résidus et de matières fécales dont elles sont chargées; leur meilleur mode d'emploi est l'arrosage au moyen de fossés et de rigoles découvertes; il y faut un sol perméable, des terrains légers et drainés; les liquides d'égout, après un parcours de quelques heures dans les prairies, ont à peu près perdu leurs éléments putrescibles, et peuvent être déchargés sans grave inconvénient dans les cours d'eau. Les canaux d'amenée doivent être couverts et n'ont besoin, pour ne pas s'engorger, que d'une pente de 20 centimètres par kilomètre. Un hectare de prairies, dont le sol s'égoutte bien, peut recevoir jusqu'à 20 000 mètres cubes d'eau d'égout par an; à raison de 110 litres par habitant et par jour, soit 1 hectare pour 500 habitants, ou 4000 hectares pour une population de 2 millions (eaux pluviales non comprises). Il est peu de villes qui n'offrent, dans un rayon plus ou moins étendu autour d'elles, des terrains favorables aux irrigations d'eaux d'égouts, mêlées aux matières fécales.

A Paris nous sommes moins avancés; mais les progrès sont immenses et

(1) De Freycinet, *De l'emploi des eaux d'égouts à Londres* (*Ann. d'hyg.*, janvier 1868. — Mille, *Emploi agricole des eaux d'égouts* (*Rapports du Jury international*, 1868, t. X).

doivent conduire à pareille conclusion, c'est-à-dire à un assainissement général et radical. Au lieu de 163 000 mètres d'égouts comme en 1854, Paris en compte aujourd'hui plus de 600 000 mètres courants de toute section qui débouchent en Seine par deux grands collecteurs à 20 kilomètres à l'aval de Paris, à 1800 mètres en ligne droite de l'enceinte fortifiée; celui de la rive droite a 4600 mètres de long, $5^m,60$ de largeur aux naissances, et $4^m,40$ de hauteur sous clef, avec deux banquettes et une cuvette de $3^m,50$ de largeur sur $1^m,35$ de profondeur. Celui de la rive gauche part de la Bièvre qu'il absorbe, et du pont Saint-Michel sur la rive gauche jusqu'au pont de l'Alma, où il traverse la Seine au moyen d'un siphon composé de deux conduits de $1^m,00$ de diamètre chacun, échoués en contre-bas du lit du fleuve. Entre le grand collecteur de la rive droite jusqu'au branchement qui déverse à l'égout de la rue les eaux pluviales et ménagères de chaque maison, la série des égouts présente douze types différents; l'égout de la rue a $2^m,30$ de hauteur sous clef sur $1^m,30$ de largeur aux naissances, dimensions qui en facilitent le nettoyage à bras d'homme; viennent ensuite les types à une banquette, à deux banquettes, avec rails pour les wagons-vannes employés au nettoiement de la cuvette, etc.

Toute rue large de plus de 20 mètres a un égout sous chaque trottoir, pour accourcir les branchements partant de chaque maison; des regards, disposés de 50 en 50 mètres, en permettent l'exploration et l'entretien. Les faisceaux en fils du réseau télégraphique de Paris suivent ces canaux; chaque maison a ou doit avoir son branchement de grande section qui la mette en communication avec l'égout, branchement prolongé sous elle et fermé seulement par une grille au droit du mur de façade; c'est là qu'aboutissent les tuyaux des eaux ménagères et pluviales, les tuyaux de chute de cabinets d'aisances, et c'est aussi là qu'est placée la conduite d'eau de service. Les tuyaux des eaux ménagères plongent dans une cuvette qui forme *fermeture hydraulique*, et s'opposent à l'invasion des odeurs de l'égout dans la maison; elles s'écoulent à l'égout par une conduite spéciale de fonte ou de poterie, reposant sur le radier du branchement.

Jusqu'à présent les vidanges ne se déversent pas encore à l'égout; chaque tuyau de chute se termine à l'appareil séparateur (système Fâris, ou tinette-filtre du système Richer); les liquides s'échappent par un tuyau de caoutchouc, branché sur la conduite des eaux ménagères, la tinette-filtre est enlevée périodiquement par le même branchement, et arrive par le regard de l'égout sur la voie publique; la chambre des tinettes est ventilée à l'extrémité du branchement par le moyen d'un conduit de poterie qui monte jusqu'au faîte de la maison. C'est donc le système séparateur des solides et des liquides; ceux-ci évacués à l'égout, ceux-là aux fabriques d'engrais, système intermédiaire entre l'antique fosse d'aisances et la déperdition des matières à l'égout, que l'on s'ingénie encore à maintenir à Paris; mais un avenir prochain complétera la circulation naturelle comme à Londres, le drainage total des maisons, la salubrité des villes : tout ira à l'égout, et par l'égout prolongé, ramifié au loin, à la terre sous sa forme naturelle : vidanges, urines, eaux ménagères, résidus de tout genre, tout cela constitue la richesse de l'engrais liquide, charrié par les égouts; inutile de le collecter dans de vastes bassins, de le manipuler, de le transformer; l'épandre sur le sol, le diriger par des conduites en pente sur les terrains qui en ont besoin, préserver la pureté des eaux, des rivières ou des fleuves, tel est le but que plus d'une ville a déjà atteint, que Londres poursuit activement, et que la force des choses conduira l'administration de notre capitale à rechercher, non sans de grandes dépenses dont le dédommagement est assuré. Quoi de plus barbare, de plus dérisoire et de plus immonde que les bassins de Bondy, à 10 kilomètres de Paris, d'une superficie de 7 hectares, d'une capacité de 160 000 mètres cubes, recevant chaque nuit 2000 mètres cubes de matières qui y séjournent pendant trois à quatre ans pour s'y convertir en engrais, et, pendant cette longue période de concentration, empestant la joyeuse banlieue de Paris à plusieurs lieues à la ronde. Ce gigantesque cloaque, comme l'appelle H. Blerzy, et les opérations dégoûtantes qui s'y passent ne produisent, en somme, que le gaspillage de l'engrais naturel; les 940 de son azote se perdent dans la fabrication de la poudrette et des sels ammoniacaux, alors que le mètre cube de vidange vaut, comme engrais, 12 à 15 francs; ajoutez la dépense d'extraction qui est à Paris de 8 francs par mètre cube de vidange, sorte d'impôt de 10 à 12 millions par an, et dont personne ne profite, ni le gouvernement, ni la ville, ni les individus. Que faut-il pour supprimer tant d'insalubrité, de mécomptes, d'embarras! Compléter, suivant le langage des Anglais, la circulation de la nature, restituer au sol ce qui appartient au sol, ce qui est nécessaire à sa fécondité, employer à l'*état naturel* les eaux d'égouts à l'irrigation des terres. — Le temps n'est plus de tolérer aux portes des villes des foyers permanents de pestilence, sous prétexte de fabriquer chroniquement du noir animal, de la poudrette, des engrais concentrés, etc. Sous chaque maison un magasin souterrain de matières fécales nécessite de périodiques vidanges qui sont à la fois une perturbation nocturne et une peste pour tout un quartier, sans compter la perte des eaux vannes, riches en principes fertilisants, infectant les ruisseaux des rues avant d'arriver à l'égout où elles vont provoquer des fermentations putrides... Les égouts collecteurs sont à peine terminés que déjà on est révolté de l'infection d'Asnières, de la souillure du fleuve, par un courant épais et noirâtre d'environ 1 mètre cube de débit à la seconde, qui empoisonne, à partir de ce point, l'air et l'eau. Nous renvoyons aux mémoires des ingénieurs de Freycinet, Mille, Ronna (1), tous aujourd'hui d'accord sur la nécessité d'employer à l'état naturel les eaux d'égouts, *enrichies* des matières stercorales, des boues

---

(1) Ronna, *De l'utilisation des eaux d'égouts en Angleterre et en France. Application à la ville de Paris*, 1866 (*Revue universelle des mines*). — E. Beaugrand, *Annales d'hygiène*, juillet, 1868.

et des immondices des rues, entraînées par le flot de l'irrigation municipale et du drainage des maisons, à travers le réseau des égouts, dans les canaux prolongés aux distances nécessaires pour assurer et régulariser l'emploi de leur contenu. Le sens pratique des Anglais n'admet plus la discussion sur la question des fosses d'aisances, sur la séparation des principes fertilisants des eaux d'égout par voie mécanique ou chimique. Filtration ou décantation, désinfection par les substances absorbantes ou antiseptiques, précipitation ou traitement chimique, tous les procédés d'assainissement et de transformation proposés, expérimentés, qui rentrent dans ces catégories, ont leurs mécomptes, leur insuffisance, tout au plus une utilité restreinte; il n'en est aucun, d'ordre chimique, sans excepter celui de Max. Paulet (eaux acides provenant de la fabrication de la nitro-benzine, généralement formées d'acide azotique et d'acide sulfurique, tenant en dissolution quelques produits goudronneux et une certaine quantité de nitro-benzine), ni celui de l'ingénieur Lechâtelier (épuration des eaux d'égout par l'emploi du sulfate d'alumine comme pour la défécation du jus de betteraves), aucun ne satisfait aux indications sommaires de l'assainissement municipal qui comprend l'air, l'eau, le sol. Les fosses d'aisances infectent l'atmosphère par les tuyaux d'évent, par les vidanges, par les bassins d'élaboration lente des engrais; les eaux vannes écoulées aux ruisseaux des rues, aux égouts, aux rivières, c'est l'infection de l'eau, et parfois celle des puits par les infiltrations des fosses d'aisances; enfin les récentes recherches sur l'imprégnation des terrains par les déjections des cholériques ont mis en évidence l'infection du sol lui-même. L'utile emploi des eaux d'égout et des vidanges fraîches en irrigations fécondantes est démontré par une expérience séculaire en Italie, surtout sur les vastes prairies qui entourent Milan, dans les environs d'Édimbourg, dans le Huerta de Valence, et depuis l'Andalousie jusqu'au Roussillon du temps des Arabes, dans les plaines de l'Alsace, etc. Et c'est à cet emploi direct de toutes les déjections d'une population, mêlées, brassées avec les eaux qui lavent les égouts, que doit aboutir la canalisation souterraine des villes, prolongée aux limites de la banlieue, et se ramifiant en conduites de distribution sur les terrains à fertiliser.

Les eaux d'égout de Paris, telles que le grand collecteur les apporte à Asnières, c'est-à-dire sans les matières des fosses d'aisances, ont été analysées dans le laboratoire installé sur un terrain réservé à l'expérimentation du procédé de précipitation de Lechâtelier; des bassins et des rigoles d'arrosage ont permis de constater qu'avec cet engrais la production des fourrages, des légumes, des fleurs pour la parfumerie, a bien réussi; que l'eau noire à la bouche de l'égout devient verdâtre par l'addition d'un filet du réactif (sulfate d'alumine), s'éclaircit et passe opaline au barrage en moins de dix heures; l'engrais, resté sur le fond et desséché à 0m,10 d'épaisseur, prend la consistance et l'aspect du liège; dans les rigoles il se dépose en plaques feutrées, de composition presque identique :

| Indication des éléments. | DÉPOT | |
|---|---|---|
| | des bassins. | des rigoles. |
| Azote. . . . . . . . . . . . . . . . . . . . | 7 | 7 |
| Acide phosphorique. . . . . . . . . . . . | 7 | 7 |
| Matières organiques . . . . . . . . . . | 227 | 259 |
| Matières terreuses. . . . . . . . . . . . | 759 | 727 |
| | 1000 | 1000 |

La défécation et l'arrosage, la précipitation chimique et la filtration dans le sol donnent donc le même résultat, et, fait à noter par l'hygiéniste, dès qu'on opère sur de grandes surfaces, dit l'ingénieur en chef Mille, avec de l'air et de la lumière, la transformation des sulfures noirs et infects en sulfures bruns et fixes, se fait sans que nos sens en soient blessés.

Au demeurant, la suppression des fosses d'aisances et des fabriques immondes d'engrais, le drainage des maisons par des robinets d'eau à tous les étages et par l'entraînement du détritus quotidien des familles jusqu'à l'égout, l'irrigation municipale à l'aide des bornes-fontaines, des bouches sous-trottoir et du réseau d'égouts qui a été indiqué, l'emploi agricole du produit total et mélangé de tous les excreta de l'agglomération humaine des cités, tel est le programme de leur hygiène, déjà réalisé dans bien des villes, notamment en Angleterre, en voie d'exécution avancée à Londres, et dont Paris a terminé les préparatifs; il lui reste à créer au débouché du vomitoire d'Asnières une force motrice naturelle de 2400 chevaux pour relever les liquides d'égout jusqu'au niveau des plaines de la Beauce et de la Brie (100 à 150 mètres de hauteur), à creuser dans la campagne un système de réservoirs échelonnés, et de rigoles de distribution où se diviserait le flot fécondant des égouts. Les petites villes de l'Angleterre qui ont appliqué le drainage à circulation continue, n'ont pas eu de difficulté à diriger leurs eaux d'égouts sur des terres cultivées; la masse à remuer étant restreinte, une petite machine à vapeur suffit pour les refouler à la hauteur des prairies irrigables.

Les galeries d'égout se construisent en maçonnerie de meulière avec mortier de chaux hydraulique, et plus souvent avec mortier de ciment, qui permet un décintrement plus prompt de la voûte, une réduction d'un tiers dans les épaisseurs de la maçonnerie; l'intérieur reçoit un enduit mince en mortier de ciment qui facilite son entretien, son nettoiement et son éclairage (1).

La forme ovoïde, aujourd'hui adoptée pour la construction des égouts, exige une moindre dépense de matériaux que les égouts circulaires ou à surfaces planes et courbes raccordées; en outre, elle facilite l'écoulement des liquides, la petite extrémité de l'ovoïde se trouvant en bas. Leur pente sera

(1) Voyez Letarouilly, *Édifices de Rome*, p. 153; Alexandre Adam, *Antiquités romaines*, t. II, p. 502; Pline le Jeune (XXXVI, p. 13 et suiv.), qui célèbrent la solidité sept fois séculaire des voûtes indestructibles des égouts construits par Agrippa et lavés par un torrent d'eau qui emporte tout ce qui s'y rencontre, etc.

assez forte pour s'opposer à la stagnation, à l'accumulation et à l'endurcissement des immondices. La pente n'est jamais trop considérable; en lui donnant une grande puissance, on crée des égouts qui se nettoient seuls : l'eau
fait alors tous les frais du curage, si son écoulement est continu ; les grands
égouts sans pente deviennent, comme les drains sans eau, de véritables fosses
où les matières s'arrêtent, fermentent et renouvellent l'infection; les chasses
ne font qu'avancer un peu le dépôt de ces matières, si même celles-ci ne sont
pas trop compactes pour se laisser entamer. Le peu d'obliquité du sol, la profondeur des fondations et des caves des maisons, la présence des nappes d'eau
souterraines, contrarient souvent cette règle de construction. La hauteur de
leur voûte permettra à un adulte de s'y tenir debout : leurs parois de pierres
tendres seront exemptes de toute fissure, de toute ouverture. Le radier, ou
plancher inférieur des égouts, aura la forme concave, afin que les dépôts
soient sans cesse ramenés au thalweg (Guérard); il ne doit pas être pavé : les
dalles mêmes peuvent se séparer, se dégrader et donner lieu dans leurs intervalles à des accumulations de vase ; on leur préfère une bonne maçonnerie
de moellons durs, de briques bien cuites, de béton (béton Coignet), et revêtue sur toutes ses faces apparentes d'un mortier hydraulique bien lissé;
aucun angle, aucune saillie ne doit se rencontrer dans tout le parcours des
égouts ; les changements de direction doivent être soigneusement arrondis ; ces
obstacles arrêteraient les gaz, se couvriraient de productions végétales susceptibles d'engendrer, avec le concours de l'humidité, de la température, des
émanations des égouts, une infection des plus pernicieuses. La capacité des
égouts doit être calculée, non sur la quantité d'eau qu'ils reçoivent ordinairement, mais sur celle qu'il leur est possible de recevoir dans certaines circonstances; dans les pluies d'orages, il ne faut pas cinq minutes pour les emplir
jusqu'à la voûte : plus l'écoulement est difficile par défaut d'inclinaison, plus
les dimensions doivent être considérables ; on tiendra compte aussi de la pente
des affluents dont l'eau peut, en se précipitant dans les égouts, occasionner
plus d'accidents qu'une masse sextuple d'eau portée sur une pente moins rapide. Le seul moyen de réduire la capacité des égouts, c'est de les multiplier.
La règle est de leur donner une capacité suffisante pour écouler facilement
une pluie d'orage de $0^m,025$. Les égouts secondaires s'embrancheront tangentiellement sur l'égout principal. Les galeries souterraines qu'ils décrivent
ne peuvent être aérées que par des regards, sortes d'ouvertures d'appel ou
d'évent, que l'on établit de distance en distance (50 à 60 mètres au plus) sur
leur trajet en longueur; en bouchant ces orifices avec des disques de fonte, on
détruit tous leurs avantages; ils ne doivent être fermés qu'avec une grille à
jour. Ouverts avant le curage, ils permettent une ventilation préalable qui en
diminue le danger; et si les eaux viennent à s'élever rapidement dans les
égouts comme en temps d'orage, les ouvriers qui y travaillent, avertis par l'état
du ciel et par l'eau qui tombe à travers les grilles à jour, auront la facilité de
se soustraire à un péril de mort en remontant sur les crampons de fer placés

en guise d'échelle au-dessous des regards. Ceux-ci serviront encore à l'évacuation des matières qui obstruent les égouts, et que l'on fait monter dans des seaux à l'aide de poulies. Toutefois les larges orifices de communication des égouts avec les rues, et dans le système du drainage municipal, avec les maisons elles-mêmes, donnent passage aux émanations; les appareils de Rogier-Mothes en France et de Paterson en Angleterre ont été inventés pour prévenir le reflux du méphitisme par les regards et méritent d'être utilisés; le premier consiste en une soupape hermétiquement appliquée à l'orifice qui est fermé à l'aide d'un levier armé d'un poids; quand les liquides s'accumulent, la soupape bascule et s'en débarrasse pour reprendre immédiatement sa position horizontale; c'est un siphon qui se vide seul dès qu'il est rempli. La trappe hydraulique de John Philipps remplit le même office, permettant l'arrivée des liquides et s'opposant à l'issue des émanations. Les conduits des eaux ménagères doivent s'aboucher directement avec les égouts par un siphon renversé. Dans l'intérêt des ouvriers égoutiers, aucun tuyau conduisant le gaz de l'éclairage (gaz hydrogène) ne doit traverser les égouts : les défauts inévitables dans les jonctions des tuyaux donneraient lieu à des fuites; les gaz, en l'absence de regards à claire-voie et d'une ventilation suffisante, séjourneraient indéfiniment dans les égouts, et les ouvriers qui y travaillent auraient à cumuler les dangers de leur profession avec ceux des mineurs. Mais, suivant la remarque de Chevreul, l'inclusion des conduites du gaz d'éclairage dans les égouts préserverait le sol de l'infiltration des vapeurs liquéfiables que le gaz entraîne avec lui; les réparations des fuites de gaz ne nécessiteraient plus les fouilles de la chaussée des rues et ne donneraient plus naissance au méphitisme qui pénètre dans les maisons riveraines; resterait à conjurer par un système de ventilation le danger des détonations occasionnées par des fuites de gaz.

L'eau des égouts altère-t-elle la pureté de l'eau des rivières et des fleuves où elle se déverse? L'effet produit par ce mélange dépend du rapport qui existe entre la masse des eaux des égouts et celle des rivières. En hiver, grossies par les pluies, resserrées entre des quais, gênées par des ponts, les cours d'eau traversent les villes avec rapidité et entraînent tout ce qui se trouve à leur surface; alors l'eau prise à leur partie supérieure et celle que l'on puise à leur partie inférieure ne diffèrent en rien. En été, réduites souvent à un simple filet d'eau, ralenties dans leur cours, presque immobiles en quelques endroits, elles entraînent encore, quoique lentement, les matières les plus légères de l'eau des égouts; mais les matières plus lourdes forment à l'embouchure des égouts des dépôts qui ne se dénudent à l'œil que lors de la baisse excessive des eaux; éminemment putrescibles durant les grandes chaleurs, elles laissent dégager des bulles nombreuses de gaz qui viennent crever à la surface de l'eau en soulevant la vase, et troublent toute l'épaisseur du liquide dans une étendue de 7 à 8 pieds. Parent-Duchâtelet a trouvé à ce gaz l'odeur de l'hydrogène sulfuré. Ainsi, bien que plusieurs analyses de l'eau de Seine prise au-dessous des lieux les plus propres à la vicier n'aient longtemps fourni rien de concluant, il est permis d'admettre avec Thouret, Tenon, Parent-Duchâtelet, qu'il y peut exister des principes d'infection qui se révèlent seulement par leurs effets sur l'organisme : l'habitude émousse les Parisiens à l'atteinte de cette cause morbifère, mais les étrangers la ressentent. Smith (1) a fait voir que les exhalaisons des égouts sont versées en abondance par toutes les bouches, lorsque la pression barométrique s'abaisse. Les analyses faites par Boudet, Poggiale, etc., de l'eau de Seine prise en amont et en aval de Paris, ont fait ressortir des différences notables dans sa proportion de matières organiques. Il convient donc d'amener les eaux sales de la ville à des égouts latéraux à la rivière, au fleuve qui la baigne ; ces égouts, parallèles et contigus aux deux rives sur lesquelles sont assises les agglomérations municipales, se prolongeront en aval de la ville à de grandes distances, et doivent servir, comme il a été dit plus haut, sous leur forme naturelle et chargées de tout le détritus du municipe et des habitations privées, à l'irrigation de prairies naturelles et artificielles, à la fertilisation des plages sableuses, etc. C'est un ingénieur de Londres, Forster, qui a eu la première idée de la construction des égouts latéraux à la Tamise, idée réalisée aujourd'hui à Londres et en voie d'achèvement complet à Paris.

Quand il s'agit de nettoyer un égout négligé depuis quelque temps, nos sens, ni l'expérience, ni même l'analyse chimique, n'aident point à reconnaître s'il est possible d'y pénétrer impunément. La combustion soutenue d'une chandelle ne prouve rien, car elle n'est point empêchée par la présence de quelques particules d'hydrogène sulfuré, cause certaine d'asphyxie pour l'homme. Force est de s'en remettre à l'habitude, à l'empirisme des ouvriers, à leur connaissance des localités. On consultera en même temps la température et l'odeur : celle-ci, tantôt fade, ammoniacale ou hydrosulfurée, tantôt putride, forte et repoussante, sera détruite par des courants d'air au moyen des regards au-dessus desquels on établit un brasier ardent; on corrige la température par une ventilation préalable. La couche inférieure des matières, formée de sable, de gravier, etc., est évacuée dans des paniers par les orifices de la voûte ; la couche moyenne, vase ou boue plus ou moins liquide, est poussée au dehors par l'embouchure avec des râteaux ou rabots. Si cette vase est trop compacte, les ouvriers la brassent vigoureusement avec l'eau qui la surnage et dont ils suspendent l'écoulement ; puis, enlevant brusquement les moyens de barrage, ils en déterminent la débâcle. Les précautions suivantes sont indiquées pour le curage des égouts suspects de méphitisme : on pratique des jours à la voûte par intervalle de 100 mètres ; sur une de ces ouvertures on scelle hermétiquement un tuyau de 5 mètres de hauteur, dans lequel on entretient un brasier ardent avec du bois fendu et bien sec ; on isole les premiers 100 mètres au moyen d'une toile clouée sur le prolongement de l'égout. A cet effet, on asperge d'eau chlorurée la seconde ouverture ; on y renouvelle

(1) Smith, L'Institut, n° 779, p. 378.

l'air à l'aide d'un fourneau que l'on y descend, puis on fait entrer un ouvrier armé du masque de Robert, ou mieux de l'appareil de Paulin, formé d'une blouse imperméable à laquelle est adapté un masque de verre et une lampe qui reçoit l'air par un tuyau du dehors. Le même tuyau alimente la respiration de l'ouvrier qui va clouer la toile ou le drap : celle-ci sert d'écran ou de barrière contre les émanations du reste de l'égout. Grâce au tuyau d'appel dont il a été parlé, un tirage actif s'établit de la seconde à la première ouverture ; les gaz délétères sont brûlés dans ce tirage, l'air est renouvelé. On s'assure ensuite qu'il n'existe plus d'acide carbonique, de gaz hydrogène sulfuré, de sulfhydrates, etc., en descendant une lampe allumée dans l'égout, du papier imbibé d'acétate de plomb, et que l'on retire sans coloration noire. Dès lors cette première portion de l'égout peut être curée sans danger ; néanmoins les ouvriers qui procèdent à cette opération doivent porter à leur boutonnière un flacon plein d'eau chlorurée : pendant le déblayement des matières, ils feront de fréquentes aspersions d'eau chlorurée. Malgré ces soins, le remuement des masses fétides leur cause souvent des défaillances, des syncopes, des vertiges, la mitte (ophthalmie des vidangeurs), l'asphyxie ; aussi doit-on choisir des ouvriers robustes, exempts d'ivresse. On leur accorde une ration d'eau-de-vie pour exalter leur force de réaction ; on restreint la durée de leur travail en formant des ateliers qui se remplacent. Après le nettoyage des premiers 100 mètres, on ferme l'entrée de cette portion de l'égout avec des bottes de foin saupoudrées de chlorure de chaux sec, et l'on porte à 100 mètres plus loin le fourneau aspirateur, la même série de précautions, et ainsi de suite. La vidange des fosses d'aisances exige à peu près les mêmes mesures de préservation (voy. t. I, pages 570 et suivantes). Le curage des ports, des canaux, des bassins, doit avoir lieu comme celui des égouts par des temps ni trop chauds, ni trop froids, afin que les émanations ne soient ni propagées au loin ni concentrées dans les parties basses de ces cloaques.

8° *Boues, nettoyages.* — Le nettoiement des rues et l'enlèvement des boues donnent lieu à des difficultés qui exercent depuis longtemps le zèle des régulateurs et des praticiens de la salubrité publique. Dès le règne de Philippe-Auguste, les habitants de Paris sont astreints à nettoyer le devant de leurs portes et à transporter les immondices dans les champs, au moyen d'un tombereau loué en commun pour chaque rue. Depuis 1343 jusqu'à la fin du dernier siècle, les prévôts de Paris, les commissaires du Châtelet, le parlement, le pouvoir royal, multiplient les arrêts et ordonnances concernant le détail de la voirie, le nettoyage des rues, l'établissement et le curage des égouts. Plusieurs lois promulguées sous la République ont introduit dans cette branche de la police plus d'ordre et de précision ; la principale de ces lois (16-24 août 1790), applicable à toute la France, porte règlement général pour le nettoiement des rues, places et marchés, et en attribue les soins aux maires de toutes les communes. L'Empire a créé le canal Saint-Martin, les bornes-fontaines et le conseil de salubrité (1804). La dernière ordonnance sur la police générale du nettoiement date de 1834 (mars), et elle est notifiée deux fois par an, au mois de mars et au mois d'octobre : elle règle le balayage de la voie publique, le nettoiement des trottoirs, des ruisseaux, des devantures de boutiques, des grilles d'égout ; elle défend les dépôts d'immondices, débris et résidus dans les rues, les projections d'eaux et d'urines sur la voie publique ; elle détermine le transport, chargement et déchargement des objets susceptibles de salir la voie publique ; et quant aux matières insalubres, telles que résidus d'amidonneries, de boyauderies et de triperies, eaux de cuisson des os, eaux grasses des fondeurs de suif, sang des abattoirs, raclures de peaux infectes, etc., elle en prescrit le transport en des tonneaux hermétiquement fermés et lutés. Les produits du nettoiement des rues doivent être rejetés à 2000 mètres des barrières. — Tout cet ensemble d'opérations que nécessitent les *excreta* de la cité (voy. plus loin ce chapitre) est une source de dépenses et d'embarras que l'on a cherché à diminuer : l'une des meilleures études qu'il ait suggérées a été faite par Chevallier (1). La propreté d'une grande ville dépend des conditions suivantes : 1° Point de dépôts ni de projections d'immondices sur la voie publique, car ils ne tardent point à s'y disséminer et à produire la boue ; 2° conservation des immondices dans les maisons jusqu'au passage des voitures destinées à les enlever (2) ; ces voitures peu élevées, jamais surchargées pour ne point répandre leur trop-plein, affectées à certains quartiers, y circuleraient à des heures fixes et recevraient immédiatement les ordures des maisons ; 3° écoulement direct des eaux ménagères dans les égouts, et, à défaut d'égouts rapprochés, dans un ruisseau recouvert par un trottoir ; 4° placements d'urinoirs en grand nombre sur la voie publique et construits avec soin (voy. plus loin, *Excreta*) ; 5° établissement de latrines publiques et gratuites en proportion suffisante, disposées et surveillées de manière qu'elles ne se convertissent point en cloaques ; leur vidange ne coûterait rien, car on pourrait toujours compter sur l'enlèvement gratuit des matières propres à la fabrication des engrais. Quant à l'enlèvement des boues, qui, à Paris seulement, avant l'annexion, fournissaient environ 80 à 100 000 tombereaux par an, il doit s'effectuer dans les villes riveraines des cours d'eau, en partie par voie de navigation en aval et en amont, en partie par terre et surtout à l'aide des chemins de fer, de manière à desservir un grand nombre de localités qui réclament cet engrais. La concurrence des cultivateurs augmen-

(1) A. Chevallier, *Notice historique sur le nettoiement de la ville de Paris depuis 1184 jusqu'à l'époque actuelle* (*Annales d'hygiène.* Paris, 1849, t. XLII, p. 262).

(2) L'obstacle à cette mesure, qui s'exécute dans beaucoup de villes, est à Paris dans l'intérêt qu'inspirent 7000 chiffonniers réduits, pour vivre, à explorer, le crochet à la main, les rebuts immondes de la population ; on estime à 10 000 francs par jour, 3 millions 1/2 par an, l'approvisionnement qu'ils fournissent aux fabriques de papier, de carton et de noir animal. La corporation des chiffonniers s'éteindra, car il n'est plus accordé de nouvelles licences d'exercice (Voy. *Revue des deux mondes,* 1er juin 1867. — H. Blerzy, *Études sur les travaux publics*).

tant la valeur des boues, on soumissionnerait à des prix moindres l'entreprise du nettoyage des rues. On établirait, en outre, quelques voiries à boues, couvertes, fermées et surmontées de cheminées d'aérages pour le dégagement des émanations, si l'on n'aime mieux les détruire par des moyens chimiques. On pourrait aussi enfouir les immondices dans des fossés où elles fourniraient par consomption, dans l'espace de six mois à un an, un engrais précieux sous forme de terreau (Chevallier). Dans un système complet de drainage municipal à circulation continue, le nettoyage des rues et places publiques pourrait se faire par la voie des égouts, et servirait à enrichir l'engrais liquide qu'ils charrient.

9° *Éclairage public.* — Quand, il y a deux siècles, on sonnait à Paris le couvre-feu à sept heures du soir et que, par exception, certaines rues reflétaient seules à long intervalle la douteuse clarté de quelques lanternes à chandelles, « on se figure sans peine, dit Trebuchet (1), quel était le soir l'aspect des rues de la ville. Dès l'entrée de la nuit, elle était livrée aux vagabonds, aux voleurs; il s'y commettait des crimes de toute sorte. » En 1524, « sous la terreur des incendies, le parlement enjoignit à tous les manants et habitants de Paris, privilégiés et non privilégiés, de mettre à neuf heures du soir, aux fenêtres correspondantes sur la rue, une lanterne garnie d'une chandelle allumée en la manière accoutumée». En 1594, on voit pour la première fois des lanternes suspendues à des poteaux au moyen de poulies; il y avait en outre une entreprise de porte-flambeaux pour éclairer ceux qui voulaient parcourir la ville pendant la nuit. En 1667, de la Reynie prescrivit aux habitants d'éclairer au moyen de lanternes munies de chandelles de quatre à la livre. En 1697, l'éclairage public fut étendu aux principales villes du royaume; en 1758, il fut mis à la charge de l'État; en 1789, de Sartines substitua les réverbères aux lanternes et l'huile aux chandelles. L'éclairage à l'huile est encore usité dans un grand nombre de pays et même en France; il s'effectue au moyen de lampes, de réflecteurs et de mèches plates qui garnissent depuis un jusqu'à cinq becs dans chaque réverbère. Un bec de lumière consomme par heure 8 grammes 41 centigrammes d'huile; à Paris, on ajoute à cette quantité 9 et 48/100 pour 100, en indemnité du déchet provenant du coulage et de l'épuration de l'huile. En général, on éloigne trop les lanternes à l'huile : la bonne portée d'un bec est de 25 mètres, et il n'y a pas longtemps qu'on laissait à Paris 100 mètres d'intervalle entre deux lanternes. L'éclairage au gaz s'étend de plus en plus dans nos cités; elles y gagnent en sécurité et en agrément. Dès 1686, un nommé Dalsénius prouva par des expériences, à Paris, qu'en exposant à une très-haute température des matières organiques en vases clos, on pouvait en extraire du gaz inflammable. En 1777, Volta proposa de substituer le gaz hydrogène à l'huile pour l'éclairage; à cette même question se

(1) Trebuchet, *Recherches sur l'éclairage public de Paris* (*Annales d'hygiène.* **Paris,** 1844, t. XXX. p. 41; t. XXXI, p. 103).

rattachent les travaux du docteur James Clayton en 1664, ceux de Stephens Hales en 1669, du baron de Haaque et du général Conway en 1720 et 1750, etc. (1). En 1801, l'ingénieur Philippe Lebon (voy. tome I, p. 595) distillait du bois, pour en recueillir le gaz, le goudron, l'acide pyroligneux, etc., et annonçait la possibilité de distiller la houille et les matières oléagineuses; en 1802, il éclairait au gaz sa maison. En 1810, un acte du parlement anglais accorda à une compagnie la faculté de retirer de la houille le gaz hydrogène carboné pour l'éclairage de Londres. En 1816, Winsor tenta d'introduire à Paris ce mode d'éclairage, qui, après bien des tentatives isolées, ne se répandit qu'à partir de 1829, où s'en fit la première application à la voie publique. Nous avons donné (tome I) quelques détails sur l'extraction du gaz de l'éclairage. Les usines où elle a lieu se composent de cornues, de condensateurs, d'épurateurs et de gazomètres. Les cornues sont des vases de fonte posés sur des fourneaux, et qui, après avoir été remplis de houille, sont exactement lutés et soumis à un feu très-vif. Les ouvriers, qui les chargent fréquemment sont couverts de noir de fumée qui se répand dans l'air après l'inflammation du gaz, et travaillent comme les verriers, les boulangers, etc., sous l'influence continue d'une température fort élevée. En sortant des condensateurs, le gaz arrive sous les réservoirs (épurateurs) où sont renfermées les substances propres à le dépouiller des gaz étrangers dont il se charge par la décomposition des pyrites sulfureuses de houille. Les appareils d'épuration sont ordinairement formés avec la chaux ou le lait de chaux. Les ouvriers employés dans cette partie de l'usine ressentent fortement les effets des gaz qui se dégagent quand on enlève le lit de chaux contenu dans les réservoirs : ils sont pâles; plusieurs éprouvent des douleurs dans la poitrine, des crachements de sang, et très-souvent une toux fatigante; l'ammoniaque paraît contribuer beaucoup à ces phénomènes.

Les essais pour l'éclairage par le gaz portatif comprimé remontent à 1824 : le gaz extrait de l'huile était porté à domicile, après avoir été comprimé dans des vases de tôle à l'aide d'une machine à vapeur ; des accidents graves ont arrêté cette industrie. Dans cette même année, une ordonnance royale (24 août) rangea les usines à gaz dans la deuxième classe des établissements dangereux, insalubres ou incommodes. Lors du premier éclairage, en 1829, on se servait de becs entiers espacés de 60 mètres; depuis, on a fractionné les becs en 1/2 ou 3/4 becs, ce qui a permis d'en augmenter le nombre et d'éclairer plus régulièrement la voie publique. En 1843, ce service était fait à Paris par 13 771 becs, qui ont donné 47 630 535 heures 70 minutes d'éclairage, et ont coûté 1 088 232 francs 39 centimes. Pour que l'éclairage au gaz soit exempt de tout inconvénient, les becs n'en doivent laisser échapper aucune partie sans être brûlée; pour cela, il faut maintenir la flamme à une hauteur modérée, 8 centimètres au plus, et la contenir dans une cheminée de verre de

(1) Trebuchet, loc. cit.

16 à 20 centimètres de hauteur. Les lieux éclairés doivent être ventilés, même pendant l'interruption de l'éclairage ; sans cette précaution, le gaz, par suite du défaut de combustion, s'accumule dans le local et peut occasionner des asphyxies, des explosions et des incendies. Les robinets doivent être graissés de temps à autre intérieurement, pour qu'ils jouent facilement et ne s'oxydent point. Pour allumer, on ouvre d'abord le robinet principal et l'on présente successivement la lumière à l'orifice de chaque bec au moment même de l'ouverture de son robinet, afin d'éviter tout écoulement de gaz non brûlé. Pour éteindre, on ferme d'abord le robinet principal intérieur, et ensuite chacun des becs d'éclairage. Si l'on soupçonne une fuite de gaz, on s'abstiendra de la rechercher avec du feu et de la lumière, et si la fuite de gaz s'est enflammée, on l'éteint en posant dessus un linge imbibé d'eau. Les fuites de gaz dans l'intérieur des habitations occasionnent des asphyxies mortelles, ou forment avec l'air des mélanges explosifs qui compromettent la vie des hommes ; dans les rues et sous le sol, le gaz extravasé peut envelopper les radicelles des arbres et amener la destruction des plantations publiques. Chevreul attribue (loc. cit.) cette infection du sol aux vapeurs liquéfiables que le gaz entraîne avec lui dans les tuyaux de conduite ; elles s'en échappent par des fuites, soit à l'état liquide, soit à l'état de vapeur, et infiltrent la terre où les conduites sont enfouies. L'infection, d'abord circonscrite, s'étend avec le temps ; l'effet qui en résulte ne se borne pas à l'odeur fétide qui sort des fouilles nécessitées pour dénuder les tuyaux à réparer, mais il va jusqu'à faire périr les arbres dont les racines sont en contact avec le sol infecté, et à corrompre les puits dont les eaux le traversent pour arriver à la cavité qu'elles alimentent. Ces accidents n'étaient que trop à craindre avec les anciennes conduites de fonte, défectueuses par les soufflures, les gouttes froides, les parties poreuses, les moyens de jonction et la fragilité sous l'influence des chocs et des retraits ; aussi la déperdition par les fuites dépassait quelquefois 0,25 du gaz produit. Des soins plus minutieux, apportés dans les fonderies au moulage et à l'examen des tuyaux préviennent ces inconvénients. Les tuyaux fabriqués par Chameroy, et dont l'Institut a récompensé l'utilité, remplacent très-avantageusement ceux de fonte ; faits de tôle de fer, maintenus par une forte clouure, étamés à l'intérieur, enveloppés extérieurement par une couche épaisse d'un mastic de bitume incrusté de sable, assemblés très-solidement et sans peine à l'aide d'une vis et d'un écrou moulés en un alliage dur, tous ces tubes sont essayés sous une pression égale à 10 atmosphères avant d'être livrés, et depuis longues années qu'ils sont employés à Paris, aucun accident n'a été observé sur un parcours de 50 000 mètres qui n'ont exigé qu'une seule réparation ; tandis que, sur 245 000 mètres des autres conduites, il a fallu réparer 1000 défectuosités signalées par des fuites. L'avantage du nouveau système se trouve exprimé dans ces résultats par le rapport de 5 à 1000.

Une longue pratique de l'éclairage au gaz dans Paris, sous une direction scientifique, a permis d'aplanir beaucoup de difficultés, de résoudre les problèmes nouveaux concernant l'influence de la forme des becs, du diamètre de leurs trous et de leurs fentes, la hauteur des flammes, la vitesse d'écoulement du gaz pendant la combustion, la coïncidence du plus grand éclat de lumière avec les pressions manométriques faibles, etc. Une même quantité de gaz peut fournir, brûlée dans un bon bec, quatre fois plus de lumière qu'elle n'en donne brûlée dans un bec mauvais ; la quantité d'air consommée par un bec n'est pas proportionnelle à la dépense de ce bec ; tous les becs n'exigent pas la même quantité d'air pour donner leur maximum de pouvoir éclairant, etc. La provenance de la houille explique les différences de pouvoir éclairant du gaz. Arago, Fresnel et Mary avaient expérimenté, en 1845, sur le gaz fourni par la houille de Commentry, pour établir les chiffres des pouvoirs éclairants à exiger dans le cahier des charges accepté par la Compagnie parisienne ; les houilles du Nord, de la Belgique et de l'Angleterre, exploitées par cette dernière, n'en pouvaient fournir que la moitié. En 1856, des expériences faites par Dumas et Regnault firent reconnaître qu'il suffisait d'élargir la fente des becs de ville pour accroître, dans une notable proportion, le pouvoir éclairant du gaz. On doit à ces deux illustres savants l'instruction pratique de la marche à suivre pour les expériences relatives à la détermination journalière du pouvoir éclairant et de la bonne épuration du gaz de la Compagnie parisienne (1). Nous renvoyons au Recueil où elle a été imprimée à la suite d'un travail plein de précision et de résultats pratiques sur les divers becs d'éclairage au gaz et sur les meilleures conditions de sa combustion.

L'électricité a été employée avec assez de succès à l'éclairage de quelques travaux nocturnes pour qu'en ait conçu le juste espoir d'étendre et de populariser cette application. En 1855, la commission du palais de l'Industrie, à Paris, a fait éclairer de cette manière les ouvriers occupés à construire les gradins et à décorer la grande nef de l'exposition ; les appareils de Dubosq ont versé leur lumière électrique pendant treize heures et sans interruption ; c'est la plus longue durée d'éclairage régulier qu'on ait obtenu jusqu'à ce jour par ce moyen. La première expérience de lumière électrique a été faite par Davy ; c'est au commencement de ce siècle qu'il eut l'idée d'armer de deux cônes de charbon les deux conducteurs de la pile, et de les placer dans des vases de verre hermétiquement clos, où l'on opérait le vide, afin d'éviter la consomption des charbons par l'oxygène atmosphérique, et de prolonger ainsi la durée de leur incandescence électrique. La pile de Grove, modifiée par Bunsen (1843), en offrant aux physiciens un courant plus énergique et plus persistant, a conduit Léon Foucault (1844) à l'invention du microscope photoélectrique. Cet emploi d'une source de lumière, négligée depuis Humphry Davy, ne pouvait se répandre qu'à la condition de se passer du vide, et de substituer au charbon ordinaire, trop combustible, un charbon très-faiblement

---

(1) Mémoire de Paul Audouin et Paul Bérard, dans *Annales de physique et de chimie*, 3ᵉ série, t. LXV. Paris, 1862, p. 423 et 486.

combustible, très-dense et très-dur; tel est le *charbon de gaz*, c'est-à-dire celui que l'on trouve dans les cornues où l'on distille la houille pour la préparation du gaz de l'éclairage. A cette amélioration, Foucault en joignit une autre: un ressort d'acier tend sans cesse à rapprocher les deux baguettes de charbon dur, mais son action est annulée par l'influence attractive d'un électro-aimant, avivé par le courant même de la pile voltaïque qui produit l'arc lumineux. A mesure que les charbons se consument, l'intervalle entre les deux pôles de la pile grandit et le courant électrique perd de sa force; avec ce courant s'affaiblit l'électro-aimant qui lui doit sa puissance; dès lors le ressort d'acier n'étant plus assez contre-balancé par l'effet de l'électro-aimant, les deux baguettes de charbon que ce ressort gouverne, se rapprochent, reviennent à la même limite d'intervalle : or, la répétition continue de ces influences et de ces mouvements a pour résultat la fixité de l'arc lumineux. Grâce à cet ingénieux mécanisme qu'un constructeur anglais, Straite, a conçu en même temps, mais dont l'idée et l'exécution pratique appartiennent à Foucault, les lampes électriques se sont multipliées avec des modifications dues à Deleuil, Loiseau et Duboscq dont le régulateur a supprimé les variations d'intensité et les intermittences que l'on reprochait à la lumière électrique. L'artifice de Duboscq consiste à disposer sur le même fil deux appareils; quand les charbons de l'un sont usés, on l'enlève et l'on fait passer dans l'autre le courant électrique; cette substitution, effectuée instantanément, ne permet aucune interruption dans l'éclairage, Foucault et Fizeau ont cherché, par des procédés photographiques, à évaluer l'intensité absolue de la lumière électrique et à la comparer à celle du soleil prise pour unité : elle égale les $3/5^{es}$ de cette dernière source de lumière. La pratique exigerait beaucoup de renseignements positifs d'un autre genre. La quantité de lumière produite dépend surtout de l'énergie du courant fourni par la pile; cette énergie dépend elle-même de la quantité de zinc, d'acides sulfurique et nitrique consommés dans l'unité de temps; Bunsen a trouvé qu'avec 48 couples tels qu'on les construisait alors, on obtenait une intensité de lumière égale à celle de 550 bougies. Deleuil estime à 2 francs par heure la dépense d'une lumière électrique équivalente à 15 ou 18 000 bougies. Le véritable obstacle à l'adoption de ce mode d'éclairage public est dans la concentration d'une quantité prodigieuse de rayons lumineux; tandis que la clarté due à la combustion de l'huile, des bougies, se dissémine dès le moment de sa production, la source lumineuse qui naît de la pile voltaïque accumule en un point unique une masse énorme de rayons, perce les brumes et les brouillards et se projette à des distances très-considérables. Ce mode d'illumination, excellent pour les phares et les signaux, pour la télégraphie aérienne nocturne, etc., ne convient pas à l'éclairage des places, des rues : au centre et jusqu'à une certaine distance de ce point, son éclat serait perdu; l'effet utile ne se produirait qu'à la circonférence de la région illuminée. On se représente l'impression éblouissante de ce système d'éclairage sur les personnes placées assez près du foyer; c'est pour remédier à cet effet désastreux sur les yeux de

toute une population qu'Arago avait conseillé l'établissement d'un phare unique, invisible pour les habitants circulant sur la voie publique, et dont la
lumière, réfléchie sur les nuées, retomberait sur la ville ; mais, dit avec raison
Figuier, le ciel n'a pas toujours des nuages ; en leur absence, le rayonnement
électrique se perdrait vers les espaces célestes. L'avenir résoudra peut-être les
difficultés qui s'opposent jusqu'à présent à l'illumination voltaïque des cités,
si les dangers qui en résultent pour l'appareil de la vision (voy. plus haut *Hygiène de la vue*) et sur lesquels Foucault et J. Regnault ont savamment insisté,
ne font pas renoncer à ce mode d'éclairage public.

5° *Voiries.* — Voieries, tueries, charniers ou lieux d'équarrissage, abattoirs,
boyauderies, dépôts de matières fécales, fabriques de poudrette, etc., tous ces
établissements infimes, mais nécessaires jusqu'à présent, doivent être placés à
une certaine distance des villes et orientés de telle manière que les vents prédominants de la contrée n'apportent point leurs exhalaisons aux habitants. Les
substances putrides qui s'entassent dans ces lieux de dégoût n'exercent certainement pas à l'air libre toute l'influence délétère qu'on leur attribue ; leurs
émanations, divisées par les courants atmosphériques, brassées par les vents,
dispersées dans toutes les directions, perdent leur efficacité, les ouvriers qui
travaillent et couchent dans ces cloaques jouissent d'une bonne santé, présentent des exemples de longévité aussi nombreux que les autres classes d'ouvriers,
ne sont pas plus souvent malades ; on va même jusqu'à prétendre qu'ils sont
en possession d'une certaine immunité (voy. *Infection*) ; mais l'odeur infecte
que répandent ces établissements suffit pour motiver leur rélégation loin des
villes et l'adoption de tous les procédés industriels qui corrigent cet inconvénient et transforment les matières putrides en produits précieux pour l'agriculture. Sans doute mieux vaudrait éviter, supprimer les grandes accumulations
de débris organiques putréfiés ou putrescibles qui résultent de la vie journalière dans tous les centres de population ; Avignon, Marseille, Londres, envoient à la mer leurs immondices et leurs vidanges ; Bruxelles, dans une
rivière (la Senne) ; dans le faubourg Saint-Jacques, à Paris, une partie des
latrines se vident dans d'anciennes carrières devenues inaccessibles ; ailleurs il
existe des puits absorbants qui reçoivent le contenu des fosses. Les diversités
des conditions locales interviennent nécessairement dans la question des voiries
qui présente aujourd'hui deux faces, l'une hygiénique, l'autre industrielle.
Profiter des cours d'eau pour y déverser tous les résidus de l'agglomération
humaine est un usage longtemps suivi, et pourtant, s'écrie le docteur Guy,
c'est un trait distinctif des nations à demi barbares, de convertir leurs rivières
en égouts. « Il est aujourd'hui reconnu qu'une rivière qui traverse une ville,
peut et doit être un moyen d'assainissement et même de ventilation, à cause
du mouvement qu'elle détermine dans l'air. Il importe donc de laisser aux
rivières ce caractère et de conserver à leurs eaux la faculté de servir sans préparation aux besoins de la vie.... On commence à Paris par verser dans la
rivière, en amont, toutes les eaux vannes provenant de la voirie de Bondy, et

puis, à quelques kilomètres plus bas, on entretient de grands établissements de filtrage et de clarification pour cette même Seine que l'on vient de polluer (1). » La perte des immondices à la rivière priverait d'ailleurs plus d'une industrie et l'agriculture de produits qui ont acquis une grande valeur (2). La solution du problème est dans le drainage des maisons, combiné avec la construction d'égouts latéraux aux rivières, là où des cours d'eau existent, et dans l'utilisation des engrais charriés par les égouts, soit à l'état liquide par arrosement, soit à l'état solide. L'application des liquides d'égout à la culture est, aux yeux de l'ingénieur Mille (*loc cit.*), une question de mécanique et de temps, jusqu'à ce que l'agriculteur ait compris qu'une machine à vapeur est un excellent garçon de ferme toujours prêt, toujours obéissant. Une société anglaise s'occupe à recueillir dans un établissement spécial les eaux des égouts de Londres, à les élever à une hauteur déterminée, et à les pousser comme engrais liquides hors de Londres, dans un rayon de 32 kilomètres, à l'aide de pompes mues par la vapeur et de conduites. On a calculé que le produit annuel de ces égouts suffirait pour fumer 851 517 hectares de terre cultivée, c'est-à-dire qu'une ville peut fournir assez d'engrais pour fertiliser autant d'acres de terre qu'elle a d'habitants. Certaines terres aux environs d'Édimbourg qui valaient primitivement 40, 50 et 150 fr. l'acre, améliorées par ce mode d'irrigation, se vendent aujourd'hui 750 à 1000 fr.... Sera-t-il possible, comme Tardieu paraît l'espérer, de donner aux matières fécales un emploi immédiat au moyen de certaines métamorphoses artificielles? Ce progrès semble douteux, en présence des résultats incomplets de tant d'efforts et d'inventions pour leur désinfection dans les fosses et sur le terrain même des voiries.

Quoi qu'il en soit, celles-ci ont pour but d'éloigner des habitations et des rues les matériaux immondes et fétides, et jusqu'à ce qu'une industrieuse hygiène ait réussi à les rendre inutiles, il ne s'agit que d'assurer, d'accélérer l'enlèvement de ces matières, d'en régler le dépôt et les transformations ultimes, de manière à concilier le double intérêt de la salubrité et de l'agriculture. Il fut un temps où les habitants de chaque rue à Paris louaient un tombereau en commun pour porter leurs ordures aux champs; mais les voituriers ne conduisaient pas si loin leurs tombereaux; ils les vidaient au milieu des places publiques, en dépit des ordonnances (1348 et 1350). En 1392 encore, il fallut défendre, sous peine d'une amende de 40 sols, de porter nuitamment sur la place de Grève et d'y amasser les *fientes des latrines* et les *boues des latrines*. En 1396, on créa une corporation de voituriers chargés de conduire

---

(1) Ostrowski, *Étude d'hygiène publique sur l'Angleterre* (*Annales d'hygiène*, 1847, t. XXXVII, p. 5).

(2) L'analyse réitérée des matières contenues dans les égouts de Paris a conduit Hervé-Mangon à évaluer à 1 200 000 kilogr. l'azote perdu tous les ans à la rivière, soit au prix de 1 fr. 40 c. le kilogramme fixé par Voelker, une valeur de 16 800 000 fr. qui se doublerait par l'écoulement du produit des fosses d'aisances dans les égouts, car il leur apporterait 1 400 000 kilogr. d'azote de plus.

les immondices aux voiries; celles-ci étaient, en 1639, au nombre de sept à Paris, sans compter Montfaucon. En 1674, les voiries furent mises à la charge du roi, et il fut prescrit de séparer les boues des matières fécales et des charognes. Il y a vingt-cinq à trente ans, Paris avait encore sept voiries ; en 1831, celles d'immondices furent supprimées ; l'enlèvement des immondices, confié à un entrepreneur, est sous-traité par lui avec les agriculteurs de la banlieue, qui s'obligent à les transporter à 2000 mètres des barrières et les disséminent sur leurs cultures. L'année 1849 a été signalée par la suppression de l'établissement tristement célèbre de Montfaucon, remplacé par la voirie de Bondy reliée au dépotoir de la Villette.

A. *Voiries d'immondices.* — Cette dernière dénomination comprend les résidus organiques et minéraux qui se déposent sur la voie publique, boues, débris des halles et marchés, des cuisines, d'une foule de petites industries. Les amas de ces matières répandent, en fermentant, des émanations extrêmement infectes; ce n'est qu'après cette fermentation putride que les cultivateurs les étendent sur la terre ; ils disent alors qu'elles sont *faites*. Ces mélanges de boues, de fumiers et d'immondices (gadoue), déposés sur les champs, autour des habitations, dans les communes rurales du département de la Seine, ont souvent motivé des réclamations. En juillet 1856, j'ai pu en vérifier la fade et pénétrante fétidité à l'occasion d'une enquête sanitaire qui m'a conduit, avec une commission du conseil de salubrité, sur le territoire d'Aubervilliers. Le quartier Bonne-Nouvelle de Paris occupe l'emplacement d'une ancienne voirie d'immondices ; lors des fouilles pratiquées en été pour la construction de l'église du même nom, les ouvriers et tout le voisinage se ressentirent d'un dégagement de miasmes dangereux. On a vu plus haut que Paris n'a plus de voiries d'immondices. Là où elles existent encore, on doit exiger que, pour faciliter l'arrivage et le déchargement des tombereaux, elles présentent une jetée en pente douce, qu'elles soient garnies d'un parapet, que leur fond soit pavé, que l'eau des immondices trouve un facile écoulement. Chevallier conseille la construction de bâtiments fermés, surmontés de cheminées d'aérage pour la désinfection intérieure des boues ; il propose aussi de les enfouir assez longtemps pour les convertir en terreau. On doit interdire l'amoncellement prolongé des matières à l'air libre ; l'ordonnance de police du 8 novembre 1839 prescrit de les étendre comme engrais sur le sol dans les vingt-quatre heures qui suivent leur apport aux champs ; mais fraîches ou *vertes*, comme on dit, elles sont réputées moins utiles qu'après leur putréfaction ; de là le fâcheux usage de les conserver pendant plusieurs mois avant de les employer.

Les magasins des chiffonniers, voieries particulières, infectent le voisinage par l'odeur nauséabonde des chiffons et des os ; on leur prescrit de recevoir ceux-ci très-secs, de les déposer à la cave dans un tonneau fermé par un couvercle à charnière, de les enlever deux fois par semaine, de laver et de sécher les chiffons hors de leurs magasins et non dans le ruisseau de la rue ; quelquefois on exige qu'ils n'emmagasinent que des chiffons blancs ; leurs locaux doivent être spacieux et faciles à aérer. Le conseil de salubrité de Paris restreint ces dépôts aux quartiers qu'ils ne gênent point; il est arrivé que, malgré les précautions indiquées, le méphitisme de ces dépôts a éloigné les habitants du voisinage. Feu Ollivier (d'Angers), en visitant une cave, magasin de chiffonnier, a éprouvé tous les symptômes d'une grave intoxication.

B. *Voiries de matières fécales.* — Ce qu'il a fallu vaincre de préjugés et d'obstacles pour supprimer Montfaucon et réaliser un progrès relatif par la création de la voirie de Bondy, on peut le voir par les documents officiels que cette lutte a fait naître; il a fallu, pour ce résultat, le concours du conseil municipal, du conseil de salubrité, du comité consultatif des arts et manufactures, du conseil d'État, de l'ingénieur de la ville (Marly), etc. Nous renvoyons à la thèse de Tardieu (1), ceux qui désirent avoir une idée de ce qu'était l'immense cloaque de Montfaucon. La voirie actuelle de Paris diffère profondément des anciennes; elle se compose : 1° d'un dépotoir situé au port d'embarquement de la Villette, et qui sert au déversement et au départ des matières extraites par la vidange des fosses; 2° d'une voirie placée dans la forêt de Bondy et recevant, d'une part, les matières liquides par un tuyau souterrain; d'une autre part, les matières solides par la navigation du canal. Le dépotoir a un bâtiment central et deux pavillons. Le bâtiment central présente un système de galeries parallèles correspondant avec des citernes sous-jacentes et aboutissant à un radier général; dans l'un des pavillons sont installées deux machines à vapeur de 10 à 12 chevaux, mettant en jeu trois pompes aspirantes et foulantes, et disposées pour aspirer à volonté, soit l'eau de l'Ourcq prise dans le port, soit les liquides contenus dans les citernes; ces machines font mouvoir aussi un ventilateur qui aspire l'air des galeries et l'injecte dans les foyers dont il alimente la combustion. Quand arrive au dépotoir une voiture chargée de matières liquides, elle s'engage dans l'une des galeries, verse par un tuyau de cuir son contenu dans un égout qui règne au-dessus des reins de la voûte en arc de cloître de la citerne médiane, et fait avancer les matières dans celle des citernes qui a été évacuée la nuit précédente. La machine à vapeur mettant en mouvement les pompes, celles-ci chassent les liquides à mesure qu'ils se déversent jusqu'à Bondy, par une conduite établie sur le revers de la digue du canal; en même temps le ventilateur appelle avec force l'air extérieur dans l'établissement, en remplacement de l'air infect qu'il pousse dans les foyers des chaudières. L'opération terminée, on lave et l'on désinfecte les citernes, on pousse les dépôts qui s'y sont formés dans des tonnes disposées dans une cave du second pavillon, d'où elles glissent sur des rails jusqu'au port pour y être embarquées avec les autres matières solides. La voirie de Bondy, d'un kilomètre environ de longueur, est située dans la forêt au bord du canal. De chaque côté d'une chaussée médiane qui s'étend en débarcadère sur le canal, existe une série de bassins de 1<sup>m</sup>,50 à 2 mètres de profondeur, les uns reçoivent

(1) Tardieu, *Des voiries et cimetières* (thèse de concours, 1852).

par les bateaux les matières solides qui y sont converties en poudrette ; les
autres les liquides versés par le dépotoir et qui, amenés par un canal à ciel
ouvert dans une fabrique de sels ammoniacaux, sont rejetés dans la Seine près
de Saint-Denis après avoir été *usés*. Les matières solides et liquides, apportées
au dépotoir, ont été préalablement désinfectées dans les fosses d'aisances. L'ordonnance de police du 8 novembre 1851 autorise le transport et le dépôt des
matières solides désinfectées dans des locaux autorisés où l'industrie privée les
exploite ; ce sont des voiries particulières ; elles ne sont autorisées qu'à la condition de désinfecter de nouveau les matières sur place, de manière à rendre
la désinfection permanente. Cette condition n'est guère observée ; nous avons
visité inopinément avec plusieurs de nos collègues du conseil de salubrité la
fabrique de poudrette attenant à l'abattoir municipal d'Aubervilliers, et bien
que les prescriptions de police y parussent négligées, il y avait très-peu
d'odeur par une température de 25 degrés centigrades (juillet 1856), grâce
à la désinfection préalable des matières dans les latrines et quelque peu sur
place.

Dans le Nord de la France, les cultivateurs recueillent les matières fécales
dans des fosses bien closes où ils les laissent plus ou moins longtemps pour les
répandre ensuite sans préparation sur le sol ; ces fosses, appelées citernes à
engrais, sont assimilées aux voiries et rangées dans la première classe des établissements insalubres, bien qu'elles ne donnent lieu à des émanations incommodes que lors du chargement et du déchargement de l'engrais. Ce sont des
caves de maçonnerie situées à des distances variables des fermes et sur les bords
d'une route ordinairement pavée, à l'extrémité du plus grand champ d'exploitation ; leur fond est pavé de grès ; les quatre murs et la voûte cylindrique
qu'ils portent sont faits de briques, puis enduits d'une couche épaisse de
chaux hydraulique qui les rend imperméables ; elles ont deux ouvertures,
l'une dans le mur du nord pour l'accès de l'air, l'autre dans l'épaisseur de la
voûte pour l'introduction et l'extraction des matières ; ces fosses ont une
contenance moyenne de 6 à 700 tonneaux. L'agriculture, si perfectionnée
dans la Flandre française, est très-intéressée à obtenir l'assimilation des
citernes à engrais aux établissements insalubres de la deuxième catégorie.

Quelles que soient les voiries, leurs causes d'insalubrité se réduisent aux
suivantes : 1° emplacement trop rapproché des centres de population et sous
la direction des vents habituels ; la Grande-Villette recevait en plein les émanations de Montfaucon par les vents du sud qui règnent 63 jours par an à
Paris, et la Petite-Villette par les vents du sud-ouest qui soufflent 67 jours ;
2° terrain perméable ou non, sec ou humide ; les eaux vannes de Montfaucon
filtraient à travers les fissures et les crevasses des bancs de plâtre où étaient
creusés les puisards ; et, parvenues à la couche de glaise sous-jacente, elles se
répandaient dans tous les puits du faubourg du Temple, et en corrompaient
les eaux ; 3° nature et provenance des matières : les vidangeurs reconnaissent
celles de certains quartiers, des hôpitaux ; avant le régime de la séparation et

de la désinfection dans les fosses, on remarquait une plus grande putridité, une plus grande violence d'émanations ; la séparation préalable des matières réduit la masse à évaporer et accélère la dessiccation du contenu des bassins ; 4° mode d'exploitation des voiries : avant la mise en pratique des procédés actuels de désinfection et d'utilisation, les matières solides passaient lentement par toutes les phases de la putréfaction, et émettaient, avec d'excellents principes d'engrais, des torrents de vapeurs fétides ; les liquides se perdaient dans les puisards ou s'écoulaient dans la Seine en amont. Encore aujourd'hui, dans beaucoup de petites voiries, comme dans celle de Saint-Denis, que j'ai visitée, on épuise le liquide des bassins ; on extrait de leur fond les matières épaisses qu'on étale sur les terrains voisins ; on les divise au moyen de la herse ; une fois séchées, on les écrase, on les passe à la claie, et on les amoncelle en grands tas jusqu'à leur vente ; souvent les tas s'échauffent, fermentent, et perdent avec les gaz qui s'en échappent une partie de leur valeur. Les bassins à ciel ouvert sont des surfaces d'évaporation délétère, activée par les vents qui se chargent de leurs miasmes.

Les moyens d'assainissement des voiries fécales se déduisent de ces faits. Les plus efficaces sont une surveillance incessante, une propreté sévère, l'abondance des eaux pour les lavages, une ventilation active, la désinfection des matières, leur prompte transformation en produits utiles, l'épuisement des liquides que les voiries déversent finalement dans les cours d'eau. Tardieu et J. Regnault ont examiné une bouteille des eaux mères de Bondy, puisée au sortir de l'usine : ces eaux, qui s'écoulent de la fabrique de sels ammoniacaux et se rendent dans la Seine, ont encore, à un faible degré, l'odeur des eaux vannes de voiries et une teinte ocreuse, que le contact de l'air fait passer au brun noir ; leur odeur se prononce par l'ébullition qui ne trouble point leur transparence ; concentrées, elles dégagent l'odeur fétide qu'on obtient par l'évaporation des urines, même récentes ; 500 grammes d'eaux mères ont fourni un résidu extractif pesant 13$^{gr}$,50, composé de chlorure d'ammonium (sel ammoniac) en proportion notable, de chlorure de calcium (traces) et de principes extractifs colorés. Quant aux matières solides que l'on utilise sur place, la difficulté est de les maintenir désinfectées ; cette obligation est presque toujours éludée, parce qu'elle entraîne une dépense de temps et de matériaux ; souvent les mélanges des matières et des désinfectants se font mal ; enfin, l'engrais qui en résulte paraît moins actif et a subi une dépréciation, peut-être à cause de l'addition frauduleuse d'un excès de matières inertes sous prétexte de désinfection. Les procédés appliqués par Richer dans la voirie de Bercy paraissent écarter cette fraude ou cet inconvénient : le botelage (matières demi-solides) est, dès son arrivée, mélangé avec une certaine espèce de schiste carbonifère et une terre ferrugineuse à laquelle on ajoute de l'acide pyroligneux. Les matières, étant ainsi parfaitement désinfectées et solidifiées, sont ensuite placées dans des moules et fournissent des briquettes que l'on praline en les saupoudrant de charbon de bois très-divisé, pour y retenir les gaz et les produits ammoniacaux qui se perdent dans la fabrication ordinaire de la poudrette, ce qui réduit la valeur de l'engrais.

C. *Voiries d'animaux morts.* — Destinés à recevoir les cadavres des animaux non comestibles et ceux des animaux comestibles qui, par mesure de salubrité, sont exclus de la consommation de la boucherie, ces établissements ont pour but de soustraire aux yeux de la population un spectacle dégoûtant de destruction, de la préserver, par leur situation excentrique, du méphitisme des opérations d'équarrissage, de convertir les débris animaux en produits utiles. Le nombre des animaux qui meurent ou que l'on abat dans les villes et dans les campagnes est énorme; il s'accroît dans des proportions ruineuses, quand des épizooties, comme la peste bovine, ne laissent d'autre chance de préserver les troupeaux que le sacrifice immédiat des animaux atteints. Autrefois, les ateliers d'équarrissage étaient annexés aux dépôts de matières fécales; on trouve encore, même aux environs de Paris, quelques exemples de cette sordide association. Sans remonter aux temps où des voiries particulières existaient dans l'intérieur des villes, on peut lire dans les rapports de Parent-Duchâtelet et de Huzard les immondes conséquences de l'atelier d'équarrissage qu'on avait établi auprès du bassin de décharge de Montfaucon, les chairs musculaires découpées pour l'alimentation des chiens, les entrailles exposées pour attirer les mouches et produire des asticots à l'usage des pêcheurs, les intestins et les ossements abandonnés sur le terrain, les carcasses brûlées seulement tous les huit jours au nombre de 140 à 150, et plus anciennement quand il y en avait 7 à 800 disponibles, etc., etc. Les procédés de Salmon et Payen ont opéré, il y a dix-sept ans, une réforme salutaire dans cette industrie : le sang est recueilli, la peau et toutes les parties utiles aux arts sont enlevées; le corps coupé en quartiers, le sang et les issues sont soumis dans des caisses de fer à l'action de la vapeur; au bout d'une heure et demie à deux heures, il ne reste plus que des os entièrement décharnés, et des chairs à l'état de hachis qui, exprimées par la presse hydraulique, fournissent des tourteaux analogues à ceux de noix ou de colza, que surnage toute l'huile contenue dans les os et les chairs. Ces procédés sont appliqués à l'abattoir municipal d'Aubervilliers, situé à une lieue et demie de Paris et de Saint-Denis, où il entre moyennement 6 à 8000 chevaux par an, 15 à 10000 chiens et chats. Les animaux vivants sont assommés; leur sang, recueilli dans de petites auges de pierre qui forment égout et desséché dans des chaudières de fonte, est vendu à l'état de poudre inodore aux fabricants de produits chimiques. Les animaux morts sont déposés immédiatement dans les stalles d'abatage. Les peaux sont enlevées, et dès qu'il y en a assez pour un chargement de charrette, on les expédie aux tanneries. Les intestins sont crevés pour l'extraction du crottin que l'on mêle aux engrais fabriqués; la chair, les os et les viscères subissent une cuisson de huit à neuf heures dans des chaudières ou grands cylindres de fonte verticaux, mis en communication avec un générateur de vapeur; celle-ci traverse tout le chargement qui se compose d'ordinaire de trois à quatre chevaux, et, condensée, redescend dans un double-fond avec la graisse liquéfiée qui est recueillie dans des vases de tôle et transvasée dans des barils; l'eau ou bouillon s'écoule par une rigole dans la rivière. On extrait ensuite de la grande tubulure inférieure des cylindres la viande cuite et séparée des os; ceux-ci, triés à la main, sont vendus aux fabricants de noir animal ou de sels ammoniacaux. Les pieds avec le tarse et le métatarse, échaudés avec le bouillon, livrent leur corne aux tabletiers, leurs tendons aux fabricants de gélatine et fournissent encore, par une faible cuisson, une huile de qualité supérieure. Le mélange de chair cuite et de petits os est pressé pour l'extraction de l'huile, passé dans une machine à hacher, mélangé avec le crottin des intestins, et desséché sur des claies superposées dans de vastes étuves que traverse un courant d'air chauffé au générateur. Après sa dessiccation, cette matière n'a plus d'odeur et représente un engrais actif et d'autant plus maniable qu'on le pulvérise sur la demande des consommateurs.

Malgré la régularité et la célérité de toutes ces opérations, nous avons constaté par nous-même (juillet 1856) que l'abattoir municipal est encore un foyer d'exhalaisons putrides; on y apporte des animaux morts depuis plusieurs jours dans un état de putréfaction avancée, ainsi que nous en avons été témoin; la dessiccation prolongée des peaux et des tendons, la manipulation des résidus charnus qui sortent de la presse, s'accompagnent d'émanations ammoniacales d'une nature très-pénétrante. Les animaux morts, traînés à l'abattoir, répandent, pendant leur dépècement, des exhalaisons putrides qui incommodent à plus d'un kilomètre quand on est sous le vent de l'usine; mis dans des chaudières autoclaves avec des animaux sains, ils corrompent la masse et communiquent aux bouillons une odeur repoussante; leurs parties musculaires, portées sans délai des cylindres autoclaves à la presse qui les étanche, dégagent un acide gras volatil, dont l'odeur spécifique est plus intolérale que celle de la fermentation putride; je l'ai sentie, et je ne sais comment on peut la supporter au delà d'une minute sans lipothymie. Que des mouches qui ont pompé les sucs des chevaux morts et putréfiés depuis longtemps se déposent sur l'étal d'un boucher ou viennent piquer les ouvriers, des accidents graves se produisent, d'autant plus graves que, d'après les renseignements que nous devons au directeur de l'abattoir, les chevaux atteints de morve, de farcin, de charbon, etc., y sont amenés en très-grand nombre; on n'en est plus à contester, avec Parent-Duchâtelet, la transmissibilité de ces maladies à l'homme. Nous avons vu, à l'abattoir d'Aubervilliers, un ouvrier atteint d'angioleucite farcineuse. L'inspecteur de l'abattoir, Collignon, constate, dans une lettre du 12 juillet 1856, adressée à Trebuchet, le grand nombre d'accidents survenus aux ouvriers, funestes surtout dans les premières années d'exploitation, alors que l'on brisait encore les os des membres avant de les mettre dans les chaudières; il remarque qu'ils étaient dus aux blessures presque imperceptibles que les ouvriers négligeaient de faire cautériser, tandis qu'ils soignaient mieux les larges coupures où l'incculation leur paraissait plus à craindre. Collignon signale chez les ouvriers 3 cas de charbon suivis de mort, 1 cas de pustule maligne due à la piqûre d'une mouche, 3 cas de farcin ; il ne s'est jamais présenté aucun cas de morve ; d'après lui, l'inoculation de la morve sur l'homme produit le farcin, qui, pris à temps, guérit le plus souvent, tandis que le charbon est incurable, s'il n'est traité instantanément avec vigueur.

L'assainissement des voiries d'animaux morts gagnerait au système de Séguin, qui consiste à décomposer leurs débris avec les matières fécales dans des cornues de fer analogues aux cornues employées à la distillation de la houille ; il obtenait du charbon animal et un gaz d'un grand pouvoir éclairant ; mais ce système a deux écueils : la condition de la dessiccation préalable des substances animales à traiter, et le mélange du gaz avec des principes sulfurés en forte proportion.

Il est des voiries insanifiables, par exemple celle de Saint-Denis, où l'on se borne à recueillir le sang des chevaux abattus ou morts que l'on enfouit ensuite dans un tumulus de 5 à 6 hectolitres de terreau arrosé avec le sang ; après un laps de trois à quatre mois, la décomposition paraît achevée : on attaque alors à coups de pelle le nouvel amas de terreau, on en extrait les ossements. Cet enfouissement s'opère au-dessus du sol, dans les amas de terreau, entre le hangar de l'abattoir et un mur de clôture, dans un espace de 4 à 5 mètres. C'est bien là, comme on l'a appelé énergiquement, le commerce officiel de la putréfaction ! nous avons assisté aux opérations fort simples de cette révoltante industrie. Ailleurs on pratique encore l'immonde production de l'asticot. L'équarrissage clandestin atteint par moments des proportions qui inquiètent l'industrie régulière des voiries autorisées.

Parent-Duchâtelet a soumis l'établissement des voiries aux conditions suivantes : 1° défendre dans l'établissement le travail des boyaux et celui de la colle ; 2° n'y laisser faire de composts ni d'asticots ; 3° terminer en un jour toutes les opérations de voirie pour chaque animal, afin qu'il n'en reste aucun débris et qu'on puisse laver à grande eau ; 4° daller les abattoirs en pierres dures et imprégnées de mastic hydrofuge jusqu'à refus ; 5° daller de même ou paver avec bain de ciment et chaux hydrauliques les ateliers où sont transportées et préparées les différentes parties des animaux ; 6° un réservoir versera par des robinets l'eau à flots partout où elle sera nécessaire ; les eaux de lavage couleront dans un bassin construit comme les fosses d'aisances, ne se vidant que par sa partie inférieure, et d'une capacité suffisante pour les vidanges de chaque jour, ce bassin enverra son contenu à la Seine par un tuyau souterrain et prolonge jusque dans le grand courant de la rivière ; les eaux sales ne seront évacuées dans la rivière qu'à la fin du jour et pendant la nuit ; 7° les foyers des chaudières seront disposés pour brûler facilement et complétement les vapeurs et les émanations que l'on pourra y diriger ; 8° des murs élevés et une double rangée d'arbres de futaie rapprochés entoureront la fabrique ; 9° les ouvriers ne devront jamais en sortir avec leurs habits de travail ; 10° les voitures qui transportent les animaux morts doivent être couvertes, garnies de zinc à leur fond, lavées et soignées de manière à ne répandre aucune odeur.

L'expérience a déjà démontré l'insuffisance de ces prescriptions, même avec le système de cuisson qu'un règlement spécial y a ajouté à Paris. Un nouveau progrès est nécessaire et se prépare ; il aura pour conditions la centralisation de toutes les opérations d'équarrissage à Paris, l'application de moyens de conservation aux substances animales, et l'obligation de déclarer aux commissaires de police le décès des animaux qui devront être enlevés dans un délai de vingt-quatre heures après la mort. Ce programme est celui de la compagnie maritime qui exploite aujourd'hui l'abattoir municipal de Paris ; il n'a de chanceux que le choix des agents propres à préserver les substances animales de la fermentation putride. La solution du chlorure d'aluminium et du bichlorure de fer (2 p. 100 d'eau) paraît remplir cette indication ; mes collègues Trebuchet, Chevallier, Fournel, Jobert (de Lamballe) et moi, nous avons examiné, dans l'usine d'Aubervilliers, des parties musculaires et autres qui, après une immersion de six heures dans ces liquides, s'étaient maintenues depuis plusieurs semaines dans un état de souplesse et de fraîcheur remarquables. Une commission du comité d'hygiène de la Gironde a constaté, en 1855, l'efficacité antiputride des moyens employés par de Lapeyrouse dans les ateliers d'équarrissage, les boyauderies, les fonderies de suif, etc., et l'amélioration des produits qui en ont subi l'action. On propose même de procéder à l'embaumement des animaux morts, opération que l'on dit facile, très-peu coûteuse, praticable à domicile ou à l'entrée de l'animal mort dans l'abattoir. Par ce moyen, on annonce dans un document, émané de la compagnie en question, que toute odeur sera ôtée aux peaux, aux os, à l'huile ; plus d'acide gras volatil, si nauséabond pendant le pressage des parties musculaires, etc. Il est évident que si l'expérience confirme ces résultats, le difficile problème de l'assainissement des voiries d'animaux est enfin résolu.

La question des voiries d'animaux a, comme celle des vidanges, un double aspect et sollicite une solution à deux fins : « Il est plus digne d'une nation avancée, dit l'éloquent rapporteur et président de la commission d'enquête sur les engrais (1), de supprimer les émanations nuisibles des débris d'animaux que d'obliger les habitants à s'y accoutumer. C'est à la science à fournir le moyen d'approprier aux besoins de l'agriculture tous les restes des animaux, en préservant les populations des incommodités causées par l'odeur repoussante de pareils amas et des dangers qui en peuvent naître, au point de vue des maladies contagieuses et infectieuses. » Le docteur Boucherie a le premier répondu à cet appel (2), et sa méthode de transformation des animaux morts

---

(1) Dumas, *Rapport de la Commission d'enquête sur les engrais*, p. 37 et 38, 1864 et 1865.

(2) Dr Boucherie, *Études sur l'engrais animal*, etc., dans *Ann. de chim. et de phys.*, 4ᵉ série, t. XIII, 1868, p. 199.

en un engrais inaltérable à l'air libre et sans odeur incommode, si elle est définitivement sanctionnée par l'expérience, sera une très-importante conquête pour l'hygiène publique, en même temps que pour l'économie agricole; elle repose sur cette donnée qu'une ébullition soutenue pendant quelques heures dans des solutions d'acide chlorhydrique suffit pour réduire une masse considérable de débris d'animaux à l'état d'une bouillie noirâtre, plus ou moins épaisse ou liquide, suivant la durée de l'ébullition et le degré de dilution de l'acide. Le calcaire des os se décompose à froid dans les solutions d'acide chlorhydrique; à chaud, la dissolution n'est que partielle; la plus forte proportion des os n'est que désagrégée. L'acide chlorhydrique abonde dans le commerce; il se perd dans la plupart des fabriques de soude, à Paris, dans le nord, dans l'est et dans l'ouest de la France; à 21 degrés = 33 pour 100 d'acide réel, il revient à peine en gare à 60 fr. les 1000 kilogrammes. La quantité nécessaire à la dissolution des débris d'animaux égale le cinquième ou le sixième de leur poids. Leur immersion, dans ces solutions froides prévient ou arrête la décomposition; leur désinfection est complétée au besoin par de faibles additions de chlorure de chaux ou de sulfate de fer; l'acide chlorhydrique s'unit à la chaux du carbonate calcaire des os et à une portion de la chaux des phosphates qui deviennent solubles par la réduction de leur base. Par la cuisson, les os les plus compactes se désagrégent promptement, la gélatine se dissout en perdant de ses propriétés collantes, les chairs se dissolvent, la graisse se fond, et, refroidie, surnage, ce qui facilite sa séparation. Rien de plus simple que l'outillage qui exige cette opération : des récipients de bois doublé de plomb, un générateur de vapeur, des claies d'osier, une pompe, un mélangeur. Les matières ainsi dissoutes, dépourvues d'odeur, inaltérables à l'air libre, constituent un engrais qui devient complet par une faible addition d'acide sulfurique et d'azotate de potasse; sa teneur en azote se déduit de celle

| | |
|---|---|
| Des chairs, contenant à l'état normal . . . . . . . . . . . | 3,25 |
| Des os frais . . . . . . . . . . . . . . . . . . . . . . . . . . . . . | 6,22 |
| Du sang . . . . . . . . . . . . . . . . . . . . . . . . 2,71 à | 2,95 |

Un cheval hors de service se représente en moyenne par un poids de 300 kilogrammes (Heuzé), savoir :

| | | | |
|---|---|---|---|
| Chaux. . . . . . . . . . . . . | 160 kilogr. | Peau. . . . . . . . . . . . . . | 30 kilogr. |
| Issues . . . . . . . . . . . . . | 40 | Graisse. . . . . . . . . . . . . | 4 |
| Os. . . . . . . . . . . . . . . . | 45 | Tendons . . . . . . . . . . . . | 2 |
| Sang . . . . . . . . . . . . . . | 16 | Sabots. . . . . . . . . . . . . | 2 |
| Total. . . . . . . . . . . . . . . . . . | | 299 kilogrammes. | |

Barral assigne en moyenne aux os

| | | |
|---|---|---|
| Chez le cheval. . . . . . . . . . . . . . . . | 12,5 | du poids vivant. |
| — bœuf. . . . . . . . . . . . . . . . . | 6,3 | — |
| — mouton. . . . . . . . . . . . . . . | 11,7 | — |
| — porc . . . . . . . . . . . . . . . . | 6,8 | — |

Enfin Payen admet qu'en moyenne les os frais contiennent, pour 100 kilogrammes :

| | | | |
|---|---|---|---|
| Eau.................. | 8 kilogr. | Phosphate de chaux ...... | 38 kilogr. |
| Vaisseaux, albumine..... | 1 | Phosphate de magnésie.... | 2 |
| Tissus fibreux.......... | 32 | Carbonate de chaux....... | 8 |
| Graisse .............. | 9 | Sels................. | 2 |
| | Total ................. | 100 kilogrammes. | |

6° *Inhumations et cimetières.* — De tout temps, et sous tous les climats, l'homme a compris la nécessité de se mettre à l'abri du méphitisme qu'engendre la putréfaction des matières organiques. Dans les institutions relatives aux morts, les législateurs ont fait la part de la salubrité publique et celle du sentiment pieux qui s'attache aux restes de nos semblables ; comme toutes les grandes lois de l'hygiène, le soin des morts a reçu la sanction des religions. Si Moïse fait du contact des cadavres une cause d'impureté (1), c'est pour mieux assurer leur séparation d'avec les vivants ; le code sacré des Hindous (2) impose aux proches parents, ou sapindas, dix jours d'impureté pour un mort, et place au nombre des cinq sacrements ordonnés aux Hindous le sacrifice en l'honneur des mânes. Chez les Égyptiens, les Grecs et les Romains, même respect de la sépulture. Une loi d'Athènes prescrit à tout passant de jeter de la terre sur un corps resté inenseveli. Le droit public des anciens admettait des armistices pour permettre aux belligérants d'enterrer ou de brûler leurs morts ; la terre qui recouvrait le corps d'un esclave était sacrée. Permis à Sénèque de dire : « *Non defunctorum causa inventa est sepultura, sed ut corpora et visu et odore fœda submoverentur.* » Le sentiment des peuples ne s'est pas borné à cette froide prudence ; chez tous, le culte du souvenir s'est ajouté aux précautions d'hygiène : les Esquimaux consacrent l'endroit où ils ont brûlé un corps en y dressant un pieu ; les Canadiens y déposent des attributs analogues au genre de vie du défunt. A Siam, les tombeaux sont sacrés ; les Japonais les ornent de fleurs et s'y rendent souvent ; les Chinois les visitent tous les ans, etc. Le dogme de la résurrection, admis par les Israélites et par les chrétiens, augmente l'importance religieuse de la conservation des tombeaux, but annuel de leurs pèlerinages. Rien n'égale le saint respect des premiers pour la demeure des morts : chaque famille doit à ses ancêtres le perpétuel entretien de leurs sépultures ; étager couche sur couche plusieurs générations de morts est à leurs yeux une profanation.

Examinons les garanties qu'il convient d'établir contre le danger des inhumations précipitées et les conditions qui assurent la salubrité des cimetières.

Bruhier en France (1712), Hufeland en Allemagne (1762), ont jeté la terreur dans les esprits par leurs écrits sur l'incertitude des signes de la mort. Avant eux, Pline avait signalé de funestes méprises qui se sont renouvelées en

---

(1) *Nombres*, chap. XIX.
(2) *Loi de Manou*, V<sup>e</sup> livre, distique 59.

tout temps : Asclépiade, Empédocle, disciples de Pythagore, ont rappelé à la vie des sujets que l'on croyait morts. Ambroise Paré a préservé de l'inhumation deux hommes asphyxiés par la vapeur du charbon, que ses soins ranimèrent. Rigaudeaux a sauvé une femme en couches attaquée d'éclampsie, et que les assistants avaient ensevelie à deux reprises. Qui ne connaît la lugubre mésaventure du gentilhomme François Civile, deux fois enterré ; de Winslow, deux fois pris pour mort? Quant à la tragique fin de l'auteur de Manon Lescaut, se réveillant pour mourir sous le scalpel d'une homicide autopsie, les recherches auxquelles s'est livré Bouchut n'ont fourni aucune preuve que cette horrible méprise ait eu lieu réellement (1). Pour prévenir de semblables catastrophes dont on a exagéré le nombre, on a proposé la création de maisons mortuaires à l'instar de celles qu'Hufeland a fait établir à Weimar, et dont la première idée se trouve dans l'ouvrage de Thierry, publié en 1785; mais l'utilité de ces maisons est tout entière dans la surveillance minutieuse et continue des préposés; ceux-ci ont-ils l'aptitude nécessaire pour reconnaître les signes de révivification? L'habitude n'émoussera-t-elle point leur coup d'œil, leur force d'attention? Dans les villes populeuses, il faudrait multiplier ces maisons; les cordons à sonnettes attachés aux doigts et aux orteils des cadavres donneront parfois l'éveil par un effet de la rigidité cadavérique ou par la cessation de cet état; dans d'autres cas, un retour fugitif à la vie pourrait s'opérer sans production de mouvements spontanés ou involontaires. Dans la maison mortuaire de Mayence, le garde chirurgien de 3ᵉ classe n'a eu, pendant quarante-cinq ans qu'il y est attaché, qu'une seule alerte de résurrection : c'était un vieillard dont les mains étaient tombées le long de son corps, par suite de l'affaissement du ventre et de la sortie d'une grande quantité de liquide (2).

Il existe plusieurs signes infaillibles de la mort réelle : la rigidité, l'absence de toute contractilité musculaire sous l'influence de l'électricité ou du galvanisme, la cessation des battements du cœur à l'auscultation, la décomposition putride; le premier peut être passager, le second exige une épreuve, le dernier est plus ou moins tardif et non exempt de danger ou d'inconvénient. La cessation définitive des battements du cœur fournit le diagnostic immédiat et positif de la mort réelle d'après les recherches et expériences de Bouchut : « La vie est éteinte là où le cœur a cessé de se mouvoir, et dans les maladies qui présentent l'apparence de la mort, toute méprise est impossible, à cause de la persistance des battements de cet organe (3). » Restait à assigner une durée significative à l'auscultation de la mort. Rayer remarque avec raison que l'expression d'*absence prolongée* des battements du cœur, employée par Bouchut, manque de précision; il était nécessaire de fixer une limite qui ne

_____

(1) E. Bouchut, *Traité des signes de la mort, etc.*, 1849, p. 12.
(2) Bouchut, *loc. cit.*, p. 214.
(3) Bouchut, *loc. cit.*. p. 193.

laissât aucun doute sur la réalité de la cessation définitive des fonctions de cet organe (1). En explorant par l'oreille la région précordiale chez les agonisants, dans l'intervalle des dernières inspirations, on entend toujours les battements du cœur, et quand le râle a cessé, ils sont encore distincts à l'ouïe, alors que les pulsations artérielles ne sont plus perceptibles au cou ni aux membres et que rien ne frémit plus sous la main appliquée à la poitrine. Dans le silence qui suit la dernière inspiration, le maximum d'intervalle entre les battements du cœur a paru à Bouchut être, pour l'homme adulte et pour le vieillard, d'environ six secondes, et à Rayer d'environ sept secondes; aussi ce dernier estime-t-il que l'absence de ces battements, constatée par l'auscultation vers tous les points où ils peuvent être naturellement ou accidentellement perçus, et sur chacun pendant l'intervalle de cinq minutes, c'est-à-dire pendant un espace de temps 50 fois plus long que celui qui a été noté par l'auscultation des bruits du cœur dans les cas d'agonie jusqu'à la mort, ne peut laisser aucune incertitude sur la réalité de la mort. Nous ne pensons donc plus qu'il faille retarder l'enterrement jusqu'après l'apparition des premiers résultats de la putréfaction (coloration verdâtre du ventre avec ballonnement et odeur *sui generis*), si la constatation de l'absolue cessation des bruits du cœur est confiée à des experts d'une compétence reconnue, et si elle a lieu deux fois, au moment de la mort et à l'expiration du délai légal de vingt-quatre heures, avant l'inhumation. Nous exigeons la garantie de cette double vérification, parce que Depaul et Josat ont vu revenir à la vie des nouveau-nés et des cholériques chez qui l'auscultation la plus attentive n'a pu, pendant plusieurs minutes, saisir aucun battement, aucun frémissement cardiaque. Que si, par surcroît de précaution, des épreuves paraissent nécessaires, la préférence est due à l'application des stimulants galvaniques à la contractilité musculaire, ou de quelques points de cautère actuel qui auront à la fois l'avantage d'agir contre les causes de mort apparente, et de fournir des éléments de diagnostic sûr. En effet, nous avons constaté, dans des expériences faites au Val-de-Grâce (en 1837), que l'action du fer rouge sur les tissus d'un cadavre n'y détermine jamais d'eschare ni de rougeur en forme d'auréole, ni de ligne rouge; pour produire un effet sur une partie morte, il faut y accumuler une quantité plus considérable de calorique et prolonger l'application du cautère : avec l'intensité et la durée d'action du cautère qui suffiraient pour désorganiser sur le vivant toute l'épaisseur de la peau, on produit à peine sur le cadavre le desséchement de l'épiderme et la flétrissure de la superficie du derme; plus intense, plus prolongée, l'action du fer rouge n'a pour résultat sur le cadavre qu'une simple carbonisation, sans aucune trace d'hypérémie ou de phlogose à ses limites. Cette épreuve nous paraît probante, facile à pratiquer en tous lieux; nous l'avons proposée en 1838, dans une thèse soutenue par Ménestrel (2).

(1) Rayer, *Rapport à l'Académie des sciences*, 1847.
(2) Ménestrel, *Thèses de Paris*.

Quoi qu'il en soit, si la crainte d'être enterré vif est moins répandue, et le danger des inhumations précipitées plus facile à conjurer, l'incurie subsiste dans la loi ; celle-ci ne prescrit que deux mesures, un délai de vingt-quatre heures avant l'inhumation, et la vérification des décès par l'officier de l'état civil. Le délai est souvent éludé, et il faudrait, comme on fait sagement à Tours, ne le faire courir qu'à partir du moment de la déclaration du décès; l'officier de l'état civil ne vérifie rien, et quand il se conformerait à la loi, son incompétence rendrait son zèle stérile. Une durée de vingt-quatre heures est insuffisante dans maints cas : tels que ceux de morts subites, les décès à la suite d'affections nerveuses, hystérie, catalepsie, tétanos, syncope, etc. Les ordonnances de Vienne et de Saltzbourg prescrivent quarante-huit heures; celles de Saxe et de Prusse pour le pays d'Anspach, soixante-douze heures. A Strasbourg, les médecins dits cantonaux sont chargés de constater la réalité de la mort; cet examen, quand il est fait attentivement et par des hommes capables, est la meilleure de toutes les garanties. Paris a imité cette institution, et des médecins vérificateurs sont chargés, dans chaque arrondissement, de désigner dans les déclarations de décès qu'ils transmettent aux maires les noms, prénoms, sexe, âge du décédé, l'état de mariage, la profession, la date précise de la mort, le quartier, la rue et le numéro du domicile, l'étage et l'exposition du logement, la nature et la durée de la maladie, les causes anté-cédentes et les complications survenues, les motifs qui militent pour l'ouver-ture du cadavre, les noms des personnes ayant titre ou non qui ont fourni les médicaments nécessaires et de celles qui ont donné des soins au malade. Il ne reste qu'à étendre à toute la France l'institution de cette expertise solennelle, et à la confier à des hommes qui en comprennent l'importance et qui ont les connaissances nécessaires pour s'en acquitter avec sûreté.

A la suite de pétitions adressées au Sénat et d'une discussion émouvante à laquelle elles donnèrent lieu, l'autorité convia le conseil de salubrité de Paris à de nouvelles délibérations sur les changements à introduire dans la législa-tion pour assurer la constatation exacte des décès, et prévenir le danger des inhu-mations précipitées. Sur le rapport de Devergie (1), le conseil fut unanime à reconnaître que la loi actuelle suffit à tous les besoins, si elle est sainement appliquée. Le délai légal de vingt-quatre heures ne doit courir que du moment de la déclaration du décès à l'état civil; la responsabilité de l'officier munici-pal qui la reçoit et qui délivre le permis d'inhumer, implique la vérification préalable de la mort réelle par un docteur en médecine, et, à son défaut, par un officier de santé, l'un ou l'autre assermenté ; la rigidité cadavérique ou un commencement de putréfaction sont les deux signes seuls valables pour la con-firmation légale de la réalité du décès; dans le cas où celui-ci paraîtrait douteux,

(1) Devergie, *Bulletin officiel du Ministère de l'intérieur*, 30e année, 1867. Paris, chez Paul Dupont, *Mesures à prendre pour éviter les dangers des inhumations préci-pitées*.

il y aura sursis, nouvelle visite et rapport spécial du médecin vérificateur. Point de moulage, pas d'autopsie, pas d'embaumement avant l'expiration du délai de vingt-quatre heures, avant la vérification du décès par le médecin, et sans une déclaration préalable à l'autorité municipale qui devra se faire représenter à cette opération. Avant l'arrivée du médecin vérificateur, il ne sera fait aucun changement dans l'état du corps, qui restera dans son lit, le visage découvert, etc. Bref, la circulaire du ministre de l'intérieur, en date du 24 décembre 1866, l'instruction et le modèle de certificat de décès qui y sont annexés, nous semblent satisfaire aux justes exigences de la sécurité publique. L'extension à tout l'Empire, sans excepter les localités rurales, de la vérification compétente des décès par des médecins assermentés, après l'épreuve si rassurante de cette institution à Paris, en Alsace, etc., vaut mieux que les chambres de morts et d'autres moyens proposés.

Les modes de séparation des morts d'avec les vivants ont varié suivant les climats, la nature du sol et les idées religieuses; ils se réduisent à trois : l'incinération, la momification et l'inhumation. Zimmermann rapporte (1) que plusieurs peuples de l'Amérique septentrionale abandonnent les cadavres sur les hauteurs, à l'intempérie des éléments et à la voracité des animaux; que les Kamstchadales les faisaient autrefois dévorer par des chiens, etc. Dans l'antiquité, on attribuait ces horribles usages aux Parthes, aux Bactriens, aux habitants de l'Hyrcanie, etc. (2); mais les récits de voyageurs parfois abusés par des apparences dont ils ne pouvaient saisir la véritable cause s'effacent en présence d'un fait qui domine dans l'histoire de tous les peuples de quelque importance, savoir : l'établissement régulier et le soin minutieux des sépultures. En Égypte, l'embaumement a été usité généralement depuis les temps les plus anciens jusqu'au VIe siècle de l'ère chrétienne; on l'y appliquait même aux animaux. La grotte de Samouc, composée d'une série de salles qui ne peuvent être parcourues en cinq heures de marche, a semblé à Pariset comme un immense musée où repose l'histoire naturelle de l'ancienne Égypte; des millions de grottes sépulcrales criblent les flancs de la double chaîne qui, des pyramides de Gizeh et du Mokattan, se prolonge au delà de Philæ. A Thèbes, les serpents, les singes, les crocodiles, gisent par milliers à côté des rois; à Touneh-el-Gebel, au pied de la chaîne libyque, s'étend une ville souterraine à rues taillées au ciseau et bordées de niches pleines de singes, et de chambres latérales où des miliers d'ibis et d'œufs d'ibis sont enfouis dans d'énormes pots de terre cuite et scellés avec du plâtre. Un Arabe, montrant à Pariset, du haut de la grande pyramide, la vaste plaine qui part du pied de ce monument et se développe jusqu'à cinquante lieues carrées en superficie, lui dit : « Tout cela est momie. » L'immensité de ces catacombes prouve qu'en Égypte l'embaumement était d'un usage universel pour tous les êtres du règne animal.

(1) Zimmermann, *Taschenbuch der Reisen*. Leipzig, 1805, t. III, p. 110.
(2) Cicero, *Tusc. quæst.*, t. I.

Les Babyloniens et les Perses enduisaient les cadavres de pétrole. Les Guanches, habitants primitifs des îles Canaries, embaumaient aussi leurs morts et creusaient les flancs de leurs montagnes pour y déposer les corps de leurs aïeux que l'on y a retrouvés momifiés et rangés avec un ordre parfait (Humboldt). Chez les Hébreux, l'inhumation était généralement employée : Abraham achète d'Éphron la caverne du champ de Machpela pour y ensevelir le corps de Sara ; lui-même et ses descendants y furent couchés : la vallée du pays de Moab reçut le corps de Moïse. Cependant la combustion des cadavres était aussi pratiquée par les Hébreux, puisque Isaïe s'écrie : « Car depuis longtemps Topheth est prêt : il est préparé aussi pour le roi : il est profond, il est large son bûcher, du feu et du bois en quantité, le souffle de Jéhovah y brûle comme un torrent de soufre (1). » Remarquons que les sépultures de Jérusalem et celles des autres villes de la Judée étaient éloignées de leur enceinte. Chez les Grecs et les Romains, l'incinération servait à soustraire les restes de l'homme à la vengeance des ennemis ou à en faciliter le transport (2). Mais Cicéron nous apprend que, d'après le droit pontifical, l'endroit où le cadavre avait été brûlé ne devenait sacré qu'après l'inhumation des cendres (3). La sépulture était d'usage ordinaire ; il y avait à Rome des fosses communes que leurs exhalaisons infectes firent appeler *puticuli*, et pour assainir le quartier des Esquilies, Auguste donna le terrain de ces fosses à Mécène, qui le transforma en magnifiques jardins : elles avaient été creusées dans ce quartier quand il n'était encore qu'un faubourg presque inhabité. Les tombeaux des riches s'élevaient sur le bord des routes qui conduisaient à Rome ; il ne fallait rien moins qu'un sénatus-consulte pour autoriser la sépulture d'un citoyen distingué dans l'enceinte de la ville. Un édit d'Adrien ordonna la confiscation du terrain sur lequel un tombeau aura été élevé à Rome. Dioclétien, dans un rescrit adressé à Victorinus, s'exprime ainsi : *Mortuorum reliquias ne sanctum municiporum jus polluatur, intra civitatem condi jampridem vetitum est* (4). Dès la fondation d'Athènes, Cécrops avait prescrit que l'inhumation se fît extérieurement, et Solon avait renouvelé cette mesure de prudence. Quand le christianisme eut donné naissance à une société distincte, les corps des personnes mortes en odeur de sainteté furent déposés sous les autels des basiliques : bientôt la vanité des familles envahit tout le sol des églises ; le grave abus de ces inhumations, vainement condamné par quelques papes et quelques conciles, se maintint longtemps. En 1744, Haguenot, témoin à Montpellier d'une catastrophe dont nous avons parlé,

(1) Chapitre XXX, verset 33, trad. de S. Cahen.
(2)          Salve, sancte parens : iterum salvete, recepti
          Nequidquam cineres, animæque umbræque paternæ.
                              (*Énéide*, lib. V.)
(3) *De leg.*, lib. II.
(4) Montfalcon et Polinière, *Traité de la salubrité dans les grandes villes*. Paris, 1846, p. 211.

éleva contre ce privilége délétère une voix courageuse qui ne fut pas écoutée. Vingt-cinq ans après, Maret, puis Piattoli (1774), Navier (1775), firent de nouveaux efforts qui amenèrent la déclaration royale de 1776, limitant le droit d'inhumation dans les églises à quelques personnages du haut clergé et de l'ordre civil; il ne fut entièrement aboli que par le décret du 23 prairial an XII (12 juin 1804) dont l'article 1er proscrit toute inhumation et dans les lieux consacrés aux cultes et dans l'enceinte des villes ou bourgs. Cette dernière défense est malheureusement violée dans les campagnes où les cimetières entourent les églises au milieu des habitations, ce qui expose celles-ci soit à l'infection de leur atmosphère ambiante, soit aux infiltrations souterraines de gaz. De 1774 à 1780, l'acide carbonique s'infiltra à plusieurs reprises dans les caves des maisons voisines du cimetière des Innocents, et donna lieu à des accidents. A Londres, les sépultures existent encore dans l'intérieur de la ville et dans les caveaux des églises où elles donnent lieu, par l'effet du temps et de l'abandon, à de tristes spectacles. Le *Camp-Santo* de Naples présente 366 fosses couvertes d'une pierre qu'on lève et qu'on scelle après les inhumations de chaque jour; les cadavres de la journée sont recouverts d'une couche de chaux vive. L'année révolue, on rouvre successivement chaque fosse où l'on ne retrouve plus de vestiges humains. Les cimetières turcs en Orient sont multipliés dans l'intérieur des villes et autour de leur enceinte; plus pittoresques que salubres, leurs fosses ne sont pas assez profondes; les Turcs laissent d'ailleurs subsister près de la tête des cadavres une ouverture qui donne issue aux gaz de la putréfaction : les pluies, les animaux, le défaut d'entretien, achèvent la dégradation de ces cimetières.

L'inhumation se fait aujourd'hui dans des caveaux, dans des monuments spéciaux, dans des fosses ou cimetières.

*Caveaux.* — Ce sont des caves creusées dans le sol à une certaine profondeur, et où l'on jette par une porte supérieure le corps nu ou enveloppé de quelques vêtements : les Grecs du Caire enterrent ainsi leurs morts. Nous avons vu un semblable caveau à Vivario, entre Ajaccio et Corte (1833); il exhalait une odeur fétide. L'étendue de ces réceptacles et la rénovation intermittente d'une portion de leur atmosphère ne permettent pas à celle-ci de perdre son oxygène, de se saturer de gaz septiques et de favoriser la dessiccation des corps; ils passent lentement par tous les degrés de la putréfaction. Pellieux a descendu une bougie allumée à 1m,50 dans un caveau de 6 mètres de profondeur, et ouvert depuis vingt-quatre heures : la flamme de la bougie prit une teinte rougeâtre et s'éteignit; l'air recueilli dans le caveau donna à l'analyse une grande quantité d'acide carbonique; dans certains caveaux, ce gaz se trouve seul ou mélangé avec l'air; dans d'autres, on rencontre à la partie supérieure de la couche qu'il occupe une forte proportion de carbonate et de sulfhydrate d'ammoniaque.

*Monuments spéciaux.* — On en voit dans plusieurs villes d'Italie, notamment à Bologne, où le Campo-Santo se compose d'une rangée d'arcades et

d'édifices en briques ; dans l'épaisseur des murs existent des cavités ou loges
où les bières sont placées et scellées ; des fosses communes sont creusées pour
les pauvres au milieu des carrés qui séparent les édifices. Dans ces sortes de
fours, les fluides élastiques qui s'échappent du cadavre lui font une atmosphère
factice qui retarde sa décomposition et le convertit en momie sèche.

*Cimetières.* — Le décret de 1804 prescrit de les établir dans des points
culminants, à l'exposition du nord, à 35 ou 40 mètres de l'enceinte des centres
d'habitation ; il fixe les dimensions des fosses de $1^m,5$ à 2 mètres de profondeur
sur $0^m,5$ à $0^m,8$ de largeur, et leur distance de séparation entre $0^m,3$ à $0^m,4$
sur les côtés, et $0^m,3$ à $0^m,5$ à la tête et aux pieds. La fosse commune permettait autrefois l'entassement des cercueils les uns au-dessus des autres par
rangées de cinq, six, huit ; par une disposition récente et plus sage, elles ne
sont plus que de larges tranchées, creusées à la profondeur ordinaire, et au
fond desquelles les bières sont juxtaposées les unes à côté des autres. Les
plantations sont autorisées dans le cimetières, mais à condition de ne point
porter obstacle à la circulation de l'air, à l'évaporation, au balayage des émanations. Bien alignés, espacés, droits et élancés, les arbres assainissent les
cimetières en absorbant par leurs racines et par leurs feuilles les produits de
la décomposition et le gaz acide carbonique, en émettant dans l'atmosphère
l'humidité du sol ; les peupliers, les bouleaux, les trembles, les ifs, sont les
essences qu'il faut préférer pour ces lieux. Les bâtiments n'ont que des
inconvénients ; on devrait en défendre la construction près de leurs murs
d'enceinte. Il faut établir les cimetières loin des puits, des sources, des rivières
qui fournissent aux besoins domestiques ; cependant les eaux séléniteuses
perdent leur crudité en traversant le sol des cimetières ; c'est ce que le conseil
de salubrité de Paris, a constaté dans celui de l'Ouest, au milieu duquel on a
creusé un puits ; l'eau qu'il donne est limpide, inodore, de bon goût, et
quoique s'échappant d'un sol calcaire, elle dissout le savon et cuit les légumes ;
Barruel s'est assuré que le sulfate calcaire de cette eau se décompose par la
filtration à travers un terrain imprégné de sels ammoniacaux et qu'elle contient des sels à base d'ammoniaque. Vingtrinier conseille sagement de ne
jamais établir un cimetière sur un terrain disposé de manière à recevoir les
eaux des plans supérieurs pour les déverser à la consommation sur des plans
inférieurs. Il importe encore que les cimetières soient à l'abri des inondations.
Dans les contrées très-pluvieuses, les fosses doivent être creusées plus profondément : les pluies torrentielles, les débordements de rivières détrempent
le sol, dégradent les sépultures, les ouvrent à l'air extérieur ; si à ces causes
s'ajoute un climat brûlant comme en Égypte, des endémies pestilentielles
prendront naissance. Qu'on lise la description qu'a faite Pariset (1) des divers
modes d'inhumation usités dans l'Égypte actuelle et des ravages qu'exercent
sur les sépultures superficielles ou mal construites les vents, la rosée, les

---

(1) Pariset, *Causes et destruction de la peste* (*Ann. d'hyg.*, 1re série, t. VI, p. 243).

pluies, la sécheresse même, et surtout le Nil épanché sur les terres du Delta, et l'on admettra au moins qu'il existe quelque relation entre cet état de choses et l'apparition périodique de la peste ; Hamont, ancien directeur de l'école vétérinaire d'Égypte, a constaté ce que plusieurs cheiks du Delta lui avaient assuré, savoir : que les chances de peste dans les villages se mesurent par la quantité de pluie qu'ils ont reçue pendant la mauvaise saison.

La loi exige pour les emplacements des cimetières des dimensions telles que le même endroit ne puisse servir à de nouvelles inhumations qu'après un laps de cinq ans. Ce terme est suffisant, quoique la destruction des cadavres ne s'achève pas toujours dans le même délai. La marche des phénomènes qui ont pour fin la réduction au squelette dépend de la nature des terrains, de la profondeur des fosses, de l'épaisseur des enveloppes de toutes sortes qui protègent le cadavre, de la température moyenne du climat, des antécédents physiologiques et morbides du défunt, etc. Maret a calculé qu'un corps qui se putréfie peut méphitiser une atmosphère de 8 à 10 mètres d'étendue, et qu'enseveli à moins de 3 mètres de profondeur, il met trois ans à se décomposer ; Orfila et Lesueur, dans leurs expériences, ont trouvé les cadavres réduits au squelette au bout de quatorze, quinze ou dix-huit mois, nonobstant bière et toile d'enveloppe. Le célèbre Petit, forcé d'enterrer dans son jardin les débris des cadavres qui avaient servi à ses démonstrations, en retrouvait des vestiges au bout de deux ans. La nature et les qualités du sol et du sous-sol sont les conditions qui influencent le plus la marche de la décomposition des corps ensevelis ; elle est rapide dans les terrains bas, humides, rapprochés des cours d'eau dont ils subissent les infiltrations ; les terrains secs, élevés, ventilés, la retardent. Les terrains argileux forment avec les cadavres une masse compacte qui, prompte à se dessécher, est ensuite difficile à entamer par les insectes, par les gaz et l'humidité. Les terres fortement alcalines consomment en peu de temps les cadavres. Orfila a expérimenté sur quatre espèces de terrains : 1° celui de Bicêtre, jaunâtre, calcaire ; 2° jardin de la Faculté, terre noire ; moins riche en principes azotés, mêlée de détritus végétal, contenant beaucoup de carbonate de chaux et une assez forte proportion de sulfate de chaux ; 3° terreau riche en détritus végétal, moins décomposé que le sol précédent, et principalement formé d'acide silicique et de carbonate de chaux ; 4° sable de carrière siliceux et très-ferrugineux, avec traces de mica et à peine de carbonate de chaux. Voici les résultats obtenus : 1° la putréfaction a eu son minimum de vitesse dans le sable, et son maximum dans le terreau jusqu'à la formation d'une certaine quantité de gras de cadavre ; 2° à cette époque, elle est devenue plus rapide dans la terre de Bicêtre où il s'était formé moins de gras que dans le terreau et dans la terre des jardins qui en contenaient davantage ; 3° le terreau et les traces végétales sont les plus propres à opérer promptement la saponification de nos tissus ; 4° la transformation graisseuse débute par la peau et le tissu cellulaire sous-cutané, puis atteint les muscles ; 5° la saponification commencée, la putréfaction s'arrête ou change d'allure ;

les tissus situés sous les parties saponifiées, au lieu de se ramollir, passent au gras et arrivent à constituer une masse grisâtre, sèche, où ils ne sont plus reconnaissables.

Un sous-sol où l'eau paraît dès qu'on le fouille à quelque profondeur, ne peut servir aux inhumations. S'il est rocheux, il empêche l'excavation des fosses à la profondeur légale (1ᵐ,50 à 2 mètres), et les gaz des sépultures super-ficielles passent dans l'atmosphère : c'est ce qui a contribué en partie à l'insa-lubrité du plateau de Sébastopol occupé par nos troupes ; il ne suffit pas, d'ail-leurs, que la fosse soit assez creusée, elle doit avoir pour fond une terre meuble, perméable aux liquides et aux gaz provenant de la décomposition putride. — La loi ne pouvait tenir compte de toutes les circonstances parti-culières qui favorisent ou qui contrarient le développement des phénomènes qui ont pour terme la dissolution des corps ensevelis ; elle a dû s'arrêter à une fixation générale en ce qui concerne la reprise des anciennes tombes pour de nouvelles inhumations, en dehors des concessions temporaires ou perpétuelles qui sont offertes à la piété des écus ; or, le délai de cinq ans qu'elle a stipulé répond, dans le climat de notre pays, aux besoins de l'hygiène publique. Au bout d'un temps qui varie suivant la qualité de leur sol et le rapport de la masse des terres avec celle des cadavres inhumés, les cimetières atteignent leur limite de saturation de matières organiques et deviennent impropres à provo-quer la fermentation putride ; force est alors de les abandonner jusqu'à ce que leur terre ait recouvré ses propriétés premières ; la plupart des cimetières de Paris, notamment celui des Innocents, en étaient arrivés à ce point ; de là les exhumations qui ont servi de base aux beaux rapports de Fourcroy et de Thouret. Le premier a constaté, dans ses expériences chimiques sur le cime-tière des Innocents, que les cadavres saponifiés ne se conservaient en cet état que parce que la terre noire qui les entourait était imprégnée de matières hydro-génées ; l'air lui enlevait ces principes et lui restituait le pouvoir de décompo-sition putride. Quand un cimetière a dû être abandonné, la loi prescrit de le laisser sans emploi pendant dix ans ; après ce délai, il est permis de l'ense-mencer et de le planter, mais non d'y pratiquer des fouilles ni d'y creuser des fondations.

Il y a lieu quelquefois de prévenir la putréfaction, comme lorsqu'il s'agit de transporter un cadavre à de grandes distances. Les résines et les huiles essen-tielles n'ont d'efficacité que pour garantir le corps de l'eau. L'alcool attire l'eau des parties animales, dissout le cruor, coagule l'albumine, s'empare d'une partie de la graisse : néanmoins le corps du maréchal Lannes, tué à Wagram et ache-miné sur Paris dans un tonneau d'eau-de-vie, exhalait, dès son arrivée à Stras-bourg, une odeur si fétide, qu'il fut impossible de l'y laisser. Les anciens em-ployaient la cire, le miel, l'huile, etc., comme moyens conservateurs des cadavres qu'ils transportaient à de grandes distances. Boudet, pharmacien en chef de l'armée d'Égypte, enduisait les viscères largement incisés et les parois des cavités d'une dissolution alcoolique de sublimé corrosif et d'une couche de vernis ; puis, les intervalles étant remplis d'une substance astringente et aromatique, il faisait recoudre les téguments ; la peau était ensuite vernie, saupoudrée et entourée de plusieurs bandages vernis eux-mêmes. L'acide pyroligneux (acide acétique imprégné d'huile empyreumatique), qui pénètre les chairs fumées, les fait résister à la putréfaction ; elle est arrêtée subitement par le chlore et les chlorures calcique et sodique, etc.

Le docteur Franchina (de Naples) a inventé, et Gannal a popularisé la méthode d'embaumement par injection, qui consiste à pousser un liquide conservateur par l'artère carotide dans le système artériel et par les divisions du système capillaire, dans toutes les parties du corps ; par elle on évite les longueurs, les dépenses, les mutilations, les extractions de viscères, etc. Franchina se servait d'une solution de 2 livres d'arsenic coloré avec un peu de minium ou de cinnabre dans 20 livres d'eau de fontaine, ou mieux dans de l'esprit-de-vin. La propriété conservatrice de cette solution est bien connue à l'École pratique de Paris et au Val-de-Grâce où j'en ai constaté les effets avec le professeur Mounier pendant l'été de 1856 ; on l'emploie exclusivement au musée d'anatomie de la Faculté ; mais l'usage en est interdit pour les embaumements comme pour le chaulage des grains, par une ordonnance royale du 31 octobre 1846, afin qu'une pratique pieuse ne serve pas à masquer le crime. Le Conseil de salubrité de Paris étend cette interdiction à toute substance toxique (*Comptes rendus* de 1846 à 1848, p. 205). Les liquides présentés en 1847 à l'Académie par Sucquet et Gannal étaient, le premier, une solution de chlorure de zinc marquant 40 degrés à l'aréomètre, le second, un mélange à parties égales de sulfate d'alumine et de chlorure d'aluminium marquant 34 degrés à l'aréomètre de Baumé : mais la solution de Gannal fut, en outre, reconnue très-arsenicale à l'appareil de Marsh ; et ce médecin dut la purger de toute espèce de toxique. Deux cadavres embaumés en présence de la commission, par ces deux moyens, furent inhumés à 70 centimètres de profondeur dans le jardin de l'École pratique ; exhumés au bout d'un an, le cadavre embaumé par Gannal était putréfié ; le cadavre embaumé par Sucquet était parfaitement conservé, et, resté à l'air libre, il se dessécha et se durcit. La pratique des embaumements n'atteindra probablement jamais l'extension ni la force de conservation illimitée qui feraient redouter à Tardieu (1) l'encombrement des cadavres et menaceraient l'équilibre entre les échanges de l'atmosphère et du sol en empêchant la décomposition des êtres organisés privés de vie.

Cette revue des principaux éléments de l'hygiène des villes trouverait un complément significatif dans le tableau des maladies qui sévissent avec prédilection dans les agglomérations urbaines et en déterminent la mortalité. Par malheur, la statistique des causes de décès est encore à l'étude ou à l'essai. Sur 234 704 décès enregistrés, pour l'année 1854, dans les chefs-lieux d'arrondis-

_____

(1) Tardieu, *Dictionnaire d'hygiène et de salubrité*, 2ᵉ édit. Paris, 1862, t. II p. 109.

sement et dans les villes non chefs-lieux ayant au moins 10 000 âmes, ces causes ont pu être constatées pour 194 222. Additionnés et ramenés à la proportion de 100, ces chiffres jettent quelque lumière sur le nécrologe des populations urbaines; nous empruntons les plus expressifs au tableau de Legoyt:

| | |
|---|---:|
| Maladies des organes de la digestion............... .. | 30,13 |
| —        de la respiration............ .... | 22,73 |
| —        de la circulation................. | 3,54 |
| —        du système lymphatique... ........ | 0,94 |
| —        du système nerveux.............. | 2,19 |
| —        de l'encéphale................. .. | 9,10 |
| Fièvres.................................. | 7,66 |
| Fièvres éruptives................................ | 3,94 |
| Maladies de la peau.............. ......... | 0,54 |
| —   articulaires .............................. | 0,52 |
| —   des os .............................. | 0,88 |
| —   des reins ............................. | 0,27 |
| —   de la vessie ............................. | 0,70 |
| —   des organes génitaux...................... | 1,24 |
| —   des yeux............................. | 0,10 |

Mais la synthèse de tous les éléments de pathogénie, inhérents aux villes et à la campagne, s'opère par voie de statistique, et le tableau suivant, emprunté à E. Osterlen (1) par Motard, met en lumière ce fait significatif, que la fécondité et la mortalité sont plus grandes dans les villes que dans les campagnes:

| PAYS. | Périodes et années. | RAPPORT DES NAISSANCES | | RAPPORT DE LA MORTALITÉ | |
|---|---|---|---|---|---|
| | | dans les villes. | dans les campagnes. | dans les villes. | dans les campagnes. |
| | | 1 sur | 1 sur | 1 sur | 1 sur |
| France.......... | 1853-54 | 32,74 | 39,19 | 31,51 | 42,21 |
| Hollande......... | 1850-51 | 27,11 | 28,70 | 35,55 | 43,03 |
| Belgique......... | 1851-55 | 29,47 | 23,52 | 34,35 | 44,31 |
| Suède........... | 1851-55 | 30,82 | 30,41 | 28,95 | 46,86 |
| Danemark........ | 1850-54 | 28,73 | 30,29 | 37,41 | 49,77 |
| Sleswig ......... | 1845-54 | 34,41 | 32,67 | 35,17 | 48,89 |
| Holstein.... .... | 1845-54 | 30,26 | 29,43 | 38,73 | 44,15 |
| Wurtemberg....... | 1843-52 | 24,74 | 24,67 | ?0,06 | 32,31 |
| Saxe............. | 1846-49 | 24,44 | 24,58 | 31,10 | 31,70 |
| Hanovre.......... | 1854-55 | 32,86 | 31,52 | 38,52 | 41,17 |
| Prusse .......... | 1849 | 24,79 | 22,80 | 27,97 | 34,46 |
| Angleterre (mort-nés non compris).... | 1850-59 | 30,00 | 34,00 | 37,44 | 54,34 |
| France.......... | 1858 | 33,00 | 39,50 | 35,10 | 44,30 |

Plus de naissances et plus de décès dans les grands centres de population; joignez-y l'émigration rurale, les agglomérations ouvrières, les garnisons relativement considérables, la multiplicité des établissements industriels, les loge-

(1) E. Osterlen, *Handbuch des medicinischen Statistik.* Tübingen, 1865.

ments insalubres dont l'amélioration, malgré les efforts des commissions municipales, est si lente et si imparfaite, la plaie vive du paupérisme, représenté à Paris par 40 000 ménages, occupant 40 131 chambres dont chacune reçoit 4 à 5 lits, et formant un total de 105 000 indigents, à raison de 1 sur 17 habitants, et de 1 sur 6 ou 7 dans les arrondissements les moins favorisés. Aux besoins vrais s'ajoutent les besoins factices ; le goût des plaisirs et des dissipations descend l'échelle sociale et se répand, comme une contagion, dans ces multitudes sans équilibre moral, vivant de salaires et d'assistance publique, dans la rotation vertigineuse des privations et des excès, dans la fièvre des cupidités charnelles, dans les alternatives des chômages et du travail disproportionné avec les forces : quelle vaste émulation de sensualité, quelles facilités pour la débauche et le concubinage ! quelle pâture pour la phthisie, le scrofulisme, la syphilis, les maladies typhiques et zymotiques, etc. ! — Il n'est embellissements ni travaux d'amélioration qui doivent réconcilier l'hygiène avec les grandes villes, avec les colossales agglomérations humaines : la salubrité pour les masses sera toujours au prix de leur division et de leur dispersion dans les campagnes et dans les petites villes.

## II. — VILLAGES ET BOURGS.

Les règles de salubrité qui doivent présider à la construction des villes s'appliquent aussi aux villages et aux bourgs ; l'état dans lequel se trouvent la plupart d'entre eux blesse toutes les lois de l'hygiène. Les habitations rurales, mal distribuées, mal closes, ne sont, dans un grand nombre de localités, que d'immondes refuges où s'entassent les familles : les misérables chaumières de la Sologne (1), les masures du Doubs, de la Mayenne, de l'Allier, etc., valent-elles beaucoup mieux que la hutte du sauvage ? En été, elles n'abritent point contre les chaleurs, ni en hiver contre le froid. Leur plancher, presque toujours de niveau avec le sol et sans cave sous-jacente, s'imprègne des déjections du ménage ; l'âtre fumeux mêle à l'atmosphère d'un local exigu les produits d'une combustion incomplète ; l'incurie, la malpropreté, la pénurie des objets nécessaires à la vie, souvent la présence d'animaux ou l'entassement des provisions ou des récoltes, multiplient les causes d'infection. Au dehors de ces habitations, des amas de fumier, des mares fétides, des étangs bourbeux, des puisards qui ne dissipent pas complétement, par infiltration dans le sol, les liquides qu'ils reçoivent et qui retiennent une vase d'où s'échappent des gaz délétères, notamment du gaz hydrogène sulfuré ; des rues sans pavé que la pluie convertit en fondrières et dont la fange humide baigne le pied des maisons ; des cimetières mal entretenus et placés au milieu des maisons ; souvent des routoirs établis sur des eaux d'un faible cours et qui les altèrent ou répandent dans l'air des émanations dont l'innocuité n'est pas démontrée, malgré les re-

(1) Voyez Montfalcon, *op. cit.*, p. 206.

cherches de Parent-Duchâtelet, etc. : telles sont les demeures de la population rurale.

La statistique de la France a constaté que, sur six millions d'habitations rurales soumises à l'impôt, il y a trois millions et demi de cabanes avec une porte, une ou deux fenêtres, quelquefois même sans fenêtre ; ce vice de construction s'explique en partie par le besoin de sûreté et plus encore par le désir d'échapper à l'impôt des portes et fenêtres. « Des villages presque entiers, disent les frères Combes (1) dans leur intéressante Monographie d'hygiène rurale, se composent de mansardes tristes, sales, délabrées, où toute une famille vit, mange, dort presque pêle-mêle, sans distinction d'âge ni de sexe, entre des murs maculés par la fumée, imprégnés d'exhalaisons animales, ou salis par des suintements continuels du côté de l'ouest et du nord. C'est là, et même chez les villageois plus riches, que l'on trouve des rez-de-chaussée au-dessous de la chambre habitée, qui n'en est séparée que par un plancher percé à jour. Celle-ci reçoit sans cesse les miasmes s'échappant de ces étables inférieures où se trouvent entassés des oies, des canards, des poules, un cochon, quelquefois un âne, un cheval ou une vache ; véritables cloaques remplis de fumier solide, offrant aussi une petite fosse pleine de purin sans écoulement au dehors, etc. Le fumier assiége les habitations ; il s'accumule en tas multipliés devant les portes, sur les rues ; les ordures encombrent les ruisseaux, les impasses ; tout est cloaque et latrines. Les substances susceptibles de se convertir en fumier sont aussi déposées devant les maisons (marc de raisin, paille, tiges de maïs ou de sarrasin, feuilles sèches), et ne sont enlevées que lorsque, triturées par les pieds des hommes et des chevaux, elles ont éprouvé la fermentation putride. Les eaux pluviales, sans écoulement, s'amassent dans les fossés, dans les excavations, dans les trous des fumiers ; de là ces flaques, ces réservoirs d'eau vaseuse qui servent de lavoirs publics et qui, en été, deviennent des foyers d'infection miasmatique. Point d'abattoirs, le sang et les débris des animaux gisent sur la voie publique. Les dispositions du décret du 12 juin 1804, en ce qui concerne l'emplacement et le régime des cimetières, sont lettre morte dans nos campagnes ; j'ai signalé ailleurs (2) des fosses ayant 75 à 80 centimètres seulement de profondeur, des cimetières tellement exigus qu'on est obligé de rouvrir les fosses avant la décomposition des corps. Les animaux morts de maladie épizootique ou sporadique restent abandonnés. Quant aux étables et aux écuries, on n'en retire une fois par semaine que les excréments solides avec les litières ; les liquides, si abondants à la suite de la nourriture verte, ne s'en écoulent que partiellement par une faible pente ; point de dallage ; quelquefois un pavage disjoint, avec des interstices de sol converti en terreau. Dans les étables réservées à l'espèce ovine, le fumier

(1) An. Combes et Hip. Combes, *Les paysans français, considérés sous le rapport historique, économique, agricole, médical, etc.* Paris, *sans date*, p. 105.

(2) *Rapport sur les épidémies de* 1850 (*Mémoires de l'Acad. de méd.*, t. XVII).

séjourne plus longtemps. On connaît l'immonde aspect des porcheries, l'encombrement des bergeries et les émanations ammoniacales qui s'y répandent, etc.

Si l'on considère dans leur ensemble les influences nuisibles qui pèsent sur les agglomérations, on reconnaît qu'elles se résument dans deux faits prépondérants, le vice des constructions et la nécessité de l'engrais. Les habitations sont mal situées, mal bâties. Quand elles sont à reconstruire par suite d'incendie, d'inondations destructives, etc., l'autorité ne peut-elle intervenir pour le choix d'un lieu sec et élevé, pour l'exhaussement du rez-de-chaussée au-dessus du niveau du sol, pour l'orientation de la façade vers la sécheresse, la lumière et la chaleur, vers le sud et le nord que de Gasparin recommande de préférence à toute autre exposition dans nos contrées, pour un rationnement plus salubre de l'espace intérieur, pour le percement d'un nombre suffisant de fenêtres et leur disposition relativement aux portes en vue d'une aération facile, etc.? Une simple rigole, creusée autour des maisons actuelles qui sont humides peut corriger en partie cet inconvénient : c'est du drainage élémentaire. A la suite des inondations du Rhône, de la Saône et de la Loire (1856), le ministre du commerce ayant demandé au comité consultatif d'hygiène ses vues sur l'assainissement des localités dévastées, j'ai émis, et le comité a fait valoir avec succès auprès du ministre, l'avis de n'accorder aux cultivateurs de subvention pécuniaire pour la reconstruction de leurs habitations qu'à la condition qu'ils l'exécuteraient conformément aux indications de l'autorité. Les agents voyers ne pourraient-ils être chargés de lever gratuitement les plans dont les paysans ont le plus grand besoin, ou cette dépense minime ne pourrait-elle être supportée par les communes ? « Ces nouveaux rapports, observe très-justement Tardieu (1), tout gratuits établis entre le campagnard et l'autorité, auraient le double avantage d'amener une amélioration lente, mais efficace, dans l'hygiène rurale, et de montrer à cette partie si intéressante de la population les préoccupations dont elle est l'objet. » Quant à l'amélioration de la voie publique dans les villages, elle est entièrement subordonnée à la fabrication de l'engrais, cette nécessité continue de l'agriculture. Heureusement les intérêts de celle-ci se confondent avec les exigences de l'hygiène ; mais le paysan a besoin d'être éclairé sur les uns comme sur les autres ; il les méconnaît au même degré, il les sacrifie avec l'entêtement d'une routine aveugle. Qu'on l'amène à comprendre qu'il gaspille les meilleurs éléments d'engrais en laissant séjourner indéfiniment le fumier devant sa porte ; qu'il l'énerve par une fermentation plus utile dans les champs que sur la route ; que les matières qui s'échappent du fumier au grand air, soit par évaporation, soit par écoulement, très-nuisibles à la salubrité du village, sont aussi les plus efficaces pour la fumure des terres ; qu'on lui inculque cette vérité que toutes ces déperditions équivalent à la moitié de la portion active des engrais, et il ne tar-

(1) Tardieu, *Dictionnaire d'hygiène*, 2º édition, t. III, p. 549, art. RURALE (Hygiène).

dera pas à s'informer, à se préoccuper des procédés de fabrication ou de conservation de l'engrais, qui atténuent en même temps ou suppriment la source des émanations nuisibles. On aura beaucoup fait pour l'hygiène de la campagne, quand on y aura popularisé cet axiome de l'économie agricole, que les fumiers les moins consommés exercent les effets les plus énergiques et les plus prolongés; que six chariots de fumier frais, réduits à cinq sur toutes les espèces de terrain par la fermentation, ont plus d'utilité que huit chariots de fumier très-gras, court et entièrement pourri; que les gaz de la fermentation, consistant surtout en acide carbonique, en hydrogène carboné, en ammoniaque, et accompagnés d'une production de chaleur, influent heureusement sur la végétation, et qu'il importe de ne point les perdre sur les grands chemins. Si ces raisons ne portent pas les cultivateurs à s'ingénier dans la préparation des engrais, au moins les décideront-elles à établir les fumiers loin des maisons sur un sol creux, imperméable et abrité, pour empêcher leur évaporation et la perte des liquides, etc. Les urines des bestiaux sont en quantité énorme; elles sont aux excréments solides dans la proportion de 4 à 1. Un cheval verse en moyenne 1330 grammes d'urine par jour, soit 485 kilogrammes par an, de quoi engraisser 60 centiares; une vache 8 kilogrammes 200 grammes par jour, soit 2993 kilogrammes par an, de quoi fumer 24 ares. L'urine est une des parties les plus actives du fumier, la putréfaction la convertit en carbonate d'ammoniaque; aussi, dans le nord de la France, en Suisse, la recueille-t-on à l'aide de citernes ou de réservoirs appelés *purinières*. Propagez cette méthode, ce progrès, et le dallage, le pavage cimenté des écuries avec pente et rigoles, leur lavage qui délaye assez l'urine pour lui ôter un excès d'activité sur la végétation, en sont les conséquences nécessaires et procurent l'assainissement de ces locaux dont la demeure du paysan est hygiéniquement solidaire. En Angleterre, en Allemagne, en Suisse, on remplace la litière dans les bergeries par une certaine quantité de terre sèche qu'on recouvre chaque jour d'une nouvelle couche, et quand toute cette terre est assez imprégnée, on la remplace; le fumier dû à ce mélange a la propriété de fermenter plus également et cède moins de principes à l'évaporation. Or, cette pratique agricole, qui amoindrit la volatilisation tout en augmentant la quantité des engrais, est un véritable assainissement des écuries, étables, etc.; le sol absorbant les deux tiers des urines dont l'odeur est amortie, elle conduit à couvrir d'une couche de terre ou de gazon, épaisse de quelques centimètres, les tas de fumier situés à l'extérieur des maisons; on prévient ainsi leur dessiccation et la déperdition de gaz fertilisants : double profit et pour l'hygiène et pour l'agriculture.

Chevallier a proposé, dès 1832 (1), un système fondé sur les bénéfices de la récolte des boues et de leur conversion en engrais. On choisirait, assez loin

(1) Chevallier, *Notice historique sur le nettoiement de la ville de Paris* (*Annales d'hygiène publique*. Paris, 1849, t. XLII, p. 312).

des habitations et hors des vents régnants, un terrain en rapport avec la population et l'étendue de la commune, pour y creuser un fossé destiné à recevoir les boues; quelques indigents valides, à la charge de la commune, pourvus d'une charrette et d'un mauvais cheval, parcourraient sans cesse, pendant les jours ouvrables, la commune et ses abords, enlevant les immondices pour les conduire au réservoir communal. Les mares, partagées en deux sections et versées alternativement de l'une dans l'autre à l'aide d'une planche formant vanne, seraient curées périodiquement, et les dépôts extraits de leur fond seraient portés dans le fossé de la commune. Les boueurs employés à ce travail seraient indemnisés, soit au moyen d'une souscription, soit avec le produit de la vente publique des matières recueillies et bonifiées par un an de séjour. Les cultivateurs, soumis au minime impôt de la souscription, en seraient eux-mêmes dédommagés par le partage proportionnel des engrais obtenus.

Malgré tant de causes d'insalubrité et de maladies, la population rurale paye un moindre tribut à la phthisie, à la fièvre typhoïde, etc., et présente une moindre proportion de décès; cela prouve que l'absence de certaines causes qui sévissent sur les citadins et l'efficacité de quelques conditions propres à la vie rurale suffisent pour neutraliser les effets d'une habitation aussi insalubre. Les passions, la surexcitation morale et intellectuelle, la luxure précoce, l'égoïsme et l'ambition font peu de victimes à la campagne; ensuite les habitants de ces demeures délabrées n'y sont pas sédentaires; leurs travaux les appellent dans les champs, sur les routes; ils vivent à l'air libre; sobres, laborieux, ménagers de leur virilité, endurcis aux fatigues, ignorant les fluctuations de la vie des ouvriers qu'un salaire instable fait passer tour à tour par les excès et les privations, ils trouvent dans leur sobriété, dans une nourriture simple, mais substantielle et exempte de fraude, dans la régularité de leurs habitudes, dans l'inerte quiétude de leur croyance, dans le sentiment de la liberté, dans le bienfait d'un air pur, la compensation hygiénique des influences nuisibles qui les atteignent passagèrement sous le toit de leurs sordides pénates. Néanmoins cette compensation n'est pas complète. D'après le docteur Charpentier (de Valenciennes) (1), les épidémies meurtrières qui s'étendent aux villes et aux villages font plus de victimes dans ces dernières localités : le choléra de 1832 et celui de 1849 en ont fourni les preuves.

L'assistance publique a une tâche énorme à remplir envers les malheureux habitants des districts ruraux : que l'on se hâte de les doter de médecins cantonaux, ou au moins de maisons de secours desservies par quelques sœurs de charité, et pourvues de quelques ressources de traitement, notamment d'appareils à fracture; que l'on institue dans les campagnes des secours publics pour les asphyxiés par submersion, par le froid, par la foudre, par strangula-

---

(1) Charpentier, *De la nécessité d'améliorer le sort des indigents malades des campagnes.*

tion, par les gaz que dégagent le charbon, le raisin en fermentation (1); que l'on y fonde des assurances de secours mutuels entre les ouvriers agricoles; que l'on mette à leur portée les caisses d'épargne; qu'on les arrache au fléau de l'ivrognerie par l'ascendant des sociétés de tempérance ou d'un clergé éclairé. Mais avant tout, il faut aviser à la destruction des foyers d'infection si multipliés dans les villages, par l'organisation de la voirie rurale.

## § 2. — Édifices publics.

Les édifices publics sont soumis à des conditions générales de salubrité et à des règles d'appropriation spéciales; sous ce dernier rapport, on peut les diviser ainsi :

SANTÉ . . . . . . . . . . . . . . {
Crèches.
Salles d'asile.
Orphelinats.
Écoles primaires.
Lycées et gymnases.
Édifices religieux.
Couvents.
Casernes.
Asiles pour la vieillesse.

MALADIE . . . . . . . . . . . . {
Hôpitaux ordinaires.
—     sous tentes.
—     baraques.
—     pour les enfants.
—     pour les vieillards.
—     pour les femmes en couches.
—     pour les aliénés.
—     pour les maladies spéciales.

IMMINENCE MORBIDE . . . . . . . {
Lazarets.      } (Voy. pages 380 et 542, Camps
Quarantaines. }      sanitaires.)

CAPTIVITÉ . . . . . . . . . . . . {
Prisons.
Maisons centrales.
Bagnes.

## I. — CONDITIONS COMMUNES.

Tous les édifices destinés à recevoir d'une manière permanente ou temporaire des réunions d'hommes plus ou moins considérables doivent être établis dans des espaces libres, à une grande distance des habitations privées, loin de foyers d'infection de toute espèce; leur place est généralement indiquée ou dans la pleine campagne ou dans la zone suburbaine, en dehors des quartiers populeux et du centre des villes. Il faut ensuite déterminer leurs conditions d'aérage, de ventilation, de chauffage et d'éclairage, de telle manière qu'il n'en résulte aucun détriment pour ceux qui y séjournent.

1° *Capacité cubique. Volume ou ration d'air*. — Le général Morin (2) a

(1) Reveillé-Parise, *De l'assistance publique et médicale dans les campagnes*. Paris, 1850.

(2) Général Morin, *Manuel de ventilation et de chauffage*. Paris, 1868.

fixé approximativement, comme il suit, le volume d'air à extraire et à introduire par heure et par individu dans divers édifices publics :

| | Mètres cubes. |
|---|---|
| École d'enfants............................. | 12 à 15 |
| École d'adultes............................. | 25 à 30 |
| Amphithéâtres de cours..................... | 30 à 60 |
| Ateliers { ordinaires....................... | 60 |
| Ateliers { insalubres....................... | 100 |
| Casernes { de jour......................... | 30 |
| Casernes { de nuit......................... | 40 à 50 |
| Salles de spectacle........................ | 40 à 50 |
| Hôpitaux { Malades ordinaires............. | 60 à 70 |
| Hôpitaux { Blessés et femmes en couches... | 100 |
| Hôpitaux { En temps d'épidémie........... | 150 |
| Prisons................................... | 50 |
| Écuries et étables......................... | 180 à 200 |

Que l'on rapproche de ces chiffres-bases les allocations officielles suivantes :

| | Mètres cubes. |
|---|---|
| Fantassin français en santé, casernes....................... | 12 |
| Cavalier français, casernes............................... | 14 |
| Casernes anglaises, 1861 (1)............................ | 13 |
| Militaire prussien, casernes.............................. | 18 |
| Hôpitaux militaires français. { Fiévreux, blessés............ | 20 |
| Hôpitaux militaires français. { Vénériens, galeux........... | 18 |
| Hôpitaux militaires anglais.............................. | 21 |
| Hôpitaux civils de Paris................................. | 35 |
| Hôpital Lariboisière à Paris.............................. | 56 |
| Cellules de la prison Mazas.............................. | 21 |
| Prison de Pentouville (Angleterre)........................ | 30 |
| Prison de Philadelphie (États-Unis)....................... | 30 |

La capacité cubique disponible pour chaque malade, dans les hôpitaux de Paris, est la suivante (2) :

| | Mètres cubes. |
|---|---|
| Paris. La Pitié.......................................... | 44,26 |
|   — Saint-Antoine...................................... | 38,91 |
|   — Hôtel-Dieu......................................... | 52,44 |
|   — Beaujon........................................... | 39,19 |
|   — Clinique........................................... | 50,82 |
|   — Bicêtre............................................ | 28,75 |
|   — La Charité......................................... | 51,45 |
|   — Lariboisière....................................... | 58,90 |

La moyenne générale de la capacité des salles de ces hôpitaux, en exceptant celui de Bicêtre, est donc de 48$^{\text{m.c.}}$ par lit. D'après Husson, les hôpitaux généraux donnent 42$^{\text{m.c.}}$,908 par lit, et les hôpitaux spéciaux 33$^{\text{m.c.}}$,785.

(1) John Sutherland, W. H. Burrell et Douglas Galton, *Enquête sur les hôpitaux et les casernes*, 1861.

(2) Léon Le Fort, *Note sur quelques points de l'Hygiène hospitalière en France et en Angleterre.*

Dans les hôpitaux anglais, le nombre de mètres cubes d'espace serait en moyenne pour chaque lit :

| Dénomination des hôpitaux. | Espace cubique par lit. | Dénomination des hôpitaux. | Espace cubique par lit. |
|---|---|---|---|
| | m. c. | | m. c. |
| Brighton............... | 30,00 | Saint-George............. | 35,28 |
| Bristol................. | 30,00 | Warwick................. | 36,18 |
| Nottingham............. | 30,00 | Saint-Bartholomeus........ | 38,56 |
| Glascow............... | 30,00 | Yorck.................. | 39,90 |
| Westminster........... | 30,00 | Saint-Marq's............. | 42,00 |
| University-College........ | 30.00 | Newcastle-on-Tym........ | 43,68 |
| Middlesex.............. | 30,00 | Saint-Thomas............ | 47,60 |
| Leeds................. | 30,00 | Guy's hospital........ 36,40 à 56,00 |
| Edinburgh............. | 30,00 | Royal Free hospital.... 45,30 à 67,93 |
| Winchester............. | 30,00 | King's College (1)..... 50,65 à 57,90 |
| Manchester......... 33,60 à 42,00 | | | |

Finalement, le cube d'air par malade est, dans les hôpitaux de Londres, de 42 environ, et dans ceux de Paris il dépasse 43 (rapport de Blondel et Ser) ; on n'a pu déterminer la limite inférieure dans les hôpitaux anglais ; la limite supérieure s'arrête à 70 mètres cubes ; dans ceux de Paris, le minimum descend à 13 mètres cubes et le maximum monte à 90.

Nous empruntons à Husson les renseignements suivants sur les dimensions cubiques des salles d'autres hôpitaux étrangers :

|  | Mètres cubes par malade. |
|---|---|
| Hôpital de Wieden à Vienne........................... | 83,000 |
| — de Béthanie à Berlin. { petites salles............... 50 à 60,000 |
| { grandes salles................. | 30,000 |
| — de la Charité à Berlin......................... 40 à 45,000 |
| — du Saint-Esprit à Francfort....................... | 36,880 |
| — Saint-Jean à Bruxelles................... 48,58 à 54,400 |
| — de la Princesse à Madrid......................... | 21,000 |
| — de Saint-Louis à Turin........................... | 96,900 |
| Grand hôpital de Milan............................. | 69,280 |
| Hôpital de Santa-Maria nuova à Florence................. | 61,190 |

2° *Qualités de l'air.* — Ces qualités dépendent du milieu général, de la destination des bâtiments habités, des produits qui s'y dégagent de la respiration des hommes réunis, des combustions nécessitées par l'éclairage et le chauffage, de l'action même que les appareils exercent sur l'air expiré ou insufflé. Reléguez vos hôpitaux, vos hospices, vos lycées, vos séminaires, vos casernes dans la zone extérieure des villes, loin des populations agglomérées à 1 ou 2 kilomètres au moins des usines et des fabriques, sur de vastes espaces libres, et vous les doterez d'une salubrité ambiante qui leur manquera totalement dans le labyrinthe intérieur des vieilles cités. A quoi bon élever de hautes tours pour puiser sur des points élevés l'air destiné à circuler par appel ou par pulsion dans les salles de ces édifices, si les cheminées encore plus éle-

(1) A. Morin, *Étude sur la ventilation*, 1863, t. I, p. 93.

vées d'un nombre toujours croissant d'établissements insalubres, si les tuyaux d'évent s'ouvrant sur la voûte des fosses d'aisances épanchent leur méphitisme dans les couches de l'atmosphère qui rasent les toitures des maisons. Sous ces gaz infects, ces détritus aériens ne sont pas exactement balayés par les vents; aux heures, aux jours de calme atmosphérique, coïncidant avec le maximum de chaleur estivale, ils flottent, ils retombent dans la région où vous avez établi vos prises d'air pour l'alimentation de vos appareils ventilateurs; parfois les courants atmosphériques dépriment, infléchissent le flot des émanations et des fumées inutilement portées à de grandes hauteurs, et, disons-le par anticipation, les deux systèmes rivaux de ventilation par appel et par insufflation ont également à compter a..c ces causes de viciation de l'air. Il en est d'autres qui concourent à nécessiter l'extraction régulière et suffisante de l'air usé et contaminé, outre celles qui sont communes aux demeures privées et collectives (voy. t. I, p. 575 et suiv.); ajoutons ici que dans les habitations publiques elles ont pour coefficient l'effectif des hommes ou des malades réunis dans les mêmes enceintes, dans les mêmes corps de logis. C'est là surtout qu'il ne suffit pas, pour la détermination de la ration d'air, de calculer la quantité nécessaire pour maintenir en de certaines proportions la vapeur d'eau et l'acide carbonique; le problème de l'aération se complique ici de la production abondante des matières organiques volatiles, fournies par la respiration des habitants de chaque local. Les nouvelles recherches auxquelles J. Lemaire les a soumises méritent toute l'attention des hygiénistes (1): elles ont été faites dans une chambre de caserne occupée par 20 militaires, où le thermomètre centigrade marquait 18 degrés centigrades, dont l'atmosphère avait une odeur très-désagréable. A l'aide de son appareil réfrigérant, il condensa environ 6 grammes de vapeur d'eau qui, deux heures après, examinée au microscope, lui présenta, outre les grains de poussière et de rares débris organiques, un nombre considérable de petits corps diaphanes sphériques cylindriques, c'est-à-dire des microphytes et des microzoaires en voie de développement; quatre heures plus tard, ces corpuscules avaient encore augmenté de nombre; on y reconnaissait des *Bacterium termo* et *punctum*, des vibrions-baguettes, des monades ovoïdes échancrées (Ehrenberg). De la vapeur d'eau condensée, provenant de l'air extérieur, ne laisse voir que des corps sphériques ovoïdes en très-petite quantité. Après un nouveau laps de vingt-quatre heures, on ne trouva plus ni spores, ni bactéries, ni vibrions, ni monades. Lemaire a retrouvé ces productions en abondance dans les dépôts de la cavité buccale et dans les couches crasseuses de la peau. On pressent l'intérêt qui s'attache à ces investigations dans les hôpitaux, suivant les catégories de malades; l'air expiré, l'air ambiant des phthisiques, des ophthalmiques, des purulents, des cholériques, etc., examiné avec suite et précision, promet une nouvelle source d'information étiologique. La poussière recueillie par grattage dans des salles d'hôpitaux a fourni 30 et

(1) J. Lemaire, *Comptes rendus de l'Académie des sciences*, 1867, p. 492 et 640.

40 pour 100 de matières organiques ; Hammond, Gavarret, ont rendu malades les animaux auxquels ils faisaient respirer de l'air confiné et débarrassé d'un excès d'acide carbonique.

Le meilleur agent de destruction de ces productions organiques et de ces miasmes est, dit-on, l'air ozonisé. Gallard (1), pour cet effet, préfère 20 mètres cubes d'air ozonisé à 100 mètres cubes d'air privé d'ozone, et il croit avoir constaté que l'air, chauffé dans de longs canaux, perd son ozone, tandis que Saint-Pierre (2) a vérifié expérimentalement qu'il est ozonisé par l'action mécanique que les machines soufflantes et les ventilateurs exercent sur lui. Dans ces expériences, on agit sur de l'air plus ou moins humide, et le général Morin admet que la vaporisation de la poussière d'eau traversée par l'air affluent détermine, comme celle de la rosée ou de la pluie des orages, le développement d'une certaine quantité d'électricité qui communique à cet air une vertu de salubrité spéciale en y produisant de l'oxygène actif ou ozone. — Dès 1862, Ch. Delahousse (3) avait proposé de dégager artificiellement de l'ozone dans les salles de malades pour y détruire les miasmes, par le procédé de Leroux ; il consiste à prendre un fil de platine en forme de spirale et à circonférence de pas très-rapproché, à le placer au-dessus d'un entonnoir renversé et à le rendre incandescent au moyen d'un simple élément de Bunsen. On ne tarde pas à sentir au-dessus de l'entonnoir qui concentre l'air échauffé pour le répandre ensuite dans la salle, l'odeur caractéristique de l'ozone confirmée par la réaction du papier de Schœnbein.

3° *Température, chauffage.* — Le problème physiologique du chauffage n'est résolu que par les cheminées à foyers découverts, c'est-à-dire par la chaleur rayonnée, lumineuse. Autre chose, dit avec raison Gallard (4), et je l'ai dit avant lui, est de recevoir la chaleur par l'intermède de l'air qui sort de canaux chauffés, qui se dégage d'un poêle, la chaleur obscure, ou d'un foyer incandescent qui exerce sur l'organisme un peu de cette influence pénétrante et plastique qui est le propre de la radiation solaire. Si la vue du feu nous est réjouissante, c'est qu'instinctivement nous sentons qu'elle nous est favorable (voy. t. I, p. 306). Nous avons parlé (*ibid.*, p. 614) de l'anémie des habitants sédentaires des hôtels chauffés par les calorifères ; on l'observe dans toutes les classes sociales dans les pays où les poêles de faïence, de tôle, etc., sont les appareils de chauffage les plus généralement usités. De nouvelles recherches sont à faire sur la composition et les propriétés de l'air circulant dans une longue série de tuyaux obscurs, surchauffés ; à coup sûr, ce n'est plus de l'air normal ; aussi, quand le général Morin (5), pour régler la température de

(1) Gallard, *Annales d'hygiène et de médecine légale.* Juillet 1868.

(2) Saint-Pierre, agrégé à la Faculté de Montpellier, dans *Montpellier médical,* 1864, t. XII, *Sur la production d'oxygène ozonisé par l'action mécanique,* etc.

(3) Ch. Delahousse, *Ozonisation artificielle.* — *Gazette des hôpitaux,* 1862.

(4) Gallard, *Procédés de chauffage et de ventil. (Annales d'hyg.,* etc. Juillet 1868).

(5) Général Morin, *Manuel de ventilation,* p. 89.

l'air affluent, conseille de recevoir l'air chaud fourni par les appareils de chauffage dans une chambre de mélange où arrivera aussi l'air froid, avant de le
faire passer dans les conduits de distribution, il formule une règle plus utile
encore à la salubrité qu'au chauffage des habitations.

Il est d'observation que dans les locaux très-activement ventilés et à renouvellement continu de l'air, nous supportons sans incommodité des températures
qui nous paraîtraient excessives dans une atmosphère confinée. Le général
Morin estime toutefois que les températures intérieures ne doivent pas, en
temps ordinaire, dépasser les fixations suivantes :

Crèches, salles d'asile, écoles............................... 15°
Hôpitaux................................................. 16 à 18°
Ateliers, casernes, prisons................................ 15°
Salles de spectacle, amphithéâtres ....................}
Salles d'assemblées prolongées. ......................} 19 à 20°

Nous augmenterions volontiers de 2 degrés le taux thermométrique dans les
crèches, et nous le diminuerions d'autant dans la dernière catégorie de locaux.
L'air neuf à introduire doit avoir à peu près la température que l'on désire
maintenir dans le local une fois échauffé au degré convenable. On tiendra
compte de l'étendue des surfaces vitrées qui accélèrent la déperdition du calorique, du nombre de personnes à réunir, et d'appareils d'éclairage, etc.
Suivant ces conditions, l'air affluent pourra être porté à 30 et 35 degrés, ou
abaissé d'un ou 2 degrés au-dessous de la température de l'air intérieur.

Rafraîchir l'air des habitations collectives en été, au moins par les jours de
chaleurs tropicales qui se répètent presque tous les ans, serait un bienfait
presque égal au chauffage en hiver; les procédés ne manquent pas; Péclet en
indique quatre : 1° comprimer l'air mécaniquement et le dilater au moment
de son introduction dans les locaux; 2° le faire passer sur des surfaces humides
en évaporation; 3° le faire passer par des conduits soumis à une réfrigération
artificielle (glace, etc.); 4° l'amener par un circuit souterrain, à température
à peu près constante. Morin propose de rafraîchir l'air extérieur destiné à la
ventilation en le faisant passer, avant son introduction dans les canaux, à travers un jet d'eau pulvérisé; on obtient de cette manière un abaissement de
2 degrés; mais il faut disposer d'un volume d'eau considérable et d'une certaine puissance motrice. Même effet, si l'air circule en contact avec des parois
d'enveloppes ou de réservoirs métalliques contenant de l'eau courante plus ou
moins froide. L'arrosage des toits, imitation des effets naturels de la pluie, s'il
est continué tant que dure l'irradiation solaire, peut rafraîchir sensiblement
l'atmosphère des combles; le général Morin a calculé que 1$^{m.c.}$,320 d'eau par
heure suffit pour mouiller 100 mètres de toiture et les préserver de l'échauffement produit par les rayons solaires. Énoncer ces moyens, c'est indiquer les
difficultés de leur emploi. Le plus pratique, suivant nous, est celui que le général Morin a appliqué dans le cabinet de la direction du Conservatoire : il con-

siste à y renouveler l'air deux fois par heure au moyen d'un tirage exercé sur l'air d'une cave salubre par un bec à gaz allumé dans la cheminée ; on obtient ainsi un abaissement de température de 4 degrés comparativement à l'air extérieur et à l'ombre.

4° *Ventilation naturelle ou spontanée.* — Elle résulte de l'ouverture accidentelle ou réglée des portes et des fenêtres, de l'ouverture permanente des cheminées, etc.; elle s'exerce par les courants d'air qui se produisent par le seul effet des inégalités de température entre l'air extérieur et l'air intérieur des habitations. Ces différences de température, dues à l'irradiation solaire, au chauffage, à l'éclairage, au calorique émis par l'homme et par les animaux, déterminent des variations d'élasticité et de densité atmosphérique, et, par suite, un renouvellement partiel ou total de l'air intérieur, renouvellement qui suffit, dans certaines conditions, à la salubrité des locaux. Il convient ici de distinguer les enceintes où le séjour est permanent ou dépasse au moins la durée d'un jour (cellules des prisons, salles d'hôpital), et celles où le séjour est très-limité et ne dépasse pas la durée d'une nuit (casernes, dortoirs des colléges, etc.).

Dans les unes et les autres, la ventilation naturelle est mal pratiquée en France, même dans les hôpitaux militaires ; combien j'ai eu à lutter pour obtenir, même dans la saison favorable, l'ouverture régulière et prolongée des fenêtres ! Infirmiers, sœurs, malades, y répugnent ; le confinement est dans leurs habitudes, et les médecins ne prennent pas la peine de veiller à la pratique de l'aération. Et pourtant, quelles masses d'air pur se déversent dans les salles par les fenêtres ouvertes à l'opposite ou en diagonale, sans foyer d'aspiration, sans mécanisme insuffisant; mais l'automne, l'hiver, en toute saison, la nuit apporte leur obstacle à cette salutaire pratique, et les enceintes continuellement habitées exigent impérieusement que l'on ait recours à la ventilation artificielle; il est à peu près impossible de leur donner une capacité telle qu'il soit possible de se passer des moyens ventilateurs. La capacité, dit judicieusement Félix Leblanc (1), ne fera que retarder le moment où la ventilation deviendra nécessaire. Pour les enceintes qui ne sont habitées que durant une partie de la période nychthémère, la capacité doit être prise en considération ; car, augmentée convenablement, elle dispense d'une ventilation artificielle, c'est-à-dire régulière et continue, et un léger abaissement dans la ration individuelle d'air entraîne moins d'inconvénients, puisque le retour des hommes à l'air libre peut atténuer ou compenser les effets nuisibles d'une réclusion passagère. Au reste, même alors qu'elles ne sont pas habitées continuellement, les enceintes doivent être distinguées suivant que leurs portes et fenêtres ferment bien ou mal et qu'elles sont dépourvues ou munies de cheminées, qui concourent utilement à la ventilation naturelle, en l'absence d'un foyer de combus-

_____

(1) Félix Leblanc a bien voulu nous communiquer un travail manuscrit d'un grand intérêt sur quelques points relatifs à la ventilation (1845).

tion et à la faveur d'une différence suffisante entre la température du dehors et celle des locaux. Dans le premier cas, malgré la durée limitée du séjour, ce ne sera pas trop de 30 mètres cubes d'air par heure et par personne ; même avec cette capacité, l'air de l'enceinte sera souvent amené à une proportion d'acide carbonique supérieure à celle qui existe dans l'air à l'état normal. Dans le second cas, grâce à l'appel d'une cheminée, le renouvellement de l'air est assez actif par les jointures. L'air d'une chambre à coucher d'une capacité de 18 mètres cubes et occupée par deux personnes a fourni à Félix Leblanc, au bout d'une nuit, les mêmes résultats que l'air normal ; on y avait entretenu pendant la nuit le feu de la cheminée. Il était important de calculer le renouvellement qui s'opère par les fissures et par les entrées et les sorties qui ont lieu pendant la nuit dans les enceintes habitées par un certain nombre de personnes. Ce problème n'était abordable qu'à l'aide de l'analyse chimique, et Félix Leblanc l'a résolu en couchant lui-même dans des chambres de caserne dont il recueillait l'air au matin après l'avoir ramené la veille, par ventilation, au degré de pureté de l'air normal. Il a trouvé ainsi que, pour une chambre occupée pendant dix heures et demie par vingt-cinq hommes, l'effet de l'aération accidentelle avait réduit la proportion d'acide carbonique au tiers de ce qu'elle aurait été dans l'hypothèse d'un défaut absolu de renouvellement d'air : il y avait eu pendant la nuit douze sorties et autant de rentrées ; et le volume d'air, qui, en raison de la capacité du local, était de $13^{mc},6$ par homme, avait été porté à 37,8 par suite de cette ventilation accidentelle. Il en a été à peu près de même dans d'autres expériences de ce genre, et l'on en doit conclure que, dans les enceintes imparfaitement closes ou dans lesquelles se fait pendant la nuit un certain mouvement d'entrées et de sorties, le renouvellement accidentel de l'air acquiert une valeur plus forte qu'on n'aurait pensé à priori : mais, en bonne hygiène, il faut peu compter sur de semblables ressources de ventilation, qui d'ailleurs ne sont ni sans inconvénient ni même sans danger.

De simples ventouses, suffisamment multipliées, aident à compenser d'une manière efficace le défaut de capacité des chambres. En les mettant en relation avec des cheminées qui règnent sur toute la hauteur des bâtiments, on réalise des effets ventilateurs assez énergiques, en vertu de faibles excès de température de l'air de la cheminée sur celle de l'air extérieur. Les ventouses sont surtout utiles en été, pourvu qu'il n'y ait point équilibre de température entre l'air extérieur et l'air intérieur. Félix Leblanc a précisé par des expériences anémométriques la valeur de deux ventouses établies dans la caserne de Lisieux, rue des Carmes, à Paris, en jaugeant le courant d'air auquel elles donnent passage :

| | | | |
|---|---|---|---|
| 1re ventouse........ | $12^m,00$ | $0^{m.\,q.},0476$ | chambrée à 54 hommes. |
| 2e ventouse........ | $14^m,50$ | $0^{m.\,q.},06$ | chambrée à 21 hommes. |

La ventouse n° 1 a fourni 2 mètres cubes d'air de ventilation par heure et par homme, et la ventouse n° 2, 7 mètres cubes par heure et par homme; l'excès de température n'étant que 2 degrés centigrades. L'ouverture ou la clôture des croisées influe sur la vitesse de l'écoulement de l'air ; Leblanc a trouvé le 12 mars 1844 :

| | | |
|---|---|---|
| Croisées fermées.......... | $2^m,61$ | $190^{m.\ c.},1$ |
| Croisées ouvertes......... | $3^m,08$ | $221^{m.\ c.},76$ |

Il ne faudrait pas trop compter sur l'efficacité de la ventilation naturelle; comme celle que l'on produit artificiellement, elle a pour principe et condition une différence de température entre l'air extérieur et celui des cheminées d'évacuation ; plus cette différence décroît, plus la circulation de l'air perd de sa vitesse. En hiver, le renouvellement de l'air s'opère dans une proportion suffisante, grâce au chauffage qui porte en moyenne à 16 degrés la température des locaux habités; il n'en est plus de même dans les saisons transitoires et en été, l'ouverture permanente des fenêtres n'étant pas toujours possible, surtout la nuit. Il arrive aussi fréquemment que le mouvement de l'air se renverse et que les conduits, destinés à évacuer l'air vicié, n'étant plus assez chauffés, donnent passage à l'air du dehors, malgré les différences de hauteur des orifices d'entrée et de sortie. Les études pratiques sur l'aérage des mines dont les galeries anfractueuses, d'une longueur parfois considérable, présentent tant d'obstacles à la circulation de l'air, celles des constructeurs sur les dispositifs de ventilation dans les plus grands établissements, établissent, d'après A. Morin, que la vitesse efficace pour l'extraction de l'air vicié et son remplacement par de l'air neuf exige une différence de température de 20 à 25 degrés entre l'air extérieur et les cheminées d'évacuation ; dans les théâtres, elle doit s'élever à 36 degrés, à 40 degrés à cause de la multiplicité des conduits.

D'où la nécessité d'un appel, d'une aspiration dont l'agent ne peut être qu'un foyer de combustion.

5° *Ventilation par appel.* — Ce mode de ventilation se rapproche le plus de la ventilation naturelle ; il s'opère dans les mêmes conditions que les courants atmosphériques, à la faveur des inégalités de température entre l'air extérieur et celui des habitations. L'idée des cheminées d'appel a été proposée par Percy (1) et fécondée par d'habiles applications de Darcet. Le général Morin l'a développée sous une forme nouvelle en proposant d'appliquer à la ventilation la chaleur fournie par les appareils d'éclairage. Dans les nombreuses expériences qu'il a faites sur les divers systèmes de ventilation mécanique, il a démontré que le maximum d'effets utiles procède de l'aspiration; ainsi, dans les pavillons de l'hôpital Lariboisière où fonctionnent des machines insufflantes, le volume d'air évacué par la cheminée qui entraîne l'air vicié est dû, pendant l'hiver, pour les 0,85, à l'aspiration produite par l'échauf-

(1) *Dictionnaire des sciences médicales*, t. LVII. 1821. Article VENTILATION.

fement de l'air qui arrive dans les salles à travers les poêles, et le ventilateur n'y contribue que pour les 0,15; pour l'affluence de l'air nouveau par les poêles, l'aspiration produit environ les 0,625, et le ventilateur les 0,375 du volume admis. Aussi le général Morin fait-il remarquer que par des dispositions plus favorables aux effets de l'aspiration, on pourrait augmenter notablement ceux-ci et se passer de l'usage des appareils mécaniques. L'ensemble de ses recherches le conduit à cette conclusion importante : « L'action seule de la chaleur convenablement employée suffit pour produire une ventilation énergique, stable et régulière, et l'emploi des ventilateurs insufflants est inutile, quand les circonstances locales permettent d'utiliser l'action de la chaleur. »

L'appel le plus commode, le plus rapide, le plus facile à modérer ou à suspendre est celui qu'on établit dans les cheminées en y introduisant un tuyau de fer ou de cuivre muni de quelques becs à gaz. Dans une cheminée d'appartement ordinaire ayant un tuyau de poterie de $0^m,30$ de côté et d'environ 20 mètres de hauteur totale, le général Morin (1) a constaté que l'on évacue, par mètre cube de gaz brûlé, des quantités d'air d'autant plus grandes que l'on brûle moins de gaz, ou que la température dans la cheminée est moindre, et suivant à peu près la proportion décroissante que voici :

| Volume de gaz consommé par heure. | Volume d'air évacué par heure de la cheminée, et par mètre cube de gaz brûlé. |
|---|---|
| m.c. | m.c. |
| 0,200 | 1,900 |
| 0,400 | 1,400 |
| 0,800 | 0,700 |
| 1,000 | 0,600 |
| 1,200 | 0,500 |
| 1,400 | 0,400 |

Avec ces chiffres approximatifs, on peut déterminer le nombre de becs à gaz brûlant 100 litres à l'heure qu'il sera nécessaire d'employer pour assurer le renouvellement de l'air dans un local à un taux fixe par heure.

Pendant l'été et pour des réunions accidentelles, rien de plus expédient que cette transformation des cheminées en appareils de ventilation; le tuyau qui amène le gaz dans leur intérieur se démonte et se ferme aisément par un bouchon à vis de cuivre. Nous avons montré plus haut le parti qu'on en peut tirer pour rafraîchir l'air en été, en le faisant affluer de caves salubres. Les cheminées peuvent être suppléées par des conduits ménagés dans les trumeaux des murs de face ou dans les murs de refend, où des becs de gaz allumés déterminent un tirage énergique. Ce moyen est employé avec succès par le professeur Coulier à l'amphithéâtre de chimie du Val-de-Grâce. Aujourd'hui que le gaz sert à l'éclairage des escaliers, paliers et corridors, cuisines, latrines, écuries, surtout dans les édifices publics, il est aisé de répartir convenable-

(1) Morin, *Manuel pratique du chauffage et de la ventilation.* 1868, p. 48.
(2) *Rapport sur le chauffage et la ventilation du Théâtre-Lyrique, etc.* Paris, 1861, page 58.

ment un certain nombre de becs dans une cheminée d'appel de hauteur suffisante; l'effet de ventilation qu'on obtient de cette manière peut, d'après le
général Morin, s'élever de 1000 à 1200 mètres d'air par heure et par
mètre cube de gaz brûlé. On trouvera, dans le *Manuel de chauffage et de
ventilation* de cet illustre maître, l'indication de procédés d'assainissement
fondés sur l'emploi de ce moyen pour divers locaux tels que latrines, cuisines,
écuries, etc.

  6° *Ventilation et chauffage combinés*. — La ventilation continue et régulière, c'est-à-dire établie à l'aide de machines ou d'appareils qui assurent en
même temps et régularisent le chauffage, est désormais la condition fondamentale de la salubrité des habitations publiques. Le rationnement de l'espace
a été un premier progrès; mais il est bien démontré que, dans les locaux
toujours habités, il est impossible d'allouer à chaque homme sain et malade
le cube d'air vital autrement que par une ventilation factice : à la détermination de la capacité des salles il faut donc substituer la base plus exacte de
la fixation du volume d'air à fournir à chaque individu. Chose digne de remarque, dit Grassi (1) dans l'histoire de cette question : c'est un intérêt de
lucre et d'industrie qui a provoqué le premier emploi de la ventilation; elle a
été appliquée d'abord dans les magnaneries; puis, à Londres comme à Paris,
aux palais des deux chambres du parlement, ensuite aux théâtres et aux prisons. Les honnêtes gens malades n'ont leur tour qu'après les détenus.

  L'Angleterre nous a précédés dans ces applications : dès 1784, l'hôpital de
Derby était ventilé par Whitehurst (2); elles ne datent en France que de
ce siècle, et l'initiative en appartient à Darcet, à Péclet, à Combes, qui a
tant fait pour l'aérage des mines, et qui a fourni, par l'invention de son ané·
momètre, le moyen d'étudier la ventilation avec une précision tout à fait
scientifique. Le général Morin, Chevreul, Boussingault, Dumas, F. Leblanc,
ont aussi contribué à ces progrès; le premier a multiplié les expériences, les
comparaisons, et formulé, par la discussion approfondie de tous les éléments
de chaque système, sa valeur pratique et ses applications.

  L'établissement d'un système quelconque de ventilation forcée suppose la
connaissance exacte de la vitesse du renouvellement atmosphérique qu'il procure, la détermination de la ration d'air nécessaire à chaque individu placé
dans les espaces à ventiler, le degré d'humidité de cet air. Péclet se contente
de 6 à 10 mètres cubes par heure pour les classes d'une école d'enfants de six
à dix ans; Tardieu de 20 mètres cubes pour les cellules des prisons, pour les
chambres des casernes. On a exigé 40 mètres cubes par heure et par malade
dans le nouvel Hôtel-Dieu de Paris, 60 mètres cubes dans les salles de l'hôpital
Necker; il y avait déjà, en 1861, des hôpitaux ventilés à raison de 70 mètres

  (1) Grassi, *Chauffage et ventilation des hôpitaux*, thèse de Paris, 6 juin 1856. —
*Annales d'hygiène*, 2ᵉ série, 1856, t. VI, p. 189 et suivantes.
  (2) Voyez *Dictionnaire des arts et manufactures*, etc., 2ᵉ édition, 1854, t. II, article
VENTILATION, par Grouvelle.

cubes d'air par heure et par malade. On a vu plus haut à quelles fixations de capacité cubique est arrivé le général Morin. Ces exigences progressives témoignent d'un progrès réel. Que nous voilà loin des 18 à 20 mètres cubes d'air alloués aux malades par le génie militaire dans les hôpitaux de l'armée, sans le secours d'aucune ventilation artificielle! En attendant que l'expérience ait conduit à des chiffres définitifs et nécessairement variables suivant la durée du séjour ou de la reclusion, suivant le degré de clôture des locaux, suivant les catégories particulières de leurs habitants, il appartient au médecin d'exagérer plutôt que d'amoindrir la revendication de l'air vital.

L'air chauffé absorbe plus d'eau ; les poêles, les calorifères, le dessèchent ; il enlève de l'eau à nos organes, si l'on n'a soin d'en vaporiser dans l'espace circonscrit où il circule. Lorsqu'il s'agit donc de régler la ventilation avec le chauffage dans un édifice public, il importe de connaître exactement la proportion d'eau que l'air doit contenir pour être salubre. Darcet, pour les salles de spectacle, veut de l'air à moitié saturé d'eau, à la température de 15 à 16 degrés centigrades, ce qui correspond environ à 7 grammes d'eau par mètre cube d'air. D'autres réclament pour les maisons habitées un air à 72 degrés à l'hygromètre, soit 6gr,43 d'eau par mètre cube d'air, ce qui s'accorde avec la fixation de Darcet. La détermination du degré hygrométrique de l'air est donc un élément régulateur du fonctionnement d'un appareil de ventilation. Gay-Lussac a calculé, pour de l'air à 10 degrés sous la pression barométrique de 0,76, les tensions de vapeur correspondantes à chaque degré de l'hygromètre. Dans les travaux et essais relatifs à la ventilation, il est nécessaire de connaître, pour tous les degrés de l'hygromètre, le poids de l'eau que contient 1 mètre cube d'air à 15 degrés, limite de température adoptée comme règle dans les édifices publics auxquels on applique la ventilation et le chauffage combinés. Grouvelle (*loc. cit.*) a dressé à cet effet le tableau suivant, qu'il nous a paru utile de reproduire :

*Tableau donnant en grammes le poids de l'eau contenue dans 1 mètre cube d'air à 15 degrés, pour chacun des degrés de l'hygromètre.*

| Degrés de l'hygromètre à cheveu. Degrés. | Poids de l'eau en grammes contenue dans 1 mètre cube d'air à 15 degrés. gr. | Degrés de l'hygromètre à cheveu. Degrés. | Poids de l'eau en grammes contenue dans 1 mètre cube d'air à 15 degrés. gr. |
|---|---|---|---|
| 1 | 0,06 | 14 | 0,82 |
| 2 | 0,12 | 15 | 0,90 |
| 3 | 0,17 | 16 | 0,96 |
| 4 | 0,23 | 17 | 1,03 |
| 5 | 0,28 | 18 | 1,09 |
| 6 | 0,35 | 19 | 1,15 |
| 7 | 0,41 | 20 | 1,21 |
| 8 | 0,47 | 21 | 1,29 |
| 9 | 0,52 | 22 | 1,35 |
| 10 | 0,59 | 23 | 1,42 |
| 11 | 0,65 | 24 | 1,49 |
| 12 | 0,71 | 25 | 1,55 |
| 13 | 0,77 | 26 | 1,62 |

| Degrés de l'hygromètre à cheveu. | Poids de l'eau en grammes contenue dans 1 mètre cube d'air à 15 degrés. | Degrés de l'hygromètre à cheveu. | Poids de l'eau en grammes contenue dans 1 mètre cube d'air à 15 degrés. |
|---|---|---|---|
| Degrés. | gr. | Degrés. | gr. |
| 27 | 1,70 | 64 | 5,21 |
| 28 | 1,77 | 65 | 5,34 |
| 29 | 1,84 | 66 | 5,47 |
| 30 | 1,91 | 67 | 5,64 |
| 31 | 1,98 | 68 | 5,79 |
| 32 | 2,06 | 69 | 5,94 |
| 33 | 2,13 | 70 | 6,09 |
| 34 | 2,21 | 71 | 6,25 |
| 35 | 2,28 | 72 | 6,43 |
| 36 | 2,36 | 73 | 6,60 |
| 37 | 2,44 | 74 | 6,77 |
| 38 | 2,52 | 75 | 6,93 |
| 39 | 2,60 | 76 | 7,13 |
| 40 | 2,71 | 77 | 7,32 |
| 41 | 2,77 | 78 | 7,54 |
| 42 | 2,85 | 79 | 7,74 |
| 43 | 2,94 | 80 | 7,90 |
| 44 | 3,03 | 81 | 8,11 |
| 45 | 3,11 | 82 | 8,33 |
| 46 | 3,21 | 83 | 8,55 |
| 47 | 3,30 | 84 | 8,76 |
| 48 | 3,40 | 85 | 8,98 |
| 49 | 3,51 | 86 | 9,22 |
| 50 | 3,58 | 87 | 9,47 |
| 51 | 3,69 | 88 | 9,71 |
| 52 | 3,79 | 89 | 10,06 |
| 53 | 3,89 | 90 | 10,20 |
| 54 | 4,00 | 91 | 10,46 |
| 55 | 4,10 | 92 | 10,72 |
| 56 | 4,20 | 93 | 10,98 |
| 57 | 4,33 | 94 | 11,23 |
| 58 | 4,45 | 95 | 11,49 |
| 59 | 4,56 | 96 | 11,77 |
| 60 | 4,68 | 97 | 12,06 |
| 61 | 4,81 | 98 | 12,34 |
| 62 | 4,95 | 99 | 12,62 |
| 63 | 5,08 | 100 | 12,90 |

Au maniement de l'hygromètre, les médecins, les ingénieurs et les architectes doivent joindre celui de l'anémomètre de Combes.

Rappelons seulement qu'une expérience doit toujours être recommencée; on prend la moyenne de deux expériences. La vitesse réelle des courants d'air se déduit du nombre des tours observés, à l'aide d'une formule spéciale à l'instrument employé et qui se trouve écrite sur le couvercle de sa boîte. Chaque anémomètre a son coefficient, qu'on détermine par expérience en lui faisant parcourir un courant d'air d'une vitesse donnée, et en notant le nombre de tours qu'il fait. Pour cela, on place l'anémomètre au bout d'un grand levier de bois, de longueur connue, tournant par son centre sur un pivot avec une vitesse que l'on fait varier pour avoir plusieurs observations, desquelles on déduit le rapport exact du nombre de tours du moulinet à la vitesse du courant; celle-ci, multipliée par la section du canal, exprime le volume d'air débité. Le général Morin a ajouté à l'anémomètre de Combes deux cadrans émaillés, des aiguilles doubles à godets, une troisième roue à minutes et un appareil de pointage, de manière à pouvoir observer jusqu'à 500 000 tours et prendre le nombre des tours du moulinet à des intervalles de temps déterminés. Cette disposition corrige la légère erreur résultant du temps nécessaire au moulinet pour prendre une vitesse régulière, en même temps qu'elle permet des observations prolongées et fractionnées par intervalles égaux. Neumann a facilité la lecture de l'anémomètre en plaçant derrière les roues un cadran divisé sur lequel des aiguilles fixées aux roues tracent le nombre de tours parcourus, il a ajouté une troisième roue qui donne les 1000 tours et permet de prolonger les observations. Pour mesurer les petites vitesses, il faut des anémomètres légers et délicatement construits ; Neumann a fourni à la commission chargée d'étudier la ventilation des cellules à la prison Mazas un anémomètre qui fonctionnait avec précision dans un courant d'air de 0,16 de vitesse par seconde.

Si l'usage des anémomètres portatifs suffit aux expériences d'étude ou à la vérification des résultats que donne la ventilation, il ne permet pas de contrôler avec la précision nécessaire la marche de ce service dans les grands établissements, de s'assurer s'il effectue à toutes les heures, à tous les instants du jour et de la nuit avec la régularité prescrite par les règlements et promise dans les marchés passés entre les constructeurs et l'administration. Il faut ici employer des anémomètres de plus grandes dimensions et mis en rapport avec un compteur électrique. Nous renvoyons aux *Annales du Conservatoire des arts et métiers* (1) pour la description de cet appareil exécuté par Hardy d'après les indications du général Morin ; il fonctionne avec une seule pile Marié Davy au sulfate de mercure avec eau acidulée et qui peut servir pendant plusieurs mois. Placé dans le cabinet du chef de l'établissement ou dans un lieu apparent, il fait connaître tous les matins pour le service de nuit, tous les soirs pour le service de jour, le volume d'air vicié qui a été évacué d'un local, d'un pavillon pendant douze heures consécutives. C'est par ce moyen que la ventilation des amphithéâtres du Conservatoire des arts et métiers est vérifiée depuis plusieurs années et pendant cinq mois d'hiver, sans aucun dérangement et sans autres voies que le renouvellement des sels de la pile deux ou trois fois par saison. Dans un pavillon de l'hôpital Lariboisière contenant 102 lits, où chaque malade doit recevoir 60 mètres cubes d'air par heure, l'anémomètre totalisateur du général Morin a fonctionné plusieurs mois dans la cheminée d'évacuation, et le compteur électrique marquant 124 416 tours en 12 heures, on avait la certitude que les malades avaient joui de la ventilation stipulée. C'est par ces procédés automatiques de contrôle, indépendants du bon vouloir des subordonnés ou du zèle des chefs, qu'il convient de surveiller l'exécution de cette branche des services économiques d'un grand établissement.

(1) *Annales du Conservatoire des arts et métiers*, 5e volume, 1864, p. 341.

6° *Ventilation artificielle.* — Tous les appareils de ventilation artificielle, déjà si multipliés par les inventeurs, peuvent être ramenés à trois catégories :

1° Appel par l'action de la chaleur agissant dans une cheminée ;

2° Appel par un appareil mécanique aspirant ;

3° Ventilation mécanique par refoulement ou pulsion ;

Quand la chaleur est le seul agent du renouvellement de l'air, l'appel peut s'établir par un combustible brûlé directement *dans le bas* de la cheminée, *à la partie supérieure* ou *près de la partie supérieure* de la cheminée ; l'appel peut s'exercer par l'intermédiaire d'appareils de transmission de chaleur, recevant leur chauffage d'un foyer placé à distance, ou même par la vapeur envoyée directement dans la cheminée. Nous avons indiqué (t. I, p. 607 et suiv.) quelques systèmes proposés par Darcet et Péclet, et dans lesquels la ventilation est simplement liée au mode de chauffage sans appareil mécanique spécial. Pour les enceintes où le séjour d'un grand nombre d'hommes est continu ou à peu près, la ventilation qui agit par le seul tirage des poêles sur l'air qui entre par les jointures et les fentes des portes et fenêtres est nulle en été, quand la température extérieure et celle du dedans se font équilibre, insuffisante et nuisible en hiver, les analyses de F. Leblanc ayant démontré 3,5 et 8 sur 00/00 d'acide carbonique dans l'air de plusieurs salles des hôpitaux de Paris, sans parler de sa viciation miasmatique. Les courants d'air que produit ce tirage soufflent à l'aventure, souvent en regard des lits occupés, et l'air qu'ils introduisent est parfois glacial ou chargé d'émanations délétères, comme lorsque les lieux d'aisances sont contigus aux salles. Dans des pavillons construits au Val-de-Grâce en 1841, et qui paraissent satisfaire à certaines exigences de l'hygiène, le chauffage et la ventilation s'effectuent au moyen de deux poêles de faïence pour chaque étage ; les prises d'air extérieur ont lieu par des ouvertures de 20 centimètres carrés de section. Cet air, après avoir passé par des conduits qui enveloppent le foyer, se déverse dans la salle par des bouches de chaleur, s'élève vers le plafond en vertu de sa moindre densité, et refoule par son élasticité les couches dont il prend la place et que l'appel du foyer sollicite à descendre ; la rapidité du renouvellement de l'air est réglée par celle de la combustion. On n'a pas à craindre ici les inconvénients de la plupart des calorifères à air chaud, tels que dessiccation excessive de l'air, production d'une odeur spéciale due à la combustion par les surfaces de chauffe des particules organiques que l'air tient en suspension. L'air versé par les bouches de chaleur est pur ; s'il ne dépasse point 40 à 50 degrés centigrades, il n'a pas l'odeur de brûlé, il n'est pas assez échauffé pour être desséché, et diverses évaporations corrigeraient cet inconvénient ; enfin, l'excès de chaleur qu'il possède sur la température voulue dans la salle sert à réparer les pertes de calorique dues au rayonnement des parois et des fenêtres, ainsi qu'à l'introduction directe de l'air extérieur par les fissures et l'ouverture plus ou moins répétée des portes. En été, si la ventilation ne pouvait s'opérer sans inconvénients par les fenêtres, on interromprait par des registres la communication directe des calorifères avec les prises d'air, on fermerait aussi les bouches de chaleur, et l'on ouvrirait des vasistas qui livreraient passage à l'air du dehors, destiné à remplacer celui de la salle appelé dans le foyer par la combustion entretenue sans interruption. Il importe d'observer que le système appliqué aux pavillons du Val-de-Grâce et que Guérard a loué, n'y réussit que parce que leur température en hiver atteint à peine 14 degrés et ne les dépasse presque jamais ; à cette limite de temperature dans une salle de malades, point n'est besoin d'une ventilation énergique pour dissiper toute odeur: la température s'élève-t-elle à 17 ou 18 degrés, la même ventilation ne suffit plus et l'odeur se manifeste : c'est qu'avec la chaleur augmentent la transpiration cutanée, l'évaporation des surfaces liquides ou mouillées, la décomposition des matières animales répandues dans l'air. Grassi (1) conclut donc avec raison que l'accroissement de température nécessite une ventilation plus énergique, et que celle-ci étant augmentée, nécessite à son tour un chauffage plus actif pour maintenir l'air à une température à peu près constante.

A ces poêles ventilateurs, on préférera l'usage des cheminées ventilatrices (voy. t. I, p. 608 et suiv.), en particulier celles de Fondet (fig. 1, 2, 3)

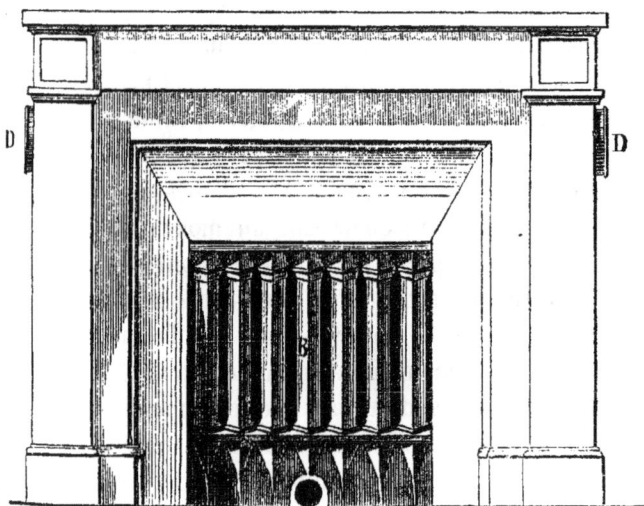

FIG. 1.

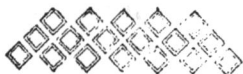

B

FIG. 2.

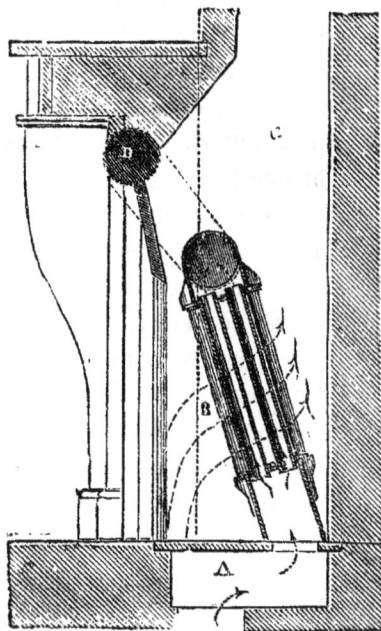

FIG. 3.

FIG. 1, 2, 3. — Cheminée avec bouche de chaleur, système Fondet. — La figure 1 représente l'appareil vu de face. — La figure 2, la coupe verticale. — La figure 3, la coupe horizontale du tube à air. — A, prise d'air extérieur. B, tuyaux en tubes prismatiques disposés en quinconces dans lesquels circule l'air à chauffer. C, coffre de la cheminée. D, bouches de chaleur.

(1) *Loc. cit.*, p. 15.

et du capitaine du génie anglais Douglas Galton (fig. 4, 5, 6, 7, 8). Tandis que les cheminées ordinaires n'utilisent environ que 0,12 à 0,14 du calorique produit par le combustible et déterminent par les portes et fenêtres un tirage énergique d'air froid, celle du capitaine Douglas, si elle est convenablement proportionnée, permet de verser près du plafond, à une température de 30 à 35 degrés, un volume d'air à peu près égal à celui qu'elle évacue par le tuyau de fumée; le général Morin a constaté qu'avec un feu modéré et une consommation de 10 kilogrammes au plus par 12 heures, ces cheminées évacuent 500 mètres cubes d'air et en introduisent 400 mètres cubes à 30 degrés; elles peuvent ainsi assurer chacune la ventilation d'une salle de 8 lits à raison de 60 mètres cubes d'air par lit et par heure. Deux de ces appareils peuvent fonctionner dans la même salle sans se contrarier dans leur tirage. Ser et Blondel, dans leur rapport sur les hôpitaux anglais, signalent la prédilection des Anglais pour ce mode de chauffage et de ventilation; la plupart de leurs hôpitaux n'ont que des cheminées à foyer apparent, alimentées avec du charbon de terre; dans chaque salle on trouve toujours, même en été, une de ces cheminées en activité; elle y remplace nos fourneaux d'offices, la partie centrale est occupée par le foyer dont la grille à barreaux horizontaux mesure 0ᵐ,50 de longueur. D'un côté se trouve une capacité rectangulaire pleine d'eau communiquant avec une caisse de tôle qui forme le fond du foyer et qui fournit de l'eau chaude par un robinet; de l'autre côté existe une étuve pour chauffer les linges. En été, on modère le feu par une grille transversale qui permet de réduire à volonté le volume du combustible. Des paravents servent à garantir les lits contre le rayonnement des foyers. Ser a proposé de doter à Paris chaque salle d'une cheminée à foyer découvert qui servirait peu au chauffage qui se continuerait par les procédés employés jusqu'à ce jour; mais elle permettrait aux convalescents de se ranger autour du foyer pour recevoir l'impression de la chaleur lumineuse et d'accroître la ventilation. Husson objecte, et c'est son droit d'administrateur, une augmentation considérable de dépenses : celles-ci s'élèvent actuellement à 350 000 fr. par an; le chauffage à l'aide des cheminées, d'une insuffisance presque certaine à Paris, coûterait 1 850 000 fr. Nous souhaitons que des expériences remplacent ces calculs et ces appréciations théoriques; les cheminées Douglas ont leur place marquée dans les casernes, dans les petits hôpitaux et même dans les grands, au moins pendant les saisons de transition. En matière de machines et d'appareils, il n'en est pas de plus simple, d'un jeu plus régulier, d'une installation plus facile. C'est encore à peu près de la ventilation naturelle.

La ventilation artificielle, combinée ou non avec un système de chauffage mécanique à l'air chaud, à la vapeur ou à l'eau chaude, doit essentiellement assurer l'extraction de l'air vicié et son remplacement par de l'air neuf; cette extraction doit s'effectuer le plus près possible des points où l'air est contaminé, afin de prévenir la diffusion des miasmes dans les salles; l'air neuf sera

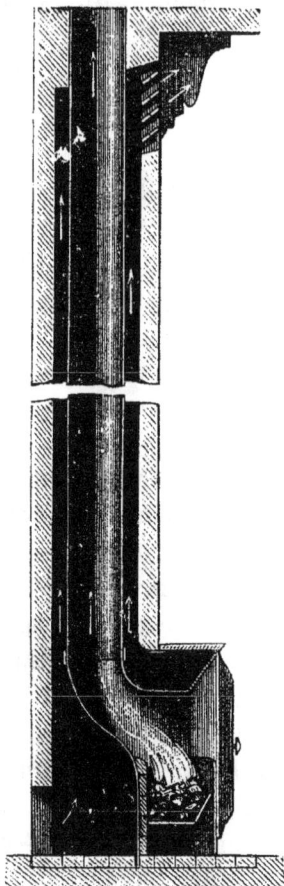
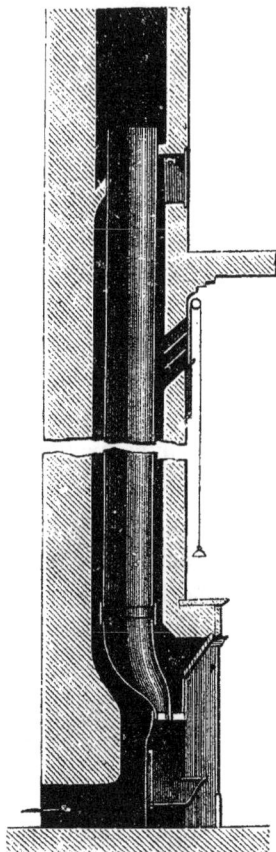

FIG. 4.

FIG. 5.

Figures 4 et 5, coupes verticales montrant le foyer, le tuyau de fumée et la gaîne enveloppante qui s'ouvre au niveau du foyer.

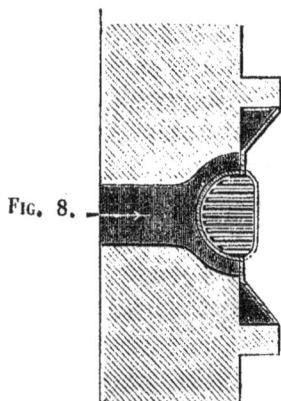
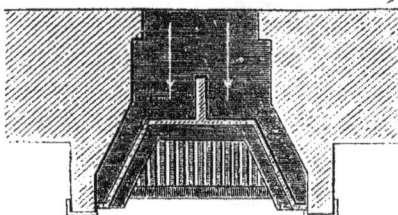
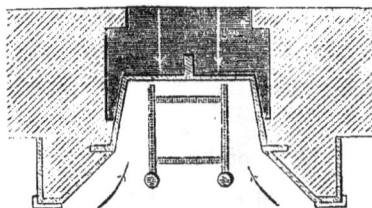

FIG. 6.

FIG. 8.

FIG. 7.

Figures 6, 7 et 8, sections indiquant l'arrivée de l'air extérieur dans la cheminée par-dessous, latéralement et par derrière.

amené en des points distants des individus. Des expériences multipliées et authentiques dont les résultats sont consignés dans les ouvrages du général Morin, des discussions prolongées auxquelles j'ai assisté dans le comité d'hygiène et du service médical des hôpitaux civils de France, il ressort que les divers dispositifs qui ont pour principe l'aspiration, s'ils sont coordonnés et établis avec soin, répondent plus sûrement aux conditions sus-énoncées que ceux qui ventilent par insufflation; ces derniers ne sauraient seuls et par eux-mêmes procurer d'une manière uniforme et stable l'évacuation de l'air vicié. Si l'on dispose convenablement les canaux d'amenée de l'air neuf et si on leur donne, ainsi qu'à leurs orifices, des dimensions assez grandes, l'aspiration comporte la prise de l'air neuf à la hauteur que l'on voudra; elle ne commande que l'établissement peu coûteux de foyers avec leurs cheminées et de conduits ou de canaux qui, une fois créés, exigent peu de frais d'entretien; elle n'impose d'autres soins que l'alimentation régulière de ces foyers qui peut être confiée à toutes les mains, tandis que la ventilation par insufflation ou pulsion nécessite, outre les cheminées et les conduits communs aux deux systèmes, des machines soufflantes et des machines motrices avec des conduits particuliers pour l'amenée de l'air propulsé, un concours d'ouvriers spéciaux, mécaniciens, chauffeurs, etc. Dans les bâtiments à plusieurs étages, comme la plupart des hôpitaux, le système de l'insufflation ne prévient pas aussi sûrement que celui de l'aspiration le passage de l'air vicié d'une salle dans une autre, ni les reflux d'air vicié par les orifices des canaux d'évacuation ou par les fissures de leurs parois, quand la pression et le mouvement de l'air intérieur des salles vient à se troubler par l'ouverture de portes ou de fenêtres. En résumé, et sans entrer ici dans des développements que l'on recherchera plus fructueusement dans les ouvrages techniques, comme le *Traité de la chaleur* par Péclet et les livres de A. Morin, on admet aujourd'hui, avec le savant général, que « l'aspiration déterminée par de simples foyers et cheminées, avec des ouvertures de dimensions suffisantes et convenablement placées pour l'admission de l'air neuf, en remplacement de l'air vicié et sans le concours d'aucun appareil mécanique, constitue, sauf des circonstances exceptionnelles, le moyen le plus facilement applicable pour obtenir une ventilation hygiénique aussi active qu'on puisse le désirer dans les lieux habités, et en particulier dans les salles des grands hôpitaux ou dans celles des hôpitaux de moyenne et de petite importance, susceptibles d'être chauffés par un foyer à feu apparent (1). »

Le chauffage par l'eau chaude en circulation, imaginé par Bonnemain en 1777 et appliqué depuis longtemps en Angleterre, a été perfectionné par Léon Duvoir et appliqué par lui au double but de la calorification et de la ventilation (2). Il est fondé sur ce principe connu, que le changement de den-

---

(1) Général Morin, *Manuel de chauffage et de ventilation*. 1868, p. 56.
(2) Voyez la description détaillée de son système (*Ann. d'hyg.*, t. XXXII, p. 50).

sité que l'eau éprouve par l'élévation de sa température a pour effet de la mettre en mouvement. Une cloche à chaudière placée dans le bas de l'édifice, un réservoir dans les combles, deux tuyaux intermédiaires dont l'un sert à l'ascension de l'eau jusqu'au réservoir, et dont l'autre la ramène à la chaudière au sortir des conduites secondaires, récipients, renflements, poêles, étuves, etc., qu'elle a échauffés dans ses circuits, tel est le système de circulation qui permet à L. Duvoir de distribuer uniformément la chaleur dans les plus vastes établissements et qu'il a appliqué à la maison impériale de Charenton, à la Madeleine, à la Chambre des pairs, à l'Observatoire, etc. Les conduits secondaires partant du réservoir sont munis de robinets qui permettent d'activer, de diminuer, d'arrêter même le chauffage sur tel ou tel point déterminé. Pour qu'ils ne perdent point trop rapidement leur calorique, ils sont enfermés dans un tuyau de zinc qu'entoure une tresse de foin revêtue elle-même d'une couche de plâtre. Afin d'employer toute la chaleur produite par le combustible, L. Duvoir adopte le chauffage à air chaud pour les pièces voisines du calorifère, réservant aux localités plus distantes le chauffage à circulation d'eau chaude. A ces deux modes de chauffage correspondent deux modes de ventilation, mais réglés d'après un principe commun qu'il importe de signaler. Dans les espaces clos que l'on chauffe au niveau du plancher, et que l'on ventile par l'arrivée de l'air froid à leur partie inférieure, les assistants ont les jambes glacées et la tête entourée par une couche d'air plus chaud ; en effet, les pièces ainsi chauffées présentent une série de couches d'air horizontales de températures décroissantes de haut en bas. Dans une pièce de 6$^m$,50 de hauteur, des thermomètres centigrades, échelonnés, par intervalles de 0$^m$,65 ont fourni les indications suivantes :

| | | | |
|---|---|---|---|
| Au niveau du plancher......... | 18°,36 | A 3$^m$,25 de hauteur......... | 26°,97 |
| A 0$^m$,65 de hauteur......... | 19°,69 | A 3$^m$,90 — ......... | 27°,37 |
| A 1$^m$,30 — ......... | 21°,12 | A 4$^m$,55 — ......... | 30°,00 |
| A 1$^m$,95 — ......... | 22°,75 | A 5$^m$,20 — ......... | 32°,18 |
| A 2$^m$,60 — ......... | 24°,30 | A 5$^m$,85 — ......... | 34°,52 |

D'où l'on voit que du plancher au plafond, de la 1$^{re}$ à la 10$^e$ couche d'air, la température a presque doublé. Un autre inconvénient du mode ordinaire de ventilation, c'est l'écoulement trop rapide, par les ouvertures supérieures, de l'air chaud qu'il importe le plus de conserver et que l'on n'obtient qu'à force de combustible. L. Duvoir a donc eu l'idée de faire arriver, par la partie supérieure des pièces à chauffer, l'air chaud qu'il emprunte à différentes portions du calorifère ; cet air s'épand en nappes horizontales qui descendent, poussées d'un côté par l'élasticité de nouvelles masses d'air chaud, et de l'autre par l'aspiration qui se fait au niveau du plancher à l'aide d'une bouche d'appel, de section égale à la bouche de chaleur, et communiquant par un conduit particulier avec le foyer du calorifère : on obtient de cette manière une température à peu près uniforme dans la pièce, tout en confiant au foyer même du calorifère l'appel de l'air qu'il s'agit de renouveler. Les parties de l'édifice, situées à plus de 30 mètres de l'appareil, sont ventilées par des tuyaux particuliers qui, partant du fond du réservoir supérieur, descendent dans un des angles des pièces échauffées, et finissent par se réunir au retour d'eau dans la partie inférieure de la chaudière. Ces tuyaux de ventilation sont logés, comme ceux de chauffage, dans une large enveloppe de zinc, percée d'ouvertures au niveau du plancher des chambres ; l'air vicié sort par les ouvertures, se dilate par contact avec le tuyau à eau chaude, s'élève jusqu'aux combles, où il se déverse au dehors. Le reflux de l'air vicié d'une chambre dans une autre est empêché à l'aide de cloisons qui partagent la cavité intermédiaire entre l'enveloppe de zinc et le tuyau à eau chaude en autant de compartiments qu'il y a de pièces à ventiler. Le système de Duvoir (fig. 9) permet de ventiler sans chauffer, l'air neuf étant appelé par le déplacement de l'air vicié de température et de densité différentes. Ses avantages sont les suivants : régularité du chauffage et de la ventilation ; absence de l'odeur de brûlé qui se lie très-probablement à un certain degré d'insalubrité de l'air ; facilité de porter la chaleur à peu près sans perte à plus de 200 mètres du foyer sans avoir à compter avec les difficultés de la construction des édifices ; distribution plus uniforme du calorique dont l'eau se charge abondamment pour ne le céder qu'avec lenteur ; enfin, moins de chances d'incendie en cas de négligence des dispositions prescrites. On ne lui reprochait qu'un inconvénient jusqu'en ces derniers temps, c'est que la totalité du service dépendant d'un seul appareil, un dérangement ou la nécessité d'une réparation suspend la ventilation dans des établissements qui, tels que les hôpitaux et les prisons, ne peuvent s'en passer un seul jour : d'où la nécessité de multiplier les foyers autant que les subdivisions principales d'un établissement. Les investigations de Grassi, alors pharmacien en chef de l'hôpital Lariboisière où fonctionne ce système en concurrence avec celui de Thomas et Laurens, y ont fait ressortir d'autres défectuosités dont la plus grave serait l'insuffisance de la ventilation que procure cet appareil, et l'erreur des résultats qu'on a fait valoir en sa faveur. Ses expériences ont porté d'abord sur la ventilation considérée isolément dans trois salles ; il les résume ainsi :

Volume d'air entré par les poêles, par heure et par malade :

| Salle Sainte-Eugénie | Salle Sainte-Élisabeth. | Salle Sainte-Anne. | Moyenne. | |
|---|---|---|---|---|
| 21,6 | 25,6 | 18,7 | 21,6 | 1 |

Volume d'air sortant des salles par heure et par malade :

| | | | | |
|---|---|---|---|---|
| 82,3 | 84,4 | 55,3 | 74 | 3,4 |

D'où : volume d'air entrant par les joints des portes et fenêtres :

| | | | | |
|---|---|---|---|---|
| 60,7 | 59,8 | 36,6 | 52,4 | 2,4 |

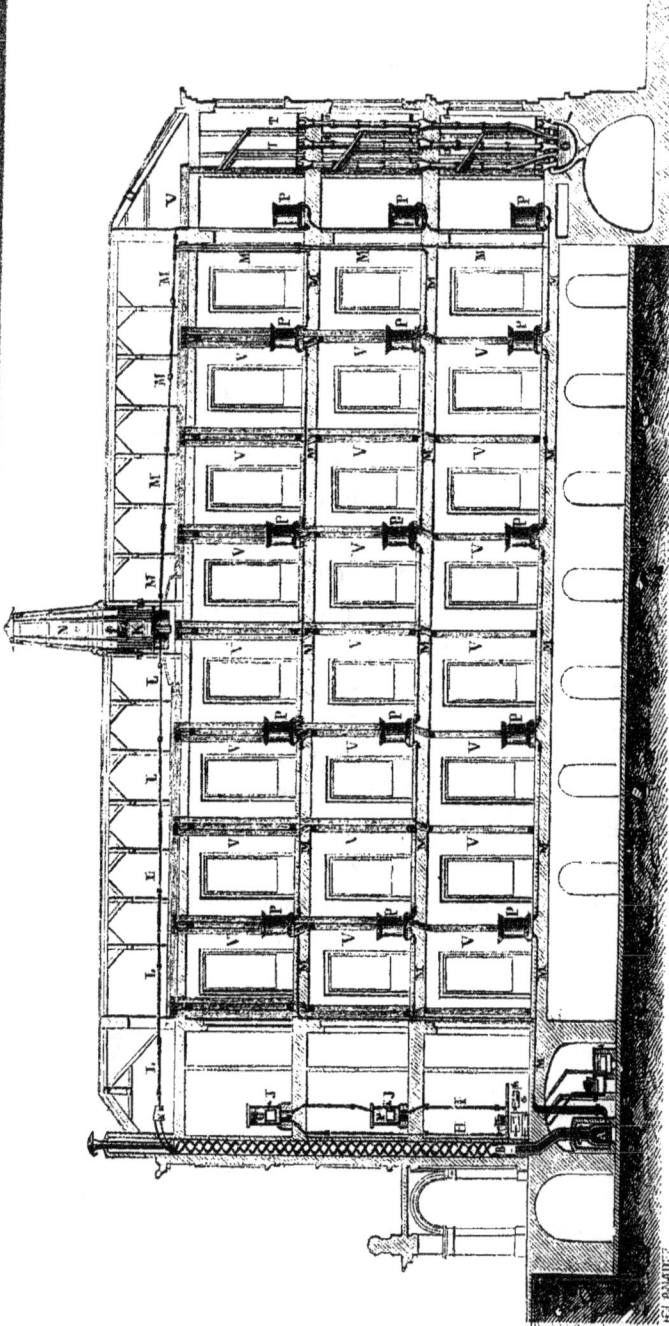

FIG. 9.¹ — HÔPITAL LARIBOISIÈRE. — *Ventilation par appel.* — A, cloche servant de foyer auxiliaire dans le cas de réparation au foyer a ; a, foyer chauffant le bouilleur ff et la marmite b ; c, four ; d, cendrier du foyer A ; e, cendrier du foyer a ; ff, bouilleur chauffant l'eau destinée au service des salles, contenue dans le réservoir G ; B, serpentins établis dans le corps de cheminée afin d'utiliser le calorique de la fumée provenant du fourneau d'office : ce calorique, sans cette disposition spéciale, serait entièrement perdu, comme cela arrive ordinairement ; C, prolongement du tuyau de fumée ; F, éttire pour le service des salles, chauffée par l'eau du bouilleur ; G, réservoir pour la distribution d'eau chaude ; H, tube ascensionnel partant de l'eau du bouilleur ff, chauffant l'eau du réservoir G ; I, tube de distribution partant du réservoir G et retournant au bouilleur ; J, robinets de distribution d'eau ; K, réservoirs supérieurs servant à la production simultanée des effets de chauffage et de ventilation pendant l'hiver, et de ceux de ventilation seulement pendant l'été, les-quels sont aussi énergiques pendant cette saison que pendant l'hiver, la puissance des appareils ayant été prévue de manière à assurer la réalisation constante de ses effets ; L, tubes ascensionnels partant de la chaudière et alimentant les réservoirs supérieurs K ; M, tubes partant des réservoirs K alimentant les poêles et retournant à la chaudière ; N, cheminée par laquelle s'écoule l'air amené par les conduits de ventilation dans la chambre d'appel chauffée par les réservoirs K ; P, poêles à eau chauffant les salles ; V, conduits de ventilation ouverts à la partie inférieure en hiver et à la partie supérieure en été : ces conduits vont tous se réunir dans la cheminée d'appel de la manière indiquée sur le plan des combles ; O, bassin hémisphérique en fonte recevant les tuyaux de chute des sièges d'aisances : ce bassin, formant siphon, est destiné, par le liquide qui y séjourne, à empêcher que l'odeur de la fosse ne remonte dans les cabinets ; R, cuvettes en fonte émaillée ; S, contre-cuvettes en fonte communiquant avec les conduits de ventilation T et avec les tuyaux de chute U ; T, tuyaux de ventilation partant des cuvettes S ; V, conduits de ventilation en briques recevant ceux partant des contre-cuvettes ; X, cavité entourant le bassin O afin que les matières puissent s'écouler dans la fosse. (Général Morin.)

Le volume d'air sortant par la cheminée d'appel étant par heure et par malade de 82$^{m.c.}$,8, tandis que celui qui vient des salles n'est que de 74 mètres cubes, il en résulte que le volume d'air entré directement du grenier dans la cheminée d'appel est de 8$^{m.c.}$,8 par heure et par malade.

D'autres séries d'expériences, portant sur la ventilation et le chauffage, ont fourni les données suivantes sur l'état de la ventilation dans les trois salles sus-indiquées dont se compose le premier pavillon de l'hôpital :

| | | |
|---|---|---|
| Air entrant par les poêles, par heure et par malade............ . | 35,0 | 1 |
| — sortant des salles................................ | 82,4 | 2,37 |
| — entrant par les portes et fenêtres...................... | 47,7 | 1,37 |
| — sortant par la cheminée d'appel ................... | 97,9 | 2,8 |
| — entrant du grenier dans la cheminée................. | 15.5 | 0,4 |

« La quantité d'air qui entre par les poêles est donc toujours plus faible que celle qui entre par les joints des portes et fenêtres. En présence de ces faits, je n'hésite pas à dire que ces conditions de ventilation sont mauvaises. L'air qui pénètre par les portes et fenêtres, quoi qu'on en ait dit, ne ventile pas utilement ; entrant à peu de distance des orifices de sortie, il est appelé par eux et leur arrive directement sans se mélanger à l'air de la salle; il passe ainsi près des malades, qu'il entoure d'air froid. Cet air, ainsi pris indistinctement dans les cours et dans les corridors, peut ne pas être pur. Le cahier des charges, en exigeant une ventilation de 60 mètres cubes par heure et par malade, ne spécifie pas si ce volume sera mesuré dans la cheminée d'appel, ou bien s'il se rapporte à l'air qui entre par les poêles : c'est une lacune très-regrettable (1). » Pour tout ce qui précède, Grassi s'est placé dans les circonstances les plus favorables au système de ventilation par appel, celles dans lesquelles la température extérieure est au-dessous de la température des salles ; en été, quand l'équilibre de la température existe, l'effet ventilateur du système serait à peu près nul. En hiver, cet effet n'excède pas 30 mètres cubes par heure et par malade, c'est-à-dire qu'il ne répondrait plus aux exigences actuelles de l'hygiène nosocomiale.

Ces conclusions auraient plus de poids si le système critiqué avait toujours fonctionné avec régularité et sous un contrôle assidu ; on sait, au contraire, que le chauffage a varié, que les subalternes attachés à ce service ne l'ont pas toujours fait avec le même soin et que telles irrégularités, imputées aux vices d'installation ou de fonctionnement du système L. Duvoir, procèdent de l'incurie des agents de l'administration ou de dispositions locales mal entendues et susceptibles de rectifications. Aussi n'est-il que juste de placer, en face des résultats de Grassi, ceux que des expériences nombreuses, détaillées et d'une grande précision, ont dictés au général Morin (2) sur ces mêmes appareils de

(1) Grassi, loc. cit., p. 54 et suiv. (Annales d'hygiène, 1856, t. VI, p. 188.)
(2) Général Morin, Études sur la ventilation (Annales du Conservatoire impérial des arts et métiers, avril 1861).

chauffage par circulation d'eau chaude et de ventilation par appel de l'hôpital Lariboisière : « 1° Le volume d'air nouveau qui est fourni par les poêles peut s'élever en moyenne à 60 mètres par heure et par lit. 2° Les températures et les volumes d'air peuvent être facilement réglés avec une uniformité suffisante à tous les étages. 3° Les volumes d'air, introduits par tous les poêles d'une même salle, ne sont pas exactement les mêmes, ce qui devrait être évité autant que possible. 4° Le volume d'air vicié évacué par la cheminée générale d'appel a varié de 120 à 100 et à 90 mètres cubes par heure et par lit selon les températures. 5° La disposition de la cheminée et l'action des récipients d'eau chaude qu'elle contient donnent à la ventilation une stabilité convenable, mais qu'il serait encore utile d'augmenter; 6° Il serait facile d'assurer pour la saison d'été une plus grande introduction d'air nouveau dans les salles, afin d'augmenter le renouvellement de l'air pendant la nuit. Il y a d'ailleurs lieu de remarquer que la disposition générale des salles dans chaque pavillon n'est pas la plus favorable à un bon service de ventilation, et que celle des récipients supérieurs d'eau chaude pourrait aussi être plus heureuse. Il est arrivé dans cet hôpital ce qui se produit malheureusement presque toujours en pareil cas, que l'on ne s'est occupé du chauffage et de la ventilation que quand les bâtiments étaient à peu près terminés. »

Thomas et Laurens ont combiné la ventilation mécanique ou par pulsion avec le mode de chauffage de Grouvelle par l'eau et la vapeur; l'expérience de l'hôpital Lariboisière, où il fonctionne à côté de l'appareil de L. Duvoir (fig. 10), lui est favorable; son élément caractéristique est un ventilateur à force centrifuge, qui, mû par une machine à vapeur, aspire de l'air pris dans un point élevé de l'atmosphère et le pousse dans un tuyau ramifié dans toutes les pièces à ventiler; au moment où il entre dans les salles, cet air s'échauffe au contact des tuyaux de vapeur et des poêles à eau chauffés par de la vapeur. Il se compose : 1° de générateurs ou de chaudières; 2° de machines mettant en mouvement les ventilateurs; 3° de la canalisation générale de la vapeur qui doit chauffer les poêles; 4° de la canalisation générale de retour d'eau, suivant, en sens inverse, le même trajet que le précédent; 5° de poêles destinés au chauffage des salles, des promenoirs des malades et de la cage de l'escalier; 6° de la canalisation générale de l'air poussé par le ventilateur; 7° d'étuves chauffées par la vapeur, et placées aux différents étages; 8° d'un fourneau d'office à feu nu, placé au rez-de-chaussée de chaque pavillon, et dont la cheminée, montant des caves jusque sur les combles, opère énergiquement la ventilation des cabinets d'aisances (1) par un appel établi au moyen d'un canal souterrain. L'air est porté à chaque étage par des canaux en maçonnerie couverts de plaques de fonte, et dans lesquels circulent les tuyaux de vapeur

(1) Pour les détails de la construction de cet appareil, nous renvoyons à la *Thèse de doctorat* de Grassi, p. 55 et suiv.

qui vont chauffer des poêles à eau placés dans chaque salle : il est épanché

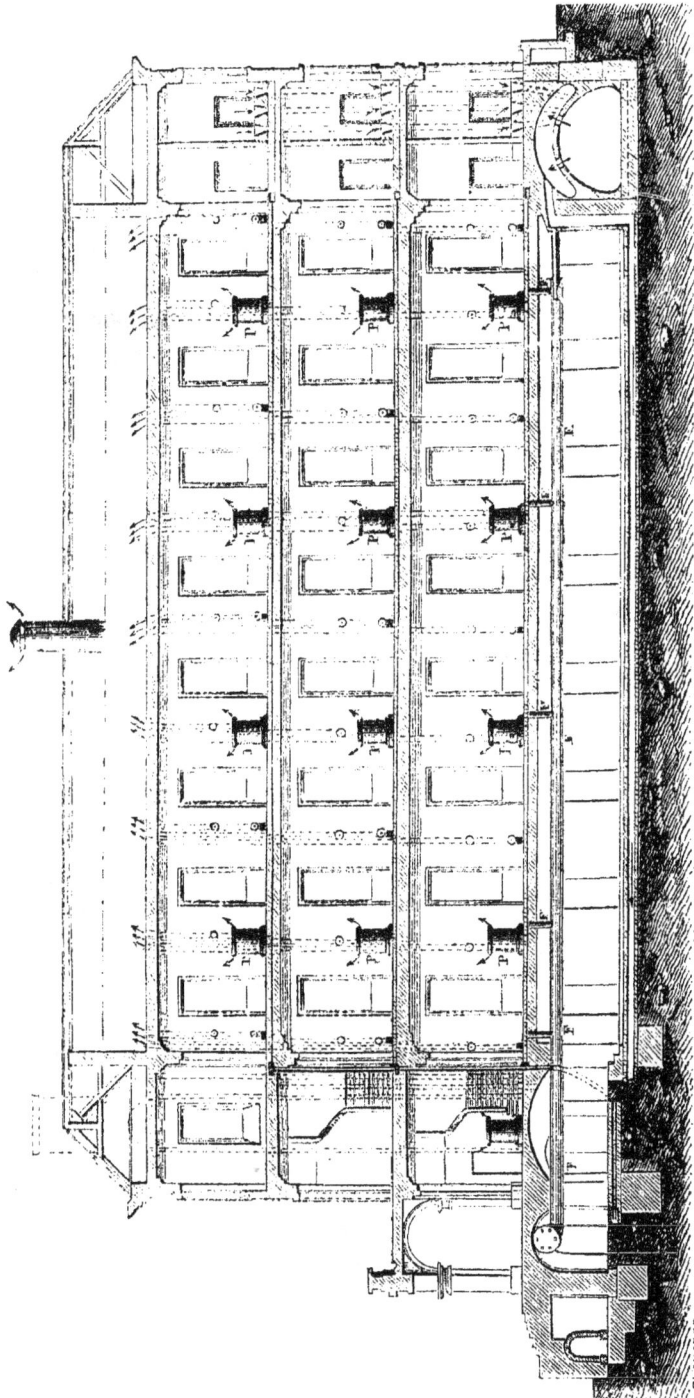

FIG. 10.— HÔPITAL LARIBOISIÈRE. — *Ventilation par insufflation et chauffage par la vapeur.* — F, grand tuyau ou artère principale de ventilation. F', conduits secondaires destinés à distribuer l'air nouveau dans les pavillons. P, poêles à eau.

dans les salles par des grilles ménagées dans des plaques de fonte et dans les canaux intérieurs des poêles, canaux pourvus d'appendices de fonte pour rompre les courants d'air et chauffer en hiver cet air avant qu'il pénètre dans les salles avec de petites vitesses. L'air vicié sort par des ouvertures d'appel disposées en haut et au bas des murs et montant jusque sous le comble, d'où il [passe par des gaînes [dans une grande cheminée d'évacuation.

Le chauffage s'effectue par la vapeur qui, après avoir mis en mouvement la machine, arrive par les divers branchements de l'artère principale aux poêles des salles et élève la température de l'eau qu'ils contiennent; l'eau de condensation est ramenée à la machine par le tuyau de retour. Pour éviter les pertes de chaleur, l'air de ventilation contenu dans le grand tuyau porte-vent est chauffé, non dans les caves, mais dans l'épaisseur des planchers, dans le caniveau central, où il circule en contact avec les tuyaux de vapeur et de retour d'eau; il s'échauffe encore dans les tuyaux verticaux contenus dans les poêles qu'il traverse. Quand les grands froids l'exigent, on ajoute à ces moyens de chauffage un courant de vapeur pris directement sur la chaudière par un tuyau qui va se brancher sur l'artère principale. Ce chauffage est régulier et dure longtemps après la fermeture du conduit qui apporte la vapeur aux poêles, avantage dû à la marche lente du refroidissement de la masse d'eau qu'ils renferment; il permet d'élever rapidement la température d'une salle; on modère à volonté l'arrivée du courant de vapeur, et, par conséquent, le degré de chaleur dans les salles. Pendant les six mois de l'hiver 1855-56, quelle que fût la température du dehors, celle des salles de l'hôpital Lariboisière, chauffées par ce procédé, a toujours été supérieure à 15 degrés centigrades. En été, quand il ne s'agit que de ventiler, on ferme le robinet des branches qui conduisent la vapeur aux poêles; celle-ci ne chauffe plus que les étuves, et son excédant passe dans un grand réservoir d'eau pour les bains. L'air puisé à la partie supérieure du clocher, étant moins chaud que celui des salles, sert à les rafraîchir; en outre, un tube plein d'eau froide s'ouvre dans le ventilateur par un robinet. Le jet d'eau qu'il fournit, versé sur les ailes du ventilateur qui opère 400 tours par minute, se disperse en rosée et s'évapore dans ce courant d'air rapide auquel il enlève du calorique latent.

Quant à la ventilation, Grassi résume ainsi ses observations : 1° La moitié de l'air qui circule dans le tuyau porte-vent est puisée directement dans les caves quand toutes les fenêtres sont fermées; mais, à l'aide de quelques modifications peu importantes que Grassi a indiquées, on peut n'envoyer dans les salles que de l'air puisé à la partie supérieure du clocher, à une grande hauteur dans l'atmosphère, et parfaitement pur. 2° Une machine à 88 coups de piston par minute et faisant marcher un seul ventilateur, pousse dans les salles du premier pavillon un volume d'air de 132 mètres cubes par heure et par malade (le cahier des charges n'en exige que 60). Le pavillon n° 2 est ventilé à raison de 120 mètres cubes; le troisième pavillon, le moins favorisé, en reçoit encore 88 mètres cubes par heure et par malade. Il est aisé de rendre la ventilation uniforme dans les trois pavillons au taux de 115 mètres cubes par heure et par malade. Il est à noter que cette ventilation est effective et se rapporte seulement à l'air pur que la machine pousse dans les salles. 3° Les ouvertures d'entrée et la vitesse du courant sont calculées de manière à ne produire aucune sensation incommode de courant d'air. 4° La sortie de l'air se fait régulièrement. 5° L'ouverture des portes et fenêtres diminue un peu le courant d'air, mais ne le dévie jamais de manière à ramener dans les salles l'air vicié qui en est déjà sorti. 6° Le reproche de placer les malades dans un air comprimé n'est pas fondé. 7° L'air sortant a donné à l'analyse 0,0011 d'acide carbonique, dose très-salubre. 8° L'air injecté n'est pas desséché, et, quand il y a lieu, on augmente son humidité en injectant dans le ventilateur un courant d'eau ou de vapeur. 9° En été, l'air qui entre dans les salles est plus frais que l'air extérieur. 10° Les cabinets d'aisances, parfaitement ventilés, ne laissent jamais pénétrer dans les salles la moindre mauvaise odeur. 11° Le nombre des coups de piston de la machine mesure la ventilation ; un employé subalterne, un appareil compteur même, suffit à cette vérification qui importe beaucoup à l'administration. 12° Le système de Thomas et Laurens a l'avantage de ventiler en été aussi puissamment qu'en hiver : les croisées ouvertes pour laisser pénétrer les rayons solaires, la ventilation n'est point troublée, et chaque malade continue de recevoir 115 mètres cubes d'air par heure. 13° En analysant la dépense imputée à ce système, retranchant ce qui lui est étranger, et tenant compte des économies en partie déjà réalisées, on trouve que les résultats qu'il procure coûtent moins que ceux du système de L. Duvoir.

Dans ce même hôpital Lariboisière, le pavillon n° 4 est chauffé et ventilé par le système Farcot ; le chauffage s'obtient par la circulation de la vapeur dans des poêles qui contiennent de l'eau ; la vapeur condensée retourne aux chaudières ; la ventilation s'opère à l'aide d'un ventilateur à palettes planes, placé dans les caves, qui aspire par une haute cheminée établie dans le clocher de la chapelle une partie de l'air qu'il doit fournir ; cet air est refoulé, dans une longue conduite (artère principale) d'où part des branchements horizontaux, perpendiculaires à la direction de cette artère, il arrive sous chaque pavillon ; il s'élève de là dans des conduits verticaux qui sont, à chaque étage, en communication avec des carneaux horizontaux disposés dans l'axe et sous le plancher de chaque salle. Ces carneaux amènent l'air sous les quatre poêles de chaque salle qui offrent à la circulation douze tuyaux verticaux ayant ensemble une section de passage de $0^{mm},146$. L'air est extrait de la salle par dix-neuf cheminées verticales, ménagées dans l'épaisseur des trumeaux pour chaque étage, et toutes ces cheminées débouchent dans un grenier, sous le toit, dans deux conduits collecteurs horizontaux, placés dans l'angle formé par les longs pans du toit avec ce plancher. Ces conduits se réunissent au centre de chaque pavillon pour déboucher dans une cheminée unique de zinc de

$2^m,20$ seulement de hauteur au-dessus du toit (1). La ventilation se fait ici par l'action simultanée du ventilateur et de l'aspiration produite par l'excès de la température des conduits d'évacuation et de la cheminée; si l'on arrête le ventilateur, elle se fait uniquement par la différence des températures et des densités de l'air.

La ventilation mécanique par pulsion ou par insufflation a ses avantages lorsqu'on peut, comme dans les hôpitaux, utiliser la vapeur perdue des machines à vapeur pour chauffer les bains, des fourneaux d'office, des salles, une buanderie, etc., et, par conséquent, avoir presque gratuitement le moteur nécessaire. Dumas l'a appliquée au palais de l'ancienne chambre des députés. Peugnot, en l'installant dans son aiguiserie d'Hérimoncourt (1845), a diminué la mortalité et le nombre des cas de phthisie parmi ses ouvriers. Le général Morin en a étendu le bénéfice aux ouvriers de Châtellerault. Le même procédé a servi à assainir les ateliers de cristaux de Baccarat.

Le docteur Van Hecke a eu l'idée d'employer des contre-poids pour commander un ventilateur aspirant ou soufflant : sur les combles de la prison des Carmes à Bruxelles, il a fait disposer une sorte d'ample cheminée de métal, contenant une hélice et communiquant par des conduits avec toutes les cellules que d'autres tuyaux mettent en rapport avec le calorifère placé dans les caves. Le ventilateur est mis en mouvement à l'aide d'un contre-poids qu'on remonte tous les matins par une manivelle; chaque révolution que l'on fait faire à cette manivelle détermine 1550 révolutions de l'appareil. Dans ce mouvement accéléré, l'hélice enlève et expulse l'air vicié des cellules, sans cesse remplacé par l'air neuf qui monte des caves par les tuyaux du calorifère. Une commission dont faisaient partie Vleminckx et Ducpétiaux, s'est assurée que l'appareil accomplit 170 révolutions par minute, à chacune desquelles l'appareil est parcouru par une colonne de 10 565 mètres cubes d'air, ce qui donne environ 3400 mètres cubes d'air par heure, et, par conséquent, 48 mètres par cellule ou par individu; en même temps elle a constaté « que les appareils ne fonctionnaient qu'avec modération, puisque l'action du moteur à contre-poids aurait pu être augmentée par l'emploi de 150 kilogrammes de poids disponible ». L'inventeur n'a réglé l'allure à 48 mètres cubes d'air que par la crainte, partagée par la commission, d'incommoder les détenus par des courants d'air; au moyen des poids et des registres, on gouverne la marche des appareils, de manière à faire varier instantanément de un à plusieurs degrés l'aiguille du cadran qui, jour et nuit, indique la force réelle de la ventilation. Enfin, une femme peut, en cinq minutes, remonter le soir et le matin le moteur à contre-poids, ce qui suffit pour assurer la régularité constante de fonctionnement des appareils. Quant à la dépense que coûte cette ventilation, elle se réduit à zéro. Nul doute que le système du docteur Van Hecke ne l'em-

(1) Nous empruntons cette description à l'excellent mémoire de M. le général Morin (*Études sur la ventilation; Ann. du Conserv. des arts et métiers*, avril 1861).

porte sur les ventilateurs tournés à bras d'hommes (prison de Tours) ; mais, suivant Grouvelle, il ne donnera de résultats utiles que dans les établissements de petites dimensions. D'autre part, le général Morin a fait sur les appareils de chauffage et de ventilation établis par le docteur Van Hecke à l'asile impérial du Vésinet deux séries d'expériences (janvier 1861) : dans la première, le ventilateur fonctionnait, en même temps que l'air échauffé par le calorifère provoquait une aspiration par la cheminée d'introduction dans les conduits souterrains et dans les cheminées d'évacuation : l'effet total de cette ventilation combinée s'est élevé à $2^{m.c.}$,38494 par seconde ; dans la deuxième série, le ventilateur étant arrêté et les orifices auxiliaires ménagés à droite et à gauche du fourneau étant ouverts, la ventilation ne s'opérait que par l'aspiration due à l'échauffement de l'air par le calorifère : le volume total d'air évacué par toutes les cheminées s'est élevé à $2^{m.c.}$,39093. On voit que les résultats étaient à peu près les mêmes avec ou sans le concours du ventilateur insufflant, l'aspiration par échauffement de l'air suffisant à les produire ; en outre, le savant général a constaté l'irrégularité du renouvellement de l'air dans les salles, à ce point que telles salles fournissent à l'évacuation $94^{m.c.}$,66 par heure et par lit, d'autres $22^{m.c.}$,29 et quelques-unes 40 mètres cubes ; aussi conclut-il : 1° que l'usage d'un ventilateur pour l'introduction et l'évacuation de l'air dans les salles, est complétement inutile pendant la saison d'hiver, alors que l'on peut utiliser les effets d'aspiration que produit la dilatation de l'air ; 2° que dans l'état actuel des dispositions locales, cet appareil n'exerce qu'une très-faible influence sur l'arrivée de l'air dans la chambre des calorifères, et que l'aspiration, favorisée par de bonnes dispositions, y ferait seule affluer autant d'air ; 3° que la ventilation est irrégulière, et n'a pas la stabilité suffisante, par suite de l'absence d'une cheminée générale d'évacuation convenablement construite et chauffée ; 4° que la température, bien qu'uniformément répartie lorsque celle de l'air extérieur est modéré, n'est pas suffisante en hiver, et que, dans cette saison l'air affluent dans certaines salles est souvent beaucoup trop chaud ; 5° que le volume d'air fourni et évacué n'est pas assez également réparti, et que parfois la ventilation de certaines salles est tout à fait nulle, ce qui tient aux communications directes établies à tort entre les salles contiguës (1). Les expériences faites par Leblanc et Ser en avril et mai 1861 à l'hôpital Necker, par 8 à 15 degrés de température extérieure, ont prouvé que, si l'on ne chauffe pas les calorifères, les volumes d'air introduits dans les salles et les volumes d'air vicié qui en sont évacués se réduisent à 38 ou 40 mètres cubes par heure et par lit, et que l'effet utile du ventilateur n'entre dans cette somme que pour $4^{m.c.}$,40, c'est-à-dire qu'en automne et au printemps, il est à peu près insignifiant.

Les ingénieurs ont multiplié les inventions de ventilateurs applicables à des cas particuliers : tels sont les ventilateurs à palettes droites, celui à ailes cour-

_____

(1) Général Morin, *Études sur la ventilation*, 1863, t. II, p. 530.

bées de Combes, qui dans les essais de Glépin, ingénieur des houillères du Grand-Horme, près Mons, a donné 750 mètres cubes d'air par kilogramme de houille brûlée. La roue pneumatique d'un autre ingénieur belge, Fabry, a un rendement utile de 50 à 60 pour 100 du travail brut qu'on lui applique, et est préférée dans beaucoup de mines de la Belgique et du nord de la France. Le général Morin a démontré expérimentalement que les ventilateurs à hélices sont inférieurs aux ventilateurs à palettes courbes, pour l'aspiration comme pour le refoulement, et qu'en définitive, la forme curviligne donnée aux palettes des ventilateurs, et indiquée dès 1838 par Combes (de l'Institut), est la plus efficace pour le refoulement de l'air ; mais qu'en général les ventilateurs n'utilisent pas assez la puissance motrice, surtout quand il s'agit simplement de faire mouvoir de l'air dans des tuyaux complétement ouverts à leur extrémité, ou offrant un ensemble d'orifices de mêmes sections que la leur.

La grande difficulté est l'appropriation des divers procédés de ventilation aux diverses catégories d'édifices publics. On ne ventile pas une prison comme une salle de spectacle, un hôpital comme une caserne. L'appareil par pulsion, qui réussit plus ou moins à l'hôpital Lariboisière, procurerait-il dans les 1224 cellules de la prison Mazas la répartition égale de la ventilation que l'on y obtient par les procédés de l'aspiration centrale ? L'étendue et la division des espaces à ventiler peuvent contrarier la sécurité et la régularité du fonctionnement des appareils, entraîner une forte élévation de la dépense. Des expériences comparées, prolongées, variées, sont encore nécessaires pour rallier l'hygiéniste et l'architecte à tel ou tel procédé de ventilation. On a cru que là où la ventilation par refoulement ou par insufflation trouve son emploi, l'avantage est de prendre à un point élevé et en dehors de toutes les sources d'altération de l'air parfaitement pur, de le diriger en quantités réglées dans les locaux, de pouvoir ventiler en été avec de l'air rafraîchi dans les caves, même quand les fenêtres des salles sont ouvertes, d'en éloigner l'air infecté d'un autre bâtiment et des latrines, d'utiliser la vapeur perdue du moteur qui conduit le ventilateur au chauffage des salles en hiver et à celui des bains en été. Mais rien n'empêche de combiner la ventilation par appel avec le puisage de l'air dans un point élevé de l'atmosphère, ainsi que l'a fait en Angleterre feu Sylvester à l'asile des aliénés de Derby (1), et, à son exemple, Egan Rosser au Guy's hospital. Dans ces établissements, l'air pris à une grande hauteur descend dans la cheminée d'appel jusqu'au bas de l'édifice où il débouche dans de vastes galeries dites chambres d'air. La cheminée d'aspiration est surmontée d'un appareil mobile qui utilise l'action des vents : l'air circule dans le sous-sol au contact de tuyaux d'eau chaude, monte dans des conduits pratiqués dans l'épaisseur des murs, pénètre dans les salles près du plafond, s'échappe par des bouches d'évacuation percées près du plancher dans les murs opposés, et, parvenu dans les combles, il se rend par des tuyaux horizontaux en tôle à une

_____

(1) Général Morin, *Études sur la ventilation*, t. I, p. 36.

grande cheminée d'appel dans le milieu de laquelle passe le tuyau de fumée du fourneau de chauffage. Cet appareil n'a jamais donné moins de 62 mètres cubes par heure et par malade, et il a pu en fournir jusqu'à 122 mètres cubes; l'introduction de l'air neuf et l'évacuation de l'air vicié se balancent à peu près; l'une et l'autre sont en moyenne de 108$^{m.c.}$,96 par heure et par lit, avec une température presque constante de 15 à 16 degrés dans les salles, ce qui n'empêche pas l'administration anglaise d'y ajouter encore des feux de cheminée pour procurer aux malades, aux convalescents, le bénéfice du calorique rayonnant et l'agréable vue des foyers découverts. Dans le système de l'aspiration, l'ouverture des fenêtres favorise la sortie de l'air vicié, à l'inverse de ce qui se passe dans le système de l'insufflation (Morin, Trélat, Peligot). Dans aucun système de ventilation par insufflation mécanique, on n'est parvenu à donner l'été ni même l'hiver une énergie convenable à l'évacuation de l'air vicié, quelle qu'ait été d'ailleurs leur efficacité par l'introduction de l'air nouveau (1); leurs auteurs n'ayant pas tenu un compte suffisant de la grande influence que les différences de température exercent sur l'appel, et de la nécessité d'obtenir une différence à peu près constante en toute saison entre la température de l'air évacué et celle de l'air extérieur.

Le choix parmi les divers systèmes de ventilation et de chauffage artificiels est d'autant plus embarrassant que : 1° il est généralement reconnu que leur fonctionnement parallèle dans les hôpitaux de Paris qui en sont pourvus a laissé beaucoup à désirer sous le rapport de la régularité et du contrôle, de là des résultats incomplets, discordants, contradictoires, des expériences de vérification multipliées, à ce point que la période des essais et des controverses dure encore; 2° aucun d'eux n'a réalisé jusqu'à présent les avantages hygiéniques que l'on était en droit d'en espérer; l'hôpital Lariboisière, qui les présente presque tous appliqués en concurrence dans ses pavillons, figure en première ligne, et l'hôpital Beaujon en troisième ligne dans la statistique mortuaire des hôpitaux de Paris, pour les services de médecine qui sont plus comparables entre eux que ceux de chirurgie; le dernier compte rendu publié par l'assistance publique fournit les proportions suivantes :

| | | Malades. | | | | Malades. |
|---|---|---|---|---|---|---|
| Lariboisière | 1 décès sur | 5,83 | Charité | 1 décès sur | | 7,90 |
| Pitié | — | 6,97 | Hôtel-Dieu | — | | 8,14 |
| Beaujon | — | 7,10 | Necker | — | | 8,29 |
| Cochin | — | 7,16 | Saint-Antoine | — | | 8,41 |

Les derniers documents, publiés par A. Husson (1), nous ont permis d'établir comme il suit la mortalité des hôpitaux généraux de Paris pour les années 1862 et 1863 :

(1) Général Morin, *loc. cit.*, t. II, p. 477.
(2) *Statistique médicale des hôpitaux*. Paris, 1867, t. I, p. XII, introd.

| HÔPITAUX. | MÉDECINE. Mortalité pour 100 | CHIRURGIE. Mortalité pour 100 | ACCOUCHEMENTS. Mortalité pour 100 |
|---|---|---|---|
| Lariboisière........... | 16,21 | 7,42 | 4,06 |
| Hôtel-Dieu........... | 15,48 | 5,90 | 2,14 |
| Pitié................ | 14,67 | 6,55 | 3,93 |
| Necker.............. | 14,13 | 9,08 | 4,28 |
| Saint-Antoine........ | 13,13 | 6,89 | 3,77 |
| Cochin.............. | 12,74 | 7,04 | » |
| Beaujon............. | 12,48 | 7,37 | 3,27 |
| Charité ............. | 10,25 | 4,33 | » |

Je connais peu d'hôpitaux qui soient théoriquement plus insalubres que celui de la Charité, rapproché de la Seine, enclavé de tous côtés, décrivant un double carré, à longues salles en communication, privé d'un système de ventilation régulière, etc., et c'est lui qui figure au bas de l'échelle mortuaire, tandis qu'au sommet nous voyons ce palais nosocomial, Lariboisière, doté d'appareils divers de chauffage et de ventilation. Faut-il s'étonner que A. Husson soupçonne dans l'ensemble des hôpitaux un elément qui l'emporte sur la salubrité relative, la qualité des malades, le degré de gravité des affections qui se présentent dans les salles ?

Dans les hôpitaux de Londres dont la mortalité est moindre (1), on préfère le chauffage direct au charbon de terre dans de grandes cheminées ouvertes ; chaque salle en possède au moins une, quelquefois trois ou quatre ; il y a des cheminées allumées jusque dans les corridors, les escaliers, les vestibules d'entrée ; en été comme en hiver, on y fait du feu, au moins dans la cheminée de l'office, et toujours les fenêtres sont largement ouvertes. En Angleterre, on n'use que par exception d'appareils ventilateurs mécaniques ou autres : l'air, appelé par le puissant tirage des cheminées, entre par les jointures des portes et fenêtres. Les malades jouissent ainsi de la vue du feu, de l'utile impression du rayonnement direct, ils se groupent autour des foyers et respirent un air qui n'a pas été modifié par le contact de surfaces de chauffe, de conduites brûlantes. La chimie ni la physique ne dénotent aucun changement dans l'air chauffé par les divers appareils que préconise l'industrie des calorifères : mais qui peut affirmer que cet air n'a subi aucune altération qui diminue ses propriétés vivifiantes ? Qu'on se place près des bouches qui déversent l'air chaud dans les salles, on en est affecté d'une manière désagréable ; on respire mal dans les locaux chauffés par les calorifères. Une expérience comparative du mode de chauffage des hôpitaux anglais et des systèmes de chauffage combiné avec la ventilation artificielle, paraît désirable au point de vue de leur influence respective sur la terminaison des maladies.

Dans la question du chauffage et de la ventilation, il ne faut point perdre de vue la quantité de chaleur produite par l'homme lui-même. Celui-ci, brûlant

(1) Voyez *Note sur quelques points de l'hygiène hospitalière en France et en Angleterre*, par Léon Le Fort. Paris, 1862, p. 32, et *Gazette hebdomadaire*, décembre 1861.

dans l'acte de la respiration et par heure $0^{gr},67$ d'hydrogène et 10 grammes de carbone, ces proportions représentent, la première, 23 450 unités de chaleur, et la seconde, 79 000 ; total : plus de 102 000 calories, dont un quart environ sert à la vaporisation des 40 grammes d'eau que fournissent en moyenne, dans le même laps de temps, les perspirations cutanée et pulmonaire : les trois autres quarts se communiquent à l'air et aux corps ambiants. Or, pour procurer par heure à un homme 10 mètres cubes d'air à 15 degrés, la température extérieure étant à zéro, il suffit d'une dépense de 50 000 calories. La chaleur produite par l'homme couvre donc le déficit de température de l'air introduit par ventilation ; mais il restera à compenser par le résultat du chauffage la perte par les vitres et les murs. Celle-ci est évaluée à 80 unités de chaleur par mètre carré de vitre et par heure, et à 27 unités de chaleur par mètre carré de mur par heure. A ces nombres, il convient d'ajouter pour le rez-de-chaussée la perte causée par le parquet, et pour le troisième étage, celle occasionnée par le plafond.

En somme, toute ventilation doit subvenir aux besoins suivants : 1° Il faut pour la respiration et par heure, à un homme, 1 mètre cube, et à une femme 0 mètre cube 566 litres d'air à 16 degrés centigrades. 2° Pour réduire l'acide carbonique exhalé par la respiration à 2 pour 1000, il faut par homme et par heure 11 mètres cubes, et à une femme 6 mètres cubes 250 litres d'air à 16 degrés centigrades. 3° Pour évaporer les 31 grammes de transpiration pulmonaire fournis en moyenne par heure, il faut 3 mètres cubes 100 litres d'air, et, pour les 60 grammes de transpiration cutanée, 6 mètres cubes d'air par heure à 16 degrés : total, 21 mètres cubes d'air à 16 degrés centigrades par homme et par heure ; 15 mètres cubes 916 litres d'air à 16 degrés par femme et par heure. Ces évaluations sont faites au maximum, basées qu'elles sont sur les données d'Andral et Gavarret. En effet, tandis que ces expérimentateurs estiment le carbone brûlé en une heure par la respiration d'un homme adulte à $11^{gr},3 = 21$ litres d'acide carbonique, auxquels Poumet ajoute 1 litre pour la dilatation à 6 pour 100, soit 22 litres d'acide carbonique à 16 degrés centigrades, Scharling n'a évalué qu'à 6 grammes 1/2 de charbon $= 12$ litres d'acide carbonique, l'effet de la respiration d'un soldat danois de vingt-six ans à l'état de sommeil (1). On suppose ici que l'extraction des miasmes et des produits de l'éclairage est assurée régulièrement ; sinon, d'autres volumes d'air, plus considérables, sont nécessaires à leur dilution, sans qu'il soit possible de préciser la limite de neutralisation des matières organiques volatilisées. La ventilation pratiquée sur une si large échelle dans beaucoup d'hôpitaux et restée sans efficacité sur la marche de leurs mortalités respectives, révèle ici des difficultés non encore éclaircies.

7° *Éclairage.* — Dans les établissements publics il se fait à l'huile, au gaz ou à l'aide des bougies. Les données hygiéniques sont ici les mêmes que pour

(1) Scharling, *Annales de chimie et de physique*, 3° série, t. VIII, p. 478. .

les habitations privées (voy. t. I, p. 586 et suiv.). Rappelons seulement que chaque bec à l'huile brûle, terme moyen, 10 grammes d'huile par heure, et, comme 1 kilogramme de ce liquide exige pour sa combustion complète 10 mètres cubes d'air à zéro, plus 6 pour 100 pour la dilatation, = 10 mètres cubes 600 litres d'air à 16 degrés centigrades, chaque bec aura besoin de 106 litres d'air à 16 degrés par heure, = 1 mètre cube 272 litres d'air à 16 degrés pour une nuit de douze heures. Chaque bec à gaz dépense en moyenne et par heure 102 litres (3 pieds cubes) de gaz, dont la combustion consomme 1 mètre cube 563 litres d'air atmosphérique ; pour les douze heures de nuit, il faut à chaque bec 1 mètre cube 224 litres de gaz et 18 mètres cubes 756 litres d'air. Mais l'éclairage ne se borne pas à dépouiller d'une partie de son oxygène l'atmosphère d'un local ; il y verse de l'acide carbonique provenant de la combustion. Un bec à l'huile verse en une heure 15 litres d'acide carbonique, et un bec de gaz 204 litres ; ce dernier produit en outre 165 grammes d'eau pendant le même temps. Pour ramener à la proportion de 2 pour 1000 d'air les 182 litres d'acide carbonique provenant de l'éclairage d'un bec d'huile pendant 12 heures de nuit, la ventilation devra fournir 91 mètres cubes pour le même temps ou 7 mètres cubes 500 litres par heure. Pour réduire à 2 pour 1000 les 204 litres d'acide carbonique provenant d'un bec de gaz à la houille qui brûle pendant une heure, il faudra 102 mètres cubes, et, pour les 2 mètres cubes 448 litres exhalés en 12 heures, 1224 mètres cubes d'air ; les 165 grammes d'eau provenant de la même source en une heure exigeront pour leur évaporation, par heure, 16 mètres cubes 500 litres d'air à 16 degrés centigrades, et, pour 1 kil. 980 grammes d'eau produits en 12 heures, il faudra 198 mètres cubes d'air. Ces calculs font voir combien l'éclairage est une cause puissante de viciation de l'air dans les salons, dans les bals, les théâtres, etc., joignez-y l'élévation de température qui, à son tour, active les transpirations et par suite la production des miasmes. On peut-fixer, d'après ces bases, le surcroît de ventilation nécessaire pour neutraliser les effets de cette source de méphitisme. Un moyen d'assainissement plus direct et qui permettrait sans inconvénient l'emploi du gaz dans les maisons particulières, consisterait à déverser ses produits de combustion en dehors des enceintes habitées, à les enlever par des tuyaux d'échappement qui seraient mis en communication avec des conduits d'appel suffisamment énergiques. Le général Morin (1) cite plusieurs applications, observées par lui à Londres, et qui ne sont pas toutes liées à la ventilation ; celle qu'il a imitée au Conservatoire et qu'il a vu au restaurant français de Regent's street, se borne à recouvrir un lustre à gaz d'un chapeau formant réflecteur et prolongé par un tuyau vertical de petit diamètre et qui éconduit les gaz à l'extérieur de la salle ; il décrit les candélabres à gaz qui éclairent la salle des pas perdus du Parlement, disposés de manière que les produits de la combustion demeurent renfermés en vase

---

(1) Général Morin, *Études sur la ventilation*. 1863, t. I, p. 23.

clos et s'échappent vers les galeries souterraines d'appel par l'intérieur des candélabres qu'ils échauffent comme des poêles en leur cédant une partie de leur calorique. Ces appareils comportent de l'élégance et même du luxe; multipliés dans les magasins, dans les cafés, dans les ateliers, dans tous les locaux à éclairage disséminé, ils permettraient d'utiliser portion ou totalité de la chaleur qu'ils développent pour assurer l'évacuation de l'air méphitisé et l'afflux de l'air nouveau.

8° *Irrigation et drainage des habitations collectives.* — Par les progrès qui s'accomplissent presque sous nos yeux, les questions si importantes de l'alimentation en eau, de ses usages, de son entrée, de sa sortie, des latrines et des vidanges, se lient de plus en plus intimement avec celles des ruisseaux et des égouts; c'est-à-dire que la salubrité de la rue et celle des maisons, grandes et petites, communes ou privées, deviennent de plus en plus solidaires et connexes, ou plutôt, si elles peuvent motiver encore pendant une période transitoire des indications distinctes, des applications diverses suivant la destination des bâtiments, elles marchent ensemble et à grands pas vers une solution générale, aussi profitable à l'hygiène des cités qu'à la grande industrie nourricière de l'agriculture. Nous l'avons esquissée plus haut (voy. *Égouts, Voiries*), et nous compléterons au chapitre *Excreta* ce qu'il nous reste à en dire, sans omettre dans la revue successive des spécialités d'édifices publics ce que l'expérience a suggéré pour leur amélioration.


## II. — CONDITIONS PARTICULIÈRES.


1° *Églises, temples.* — L'hygiène n'a guère été consultée dans leur édification : on en voit qui s'élèvent au milieu de quartiers populeux et de rues étroites dont ils augmentent l'humidité par l'élévation de leurs murs; leurs abords ne sont pas assez dégagés et spacieux, des portes basses conduisent dans une enceinte sombre, froide, où l'air est incessamment vicié par la respiration des fidèles et par la combustion des cierges et des aromates; des vitraux coloriés oblitèrent de vastes fenêtres qui ne s'ouvrent jamais ou que par des vasistas insuffisants; en hiver, point de chauffage; en été, en y entrant, on éprouve une sensation de froid. La suppression des inhumations sous les dalles où, chaque jour, la prière s'agenouille, est à peu près la seule mesure de salubrité qui ait été réalisée dans les églises. Signaler leurs défectuosités, c'est avoir indiqué les améliorations qu'elles réclament, et qui, faciles à exécuter, se résument dans le dégagement extérieur de leurs masses monumentales, dans leur ventilation et leur caléfaction en hiver. Péclet remarque que les pièces nombreuses qui, réunies par des lames minces de plomb, composent les vitraux de leurs nerfs, laissent entre elles des fentes par où s'exerce un tirage énergique sur l'air extérieur à chaque ouverture de portes; mais ce n'est point là une bonne aération ; ces mêmes vitraux coloriés interceptent la lumière solaire ; or, l'air et la lumière sont d'autant plus nécessaires aux églises que leurs matériaux de constructions, pierres et dalles partout, les rendent généralement humides. Les inhumations de leurs caveaux y créaient autrefois une cause particulière d'insalubrité (voy. plus haut *Cimetières*) ; on y a renoncé. Toutefois, il y a quelques années, le Comité consultatif d'hygiène publique eut à délibérer sur un projet de décret autorisant ces inhumations à prix d'argent et dans des conditions destinées à en prévenir les inconvénients. Le comité se montra opposé au principe même du projet, et l'administration eut la sagesse d'y renoncer. Presque toutes les églises de Paris sont aujourd'hui chauffées en hiver par des calorifères à eau chaude ou à air brûlé : ceux-ci coûtent moins, ceux-là sont d'un usage plus commode. Il n'y a de ventilation artificielle qu'à Saint-Roch. Les orifices qui existent dans la voûte de ces édifices et les ouvertures si fréquentes des portes suffisent à l'écoulement de l'air chaud lancé par le calorifère.

2° *Crèches.* — C'est en 1844 que se sont établies les premières crèches à Paris, sous l'inspiration d'un administrateur municipal, Marbeau. Dès 1850, il en existait 18 à Paris, 10 dans la banlieue et 400 dans les départements. Elles permettent aux ouvriers d'abriter leurs enfants, de leur assurer les soins nécessaires pendant qu'ils se livrent à leurs travaux habituels. Le choix des locaux est ici d'une grande importance. Il résulte d'une enquête faite à Paris en 1853 (1) qu'il ne s'y trouvait aucune crèche dans des conditions d'insalubrité assez prononcée pour en motiver la fermeture. Une ample dispensation d'air pur, une aération continue et bien ménagée, la propreté la plus sévère, le renouvellement fréquent du linge des enfants à la mamelle, leur séparation d'avec les enfants qui marchent, le transport des langes et couches souillés dans une chambre à l'écart, l'éloignement et la ventilation des latrines, tels sont les moyens de neutraliser les effets délétères d'une agglomération permanente d'enfants dont les langes sont habituellement imprégnés de matière fécale et d'urine, et d'enfants moins jeunes, mais peu dressés aux exigences de la propreté. D'après le rapport de la commission du Conseil d'hygiène de Paris, les épidémies n'ont pas agi sur les crèches autrement que sur les établissements analogues. Le transport des enfants soir et matin, de la crèche au domicile de leurs parents et *vice versâ*, paraît sans inconvénient, malgré la transition de température et grâce aux soins dont il est entouré. Une berceuse est nécessaire pour quatre enfants à la mamelle ; il est nécessaire de les changer souvent de position, de les promener, de les déposer sur des tapis ou des paillassons, pour qu'ils puissent développer, exercer toutes les parties de leur corps ; à chaque enfant son éponge, son peigne, sa timbale. La valeur définitive de cette institution a été controversée. Comment en méconnaître les bienfaits dans les

---

(1) *Rapport général sur les travaux du Conseil d'hygiène et de salubrité du département de la Seine.* Paris, 1861, p. 48.

centres d'activité industrielle, au milieu des familles d'ouvriers qui ne parviennent à subsister que par le labeur combiné des pères et des mères ? Les crèches, moyennant une rétribution de 10, 20 ou 25 centimes par jour, souvent à titre gratuit, procurent aux enfants un air chaud en hiver, des aliments, des vêtements, des soins continus ; leurs mères viennent les allaiter quand elles le peuvent, et ne sont plus dans l'alternative de les abandonner aux hospices ou de les livrer aux risques et aux tortures de la séquestration solitaire. Dans presque tous les arrondissements, le contact des directrices et des surveillantes a contribué à la transformation morale des ménages populaires, de filles-mères qui ont changé de conduite et légitimé leur union. Les crèches, il faut l'espérer, se substitueront aux garderies ou maisons de sevrage, où les enfants dépérissent, ou pénètre rarement le contrôle de l'autorité, où les conditions hygiéniques manquent ; une installation favorable, une économie pécuniaire pour les mères, des soins désintéressés et presque maternels, une surveillance médicale, la coopération toujours volontaire et non l'abdication de la famille, tels sont leurs avantages sur les institutions qui n'ont guère d'autre mobile que le trafic.

Pour ce qui concerne la ventilation et le chauffage, toutes les crèches, dit le général Morin (1), et même la crèche-modèle de l'Exposition de 1867 laissent beaucoup à désirer ; il propose pour modèle la disposition exécutée d'après ses avis par l'architecte Picq dans celle de sa paroisse Saint-Ambroise, à Paris. Établie pour 50 berceaux, elle peut en recevoir 100 ; elle donne :

|  | Mètres cubes. |
|---|---|
| Pour 50 enfants, 15 mètres cubes d'air par heure et par tête........ | 750 |
| Pour 25 mères en visite, 30 mètres cubes par heure et par tête....... | 750 |
| Pour 10 patronnesses, personnes de service, 30 mètres cubes par heure et par tête................................................ | 300 |
| Volume total d'air à extraire et à introduire par heure............ | 1800 |

Le chiffre dépasse de beaucoup les besoins, le règlement du service des crèches prescrivant de recevoir les mères et d'allaiter les enfants, non dans la salle principale, mais dans un local accessoire. La salle ayant 18$^m$,58 de long, 7$^m$,30 de large et 4$^m$,70 de haut, = capacité cubique de 647$^{m.c.}$,48, l'air s'y renouvelle en totalité 2,78 fois par heure. Le calorifère à air chaud, à tuyaux verticaux de fonte, présente une surface de chauffe d'environ de 9 à 10 mètres et communique avec un conduit de mélange d'air froid ; il sera facile d'adapter à ce calorifère deux étuves, l'une extérieure pour le séchage des linges encore humides, avec évacuation de la vapeur vers la cheminée, l'autre intérieure pour le chauffage du linge sec. L'air vicié sort par des orifices d'appel, ouverts dans les parois verticales des murs et débouchant dans

(1) Général Morin, *Manuel pratique de chauffage et de ventilation.*

des collecteurs ménagés sous le sol de chaque côté des murs de face. Un deuxième collecteur transversal débouche dans les cheminées d'évacuation qui reçoit, outre le tuyau de fumée, une grille-réchaud à sa partie inférieure pour l'allumage d'un petit feu de houille qui, par les temps doux, sert à activer l'appel. La prise d'air à chauffer se fait dans le jardin sous la protection d'un grillage qui empêche l'introduction de corps étranger ; les deux courants d'air chaud et d'air froid se rencontrent dans le grenier et, mélangés dans des conduits à registres qui permettent de régler la température, se déversent par quatre orifices ménagés au plafond dans l'axe de la salle. Nous renvoyons pour le détail et les dimensions de ce dispositif aussi simple qu'efficace à l'ouvrage cité. La dépense totale par an pour le chauffage et la ventilation est de 300 francs pour ce vaste local qui pourrait recevoir 100 enfants à raison de $6^{m.c.},47$ d'air par enfant, la ville de Paris n'allouant en moyenne que $4^{m.c.},40$ par enfant de 6 à 12 ans.

3° *Salles d'asile, écoles primaires, lycées, séminaires, etc.* — **Tous ces** édifices doivent réunir au plus haut degré les avantages d'une bonne exposition, de l'isolement sur des points élevés, de l'abondance d'eaux salubres, d'un chauffage convenable en hiver, d'une ventilation régulière dans les salles de classes et d'études, dans les dortoirs et chambrées, de la propreté des latrines, qui laissent tant à désirer dans la plupart des établissements de cette catégorie, etc. (1). Que la lumière solaire, dont l'influence sur le développement du corps est si profonde, pénètre facilement dans toutes les parties des bâtiments ; qu'une température douce, égale, y règne pendant la saison froide, dont on connaît les effets meurtriers sur les enfants en bas âge. Des dortoirs spacieux, des salles d'études accessibles à l'air et au soleil, des cours et des jardins pour les jeux, les promenades et les exercices gymnastiques, des bains et des soins exacts de propreté, un sommeil suffisant, une surveillance nocturne qui prévienne les écarts d'une funeste précocité ; une nourriture saine, assez variée, et préparée avec une propreté sévère ; un temps de récréation après les repas, plutôt nombreux qu'abondants ; une juste pondération des travaux intellectuels et des exercices propres à développer la force physique ; la séparation en quartiers et en cours de récréations distinctes suivant les âges et les intelligences ; la visite journalière d'un médecin qui soumet les élèves à une exploration particulière à leur entrée dans la maison, qui les suit dans les phases de leur évolution et qui fait fléchir la règle commune suivant les indications de leur santé ; une infirmerie établie dans un corps de bâtiment isolé où toutes les sollicitudes de la famille entourent le jeune malade, mais dans laquelle il ne faut pas créer par l'accumulation des malades un foyer d'infection ; l'attention de renvoyer sous le toit domestique tous ceux dont l'état peut donner lieu à des craintes de

(1) Voyez, pour l'un des meilleurs et les plus économiques appareils de chauffage et de ventilation à l'usage des écoles primaires et des salles d'asile, le *Traité de la chaleur*, par Péclet, 1861, 3° édition, t. III, p. 312.

propagation morbide ou réclamer des soins tout particuliers : tels sont les éléments essentiels de l'hygiène des établissements dont il s'agit.

La création des salles d'asile est due au saint Vincent de Paul du protestantisme, à Oberlin, le pieux pasteur du Ban de la Roche (Vosges). Une ordonnance royale du 22 décembre 1837 les a placées dans le ressort du ministère de l'instruction publique ; elle les distingue en publiques et en privées, et n'autorise ces dernières que lorsqu'un logement et un traitement convenables ont été assurés à la personne chargée de les tenir ; les enfants des deux sexes y sont admis jusqu'à l'âge de six ans ; on leur enseigne la lecture, l'écriture, le calcul oral ; on y joint des chants moraux et des ouvrages d'aiguille. En 1853, on comptait en France 1345 salles d'asile fondées par les communes et 858 créées par des particuliers, en tout 2203, fréquentées ensemble par 217 156 enfants.

Ne craignons pas d'insister ici sur l'imperfection hygiénique d'un grand nombre d'établissements : lycées, colléges, institutions, écoles primaires, salles d'asile, où les enfants sont parqués et le plus souvent soumis aux funestes influences de l'encombrement. Presque toujours les salles d'études, les classes, ont une capacité disproportionnée avec le nombre de leurs habitants et sont dépourvues de tout moyen de ventilation régulière ; on ouvre les fenêtres pendant l'intervalle des classes ou aux heures de récréation ; mais cette mesure est insuffisante, et en hiver on la néglige. Que l'on entre dans ces locaux une heure après le renouvellement de leur atmosphère, déjà on est frappé par une odeur d'air usé, confiné ou miasmatique. Assainir ces établissements, c'est améliorer la race humaine, c'est préparer au pays des générations valides et utiles. Péclet a indiqué, a fait appliquer dans quelques écoles de Paris des appareils de chauffage avec cheminées d'appel, orifices d'accès de l'air extérieur et orifices d'appel, etc., qui, dans les jours les plus froids de l'hiver, ne consomment pas plus de 2, 3, 4, 5, 6 et 7 kilogr. de houille par heure pour des salles renfermant 50, 100, 150, 200, 250 et 300 élèves. On ne saurait trop recommander à l'autorité la publication persévérante d'une instruction détaillée sur cet objet, et de continuels efforts pour faire adopter par les communes les moyens sanitaires qu'elle indique ; toutes les écoles normales primaires en devraient être pourvues par ordre, et leurs élèves familiarisés avec les notions relatives à l'hygiène et à la ventilation des écoles.

Un rapport adressé en 1864 au préfet de la Seine par la commission des logements insalubres fait connaître le résultat d'une enquête d'hygiène sur les écoles de la ville de Paris (1), au nombre de 1403 dont 301 communales et 1102 libres toutes en progrès, mais dont les mieux tenus sont les institutions et les pensionnats congréganistes qui disposent d'immeubles très-étendus et de revenus de source presque intarissable. La commission les partage en trois

(1) *Rapport général de la Commission des logements insalubres sur ses travaux de* 1862 *à* 1865. Paris, 1866 ; Robinet, secrétaire-rapporteur.

catégories : 1° les établissements qui ne laissent presque rien à désirer, si ce n'est de légers perfectionnements ; 735 (environ 52 pour 100) sont dans cette heureuse condition dont 197 communaux (sur 304) et 538 libres (sur 1102) ; 2° ceux qui réclament des travaux d'assainissement à divers degrés, 590 (environ 42 pour 100) dont 89 communaux et 501 libres ; 3° ceux qui, à raison de causes spéciales d'insalubrité, ont besoin d'être reconstruits ou déplacés : 78 (environ 6 pour 100) dont 24 communaux et 54 libres. Les causes d'insalubrité sont, comme pour les habitations privées, extérieures ou intérieures ; les unes inhérentes aux quartiers, aux emplacements occupés, telles que les agglomérations ambiantes des bâtiments qui interceptent la lumière et l'air, les émanations nuisibles des usines et fabriques, etc. ; les autres sont l'insuffisante capacité des classes et par suite le manque d'air respirable, un éclairage précaire par des ouvertures trop exiguës, l'imperfection des moyens de chauffage, l'humidité, le méphitisme des latrines, les amas d'eaux pluviales ou ménagères, l'absence de moyens d'approvisionnement d'eau pour l'entretien de la propreté, l'exiguïté ou la privation complète d'un préau couvert et d'un préau découvert pour l'exercice et les récréations des enfants. — Depuis 1855 un service de désinfection (liquide Paulet) est appliqué aux latrines des écoles ; il a pour effet de fixer les gaz infects dans les fosses en les utilisant pour l'engrais ; l'acide sulfo-azotique chargé d'essence de mirbane, faisant partie du liquide désinfectant de Paulet, dissout les incrustations de phosphate de chaux et de phosphate ammoniaco-magnésien qui tapissent la surface des urinoirs. C'est ce dépôt qui dégage une vapeur ammoniacale intense et réagit comme un ferment sur les urines récentes dont l'urée se transforme presque subitement en carbonate d'ammoniaque. La propreté des siéges et des cabinets mieux entretenue par les élèves eux-mêmes, l'interdiction de monter dessus, la vigilance des maîtres, et les soins journaliers de cantonniers chargés du nettoyage des cabinets et des urinoirs n'ont pas peu contribué à faire disparaître cette source d'insalubrité dégoûtante. En 1866, l'abonnement de M. Paulet comprenait

| | |
|---|---|
| Salles d'asile.................... | 18 840 enfants. |
| Écoles primaires................ | 58 200 élèves. |
| Classes d'adultes............... | 11 500 — |
| 300 écoles. | 88 600 élèves. |

La dépense de désinfection des latrines et urinoirs se répartissait comme il suit :

| | Par élève et par année scolaire. | Par établissement scolaire et par an. |
|---|---|---|
| | fr. c. | fr. c. |
| Réactif chimique......... ......... | 0,22 | 67,20 |
| Main-d'œuvre du cantonnier........ | 0,16 | 48,00 |
| Usure d'ustensiles, surveillance..... | 0,033 | 9,80 |
| TOTAUX......... | 0,413 | 125,00 |

L'inspection sanitaire du plus grand nombre des lycées de France a suggéré à Vernois (1) un ensemble de remarques et d'avis très-sages. S'agit-il de constructions nouvelles, il convient de les placer à l'extrémité la plus salubre de la ville, sur un point plutôt élevé que déclive, à plus de 500 mètres d'un hôpital, d'une caserne, d'une grande fabrique, d'un marché public, d'un cours d'eau peu profond et sujet à rester à demi-sec en été, de prairies marécageuses, d'usines bruyantes; il faut les isoler le plus possible de toute habitation, disposer cours et bâtiments de manière à les affranchir de toute servitude, réserver une partie de l'espace disponible pour des cours et des jardins où l'air circule en liberté, dégager l'accès de l'établissement, planter des arbres qui réjouissent la vue et purifient l'air, surtout proportionner l'étendue des bâtiments à l'effectif de la population qu'ils doivent loger, n'avoir qu'un premier étage surmonté de greniers établis séparément dans les mêmes conditions de large espacement des trois divisions, grand, moyen et petit lycée, installer les classes au rez-de-chaussée élevé de plusieurs marches au-dessus du niveau du sol, au-dessus des classes, les salles d'étude, les dortoirs, les vestiaires; dans une autre partie, au rez-de-chaussée, les cuisines et leurs dépendances, les réfectoires, les salles de jeux et d'exercices, la gymnastique, et au-dessus, les appartements des fonctionnaires et employés (proviseur, censeur, économe, aumônier), les salles de physique, de chimie, de dessin et le laboratoire de chimie, quand il ne trouvera pas sa place au rez-de-chaussée.

Dans un pavillon isolé, au rez-de-chaussée, les salles de bains et de bains de pied; au premier étage, l'infirmerie et la lingerie avec toutes leurs attenances. Dans un autre pavillon, la chapelle, et à l'entrée du lycée, la loge du concierge, le vestiaire des professeurs, le parloir, les bureaux de l'administration. Au-dessus, le vestiaire général, la brosserie, la cordonnerie.

Ne pas oublier de pratiquer des caves qui assainissent tous les locaux du rez-de-chaussée et qui permettent l'installation d'un calorifère général à air chaud. Une cour voisine recevra les cuisines, les hangars pour le bois et le charbon.

Tous les lycées sont loin de répondre à ces conditions théoriques de leur hygiène, et néanmoins telle est la sagesse du régime universitaire, la sollicitude de ceux qui l'appliquent, que la mortalité des lycées est très-inférieure à celle de la population générale dans les mêmes limites d'âge; elle est de 1 décès sur 3000, c'est-à-dire de 0,07 pour 100, tandis que pour les garçons de 10 à 15 ans, les recensements officiels donnent 0,54 pour 100. A la vérité, la plupart des lycéens gravement malades et en état d'être rendus à leurs familles ne restent pas en traitement dans les infirmeries; mais voici une autre remarque de Vernois qui tend à nous présenter sous un jour spécial les agglomérations juvéniles : « La question des épidémies, dit-il, est une des plus intéressantes à étudier dans les lycées. On peut poser en principe qu'à part

____

(1) Vernois, *Rapport sur l'hygiène des lycées* (*Annales d'hyg. et de méd. légale*, octobre 1868).

les épidémies de rougeole, de scarlatine et d'oreillons, inhérentes pour ainsi dire *à l'âge* des élèves (*maladies zymotiques*), les lycées traversent indemnes toutes les grandes invasions meurtrières du choléra, de suette, de variole, de méningite cérébro-spinale, d'angine couenneuse et de fièvres typhoïdes qui désolent les villes ; et que, d'après des résumés qui me sont propres, le même bénéfice n'existe pas en faveur d'autres établissements non universitaires. » L'immunité, notée par Vernois, n'est pas générale : j'ai eu à faire au Comité consultatif d'hygiène un rapport sur une épidémie de fièvre typhoïde au lycée de Chambéry, et celui de Saint-Louis, à Paris, n'a pas été épargné par la dernière épidémie de choléra ; mais l'observation de Vernois, dans sa généralité, subsiste et a son intérêt, d'autant plus que sur les 70 lycées français (Corse et Alger compris), lui-même en a noté 33 tellement encombrés qu'il propose d'y surseoir à toute admission nouvelle.

4° *Théâtres.* — La foule s'entasse pendant cinq à six heures dans des théâtres qui réunissent toutes les causes d'insalubrité : élévation rapide de la température, consommation d'oxygène et production d'acide carbonique par la respiration de tant d'individus, par la combustion d'un grand nombre de becs de gaz, volatilisation de la matière animale qu'entraînent les perspirations pulmonaire et cutanée ; dans les places du rez-de-chaussée (parquet, parterre), accumulation de gaz méphitiques plus lourds que l'air ; dans les parties élevées, température plus que double de celle qui règne inférieurement ; au sortir de cette fournaise miasmatique, des corridors dont le froid saisit et glace le spectateur ; dans l'intérieur même des salles, des courants d'air dangereux par l'ouverture intermittente des portes ; au lever du rideau, conflit entre l'atmosphère dilatée de l'enceinte et l'atmosphère plus fraîche de la scène ; joignez à tous ces inconvénients la gêne des attitudes à cause de la dispensation parcimonieuse de l'espace. Faut-il s'étonner qu'un jour de spectacle gratuit on ait trouvé dans une seconde loge l'oxygène de l'air réduit à 19 pour 100 ? La température de l'air à l'orifice du lustre est de 26 degrés à l'Opéra-Comique, de 28 à 30 degrés au théâtre de la Gaîté, de 30 à 35 degrés au théâtre du Palais-Royal. Les théâtres exigent donc un système de ventilation continue, par des conduits ramifiés au devant du plafond de chaque loge. Il y a plus de vingt ans que Darcet a cherché à en doter le théâtre qui est aujourd'hui le Vaudeville, et la commission chargée, en 1861, d'étudier le chauffage et la ventilation des deux nouveaux théâtres de la place du Châtelet, proclame par l'organe du général Morin (1), que le mode d'introduction de l'air proposé par cet illustre chimiste est le plus sûr et le plus rationnel : il consiste à faire affluer l'air dans la salle par tout le pourtour du dessous des loges, à travers un double fond ménagé dans le plancher, l'appel étant produit par la chaleur du lustre et la cheminée qui le surmonte ; l'air doit entrer dans le double fond par des orifices d'admission ouverts sous le plafond, dans les corridors

---

(1) Général Morin, *Rapport cité*, p. 27.

en arrière des loges. Si le procédé Darcet n'a pas réussi dans les premières applications qui en ont été faites, c'est qu'on appréciait alors beaucoup trop bas les volumes nécessaires à une bonne ventilation, et par suite on avait réglé d'une manière tout insuffisante l'épaisseur donnée aux doubles fonds, la super-ficie des orifices d'admission et l'énergie des moyens d'appel ; aussi, le specta-teur, au Vaudeville, ne recevait que 10 mètres cubes d'air par heure. La com-mission de 1861 s'est arrêtée à la fixation de 30 mètres cubes d'air par heure, tout en reconnaissant qu'en été une bonne ventilation en exigerait beaucoup plus. Mais l'agglomération des spectateurs dans l'enceinte d'un théâtre pose des limites à l'art, car avec 30 à 40 mètres cubes d'air par heure et par audi-teur, le nouveau Théâtre-Lyrique devra déjà fournir 51 000 à 68 000 mètres cubes, et le nouveau théâtre du Cirque 90 000 à 120 000. Péclet doute que la simple ventilation par appel puisse procurer le cube d'air nécessaire par heure aux spectateurs en se répartissant uniformément dans la salle, et il propose pour cet usage la ventilation mécanique par pulsion. Tel n'est point l'avis de la com-mission des théâtres nouveaux qui, après de nombreuses expériences et dans des conditions défavorables aux effets de l'aspiration, a constaté que dans l'effet total des ventilations obtenues, la part proportionnelle de l'appareil insufflant se réduisait à 0,149, et restait le plus souvent au-dessous de cette valeur, l'ap-pel produit par la seule différence des températures donnant 0,851 de l'effet total obtenu. Quant aux modes d'extraction et d'admission de l'air, elle a for-mulé les indications qui suivent : 1° l'introduction de l'air par des doubles fonds ménagés sous les différents étages de loges ou de galeries sur tout le pourtour de la salle ; 2° l'admission par des ouvertures ménagées dans l'inté-rieur du théâtre, parallèlement à la rampe, et dans les parois verticales des murs verticaux qui séparent la scène de la salle ; 3° des entrées auxiliaires ménagées, principalement pour la saison d'été, dans les planchers ou aux di-vers étages de la salle ou du théâtre, et destinées à admettre l'air extérieur ; 4° l'extraction de l'air par des orifices ménagés au fond des loges ou dans les parois verticales des gradins des amphithéâtres. Nous renvoyons à l'important rapport du général Morin pour tous les détails d'application, notamment pour ce qui concerne la puissance d'appel du lustre à nu sous une enveloppe de verre poli, ou de verre dépoli, le proportionnement de la cheminée d'évacua-tion des gaz de la combustion, la température et la vitesse d'évacuation de l'air, etc.

On s'est préoccupé, avec raison, de l'influence nuisible que l'intensité des lumières de la rampe exerce sur la vue des acteurs, et du danger d'in-cendie qui en résulte pour eux. Le général Morin est parvenu à supprimer l'un et l'autre, tout en appelant à l'extérieur les gaz fournis par la combustion : son dispositif consiste à entourer les becs d'une enveloppe cylindrique dont la par-tie postérieure, convexe, est tournée du côté de la salle, et formée intérieure-ment d'un métal poli qui, par la partie concave, réfléchit la lumière vers la scène, tandis que la partie antérieure est de verre poli ou dépoli ; en arrière des becs, entre eux et l'enveloppe, est une seconde enveloppe métallique concentrique à la première, et qui forme avec elle un conduit courbe terminé à un tuyau horizontal parallèle et inférieur à la rampe, lequel doit communiquer à chacune de ses extrémités avec des tuyaux verticaux d'évacuation du gaz de la combustion ; l'air nouveau s'introduit par des ouvertures ménagées en avant des becs (1) ; l'enveloppe de verre dépoli diminue l'intensité de la lumière dans le rapport de 100 à 75, d'où la nécessité d'augmenter le nombre des becs dans le rapport de 100 à 133.

Nous ne parlons pas de l'influence morale du théâtre ; il est l'un des miroirs réflecteurs de la société contemporaine ; il peut devenir sous la possession du génie un foyer de nobles inspirations ; il favorise le déploiement des arts et ménage à une certaine classe d'esprits des plaisirs de convention qui ne manquent ni de délicatesse ni d'utilité ; mais sans lui imputer toute l'initiative du mal qu'il produit, niera-t-on qu'il remue les passions et les mauvais instincts ? Plus d'une jeune fille a laissé dans la première soirée passée au théâtre la moitié de son innocence morale ; plus d'un crime y a pris naissance par l'éveil du penchant à l'imitation. Si les théâtres n'existaient pas, il n'y aurait pas une vertu de moins sur la terre.

5° *Casernes*. — La première ordonnance pour le casernement des troupes date du 3 décembre 1691 ; elle affranchit les bourgeois de l'obligation d'héberger les militaires. Vauban éleva des casernes dont il rattacha la construction à un système général de défense, et la distribution qu'il adopta est encore, à quelques changements près, celle que l'on suit de nos jours, bien à tort, car leur figure rectangulaire, avec la superposition de plusieurs étages, circonscrit une cour difficile à aérer, souvent en forme de puits, et crée entre les salles du même étage, entre celles des étages inférieurs et supérieurs une circulation non interrompue de méphitisme. Des raisons de stratégie, de finance ou de localité ont presque toujours gêné le choix du lieu, de l'exposition et du mode d'édification des casernes. Dans les villes fortes, on en voit qui sont presque adossées à des remparts élevés et dont les étages inférieurs ne sont jamais visités par un rayon solaire ; ailleurs elles sont encaissées au milieu des ruelles les plus étroites et les plus misérables d'une cité populeuse, ou jetées en corps de bâtiments distincts sur les deux rives de rivières à cours lent ou sujettes à débordement. Bon nombre des édifices qui logent le soldat n'ont pas été destinés primitivement à cet usage ; beaucoup de couvents y ont été appropriés tant bien que mal, et le vice de la distribution intérieure réagit sur la salubrité de ces habitations dispendieusement transformées. Que les casernes s'élèvent dans des lieux élevés et parfaitement dégagés, au levant dans les pays chauds, au midi dans les climats froids ; qu'elles soient partagées dans leur intérieur par de longs corridors et des chambres spacieuses, où chaque militaire trouve au moins 6 mètres cubes d'air par heure après clôture des portes

(1) Général Morin, *Rapport*. Paris, 1861, p. 48.

et fenêtres. Pour celles-ci mêmes conditions que dans les hôpitaux : lorsqu'elles ferment mal, elles procurent, il est vrai, un supplément notable de ration atmosphérique aux habitants d'une chambrée, mais il faut pourvoir aux besoins de la respiration autrement que par la défectuosité des jointures ; les entrées et sorties pendant la nuit, si elles ont pour effet d'atténuer le méphitisme des salles, troublent le repos des hommes et les exposent à des courants d'air froid. Qu'il y ait assez d'espace pour que les lits, les armes, les effets, les tables et les bancs ne mettent point obstacle à la circulation des soldats; que les lits, écartés de 0$^m$, 50, ne soient point rapprochés jusqu'au contact, contrairement au règlement; sinon la zone de respiration de chaque homme empiète sur celle de son voisin, et l'un et l'autre respireront un air plus impur, participant davantage à la nature de l'air expiré. Il est de la plus haute importance de fixer le nombre des lits à placer dans une chambre d'après sa capacité cubique, et non d'après la superficie qu'elle présente, et pourtant c'est cette dimension qui a servi de base jusqu'aujourd'hui à la répartition des lits. Dans les casernes à construire, on préfère aujourd'hui le système des dortoirs à celui des chambres ; il comporte des proportions monumentales, un plus ample espacement des lits, une ventilation régulière, l'application du chauffage par les calorifères, une surveillance plus rapide et plus complète. Le système des chambres entraîne presque toujours l'imperfection et l'insuffisance du chauffage en hiver, la saleté des locaux, l'encombrement en toute saison. L'adoption d'une hauteur de 5 mètres pour les chambres de construction nouvelle rendrait matériellement impossible une réduction exagérée dans le volume d'air réservé à chaque soldat (Leblanc); avec des conditions favorables de ventilation naturelle (fenêtres nombreuses et percées à l'opposite, une ou plusieurs cheminées Douglas dans chaque salle), une capacité de 14 mètres cubes par homme pourrait satisfaire aux exigences de la salubrité sans le secours d'un système général de ventilation artificielle. Mais là où ces conditions manquent et où cette limite est excédée, l'emploi des moyens artificiels de ventilation devient nécessaire ; il est utile dans tous les cas, et quand il fait défaut, il convient de recourir au bon office des ventouses que l'on peut disposer de manière à augmenter le volume d'air individuel sans déterminer un abaissement trop prononcé dans la température intérieure. Dans les casernes de cavalerie, l'énergie de la ventilation doit égaler celle des sources d'émanations nauséabondes qui s'y rencontrent ; les effets d'équipement et de harnachement doivent avoir leur place dans de grands vestibules, et non dans les chambres où couchent les cavaliers. Les casernes de toutes armes auraient besoin de réfectoires, afin que les soldats ne prissent pas leur nourriture dans les chambres. Les salles de police, les prisons et les cachots pèchent généralement contre les règles de l'hygiène ; situés au rez-de-chaussée, souvent en contre-bas de la cour, parfois au voisinage des latrines, mal exposés, mal aérés, ils réclament une ventilation artificielle, puisque le séjour des hommes punis y est continu : ceux-ci doivent être astreints aux soins journaliers de propreté personnelle ; leurs vêtements, leurs couvertures, doivent être secoués. Si leur détention se prolonge, ils seront conduits journellement à l'air libre durant quelques heures. Point de baquets à demeure, même alors qu'ils sont vidés, lavés à grande eau plusieurs fois par jour, et frottés avec de la suie (50 grammes de suie de houille désinfectent 40 litres d'urine). On enduit encore les baquets d'une légère couche de goudron, d'huile siccative, ou on les tapisse à l'intérieur d'une lame de plomb, ce qui ne les empêche pas de rester infects. Les cours des casernes doivent être spacieuses, disposées en pente, pavées sans intervalles ou macadamisées et balayées soir et matin ; on n'y laissera pas croître d'herbes ni séjourner les fumiers, les boues et immondices. Les vastes cours des casernes de cavalerie et d'artillerie, qui servent en même temps de terrains de manœuvres, réclament des plantations marginales d'arbres : en été, sous une grande intensité d'irradiation solaire, avec la réverbération qui s'y ajoute, elles deviennent torrides comme un Sahara. Les latrines, ordinairement trop éloignées des corps de logis, exposent les malades aux brusques vicissitudes de la température ; trop rapprochées, elles répandent leurs émanations dans les chambrées. L'adoption des fosses mobiles inodores pour les casernes serait une grande amélioration, surtout avec des cabinets multipliés en proportion de l'effectif des hommes qui les hantent, garnis de siéges de bois dur ciré, à cuvettes et soupapes et un système d'irrigation spontanée ; il serait défendu aux hommes d'y monter ; ils ne tarderont pas à apprécier ces conditions de pudeur et de propreté, à apprendre le respect de soimême et de leur prochain. Quelles qu'elles soient, toutes les latrines doivent être assainies par le moyen d'un tuyau d'évent, et les pissotières garnies d'une cuvette à la Déparcieux. On trouve dans beaucoup de casernes en France et en Algérie les latrines adossées aux cuisines dans un pavillon isolé, sans autre séparation qu'une cloison et les cheminées dont on a voulu sans doute utiliser la chaleur pour activer l'appel dans le tuyau d'évent. Il va sans dire que ces latrines *à la turque* sont immondes et puantes. Quel étrange rapprochement, et qu'il faut se hâter de supprimer cette cause de dégoût ! Les latrines à la turque, avec ou sans clapet, avec ou sans bras de fer scellés au mur, sont, il faut le dire bien haut, en France comme en Turquie où on les dispose aux quatre angles des casernes, le foyer d'une infection permanente et pénétrante pour ces habitations. C'est ici que toute l'industrie de la désinfection chimique vient échouer contre le parti pris de la saleté et de l'impudeur ; il n'est corvée de lessive et de balayage qui puisse y remédier à toute heure ; mais au lieu des ouvertures étroites, oblongues, où les hommes doivent darder leurs fèces et leurs urines dans une sordide promiscuité, établissez une série de cabinets séparés avec tout l'appareil du comfort anglais, cuvette de faïence, soupape à jeu facile, irrigation copieuse, siége de bois dur ciré, défense d'y monter, nécessité de s'asseoir, surveillance à tour de rôle par des caporaux ou des sous-officiers ; des urinoirs séparés, d'ardoise, avec ruissellement d'eau continu et écoulement souterrain des urines à l'égout, et en moins de quelques mois, vous aurez transformé les habitudes d'un régiment, fermé l'une des plus actives sources de dégoût et d'empoisonnement fétide qui s'attaquent aux jeunes soldats. A l'hôpital de la garnison de Berlin, les lieux d'aisances se composent d'une pièce longue et étroite, divisée en 10 ou 12 cellules, munies chacune d'une cuvette et séparées entre elles par une cloison. Au moyen d'un ressort qui met en communication la porte de chaque cellule avec la bascule de la cuvette correspondante, chaque fois que s'ouvre la porte, elle fait baisser la bascule et ouvre en même temps la bascule et le réservoir qui inonde la cuvette. La porte se refermant toute seule ferme en même temps un réservoir d'eau (1). Les buanderies, disposées au rez-de-chaussée, auront leur sol dallé et incliné légèrement vers un caniveau qui aboutira au ruisseau de la cour et se déversera dans l'égout le plus rapproché. Le chauffage laisse beaucoup à désirer ; il est inégalement conduit. Beaucoup de chambrées manquent de poêles et de cheminées ; les soldats s'entassent dans celles qui en sont pourvues, etc. La salubrité de ces habitations collectives joue un rôle prépondérant dans les épidémies, ainsi que l'a remarqué la commission de 1832 : sur deux compagnies de pompiers logées dans la caserne de la rue du Vieux-Colombier, il y eut 17 cholériques, tandis que 145 vétérans casernés dans des chambres spacieuses qui prennent jour sur le jardin du Luxembourg n'offrirent qu'un seul cas de choléra (2). De 1830 à 1841, la fièvre typhoïde exerçait de grands ravages parmi les troupes de Paris ; ils se sont notablement atténués depuis quelques années, et ce résultat s'explique par la cessation de l'encombrement dans les chambrées.

6° *Hôpitaux et hospices.* — Cette dernière dénomination a été substituée à la première vers la fin du siècle dernier afin de diminuer l'horreur qu'inspiraient alors les hôpitaux ; aujourd'hui elle désigne les établissements qui servent de retraite aux infirmes, aux incurables et aux vieillards. Une seule institution de l'antiquité a de l'analogie avec nos hôpitaux : c'est le cynosarge d'Athènes qui recevait les enfants abandonnés et les citoyens devenus invalides au service de la patrie. Toutefois, d'après Mongez, Percy et Wuillaume (3), les principales villes de la Grèce salariaient des médecins chargés de soigner les indigents à domicile. Dans le IVe siècle, une illustre Romaine, Fabiola, fonda une maison pour les pauvres et les infirmes qu'elle y soignait elle-même ; à la même époque, Byzance vit surgir de nombreux établissements de charité ; Rome dut ses hôpitaux aux papes. Leur exemple fut imité dans les principales cités de l'Europe : les hôpitaux de Lyon, de Reims et d'Autun remontent au VIe siècle ; vers l'an 638, saint Landry fit bâtir l'Hôtel-Dieu de Paris. Les Arabes voulurent aussi abriter les infirmes et les pauvres, et dès le VIIIe siècle,

_____

(1) Bonnafont, *Bulletin de l'Académie de médecine*, 14 février 1862.

(2) *Gazette médicale de Paris*, 1846, p. 747.

(3) *Mémoire sur les établissements en faveur des indigents, des malades, des blessés*, etc. Paris, 1813, in-8.

Cordoue posséda un splendide hôpital. Ces fondations se multiplièrent par suite des croisades, des pestes qui sillonnèrent l'Europe, et des maladies qui, rapportées d'Orient ou nées des mœurs du temps, furent confondues sous le nom de lèpre ; le plus grand nombre des hôpitaux datent du XVe siècle.

On trouve en France trois catégories d'établissements hospitaliers : 1º hôpitaux, spécialement affectés au traitement des malades ; 2º hospices, où sont reçus les vieillards, les infirmes, les incurables, les orphelins et les enfants trouvés ; 3º hôpitaux-hospices, où ces services sont réunis, et qui appartiennent surtout aux villes à population restreinte. Le nombre de ces établissements n'a guère varié en France pendant vingt-cinq ans. En 1837, il s'élevait à 1327, et en 1853, à 1324, savoir : 385 hospices, 289 hôpitaux, 650 hôpitaux-hospices. En ne comptant que les hôpitaux et les hôpitaux-hospices seuls affectés au traitement des malades, on avait, en 1851, une proportion de 1 établissement pour 34 573 habitants. Les ressources des établissements hospitaliers en France n'ont pas cessé de s'accroître ; elles étaient, en 1833, de 51 222 079 francs ; en 1843, de 62 597 820 fr. ; en 1853, de 85 699 327 fr. ; ce qui donne pour chacun d'eux une recette moyenne de 64 700 fr. Les administrations hospitalières les plus riches de France étaient, en 1847, les suivantes :

| | | | |
|---|---|---|---|
| Paris | 12 690 824 fr. | Bordeaux | 843 517 fr. |
| Lyon | 2 279 991 | Strasbourg | 738 196 |
| Rouen | 1 136 908 | Lille | 678 014 |
| Marseille | 1 069 258 | Orléans | 600 819 |
| Nantes | 959 049 | Toulouse | 574 622 |

On y comptait :

| | | | |
|---|---|---|---|
| Aumôniers | 733 | Médecins | 1 552 |
| Religieuses | 7 622 | Chirurgiens | 615 |
| Infirmiers | 1 961 | Élèves internes | 413 |
| Infirmières | 2 183 | Pharmaciens | 294 |
| Servants divers | 4 762 | Sages-femmes | 66 |

De Watteville, à qui nous empruntons ces chiffres, insiste sur le nombre excessif des religieuses et des servantes ; il mentionne des établissements qui comptent plus de religieuses que de malades.

Le nombre des malades traités a suivi une progression croissante, comme on le voit par les proportions suivantes :

| Années. | Individus traités. | Rapport sur 10 000 habitants. |
|---|---|---|
| 1835 | 457 793 | 13,73 |
| 1840 | 531 038 | 15,68 |
| 1845 | 559 508 | 15,91 |
| 1850 | 596 843 | 16,71 |

Jusqu'en 1852, le rapport des individus traités au chiffre total de la population a été en moyenne de 15,92 pour 1000. La proportion des hommes admis dans les hôpitaux dépasse constamment de beaucoup celle des femmes; dans les hospices, elles sont à peu près égales.

Voici sur l'existence hospitalière en France quelques autres données statistiques que nous empruntons en partie à notre savant collaborateur Brochin (1). En 1717, d'après un recensement fait en 1791, la France comptait 2185 hôpitaux et hospices, dotés d'un revenu d'environ 40 millions par an et pouvant abriter à peu près 105 000 malades ou infirmes, sans compter un grand nombre de fondations privées d'assistance charitable et 33 dépôts de mendicité hébergeant 6650 pauvres des deux sexes et de tout âge produisant en moyenne par leur travail une somme annuelle de 13 livres. Il n'existe aujourd'hui en France que 1540 établissements hospitaliers (1864, Brochin); en 1861, ce chiffre était de 1405 (statistique officielle), savoir :

| | |
|---|---:|
| Hôpitaux.................................................. | 392 |
| Hôpitaux-hospices......................................... | 749 |
| Hospices ................................................. | 203 |
| Établissements en construction ou distribuant des secours à domicile. | 61 |
| Total................................. | 1 405 |

Soit un établissement pour 56 590 habitants.

Ceux où l'on traite des malades (les deux premières catégories) sont au nombre de 1141 = 1 sur 32 738 habitants; on y rencontre 6 classes d'individus : 1° les militaires malades, moyennant un prix de journée dans des salles séparées; 2° les indigents malades des deux sexes et de tout âge; 3° les vieillards et les infirmes des deux sexes, incapables de subvenir à leurs besoins; 4° les orphelins des deux sexes (par fondation); 5° les enfants trouvés; 6° les aliénés, en attendant leur translation dans un asile, ou même en traitement, moyennant un prix de journée fixé par les préfets. Les 1405 hôpitaux et hospices de France disposent pour ce multiple service de 135 065 lits, dont 70 717 assignés aux malades (1 lit pour 529 habitants, = 1 lit annuellement pour 6 malades); 50 772 lits pour les infirmes, vieillards ou incurables (1 lit pour 736 habitants et pour 1, 3 indigents entretenus).

Sur les 70 717 lits dévolus au service des malades, 48 196 sont gratuits, dont 21 715 pour les hommes, 20 790 pour les femmes et 5691 pour les enfants, et 22 521 payants, dont 5742 pour les militaires, et 16 779 pour les malades civils. Sur 100 lits on compte 68 gratuits et 32 payants.

Sur les lits attribués aux infirmes, vieillards et incurables (50 772), il y en a 29 007 pour les femmes, 22 765 pour les hommes.

---

(1) Brochin, article ASSISTANCE, *Diction. encycl. des sciences médic.*, t. VI, 1867, p. 642.

Enfin, dans l'ensemble des établissements hospitaliers, 13 574 lits sont réservés aux enfants assistés.

Le nombre des malades traités dans tous ces hôpitaux et hospices a été, en 1860 (avant l'annexion des 3 nouveaux départements), de 414 407 ; en 1861, de 431 932, savoir :

Sexe masculin. { Adultes... 252 350 | Sexe féminin .. { Adultes... 134 713
                { Enfants... 24 361  |                 { Enfants... 20 508

Les deux sexes... { Adultes.... 387 063
                  { Enfants.... 44 869

Les hommes forment donc environ les 2/3 du chiffre total des malades traités ; les enfants n'y entrent que pour 1/10.

L'effectif des vieillards, infirmes, incurables et enfants entretenus dans les hospices des 89 départements a été, en 1861, de 66 852, savoir :

|          | Sexe masculin. | Sexe féminin. | Les deux sexes réunis. |
|----------|----------------|---------------|------------------------|
| Adultes......... | 27 421 | 31 530 | 58 951 |
| Enfants......... | 3 818  | 4 083  | 7 901  |

Ici les femmes sont en plus grand nombre.

Le service des enfants assistés est onéreux pour les hospices et les départements. D'après une enquête commencée en 1860, des inspecteurs départementaux sont aujourd'hui chargés presque partout du soin de placer les pupilles de l'assistance et de suivre leurs intérêts, de les surveiller jusqu'à leur majorité. Les tours tendent à disparaître ; au 31 décembre 1861, il n'en restait que 16, dont 9 ont dû être supprimés en 1862, remplacés, comme ailleurs, par des bureaux d'admission. Pour les 89 départements, il ne reste plus que 173 hospices admettant les enfants trouvés. En 1861, leur nombre total s'élevait en France à 130 843 (1 enfant assisté pour 286 habitants) ; en 1863, cette proportion était de 1 sur 277. Les 130 843 enfants assistés se divisent ainsi :

Enfants trouvés.............   52 120 | Orphelins..................   12 026
Enfants abandonnés ou recueillis.  37 359 | Enfants secourus à domicile ..  29 338

Le nombre des garçons et des filles est presque égal.

En résumé, en rapprochant ces données statistiques de celles qui sont dues aux recherches de Chamousset, Necker et Tenon sur l'assistance publique avant la révolution, on arrive à ces résultats : 1° en 1780, il existait 870 hôpitaux ou hospices ; il y en a maintenant 1405 ; 2° ces établissements possédaient alors un revenu annuel de 20 millions ; leur dépense annuelle dépasse aujourd'hui 87 millions ; 3° le nombre des secourus était en 1780 de 110 000 individus par an ; les hôpitaux et hospices offrent aujourd'hui leurs ressources et leurs soins à 498 784 indigents.

Quel est l'emplacement le mieux indiqué pour la construction des hôpitaux ? La statistique mortuaire de ceux qui existent au sein de nos cités populeuses

montre assez le danger de cette situation. Tout hôpital entraîne une agglomération ; celle-ci engendre presque inévitablement, et à des degrés divers, l'infection nosocomiale avec ses conséquences bien connues, qui se résument dans
l'aggravation des maladies venues du dehors et le développement d'affections
spéciales, telles que les fièvres typhiques, les diphthérites, les hémorrhagies,
la pourriture d'hôpital, les érysipèles, l'ulcération des plaies, etc. Ces accidents se manifesteront plus souvent et avec plus de gravité si l'hôpital est placé
au milieu des agglomérations urbaines, dans des quartiers encombrés par une
population pauvre, au voisinage d'établissements industriels qui déversent des
liquides putrescibles ou des émanations délétères, etc. Alors le méphitisme de
l'air extérieur s'ajoute au méphitisme de l'atmosphère propre des salles. Et
l'on s'étonne que la ventilation artificielle, c'est-à-dire l'introduction régulière
d'un air déjà vicié avant d'arriver aux malades, ne réussisse point à les assainir! En hygiène, l'axiome *similia similibus* ne trouve pas d'application. On
objecte qu'à Londres certains hôpitaux, établis dans des rues étroites, ont une
mortalité relativement bénigne (1). Mais l'inconvénient de leur position topographique est en partie compensé par un libéral espacement des malades répartis dans de petites salles, par l'effet ventilateur de grandes cheminées à feu
constant, par certains avantages de régime et autres ; ajoutons que ces établissements sont conçus sur une petite échelle et reçoivent peu de malades : ce
sont les plus salubres. En principe, nous considérons le milieu dans lequel sont
placés les hôpitaux et l'efficacité de leur aération, dans l'ample mesure des
besoins des malades, comme les conditions régulatrices de leur salubrité ; les
détails d'installation, d'ameublement, de régime, etc., y concourent utilement, mais ne sauraient les remplacer. Dispensez largement toutes choses au
malade ; si l'air est altéré ou insuffisant, ce qui revient au même, vous ne
diminuerez pas en sa faveur les chances de mortalité attachées à l'hôpital qui
l'abrite.

Les hôpitaux doivent donc s'élever loin des agglomérations d'hommes, dans
la banlieue des villes, à mi-côte ou sur des ondulations de terrain qui les mettent à l'abri des effluves des lieux bas et humides. Il ne sera pas difficile d'organiser le transport régulier des malades de la ville sur ces établissements.
Depuis longues années, des fourgons d'ambulance transportent aux hôpitaux
militaires de Paris les malades des casernes excentriques et des forts de la
banlieue. Le déplacement des malades militaires en sens inverse, c'est-à-dire
des casernes intérieures de Paris sur des hôpitaux situés au delà des fortifications eût été une mesure plus conformes aux exigences de l'hygiène; mais
l'expérience conserve sa signification pour ce qui concerne la possibilité d'un
transport journalier des malades dans la zone suburbaine. Il ne resterait dans les
villes que des dépôts de premier secours, quelques services isolés et restreints

---

(1) Voyez Léon Le Fort, *Gazette hebdomadaire*, décembre 1861. — Paul Topinard.
*Quelques aperçus sur la chirurgie anglaise.* Thèse de doctorat de Paris, 1860.

de médecine et de chirurgie pour les cas d'urgence et les malades non transportables. En même temps, l'assistance à domicile, si morale parce qu'elle
consolide la famille, si salutaire parce qu'elle assure aux malades les soins intimes et les soustrait aux explorations de la science et aux pressions indiscrètes
du prosélytisme, se développerait dans les proportions voulues et sur la double
base des secours médicaux et des prêts gratuits de linge, de mobilier, d'appareils, etc. Voilà les moyens d'amoindrir, de supprimer peut-être toute la pathologie nosocomiale qui s'ajoute à celle de la misère, des spécialités professionnelles et des excès. « Au milieu des sociétés demi-barbares du passé, quand
l'hygiène publique et privée n'existait pas, un immense progrès s'est réalisé
par la concentration des secours et des soins nécessaires aux malades dans
l'enceinte hospitalière et sous les auspices de la religion. Aujourd'hui, et en
présence des résultats statistiques qui se succèdent, n'est-on pas autorisé à se
demander si le progrès ne consistera pas, dans l'avenir, à disséminer l'action
secourable et combinée de l'administration et de la science, à individualiser
l'assistance, à prendre la famille pour point d'appui de son intervention (1) ? »

Si le médecin ne peut obtenir l'édification de l'hôpital hors et loin des villes,
il indiquera dans le quartier le moins populeux et le plus élevé un emplacement libre et vaste, éloigné des usines, des fossés de remparts, des marais, des
abattoirs, du bord des rivières, des cimetières, etc., c'est-à-dire un ensemble
de conditions topographiques inverses de celles où nous voyons presque tous
nos hôpitaux. Si l'on ne peut éviter la proximité des cours d'eau, il faut
exhausser le sol au moyen de voûtes et établir un quai entre la rivière et l'hôpital.

La question des grands et des petits hôpitaux est depuis longtemps en litige ;
la bien poser, c'est la résoudre. Or quel médecin hésitera, s'il peut opter,
entre une grande agglomération ou une petite agglomération de malades ?
*Minima de malis.* L'histoire des grandes agglomérations de malades est celle
des épidémies les plus meurtrières, des catastrophes qui ont jalonné l'itinéraire des armées, des hécatombes de la contagion et de l'infection nosocomiales. Jamais on n'a réuni impunément des masses de malades dans les établissements même les plus salubres en apparence et les mieux installés. L'hôpital
militaire de Péra, à Constantinople, en 1854 et 1855, coté à 2100 malades, à
raison de 20 mètres cubes d'air par homme, devenait au delà de 800 à
900 malades un milieu funeste aux opérations. Celui de Rami-Tchifflick,
maintenu au même effectif de malades, n'avait point de mortalité exceptionnelle ; porté, en 1856, à 1200 et même à 1400 lits, malgré les protestations
des médecins, il s'est converti en un foyer de typhus. Il ne faut point perdre
de vue que le seul séjour à l'hôpital a pour effet d'aggraver la forme et la marche des maladies : dans le cours de deux épidémies de fièvre typhoïde, en 1842

(1) Michel Lévy, *Discours sur la salubrité des hôpitaux* (*Bulletin de l'Académie de
médecine*, 1862, t. XXVII, p. 593 et suiv.).

et en 1846, Laveran a vu les cas traités au camp conserver leur bénignité, tandis que la plupart des malades transportés à l'hôpital y succombaient par le fait d'une aggravation continue de la maladie (1). Pringle impute au séjour à l'hôpital la transformation de la fièvre rémittente d'automne en fièvre nosocomiale ; ce que nous appellerions, ajoute Laveran, le changement de la fièvre typhoïde en typhus. Tout le monde s'accorde à reconnaître les conséquences funestes de l'encombrement ; mais où commence l'encombrement ? Il a ses degrés, tous pernicieux dans une proportion inégale ; il existe de fait dès que l'air est vicié, et il l'est plus ou moins dans tous les hôpitaux, dans toutes les réunions de malades. La viciation atmosphérique est en raison directe du nombre des malades réunis dans la même enceinte : on n'a pas encore réussi à la prévenir absolument, ni par les plus larges fixations du cubage de l'air ni par le jeu des appareils ventilateurs ; d'où le précepte de préférer les petits hôpitaux aux grands ; tout y gagne ; l'air en pureté, le malade en soins attentifs, la gestion en régularité, le contrôle en précision. Les grands hôpitaux sont le refuge des abus, fatiguent la surveillance de détail, énervent le dévouement, accumulent l'insalubrité. On a objecté les chiffres mortuaires des grands et des petits hôpitaux de Paris ; vaine argutie de statistique ! Les uns et les autres sont également encombrés, également plongés dans le méphitisme de la capitale. La comparaison de leurs résultats de traitement exige d'autres conditions ; nous la désirons sur des bases rationnelles et authentiques, non pour Paris, mais entre les grands hôpitaux de nos grandes villes et les petits hôpitaux non encombrés de nos petites villes. Ce qu'une observation de dix-huit ans m'a appris à cet égard dans des séries d'inspection qui portaient sur un nombre considérable d'hôpitaux civils où sont traités les malades de nos garnisons dépourvues d'hôpitaux militaires, ne me laisse aucun doute sur la supériorité hygiénique des petits établissements ; moins ils contiennent de malades, plus ils sont salubres. Sans l'obstacle budgétaire des frais généraux, on ne saurait trop restreindre l'effectif ou la contenance des hôpitaux. A 200 malades, ils produiront plus et mieux pour l'humanité et pour le succès de l'art qu'à 300 et 400 malades ; ce dernier chiffre nous paraît une limite désirable, et nous tenons le chiffre de 600 lits pour un maximum qui ne devra pas être permanent ; au delà de ces fixations leur assainissement est un problème de tous les jours et la régularité de leurs services plus apparente que réelle. Vastes foyers d'élaboration morbifique, toujours menaçants pour ceux qui y résident, ils engendrent des maladies spéciales, ils enveniment celles qui ont été apportées du dehors, ils alimentent une atmosphère toxique.

La figure des bâtiments influe sur leurs conditions hygiéniques. Antoine Petit voulait leur donner la forme d'une étoile à rayons convergents vers un dôme central ; disposition favorable à la propagation du méphitisme dans tous

_____

(1) Laveran, *Des influences de l'hôpital sur la marche et la gravité des épidémies de rougeole* (*Gazette hebdomadaire*, 1861).

les sens. Le rectangle de Vauban (hôpitaux militaires de Strasbourg, Metz, etc.) sacrifie la ventilation des cours et l'indépendance nécessaire des salles à quelques commodités de service et de surveillance intérieure, c'est-à-dire le principal à l'accessoire. En réponse à un projet d'hôpital conçu par l'architecte Poyet, l'Académie des sciences blâma la forme circulaire et la forme carrée et se prononça pour un bâtiment en parallélogramme dirigé de l'est à l'ouest.

Dans les hôpitaux de Londres, en général les bâtiments sont reliés entre eux à angle droit et forment des cours fermées comme dans une partie de Guy's Hospital de Saint-Thomas, et à Royal Free, ou bien des cours ouvertes d'un côté comme à London hospital, Middlesex et Brompton. Nous emprunterons au rapport de MM. Blondel et Ser quelques tracés pouvant donner une idée de la disposition relative des bâtiments de quelques-uns des hôpitaux de Londres.

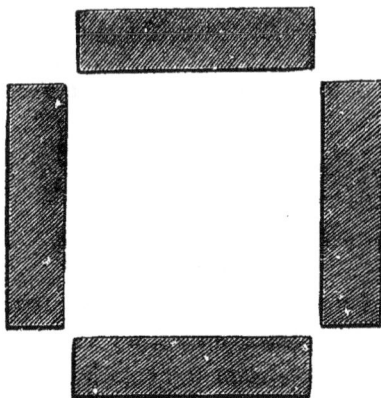

Fig. 11. — Saint Barthelemy's Hospital.

Saint-Barthélemy, un des plus considérables, est formé de quatre grands pavillons qui entourent une cour centrale en laissant un espace libre à chaque angle (fig. 11).

Saint-George's Hospital se compose d'un bâtiment central à forme rectangulaire additionné de deux ailes qui se prolongent en arrière, tandis que la façade est accusée par trois avant-corps (fig. 12).

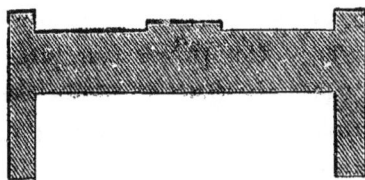

Fig. 12. — Saint George's Hospital.

Middlesex se compose aussi d'un bâtiment central avec des ailes déployées également en avant et en arrière ; sa forme est celle de la lettre H (fig. 13).

L'hôpital de Guy présente un ensemble de bâtiments parallèles se rencontrant avec d'autres à angles droits, de manière à constituer deux cours intérieures de forme carrée destinées aux malades. — Les deux ailes de la cour

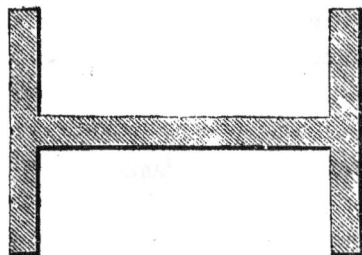

Fig. 13. — Middlesex Hospital.

d'entrée sont occupées par les services administratifs (fig. 14). —Derrière les deux bâtiments de Guy's Hospital se trouvent les nouveaux pavillons qui forment un parallélogramme allongé, tout à fait isolé des autres constructions.

Enfin King's College Hospital forme un ensemble de bâtiments de diffé-

rentes épaisseurs et de formes irrégulières. Ces constructions élevées successivement échappent à toute classification (fig. 15).

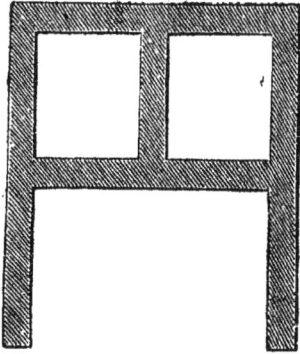

FIG. 14. — Guy's Hospital.          FIG. 15. — King's College Hospital.

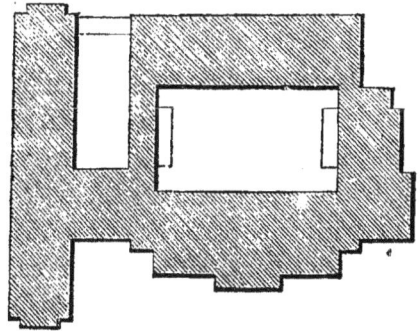

On peut ramener à deux types principaux la configuration de la plupart
des hôpitaux de Paris : 1° celui des bâtiments qui se rencontrent à angle
droit en laissant toujours les cours intérieures ouvertes d'un côté (Necker,
Saint-Antoine, la Pitié, Sainte-Eugénie, le Midi, Lourcine, etc.) ; 2° celui des
pavillons isolés mis en communication par des galeries (partie neuve de Beaujon, Lariboisière).

Ce dernier hôpital se compose d'une série de bâtiments à deux étages chacun, séparés entre eux par des préaux ou promenoirs et établis sur deux lignes
parallèles. Une grande cour plantée occupe le centre des bâtiments. Une galerie vitrée règne sur les quatre côtés de cette cour, établit une communication
à couvert entre tous les services et peut être utilisée comme promenoir pour les
convalescents. Les pavillons affectés aux malades sont au nombre de 6, trois
à droite et trois à gauche. Chaque pavillon contient trois salles de 32 lits, plus
deux lits installés dans une petite chambre au bout de chacune des salles (fig. 16).
On s'accorde aujourd'hui à préférer la disposition des bâtiments en pavillons
parallèles, séparés par de larges espaces ornés d'arbres et de fleurs, et représentant chacun un petit hôpital, baigné par l'air vague sur ses deux façades et
à ses deux extrémités ; rapprochés, ils se projetteraient leurs ombres et leurs
émanations ; plus on agrandira l'intervalle qui les sépare en forme de promenoirs, plus on les assainira. Chaque pavillon, partagé au milieu par un escalier
avec de vastes paliers, ne se composera que d'un rez-de-chaussée, et d'un
étage, comprenant chacun deux salles à droite et à gauche du palier sur lequel
ils ont leur porte d'entrée ; à chaque salle seront attenant des cabinets pour
l'isolement de certains malades, le poste de l'infirmier-major ou le cabinet
des sœurs et celui du médecin. Les pavillons construits en 1841 au Val-de-
Grâce peuvent servir de modèle à ces constructions, sauf le nombre de lits
qu'ils contiennent.

La hauteur des bâtiments ne doit point dépasser deux étages, et mieux vaut l'arrêter à un seul étage sur le rez-de-chaussée exhaussé sur des caves. Hunter, Coste, Desgenettes, Pastoret, Villermé, ont fait depuis longtemps la remarque que les étages supérieurs donnent plus de décès, parce que le mé-

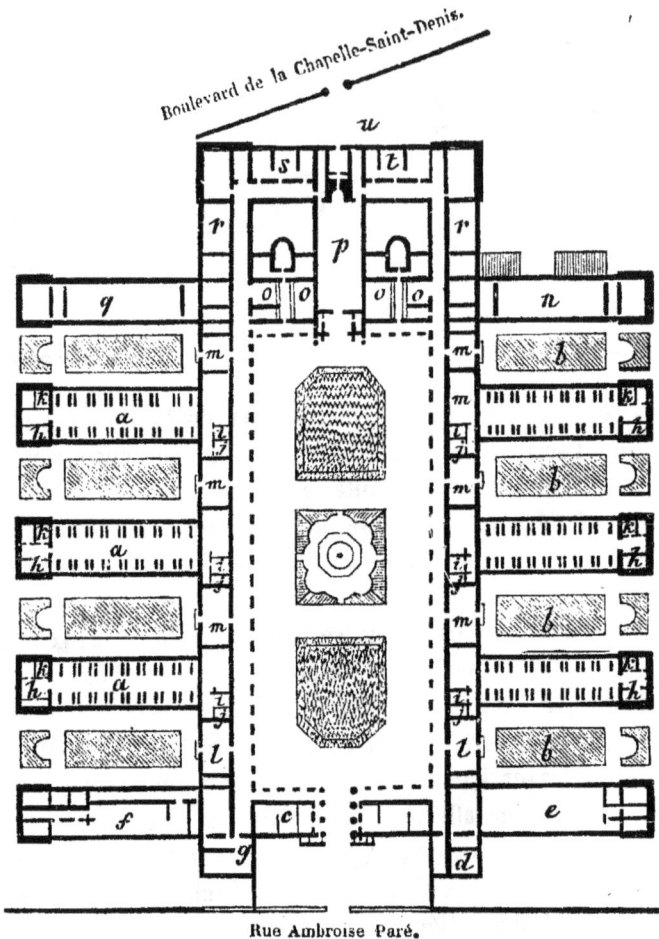

Fig. 16. — **Hôpital Lariboisière.** — Plan du rez-de-chaussée, échelle de 1 demi-millimètre pour 1 mètre. *a*, salle des malades ; *b*, préau des malades ; *c*, bureaux de la direction ; *d*, consultations externes ; *e*, réfectoire des gens de service, cuisine générale et ses dépendances ; *f*, pharmacie, cabinet du pharmacien, dépendances de la pharmacie ; *g*, vestiaire des médecins ; *h*, malades agités ; *i*, cabinet de la sœur ; *j*, office, *k*, dépôt de linge sale et lieux d'aisances des malades ; *l*, bibliothèque ; *m*, réfectoire des malades ; *n*, communauté ; *o*, bains ; *p*, chapelle ; *q*, buanderie et dépendances ; *r*, salle d'opérations ; *s*, salle des morts et d'autopsie ; *t*, vestiaire ; *u*, cour des convois.

phitisme des locaux situés au-dessous y monte. Cette observation est contraire à l'opinion de Hildenbrand, qui suppose qu'en raison de leur pesanteur les miasmes du typhus s'amassent dans les couches inférieures de l'air, et rendent l'habitation des rez-de-chaussée plus dangereuse. En Orient, nos hôpitaux en baraques et sous tentes ont moins souffert du choléra et du typhus que nos hôpitaux-bâtiments à étages. Je reconnais d'ailleurs que sur l'influence nuisible des étages superposés, de nouvelles recherches sont nécessaires et une solution ne sera possible que par la continuation de celles dont A. Husson a pris l'initiative (1). C'est dans ce répertoire précieux de matériaux statistiques offerts à la synthèse médicale que j'ai puisé les éléments d'une appréciation des étages, laquelle donne pour les années 1862 et 1863 les résultats suivants :

*Mortalité par étage dans 8 hôpitaux de Paris.*

|  | Médecine. | Chirurgie. | Accouchement. |
|---|---|---|---|
| Rez-de-chaussée............ | 13,60 | 7,64 | 3,87 |
| 1re étage.................. | 14,91 | 5,48 | 3,85 |
| 2e étage ................. | 14,15 | 5,23 | 3,84 |
| 3e étage.................. | 14,57 | » | 1,91 |

Ces chiffres déroutent la tradition, puisqu'ils montrent la léthalité chirurgicale au maximum dans le rez-de-chaussée, obstétricale au minimum dans le 4e étage et médicale plus élevée au 1er étage qu'au 2e et au 3e étage ; Husson fait remarquer justement que les cas chirurgicaux les plus graves entrent de nécessité au rez-de-chaussée pour être plus promptement secourus et ménagés, dans le transport. Attendons, pour conclure, encore quelques années de statistique pareille, et la lumière se fera.

L'étendue qui convient aux salles est indiquée par les résultats de l'observation : s'il meurt plus d'enfants à l'hôpital des Enfants malades que dans les hôpitaux Saint-Antoine, Cochin, Beaujon, Necker, cela tient uniquement, dit Trousseau, à la différence du nombre des lits dans les salles. C'est aussi à la répartition des blessés et des opérés dans de petites salles à cheminée et pourvues de bons moyens de ventilation que Léon Le Fort attribue en partie les succès plus marqués de la chirurgie à Londres qu'à Paris. Les salles vastes, bien percées, longues, hautes d'étage, plaisent à l'œil et valent mieux certainement que des salles étroites, basses, etc. Mais le grand nombre des malades qu'elles reçoivent les rendra toujours plus dangereuses que de petites salles offrant les mêmes conditions d'aération et de lumière ; si large que soit le cube d'air assigné à chaque malade, les émanations s'y accumulent ; le risque de la contagion et de l'infection est en raison directe du chiffre de la population des salles ; il en est de même des chances d'agitation nocturne et d'aggravation des maladies par l'effet moral qui résulte de la présence des agonisants, des délirants, etc. A la Charité de Paris, la même salle règne au rez-de-chaussée et au premier étage sur un développement de plus de 200 mètres, et contient de 119 à 225 lits. Le Val-de-Grâce présentait il y a plus de vingt ans à chaque étage

---

(1) *Statistique médicale des hôpitaux de Paris*, t. I, II et III. Paris, 1867 à 1868 pour les années 1861, 62 et 63.

quatre salles communiquant directement entre elles, de manière à confondre
leurs atmosphères ; on y a fait depuis, et sur mes demandes réitérées, des intersections aux dépens de la longueur des salles, pour ménager des paliers et des
cabinets intermédiaires, et cette mesure a singulièrement assaini ces locaux, où
les accidents de l'infection, autrefois très-communs, sont devenus rares. Plus
les salles sont petites, plus on peut rapprocher chaque malade des conditions
de son hygiène privée, grouper les cas pathologiques de manière à neutraliser les effets de voisinage et à écarter le péril des transmissions morbides.
Mais comme il faut tenir compte des nécessités de service et d'économie, il
sera difficile de s'arrêter à 12 lits par chambrée, comme le veut Trousseau ;
nous accordons 25 à 30, moyennant l'adjonction de cabinets particuliers qui,
dépendant du même service, recevront les malades capables de troubler le repos ou d'engendrer un foyer d'extension pathologique.

Il importe que les salles soient parfaitement isolées les unes des autres et
laissent entre elles des vestibules bien ventilés, en guise de réservoir d'air.
Les avantages de la séparation des malades disparaissent si les chambres ont
des baies sans portes, si les chauffoirs, les promenoirs, sont communs, etc.

La statistique médicale des hôpitaux de Paris (A. Husson, 1867, t. II) vient
justifier, en ce qui concerne le traitement des maladies internes, le classement
hygiénique de salles en raison inverse de leur contenance de lits :

*Services de médecine en 1862 et 1863.*

| | Moyenne de décès pour 100. |
|---|---|
| 15 salles de 10 à 20 lits ont donné pour ces deux ans...... | 12,12 |
| 50 salles de 20 à 40 lits  —  —  ...... | 13,44 |
| 14 salles de 41 à 81 lits  —  —  ...... | 14,68 |

Les salles destinées aux malades auront des plafonds arrondis dans leurs
angles, sans poutres découvertes. En Angleterre, les murs de certains hôpitaux sont revêtus d'un ciment en forme de stuc. Nous croyons qu'il y a lieu
de généraliser cette mesure et de stuquer les murs de toutes les salles ; ce qui
permettra de les nettoyer fréquemment à l'aide de grosses éponges humides
fixées à l'extrémité de longs balais et de les essuyer immédiatement avec des
éponges ou des linges secs ; leurs surfaces polies ne s'imprégneront point,
comme les murs plâtrés, de la vapeur d'eau qui sert de véhicule à des matières
organiques putréfiées, et ne se tapisseront pas de poussières organiques.
Reveil, par ses analyses mécaniques de l'air, a vérifié l'existence de matières
organiques dans l'atmosphère des salles de l'hôpital Lariboisière ; il les a recueillies en dépôt sur une série de lames de platine mouillées et criblées de trous à
travers lesquels l'air s'engage. En 1862, Chalvet, interne de l'hôpital Saint-
Louis, usant de procédés plus précis encore, a constaté que l'air contient une
plus forte proportion de matières organiques dans les salles de chirurgie que
dans celles de médecine ; au voisinage d'un malade atteint de pourriture d'hô-

pital, cette proportion était énorme : Kuhlmann a analysé la poussière obtenue par le grattage à la superficie de la couche de peinture à la chaux qui tapisse les murs et y a trouvé 46 pour 100 de substances organiques ; il est vrai que cette peinture n'avait pas été renouvelée depuis plus de dix ans. Ces faits montrent l'utilité des surfaces polies, imperméables, de l'absence de toutes saillies propres à arrêter la poussière, etc. Pour le plancher des salles, le carrelage est préférable aux dalles et aux parquets de bois tendre qui s'imprègne des liquides épandus à sa surface ; mais les parquets de bois de chêne et cirés sont exempts de cet inconvénient, sont moins froids que les carreaux et contribuent au bon aspect des salles. Elles doivent avoir au moins toutes 32 décimètres d'élévation ; les fenêtres, larges, percées à l'opposite, donnant du nord au midi, doivent occuper au moins le tiers de l'étendue totale de la muraille à laquelle elles appartiennent ; la largeur des salles doit donc déterminer celle des bâtiments, et quand elles ne jouissent pas des deux expositions, il faut ouvrir des ventilateurs sur la paroi dépourvue de croisées, pratiquer dans le plafond ou dans la voûte des cheminées d'évent, montant au-dessus de la toiture et disposées de manière à laisser entre elles un intervalle de 6 mètres. A défaut de ces moyens, on perce des jours dans les corridors adjacents, à l'opposite de l'unique rangée de fenêtres, pour établir des courants d'airs efficaces. Les fenêtres, élevées de 1 mètre à 1 mètre et demi au-dessus du plancher, atteindront la corniche du plafond ; sur cette hauteur, leur châssis sera divisé en deux compartiments inégaux dont le supérieur, plus petit, pourra s'ouvrir indépendamment de l'inférieur à l'aide d'un cliquet à bascule, ce qui permettra d'écouler les couches d'air supérieures et viciées de la salle sans exposer les malades à une ventilation trop directe. Au niveau du sol, au-dessous de chaque croisée, on pratiquera une ouverture carrée, large et haute de 15 à 20 centimètres, munie d'un opercule mobile, et destinée à diriger au-dessous des lits un courant d'air qui entraîne les gaz méphitiques plus lourds que l'air. Des rideaux ou stores, non susceptibles de gêner les mouvements des fenêtres, serviront à garantir les malades contre les effets d'une insolation trop vive ou trop prolongée.

Le point capital est le rapport du cube atmosphérique des salles avec les objets mobiliers et le nombre des malades. Aux causes ordinaires d'altération de l'air (respiration, transpirations pulmonaire et cutanée, éclairage et chauffage) se joint dans les hôpitaux une cause spéciale : c'est l'évaporation des tisanes, des bains pris dans les salles, des draps et alèzes mouillés, des crachoirs, des cataplasmes, des fomentations, des irrigations, des médicaments volatils, tels que chlorures, camphre, musc, préparations sulfureuses, etc., du sang des saignées et des ventouses, des matières vomies, des suppurations, des urines, des chaises de nuit, etc. Sans doute le zèle des personnes qui soignent les malades fait disparaître rapidement une partie de ces foyers d'émanations putrescibles ; mais ce n'est point exagérer que d'évaluer leur effet total à celui des deux transpirations dont le produit exige, pour être évaporé, 9 mètres cubes, 100 litres par heure. Remarquons en outre que des organismes malades, affaiblis par les souffrances, la diète, et privés le plus souvent d'excitation morale, réagissent moins contre l'atteinte des miasmes délétères et subissent presque sans résistance les effets de ce genre d'intoxication. Tenon fixait la largeur des salles à $8^m,12$, l'allée qui sépare deux rangées de lits à 4 mètres ; il voulait pour chaque malade environ 45 mètres cubes d'air. Bégin prescrivait, ou plutôt relate les fixations réglementaires de son temps qui subsistent encore : entre deux lits au moins 65 centimètres, entre deux rangées de lits au moins 2 mètres ; aux fiévreux et aux blessés qui restent au lit 20 mètres cubes d'air, et 18 aux galeux et aux vénériens qui sortent pendant le jour ; mais durant la nuit cette différence disparaît, à moins que l'on ne tienne compte des entrées et des sorties qui déterminent, comme nous l'avons vu, une ventilation accidentelle assez forte. Toutes ces fixations, qui sont malheureusement conservées par le règlement des hôpitaux militaires, sont insuffisantes, mieux valait maintenir celles de Tenon. Dans beaucoup d'hôpitaux, surtout dans ceux de l'armée, on a réglé le nombre des lits d'après la superficie des salles : erreur funeste ! Il importe de se guider d'après le cubage, et encore la capacité d'un local ne représente le nombre de mètres cubes d'air qu'il délimite qu'autant que cet air est à zéro, et sous la pression de $0^m,760$. Au-dessus et au-dessous de ce chiffre il faut déduire pour la dilatation et ajouter pour la condensation (Poumet). Une autre réduction doit être faite en proportion de la masse solide de tout ce qui est contenu dans la salle, meubles, lits, piliers, corps de malades, etc ; on ne peut compter moins de 1 mètre cube par lit garni de son mobilier, ni moins de 80 litres d'air pour chaque corps d'adulte. Que si l'on fait valoir l'aération diurne par des fenêtres, rappelons qu'elle est nulle pendant la nuit, nulle ou dangereuse pendant l'hiver, qui est la saison d'encombrement des hôpitaux ; durant le reste de l'année, on ne peut aérer un hôpital comme on fait les dortoirs d'un collége ou les chambres d'une caserne ; on y peut ouvrir les fenêtres sans danger quand le temps est beau : or, on a calculé que de 1689 à 1824, dans l'espace de 135 ans, la constitution atmosphérique donne, année moyenne, à Paris, 180 jours de brouillard, 140 jours pluvieux. Aussi dans la plupart des hôpitaux sent-on une odeur qui leur est particulière et qui se développe surtout pendant la nuit. F. Leblanc a pu retirer par l'analyse de l'air de plusieurs salles, à Paris, 3, 5, 8 pour 100 d'acide carbonique ; l'excès de la vapeur aqueuse s'y dénote en hiver par la couche de glace qui se dépose sur les vitres, et qui, en se liquéfiant, pourrit les châssis. Poumet, dans sept salles de choix (clinique de l'Hôtel-Dieu, de la Charité, de la Pitié et de Saint-Louis), a trouvé que les malades ne recevaient que 17 pour 100 de l'air qui leur est nécessaire d'après les indications rationnelles de la science ; après douze heures de nuit cet air contient 0,006 d'acide carbonique, et dénote par son odeur une forte proportion d'éléments miasmatiques. A la Salpêtrière, les malades de certaines salles ne reçoivent même pas en quantité suffisante l'air vicié qu'elles sont condamnées à respirer (Poumet). Il n'est donc qu'un seul moyen d'assainissement complet des hôpitaux, c'est une ventilation régulière et continue. Poumet demande pour chaque malade, et par heure, 20 mètres cubes d'air pur à 16 degrés centigrades ; cette fixation, que la physiologie confirme, était acceptée naguère. La pratique en a déjà démontré l'insuffisance, tant que les causes de viciation atmosphérique ont d'énergie dans les hôpitaux. L'administration de Paris, en traitant pour la ventilation des pavillons de l'hôpital Lariboisière, a stipulé 60 mètres cubes d'air par heure et par malade. Dans ce même hôpital, Grassi (1) a constaté qu'un homme atteint de gangrène du poumon, et placé dans une salle où il recevait 100 mètres cubes d'air par heure, répandait autour de lui une odeur si forte qu'on fut obligé, pour en garantir ses voisins, d'entourer son lit de tissus imprégnés d'une solution d'azotate de plomb (liquide Ledoyen).

L'hôpital de Glascow présente pour l'aération des locaux un ensemble de dispositions que Léon Le Fort signale avec insistance et qui méritent ici une mention. Le chauffage s'effectue par des foyers ouverts, alimentés au charbon de terre et placés au centre de la salle, à chaque extrémité d'une cheminée quadrangulaire ; grâce à ses dimensions, il peut loger dans son épaisseur tous les tuyaux des foyers des autres étages, et dans sa partie centrale, un espace de 1 mètre sur 1$^m$,20 est séparé en tubes d'aspiration destinés à extraire des salles l'air vicié. Sur deux des côtés du corps de cette cheminée centrale et près du plafond de la salle, existe une ouverture qui conduit cet air dans le tuyau à fumée. Sur les deux autres côtés, et au même niveau, deux autres ouvertures l'amènent dans les tubes d'aspiration. A ces quatre ouvertures s'ajoutent celles des deux cheminées pour l'écoulement de l'air vicié ; la chaleur des foyers suffit pour échauffer les tubes aspirateurs et déterminer le tirage. « L'air frais entre dans la salle par 35 ouvertures sans compter les portes. Six orifices (trois de chaque côté), placés dans le plafond, communiquent par un canal établi entre deux planchers contigus, avec un orifice s'ouvrant dans la façade. Les murs, par une disposition analogue à celle qu'emploie le génie militaire dans la construction des magasins à poudre, sont, en quelque façon, dédoublés et interceptent dans leur épaisseur une sorte de canal intrapariétal qui s'ouvre au niveau de la partie inférieure et de la partie supérieure de quatorze fenêtres. L'air pénètre ainsi entre les murs et arrive dans la salle par 28 ouvertures placées dans l'angle que forment les murs latéraux avec le plafond et le plancher. Il suffit de lever de 2 pouces la moitié supérieure, de baisser de la même quantité la moitié inférieure de chaque fenêtre pour intercepter l'entrée de l'air par cette voie indirecte. Enfin, au-dessus de la porte, se trouve une large ouverture à claire-voie qu'on ouvre et ferme à volonté. Ces moyens permettent une ventilation graduée de la salle, parfaite, alors même que les fenêtres restent fermées, car on a pu ventiler les angles supé-

(1) Grassi, thèse de doctorat citée, p. 14.

rieurs et inférieurs là où l'air a de la tendance à séjourner. Le chauffage et la ventilation de chaque salle sont parfaitement indépendants (1). »

L'ameublement des salles doit être aussi restreint que possible, dans l'intérêt et pour la facilité de l'aération ; il a pour élément essentiel le couchage des malades : un lit pour chacun ; deux rangées seulement de lits adossés aux trumeaux des salles, non aux fenêtres dont la fraîcheur peut nuire aux malades. Point de rangées de lit au milieu des salles : si vastes qu'elles soient, elles en sont encombrées ; disposés dans le sens de la longueur des salles, ils placent la tête de chaque malade à proximité des pieds du malade qui occupe le numéro précédent. Les lits adossés aux murs ne doivent point les toucher, pour que l'air circule librement entre le mur et les lits ; ceux-ci seront assez élevés pour épargner au malade les émanations du sol et au médecin la gêne des attitudes.

Les couchettes de fer sont justement préférées ; elles préservent des punaises, occupent moins d'espace et n'exigent point de réparations : elles doivent avoir 2 mètres de long sur 1 de large, hors œuvre ; le fond en est formé par des lames ou pans de tôle ; deux tablettes de bois de $1^m$, 10 de long sur $0^m$,180 de large, rejetées pour les deux tiers de leur largeur en dehors du lit, sont fixées aux montants de la tête et des pieds des châlits pour recevoir les ustensiles et les aliments. Le reste du coucher comprend une paillasse, un matelas de crin et de laine par moitié, un traversin, une couverture en été, deux en hiver et deux draps. La paille fraîche serait préférable au sommier de crin, les émanations s'attachant moins aux substances végétales qu'aux produits animaux ; mais on doit préférer à l'une et à l'autre les sommiers à ressorts métalliques, et à ces sommiers, le système de couchage proposé par le docteur Gariel, où les ressorts, au lieu de faire partie du sommier, sont fixés d'une part sur un fond sanglé, et de l'autre, sur les montants de la couchette ; leur élasticité est telle qu'un seul matelas, posé sur un fond sanglé, fournit un coucher aussi souple que salubre, puisque l'aération s'opère sous le malade comme autour de lui. Les lits de plume et les édredons seront repoussés comme des réceptacles de miasmes propres à perpétuer les infections locales. Les matelas doivent être cardés ou rebattus tous les six mois ; après le même laps de temps, il faut remettre au foulon les couvertures de laine d'hiver. Des rideaux légers, suspendus à un cercle de fer d'un très-petit diamètre, peu distant du plafond, protégeront dans les salles de femmes les sollicitudes de la pudeur et les détails de leur toilette. Cette considération n'existe pas pour les hommes : les rideaux servent de barrière aux exhalaisons de chaque malade et les accumulent sur lui ; s'ils dérobent la vue de la douleur et de l'agonie, ils n'en interceptent point les gémissements et les râles.

Les malades doivent trouver à leur entrée à l'hôpital un vêtement complet qui les mette à l'abri du froid et facilite leurs mouvements. On donne à cha-

(1) Léon Le Fort, *loc. cit.*, p. 19.

cun d'eux une cuiller à bouche, une fourchette de fer étamé, une écuelle, une assiette, trois pots d'étain de 100, 50 et 25 centilitres pour les tisanes, les boissons et le vin. Une petite table de nuit de chêne est disposée pour recevoir le vase de nuit et pour servir en même temps de siége. De grandes tables garnies de bancs occupent le milieu des salles et permettent aux malades de se réunir, soit pour leurs repas, soit pour des jeux de simple amusement, si, ce qui vaut mieux, il n'est possible d'assigner un local distinct pour réfectoire à ceux d'entre eux qui sont en état de se lever et de marcher. Des chaises percées, qui ferment hermétiquement, sont tenues en réserve pour les malades qui ne peuvent se rendre aux latrines. Après divers tâtonnements, l'administration militaire, en France, s'est arrêtée aux fixations suivantes que l'expérience a sanctionnées : pour 1000 malades, il faut 1150 lits complétement garnis ; en surplus, 230 enveloppes de matelas et autant d'enveloppes de traversins ; draps de lits, 9200 ; chemises, 5750 ; cravates, 2000 ; bonnets de laine, 1150 ; coiffes de toiles, 5750 ; capotes ou robes de chambre 1150 ; demi-bas de laine pour l'hiver et de fil pour l'été, 2300 de chaque ; pantoufles, 1150 ; pantalons de drap pour l'hiver, 1150, et de toile pour l'été, 2300 ; crachoirs de toile que l'on étend sur les lits des malades qui ne peuvent se servir des crachoirs ordinaires, 230 ; corsets de force avec leurs accessoires, 50. Les fournitures spéciales, destinées aux officiers (sommiers de crin, oreillers et taies d'oreillers, etc.), entrent pour un vingtième dans ce calcul, applicable aux hôpitaux civils ; il y faut ajouter 400 nappes assorties, 500 serviettes, 500 essuie-mains, 1200 torchons, des robes de toile pour les officiers de santé traitants et des tabliers pour les autres. Cette fixation est réglée dans la proportion de 3/5 blessés ou fiévreux, 2/15 galeux, avec une addition de 3/20 pour les infirmiers, les rechanges et les réparations.

Des salles de rechange sont nécessaires pour recevoir les malades provenant de celles qui, après une épidémie ou une occupation suffisamment prolongée, exigent des soins de désinfection, de lavage ou de blanchissement. On ne peut qu'approuver les règlements des hôpitaux militaires, qui prescrivent de blanchir à la chaux, tous les six mois, les murs et plafonds des salles, et de laver les bois de lits, les couvertures et les toiles de paillasses, de changer la paille, etc. Les objets qui ont servi pendant des maladies très-graves, suivies ou non de mort, doivent être aérés, lavés, fumigés ou, si le médecin le prescrit, détruits par le feu. Plusieurs salles tout à fait isolées dans des corps de bâtiments distincts recevront les maladies contagieuses ou celles qui exigent des précautions spéciales (folie, hystérie, etc.).

Nous nous bornons à mentionner les dépendances immédiates, telles que bureaux, chambre de garde, vestiaire, pharmacie, tisaneries, laboratoire, cuisines, bains, etc., et les dépendances éloignées, telles que buanderie, séchoir libre et couvert, amphithéâtre de dissection, etc. ; elles doivent être établies dans des bâtiments ou pavillons particuliers, celles-ci le plus loin que possible des salles des malades, celles-là assez loin pour ne pas leur devenir une cause d'odeurs, de chaleur ou d'humidité, et assez près pour assurer la promptitude et la facilité des services.

Il est désirable que les bains, ordinairement trop éloignés, communiquent par des tuyaux de conduite avec les salles, de manière à permettre l'administration de l'eau à l'extérieur et sous différentes formes auprès du lit des malades. Quant aux décédés, une fâcheuse alternative est de les laisser trop longtemps exposés à la vue des malades ou de les transporter trop tôt dans des réceptacles où toute chance de révivification, en cas de mort apparente, est perdue. Nous signalons ici l'une des plus graves défectuosités du système hospitalier : il n'accorde aucune garantie à qui paraît avoir cessé de vivre ; vingt-quatre heures d'abandon dans un lieu sombre et froid se passent entre la dernière expiration et le premier coup de scalpel. Il faut pourvoir à cette lacune néfaste par une surveillance organisée autour des corps déposés au lieu dit *chapelle*. Quant à l'amphithéâtre d'autopsie et de dissection, qu'un rideau d'arbres ou une construction le dérobe aux regards des malades ; que chaque cadavre repose sur une table isolée et conforme au modèle donné par Parent-Duchâtelet ou par Darcet ; qu'une propreté sévère y règne et qu'une bonne ventilation, jointe à l'absence des rayons solaires, s'oppose à la putréfaction des cadavres qui doivent être enlevés aussitôt qu'ils en présentent les indices.

Les fosses mobiles avec tuyaux de conduite perpendiculaires doivent remplacer les fosses communes et fixes en attendant le drainage complet de nos habitations publiques et particulières, et la perte de tous les excreta à l'égout qui les rendra sous forme d'engrais au sol ; les latrines seront éloignées des salles, ventilées avec activité (voy. t. I) ; le vestibule qui y conduit sera pourvu à ses deux entrées de portes qui ferment spontanément ; le plancher sera de dalles inclinées ; des siéges séparés, de chêne ciré, surmontés d'un couvercle mobile, séparés en cellules distinctes par des cloisons, munis de cuvettes de faïence avec une soupape et réservoir d'eau ; les fenêtres fermées à l'aide d'une simple claire-voie.

Après la saine installation de l'hôpital, l'élément le plus décisif de l'hygiène des malades et des convalescents, c'est leur régime alimentaire, si différent suivant les localités, les habitudes, les corporations religieuses ou les gestions civiles qui le dispensent. Dix-huit années d'inspection et d'observations ambulantes m'ont laissé cette conviction que le régime des malades dans les hôpitaux civils dépend moins des médecins que des sœurs, des économes, qu'il varie d'une ville à l'autre, sans base fixe ni rationnelle ; aussi le comité consultatif d'hygiène et du service médical des hôpitaux, institué auprès du ministre de l'intérieur par le décret du 29 août 1862, a-t-il été invité à formuler les améliorations dont il est susceptible ; une commission composée de Payen, Bouillaud, Husson, Jobert (de Lamballe), Reynaud, de Lurieu, Bouchardat et moi les a mises sérieusement à l'étude, et le rapport, savamment établi par Payen, discuté à fond dans une longue série de séances, adopté par le ministre et notifié aux préfets (1), est un véritable code du régime alimentaire dans les hôpitaux. Il faudrait le transcrire ici tout entier, tant il a d'importance et d'utilité. Les données positives que la science enregistre chaque jour, dit Payen, ne laissent plus de doutes sur les conditions à remplir pour constituer un bon régime alimentaire ni même sur le choix et la préparation des rations... Le but que l'on se propose d'atteindre, la statistique chimique le définit en ces termes : fournir, dans une mesure convenable, aux malades et aux convalescents, les aliments dits respiratoires, abondants surtout en principes féculents, gras et sucrés, qui entretiennent la chaleur ; subvenir aux déperditions journalières comme à la mutation incessante des tissus par des aliments riches en principes azotés ou plastiques, congénères des organismes animaux qui ont seuls le pouvoir de réparer, d'entretenir et de développer ces organismes. De plus, les procédés de préparation et de distribution des aliments doivent être tels qu'ils soient présentés aux malades dans des conditions de température, d'aspect, de saveur et d'odeur propres à stimuler l'appétit et l'activité digestive. — Énorme est la proportion des constitutions affaiblies, détériorées par la misère et les privations que reçoivent les hôpitaux : les hommes usés, énervés, lymphatiques, anémiques, scrofuleux, tuberculeux, cachectiques, sont en majorité dans les hôpitaux ; joignez-y les convalescences à marche lente, les chronicités morbides, tous états qui sollicitent une forte réparation alimentaire, des boissons toniques, et l'on y comprendra l'importance du régime ; les déperditions, suite des opérations chirurgicales, ne réclament-elles pas une nourriture généreuse ? Et les enfants ne se rétabliront-ils pas d'autant plus vite, sous l'influence d'une alimentation bien ordonnée, que, dans les familles pauvres qui les confient à l'hôpital, ils en sont frustrés et languissent dans l'insuffisance des matériaux de réparation et d'accroissement que réclame leur frêle organisme ? Généralement c'est la viande qui est en déficit dans la ration hospitalière, surtout la viande rôtie, tandis que les aliments respiratoires, pain, riz, graines féculentes, pâtes, sont donnés presque en excès et imposent à des estomacs délibités un labeur démesuré de digestion. Dans les hôpitaux de Londres, la viande cuite représente · n peu plus du double de son poids de notre viande crue, parce que les os des animaux de boucherie sont plus minces et que les tranches, prises dans de volumineux morceaux sortant de la broche, du four ou de la chaudière, sont entièrement charnues, exemptes de gros tendons et de membranes coriaces ; elles sont d'ailleurs servies chaudes, arrosées de jus ou de bouillon (Payen). Nous renvoyons à son savant rapport pour ce qui concerne le rationnement, la composition et le nombre des repas, etc., nous bornant ici à rappeler quelques conclusions : 1° Tendre à rendre dans tous les hôpitaux l'alimentation plus uniforme et plus réparatrice; 2° faire entrer deux fois par jour la viande dans le régime des malades et des convalescents non soumis à des prescriptions spéciales ; 3° fixer la ration de viande

_____

(1) *Bulletin officiel du ministère de l'intérieur*, 27ᵉ année, 1864, n° 4.

à 480 grammes de viande crue, = 240 grammes de viande cuite, dont la moitié doit être rôtie, à l'exclusion du veau s'il n'est de qualité irréprochable; 4° faire préparer le rôti à la broche; 5° aux enfants de deux à dix ans, quatre repas; aux enfants de dix à quatorze ans, trois repas; 6° allouer des quantités égales de viande et de vin aux garçons et aux filles du même âge; 7° exclure du régime hospitalier les abats gélatineux; 8° exiger que la préparation des aliments pour les malades en chambre (payants) se fasse séparément et ne point permettre le prélèvement de morceaux de choix à leur profit sur l'approvisionnement des malades ordinaires; 9° fixer à 48 décilitres la ration entière de vin ordinaire et mettre à la disposition du médecin un vin de qualité supérieure à l'usage des malades qui ont besoin d'être réconfortés; 10° exclure les vins plâtrés des adjudications pour le service hospitalier.

De pareilles améliorations se traduiront par un surcroît apparent de dépenses, en réalité par des économies indirectes : le nombre des journées de traitement diminuera, la durée des convalescences sera plus courte, les rechutes seront plus rares; l'hôpital restituera au travail industriel des ouvriers valides, non des valétudinaires qui retomberont encore à la charge de la société.

Les spécialités des hôpitaux sont fondées sur la profession, l'âge, le sexe, le genre et l'époque des maladies.

1° *Hôpitaux militaires.*

A. Le service de santé de l'armée commence dans les régiments; les casernes ont des infirmeries où sont traités les cas légers de médecine et de chirurgie, les blennorrhagies, quelques accidents syphilitiques primitifs, les maladies cutanées récentes et apyrétiques, notamment la gale; elles comportent la séparation des divers genres de malades, surtout des vénériens et des galeux; elles sont pourvues réglementairement d'une petite pharmacie, d'un approvisionnement de linge et d'appareils à fractures pour les cas d'urgence, d'un dépôt de vaccin, des instruments qui entrent dans la composition du sac d'ambulance, de baignoires, d'ustensiles pour les pédiluves, les bains de siège et la préparation des tisanes, etc. Beaucoup d'infirmeries ressemblent, par leur installation, à de petits hôpitaux, et en offrent presque les avantages; une salle de convalescents y est annexée par le règlement, et les hommes qu'elle reçoit, nourris par la cantine des sous-officiers, reçoivent du vin ou du café, au besoin une ration de riz. D'autres infirmeries sont à peine dignes de leur destination; situées au 3e ou au 4e étage, elles sont d'un accès difficile aux malades et aux valétudinaires, mal disposées, mal tenues. Ces établissements, sorte d'hôpitaux rudimentaires, pourraient redevenir utilement ce qu'ils étaient avant 93, ce qu'ils sont encore aujourd'hui dans l'armée anglaise, des hôpitaux de régiments. Il coûterait peu de les réorganiser sur ce pied, et ils représenteraient pour nos soldats l'assistance à domicile ou plutôt les soins de la famille, en même temps qu'ils donneraient au service médical de troupes un attrait de science et d'importance pratique, aux médecins qui en sont chargés l'occasion journalière d'exercer leur habileté et d'appliquer leurs connaissances.

Les hôpitaux reçoivent les malades non compris dans la nomenclature noso-logique des infirmeries et ceux qui n'y ont pas guéri dans un délai suffisant. L'armée a ses grands et ses petits hôpitaux ; elle en a de moyenne contenance. Quels résultats fournissent-ils ? On l'ignore au juste, en l'absence d'une statis-tique facile à dresser avec les documents exigés de tous les médecins et cen-tralisés au conseil de santé, comme on ignore les rapports de fréquence de certaines maladies et des décès entre les diverses armes, cavalerie, infanterie, artillerie, etc. En attendant que des statistiques, depuis longtemps désirées, prescrites même par une loi, dégagent ces faits avec une précision authen-tique, l'expérience paraît favorable aux petits hôpitaux (1). Dans tous ces établissements, on ne peut que louer l'accomplissement de la plupart des con-ditions que nous avons énoncées plus haut, propreté, bon état du mobilier, lits de fer bien garnis, vêtements des malades, régime alimentaire et pharmaceu-tique ; séparation des fiévreux, des blessés, des vénériens et des galeux, sépa-ration des maladies contagieuses ou délirantes, blanchiment périodique des salles, etc. Mais, comme nous l'avons dit, les fixations d'espacement des lits, des rangées de lits, du cube d'air par malade, sont insuffisantes ; la ventilation régulière n'a encore été appliquée qu'à l'hôpital de Vincennes ; les salles de convalescents font généralement défaut ; le plus petit nombre a les murs peints à l'huile, des parquets cirés et des latrines à l'anglaise, trois améliorations que j'ai le premier revendiquées avec persévérance dans l'intérêt hygiénique des malades. Beaucoup de nos hôpitaux militaires ont, en outre, les inconvénients topographiques presque inévitables des places fortes, c'est-à-dire le voisinage des remparts et des fossés, celui des casernes et des quartiers populaires qui sont, en général, les plus mal percés, bâtis et tenus. Les inspections réitérées dont ils sont l'objet contribuent à leur bon entretien et à l'amélioration de leurs détails d'économie intérieure ; l'encombrement y est plus rare qu'autre-fois ; de là une diminution dans leur mortalité.

L'hôtel des Invalides est le noble refuge des infirmes et des mutilés de la guerre ; il est à l'armée ce que les hospices sont aux infirmes et aux incurables des classes civiles, avec les différences matérielles et morales qui existent natu-rellement entre l'œuvre de charité publique et la rémunération nationale des souffrances endurées ou du sang versé pour la patrie. L'hôpital, l'hospice civil, est une fondation pieuse, c'est l'aumône agrandie et permanente ; l'hôpital militaire acquitte la dette du pays envers les citoyens qui consacrent à sa défense une partie de leur jeunesse, quelquefois leur santé, et, si besoin est, leur vie.

(1) Ce vœu, exprimé dans une édition précédente, a été rempli par l'institution de la statistique officielle de l'armée sous le contrôle de son conseil de santé ; les volumes qu'a déjà fait paraître le médecin distingué, M. Ély, chargé de cette œuvre d'enquête annuelle, constituent des documents précieux et propres à fortifier l'autorité de l'hygiène militaire.

Des hôpitaux thermaux (Bourbonne-les-Bains, Baréges, Amélie, Vichy, les salles militaires de Plombières et de Bourbon-l'Archambault) reçoivent pour une, deux et trois saisons les officiers et militaires qui ont besoin de l'usage des eaux minérales de ces localités. C'est là une libérale institution que l'étranger admire et s'avise enfin d'imiter. Tous les ans, ceux qui réclament ce traitement sont soumis à des visites d'examen, sous le contrôle du conseil de santé, et répartis, suivant le caractère et l'urgence des indications curatives, entre les diverses stations hydro-thermales et dans l'ordre successif des saisons. L'hôpital militaire d'Amélie est un monument; ses thermes un modèle. L'hôpital de Vichy se complète; celui de Baréges est en voie de refonte; il ne reste qu'à rebâtir l'hôpital délabré de Bourbonne. Le régime et les soins laissent peu à désirer dans ces établissements que l'administration de la guerre entoure d'une intelligente sollicitude. En outre, les garnisons rapprochées du littoral de la mer envoient en subsistance dans celles des villes à bains de mer les hommes étiolés, anémiques, scrofuleux, auxquels convient excellemment l'usage de ce moyen pendant la saison favorable.

Nous demandons pour l'armée, non des hôpitaux de convalescents, mais des salles de convalescents dans les hôpitaux ordinaires. C'est dans leurs familles que nos jeunes soldats se rétablissent le plus promptement, et des congés leur sont délivrés à cet effet sur la proposition des médecins. Quant à ceux qui n'ont pas de foyer domestique, la famille militaire leur en tient lieu et le retour à la caserne, l'habitation de la salle des convalescents de l'infirmerie, une série d'exemptions de service et de corvées, la surveillance affectueuse du médecin du bataillon, voilà de quoi favoriser son entier rétablissement, si entre le lit de douleur et la caserne il a trouvé les douceurs et les soins réconfortants d'un service de convalescence.

B. En temps de guerre, les ambulances, les hôpitaux temporaires, les hôpitaux d'évacuation. Chaque division active a son ambulance avec un personnel et un matériel suffisants pour se dédoubler, s'il y a lieu, en deux sections indépendantes. Le règlement du 1er avril 1831 (2e partie) établit au grand quartier général une ample réserve pour alimenter les services épars sur le théâtre des opérations. L'expérience a démontré que cette réserve d'hommes et de matériel n'existe le plus souvent que sur le papier, à cause des lenteurs ou des difficultés d'envoi, et que, lorsqu'elle existe, elle s'épuise rapidement sans se renouveler en temps utile. En effet, les besoins du service de santé se font sentir avec le plus d'énergie à la circonférence de l'armée et derrière le champ de bataille, sur la ligne des combats renaissants ou des sanglantes batailles, et sur les points en amont qui sont les étapes successives des évacuations. Le principe est de pourvoir à ce qui est urgent au moyen des ambulances et de les débarrasser sans délai, en vue des éventualités du lendemain. Aux heures qui suivent les grandes collisions, il n'y a jamais assez de mains chirurgicales; aux gîtes d'évacuation, aux hôpitaux temporaires de première ligne, même insuffisance habituelle. C'est donc sur ces points qu'il faut concentrer les ressources d'assistance active et simultanée. Aussi me suis-je éloigné des fixations réglementaires de 1854, quand j'ai été chargé à Varna de constituer les ambulances divisionnaires pour la Crimée; j'ai placé à leur tête des chirurgiens principaux, j'ai doublé leur personnel chirurgical, et consulté depuis sur les changements à introduire dans la composition normale des ambulances, j'ai posé ce doublement en principe, j'ai démontré par les faits qu'il était plus utile de grouper, dès le début d'une campagne, le personnel médical en forte proportion aux ambulances que de le concentrer en réserve au quartier général. La création des infirmiers de visite que je me félicite d'avoir suggérée et mise en œuvre par leur apprentissage au Val-de-Grâce, donnera et a déjà donné en Italie (1859) de précieux auxiliaires au service haletant des ambulances.

Les hôpitaux temporaires de 1<sup>re</sup>, de 2<sup>e</sup> et de 3<sup>e</sup> ligne s'établissent dans les divers édifices publics, rapidement appropriés à cette destination. C'est fortune quand on ~ vt, c ...me en Italie, compter sur un vaste ensemble d'établissements richement pourvus, hôpitaux et hospices civils, couvents et palais, semés dans une série de grandes cités et de villes opimes, reliées par des chemins de fer, sur le concours des populations électrisées par une guerre d'indépendance nationale, etc.

*C. Hôpitaux sous tentes, baraques.* — En Orient, le service de santé n'a rencontré que difficultés et périls : une suite fatale d'épidémies meurtrières, choléra, scorbut, dysenterie, typhus, n'a cessé d'agrandir les besoins, de multiplier les épreuves. Les bâtiments turcs ne pouvaient suffire ; il a fallu improviser des hôpitaux sous tentes, créer des hôpitaux en baraques. Au milieu de ces exigences et de ces embarras, le médecin doit se préoccuper, avant tout, d'éviter, d'amoindrir les encombrements de malades : là est le danger le plus terrible. Ceux qui l'ont méconnu ont appelé et fixé le typhus dans leurs hôpitaux (1). Les bâtiments clos s'infectaient plus que les baraques; celles-ci, n'ayant qu'un rez-de-chaussée et laissant entre elles des intervalles de terrains que balayaient les courants atmosphériques, représentent autant de pavillons indépendants qui abritaient 30, 40 et au plus 50 malades, faciles à aérer par deux rangées opposées de fenêtres et par deux portes aux deux extrémités; aussi avons-nous groupé impunément 1800 malades dans les baraques construites sur la terrasse de Gulhani, dans l'enceinte du vieux sérail, qui, réunies dans des bâtiments clos, les auraient converties en foyers mortels de contagion typhique. Le choléra de Varna et de la Dobrudsa nous a imposé, faute de bâtiments disponibles et de matériel hospitalier, une expérience de traitement sous les tentes, que nous avons racontée ailleurs (2) avec quelques détails; bornons-nous à en relater ici les résultats. Les deux hôpitaux inté-

(1) Voyez Félix Jacquot, *Du typhus de l'armée d'Orient*, 1858. — Garreau, *Mémoire sur le typhus de l'armée d'Orient*, 1858. — Quesnoy, *Mémoires de médecine militaire*, t. XX, 2<sup>e</sup> série, etc.

(2) *Bulletin de l'Académie de médecine*, mars 1862.

rieurs de Varna ont reçu (en septembre 1854), 2314 cholériques, dont 1389 ont succombé; proportion : 100 décès sur 160 malades. Trois hôpitaux sous tentes, établis à 6 kilomètres environ de Varna, l'un sur le plateau de Franka, les deux autres sur le bord méridional de la rade, au voisinage d'un petit monastère grec, ont compté 698 décès seulement sur 2635 cholériques; proportion : 100 morts sur 376 malades; en ajoutant à ce chiffre les décès survenus pendant la traversée et dans le trajet du port à l'emplacement du monastère, on obtient encore une proportion d'une bénignité insolite. Et tandis que les hôpitaux-bâtiments s'infectent pour un temps plus ou moins long, ici point de foyers cholériques; 17 officiers de santé ont succombé en soignant les cholériques dans les bâtiments, aucun n'est mort sous les tentes. Si le typhus s'est développé dans les campements de la Crimée, c'est qu'alors les tentes, hermétiquement fermées pour protéger les habitants contre les rigueurs de l'hiver, n'étaient plus ventilées ni fixées sur un sol assaini; elles recouvraient des excavations, dites *taupinières*, où s'enfermaient les soldats pendant le temps où le service ne les appelait point ailleurs; creusées dans un sol perméable aux eaux pluviables qui filtraient à travers d'immenses détritus de putréfaction organique, leurs parois suintaient et entretenaient sous les tentes une humidité miasmatique; la multiplicité et l'imperfection des cimetières, les cadavres d'animaux épars dans les campements, l'accumulation de 180 à 200 000 hommes de plusieurs armées sur un étroit plateau, derrière une ville assiégée où régnait le typhus, voilà, sans énumérer d'autres causes encore, de quoi expliquer l'extension de ce fléau parmi nos propres troupes et celles de l'armée sarde, placées exactement dans les mêmes conditions (hiver 1855-1856). Remarquons l'immunité dont les Anglais ont joui à cette époque, grâce à une meilleure installation dans des baraques bien ventilées et à une direction hygiénique plus régulière, plus décisive.

Quoi qu'il en soit, l'expérience de la dernière campagne d'Orient démontre l'utilité de la dissémination des maladies infectieuses et contagieuses, de leur traitement à l'air libre, sous les tentes, quand la saison et le climat le comportent; une tente double est imperméable à la pluie et aux radiations solaires, elle se prête à l'aération instantanée. Il importe de n'y placer, malades, tout au plus que la moitié du nombre réglementaire d'hommes; les tentes pour 16 hommes ne doivent recevoir que 6 à 8 malades, etc. L'hôpital-bâtiment condense, emprisonne, accumule les miasmes, les ferments morbides; la tente les divise, les disperse, et prévient la formation des foyers. Les baraques sont préférables aux édifices; quand il faut occuper ceux-ci, l'encombrement est inévitable et n'a d'autre correctif, d'autre moyen d'atténuation, que la ventilation diurne et nocturne des locaux.

Les essais que nous avons provoqués en Orient (1854-1855) des hôpitaux sous tentes et des hôpitaux-baraques, ont certainement donné à nos confrères des États-Unis l'idée d'expérimenter le même système sur une si grande échelle qu'ils ont démontré en même temps l'impunité de prodigieuses agglomérations de malades dans les conditions de division et d'aérages adoptées par eux. Ainsi leur *West Philadelphia Hospital* contenait 3124 lits ; il y avait 1040 lits dans le *Mac-Clellan Hospital*, 1700 lits dans le *Hammond Hospital*, 1200 lits

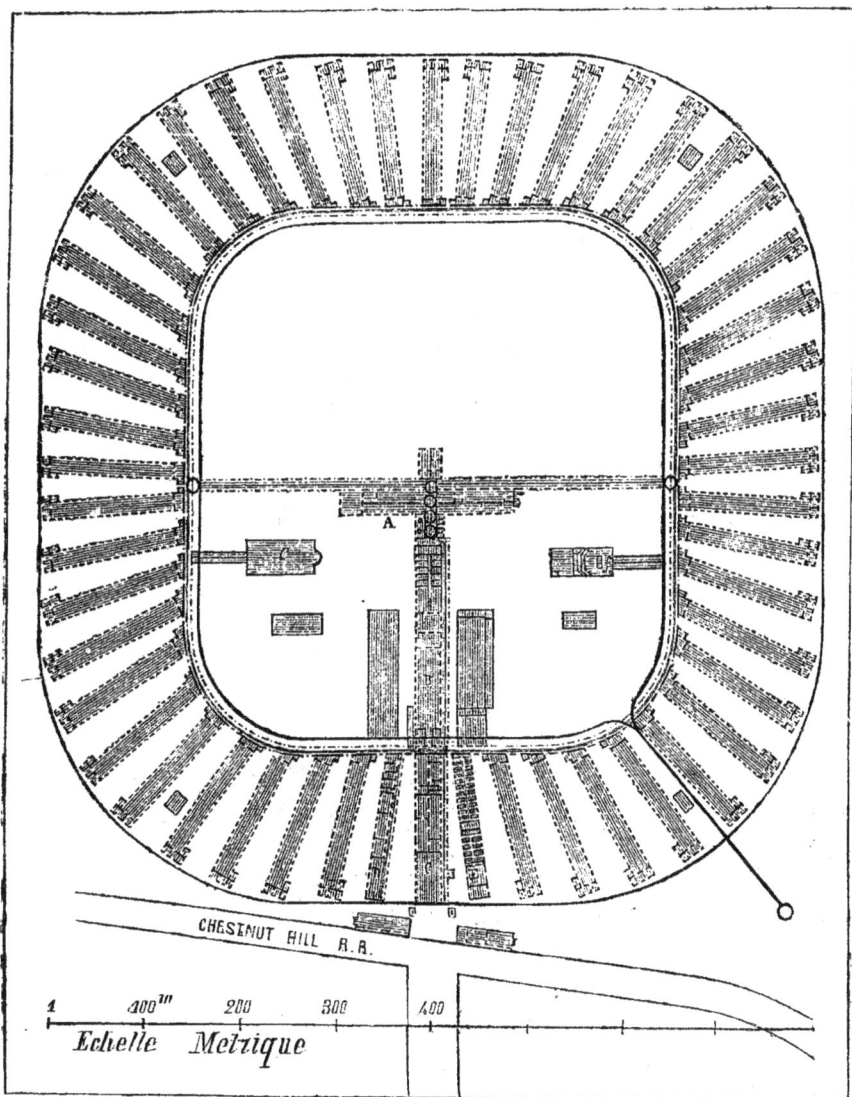

FIG. 17. — MOWER GENERAL HOSPITAL (Chesnut Hill). — A, administration ; B, cuisine ; C, baraque pour les employés ; D, magasins ; E, chambre de garde et vestiaire.

dans les pavillons en échelons du *Lincoln Hospital* (*in Washington city*), 3750 lits à l'hôpital général U.-S. Fort Montroë, 2509 lits à l'hôpital Satterlee à Philadelphie, 3326 à l'hôpital Mower près de la même ville, etc. En septembre 1864 où l'ensemble des ressources nosocomiales avait atteint son maximum de développement, l'armée des États-Unis comptait 202 hôpitaux généraux pourvus de 136 894 lits, et répartis ainsi : 93 dans la région de l'Atlantique avec 78 560 lits ; 107 hôpitaux dans la région du centre avec 58 266 lits ; 2 hôpitaux dans la région du Pacifique avec 68 lits. Pour donner à nos lecteurs une idée de ces établissements, visitons celui de Mower, situé sur un haut plateau où le chemin de fer conduit les malades dans des wagons-hôpitaux jusqu'à la porte de cet asile. Construit en bois, il se compose de 50 pavillons rayonnant autour d'un corridor ellipsoïde de $4^m,85$ de largeur sur 730 mètres de longueur, l'espace inclus est de 38 000 mètres carrés ; les pavillons sont à la distance de $6^m,10$ l'un de l'autre du côté du corridor et à $12^m,20$ d'intervalle à l'autre extrémité. Chaque pavillon a $6^m,10$ de large et $52^m,25$ de long ; en hauteur $4^m,30$ jusqu'au bord du toit et $5^m,80$ jusqu'aux combles : ce qui donne pour chaque malade $6^m,75$ en surface et 35 mètres cubes d'espace, chaque salle contenant 52 lits (fig. 17).

L'hôpital d'Hammond situé à la jonction du Potomac et de la baie de Che-

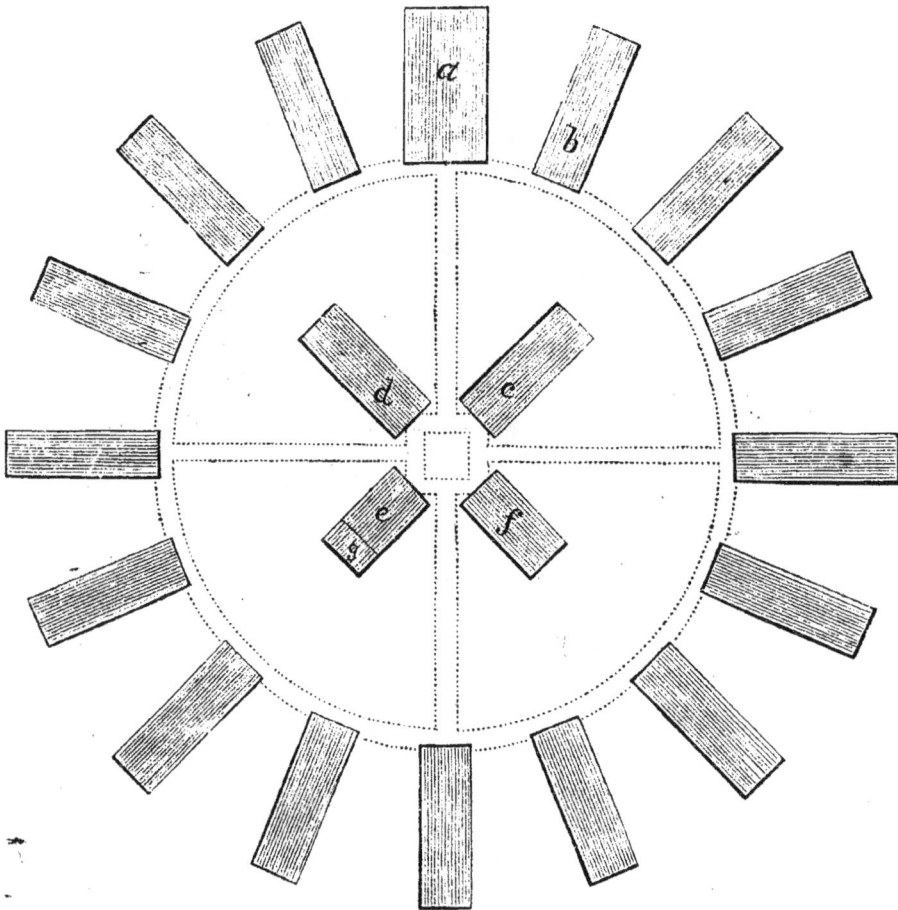

FIG. 18. — HÔPITAL D'HAMMOND. — a, administration ; b, salles ; c, cuisine ; d, buanderie ; e, chambre de garde ; f, magasin ; g, salle des morts et d'autopsies.

sapeake se compose de 16 pavillons partant d'un corridor circulaire. Les pavillons ont $4^m,10$ de longueur, $7^m,60$ de largeur, $4^m,25$ de hauteur jusqu'au bord du toit et $5^m,50$ jusqu'aux combles. Ces pavillons sont à la distance de $10^m,95$ l'un de l'autre du côté du corridor, et à $22^m,80$ d'intervalle à l'autre extrémité. Chaque salle contient 52 lits, chaque malade a $7^m,75$ en surface et 41 mètres cubes d'espace.

Ailleurs les pavillons-baraques sont rangés par moitié parallèlement les uns derrière les autres, s'ouvrant perpendiculairement sur une longue galerie, et les deux groupes symétriques de baraques reliés par un bâtiment central réservé à l'administration ; ailleurs les pavillons sont les échelons d'une galerie qui forme les deux côtés d'un triangle dont le sommet est occupé par le bâtiment de l'administration, la base par des tentes logeant des malades ou des troupes, l'aire par les annexes d'exploitation. Chaque pavillon contient 60 lits avec deux petites pièces à chaque extrémité, une pour la supérieure des infirmières, une autre pour le dépôt du linge, des médicaments et des objets de pansements nécessaires aux premiers soins ; la troisième et la quatrième, situées à l'extrémité excentrique, sont une salle de bains à portée des malades, et un cabinet d'aisances, à tonneaux mobiles qui sont vidés et chaulés toutes les nuits. Le plancher est de bois et à 2 pieds au-dessus du niveau du sol : les parois de planches non rabotées, imbriquées les unes sur les autres, revêtues à l'intérieur d'une couche de plâtre partant du plancher jusqu'à 8 pieds de hauteur. Les pavillons-baraques sont orientés du nord au sud, de manière à présenter leurs façades à l'est et à l'ouest. Pour la ventilation, en été et dans les temps doux, quatre larges ouvertures, garnies d'un grillage solide, percées à distance régulière dans le plancher de la salle, introduisent l'air pur du dehors par des tuyaux de bois, et le faîte de la toiture est ouvert sur toute la longueur du bâtiment. En hiver, la toiture est fermée, chaque salle reçoit quatre poêles de fonte ; chauffés au charbon, ils sont entourés d'une chemise de zinc ou de tôle de fer et placés au-dessus d'une chambre à air frais en communication avec l'extérieur ; à 8 pieds de chaque poêle se trouve un manche ou tuyau carré de bois, de 18 pouces de côté, descendant du toit jusqu'aux fermes ; le tuyau du poêle le traverse et y détermine un tirage énergique de l'intérieur à l'extérieur. Nous mentionnons à peine les pavillons-baraques servant de réfectoires aux deux tiers des malades, les promenoirs couverts, les aliments renfermés dans des boîtes à réchauds et circulant sur des rails depuis la cuisine jusqu'au lit des malades qui ne peuvent se lever, partout le travail mécanique remplaçant la main-d'œuvre, une machine à vapeur assurant dans toutes les parties de l'établissement la provision d'eau chaude et d'eau froide, le service de la buanderie (lavage, séchage, repassage du linge), la cuisson de beaucoup d'aliments, le fonctionnement des bains, des pompes à incendie, etc. (1).

---

(1) Voy. Legouest, *Le service de santé pendant la guerre des États-Unis.* Paris, 1866, et les documents émanés du War department, surgeon general's office. Washington, november 1865.

Les Américains, comme le remarque judicieusement le professeur Legouest, ont bien compris que le principe des hôpitaux sous toile et en baraques n'est autre, au fond, que celui de la dissémination des malades ou au moins l'atténuation de toutes les influences d'encombrement, d'infection et de contagion. C'est à ce système d'installation des malades, à leur direction hygiénique et médico-chirurgicale par des mains compétentes, aux libéralités de la nation entière, au prodigieux comfort qui en est résulté pour les fiévreux et les blessés que ceux-ci ont dû l'abaissement de leur mortalité à 6,5 pour 100 dans les hôpitaux de première ligne, à 2,9 pour 100 environ dans les hôpitaux de seconde ligne, mortalités si bénignes qu'il n'y en a pas d'exemple dans les armées de l'Europe. Faut-il s'étonner que de tels résultats aient conduit à l'idée de renoncer entièrement, même en temps de paix, à ces vieux bâtiments où les générations de malades se succèdent sans interruption, où l'infection ne chôme pas, à ces monuments mensongers de la charité publique que l'on élève à grands frais et qui finissent par s'imprégner d'un méphitisme séculaire? Construire tous les hôpitaux en matériaux légers en forme de pavillons-baraques isolés, faciles à aérer, faciles à démolir, et les abandonner après six, huit ou dix ans, pour en élever d'autres, ce système d'assainissement radical et moins dispendieux n'est-il pas en même temps le plus salubre?

Le traitement sous tentes et dans les baraques a pris faveur en Allemagne; Léon Le Fort le convoite pour la France (1); Chantreuil a fait connaître les intéressantes installations de ce genre que l'on a expérimentées à Francfort, à Langensalza, à Berlin, à Kiel, et à Goettingen; les baraques construites aussi à Dresde, à Trautenau, à Prague, ont partout réussi (2). On a fait des tentes mobiles (Francfort), des tentes d'isolement destinées à ne recevoir qu'un seul homme grièvement blessé et un convalescent en état de veiller sur lui, enfin des tentes-baraques à parois simples ou doubles et recouvertes ordinairement d'un toit solide et favorable à la ventilation; il en existe deux spécimens, à la Charité de Berlin et à la clinique de Langenbeck. Le toit connu sous le nom de *Reiterdach* rappelle celui de nos marchés couverts et présente à ses deux extrémités de larges ouvertures protégées par un auvent, des parois latérales et frontales recouvertes avec des toiles fixées solidement en haut, mais pouvant être relevées à volonté par le bas (fig. 19).

D'autres tentes-baraques ont des parois latérales de planches qui ne montent pas jusqu'à la toiture, laissant deux ouvertures latérales ou une seule que l'on ferme au besoin par des rideaux de toile (fig. 20); il existe à la Charité de Berlin un lazaret-baraque, composé d'une salle de 84 pieds de long sur 29 de large, avec deux galeries longitudinales de 4 pieds et demi de largeur et deux espaces situés à chaque pignon, de 10 pieds chacun. La hauteur des pa-

---

(1) Léon Le Fort, *Gazette hebdomadaire de méd. et de chir.*, 1868.
(2) G. Chantreuil, *Études sur quelques points d'hygiène hospitalière* (*Arch. génér. de méd.*, oct. et nov. 1868).

rois latérales est de 13 pieds et demi ; le toit qui les surmonte a une hauteur de 19 pieds ; recouvert d'ardoises, interrompu dans toute sa longueur, ce toit

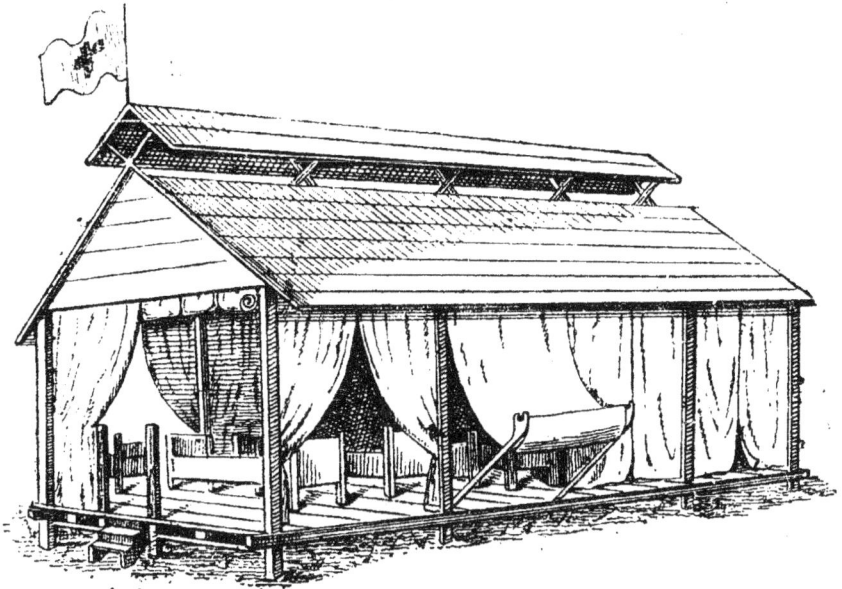

Fig. 19.

est surmonté d'un espace prismatique qui communique avec l'intérieur, et pourvu d'un petit toit à cheval sur le premier et dépassant ses parties latérales

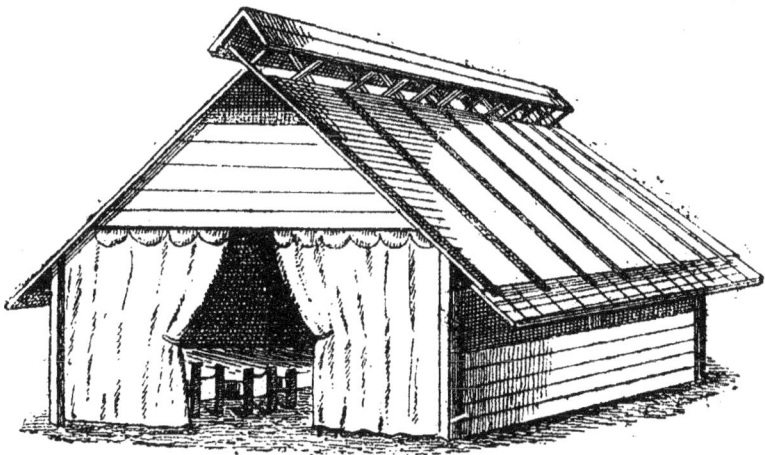

Fig. 20.

auxquelles sont adaptées des jalousies de verre qu'on peut ouvrir et fermer à volonté : c'est à l'ensemble de ces dispositions que l'on a donné le nom de *toit américain* ou de *Reiterdach* (fig. 21). L'espace intérieur contient 20 lits éloignés de 3 pieds des parois latérales ; un espace de 10 pieds reste libre entre les deux rangées de lits. Du côté nord se trouvent deux chambres de neuf pieds carrés, l'une destinée au veilleur, l'autre divisée en deux compartiments occupés par un lavoir et un water-closet. La baraque est chauffée par deux appareils qui y entretiennent non-seulement une température suffisante, mais une circulation incessante d'eau chaude. Chacun de ces appareils se compose d'un poêle dont

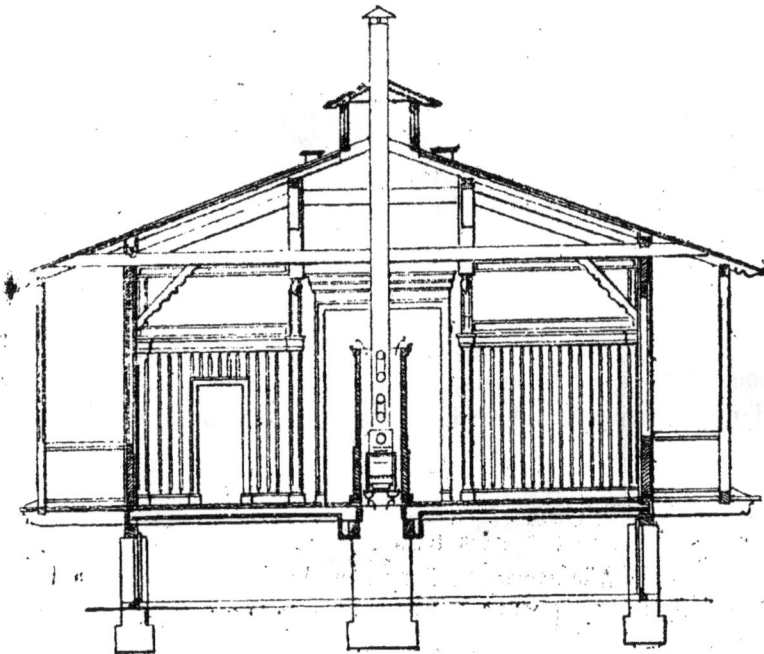

Fig. 21.

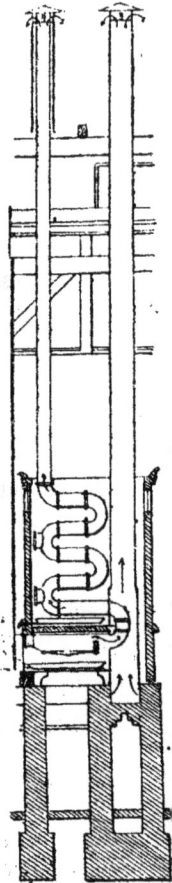

Fig. 22.

le tuyau est recourbé en serpentin. Ces poêles sont enfermés dans une che-mise de faïence avec un tuyau dont nous verrons bientôt l'usage. L'air chaud s'échappe de cette chemise par des bouches de chaleur et se répand dans la baraque. Les parois de la baraque sont construites de telle façon qu'il existe un vide dans leur épaisseur même et l'air chaud qui s'est répandu dans la bara-que et s'y est vicié s'introduit dans ce vide par des orifices placés près du plan-cher ; il le traverse, entourant ainsi la baraque d'une couche chaude, pour se rendre dans un tuyau d'appel. C'est ce tuyau qui est enfermé avec le poêle dans la chemise de faïence. La chaleur développée par le poêle y active le tirage et l'air se déverse par ce tuyau au-dessus du toit ainsi que la fumée s'échappant de la cheminée du poêle, à une hauteur de 4 pieds au-dessus du reiterdach (fig. 22).

Nous renvoyons à l'excellent mémoire de M. Chantreuil pour tout ce qui concerne la construction de ces abris, le mode et la proportion de ventilation suivant les saisons de l'année, etc. Notre expérience personnelle confirme les observations de ce judicieux médecin ; avec lui nous résumons comme il suit les conditions de leur installation : isoler largement les baraques et les tentes-baraques les unes des autres, les établir dans de vastes jardins où l'air circule en liberté et vient de loin ; y placer le moins de lits possible et réserver à chaque malade au minimum une superficie de 10 mètres et un cube d'air de 70 mètres cubes ; exhausser leur plancher au-dessus du niveau du sol préalablement assaini, c'est-à-dire recouvert d'une couche de charbon de bois, de cendres de charbon et par-dessus d'une couche de gravier, démonter et déplacer ces abris dès que le sol est infecté, y pratiquer de hautes fenêtres et les protéger par un reiterdach qui les préserve de la pluie sans nuire à l'aération permanente ; préférer les tentes-baraques à deux parois, séparées par une galerie-promenoir qui permet de placer les malades en plein air par les temps calmes et de les soustraire à la pluie ou aux rayons ardents du soleil ; appliquer dans la disposition des water-closets les soins minutieux recommandés par miss Nightingale. C'est encore dans le travail de Chantreuil qu'il faut s'enquérir des résultats du traitement des affections internes et chirurgicales sous ce régime d'aération permanente et dans les tentes ou baraques ajoutés aux hôpitaux : Pirogoff, en Orient, a reconnu que les accidents et complications des blessures étaient moins nombreux sous les tentes. Hammond, aux États-Unis, Krauss et Stromeyer, en Allemagne, E. Parkes en Angleterre, Fischer à la Charité de Berlin, Wilms et Rose à l'hôpital béthanien de la même ville, Bœrwindt à Francfort-sur-le-Mein, ont eu tous à se louer de leur pratique sous les tentes et dans les tentes-baraques. Chantreuil a analysé leurs faits cliniques, calculé les proportions de mortalité, indiqué les sources où il a puisé les éléments de cette statistique : rien de plus concluant. Nous lui empruntons ce passage où Stromeyer [1] atteste par les faits suivants la salubrité des tentes-baraques de Langensalza : « 1° la guérison d'un grand nombre de blessures graves et la prolongation extraordinaire de la vie chez des sujets blessés mortellement. Les contusions des os par des balles qui s'étaient aplaties sur eux n'entraînèrent ni l'ostéomyélite suivie souvent de pyémie aiguë ou de mort, ni les nécroses profondes d'une durée interminable, finissant par donner lieu à des accidents de pyémie chronique ; 2° l'immunité contre le typhus. Parmi

---

(1) Stromeyer, *Erfahungen über Schusswunden im Jahre*, 1866, p. 31. Hanovre, 1867.

les 1092 patients, déjà épuisés par la fatigue et affaiblis par les privations, qui furent blessés à Langensalza dans la rencontre de l'armée hanovrienne et de l'armée prussienne, un seul cas de typhus se manifesta chez un amputé de jambe dont la plaie était déjà guérie. Un infirmier fut atteint de la même maladie. Le premier mourut, le second guérit ; 3° l'immunité contre le choléra qui, dans les mois d'août et de septembre, coûtait la vie à environ 40 hommes dans la ville ; l'immunité contre la pourriture d'hôpital, les blessures bourgeonnaient si bien que les topiques employés ordinairement pour hâter la cicatrisation des plaies, furent inutiles. » — A l'hôpital de la Pitié à Paris, Gosselin (salles de chirurgie) et d'après son exemple et ses avis, Empis (salle d'accouchement) ont notablement abaissé la mortalité de leurs services par le seul moyen de l'aération permanente de jour et de nuit.

2° *Hôpitaux des enfants et des vieillards.* — Dans ces deux genres d'établissements, la température doit être réglée avec le plus grand soin ; nous avons assez insisté dans le cours de cet ouvrage sur la facilité avec laquelle l'homme perd de sa chaleur propre aux deux âges extrêmes de la vie. On a remarqué à Bicêtre qu'une différence de quelques degrés thermométriques dans le chauffage des dortoirs multiplie les pneumonies séniles et élève le chiffre de la mortalité. Il n'est point d'hôpitaux où l'air pur soit plus nécessaire que dans ceux de l'enfance : à cet âge, la respiration est plus active, plus fréquente ; les excrétions abondantes et fétides, au milieu desquelles les jeunes enfants sont plongés, vicient rapidement l'atmosphère, et comme ils absorbent avec facilité, ils s'imprègnent en quelque sorte de leur propre méphitisme ; leur constitution s'altère et les expose davantage aux maladies contagieuses : aussi, malgré l'innocuité des maladies de cet âge et leur tendance à se résoudre par un sommeil tranquille et prolongé, par les sueurs, la diarrhée et l'épistaxis, les grandes réunions d'enfants malades sont moissonnées par une effroyable mortalité. Les ophthalmies, les blépharophthalmies, les angines couenneuses, le croup, les pneumonies, le muguet, y règnent presque constamment sous forme endémique et épidémique ; quand la rougeole, la scarlatine, la variole, viennent à se développer dans ces conditions de morbidité collective, elles affectent une gravité extrême ; c'est encore dans cette atmosphère impure que les affections scrofuleuses prennent naissance et suivent une marche plus aiguë. Écoutez Trousseau : « Un enfant est amené avec une fluxion de poitrine ; il guérit, et pendant la convalescence, il contracte la coqueluche dont est atteint un autre malade. Pendant le cours de cette maladie nouvelle, la rougeole, la scarlatine, viennent l'assaillir, et quelquefois enfin, lorsqu'il semble avoir triomphé de ces causes successives de destruction, il est pris d'une ophthalmie qui a déjà frappé d'autres enfants autour de lui, et il ne retourne dans sa famille qu'aveugle ou défiguré (1). » Une maison de convalescence ou d'évacuation à la campagne, au milieu d'un air salubre et ventilé, est l'annexe

(1) *Journal des Débats*, 19 novembre 1843.

indispensable d'un hôpital d'enfants ; ou plutôt il convient de les disséminer en un plus grand nombre de petits établissements situés hors de l'enceinte des villes. Pour la guérison des maladies chroniques chez les enfants des grandes cités, Guersant ne connaît point de meilleur agent que l'air pur de la campagne. Des enfants moribonds par suite de dysenterie, de diarrhée, de bronchite, de coqueluche, de pneumonie lobulaire, on dû leur salut à cette émigration, même au sein de l'hiver.

L'assistance publique, outre le traitement des enfants dans des services spéciaux ou dans des hôpitaux distincts, s'est imposé d'autres devoirs au profit des nouveau-nés qui lui sont confiés ; elle a créé une direction de nourrices, englobant autrefois 21 départements, et réduite aujourd'hui à cinq, par suite de la concurrence des bureaux particuliers ; ils sont partagés en circonscriptions, relevant chacune d'un sous-inspecteur. Cet agent recrute les nourrices sous le contrôle des médecins, les dirige vers Paris pour y prendre les enfants sous la conduite d'une surveillante, suit sur place les enfants et les nourrices, paye les salaires et préside à l'exécution des nombreuses mesures instituées dans l'intérêt de la santé et du bien-être des nourrissons (règlement de 1855). Avant de s'offrir à Paris au libre choix des familles, les nourrices sont visitées dans la localité par un médecin, au chef-lieu de la circonscription et à Paris, au siége de la direction par un médecin des hôpitaux. Une fois placés, les enfants sont examinés six fois dans l'année par le sous-inspecteur, et douze fois au moins par le médecin de la circonscription ; des inspecteurs viennent enfin les visiter à l'improviste. Nous avons relaté plus haut les chiffres de la mortalité de l'enfance. A Paris : de un jour à un an, il meurt 16,20 pour 100 des enfants ; dans les villes, il en meurt 18,32 pour 100, et à la campagne presque autant, 17,96 pour 100. Paris compte chaque année 53 335 naissances, c'est la moyenne de la période de 1860 à 1865 ; 18 000 sont placés chez des nourrices mercenaires, savoir :

| | |
|---|---:|
| Enfants placés par les bureaux particuliers | 9 042 |
| — — par la direction des nourrices | 1 974 |
| — assistés envoyés en nourrices | 3 942 |
| — placés directement par les familles | 3 000 |
| | 17 958 |

Pour les enfants surveillés dans 5 départements par la direction des nourrices (4000 environ), la mortalité de 1858 à 1855 a été de 27,04 pour 100 de un jour à deux ans. De 1859 à 1864 pour les enfants de un jour à un an confiés à la direction des nourrices, la mortalité s'est élevée à 33,93 pour 100 (1).

D'après Brochard, dans l'arrondissement de Nogent-le-Rotrou, les nourrissons venus de l'extérieur donnent 35 décès pour 100, et ceux qui sont nés dans

(1) Husson, *Discours sur la mortalité des jeunes enfants* (*Bulletin de l'Académie de médecine*, séance du 23 octobre 1866, t. XXXII, p. 92).

l'arrondissement, 22 pour 100 ; on n'en compte que 16 pour 100 au chef-lieu de l'arrondissement.

La mortalité des enfants trouvés va diminuant dans le département de la Seine ; elle était en

| | | | |
|---|---|---|---|
| 1828...... | de 56,70 pour 100 | 1860...... | de 49,84 pour 100 |
| 1858...... | de 58,91 pour 100 | 1864...... | de 39,26 pour 100 |

De un jour à un an, elle est effrayante dans les départements suivants :

| | Pour 100. | | Pour 100. |
|---|---|---|---|
| Loire-Inférieure......... | 90,50 | Seine-et-Oise........... | 69,23 |
| Seine-Inférieure......... | 87,36 | Côte-d'Or ............. | 66,46 |
| Eure................. | 78,12 | Indre-et-Loire......... | 62,16 |
| Calvados ............. | 78,09 | Manche.............. | 58,66 |
| Aube................. | 70,27 | | |

O. du Mesnil (1) conseille de supprimer la direction des nourrices, de ranger sous l'autorité du préfet de police les bureaux particuliers, de ne faire intervenir l'administration qu'après avoir constaté l'absence des parents ou l'impossibilité pour eux, soit de solder exactement les mois échus, soit de se libérer de l'arriéré, de faire surveiller sur place les nourrices par un comité local dont feraient partie de droit, le maire, le curé, le médecin, l'instituteur, de rétribuer convenablement l'homme de l'art appelé à donner ses soins à la nourrice ou à l'enfant, d'instituer des récompenses annuelles pour les nourrices qui se seront distinguées dans l'accomplissement de leurs devoirs. Le préfet de police correspondrait directement avec les maires des localités où seront placés les enfants.

3° *Maternités*.—Les femmes en couches se rangent sur la même ligne que les enfants, si même elles ne les dépassent, quant à leur puissance de viciation atmosphérique et à la gravité des conséquences qui en résultent pour elles. Leur réunion dans un même local, l'écoulement de lochies, les sueurs copieuses, l'excrétion parfois superflue du lait, celle des urines et des fèces pendant les premiers jours de l'accouchement, l'humectation continue de leur peau, dont la propriété absorbante s'accroît par cette cause, l'ampleur de la respiration dont les organes, devenus plus libres, présentent à l'air une surface plus étendue, l'affaiblissement qui succède aux pertes de sang et à la dépense des forces musculaires, l'irritabilité que des douleurs inévitables laissent à leur suite dans tout le système nerveux : telles sont les circonstances qui créent autour des femmes en couches une infection spécifique, et qui augmentent leur aptitude à en subir l'influence. Les femmes en couches sont admises et traitées, soit dans une dépendance plus ou moins isolée des hôpitaux ordinaires, soit dans des établissements qui leur sont exclusivement consacrés. Telle est la fréquence

(1) O. du Mesnil, *Industrie des nourrices et mortalité des nourrissons* (*Annales d'hygiène et de médecine légale*, 2ᵉ série, t. XXVIII, 1867, p. 5).

des épidémies qui s'y développent, et telle est la rareté des accidents observés dans la pratique civile, et même parmi les femmes des classes inférieures,
que l'on s'est demandé s'il n'y avait lieu de remplacer les maisons d'accouchement par des soins à domicile ; mais que deviendraient les filles trop nombreuses qui manquent de refuge, et qui cachent dans les hospices le secret de
leur honte? On a pensé à les confier aux sages-femmes qui reçoivent chez
elles des femmes à accoucher, et j'incline à ce mode de dissémination. Londres, Dublin, Vienne, prouvent d'ailleurs qu'il est possible de réunir dans un
même établissement un certain nombre de femmes en couches sans les con-
damner au fléau des épidémies puerpérales. Dans l'une des quatre maisons
que possède la première de ces villes, le nombre des décès pendant trente
années environ (de 1788 à 1818) n'a jamais dépassé 1 sur 231. Dans l'hôpital de Dublin la mortalité depuis 1757 jusqu'à 1825 s'est montrée dans
la proportion de 1 à 87 : résultat moins avantageux, parce que les femmes
entrées à l'hôpital de Dublin ne peuvent se comparer, en raison de leur misère
et de leurs habitudes, à celles des maisons de Londres, où les admissions ne
sont pas exemptes de choix et de difficultés ; or, de 1835 à 1844, pendant
une période de dix ans, la Maternité de Paris a perdu 1 sur 24,74 femmes en
couches ; en 1853, 1 sur 12,51 ; en 1854, 1 sur 8,91 (1).

Accumulons les chiffres, la statistique est péremptoire ici ; pour 1856,
Tarnier a établi ces données :

|  | Accouchements. | Morts. | Proportion. |
|---|---|---|---|
| A la Maternité................... | 2 237 | 123 | 1 sur 17 |
| A l'hôpital des Cliniques........... | 630 | 54 | 1 — 12 |
| Bureaux de bienfaisance........... | » | » | 1 — 142 |
| XIIᵉ arrondissement (1).... ....... | 3 222 | 14 | 1 — 230 |

Ainsi, même dans l'arrondissement le plus pauvre de Paris, voyez les
chances de mortalité attachées au comfort de l'hôpital.

EN 1861.

|  | Accouchements. | Décès. | Proportion. |
|---|---|---|---|
| Dans les hôpitaux................ | 7 226 | 693 | 1 sur 10,42 |
| Bureaux de bienfaisance........... | 5 858 | 27 | 1 — 216,96 |
| En ville...................... | 44 481 | 262 | 1 — 169,80 |

EN 1862.

|  | Accouchements. | Morts. | Proportion. |
|---|---|---|---|
| Dans les hôpitaux................ | 6 971 | 476 | 1 sur 14,64 |
| Bureaux de bienfaisance........... | 6 390 | 21 | 1 — 304,28 |
| En ville...................... | 42 796 | 266 | 1 — 160,88 |

EN 1863.

|  | Accouchements. | Décès. | Proportion. |
|---|---|---|---|
| A domicile.................... | 934 781 | 4 405 | 1 sur 212 |
| A l'hôpital.................... | 888 312 | 30 394 | 1 sur 32 (3) |

(1) *Compte moral et administratif des hôpitaux et hospices de Paris*, 1855, p. 76.
(2) Où se trouvait la Maternité en 1856 ?
(3) Léon Le Fort, *Études sur les maternités*, in-4°. Paris, 1866.

Pendant 7 ans, 11 928 accouchements faits en ville par les chirurgiens de Guy's Hospital ont fourni 36 décès, soit 1 sur 331 accouchements (1).

Veut-on une longue période, une période plus que demi-séculaire ? De 1802 à 1864, dit Léon Le Fort, 1 décès sur 19 accouchements a été la moyenne de la mortalité de l'hôpital de la Maternité, à Paris. Celui des cliniques a pour sa moyenne de 30 ans 1 décès sur 21,2 accouchements ; celui de Saint-Antoine 7 décès sur 100 pour moyenne de 50 ans ; Lariboisière 8 sur 100 (de 1854 à 1862) ; Beaujon 1 sur 15 (Béhier).

Les femmes en couches ont besoin d'un air pur, de propreté, de tranquillité et de calme moral. On a proposé pour elles des salles vastes avec un nombre proportionnel de lits, ce qui les assimile à celles des hôpitaux ordinaires, ou la division des salles en trois travées longitudinales dont la moyenne sert de rue et les deux latérales sont partagées par de minces cloisons en cellules à un lit et éclairées chacune par une fenêtre ; mais les cellules ne peuvent être aérées par leur fenêtre sans danger pour les femmes en couches, et le courant que deux fenêtres terminales permettent d'établir dans la travée intermédiaire, entre les deux rangées de cellules, n'entraîne pas plus leur méphitisme que le courant du fleuve n'emporte et ne renouvelle les eaux qui croupissent sur ses bords. On a encore conseillé la section des salles en chambres de moyenne capacité, où l'on peut placer les femmes par séries de huit à dix parvenues à peu près au même terme ; et comme elles quitteront la chambre à peu près à la même époque, on aura la facilité de la ventiler pendant quelques jours, d'en laver les murs avec une solution de chlorure de chaux, d'exposer à l'air ou de renouveler en partie le mobilier, etc., de manière à n'y faire entrer une nouvelle série de femmes qu'après cette purification à fond. Chacune de ces chambres principales doit communiquer avec une pièce plus petite à deux lits d'accouchement montés sur des roulettes qui permettront de rouler les femmes jusqu'au lit qui doit les recevoir définitivement. On ne souillera pas de cette manière la salle où doit séjourner la nouvelle accouchée, et si quelque opération est indiquée, l'accoucheur n'aura que les témoins qu'il veut avoir. Mais la salubrité des hôpitaux de maternité ne sera complétement assurée que : 1° par leur construction en dehors des centres de population, dans la banlieue rurale des villes ; 2° par leur réduction aux proportions d'un petit hôpital, dût-on multiplier les maternités ; 3° par le placement de chaque femme en couches dans une chambre distincte, spacieuse, séparée, sans communication avec celle d'une autre femme en couches, et munie d'une cheminée ventilatoire à l'opposite des fenêtres ou de la porte d'entrée. Le chiffre limite 80 par maternité indiqué dans une instruction du comité d'hygiène et du service médical des hôpitaux, me paraît excessif. Il est vrai que 20 de ces lits doivent toujours rester vacants et destinés à un roulement qui permet d'évacuer à tour de rôle les locaux habités et de les livrer à des soins de nettoyage à fond

(1) Malgaigne, *Rapport sur la mortalité des femmes en couches*, etc.

et d'assainissement complet. Cette même instruction fixe le maximum des lits par salle à 10 ; les salles ne communiqueront pas entre elles ; elles auront 5 mètres à 5$^m$, 50 de hauteur sur 8 de large ; un seul lit par trumeau, à 50 centimètres du mur ; chaque lit sera séparé de l'autre par un intervalle de 3 mètres à 3$^m$, 5. Jamais de lits supplémentaires. Ces prescriptions ont leur mérite et réaliseront un progrès ; mais ce qui ressort le plus clairement des enquêtes et des discussions de 1863, c'est la nécessité de supprimer les hôpitaux des femmes en couches, de les assister à domicile, de pourvoir à l'enseignement obstétrical par le système des polycliniques en ville, et, si l'on maintient quelques-uns de ces lugubres établissements, il y faut ménager à chaque femme une chambre à part. Les femmes admises dans ces asiles plus ou moins longtemps avant le terme de leur grossesse trouvent-elles, dans le passage d'une existence rapide et rude à une vie presque inerte, une cause prédisposante aux maladies qui les frappent souvent après leurs couches ? Paul Dubois a constaté que l'influence puerpérale s'appesantit autant sur les femmes entrées à l'hospice avec les douleurs de l'accouchement, que sur celles qui y avaient déjà fait un long séjour. La susceptibilité nerveuse des femmes enceintes ou accouchées exige de grands ménagements. Vers la fin de la gestion, la crainte d'une mort prochaine les jette dans une mélancolie profonde. Qu'on éloigne donc d'elles le spectacle des maladies graves et des catastrophes. Les explorations auxquelles on les assujettit, dans l'intérêt de l'instruction des élèves, ne sont pas exemptes de conséquences fâcheuses ; elles ne s'y prêtent qu'avec répugnance et parfois avec les marques d'une souffrance plus ou moins réelle ; une extrême réserve dans ces manœuvres est le devoir des élèves, une surveillance sévère est celui des maîtres. Enfin, pour que les maisons de maternité réalisent le bienfait de leur institution, il faut fixer à neuf ou dix jours la durée de rigueur pour la convalescence des femmes en couches.

4° D'après le genre des maladies, on a créé des *hôpitaux pour les affections cutanées, pour les maladies vénériennes*, etc. Dans tous ces établissements, la séparation des sexes doit être rigoureusement maintenue. Les vénériens ne sont pas encore admis dans tous les hôpitaux civils ; un préjugé religieux lutte contre cette extension de l'assistance qui est motivée par un intérêt public. Dans d'autres hôpitaux civils, on les séquestre et, tant pour leur habillement que pour leur couchage et jusqu'à l'aspect des locaux où on les confine, ils sont traités sur un pied d'infériorité et presque de pénitence ; nos militaires eux-mêmes n'échappent pas, dans ces localités, aux mesures d'exception et d'humiliation, qui ne sont propres qu'à favoriser la dissimulation et par conséquent l'aggravation des maladies syphilitiques. Dans les hôpitaux des petites villes, où l'on est obligé de réunir souvent tous les genres d'affections, il faut au moins éloigner les services qui pourraient se nuire : ainsi les femmes en couches, qui ont besoin de calme et de silence, ne seront point placées dans le voisinage des fous. Les opérés et les blessés avec suppuration abondante ne peuvent guérir s'ils ne sont isolés dans de petites salles à trois ou quatre lits, bien ventilées, doucement chauffées, abritées contre le bruit et l'excès de lumière. Malgré les réformes effectuées dans l'état des hôpitaux, la plupart des opérations y échouent encore, quoique pratiquées par des chirurgiens éminents et au milieu des circonstances en apparence les plus favorables. De 1818 à 1822, sous la domination de Dupuytren, les salles de chirurgie de l'Hôtel-Dieu de Paris ont donné 1 décès sur 15 blessés, et la mortalité s'est élevée deux années au 11ᵉ et même au 10°; de 1837 à 1840, la clinique de Roux, dans le même établissement, a fourni une mortalité de 1 sur 17, 18 et 19. Aux journées de juillet 1830, Dupuytren n'a sauvé que 8 hommes sur 16 grandes amputations primitives (1). Les opérations faites sur les champs de bataille, par des mains moins habiles, ont eu plus de succès, même alors que les amputés couchaient sur le sol, ou, portés à dos de mulets à la suite de l'armée, subissaient d'horribles secousses. Il existe donc dans les hôpitaux une cause fatale qui annule les œuvres de la science et de l'art le plus consommé : c'est l'accumulation des opérés dans les mêmes salles.

5° *Asiles d'aliénés.* — La séquestration des aliénés est nécessitée par le désordre qui règne dans leurs sensations, leurs jugements et leurs actes, l'expérience a prouvé qu'ils abusent de la liberté au détriment de leur santé et de leur vie ; que leurs rapports avec le monde, loin de détruire les rêves qu'engendre leur imagination, tendent à leur en persuader la réalité, etc. De là l'opportunité des maisons destinées à les recevoir, et dont les unes sont publiques, les autres fondées par l'intérêt privé. La loi du 30 juin 1838 subordonne à l'avis des médecins la séquestration des aliénés, et, dans les certificats qu'ils délivrent à cette occasion, ils doivent : 1° constater l'état mental de la personne à placer ; 2° indiquer les particularités de sa maladie ; 3° attester la nécessité de faire traiter la personne dans un établissement d'aliénés et de l'y tenir renfermée (art. 8). Cette disposition s'applique aux placements volontaires ainsi qu'à tous les ordres délivrés par l'autorité publique, en vertu des articles 18, 19 et 25 de la même loi. Rien de plus sage que ces stipulations du législateur : l'acte qui provoque la suspension de la liberté d'un individu et lui enlève temporairement l'exercice de ses droits doit être entouré de toutes les garanties de sincérité ; ensuite l'isolement des aliénés n'est plus motivé seulement par le danger que peut courir la sécurité des citoyens ou l'ordre public, mais la loi veut leur assurer des chances de guérison ou d'amélioration dans un établissement bien organisé et placé sous l'œil du pouvoir social. Tel n'était point le sort des aliénés dans les siècles antérieurs : ils avaient peu d'asiles spéciaux ; les réduits qu'on leur accordait dans les hospices, dans les communautés religieuses, ressemblaient à des cloaques ; souvent confondus dans les prisons avec les criminels, ils gisaient garrottés sur la paille ou sur le sol humide, presque nus et condamnés au pain noir et à l'eau ; quand ils s'agitaient sous le poids de leurs chaînes, la flagellation à coups de verges ou de nerf de bœuf servait de

_____

(1) Malgaigne, *Éloge de Roux,* novembre 1855, in-4.

remède à leur délire. Avant Pinel, des voix nombreuses, parmi lesquelles domine celle de Howard, avaient protesté contre les tortures infligées aux pauvres fous; mais Pinel, le premier, a détaché leurs chaînes à Bicêtre (1792); il a décidément ouvert pour cette lamentable portion de notre espèce une ère de réforme. L'élan est donné, des asiles s'élèvent, les anciens s'améliorent. Mais les résultats publiés par Esquirol, Calmeil, Leuret et d'autres manigraphes qui ont voyagé (1), montrent que si l'Europe possède quelques établissements dignes d'éloges, tels que Bethléem, les hôpitaux d'York, de Manchester, de Glascow, etc., en Angleterre; Charenton, Bicêtre, les maisons de Rouen, de Strasbourg (Stephansfeld), du Mans, etc., en France, etc., les manicomes manquent encore dans une foule de pays ou laissent beaucoup à désirer. L'Italie, si l'on excepte l'hospice de Turin, ne justifie pas sous ce rapport la bonne réputation qu'on lui a faite (2). On cite en Allemagne l'asile de Sonnesteil, près de Pyrna; mais ceux de Munich, de Vienne, de Berlin, sont médiocres. L'Espagne est arriérée. La loi de 1838 sera féconde en bienfaits pour les aliénés en France. Il importe de faire cesser la promiscuité de ces malheureux avec les autres genres de malades ou d'infirmes auxquels ils servent de jouet ou d'épouvantail. A Lyon, à Toulouse, à Montpellier, il existe une division pour les fous; dans différents hospices leur séquestration dans des établissements particuliers est indispensable. Là encore il faut séparer les deux sexes; les fous furieux, les monomaniaques, les paralytiques, les épileptiques, les idiots, les sujets à démence tranquille, ceux qui sont enclins au suicide, etc. Les hôpitaux d'aliénés sollicitent les conditions d'hygiène générale que nous avons exposées. Il convient de les établir sur un terrain uni et fertile qui se prête au développement des constructions et à la multiplicité des ombrages. Le système des pavillons permet le classement régulier des maladies. En limitant leur hauteur à un seul étage, on évite l'inconvénient des grilles dont il faut armer les fenêtres et les rampes des escaliers, l'incessante besogne d'ouvrir et de fermer des portes, la fatigue de monter et de descendre, etc. Si les malades sont bien classés à leur arrivée et suivant la forme de leur délire, il devient inutile de donner une épaisseur désagréable aux portes, aux fenêtres, aux contrevents, etc., et de les charger d'énormes serrures. Hors des quartiers assignés aux idiots, aux paralytiques, aux individus arrivés à l'extrême démence et aux maniaques, la propreté, l'ordre, la conservation du matériel, sont assurés : l'expérience le prouve à Charenton. Les maniaques seuls auront des lits lourds, épais et fixés au sol; la paille de ceux qui ne peuvent être couchés dans des lits sera renouvelée tous les jours; les surveillants pourront circuler librement autour des lits. Pour les furieux indomptables, quelques loges construites en pierres taillées ou en bons moellons, sans autre meuble

(1) *Annales d'hygiène*, 1839, t. XXII, p. 215.
(2) Voyez l'ouvrage du docteur Combes, *De la médecine en France et en Italie.* Paris, 1842, p. 420.

que la paille qui sert de lit; mais, la fougue passée, l'aliéné devenu traitable sera conduit dans une meilleure habitation. Dans les loges, dans le chauffoir des furieux, dans l'infirmerie, le plancher doit être fait avec de grandes dalles cimentées. On tient en réserve, dans chaque division, des camisoles de force et des entraves ; celle des monomaniaques et des suicides est pourvue de sondes œsophagiennes de tous les calibres et d'une seringue propre à injecter par le nez des liquides alimentaires. Ces moyens doivent composer seuls l'arsenal disciplinaire; ils suffisent dans les établissements bien tenus, la fureur s'y montre rarement. Il faut proscrire l'emploi des chaînes; l'intimidation par les douches sur la tête ne doit être employée qu'avec réserve. Les aliénés convalescents ou guéris ne peuvent être employés dans l'intérieur des maisons sans risque de rechute ou d'irrégularités dans le service; il est urgent de les éloigner du spectacle des misères morales auxquelles ils ont participé, et de les réunir par groupes assortis dans des dépôts de convalescents, sous la forme de colonies agricoles, de fermes en exploitation (1). L'application des aliénés aux travaux de la terre a donné de si favorables résultats qu'elle sera encore pour eux, dans leur convalescence, le plus sûr moyen de consolidation morale et physique. Il est surtout certaines classes d'aliénés que le contact en quelque sorte immédiat de la nature, la régularité des occupations agricoles, la liberté des champs, etc., promettent de modifier d'une manière avantageuse; ce sont ceux dont les excitations désordonnées de la vie des grandes villes, les passions politiques, les chagrins domestiques, les ruines de la fortune, etc., ont bouleversé la raison.

En 1854, les établissements où l'on traite les aliénés seuls étaient au nombre de 111 dont 46 appartenaient à des particuliers ; 25 départements comprenant une population de 8 908 923 habitants (près du quart de la population totale de la France) étaient dépourvus d'asiles pour les aliénés et réduits à les diriger sur les départements voisins. A la fin de 1860, il ne restait que 99 asiles dont 57 publics et 42 privés; des 57 publics 1 seul appartient à l'État, 37 aux départements, 19 aux hospices. A cette même époque 26 départements manquaient d'asiles.

Dans un espace de 26 ans (de 1835 à 1861), le nombre des aliénés dans les asiles s'est élevé de 10 539 à 30 239, c'est un accroissement total de 19 700, soit 750 par année moyenne, ou par rapport au nombre primitif, une augmentation de 187 pour 100. Cependant depuis 1854 cet accroissement suit une marche décroissante, comme on le voit par le tableau ci-après qui en donne la proportion annuelle pour chaque période quinquennale depuis 1836 (2) :

(1) Voy. Pain, *Sur les divers modes de l'assistance publique appliquée aux aliénés* (*Annales d'hygiène*, 2ᵉ série, 1865. — *Nouveau Dictionnaire de médecine et de chirurgie pratiques*. Paris, 1865, t. III, p. 533, art. ASILES : travail agricole et colonisation).

(2) Legoyt, *Statistique de l'aliénation en France* (*Moniteur* du 16 avril 1866).

Période de 1836 à 1841, acccroissement annuel......... 5,04 p. 100
    —    de 1841 à 1846,          —          .......... 5,94 p. 100
    —    de 1846 à 1851,          —          .......... 3,71 p. 100
    —    de 1851 à 1856,          —          .......... 3,87 p. 100
    —    de 1856 à 1861,          —          .......... 3,14 p. 100

On verra plus loin pareil ralentissement dans les admissions. A la fin de 1860, l'ensemble de nos asiles avait placé pour 31 550 aliénés; l'effectif des malades entretenus s'élevait à 30 239. Quant à la nature de leurs infirmités, ils se répartissent ainsi au 1er janvier de chaque année :

| Années. | Fous. | Idiots. | Crétins. |
|---|---|---|---|
| 1856 | 22 602 | 2 840 | 43 |
| 1857 | 23 283 | 2 976 | 46 |
| 1858 | 23 851 | 3 134 | 43 |
| 1859 | 24 395 | 3 443 | 40 |
| 1860 | 25 147 | 3 577 | 37 |
| 1861 | 26 450 | 3 746 | 43 |

Dans cette période de 5 ans, les idiots ont augmenté de 32 pour 100, les fous seulement de 14 pour 100 : différence due à l'introduction, dans les asiles, des idiots qui précédemment restaient dans leurs familles.

Les femmes y sont plus nombreuses que les hommes : la moyenne annuelle est, pour 100 malades, de 51,90 femmes et 48,10 hommes, quoique les admissions masculines soient de 52,91. Pour expliquer ce fait, il faut ajouter que les hommes y séjournent moins longtemps et meurent en plus grand nombre.

Le classement des aliénés, à leur entrée, en curables et en incurables, classement qui se fait depuis 1856, ôte tout espoir de guérison pour plus des 4/5 des malades.

Au 1er janvier 1861, les aliénés dans les asiles étaient répartis :

Dans les asiles appartenant à l'État et aux départements.. 15 470 = 51,60 %
Dans les asiles dépendant des hospices ............... 7 026 = 23,24 %
Dans les asiles privés............................... 7 743 = 25,60 %

Les variations d'effectif dans ces établissements sont comprises entre 1362 et 20 environ. Le premier de ces deux chiffres représente la population de la Salpêtrière le 1er janvier 1861, demeurée le plus important de nos asiles publics; viennent ensuite les asiles de

| | | | |
|---|---|---|---|
| Maréville (Meurthe)........... | 1347 | L'Antiquaille, à Lyon (Rhône)... | 787 |
| Clermont (Oise)............... | 1247 | Bon-Sauveur, à Caen (Calvados).. | 750 |
| Bicêtre (Seine).............. | 903 | Stephansfeld (Bas-Rhin)........ | 727 |
| Saint-Yon (Seine-Inférieure).... | 824 | Saintes-Gemmes (Maine-et-Loire). | 698 |
| Saint-Pierre (B.-du-Rhône)..... | 807 | Armentières (Nord)............ | 584 |

Les trois derniers recensements qui ont eu lieu en France ont fait ressortir :

| | En 1851. | En 1856. | En 1861. |
|---|---|---|---|
| A domicile......... | 24 433 | 34 004 | 53 160 |
| Dans les asiles...... | 20 537 | 26 286 | 31 654 |
| | 44 970 | 60 290 | 84 214 |

D'après ces données, le nombre total des aliénés en France aurait presque doublé, surtout si l'on tient compte des cas dissimulés par les familles et des cas seulement ébauchés, c'est-à-dire non parvenus à la flagrante notoriété. Ces accroissements, envisagés dans les deux dernières périodes quinquennales, s'élèveraient à 34 pour 100 de 1851 à 1856, à 39 pour 100 de 1856 à 1861? Sont-ils réels ou proviennent-ils d'énumérations faites avec peu de soin? Legoyt penche à ce dernier avis : Si l'on admet la réalité de ces augmentations, il faut admettre aussi qu'en dix ans le nombre des fous gardés dans leurs familles a augmenté de 170 pour 100, tandis que ceux des asiles n'auraient augmenté que de 51 pour 100 ; or, beaucoup d'aliénés indigents, autrefois conservés dans leurs familles, sont aujourd'hui dans les asiles.

Les femmes comptent plus de folles et moins d'idiotes et de crétins que les hommes :

### EN 1861.

|  | FOUS. | | IDIOTS-CRÉTINS. | |
|---|---|---|---|---|
|  | Hommes. | Femmes. | Hommes. | Femmes. |
| A domicile...... | 7 220 | 8 044 | 21 636 | 16 260 |
| Hospices........ | 13 152 | 14 273 | 1 771 | 1 858 |
| TOTAUX..... | 20 372 | 22 317 | 23 407 | 18 118 |

Soit 1 fou pour 915 hommes, 1 folle pour 839 femmes; 1 idiot pour 796 hommes et 1 idiote pour 1034 femmes. Dans presque tous les pays où l'on a recensé les idiots, ce même fait s'est reproduit, et si les proportions de mortalité des deux sexes sont les mêmes parmi les fous à domicile que dans les asiles publics et privés, il s'ensuit que les hommes comptent à la fois plus de crétins, d'idiots et d'aliénés.

Dans une période de 7 années (de 1854 à 1861), le mouvement d'entrées et de sorties (décès compris) a porté sur un total de 132 269 malades, savoir, 68 992 admissions, 63 277 sorties et décès. Pour les admissions, l'accroissement a été de 1835 à 1860, de 6838 = 173 pour 100, et il eût fallu créer tous les ans environ 800 places pour suffire aux demandes excédant les ressources disponibles. Avec Legoyt, nous inclinons à rattacher le nombre croissant des admissions aux effets naturels et prévus de la loi de 1838 ; la proportion d'accroissement des admissions va déjà s'affaiblissant, comme on peut s'en assurer en partageant la période 1835-1860 en cinq sous-périodes :

| Périodes. | Nombre moyen annuel d'admissions. |
|---|---|
| De 1835 à 1839................................ | 4610 |
| De 1840 à 1844................................ | 6441 |
| De 1845 à 1849................................ | 7538 |
| De 1850 à 1854................................ | 8975 |
| De 1855 à 1860................................ | 9959 |

L'accroissement proportionnel par année a donc été :

De la 1ʳᵉ à la 2ᵉ période......................    7,94 %
De la 2ᵉ à la 3ᵉ      —      ......................    3,38 —
De la 3ᵉ à la 4ᵉ      —      ......................    3,83 —
De la 4ᵉ à la 5ᵉ      —      ......................    2,00 —

D'où il est permis d'induire que l'augmentation si prodigieuse des admissions est un fait temporaire, créé par la loi de 1838 dont il est l'un des bienfaits ; il faut d'ailleurs décalquer des 50 455 malades entrés de 1856 à 1860 dans les asiles, 5612 *rechutes* (= 11 pour 100) qui se décomposent ainsi : 103 idiots et 5507 fous dont 2782 hommes et 2725 femmes (= 102 fous pour 100 folles). Le plus grand nombre de rechutes pèsent sur la première année de la guérison, et, on vient de le voir, malgré la prédisposition plus grande des femmes à la folie suivant l'opinion de médecins, elles en comptent moins que les hommes. Les 5507 rechutes se distribuent dans cet ordre :

Premières rechutes.. .....................    3235 ⎫
Deuxièmes....................... ...    1086 ⎪
Troisièmes...........................    549 ⎬ 5507
Quatrièmes...........................    280 ⎪
Cinquièmes...........................    110 ⎪
Et au delà ...........................    247 ⎭

Les familles répugnent tellement au placement de leurs aliénés dans les asiles, qu'il s'opère, dans plus des deux tiers des cas, par l'intervention de l'autorité. Depuis 1842 jusqu'à 1860 inclusivement, on a noté le sexe des admis, et tous les ans il entre dans les asiles plus d'hommes que de femmes, la différence proportionnelle varie de 5 à 21 pour 100, et cependant la supériorité numérique des femmes présentées dans ces établissements est constante : nous l'avons expliquée plus haut.

Quant à l'étiologie de l'aliénation, sur 28 621 fous dont les antécédents ont pu être explorés, 4056 étaient issus de père ou de mère atteint de folie : proportion pour les hommes 135 sur 1000, pour les femmes 141 sur 1000. Sur 2117 idiots-crétins, la prédisposition héréditaire a été constatée pour 260 individus dont 110 du sexe masculin et 150 du sexe féminin. La direction spéciale de l'hérédité est indiquée par ces faits : sur 1000 aliénés, 264, plus du quart, affectés de folie héréditaire, la tenaient : 128 de leur père, 110 de leur mère, et 26 du père et de la mère. Sur 100 folles admises, 100 étaient entachées d'hérédité du côté paternel, 130 du côté maternel, et 36 des deux côtés. En dehors de l'hérédité, la statistique fait la part suivante aux :

|  | Causes physiques. | Causes morales. |
|---|---|---|
| 1856................ | 2 730 | 1 724 |
| 1857................ | 3 213 | 2 171 |
| 1858................ | 3 202 | 2 217 |
| 1859................ | 3 277 | 1 986 |
| 1860................ | 3 444 | 2 259 |
|  | 15 866 | 10 357 |

Proportion : sur 1000 cas de folie, 607 seraient dus aux causes physiques, 393 à des causes morales. — L'analyse de 15 866 cas de la première origine a fourni les indices suivants :

| | |
|---|---:|
| Effet de l'âge (démence sénile) | 2 098 |
| Dénûment et misère | 1 008 |
| Onanisme et abus vénériens | 1 026 |
| Excès alcooliques | 3 445 |
| Vice congénital | 474 |
| Maladies propres à la femme | 1 592 |
| Épilepsie | 1 498 |
| Autres maladies du système nerveux | 1 136 |
| Coups, chutes, blessures, etc. | 398 |
| Maladies diverses | 2 017 |
| Autres causes physiques | 1 164 |
| | 15 866 |

L'analyse de 10 357 cas de folie imputée aux causes morales a mis en lumière les influences énumérées ci-dessous :

| | |
|---|---:|
| Excès de travail intellectuel | 358 |
| Chagrins domestiques | 2 549 |
| Chagrins résultant de la perte d'une personne chère | 851 |
| Chagrins résultant de la perte de la fortune | 803 |
| Ambition déçue | 520 |
| Remords | 102 |
| Colère | 123 |
| Joie | 31 |
| Pudeur blessée | 69 |
| Amour | 767 |
| Jalousie | 456 |
| Orgueil | 368 |
| Événements politiques | 123 |
| Passage subit d'une vie active à une vie inerte, et *vice versa* | 82 |
| Isolement et solitude | 115 |
| Emprisonnement simple | 113 |
| Emprisonnement cellulaire | 26 |
| Nostalgie | 78 |
| Sentiments religieux poussés à l'excès | 1 095 |
| Autres causes morales | 1 728 |
| | 10 357 |

Plus du quart des aliénés traités dans les asiles y entrent plus d'un an après l'invasion de la maladie. Les catégories suivantes ont été déterminées par le dernier recensement (de 1856 à 1860) :

| | Fous. | Idiots-crétins. |
|---|---:|---:|
| Paralytiques | 3 775 | 69 |
| Épileptiques | 1 763 | 347 |
| Sourds-muets | 133 | 61 |
| Scrofuleux | 381 | 146 |
| Goîtreux | 123 | 32 |

De 1854 à 1860, on a compté pour les deux sexes 36 717 sorties avant ou après guérison, soit pour les hommes 15,08 pour 100, pour les femmes

13,85 pour 100. Cette prédominance masculine dans les sorties se maintient depuis 1842.

La proportion des guérisons est environ d'un douzième et comprend plus d'hommes que de femmes. Sur 100 fous traités, de 1856 à 1860, on a compté 8,69 guérisons d'hommes et 7,81 de femmes. Sur 100 guérisons 37,66 ont été obtenues dans les trois premiers mois du traitement; 24,10 après un traitement de 3 à 6 mois; 11,28 après un traitement de 6 à 9 mois; 7,65 après un traitement de 9 à 12 mois : plus des 4/5 dans la première année. — Sur 13 687 fous sortis après guérison de 1856 à 1860, on a constaté 9789 fois la cause de la folie :

$$
\left.
\begin{array}{ll}
\text{Causes physiques.............} & 5253 \\
\text{Causes morales .................} & 4536
\end{array}
\right\} 9789
$$

Près de la moitié de ces guérisons, où la cause du mal a été constatée, se groupaient ainsi, quant à leur étiologie :

| | | | |
|---|---|---|---|
| Ivrognerie............... | 1738 | Maladies propres à la femme. . | 723 |
| Chagrins domestiques...... | 1171 | Excitation des sentiments relig. | 460 |
| Maladies diverses......... | 761 | Hérédité ................. | 1522 |

La mortalité tend à s'accroître dans les asiles; elle n'a été que de 13,75 pour 100 depuis 1842 jusqu'à 1853; elle s'est élevée à 14,03 dans la période septennale de 1854 à 1860; il meurt moins d'idiots-crétins que de fous (rapport 100 à 147); dans les asiles d'aliénés, comme dans nos établissements pénitentiaires, il meurt plus d'hommes que de femmes (15,52 contre 12,05); plus d'un quart de ces décès surviennent dans les trois premiers mois de l'admission. L'ensemble des asiles a fourni, de 1854 à 1860, une moyenne annuelle de 12 morts accidentelles et de 16 suicides, les uns et les autres beaucoup plus fréquents chez les hommes que chez les femmes.

Les divers modes de l'assistance publique appliquée aux aliénés sont, depuis dix ans, l'objet d'une controverse à divers points de vue, y compris celui de l'atténuation des dépenses que la construction et l'entretien des asiles met à la charge des départements : séjour des aliénés dans leurs propres familles; leur isolement dans des familles de bourgeois ou de paysans, dans le voisinage de l'asile, sous le contrôle et la surveillance du médecin de cet établissement (colonie belge de Gheel, *cottage-system* des Anglais); création de villages d'aliénés et de colonies agricoles, etc. De toutes les combinaisons, celle qui paraît la plus pratique et la plus féconde en bons résultats, consiste à annexer des fermes, des exploitations agricoles, des colonies agricoles à l'asile, maintenu comme centre d'administration, de surveillance et de traitement. C'est ce système qui prévaut aux États-Unis, dans le Hanovre, en Hongrie, à Rome, à Venise (Brierre de Boismont) et dont Fitz-James est aux yeux de cet éminent aliéniste le modèle. L'asile pour les aliénés en traitement; la colonie annexe pour les valides et les fous dociles qu'elle rapproche des conditions de la vie ordinaire; elle les éloigne de toute idée de séquestration; elle achève la guérison d'un certain nombre, et, quant aux incurables, elle adoucit leur existence de tous les jours; la colonie annexe est le moyen le moins hasardeux de remédier à l'encombrement des asiles et d'alléger les charges départementales (1).

6° *Hôpitaux de convalescence.* — Ce n'est pas seulement pour les aliénés qu'il convient de créer des établissements de convalescence; l'intérêt de tous les autres malades exige la même mesure. Des hôpitaux de convalescence dans les grandes cités, des salles spéciales de convalescence dans les hôpitaux des petites villes, hâteraient l'entier rétablissement des malades, les mettraient à l'abri des rechutes et des accidents qui les font péricliter après la guérison de leur affection initiale, les affranchiraient des chances d'infection et de contagion qui sont inhérentes à toute réunion de malades. Le changement de lit, d'air, de nourriture, d'horizon et d'entourage, exercerait la plus heureuse influence sur tant de malheureux, qui, à peine débarrassés d'une maladie grave, voient leur convalescence compromise par le voisinage d'affections contagieuses, par les émanations délétères, l'agitation nocturne et les cris d'un délirant, etc. Nos souvenirs nous présentent à l'esprit plus d'un malade dont la convalescence a été brusquement interrompue par l'un de ces incidents funestes qui sont comme une foudre toujours suspendue dans l'atmosphère des hôpitaux. Grâce au déplacement des convalescents, le lit qu'ils ont imprégné de leurs émanations pourrait rester inoccupé pendant quelques jours et subir un assainissement préalable avant de recevoir un nouveau malade. Inspirée par les conseils de van Swieten, Marie-Thérèse a doté Vienne d'un hôpital de convalescents; Paris en possédait un en 1652 sur une petite échelle de vingt-deux lits, situé dans la rue du Bac, près de la rue de Varennes; il recevait les convalescents de la Charité. En signalant ses avantages, Tenon s'écrie (2) : « Excellente institution, trop peu étendue pour les hommes et qui manque absolument pour les femmes ! » Malgré les réclamations de Coste (3) et de tous les médecins éclairés, les deux sexes en sont restés privés jusqu'en ces derniers temps : la création des asiles de convalescence, à Vincennes et au Vésinet, pour les hôpitaux de Paris, est un bienfait qu'il s'agit d'étendre; le choix des localités peut le doubler : combien de poitrines ravagées par les phlegmasies ou menacées par l'hérédité morbide, se ranimeraient dans un asile de ce genre, placé sous le souffle vivifiant de nos meilleures stations du midi de la France, et même en Algérie !

7° *Mortalité des hôpitaux et conclusions.* — Il résulte d'une statistique publiée en 1844, par le ministre de l'intérieur, que les divers hôpitaux de France ont reçu de 1833-1835, 1 129 094 malades; de 1836-1838, 1 136 008; de 1839-1841, 1 288 358. Ce qui donne une augmentation de 12,44 pour 100

(1) A. Pain, *Sur les divers modes d'assistance publique appliquée aux aliénés* (*Annales d'hygiène et de médecine légale*, 1865, 2e série, t. XXIV).

(2) Tenon, *Mémoire sur les hôpitaux de Paris*. Paris, 1789, in-4 avec planches.

(3) Coste, *Dictionnaire des sciences médicales*, t. XXI, p. 441.

sur la troisième période comparée à la première ; dans cette même comparaison, on trouve sur les décès un accroissement de près de 19 pour 100. La
mortalité moyenne des huit années sur le nombre total des malades dans toute
la France a été de 81 et 82 sur 1000. C'est dans les départements agricoles,
éloignés des grands centres de population, les moins exposés aux commotions
politiques et industrielles, que la mortalité présente sa moindre proportion ;
durant la période de huit ans dont il s'agit, elle n'a pas atteint une seule fois
le chiffre de 75 pour 1000 dans vingt-trois départements (Morbihan, Vendée,
Deux-Sèvres, Aveyron, Charente, Cher, Puy-de-Dôme). Dans un seul département, Seine-Inférieure, elle s'est maintenue pendant les huit ans au-dessus
de 100 sur 1000 ; il en a été de même pour sept ans dans le Haut-Rhin, et
pour six années dans le Rhône. Les grandes cités, surtout celles où l'industrie
est la plus active, fournissent les chiffres les plus élevés d'admissions aux hôpitaux ; les départements que la civilisation moderne a le moins entamés (Cantal,
Lozère, Cher, Corse) se distinguent sous le rapport contraire. Le tableau suivant, dont nous empruntons les éléments à un document officiel (1), indique
la mortalité dans les hôpitaux de Paris : 1° pendant la période décennale de
1835 à 1844, 2° en 1853, 3° en 1854 :

#### Hôpitaux généraux.

| | De 1835 à 1844. | 1853. | 1854. |
|---|---|---|---|
| Hôtel-Dieu | 1 sur 8,38 | 1 sur 7,11 | 1 sur 6,70 |
| Sainte-Marguerite | 11,12 | 10,29 | 21,42 |
| Pitié | 11,86 | 9,00 | 8,16 |
| Charité | 10,20 | 9,24 | 7,29 |
| Saint-Antoine | 8,33 | 8,79 | 7,58 |
| Necker | 9,09 | 8,73 | 7,40 |
| Cochin | 10,48 | 8,86 | 6,96 |
| Beaujon | 8,78 | 8,05 | 6,93 |
| Lariboisière | » | » | 8,25 |

#### Hôpitaux spéciaux.

| | De 1835 à 1844. | 1853. | 1854. |
|---|---|---|---|
| Saint-Louis | 20,26 | 20,31 | 12,42 |
| Midi | 126,44 | 130,03 | 228,33 |
| Lourcine | 36,61 | 24,98 | 27,05 |
| Enfants trouvés | 5,20 | 5,09 | 4,61 |
| Sainte-Eugénie | » | » | 6,09 |
| Accouchement | 24,74 | 12,51 | 8,91 |
| Cliniques | 13,93 | 15,15 | 17,16 |
| Hôpitaux réunis | 11,16 | 9,47 | 8,05 |

Pour tous les hôpitaux de la France, la mortalité présente en 1853 une
moyenne générale de 8,01 pour 100 malades traités : proportion à peu près
4 fois plus considérable que la mortalité de la population en France qui, pour
la même année, a été de 2,22 pour 100 habitants. Voici, dans les hôpitaux,
les rapports de mortalité suivant le sexe et l'âge :

(1) *Compte moral et administratif des hôpitaux et hospices de Paris pour l'exercice*
1854. Paris, 1855.

|  | Sexe masculin. | Sexe féminin. | Moyenne générale. |
|---|---|---|---|
| Adultes............. | 6,78 | 9,86 | 7,86 |
| Enfants............. | 9,05 | 9,77 | 9,39 |

La moyenne générale de la mortalité dans les hôpitaux est restée à très-peu près stationnaire depuis vingt ans, comme on le voit par les chiffres suivants :

| Période. | Mortalité pour 100. | Période. | Mortalité pour 100. |
|---|---|---|---|
| 1833-1837............. | 8,12 | 1843-1848............. | 8,40 |
| 1838-1843............. | 8,76 | 1848-1852............. | 8,22 |

La mortalité des hospices dépasse celle des hôpitaux ; elle atteint en moyenne 9,71 pour 100 individus soignés, savoir 10,54 pour les femmes et 8,90 pour les hommes.

Le système hospitalier de France manque d'unité ; la nature, la forme et l'efficacité des secours offerts aux indigents malades devraient être les mêmes sur toute l'étendue du territoire ; les mêmes règles devraient présider à l'admission des médecins dans la pratique des hôpitaux ; partout, en un mot, le malheureux devrait trouver le même ensemble de soins, les mêmes garanties de guérison ou de soulagement, le même genre d'assistance, le même régime d'administration. C'est à l'État, non aux communes, que doit revenir la tutelle des malades, des vieillards et des orphelins ; l'humanité et la science gagneraient à ce qu'une surveillance et une impulsion égales vinssent à rayonner d'un centre commun à tous les établissements de bienfaisance. Malgré l'obstacle de l'individualisme communal et départemental, la civilisation a étendu aux hôpitaux la part de ses bienfaits ; les temps sont loin où Tenon et Bailly traçaient de leur situation un tableau aussi effrayant que vrai, où l'on entassait jusqu'à six malades dans un seul lit, où tous les fléaux de l'encombrement et de la pénurie sévissaient sans interruption dans les dérisoires asiles de la misère et de la maladie. L'hygiène s'applique à les sanifier, la charité les a agrandis. Paris, qui n'avait en 1819 que 40 000 lits pour les pauvres malades et infirmes, en tient aujourd'hui 80 000 à leur disposition.

Mais où s'arrêtera le progrès nécessaire des établissements de bienfaisance, et ne doit-on pas craindre d'organiser la misère et le paupérisme avec prime et budget, d'encourager la paresse et le dérèglement des mœurs en offrant des ressources contre les effets du vice ? Ce sont des économistes, non des médecins, qui ont posé ces questions. On a présenté à tort Montesquieu comme un ennemi des hôpitaux ; il en reconnaît la nécessité dans les pays d'industrie et de commerce ; il ne les condamne que dans ceux où la misère particulière dérive de la misère générale, l'État devant à tous les citoyens une subsistance assurée, la nourriture, un vêtement convenable et un genre de vie qui ne soit point contraire à la santé (1) ; toutefois il préfère des secours passagers aux

(1) Montesquieu, *Esprit des lois*, liv. XXIII, chap. XXIX.

établissements perpétuels. Il n'est pas démontré que les hôpitaux influent sur la progression du nombre des indigents ; la vraie charité, qui est aussi la vraie politique, ne s'informe pas de ce point ; il y a parmi les pauvres des maladies que l'on ne peut traiter à domicile, un grand nombre n'en ont point ; les autres résident dans les quartiers les plus insalubres ; et en supposant que les ressources publiques suffisent à cette onéreuse dissémination des secours à domicile, il faut commencer par rebâtir la demeure de chaque indigent ; car, telle que nous la voyons, elle serait l'inévitable écueil des entreprises de l'art des médecins. Les hôpitaux sont donc, seront encore longtemps nécessaires ; ceux qui reçoivent les femmes enceintes et les enfants trouvés préviennent les tentatives d'avortement et les infanticides ; ceux où l'on traite la syphilis sont institués moins dans l'intérêt des individus que dans celui de la société ; ils tendent à borner la contagion d'une maladie hideuse qui s'insinue dans les familles et flétrit dans leur germe des générations innocentes. Et néanmoins, tout en reconnaissant les bienfaits et les nécessités de l'institution nosocomiale, nous restons frappé des immenses difficultés qui s'opposent à son complet assainissement, des mortalités exorbitantes qu'elle entraîne ; nous croyons que l'effort de la charité publique doit changer de direction, et atteindre le but du bien social par d'autres voies et moyens. La commission des logements insalubres, le traitement à domicile tel qu'il s'exerce déjà, sont les rudiments d'une forme nouvelle d'assistance, fondée sur les principes de la famille, sur le respect de l'individualité humaine, sur la décentralisation des malades, et devant amener l'atténuation, sinon la destruction des foyers infectieux et contagieux, régulièrement constitués sous le nom d'hôpitaux.

8° *Habitations pénitentiaires.* — Ce que leur salubrité exige se déduit des conditions que nous avons énoncées ; ce qu'elles sont aujourd'hui, la statistique le révèle. Nos établissements pénitentiaires sont les prisons, les maisons centrales de force et de correction, les bagnes et les colonies pénitentiaires. La loi a confié aux autorités administratives et judiciaires le soin de veiller au bien-être des prisonniers et à la répression des abus dont ils peuvent avoir à souffrir. Les préfets, sous-préfets, maires, commissaires de police, doivent visiter une fois par mois les prisons, maison d'arrêt ou de justice de leurs communes. Une fois par an, le préfet doit visiter tous les individus détenus dans son département ; chaque juge d'instruction une fois par mois, et le président d'assises à chaque session. Tous ces magistrats transmettent au ministre de la justice le résultat de leurs observations. Il existe en outre une inspection générale des prisons. Ce contrôle répété prévient ou fait cesser les abus flagrants, assure le maintien de la règle ; mais il ne va pas jusqu'à remédier aux causes latentes d'insalubrité, aux influences sourdes et journalières qui usent prématurément la vie des prisonniers, alors que la loi ne leur inflige que la privation de leur liberté et de leurs droits civils. Les prisons ont reçu de grandes améliorations ; néanmoins, à des époques peu éloignées, elles présentaient encore à Paris, au centre de la civilisation, une effrayante proportion de mortalité (Villermé) :

|  | De 1815 à 1818. | De 1819 à 1827. |
|---|---|---|
| Grande-Force.......... | 1 sur 40,88 | 1 sur 57,42 |
| Madelonnettes.......... | 38,03 | 45,41 |
| Conciergerie........... | 32,06 | » |
| Petite-Force........... | 26,63 | 36,76 |
| Sainte-Pélagie.......... | 42,48 | 48,50 |
| Bicêtre............... | 18,75 | 26 |
| Saint-Lazare........... | 17,95 | 24 |
| Saint-Denis........... | 3,97 | 5,64 |

Les maladies qui règnent dans les maisons centrales présentent une physionomie particulière ; outre leur contingent d'affections communes aux populations libres, elles ont leurs endémies : dans quelques contrées exceptionnelles, elles ont paru procurer aux détenus une sorte d'immunité contre les épidémies du dehors. En général, la débilité et l'épuisement constituent le caractère fondamental de leurs maladies ; c'est ce qui explique la forte proportion de leurs affections chroniques, dont les cas sont, à ceux de maladie aiguë, comme 4 à 1 (Chassinat). La phthisie, les scrofules et le scorbut dominent dans ces établissements ; sur 8 décédés du sexe masculin, 3 sont victimes de la tuberculisation. Pour les femmes, le rapport est de 1 sur 3. La phthisie et les scrofules réunies causent chez les hommes 5 décès sur 11, et chez les femmes 5 sur 13. Des calculs d'une valeur approximative ont conduit Ferrus [1] à fixer la proportion d'aliénés que fournissent les détenus : elle est de 1 pour 92,7 détenus (année 1847), tandis que la population libre n'en compte que 1 sur 1830 (année 1846). La folie est très-commune dans les prisons, et si elle ne se manifeste point sans le concours de prédispositions individuelles, il faut reconnaître que la captivité agit très-efficacement à titre de cause déterminante. Le suicide y régnerait avec une énergie extrême sans les moyens de surveillance ; néanmoins il s'y montre quatre fois plus fréquent que dans la vie libre, car on trouve pour la population extérieure 1 suicide sur 11 589 individus, et pour les prisonniers, 1 sur 3165.

La mortalité dans les bagnes et les maisons centrales a été étudiée d'après les documents officiels de 1822 à 1837 [2]. Les chances de mort annuelles étant égales à 1 dans la vie en liberté, elles s'élèvent à 3,84 pour les forçats dans les bagnes, et dans les maisons centrales à 5,09 pour les hommes et à 3,59 pour les femmes. Dans les bagnes, les chances de mort les plus grandes existent pour la période de 30 à 40 ans ; le maximum de la mortalité a lieu pendant la première année. Les décès des récidivistes sont à ceux des non-récidivistes comme 77 à 133. Les assassins périssent en moins grand nombre que les voleurs, et ceux-ci vivent plus que les coupables de viol ; le rap-

---

(1) Ferrus, *Études sur la mortalité dans les bagnes.* Paris, 1844, in-4.
(2) Ferrus, *Des prisonniers, de l'emprisonnement et des prisons,* 1850, p. 108.

port est de 116 à 136 à 160. Quant aux professions, le maximum de mortalité tombe sur les habitants de la campagne, les agriculteurs, les soldats, les marins, les vagabonds, les mendiants, puis sur les forçats qui ont exercé une profession active, viennent ensuite les professions libérales ; les ouvriers sédentaires provenant des villes supportent le minimum des décès : la série ascensionnelle est, pour ces différentes catégories, 121, 130, 132, 147, 151. Dans les trois bagnes de Brest, Toulon et Rochefort, la mortalité se montrait dans le rapport de 100 à 136 et à 167. Dans les trois bagnes elle a diminué : de 1822 à 1831 elle était de 1 sur 137 ; de 1831 à 1837 elle est descendue à 1 sur 150. — Dans les maisons centrales, les plus fortes chances de mort correspondent à la puberté ; la vieillesse confirmée s'y trouve mieux que dans les bagnes ; le maximum de la mortalité survient pendant la seconde et la troisième année pour les hommes, pendant la troisième et la septième pour les femmes. La mortalité des récidivistes et des non-récidivistes est dans le rapport de 176 à 206 pour les hommes, et de 87 à 115 pour les femmes. Relativement aux professions, la mortalité se comporte dans les maisons centrales comme dans les bagnes, avec cette différence que le minimum appartient aux professions libérales. Elle varie suivant les maisons centrales : pour les maisons d'hommes, ses rapports oscillent entre les nombres 109 et 112 fournis par Poissy et Melun, et les nombres 246 et 284 fournis par Gaillon et Eysses ; pour les maisons de femmes, entre les chiffres de 84 et 90 donnés par Loos et Fontevrault, et ceux de 158 et 193 donnés par Rennes et Limoges. En somme, pour les périodes précitées de 1822 à 1831 et de 1831 à 1837, la mortalité a baissé dans les maisons de femmes et s'est élevée dans les maisons d'hommes.

La statistique officielle de la France, de 1831 à 1835, porte le nombre des décès de nos 19 maisons centrales à 5410 sur une population moyenne de 80 045 détenus ; ce qui donne la proportion de 6,75 sur 100. Celle qu'a obtenue Chassinat est de 5,09 pour les hommes. D'autre part, Benoiston de Châteauneuf estime à 1,57 sur 100 la mortalité des plus pauvres ouvriers de Paris (1) : d'où l'on voit que, malgré les améliorations relatives dans le sytème pénitentiaire, les détenus ont à subir un excédant notable de chances de mort. En 1829, Villermé jugeait que la captivité abrège la vie de 17 à 35 ans. Ch. Lucas assure que, dans l'état actuel de nos maisons centrales, une détention de 10 ans équivaut aux 5/7 environ d'une condamnation à mort (2). Dans la maison centrale de Nîmes, il meurt 4 détenus et 299/1000 pour 1 décès d'hommes libres ; d'où, en 23 ans, 1575,63 condamnés à mort par le régime des prisons (3). Certains publicistes ne s'inquiètent point de ces résultats : de Tocqueville fait remarquer qu'une prison n'est pas un hôpital, et qu'on en-

---

(1) Benoiston de Chateauneuf, *Annales d'hygiène*. Paris, 1830, t. III, p. 5.

(2) Ch. Lucas, *Théorie de l'emprisonnement*, t. III, p. 26.

(3) Boileau de Castelnau, *Influence du régime des prisons*, etc. (*Annales d'hygiène*, 1849. t. XLI, p. 89). — Joret, *De la folie dans le régime pénitentiaire*, dans *Mémoires de l'Académie de médecine*. Paris, 1849, t. XIV, p. 319-407.

ferme les criminels, non pour leur bien-être et leur santé, mais pour les punir et les réformer. Moreau-Christophe va plus loin encore : « Tout ce qu'on peut, tout ce qu'on doit exiger d'une prison, c'est qu'elle ne tue pas. » Pour punir le criminel, pour le corriger, pour prévenir les récidives, il ne craint pas d'attacher aux prisons de plus fortes chances de maladie et de mort. Cette doctrine nous paraît cruelle plutôt que juste ; elle donne au châtiment légal le caractère de la vengeance : il faut rechercher pour les détenus des moyens de régénération morale qui se concilient avec la santé et la conservation de la vie.

Deux systèmes sont aujourd'hui en présence : 1° Le système pensylvanien, ou la réclusion cellulaire de jour et de nuit, sans autre distraction que le travail solitaire, les lectures pieuses, et les visites du directeur, de l'aumônier et du geôlier ; il est suivi à Philadelphie, à New-York et à New-Jersey. 2° Le système d'Auburn, l'isolement cellulaire pendant la nuit, et le travail en commun pendant le jour, avec l'obligation du silence absolu ; il est adopté à Sing Sing, à Boston, dans le Kentucky, dans le Menessé, etc. La Suisse, la Belgique, l'Angleterre, l'Écosse, sont entrées dans la voie de la réforme pénitentiaire, dont la première idée vient d'un philosophe et d'un prêtre, Howard et A. Mabillon ; mais ces pays ont diversement combiné les deux systèmes, dont l'application franche et complète n'a eu lieu jusqu'à présent qu'en Amérique.

Ce n'est qu'en 1840 que l'emprisonnement individuel a été appliqué en France ; limité d'abord aux détentions préventives, il a été étendu en 1843 à la détention pénale pour une période de douze ans, au delà de laquelle l'emprisonnement en commun devait, d'après le projet de loi de Duchâtel, alors ministre de l'intérieur, succéder à l'incarcération solitaire. La chambre des députés (1844) fixa à dix ans la durée de ce dernier mode d'emprisonnement, et voulut qu'à l'expiration de ce temps, les condamnés fussent transportés hors du territoire continental de la France. En 1847, autre projet de loi présenté à la chambre des pairs : l'emprisonnement cellulaire y était étendu à toute la durée des peines ; les bagnes étaient supprimés et remplacés par des maisons de travaux forcés. La révolution de 1848 empêcha la discussion du rapport présenté sur cette loi par Bérenger. La France compte aujourd'hui vingt-cinq à trente prisons cellulaires, dont plusieurs fonctionnent depuis 19 ans environ : quelques-unes manquent d'importance et de surveillance sévère ; dix à douze répondent aux conditions du projet de loi de 1847. Pour la construction des pénitenciers du système cellulaire, on a adopté le plan rayonnant : tous les bâtiments convergent vers un belvédère central, sorte d'observatoire d'où s'exerce sur toutes les galeries la surveillance du directeur et des employés ; entre les bâtiments existent des promenoirs-cellules, en partie abrités pour l'hiver. Dans les galeries, les cellules, alignées sur plusieurs étages, sont munies chacune d'une fenêtre sur la cour et d'une porte sur la galerie, avec un petit judas qui permet d'observer tous les mouvements des détenus ; elles ont

4 mètres de long sur 2ᵐ,25 de large et 3 de haut ; elles doivent avoir au moins 28 mètres cubes de vide; à Tours, il y en a 35. Il y a dans chaque cellule un hamac, une table, un tabouret, une cuvette, avec un robinet d'eau, un bec de gaz et un siége d'aisances qui ne laisse pas échapper d'émanations dans le système combiné de chauffage et de ventilation appliqué par Grouvelle à la prison Mazas. Sous les six corridors occupant les grandes ailes de ce bâtiment règnent des caves hermétiquement fermées, ouvrant sur le chemin de ronde par une double porte doublée de peaux de mouton, et dont les deux ventaux sont séparés par un tambour destiné à faire le service des vidanges. Ce couloir souterrain contient autant de tonnes qu'il y a de cellules, qui communiquent avec ces tonnes par un tuyau de conduite et avec la cave par un tube ajusté à angle aigu sur le tuyau de conduite. La cave communique par un canal voûté avec une grande cheminée centrale, où le feu, toujours entretenu, attire tout l'air des caves et des cellules. Celles-ci puisent l'air pur dans les corridors par un orifice placé près des tuyaux de chauffage. La ventilation est réglée à la partie inférieure de chaque tuyau de vidange à l'aide de registres, et par la diminution de l'ouverture de la cave sur la cheminée. On avait d'abord amené dans les cellules l'air extérieur par des ouvertures aux murs; mais l'échauffement inégal de cet air avait pour effet de troubler la ventilation et de produire des courants en sens inverse. La ventilation s'exerce d'une manière égale dans les cellules d'un même étage; mais elle va en s'affaiblissant du rez-de-chaussée au premier étage, du premier au deuxième étage; grâce aux registres, on arrive à la répartir également dans l'ensemble. Il suffit de placer un tampon à chaque cuvette pour qu'on puisse ouvrir les fenêtres sans amener dans les cellules un courant inverse et infect des fosses. La nourriture et l'habillement sont les mêmes que dans les prisons en commun. Le travail est encore plus nécessaire dans la cellule, et l'on est parvenu à y acclimater une grande variété d'industries, passementerie, tissage du lin, du coton, de la soie au métier, travaux de reliure, d'ébénisterie, etc., à l'établi. Lélut, zélateur persévérant de l'incarcération solitaire, affirme que toutes ses conditions sont égales ou supérieures à celles de l'emprisonnement en commun; égales : l'alimentation, le vêtement, le travail, l'exercice en plein air; supérieures : la quantité d'air à respirer (30 à 40 mètres cubes au lieu de 8 à 10), attitudes plus libres et plus variées, absence d'excitation au vice. A quoi répond le docteur P. de Pietra-Santa (1): Le temps de la promenade est insuffisant (trois quarts d'heure); le travail n'est pas assez généralisé; la lecture n'est une ressource que pour le petit nombre; pour les autres, l'effet moralisateur se traduit par quarante-sept minutes par mois de conversation avec les directeurs, aumôniers et médecins; aussi, tout en reconnaissant la diminution du nombre des maladies et des décès à Mazas, comparativement à la Vieille-Force, de Pietra-Santa insiste sur la fréquence plus

(1) Pietra-Santa, *Influence de l'emprisonnement cellulaire de Mazas, etc.* (*Académie des sciences*, 23 janvier 1853).

grande des aliénations mentales et des suicides dans le système de l'encellulement. Avant de discuter ces données récentes et restreintes à une seule prison
cellulaire, rappelons les faits qui se sont produits ailleurs dans les deux modes
de séparation individuelle des détenus.

Le silence en commun, base du système d'Auburn, est difficilement observé ;
les faits rapportés par Demetz, Coindet, Crawford, Livingston, Benoiston (1),
prouvent que cette loi est partout éludée. L'industrie mimique des détenus supplée à la voix, trompe la surveillance la plus assidue, et propage avec autant de
rapidité que la parole les mauvaises pensées qui germent dans leur réunion. On
est forcé de conclure avec Moreau-Christophe que là où il n'y a pas séparation
individuelle, il y a nécessairement corruption collective. Peut-on l'éviter en
groupant les prisonniers par catégories ? Cette modification a été adoptée à
Genève; les condamnés y sont divisés en quatre quartiers, diversement traités
sous le rapport de l'alimentation, de la libre disposition de leur pécule, du
degré de liberté accordée aux heures de promenade, etc. Dans ce mode de pénalité graduée, les condamnés, même les plus criminels, obtiennent, en se conduisant bien, leur passage dans les quartiers meilleurs. Le temps n'a pas prononcé sur la valeur de ce classement, difficile à faire dans les prisons plus
populeuses que celles de Genève.

C'est au système de l'isolement continu avec le travail que paraissent se rallier aujourd'hui les partisans de la réforme pénitentiaire ; celle-ci ne peut sortir
d'un atelier de détenus. « Il n'y a là, dit Benoiston, qu'aversion, que haine pour
toute loi, toute règle, toute obéissance. Là on ne nourrit que de mauvais penchants, on ne médite que mauvais desseins. Toute pensée est une pensée de
vice, de révolte ou d'évasion. » La vie cellulaire, a-t-on dit, peut seule dompter
le caractère du criminel : soustrait à l'émulation du mal, à l'excitation des regards et des gestes, il retombe sur lui-même, déconcerté, abattu; la fièvre
malsaine de ses passions s'éteint faute d'aliment. S'il n'est pas trop endurci, il
recevra de nouvelles empreintes, et le repentir commencera la convalescence
de son âme. Mais on reproche à l'encellulement d'hébéter les esprits bornés,
de produire la phthisie, la folie et le suicide. Dans le pénitencier de Philadelphie, le docteur Franklin Bache a signalé, de 1827 à 1836, 16 cas d'aliénation; mais 10 de ces détenus avaient donné des signes de cette maladie avant
leur entrée dans le pénitencier. A Lausanne, de 1834 à 1842, 31 détenus ont
perdu la raison; mais 5 avaient été aliénés avant leur réclusion, et 10 autres
le devinrent aussitôt qu'on les eut soumis à l'encellulement, et ne sortaient
guère de la catégorie des hallucinés (docteur Verdeil). A Genève, de 1825
à 1836, 15 cas de folie sur 329 détenus; plusieurs de ces aliénés avaient manifesté avant leur réclusion une prédisposition évidente aux maladies mentales
(Coindet). Ces faits ne suffisent pas pour trancher la question de l'influence de

(1) Benoiston de Chateauneuf, *Annales d'hygiène.* Paris, 1838, t. XIX, p. 273 ; 1844,
t. XXXI, p. 52.

l'encellulement sur la production de la folie; les rapports publiés ne s'accordent point sur la limite à poser entre les cas appartenant ou non à l'aliénation. Ils n'ont pas tenu également compte de l'état mental antérieur à l'emprisonnement, etc.; même absence de documents péremptoires sur la mortalité attribuée au régime cellulaire. Les inspecteurs de Cherry-Hill (Philadelphie) l'estiment à 2 1/2 pour 100 de 1829 à 1837; la Société de Boston à 3, et à 2 dans les huit établissements soumis à la règle d'Auburn; elle est de 3 à Genève, où le plus grand nombre des détenus sont isolés, ainsi qu'à Berne, où on les occupe aux travaux des champs. Les variations du poids des prisonniers peuvent faire connaître les modifications que subit la nutrition générale sous l'influence du système auquel on les assujettit; le poids du corps est un fait simple, facile à constater, parfaitement mensurable. Les pesées faites ou connues jusqu'à présent sont celles de la maison de correction de Devèze (Angleterre) et du pénitencier de Genève (Marc d'Espine). A. Devèze, le régime pénal consiste dans l'isolement nocturne et le travail silencieux du jour; les pesées qui y ont été faites démontrent que cette maison engraisse beaucoup plus souvent qu'elle ne maigrit ses habitants. Au contraire, Marc d'Espine a constaté, soit par la comparaison des poids moyens, soit par celle du nombre des amaigris et des engraissés, que le régime pénitentiaire de Genève exerce une influence amaigrissante qui est proportionnelle à ses rigueurs. Au début, il engraisse plus qu'il ne maigrit : c'est que les détenus ont passé des angoisses de la prévention et de la condamnation à un état plus stable et plus régulier, quoique pénible. Dans ses recherches, Marc d'Espine a fait la part de l'accroissement dû à l'âge; quant aux saisons, il a vu que le rapport des augmentations aux diminutions de poids est le même en été qu'en hiver (1).

Si nous interrogeons les renseignements les plus récemment fournis en France par des statistiques exactes, nous les voyons concorder sur deux points fondamentaux : l'emprisonnement cellulaire produit moins de maladies et moins de décès que l'emprisonnement collectif. Adversaires et partisans du premier système se rencontrent dans cette importante conclusion. Dans les prisons cellulaires de Lons-le-Saulnier, de Montpellier, de Bordeaux, de Tours, de Versailles, de Rethel, de Remiremont, Lélut a trouvé beaucoup moins de malades que dans les maisons centrales de Clermont, de Loos, etc. Quant à la mortalité qui, chez les classes pauvres, dans la vie libre et à un âge moyen de 30 à 40 ans, est annuellement un peu moindre de 2 pour 100, elle a été :

Dans la maison centrale de Clermont (Oise) de   4,1   p. 100 (période de  6 ans).
    —            d'Haguenau..........   6,75 p. 100 (période de 10 ans).
    —            d'Ensisheim........   7,70 p. 100 (période de 12 ans).
    —            de Beaulieu........   8      p. 100 (période de 10 ans).

(1) Marc d'Espine, *Annales d'hygiène et de médecine légale.* Paris, 1844, t. XXXII, p. 70.

Et

Dans la prison cellulaire de Lons-le-Saulnier...  0 p. 100 (période de 3 mois).
      —          de Montpellier.......  1 p. 2000 (période de 2 ans).
      —          de Tours..........  2 p. 1200 (période de 28 mois).
      —          de Versailles........  0 p. 300 (période de 15 mois).
      —          de Rethel..........  1,5 sur 100 (période de 3 ans).

et d'après Pietra-Santa lui-même, la mortalité ne s'est élevée, dans la période 1850-1854, à Mazas, qu'à 1,90 pour 100.

Dans la société libre et honnête, on compte 2 aliénés sur 1000 individus; d'après Lélut, qui a posé le premier cette proportion, les prisons de l'ancien régime donnaient 4, 5, 6, 7 et plus d'aliénés sur 1000; dans celles du nouveau régime, on n'en compte que 2, 3, 4 et 5 au plus. Lélut a recueilli dans ses propres visites les données suivantes :

| Années. | Prisons. | Proportion sur 1000. |
|---|---|---|
| 1844. | Dépôt des condamnés à Paris.............. | 7 |
| 1844. | Maison centrale de Melun ................. | 10 |
| 1845. | Prison correctionnelle de Roanne à Lyon...... | 30 |
| 1845. | Maison centrale de Nîmes.................. | 12,3 |
| 1845. | Maison centrale de Montpellier ............. | 10 |
| 1847. | Maison centrale de Clermont............... | 21 |
| 1847. | Maison centrale de Loos................... | 12 |
| 1847. | Maison centrale d'Hagueneau............... | 29 |
| 1847. | Maison centrale d'Ensisheim .............. | 10 |
| 1851. | Maison centrale de Beaulieu............... | 12 |

Ces chiffres fixent la fréquence de la folie dans les maisons d'emprisonnement collectif à la proportion moyenne de 15 sur 1000. Les prisons cellulaires ont fourni à M. Lélut :

| | | | | | |
|---|---|---|---|---|---|
| Châlons-sur-Saône..... | pour | 80 détenus | 0 | période | de plus d'un an. |
| Lons-le-Saulnier...... | — | 60   — | 0 | — | de 3 mois. |
| Versailles .......... | — | 300   — | 0 | — | de 15 mois. |
| Montpellier .......... | — | 1 000   — | 4 | — | de 2 ans. |
| Tours et Bordeaux..... | — | 1 000   — | 4 | — | de 2 ans. |
| Rethel............. | — | 1 369   — | 0 | — | de 3 ans. |
| Remiremont......... | — | 594   — | 0 | — | de 17 mois. |

En s'appuyant sur la statistique de deux prisons ordinaires (Vieille-Force, Madelonnettes) et d'une prison cellulaire (Mazas), de Pietra-Santa arrive, par l'interprétation des faits et des antécédents individuels, à conclure que les deux systèmes donnent lieu à un nombre à peu près égal d'aliénations, mais qu'à Mazas, les cas de folie bien constatés ont pris naissance dans l'établissement, tandis qu'aux Madelonnettes, sauf quelques rares exceptions, les fous viennent du dehors, et la maladie ne se développe pas à l'intérieur.

Quant à la fréquence plus grande des suicides dans la maison cellulaire, elle me paraît démontrée par les dernières recherches de Pietra-Santa qui embrassent une période de 4 ans à Mazas. On a compté :

| | | | | |
|---|---|---|---|---|
| De 1840 à 1849... | 1 suicide | sur | 12 465 | } Vieille-Force. |
| | 1 tentative | sur | 9 000 | |
| De 1850 à 1854... | 1 suicide | sur | 12 000 | } Madelonnettes. |
| | 0 tentative | sur | » | |
| De 1850 à 1854... | 1 suicide | sur | 971 | } Mazas. |
| | 1 tentative | sur | 765 | |

Sur 26 suicides, observés à Mazas, 14 ont été consommés dans les 8 premiers jours de l'incarcération cellulaire, 3 dans les premiers mois, 7 dans les deux mois, 2 dans le cours du troisième mois; en général, les détenus qui se sont suicidés, loin d'appartenir à la catégorie des pervers, perdus de dettes et de crimes, étaient en prévention pour des délits qui les rendaient passibles de la police correctionnelle. On a répondu à une première statistique de Pietra-Santa, portant sur deux années (Mazas, 1850-52), en faisant valoir la bénignité de l'année 1850, où Mazas n'a eu que 3 suicides, la gravité des années 1838 et 1848 (1 suicide sur 770) au dépôt des condamnés qui appartient à l'ancien système; mais la considération isolée de telle ou telle année est sans portée, et les inductions fondées d'abord par de Pietra-Santa sur une période de deux ans, viennent de se vérifier sur une période de deux nouvelles années. Toutefois la statistique n'est pas définitive, même après quatre ans; elle exige des recherches plus longues, plus multipliées.

La prison de la Roquette, affectée aux enfants et soumise depuis 1840 au régime cellulaire, offre des résultats d'un grand intérêt, puisqu'ils jugent la valeur de ce mode pénitentiaire appliqué au jeune âge. Ferrus (1) a fait ressortir l'accroissement du nombre des phthisies et des scrofules parmi les jeunes détenus, et néanmoins, dès 1846, leur mortalité annuelle, qui s'était élevée à 40 et même à 45 pour environ 500, s'était abaissée à 12. Tant il est vrai que la statistique a besoin de suite et d'étendue.

Quand il s'agit du choix d'un système de correction pénitentiaire, les résultats moraux doivent toujours être placés en regard des données physiologiques et hygiéniques. Avant 1840, tous les efforts de la société de patronage, instituée pour donner aide et secours à cette classe de libérés, n'avaient abouti qu'à réduire parmi eux le chiffre des récidives à 14,90 pour 100; depuis l'adoption de l'isolement, il est descendu à 7,12.

De telles différences sont de nature à compenser une augmentation plus ou moins définitive de suicides et d'aliénations; mais est-il donc impossible de corriger, d'atténuer ce dernier fait? Nous sommes très-porté à croire avec Lélut (2) que le nouveau mode d'incarcération sera sans danger pour la santé du corps, comme pour celle de l'âme, s'il comporte : 1° l'habitation d'une cellule ou plutôt d'une chambre de 30 à 35 mètres cubes d'étendue qui per-

(1) Ferrus, *Des prisonniers, de l'emprisonnement et des prisons.* Paris, 1850, in-8, p. 57 et 146.

(2) Lélut, *Lettre sur l'emprisonnement cellulaire.* Paris, 1855, et *De l'influence de l'emprisonnement cellulaire sur la raison,* etc. 1844, etc.

mette au détenu le mouvement et l'exercice d'un métier ; 2° une à deux heures de promenade au moins ; 3° des lectures instructives alternant avec le travail ; 4° des communications journalières, très-fréquentes, avec des membres de la société honnête, directeurs, aumôniers, médecins, magistrats, membres des associations charitables, agents des travaux, gardiens de choix et capables de concourir à l'œuvre de moralisation ; 5° la formation prudente de quelques catégories (femmes, enfants, esprits faibles et passifs, etc.) auxquelles ne serait pas appliqué l'isolement dans toute sa rigueur, toutes les fois qu'on aura la certitude que la corruption réciproque ne naîtra point de ces groupements. « Qu'on examine, qu'on distingue, dit Lélut, qu'on détermine toutes ces exceptions, la règle n'en sera que plus sûre et son application plus efficace ; mais, dit encore le même écrivain, et c'est là notre propre conclusion, il est bon, il est nécessaire que les criminels condamnés soient rigoureusement isolés les uns des autres ; pour qu'ils ne se corrompent pas les uns les autres, pour que l'action réformatrice de cette société qu'ils ont attaquée, s'exerce plus efficacement sur eux ; pour que, dans la prison, ils ne se connaissent pas, et qu'ainsi ils ne puissent s'associer pour de nouveaux délits et de nouveaux crimes. »

Au reste, quelque mode d'emprisonnement que l'on adopte, il ne faut point se flatter d'égaler les chances de santé et de mortalité entre la captivité et la vie libre : on ne borne pas impunément aux avares dimensions d'une cellule le champ de la locomotion, la portée du regard, l'indépendance des actions ; la privation d'air et de mouvement, ajoutée à celle de la liberté, fait de l'existence en prison une existence contre nature. Le bandit, le criminel, le vagabond que l'on enferme, ressemblent à l'animal sauvage qui passe à l'état de captivité ; aux mouvements violents, aux aventures, aux passions, aux orgies, succèdent l'isolement, la stagnation, la perspective d'une peine plus ou moins prolongée, la compression de la fatalité sous la forme de la loi : faut-il donc s'étonner si chez les détenus les maladies ont un caractère plus grave et des suites plus funestes (1)? La phthisie pulmonaire surtout les décime, sans qu'on puisse la rapporter plus particulièrement à l'obligation du silence, au défaut d'exercice à l'air libre, à la spécialité nuisible des travaux, aux vices de la solitude, à la consomption morale des regrets, des ennuis et des remords. Ainsi, tout en évitant avec soin d'aggraver le châtiment légal, on ne réussira peut-être jamais à réduire entièrement le tribut de la mort dans les prisons au même taux que dans la vie libre ; mais on peut assurer que la substitution de l'influence morale au principe de l'intimidation, la combinaison des travaux agricoles et industriels d'après les vues de Boileau de Castelnau (loc. cit.), la création d'ateliers mobiles dont Dugat, inspecteur général des prisons, a donné le plan, et qui exécuteraient les travaux de terrassement, d'endiguement, de desséchement, des routes ; la répartition des

_____

(1) Michel Lévy, *Gazette médicale*, avril 1844.

détenus en escouades occupées alternativement au grand air et à la confection sédentaire de leurs outils, de leurs vêtements, de leurs chaussures, etc., l'instruction morale et intellectuelle dispensée tous les jours pendant quatre heures au moins; une gestion éclairée de toutes choses et donnant l'exemple continu de la régularité et de la probité, influeraient heureusement et sur la santé et sur la moralité des condamnés. Nous renvoyons aux conclusions du mémoire de Castelnau où l'ensemble de ces moyens est détaillé et justifié, sans oublier le secours que l'on peut tirer dans certains cas des divers modes d'emprisonnement : ils peuvent avoir tous leur utilité. L'erreur et le mal consisteraient dans l'application exclusive d'un régime uniforme. Ferrus partage les condamnés en trois catégories : 1° intelligents, énergiques et pervers; 2° vicieux, bornés, abrutis et passifs; 3° ineptes ou incapables. Aux premiers, dit-il, l'encellulement continu; aux seconds, la captivité collective pour règle et l'isolement comme mesure exceptionnelle; aux derniers, la communauté pénitentiaire avec des conditions nouvelles qu'il indique judicieusement (1). Nous pensons que la combinaison des divers modes de captivité et des travaux agricoles et industriels doit servir de base à une réforme pénitentiaire où l'on voudra concilier l'intérêt de la vie humaine avec celui d'une régénération effective.

# CHAPITRE II.

## INGESTA.

### ARTICLE PREMIER.

#### BROMATOLOGIE PUBLIQUE.

##### § 1. — Alimentation naturelle des peuples.

La nature n'a pas dispensé dans une égale mesure à tous les peuples les divers matériaux de l'alimentation, et il existe une harmonie évidente entre les besoins de l'économie humaine et les produits bromatologiques de chaque climat. L'énergie végétative du sol et la puissance de maturation des fruits vont en diminuant de l'équateur au pôle. La richesse et la variété du règne végétal entre les tropiques indiquent assez le genre de nourriture qui convient à leurs indigènes : les palmiers, les bananiers, les hespéridées, les urticées, les laurinées, les malvacées arborescentes, les cucurbitacées, etc., y abondent ; les fruits sucrés et aqueux, sucrés et acidules, tels qu'ananas, figues, dattes, bananes, goyaves, oranges, citrons, tamarins, etc., servent à calmer la soif ou répondent au faible appétit des populations indolentes de ces contrées; des fruits aromatiques, badiane, muscade, poivre, vanille, cardamome, pigment, etc., leur procurent

(1) Ferrus, *loc. cit.*, p. 277.

une stimulation qui réveille leurs organes digestifs ; parmi les graminées, celle qui réussit le mieux sur le sol est le riz, la moins azotée de ces plantes ; les trèfles, les luzernes, les sainfoins, les vesces, etc., n'y forment point ces immenses gazons qui nourrissent les animaux ruminants, ressource essentielle des peuples placés sous d'autres zones. Quoique originaires des pays chauds, la plupart des plantes féculentes (orge, blé, maïs, sarrasin, pomme de terre, etc.) se plaisent surtout dans les climats tempérés ; l'aliment qu'elles fournissent par la panification touche de près à la nourriture animale ; c'est aussi là que l'on trouve, à titres d'indigènes, le bœuf, ou l'aurochs sauvage, le buffle, le bison d'Amérique, l'argali et le mouflon, souche originelle de nos bêtes à laine, le paseng ou l'égagre, tige de nos chèvres, les cerfs et chamois, puis des solipèdes, tels que le cheval et l'âne, ou des pachydermes, comme le sanglier et les cochons, enfin la plupart des rongeurs, lièvres, lapins, loirs, etc. ; mille espèces d'oiseaux granivores, sédentaires ou de la classe des emigrants, peuplent leurs champs couverts de graminées et livrent à l'homme une proie facile et savoureuse, tandis que, dans les régions équatoriales, les mammifères ruminants ont une taille rabougrie, des tissus coriaces, et les oiseaux, pour la plupart insectivores, ont une chair peu agréable. Une multitude de fruits, de plantes potagères ou condimentaires, etc., ajoutent encore à la variété des moyens d'alimentation départis aux habitants des zones tempérées. Dans l'Europe centrale, là-où la vigne s'arrête (50ᵉ degré), le sol, presque toujours verdoyant, sous l'influence des brouillards et des pluies ménagées, prodigue, avec les végétaux nutritifs pour l'homme, les pâturages qui engraissent les animaux dont il mange la chair. Le blé se propage jusqu'au 62ᵉ degré de latitude ; d'autres farineux, des fruits secs (châtaigne, faîne, noix, noisette, pois, haricots), des racines et des bulbes (orchis, solanées, alliacées, crucifères), se rencontrent fort avant dans le Nord et se prêtent à la conservation pendant de longs hivers. Toutefois la nourriture végétale se perd de plus en plus dans les climats froids ; quelques herbes et arbustes de la famille des rosacées (fraisiers, framboisiers), bon nombre de thymélées, de saxifragées, de caryophyllées, de crucifères ; des conifères (pins, sapins), des arbres amentacés ou à fleurs en chaton, des bouleaux nains, des rhododendrons, des bruyères, des fougères, quelques graminées et cypéroïdes, enfin des mousses et des lichens broutés par les rennes : voilà la progression décroissante des produits végétaux, qui ne pourraient fournir à l'organisme la puissance de calorification nécessaire dans ces climats : aussi le Groënlandais, l'Islandais, le Lapon, le Kamtschadale, le Norvégien, etc., se gorgent de graisse, de sang, de chair animale, de poisson pourri, fumé, salé, séché, joignant à cette nourriture le *Fucus saccharinus*, le lichen, le pain d'avoine mêlé de paille ou d'écorce de bouleau, etc. ; à cette rare population des contrées polaires, la nature fait largesse de phoques, de baleines, d'oiseaux d'eau, d'esturgeons et d'autres poissons qui y encombrent de leurs légions innombrables la mer ou le lit des fleuves. Ainsi aux deux extrémités de chaque hémisphère se trouvent des populations frugivores et carnivores ; entre elles une gradation de régimes mixtes. Dans les limites de l'Europe même, nous voyons l'Espagnol se contentant de son chocolat, de ses glands doux, de son olla podrida ; l'Italien, préférant les légumes, les pâtes, les macaronis ; le Français, plus amateur de pain, de vin et de viande ; l'Anglais, mangeant plus de viande que de pain et augmentant la ration des spiritueux, etc. La civilisation, en multipliant les moyens de viabilité et les échanges entre les peuples, modifie le régime des peuples ou de certaines classes de la société ; elle porte les blés là où le sol les refuse ; elle verse le vin aux populations qui ne connaissent pas la vigne ; elle procure au colon des tropiques les dangereuses délices de la gastronomie européenne ; elle mêle ici comme partout le mal au bien : mais le bien l'emporte, car elle tend à égaler partout la subsistance à la population. La prédominance ou la spécialité des régimes alimentaires suivant les cantonnements des nations est d'ailleurs un fait qu'elle ne peut détruire : ainsi l'ichthyophagie s'observe sur les côtes, et si elle ne développe point la vertu prolifique de leurs habitants, elle n'est peut-être pas étrangère aux maladies cutanées qu'on observe chez eux, radesyge (ulcères et tubercules) du Norvégien et du Groënlandais, lèpre du Syrien et du riverain de la mer Rouge, etc. Il est des peuplades qui mangent de la terre, soit par manque d'aliments, soit par une dépravation du goût. Les terres dites comestibles sont des espèces de glaises, d'argiles, de terres bolaires, des stéatites, des ocres même, plus ou moins onctueuses. Gumilla, cité par Haller, et, depuis, de Humboldt, ont vu dans l'Amérique du Sud, quand les débordements de l'Orénoque empêchent la chasse aux tortues, les Otomagues consommer impunément jusqu'à une livre et demie d'une argile grasse et ferrière ; d'après Spix et Martius, les Indiens des bords de la rivière des Amazones mangent souvent de la glaise ; on vend sur les marchés de Bolivia une argile comestible qu'Ehrenberg a trouvée formée de talc et de mica. Labillardière rapporte qu'en cas de nécessité, les habitants de la Nouvelle-Calédonie se rassasient d'une stéatite blanche et friable que Vauquelin a décomposée en magnésie, silice, oxyde ferrique, un peu de chaux et de cuivre. Selon Forster les nègres de la Guinée assaisonnent fréquemment leur riz avec une terre savonneuse qui ne nuit point à leur santé ; Genberg et Rhezius assurent que les Suédois ajoutent quelquefois une terre argileuse à la farine. D'après Bory de Saint-Vincent, le piment condimentaire d'Espagne contient de l'ocre rouge, etc. Ces substances impropres à la chymification servent de lest à l'estomac, mais n'ont rien d'alimentaire ; on peut douter de leur innocuité : leur usage coïncide probablement avec la pénurie d'aliments, certains états morbides de l'estomac, tels que le pica des chlorotiques et la gastralgie des femmes enceintes, ou bien il est le résultat de l'habitude, de l'imitation, etc. C'est dans les pays chauds que se trouvent tous les géophages. Auguste de Saint-Hilaire (1) rapporte qu'une foule d'hommes et de femmes à Parannagua, Guaratula, et plus au midi de la province de Sainte-Catherine,

_____

(1) Aug. Saint-Hilaire, *Voyage au Brésil*, etc. Paris, 1823.

sont passionnés pour la terre, maladie qui finit par les faire , rir. Les esclaves chez qui la géophagie devient un goût irrésistible subissent une série d'altérations que dans les colonies on appelle *dissolution* (docteur Girardin). Cette maladie présente des symptômes différents, suivant que la terre est absorbée ou non : dans le premier cas, ictère, bouffissure, infiltration des jambes, engorgement des viscères, atrophie du système musculaire, hydroémie ; c'est, comme on le voit, une forme de cachexie scorbutique ; dans le second cas, phlegmasie des voies digestives bien décrite par A. Segond (1), fièvre lente, marasme ; si une partie seulement de la terre est absorbée, mélange des deux ordres de symptômes ; à l'autopsie, on trouve les intestins remplis par la matière terreuse.

Il n'est pas sans intérêt de mettre en regard les différences d'alimentation entre deux nations que sépare le détroit de la Manche, entre les habitants des deux plus grandes capitales du monde ; elles se déduisent du tableau suivant que nous empruntons à J. Robert de Massy (2) :

| DÉSIGNATIONS. | QUANTITÉS consommées par année. | | CONSOMMATION moyenne individuelle par jour (a). | | DIFFÉRENCE au profit de | |
|---|---|---|---|---|---|---|
| | Londres. | Paris. | Londres. | Paris. | Londres. | Paris. |
| | kil. | kil. | kil. | kil. | kil. | kil. |
| Pain.................. | 427 000 000 | 192 000 000 | 0,450 | 0,450 | » | » |
| Viande................ | 240 000 000 | 89 500 000 | 0,250 | 0,207 | 0,043 | » |
| Volaille et gibier........ | 8 500 000 | 11 000 000 | 0,009 | 0,026 | » | 0,017 |
| | lit. | lit. | lit. | lit. | lit. | lit. |
| Lait.................. | 100 000 000 | 199 500 000 | 0,104 | 0,250 | » | 0,146 |
| | kil. | kil. | kil. | kil. | kil. | kil. |
| Beurre............... | 20 000 000 | 11 000 000 | 0,021 | 0,027 | » | 0,006 |
| Fromages............. | 15 000 000 | 4 000 000 | 0,016 | 0,009 | 0,007 | » |
| Œufs................ | 10 000 000 | 8 000 000 | 0,010 | 0,018 | » | 0,008 |
| Poissons et huîtres....... | 94 000 000 | 12 000 000 | 0,100 | 0,033 | 0,067 | » |
| Légumes............. | 366 000 000 | 200 000 000 | 0,380 | 0,470 | » | 0,110 |
| Fruits............... | 100 000 000 | 138 000 000 | 0,104 | 0,320 | » | 0,216 |
| Thé................. | 10 000 000 | 50 000 | 0,015 | 0,000 | 0,049 | » |
| Café................ | 2 600 000 | 5 000 000 | 0,003 | 0,010 | » | 0,007 |
| Sucre................ | 150 000 000 | 15 000 000 | 0,150 | 0,036 | 0,114 | » |
| | lit. | lit. | lit. | lit. | lit. | lit. |
| Vin.................. | 20 000 000 | 175 000 000 | 0,021 | 0,400 | » | 0,379 |
| Bière................ | 390 000 000 | 29 000 000 | 0,410 | 0,067 | 0,343 | » |
| Eaux-de-vie et liqueurs.... | 30 000 000 | 7 700 900 | 0,030 | 0,018 | 0,012 | » |

(a) Pour base des évaluations de ce tableau, on a compté, pour la population de Londres, 2 600 000 habitants, et pour celle de Paris, 1 174 000 habitants. Pour cette dernière capitale, les chiffres du tableau se rapportent à l'époque antérieure à l'extension de ses limites.

(1) A. Segond, *Transactions médicales*, t. III.
(2) J. Robert de Massy, *Des objets de consommation à Londres et à Paris* (*Annales d'hygiène*, etc., t. XVII, 2e série, 1862).

## § 2. — Abondance et disette.

Les disettes exercent une influence sensible sur le nombre des mariages, des naissances et des décès. Cette influence dépopulatrice ne se manifeste pas toujours immédiatement ; souvent elle se fait sentir encore longtemps après la cessation des disettes, et, à vingt ans d'intervalle, elle se retrouve d'une façon très-marquée sur les jeunes gens appelés au tirage pour le recrutement. L. Millot a démontré que l'année vigésimale correspondante à une année de disette est toujours affectée d'un déficit plus ou moins considérable : telle fut l'année 1837, solidaire de l'année néfaste 1817. Mêlier a trouvé dans ses *Recherches statistiques sur les subsistances* (1), que la justice a plus de vols à punir dans les années de cherté, ce qui rappelle cette pensée de Diderot : que toute question de morale est aussi une question d'hygiène. En matière de subsistances, la sollicitude des peuples et des gouvernements a devancé les enseignements de la statistique. Chez les Athéniens, l'exportation des grains était défendue sous peine d'exécration et de bannissement. Rome tirait des blés de toutes parts pour suffire aux besoins d'un peuple toujours prêt aux séditions. Les capitulaires de Charlemagne énumèrent les fruits et légumes dont la conservation importe à l'entretien des peuples. Un naturaliste célèbre a dit : « Là où croît un pain, naît un homme » ; et si Malthus a trop exagéré cet axiome, il est certain que nulle cause n'est plus destructive de la population que l'insuffisance des vivres, leur rareté, leur haut prix ou leur mauvaise distribution.

Le prix des grains est le signe qui exprime le mieux par ses fluctuations le rapport des aliments à la population. Quelle a été sa valeur dans le passé ? l'a-t-il conservée dans le présent ? Mêlier a le mieux éclairé cette question. L'analyse de l'excellent ouvrage de Messance, qui a paru en 1766 sous le titre de *Recherches sur la population*, fournit les preuves que, toutes les fois que le prix du blé a augmenté, la mortalité est devenue plus forte, et réciproquement. John Barton, dont les observations ont eu lieu de 1801 à 1810 sur dix-sept districts manufacturiers d'Angleterre, est arrivé à des résultats identiques ; ils se rapportent, comme ceux de Messance, au simple enchérissement du blé, à une augmentation de quelques francs par setier. Cette cause suffisait pour enfler le chiffre des maladies, des décès et des admissions aux hôpitaux ; car, par une coïncidence fatale, mais facile à comprendre, en même temps que s'élève le prix du pain, la plupart des travaux diminuent, et par suite le taux des salaires descend. L'ouvrier gagne donc le moins au moment même où ses dépenses s'accroissent ; d'ailleurs une hausse de 5 centimes par livre de pain grève une famille pauvre d'un lourd excédant de frais annuels ; pour y faire

(1) *Mémoires de l'Académie royale de médecine*, t. X, p. 170.

face, il faut que ses membres ou son chef redoublent de labeur, prolongent leurs journées aux dépens du repos de la nuit. Une plus grande déperdition de forces appelle les maladies et augmente les chances de mortalité.

Aujourd'hui, le prix des grains est descendu au rang des causes secondaires qui agissent sur les populations; les mauvaises récoltes, l'enchérissement des céréales, compromettent moins leur sort. La mortalité ne cesse pas de se subordonner au prix du blé, et dans l'année où la cherté survient et dans celle qui la suit ; mais, tandis qu'au temps de Messance la différence des décès entre les années de cherté et les années de bas prix était considérable, elle a subi de nos jours une réduction successive, et à partir de 1840, elle n'est plus pour la France, prise en masse, que d'une minime proportion : elle était autrefois pour Paris de 15 pour 100 : elle est maintenant de 8 pour 100. Un renchérissement même considérable, une disette ne réagit plus sur la mortalité avec autant d'énergie qu'aux époques plus reculées ; ainsi 1816 et 1817, deux années calamiteuses, où le froment atteignit dans le nord-est de la France le maximum de son prix connu, ont donné pour toute la France un chiffre de décès non excessif, quoique supérieur à la moyenne annuelle. En comparant le prix des grains aux trois termes de la population (mariages, naissances, décès) de 1817 jusqu'à 1832, Ch. Dupin a constaté l'atténuation de la valeur de ce signe; même conclusion de Ch. Boersch pour Strasbourg (*loc. cit.*, p. 195). Et comme cette amélioration sociale s'est réalisée progressivement, elle doit dépendre d'un ensemble de causes stables qui ont agi dans la même mesure. En première ligne se présente le changement de notre organisation légale. Autrefois, les disettes partielles étaient entretenues en France par les inégalités du prix des grains de province à province, et par les prohibitions qui entravaient le commerce des céréales. La législation actuelle, en supprimant l'échelle mobile et en restituant à l'initiative individuelle toute sa latitude d'opérations, contribuera à prévenir l'enchérissement qui ruine les pauvres, sans amener l'avilissement des prix qui ruine les cultivateurs. Le taux moyen a oscillé longtemps en France entre 17 fr. et 20 fr. l'hectolitre; au-dessus de cette limite, les classes et les contrées industrielles entrent en souffrance ; au-dessous, le dommage commence pour les classes et les contrées agricoles. Ce sont surtout les progrès de l'agriculture qui ont contribué à neutraliser l'effet dépopulateur du prix des grains ; on cultive une plus grande étendue de terres, et on la cultive mieux, la quantité de blé et d'autres produits obtenus par hectare va toujours en augmentant. La production du froment a doublé en France depuis 1760 ; de 1815 à 1835, les produits en grains ont augmenté de 72 millions d'hectolitres. La progression continue jusqu'à nos jours : en 1836, la France a récolté 63 583 725 d'hectolitres de blé ; en 1858, environ 110 millions (1). Sur les 137 millions d'hectolitres de froment que produisent l'Espagne, la Belgique, la Prusse, la Pologne, la

_____

(1) Voyez Maurice Block, *Statistique de la France*, Paris, 1860, t. II, p. 36.

Suède, la Grande-Bretagne et la France, celle-ci en consomme 70, dont 12 retournent à la terre par la semence. Pour compléter ce chiffre de sa consommation, la France n'emprunte qu'un 70ᵉ à l'étranger ; chacun de ses habitants dispose annuellement de 210 litres de blé. Pour la Grande-Bretagne, la ration annuelle par individu est de 163 ; pour l'Espagne, 127 ; pour la Hollande, 57 ; pour la Prusse, 36 ; pour la Pologne, 25 ; pour la Suède, 8 (Moreau de Jonnès). La culture en grand des légumes secs en fournit 2 millions d'hectolitres. A ces ressources s'ajoutent les petites cultures que favorisent la division des propriétés et celle des jardins dont les produits, dans la seule moitié orientale de la France, ont une valeur brute de près de 72 millions de francs (*Statist. de la France*). Enfin, la pomme de terre, ce pain tout fait, suffit à elle seule pour éloigner ou pour atténuer le fléau des grandes disettes et des famines qui décimaient autrefois les nations. Sa culture occupait en 1835 plus de 800 000 hectares ; aujourd'hui, dans la seule moitié orientale de la France, elle s'étend à près de 500 000 hectares, produisant 55 millions d'hectolitres, 3 hectolitres 1/2 par habitant. Une étendue de terre bien cultivée en pommes de terre peut nourrir quatre fois autant d'individus qu'ensemencée en froment. D'après les recherches de Mêlier, c'est surtout à dater de 1826 que les ressources alimentaires de la France l'emportent sur ses besoins ; de 1815 à 1835, l'accroissement de la récolte en blé aurait été, comme celui de la population, de 12 pour 100.

Il ne faudrait pas toutefois fonder sur ces résultats d'une statistique toujours limitée une sécurité que peuvent démentir ceux de périodes subséquentes. Ainsi le prix de l'hectolitre de blé que, d'après des calculs antérieurs, nous avons dit osciller en France entre 17 et 20 francs, a été constamment de 22 fr. dans les six premiers mois de 1846 et a augmenté ensuite chaque mois jusqu'au onzième ; à la fin de mai 1847, il était monté à 38 fr. en moyenne générale ; dans quelques localités, il dépassait 50 fr. — Moreau de Jonnès dit que l'influence de cette cherté sur les mouvements de la population, restée inappréciable dans les premiers mois de 1846 alors que le blé valait déjà 28 fr., est devenue aussi désastreuse que les maladies épidémiques à partir de janvier 1847, l'hectolitre de blé ayant atteint le prix de 30 fr. ; la population totale, au lieu d'augmenter de 152 000 habitants comme en 1846, ou de 237 000 comme en 1845, ne s'est accrue en 1847 que de 64 800 individus, accroissement inférieur de 73 pour 100 à celui qui s'était opéré deux ans auparavant. D'un autre côté, les relevés officiels des importations et des exportations de blé et de farine de froment qui ont eu lieu de 1816 à 1855 constatent pour cette période significative de 39 ans un mouvement total :

| | |
|---|---|
| En importations, de...................... | 53 665 270 hectolitres. |
| En exportations, de...................... | 25 093 523      — |
| Excédant de l'entrée sur la sortie....... | 28 571 747 hectolitres. |

Ce dernier chiffre, dit Haussmann (1), représente évidemment l'insuffisance totale et réelle des récoltes en blé-froment, pendant la longue suite d'années dont il récapitule les entrées et les sorties ; il révèle en moyenne une insuffisance annuelle de 731 839 hectolitres, et vient infirmer la conclusion de Mélier, rapportée plus haut, à savoir : que la France produit au delà de ses besoins. Il y a plus : la législation n'atteignait pas le but modérateur qu'elle s'était proposé ; si elle conservait au pays les excédants des années d'abondance, le tribut annuel qu'il paye à l'étranger se réduirait au prix de 230 000 hectolitres, complément nécessaire de nos récoltes. Mais, depuis quelques années, les exportations ont tellement augmenté après les bonnes récoltes, qui abaissent notablement le prix des blés, qu'elles ont enlevé à la France la presque totalité de ses excédants des années fécondes ; celles-ci se groupent et s'enchaînent, comme les années infructueuses, par séries périodiques de cinq à six années qui alternent. Or, la période fructueuse de 1848 à 1852 (*cinq années*) a donné lieu à un mouvement d'exportation de 14 122 177 hectolitres, tandis que la période fructueuse précédente (*six ans*), de 1833 à 1838, n'a fait sortir de France que 1 475 944 hectolitres, et la période antérieure (*six ans*), de 1822 à 1827, que 1 238 521 hectolitres, c'est-à-dire moins de 1/10 du chiffre atteint de 1848 à 1852. Aussi, dès la première année médiocre qui survient, en 1853, faut-il redemander à l'étranger nos blés exportés : ce besoin d'exportation se continue depuis 1853 jusqu'à ce jour (12 août 1856), et en ce moment, l'étranger nous a rendu la totalité de 1 475 944 hectolitres qu'il nous avait enlevés à bas prix, et 2 millions d'hectolitres au delà (note manuscrite de Haussmann) :

| | |
|---|---|
| Ces 1 475 944 hectolitres qu'il avait achetés pour......... | 212 930 000 fr. |
| Il nous les a revendus moyennant.................... | 371 130 000 |
| La perte sur cette quantité est donc de........ | 158 200 000 |
| L'insuffisance des récoltes ayant continué, il a fallu acheter encore en 1856 2 millions d'hectolitres qui, à 34 fr. en moyenne, ont coûté............................ | 68 000 000 |
| Il a donc dû sortir de France jusqu'à ce jour (12 août 1856), pour cet intérêt, une somme en espèces, de............ | 226 200 000 |

Les droits de sortie n'ont point ralenti le mouvement d'exportation après les années de récolte abondante, et n'ont élevé que de fort peu le prix minime d'achat des blés exportés ; rien de plus exact que l'appréciation que Haussmann applique à ces faits : « Vendre à vil prix ce qu'on sait d'avance devoir racheter plus tard au double et au triple, en un mot, *manger son blé en*

(1) Haussmann, Mémoire présenté à l'Académie des sciences sur un nouveau système de conservation des céréales, etc. Paris, 22 avril 1855.

*herbe*, constitue précisément le genre d'opération qui fait interdire tant de fils de famille. »

Il nous a paru utile d'opposer ces résultats d'une expérience récente et actuelle aux chiffres que nous avons eu à consigner dans les précédentes éditions de ce livre ; ils inspirent une juste réserve dans les prévisions d'hygiène publique qui naissent de la question des subsistances. D'une part, il ne faut pas oublier que, « au milieu de la sécurité la plus complète, deux champignons nouveaux, ou du moins inaperçus jusqu'à ce jour, ont envahi l'un la vigne, l'autre la pomme de terre, et fait en quelques années le tour du globe, en détruisant quelquefois d'une manière complète ces plantes alimentaires. Un pareil fait, bien que peu probable pour le blé, est possible cependant et serait dans l'état actuel des choses le point de départ d'incalculables désastres (1). D'autre part, l'insuffisance annuelle de 730 000 hectolitres, qui ressort des données officielles, équivaut environ à 1 pour 100 de l'ensemble de la récolte ; le déficit annuel des pertes de grains par avarie, par le feu, par les insectes, peut être évalué à 6 pour 100 d'après Haussmann, qui relève l'exagération des économistes qui l'ont porté à 17 pour 100. D'où il suit que le meilleur préservatif des disettes de céréales consiste dans la conservation des excédants de bonnes récoltes par un moyen qui anéantit les effets des animaux rongeurs, des animaux parasites, des infiltrations d'eau, de l'humidité, etc., en un mot toutes les causes d'altération et de destruction des grains : un pareil moyen devient un bienfait pour l'agriculture et pour le pays, s'il permet au producteur de garder sa récolte pour les années de pénurie et de lui donner, sans l'onéreuse surcharge de frais de déplacement, le caractère d'un gage certain, susceptible d'être offert aux capitalistes en nantissement d'avances ou de prêts. — Le tableau suivant, établi par Bouchardat (2), offre pour une période de 45 ans l'ensemble synoptique des données qui se rattachent au problème complexe de l'influence de la production et du prix du blé sur le mouvement de la population en France (voy. p. 587).

La consommation de la viande n'influe pas directement, comme celle du blé, sur le mouvement de la population ; mais son usage contribue à développer la force organique, la résistance aux fatigues du travail ; et par conséquent, suivant que cette denrée entre plus ou moins dans le régime des classes populaires, celles-ci fourniront plus ou moins de malades et de décès. En outre, l'usage du pain est en raison inverse de celui de la viande ; l'extension de cette dernière nourriture équivaut à une augmentation du produit des récoltes en céréales. Loisel (3) s'est appliqué, dans la statistique alimentaire de Lille, à

(1) Coulier, article BLÉ, *Dictionnaire encyclop. des sciences méd.* Paris, 1868, t. IX, 2e partie.

(2) Bouchardat, *Rapport sur les progrès de l'hygiène.* 1867, Imprimerie impériale, p. 105.

(3) Loisel, *De la consommation de la viande de boucherie à Lille,* 1851 et 1853.

DU BLÉ, DE SA PRODUCTION ET DE SON PRIX MOYEN ANNUEL,

DANS SES RAPPORTS AVEC LE MOUVEMENT DE LA POPULATION POUR TOUTE LA FRANCE

DANS LE XIXᵉ SIÈCLE.

| ANNÉES. | NOMBRE D'HECTARES ensemencés en froment. | NOMBRE D'HECTOLITRES de blé récoltés. | PRODUIT MOYEN par hectare. | IMPORTATION du FROMENT, épeautre, méteil, farines, évaluée en hectolitres de grains. | PRIX MOYEN annuel du froment pour toute la France. | TOTAL des DÉCÈS. | TOTAL des NAISSANCES. | AUGMENTATION de la POPULATION | MARIAGES. |
|---|---|---|---|---|---|---|---|---|---|
| | hectares. | hectol. | hectol. | hectol. | fr. c. | | | | |
| 1820 | 4,683,788 | 44 347 720 | 9,46 | | 19,13 | 770 706 | 958 933 | 188 227 | 208 893 |
| 1821 | 4 753 079 | 58 219 268 | 12,25 | 609 479 | 17,79 | 751 214 | 963 358 | 212 144 | 221 868 |
| 1822 | 4 797 810 | 50 856 707 | 10,60 | 976 | 15,59 | 774 162 | 972 796 | 198 634 | 247 495 |
| 1823 | 4 854 816 | 58 676 862 | 12,08 | 1 240 | 17,52 | 742 735 | 964 021 | 221 286 | 262 020 |
| 1824 | 4 884 232 | 61 788 972 | 12,65 | 1 257 | 16,22 | 763 606 | 984 152 | 220 546 | 231 680 |
| 1825 | 4 854 169 | 61 035 177 | 12,57 | 950 663 | 15,74 | 798 012 | 973 986 | 175 974 | 243 674 |
| 1826 | 4 895 068 | 59 631 917 | 12,18 | 90 004 | 15 85 | 835 658 | 993 191 | 157 533 | 247 194 |
| 1827 | 4 902 981 | 56 785 944 | 11,58 | 66 426 | 18,21 | 791 125 | 980 196 | 189 071 | 255 738 |
| 1828 | 4 948 130 | 58 823 512 | 11,80 | 1 172 188 | 22,03 | 837 145 | 976 547 | 139 402 | 246 839 |
| 1829 | 5 024 488 | 64 285 521 | 12,79 | 1 728 944 | 22,59 | 803 453 | 964 527 | 161 074 | 248 796 |
| 1830 | 5 014 704 | 52 782 008 | 10,53 | 2 063 203 | 22,39 | 809 830 | 967 824 | 157 994 | 270 900 |
| 1831 | 5 411 155 | 56 429 694 | 11,04 | 1 142 726 | 22,10 | 802 761 | 986 709 | 183 948 | 246 438 |
| 1832 | 5 159 759 | 80 089 016 | 15,52 | 4 475 738 | 21,85 | 933 733 | 938 186 | 4 453a | 242 041 |
| 1833 | 5 242 779 | 66 073 141 | 12,60 | 501 374 | 16,62 | 812 548 | 969 983 | 157 435 | 264 061 |
| 1834 | 5 302 748 | 61 981 220 | 11,68* | 458 | 15,25 | 917 828 | 986 490 | 68 662 | 271 222 |
| 1835 | 5 338 043 | 71 697 484 | 13,43 | 463 | 15,25 | 816 413 | 993 833 | 177 420 | 275 008 |
| 1836 | 5 284 807 | 63 583 725 | 12,03 | 220 507 | 17,32 | 771 700 | 979 820 | 208 120 | 274 115 |
| 1837 | 5 407 868 | 67 915 534 | 12,56 | 285 140 | 18,53 | 878 701 | 943 349 | 64 648 | 266 554 |
| 1838 | 5 460 749 | 67 743 571 | 12,41 | 160 758 | 19,51 | 846 199 | 961 476 | 115 277 | 273 174 |
| 1839 | 5 384 288 | 64 079 532 | 11,90 | 1 179 343 | 22,14 | 780 600 | 957 740 | 177 140 | 266 890 |
| 1840 | 5 531 782 | 80 880 411 | 14,62 | 2 247 186 | 21,84 | 816 486 | 952 318 | 135 832 | 281 998 |
| 1841 | 5 562 668 | 71 463 681 | 12,67 | 156 370 | 18,54 | 804 762 | 976 929 | 172 167 | 283 902 |
| 1842 | 5 576 110 | 71 314 220 | 12,79 | 562 904 | 19,55 | 836 152 | 982 896 | 146 744 | 280 412 |
| 1843 | 5 664 105 | 73 650 509 | 13,00 | 2 025 235 | 20,46 | 811 435 | 983 107 | 171 672 | 285 399 |
| 1844 | 5 679 337 | 82 454 845 | 14,52 | 2 475 723 | 19,75 | 776 526 | 967 324 | 190 798 | 279 667 |
| 1845 | 5 743 135 | 71 963 280 | 12,53 | 749 075 | 19,75 | 754 701 | 992 033 | 237 332 | 284 286 |
| 1846 | 5 936 908 | 60 696 068 | 10,23 | 4 919 489 | 24,05 | 831 498 | 983 473 | 151 975 | 270 633 |
| 1847 | 5 979 311 | 97 611 140 | 16,32 | 9 157 943 | 29,01 | 856 026 | 918 581 | 62 555 | 249 797 |
| 1848 | 5 973 377 | 87 994 435 | 14,73 | 1 240 837 | 16,05 | 844 158 | 948 748 | 104 590 | 292 997 |
| 1849 | 5 966 153 | 90 761 712 | 15,21 | 4 520 | 15,37 | 982 008 | 995 466 | 13 458a | 278 644 |
| 1850 | 5 951 384 | 87 986 788 | 14,78 | 857 | 14,32 | 775 653 | 962 972 | 187 319 | 297 657 |
| 1851 | 5 999 376 | 85 986 232 | 14,33 | 102 549 | 14,48 | 817 449 | 979 907 | 162 458 | 286 984 |
| 1852 | 6 090 049 | 86 065 386 | 14,13 | 267 991 | 17,23 | 810 695 | 965 080 | 154 385 | 284 360 |
| 1853 | 6 210 605 | 63 709 638 | 10,26 | 4 811 532 | 22,39 | 795 596 | 936 967 | 141 371a | 280 609 |
| 1854 | 6 408 238 | 97 194 271 | 15,17 | 5 635 613 | 28,82 | 992 779 | 923 461 | 69 318b | 270 906 |
| 1855 | 6 419 330 | 7. 936 726 | 11,36 | 3 704 718 | 29 32 | 936 833 | 899 559 | 37 274b | 283 846 |
| 1856 | 6 468 236 | 85 308 953 | 13,19 | 8 854 256 | 30,75 | 837 082 | 952 116 | 115 036 | 284 401 |
| 1857 | 6 593 500 | 110 426 462 | 16,75 | 3 895 397 | 24,37 | 858 785 | 940 709 | 81 924 | 295 510 |
| 1858 | 6 639 000 | 100 989 000 | 16,56 | 1 913 866 | 16,75 | 874 023 | 967 894 | 93 871 | 307 056 |
| 1859 | 6 709 000 | 87 595 000 | 13,01 | 1 400 849 | 16,74 | 979 333 | 1 017 896 | 38 563 | 298 417 |
| 1860 | 6 741 000 | 101 573 000 | 15,13 | 728 858 | 20,24 | 781 635 | 956 875 | 175 240 | 288 936 |
| 1861 | 6 750 000 | 75 116 000 | 11,12 | 12 907 558 | 24,55 | 866 597 | 1 005 078 | 138 481 | 305 203 |
| 1862 | 6 881 000 | 99 192 000 | 14,43 | 5 931 610 | 23,24 | 812 978 | 995 167 | 182 189 | 303 514 |
| 1863 | 6 915 000 | 110 781 000 | 16,88 | 2 328 867 | 19,78 | 846 947 | 1 012 794 | 165 877 | 301 376 |
| 1864 | 6 889 000 | 111 874 000 | 16,48 | 766 111 | 17,58 | 860 330 | 1 005 880 | 145 550 | 299 579 |

*a* Années pendant lesquelles le choléra exerça ses ravages; il faut y joindre 1854.

*b* Ces nombres représentent la diminution de la population en 1854 et 1855.

faire ressortir l'influence des variations dans la consommation de la viande sur les mouvements de la population, c'est-à-dire le rapport direct qui existe entre la quantité de la nourriture animale et le nombre des décès et des naissances. Le chiffre de la consommation de la viande est donc un élément prépondérant de l'hygiène publique. Les documents officiels l'évaluent pour la France orientale, villes et campagnes réunies, à 20$^{kil}$,50 par individu et par an ; elle serait de 50 kil. par habitant dans les chefs-lieux de département et d'arrondissement, ainsi que dans les villes au-dessus de 10 000 habitants : cette quantité n'aurait pas sensiblement varié de 1816 à 1833.

D'après Payen (1), on obtient en France :

| | |
|---|---:|
| De l'espèce bovine..................................... | 302 000 000 kil. |
| Des espèces bovine et caprine......................... | 83 000 000 |
| De l'espèce porcine en charcuterie..................... | 115 000 000 |
| La totalité de la viande provenant des animaux abattus est de.. | 500 000 000 |
| Il faut ajouter à cette quantité l'équivalent que représentent les volailles, le gibier, les poissons, les œufs, les fromages, soit. | 280 000 000 |
| Total général............ | 780 000 000 kil. |

La population de la France étant de 35 millions d'individus environ, on voit que la quantité moyenne de viande, y compris son équivalent en substances azotées, provenant des animaux, ne dépasse pas 21$^{kil}$,865 par an, ou 57$^{gr}$,16 par jour. Encore cette ration moyenne est-elle purement idéale ; les denrées animales affluent vers les centres de population, elles abondent sur la table des riches ; la campagne en est appauvrie, et l'on a pu voir (t. I, p. 755 et suiv.) combien la viande entre peu dans le régime de beaucoup de classes ouvrières et agricoles. Payen a été conduit, par des calculs très-approximatifs, à cette conclusion affligeante que la consommation moyenne d'un habitant des campagnes n'est pas même le cinquième de ce qu'un Parisien consomme, et de ce qui conviendrait pour une bonne alimentation. Sur 500 000 bœufs abattus annuellement, Paris en reçoit près de 140 000, c'est-à-dire 28 pour 100, bien que sa population égale à peine 3 pour 100 de celle de la France. Paris accaparant huit fois plus de viande que le reste du pays, quoi d'étonnant que la ration de bœuf consommée dans les montagnes des Alpes atteigne seulement la trentième partie de celle des habitants du département de la Seine ? La consommation de la viande a offert d'ailleurs des variations très-marquées ; elle y était en 1789, d'après Lavoisier, de 77 kilogrammes par habitant ; elle s'est abaissée à 63 kilogrammes en 1825, à 50 kilogrammes en 1836, à 53 kilogrammes en 1847, 1848 et 1849. Elle est aujourd'hui, en y comprenant l'équivalent de la viande en autres produits animaux, de 94$^{kil}$,414. Les mesures prises pour la vente de la viande à la criée paraissent avoir con-

(1) Payen, *Précis des substances alimentaires*, 4ᵉ édit., 1865, p. 20.

tribué à cet accroissement. On a donné pour d'autres villes les chiffres suivants :

| | kil. | | kil. |
|---|---|---|---|
| Vienne | 78 | Breslau | 35,8 |
| Coblentz | 68,8 | Dantzig | 35,4 |
| Londres | 50 | Prusse, popul. des villes | 35,1 |
| Posen | 50 | *Id.* des petites villes | 21 |
| Berlin | 48,9 | *Id.* popul. générale | 16,94 |
| Bruxelles | 41,7 | Lille | 42,252 |
| Cologne | 48,8 | Rouen | 45,670 |
| Magdebourg | 38,6 | | |

D'après Moreau de Jonnès (1) la consommation de la viande suit chez les Anglais une progression ascendante, tandis qu'en France elle semble tendre à diminuer, si l'on consulte le prix de la viande qui s'y est élevé de 1834 à 1841, pour la première qualité, de 31 pour 100. En Angleterre, on évalue la consommation moyenne de la viande de boucherie à 82 kilogrammes par an, ou 224 grammes par jour pour chaque individu; l'Angleterre entretient 30 millions de moutons sur 15 millions d'hectares, c'est-à-dire trois fois plus que la France qui n'avait encore, il y a peu d'années, que 35 millions de moutons sur 53 millions d'hectares. On mange aussi plus de viande dans le Wurtemberg, dans le duché de Bade, dans la Bavière, que dans nos départements. On accuse en partie de ce résultat la division croissante des propriétés qui, favorable à la production des céréales, l'est beaucoup moins pour l'élève des bestiaux. Mais ce raisonnement est spécieux. D'une part, la consommation des viandes s'étend dans les campagnes parmi les cultivateurs, les ouvriers et les domestiques des fermes; prise en masse, elle est augmentée de plus de moitié depuis vingt-cinq ans; d'autre part, le nombre des cantons éleveurs augmente, et dans tous les pays de production, le poids des bestiaux abattus en 1833 est très-supérieur à celui de 1820; de l'aveu même des bouchers, le nombre des bestiaux gras livrés à la consommation s'accroît chaque année (2). A l'occasion du concours de Poissy, le ministre de l'agriculture a signalé cette année (1868) l'accroissement continu de la consommation de la viande dans toutes les parties de la France; elle s'élevait en 1866, en moyenne par tête, à 77 kilogrammes pour la viande de boucherie et la viande de porc; elle a encore augmenté en 1867. L'élevage du bétail a depuis 15 ans réalisé de grands progrès; l'enquête agricole de 1867 constate que dans beaucoup de départements le nombre des têtes de bétail a notablement augmenté en ces dix dernières années; le prix de la viande provenant de la race bovine monte presque à 600 millions par an (3). Toutefois, la quantité de viande mise en usage n'est pas encore au niveau de l'augmentation de la population, et comme il est cer-

(1) *Statistique de la Grande-Bretagne*, t. I, p. 221.
(2) Voyez le Mémoire de H. de Kergorlay (*Annales d'hygiène*, t. XXVII, p. 84).
(3) *Moniteur* du 9 avril 1868.

tain que le nombre des bestiaux élevés et engraissés s'élève chaque année, et que les races s'améliorent et se perfectionnent, il faut chercher ailleurs les causes de cet état de choses. Elles se trouvent dans les trafics de la boucherie, dans l'existence des octrois, dans les habitudes des diverses classes de travailleurs, dans la perte d'une notable portion de produits animaux : sur 450 à 500 000 moutons abattus chaque année à Paris, les têtes dépouillées de 300 000 environ sont vendues pour nourrir des animaux, ainsi qu'une grande partie des matières gélatineuses et cutanées; les palais de bœuf, les joues, etc., se vendent à vil prix ou sont perdus (Payen); les pieds de veaux et de moutons servent à la préparation des colles fortes. Il faut donc pousser à une plus large consommation de la viande ; sa cherté passagère ne doit pas en détourner ; étendre le marché de cette denrée, activer sa vente, c'est assurer pour une époque prochaine le développement et l'économie de la production ; c'est aussi augmenter la richesse en fumier, les ressources de culture et d'amélioration des terres. La vigueur de la population est liée à la force du sol.

### § 3. — Octrois.

On appelle ainsi les taxes que les communes sont autorisées à prélever sur les objets de consommation. La loi du 5 ventôse an XIII posa en principe qu'il serait établi des octrois municipaux et de bienfaisance dans les villes dont les hospices n'avaient pas de revenus suffisants pour leurs besoins ; un décret du 28 frimaire an XI, applicable à toutes les villes de 4000 âmes et au-dessus, affecta sur le produit des octrois 5 pour 100 à la fourniture du pain blanc pour l'usage des troupes. En 1806, ce prélèvement fut porté à 10 pour 100, et étendu à toutes les villes ayant plus de 20 000 francs de revenu ; enfin, la loi du 28 avril 1816 y soumit toutes les communes, sans égard pour la population. En vertu de l'ordonnance royale du 9 décembre 1814, les tarifs de l'octroi ne devaient porter que sur les objets compris dans les cinq divisions suivantes : 1° boissons et liquides ; 2° comestibles ; 3° combustibles ; 4° fourrages ; 5° matériaux ; et la seconde division comprenait les objets servant habituellement à la nourriture des hommes, à l'exception des grains et farines, fruits, beurre, lait, légumes et autres menues denrées ; mais un arrêt de la Cour de cassation, en date du 18 juillet 1834, accorde aux conseils municipaux toute latitude pour la désignation des objets à imposer, du mode et des limites de la perception, pourvu que les droits d'octroi ne soient imposés que sur les objets destinés à la consommation locale. — Les octrois ont une influence sur la nourriture du peuple ; ils n'empêchent point l'abondance ni n'augmentent les disettes, mais ils aggravent les effets dépopulateurs du renchérissement du prix des vivres, et dans tous les temps ils réduisent la proportion de nourriture animale qui entre dans le régime des classes inférieures. Or, on sait combien l'usage de la viande importe à la santé et au développement des forces. Plus les

travaux sont rudes, plus le régime doit être réparateur ; et comment cette indication d'hygiène sera-t-elle remplie par les ouvriers, si une organisation
vicieuse de la boucherie et la charge des octrois s'opposent à ce que les prix
de vente se nivellent sur ceux des marchés d'approvisionnement ? Sans doute
l'impôt est une nécessité sociale ; mais c'est ici le cas de rappeler les paroles
de Montesquieu : « Il n'y a rien que la sagesse et la prudence doivent plus
régler que cette portion qu'on ôte et cette portion qu'on laisse aux sujets (1). »
Quel impôt plus irrationnel et plus nuisible que celui qui, en ôtant aux travailleurs les moyens de restaurer leurs forces, abaisse la puissance productive du
pays, accroît les charges de la société par l'augmentation des chances de maladie parmi les classes les plus nombreuses, diminue la valeur de la population
par la succession plus rapide des générations ? Que si l'on nie l'influence des
octrois sur l'alimentation publique, voici un tableau dressé par de Kergorlay,
et dont les exemples sont pris au hasard dans diverses régions de la France ;
ils prouvent que la consommation de la viande s'est étendue partout où les
droits d'octroi ont été réduits, et qu'elle a diminué partout où les droits d'octroi ont été augmentés :

*Consommation moyenne de viande de boucherie par tête d'habitant.*

| DÉPARTEMENTS. | 1816. | 1833. | OCTROIS. | | DIFFÉRENCE de consommation | |
| --- | --- | --- | --- | --- | --- | --- |
| | | | DIMINUTION de | AUGMENTATION de | en plus. | en moins. |
| | kil. | kil. | | | | |
| Finistère........... | 65,09 | 72,41 | 9,82 à  9,79 | | 7,22 | |
| Morbihan........... | 45,79 | 39,32 | | 9,00 à 11,68 | | 6,65 |
| Loire-Inférieure...... | 31,72 | 32,51 | 25,00 à 23,47 | | 0,79 | |
| Indre-et-Loire....... | 43,60 | 55,14 | 9,90 à  9,69 | | 11,54 | |
| Charente........... | 50,71 | 45,15 | | 11,66 à 13,08 | | 5,56 |
| Basses-Pyrénées...... | 79,80 | 55,65 | | 9,01 à 19,40 | | 24,15 |
| Seine (Paris)........ | 78,22 | 63,67 | | 34,60 à 42,40 | | 15,55 |
| Yonne............. | 34,25 | 44,92 | 10,60 à 10,22 | | 6,77 | |

### § 4. — Conservation des substances bromatologiques.

Les matières nécessaires à la nourriture de l'homme ne sont pas toujours
consommées à mesure qu'elles sont recueillies ; sur trois récoltes de blé, deux
seulement suffisent aux besoins de la population (Moreau de Jonnès) ; dans un
grand nombre de circonstances, il y a donc nécessité de mettre en réserve et
de garder pendant un temps plus ou moins long des substances alimentaires de

(1) Montesquieu, *Esprit des lois*, livre XIII, chap. i.

toutes sortes : l'art de les conserver est la prophylaxie des disettes et importe autant à la tranquillité des États qu'à la vie des familles. Le problème à résoudre est celui-ci : conserver économiquement les substances alimentaires avec le moins d'altération possible, sous le double rapport de leur digestibilité et de leur puissance nutritive (1).

## I. — CONDITIONS FAVORABLES ET CONTRAIRES A LA CONSERVATION.

Livrée à l'action des influences extérieures, toute substance organique, qui a cessé de vivre, ne tarde pas à se décomposer ; les éléments dont elle est formée, oxygène, hydrogène, carbone, azote, etc., réagissent entre eux, de manière à donner lieu à des combinaisons nouvelles. La série des phénomènes qui a pour terme la substitution de nouveaux produits au composé primitif vivant est désignée sous le nom de *fermentation putride*. Celle-ci ne s'accomplit qu'à la faveur de trois conditions : 1° un certain degré de chaleur ; 2° l'intervention de l'air atmosphérique ; 3° la présence de l'eau. En soustrayant la matière organisée à l'une de ces influences, on prévient, on retarde sa putréfaction.

1° *Conditions contraires.* — Elles résident dans l'aliment lui-même ou dans le milieu ambiant ; celui-ci est presque toujours l'air atmosphérique, et même alors que c'est un liquide ou un solide, c'est encore l'air qui est l'agent ordinaire de la décomposition. De la viande immergée dans une cloche remplie d'oxygène ne mit que onze jours à se putréfier, tandis que, plongée dans l'hydrogène, l'acide carbonique, l'acide nitreux, elle fut trouvée encore intacte au bout du même laps de temps (Hildenbrand). Gay-Lussac introduit dans une cloche de verre, remplie de mercure, des grappes de raisin qu'il écrase sous le mercure même, de manière à préserver entièrement le jus végétal du contact de l'air ; jusque-là, point de fermentation. Il fait pénétrer dans la cloche de verre une bulle d'oxygène, et la fermentation alcoolique commence. Même dans des vases hermétiquement fermés, les matières organiques, lait, jus de raisin, etc., se décomposent comme à l'air libre, parce que l'oxygène de l'air se trouve dissous en certaine quantité dans ces liquides ; soumis à l'ébullition, ils absorbent cet oxygène, et c'est ainsi que Gay-Lussac a pu conserver sans altération, pendant dix-huit mois, du lait bouilli dans un vase exactement bouché. Dans ces dernières années, les travaux entrepris à l'occasion de la génération des infusoires, et particulièrement ceux de M. Pasteur, ont démontré que la fermentation putride avait besoin pour se produire du contact de l'air *et des corps qu'il tient en suspension*. Vient-on à le tamiser à l'aide d'un corps poreux convenable, il perd la propriété de provoquer la décomposition, bien que toutes les autres circonstances favorables soient réunies. On

_____

(1) Casimir Broussais, *Thèse du concours d'hygiène*. Paris, 1838, p. 47.

en a conclu que l'air charriait des germes de ferments dont la présence était nécessaire pour que la décomposition putride pût se produire. Il est certain que si, sans tamiser l'air, on le soumet à une température capable de détruire les êtres organisés ou germes qu'il peut contenir, il devient impuissant. Dans l'expérience de Gay-Lussac rapportée plus haut, le grain de raisin écrasé ne fermente nullement, si on se met à l'abri des germes qui sont introduits avec l'air, ou qui adhèrent au grain. Dans les conserves d'Appert, c'est surtout la destruction des germes de ferment par l'ébullition qui procure leur conservation. L'humidité accélère l'altération spontanée des corps organisés ; une journée très-hygrométrique, comme lors du dégel, suffit pour donner aux viandes de boucherie l'odeur spéciale de viande passée ; quand la chaleur se joint à l'humidité, les cryptogames et les insectes naissent en foule. La putréfaction est lente dans l'eau au-dessous de 25 degrés centigrades, rapide au-dessus de cette limite ; dans l'air, c'est de 10 à 25 degrés qu'elle se développe le plus promptement ; au-dessus et au-dessous, elle est retardée et souvent arrêtée. L'électricité la favorise ; le bouillon tourne et le lait s'aigrit par un jour d'orage. Le contact des émanations putrides avec les substances alimentaires contribue-t-i à leur altération ? Cette question a été résolue négativement par Parent-Duchâtelet (1831). Il est certain que le sulfhydrate d'ammoniaque et l'azote des fosses d'aisances s'opposent à la putréfaction plutôt qu'ils ne l'excitent ; mais les faits n'ont pas encore détruit l'opinion générale qui repousse les conclusions timides de Parent-Duchâtelet. L'humidité de la substance alimentaire agit comme celle de l'air ; la marche de la décomposition est en raison inverse de la consistance ; la viande de porc, la plus dense des viandes, se conserve le mieux. Sous le rapport de la composition chimique, les substances peu ou point azotées se décomposent plus difficilement que les substances animales ; certains principes immédiats, tels que les corps gras, le sucre, l'amidon, etc., ne se putréfient point, plusieurs acides végétaux s'altèrent à peine. Les substances animales les plus azotées sont les plus promptes à se décomposer, si l'on excepte l'urée (Barruel) ; il en est de même de celles qui contiennent du soufre et du phosphore (Berzelius) ou un principe très-fermentescible comme le gluten.

2° *Conditions favorables.* — Puisque l'air ou son oxygène concourt le plus énergiquement à la putréfaction, l'indication est de soustraire à l'action de ces gaz les matières à conserver ; on la remplit, soit en les plaçant dans une cloche où l'on a fait préalablement le vide, soit en les recouvrant d'un enduit isolant, soit en les enfouissant dans le sol, soit en absorbant l'oxygène de l'atmosphère circonscrite par le réceptacle. Tel est le procédé d'Appert (1809), qui consiste à enfermer hermétiquement la substance dans une boîte de verre ou de fer-blanc, et à déposer ensuite la boîte dans un bain-marie à 75 ou 100 degrés centigrades. Procédé d'une extrême simplicité et d'une efficacité mille fois constatée, qui permet, comme on l'a dit spirituellement, de manger aux Grandes-Indes un repas préparé à Paris dix années auparavant, et de mettre les saisons en bouteilles. Simple confiseur, Appert l'avait emprunté à la pratique immémoriale des ménages où on ne l'appliquait qu'à la conservation des fruits ; il l'avait généralisé en l'expliquant par l'action bienfaisante du feu sur toutes les substances alimentaires sans exception. La vraie théorie de ce mode de conservation alimentaire se trouve dans les expériences sus-mentionnées de Gay-Lussac (1810). Par l'effet de la chaleur du bain-marie, l'oxygène contenu dans les liquides qui emplissent les boîtes est absorbé, et les ferments détruits. Les sachets que les Brésiliens déposent dans les boîtes à fruits contiennent, d'après Barruel, du protosulfure de fer hydraté dont l'affinité pour l'oxygène est très-grande ; le bioxyde d'azote peut le remplacer. Hildenbrand et Desbassins de Richemond ont constaté sa propriété conservatrice des substances animales. L'acide sulfureux a la même action, et on l'expérimente actuellement pour la conservation des viandes ; les essais tentés par Lamy en présence de la Commission des subsistances militaires dont je fais partie (1856) n'ont pas réussi ; j'ai vu depuis, au conseil de salubrité de Paris, des échantillons plus satisfaisants de viandes conservées par le même gaz autrement employé ; on se content d'y tenir les viandes immergées pendant douze à quinze minutes. Toutefois l'acide sulfureux agit-il suffisamment sur les parties centrales ? L'imprégnation des viandes par le gaz est-elle sans danger ou au moins sans inconvénient pour leur goût ? D'après Raspail, l'eau qui tient ce gaz en dissolution serait un excellent antiseptique. Cette action conservatrice de l'acide sulfureux s'explique très-bien si on se rappelle que ce gaz est un poison redoutable pour tous les ferments. Le mutage des vins, le soufrage des tonneaux vides, indiquent son efficacité, constatée par des expériences quotidiennes. Lorsque la viande est immergée quelques instants dans l'acide sulfureux, celui-ci atteint facilement tous les ferments déposés par l'air à la surface. Ces ferments ne peuvent pénétrer à l'intérieur ; et c'est pour cette raison que malgré son action superficiel, l'acide sulfureux assure la conservation.

L'air sec s'oppose à la fermentation des corps organisés : témoin les momies artificielles des Égyptiens et des Guanches. Gay-Lussac a pu conserver pendant plusieurs mois de la viande inaltérée dans une cloche où il avait placé du chlorure de calcium, sel avide d'eau. L'air chaud, en raison de sa capacité pour la vapeur aqueuse, n'agit pas autrement : s'il est renouvelé, sa température peut être moins élevée, une masse d'air saturé au contact des matières organiques étant aussitôt remplacée par une autre masse d'air non saturé. Un courant d'air frais est donc aussi un moyen de conservation par dessiccation. La pression, en dépouillant les matières alimentaires de la plus grande partie de leur eau (et l'on sait que les viandes fraîches en contiennent 77 p. 100), agit sur elles comme la dessiccation ; ces deux moyens se combinent dans certains procédés de conservation dont il sera question plus loin, et qui rendent de grands services. Nous avons déjà mentionné les effets de la température : au-dessous de zéro, point de fermentation : dans le nord de la Sibérie, le voyageur Pallas a retrouvé, au milieu des glaces éternelles, des restes bien conservés d'animaux antédiluviens ;

de zéro à 10 degrés, fermentation difficile ; au-dessus de 30 degrés, dessiccation ; on sait qu'à 70 degrés l'albumine se concrète. Il est aisé d'appliquer ces données aux saisons et aux climats. Matteucci a réussi à conserver longtemps des morceaux de viande sur des plaques de zinc, l'électricité vitrée de ce métal amenant la viande à l'état du signe contraire qui repoussait l'oxygène, gaz électro-négatif. Certaines substances sont réputées antiseptiques ; la liste en était longue autrefois. On y fait figurer encore, à juste titre, le sucre, le sel marin, les aromates, ou les produits qui recèlent une huile volatile très-âcre, comme l'ail, la moutarde ; la viande plongée dans l'infusion de moutarde, que l'on renouvelle au bout de cinq jours, se conserve parfaitement ; deux immersions suffisent (Julia de Fontenelle).

## II. — APPLICATIONS AUX ALIMENTS.

1° *Viandes.* A. *Soustraction de l'air ou de son oxygène.* — Le procédé Appert répond le mieux à cette indication ; sanctionné par l'expérience de toutes les marines de l'Europe, il sert aujourd'hui de base à une industrie qui occupe plusieurs grandes compagnies. Les vases de verre proposés par Appert sont remplacés par des boîtes de fer-blanc qu'on ferme plus hermétiquement par la soudure ; on y introduit les substances cuites aux trois quarts, on les comprime un peu pour emplir le vase, puis on soude le couvercle en y laissant une petite ouverture pour y couler de la graisse ou du jus ; les vides bien remplis, on soude la petite ouverture et on met la boîte dans une caisse chauffée à la vapeur durant un quart d'heure ou une demi-heure. Les bouts des boîtes doivent alors être gonflés ; bientôt ils s'affaissent, le couvercle se creuse comme si l'on y avait enfoncé les doigts : cette dépression du couvercle indique le succès de l'opération ; s'il ne s'affaisse point, le résultat est douteux, et l'on peut craindre ultérieurement l'explosion de la boîte par suite d'un dégagement interne de gaz ; toute boîte bombée est à rejeter, son contenu étant altéré : elle contient un excès d'air dont l'oxygène n'a pas été absorbé complétement. Trois causes surtout donnent lieu à cette altération : l'emploi de viandes non assez fraîches, une durée insuffisante de l'ébullition, la non-pénétration de la température de 100 degrés aux parties centrales de la masse alimentaire contenue dans des boîtes de grande dimension. C'est pour obvier à ces inconvénients qu'on emploie en Angleterre, sur une grande échelle, le procédé Fastier, consistant à chasser l'air de la boîte en faisant bouillir les liquides qu'elle contient ; la vapeur s'échappe par un petit trou ménagé dans le couvercle de la boîte, et quand on juge tout l'air expulsé, on l'oblitère au moyen d'une goutte de soudure fondue ; en même temps on a soin d'élever la température du bain-marie où l'on chauffe les boîtes, et l'on retarde l'ébullition jusqu'à 110 degrés centigrades en mêlant à l'eau une petite quantité de glycose et de sel marin. Ces modifications, assez peu importantes, sont les seules qu'ait reçues avec quelque avantage le procédé Appert. Ses boîtes font aujourd'hui partie de l'approvisionnement de tous les navires ; elles sont une ressource inappréciable dans les voyages de long cours, de circumnavigation. Kéraudren les regarde comme indispensables pour les convalescents à bord des bâtiments. Elles ont rendu de grands services dans la campagne d'Orient ; mais j'ai constaté qu'on se dégoûte assez promptement des viandes conservées d'ailleurs avec succès ; il est nécessaire d'en interrompre fréquemment l'usage. Les viandes salées et fumées même font plaisir après quelques jours d'usage exclusif des conserves. D'après Fonssagrives (*loc. cit.*, p. 600), les boîtes *Fastier*, d'une capacité assez grande pour être affectées à l'alimentation des équipages, sont supérieures à celles d'Appert par la qualité des viandes et des bouillons qu'elles contiennent ; les dernières altèrent à la longue la saveur propre des viandes et leur enlèvent en grande partie leur arome. Cet hygiéniste signale aussi les conserves de mouton comme un aliment lourd, d'un aspect peu appétissant, surmonté d'une couche huileuse que peu d'estomacs digèrent aisément. Les boîtes de volaille sont irréprochables ; le bœuf, conservé par le procédé Fastier, est d'un goût franc : je l'ai mangé moi-même avec plaisir. L'emploi des substances avides d'oxygène, telles que le bioxyde d'azote, le protosulfure de fer hydraté, l'acide sulfureux, est en voie d'expérimentation entre les mains rivales de l'industrie. Turk enveloppe la viande d'une couche de son jus, la sèche à l'étuve et la met à l'écart dans un endroit sec. Ce moyen laisse à la viande son goût. La graisse fondue sert à protéger les foies gras d'oie et de canard ; mais ces enduits ne peuvent en assurer longtemps la conservation. Darcet a garanti des viandes pendant quelques semaines sous une couche de gélatine de 3 à 4 millimètres d'épaisseur et à peu près imperméable à l'air. J'ai présidé (1855) une sous-commission chargée par le ministre de la guerre de suivre dans une nouvelle usine de Grenelle des expériences d'enrobage des viandes au moyen d'une gelée mélangée d'alcool et de sucre ; les sucs séreux de la viande filtrent à travers cette enveloppe qui se ramollit et se détache par endroits ; je ne parle pas des énormes déchets résultant du découpage des viandes, qui ne peuvent recevoir cet enduit que sur des surfaces lisses et sans anfractuosités ; elles n'ont résisté ni à l'épreuve d'un voyage à Constantinople, ni à celle d'un séjour de trois mois dans l'une des caves de la manutention militaire de Paris.

B. *Soustraction au calorique.* — La fermentation étant impossible à zéro, les glacières dont l'usage s'étend de plus en plus et jusqu'aux habitations de campagne, conservent parfaitement les viandes et toutes sortes d'autres aliments ; il faut isoler la glace amoncelée de tout corps bon conducteur du calorique, empêcher les courants d'air et faciliter l'écoulement de l'eau condensée. Les substances animales, durant leur congélation, sont bonnes à manger ; mais elles s'altèrent rapidement lors du dégel et prennent un goût sucré. Lenoir a tenté de conserver en grand le poisson à l'aide de la glace ; mais le poisson, resté frais au-dessous de zéro, se putréfiait promptement par le contact de l'air atmosphérique, même à 2 ou 3 degrés seulement au-dessus de zéro ; l'addition du charbon à la glace ne ralentissait point la décomposition.

C. *Action du calorique.* — Elle a pour but de priver les viandes de leur plus grande quantité d'eau ; c'est une sorte de momification ; réduites à 5 ou 6 pour 100 de leur eau, elles se conservent longtemps. La *carne secca* ou *tasajo* est, dans l'Amérique du Sud, où l'on tue les bœufs pour vendre leur peau et leur graisse, un mode d'emploi de leur viande sans valeur ; elle devient, sous la forme que nous allons décrire d'après Boussingault, la ressource des voyageurs, des chasseurs et des mineurs des placers aurifères, la base du régime des nègres, l'approvisionnement des *slavers* brésiliens. Les quartiers de bœuf sont adroitement découpés, à l'aide d'un couteau bien affilé, en lanières minces et longues de 2 à 3 mètres que l'on saupoudre de farine grenue de maïs pour absorber les sucs épanchés à leur surface. Ainsi enrobées de farine, les lanières sont exposées au soleil sur des traverses horizontales formées de bambous ; on les rentre le soir si l'on craint la pluie ; on prolonge leur exposition à l'air jusqu'à réduction de leur eau à 7 ou 8 centièmes. Avec 100 parties de viande fraîche, on en obtient 26 de tasajo de couleur foncée. La flexibilité des lanières permet de les enrouler en pelotes cylindroïdales et d'ajouter à l'effet conservateur de la dessiccation celui d'un certain degré de pression. Pour la cuisson du tasajo, on le coupe en morceaux, on le laisse s'imbiber et se gonfler dans l'eau ; puis, chauffé par degrés, il donne un bon bouillon et un bouilli qui rappelle celui de la viande récente. En Afrique, les Arabes préparent d'une manière analogue leur provision de viande de mouton : ils enfilent dans des baguettes des morceaux minces de cette chair, percés d'un trou central, et les sèchent au soleil. L'industrie de Chollet et Masson, qui a su tirer un si bon parti de la dessiccation et du pressage pour la conservation des végétaux, trouverait sans doute à s'exercer utilement sur les viandes à vil prix qui proviennent de l'abatage des animaux en Amérique, en Russie, dans les provinces danubiennes, etc., abatage effectué pour le seul commerce des peaux et des suifs. Le *pemmican* est une sorte de *carne secca* en poudre, faite avec des chairs de bison desséchées. On a fait en France d'autres poudres de viande ; en 1766 et en 1782, des forçats du bagne de Rochefort furent soumis à l'essai des préparations, et plusieurs le payèrent de leur vie. J'ai eu à me prononcer à Constantinople (1855) sur une poudre-viande envoyée de Paris et destinée à entrer dans la ration alimentaire des colonnes en expédition. Le docteur Fauvel a goûté avec moi le bouillon qui avait été préparé à l'aide de cette substance ; assaisonné d'un peu de julienne-conserve, il était passable ; mais le résidu de la décoction, espèce de bouillie noirâtre, n'avait rien d'analogue à la viande et manquait entièrement de saveur.

D. *Moyens antiseptiques.* — Le sel agit-il dans les salaisons en absorbant l'humidité de la substance animale et en s'opposant à l'excès de l'oxygène moins soluble dans les liquides saturés de sel ? Il est probable qu'il se combine en outre avec les principes de l'aliment. D'après Liebig (1), la saumure comprend environ le tiers et même la moitié du liquide contenu dans la viande fraîche ; elle renferme les principes constituants du bouillon concentré. La salaison altère donc la composition des viandes dans une proportion plus forte que ne le fait la décoction dans l'eau, car elle en sépare l'albumine que l'action de l'eau bouillante leur conserve en la coagulant. Les viandes salées sont moins nutritives ; les saler au point de former une saumure, c'est leur enlever des principes essentiels de leur constitution et les rapprocher des aliments purement respiratoires, qui ne suffisent point à l'entretien de la santé ; leur usage prolongé réagit nécessairement sur la nature du suc gastrique, et par suite sur les produits de la digestion. Un grand nombre de sels, nuisibles ou désagréables, sont doués de la propriété conservatrice : le plus usité et le plus innocent est le chlorure de sodium ou sel marin, mélangé parfois de chlorure de potassium, de magnésium ou de nitrate potassique. Pour les salaisons, nous renvoyons au mémoire de Kéraudren (2). D'après Foullioy, la chair de la vache ne convient pas ; il faut choisir des bœufs grands, épais, sains, nourris en liberté dans les pâturages ; leur chair est plus ferme et leur graisse mieux répartie. Pour être exactement salée, la viande doit être coupée en morceaux et désossée ; sinon les matières grasses que renferment les os, la substance médullaire, la moelle de l'épine, que le sel ne peut atteindre et qui sont très-putrescibles, ne tardent point à s'altérer et corrompent le reste de la salaison. En Angleterre, on partage un bœuf en quatre bandes subdivisées en pièces de 4 kilogr. qui, frottées de sel sur toutes leurs faces, demeurent pendant sept jours dans de grandes caisses carrées à fond criblé de trous et sont deux fois arrosées de saumure ; on les transporte ensuite dans d'autres caisses où elles restent sept autres jours, superposées dans un ordre inverse. Jusque-là chaque pièce de 4 kilogr. a consommé 500 grammes de sel, dont les deux tiers adhèrent à la viande ou se combinent avec elle. La viande est ensuite tassée dans des barils dont le fond est couvert d'une couche de sel et de nitre qui conserve la viande fraîche et colorée ; la dose de nitre est de 300 grammes par baril de 168 kilogr. de bœuf. On préfère en Angleterre le sel de la baie de Vigo, dit bay-salt, qui persiste plusieurs années à l'état cristallin ; au lieu de le pulvériser, on l'emploie par petits fragments, mêlés au nitre. Les pièces de bœuf sont foulées dans la barrique de manière à ne pas laisser d'intervalles ; au milieu de la barrique on étend une couche isolante des deux sels entre les deux moitiés de la salaison, afin que l'altération de l'une ne se communique pas à l'autre ; à la hauteur du couvercle, on épanche sur la viande une saumure concentrée qui doit remplir les interstices, et l'on ferme le tierçon sur une dernière couche de bay-salt et de nitre.

Des vétérinaires allemands et, en France, Raynal, ont signalé les propriétés

---

(1) Liebig, *Sur les principes des liquides de la chair animale* (*loc. cit.*).
(2) De Kéraudren, *Annales d'hygiène*, 1<sup>re</sup> série. Paris, 1829, t. I, p. 303.

toxiques de la saumure administrée aux animaux ; le dernier a démontré que, donnée à la dose de 5 centilitres, elle est un vomitif énergique pour le chien; qu'à la dose de 2 à 3 décilitres, elle donne lieu à un empoisonnement mortel, si l'on empêche l'animal de s'en débarrasser par le vomissement ; qu'à la dose d'un litre, elle irrite fortement l'intestin du cheval, et à celle de 2 à 3 litres, le fait périr dans un espace de vingt-quatre à quarante-huit heures ; qu'à la dose de 500 grammes elle est toxique pour le porc, et de 3 à 4 centilitres pour les volailles. Mélangée aux aliments, elle n'est supportée par les chiens de grande et de moyenne taille que jusqu'à la dose de 1 décilitre ; au-dessus de cette limite, elle produit presque immédiatement des nausées et des vomissements, et à 2 ou 3 décilitres elle les tue si l'on s'oppose au vomissement, et à 4 décilitres même en le permettant. Dans les cas où la saumure mêlée aux aliments ne suffit pas pour déterminer des effets toxiques immédiats, les animaux soumis à ce régime ne tardent pas à devenir malades et à succomber. La saumure que Raynal a employée à ces expériences est celle du porc, tantôt récente, tantôt préparée depuis un an à six ans ; dans les deux ou trois premiers mois de sa préparation, elle ne manifeste qu'une action diurétique et laxative. C'est en vieillissant, et par le contact des viandes rances qu'elle contracte des qualités toxiques. Les expériences de Raynal et des vétérinaires d'outre-Rhin n'ont pas encore précisé les différences d'origine et de qualités physiques qui existent entre les saumures toxiques et les saumures inoffensives; c'est ainsi que la saumure de bœuf et de porc salés en Amérique, ingérée à la dose énorme de 8 à 10 litres, n'a produit aucun trouble grave. D'un autre côté, l'analyse chimique n'a révélé aucun caractère différentiel entre la saumure âgée de six ans et celle d'une année. La théorie conduirait à rattacher les accidents d'intoxication produits par l'usage des saumures à l'altération des matières animales putrescibles qu'elles renferment, les vertus antiseptiques du sel s'affaiblissant avec le temps. Tardieu (1) objecte que dans les ateliers de salaison on conserve et l'on fait servir sans inconvénient pendant un an la saumure où les viandes salées ont baigné longtemps avant leur embarillement, avec la seule précaution de la battre dans des vases de bois à large ouverture; cette opération amène à la surface du liquide salé les parties organiques sous forme d'écume que l'on enlève, et qui peut encore servir comme engrais. Cette objection réfute moins la théorie de l'altération toxique des saumures qu'elle ne fournit l'indication du moyen de les assainir. Nous apprécions la sage réserve qui a guidé cet hygiéniste dans l'appréciation des faits signalés par Raynal comme base d'applications pratiques à la police sanitaire. Les salaisons s'effectuent sur une si grande échelle dans nos départements du midi, du nord, de l'ouest; la saumure est d'un usage si général et d'une ressource si difficile à remplacer parmi les populations rurales, que des expériences faites seulement sur des animaux ne sauraient motiver encore aucune mesure de ce

(1) Tardieu, *Dictionnaire d'hygiène publique*, 2e édition. Paris, 1862, t. IV, p. 13.

genre ; mais parce que, suivant la remarque de Tardieu, on n'a encore signalé explicitement aucun cas d'intoxication humaine, il n'en faudrait pas conclure à la constante innocuité de la saumure : autant vaudrait soutenir que personne n'a succombé à la morve avant la publication contemporaine des faits qui en établissent la transmission du cheval à l'homme. Attendons les résultats de l'observation ultérieure, maintenant appelée sur les effets de la saumure. Déjà le médecin d'armée est frappé de l'inévitable et rapide développement des maladies diarrhéiques, dysentériques et scorbutiques au milieu des agglomérations militaires pour qui les salaisons sont une base d'alimentation : sans doute l'étiologie de ces fléaux est complexe ; les circonstances de guerre, de climat, etc., y interviennent. Mais qui peut affirmer, dans l'état actuel de l'épidémiologie militaire, que les salaisons ne jouent aucun rôle dans cette rapide progression de manifestations morbides qui débutent par la diarrhée simple et arrivent aux types multiformes du scorbut par une terrible et logique série de détériorations ?

Ces lignes étaient écrites quand s'est présenté à notre lecture ce passage du livre récent d'un médecin en chef de la marine : « Les salaisons ne sont pas aliments de nécessité. La saumure leur enlève une partie de leurs principes nutritifs, et le sel qui les imprègne abondamment, alcalinisant outre mesure nos humeurs, n'est peut-être pas étranger à cette liquéfaction du sang qui est l'un des traits de la cachexie scorbutique (1). »

Le lard et le bœuf sont les seules viandes qui se distribuent aux troupes en campagne et aux marins ; la première de ces salaisons est l'objet d'une préférence générale ; il semble que la fibre musculaire du porc, entourée d'un étui graisseux, se laisse moins épuiser de ses sucs nutritifs par l'action de la saumure ; cependant le bœuf salé de Hambourg offre d'excellents morceaux. Celui qu'on donne à nos soldats de mer est sec, fibreux, de peu de saveur ; la saumure, au contraire, a fourni à l'examen de la commission des recettes au port de Brest les éléments d'un potage succulent. Peut-être aussi le vice de la préparation culinaire explique-t-il l'insuccès du bœuf salé dans l'alimentation des marins et des soldats. Lard et bœuf salés sont des aliments indigestes, et nous pensons avec les médecins les plus éclairés de la marine qu'il faut les remplacer toutes les fois qu'on le pourra, même par la viande fraîche de qualité inférieure. Le nitre qu'on ajoute à la saumure ne paraît pas nuire aux marins ; la couleur vive qu'il donne à la viande, bien qu'agréable au regard du consommateur, ne suffirait pas pour en justifier l'emploi ; mais il fait entrer dans l'alimentation des gens de mer des sels de potasse qui y font défaut.

Le charbon neutralise la fétidité des viandes qui commencent à s'altérer, soit en absorbant les gaz développés, soit en saturant par ses carbonates de potasse, de chaux, de magnésie, etc., les acides dont le dégagement précède la

---

(1) Fonssagrives, *Traité d'hygiène navale, ou de l'influence des conditions physiques et morales dans lesquelles l'homme de mer est appelé à vivre, et des moyens de conserver sa santé*. Paris, 1856, p. 604.

fermentation putride des matières organiques. Les substances amères et astringentes (tannin, noix de galle, houblon, gaïac, cachou, gentiane, etc.) conservent, dit-on, les viandes, mais en leur communiquant une amertume qui ne
se dissipe que par des lavages réitérés. L'ail, la moutarde, le vinaigre (mari-
nage), le poivre, la ciboule, le persil, les piments, les cornichons, etc., sont
employés avec succès pour le même objet. Dans le fumage appliqué aux jam-
bons, aux langues de bœuf, aux harengs, etc., c'est la créosote, contenue à
très-petite dose dans la fumée, qui paraît empêcher la fermentation putride de
ces produits; si la totalité des pièces de viande ne l'a point subie, des foyers
partiels de putréfaction peuvent s'y développer. Le boucanage combine l'action du sel marin avec celle de la fumée ; des chasseurs nommés boucaniers
font sécher à la fumée, d'après l'exemple des Caraïbes, la chair des bœufs sauvages et des sangliers, préalablement salés. On mange beaucoup de viandes
boucanées à Saint-Domingue et aux Antilles ; elles sont généralement coriaces
et d'une digestion laborieuse.

2° Les *œufs* se rapprochent des viandes. On sait que les poules, pendant la
saison froide, ou lorsqu'elles sont malades de la mue, ne pondent plus ; les
œufs, dont Paris seul a consommé en 1840 près de 111 651 000, manqueraient
donc à certaines époques de l'année sans les procédés de conservation qu'on
leur applique, et qui sont les suivants : 1° les œufs sont recouverts d'un vernis impénétrable à l'eau (cire, matière grasse, graisse, beurre), puis roulés dans
du charbon de bois en poudre, ou ils sont revêtus d'une couche de plâtre;
2° on les jette dans l'eau bouillante aussitôt après la ponte et on les retire
avant qu'ils soient cuits : ce procédé peut être remplacé par celui d'Appert,
décrit plus haut ; 3° on les tient immergés en différents liquides : eau de chaux,
mélange de crème de tartre (1 kilogr.), de chaux vive (13 litres 1 décilitre),
et d'eau en quantité suffisante ; solution de chlorure de sodium et de calcium,
solution de chlorhydrate de chaux à la dose de 32 grammes pour 500 d'eau :
Le mélange de lait de chaud et de crème de tartre est un excellent moyen de
conservation, expérimenté par Darcet et Péligot père ; 4° enfin on conserve
les œufs dans un mélange de sel et de son, dans des tas de blé ou de seigle,
dans la sciure de bois, dans des cendres, sur des lits de son et de paille, dans des
paniers à lits de paille, l'œuf étant placé la pointe en bas et les paniers étant disposés dans des lieux médiocrement chauffés, à l'abri des émanations putrides.
L'innocuité de tous ces modes de conservation a été constatée par Chevallier (1).

3° *Lait et sous-aliments qui en dérivent.* — L'importance du lait, dans
l'alimentation publique, se révèle par un chiffre ; celui des vaches donne un
produit brut qui dépasse 1600 millions (2). Plus le lait est pur, mieux il se
garde. Par suite d'une action électro-chimique, le lait en contact avec des
vases de porcelaine, de plomb, de platine, d'étain, de zinc, etc., se coagule
promptement ; de même s'il a été transvasé ; par un séjour prolongé dans les

(1) Chevallier, *Annales d'hygiène.* Paris, 1842, t. XXVII, p. 75.
(2) *Moniteur* du 8 avril 1868.

vases de cuivre, il finit par en dissoudre des traces sensibles. Il faut donc ·éviter de transvaser et se servir de vases de fer-blanc. Gay-Lussac a conservé du lait pendant plusieurs mois en le faisant chauffer tous les jours un peu ; au delà de 60 degrés centigrades il s'altère, se couvre d'une concrétion pelliculaire insoluble, et, plus sa température s'élève, plus sa saveur se modifie. Dans le lait tourné, le sucre de lait s'est converti partiellement en acide qui a coagulé le caséum : un peu de carbonate de soude ou de potasse retarde ce phénomène en s'emparant de l'acide qui se forme ; mais, si l'on met beaucoup de sel alcalin, le lait contracte une odeur désagréable et savonneuse, et une quantité même forte de bicarbonate de soude n'empêche pas la producduction des animalcules infusoires. Braconnot a conseillé de coaguler le lait par l'acide chlorhydrique, de jeter le sérum et de mêler au caséum du bicarbonate de soude ; quand on veut user de ce lait, on y ajoute de l'eau. Gallais et Grimaud évaporent par un courant d'air au-dessous de 30 degrés la partie aqueuse du lait, qui se trouve réduit au quart ; le résidu, qu'ils appellent lactéine, donne, suivant eux, un excellent lait s'il est mêlé à trois quarts d'eau. L'appareil de Donné conserve au lait sa constitution en prévenant sa fermentation et l'ascension de la crème. Il se compose de deux cylindres concentriques de fer-blanc, qui sont isolés dans une enveloppe de bois blanc et qui s'ouvrent à l'extérieur par des robinets ; il est porté sur un axe mobile qui permet de le retourner en tous sens ; le cylindre intérieur est rempli de glace que l'on renouvelle toutes les douze heures, et l'on retourne l'appareil deux fois par jour : la température de zéro suspend ou ralentit toute altération ; l'agitation de l'appareil ne permet pas aux globules gras et crémeux de s'élever par leur poids spécifique, de s'agglomérer et de se réunir en couche compacte. Grâce à ce moyen, le lait se conserve quinze jours sans aucune trace d'altération, avec toute sa saveur et ses qualités, quels que soient la température extérieure, les variations de l'atmosphère et l'état électrique de l'air ; au bout de ce temps, il subit encore l'épreuve la plus délicate, celle du feu, sans tourner ; ce n'est que le vingtième jour qu'il devient aigre, que ses globules s'agglomèrent et qu'il ne supporte plus l'ébullition. Braconnot fait coaguler 3 kilogrammes de lait par l'acide chlorhydrique, à une température de 45 degrés environ ; il exprime et ajoute 10 grammes de carbonate de soude cristallisé, dissous dans une petite quantité d'eau, de manière à obtenir environ un demi-kilogramme d'une bouillie épaisse ; il mêle cette espèce de crème avec le tiers de son poids de sucre pulvérisé ; la crème artificielle qui en résulte peut remplacer le lait frais qui manque. Le chimiste de Nancy avait fondé sur cette préparation des espérances précieuses pour l'approvisionnement de la marine ; elles n'ont été réalisées que très-récemment par un autre procédé, celui de Lignac, le premier qui ait réussi à dessécher en grand le lait d'une manière pratique et facile. Il n'opère que sur des laits de bonne et saine provenance : immédiatement après leur traite, ils sont chauffés au bain-marie dans des chaudières à fond plat et peu profondes : on n'y met qu'une couche de 1 centimètre d'épaisseur ; on ajoute 60 grammes de sucre blanc par litre de lait, on agite avec une spatule de bois jusqu'à réduction du lait à un cinquième de son volume primitif ; on le verse ensuite dans des boîtes cylindriques de fer-blanc que l'on tient plongées pendant trente minutes dans un bain-marie chauffé à 105 degrés ; avant de retirer ces vases du bain, on ferme avec un grain de soudure le petit trou qui a donné passage à l'air et à la vapeur. Quand on ouvre le cylindre, on trouve le lait à l'état pâteux, d'un blanc jaunâtre ; on le délaye dans quatre à cinq fois son volume d'eau tiède, et le liquide reprend immédiatement la teinte normale du lait. Dans la boîte entamée, la substance se conserve pendant dix jours, surtout si l'on en renouvelle journellement la surface par des prises successives. Les conserves de Lignac ont reçu la sanction de l'expérience sur la flotte et à l'armée d'Orient.

Un pharmacien de Vevey, Keppel, s'est inspiré des procédés de Lignac pour fabriquer, avec le lait des vaches nourries sur les pâturages alpestres, deux conserves de lait, l'une sous la forme d'un liquide concentré, l'autre en tablettes. toutes deux obtenues par une évaporation bien conduite et par l'addition d'une dose voulue de sucre au moment opportun. E. Jacquemin (1), de Strasbourg, chargé d'examiner des échantillons de ces produits après 10 mois de conservation, a noté pour 100 parties de lait concentré et régénéré avec la quantité d'eau nécessaire : flacon bouché simplement avec du liége cacheté à la cire, produit de consistance de miel, d'un blanc mat, saveur d'un bon lait sucré, facilement miscible par agitation à l'eau froide, promptement soluble dans l'eau bouillante :

| | | | |
|---|---|---|---|
| Caséine | 3,52 | Lacto-protéine | 0,30 |
| Beurre | 4,07 | Sels | 0,39 |
| Albumine | 0,50 | Eau, sucre de lait et sucre ajouté. | 91,22 |

Le lait solide en tablettes n'avait point d'odeur rance ; la plaque ne se dissout que par l'ébullition ; on gagne du temps en la raclant et en la fragmentant ; 100 parties ont donné :

| | | | |
|---|---|---|---|
| Caséine | 3,49 | Lacto-protéine | 0,32 |
| Beurre | 4,09 | Sels | 0,41 |
| Albumine | 0,53 | Eau, sucre de lait et sucre ajouté. | 0,91 |

Le lait concentré renferme 3 pour 100 d'eau, le lait solidifié en plaque ou tablette 6 pour 100 ; ce dernier, régénéré, laisse voir à sa surface quelques rares globules butyreux. Les analyses de lait de vache par Boussingault, ont donné :

| | | | | |
|---|---|---|---|---|
| Caséine | 3,4 | 3,4 | 3,3 | 3,4 |
| Beurre | 4,0 | 4,0 | 3,5 | 3,6 |
| Sucre de lait | 5,3 | 5,9 | 5,5 | 6,0 |
| Sels | 0,2 | 0,2 | 0,2 | 0,2 |
| Eau | 87,1 | 86,5 | 87,5 | 86,8 |
| | 100,0 | 100,0 | 100,0 | 100,0 |

(1) Revue d'hydrologie médicale publiée par le Dr A. Robert, à Strasbourg, 29 févr. 1868.

Les sels étaient des phosphates de chaux, de magnésie, de fer, des chlorures de potassium et de sodium, et de la soude qui s'était carbonatée par l'incinération (Jacquemin). Ainsi, voilà une précieuse conserve, un aliment complet sous un petit volume, d'une préparation facile, d'un transport commode : l'hygiène militaire ne peut manquer d'en doter les troupes en campagne, tout au moins le régime des malades.

N'oublions pas que le procédé d'Appert s'applique à la conservation du lait et du beurre. Celui-ci rancit à l'air, se décompose, fermente et forme avec l'oxygène de l'air de l'acide butyrique. En été, en peut le conserver douze à quinze jours dans un lieu frais, après l'avoir lavé à grande eau pour le débarrasser de son caséum. Le beurre fondu se conserve bien, mais il a perdu une partie de sa saveur, qu'on lui rend, d'après Barruel, en le pétrissant avec de la crème fraîche ; il convient de fondre le beurre au bain-marie, non à feu nu, un excès de chaleur décomposant le caséum. La salaison du beurre est employée en Normandie, en Bretagne ; elle lui assure une plus longue durée de conservation et lui laisse un goût agréable et une saveur fine. Les fromages se gardent bien ; on sale le simple caillé pour qu'il ne passe pas à l'aigre (fromage de Brie) ; d'autres fromages sont recherchés en raison même de leur alcalescence et de leur putréfaction.

4° *Céréales*. — A. *Grains*. — Soustraits au contact de l'air et de l'humidité, les grains se conservent pendant un temps fort long : ceux qu'on a trouvés dans les chambres souterraines d'Herculanum, dans quelques hypogées de la haute Égypte, avaient perdu seulement la faculté de germer ; celle-ci dure de cinq à dix ans au plus, bien que certains auteurs aient prétendu qu'elle se prolongeait au delà de deux siècles. A Metz, en 1707, on put utiliser de grands amas de blés que le duc d'Épernon y avait fait rassembler en 1570, c'est-à-dire 137 ans auparavant. Le blé, rangé par grands tas, avait été revêtu d'une couche de chaux vive de 4 pouces d'épaisseur et qui avait été humectée avec un arrosoir : les grains supérieurs avaient germé, étaient morts et avaient formé avec la chaux une couche préservatrice pour le reste. Deux causes compromettent les céréales : la fermentation du gluten (blé échauffé), les insectes (charançon, teigne, alucite) ; l'une et l'autre proviennent de l'humidité. La dessiccation des grains y obvierait. A cette effet, Gannal proposait de placer les blés dans des greniers bien clos, dans des paniers de paille, et d'y joindre une quantité de chaux vive égale à 4 pour 100 du poids des grains ; cette quantité suffirait pour maintenir pendant une année l'atmosphère au maximum de sécheresse. On doit proscrire le fameux insecto-mortifère, préconisé contre les charançons, et qui se compose de sublimé et de grès ferrugineux. La pureté du grain est la première condition de sa conservation : on emploie à cet effet le vannage, le criblage et le chaulage. Par la première de ces opérations, on sépare le grain de sa balle et d'un peu de poussière à laquelle il est toujours mêlé. Le vannage à bras d'hommes, plus long et plus dispendieux, laisse toujours un peu de menue paille et d'autres corps étrangers. Les tarares perfectionnés qui le remplacent ont l'avantage de combiner l'action du crible à celle du van. Le criblage débarrasse le bon grain des graines étrangères, des grains cariés, rouillés, charbonnés, ergotés ou rachitiques. Le chaulage a pour but de détruire dans les graines les germes de plantes parasites nommées *uredo* par les botanistes, *carie* et *charbon* pour les agriculteurs. Les semences de ces cryptogames, portées par le vent ou par le battage sur les semences des céréales, s'y accolent grâce à leur ténuité, et, si elles ne sont enlevées, elles se développent sur les épis, détruisent les organes qui donnent naissance aux grains et déterminent l'avortement des blés. Le chaulage est à tort exécuté avec des substances toxiques, telles que l'arsenic, le sulfate de cuivre, le sulfate de zinc, etc. Mathieu de Dombasle a démontré, ce que savent fort bien les agriculteurs de la Bourgogne, que le meilleur agent pour le chaulage des blés est le sulfate sodique, à la dose de 250 grammes pour un double décalitre; il recommande de chauler la veille de la semaille. Les premiers essais de chaulage ont été faits en 1756 par Tillet, qui conseilla l'usage de la lessive suivante : 100 livres de cendres et 200 pintes d'eau, réduites à 120 pintes de lessive, que l'on blanchit au moyen de 15 livres de chaux pour 60 boisseaux de froment. Il y a soixante-dix ans, Tillet a recommandé l'usage d'une lessive de cendres, dans une instruction que le gouvernement fit alors répandre dans les provinces : pourquoi ne prohibe-t-il point sévèrement l'emploi de substances toxiques? pourquoi ne propage-t-il point parmi les cultivateurs une méthode moins dangereuse? Le lavage, déjà préconisé par Duhamel, et adopté généralement, sert aussi à séparer les bons grains des mauvais grains qui surnagent; on les retire et on les utilise pour la nourriture des volailles. Un procédé de Boulé consiste à agiter le grain dans une sorte de baquet ou d'auge rempli d'eau, avec un écoulement continu qui entraîne les corps les plus légers; on sèche ensuite le blé à l'aide de ventilateurs. Parmi ces derniers, il faut distinguer les fours ventilateurs à air chaud de Maupeou, basés sur le principe de la dilatation de l'air échauffé. Le blé, lavé et épuré, est placé sur des toiles métalliques qui traversent par séries superposées une grande chambre pyramidale faisant cheminée ; un courant d'air chaud, très-énergique, parcourt cette cheminée de bas en haut, agite et secoue le grain et lui enlève son humidité; au sortir de la cheminée, le blé passe dans divers cylindres où il se refroidit, et dès lors il est apte à la mouture. Par ce moyen, les blés sont débarrassés des insectes et de leurs œufs, deviennent plus propres à la mouture, plus faciles à garder, plus productifs en farine blanche (3 à 5 pour 100 de plus), l'écorce des grains se détachant mieux et rendent la mouture plus complète. Quand la chaleur des fours passe 50 degrés, le grain perd sa faculté germinative sans détriment pour ses propriétés alimentaires. D'après Doyère, la chaleur est sans effet nuisible lorsqu'elle reste au-dessous de 65 degrés, et on lui doit un appareil thermométrique d'un emploi facile pour n'atteindre jamais ce terme, même en restant toujours au-dessus de 50 degrés, température nécessaire à la destruction des insectes. L'étuve de Maupeou peut sécher 500 hecto-

litres de blé par jour et davantage ; celle de Doyère régularise mieux la chaleur.
Il n'est pas inutile de rappeler ici que les expériences de Girardin, Dubreuil,
Pauchet et Bidard (Académie des sciences, 24 novembre 1846) ont établi que
les blés les moins productifs en pains sont ceux qui ont été chaulés avec l'arsenic, la chaux, le mélange de chaux et de sel marin, et ceux qui ont été lavés
à l'eau ou chaulés avec le sulfate de cuivre, le mélange de sulfate de cuivre et
de sel marin, de chaux et de sulfate de soude. Le lavage paraît favorable au
rendement du grain, mais il en diminue la densité. Le blé le plus dense est
celui qui n'a reçu aucune préparation ; vient ensuite le blé chaulé avec le sulfate de soude.

Ces moyens de conservation des grains se subordonnent tous à leur manutention dans les greniers qui doivent être construits dans un lieu bien aéré,
assez élevé, éloigné de l'eau, surtout des marais et des établissements où se
putréfient et s'acidifient des matières organiques ; orientés au nord, ils auront de trois à six étages, distribués en appartements vastes et hauts de six
pieds au moins, avec double rangée de fenêtres opposées, toujours ouvertes
et garnies de grillages ; la toiture doit être assez solide pour empêcher le filtrage des eaux pluviales. Les grains doivent être déposés en couches minces
dans les greniers, soumis à de fréquents pelletages (au moins dix-huit par an)
et à un criblage au moins par an, surtout à l'entrée de l'automne ; en été, on
doit pelleter plus souvent qu'en hiver, plus encore durant les chaleurs humides et les orages. Dans les grandes villes les halles servent à remiser le blé.
Duhamel a conseillé d'y établir des caisses de bois dites *greniers de conservation*, fermées d'un couvercle percé de trous ; à quatre pouces du fond s'en
trouve un autre en tringles de fer recouvertes d'une forte toile de crin à
mailles larges, mais non perméables aux grains : cette disposition permet de
pousser l'air à travers la toile à l'aide d'un ventilateur, et d'agiter par intervalles la masse du blé, pour en prévenir l'échauffement et l'altération par les
insectes. Le grenier mobile de Valery, exposé en 1839, se compose d'un grand
cylindre de bois et de toiles métalliques peu serrées, que l'on fait tourner au
moyen d'une manivelle : 1400 hectolitres de blé sont ainsi ventilés et remués
sans cesse.

Tel était l'ensemble des moyens appliqués à la conservation des blés dans
nos contrées, quand Doyère (1) est venu en démontrer l'insuffisance ou le
vice et y substituer ce qu'il appelle l'ensilement rationnel. Parmi les causes
qui contribuent à produire et à activer la fermentation des grains (échauffement), il faut mettre au premier rang leur humidité sous l'influence de laquelle l'oxygène de l'air est absorbé et remplacé par l'acide carbonique ; dans
un milieu de 15 degrés centigrades et au-dessous, les blés sains, contenant
moins de 16 pour 100 d'eau, n'éprouvent qu'une fermentation alcoolique

(1) Doyère, *Mémoire sur l'ensilage rationel des grains* (Académie des sciences, le
31 décembre 1855). — *Conservation des grains par l'ensilage*. Paris, 1862.

excessivement faible, sans altération d'odeur ni de goût, et saisissable seulement par les procédés les plus délicats de la chimie; encore s'arrête-t-elle dans les vases fermés, quand l'oxygène a disparu et a fait place à l'acide carbonique. A 16 pour 100 d'humidité ou un peu au delà, les grains s'altèrent avec une vitesse proportionnelle à leur quantité d'eau et passent par les fermentations lactique, butyrique et caséeuse; ces altérations, qui se continuent même après la disparition complète de l'oxygène, portent sur le gluten; celui-ci se transforme en une matière soluble et ne se retrouve plus par les procédés ordinaires. Or l'humidité de nos blés varie, dans le midi de la France, entre 14 et 16; quatorze échantillons du Calvados ont donné à Doyère pour moyenne d'eau 19,3, et deux échantillons atteignaient 23. (Voy. t. I, p. 654.) Il résulte de ces conditions originales des grains que les uns tendront à se conserver spontanément, sans aucun soin, ce qui explique le succès apparent de diverses méthodes de conservation sans effet réel, et les autres exigeront des procédés destinés à neutraliser l'action de l'humidité. Cette action est si destructive, la fermentation qu'elle provoque diminue tellement le poids et la qualité des grains, que, dans tel de nos départements où l'alucite est inconnu, où le charançon et la teigne ne prennent jamais de grands développements, on renonce néanmoins à les conserver. Il s'agit, répétons-le avec Doyère, de la conservation des grains humides et pour une longue durée; il s'agit, par exemple, de conserver cinq à six ans, sous la latitude de Paris, des blés contenant 18 à 20 pour 100 d'eau; quant aux grains suffisamment secs, on peut les garder plusieurs années par tous les moyens autres que l'enfouissement dans un sol pénétré d'eau, avec des pertes à peine appréciables pour une pratique peu attentive.

Ces principes posés, examinons la valeur du pelletage, de la ventilation plus ou moins répétée des blés: 1° pour les sécher; 2° pour les empêcher de s'échauffer. Tous les moyens usités d'aérage, y compris les greniers ventilateurs, n'empêchent pas la fermentation des grains humides, l'altération et les déchets qui en sont la conséquence; ils ne peuvent avoir qu'un seul effet, c'est de mettre une masse de grains en équilibre de température avec l'atmosphère extérieure; encore cet équilibre ne sera pas celui de la température moyenne, il le dépassera de plusieurs degrés, puisque les ventilations n'ont lieu que le jour. Mais, puisque les grains humides s'échauffent, s'altèrent et perdent à la température ordinaire, pense-t-on qu'ils cesseront de fermenter quand on les aura ramenés par la ventilation à des températures de 15, 20 30 degrés en France, de 35 et de 40 en Espagne et en Algérie? Cette fermentation se règlera-t-elle sur la périodicité des pelletages, des ventilations dont on diminue les frais en ne les répétant que tous les huit jours? Doyère, ayant dosé l'acide carbonique qui se formait dans de grands flacons remplis de blés diversement humides et par des températures différentes, a constaté que la ventilation triple la décomposition des grains, dont l'acide carbonique est un des produits; du blé contenant 21 pour 100 d'eau a fourni par 20 degrés centigrades, 120 milligrammes d'acide carbonique par jour et par kilogramme dans l'état de repos, et 17 milligrammes par heure sous l'influence d'un courant d'air constant, ce qui faisait 408 milligrammes par jour; cette perte représente 2 1/2 pour 100 de glycose sèche détruit chaque mois, si l'on admet qu'elle est due à la fermentation alcoolique. La perte minimum de 120 milligrammes d'acide carbonique par jour n'exigeant qu'un renouvellement de l'air presque nul, représente encore une destruction de matière sèche de 7 pour 1000 par mois, ce qui ne se concilie point avec l'espoir d'une conservation de longue durée. L'air que l'on chasse à travers une masse de grains, outre qu'il est déjà plus ou moins chargé d'humidité, ne leur enlève qu'un faible excès d'eau, l'eau adhérant à leur surface ou imbibant les couches périphériques du grain; les blés retiennent l'eau par une affinité qui est le caractère de toutes les substances hygrométriques. Dans le plus énergique des greniers ventilateurs, dans celui de Valery, 96 hectolitres de blé lavé, pesant 61 534 kilogrammes, perdirent 189 kilogrammes en trente-deux jours durant lesquelles ils furent ventilés la moitié du temps (à Corbeil, chez Darblay): le blé lavé contient au moins 25 pour 100 d'eau et la perte précitée représente 3 pour 100; elle est donc excessivement faible. Proposera-t-on de ne ventiler que dans les temps secs? Mais que fera-t-on, demande Doyère, par les temps humides, qui n'ont sans doute pas la propriété d'arrêter la fermentation? Si l'on objecte les succès dus à la ventilation, Doyère répond qu'ils s'expliquent par le choix des blés et qu'ils se rapportent à des faits mal observés, puisqu'on n'a jamais songé à vérifier l'humidité initiale des grains.

Le système de Doyère consiste à ne conserver que des grains secs dans des vases imperméables, hermétiquement clos et souterrains : « Là, plus de conditions inconnues et variables; plus d'action de l'air, principe de toute fermentation, et partant plus de déchets en poids ni d'altération, plus de manipulations, plus de frais de conservation proprement dits. » L'ensilage rationnel nécessite : 1° une détermination préalable de l'eau contenue dans les blés, pour n'ensiler que des blés secs; 2° l'étuvage des blés trop humides par des moyens qui les sèchent sans les altérer; 3° des silos souterrains aussi inaccessibles à l'air et à l'humidité que des flacons de verre.

La détermination de l'humidité peut se faire par la voie directe, à l'aide des moyens connus de la chimie. A ceux qui préfèrent une vérification plus simple et plus expéditive, Doyère offre un instrument qui donne en quelques minutes, très-approximativement, l'humidité moyenne d'un tas de blé, par l'essai de quelques poignées prises de place en place à sa surface et dans son intérieur : c'est l'hygromètre de Saussure, simplifié, rendu moins fragile et préservé des dérangements qu'il éprouve par l'action de l'humidité extrême; renfermé dans une caisse avec les grains dont il est séparé par une toile métallique, il traduit promptement leur humidité dans un rapport presque rigoureux avec la proportion d'eau dans le blé. J'ai vu fonctionner cet instrument entre les mains de Doyère : employé convenablement, il ne trompe pas de

1 pour 100 sur la proportion d'eau. Les blés durs contiennent en moyenne 1/2 pour 100 d'eau de moins que les blés secs. Nous avons mentionné plus haut l'appareil thermométrique que Doyère a proposé pour l'étuvage des blés sur une grande échelle, et les limites de température qu'il a déterminées expérimentalement pour cette opération. A ses yeux, les blés secs sont ceux qui contiennent moins de 16 pour 100 d'eau ; au-dessus de ce degré hygrométrique, on doit les considérer comme humides. La pratique modifie cette règle ; ainsi les blés altérés et déjà reconnaissables à leur odeur et à leur goût devront, pour leur ensilage, contenir 1 à 2 pour 100 d'eau de moins que les blés sains. En Espagne, en Algérie, où il faut compter sur une température du sol de 20 degrés centigrades au moins, le chiffre de l'eau du blé devra descendre par la dessiccation artificielle à 14 et peut-être 13 pour 100. Pour la construction des silos, Doyère a accepté de vastes flacons de tôle, préservés extérieurement de l'oxydation par un revêtement inattaquable et enveloppés dans une forte maçonnerie de béton qui porte toutes les charges ; dans la voûte et dans le couvercle des silos existent des regards qui permettent d'introduire une sonde destinée à en retirer des échantillons propres à juger les effets de l'emmagasinement souterrain aux différentes périodes de sa durée.

Des essais faits en grand, à l'aide de capitaux privés, et actuellement avec des grains fournis par le ministère de la guerre, ont donné à ce système un commencement de consécration que l'expérience ultérieure pourra compléter. Non-seulement les blés amenés à un degré de sécheresse convenable se maintiennent intacts dans les silos, mais des grains portés par un arrosage préalable à 19 pour 100 d'eau s'y sont altérés plus lentement que réunis en couches dans un grenier et pelletés. On peut s'opposer au développement des insectes dans le blé ensilé par différents procédés. Si les silos sont construits dans de bonnes conditions, leur température peu élevée est défavorable à la multiplication de ces parasites. Doyère a constaté que le premier effet de l'altération du blé est l'absorption de l'oxygène, et par conséquent la destruction des insectes. Cette altération même cesse dès que l'oxygène fait défaut si le blé n'est pas par trop humide. Garreau, pharmacien militaire, a proposé de verser dans les silos du sulfure de carbone. Ce corps se réduit en vapeur et anéantit tous les insectes introduits dans les silos. Pour se servir du blé, il suffit de l'exposer quelques heures à l'air ; le sulfure de carbone se dissipe entièrement ainsi que l'a démontré Poggiale. Doyère, qui ignorait les travaux de Garreau, est arrivé aux mêmes résultats que lui, ce qui prouve l'excellence de cette méthode.

L'instinct des peuples leur a suggéré, de temps immémorial, ce mode de réserve des grains ; ils les accumulaient dans des citernes pavées de larges dalles dans tous les sens, ils creusaient des silos à mi-côte des collines. En Égypte, comme nous l'avons dit, on a retrouvé des caveaux bâtis en granit et parfaitement cimentés, où les grains s'étaient bien gardés. Les Romains savaient mettre le produit de leurs récoltes à l'abri de l'air, de l'humidité et de la température atmosphérique ; rien n'égale les précautions qu'ils prenaient pour défendre leurs citernes à blé contre l'action de l'eau ; les greniers romains du vieil Arzew (province d'Oran), conservent, après quinze cents ans, le poli et la dureté du marbre. En Espagne, les Maures creusaient des silos avec le marteau et le ciseau dans les roches compactes ; ailleurs, ils les construisaient en maçonnerie quand la nature des terrains l'exigeait. En Chine, on profite des cavernes bien sèches que l'on garnit de paille de riz ; en Arabie et en Afrique, on creuse des puits nommés *matamores*. La nature des terrains joue un rôle décisif dans les résultats de ce mode de conservation des grains ; Doyère a vu en 1852, dans le Gharb, en Maroc, des silos creusés dans des roches compactes et pleins depuis vingt-sept ans. Dans les terrains meubles ou poreux, les grains se gâtent si on ne les visite fréquemment, si on ne les sèche par des pelletages au soleil, si on ne renouvelle pas la couche de paille qui les couvre extérieurement. C'est pour avoir oublié ou méconnu les conditions conservatrices des silos que l'on est arrivé, en France, à des insuccès, à des mécomptes ; Ternaux (1820) a cru faire un essai sérieux en creusant ses fosses en plein air, à Saint-Ouen, sur un emplacement couvert par une avenue d'arbres, sous un sol sableux et très-perméable, contenant 20 et 40 pour 100 d'eau, dans un terrain formé de couches alternes de marnes argileuses et gypseuses conduisant les infiltrations des eaux pluviales, etc. Après six ans de recherches, au terme de lointaines et multiples explorations, Doyère conclut que toutes les fois que les silos ont été construits dans des conditions propres à faire réussir l'emmagasinement des grains en vases clos, ils ont satisfait à leur objet.

La conservation des blés est une question de premier ordre dans l'hygiène publique, comme dans l'économie sociale ; c'est pourquoi nous avons retracé avec quelque détail un système destiné à la résoudre de la manière la plus sûre et la plus économique. Les déprédations des insectes donnent lieu à une perte annuelle moyenne de 20 pour 100 ; l'échauffement des blés à une perte moyenne de 15 à 20 pour 100 dans la première année, et de 5 pour 100 dans les années suivantes. Diminuer ces pertes, c'est augmenter le rendement de nos récoltes, c'est restreindre les éventualités de disette ou de cherté de la denrée alimentaire par excellence, c'est abaisser le chiffre de la mortalité.

Presque en même temps que Doyère publiait ses expériences d'ensilage rationnel, Haussmann père (22 avril 1855) soumettait à l'Académie des sciences un autre mode d'ensilage combiné avec l'action conservatrice d'un gaz inerte, l'incarcération des grains dans des cylindres de tôle de fer où l'air atmosphérique est aspiré et remplacé par de l'azote ; ces cylindres, vrais silos à la surface du sol, contenant de 100 à 1000 hectolitres, recouverts à l'intérieur d'un enduit inaltérable, hermétiquement clos, sont placés dans le rez-de-chaussée d'un bâtiment, dans une grange ou même sous un simple hangar. Une cornue contenant de l'éponge de fer mise en ignition à l'aide d'un petit fourneau circulaire reçoit par sa partie supérieure l'air atmosphérique préalablement desséché au moyen de la chaux ; cet air cède son oxygène aux couches incandescentes de l'éponge métallique, l'azote s'échappe par un tube de cuivre, adapté à la partie supérieure de la cornue, et, après s'être refroidi dans un serpentin plongé dans l'eau froide, pénètre dans le haut du cylindre par un long tuyau de caoutchouc aboutissant à un robinet. Une machine aspirante, mise en mouvement à l'aide d'un écoulement constant d'eau, sert à extraire du cylindre l'air atmosphérique contenu dans les interstices du blé pour plus d'un tiers de la capacité totale. L'opération est terminée quand l'azote arrive presque pur en remplacement de l'air aspiré ; on ferme alors les robinets de communication du cylindre avec le générateur d'azote et avec l'aspirateur, les tuyaux sont enlevés et ces appareils sont appliqués à d'autres cylindres. L'azote pourrait être remplacé par tout autre gaz irrespirable et sans action sur les matières à conserver. Haussmann le préfère, parce qu'il l'obtient à bon marché et en abondance par l'oxydation de l'éponge de fer. Aussi, tandis que chaque hectolitre de contenance se représente par une dépense première de 14 francs dans les magasins des entrepôts de la Villette, bâtis avec soin, mais avec économie (les céréales ne se conservent dans les magasins qu'en couches de 70 centimètres de hauteur au plus), les cylindres de Haussmann ne coûtent que 6 fr. 50 par hectolitre, prix réductible encore par une fabrication en grand. Le contact d'un gaz inerte et bien sec a l'avantage d'assainir le blé en même temps que de le conserver ; de là l'idée récemment émise de laver le blé à sec en l'exposant à des gaz inertes d'une grande siccité. L'acide carbonique, le bioxyde d'azote, l'acide sulfureux, ont été proposés en raison de leurs propriétés antiseptiques ; Doyère paraît douter de la facilité d'appliquer sur une grande échelle ces moyens ; il ajoute que si l'incarcération des blés dans une atmosphère exempte d'oxygène assurait leur conservation, il suffirait de les abandonner à eux-mêmes dans un lieu clos, puisqu'ils exhalent de l'acide carbonique et absorbent l'oxygène.

Le docteur Louvel a proposé un procédé de conservation des grains au moyen du vide. Il s'agit de cylindres de tôle supportés par un trépied de fer ou de fonte ; les grains sont introduits par la partie supérieure ; une trémie disposée à la partie inférieure aide à vider lestement le contenu ; un manomètre indique le degré du vide effectué ; une prise d'air fermant avec un robinet sert à l'aspiration au moyen d'une pompe aspirante et foulante ordinaire. Des expériences ont été faites à la ferme impériale de Vincennes sous la présidence du maréchal Vaillant, et avec le concours d'une commission dont faisait partie Boussingault, sur trois appareils contenant l'un 50 kilogrammes de blé blanc, mêlé avec 20 litres de charançons vivants, l'autre un tonneau de biscuits de marine avariés, à demi détruits par les charançons, et le troisième 10 sacs de 101 kilogrammes de farine dite du *type de Paris ;* le vide a été opéré à 65 centimètres environ. Après un laps de 6 mois (24 janvier 1865), on a trouvé dans l'appareil n° 1 le blé en parfait état, tous les charançons morts, desséchés : même état des charançons des biscuits ; les farines du n° 3 ont fourni un pain excellent de première qualité. Dans l'ensilage, les grains provenant de contrées humides ont besoin d'être ramenés à un certain point de siccité

(14 à 15 1/2 pour 100 d'eau); dans les cylindres du docteur Louvet, ils émettent dans le vide leur excès d'humidité. Le résultat a été parfait, quoique l'aiguille du manomètre soit descendue à 30, à 35 degrés, et l'on n'a pas eu à opérer une nouvelle raréfaction de l'air des appareils.

L'expérience prononcera entre ces divers modes d'ensilage dont il vient d'être question; ce qu'il importe d'établir et de propager, c'est l'utilité des silos.

5° *Farines.* — *Pain, biscuit.* — Il importe de choisir les farines sèches et de bonne qualité (voy. t. I, p. 657); on les emmagasine dans des sacs, debout, avec des intervalles pour la circulation de l'air. Les paniers de l'abbé Rozier sont préférables aux sacs et permettent de les transvaser facilement si l'on craint qu'elles ne s'échauffent; l'étalage sur le plancher et le pelletage deviennent nécessaires lorsqu'on redoute leur échauffement dans les sacs. On a proposé de les conserver dans des tonneaux enduits de bitume : à bord des navires, on les tasse hermétiquement dans des quarts de bois où elles se conservent assez bien; on a renoncé aux caisses de tôle, autrefois recommandées par Kéraudren. Les farines se gardent mieux en minot, c'est-à-dire blutées à fond, que lorsqu'elles sont brutes. Toutefois elles sont manutentionnées dans ce dernier état pour le service de l'armée; le blutage grossier (10 pour 100) qui était prescrit par les règlements contribuerait peu à les préserver, tandis que, pratiqué plus tard, avant leur panification, il sert utilement à les rafraîchir. Le manioc, qui nourrit une partie de la population américaine, est très-facile à conserver, parce qu'il est composé d'une grande proportion de fécule et d'une petite quantité de fibre végétale non hygrométrique. De toutes les céréales, le riz est celle qui se garde le mieux et le plus longtemps.

La conservation du pain dépend de la quantité d'eau qu'il contient et qu'il perd par évaporation; il s'en évapore plus ou moins, suivant que la cuisson est poussée plus ou moins loin. Pour du pain biscuité totalement, l'évaporation de la cuisson est de 78 livres sur 315 de pâte; au demi-biscuité, elle est de 45 livres sur 315, et de 34 livres au pain ordinaire. Après cuisson, il est accordé aux boulangers une perte de 2 onces par pain de 4 livres frais, lors des vérifications légales qui ont lieu chez eux. Rivot, professeur de chimie à l'École des mines (1), a fait des expériences sur la dessiccation spontanée du pain dans des conditions déterminées; la mie, conservée dans une capsule et à la température constante de 18 à 20 degrés, a perdu progressivement de son poids, rapidement d'abord, puis très-lentement, et n'est arrivée à un état hygrométrique stationnaire qu'au bout de huit à neuf jours; elle retient alors environ 10 pour 100 d'eau, à peu près autant que la belle farine de froment dans les mêmes conditions. Exposées à un air plus humide, la mie et la farine réabsorbent à peu près la même quantité d'eau. D'après ces résultats, la mie des pains de bonne qualité diffère très-peu de la farine, et dans la panification, la portion de farine qui forme la mie éprouve peu d'altération. Le durcisse-

---

(1) Rivot, *Annales de chimie et de physique*, mai 1856.

ment du pain conservé est le seul effet de la dessiccation sans réaction chimique, à moins qu'il n'ait été fait avec des farines mélangées ou fermentées ; alors il durcit très-vite, et la différence de faculté hygrométrique entre la mie desséchée spontanément et la farine correspondante indique, suivant Rivot, une action chimique non encore définie. Les biscuits enfermés dans des caisses doublées de fer-blanc se conservent longtemps ; j'ai constaté que les biscuits fabriqués avec la farine de blé dur se conservent plus longtemps que ceux de farine de blé tendre. La chaleur et l'humidité y font naître des végétations cryptogamiques et des insectes qui y creusent, aux dépens de la substance alimentaire, des galeries où ils déposent leurs larves et leurs excréments, principes de corruption. Bosc (1) a reconnu parmi les parasites l'*Anobium paniceum*, le *Ptinus fur*, l'*Anthrenus musœorum*, le *Troglossitta caraboïdes*, le *Pharena farinalis* et le *Blatta orientalis*. A bord des navires, le biscuit ne reste guère intact plus d'une année ; j'ai conservé pendant deux ans, dans le meilleur état, des biscuits de blé dur que mon frère (sous-intendant militaire) m'avait apportés de Batna à Varna (juillet 1854). On a l'habitude de faire repasser au four le biscuit altéré ; cette pratique, conseillée par Kéraudren, détruit les œufs des insectes et arrête la marche de l'altération du biscuit, mais elle ne lui rend pas ses propriétés nutritives. L'immersion du biscuit dans le vinaigre, d'après l'avis de Lind, n'est d'aucune utilité. Payen considère le biscuit pulvérulent comme un aliment insuffisant, mais non comme insalubre ; moisi, il irrite le tube digestif, il produit des affections diarrhéiques ; un chirurgien-major de la marine, Bienvenu, cité par Fonssagrives, a observé à bord de la frégate l'*Arthémise*, une dysenterie due à cette cause, et qui a disparu dès qu'on eut de meilleur biscuit.

6° *Légumes et fruits.* — Le procédé Appert convient aux plantes légumineuses, telles que pois, haricots verts, etc. Les faînes, les amandes, les noix, les noisettes, se conservent par dessiccation, aussi bien que les châtaignes. Les pommes de terre que l'on veut conserver ne doivent pas être trop jeunes ni avoir germé ; dans ce dernier cas, un principe vénéneux (solanine ?) paraît s'y développer. On les met dans des caves bien sèches, où on les laisse sur champ, entassées et recouvertes de leur fane qu'on détache, puis de paille et de terre ; au printemps, on les retrouve ainsi fraîches et féculentes comme si l'on venait de les arracher ; il ne faut point les déposer dans une excavation du sol, car elles y germeraient. On peut aussi, pour les conserver d'une récolte à l'autre, les immerger une ou deux minutes dans l'eau bouillante et les faire ressuyer ensuite dans un air sec.

Il importait, non-seulement de conserver les légumes, mais encore de les rendre transportables en diminuant leur poids, leur volume, et en supprimant la dépense des vases où les enferme le procédé Appert. La dessiccation et la compression des substances végétales ont résolu ce problème. Le premier moyen

---

(1) Bosc, *Dictionnaire des sciences médicales*, t. III, p. 140.

est employé empiriquement depuis un temps immémorial dans les ménages. A la fin du dernier siècle, Eisen, pasteur de Torma en Livonie, fit construire des fours qui, modérément chauffés, servaient à dessécher les légumes sans les altérer; cette pratique, répandue depuis plus d'un siècle en Russie, empêche la fermentation des sucs végétaux, mais non une altération lente des légumes, analogue à celle du foin desséché qui, après deux ans de conservation, n'est plus accepté par les animaux. Dans les tentatives antérieures de dessiccation des végétaux, la chaleur de l'étuve, difficile à régler, modifiait leur saveur et leurs propriétés. Masson, jardinier du Luxembourg, a su éviter (1845) cet inconvénient, en les soumettant, après l'épluchage ordinaire, à une prompte dessiccation par des courants d'air assez peu chauffés pour ne pas coaguler l'albumine : il a réduit ainsi le poids des légumes herbacés de 100 à 9,11 ou 15, et celui des pommes de terre de 100 à 20 ou 22. Néanmoins, les substances végétales, ainsi desséchées et diminuées de poids, conservaient un volume trop encombrant pour les navires, pour les expéditions lointaines, et offraient encore trop de surface à l'air et à l'humidité; leur emmagasinement à terre et leur arrimage dans les navires exigeaient un nouveau progrès, dû également à Masson (1850). Placés sous la presse hydraulique, après leur dessiccation, les légumes sont condensés en plaques rectangulaires de dimensions fixes, ayant la densité du bois (0,400 à 0,600); ces plaques ou tablettes sont enveloppées de papier collé et entassées dans des caisses de fer-blanc. Chaque tablette de 20 centimètres carrés, et de 1ᵉ,40 à 1ᵉ,60 d'épaisseur, pèse 0ᵏⁱˡ,500 environ, et comprend 20 rations ayant chacune 4 centimètres de large, 5 de long et 1,5 d'épaisseur. Une caisse de 1 mètre cube reçoit 25 000 rations pesant chacune 25 grammes en légumes secs, qui, trempés dans l'eau pendant quatre à cinq heures, reproduisent en se gonflant 200 grammes de légumes frais. Les pommes de terre, lavées et pelurées, sont découpées d'un seul coup en petits prismes par un emporte-pièce, échaudées un instant, puis desséchées et pressées, après un léger amollissement à l'air humide. Les fèves, les pois, les haricots, cueillis avant leur complète maturité, sont, avant leur séchage, échaudés pendant une minute seulement dans l'eau bouillante; si celle-ci agissait plus longtemps sur eux, leur fécule amylacée se gonflerait, ses grains soudés formeraient un empois, l'albumine serait concrétée, et, après leur dessiccation, ces légumes ne se laisseraient plus imbiber par l'eau de cuisson. A côté de la maison Chollet et Cᵉ, qui a appliqué en grand les procédés de Masson, une autre usine, sous le nom de Morel-Fatio et Cⁱᵉ, ne desséchait les légumes qu'après les avoir soumis à une coction préalable dans des boîtes fermées où l'on fait arriver de la vapeur chauffée au-dessus de 100 degrés; les légumes ainsi traités n'exigent, pour être mangés, qu'une immersion de quelques minutes dans l'eau bouillante; cuits par la vapeur sans perte d'arome, sans déchirure de cellules, puis desséchés, ils se conservent sans altération pendant un grand nombre d'années, tandis que, desséchés sans coction antérieure, ils finissent par se détériorer; la matière albuminoïde qu'ils contiennent, si elle n'a pas été coagulée par l'action de la chaleur, agit sur le tissu végétal comme un ferment, et en détermine la décomposition. Les deux compagnies se sont fondues, et leur industrie, rapidement développée, a rendu de grands services à l'armée d'Orient, ne cessera d'en rendre à la flotte et à la navigation commerciale : elle fournit, en tablettes entières ou découpées à la scie mécanique, des choux pommés, des choux brocolis, des choux-fleurs, des épinards, de l'oseille, du persil, du cerfeuil, des laitues, des tranches de carottes, des betteraves, des navets, des petits pois, des haricots verts, des pommes de terre, des fèves et des haricots demi-mûrs. Une commission de la marine (15 avril 1850) a reconnu unanimement l'utilité de remplacer, dans la ration du matelot, la choucroûte et les fèves par des quantités déterminées de choux desséchés : ce légume a subi avec succès une épreuve de conservation de quatre années à bord d'un bâtiment de l'État. La meilleure des conserves de cette nouvelle fabrication est la julienne qui coûte le tiers du prix des juliennes Appert ; la marine en a fixé la ration à 12 grammes (desséchée), avec 3 grammes de beurre et du sel. C'est par mon initiative que les ambulances et les hôpitaux de l'armée d'Orient ont été approvisionnés de ces conserves Chollet : il n'y a qu'une voix sur le parti qu'on en a tiré. La commission des subsistances militaires, dont j'ai longtemps fait partie, les a introduites dans l'approvisionnement réglementaire des places de guerre pour le cas de siège. Je dois rappeler pourtant ici que les légumes conservés n'ont pas manifesté une efficacité complète pour la préservation ni pour le traitement du scorbut (1).

Les racines (carottes, betteraves, navets, etc.) n'exigent pour se conserver qu'un lieu frais, non trop humide (cave) ; on coupe leur collet pour prévenir leur germination. Les choux, si on ne les convertit pas en choucroûte par fermentation, se gardent très-bien la tête en terre ou dans le sable, et la racine en l'air. Les bulbes d'oignon et d'ail demandent un lieu frais et sec (grenier). Les champignons les plus innocents à l'état frais contractent, en se décomposant, des propriétés vénéneuses ; il n'y a lieu de les conserver, et la police de Paris fait jeter avec raison ceux qui ont plus de trois à quatre jours. Parmi les fruits, les uns se conservent par coction et confiture au sucre (cerises, groseilles, etc.), les autres par dessiccation (abricots, figues, prunes, etc). Le raisin doit être détaché avant le terme de sa maturité, au moment où il est parfaitement sec de la rosée du matin, et déposé sur des planches ou de la paille dans un grenier bien ventilé ; il faut en retrancher toutes les grappes et tous les grains altérés. Avec le suc des fruits rouges et le sucre, on prépare des gelées ; il faut éviter d'élever trop la température pour ne point transformer le sucre de canne en sucre de raisin qui édulcore moins ; on recouvre chaque pot de gelée d'un papier trempé dans l'alcool ou dans l'huile.

(1) Dᵣ A. Léon, *Archives de médecine navale*, 1868.

### III. — APPLICATION AUX BOISSONS.

1° *Eau.* — On conserve l'eau à terre et à bord des navires. Beaucoup de localités, surtout les places fortes, n'ont pas d'autre eau que celle des pluies recueillies dans les citernes, la plus pure des eaux naturelles, puisqu'elle ne renferme guère d'autres matières fixes que des traces d'acide azotique, d'azotate d'ammoniaque, d'iode et des divers agents minéralisateurs de l'Océan. La prévention qui s'attache aux eaux de citernes ne peut donc s'appuyer que sur des inconvénients inhérents à la construction de ces réservoirs; mieux bâtis, composés de matériaux appropriés à leur destination, ils offriraient une ressource précieuse, non-seulement dans les conditions particulières de quelques villes ou pays, mais aux populations agglomérées qui boivent en partie des eaux de rivière plus ou moins souillées, des eaux imparfaitement purifiées; elles dispenseraient plus d'un municipe d'amener à grands frais, par des conduits souterrains ou par des aqueducs, des sources éloignées, d'une composition variable, etc. Gama (1) voudrait avec raison que tous les établissements publics, hôpitaux, casernes, bibliothèques, musées, eussent leurs citernes, pour leur sécurité en cas d'incendie comme pour les besoins de leurs habitants; il a fait ressortir les avantages qu'aurait pour Paris la multiplication des citernes particulières, et il déplore qu'elles fassent défaut aux maisons nouvelles qui s'y élèvent journellement. L'eau à domicile, par des robinets à tous les étages, avec des conduits afférents et efférents, et d'après un système d'irrigation urbaine et de drainage des maisons reliées aux égouts (voy. t. I, p. 565 et t. II, p. 424), vaut mieux que l'adoption des citernes; mais, en l'absence de cette canalisation des villes, on ne saurait trop approuver les vues pratiques du vénérable professeur du Val-de-Grâce. Il recommande par expérience les précautions suivantes dans la construction de ces réservoirs : On les creuse sur un emplacement situé à l'ombre, à 3 mètres de profondeur pour une citerne de 2 mètres cubiques; on dispose sur un fond incompressible une couche de bâtisse qu'on fait remonter pour former les côtés en lui donnant partout une épaisseur de 70 centimètres au moins : on a soin d'arrondir les angles dans toute leur longueur jusqu'à la voûte, de resserrer les couches du mortier et de lisser comme une glace les surfaces intérieures. On emploie pour matériaux des pierres meulières et de la chaux hydraulique ou du béton. Sur le mur d'un des côtés, et dans toute son épaisseur, règne une rigole de 10 à 12 centimètres pour l'infiltration du trop-plein dans les terres environnantes, à moins que la nature de celles-ci ou des conditions locales ne s'opposent à ce mode de déperdition; on renonce alors à la rigole, sauf à tracer au trop-plein une autre voie d'écoulement. La voûte, qui a l'épaisseur d'un mur ordinaire, est interrompue sur un des côtés par une gorge carrée, d'environ 30 centimètres de

---

(1) Gama, *De l'utilité des citernes, etc.* Paris, 1856. — Voyez aussi *Moniteur des hôpitaux*, même année.

hauteur se terminant au niveau du sol, revêtue intérieurement par une couche de ciment romain et fermée à l'aide d'une trappe en fort chêne : c'est par cette ouverture que descend l'ouvrier dans la citerne, lorsqu'elle est à réparer ou à nettoyer. Ce nettoyage s'opère aisément tous les quatre ou cinq ans au moyen d'une espèce de drague à long manche. A l'un des angles de cette trappe, on ménage une ouverture pour le passage d'un tuyau de pompe à la main. Des tuyaux de terre cuite ou de fonte, placés dans un enfoncement, conduisent l'eau pluviale de la gouttière à l'intérieur de la gorge du côté dont on fait choix. La trappe, fermée hermétiquement, doit rester en place pendant deux ou trois mois ; au terme de ce délai, on laisse arriver l'eau dans la citerne, elle y contracte un goût de chaux qui ne tarde pas à se dissiper. Gama estime à 500 ou 600 francs la dépense totale de la construction d'une citerne de $1^m,50$ cubique. Il oublie toutefois de recommander exclusivement la récolte des eaux qui coulent sur des toitures d'ardoises ou de zinc, et d'indiquer les moyens d'empêcher l'introduction dans les citernes des ordures qui existent sur les toits, dans les gouttières, dans les tuyaux de conduite. L'eau des citernes se charge quelquefois de principes empruntés à leurs matériaux de construction ; elle prend un goût putride au contact des matières organiques qui y fermentent. Aussi les citernes publiques devraient-elles, comme la grande citerne du palais ducal de Venise, ne recevoir l'eau pluviable qu'à travers une épaisse couche de sable. Dans les réservoirs qui ont moins de 3 mètres à $3^m,50$ de profondeur, l'eau tend à s'échauffer, les plantes aquatiques et les insectes se multiplient. En 1842, l'eau de la fontaine de la rue de l'Arcade, à Paris, fut souillée par la présence d'une grande quantité de puces d'eau (*crustacés monocles*, du genre *Daphnée*), qui provenaient du bassin de Chaillot : il fallut curer ce bassin et établir un filtre à la fontaine de la rue de l'Arcade. D'après Guérard (1), les plus belles citernes connues sont celles de Constantinople, alimentées par les sources de la forêt de Bellegarde : il ignorait sans doute qu'elles ne versent aujourd'hui, aux habitants de Péra, qu'une eau jaunâtre, chargée de matières terreuses et organiques par suite du mauvais entretien des conduits. Kuhlmann a signalé dans l'eau d'une citerne du département du Nord la présence du sulfate de cuivre provenant des tuyaux de cuivre qui surmontent les cheminées des fourneaux des machines à vapeur ; celles-ci sont alimentées avec de la houille qui contient du bisulfure de fer, la quantité d'oxygène qui passe au moment où l'on charge le foyer ne suffit pas pour convertir le soufre qui se sépare en acide sulfureux, il s'en volatilise une certaine portion avec un peu d'hydrogène sulfuré ; le cuivre de la cheminée les fixe au passage et le sulfure de cuivre qui en résulte se change en sulfate avec le concours de l'oxygène atmosphérique. Ce sulfate de cuivre, entraîné par le courant d'air du tuyau, se dépose sur les toits et sur les gouttières. Il faut éviter de recueillir les eaux qui lavent ces toits ainsi que les toits de plomb ; l'eau qui

_____

(1) Guérard, *Du choix et de la distribution des eaux, etc.*, 1852, p. 66.

coule sur les toits de zinc serait aussi à rejeter d'après Blandet et Landouzy, mais depuis longues années Auzoux (1) constate l'innocuité des eaux recueillies dans des réservoirs de zinc et consommées par les habitants des fertiles plaines de Neubourg (Eure), où, faute de puits et de sources, l'eau de pluie est d'un usage général. Depuis quinze ans, on y a substitué ces réservoirs aux citernes: l'eau s'y conserve pure, limpide et de bonne qualité. On négligera aussi la première eau de pluie qui se rencontre dans les couches inférieures de l'atmosphère et entraîne une foule de corpuscules étrangers. Le fond des citernes doit être garni d'un lit de charbon en poussière. L'emploi du noir animal en grain purifie aussi leur eau et la débarrasse en même temps de leurs sels calcaires ; Girardin le prescrit à 4 kilogr. par hectolitre d'eau dans une citerne neuve.

Il est d'autres réservoirs publics, dits châteaux d'eaux, fontaines, bassins, qui versent l'eau sur place ou la distribuent aux différents quartiers des villes au moyen d'un système de conduits souterrains ; il est nécessaire de les débarrasser périodiquement des matières qui s'y déposent, des plantes aquatiques qui y prennent naissance. Le sable des établissements hydrauliques de Chelsea ne renferme que 1,43 pour 100 de matières organiques après avoir servi à la filtration pendant plusieurs semaines. La présence des nitrates dans les eaux de Londres prévient la formation de toute matière végétale, et le microscope même n'y découvre aucune trace de végétation après un long espace de temps (Smith). On garantit les réservoirs des infiltrations qui altéreraient la pureté de leur eau, soit en les creusant à une profondeur suffisante, soit en les entourant d'une couche de sable pur, maintenue par une digue de terre argileuse, comme font les Vénitiens pour préserver leurs citernes de l'infiltration des eaux de la mer. Les conduits de bois finissent par rendre l'eau insalubre et fétide ; les sulfates qu'elle contient passent à l'état de sulfure, sous l'influence réductrice du bois altéré ; il se développe facilement dans ces conduits des cryptogames qui vicient la pureté de l'eau. Si l'on ne peut les remplacer, il faut choisir pour leur confection des essences dures telles que le hêtre, le chêne, et les dépouiller de leurs matières extractives par une macération préalable. Le fer s'oxyde, mais les composés qu'il fournit sont exempts de nocuité, contenus dans une si grande quantité d'eau. On a peut-être exagéré les dangers des tuyaux de plomb, le dépôt de matière terreuse qui se fait quelquefois à leur intérieur les empêche le plus souvent de s'oxyder ou de laisser dissoudre des parcelles de plomb à la faveur de l'acide carbonique de l'eau. Marc n'a pas constaté d'oxydation dans des tuyaux de plomb qui, pendant un grand nombre d'années, avaient servi à charrier l'eau dans Paris. Néanmoins la prudence conseille d'en proscrire l'emploi, et l'on se rappelle les accidents d'intoxication saturnine que l'eau du château de Claremont a déterminés (2) chez d'illustres personnages : l'analyse chimique y constata plus de 0$^{gr}$,01 de

(1) Auzoux, *Annales d'hygiène et de médecine légale*, 1837, t. XVIII, p. 366.
(2) Marc, *Archives générales de médecine*, 4$^e$ série, t. XX, p. 294.

plomb métallique par litre ; on doit préférer les conduits de fonte, les conduits de verre épais, et recouverts d'une poterie que l'on fabrique actuellement à Lyon.

Sur mer, des citernes mobiles sont nécessaires à l'approvisionnement des équipages ; on se servait encore à une époque peu éloignée de barriques de bois placées dans la cale ou sur le pont, et où l'eau contractait au bout de deux mois une odeur hépatique nauséabonde. Putréfiée dans les futailles, l'eau reprend ultérieurement ses qualités premières, les sulfures alcalins qui s'y étaient formés au contact désoxydant de la matière organique enlevée au bois se convertissant en sulfates inodores par l'effet d'une nouvelle oxydation ; puis la dissolution d'une nouvelle quantité de matière extractive du bois donnant lieu à une nouvelle désoxydation, la ramènera à l'état de putridité. Ces alternatives de corruption et de purification spontanée peuvent se répéter trois ou quatre fois ; d'où le dicton des matelots que l'eau des barriques doit pourrir trois fois avant d'être bue. Hales, au commencement du XVIIIᵉ siècle, avait conseillé le soufrage des tonneaux pour retarder l'altération de l'eau ; ce procédé n'était pas sans quelque efficacité : le soufre brûlé, dans la futaille, y dégageait de l'acide sulfureux qui, mélangé avec l'eau, lui enlevait l'oxygène de son air, agent principe de toute fermentation, et formait de l'acide sulfurique. Le charbonnage des futailles, recommandé par Berthollet, avait l'avantage de n'introduire dans l'eau aucun élément hétérogène ; il agissait en décomposant la matière organique du bois et en empêchant la dissolution de ses principes extractifs. L'amiral russe Krusenstern, dans un voyage autour du monde, a constaté l'utilité de la carbonisation des tonneaux. Périnet, pharmacien en chef de l'hôtel des Invalides, ayant conservé de l'eau sans altération de 1807 à 1814 par l'addition de 1/166 de peroxyde de manganèse et avec la seule précaution de l'agiter tous les quinze jours, le ministre de la marine prescrivit en 1819 et 1821 l'essai de ce procédé au port de Brest ; une commission examina l'eau de quatre pièces carbonisées qui avait séjourné pendant trente-quatre mois dans la cale d'une frégate, deux avec addition de peroxyde de manganèse, deux avec de l'eau pure ; l'eau des deux premières fut trouvée très-bonne, malgré un léger goût métallique ; l'eau des deux dernières était altérée. On ne connaissait alors ni la présence du manganèse dans le sang humain, ni les propriétés corroborantes de ce métal ; de là des hésitations. On soumit à l'usage de l'eau manganésée quatre forçats qui s'en trouvèrent fort bien après 45 jours d'expérimentation, et néanmoins la découverte de Périnet fut écartée sous prétexte qu'il fallait filtrer l'eau mélangée avec la poudre de manganèse et troublée par le roulis. En 1815, la flotte anglaise commença à faire usage des caisses de tôle qui, introduites en 1820 dans notre marine, ont reçu cinq années après la consécration réglementaire. Tous les navires de guerre en ont aujourd'hui et comme lest et comme récipients d'eau ; leur forme, en parallélipipède complet ou tronqué, permet de les arrimer facilement et de les adapter aux façons du navire. Grâce à cette innovation qui fait époque dans l'hygiène navale, une eau salubre et limpide a remplacé pour les matelots comme pour les voyageurs l'eau bourbeuse et hépatique des futailles. On reproche aux caisses de tôle de s'oxyder, de s'user, de coûter cher, de se nettoyer difficilement; un officier de marine est allé jusqu'à calculer le déchet annuel du fer par oxydation des caisses; il l'évalue à 18 livres(1). En présence d'un grand progrès hygiénique, ces calculs sont misérables; ils sont en outre exagérés comme les craintes de Forget, qui accuse l'eau ferrugineuse des caisses de produire la soif, la chaleur, la douleur épigastrique, la constipation ou la diarrhée. Il est certain que les caisses s'oxydent rapidement, puisqu'elles se tapissent à leur fond d'une bouillie ocreuse et que l'eau en devient roussâtre; mais les médecins de la marine, inspirés par une saine pratique, s'applaudissent de faire entrer dans le régime des matelots une certaine quantité de fer; dans les campagnes de longue durée, leur alimentation devient uniforme et moins réparatrice; dans les pays chauds où les portent les trois quarts des navigations, ils sont atteints d'anémie primitive ou consécutive aux maladies qu'ils y éprouvent. Pendant deux longues campagnes au Sénégal, Fonssagrives a reconnu le bienfait de cette médication ferrugineuse en masse à l'aide de l'eau potable, et qu'il n'aurait pu instituer par un autre mode de dispensation; il va jusqu'à proposer l'utilisation du résidu fortement ocreux des caisses d'eau dans la confection du pain des matelots. S'il y a dans ces vues quelque exagération, nous la préférons à celle qui a sa source dans les appréhensions théoriques de l'école de Broussais. L'eau des caisses était-elle contre-indiquée pour les scorbutiques de notre flotte dans la mer Noire (1855) et pour les valétudinaires anémiés de notre armée, qui étaient heureux de s'y embarquer?

2° *Boissons alcooliques.* — Les vins doivent être collés plutôt avec de l'albumine ou du blanc d'œuf qu'avec de l'ichthyocolle; car la gélatine, se dissolvant dans l'alcool faible, ne pourrait pas entraîner complétement les matières en suspension (Barruel). La cave au vin ne doit contenir aucune matière organique, telle que légumes, bois; il faut remplir tous les mois les tonneaux pour empêcher le contact acidifiant de l'air avec le vin. S'agit-il de vins de prix que l'on craint d'altérer par mélange, on les soustrait à l'action de l'air par l'interposition d'une couche d'huile. La qualité peu sucrée du raisin pouvant entraîner l'acescence du vin, il convient d'ajouter du sucre brut à la foulure. On désigne sous le nom de *graisse* l'altération des vins qui retiennent une certaine quantité de matière végéto-animale. Les vins blancs y sont plus exposés, parce que, privés du contact de la rafle, ils ne contiennent pas assez d'acide tannique pour la précipitation de cette matière organique; les vins rouges ne tirent point à la graisse s'ils ont éprouvé une fermentation suffisante avec la rafle de raisin; d'où il suit que l'acide tannique est pour les vins le préservatif de la graisse : la dose est de un gramme par bouteille de vin; la matière végéto-animale est coagulée, et séparée par

(1) Mercier, *Quelques idées sur la marine.* Paris, 1821, cité par Fonssagrives, *Hygiène navale*, p. 468.

décantation. On aura préalablement extrait des vins le dépôt qui s'y produit. En Alsace, on soufre les vins blancs : cette opération, appelée mutage, consiste à introduire dans le tonneau la vapeur du soufre enflammé. Bouchardat veut qu'on remplace cette vapeur par $0^{gr},75$ de sulfite de chaux par litre de liquide. L'acide sulfureux prévient-il la fermentation en absorbant l'oxygène, ou neutralise-t-il le ferment en se combinant avec lui? Desfosses a émis cette dernière opinion. On assure la conservation des vins du Midi en les foulant avec la grappe. Dans le Nord, on est forcé d'ajouter au moût du sucre uo de la mélasse. Plus les vins sont alcooliques, mieux ils se conservent; ceux du Midi, surtout les crus bordelais, se gardent mieux au grenier qu'à la cave, peut-être parce qu'il s'y fait une sorte de coction des différents principes organiques, et que la matière extractive se dépose mieux. Le procédé de Pasteur, le chauffage des vins, en prévenant les altérations dont ils sont susceptibles, est le moyen le plus simple et le plus sûr de les conserver; il a fait ses preuves aujourd'hui, non-seulement dans le laboratoire de ce savant, mais dans les caves de divers propriétaires de vignobles, de marchands de vin et à bord du vaisseau-école *le Jean-Bart* pendant la campagne de 1866. Trois nouvelles expériences sont en cours d'exécution dans la marine, la première soumettant 31 barriques de vin chauffé à un voyage de circumnavigation, la seconde portant au Gabon 70 000 litres de vin chauffé sous les yeux de la commission de Toulon et la troisième 1 000 000 de litres en Cochinchine. Les vins embarqués passent généralement à l'aigre; le séjour dans les pays chauds produit en eux le même effet, et nos militaires, nos colons d'Afrique, savent combien il est difficile de s'y procurer du vin bien conservé. Le succès non douteux du procédé de Pasteur fera époque dans l'hygiène des deux armées de terre et de mer, et entraînera d'autres administrations, notamment celle de l'assistance publique. A Toulon, on s'est servi pour chauffer le vin du réfrigérant de l'ingénieur Perroy, employé seulement jusqu'alors pour la distillation de l'eau de mer; la vapeur y entre à trois atmosphères; il suffit, pour en faire un appareil parfait de chauffage des vins, d'y substituer ce liquide à l'eau de mer réfrigérante. 650 hectolitres de vin y ont été chauffés en deux jours avec une dépense de 5 à 6 centimes par hectolitre, laquelle se réduira presque à moitié, quand un second chauffe-vin recevra dans son serpentin celui qui sortira du premier réfrigérant avec un excès de température suffisant pour chauffer le vin frais. Économiquement, il devient ainsi possible d'assurer le vin contre toute altération, moyennant une prime de moins de 5 centimes par hectolitre (1).

La conservation du cidre, du poiré et de la bière est fondée sur les mêmes principes que celle du vin. Les deux premières boissons sont d'ailleurs de difficile garde; le poiré surtout s'altère promptement; le cidre, soigneusement fabriqué avec quantités égales de pommes douces, amères et aigres, et mis en bouteilles, se conserve très-bien trois ou quatre ans; autrement il se gâte au

(1) Voyez *Comptes rendus de l'Académie des sciences*, t. LXVII, 1868, p. 581.

bout d'une année. Grâce au principe amer du houblon, la bière résiste plus long-temps. Les liqueurs alcooliques et distillées doivent à leur forte proportion d'alcool de se conserver presque indéfiniment.

## ARTICLE II.

### POLICE BROMATOLOGIQUE.

Nous traitons sous ce titre des altérations des aliments, des condiments et des boissons, ainsi que des établissements où ils sont préparés et débités. Nous réunissons les altérations spontanées et les sophistications, parce que les unes et les autres influent sur la santé publique et prêtent également à la fraude. La vente d'un pain fait avec une farine avariée est un acte aussi répréhensible que celle d'un pain dans lequel entrent quelques molécules d'alun. Jusqu'en mars 1851, ce sujet important était réglé par des ordonnances de police ; il n'avait donné lieu qu'à des actes d'administration pour ainsi dire isolés et sans efficacité ; la loi même votée à cette époque par l'Assemblée nationale et pro-voquée par une pétition mémorable de notre collègue Chevallier, n'a pas pro-duit un effet suffisant ; ce qui le prouve, c'est la continuation des fraudes. Démasquée sur un point, l'industrie des corrupteurs de la nourriture publique se porte sur un autre objet : elle tire parti des progrès de la science, non pour le bien des masses, mais pour en perfectionner l'exploitation. Le pro-blème odieux dont elle semble poursuivre la solution, c'est de vendre au prix le plus élevé le moins de matière nutritive possible. Se borne-t-elle à voler sur la quantité ? — Non ; elle dénature la composition des aliments et des boissons ; elle y introduit des principes délétères ; elle tripote des mé-langes dangereux ; et personne ne peut dire jusqu'où va le dommage irrépa-rable qui en résulte pour la santé des classes les moins aisées et quelle part revient à la sophistication alimentaire dans la détérioration progressive de leur constitution, dans le nombre et la gravité de leurs maladies, dans leur mortalité si disproportionnée avec celle des classes supérieures par leur aisance, c'est-à-dire principalement par le prix qu'elles peuvent mettre au choix de leurs aliments. Nous signalons ici l'une des causes générales et permanentes qui agissent tous les jours et plus ou moins sourdement sur l'état sanitaire des populations. Quel sujet plus digne d'éveiller la sollici-tude du législateur ? Une falsification de la valeur de 5 centimes par jour, dans la vente du pain, multipliée par le chiffre 500 000 qui représente les consommateurs peu aisés de Paris, donne par an une somme de 9 125 000 fr. (Chabrol) ! De simples peines de police sont infligées aux auteurs d'une si énorme déprédation, des peines si légères, qu'elles ne diminuent pas d'une unité la somme annuelle de ces délits. Frustrer le pauvre d'une portion de l'aliment qu'il achète, et dont il attend la réparation de ses forces épuisées par le dur labeur de chaque jour ; lui verser sous l'étiquette d'une boisson naturelle et stimulante, un liquide qui brûle sa muqueuse gastrique, altère son sang, stupéfie son système nerveux ; mélanger d'une manière inerte ou nuisible le sel, cet unique condiment de l'indigence, n'est-ce donc pas là un de ces crimes qui appellent la vindicte et le mépris de la société ? — La prophylaxie ne peut venir ici que des lois : à quoi servent l'habileté des analyses et le catalogue des sophistications ? Quand la chimie a dévoilé l'un des artifices de ce Protée qu'on nomme la Fraude, il en invente un autre, et d'ailleurs le mal est fait : le pauvre a payé et n'a pas été nourri. Une plus grande sévérité dans la répression, une vigilance infatigable dans la constatation des fraudes, sont le seul remède à cet état de choses ; encore ici l'hygiène publique et la morale se confondent : ce que l'une désire, l'autre l'ordonne.

### § 2. — Des aliments.

1° *Viandes.* — La bonne viande est couverte de graisse, ferme sans dureté, d'un beau rouge clair, d'une odeur douce et presque nulle ; elle ne présente aucun point saignant, livide, visqueux, blafard ; toute mucosité à sa surface la rend suspecte ; la moelle des os longs des extrémités postérieures est solide, d'un blanc rosé ; celle des extrémités antérieures est plus jaune, plus fluide et de consistance mielleuse. Chez les animaux malades, la moelle est plus fluide, brune, piquetée de noir, souvent striée de filaments sanguins. La santé des bestiaux amenés dans les abattoirs se reconnaît aux caractères suivants : regard vif, allure aisée, rumination ; point de bave, point d'écoulement de matières excrétées par le nez, par les oreilles, par les yeux ; les cornes, les oreilles, les narines, la gueule, ne sont pas froides ; la peau n'est point squameuse ou furfuracée ; point de pustules ni de croûtes sur le corps, sur la tête, au cou, dans la gueule ou sur la langue ; point de chaleur morbide ni de tuméfaction aux tétines ; point d'engorgement au cou, derrière les épaules, au défaut de l'épaule ni aux aines.

Parmi les maladies qui frappent les bêtes à cornes, le typhus, le charbon et la pustule maligne sont réputés surtout comme déterminant l'altération la plus dangereuse de leurs chairs. Il y faut ajouter la trichinose (1), la ladrerie (2), la cachexie aqueuse (3), et, si l'on en croit Chauveau (de Lyon) (4), la tuberculose. Le typhus débute par un ensemble de signes faciles à constater : tête pendante, oreilles basses, poil hérissé ou piqué, jambes de devant écartées, les posté-

---

(1) Delpech, *Les trichines et la trichinose chez l'homme et chez les animaux (Annales d'hygiène publique et de médecine légale*, 1866).

(2) Delpech, *De la ladrerie du porc au point de vue de l'hygiène (Annales d'hygiène publique et de médecine légale,* 2e série, 1864, tome XXI).

(3) Fonssagrives, *De la cachexie aqueuse du mouton au point de vue de l'hygiène publique (Annales d'hygiène publique et de médecine légale*, 1868, t. XXIX).

(4) Chauveau, *Application de la connaissance des conditions de l'infection à l'étude de la contagion de la phthisie pulmonaire (Bulletin de l'Académie de médecine*, 1868, t. XXXIII, p. 1007).

rieures rapprochées des antérieures, de manière à voûter l'épine vers le dos; allure chancelante et comme ivre, le pied heurtant le sol; la tête soulevée retombe comme une masse; si on la maintient relevée, l'animal paraît étourdi et chancelle. Chez les vaches, les trayons sont froids, comme emphysémateux, la sécrétion du lait est tarie ou diminuée; à la base des cornes et des oreilles, la main perçoit alternativement de la chaleur et du froid. On observe l'adhérence de la peau aux muscles, des grincements de dents, des convulsions de quelques muscles, surtout au cou et au coude, un tremblement particulier de la tête comme par l'effet d'élancements douloureux; une soif intense, de la dysphagie, le larmoiement, le gonflement des paupières, la teinte violacée de la conjonctive, la rougeur de la membrane nasale, un écoulement de mucosités par la bouche et les narines. On peut voir par les communications de H. Bouley à l'Académie de médecine (1) et au ministère de l'agriculture, comment la dernière épizootie typhique ou peste bovine s'est développée, propagée par des importations successives, et quelles mesures d'extinction sur place et de prévention elle a exigées; les unes se résument dans le sacrifice immédiat de tous les animaux malades et suspects, les autres dans l'évacuation et l'assainissement radical des étables, y compris le renouvellement de leurs pavés et de leur sol, l'interdiction de la frontière aux bestiaux, cornes, os, fourrages, débris d'animaux, d'objets quelconques ayant servi au nettoyage des écuries, etc. (2). L'éloignement ou au moins la désinfection scrupuleuse de tous les voyageurs qui, par la nature de leurs professions, peuvent se trouver en contact avec les bêtes bovines, marchands de bestiaux ou de cuirs, bouchers, tanneurs, mégissiers, etc. Une statistique du 10 février 1867 établit que, pendant les 20 premiers mois de sa terrible épizootie de peste bovine, la Hollande comptait:

| Morts | 67 839 | Guéris | 44 743 |
|---|---|---|---|
| Abattus | 26 165 | Survivants | 3 105 |

et depuis cette époque, chaque semaine a ajouté de nouvelles victimes à ces pertes. La sévérité des quarantaines et de la police sanitaire en Prusse, en Bavière, dans le Wurtemberg et en Belgique, ont en grande partie sauvegardé notre pays; l'abatage immédiat et l'enfouissement des animaux atteints ou menacés ont achevé notre préservation, si remarquable entre l'Angleterre et la Hollande, également décimées dans leurs troupeaux.

Colin, d'Alfort (3), a démontré, contrairement à l'opinion de Davaine, que le charbon se développe par l'inoculation chez les chiens et les oiseaux; les bactéridies même n'y manquent pas, quoique plus rares; même résultat chez

(1) Bouley, *Typhus contagieux des bêtes à cornes* (*Bulletin de l'Académie de méd.*, 1864-1865, t. XXX, p. 1175; 1867, t. XXXII, p. 526, 785 et 1152).

(2) *De la peste bovine ou typhus contagieux des bêtes à cornes*, rapport adressé au ministre de l'agriculture par H. Bouley, *Ann. d'hygiène*, t. XXIV, 1865, et t. XXVII, 1867.

(3) Colin, *Bulletin de l'Académie de médecine*, 7 juillet 1868, t. XXXIII, p. 621.

de jeunes chats, avec abondance de bactéridies dans le foie, la rate et la sérosité du tissu cellulaire sous-cutané. Les organes où ces animalcules prédominent, d'après Colin, sont : la rate, qui les présente déjà en grand nombre au milieu de ses globules pointillés et altérés, alors qu'ils sont encore très-rares dans la circulation générale; le sang des veines sus-hépatiques, et le sang sortant du foie par la scissure supérieure. La fièvre charbonneuse, le charbon à tumeurs, le sang de rate, et, chez l'homme, la pustule maligne, sont des formes morbides distinctes, mais procédant d'une seule et même espèce nosologique : les plus accentuées appartiennent au mouton, le plus accessible au virus charbonneux (1); aussi l'inoculation détermine promptement chez lui les lésions telles que l'infiltration sanguine sous-cutanée, les pétéchies disséminées à la surface des muscles, les transsudations autour des vaisseaux, le gonflement et la rougeur des ganglions lymphatiques, un épanchement de sérosité roussâtre dans les plèvres et la cavité péritonéale, des pétéchies à la surface interne du cœur, la friabilité de la rate, le sang dissous chargé de bactéries partout et très-virulent. Le charbon proprement dit ou anthrax se caractérise par le développement de tumeurs sur différentes parties du corps; ces tumeurs, de forme variée, croissent rapidement et tendent au sphacèle; la fièvre dite charbonneuse, qui précède et accompagne ces manifestations locales, existe parfois seule et tue promptement par des gangrènes internes. L'apparition de la tumeur, parfois soudaine, se complète toujours au bout de douze à dix-huit heures; unique dans le cheval, l'âne, le mulet et le chien, elle peut se multiplier, mais sous un moindre volume, chez les bêtes à cornes. Chez les grands animaux, la tumeur, à son maximum d'accroissement, égale le volume d'un chapeau ; à cette époque, chaleur et douleur cessent; le sphacèle commence, annoncé par des phlyctènes, l'insensibilité et le froid de la partie; quand il s'étend en largeur, une sérosité roussâtre infiltre le tissu cellulaire, la peau se détache, se boursoufle et crépite sous la pression du doigt. La race bovine présente d'ordinaire plusieurs tumeurs charbonneuses et est sujette à plusieurs variétés de cette affection, sans compter le glossanthrax qui lui est commun avec le cheval : tantôt elle se montre au poitrail, à la pointe des épaules, au fanon et sur les côtés, débutant par une petite tumeur qui en une demi-heure arrive aux dimensions d'une tête d'homme et se propage avec une célérité funeste sous le ventre, au dos et au cou; tantôt on ne voit que des taches blanches, livides ou noires, mais la gangrène s'établit et marche sous la peau qu'elle soulève et qui craque à la palpation. Une troisième variété, dite charbon blanc, règne d'abord sous la peau et entame les muscles sans tuméfaction apparente; elle ne se trahit que par la rénitence et la crépitation de la partie où elle siége. Le charbon se communique d'animal à animal, et de l'animal à l'homme : double propriété qu'il partage avec la pustule maligne. Cette autre variété de l'anthrax,

_____

(1) Renault, Travail présenté à l'Académie des sciences le 17 novembre 1851. — Un résumé considérable est inséré dans le *Recueil de médecine vétérinaire*, 1851, p. 885.

phlegmasie délétère de la peau et du tissu cellulaire sous-jacent, donne lieu au développement d'une vésicule séreuse placée sur une tumeur dure, circonscrite, bordée à son pourtour de petites vésicules pleines d'une sérosité roussâtre; la gangrène s'en empare. le pouls est petit, les forces prostrées, et si la cautérisation ou l'instrument tranchant n'intervient rapidement, la mort est prompte. Les mégissiers ne touchent la peau des animaux emportés par la pustule maligne que longtemps après la mort, et toujours froide; encore n'en sont-ils pas toujours préservés (1). Les médecins qui font partie du conseil de salubrité de Paris, en constatent tous les ans un certain nombre de cas. Dès l'invasion de l'une de ces épizooties parmi les bestiaux d'un parc, la règle est de faire abattre et d'enterrer, sans les dépouiller, tous les animaux qui en offrent les premiers symptômes et de disséminer les autres sur une vaste étendue. Tel est parfois le seul moyen d'étouffer l'épizootie à son origine; une fois qu'elle s'est répandue et généralisée, le sacrifice devient inutile et même onéreux, au moins quant aux bestiaux typhiques, car l'expérience a démontré qu'un tiers environ de ces derniers se rétablit. Dans le cas de charbon et de pustule maligne, l'isolement est encore plus nécessaire, et l'enfouissement des animaux qui succombent ne doit pas subir d'exception. Quant à la ladrerie, si fréquente chez les porcs de l'ouest de la France, il n'y a pas bien longtemps que l'on connaît, dans ses origines et dans ses processus, l'affection parasitaire qui se caractérise par le développement d'un certain nombre de cysticerques de la cellulosité ou cysticerques ladriques (*Cysticercus cellulosæ*) dans les chairs musculaires du porc et d'autres espèces animales; bien décrite par Aristote, elle n'a reçu qu'en 1760, de Pallas, le nom de *Tænia hydatigena;* mais il a fallu les recherches de notre temps (Goeze, Steenstrup, Siebold, Dujardin), surtout celles de van Beneden et de Küchenmeister, pour démontrer que la ladrerie, presque bornée au porc, est tout simplement la larve ou le scolex du *Tænia solium* qui ne se produit dans les voies digestives de l'homme que par l'introduction de cette larve. Toutefois les observations de Weisse, de Weutzer, les faits recueillis par Judas (*Mém. de méd. milit.*); l'endémicité du tænia en Afrique, en Syrie, en Abyssinie, portent à supposer au tænia une autre provenance, l'ingestion de la viande de bœuf crue. En Allemagne où ce mode d'alimentation est si fréquent, surtout chez les enfants, les médecins en sont venus à avertir les parents à l'avance des chances de développement ultérieur du tænia chez leurs enfants soumis à ce régime. L'infection des porcs devenus ladres à la suite de l'ingestion des œufs du tænia solium (proglottis), l'infection de l'homme lui-même (Küchenmeister, Leuckart, Humbert de Genève, dans *thèse de Bertholus*) atteint de tænia solium à la suite de l'ingestion de cysticerques ladriques, sont des faits démontrés expérimentalement qui ne comportent plus aucun doute. La fibre musculaire, ou plutôt le tissu connectif qui réunit ses faisceaux, est leur siége de prédilection, quoi-

(1) Parent-Duchâtelet, *Annales d'hygiène publique*. Paris, 1832, t. VIII, p. 126.

qu'on les rencontre dans le tissu sous-conjonctival, dans les replis glosso-épi-
glottiques (Delpech), dans les plis extérieurs de la muqueuse nasale, dans le
foie, la rate, les poumons, le cœur, les valvules semi-lunaires, les muscles des
yeux, dans la chambre antérieure de l'œil, dans le corps vitré ; leur volume
varie d'un grain de millet à celui d'un petit haricot, leur forme est ovoïde et
moins souvent globuleuse ; la chair qui les contient est plus pâle et aqueuse ;
on a évalué à 80 000 leur nombre dans 22 livres (allemandes) de chair de
porc. A l'âge où l'on abat les porcs, nul indice certain de la maladie, en dehors de la constatation directe des cysticerques dans les points où ils se laissent
voir ; chez les deux tiers au moins des porcs ladres, dit Delpech (1), ils apparaissent à la face inférieure de la langue et plus particulièrement sur les parties
latérales du frein, sous la forme de saillies oblongues d'apparence incomplète-
ment transparente, dirigées d'arrière en avant et donnant au doigt qui glisse sur
elles une sensation de résistance élastique qu'il ne trouve pas sur le reste de la
muqueuse buccale ; ce procédé d'exploration, déjà connu du temps d'Aristote, a
donné lieu à l'institution des langueyeurs, experts spécialement exercés à cet office. — La ladrerie implique le voisinage de l'homme ; les porcs, errant en liberté
dans les campagnes, mangent les cucurbitains (œufs de tænia) disséminés sur les
excréments humains, ils mangent les excréments les uns des autres ; il suffit,
dans une localité, d'un seul cas de tænia pour infecter tout un troupeau de
porcs ; en s'abreuvant aux mares, ils ingèrent les cucurbitains que la pluie y a
entraînés. Louchard, inspecteur principal de la boucherie à Paris, a signalé à
Delpech une diminution marquée de la ladrerie dans le sud-ouest de la France,
depuis que les porcs, nourris de viandes cuites ou de végétaux, ne mangent
plus d'ordures, ne se vautrent plus sur les fumiers, sont lavés, conduits à l'air
et trouvent litière fraîche de temps en temps au retour ; elle augmente, au
contraire, dans la race limousine qui vit dans des conditions inverses ; aussi sa
chair est-elle « pleureuse, molle, plus blanche après la cuisson, sa graisse plus
malléable, presque liquide en été ». C'est un fait digne de remarque que le
sanglier jouit d'une véritable immunité par rapport à la ladrerie. Pour préserver du tænia solium les consommateurs de porc ladre, il n'est qu'un moyen,
la cuisson poussée au moins à + 75° c. dans toute l'épaisseur de la chair
musculaire, ce qui nécessite l'action d'une température d'au moins + 90° c.
à la surface. Küchenmeister a vu qu'après trois quarts d'heure de cuisson à
77-80° c., l'intérieur de la viande ne marquait encore que 63° c. — Le plus
sûr est donc une ébullition prolongée ; même après cette préparation, c'est un
aliment fade, peu digestible, peu réparateur, plus prompt à se putréfier.
Quant à la graisse, s'il n'est pas démontré qu'elle contient des cysticerques,
les muscles peauciers qui y pénètrent et qui sont criblés de parasites, la ren-

(1) Voyez l'excellent article LADRERIE de Delpech, *Dict. encycl. des sciences médicales*, t. I de la 2ᵉ série, 1868, et *Annales d'hygiène et de médecine légale*, t. XXI,
1864.

dent au moins suspecte : elle ne doit être employée qu'après avoir été liquéfiée par la chaleur et passée au tamis fin.

Ladrerie et trichines font mieux comprendre la prohibition biblique de cette
chair, renouvelée par le Coran. En 1350, on trouve, d'après Delpech, dans un
édit du roi Jean et dans une ordonnance de Huges Aubriot, prévôt de Paris,
la preuve du langueyage officiel et réglementé des porcs. Aujourd'hui il n'est plus
exigé ; il se pratique néanmoins très-généralement ; le langueyeur est tenu de
signaler à l'inspecteur du marché les porcs ladres qui, marqués d'un signe
spécial et transportés à l'abattoir, y deviennent l'objet d'un examen spécial. La
vente des porcs ladres tombe sous le coup des art. 475 et 477 du Code pénal :
amende, saisie et confiscation ; mais le grand nombre de tueries de porcs tolérées ou autorisées, d'abattoirs particuliers *extra-muros*, les difficultés d'une
surveillance disséminée, la suppression de la ladrerie de la liste des vices rédhi-
bitoires, la classification de cette maladie en trois degrés dont le premier
n'entraîne que le retranchement des masses musculaires (muscles de l'épaule
et de la poitrine) où se rencontrent des cysticerques, et dont le second est
laissé à l'arbitre de l'inspecteur, tout cela laisse la porte ouverte aux abus, aux
dangers. Pour que la police sanitaire devienne efficace en cette matière, il
importe : 1° que la ladrerie soit inscrite dans le catalogue légal des vices rédhi-
bitoires (loi du 20 mai 1838) ; 2° que l'abatage des porcs ne puisse, sous aucun
prétexte, avoir lieu que dans les abattoirs publics ; 3° que l'inspection des
viandes de porcs précède partout invariablement leur débit et soit confiée à
des vétérinaires compétents. Ces mesures, exécutées avec suite et fermeté,
auraient d'excellents résultats non-seulement pour la préservation de la santé
publique qu'elles permettraient, du même coup et par la même inspection, de
sauvegarder du double fléau de la trichinose et du tænia solium, mais encore
pour l'amélioration des races porcines dont l'élevage se fait en partie dans des
conditions sordides et détériorantes.

Parmi les animaux à chairs comestibles, le mouton paraît le plus hanté par
les parasites : son cerveau est l'habitat du cœnure qui lui donne le tournis ;
son poumon, son foie des hydatides, ses fosses nasales du pentastome tænioïde,
ses bronches du strongle filaire, sans compter les ascarides, les trichocéphales,
et surtout les douves du foie et les douves erratiques ; c'est la présence d'une
quantité considérable de douves ou distomes dans les voies biliaires qui entraîne chez le mouton une altération profonde du sang appelée *pourriture*,
*cachexie aqueuse* : langueur et débilité, rumination imparfaite ou nulle ; laine
sèche, cédant à la moindre traction ou tombant par places, chémosis par
œdème sous-conjoctival (yeux gras), infiltration et épanchements multiples,
diarrhée colliquative, liquéfaction du sang, tels sont les traits sommaires de
cette maladie, due à l'introduction, dans les voies biliaires, des larves d'un ver,
libres dans l'eau ou parasites chez de petits animaux aquatiques ; certains pa-
cages humides en sont infestés. Une fois entrées dans les voies biliaires, ces
larves se métamorphosent et se développent en atteignant une longueur de

10 à 30 millimètres ; les vers, recouverts d'épines dirigées en arrière, progressent sans pouvoir rétrograder et meurent sur place. L'examen d'un lot de moutons affectés de douves à l'abattoir de Montpellier a ramené Fonssagrives sur le mal-cœur des nègres, sur la cachexie africaine qu'il a étudiée autrefois avec Le Roy de Méricourt (1), et il n'est pas rassuré, en présence des faits nouveaux de parasitisme, sur les effets d'une viande riche en douves sur l'organisme humain, alors que Hamont et Zeb Fischer, l'un directeur, l'autre professeur à l'École vétérinaire d'Abou-Zabel, ont déjà écrit, en 1838, sur la cachexie aqueuse de l'homme et du mouton en Égypte (2). Quoi qu'il en soit, la viande des moutons atteints de cette cachexie doit être éloignée de la consommation.

Il est superflu de mentionner la clavelée comme motivant l'exclusion de la viande de mouton des boucheries ; qualifiée de variole de la race ovine, elle a toute la puissance de contagion de cette maladie. Les belles recherches de Villemin sur l'inoculation et la virulence de la tuberculose, ont conduit Chauveau (de Lyon) à expérimenter l'alimentation d'un lot de génisses saines par des viandes tuberculeuses, et deux fois sur quatre il a constaté la transmission de la maladie par cette voie inaccoutumée (*Bulletin de l'Académie*, décembre 1868). Quelque émoi qu'ait produit cette communication, il convient de continuer ces expériences dans le double but de vérifier la réalité de ce mode de transmission du tubercule et le rôle effectif de la surface stomacale et intestinale pour l'absorption des matières virulentes et inoculables.

Quelle influence l'usage des viandes épizootiques exerce-t-il sur l'organisme, et doit-on autoriser ou prohiber la consommation des viandes provenant d'animaux malades ? Les législations orientales sont sévères sur ce point : Moïse et Mahomet ont exclu du régime de leurs nations les chairs d'animaux malades. J. P. Frank (3) rapporte, mais d'après différents auteurs, plusieurs exemples de la nocuité de ces viandes. Zuckert (4) raconte l'histoire d'une famille entière qui périt d'une fièvre pestilentielle avec éruption de petits bubons bleuâtres, pour avoir mangé de la viande d'un bœuf atteint des premiers symptômes du charbon. Les auteurs des derniers siècles (Fracastor, Lancisi, Ramazzini, etc.) mentionnent un grand nombre de faits tendant à prouver le danger de mettre en consommation la chair des animaux atteints du charbon, de la rage, ou mordus par des animaux hydrophobes. Fodéré a ajouté son témoignage au leur, et, après avoir relaté un certain nombre de faits plus ou moins authentiques, il conclut que la chair des animaux suspects ou même dans la période d'invasion épizootique, se trouve vraisemblablement corrigée par la cuisson, par les assaisonnements ; que la même chair, dans la seconde période, peut être nuisible ; et que, dans la troisième période (gangrène ou imminence de

---

(1) *Archives de méd. navale*, 1864, t. I, p. 362. *Annales d'hygiène*, avril 1868.
(2) Voyez *Bibliographie* (*Ann. d'hyg., publique*, 1840 t. XXIV, p. 236).
(3) J. P. Frank, *System einer vollständigen medizinischen Polizey*, t. III, p. 44.
(4) Zuckert, *Allgemeine Abhandlung von den Nahrungsmitteln*. Berlin, 1775.

gangrène dans les viscères), elle est un véritable poison (1). Mais les faits contraires à ce jugement ne font pas défaut : les chiens et les carnassiers en général se nourrissent impunément de chairs de toutes sortes ; beaucoup de gibiers ne paraissent sur nos tables qu'à un degré de décomposition avancée, ce qui n'empêche personne d'en manger et de s'en trouver bien. Spallanzani n'a-t-il pas démontré que le suc gastrique a la propriété d'arrêter et de corriger la putréfaction des aliments ingérés ? Deux bœufs surmenés communiquèrent la pustule maligne à deux garçons bouchers qui les dépecèrent : la viande de ces animaux, cuite avec d'autres, fut détaillée aux réfectoires des Invalides sans incommoder aucun estomac (2). Hamel a consigné un fait semblable dans le même recueil. L'innocuité de la viande des animaux atteints de rage est constatée par des observations dignes de foi (3). Pendant la révolution, plus de 300 chevaux morveux furent tués à Saint-Germain, enlevés et mangés par les pauvres de cette ville qui n'en ressentirent aucun effet mauvais ; quelques années après, les professeurs de l'école d'Alfort firent abattre, dans le bois de Vincennes, un grand nombre de chevaux attaqués de la morve et du farcin. Les habitants des localités d'alentour les mangeaient tous, à mesure qu'ils y étaient conduits. Aucune maladie ne s'est déclarée parmi eux. En 1814, les troupeaux de bœufs et de vaches que les armées alliées avaient pillés et traînaient à leur suite, furent atteints d'une épizootie typhique qui se répandit au loin dans les départements. Cependant aucun des animaux qui en moururent ne fut perdu ; tout Paris et les environs, toutes les troupes qui l'entouraient et qui l'occupaient, s'en sont alimentés pendant plus de deux mois ; les malades mêmes en usaient dans les hôpitaux. Le nombre de ces derniers n'a pas augmenté ; il n'y a eu d'épidémie ni parmi les troupes, ni parmi le peuple ; bien plus, le typhus, qui avait précédé l'épizootie, disparaissait alors. Coze père, placé à la tête des commissions sanitaires du Bas-Rhin, a fait, de 1814 à 1816, des observations aussi étendues qu'exactes sur les effets des viandes épizootiques. Lors de la première invasion du département du Bas-Rhin, il en fut débité une grande quantité sans aucun accident. Pendant les six derniers mois de 1815, l'épizootie sévit sans interruption ; les troupes alliées et les habitants du pays vécurent, sans en être incommodés, de viandes provenant de bestiaux morts du typhus. Quant à l'armée française campée sous les murs de Strasbourg, et à la garde nationale soldée qui tirait ses rations des magasins militaires, il ne fut point abattu pour elle, dit Coze, une seule bête dans l'état de santé : « C'est ainsi qu'un millier de bœufs de la grande taille, malades pour la plupart au plus haut degré, puisqu'un assez grand nombre ont été égorgés au moment où ils allaient expirer, a été consommé pendant et après le blocus, et cet aliment n'a produit aucune maladie ; il n'a pas même influé

(1) Fodéré, *Traité de médecine légale et d'hygiène publique*. Paris, 1813, t. VI, p. 274.
(2) Morand, *Mémoires de l'Académie des sciences*, 1766.
(3) *Dictionnaire des sciences médicales*, t. VII, p. 62.

sur les organes qui servent à la digestion (1). » En signalant ces exemples opposés à l'opinion générale sur les effets de viandes malades, Parent-Duchâtelet (2) n'entend pas en recommander l'usage, ainsi qu'on l'a dit à tort ; son but est de rassurer le public et l'administration sur les craintes que pourrait faire naître la chair d'un animal dont la santé n'aurait pas été tout à fait constatée et que par hasard on aurait débitée. L'hygiène publique a besoin de faire un pas de plus dans cette question. Huzard fils (3) ne requiert la proscription absolue que des viandes gâtées ou de celles d'animaux morts du charbon. Quant aux chairs des animaux morts d'autres maladies, dénaturées par la cuisson, elles constituent, suivant lui, des viandes de médiocre qualité, et non un aliment dangereux. Cette conclusion s'accorde avec celle que J. P. Frank avait déjà énoncée dans le siècle dernier, et se trouve confirmée par l'expérience de tous les jours ; car la moitié des bœufs abattus pour la consommation de Paris sont atteints de fièvre inflammatoire par suite des fatigues de la route (4). A différentes époques (1834, 1835, 1839), la maladie aphtheuse a sévi sur les bestiaux à Paris, à Lyon et ailleurs, sans que l'on ait interdit l'usage de leur viande et sans qu'il en soit résulté aucun inconvénient. En 1839, un certain nombre d'animaux malades avaient déjà été consommés avant que l'existence de cette épizootie, dite *cocote*, fût connue (*loc. cit.*). Je ne sais où Anglada (5) a trouvé la preuve « que dans certaines épizooties aphtheuses des vaches, leur lait s'est montré visiblement pourvu de qualités contagieuses ». Trois vétérinaires, dont la science s'honore, vont encore plus loin que Huzard fils : Delafond professe que si les animaux charbonneux ont été abattus avant que la maladie ait parcouru ses périodes, la cuisson débarrasse leurs chairs de tout principe délétère ; Barthélemy, dans des expériences faites en 1823 à Alfort, a vu des carnivores consommer, sans aucun effet fâcheux, des viandes provenant d'animaux qui avaient succombé au charbon ; enfin le directeur de cette remarquable école d'Alfort a formulé devant l'Académie des sciences les conclusions suivantes (1851) :

1° Le *chien* et le *porc* mangent sans danger, pour leur santé, tous les produits de sécrétion, quels qu'ils soient, tous les débris cadavériques cuits ou non cuits provenant d'animaux atteints de morve, de maladie charbonneuse dite sang de rate, de rage, de typhus contagieux, de péripneumonie des bêtes bovines, d'épizootie contagieuse des gallinacés.

2° Il en est de même pour les *poules* à l'égard des mêmes maladies, si l'on excepte celle qui leur est propre et sur laquelle il serait nécessaire, avant de prononcer, d'expérimenter hors de l'atmosphère épizootique.

(1) *Mémoires de la Société royale d'agriculture de Paris*, t. XX, 1817.
(2) Parent-Duchâtelet, *Chantiers d'équarrissage* (*Annales d'hyg. publique*, 1832, 1re série, t. VIII, p. 130).
(3) Huzard fils, *Annales d'hygiène*, 1re série. Paris, 1833, t. X, p. 80 et suiv.
(4) *Annales d'hygiène*, 1re série, t. XXII, p. 298, et t. XXIX, p. 380.
(5) Anglada, *Traité de la contagion*, t. II, p. 236.

3° Les matières virulentes de la morve et du farcin aigu, qui perdent complétement leurs propriétés contagieuses dans les voies digestives du *chien*, du *porc* et de la *poule*, les conservent, bien que moins énergiques, dans les voies digestives du *cheval*.

4° La matière virulente du sang de rate que peuvent manger sans inconvénient le *chien*, le *porc* et la *poule*, donne souvent lieu à des accidents charbonneux quand elle est avalée par des herbivores, tels que le *mouton*, la *chèvre* et le *cheval*.

5° Les *porcs* et les *poules* n'éprouvent, ni dans leur santé, ni dans la qualité des produits qu'ils fournissent à l'alimentation de l'homme, aucune altération par suite de leur nourriture provenant d'animaux morts de la morve ou du farcin, du charbon, de la rage, et l'homme peut se nourrir sans danger de la chair et des produits de ces animaux ainsi alimentés.

6° La *cuisson* des viandes et l'*ébullition* des liquides provenant d'animaux affectés de maladies contagieuses détruisent leur propriété virulente à tel point, que non-seulement les matières morveuses peuvent être avalées alors impunément par le cheval, les matières charbonneuses par le cheval, le mouton et la chèvre, les débris de gallinacés morts d'épizootie par les poules ; mais encore toutes ces matières dont la puissance contagieuse est si énergique et si certaine quand elles sont inoculées à l'état frais, restent complétement inertes sur quelque animal que ce soit, même après leur inoculation, quand elles ont subi la cuisson ou l'ébullition.

De ces faits Renault tire ces deux conséquences si importantes pour l'hygiène publique : 1° Il n'existe aucune raison hygiénique d'empêcher l'alimentation des porcs et des poules avec les débris des clos d'équarrissage, quels qu'ils soient ; 2° quelle que soit la répugnance de l'homme à se nourrir de viande ou de laitage provenant de bêtes bovines, porcs, moutons affectés de maladies contagieuses, il n'y a nul danger à manger de la chair cuite ou du lait bouilli provenant de ces animaux.

En résumé, les prohibitions de police qui frappent les viandes provenant d'animaux malades doivent être maintenues ; elles témoignent de la sollicitude de l'autorité pour la santé publique et préviennent les excès d'une industrie cupide. Mais il appartient aux médecins de combattre les craintes exagérées qui se perpétuent au sujet des viandes d'animaux malsains, afin que leur mise en vente, dans les temps de nécessité, ne devienne pas une cause de publiques alarmes et d'émeutes contre les bouchers.

Un document public, émané du préfet de police, constate qu'il y a à Paris peu de saisies de viandes insalubres dans les étaux particuliers et sur les marchés, parce que les bouchers ont soin de se défaire, même à vil prix, des viandes menacées de corruption, afin de ne pas éloigner leur clientèle ; sur les marchés, la surveillance des inspecteurs les prévient presque toujours ; quant aux viandes vendues à la criée, elles ont donné lieu à des saisies dont l'importance a été :

| | | |
|---|---|---|
| Pour 1849 (3 mois), de......... | 500 | kilogrammes. |
| Pour 1850 (12 mois), de........ | 3 264 | — |
| Pour 1851 (4 mois), de......... | 6 707 | — |

Les causes d'insalubrité de ces viandes sont diverses; tantôt la viande est trop avancée, tantôt elle est d'une maigreur excessive; tantôt elle présente un de ces caractères qui dénotent, chez l'animal qui l'a fournie, l'existence d'une maladie d'ailleurs difficile à déterminer et pouvant résulter des moyens vicieux de transport des animaux à Paris. Les ordonnances de police des 15 nivôse an XI, 25 brumaire an XII, 15 juillet 1808, 25 mars 1830, 4 avril 1834, ont réglé les conditions de la boucherie tant sous le rapport commercial que sous celui de la salubrité. Les bouchers forains sont tenus de vendre à la halle. Les bestiaux sont visités avant l'ouverture de la vente; les bœufs trop fatigués sont conduits séparément à leur destination. Ne peuvent être exposés en vente des veaux âgés de moins de six semaines; l'exposition en vente des viandes insalubres est interdite, etc. Enfin on comprend que les résultats des expériences et des convictions scientifiques ne peuvent s'imposer, en pareille matière, au delà d'une juste mesure, et l'hygiéniste, plus porté à l'excès de prudence qu'à la témérité d'innovation, applaudit à cette pensée du préfet de police, consignée dans un rapport officiel (1851) : « La santé publique est un intérêt de premier ordre, et la théorie qui prétend contester ou nier le danger des viandes insalubres n'est pas assez accréditée encore pour dispenser l'administration d'une surveillance active et efficace. »

La chair des chevaux tués dans les chantiers d'équarrissage est détachée maintenant des os par le moyen de la vapeur et n'exhale plus d'odeur désagréable. Parmi les différents emplois que l'on en fait, il en est un qui a donné lieu à une enquête de salubrité : c'est l'usage qu'on en fait pour la nourriture et l'engraissement des porcs. Nous renvoyons à l'intéressant rapport de Parent-Duchâtelet; qu'il nous suffise de mentionner le bon état sanitaire de la porcherie d'Alfort où ce mode d'alimentation domine, et l'innocuité des chairs de ces animaux bien démontrée pour les élèves d'Alfort qui en mangent fréquemment sous toutes les formes. On a remarqué que les porcs nourris de viande de cheval ne sont pas affectés de ladrerie. La vente du porc ladre est défendue par les règlements de police, ce qui n'empêche pas les charcutiers de s'en approvisionner. Autrefois on accusait cet aliment de disposer à la lèpre et à d'autres maladies de la peau : la Société de médecine de Marseille, consultée en 1809 sur l'emploi de cette viande, l'a déclarée malsaine, propre à faire naître des accidents graves. Une autre question de police sanitaire, fort neuve, s'est présentée en 1843 : de Gasparin avait annoncé (Académie des sciences, 2 janvier) que 120 moutons atteints de pleurésie chronique avaient avalé chacun 32 grammes d'acide arsénieux mélangé avec le sel commun, et qu'à l'exception de 7 qui moururent, tous les autres se rétablirent complétement. Les expériences de la commission de l'Institut, celles de Danger et Flandin, de Chatin, etc., n'ont pas confirmé l'observation de Cambassèdes, transmise par de Gasparin, et elles ont fait voir que l'arsenic, pourvu qu'il soit absorbé, est un poison énergique pour les moutons comme

pour les autres animaux : toutefois, comme il paraît efficace contre une maladie de la race ovine, il importe de déterminer jusqu'à quelle époque, à partir
de l'administration de l'arsenic, il faut s'abstenir de la chair des animaux
qui en ont pris dans un but thérapeutique. Danger et Flandin ont établi
expérimentalement la nocuité de la chair et des viscères des moutons soumis
à l'intoxication arsenicale, et l'on ne peut fixer d'autre terme à l'interdiction
de ces substances que celui qui sera marqué par le retour des urines à l'état
normal ; car c'est par les selles, et principalement par les urines, que le poison
est éliminé. Il ne sera sage de tuer les moutons pour la consommation que trois
ou quatre jours après qu'ils auront cessé d'émettre des urines arsenicales.

Les viandes cuites, imprégnées de jus ou de liquides gélatineux, conservées
trop longtemps, surtout à l'air humide, subissent des altérations qui leur communiquent des propriétés délétères au point que leur usage a donné lieu à
des troubles aigus, simulant un empoisonnement par des sels métalliques. Ces
accidents paraissent provenir des moisissures qui se développent sur ces
viandes, dont les jus acquièrent facilement le caractère acide, très-favorable au
développement de ces petits végétaux (Payen).

Les viandes de charcuterie sont susceptibles d'une altération peu connue
qui les rend toxiques ; les premiers exemples bien constatés de ce genre d'empoisonnement remontent à 1793 : c'est dans le Wurtemberg qu'on les a d'a-
bord signalés. Kermer en a rassemblé 135 cas, dont 84 suivis de mort (Tubingue, 1820). Les boudins ordinaires fumés, les boudins de foie fumé ont
produit l'empoisonnement chez 36 individus, dont 15 périrent. Le docteur
Weiss a relaté 29 cas, dont 5 mortels (Carlsruhe, 1821), et dus à des saucisses
gâtées. Geissler a observé les mêmes symptômes chez huit personnes qui
avaient mangé d'un jambon altéré. Le premier fait de ce genre a été publié en
France par Ollivier (d'Angers) (1). Emmert le premier, puis Berres et Kermer,
ont recherché le principe vénéneux (s'il existe) que la vétusté développe dans
la charcuterie, les viandes fumées, les graisses : acide cyanhydrique, dit Emmert, sans avoir pu le trouver ; acide pyroligneux, dit Berres, oubliant que
le fromage d'Italie a produit les mêmes accidents. Kermer indique une matière alcaline combinée avec un acide, ce qui est vague ; Buchner et Schu-
mann, un corps gras qu'ils appellent acide gras des boudins ; enfin Saladin
accuse la formation de l'acide oxyacétique dans les corps gras à l'état de ran-
cidité. Peu importe ici la divergence des analyses ; l'essentiel est que des
visites périodiques et générales soient faites chez les charcutiers, que leurs
magasins soient purgés des produits gâtés : 10 000 livres de charcuterie avariée furent saisies à Paris dans l'une de ces explorations ordonnées par Gisquet.
C'est surtout le boudin, le fromage de cochon et les pâtés de veau et de jambon qui donnent lieu parfois à des accidents toxiques, bien qu'on n'ait pu
préciser leur altération. Labarraque et Lecanu (juillet 1832) n'ont trouvé par

(1) Ollivier d'Angers, *Archives générales de médecine*, t. XXII, 1830.

l'analyse aucune trace de cuivre ni d'arsenic dans un pâté de viande qui avait produit chez plusieurs personnes des accidents d'empoisonnement. Boutigny (d'Évreux) n'a rien découvert, par des analyses répétées, dans des viandes de charcuterie qui avaient produit, à une fête de village, des accidents analogues sur plusieurs personnes et sur lui-même; il a constaté que les viandes délétères n'ont que le goût qui leur est propre; peut-être même, ajoute-t-il, sont-elles plus savoureuses? La vieille graisse nous paraît avoir, dans deux cas observés, l'un par Kermer, l'autre par Siedler, déterminé des phénomènes très-graves. Les deux ordonnances de police concernant le commerce de la charcuterie (14 mai 1804 et 28 octobre 1815) sont très-laconiques. Il se consomme à Paris plus d'un million de kilogrammes de charcuterie par an; ce sont surtout les classes ouvrières qui les achètent. Les saisies opérées à diverses époques ont prouvé que les viandes avariées, la chair de cheval, voire même de chevaux malades, entrent parfois dans ces préparations indéfiniment conservées, que des vases de cuivre et de plomb mal étamés leur cèdent des quantités très-actives de métal toxique, etc.

La plupart des accidents que nous venons d'énumérer ont eu probablement pour cause la présence des trichines dans la viande du porc. A l'œil nu, il est le plus souvent impossible de reconnaître ces parasites dans les muscles striés où on les trouve exclusivement (sauf dans le cœur). Le microscope les décèle à l'instant avec facilité, surtout à l'origine des tendons, dont la résistance les arrête dans leur marche entre les fibres musculaires.

L'instruction officielle pour la recherche des trichines, publiée à Magdebourg, prescrit d'examiner de préférence le diaphragme, les muscles des yeux, de la mâchoire, de la nuque, et les muscles intercostaux. Lorsque les trichines sont en petit nombre, on conçoit que leur recherche devienne difficile, mais il n'en est ordinairement pas ainsi. 1 gramme de muscle peut en renfermer 6000 qui, devenus libres dans l'intestin de l'animal qui s'est nourri d'une semblable viande, parviennent rapidement à l'état adulte. Au quatrième jour les organes génitaux sont développés; on rencontre pour 1 mâle de 6 à 10 femelles. Chacune de celles-ci, en plusieurs grossesses consécutives, peut engendrer des embryons qui atteignent le nombre de 200 (Virchow), 400 (Gerlach), 1000 (Leuckart). Ce dernier chiffre est adopté aujourd'hui comme le plus rapproché de la vérité. Ces embryons, aussitôt nés, percent l'intestin et vont se répandre dans toute l'économie; chacun d'eux s'enkyste, attend que le muscle qui lui sert de demeure soit, à son tour, employé à alimenter un autre animal; et le cycle recommence.

On conçoit combien il importe à l'hygiéniste de connaître les conditions qui peuvent tuer les trichines ou les laisser vivre. Elles résistent à la putréfaction du muscle qu'elles habitent, et ne meurent que lorsque celui-ci est complétement détruit. On a pu empoisonner un lapin avec des trichines qui avaient été exposées à un froid de 25 degrés centigrades au-dessous de zéro, pendant soixante-douze heures. On les a trouvées vivantes après trente heures de séjour dans l'essence de térébenthine, et la solution arsenicale de Fowler.

La benzine les tue assez bien ; on l'a administrée dans ce but, chez l'homme, à la dose de 4 à 6 grammes en vingt-quatre heures. L'alcool les tue assez rapidement, la fumigation est sans action. La saumure paraît tuer les trichines partout où elle peut les atteindre.

L'agent par excellence pour détruire les trichines est la chaleur. Une trichine isolée meurt à + 67° 5. Dans son kyste, on admet qu'une température de + 75 degrés la tue sûrement ; mais pour obtenir cet effet, il faut que cette température atteigne toutes les parties de l'aliment. Les couches extérieures de la pièce de viande cuite sont ordinairement assez chauffées pour que cet effet soit obtenu, mais il n'en est pas de même des parties centrales (1). Voici, d'après Küchenmeister, la température des différentes couches d'un rôti de volume moyen.

| TEMPS D'EXPOSITION. | COUCHE PÉRIPHÉRIQUE. | PARTIE CENTRALE. |
|---|---|---|
| 30 minutes. | 60 degrés centigrades. | 55 |
| 45 — | 77 à 80 degrés centigrades. | 63 |
| 60 — | 90 degrés centigrades. | 75 |

On voit, d'après ce tableau, que cette viande, en la supposant trichinée, eût été encore toxique après trois quarts d'heure d'exposition au feu. La chaleur atteint bien plus sûrement les trichines lorsque la viande est coupée en menus morceaux et cuite à l'eau. Des morceaux de 2 pouces cubes (environ 5 centimètres) plongés dans l'eau bouillante, contenaient des trichines vivantes après vingt-deux minutes. Après vingt-cinq et trente minutes, toutes étaient mortes. Delpech cite un exemple bien fait pour démontrer l'utilité de la cuisson de la viande trichinée. Dans une famille, un porc trichiné produit des accidents qui deviennent mortels pour la mère et l'un des enfants. La maladie fut reconnue par le médecin, sa cause indiquée ; et néanmoins cette même famille continua à se servir, comme aliment, de cette viande, dont l'emploi avait été si fatal à deux de ses membres, en ayant toutefois la précaution de la faire bouillir longuement. En Prusse, tous les porcs sont soumis à l'examen d'un micrographe désigné par l'autorité, et qui reçoit de 75 centimes à 1 fr. 25 pour chaque expertise.

L'âge des bestiaux doit être fixé pour la consommation : trop vieux, ils ont

(1) Lorsqu'on fait rôtir du pain, chacun sait que les couches superficielles peuvent être carbonisées, tandis que le centre du morceau est peu chauffé.

une chair coriace, peu digestible et insuffisante pour la réparation organique ; trop jeunes, ils abondent en gélatine, et sous un volume considérable, renferment peu de matière nutritive. Sur les marchés de Paris, on ne peut débiter la viande de veaux âgés de moins de six semaines, car, avant cette époque, elle n'offre guère qu'un suc visqueux, contenant peu de fibrine et encore moins d'osmazôme. Les bouchers ne doivent débiter la viande que le lendemain du jour où l'animal a été abattu : trop fraîche elle est dure, indigeste, difficile à ramollir par la cuisson. La viande trop maigre est dans le même cas ; les bouchers insufflent de l'air dans son tissu cellulaire pour lui donner meilleure apparence ; ils couvrent d'une couche de sang la viande trop avancée qui doit être bannie des étaux. J. P. Frank a fixé les délais de conservation pour les différentes viandes : bœuf et porc, 3 jours en été et 6 en hiver ; mouton, 2 jours en été et 3 en hiver ; veau et agneau, 2 et 4 jours, mais pour être applicables à tous les pays, ces déterminations auraient dû être basées sur l'observation de l'atmosphère à l'aide du thermomètre, du baromètre, de l'hygromètre et de l'électroscope. La fermentation putride des viandes fraîches est d'ailleurs facile à constater : elle s'annonce par une odeur caractéristique, par une coloration violacée ou noirâtre ; diverses mouches ovipares ou vivipares viennent y déposer des œufs ou des larves, etc.

Le procédé judaïque d'abatage, suivi de la section des carotides, permet une plus longue conservation de la viande fraîche, parce qu'il procure un dégorgement complet des vaisseaux. La viande mal saignée est moins digestible, moins apte à se garder et fraude sur le poids réel. Il est utile de connaître les quantités de viandes comestibles que fournissent les animaux de boucherie. Bizet (1) a publié les résultats suivants, dus à de nombreuses vérifications : dans les bœufs de 1re qualité, il y a 57 pour 100 en viande et 43 pour 100 en déchets, savoir :

| | |
|---|---:|
| Chair nette.......................... | 57,0 |
| Suif.............................. | 8,0 |
| Peau............................. | 5,5 |
| Entrailles et déchet................ ......... | 28,0 |

Ce détail est indiqué par Stephenson. Les bœufs de 2e qualité donnent 54 en viande et 46 en déchets ; ceux de 3e qualité, 51 en viande et 49 en déchets. Les déchets de bœuf comprennent le cuir, le mou, le suif, les pieds, la langue, les tripes ou l'estomac, le foie, les intestins, la rate, la vessie, le cœur, le mufle, le sang et les déjections liquides. Les vaches dites de bande, ou génisses qui n'ont pas vêlé, produisent 54 pour 100 en viande et 46 pour 100 de déchets ; les vaches laitières, la proportion inverse, 46 pour 100 en viande et 54 pour 100 de déchets. Pour les veaux, Bizet évalue le poids des viandes à 60 pour 100 et celui des déchets à 40 ; pour les moutons, à 50 pour 100 le poids des viandes et celui des déchets.

(1) Bizet, *Du commerce de la boucherie et de la charcuterie de Paris, etc.* 1847.

Au reste, on comprend que ces données n'ont qu'une valeur locale ; vraies à à Paris, elles ne le sont plus en Corse. La taille et le poids des animaux sont singulièrement modifiés par les climats. La marine militaire étant forcée de se procurer sous toutes les latitudes des viandes fraîches, et constatant par des procès-verbaux d'abatage le poids des animaux mis en consommation, Fonssagrives a pu établir d'après ces documents des évaluations moyennes résultant de trente pesées au moins chacune qui sont d'un intérêt complexe pour l'hygiène (1) :

|  |  | Les quatre quartiers. |
|---|---|---|
| Bœufs | de Kiel......................... | 269 kilogr. |
| — | de Ténériffe...................... | 231 — |
| — | du Brésil ......................... | 213 — |
| — | de la Guadeloupe ................. | 170 — |
| — | de la Martinique.................. | 163 — |
| — | de l'Océanie...................... | 156 — |
| — | de Bourbon....................... | 128 — |
| — | de Cayenne....................... | 120 — |
| — | de Gorée......................... | 89 — |

Le poisson se corrompt plus promptement que les autres animaux et répand alors une odeur caractéristique. Les maladies qui altèrent sa chair sont peu connues. D'après Parent-Duchâtelet, celui que l'on prend dans les eaux où l'on fait rouir le chanvre et le lin est exempt de toute qualité délétère ; il ne convient pas moins d'interdire la pêche dans les eaux imprégnées de substances capables de nuire à la santé des poissons, d'interdire le débit de ceux que l'on a empoisonnés pour les prendre plus facilement, et que l'on rencontre sur les rivages durant les fortes chaleurs de l'été. La police qui s'exerce à Paris sur ce genre de comestible mérite de servir de modèle aux autres villes. Des commissaires aux marchés vérifient chaque jour la qualité du poisson de mer et d'eau douce qui arrive : la vente en gros ne se fait qu'à certaines heures et dans des lieux déterminés. Néanmoins la faculté laissée aux détaillants de le colporter dans les maisons entraîne des abus et des fraudes : ainsi le maquereau passé reprend une apparence de fraîcheur par la coloration des ouïes avec du sang ; les morues dont l'aspect terne et grisâtre trahirait l'altération sont détrempées dans de l'eau de chaux, etc. L'usage des huîtres et des moules en été n'est pas sans inconvénient dans les lieux éloignés de la mer ; à cette époque, qui est celle du frai, leur chair acquiert des propriétés insalubres ; elle se putréfie d'ailleurs avec facilité. Les huîtres peu fraîches ou souffrantes se reconnaissent à l'absence d'eau, à la mollesse de la chair, à leur état laiteux, parfois à l'odeur fétide qu'elles exhalent. Leur séjour dans les bâtiments ou *barques* doublées de cuivre leur communique les mêmes qualités vénéneuses que la coloration avec des sels cuivreux que leur applique une coupable cupidité afin de les débiter pour des huîtres vertes. Les huîtres sont sujettes à des maladies qui sévissent sous forme épidémique dans les parcs ; des matières putrides les rendent délétères sans

_____

(1) Fonssagrives, *Traité d'hygiène navale*. Paris, 1856, p. 590.

les faire périr; un morceau de chaux suffit, dit-on, pour en empoisonner un grand nombre (1).

Des règles d'hygiène doivent présider à la construction des boucheries. Les cases destinées à l'abatage seront dallées et construites jusqu'à une certaine hauteur en pierre de taille pour résister aux fréquents lavages de chaque jour. Les boucheries seront disposées de manière à n'admettre qu'une lumière rare, et à se maintenir à une température inférieure de quelques degrés à celle de l'atmosphère du dehors; cette fraîcheur et cette demi-obscurité écartent les mouches, les insectes, et favorisent la conservation des viandes. Chaque abattoir aura une petite voirie, reléguée dans la partie la plus reculée et destinée à recevoir les matières chymeuses du tube digestif des animaux; elle communiquera par une ouverture grillée avec l'égout construit sous tout l'abattoir. Cet égout, plus infect que ceux des eaux ménagères et plus dangereux à curer, exige d'abondants lavages, et son radier doit avoir une forte pente. Les ouvertures qui y conduisent l'eau de l'abattoir seront munies de cuvettes à la *Deparcieux*, tant pour intercepter les exhalaisons que pour opposer une barrière à l'irruption des rats qui fourmillent dans les égouts des abattoirs. D'où l'on voit qu'avant de construire un abattoir, il faut s'inquiéter des moyens d'y amener l'eau à foison, et des moyens de s'en débarrasser (Parent-Duchâtelet). Beaucoup de boucheries n'exhalent aucune odeur fétide, grâce à leur isolement, à l'abondance des eaux qu'elles reçoivent et qu'elles écoulent avec facilité, à leur fraîcheur préservatrice des insectes. A Paris, il faut qu'un étal de boucherie ait au moins 2 mètres et demi de haut sur 3 mètres et demi de large, et 4 mètres de profondeur; il ne doit y exister ni âtre, ni cheminée, ni fourneau; l'air doit circuler transversalement; la propreté est de rigueur. Toute chambre à coucher doit en être séparée par des murs sans communication directe; l'étal ne doit être fermé, même sur la rue et pendant la nuit, qu'à l'aide d'une grille à barreaux de fer (2).

Le mode de transport des animaux destinés à la boucherie exerce sur la qualité des viandes une influence incontestable qui a été l'objet de quelques expériences à Munich, et que Guérard a précisée (3). Les fatigues de la route déterminent quelquefois une phlegmasie aiguë des pieds chez les bêtes bovines et ovines. En proie à d'atroces douleurs, elles s'étendent à terre; relevées, elles retombent sur les genoux, et force est alors de les abattre sur place, si on ne les entasse sur des charrettes. Les animaux surmenés sont parfois attaqués par l'affection charbonneuse, avec ou sans complication de maladies des pieds. Les moutons et les bœufs, c'est-à-dire les animaux dont la viande est faite, souffrent moins de la route, et, s'ils ne sont pas surmenés, fournis

(1) Mérat et Delens, *Dictionnaire de matière médicale et thérapeutique.* Paris, 1833, t. V, p. 122.

(2) *Instruction du préfet de police*, 15 nivôse an XI.

(3) Guérard, *Sur le transport des animaux destinés à la boucherie* (*Annales d'hyg.*, 1846, t. XXXV, p. 65).

sent un aliment plus tendre et plus savoureux, la marche ayant favorisé un commencement de dissociation des éléments solides et leur imbibition par les humeurs. Ce même effet, dit judicieusement Guérard, utile dans une certaine mesure aux espèces bovines et ovines, détériore la chair de veau, mal formée et médiocrement digestible, par insuffisance de principes stimulants. Il importe donc de les transporter en voiture, comme on fait des porcs, qui doivent à ce ménagement une plus-value par la conservation de la graisse et l'apparence plus belle de leurs chairs. Mais qu'on ne lie point ces animaux par les quatre pattes pour les attacher sur un cheval ou pour les entasser dans des charrettes où, souffrant la faim, la soif, les chocs, ils sont pris de diarrhée, de fièvre, de congestion apoplectique, de gangrène des pieds au-dessous du lieu ; ils arrivent affaissés, harassés, échauffés, quelquefois étouffés, et ne livrent plus à la consommation qu'une viande sans qualité ou même d'un usage chanceux. Il est évident que la police sanitaire doit régler le mode de translation des animaux destinés à la consommation publique, et supprimer cette cause d'altérations fâcheuses de la nourriture animale.

Les bœufs de la Normandie, qu'on amène à Paris, de juillet à décembre, par b. les de 25 à 30 têtes, sont le mieux soignés ; ils reçoivent en route des fourrages choisis, et leur journée d'étape est de 6 à 7 lieues. Ceux qui viennent des autres parties de la France font des étapes de 10 à 12 lieues par jour. Les moutons allemands arrivent à Paris par troupeaux de 120 à 150 ; leurs étapes ne sont que de 3 à 4 lieues, et on les nourrit avec de l'avoine ; aussi remarque-t-on sur les marchés leur santé et leur propreté, tandis que les moutons français, soumis à des étapes de 10 à 12 lieues, mal soignés, nourris de foin et de la vaine pâture des chemins, arrivent sales, fatigués, haletants. Les veaux, de deux à cinq mois, pieds liés et rassemblés par une ficelle qui pénètre dans leur peau, sont entassés sur des voitures, et placés de manière que leur tête pende et flotte autour des ridelles extérieures du véhicule ; de là des infiltrations sanguines aux pieds et à la tête, ayant pour effet, d'après la déclaration de plusieurs médecins bavarois à la Société de répression des sévices contre les animaux, de rendre indigestes des aliments souvent prescrits aux malades et aux convalescents. Les cultivateurs et herbagers qui vendent des bestiaux restent garants de leur vie pendant les neuf jours qui suivent la vente ; ils se plaignent de cette exigence légale, alléguant que ces animaux, vendus à Poissy et à Sceaux, sont chassés avec vitesse et brutalité, en troupes nombreuses, vers les abattoirs de Paris, où on les entasse sans nourriture ni boisson, harassés de fatigue, et souvent blessés par les efforts qu'ils ont faits en fuyant la morsure des chiens, etc. L'école vétérinaire d'Alfort, consultée, a proposé de réduire à trois jours le délai de la garantie légale, et de réclamer des administrations des chemins de fer des améliorations dans les moyens d'embarquement et de débarquement des bœufs transportés par ces voies, et surtout l'adaptation de la capacité et des dispositions intérieures des wagons à cette nature de transport.

2° *Lait et ses dérivés.* — Les altérations pathologiques du lait ne sont probablement pas sans influence sur ceux qui en font usage; mais jusqu'à présent, on ne connaît exactement ni les maladies de ce liquide, ni les effets que produit son ingestion. Il s'en faut qu'on ait des notions précises sur le lait à l'état normal et sur la composition des produits morbides qui peuvent se mélanger avec lui dans les glandes mammaires : telle est du moins l'opinion d'un chimiste éminent, Chevreul (1). Un très-grand nombre de vaches qui fournissent du lait aux Parisiens sont attaquées de la pommelière ou affection tuberculeuse, sans que la consommation de ce liquide paraisse entraîner quelque inconvénient. Le lait d'une de ces vaches contenait, d'après Labillardière d'Alfort), sept fois plus de phosphate de chaux que celui d'une vache saine ; le lait d'une autre vache phthisique, ne différant à l'extérieur que par quelques grumeaux en suspension, contenait un bon nombre de globules purulants mêlés aux globules laiteux qui étaient presque tous agglomérés en masses confuses. Donné, l'auteur de cette observation (2), a rencontré un mélange de sang avec le lait, même parmi les premières portions de la traite, et qui passaient pour très-pures. Lors de l'épizootie de cocote (maladie aphtheuse), on observa des laits altérés par une matière analogue au pus et que l'on continuait à débiter au public. La commission de l'Institut a reconnu la présence de globules agglomérés, mûriformes, d'un jaune verdâtre, de globules muqueux, et dans quelques échantillons, de globules de pus. Ce lait, traité par l'ammoniaque, devient visqueux et se putréfie rapidement. Robiquet, a remarqué, de plus, que l'acide acétique, qui coagule le lait normal par la précipitation du caséum, trouble à peine le lait morbide. Suivant Lassaigne, les laits des vaches atteintes de cocote peuvent différer beaucoup; mais il admet omme caractère la viscosité que le lait morbide acquiert par l'ammoniaque, phénomène qui lui est commun avec le colostrum. Quoi qu'il en soit, Chevreul, organe de la commission de l'Institut, déclare que les renseignements qui sont parvenus à sa connaissance étaient négatifs relativement aux mauvais effets du lait sur l'économie animale. Huzard fils, au nom du conseil de salubrité, proclame à son tour que le lait des vaches aphtheuses, par rapport à la santé de l'homme, n'a donné lieu à aucune incommodité bien constatée. Si désirable qu'il soit de proscrire les laits malades, l'hygiène publique ne peut exiger jusqu'à présent que la prohibition de ceux dont l'altération se manifeste par l'absence des qualités ordinaires du lait, telles que son goût, son odeur, sa blancheur, sa propriété de bouillir sans se coaguler, et de conserver son bon goût, sa bonne odeur, sa couleur après l'ébullition ; à ces caractères, on doit ajouter la parfaite mobilité de ses molécules, l'absence de viscosité et de grumeaux suspendus dans sa masse; enfin, loin de s'épaissir par l'ammoniaque,

(1) Chevreul, *Comptes rendus de l'Académie des sciences*, 18 mars 1839.
(2) Donné, *Cours de microscopie, anatomie microscopique et physiologie des fluides de l'économie.* Paris, 1844, in-8.

il doit perdre son opacité et devenir plus fluide. Le lait présente quelquefois, au bout de plusieurs jours, une coloration bleuâtre ou jaune. Fuchs (1) attribue ces teintes au développement d'infusoires différents (*Vibrio cyanogenus, V. xanthogenus*). L'emploi du sel marin corrige ou prévient, chez les vaches laitières, la disposition à produire cet effet.

La cupidité fait subir au lait diverses sophistications dont la plus commune est la dilution par l'eau : il en résulte une diminution de densité qui devient appréciable dès que l'eau y entre pour 1/4 ou pour 1/3 en volume. La diminution de densité est alors de 0,017 à 0,018 (Lassaigne). Barruel a conseillé de prendre pour type de pureté la quantité de caséum renfermée dans le lait naturel, laquelle s'élèverait environ à 0,1. Le sucre, le caramel, la cassonade, qui servent à relever la fadeur du lait, peuvent être retirés du sérum évaporé en consistance d'extrait, à l'aide de l'alcool bouillant (Barruel). La plus petite quantité de fécule ou de farine mêlée au lait, pour augmenter sa densité, est rendue apparente si on le coagule à chaud par l'acide sulfurique et que l'on verse dans le sérum filtré quelques gouttes de teinture d'iode. La falsification par la dextrine a été récemment opérée en grand et constatée par Chevallier; il précipite le caséum par l'acide acétique; il filtre, il traite le sérum par l'alcool et reprend le précipité par un peu d'eau qui dissout la dextrine; la teinture d'iode manifeste alors la présence de cette matière en lui communiquant une teinte de rouge vineux. Le bicarbonate de potasse ou de soude, employé pour prévenir la coagulation spontanée du lait, a peu d'influence sur la santé, à cause de sa dose; un millième de bicarbonate alcalin suffit pour produire cet effet (Payen); quand sa proportion dépasse 0,50 pour 100, le lait prend une saveur alcaline et désagréable : pour constater cette altération, on traite le lait par son poids d'alcool à 40, distillé sur de la magnésie; on filtre la liqueur, on évapore le sérum, dont le résidu fait effervescence avec les acides. C'est à tort que l'on a publié que le lait était préparé avec la cervelle d'animaux, et notamment avec celle des chevaux abattus à Montfaucon : toutes les recherches faites par l'autorité ont démontré la non-réalité de cette immonde adultération. Barruel assure que l'on peut colorer en blanc de lait trente pintes d'eau par une émulsion d'amandes douces ou de graines de chènevis, à laquelle on ajoute une petite quantité de cassonade ; le lait ainsi coloré présente, après ébullition, quelques gouttes huileuses à sa surface; le coagulum, pressé entre deux feuilles de papier, laisse suinter de l'huile et graisse le papier : ce que ne fait point le caséum retiré du lait pur.

Les sophistications les plus générales du lait, journalières dans toutes les grandes villes, et qui se propagent jusque dans les petites localités rurales, c'est le coupage par l'eau et l'écrémage; à Paris, on vend à part dans de petits pots de grès la couche de matière crémeuse qui s'élève dans les vases remplis de lait après quelques heures de repos. Le fraudeur, pour rendre au lait sa sa-

---

(1) Dumas, *Chimie*, t. VIII, p. 658, 1846.

veur et sa densité, y mêle du sucre de canne ou de fécule, de la farine, de l'amidon ou de la fécule, de la dextrine, les infusions de riz, d'orge, de son, etc. ; pour lui donner de l'opacité et corriger la teinte bleuâtre du lait dilué par l'eau, il a recours aux jaunes et aux blancs d'œufs, au caramel, à la cassonade, à la gélatine, à l'ichthyocolle, à l'extrait brun de chicorée, aux carottes cuites au four, etc. Nous renvoyons à l'excellent article de Chevallier pour de plus amples détails sur les fraudes et sur les moyens de les découvrir; nous n'insisterons que sur celle qui consiste dans la soustraction d'une partie de la crème et dans l'addition de l'eau ; elle est pratiquée par les producteurs de la campagne, répétée par les marchands de la ville sur le même lait, si bien que ce liquide finit quelquefois par n'être plus qu'un mélange de lait et d'eau à parties égales; le lait, qui se vend à 20 centim. le litre à Paris, contient de 2 à 5/10 d'eau, et il est privé de la moitié ou des 2/3 de sa crème.

On a proposé un grand nombre de procédés pour reconnaître les falsifications dont le lait est l'objet. La seule méthode qui donne un résultat certain, consiste à doser successivement les corps qui entrent dans la composition de ce liquide. Malheureusement une semblable analyse n'est point expéditive. On peut se borner à doser un ou deux des éléments du lait, mais cette méthode, plus rapide que la première, est aussi moins sûre. Dans la pratique, elle suffit amplement pour mettre sur la trace de la fraude, surtout si l'expert a le soin de ne pas employer exclusivement un seul des procédés que nous allons énumérer, et d'y joindre l'examen toujours facile des propriétés physiques.

A. *Densité du lait.* — La densité du lait s'obtient tout de suite par l'immersion d'un aréomètre approprié auquel Quevenne a donné le nom de *lacto-densimètre*. Cet instrument indique et la densité du liquide sur lequel on opère et la quantité d'eau ajoutée, si toutefois l'eau a seule servi à la fraude. Il est à remarquer que l'écrémage soustrayant un corps gras plus léger que l'eau, augmente la densité du lait, tandis que le coupage avec l'eau la diminue. Ces deux fraudes, produisant un résultat inverse, peuvent se compenser; aussi est-il indispensable de s'assurer si le lait que l'on essaye a été écrémé ou non. Le lacto-densimètre porte d'ailleurs deux échelles appropriées à chacun de ces cas.

B. *Opacité.* — Donné a imaginé, pour mesurer l'opacité du lait, un lacto-scope, composé de deux glaces parallèles que l'opérateur peut écarter plus ou moins l'une de l'autre. Chaque degré de l'instrument correspond à un écartement de 1 centième de millimètre. L'expert se place dans un lieu obscur, à un mètre environ d'une bougie allumée, et augmente, tout en regardant la flamme à travers l'instrument, l'épaisseur de la couche de lait que les rayons doivent traverser pour arriver à l'œil. Il s'arrête au moment où les contours de la flamme cessent d'être visibles. Le lait de vache pur, examiné dans ces conditions, marque environ 25 à 30 degrés. Comme l'opacité du lait dépend non-seulement de la quantité de beurre qu'il contient à l'état d'émulsion, mais encore de la division de cette matière, et qu'il est prouvé de plus que pour le repos les globules gras peuvent s'agglomérer et se séparer du liquide, l'essai au lactoscope doit se faire au moment de la traite. Cette condition restreint sans doute beaucoup l'emploi du lactoscope ; on voit néanmoins de quel secours il peut être pour le choix d'une nourrice.

C. *Dosage de la crème.* — L'instrument auquel on a donné le nom de crémomètre consiste en une éprouvette divisée en 100 parties égales, et dans laquelle on introduit le lait à essayer. Après vingt-quatre heures de repos dans un endroit frais, la crème doit occuper un espace de 10 à 14 divisions. La rapidité avec laquelle s'opère le départ de la crème peut également mettre sur la voie de la fraude, car l'addition de l'eau diminuant la viscosité du lait permet à la crème de se rassembler plus vite, bien que celle-ci soit en moindre proportion. Cet instrument a l'inconvénient de ne donner d'indication qu'après un laps de vingt-quatre heures, ce qui ne l'empêche pas d'avoir son utilité.

D. *Dosage du beurre.* — Le lacto-butyromètre de Marchand consiste dans une ampoule de verre semblable à un gros thermomètre dont le tube serait ouvert à la partie supérieure. La capacité totale de l'instrument est divisée en trois parties égales, et le tube lui-même est gradué de manière que chaque degré représente un trois-centième de la capacité totale. Pour se servir de cet instrument, on commence par remplir le premier tiers avec le lait à essayer, additionné de deux gouttes au plus de lessive de potasse ou de soude. Puis on verse un égal volume d'éther et l'on agite. On achève ensuite de remplir l'instrument avec de l'alcool, on bouche et l'on plonge dans de l'eau chauffée à 50 degrés environ. Le beurre ne tarde pas à former une couche huileuse jaune, et il est facile de déduire son poids d'après le nombre de degrés qu'il occupe. Dans 126 analyses, l'auteur de ce procédé a obtenu en moyenne pour un litre de lait 36$^{gr}$,43 de beurre, et en minimum 30$^{gr}$,55.

E. *Dosage du sucre.* — Poggiale a proposé de doser le sucre du lait par la liqueur cupro-potassique de Barreswil, ou par la mesure de son pouvoir rotatoire. Dans l'un et l'autre cas on agit sur le petit-lait. L'opération, des plus simples, se termine en quelques minutes et fournit un résultat d'autant plus concluant, que 1° la proportion de sucre de lait (50 pour 1000) paraît moins variable que celle du beurre, et que 2° le sucre ou même la cassonade que le fraudeur peut ajouter pour rehausser le goût du lait coupé est sans action, ou n'agit que fort peu sur le réactif cupro-potassique de Barreswil.

F. *Dosage du caséum.* — Ce dosage est trop long pour être employé journellement. Il consiste à coaguler le lait, à dessécher le coagulum et à l'épuiser par l'éther, puis à peser le résidu.

Le beurre ne doit pas être conservé dans des vases de plomb ou de cuivre. Le beurre très-ancien peut occasionner par son âcreté des accidents graves et doit être prohibé ; on masque souvent le beurre rance par la superposition d'une couche de qualité supérieure, ou on lui donne une belle teinte jaune au moyen du safran, du curcuma, de la carotte, des fleurs jaunes de souci, etc.

Pour augmenter son poids, on y incorpore des pommes de terre broyées qui se déposent par la fusion du beurre, du suif que son odeur fait reconnaître, de la craie, du sable et d'autres matières de lest qui lui donnent un aspect granuleux, craquent sous les dents, et se déposent quand on fait bouillir le beurre avec dix parties d'eau. La fraude par le suif de veau se dénonce à l'odorat, ou se constate par la fusion du beurre, qui exige une température plus élevée (65 à 70 degrés).

Les étables laissent beaucoup à désirer : humides, mal aérées, mal nettoyées, reléguées dans des ruelles étroites, elles contribuent à détériorer les animaux qui y séjournent, et par conséquent les produits de leur sécrétion laiteuse. A Paris, on les a classées parmi les établissements qui ne peuvent y rester sans autorisation : cette mesure permet d'en surveiller la salubrité. Les étables doivent avoir au moins 3 mètres 1/2 de hauteur et 4 mètres de large pour un seul rang de vaches, 7 pour deux rangs. Les nourrisseurs bouchent en hiver les ouvertures qui servent à la ventilation, parce que l'air froid diminue la sécrétion du lait; il faudrait donc fermer une partie des baies de croisées par des châssis de fils de fer en place de vitraux. La dimension et le nombre de ces châssis seront en raison de l'étendue du local : un châssis de 50 centimètres carrés par dix bêtes. Des ventouses adaptées avec succès à quelques écuries de Paris, notamment à celle de l'ancien manége de l'École militaire, rendraient la ventilation des vacheries plus régulière et plus continue. Dans l'écurie n° 5 de la caserne du quai d'Orsay, une de ces 17 ventouses, qui correspond à une cheminée de 8 mètres de hauteur, a fourni un écoulement d'air de 334 mètres cubes par heure pour un excès de température de 4°,5 (1); les 17 ventouses réunies ont donné à chacun des 87 chevaux que l'écurie abrite 57 mètres cubes d'air par heure. Ces ventouses constituent donc un système d'appel efficace et satisfaisant largement aux besoins d'aération; pendant les temps froids, on en ferme quelques-unes à l'aide de trappes dont elles sont munies. Les étables doivent être pavées sous les pieds postérieurs des animaux; les urines et les eaux de lavage doivent avoir un écoulement facile : on en éloignera tout dépôt de matière fermentescible, toute cause d'émanations putrides.

3° *Céréales.* — **A.** *Grains.* — Le règne végétal a ses lésions accidentelles et ses maladies organiques. La température affecte surtout les céréales : la gelée détruit les plantes, si les semences ne sont pas protégées par une couche assez épaisse de neige; un soleil trop ardent avant l'époque de la maturation les dessèche sur des terrains sablonneux et graveleux, amaigrit la paille et réduit le grain; s'il atteint les tiges encore vertes et tendres, le grain mûrit trop vite et ne se charge point de fécule. Vers le temps de la floraison, les pluies accompagnées de froidure et de vent empêchent la fécondation des céréales, enlèvent les étamines des fleurs, et produisent la coulure ou le rachi-

(1) *Travail inédit de M. F. Leblanc* (1845).

tisme des blés ; les épis de ces blés sont dépourvus de grains à leur extrémité, ou n'ont que des grains sans farine. Les pluies froides et continues s'opposent à la fructification du grain et le disposent à germer en épi. — Une foule de plantes nuisibles se mêlent aux céréales et diminuent leur' qualité nutritive ou même leur communiquent des propriétés malfaisantes. Tels sont : l'ivraie enivrante (*Lolium temulentum*, L.), dont l'ingestion produit de la céphalalgie, des vertiges, des tintements d'oreilles, le tremblement de la langue, la gêne de la déglutition ; la torréfaction, quoi qu'en ait dit Parmentier, ne fait qu'atténuer son action sur le système nerveux sans l'anéantir ; la raphanelle (*Raphanus raphanistrum*, L.), crucifère qui pullule parmi les blés mal cultivés ; ses effets sont analogues à ceux de l'ivraie ; Linné lui attribue à tort les grandes épidémies dites raphanies qui ont sévi en Europe, surtout au XVIe siècle ; le mélampyre (*Melampyrum arvense*, L.), dit rougeole des blés, blé de vache, dont les tiges sont excellentes pour la nourriture des bestiaux, mais qui rend le pain violacé, lourd et malsain ; le liseron, la folle avoine, les chardons, les patiences, les coquelicots, les pieds d'alouette, les nigelles, toutes plantes qui sont rarement mêlées à la farine en quantité suffisante pour la rendre nuisible, mais qui, par leur multiplication, gênent le développement du blé qui ne porte plus que des épis grêles, à grains avortés.

Sous l'influence de la chaleur, de l'humidité et du contact de certains insectes, un champignon microscopique s'implante sur le grain lui-même, le dévore, le dénature, transforme sa substance en un produit nouveau, le plus souvent vénéneux. Telle est, suivant de Candolle, l'origine de l'ergot, de la rouille, du charbon, de la carie. L'ergot se montre sur toutes les plantes glumacées (Graminées et Cypéracées), sur toutes les céréales, froment, seigle, maïs, orge, avoine, etc., mais c'est le seigle qui en produit le plus et le plus souvent. Il attaque de préférence les plantes les plus robustes et les plus grasses dans les lieux ombrés, sur les sillons des champs, dans les endroits récemment déboisés où abonde l'humus ou l'acide carbonique, dans les terres humides, peu oxygénées, privées de l'irradiation solaire ; il se montre aussi sur les terrains légers ou sablonneux, dans les pays exposés à des alternatives rapides de chaleur sèche et de froid humide. En France, la Sologne, le Dauphiné, le Lyonnais, l'Artois, etc. ; en Savoie, les provinces de Maurienne, de Tarentaise et de Haute-Savoie, sont avec la Suède, la Russie et la Pologne les régions où les grandes cultures de seigle sont fréquemment affectées d'ergot. Ce corps est cylindrique, brun violacé, souvent tapissé d'une efflorescence grisâtre ou noirâtre, long de 1 à 7 centimètres, d'une épaisseur de 1 à 4 millimètres, un peu recourbé à ses extrémités, d'où sa légère ressemblance de forme avec l'ergot du coq ; on le voit d'ordinaire sillonné en long et en travers de crevasses où se montre à nu sa substance interne, d'un blanc sale ; il présente à son extrémité supérieure un petit renflement blanchâtre formé d'une matière molle et cérébriforme que la dessiccation amoindrit où que les chocs détachent. L'ergot est d'ailleurs solide, d'une cassure nette, d'une odeur vireuse, analogue à celle des champignons vénéneux, et d'une saveur styptique, un peu cuivreuse d'après Millet (1) ; il brûle avec une flamme bleuâtre et répand alors une odeur de noix brûlée. Le professeur Fée a trouvé dans l'ergot longtemps conservé un acarus semblable à celui du fromage et qui le dévore après s'y être creusé des galeries vers le centre. D'après ce botaniste, l'ergot se compose : 1° d'un fourreau ou partie extérieure (*sphacelia*) ; c'est la plante agame, mélange de tissu cellulaire et d'innombrables sporidies, que la pluie répand sur les balles et les glumes des fleurs voisines ; 2° d'une partie interne (*nosocarpa*) féculente, mais où la fécule est séparée des téguments par une sorte de diastase (2). Boujean a constaté que la masse des grains ergotés ne contient pas d'amidon. Nous n'avons pas à discuter la nature et la formation de l'ergot que Tillet et Read rattachaient à la piqûre d'un insecte (*Tinea granella*, d'après Gripekoven), que Léveillé considère comme formé de l'ovaire du grain non fécondé et altéré (ergot proprement dit), et d'un champignon déliquescent (*Sphacelia segetum*, de l'ordre des *Gymnomycetes*), que de Candolle fait consister en un champignon du genre des *Sclerotium* (*Sclerotium clavus*), implanté sur l'ovaire qu'il étouffe et supplante. C'est cette dernière opinion qui est généralement adoptée ; Guibourt, auteur de recherches minutieuses sur ce sujet (3), conclut aussi que, loin d'être un ovaire ou un grain altéré, l'ergot est un champignon qui, après la destruction de l'ovaire, s'est greffé à sa place sur le pédoncule.

Le maïs ergoté est connu en Amérique sous le nom de maïs *peladero* ; le champignon qui produit cette altération, analogue à celui du seigle et du froment, ne s'est pas montré jusqu'à présent en Europe. Le docteur Roulin a observé fréquemment dans la Colombie, où on l'appelle *pelatina*, la maladie que l'usage du maïs ergoté développe dans la population, et qui a des rapports avec l'ergotisme gangréneux ; elle se caractérise par la chute des poils, des cheveux et des dents.

Wiggers (1832) a donné le nom d'ergotine au principe actif du seigle ergoté. Bonjean (de Chambéry) y distingue deux principes actifs : l'un, huile ergotée, perd ses propriétés toxiques dans l'eau ou dans l'alcool chauffé à 80 ou 100 degrés centigrades, et réside dans l'excroissance dont il forme 35 pour 100 ; l'autre, ergotine, représentant 1/5 d'ergot employé pour l'obtenir, est le véritable principe médicinal, hémostatique par excellence, et peut être administré à de fortes doses sans danger. Voici d'ailleurs la composition qu'il assigne à l'ergot de seigle :

(1) Millet (de Tours), *Sur le seigle ergoté*, etc. (*Mém. de l'Académie de médecine*, 1854, t. XVIII, p. 178).

(2) Fée, *Mémoire sur l'ergot du seigle*, etc. Strasbourg, 1843.

(3) Guibourt, *Histoire naturelle des drogues*, 6e édition. Paris, 1869, t. II.

| | | | |
|---|---|---|---|
| Huile fixe | 37,50 | Matière colorante violette | 0,40 |
| Ergotine | 13,25 | Chlorures de sodium | 1,12 |
| Résine brune | 2,35 | Phosphates de potasse et de magnésie | 0,75 |
| Poudre rougeâtre, inerte, soluble dans l'alcool bouillant | 0, 40 | Sous-phosphate acide de chaux | 3,43 |
| Matière grasse, cristallisable, soluble dans l'alcool et l'éther bouillants | 0,63 | Oxyde de fer | 0,31 |
| | | Silice | 0,87 |
| Gomme | 1,62 | Cuivre | traces |
| Gluten | 0,12 | Fibre ligneuse | 24,35 |
| Gluten, ou albumine végétale | 1,80 | Eau | 3,25 |
| Fungine | 5,25 | Perte | 2,60 |

D'après les expériences de Bonjean et Parola, la cuisson, et plus encore la fermentation panaire, atténueraient beaucoup, et même annihileraient les propriétés vénéneuses de l'ergot ; le pain d'ergot serait d'autant moins vénéneux qu'il aurait été plus cuit et plus desséché ; la partie malsaine de l'ergot se détruit par une température de 130 à 140 degrés centigrades ; aussi la croûte de ce pain est presque inerte, tandis que la mie conserve des propriétés toxiques prononcées. L'ergot, donné isolément et à doses considérables, agit à la manière des poisons narcotico-âcres, soit qu'on l'injecte dans les veines, ou qu'il ait été ingéré dans l'estomac (expériences de Gaspard et Bonjean). Mêlé aux farines que l'on panifie, il détermine deux groupes de symptômes, caractérisés dans ces derniers temps par les noms d'ergotisme convulsif et d'ergotisme gangréneux. La première forme de l'affection est moins connue ; elle a régné épidémiquement (*raphania, convulsio cerealis*) en Silésie, en Prusse, en Bohême, dans la Hesse, la Lusace, la Saxe et la Suède. Srinc l'a observée en 1736 dans le pays de Wurtemberg, en Bohême, et en a laissé une description. Les symptômes qu'il a retracés rappellent ceux de l'acrodynie : sensation incommode aux pieds, sorte de titillation ou de fourmillement ; cardialgie violente ; puis, le mal se porte aux mains et successivement à la tête ; contraction des doigts tellement forte que l'homme le plus robuste ne peut la vaincre ; les articulations paraissent comme luxées : sensation de fer rouge aux mains et aux pieds ; cris douloureux ; sueurs sur tout le corps ; pesanteur de la tête ; les vertiges augmentent, la vue se trouble, titubation, exaltation et mélancolie, sommeil comateux ; aux spasmes succède la roideur des membres. Sur 500 malades, Srinc en vit périr 300. En 1741, épidémie dans le Brandebourg et au delà de l'Elbe ; en 1742 et 1754, en Suède ; en 1771, en Hanovre ; en 1789, à Turin ; en 1795, à Milan (1).

La seconde forme s'accompagne d'un symptôme extraordinaire, la gangrène des extrémités inférieures. En 1674, Dodart fut envoyé par l'Académie des sciences à Montargis, en Gâtinais, où elle sévissait épidémiquement ; elle se montra en 1709 dans l'Orléanais et le Blésois. Langius l'a vue dans les cantons de Lucerne, de Berne et de Zurich. Duhamel a consigné, dans les *Mé-*

(1) Millet (de Tours), *loc. cit.* (*Mémoires de l'Académie*, t. XVIII).

moires de l'Académie des sciences, la relation d'une épidémie d'ergotisme gangréneux qui ravagea la Sologne dans l'automne de 1747. Même épidémie à Lille, en 1749; dans le département de Saône-et-Loire et de l'Allier, en 1813, 1814, 1816 et 1820; dans le département de l'Isère, au commencement de 1814 (Janson, de Lyon). Il est probable que l'ergotisme a régné bien avant le XVIᵉ siècle, époque où il commença seulement à être reconnu dans son étiologie : les maladies décrites autrefois sous le nom de feu Saint-Antoine, mal des ardents, ont avec lui plus d'une analogie. Dancе en a rapproché l'acrodynie qui a régné de 1828 à 1832 à Paris et sur les bords de la Marne, maladie étrange, caractérisée par un fourmillement incommode dans les mains et les pieds, et par l'épaississement de la peau à la plante et à la paume : les deux récoltes précédentes avaient été incomplètes et le pain était fort cher. Dans les exploitations rurales où l'on donne aux animaux les grains mêlés d'ergot, on voit survenir chez eux des altérations fort graves, et notamment des gangrènes comme chez l'homme. Chez les poules, les phalanges se détruisent successivement, le bec lui-même se détache ; chez les porcs, les sabots tombent en peu de temps (Delafond).

Rayer et d'autres médecins ont trouvé de l'analogie entre l'acrodynie et la pellagre; Th. Roussel a exprimé l'opinion qu'en étudiant mieux les épidémies d'Allemagne connues sous le nom de maladies convulsives, convulsion céréale, mal de la crampe, maladie du fourmillement, etc., on reconnaîtrait qu'elles dépendent d'une maladie du seigle et du blé très-différente de celle de l'ergot, et très-analogue à la maladie du maïs qui produit la pellagre. Cette altération spéciale du maïs consiste, d'après les recherches du docteur Balardini, de Brescia (1845), dans le développement d'un parasite fongoïde, connu dans l'Italie septentrionale sous le nom de verderame (vert-de-gris), du genre Sporisorium, se produisant après la récolte dans les grains emmagasinés ; il occupe le sillon oblong qui correspond au germe ; l'épiderme, adhérent et ridé normalement, s'épaissit, se détache, et laisse voir un amas pulvérulent d'un vert foncé, qui envahit d'abord la substance ambiante du germe, puis le germe lui-même, car les grains attaqués ont perdu la faculté de germer ; leur saveur douce est remplacée par un certain degré d'amertume et d'âcreté qui détermine des nausées ; les granules mycéloïdes du parasite sont deux fois moins volumineux que les cellules polyédriques du grain de maïs sain. L'analyse chimique y a trouvé, au lieu des éléments ordinaires du maïs, une forte proportion de stéarine, de la résine, de l'acide fongique et une substance azotée, fluide et ammoniacale. — Quoi qu'il en soit des affinités que présentent entre elles les maladies céréales et de leurs rapports ou de leur identité avec quelques épidémies des temps antérieurs, nous nous bornons à noter ici deux résultats significatifs qui résument les recherches si importantes de Millet sur cette question : 1° Les symptômes observés dans les épidémies d'ergotisme, et retracés par leurs historiens présentent l'analogie la plus grande avec les phénomènes que lui ont offerts les animaux empoisonnés avec la poudre d'ergot.

2° L'ergotisme convulsif et l'ergotisme gangréneux sont deux degrés d'une même maladie et traduisent l'action de doses progressives du même poison. L'ergot étant plus léger et plus gros que les grains du blé, on peut en purger ceux-ci par le criblage, le vannage ou le sassage, et, quand l'ergot a été broyé, le lavage des grains est souvent nécessaire pour l'éliminer. Ajoutons que pour écarter les blés ergotés de la consommation publique, il n'est qu'une mesure efficace à prendre : c'est d'en interdire la mouture aux meuniers sous la pénalité dont la loi frappe les fraudeurs d'aliments.

Le charbon, dû à un autre champignon du genre *Uredo* (*Uredo carbo*), attaque le froment, l'orge, le maïs, l'avoine, le millet ; il est surtout funeste à l'orge et à l'avoine, dont il se sépare difficilement par le battage, car il adhère opiniâtrément à leurs balles et à leurs graines, tandis qu'il attaque tout l'épi du froment et se dénote ainsi sans peine. Les farines de blé charbonné sont grises ; la pâte qui en provient manque de mollesse et d'onctuosité ; le pain est moins bon et moins nutritif, mais il n'agit guère autrement sur l'économie. La rouille, dont de Candolle distingue trois espèces (*Rubigo vera, Urego linearis, Puccinia graminum*), se développe à la faveur des temps froids, humides et brumeux à la fin du printemps, sous l'ombrage des grands arbres : avant la floraison, elle y met obstacle ; après, elle maintient les grains maigres et petits ; elle a peu d'action sur l'économie animale, elle diminue seulement la quantité nutritive du grain. La carie (*Uredo caries*) n'attaque que le froment, surtout les froments du Nord et ceux de mars ; elle les attaque sur pied ; elle change la fécule du grain en une poussière noire et fétide qui fournit une huile âcre à la distillation. Les épis cariés sont plus gros, mais plus légers ; leurs grains ont moins de lustre ; ils sont moins glissants, moins nets à la main, plus petits, légèrement ridés, un peu grisâtres. Porté au moulin, le blé carié empâte les meules, graisse les bluteaux, donne une farine grise et sale, de mauvaise odeur, et le pain qu'on en fait produit chez l'homme des accidents qui ressemblent de loin à ceux de l'ergot. La carie est très-contagieuse ; les grains sains qu'elle attaque la transmettent inévitablement à la récolte suivante. Le véhicule de cette contagion est la poudre noire qui remplit les grains. Le chaulage est l'opération employée pour en débarrasser les grains.

Le blé, menacé pendant son développement par un si grand nombre de parasites végétaux, est exposé, après sa récolte, aux ravages des insectes, parmi lesquels la sauterelle dans les pays chauds, la calandre ou charançon (*Calandra granaria, Oryzæ* C.), l'alucite des grains, ou teigne des blés, sont les plus destructifs. Les sauterelles, ou criquets d'Afrique et d'Asie (*Acridium migratorium*), dévorent parfois les moissons sur pied ; on a signalé leur passage à Arles en 1613, en Hongrie en 1780. Quand elles s'abattent par nuages sur les champs, elles les nettoient mieux que ne le ferait un incendie. De vastes fumigations de paille et de soufre parviennent, dit-on, à les éloigner. Le plus sûr moyen de les détruire est de les brûler et de les enterrer. En Afrique, les habitants en salent des quantités considérables, et les mangent pour suppléer à leur récolte perdue. De tous les insectes qui attaquent les blés, le plus ravageur est le charançon ou calandre: il ne faut que vingt-neuf jours à une génération pour se reproduire : un couple de ces insectes peut en cinq mois, d'avril à septembre, produire 6505 charançons : la femelle pond 80 à 90 œufs, d'où sortent, huit jours après, de petites chenilles qui se logent dans les lobes du grain; là elles mangent toute la fécule, et s'y filent une coque qui reste fermée jusqu'à ce que la nymphe devienne insecte parfait, sorte et se livre aussitôt à la reproduction de sa funeste espèce. La larve fait plus de mal que l'insecte lui-même, grâce à ses mâchoires rongeantes dont elle perce la pellicule du blé pour s'introduire dans son intérieur. La chaleur favorise le développement des charançons, le froid les tue; ils attaquent les tas de blé à quelques pouces au-dessous de la couche supérieure, et si l'on n'y prend garde, des masses de grains sont détruites sans que l'on s'en aperçoive. Le grain paraît intact, mais l'intérieur est vide, la farine a disparu. Deux larves de teigne, l'alucite ou papillon des grains, pou volant, et la fausse teigne, nuisent dans certaines localités autant que les charançons ; elles s'insinuent dans le grain, le rongent, s'y métamorphosent en papillons, pour en sortir à l'époque de la chaleur et aller infester les moissons de leurs œufs. L'alucite se cache dans un seul grain ; la fausse teigne en agglomère plusieurs au moyen d'une sorte de soie et de ses excréments en forme de pointes blanchâtres. Nous avons fait connaître les moyens de débarrasser les grains des insectes en traitant de leur conservation.

B. *Farines.* — Elles peuvent offrir plusieurs sortes d'altérations : par le résultat de la méthode employée dans la mouture, pendant leur conservation, par suite de sophistications et de mélanges. Si les meules vont trop vite ou sont trop serrées, le son, exactement broyé, passe avec la farine dans les blutoirs, le pain qu'on fait avec cette farine pèse davantage ; mais, chargé de ligneux, il nourrit moins; plus hygrométrique, il moisit promptement. Certains froments très-secs et de bonne qualité font exception, tels sont ceux de Bergues, de Dantzick et de Naples, qui, moulus sans extraction, donnent pourtant un pain d'une couleur et d'un goût agréables. Les fraudeurs mouillent souvent le grain avant de l'envoyer à la mouture, afin de le renfler et d'en augmenter le poids. Les farines humides qui en résultent fermentent rapidement, altération qu'on reconnaît à leur odeur acétique, quelquefois putride, à leur couleur rougeâtre ou d'un blanc terne, à leur saveur âcre ou piquante. On arrête la fermentation par une bonne ventilation et le séchage dans un lieu chaud : l'eau, l'acide acétique, l'acide carbonique, se dégagent, et le mauvais goût se dissipe. Sans ces moyens, le gluten finit par se détruire et la farine devient impropre à la panification. Conservée dans des lieux humides, la farine se pique, se tache de noir et exhale une odeur ammoniacale fétide; il en est de même de la farine des blés germés, moisis, charançonnés, rouillés, etc. : vainement on les mélange avec des farines de bonne qualité, le pain qu'on en tire n'en est pas moins mauvais. Pour reconnaître une farine mélampyrée,

Dizé conseille d'en prendre environ 5 grammes, d'en faire une pâte molle avec du vinaigre, et de la faire cuire dans une cuiller d'argent : le petit pain offre une teinte rouge-violet très-foncée. Les farines souffrent moins des insectes que les céréales en grains ; néanmoins plusieurs espèces de blattes en sont avides : le *Tenebrio molitor* dévore la farine et le son dans les moulins ; la phalène farineuse y fait de grands ravages. Dans le midi de la France, on redoute pour les farines la cadelle ou trogosite mauritanique importée d'Afrique. Les farines sont falsifiées, soit avec des substances nutritives de qualité inférieure (fécule de pommes de terres, farine de fèves, de pois, etc.), soit avec des matières inassimilables et malsaines sans être vénéneuses (craie, gypse, etc.). L'addition de la fécule n'est pas nuisible, mais c'est un vol. D'après Chevallier, on pourrait, avec 25 à 50 pour 100 de farine et 50 à 75 de fécule, préparer un pain blanc, savoureux et salubre ; mais il faudrait que la composition de ce pain fût indiquée par le fabricant et qu'il fût vendu à sa valeur réelle.

Le nombre des farines étrangères que le falsificateur introduit dans la farine de blé est restreint par le bas prix auquel il faut qu'il se les procure. Ce sont ordinairement les farines de légumineuses, ou de graminées autres que le blé qui servent à ce coupable usage. La diminution dans la proportion du gluten est une conséquence commune à toutes ces fraudes. Toute farine dont la teneur en azote est faible doit être considérée comme suspecte. Indépendamment de ce mode d'analyse qui indique toujours avec certitude l'insuffisance de l'aliment, quelle que soit d'ailleurs son origine, l'expert a en outre dans l'emploi du microscope un moyen prompt et sûr pour découvrir et spécifier la fraude. La farine du blé, examinée à un grossissement de 250 diamètres, présente : 1° des grains d'amidon qui, lorsqu'ils sont développés, sont piriformes, peu symétriques, à hile punctiforme, peu apparent, excentrique, à stratifications à peine perceptibles ; 2° des masses amorphes de gluten ; 3° les débris à formes bien définies des quatre enveloppes du grain. Tout organe que le microscope ne pourra faire rentrer dans l'une de ces trois catégories indiquera s'il se rencontre avec assez de fréquence une altération ou fraude, dont le plus souvent il sera facile de spécifier la nature. La fécule de pommes de terre se reconnaîtra à son hile très-apparent, et aux stratifications très-marquées des couches concentriques qui forment le grain. Cette fraude, du reste, est devenue rare depuis la maladie qui a fait élever le prix de cette fécule. Les légumineuses, sans exception, présentent toutes des grains de fécule à hile linéaire, central, souvent remplacé par une fente simple ou multiple, et placée au centre du grain. Il suffit d'avoir observé une bonne fois ces grains de fécule pour les distinguer avec certitude de l'amidon du blé. En outre, on rencontrera dans la farine falsifiée de la sorte les débris des enveloppes de la graine que le blutage ne saurait séparer complétement, et parmi ces débris un tissu réticulé parfaitement caractéristique, et dont la présence viendra confirmer le diagnostic. Le riz, le sarrasin, le maïs, se reconnaîtront tout aussi facilement à leur fécule polyédrique. Pour ce dernier, les débris jaunes du périsperme serviront encore à spécifier davantage le genre de fraude. Si nous ajoutons que le microscope fait reconnaître également la présence de débris de charançon, de larves diverses, de mycélium, de champignons parasites, de sporules, que l'analyse chimique ne saurait retrouver, on comprendra que cet instrument est le réactif le plus précieux pour déceler les fraudes ou les altérations de la plus importante des denrées alimentaires.

D'après Louyet (1), l'examen minutieux des produits de l'incinération des farines peut servir à leur expertise. Généralement la farine blutée du froment, séchée à 100 degrés, donne au *maximum* 0,8 pour 100 de cendres ; le seigle bluté, 1 pour 100 au *minimum* ; la farine des féveroles et la farine de pois blutées et séchées à 100 degrés, 3 pour 100 ; le tourteau de lin épuisé de son huile par l'alcool bouillant, 10 pour 100 ; d'où il résulte que l'addition d'une certaine quantité de farine de féveroles, de pois ou de lin, aux farines de froment ou de seigle, doit augmenter d'une matière notable la quantité de cendres laissée par la combustion d'un poids donné de farine. Louyet a constaté que l'addition de 10 pour 100 de farine de féverole à la farine de froment pur suffit pour doubler la proportion de cendres. En outre, la nature des cendres est changée : celle des céréales, du lin, du chanvre, contient des phosphates bibasiques dont la solution précipite l'azotate d'argent en blanc ; la cendre des légumineuses, des crucifères, des conifères, contient des phosphates tribasiques, dont la solution précipite le même réactif en jaune. Si l'on a mêlé les céréales avec une quantité notable de légumineuses, le produit de l'incinération traité par l'eau donne une liqueur qui précipite l'azotate d'argent en jaune pâle ; la cendre des légumineuses contient d'ailleurs une substance qui manque complétement dans les cendres du froment, et qui ne se rencontre qu'accidentellement dans celles du seigle : c'est un chlorure alcalin. De ses recherches, Louyet conclut que toutes les fois que 5 grammes d'une farine de froment blutée, préalablement séchée à 100 degrés, donneront plus de 0,045 pour 100 de cendres, il y aura presque certitude de falsification. Si l'augmentation ne va pas au delà de 0,100, il est excessivement probable qu'elle n'est pas due à l'addition d'une matière minérale, laquelle, pour profiter naturellement au fraudeur, doit s'élever à 1 1/2 ou 2 pour 100 du poids total de la farine, et porter le poids de la cendre donnée par 5 grammes à 0,200 ou 0,250. Si, sans atteindre 0,100, le poids de la cendre dépasse 0,050, il est presque certain que le mélange a été fait avec des légumineuses ; présomption que vient renforcer l'alcalinité de la cendre. Cette réaction appartient aussi à la cendre de seigle bluté, laquelle ne doit point s'élever à plus de 0,050 ou 0,055 par 5 grammes de farine séchée à 100 degrés.

Villain (2) a basé une méthode d'expertise des farines sur les différences de

(1) Louyet, *Journal de chimie médicale*, 3ᵉ série, t. XVI, p. 164.
(2) Thèse citée et même journal, 3ᵉ série, t. IV, p. 524.

proportion et de qualité du gluten, suivant qu'on l'extrait de la farine pure ou de la farine mélangée. Règle générale : le gluten provenant d'une farine falsifiée se distingue toujours de celui d'une farine pure ; il se désagrége quand on le recueille, il s'étale sur les soucoupes beaucoup plus que ne le fait ce dernier ; sa teinte est bien plus foncée : la proportion de gluten est en raison inverse de celle de la farine étrangère qui a servi à la sophistication. La farine de froment, mêlée avec celle du seigle, se met facilement en pâte ; mais elle cède avec quelques difficultés le gluten, qui est beaucoup plus visqueux que pour la farine pure. Ce gluten, comme celui de froment et de l'avoine mêlés, laisse sur le tamis un son qui d'avance révèle la fraude. Farine fraudée avec le maïs : gluten non homogène, laissant sur le tamis un son abondant, jaunâtre, sablonneux, non visqueux, sans fermeté, ne s'étalant pas sur les soucoupes. Farine frelatée avec du sarrasin : moins veloutée, moins adhérente aux doigts ; à 5 pour 100 de sarrasin, il n'y a plus que 28 pour 100 de gluten humide, au lieu de 35,60, et 10 de gluten sec, au lieu de 12,75. Farine de vesces : elle communique à l'eau de lavage du gluten une odeur d'amandes amères. Avec 3 pour 100 de farine de pois, on obtient 29 de gluten humide et 10,50 de gluten sec ; avec 10 pour 100 de pois, ces deux chiffres descendent à 25 et à 9. Farine de haricots : avec 3 pour 100 de cette farine, le mélange donne 25 pour 100 de gluten humide et 9 pour 100 de gluten sec ; avec 10 pour 100, 16 et 5 ; à 20 pour 100, le gluten devient bleuâtre. La farine de lentilles fournit des points noirs avec les sels de fer ; à 3 pour 100, elle abaisse le gluten humide à 31, et le gluten sec à 11 ; à 10 pour 100, à 29, et à 9,50, etc. Le gluten est d'un jaune brunâtre qui se prononce en proportion de l'addition de la farine de lentilles. Farine de féveroles : le gluten humide du mélange est gris, parsemé de points noirs ; il descend à 28 pour 100, à raison de 3 pour 100 de féveroles ; le gluten sec à 10. Pour 10 pour 100 de féveroles, ces deux chiffres se réduisent à 26 et à 9, etc.

Rivot, professeur à l'École des mines (1), considère l'analyse chimique comme insuffisante pour constater la qualité d'une farine ou d'un pain ; l'examen de l'une doit se compléter par celui de l'autre, et comporte des opérations plutôt physiques que chimiques. S'agit-il des farines, il faut : 1° déterminer leur eau hygrométrique ; 2° préparer et doser leur gluten ; 3° observer au microscope la farine elle-même et l'amidon séparé dans la préparation du gluten ; 4° doser l'azote et les matières minérales.

*Eau hygrométrique.* — La farine est desséchée dans une étuve ; cette dessiccation est complète quand, la farine étant restée pendant vingt-quatre heures au moins à une température supérieure à 110 degrés, deux pesées successives, faites à un intervalle de plusieurs heures, accusent le même poids. La belle farine de froment, conservée pendant plusieurs jours dans une chambre sèche, à la température de 20 à 25 degrés, ne retient que 9 à 10

_____

(1) Rivot, *Annales de physique et de chimie*, 3ᵉ série, t. XLVII, mai 1856, p. 51.

pour 100 d'eau ; celle que vendent les boulangers de Paris renferme 16 à 17, et quelquefois 18 pour 100 d'eau. On peut admettre 15 à 17 pour 100 d'eau en moyenne pour les bonnes farines de froment, moulues et manutentionnées dans les circonstances atmosphériques communes. Au-dessus de cette limite, on doit supposer que la farine n'est plus dans son état normal.

*Gluten.* — La belle farine de froment, prise dans son état hygrométrique ordinaire, fournit 9 à 11 pour 100 de son poids en gluten. En soumettant 100 grammes de farine au lavage dans un nouet de linge, on constate, si la farine est de bon aloi, que le gluten commence à se rassembler presque immédiatement et ne tend pas à passer à travers le linge ; malaxé dans la main, il augmente rapidement de consistance et d'élasticité ; à la première impression de la chaleur, il se boursoufle et prend dans la capsule une surface convexe. Le contraire arrive, si le gluten provient des farines altérées ; il se réunit très-lentement dans le nouet, traverse le linge, se divise dans la main qui le malaxe en grumeaux sans adhérence, se boursoufle peu, et prend une surface concave.

*Amidon.* — On reçoit dans une grande capsule l'amidon que l'eau entraîne à travers le tamis dans la préparation du gluten ; pour examiner au microscope ses gros grains et ceux d'un diamètre plus petit, on décante le liquide laiteux une demi-heure après la fin de la préparation du gluten. L'amidon qui reste au fond de la capsule, s'il provient d'un pur et bon froment, a un aspect satiné tout spécial, s'il appartient à une farine altérée ou mélangée de seigle, de maïs, de millet, etc., il est gluant sous les doigts, et offre à des yeux exercés des différences spécifiques d'aspect ; conservé au contact de l'air et sous une mince couche d'eau, cet amidon fermente d'autant plus vite qu'il provient d'une farine plus altérée. Le microscope permet de distinguer, dans la partie la plus lourde du liquide, les grains de fécule, de pomme de terre et de haricots ; dans la partie moyenne, les grains de maïs ; le dépôt qui se forme lentement dans la première liqueur donnée par la préparation du gluten doit contenir les grains les plus petits du froment, du seigle et tous ceux du millet et de l'avoine ; il ne renferme pas les grains de haricots et de pommes de terre qui sont tous assez gros et d'un diamètre uniforme. Nous renvoyons au mémoire de Rivot pour les détails de ce diagnostic.

*Mélanges de farine.* — On commence par vérifier la présence ou l'absence des vesces et féveroles par la méthode de Donny, qui consiste à faire agir successivement les vapeurs d'acide azotique et d'ammoniaque sur la farine appliquée sur les parois intérieures d'une petite capsule de porcelaine ; les parties de vesces et féveroles se colorent en rouge foncé ; le reste de la farine jaunit. — On cherche ensuite à reconnaître au microscope les duvets de seigle et d'avoine, adhérents au grain, et qui passent dans la farine : ces duvets sont si nettement caractérisés que, vus une fois, on les reconnaît toujours ; on trouve aussi constamment dans la farine d'avoine les barbes très-longues qui proviennent de ses grains. Le microscope révèle aussi, par la forme des débris de tissu cellulaire, par les fragments de périsperme, la présence du riz, du maïs et du sarrasin. En traitant la farine, sur la lame de verre, par une dissolution de potasse, on peut reconnaître les fragments carrés et rouges, caractéristiques de la graine de lin.

*Matières azotées* autres que le gluten et n'ayant pas, comme lui, la propriété de se réunir par malaxation. Rivot n'attache pas d'importance à leur dosage : s'il y a 9 à 11 pour 100 de gluten, s'il se rassemble facilement, s'il a .es propriétés sus-indiquées, la farine est bonne, et n'est à coup sûr mélangée de farines étrangères que dans une proportion trop faible pour influer sur sa qualité.

*Matières minérales.* — On les détermine par l'incinération, seulement dans le cas très-rare où l'on soupçonne l'introduction frauduleuse de sels minéraux blancs dans la farine.

C. *Pain.* — L'altération spontanée du pain est la moisissure qui paraît constituée par des végétaux microscopiques d'un gris soyeux, d'un beau vert, d'un beau jaune orangé, etc. Dès 1819, le professeur Bartholomeo Bizio (de Venise), ayant à examiner une matière rouge développée dans la polenta, y reconnut un végétal d'un genre nouveau qu'il appela *Serratia ;* il réussit à en conserver les sporules d'une année à l'autre, et à en produire, après ce terme, le développement. Chevallier a observé deux espèces de moisissures dont l'une, due au séjour du pain dans un lieu humide, présente une couleur gris bleuâtre avec ou sans duvet long ; et dont l'autre, survenue en 1842 sur du pain qui n'avait pas été placé dans des lieux humides, est constituée par des végétations d'une couleur rouge clair. Cette dernière altération a été offerte par le grain de la manutention militaire, dont un échantillon a passé sous nos yeux ; ce pain, d'une odeur fade, repoussante, analogue à celle des champignons, était couvert de taches d'un rouge vif ; des parcelles de cette matière rouge, examinées au microscope, laissaient voir les sporules de plantes développées sur le pain et appartenant au genre *Oidium aurantiacum* de Link (1); cette végétation envahissait rapidement toutes les surfaces des tranches séparées de la masse. Les mêmes sporules se retrouvèrent dans le blé de 1844 qui avait fourni le pain moisi : on sait que l'année 1841 fut très-pluvieuse, circonstance favorable à la production des végétaux parasites des grains. Payen a constaté que les sporules de l'*Oidium aurantiacum* supportent une température de 100 à 120 degrés centigrades, sans perdre leur faculté germinative, de sorte que, déposés dans la farine, ils résistent à la chaleur de la cuisson du pain, au moins dans la mie où elle n'atteint pas 120 degrés. Chevallier a pu déterminer artificiellement la même moisissure, et il a vu qu'à l'ombre la floraison des mêmes végétaux microscopiques se colorait à peine. Dans divers cas, ajoute ce savant, le pain moisi est un poison pour les hommes et pour les

(1) Alph. Guérard, *Note sur l'altération singulière du pain* (*Annales d'hygiène*, 1843, t. XXIX, p. 37).

animaux, quoiqu'il ait vu les paysans de la Haute-Marne et du Puy-de-Dôme le manger sans répugnance et sans accident. Il faut tenir compte de l'habitude, et distinguer peut-être les différentes espèces de moisissures quant à leur influence sur l'organisme. Westerhoff a signalé, en 1826, l'empoisonnement de deux enfants par l'ingestion d'un pain de seigle moisi; il attribue l'altération de ce pain au *Mucor mucedo*. Les expériences de Raymond et de Gohier, vétérinaire à Lyon, montrent que le pain moisi agit diversement sur les animaux. Quoi qu'il en soit de ces faits, on doit proscrire l'usage d'un aliment évidemment si dénaturé dans ses caractères. Pour arrêter cette propagation de cryptogames, on a eu recours utilement aux mesures suivantes : diminuer la proportion d'eau de panification; augmenter la dose de sel en la portant de 200 à 400 grammes par quintal métrique de pain; soumettre la pâte à une cuisson lente et graduée, un peu plus prolongée qu'à l'ordinaire; éviter d'entasser les pains les uns sur les autres au sortir du four; les distribuer huit ou douze heures après leur cuisson, au lieu d'attendre vingt-quatre ou quarante-huit heures, comme on le faisait, en 1843, dans le camp sous Paris. Poggiale, chargé d'examiner le pain de munition fabriqué du 7 au 8 avril 1856 à la manutention de Paris, et qui était d'un bleu noirâtre, a constaté que ce pain ne contenait aucune substance inorganique, telle que fer, iode, cuivre, etc., susceptible de produire cette coloration, et que celle-ci tenait à la présence d'une quantité innombrable d'infusoires du genre *Bacterium* (Dujardin) (1). Ces infusoires manquaient dans le biscuit fabriqué avec les mêmes farines, dans les *marrons* blancs qui existaient dans les pains; on n'a pu les découvrir non plus dans les mêmes farines, avant ni après leur pétrissage : la coloration noirâtre et les infusoires ne se manifestaient qu'après la fermentation, la cuisson et le refroidissement. Leur production a paru à Poggiale coïncider avec une altération du gluten sous l'influence de la fermentation et de la cuisson. Les farines qui ont donné naissance à ce double phénomène provenaient de blés durs d'Afrique charançonnés, et de blés de qualité inférieure de Smyrne et de Salonique. Cette curieuse observation de Poggiale démontre une fois de plus la nécessité de doser le gluten et d'apprécier ses qualités avant d'employer les farines. Le pain contenant du seigle ou du froment ergoté est tacheté ou ponctué de teintes violettes, il a un goût très-désagréable de pourri, qui laisse dans la gorge une âcreté persistante. La sophistication du pain par l'alun et le sulfate de cuivre a lieu dans un but que nous avons mentionné (tome I, page 671). Un moyen simple de constater la présence du cuivre dans le pain, c'est d'immerger un peu de mie dans une solution aqueuse de cyanoferrure de potassium; au bout de quelque temps, la solution prend une teinte rosée qui apparaît même avec 0,00011 de sel cuivreux. Un procédé plus sûr consiste à incinérer le pain dans une large capsule; le charbon, réduit en poudre, est traité par l'acide nitrique dont on chasse l'excès par la chaleur, on délaye

---

(1) Poggiale, *Recueil de mémoires de médecine militaire*, t. XVIII, 2e série.

dans l'eau, on précipite les sels terreux par un excès d'ammoniaque et un peu de carbonate de cette base. La liqueur filtrée est réduite au quart de son volume par évaporation, acidifiée légèrement avec l'acide nitrique, puis essayée au moyen de cyanoferrure de potassium et de sulfure alcalin. D'après Sarzeau et Meiffner, les farines de froment, de seigle, etc., contiennent toujours des traces de cuivre, mais qui donnent avec les réactifs précités une coloration beaucoup moins apparente qu'un pain sophistiqué dans la minime proportion de 0,00004429 de sulfate de cuivre. On reconnaît l'alun par des procédés analogues : incinération, traitement des cendres par l'acide nitrique, évaporation, dissolution dans l'eau alcalinisée par un peu de potasse. On filtre et l'on précipite l'alumine en ajoutant du sel ammoniac à la liqueur, et la faisant bouillir. Les cendres des céréales contiennent naturellement de l'alumine, parfois augmentée par quelques débris de briques de l'âtre ; mais, dans ce dernier cas, le précipité n'a lieu qu'après plusieurs heures de repos, tandis que, dans le cas de sophistication, il s'opère instantanément ; et, de plus, les cendres sont plus blanches, plus volumineuses, plus rapidement obtenues. Le sous-carbonate de magnésie, conseillé par Edmond Davy en 1816, favorise peu la levée du pain d'après Kuhlmann ; mais la belle couleur jaune qu'il lui donne corrige la teinte sombre des farines inférieures en qualité ; pour réaliser cet effet, sa dose doit être d'environ 0,0023. Les cendres de ce pain sont blanches, volumineuses ; délayées dans l'acide acétique, elles donnent naissance à de l'acétate de magnésie qu'on peut isoler du résidu du liquide évaporé à siccité ; on traite ce résidu par l'alcool, on évapore de nouveau, on reprend par l'eau, et l'on précipite par le carbonate de potasse. Les carbonates de potasse, de soude, d'ammoniaque, mêlés à la pâte pour retarder la dessiccation du pain, se convertissent partiellement en acétates ; on retrouve la soude et la potasse dans le produit de la macération du pain dans l'eau distillée, et mieux encore dans les cendres ; que l'on n'oublie pas encore ici qu'un peu de potasse existe normalement dans les céréales. Le pain ammoniacal, traité par la potasse, laisse dégager des vapeurs qui deviennent visibles par l'approche d'un tube imprégné d'acide chlorhydrique ou acétique. On ne doit opérer que sur du pain refroidi, le pain non falsifié, mais chaud, donnant lieu au même phénomène (Pariset et Robinet). Les procédés de Donny permettent de découvrir dans le pain la fécule et la farine des légumineuses. Pour isoler le principe colorant propre aux féveroles, aux fèves et aux vesces, on traite le pain par l'eau froide, on passe ensuite la bouillie sur un tamis ; la liqueur laiteuse qu'on obtient se sépare par le repos en deux couches dont la supérieure, décantée et évaporée en consistance d'extrait, est épuisée par l'alcool ; la dissolution alcoolique, rapprochée à son tour, laisse sur les bords de la capsule un dépôt de matière extractive que l'on traite successivement par les vapeurs d'acide azotique et d'ammoniaque. Si le pain est falsifié, cette matière extractive se colore en rouge foncé. La présence des farines de seigle, de haricots, de maïs, etc., se dénote par le goût et l'odeur spéciale que prend le pain où ces farines entrent en proportion notable : à ce double indice s'ajoute un phénomène singulier, bien constaté par Rivot, c'est que les pains faits avec des farines mélangées durcissent presque tous beaucoup plus vite que les pains de bonne farine de froment : le marron d'Inde, la pomme de terre, les haricots, le riz, sont les substances qui accélèrent le plus le durcissement ; mais les pains ne deviennent pas mauvais, ne contractent pas un goût nouveau. Au contraire, les pains faits avec des farines en fermentation durcissent aussi avec une grande rapidité, et deviennent de plus en plus mauvais ; à mesure qu'ils sont plus desséchés, leur goût aigrelet se prononce, et souvent, même conservés dans un lieu sec, ils se couvrent de moisissures en moins de quatre jours. Il est un autre mode de sophistication du pain, beaucoup plus commun et qui mérite de fixer l'attention de l'autorité, car il diminue le pouvoir nutritif du pain sans y introduire de principe nuisible : c'est l'excès de la proportion d'eau nécessaire à la panification et qu'une cuisson incomplète ou précipitée retient dans la mie pour faire poids. Il est évident qu'une limite doit être posée aux boulangers pour la quantité d'eau moyennement admissible dans la confection du pain : « Dans le régime actuel de la taxe, dit Millon, ainsi que dans les manutentions militaires, le degré d'hydratation du pain serait le premier point à régler. Un boulanger qui donne un poids d'eau en place d'un poids de pain, frappe toujours la bourse du consommateur ; il frappe la bourse et la santé, lorsque le consommateur est pauvre, et qu'il ne mange pas du pain à son appétit. 5 pour 100 d'eau de plus ajoutés chaque jour au pain représentent, à la fin de l'année, une disette de dix-huit jours, et peuvent changer, pour l'ouvrier malheureux, une année d'abondance en une année de privations. »

La pomme de terre, moins sensible que les céréales aux rigueurs de la température et moins sujette, soit aux maladies, soit aux ravages des insectes, semblait jusqu'en ces derniers temps, pour une partie de la population, un préservatif assuré contre le fléau des famines ; l'étrange maladie qu'elle a présentée d'abord en 1843 aux États-Unis d'Amérique, au Canada, et qui depuis a fait le tour de l'Europe, ne permet plus d'accorder la même importance à cette ressource alimentaire. Aussi bien, la maladie des pommes de terre, qui, venue en France par le Nord en 1845, s'est étendue au centre et, dès la première année, jusqu'à nos départements méridionaux, n'a pas cessé de reparaître tous les ans et de compromettre les récoltes de maintes localités. Une enquête ouverte par la Société centrale d'agriculture, en 1845 et 1846, sur toute l'étendue de la France, a conduit à des résultats et à des prévisions que l'expérience a confirmés jusqu'à ce jour. La maladie des pommes de terre se manifeste de juillet en octobre ; la température molle et humide favorise le plus ses progrès ; elle n'épargne aucun sol, mais elle sévit avec moins d'énergie sur les terrains en pente et bien égouttés. Les fumures trop abondantes et appliquées directement ont souvent été le siége du maximum de ses ravages. Les pommes de terre hâtives (la saint-jean et la marjolin) y ont généralement échappé, parce qu'on les enlève avant l'invasion du mal. Celui-ci frappe d'abord les feuilles, puis les tiges aériennes, les tiges souterraines, et marche, en suivant les vaisseaux, vers les bourgeons. Dans les variétés dites *coureuses*, qui ont deux ou trois tubercules en chapelet, on voit presque toujours le tubercule le plus près de la tige attaqué en partie ou en totalité au moment de l'arrachage, alors que le deuxième est encore intact. Les feuilles se fanent, jaunissent, se couvrent de taches brunes, et à leur face inférieure de moisissures visibles à la loupe; les tiges s'affaissent; si l'on divise un tubercule malade, sa coupe est parsemée de petites taches rousses plus ou moins foncées, envahissant d'abord la zone corticale, la plus riche en fécule, et se propageant irrégulièrement autour des vaisseaux; ensuite la portion épargnée par la matière rousse s'écrase aisément sous le doigt, tandis que les portions marbrées de brun roux résistent sous forme de grumeaux solides; sur le tamis et sous un filet d'eau chaude, la pulpe saine passe et les agglomérats de substance altérée restent. La marbrure, à peine ébauchée, se prononce dans les tubercules soumis à l'action d'un peu d'eau et d'une température de 20 à 25 degrés centigrades; d'autres tubercules sains, mis en contact avec eux dans ces conditions, contractent la maladie. Le réactif iodique constate la destruction de la fécule dans les zones marbrées. — Cette maladie est considérée généralement comme l'effet d'une moisissure, d'un champignon microscopique du genre *Bothrytis*, observé et figuré par C. Montagne, Morren, Berkeley, Lindley, etc., et qui se multiplie avec une rapidité prodigieuse; l'air en mouvement entraîne les séminules, imperceptibles, si ce n'est au microscope qui les révèle sous formes d'enveloppes ovales remplies de granules; ceux-ci se retrouvent dans les tubercules attaqués. On comprend ainsi qu'une haie, un mur, obstacle aux courants d'air chargés des sporules du champignon, ait préservé certaines cultures, que d'autres aient été frappées sous l'influence d'une petite pluie ou d'un brouillard par une température douce, conditions météorologiques qui ont donné l'essor à la végétation parasite dont les germes déposés sur les feuilles étaient inertes jusqu'alors. La même maladie s'est étendue aux tomates, aux patates. Une autre production cryptogamique, pénétrant sous le sol dans les tubercules, a été constatée par Élysée Lefebvre, Payen, Ad. Brongniart et C. Montagne (1). Une atrophie particulière de la pomme de terre a été attribuée par Desvaux (d'Angers) au mycélium d'un champignon qui attaque les racines et arrête le développement du tubercule. Enfin, les pommes de terre en pleine végétation sont quelquefois envahies par une plante parasite bien connue sous le nom de *mort du safran* (*Rhizoctonia violacea*, Tul.,) qui ravage les champs de luzerne, de safran et de sainfoin. — Toutes ces maladies et leurs causes, ainsi que l'observe Payen, n'ont de nouveau que leur extension récente, actuelle, qui semble s'expliquer par une longue permanence de conditions atmosphériques favorables à la multiplication des spores de champignons parasites : depuis

(1) C. Montagne, *Note sur la maladie des pommes de terre et caractères du Botrytis infestans* (*Bulletin de la Société philomathique*, août, 1845).

1844, la plus grande partie de l'Europe n'a pas compté un seul hiver rigoureux. — Parmi les préservatifs indiqués, la nature du sol a le premier rang : perméable, profond, en pente, asséché par le drainage, il fait aux cultures une meilleure chance ; les espèces hâtives peuvent être arrachées avant l'apparition ordinaire du fléau ; on s'est bien trouvé du chaulage des plants, de la diffusion du fumier sur la culture précédente, de l'ameublement du sol par le labour, les hersages et les sarclages, de l'ablation immédiate des parties aériennes de la plante dès qu'elles offrent les premiers indices d'altération, etc.

Les pommes de terre malades sont-elles d'un usage nuisible à la santé des hommes ? On n'en sait rien. Rayer a vu survenir un dérangement sensible des fonctions digestives chez des animaux nourris avec des tubercules crus dont l'altération était très-avancée ; cuits et mêlés pour un quart ou un cinquième à la ration des animaux, ils n'ont eu aucun inconvénient. On doit les considérer au moins comme un aliment médiocre, peu nutritif, et les réserver aux féculeries où l'on a constaté pour leur emploi une diminution dans le rendement équivalent à un cinquième ou à une moitié. Encore faut-il se hâter de leur donner cette destination, avant que le progrès du mal, creusant et désagrégeant les grains de fécule, ne les ait rendus tellement légers qu'ils ne se déposent plus et s'échappent avec les eaux de lavage.

La pomme de terre saine est-elle une base salubre d'alimentation ? Ch. Boersch incline à croire que depuis leur introduction en Alsace (de 1714 à 1724), les pommes de terre ont augmenté la disposition lymphatique et molle d'une partie de la population de ce pays. Dans les classes pauvres qui en font la base de leur nourriture, elles exercent une influence plus continue, plus uniforme ; les forces digestives de l'estomac, non assez stimulées par d'autres aliments ou par des boissons toniques, perdent de leur énergie ; l'assimilation devient imparfaite et la réparation organique s'achève lentement : tel est aussi le résultat des observations faites par Casper en Hollande. Les pommes de terre, dit encore Fodéré, surtout celles venues sur un sol peu favorable ou dans des années pluvieuses, ont dû contribuer depuis le commencement du dernier siècle à débiliter les classes les plus pauvres de la population, et ajoutées à d'autres causes de détérioration qui résultent pour elles de l'inobservance forcée des règles de l'hygiène, elles ont dû multiplier parmi elles les maladies par faiblesse, par épuisement, altérer leur constitution en y faisant prédominer l'élément lymphatique. L'usage des épices, du sucre, du café, du thé, du vin, une proportion plus forte de nourriture animale, des assaisonnements plus variés ont contre-balancé dans les classes aisées de la société les effets de la pomme de terre. Pour elles, ce tubercule ajoute à la variété du régime sans en diminuer la puissance restauratrice. Nous avons rapporté cette opinion à cause de la gravité des noms qui l'entourent ; mais elle repose sur des raisonnements, non sur des faits et des chiffres. Le maléfice de la pomme de terre est celui de toute nourriture exclusive ; son usage, même prédominant, n'est pas la seule cause ni la cause la plus énergique de l'état de certaines populations. Seraient-elles plus florissantes, mieux constituées sans l'introduction de la pomme de terre ? Le seul fait démontré par la statistique, c'est la presque disparition des disettes ou l'atténuation de leurs ravages depuis cette époque : il suffit pour absoudre le précieux tubercule de l'injure des hypothèses ennemies.

4° *Autres aliments végétaux.* — L'oseille, les haricots verts, les cornichons, sont préparés dans des vases de cuivre pour qu'ils soient plus verts. Cadet de Vaux a vu une marchande jeter une poignée de liards dans le chaudron où elle faisait cuire son oseille. Le conseil de salubrité de Paris a constaté que les cornichons d'une belle couleur verte contiennent de l'acétate de cuivre et du tartrate de potasse et de cuivre ; de là les coliques, les indispositions, les vomissements, qui surviennent parfois après le repas. On donne aux mauvais navets l'apparence des bons dits de *Ferneuse* en les trempant dans une bouteille de terre ocreuse, parce que ces derniers sont cultivés dans une terre de cette nature. — Il n'existe aucun caractère général qui puisse faire distinguer les champignons comestibles des champignons vénéneux ; la réunion des caractères botaniques permet seule d'arriver à cette connaissance. Les champignons vénéneux sont les suivants : Dans le genre agaric, l'*Agaricus annularis*, de Bulliard, celui de l'olivier ou *Agaricus olearius* de de Candolle, l'agaric brûlant (*A. urens* de Bulliard), l'agaric caustique (*A. pyrogalus* de Bulliard), l'agaric meurtrier (*A. necator* de Bulliard), l'agaric styptique, l'agaric âcre et l'agaric laiteux âcre du même (*A. lactifluens acris*). Ces champignons sont moins malfaisants que les suivants. Dans le genre amanite, l'amanite fausse orange (*Amanita pseudo-aurantiacus* de Bulliard, *A. muscaria* de Persoon), l'amanite bulbeuse blanche (*A. bulbosus vernus* de Bulliard, *A. bulbosa alba* de Persoon), l'amanite sulfurine (*A. bulbosus* de Bulliard, *A. citrina* de Persoon), l'amanite verdâtre. Enfin Paulet ajoute à ces amanites vénéneuses l'oronge croix de Malte (*Hypophyllum crux melitensis*, l'oronge souris ou serpent (*H. anguineum*), l'oronge dartreuse (*H. maculatum*), l'oronge blanche ou citronnée (*H. albocitrinum*), l'oronge à pointes de trois quarts (*H. tricuspidatum*), l'oronge à pointes de râpe (*H. rapula*), l'oronge poussière de Picardie. Pour la description des caractères botaniques de ces champignons, nous renvoyons aux ouvrages des auteurs cités et à celui de Boudier (1). Les champignons réputés dangereux ont une odeur herbacée, fade, vireuse très-prononcée, désagréable, analogue à celle du soufre, de la terre humide ou de la térébenthine ; une saveur astringente, styptique, acerbe ou fade, nauséeuse ; une consistance molle, aqueuse, grenue, fibreuse ; une cou-

(1) Boudier, *Des champignons au point de vue de leurs caractères usuels, chimiques et toxicologiques.* Paris, 1866. — Léon Marchand et Roussin, art. CHAMPIGNONS du *Nouveau Dictionnaire de médecine et de chirurgie pratiques.* — Paulet et Léveillé, *Iconographie des champignons.* Paris, 1855.

leur livide, rouge, sanguine, qui change à l'air quand on les coupe. Ils habitent les lieux ombragés, humides, s'implantent sur des corps en décomposition, comme les troncs d'arbres pourris. On les trouve ordinairement entiers avec le voiva et le collier ; les animaux les entament rarement, et le temps les altère au lieu de les dessécher. On tient pour bons à manger les champignons qui ont une odeur de rose, d'amande amère ou de farine récente ; une saveur de noisette, ni fade, ni acerbe, ni astringente ; une organisation simple, une surface sèche, charnue ; une consistance ferme, non fibreuse, une couleur franche, rosée ou violacée, ne changeant point à l'air. On rencontre ces champignons dans les lieux peu couverts, comme les friches, les bruyères, la lisière des bois, et ils croissent sous toutes les latitudes ; plus ils sont jaunes, meilleurs ils sont. Il faut les choisir non entiers (les animaux les entament presque toujours), ou entiers, mais sans volva ni collier ; les récolter par un temps sec, après la vaporisation de la rosée, et couper ou casser leur pédicule plutôt que de l'arracher. Le temps dessèche les bons champignons sans les corrompre. Une autre précaution consiste à les couper par petits morceaux, à les laisser quelque temps séjourner dans du vinaigre, de l'eau très-acidulée ou très-salée, liquides qui dissolvent les principes vénéneux de quelques-uns et qu'il faut ensuite rejeter. Que si des symptômes d'intoxication suivent leur usage, il faut se hâter de provoquer le vomissement (5 à 10 centigrammes d'émétique dans une potion) ; le malade tardant à vomir ou donnant encore, après le vomissement, des signes d'intoxication, on lui fait prendre du vinaigre, de l'éther ou de l'eau salée, on le purge ensuite avec de l'huile de ricin et le sirop de fleur de pêcher ; on lui donne des lavements avec séné, casse et sel d'Epsom, etc. Après l'expulsion de la matière toxique, on combat par les moyens accoutumés l'état phlegmasique du tube digestif. Les champignons de bonne qualité deviennent vénéneux sous l'influence de conditions inconnues du sol, de l'atmosphère, du climat ; d'un autre côté, beaucoup d'espèces nuisibles peuvent être confondues avec des espèces comestibles : la prudence exige donc que l'on ne s'approvisionne de ces mets que sur les marchés publiquement surveillés. Dès 1782 (13 mai), le magistrat de police de Paris enjoignit aux syndics des jardiniers de visiter soigneusement les comestibles exposés en vente. Une ordonnance de police, en date du 12 juin 1820, affecte à la vente en gros des champignons un endroit déterminé, défend, sous peine d'amende, de débiter aucun champignon suspect et des champignons de bonne qualité qui auraient été gardés d'un jour à l'autre, prescrit l'examen minutieux des champignons avant l'ouverture du marché, ne permet sur les autres marchés que la vente en détail des champignons achetés sur celui qui est destiné spécialement à leur vente en gros, prohibe le commerce de ce comestible dans les rues et leur colportage dans les maisons. L'inspection des champignons sur les halles et marchés de Paris est confiée à un pharmacien ; il ne laisse vendre que les espèces ci-après : 1° les champignons de couches (*Agaricus edulis*, Bulliard) ; 2° la morille comestible (*Phallus esculentus*, L.), qui vient dans les bois en avril et en mai, et qui se dessèche parfaitement ; 3° la chanterelle (*Agaricus cantharellus*, L.), qui se récolte dans les bois en juillet et en août ; 4° chez les marchands de comestibles, on trouve le *Boletus edulis*, de Bulliard, qui, coupé en morceaux et séché, est expédié à Paris de diverses parties de la France, et surtout du Périgord. Il est de règle de ne pas laisser vendre les champignons dont on connaît des espèces vraies et des espèces fausses, telles que les mousserons et les oronges. Si les accidents d'empoisonnement par les champignons sont presque inconnus à Paris, c'est qu'on n'y débite guère que des champignons cultivés sur couches. L'agaric comestible est cultivé en gros par des champignonnistes dans toutes les carrières de Paris : celles de Bercy, Charenton, Chaville, Petit-Montrouge, Nanterre, en fournissent le plus ; quelques jardiniers les cultivent sur des couches placées en plein air, mais celles-ci ne sont pas aussi productives. Le marché de Paris n'en reçoit pas moins de 1 500 000 maniveaux par an.

### § 2. — Condiments.

Nous en avons distingué cinq classes ; indiquons rapidement les altérations dont les principaux sont susceptibles.

1° *Condiments salins.* — Le sel de cuisine est falsifié avec l'eau, qui augmente son poids ; celle-ci ne doit pas s'y trouver à plus de 8 à 10 pour 100, car les sels des salines en contiennent 11 et en perdent par le transport. On ajoute au sel de cuisine du sel marin des salpêtriers, improprement appelé sel de salpêtre, qui coûte moins cher et qui contient des sulfates solubles, un peu de nitrate de potasse, des traces de magnésie, une légère proportion de matière terreuse et quelquefois des sels d'iode. Ce mélange n'est pas très-dangereux, mais il n'est pas moins répréhensible : l'impureté du sel des salpêtriers le désigne pour être employé dans les arts, non dans l'économie domestique : on n'a point de procédé simple pour vérifier cette addition ; il faudrait obliger les salpêtriers à colorer leur sel avec une substance noire qui, sans le rendre impropre aux usages des arts, servît à l'exclure de la consommation. On falsifie encore le sel par l'addition du sulfate du soude, du sulfate de chaux, du chlorure de potassium, de matière terreuse, etc. Mais la sophistication qui intéresse le plus la santé publique est celle qui mêle des soudes de warech au sel de cuisine ; la proportion d'iodure qu'il contient alors peut s'élever à un demi-millième, et suffirait peut-être pour amener chez ceux qui en feraient un usage prolongé quelques-uns des accidents propres à la maladie iodique de Jahn. On peut constater instantanément la présence d'un iodure dans le sel en y versant une solution d'amidon et en ajoutant goutte à goutte de l'eau chlorée ; l'iode, mis en liberté par le chlore, donne lieu avec l'amidon à une couleur bleue. En 1827, plus de quatre cents personnes tombèrent malades dans le département de la Marne pour avoir usé d'un sel de cuisine qui contenait de l'iodure et de l'arsenic ; il provenait d'une fabrique où l'on préparait en même temps des sels de warech et des sels arsenicaux (Chevallier). Quelques-uns des sels de warech, mêlés aux sels blancs, ont offert à Chevallier un composé de cuivre, provenant des chaudières dans lesquelles on les avait fait évaporer. Ce même chimiste a vu du sel blanc destiné aux soldats, lequel était du sel de warech réduit en petits grains, et qui, en passant à travers un tamis de fil de cuivre, s'était recouvert de vert-de-gris.

2° *Condiments acides.* — Le vinaigre, l'un des condiments du pauvre, est souvent additionné d'eau dans la proportion d'un tiers ou d'un quart. On substitue au vinaigre de vin des vinaigres fabriqués avec du sirop de fécule, avec les eaux de lavage des formes à sucre, dites eaux de bac, avec des lies de vin, avec des baquetures recueillies sous les comptoirs des marchands de vin, et surtout avec l'acide pyroligneux, ou vinaigre de bois. On commence par constater le degré de leur acidité en les saturant avec du carbonate de soude ou de potasse en poudre : il faut 6 à 7 grammes et demi de carbonate de soude et 10 grammes de carbonate de potasse pur et sec pour saturer 100 grammes de vinaigre. L'acétimètre, semblable au tube gradué qui est employé pour l'essai des chlorures, sert à évaluer en centièmes l'acidité du vinaigre d'après les quantités de liquide alcalin nécessaires pour le saturer. Il s'agit ensuite de fixer la quantité et la nature des extraits fournis par les vinaigres : la moyenne d'extrait obtenu des vinaigres du vin est de 2 grammes sur 100. Traité par l'alcool, il s'y dissout en partie, laissant le tartre pour résidu insoluble. Les vinaigres fabriqués avec le sirop de fécule, les eaux de bac, donnent un résidu qui se dissout en petite quantité dans l'alcool et laisse indissoute une matière glutineuse dont il est impossible de le séparer. On trouve parfois dans le vinaigre des sels de plomb, de zinc et de cuivre ; plus souvent on le falsifie par l'acide sulfurique ou par l'acide tartrique. Le cyanure jaune de potassium donne un précipité blanc avec les sels de zinc, fleur de pêcher, ou brun marron avec les sels de cuivre ; le chromate de potasse produit un précipité jaune avec le plomb. La concentration à feu nu donne naissance à de l'acide sulfureux ; évaporé aux neuf dixièmes et traité par l'alcool concentré, puis par le chlorure de baryum, le vinaigre falsifié avec l'acide sulfurique donne naissance à du sulfure de baryum insoluble même dans les acides.

3° *Condiments sucrés.* — Les marchands mélangent les cassonades avec du sable, du plâtre, de la craie, de la farine et de la fécule de pomme de terre ; il suffit de dissoudre dans l'eau froide une petite quantité de ces cassonades : le sable, la craie et le plâtre tombent au fond du vase ; la farine et la fécule donnent au liquide un aspect trouble, laiteux, et ne déposent qu'avec peine ; quelques gouttes de teinture d'iode font bleuir le liquide. Le sucre est falsifié avec la glycose ou sucre de fécule, auquel on est parvenu à donner l'apparence du sucre brut ; Chevallier a indiqué un procédé sûr pour démasquer cette fraude : on prend 5 grammes 8 décigrammes de sucre, 32 grammes d'eau distillée, 4 grammes de potasse ; on introduit toutes les substances dans un tube fermé à l'une des extrémités, et l'on chauffe jusqu'à l'ébullition. Si le

sucre est pur, la potasse ne détermine pas de coloration sensible ; si, au contraire, le sucre est mêlé de glycose, il survient une coloration dont l'intensité
est en rapport avec la quantité de la glycose. On falsifie le miel avec de la
farine torréfiée ou ordinaire, de la pulpe de châtaigne, de l'amidon, de la
fécule ; on démasque les fraudes par l'alcool faible qui ne dissout pas la farine
torréfiée, par la chaleur qui liquéfie difficilement un miel renfermant de
l'amidon, de la farine, de la pulpe de châtaigne, par l'eau froide qui dissout
en totalité le miel pur, par l'action déjà mentionnée de l'iode.

4° *Condiments gras.* — Les huiles de table sont celles d'olive, d'œillette
ou de pavot et celle de noix. La première est journellement allongée de celle
qui coûte moins, et dont la qualité est inférieure ; il paraît qu'on trouve dans
le commerce des huiles qui sont le mélange de huit espèces différentes (1).
Le mélange le plus ordinaire est celui de l'huile d'olive avec celle d'œillette,
qui coûte moitié moins et qui, pourvue d'une saveur douce, sans odeur, n'a
aucune des propriétés nuisibles de la capsule du pavot. On constate facilement
cette altération : agitée dans une fiole, l'huile d'olive reste pure et lisse à sa
surface ; mélangée avec de l'huile d'œillette, elle se couvre de bulles d'air ; ou
bien, plongée dans de la glace pilée, elle se fige en cas de pureté, tandis que
le mélange des deux huiles ne se fige qu'en partie, et si celle d'œillette en
forme le tiers, la coagulation n'a plus lieu. Félix Boudet a démontré que
toutes les huiles grasses, et, parmi les huiles siccatives, celle de ricin seulement sont solidifiées par l'acide hyponitrique mêlé avec trois fois son poids
d'acide nitrique ; l'inégale vitesse du phénomène fait reconnaître la nature
des huiles et, par conséquent, des mélanges : l'huile d'olive met 73 minutes à se
solidifier, celle d'amande 160, celle de cameline 103, celle de colza 240, etc.
On vérifie la falsification par l'huile de pavot, en triturant 8 d'huile d'olive
avec 1 de chlorure de chaux. Le mélange, agité peu de temps après dans un
tube, se sépare en deux couches parfaitement distinctes, s'il n'y a que de
l'huile d'olive pure ; la couche supérieure est l'huile pure blanchie ; l'inférieure est formée par le chlorure avec une partie d'huile ; par une température de 16 degrés à 18 degrés centigrades, il ne faut que quatre à cinq heures
pour la séparation de la masse en deux couches. Au contraire, quand on triture de l'huile de pavot avec du chlorure de chaux, on ne remarque pas,
même après quelques jours, une séparation sensible du mélange ; l'huile
d'olive falsifiée avec un 1/8 d'huile de pavot ne montre, au bout d'une heure,
presque aucune séparation ; ce phénomène ne commence qu'après six heures
de repos. En province, on sophistique l'huile d'olive avec du miel ; on traite
alors par l'eau chaude, on sépare les liquides aqueux et oléagineux, et l'on
évapore. L'huile de noix introduite dans celle d'olive en retarde la solidifica-
tion moitié moins que celle d'œillette ; isolée, elle résiste autant que celle-ci

(1) Garnier et Harel, *Des falsifications des substances alimentaires.* Paris, 1844,
p. 414.

à l'action de l'acide hyponitrique employé d'après le procédé de Boudet. Enfin, on ajoute à l'huile d'olive des matières grasses demi-solides, pour lui donner l'apparence de bonne huile d'olive qui se concrète par le froid.

5° *Condiments âcres et aromatiques.* — La moutarde en poudre est falsifiée avec la farine de maïs et d'orge, avec les semences de senevé, de colza ou de navette ; les trois dernières fraudes sont difficiles à constater, si ce n'est par la différence d'âcreté du mélange. Il faut incinérer celle que l'on soupçonne colorée avec l'ocre ; on obtient du fer, de l'alumine et de la silice. — On ne devrait jamais acheter du poivre pulvérisé ; les épiciers y mêlent de la poudre de chènevis, appelée terre d'Auvergne, qui lui communique après un certain temps une odeur rance désagréable ; ils falsifient encore le poivre avec le gingembre dont on augmente le poids en l'arrosant avec de l'eau de mer. Les fraudeurs distillent le girofle avant de le livrer au commerce, afin d'en extraire l'huile volatile : il est alors moins pesant, d'une nuance moins foncée, et en le comprimant avec l'ongle, on n'en fait pas exsuder d'huile.

### § 3. — Boissons.

1° *Boissons aqueuses.* — Quatre sortes d'eaux qui ont une origine commune, la pluie, fournissent aux besoins publics : les citernes, les puits, les sources et les rivières. Les puits ne diffèrent des citernes que parce que les eaux pluviales leur arrivent goutte à goutte à travers les fissures capillaires du sol ; comme les filets liquides qui les alimentent se chargent des matières solubles qu'ils rencontrent en chemin, la qualité des eaux de puits dépend de la constitution géologique du pays ; il en est de même des sources ; leur eau est l'eau pluviale, filtrée à travers une certaine épaisseur de l'écorce du globe et ramenée à sa surface par un jeu de siphon, c'est-à-dire par la pression des filets liquides non interrompus et partant de lieux élevés (voy. t. I, p. 817). Les rivières, sous le rapport de leur composition chimique, devraient être une sorte de moyenne entre les eaux de toutes les sources qui les alimentent : mais, pour peu que leur bassin ait d'étendue, elles reçoivent par les fortes averses une grande quantité d'eau pluviale qui coule à la surface du sol et sur les pelouses des bois et des coteaux ; cette eau, dans son trajet extérieur, ne dissout pas autant de matières étrangères que si, divisée en très-minces filets dans le sol, elle avait mis pour ainsi dire chacune de ses molécules en contact prolongé avec les principes solubles des terrains ; de plus, l'eau des rivières abandonne à l'air, dans son long parcours, l'excès d'acide carbonique qui dissout son carbonate de chaux, et celui-ci se précipite. Son abondance est en rapport avec l'étendue des besoins d'une population agglomérée. A côté de cet avantage elle présente de nombreux inconvénients. Les animaux et végétaux qui vivent dans son sein et y laissent leurs débris, la rendent riche en matières organiques. Les établissements industriels, les égouts, y déversent continuellement des éléments de corruption. Glacée l'hiver, chaude et nauséabonde l'été, l'eau des rivières se trouble à chaque crue du fleuve. Elle manque enfin de l'altitude qui, dans les quartiers les plus élevés, la portera jusque dans la mansarde de l'indigent. A tous ces défauts il est des remèdes que l'industrie privée peut facilement appliquer dans de certaines limites, mais qui en grand offrent d'insurmontables difficultés. Aussi est-ce avec raison que l'on préfère aujourd'hui dériver vers les grandes villes l'eau toujours limpide et fraîche de sources convenablement choisies et défendues pendant leurs parcours contre les causes d'insalubrité signalées plus haut. La distillation procure l'eau la plus pure ; l'ébullition que les anciens pratiquaient en grand dans les bâtiments appelés *thermopyla*, chasse les gaz délétères, détruit les animalcules, neutralise les miasmes, opère le dépôt des matières en suspension ; mais ces moyens ne sauraient donner des résultats suffisants pour une réunion très-nombreuse d'hommes. Le repos rend à l'eau sa limpidité ; mais il faudrait dix jours de repos absolu pour clarifier les eaux de la Garonne (Leupold) et celles du Rhône (Dupasquier). Dans les grandes villes, combien de bassins ne faudrait-il pas pour la dépuration de l'eau nécessaire à la consommation d'un seul jour ! Sous l'influence de la température et dans certaines localités, ils se convertiraient en eaux stagnantes : au bout de huit à dix jours d'immobilité, la putréfaction des insectes sans nombre qui y tomberaient de l'atmosphère, ou des produits de végétation spontanée, lui communiquerait un goût désagréable et des propriétés malfaisantes. Le repos de l'eau ne peut donc être qu'un moyen de la débarrasser des matières les plus lourdes et les plus grossières qu'elle tient en suspension. C'est ainsi que la compagnie de Cheisea à Londres fait séjourner l'eau dans deux bassins avant de la faire passer dans un troisième bassin où elle est filtrée à l'aide d'une couche épaisse de sable et de gravier. Il est d'ailleurs des eaux que le repos le plus prolongé ne clarifie jamais entièrement : telles sont les eaux de Versailles, dites *eaux blanches*, parce que leur contact avec les couches de marne calcaire leur communique une teinte laiteuse. En dernière analyse, dit avec raison Arago, le repos ne peut être adopté comme méthode définitive de clarification de l'eau destinée à l'alimentation des grandes villes, mais il peut servir à la débarrasser de tout ce qu'elle renferme en suspension de plus lourd et de plus grossier (1).

Le filtrage est la seule méthode applicable à l'eau d'approvisionnement des villes, quand elle provient des fleuves et des rivières. Il est vrai que l'alun en poudre précipite presque instantanément le limon de l'eau de Seine qui s'agglomère en stries longues et épaisses ; mais il doit être sévèrement proscrit comme pouvant déterminer à la longue des troubles notables dans l'économie. En principe, la purification de l'eau destinée aux usages publics doit s'obtenir sans le secours des mélanges chimiques.

A. *Filtration naturelle.* — Les sources naturelles doivent leur limpidité

_____

(1) Arago, *Rapport fait à l'Académie des sciences sur les appareils de filtrage*, etc. (*Comptes rendus*, 1837, t. V).

aux terrains sableux sur lesquels elles roulent : un banc de sable fin agit comme un amas de tuyaux sinueux qui sont perméables aux molécules liquides, non aux matières terreuses qui ont des dimensions plus fortes (1). Il est aisé de prévoir que tout filtre, naturel ou artificiel, doit s'obstruer graduellement par l'arrêt des particules solides en suspension dans l'eau, et qu'il arrivera à débiter le liquide en proportion toujours décroissante, jusqu'à ce qu'un nettoyage lui rende la perméabilité primitive. Cet effet se produira d'autant plus vite qu'il y aura moins de surface filtrante, plus de liquide à filtrer et plus de matières ténues en suspension et en dissolution dans l'eau.

B. *Galeries filtrantes.* — Elles imitent le procédé de filtration naturelle. Depuis 1817, Toulouse reçoit, dans un système de fontaines publiques, l'eau de la Garonne filtrée à travers un banc de sable et de gravier qui a été partagé en trois tranchées, au fond et à la tête desquelles on a établi les tubes aspirateurs des machines. Alors même que le fleuve semble rouler une masse de boue, l'eau qui s'en sépare pour les fontaines, pénétrant par des milliers de canaux imperceptibles jusque dans les fosses préparées, descendant toujours et ruisselant à travers les cailloux, arrive limpide aux puisards des pompes qui l'élèvent et la versent dans une cuvette d'où elle va jaillir sur les places publiques et se répandre dans toutes les rues (2). Le volume d'eau fourni par ces galeries, qui ont 900 mètres courants, diminue depuis quelques années, mais il suffit encore aux besoins ; il est d'environ 200 pouces par jour. C'est entre la ville et le faubourg Saint-Cyprien qu'est situé le banc de gravier formé depuis cinquante ans par la Garonne, et qui, d'après les indications de l'illustre Prony, a été converti par d'Aubuisson en un merveilleux système de filtration naturelle. Glasgow est approvisionné d'eau par un système semblable de galeries concentriques aux rives de la Clyde, creusées dans un banc de sable presque entièrement entouré par la rivière ; mais la quantité d'eau qui en provenait ayant baissé au point qu'on fut réduit à puiser directement dans la rivière, on augmenta le produit des galeries en les étendant le long du banc de sable. Le choix des lieux influe sur la nature des eaux ainsi filtrées : d'origine météorique, elles abandonnent en pénétrant dans le sol les matières terreuses qu'elles entraînent dans leur chute ; mais, en passant sur certaines couches géologiques à diverses profondeurs, elles leur enlèvent des matières solubles plus ou moins nuisibles. C'est ainsi que, pour avoir un plus grand volume d'eau, on a rapproché de la rivière le second filtre de Toulouse, et l'on a traversé une bande de terrain vaseux dont le goût s'est communiqué

_____

(1) *Rapport fait à l'Académie des sciences sur les appareils de filtrage de M. Henri Fonvielle (Annales d'hyg. et de méd. légale,* t. XXI, p. 224) ; Gaultier de Claubry, *Rapport sur l'emploi du charbon pour le filtrage en grand des eaux destinées aux usages domestiques (Annales d'hyg. publique,* t. XXVI, p. 381).

(2) D'Aubuisson, ingénieur en chef, *Histoire de l'établissement des fontaines à Toulouse (Annales des ponts et chaussées,* 1838, 2ᵉ série). — Guérard, *Du choix et de la distribution des eaux,* etc. Paris, 1852, p. 22.

à l'eau, malgré le gravier que l'on y a déposé en masse et le soin que l'on a pris d'y bien lester les tuyaux. A Lyon, on avait projeté de filtrer l'eau du Rhône en creusant non loin des bords du fleuve plusieurs puits à galeries, où l'eau devait arriver à travers la couche de sable, de gravier, etc., située entre ces excavations et le lit du fleuve. Pendant sept jours et sept nuits consécutifs, Terme fit jouer une machine à vapeur placée au-dessus d'un puisard qui reçoit par infiltration les eaux du Rhône, à une très-courte distance de son lit: 500 000 litres d'eau traversèrent ainsi chaque jour l'étroite bande de terrain intermédiaire entre le fleuve et le puisard, 3 500 000 litres en sept jours; et, tandis que l'eau du courant dissout bien le savon, celle du puisard le faisait caillebotter en le décomposant : un trajet si court à travers le sol suffisait pour la charger de substances nuisibles, et particulièrement de sulfate de chaux.

C. *Filtration artificielle.* — L'idée de filtrer l'eau à travers le sable ou des corps poreux remonte à une époque fort ancienne, puisqu'elle a été appliquée dès l'origine à la grande citerne du palais ducal de Venise. En 1750, Amy imagina de purifier l'eau en la faisant passer par des éponges disposées sur plusieurs diaphragmes; en 1780, Duffoult la clarifiait en la poussant de bas en haut à travers plusieurs couches de sable, de gravier et de cailloux; en 1794, Smith proposa d'appliquer le charbon à ce but. Les travaux de Lowitz, de Berthollet, de Saussure, de Bussy et Payen ont mis hors de doute la propriété que possède ce corps d'absorber les gaz résultant de la putréfaction des corps organiques. Depuis cette époque, on a fait en Angleterre et en Écosse de grands essais de filtrage, lesquels ont dévoré des millions de francs, Nous avons indiqué le système de la compagnie de Chelsea à Londres. La difficulté est d'accroître les produits des appareils dans la mesure des frais de construction et d'entretien, ainsi que des besoins publics. Le rapide engorgement des filtres est la principale cause de dommage et d'imperfection des résultats. Dans les établissements de Paris, on emploie un grand nombre de petites caisses prismatiques, doublées contre toutes les règles de l'hygiène de plomb, ouvertes par le haut, et contenant à leur partie inférieure une couche de charbon comprise entre deux couches de sable : ce sont les anciens filtres brevetés de Smith, Couchet et Montfort. Quand la rivière charrie beaucoup de limon, on est forcé de renouveler et de remanier tous les jours et même deux fois par jour les matières dépuratives que renferment ces caisses. Chaque mètre superficiel de filtre donne environ 3000 litres d'eau clarifiée par vingt-quatre heures ; il faudrait donc 7 mètres superficiels ou 7 caisses cubiques de 1 mètre de côté par pouce de fontenier et 7000 caisses pareilles pour le service d'une ville où la consommation serait de 1000 pouces. On a calculé la masse des dépôts qui, à Paris, s'accumuleraient sur les filtres au moment des grandes *troubles* si l'on clarifiait par ce moyen la totalité de l'eau de Seine livrée à la consommation, et qui n'entre que pour un cinquième dans la dépense quotidienne d'eau. La dépense journalière d'eau de Seine étant de 12 millions de litres, et cette eau contenant par les fortes *troubles* 5 décigrammes de matières solides par litre, le poids total de ces matières serait de 6000 kilogrammes par jour; la traction d'un cheval est d'un demi-mètre cube de sable, pesant 900 à 1000 kilogrammes, ce serait donc journellement la charge de 6 chevaux qu'exigerait le dégagement des filtres. Pour les eaux du Rhône, le dépôt est de 1 gramme par litre dans les crues. Les 10 millions de litres nécessaires à la consommation de la ville laisseraient donc dans les filtres 10 000 kilogrammes de matières terreuses, $= 5$ mètres cubes, ou la charge de dix chevaux. L'obstruction est inévitable à la longue, ainsi que la diminution des produits dans les systèmes dont il vient d'être question : filtres anciens, galeries, bassins. Arago avait prévu que, dans le troisième bassin de Chelsea, la masse filtrante de sable, malgré la fréquente substitution de nouveau sable aux couches superficielles salies, exigerait un renouvellement total; c'est ce qui est arrivé en 1842, époque où la compagnie de Chelsea a dû faire construire un quatrième bassin. Pour obvier à cet inconvénient, un ingénieur anglais, Robert Thom, a inventé des *filtres se nettoyant eux-mêmes* par une disposition qui permet d'y faire arriver l'eau par-dessus ou par-dessous la masse filtrante : les couches de sable sont-elles obstruées par le passage longtemps continué du liquide dans un sens, on les purge par un courant énergique en sens opposé du limon qui les gorge, et l'eau fangeuse s'échappe au dehors par un conduit de décharge qu'on ferme dès que les produits du filtre ont repris toute leur transparence. Les filtres qu'il a établis d'après ce mécanisme à Greenock, en Écosse, chassent l'eau à travers un massif de sable maigre, sec et fin, qui a $1^m,50$ environ d'épaisseur. Cordier a appliqué un mécanisme analogue au filtrage des eaux de la Garonne à Bordeaux en utilisant leur élévation de 5 à 6 mètres au-dessus du niveau de la marée basse.

*Filtres mobiles.* — Les systèmes précédents sont à demeure et se relient à la distribution des eaux. On doit à Henri de Fonvielle un filtre mobile applicable partout à la clarification des eaux : bien qu'il n'ait que 1 mètre d'étendue superficielle, il donne par jour 50 000 litres au moins d'eau clarifiée, c'est-à-dire plus que par les autres procédés en usage. Il consiste tout simplement à fermer hermétiquement les petites caisses-filtres et à les placer sous une pression de 88 centimètres de mercure, ou de $11^m,88$ d'eau, ou de 1 atmosphère 1/6, que l'on obtient, soit par la situation des lieux, soit par la force des machines. La capacité du cylindre hermétiquement fermé est partagée en neuf compartiments, occupés de haut en bas par les matières filtrantes qui suivent : 1° et 2° éponges divisées en fragments de grosseur variable; 3° gravier; 4° grès pilé; 5° gravier; 6° grès pilé; 7° gravier; 8° grès pilé; 9° gravier. Toutes ces couches, à partir de la partie supérieure du premier gravier, sont séparées par des diaphragmes de bois et de zinc laminé et criblé de trous; des robinets permettent de pousser l'eau à volonté, de haut en bas ou de bas en haut et dans les deux sens à la fois : dans ce dernier cas, le nettoyage est accéléré par les chocs et les remous des colonnes d'eau opposées, si bien qu'à quelques secondes d'intervalle, on voit jaillir de la même fontaine tantôt une bouillie jaunâtre, tantôt une eau claire comme du cristal. Le filtre de Fonvielle, quoiqu'il tamise dix-sept fois plus d'eau, n'exige pas un nettoyage plus fréquent que celui des tonneaux-filtres ordinaires, le limon se disséminant dans une plus grande profondeur de sable; aussi le nettoyage en serait-il plus difficile sans le conflit des deux courants d'eau qui le traversent brusquement en sens contraires. L'ouvrier chargé de l'opération ouvre tout à coup, presque simultanément, les robinets des tuyaux qui mettent le dessus et le dessous de l'appareil en communication avec le réservoir élevé ou avec le corps de pompe qui renferme l'eau alimentaire : de là des chocs, des secousses brusques, des remous dont Arago compare l'effet à celui du froissement que la blanchisseuse fait éprouver au linge qu'elle manipule. Le procédé de filtrage de Fonvielle étant le plus expéditif, s'applique le mieux aux grandes masses d'eau, et devra être préféré là où l'on ne pourra imiter le mode d'épuration de la nature en conduisant les eaux sur une longue étendue de galeries. Mais, d'après Guérard, il est nécessaire de renouveler les éponges trois fois par an, non deux fois seulement ; le grès, qui n'est changé que tous les neuf mois, doit l'être deux ou trois fois par an. Le principal inconvénient qu'on reproche au filtre Fonvielle sort du domaine de l'hygiène : c'est la pression hydraulique assez forte qu'il exige, et dont on ne dispose pas toujours.

Celui que Souchon a établi une année après l'invention de Fonvielle fonctionne à vaisseau ouvert, sous la pression de 55 centimètres d'eau seulement. La matière filtrante est la *laine tontisse*, la laine provenant de la tonte des étoffes; on la dégraisse dans une dissolution de carbonate de soude (1 pour 100 d'eau), on la pétrit ensuite avec de l'argile pendant quelques minutes et on la lave à l'eau. L'appareil se compose du dégrossisseur et du filtre. Le dégrossisseur comprend cinq cases de bois de 8 décimètres carrés sur 4 de hauteur; dans chaque case, à 9 centimètres du fond, est un tasseau sur lequel pose un châssis garni d'un tissu de toile. L'eau, reçue dans un canal commun, pénètre dans la partie inférieure des cases, et, filtrant de bas en haut à travers le diaphragme, sous une pression de 55 centimètres, abandonne les substances les plus grossières qu'elle tient en suspension. Au sortir du dégrossisseur, elle passe dans un second chenal, et se déverse dans un système de cinq filtres indépendants formés de cases de bois de $2^m,10$ de long sur 8 décimètres de large et 9 de profondeur; chaque case présente à son fond une ouverture qui laisse tomber l'eau filtrée dans le réservoir. Nous renvoyons au rapport de Soubeiran (1) pour les détails de la construction des filtres ; chacun d'eux se compose de deux couches de fond formées avec de la laine tontisse comprimée et de trois à cinq couches flottantes de la même matière, suivant l'état plus ou moins limoneux des eaux à clarifier. Ces filtres marchent dix heures en été, et quatre heures avec l'eau très-limoneuse, sans être retournés. Quand ils ne débitent plus qu'un tiers de leur produit primitif, on enlève la couche flot-

(1) Soubeiran, *Bulletin de l'Académie de médecine*, t. VI, p. 438.

tante supérieure, qui est obstruée, et la filtration recommence ; plus tard, on enlève la seconde couche flottante, et ainsi de suite jusqu'aux couches du fond ; alors on rétablit de nouvelles couches flottantes. Celles de fond ne sont remplacées qu'après cinq jours de travail en été, trois ou quatre jours en hiver. Il faut environ dix minutes pour enlever une couche flottante, une heure pour reconstituer un filtre. Le dépôt arrêté par la laine est abondant, d'un aspect laiteux, putréfiable ; par la distillation sèche, il dégage une grande quantité de produits ammoniacaux, provenant de matières organiques azotées. Le microscope y démontre des algues dites *diatomées*, des corps ovalaires rappelant les fossiles siliceux qui, en Allemagne, forment des bancs entiers, et des infusoires. L'eau filtrée possède, et, après trois mois de conservation, offre encore tous les caractères d'une bonne eau potable. Fonctionnement rapide et sûr, construction facile, entretien peu coûteux, pression faible, dépense totale presque insignifiante par sa répartition sur la somme du produit obtenu, tels sont les avantages du filtre Souchon. On s'est plaint depuis que, sous l'influence des grandes chaleurs, la laine employée pendant plusieurs jours contracte une odeur d'hydrogène sulfuré. On obvie à cet inconvénient en traitant la laine vierge par des lessives alcalines, qui, sans l'attaquer elle-même, saponifient les dernières traces de *suint* non dissipées par le lavage à eau courante, et en la noircissant ensuite au moyen de la noix de galle et d'un sel de fer.

On s'étonnerait qu'il ne fût pas question ici de l'emploi du charbon en grand pour la purification des eaux ; mais, si la science a mis hors de doute les propriétés désinfectantes de cette substance, il n'est pas moins certain que la dépense qui résulterait de son emploi élèverait outre mesure le prix de l'eau (1). Une commission composée de A. Royer-Collard, Donné et G. de Claubry (2), chargée de faire des recherches sur l'utilité du charbon pour le filtrage en grand des eaux destinées aux usages domestiques, s'est assurée que le pouvoir désinfectant de cette matière s'exerce dans des limites assez restreintes ; il ne faut pas moins de 1 kilogramme de charbon pour dépurer complétement 10 hectolitres d'eau à peine odorante. A la vérité, cette dépense peut être en partie récupérée par le réemploi du charbon préalablement épuré ; mais elle reste encore trop considérable. Dans l'établissement du quai des Célestins, les filtres contiennent de la braise de boulanger, dont les pouvoirs désinfectant et décolorant sont inférieurs à ceux du noir d'os ; on les nettoie six à sept fois par mois, et l'on soumet le charbon à l'aération pendant quelques jours avant de le remplacer dans les appareils. Ces pratiques, dit Guérard, sont insuffisantes pour enlever la proportion notable de principes organiques absorbés par le charbon et pour lui restituer ses propriétés premières. Dans les grands éta-

(1) Voyez le Rapport de Soubeiran, *loc. cit.*, et le travail de Guérard, p. 36.
(2) Gaultier de Claubry, *Rapport sur l'emploi du charbon pour le filtrage en grand des eaux destinées aux usages domestiques* (*Annales d'hygiène*, 1841 t. XXVI, p. 381).

blissements comme dans les fontaines domestiques, les filtres montés au charbon n'en contiennent pas en proportion avec l'eau à dépurer ; aussi, désinfectant dans les premiers instants, ce corps n'agit plus ensuite que comme matière filtrante ; encore a-t-il, d'après G. de Claubry, l'inconvénient d'absorber une partie de l'air tenu en dissolution dans l'eau.

Pour mieux garantir la salubrité des eaux de rivière, on ne doit permettre l'établissement des ateliers de corroyeurs et de teinturiers, des tueries, des égouts, des fonderies de métaux, qu'au-dessous de la partie du rivage où les prises d'eau sont faites pour la consommation. Remer rapporte, d'après Hartleben, que des couleurs vénéneuses de teinturiers et d'imprimeurs avaient empoisonné l'eau d'une rivière au point d'y faire périr les poissons. P. Frank cite l'exemple d'une petite ville de Brunswick où une épidémie terrible de dysenterie coïncide tous les ans, en automne, avec le rouissage d'une forte quantité de chanvre dans une petite rivière qui fournit aux besoins des habitants.

2° *Boissons alcooliques.* — A. *Vins.* — Les vins sont sujets à des altérations spontanées ou maladies dont Payen a décrit cinq sortes. On désigne par *pousse* un mouvement tumultueux de fermentation qui se manifeste après la mise en barriques et qui peut aller jusqu'à rompre les cercles et entr'ouvrir les douves du fond. Les bondes hydrauliques et le tube de sûreté, dont on fait usage aujourd'hui, préviennent cette explosion ; le transvasement dans des barriques fortement imprégnées d'acide sulfureux, ou l'addition d'un millième de sulfite calcique, arrêtent la fermentation. Mais le vin n'est pas moins déprécié, il reste fade, plat, comme additionné d'eau. La *pousse* est une maladie très-fréquente parmi les vins du Midi ; Balard [1] l'attribue à une fermentation spéciale de la nature de la fermentation lactique. Pasteur [2] s'est assuré que le trouble du vin *tourné* est toujours dû à la présence de filaments d'une extrême ténuité, ayant souvent moins de $\frac{1}{1000}$ de millimètre de diamètre, et donnant lieu à des ondes soyeuses par l'excitation ; le dépôt de ce vin, au lieu d'être constitué par la lie ordinaire qu'on dit remonter, se compose d'un amas de ces filaments très-longs, enchevêtrés ; ce ferment, en agissant sur le vin, donne lieu à un dégagement d'acide carbonique. C'est la production de ce ferment dans le vin qu'il faut prévenir, et les procédés de conservation de Pasteur se résumant dans le chauffage méthodique de ce liquide, en ont fourni le moyen. Il en est de même des autres maladies rapportées à de soi-disant altérations spontanées : le *passage à l'acide*, dont on accuse le contact de l'air, la trop faible proportion d'alcool, l'élévation de la température des caves, les secousses répétées, est en réalité dû au développement du *mycoderma aceti*, plante en chapelets d'articles étranglés vers leur milieu, d'un diamètre moyen de 1,5 millième de millimètre. Pasteur indique la formule de liqueurs qui

---

(1) Balard, *Comptes rendus des séances de l'Académie des sciences*, t. LIII.
(2) Pasteur, *Études sur le vin*. Paris, Imprimerie impériale, 1866.

provoquent avec une rapidité prodigieuse la production de cette plante ; son congénère, le *mycoderma vini*, plus envahissant, annonce et précède presque toujours la dégénération acide du vin (fleurs de vin). Celle-ci produite, on peut en pallier l'effet en coupant le vin acide avec son volume d'un vin plus fort et moins avancé ; autrefois on le corrigeait par l'addition dangereuse de la litharge : on conseille aujourd'hui l'addition du tartrate neutre de potasse qui, avec l'acide en excès, forme de l'acétate et du bitartrate de potasse. Ce dernier sel se sépare spontanément par le repos à l'état cristallin. Les vins peu riches en tannin, surtout les vins blancs, *tournent au gras*, c'est-à-dire acquièrent une consistance visqueuse : le tan, la noix de galle remédient à ce mal, mais en communiquant au vin une saveur désagréable. François, pharmacien à Nantes, s'est servi avec succès de sorbes astringentes. Payen estime qu'on arriverait au même résultat avec des pepins ou des rafles écrasées. Cette maladie, plus rare dans les vins rouges que dans les vins blancs faibles de divers vignobles, surtout du bassin de la Loire et de l'Orléanais, leur fait perdre leur limpidité, les rend plats, fades et de consistance huileuse, filante. Encore ici Pasteur a changé la pratique et la théorique en déterminant le ferment qui produit la graisse du vin : chapelets de petits globules sphériques dont le diamètre varie suivant les espèces de vins ; elle n'est nullement produite, comme on l'a cru jusqu'à présent, par la précipitation d'une substance glutineuse, analogue à certains principes du gluten du froment : « C'est une fermentation accessoire, due au développement d'un parasite dont le germe doit être emprunté au raisin et probablement à certains grains de raisin qui ont pourri sur le cep par l'effet de ce même parasite ou de l'une de ses variétés ou métamorphoses..... La cuve de vendange, le foudre en fermentation sont les espaces clos à l'air ; donc pas d'infusoires ; mais des ferments, à profusion, qui peuvent vivre sans air dans la profondeur des matières organiques dont ils empruntent l'oxygène combiné, d'où résulte leur caractère de ferments, selon une théorie générale de la fermentation à laquelle j'ai été conduit il y a quelques années et qui me paraît de plus en plus l'expression des faits les mieux étudiés (1). » Un excès naturel de tannin, comme dans les vins de Bordeaux, donne lieu à l'*astringence ;* il diminue avec le temps. Si l'on ne veut pas attendre, il faut *coller* le vin, en mettant dans une pièce cinq ou six blancs d'œufs battus avec de l'eau ou 15 grammes de gélatine délayés dans de l'eau tiède ; l'albumine ou la gélatine forme avec les principes astringents du vin un composé insoluble, floconneux, qui entraîne en se déposant les matières en suspension et une partie de la matière colorante. La maladie de l'*amer*, goût du vieux, atteint les vins des meilleurs crus, les vins rouges sans exception, et en particulier les plus délicats produits de la Côte-d'Or. Un habile œnologue cité par Pasteur, de Vergnette-Lamotte, distingue dans les vins deux sortes d'amertume, la première qui les atteint de la deuxième à la

---

(1) Pasteur, *Études sur les vins*, p. 64 (*Comptes rendus de l'Académie des sciences*, t. LII, 1861). *Expériences et vues nouvelles sur la nature des fermentations.*

troisième année de leur âge, et l'autre moins grave qui survient à une époque avancée de leur conservation, et à laquelle convient spécialement l'appellation de *goût du vieux*. Le premier symptôme est une saveur fade, douceâtre, puis le vin devient amer avec un goût de fermentation qui dénote la présence du gaz acide carbonique ; la matière colorante s'altère, le tartre est décomposé, le vin n'est plus potable. Le remède à ce mal, dit Vergnette-Lamotte, vaudrait des millions à la France ; et le mal est encore ici un parasite à filaments branchus, contournés, seuls ou associés à des lamelles de couleur uniforme, ou à des amas mamelonnés, ou à des cristaux (Pasteur, *l. c.*, p. 69), formés de matière colorante. Des faits consignés et discutés dans les deux premières parties de ce remarquable ouvrage, Pasteur conclut que les maladies des vins procèdent de la multiplication des végétations parasites, et qu'en l'absence de ces cryptogames le vin vieillit sans altération, s'il est soumis lentement et progressivement à l'influence de l'oxygène de l'air. « Il faut considérer, dit-il (p. 130), le vin comme une infusion organique d'une composition particulière. Toutes les infusions donnent asile à des êtres microscopiques. Le vin se comporte de la même manière. Telle est l'origine des altérations spontanées auxquelles il est sujet. » Détruire toute vitalité dans les germes des parasites du vin en le portant pendant quelques instants à la température de 50 à 60 degrés, et le soumettre ensuite à l'action graduelle de l'oxygène de l'air, source à peu près exclusive de son amélioration avec le temps, c'est en ces termes que Pasteur a résolu expérimentalement le problème de la préservation des vins ; la pratique, l'industrie ont déjà appliqué sa solution, sanctionné ses vues sévèrement déduites des observations qui l'ont guidé. À l'avenir, on laissera comme par le passé à l'empirisme chimique le soin d'inventer des correctifs pour les altérations des vins, le commerce éclairé par la science se contentera de les prévenir. Enfin les vins acquièrent, dans des fûts qui sont longtemps restés vides, cette saveur désagréable qu'on appelle *goût de fût* et qui leur vient du développement des moisissures. Après avoir changé la pièce, il faut agiter fortement dans le vin un demi-kilogramme d'huile d'olive fraîche.

Les sophistications les plus fréquentes consistent aujourd'hui dans le mélange des vins de crus différents, dans l'addition de l'eau, de l'alcool et dans les colorations artificielles. L'analyse chimique est impuissante à démasquer les trois premières falsifications ; les dégustateurs reconnaissent les mélanges des vins. L'étendage et le lavage des vins par l'eau échappent, de l'aveu d'Orfila, à l'expertise de la chimie ; la crème de tartre y est diminuée, mais qui empêche d'en ajouter ? Dans des cas rares, l'eau porte le cachet de son origine ; Vauquelin reconnut de l'eau d'Arcueil dans les tonneaux d'un marchand de vin. L'addition d'alcool, destinée à rehausser la vinosité des pièces mouillées, est difficile à reconnaître si elle est ancienne : la distillation d'une portion de ce vin donne un produit plus riche en alcool que celui qu'on retire de la même espèce de vin non additionné d'alcool. D'après Raspail, l'alcool surajouté ne se mêle jamais quoi qu'on fasse, ni à l'eau, ni au vin, comme le progrès de la fermentation les mêle. Les vins naturels dont les marchands augmentent le titre avec une ou deux veltes par tonneaux ne valent jamais, pour l'estomac, les vins du cru le plus médiocre. L'eau-de-vie, mêlée au vin pour augmenter sa force et retarder sa décomposition, s'y dénote par son odeur caractéristique et par la déflagration dans un brasier ardent, quand on y projette une portion de ce mélange. Toutefois, si celui-ci est ancien, la combinaison des fluides est trop intime pour pouvoir être reconnue. Quant aux matières colorantes, tantôt on les ajoute aux vins peu colorés, tantôt on mêle de l'eau, de l'eau-de-vie, de la crème de tartre et des matières colorantes, pour imiter les vins naturels : les substances employées sont le bois d'Inde et de Fernambouc, le tournesol en drapeaux, les baies d'hièble, de troëne, de myrtille, les mûres, les betteraves, le coquelicot, le sureau. Cette fraude, dit Orfila, se reconnaît au moyen des dissolutions d'alun, de protochlorure et de bichlorure d'étain. On fait les trois dissolutions suivantes : *a.* 14 grammes 18 décigrammes d'alun dans 15,625 d'eau distillée; *b.* 1,10 grammes de bichlorure d'étain dans 6,25 d'eau distillée; *c.* 3,9 grammes de protochlorure d'étain dans 6,25 d'eau distillée. On verse dans 1 décilitre du vin dont on veut connaître la nature, 1 à 2 grammes de chacune de ces dissolutions, que l'on décompose au moyen de quelques gouttes d'ammoniaque ; l'alumine et les oxydes d'étain se précipitent et entraînent la matière colorante. Voici les données obtenues de cette manière par Orfila :

| NOMS DES VINS OU DES MATIÈRES QUI LES COLORENT. | PRÉCIPITÉS PAR | | |
|---|---|---|---|
| | L'ALUN ET L'AMMONIAQUE. | LE CHLORHYDRATE D'ÉTAIN ET L'AMMONIAQUE. | LE BICHLORURE D'ÉTAIN ET L'AMMONIAQUE. |
| Vin de Bourgogne.. | Couleur bronze foncé. | Bleu plus ou moins clair . . . . . . . . . . | Gris foncé bleuâtre. |
| Vin de Mâcon.... | Idem. | Idem. . . . . . . | Bleu très-foncé. |
| Vin de Bordeaux.. | Idem. | Idem. . . . . . . | Bleu ou gris foncé bleuâtre. |
| Baies de myrtille.. | Olive foncé vu par réflexion. . . . . . . . . . . | Gris ardoise. . . . . . | Gris de fer foncé. |
| Baies d'hièble.... | Olive clair vu par réflexion. . . . . . . . . . . | Vert olive grisâtre. . . . . . . . . . . | Gris vert-bouteille. |
| Baies de troëne... | Vert foncé . . . . . . . . . . . | Gris ardoise. . . . . . | Gris brun. |
| Bois de Fernambouc . . . . . . . . . | Rouge violet. . . . . . . . . | Violet. . . . . . . . . | Rouge brun foncé. |
| Bois d'Inde. . . . . . | Lie de vin très-foncé.... | Violet. . . . . . . . . | Brun foncé. |
| Tournesol . . . . . . . | Bleu vu par réflexion et rouge par réfraction. | Bleu d'azur clair.. | Brun d'azur foncé vu par réflexion. |

D'après **Devergie**, tous les vins qui, traités par la potasse, donnent des précipités bleus, violets ou roses, doivent être soupçonnés de coloration artificielle. Chevalier a soulevé récemment une question grave (1) : Y a-t-il nécessité d'interdire, dans l'intérêt de l'hygiène publique, la coloration des vins par des substances étrangères à la matière colorante contenue dans la pellicule du raisin? Un brevet du roi, délivré en 1781, autorise des marchands de Fismes à préparer des liqueurs pour colorer les vins : cette industrie est tolérée en France, et l'on condamne à Paris les marchands de vins chez qui on trouve ces liqueurs. Nous reconnaissons l'innocuité de la plupart des moyens employés pour la coloration des vins; nous savons même qu'il est très-difficile de réglementer, à toutes ses phases, l'élaboration de cette boisson, de la contrôler dans la cuve où fermente le raisin; mais est-il déraisonnable de solliciter une jurisprudence uniforme pour la France en pareille matière ? Pourquoi les vins à teinte artificielle entrent-ils dans Paris et sont-ils livrés à la consommation, alors qu'il est défendu d'y pratiquer cette coloration ? Malgré le brevet qui protége la fabrication du vin de teinte de Fismes, il y a fraude à communiquer à une boisson alimentaire des apparences qui trompent sur son origine et sur ses qualités. Le vin falsifié par le poiré se connaît au goût : on peut, d'après le conseil de Deyeux, réduire le vin à consistance de sirop; il acquiert alors un goût de poiré très-prononcé. L'alun sert à exalter la couleur des vins et à leur donner plus d'astringence; après avoir décoloré le liquide, on y produit un précipité par l'ammoniaque et la potasse qui redissout le précipité. En 1855-1856, l'alun a été employé sur une grande échelle, en Orient, pour corriger le goût douceâtre des vins de l'Archipel, et pour aviver leur coloration opaque. Des vins contenant une proportion notable d'alun ont été présentés aux fournitures de l'armée. M. Z. Roussin (2) a soumis à l'analyse chimique un liquide qu'un industriel présentait comme conservateur des vins et qui ne contenait pas moins de 127 à 130 grammes d'alun par litre. On devait introduire un litre de ce liquide dans chaque fût de 230 litres de vin. Il est bien certain que l'usage prolongé d'un vin ainsi falsifié ne manquerait pas d'exercer une action nuisible sur la santé. La potasse et le carbonate de chaux sont employés pour arrêter la formation de l'acide acétique ou pour absorber celui qui s'est déjà produit. Ces deux substances existent naturellement dans le vin; mais quand leur proportion a été frauduleusement augmentée, on évapore jusqu'à consistance de sirop, on traite par l'alcool faible pour séparer le sulfate et le tartrate de chaux naturels du vin, et l'on dissoudra l'acétate. On évapore à siccité et l'on délaye le résidu dans l'eau; la nouvelle solution filtrée précipite abondamment par l'oxalate d'ammoniaque, si c'est du carbonate de chaux, par le chlorure de platine qui fait naître un précipité jaune-serin grenu, si c'est de la potasse.

Le plâtre joue un rôle considérable dans la fabrication des vins du Midi. En 1854, des rapports administratifs firent connaître au ministre de la guerre

(1) A. Chevallier, *Annales d'hygiène et de médecine légale*, t. V, 2ᵉ série, 1856.
(2) Z. Roussin, *Falsification des vins par l'alun* (*Annales d'hygiène publique et de médecine légale*, t. XV, p. 392, 2ᵉ série).

qu'il ne s'offrirait, dans les départements du Var, de l'Hérault, des Pyrénées-Orientales, etc., que des vins plâtrés aux adjudications pour la fourniture de vins à l'armée d'Afrique. Chargé d'examiner cette question (1), j'ai constaté que cette pratique de vieille date, et consistant à saupoudrer de plâtre le raisin sur le fouloir, ne s'applique qu'aux vins de chaudière ou les moins généreux, aux vins moisis, et non aux bons vins de bouche, ni à ceux que les propriétaires réservent pour leur propre consommation. Les proportions de plâtre que l'on ajoute au raisin sont variables suivant diverses circonstances; la moyenne est d'environ 2 kilogrammes pour 100 kilogrammes de raisin. Si la saison a été humide et pluvieuse, si le raisin, au moment de la récolte, a été mouillé, si la maturité n'est pas arrivée à terme, on force la proportion; si, au contraire, la saison a été chaude et sèche, on diminue la quantité de plâtre. Usité dans presque tout le midi de la France, le plâtrage a pour effets d'aviver la couleur du vin, d'augmenter sa vinosité et de favoriser sa conservation, aussi est-il adopté par tout propriétaire de crus médiocres ou mauvais. Les intérêts du consommateur sont-ils également sauvegardés par cette pratique? Grâce à elle, tous les vins défectueux qu'on ne pouvait ni garder ni transporter, peuvent arriver aujourd'hui jusqu'à lui ; mais ce n'est pas tout : la crème de tartre, qui joue un rôle important dans la composition naturelle du vin, a été remplacée dans le vin plâtré par du sulfate de potasse. Ainsi, abondance plus grande de vins naturellement mauvais, disparition de l'un des principes essentiels du vin remplacé par un sel que la thérapeutique repousse comme un purgatif irritant, voilà ce qu'il y gagne. Dans cette lutte inégale entre les intérêts du producteur et ceux du consommateur, ce dernier doit inévitablement succomber si la loi ne le protège. Qu'il apprenne, par une marque spéciale de la barrique, la composition du liquide qu'il achète, et qu'il payera du moins à sa juste valeur, s'il ne le repousse instinctivement. Nous considérons comme tromperie sur la qualité de la chose vendue, le vin plâtré vendu sous le nom pur et simple de vin; nous considérons de plus les vins plâtrés comme insalubres (2). Autrefois les vins aigres étaient adoucis par le protoxyde de plomb (litharge) ou par la céruse (carbonate de plomb), d'après le conseil de Martin le Bavarois. Cette dangereuse saturation est aujourd'hui rare : néanmoins, il y a peu d'années, plusieurs soldats au camp de Compiègne en ont été victimes. Les vins plombés ont une saveur styptique sucrée et persistante. On les décolore, s'ils sont rouges, avec le charbon; on filtre et l'on traite par l'hydrogène sulfuré qui donne un précipité noir, si le vin essayé contient du plomb. Si l'on fait évaporer le vin dans une capsule de porcelaine,

---

(1) Voyez *Rapport au ministre de la guerre sur les vins plâtrés* (*Mémoires de médecine, chirurgie et pharmacie militaires*. Paris, 1854, t. XIII, 2e série, p. 160).

(2) Des vins plâtrés, analysés au laboratoire du Val-de-Grâce, ont donné de 4 à 6 grammes de sulfate de potasse par litre. Généralement le vin du commerce renferme moins de 4 grammes de ce sel.

et qu'on calcine à vase clos le résidu jusqu'au rouge avec du charbon en poudre, on obtient du plomb métallique.

B. *Liqueurs alcooliques.* — Voici, d'après Girardin, le tableau des liqueurs fermentées et distillées qui sont fabriquées dans les différents pays du monde, avec l'indication des substances qui les fournissent :

| NOMS DES LIQUEURS. | SUBSTANCES QUI LES FOURNISSENT. | PAYS QUI LES FABRIQUENT. |
|---|---|---|
| Eau-de-vie de grain.. | Bière et grains, céréales fermentées.. | France, Europe du Nord. |
| Genièvre .......  ... | Bière et baies de genièvre........ . | *Idem.* |
| Goldwasser ........ | Bière avec addition d'aromates...... | Dantzick. |
| Wisky ............ | Orge, seigle, pommes de terre...... | Écosse, Irlande. |
| Liau............ ... | Riz fermenté.................. | Siam. |
| Eau-de-vie de fécule.. | Pulpe ou fécule de pomme de terre... | Europe, France. |
| Kirschenwasser..... | Cerises écrasées avec leurs noyaux... | Suisse, Allemagne. |
| Maraschino ........ | *Idem.*        *Idem.* | Zara. |
| Rakia............ | Marc de raisin et aromates........ | Dalmatie. |
| Troster .......... | *Id.* et graminées ............ | Bords du Rhin. |
| Schow-choo....... | Lie de manduring de Chine........ | Chine. |
| Tafia ............ | Moût de la canne à sucre......... | Antilles. |
| Rhum ou Rum..... | Mélasse et écume du sirop de canne.. | *Idem.* |
| Rum ............ | Séve d'érable.................. | Amérique septentrio- [nale. |
| Agua ardiente ..... | Pulque des Mexicains............ | Mexique. |
| Araka, arki, ariki... | Koumiss.................. | Tartarie. |
| Rack ou Arack..... | Riz fermenté.................. | Grande partie de l'O- [rient. |
| Rack............ | Séve de palmier................ | Siam. |
| Rack ou Arack..... | Suc de canne avec écorce de jagra... | Indostan. |
| Rack............ | Séve de cacaoyer.. ............ | Amérique. |
| Araki............ | Séve de palmier fermentée........ | Égypte. |
| Arrack............ | *Id.*     avec écorce d'un acacia... | Indes. |
| Arrach mahwah..... | *Id.*     avec addition de fleurs.... | *Idem.* |
| Arrack tuba....... | *Id.*     fermentée.......... | Philippines. |
| Y-wer-a.......... | Racine de terroat cuite et fermentée.. | Sandwich. |
| Watky.......... | Eau-de-vie de riz.............. | Kamtschatka. |

L'étendage des liqueurs alcooliques par l'eau est facilement constaté par la distillation, et à l'aide de l'alcoomètre centésimal, imaginé en 1824 par Gay-Lussac. Cet instrument, gradué à la température de 15 degrés centigrades, présente une échelle de 100 degrés, dont chacun représente un centième d'alcool ; la division 0 degré correspond à l'eau pure, et la division 100 degrés à l'alcool absolu. On relève quelquefois la saveur de l'eau-de-vie par l'addition du poivre, du poivre long, de la stramoine, de l'ivraie ; il faut alors évaporer au bain-marie le liquide : s'il est pur, il laisse un léger résidu peu sapide ; s'il est falsifié, il acquiert en se concentrant une saveur plus forte et plus âcre. L'eau de laurier-cerise, ajoutée aux eaux-de-vie de grain et de pomme de terre pour en améliorer la saveur, se reconnaît au précipité bleu que l'on détermine par un mélange de proto et de persulfate de fer. Si l'on soupçonne dans la liqueur la présence de l'alun employé pour lui donner de la saveur, on met le sel à nu par évaporation et on le reprend ensuite par l'eau pour en constater les caractères. On fabrique de l'eau-de-vie de toutes pièces avec de l'eau et de l'alcool; l'odeur et la saveur la font distinguer. Les eaux-de-vie contiennent parfois une certaine quantité de cuivre, provenant des vases distillatoires, et dissoute par l'acide qu'elles renferment; on les traite par le prussiate de potasse et de fer, qui précipite un sel de cuivre d'un brun marron. Boutigny a trouvé, en 1840, de l'acétate de plomb dans un échantillon d'eau-de-vie saisi chez un épicier, fraude pernicieuse que Bussy et Boutron-Charlard ont aussi signalée; l'extrait provenant de l'évaporation de cette eau-de-vie dans une capsule de porcelaine dégage, par l'action de l'acide sulfurique, une odeur manifeste d'acide acétique. En décomposant cet extrait par l'acide azotique bouillant et en le reprenant par l'eau, on obtient une solution qui précipite en noir par l'acide sulfhydrique, et en jaune par le chromate de potasse.

L'ivrognerie est une calamité sociale. On a calculé qu'elle tue en Angleterre 50 000 hommes par an; la moitié des aliénés, les deux tiers des pauvres et les trois quarts des criminels de ce pays se trouvent parmi les gens adonnés à la boisson. Il a été constaté que les quatre principaux débitants d'esprit de grain de Londres reçoivent chaque semaine 142 458 hommes, 108 598 femmes, 18 391 adolescents; total des buveurs : = 269 447. Quoique moins commune en France, l'ivrognerie est l'une des plus grandes plaies de nos classes ouvrières. Villermé a calculé que la seule population ouvrière d'Amiens absorbe journellement 36 000 petits verres d'eau-de-vie. Sur 46 609 morts accidentelles constatées en France dans l'espace de sept années (1835 à 1841), 1622 n'ont pu être attribuées qu'à l'ivrognerie; des suicides que Descuret a été appelé à constater de 1818 à 1838, le sixième avait eu lieu pendant l'ivresse. La *Statistique de la France* (1), sur 32 876 aliénés traités en 1853 dans les asiles publics et privés, n'en signale que 1502 par alcoolisme, proportion inexacte, car le département de la Seine ne figure pas au tableau qui comprend les idiots et les crétins; et cependant quels enseignements dans les chiffres suivants :

|  | Proportion des folies par alcool sur 100 cas d'aliénation. |
|---|---|
| Côtes-du-Nord | 18,5 |
| Aveyron | 13 |
| Seine-Inférieure | 12 |
| Manche | 11,6 |
| Finistère | 11,6 |
| Orne | 9,9 |

Il est remarquable que les départements qui sont nos plus opulents producteurs des vins, n'ont donné que

| Gironde | 1,9 |
|---|---|
| Hérault | 3,7 |
| Aude | 3 |
| Bouches-du-Rhône | 1,8 |
| Côte-d'Or | 5,6 |

(1) *Statistique de la France*, 2ᵉ série, t. III, 2ᵉ partie, 1853.

Charenton a fourni à Thomeuf (1) les résultats que voici :

| Année 1857. | Admissions.... | 176 | Folies alcooliques.... | 60 |
| — 1858. | — .... | 174 | — .... | 42 |

Pour une période de dix-huit ans, Deboutteville et Parchappe (2) ont trouvé la proportion de 28 pour 100 : Morel (3), 20 sur 100. Enfin le dernier rapport officiel sur les aliénés en France (*Moniteur* du 16 avril 1866) établit pour la période de 1854-1860 inclus, que sur 15 866 cas de folie dus à des causes physiques, 3445 étaient la conséquence des excès alcooliques (voy. p. 563).

Non-seulement l'ivrognerie conduit à la folie, au suicide, mais elle est la cause la plus énergique de la dépravation physique et morale des races et des familles ; leur progéniture déroule ces trois lamentables catégories : 1° enfants normalement développés, mais à système nerveux d'une sensibilité exagérée ; 2° tendances mauvaises, aberration des sentiments affectifs ; paresse, vagabondage ; individus qui alimentent la population des maisons de détention ; 3° êtres complétement dégénérés, épileptiques, imbéciles ou idiots (Morel).

Le choléra a fait plus de victimes parmi les ivrognes que parmi les individus tempérants ; il en est de même des autres épidémies. Il est reconnu depuis longtemps que les admissions dans les hôpitaux sont plus nombreuses les lundis à cause des excès du dimanche. Quels moyens préventifs opposer à ce mal immense qui tue les âmes et les corps, et faut-il les demander au législateur ? Chez les Juifs, dit Descuret (4), la loi est muette sur tout ce qui a rapport à l'ivrognerie, tant ils étaient naturellement sobres. De nos jours encore ils conservent une telle aversion pour ce vice, qu'on voit chez eux fort peu d'individus s'y abandonner. Chez les Athéniens, Dracon punissait l'ivresse de mort ; Lycurgue, à Sparte, ordonna d'arracher toutes les vignes ; Pittacus, roi de Mitylène, avait rendu une loi qui infligeait une peine double à celui qui avait commis un crime pendant l'ivresse ; Zaleucus, roi et législateur des Locriens, ne permettait l'usage du vin qu'aux infirmes, et le défendait aux autres sous peine de mort. Une ancienne loi de Rome prescrivait à tout citoyen de bonne famille de ne boire de vin qu'à trente ans, et encore avec modération ; elle en interdisait entièrement l'usage aux femmes (5). Mahomet a proscrit le vin ; mais ses sectaires s'enivrent d'opium et de liqueurs. Les rois de France ont souvent combattu l'ivrognerie, tant par l'élévation des impôts que par des voies de rigueur ; un édit de François I<sup>er</sup>, rendu en 1536, condamne les ivro-

---

(1) Thomeuf, *Essai clinique sur l'alcoolisme*, thèse de Paris, 1859.
(2) Deboutteville et Parchappe, *Notice statistique sur les aliénés de la Seine-Inférieure.*
(3) Morel, *Traité des dégénérescences, etc.* Paris, 1857, p. 109.
(4) Descuret, *Médecine des passions*, 3<sup>e</sup> édition, p. 350.
(5) Pline, XIV, 13 et 14.

gnes pour la première fois à la prison, au pain et à l'eau ; la deuxième fois à la flagellation ; la troisième fois à la peine en public, et en cas de récidive au bannissement après amputation des orteils. A quoi ont servi ces moyens d'intimidation et tant d'autres que nous passons sous silence ? Les lois qui sont en opposition avec les mœurs sont éludées ou tombent en désuétude ; ce sont les mœurs qu'il faut réformer : or, elles sont mixtes dans leur essence, car elles dérivent de besoins matériels et de la direction imprimée aux esprits. On retrouve ces deux causes dans l'ivrognerie des classes populaires : que vont-elles chercher chez le marchand de liqueurs ? Une stimulation qui réveille ou entretienne leurs forces, une jouissance qui leur fasse oublier la semaine de labeur écoulée et celle qui arrive, un mode d'excitation cérébrale qui seul est en rapport avec leur ignorance. Faites entrer dans la nourriture du peuple une plus forte proportion de viande et de condiments, abaissez les impôts qui mettent hors de sa portée les vins salubres et naturels, et il sentira moins le besoin des stimulations irrégulières qu'il cherche dans les cabarets : parlez à son âme, à son intelligence ; remédiez à la ténébreuse oisiveté de son cerveau par l'éducation dont il est capable et dont il sent le prix ; initiez-le par l'instruction à des jouissances plus relevées ; faites qu'il puisse envisager le lendemain sans effroi et que son front ne soit plus chargé d'autant de sollicitude qu'il verse de sueurs, et l'ivrognerie deviendra le vice exceptionnel des natures incorrigibles. La fondation des sociétés de tempérance est un fait qui montre ce qu'il y a de vivace moralité au fond des masses populaires. Malgré leurs privations et leurs afflictions, elles ont la force de renoncer à l'usage d'un moyen de distraction que ne dédaignait pas Caton, au rapport d'Horace (1). La première de ces institutions, fondée en 1826 dans l'État de Massachusetts, a donné naissance à un grand nombre d'autres dans les États-Unis et en Europe. En 1830, l'importation des spiritueux dans les États-Unis avait déjà diminué de 1 417 718 gallons (5 426 440 litres), et la fabrication intérieure de 2 millions. Dans l'Irlande, où l'ivrognerie passait pour incurable, le père Mathieu a opéré en quatre ans des prodiges ; la consommation de wisky, qui, en 1840, s'élevait dans ce pays à 8 311 634 gallons, était réduite, en 1841, de 2 400 000, et cette réduction s'est encore accrue en 1842 ; le nombre de meurtres a, d'une année à l'autre, diminué de moitié.

3° *Boissons aromatiques.* A. *Café.* — Dans la cale des vaisseaux le café est sujet à s'avarier par l'action de l'eau de mer ; c'est une sorte de moisissure qui altère sa composition chimique, car sa décoction ne fournit plus de cristaux de caféine, et la matière extractive jaune qu'il renferme prend une teinte verte. Girardin (2) a eu à examiner un café de cette espèce ; les grains étaient brun noirâtre à l'extérieur, verdâtres au dedans ; ils exha-

(1)        Narratur et Prisci Catonis
           Sæpe mero caluisse virtus.

(2) Girardin, *Annales d'hygiène*, 1ʳᵉ série. Paris, 1834, t. XI, p. 87.

laient une odeur de moisi ; leur saveur, au lieu d'être un peu amère et herbacée, rappelait celle d'une dissolution de savon ; grillés, ils ne répandaient
point le parfum balsamique si connu ; loin de devenir huileux et luisants par
la torréfaction, ils restaient secs et ternes ; non grillés, ils communiquaient à
l'eau bouillante une teinte brunâtre, tandis que le café bien conservé la colore
en jaune doré. Pour éviter toute tromperie il faut acheter le café en grains.
Sa poudre est mélangée avec celle de chicorée, qui est amère acidule et produit
dans la bouche une sensation de fraîcheur ; si l'on projette un tel café dans
un verre plein d'eau, la chicorée tombe au fond du vase et colore le liquide en
jaune, tandis que le café doit à son huile d'absorber l'eau moins rapidement.
On sophistique encore le café avec les pois chiches, les haricots, les fèves, le
seigle, l'avoine, etc. ; dans tous ces cas il suffit de traiter l'infusion de café
décolorée avec la teinture d'iode.

   B. *Thé*. — Le thé noir factice, coloré au moyen du bois de Campêche, donne
à l'eau une teinte de noir bleuâtre qui rougit par l'addition d'une à deux
gouttes d'acide sulfurique, tandis que le vrai thé donne une liqueur ambrée
qui n'éprouve point cette réaction ; le thé vert coloré par des sels de cuivre,
communique aussitôt à l'ammoniaque une belle couleur bleu saphir. Pour augmenter le poids du thé, on introduit dans les feuilles fraîches, avant qu'elles
soient roulées, une espèce de sable ferrugineux qui contient des cristaux de
fer magnétique. Certains marchands se procurent les feuilles de thé qui ont
déjà servi, les font sécher et les roulent à l'aide d'une légère torréfaction ; ils
relèvent par diverses drogues le mélange du thé naturel avec cette substance
dépouillée de théine. Récemment on a imaginé une autre fraude : le navire
*the Reliance* ayant fait naufrage, et le thé qui formait sa cargaison ayant été
épuisé par le contact de l'eau de mer et par les lavages qu'on fit pour séparer
le sel marin, on s'avisa de le verdir avec une poudre composée d'indigo, de
talc et de chromate de potasse : cette odieuse falsification fut heureusement
dévoilée.

   L'usage du café est également répandu dans les climats chauds, tempérés et
froids ; celui du thé l'emporte dans les pays septentrionaux ; ainsi le maximum
de la consommation de cette substance se rapporte à l'Angleterre, à l'Amérique
du Nord, à la Russie, à la Hollande, à la Belgique, etc. L'extension de la
consommation du café et du thé aura l'avantage de restreindre celle des alcooliques, et si elle n'est pas exempte d'inconvénients, elle est loin d'exercer sur
les populations la désastreuse influence qui résulte de l'abus des boissons fermentées. Le café et le thé entraînent le sucre ; aussi cette denrée, autrefois de
luxe, entre-t-elle de plus en plus dans l'économie populaire, et le chiffre de
ses importations va croissant sans préjudice pour la fabrication indigène. Sous
le rapport social et psychologique, les spiritueux et les boissons aromatiques
réalisent des effets contraires ; les uns abrutissent l'intellect et irritent les
instincts de l'animalité ; les autres communiquent une douce excitation aux
facultés de l'âme et donnent la prépondérance aux instincts de sociabilité. Il y

aurait peut-être à considérer ici l'influence des établissements publics qui se sont tant multipliés sous le nom de cafés, mais ce sujet nous entraînerait trop loin ; il présente d'ailleurs la complication des effets que produisent l'ingestion des boissons aromatiques et alcooliques, l'insufffisance et le non-renouvellement d'une atmosphère circonscrite, les émanations de tabac, l'éclairage artificiel, les émotions de la politique ou du jeu, etc., c'est-à-dire cette combinaison intime de phénomènes physiques et moraux qui se trouve au fond de toutes les habitudes générales d'une population.

# CHAPITRE III

## EXCRETA.

I. *Bains.* — Tous les peuples de l'antiquité ont compris l'utilité des bains ; la civilisation augmentant leurs besoins, ils ne se contentèrent plus de les prendre dans les eaux naturelles, et ils construisirent pour cet usage des édifices particuliers dont la destination hygiénique finit par se perdre dans les pratiques de la mollesse et de la luxure. L'emploi des bains dans certains établissements publics, connu de temps immémorial dans les grandes cités de l'Orient, passa de l'Asie en Grèce, et de la Grèce en Italie. L'énorme volume d'eau que les aqueducs amenaient à Rome fournisssait non-seulement à la boisson des habitants, mais encore à l'entretien d'une multitude de bains publics et particuliers (1). La description que Vitruve en a laissé montre qu'aux simples ablutions dans les piscines d'eau froide ou élevée à un certain degré de température, on faisait succéder des bains de vapeurs d'eau plus ou moins chauds. Si la série des procédés hygiéniques et gymnastiques qui constituaient le bain complet (voy. t. I, p. 77) était réservée à l'opulence, le peuple était admis à se baigner dans des établissements qui, par leur étendue et leurs dispositions, affectaient le caractère des monuments de premier ordre. Les thermes d'Auguste, ceux d'Agrippa, son gendre, ceux dans lesquels Néron amena les eaux de la mer, les thermes de Caracalla, de Titus, de Trajan, de Dioclétien, en sont des exemples. Par la conquête, les Romains propagèrent leurs mœurs, leurs habitudes, et par conséquent l'usage des bains publics : les aqueducs, dont les vestiges marquent encore leur domination dans les Gaules, servaient comme ceux de Rome, à l'alimentation des fontaines et des bains publics, ou de ceux qui faisaient partie de l'habitation des empereurs et de leurs délégués. Les thermes de Julien, le plus ancien des monuments romains de Paris, en est une preuve. L'introduction du christianisme ne changea point cet usage.

(1) P.-S. Girard, *Recherches sur les bains publics de Paris* (*Annales d'hygiène et de médecine légale*, 1re série. Paris, 1832, t. VII, p. 5 et suiv.).

Grégoire (de Tours) nous apprend que des religieuses de cette ville abandonnèrent leur couvent, alléguant, entre autres griefs, que leur abbesse avait ouvert à des étrangers les bains de leur maison. Vers l'époque des croisades, à laquelle se rattache l'institution de la plupart des ordres de chevalerie, on n'était armé chevalier qu'après des ablutions. L'ordre du Bain tire son nom de purifications préalables dans l'eau, auxquelles étaient soumis les récipiendaires. A partir du XIIᵉ siècle, les bains de vapeurs, dont les croisés avaient sans doute contracté l'habitude en Orient, se donnèrent à Paris, à prix d'argent, dans des étuves publiques qui avaient remplacé les anciens thermes. Sous le règne de saint Louis, le nombre des étuves publiques fut assez grand pour qu'on réunît en corps de métier ceux qui, sous le nom d'*estuveurs* ou d'*estuviers*, exploitaient ces établissements. L'hospitalité et les réceptions privées de ce temps n'étaient complètes que par l'offre d'un bain plus ou moins recherché. Il y eut plus tard des barbiers-baigneurs-étuvistes (ordonnance du 15 juin 1655), et quand la mode des grandes perruques devint générale vers la même époque, des barbiers-perruquiers-baigneurs-estuvistes. Les bains froids se prenaient en été sur la rivière, dans un de ces grands bateaux appelés *toues*, auxquels une grande toile à voile servait de toiture, moyennant une faible rétribution qui en ouvrait l'accès au peuple. En 1761, un nommé Poitevin établit les premiers bains d'eau chaude sur la rivière dans des bâtiments portés par des bateaux et que l'on trouve aujourd'hui dans la plupart des grandes villes. Il a suffi de porter l'eau dans des quartiers qui, jusqu'alors, en étaient privés, pour qu'on vît se multiplier les maisons de bains, dont l'opportunité ressortait du succès même de l'entreprise. Il faut joindre à ces ressources de cosmétologie publique les baignoires des hôpitaux, les emplacements couverts qui existent sur la Seine, et où le public est admis à prendre des bains froids, enfin les écoles de natation qui concourent à populariser cette utile partie de la gymnastique. Le prix des bains chauds, les seuls qui se puissent prendre en hiver, est encore un obstacle à l'extension de leur usage, qui devrait exister au même degré dans toutes les classes de la société; néanmoins le prix a baissé. P.-S. Girard a calculé que la valeur des bains, comparée à celle du blé, n'est aujourd'hui qu'environ la moitié de ce qu'elle était au milieu du XIIIᵉ siècle. Sous le règne de Louis XI, un hectolitre représentait la valeur de dix bains complets, pris dans les étuves publiques, à raison de 4 deniers l'un; aujourd'hui on pourrait échanger la même quantité de blé contre 18 bains, à raison de 1 franc, ou contre 25, à raison de 75 centimes.

Les bains de rivière suffisent en été aux exigences de la cosmétologie publique; il conviendrait seulement d'ordonner des mesures propres à en étendre l'usage et à en écarter toute espèce de danger. C'est ainsi que l'époque de leur opportunité et celle de leur cessation devraient être fixées, sur l'avis des médecins, par l'autorité locale; on recommanderait aux baigneurs de se présenter à une consultation, ouverte pendant la saison des chaleurs, pour les éclairer sur l'utilité ou l'inconvénient que les bains de rivière pourraient avoir pour leur santé individuelle. Dans les villes situées au voisinage des rivières ou traversées par des cours d'eau, il serait prescrit d'établir des bains couverts avec école de natation, où l'admission serait gratuite; les élèves de toutes les institutions publiques, les militaires, les ouvriers des grands établissements d'industrie, etc., y seraient conduits à des heures et jours déterminés. Si les cours d'eau passent à une certaine distance des villes, l'autorité aurait à fixer un emplacement convenable pour les bains publics; elle le désignerait d'après l'exploration préalable de nageurs sur une étendue de rivière à lit peu profond, s'abaissant par degré, sableux ou formé par des cailloux ronds, exempt de débris de verre, de poterie. Des surveillants exercés à la natation se tiendraient prêts à porter aide aux baigneurs en péril; tous les moyens de secours et de révivification dont l'expérience conseille l'emploi dans les différentes formes d'asphyxie par submersion, seraient réunis dans un poste voisin, etc. Une telle organisation de bains de rivière ne tarderait pas à en populariser l'usage, si nécessaire en été à la santé des hommes, et particulièrement aux classes inférieures, qui, exécutant des travaux plus pénibles, transpirent davantage et changent moins souvent de linge. La plupart d'entre elles vivent plongées dans une atmosphère chargée de poussières diverses ou souillent leur peau des matières de manipulation professionnelle. C'est pourquoi l'une des plus désirables mesures d'hygiène publique consisterait à mettre, en hiver, à la disposition de la population ouvrière un certain nombre de baignoires. Tout établissement public de quelque importance, colléges, pensionnats, casernes, fabriques, prisons, etc., devrait être pourvu d'un nombre de baignoires proportionnel à sa population, pour l'administration des bains tièdes en hiver. Combien il reste à faire sous ce rapport dans les localités rurales, où la culture du corps est si négligée! Combien la malpropreté des classes pauvres et laborieuses est invétérée et difficile à combattre! L'omission continue des soins qu'exige la peau n'est pas la moindre des causes qui concourent à la viciation de leur sang, à la détérioration de leur constitution, à la fréquence et à la gravité de leurs maladies. La société moderne n'entoure la santé des peuples que d'une protection négative. La loi civile se tait sur les conditions favorables au développement régulier et au perfectionnement physique des hommes. Quant à la religion chrétienne, elle ne s'attache qu'à la spiritualité : les masses sont donc abandonnées à leurs instincts, à leur ignorance, à leurs routines. Les législateurs d'un autre temps n'ont pas négligé une moitié de l'homme, c'est-à-dire l'organisation et ses besoins. Sous l'influence des idées d'unité divine et d'unité humaine, Moïse a multiplié pour son peuple les obligations cosmétologiques; il a fait de la saleté du corps une impureté de l'âme : un bain de purification est prescrit aux femmes juives après chaque menstruation. A son exemple, Mahomet a prescrit des ablutions, celle des parties génitales quatre fois par jour. Les anciens ne se contentaient pas des aspersions d'eau ustrale; ils avaient leurs thermes. A la fin du VIII<sup>e</sup> siècle, le pape Adrien I<sup>er</sup> recommandait au clergé des paroisses d'aller se baigner processionnellement en chantant des psaumes, tous les jeudis de chaque semaine. De toutes ces prescriptions ou institutions, il ne reste que l'eau bénite.

Depuis que ces lignes ont été écrites (1845), une commission nommée le 6 novembre 1849, par Dumas, ministre de l'agriculture et du commerce, a été chargée de recueillir en France et à l'étranger tous les documents relatifs aux moyens de créer dans les grands centres de population des bains et des lavoirs publics; une loi du 3 février 1851 est venue encourager par des subsides la création de ces établissements dans les grandes villes, à titre de modèles et à prix réduit. Dès l'année 1819, le Conseil de salubrité de Paris avait soumis au préfet de police le projet d'établir dans Paris plusieurs grandes buanderies destinées, par le choix des matières et des procédés, à procurer aux laveuses les améliorations désirables sous le double rapport de la santé et de l'économie (1). En 1837, un sieur Lorenzo fut autorisé à établir un lavoir public au marché Saint-Laurent; en 1844 et en 1846, le Conseil de salubrité signalait avec satisfaction l'acccroissement progressif des demandes en autorisation des lavoirs publics si avantageux aux classes peu aisées. En 1853, l'empereur a fait élever à ses frais, rue Cafarelli, section du Temple, un modèle de bains et lavoirs à l'instar des établissements anglais. En effet, l'Angleterre nous a devancés dans la pratique, au moins en ce qui concerne les bains. Les premiers bains publics ont été fondés en 1842 à Liverpool; en août 1846 et en juillet 1847, le parlement anglais a autorisé par une loi les paroisses à emprunter pour imiter cet exemple. Les bains sont divisés en Angleterre en deux classes :

$1^{re}$ classe. $\begin{cases} \text{Froid.....} & \text{20 cent.} \\ \text{Chaud....} & \text{40 —} \end{cases}$  |  $2^e$ classe. $\begin{cases} \text{Froid.....} & \text{10 cent.} \\ \text{Chaud. ...} & \text{20 —} \end{cases}$

Les classes ouvrières s'y sont portées avec empressement; une seule administration donne plus de 100 000 bains par an. Chevallier, que l'on retrouve dans toutes les questions d'hygiène populaire, a depuis longtemps insisté sur la possibilité de créer à l'usage des classes pauvres des bains et des lavoirs économiques en réunissant dans un bassin les eaux chaudes des machines à vapeur, qui se perdent actuellement à l'égout, emportant avec elles une température moyenne de 30 degrés centigrades. La seule machine de Chaillot en donnerait un volume de 200 hectolitres par jour, quantité suffisante pour 700 bains. Les expériences faites en 1849 sur les conduites alimentées par le puits artésien de Grenelle prouvent que le refroidissement de l'eau chaude en circulation dans des tuyaux posés sans aucun soin dans la terre n'est que de $1°,3$ environ pour 500 mètres de parcours, et que, laissée en repos pendant huit heures par la fermeture des robinets disposés aux extrémités des conduites, elle ne se refroidit pendant ce temps que de $1°,7$ dans les points où l'on a observé le décroissement de sa température. Ces résultats conduisent à utili-

(1) *Rapport général sur les travaux du Conseil de salubrité de Paris*, de 1849 à 1858. Paris, 1861.

ser ces eaux à distance, et déjà des chefs d'usine font arriver les eaux de condensation de leurs machines à vapeur dans des baignoires mises à la disposition de leurs ouvriers. On comprend le bienfait d'une pareille mesure pour les ouvriers travaillant la céruse, le minium et le massicot, pour les teinturiers, les étameurs de glaces, les manipulateurs de noir animal, les hongroyeurs, les mégissiers, les couverturiers, les chapeliers, les plâtriers, etc. Malheureusement les vues libérales du gouvernement n'ont pas encore porté tout leur fruit : un petit nombre de villes ont sollicité les allocations que la loi leur accorde pour établir des bains et lavoirs ; de nouvelles instructions, accompagnées de plans dressés par un architecte hygiéniste, Gilbert, ont été envoyées dans les départements. A Paris même, le nombre des bains qui se prennent par an est tout à fait disproportionné avec la population : une enquête officielle, dirigée par l'ingénieur Darcy avant l'annexion de la banlieue, a fait connaître qu'il n'y avait en 1850 que 125 maisons de bains, y compris les 4 grands établissements sur bateaux, contenant en tout 4064 baignoires sur place, et 1894 baignoires mobiles ; le nombre des bains administrés par an était de 2 116 520 pour 950 000 habitants, soit 2 bains 25 par habitant. Londres n'a pas eu besoin de ces stimulations ; un rapport officiel y constate en cinq années la progression suivante :

| | | |
|---|---|---|
| En 1848, un seul établissement.... | 48 637 bains. | |
| En 1849, deux établissements...... | 297 831 — | 9 070 laveuses. |
| En 1850, trois établissements..... | 509 200 — | 60 154 — |
| En 1851, cinq établissements...... | 647 242 — | 132 251 — |
| En 1852, onze établissements...... | 800 163 — | 197 580 — |

2° *Lavoirs.* — Les lavoirs publics ne promettent pas moins que les bains à l'hygiène des classes laborieuses. D'après Cadet de Vaux, 100 kilogr. de linge sale contiennent en moyenne $4^{kil}$,76 en poids de matières salissantes composées de : 1° substances diverses solubles dans l'eau froide ou tiède, 2° matières saponifiables seulement dans la lessive alcaline. Un rapport d'Émile Trélat et Gilbert, en détaillant les opérations du blanchissage, fait ressortir les conditions de leur construction. Ces opérations sont au nombre de cinq : A. *Essangeage* ou lavage à l'eau froide. — B. *Lessivage.* On jette sur le lavoir rempli de linge une dissolution de carbonate de potasse ou de soude à la température de l'eau bouillante, et on la recueille par un robinet fixé au bas du cuvier, pour l'y rejeter de nouveau. Ce procédé est long et défectueux : sous l'action de dissolutions alcalines à 100 degrés centigrades, certaines taches, au lieu de disparaître, s'imprègnent dans le linge. Un appareil inventé par un ouvrier fait passer et repasser la lessive dans le cuvier, d'abord froide, puis de plus en plus chaude, jusqu'au degré de l'ébullition, qui marque le terme de l'opération, dont la durée moyenne est de deux heures. — C. *Rinçage et passage au bleu.* L'eau de puits étend mieux le bleu, que l'eau de Seine rend pointillé. — D. *Essorage,* ou rotation accélérée des pièces dans un espace circulaire grillé qu'un homme met en mouvement; il remplace par une dessiccation partielle la torsion du linge à la main. — E. *Séchage*. C'est la condition qui fait généralement défaut dans les lavoirs; les femmes, échauffées par un travail presque violent, emportent sur leurs épaules leur linge à peine tordu ou essoré, pour aller le tendre dans leurs étroites demeures, déjà si encombrées, si mal aérées. 10 kilogrammes de linge mouillé retiennent 10 litres d'eau, qu'une vaporisation plus ou moins lente n'enlève que pour en imprégner l'air, le mobilier, les murs même du logement; c'est ainsi que des générations entières vivent et se détériorent dans une atmosphère saturée d'eau. Un système économique et expéditif de séchage est donc le complément indispensable des lavoirs publics; il affranchira l'humble foyer de l'artisan et du pauvre d'une des causes les plus actives de malaise et de maladie. Baly, à l'établissement modèle de Gadston square, à Londres, place le linge dans des espaces hermétiquement clos, à l'abri du contact de l'air extérieur, et fait rayonner directement la chaleur sur les pièces à sécher. Quand la température est montée à 110 degrés centigrades, il ne reste plus d'eau ou presque plus d'eau dans le linge. La vapeur dégagée s'échappe par une soupape qu'elle ouvre par sa tension même, et se referme quand le séchage est terminé. C'est par des perfectionnements de ce genre qu'il sera possible de faire produire aux lavoirs publics toute leur utilité. L'industrie privée exploite encore une partie de ceux qui existent à Paris. En 1854, il y avait à Paris 91 lavoirs, recevant une concession de 10 815 hectolitres d'eau, et contenant 5276 places, plus 81 bateaux-lavoirs contenant 2968 places.

Un rapport de la Commission hygiénique du 6e arrondissement de Paris (rapporteur Humbert) pose les règles à suivre dans le fonctionnement des lavoirs publics; en voici les plus importantes (1) :

1° S'opposer, autant que possible, à l'emploi des lessives corrosives, et pour cela, les dissolutions devraient être faites toujours avec des cristaux ou carbonates de soude, et non avec la potasse ou la soude caustiques; ces dissolutions ne devraient jamais dépasser 3 degrés ou 3 degrés 1/2 du pèse-lessive ;

2° Encourager les lessives en commun préférablement aux petits cuviers, et surtout le mode de lessivage à la vapeur ;

3° Veiller et même contribuer, en accordant l'eau nécessaire, à ce que le rinçage puisse se faire dans une eau claire, abondante et souvent renouvelée ;

4° Enfin encourager et favoriser les établissements où des essoreuses, des presses et des séchoirs à air chaud seraient convenablement installés, afin que les ménagères qui usent du lavoir puissent emporter le linge sec sans une une grande perte de temps.

Quand la double institution des bains et lavoirs sera ce qu'elle doit être, elle aura réalisé l'un des plus précieux instruments de l'hygiène publique : elle aura donné à l'ouvrier de l'eau chaude pour se laver, du linge sec et propre pour se couvrir ; elle aura en même temps assaini ses foyers domestiques.

(1) *Rapport général du Conseil de salubrité de Paris, etc.*, 1861, p. 470.

3° *Eaux minérales.* — L'application des eaux minérales à l'assistance publique a inspiré à J. François, ingénieur des mines, chargé du service de ces eaux, un excellent mémoire dont Villermé a discuté et sanctionné en partie les idées (1) : choix et désignation des indigents à traiter par l'action combinée de l'autorité administrative et médicale, translation gratuite aux localités thermales, hospitalisation du service qu'ils composeraient, etc. L'ensemble de ces mesures constitue à la fois l'une des difficultés financières de la commune ou du département, et l'un des sérieux *desiderata* de la médecine sociale. Une autre question a été justement agitée au sujet des eaux minérales, et attend sa solution d'expériences qu'il convient à l'administration d'instituer : l'usage des eaux minérales peut-il être suivi de bons effets en toute saison ? Dans un document relaté par A. Chevallier (2), on voit que, dès 1731, un seigneur d'Odival, nommé Marier, démontre par des exemples l'efficacité des eaux de Bourbonne à toutes les époques de l'année. A. Chevallier, en 1843, et plus tard le professeur Lallemand ont provoqué des essais destinés à fixer la valeur de cette grande ressource d'hygiène et de thérapeutique pour la saison d'hiver : les malades n'attendraient pas pendant huit mois le soulagement de leurs souffrances ; ils ne se borneraient plus au traitement incomplet d'une courte saison d'été, et ils consolideraient leur guérison au lieu de la compromettre par le prompt retour aux habitudes passées ; ils s'abriteraient contre les influences de l'hiver, qui sont le plus à redouter (rhumatismes, affections pulmonaires, etc). C'est aussi pendant cette saison que les travailleurs agricoles et les militaires perdent le moins à s'éloigner de leurs occupations, et qu'ils trouvent les conditions de vie les plus aisées dans les localités à sources alors désertes.

4° *Excréments.* — D'après Liebig et Boussingault, les excréments liquides et solides d'un homme s'élèvent par jour à 750 grammes, 625 d'urine et 125 de fèces. Ils renferment ensemble 3 pour 100 d'azote ; ce qui donne pour un an 273 kilogrammes 750 grammes d'excréments contenant 8 kilogrammes 205 grammes d'azote, quantité suffisante pour 400 kilogrammes de grains de froment, de seigle, d'avoine ou d'orge, et qui, ajoutée à l'azote puisé dans l'atmosphère, suffirait à faire produire annuellement à 50 ares la récolte la plus riche ; l'urine d'un seul homme donnant par an 228 kilogrammes 125 grammes, servirait à fumer plus d'un are de terrain. Ces évaluations font ressortir et les foyers d'insalubrité que crée toute population agglomérée, et l'utilité que l'on peut en tirer par une exploitation étudiée dans l'intérêt de l'hygiène. En 1848, Chevallier (3) a calculé qu'un million d'habitants à Paris produit chaque année :

(1) Villermé, *Annales d'hygiène*, 1849, t. XLII, p. 241.

(2) A. Chevallier, *Journal de chimie*, septembre 1843 et août 1845.

(3) A. Chevallier, *Rapport sur le concours ouvert par la Société d'encouragement pour l'industrie nationale, etc.*, 1848, p. 9.

En matières solides.......     45 625 000 kilogr.         }
En liquides.............     228 125 000    —      } 273 750 000 kilogr.

Quantités suffisantes pour fumer environ 17 500 000 hectares de terrains. On trouve dans un travail de Max. Paulet sur l'assainissement des latrines et des égouts par la fixation des gaz méphitiques qui se déversent dans l'atmosphère, cette curieuse statistique :

| | |
|---|---|
| Nombre de fosses fixes dans Paris........................... | 70 000 |
| — des tonneaux simples ou fosses mobiles............ | 14 000 |
| — des fosses avec diviseurs portatifs................ | 650 |
| — des fosses avec diviseurs fixes................... | 1 575 |
| — des fosses qui laissent perdre les liquides à l'égout.... | 1 286 |

17 511

87 511

En chiffres ronds, 90 000 fosses d'aisances à Paris, versant, avec les regards et les bouches d'égouts, leurs émanations nuisibles dans l'atmosphère de la grande cité !

Le total des terres en France, imposables ou non, étant de 52 760 798 hectares 52 ares 72 centiares (26 710 lieues carrées), les matières fécales et urines pourraient servir à la fertilisation du tiers du sol. Hayvood et Lée ont calculé que la ville de Sheffield, qui compte 110 000 habitants, produit en débris et en détritus de toute sorte, environ 2177 tonnes contenant 1 193 500 livres de potasse et de soude, 818 400 de chaux et de magnésie, 1 173 700 d'acide phosphorique, et 1 683 800 d'azote. Ces débris, d'une valeur de 750 000 francs, fourniraient l'engrais de 100 000 acres de terre.

On voit par ces données qu'un problème d'une égale importance pour l'agriculture et la salubrité, est proposé aux efforts de l'administration : prévenir la dissémination et, par suite, la perte des excréments solides et liquides dans les localités habitées ; substituer à l'immonde système des vidanges, encore si généralement employé, les procédés qui, depuis plus d'un demi-siècle, sont l'objet de perfectionnements successifs, et qui ont le double avantage d'opérer la désinfection des matières dans les fosses, la séparation des matières solides d'avec les liquides, permettant ainsi le rejet immédiat des matières sans valeur et l'enlèvement de celles qui sont utiles au sol. Nous renverrons pour ce dernier objet à l'article *Voiries* et à l'intéressant *Rapport* de Chevallier, suivi d'un extrait d'un travail complet de Vincent, sur tout ce qui a été proposé depuis 1348 jusqu'à 1846 pour l'assainissement des fosses et l'utilisation de leur contenu, à la série des rapports publiés par la commission des logements insalubres (exécution de la loi du 13 avril 1850), aux travaux des ingénieurs Mille, de Freycinet, Huet, Hennezel, etc.

La désinfection des matières fécales s'obtient en les arrosant d'une dissolution de sulfate de zinc (4 à 5 kilogrammes de sel pour 2 hectolitres d'eau, soit un tonneau) ; le sulfate de zinc coûte (1856) 22 centimes le kilogramme.

On a encore affecté spécialement à cet usage le sulfate de fer commun, désigné sous le nom de *vitriol vert ;* par son acide il fixe l'ammoniaque ; par sa base, il en détruit l'hydrogène sulfuré ; il supprime ainsi ou prévient toutes les émanations des fosses et s'oppose, en conséquence, au transport des matières miasmatiques auxquelles les gaz servent de véhicule. Le chlorure de zinc, si l'industrie locale le fournit à bas prix, étant un sel neutre comme les deux précédents, peut aussi les suppléer (1). Il n'en est pas de même du phosphate acide de magnésie et de fer, qui n'est pas d'un emploi aussi commode, si la fosse ne vient pas d'être évacuée. Le perchlorure de fer neutre, qui serai le meilleur désinfectant, n'est pas encore entré dans le commerce des produits chimiques à bas prix. L'acide phénique empêche la fermentation putride et d'autres fermentations ; il peut neutraliser les principes des maladies épidémiques s'ils ressemblent aux ferments, ou même en prévenir le développement, s'ils résultent d'une altération spontanée des matières organiques. Ce puissant antiseptique a besoin d'être expérimenté sérieusement et avec précision, notamment en temps de choléra ; il est d'un emploi facile et si peu dispendieux, qu'on pourrait le prodiguer. Le comité d'hygiène et du service des hôpitaux a publié une instruction déjà citée, à laquelle nous empruntons quelques formules d'une application aussi salutaire dans les familles visitées par une épidémie et particulièrement par le choléra, le typhus, etc. :

1° Assainissement du linge de lit des malades, du linge de corps, des toiles à matelas : tremper pendant une heure les objets à désinfecter dans une solution de 1 litre de chlorure de soude et 9 litres d'eau.

2° Désinfection des bassins et des urinaux vidés dans un mélange de 500 grammes de chlorure de chaux sec et de 9 litres d'eau ; agiter le dépôt au moment de l'immersion, passer les vases dans un seau d'eau ordinaire et les essuyer avant de les mettre en service.

3° Matin et soir, jeter dans l'orifice du tuyau de chute des lieux d'aisances environ 10 litres (un seau) de cette solution :

| | |
|---|---|
| Sulfate de fer...................... | 500 grammes. |
| Eau................................ | 10 litres. |
| Acide phénique à 1/100ᵉ............ | 100 grammes. |

Quant à la dispersion des excréments dans l'intérieur des villes et au dégoûtant usage d'uriner contre les murs, il n'y peut être remédié que par l'établissement de latrines publiques gratuites et d'urinoirs. Il y avait à Rome 444 latrines publiques, distribuées dans les différents quartiers. En 1840, Chevallier a publié une brochure à l'effet d'en faire établir à Paris ; jusqu'à présent la spéculation en a seule fondé un certain nombre ; le système des fosses mobiles faciliterait l'extension de cette utile création. En 1805, Decœur eut le premier l'idée de construire un appareil pour recueillir les urines ; en 1822, Dufour proposa un urinoir consistant en un baquet ou récipient garni

(1) *Rapport adressé par le comité consultatif d'hygiène et du service médical des hôpitaux au ministre de l'intérieur*, 1866.

d'un entonnoir à soupape dans lequel filtrent les urines. Cette soupape s'ouvre d'elle-même à la première goutte d'eau qui traverse l'entonnoir ; elle se referme aussi d'elle-même à la dernière goutte. Les récipients sont surmontés d'une cage ou enveloppés d'une guérite dont la forme angulaire ou elliptique s'adapte au local. A cette cage ou guérite assez spacieuse pour admettre un homme, est fixée une bassine qui reçoit les urines et les écoule, par une trémie, dans un conduit inférieur qui les verse dans l'entonnoir du baquet. En 1837, Lenoir inventa une grille d'urinoir avec cuvette sous-jacente et communiquant par un tuyau avec les égouts ordinaires. Chevallier propose pour urinoir une cuvette fixée dans le mur, et dirigeant les urines dans les égouts et de là à la rivière, au moyen d'un tube en forme de siphon, afin qu'il ne puisse se vider entièrement et servir à l'aérage de l'égout par la cuvette, ouvrant ainsi la porte à des émanations méphitiques. L'industrie moderne a multiplié les formes des cuvettes, les installations d'urinoirs publics, et il y en a, dans le nombre, qui réunissent l'élégance, la commodité et l'inodorité complète. Les tinettes ou tonneaux que l'on pose dans les cours et aux alentours des édifices publics ont l'inconvénient de fournir sur leurs parois intérieures une surface trop étendue au contact de l'urine et de l'air ; il est aisé de les remplacer, comme dans les casernes, les prisons, les fabriques, etc., par l'une des nombreuses cuvettes qui ont été proposées : au moins, que l'on y jette du goudron de houille qui prévient pendant quinze jours la fermentation de l'urine (Bayard, 1843), ou de la suie de cheminée qui, depuis plus de vingt ans, sert à désinfecter journellement les baquets-urinoirs disposés dans les rues de Toulouse. C'est un pharmacien militaire, Astié, qui a recommandé le premier l'usage de cet excellent moyen de désinfection sans autres frais que ceux de main d'œuvre et de transport.

L'hygiène publique, en ce qui concerne les *excreta* d'une agglomération humaine, consiste à la doter largement d'eaux de toutes les provenances, car elles peuvent toutes recevoir une distinction utile, les unes à titre de boisson pour les hommes et pour les animaux, les autres pour les ablutions, les bains, les usages domestiques, d'autres encore pour le drainage des water-closets à travers les égouts et les canaux qui doivent les continuer au delà des zones suburbaines jusqu'aux localités où elles se déversent sous forme d'engrais liquide naturel, sans élaboration préalable. C'est à l'aide de cette circulation des villes au sol et du sol aux villes qu'il sera permis de créer la salubrité dans les centres de population. Nous l'avons déjà dit, la transformation des fosses étanches ou caveaux avec séparateurs, l'écoulement à l'égout des liquides avant qu'ils fermentent, et mélangés avec cent fois leur volume d'eau, les tuyaux d'évent établissant un échange continu entre les gaz du caveau et l'air intérieur, le cabinet d'aisances préservé de l'invasion des gaz fétides par un siphon et des souillures par l'abondance des eaux que déverse le jeu de l'appareil (1),

(1) A. Husson, *Exposé des progrès et des améliorations réalisées dans les établissements de l'Assistance publique à Paris*, décembre 1868, p. 24.

voilà de grands progrès, mais qui attendent leur complément, c'est-à-dire le drainage complet : les séparateurs, encore si récents, ont déjà fait leur temps.

# CHAPITRE IV.

## APPLICATA.

Les objets nécessaires à l'habillement des hommes ont subi une diminution progressive de prix. Sous le règne de saint Louis, la valeur pécuniaire d'un hectolitre de blé égalait celle de deux aunes de toile à chemises, telles qu'on les portait dans des couvents de femmes (1). Pour la même quantité de blé, on achèterait aujourd'hui six ou sept aunes de toile plus large et mieux fabriquée. L'industrie vestimentaire a d'ailleurs agrandi le champ de ses applications et perfectionné ses procédés. Une matière connue des anciens, mais qui n'a acquis en Europe sa légitime importance que par le concours de la navigation, du commerce et de l'industrie, le coton, est devenue l'une des bases de l'habillement des masses. De 3 à 4 millions qu'elle atteignait en 1830, son importation s'élève aujourd'hui au chiffre énorme de 500 millions, et la statistique attribue à chaque Européen 2 livres environ de cette substance pour sa consommation annuelle. En France, elle a suivi une progression rapide :

| Années. | Cotons importés et restés pour la consommation. | |
|---|---|---|
| 1816 | 12 100 000 | kilogr. |
| 1820 | 20 000 000 | — |
| 1835 | 38 700 000 | — |
| 1840 | 52 900 000 | — |
| 1845 | 60 700 000 | — |
| 1850 | 59 400 000 | — |
| 1855 | 76 100 000 | — |
| 1858 | 79 500 000 | — |

L'introduction et la culture du chanvre en Europe ont puissamment contribué à l'amélioration des vêtements publics ; il s'en consomme des quantités immenses ; les marchés de l'Angleterre seuls en ont reçu en 1832 plus de 25 millions de livres. La France cultive 158 300 hectares en chanvre, qui donnent 65 315 000 kilogrammes, et 30 200 hectares en lin qui donnent 34 820 000 kilogrammes ; en outre, les importations annuelles en chanvre et lin dépassent 12 000 000 de kilogrammes. Les lainages fournissent aux populations la portion la plus protectrice de leur costume et la matière principale de leur literie. L'Espagne, l'Angleterre, la Silésie, la Hongrie, l'Amérique, la Nouvelle-Hollande, etc., approvisionnent de leurs laines les marchés de l'Europe. La consommation annuelle que l'Angleterre en fait est évaluée à 50 mil-

_____

(1) P. S. **Girard,** *Annales d'hygiène publique et de médecine légale,* **1re série,** **1832,** t. VII, p. 58.

lions de kilogrammes, ce qui donne à peu près 1$^{kil}$,87 par tête à raison de 24 millions d'habitants ; la Prusse n'en consomme que 0$^{kil}$,78. Ces moyennes n'expriment nullement le résultat de la répartition réelle des substances vestimentaires ; elles impliquent la pénurie de certaines classes de la société. Or l'insuffisance du vêtement est une des causes qui augmentent le plus leur mortalité ; mal couvertes, elles perdent plus rapidement au contact de l'air la chaleur qu'elles produisent à peine en proportion suffisante avec les matériaux d'une alimentation mauvaise ou exiguë. Les expériences de Chossat (1) ont démontré que l'on peut retarder la mort par inanition à l'aide d'un réchauffement artificiel ; les pauvres sont privés le plus souvent des moyens de ralentir le travail de destruction qui se fait en eux. A qui manque l'aliment manquent aussi le vêtement et le combustible pour le chauffage de l'habitation et la couverture pour la protection nocturne du corps. Au-dessus de la couche humaine qui se consume dans un dénûment complet, se trouve une classe nombreuse qui achète son vêtement chez les brocanteurs et dans les bazars de la friperie. Aucun règlement de salubrité publique ne soumet à des purifications préalables cette marchandise plus suspecte mille fois que les balles de coton brut qu'un navire apporte dans nos ports de mer. Le commerce de la friperie a ses degrés ; il a ses antres immondes où l'ouvrier nécessiteux marchande une pièce de vêtement qui cédera à sa transpiration les principes morbides dont elle s'est imprégnée au contact des malades. Les effets usés dans le service des hôpitaux militaires sont vendus par le Domaine, et passent, par l'intermédiaire de petits trafiquants, dans les usages des classes populaires. Ne faudrait-il pas qu'ils fussent préalablement battus, aérés, fumigés ? Les mêmes hommes qui sont réduits à endosser la dépouille des autres n'ont pas la ressource de changer fréquemment de linge et de renouveler leurs habits ; ils ont de mauvais lits qui sont saturés d'émanations animales. Les maladies sont l'inévitable produit de l'infection qui les enveloppe. Le faible degré d'aisance et de bien-être que la charité leur procure dans les hôpitaux suffit souvent pour les rétablir : un bon lit, du linge blanc, un vêtement chaud, des bains, l'interruption d'habitudes nuisibles, le régime et les soins de la propreté, tels sont les moyens qui, sur 1500 malades traités par Ménière (2), en ont guéri 500. Les distributions de couvertures, de bas, de chaussures, etc., qui se font dans les grandes villes, contribuent efficacement à diminuer le nombre des maladies et par conséquent la dépense des hôpitaux.

Les classes aisées ne demandent au vêtement qu'une protection contre les vicissitudes de l'air et l'élégance mensongère des formes. Aux classes laborieuses, le vêtement devrait fournir les moyens d'échapper ou de résister aux influences nuisibles qui sévissent sur certaines professions ; il donne lieu à

(1) Chossat, *Recherches expérimentales sur l'inanition*. Paris, 1843, in-4.
(2) *Loc. cit.*, p. 64.

des questions d'appropriation spéciale qui intéressent l'hygiène publique. Nous avons fait connaître l'utile costume des ouvriers chargés du curage des égouts ; d'autres détails du même genre se présenteront dans le dernier chapitre. L'uniformité du costume est une règle de beaucoup d'établissements et de corporations : elle est commandée par l'intérêt de l'ordre et de la discipline ; elle s'applique d'ordinaire à des individus qui se trouvent dans les mêmes conditions d'âge, de travail, de régime, etc. Mais il importe qu'un seul modèle ne serve pas à la confection des habits de toutes les personnes assujetties à la règle de l'uniforme ; trop ample pour l'une, il exercera sur l'autre une constriction dangereuse ; on doit adapter la coupe de l'uniforme aux proportions de chaque individu, et tenir compte de ses dispositions organiques. Tel a besoin d'avoir ses organes soutenus par les arrangements de son costume ; tel autre doit redouter les moindres compressions splanchniques ou l'effet des ligatures placées sur le cou, les membres, etc. Ces recommandations acquièrent plus d'importance encore dans les collèges, dans les institutions, où l'on réunit des adolescents en voie de croissance. On sait combien la forme des habits peut contre la normalité du développement, sans parler des états morbides qu'elle détermine vers l'encéphale, vers les organes des sens et ceux de la poitrine. On reproche ces inconvénients aux vêtements qui sont donnés aux malades des hôpitaux civils. Les costumes religieux, presque tous inventés en Orient, ne sont plus en rapport ni avec les lieux ni avec le temps. Descuret attribue à ceux qui sont en laine grossière la propriété d'émousser les passions en surexcitant la peau. Cette propriété est plus que douteuse.

# CHAPITRE V.

### PERCEPTA.

L'exercice des facultés morales et intellectuelles, les institutions politiques et religieuses réagissent sur les naissances, les décès, les mariages, sur la durée moyenne de la vie, sur la qualité de la population. Pour ne pas sortir du domaine positif de l'hygiène, il ne sera question ici que des résultats les mieux constatés que fournit l'action des causes morales sur les masses humaines.

### ARTICLE PREMIER.

#### RAPPORT DES CAUSES MORALES AVEC LA POPULATION.

##### § 1. — Fécondité.

Nous avons vu que les unions contraires à la morale produisent plus de nouveau-nés qui subissent une mortalité plus forte ; les rapprochements trop précoces donnent lieu aux mêmes résultats. Toutes les habitudes

qui énervent diminuent le nombre des conceptions ; l'ivrognerie affaiblit la
faculté de procréation et dénature en quelque sorte ses produits (voy. p. 681);
chez les femmes, elle est une cause d'avortement (*ibid.*). Toutefois, la diminution de la fécondité peut être un effet calculé des habitudes d'ordre et
de prévoyance. Dans les classes supérieures de la société, les mariages
produisent moins, parce que les parents songent à perpétuer dans leur
famille certaines conditions d'aisance, d'éducation et de prééminence sociale ;
mais alors la vie moyenne s'allonge, et cette donnée sert à fixer la véritable
valeur de l'abaissement du chiffre des naissances. La coïncidence d'une fécondité luxuriante et d'une excessive mortalité est presque toujours le signe de la
pauvreté d'un peuple ou de sa démoralisation ; sir Francis d'Ivernois a observé
au Mexique, dans la province de Guanaxato, le triste ensemble de ces phénomènes qui n'y dérive point de la misère, puisque le bananier prodigue à cette
population une nourriture facile ; il est dû à des causes morales dont cet
écrivain a tracé un hideux tableau (1830). Remarquons, en passant, que
l'époque du maximum des conceptions est aussi celle où l'on compte le plus de
viols et d'attentats à la pudeur. Dans les pays où l'industrie et l'agriculture
prospèrent sous la protection d'institutions libérales, la population s'accroît
sans détriment ni risque pour ses moyens de subsistance : tels sont les États-
Unis. A l'époque de la Révolution, la suppression de la dîme, des impôts sur le
vin et sur le sel, des redevances féodales, des maîtrises et des jurandes, etc.,
amena une aisance inaccoutumée parmi les petits ouvriers, les petits cultivateurs, c'est-à-dire dans la classe la plus nombreuse de la nation. La conséquence de ce changement, observe Villermé, fut une augmentation du nombre
des naissances. La guerre et la paix, qui sont en quelque sorte contenues dans
les institutions politiques, déterminent, l'une un abaissement, l'autre un
retour ascensionnel dans le chiffre des naissances. La multiplication de l'espèce
est le vœu de la religion, qui a fait de la fécondité un signe de bénédiction
céleste et de prospérité ; mais le vœu a été formulé par les législateurs sacrés
à des époques et dans des pays où l'homme ne suffisait point à l'espace, où les
ressources d'alimentation abondaient sous sa main ; il est vrai que toutes les
fois qu'une nation se relève d'une déchéance passagère ou sort d'une crise
énergique, elle donne un plus grand nombre de naissances ; mais la fécondité est alors l'effet, non la cause d'un état meilleur ; de valeur absolue elle
n'en a point. Dans la plupart des pays catholiques, le carême, tel qu'on l'observe, et surtout tel qu'on l'observait autrefois, diminue le nombre des conceptions, au moins pendant qu'il dure (Villermé). On peut croire que l'anéantissement des grandes corporations religieuses, la suppression d'un grand
nombre de fêtes anciennement consacrées par l'Église, une observation moins
rigoureuse du carême, et d'autres circonstances de ce genre, ont modifié de
nos jours quelques-uns des éléments secondaires de la fécondité.

## § 2. — Mortalité.

Que la mortalité diffère entre deux peuples, dont l'un est industrieux et prévoyant, et l'autre plongé dans l'abrutissement et l'oisiveté, c'est ce que les faits démontrent en foule. Quetelet a calculé qu'elle est trois fois plus forte dans la république de Guanaxato qu'en Angleterre. Si elle est bien plus faible dans les classes supérieures de la société que dans les casses infimes, la cause n'en gît pas seulement dans l'aisance des uns et dans les privations des autres ; elle se trouve aussi dans les habitudes de propreté, de tempérance, dans la nature des passions les plus fréquemment excitées, dans les variations plus ou moins brusques du mode d'existence. L'influence léthale des passions ne ressort-elle pas de l'excès de mortalité qui pèse sur l'homme entre vingt et trente ans, alors qu'il a terminé son évolution et se trouve muni de toute l'énergie nécessaire pour lutter contre les causes de destruction ? L'intempérance désigne d'avance aux coups de toutes les épidémies meurtrières ; la terreur multiplie leurs victimes ; mais l'exemple le plus frappant de ce que peuvent les causes morales sur la mortalité, c'est la proportion des décès des enfants légitimes et des enfants illégitimes (voy. p. 436) : non-seulement ces derniers fournissent le maximum de mort-nés, mais le funeste héritage du vice les poursuit au delà de leur naissance, et d'après Baumann, un dixième d'entre eux seulement parvient à la maturité. Les recherches de Benoiston de Châteauneuf assignent la plus forte proportion d'enfants trouvés à Saint-Pétersbourg (45 sur 100 naissances), à Moscou (27,94) à Rome (27,90), à Lisbonne (26,28), à Madrid (25,58) ; Vienne, Paris, Bruxelles en ont moins. Les conclusions que l'on pourrait tirer de ces données, au point de vue de la civilisation, seraient peut-être hasardées ; mais l'influence de la misère et de la démoralisation des grandes villes se montre encore ici ; tandis que Paris compte annuellement 21 enfants trouvés pour 100 naissances, le reste de la France n'en produit que 3,52, disproportion qui se maintient forte même après toutes les déductions dont le chiffre 21 est passible. L'abaissement du chiffre proportionnel des décès et la prolongation de la vie moyenne, démontrés par tous les statisticiens de l'Europe (voy. page 321), mettent en évidence l'efficacité de la civilisation : assainissement des habitations privées et publiques, dessèchement des marais, extensions et améliorations de l'agriculture, subsistances mieux assurées et plus variées, rareté des famines, développement de l'industrie, échange des produits qu'elle donne chez les différentes nations, progrès des connaissances physiques et médicales, tout cet immense labeur qui résume les influences morales et intellectuelles accroît l'aisance publique et multiplie les moyens de conservation. Les gouvernements arrêtent ou favorisent ce mouvement ascensionnel de l'espèce humaine, suivant qu'ils tendent au despotisme ou à la liberté. Quelle distance énorme entre les degrés de mortalité de l'esclave et du maître, malgré tous les excès que ce dernier commet !

À New-York et à Philadelphie, il meurt 1 esclave sur 18, tandis que pour tous les habitants pris ensemble la mortalité n'est que de 1 sur 33 à 39 ! C'est aux gouvernements d'ailleurs qu'appartiennent la surveillance sanitaire des peuples, la mission de propager les moyens de préservation et de conservation, tels que la vaccine, les secours publics, etc. ; c'est sous leurs mains que sont placés les hôpitaux, les prisons, les établissements industriels, etc., et toutes les mesures qu'ils appliquent au détail comme à l'ensemble de ces institutions donnent lieu à des oscillations dans les chiffres moyens de la mortalité. La levée des milices et les guerres déciment la portion la plus saine et la plus précieuse de la population, celle qui, parvenue au terme de son développement physique, s'apprête à solder la dette qu'elle a contractée envers la société par les soins prodigués à son enfance. Enfin la religion imprime aux esprits, suivant la nature de ses dogmes et le caractère de ses interprètes, un rhythme paisible ou véhément qui tempère ou précipite les mouvements de la vie. Le baptême et la circoncision suscitent un danger aux nouveau-nés ; le carême et les abstinences réduisent les forces reproductives ; les cérémonies religieuses et les apprêts de mort, appliqués aux malades, leur causent une émotion périlleuse, et ont tranché brusquement plus d'une espérance de guérison, etc.

## ARTICLE II.

### RAPPORTS DES CAUSES MORALES AVEC LA REPRODUCTION DE L'ESPÈCE.

#### § 1. — Mariage et célibat.

Parvenu à la maturité procréatrice, l'homme est entraîné vers la femme par un instinct presque irrésistible. Tous les ressorts de son organisme semblent alors tendus vers ce but ; la crise de l'âme et du corps va croissant : le mariage en est la solution simple et morale, la solution la plus favorable à la société et à l'individu. Si la copulation n'est pas indispensable à l'entretien de la santé des individus, elle représente par rapport à l'espèce, l'unité vivante de deux êtres organiques ; le mariage crée de plus la vie de famille, c'est-à-dire une association d'êtres qui, malgré les diversités d'âge, de sexe, de forces et de tendances, forment un tout harmonieux, lié par l'indissoluble solidarité de l'existence et du bonheur ; il sert de fondement et de type à l'organisation de la société. Aussi la loi civile et la loi religieuse l'entourent de leur sanction. Quelle influence exerce-t-il sur la durée de la vie et sur le rhythme des fonctions cérébrales ? De quelles garanties a-t-il besoin pour répondre au but physiologique de son institution ? Voilà les questions qu'il présente à l'hygiène.

En 1831, sur 32 569 223 habitants de la France, on comptait 18 239 576 célibataires, 12 104 677 mariés, et 2 224 970 veufs, dont 722 611 hommes et 1 502 359 femmes. La proportion entre le nombre des mariés et celui des vivants est de 1 : 66 à Paris (Mathieu), de 1 : 65 dans les Pays-Bas (Quetelet), de 1 : 71 dans le Wurtemberg (Schubler), de 1 : 53 à Londres, de 1 : 54 en Angleterre, de 1 : 63 en Suède (Sussmilch), de 1 : 60 à Breslau (Reiche), de 1 : 55 à Hambourg (Buek). On voit que la proportion des mariages à la population varie dans des limites assez étendues ; ce qui s'explique par la différence des conditions et des rapports civils, par les déterminations irrégulières de l'individualité, et surtout par le degré d'aisance générale des pays. D'après le recensement de 1861, on compte en France 42 527 prêtres émargeant au budget, 17 776 religieux et 90 343 religieuses en 14 030 couvents (200 par département) ; avec les jeunes prêtres soldés par les fabriques, cette armée de célibataires de deux sexes monte à 204 477 individus. Malgré cet effectif et l'interdiction du mariage aux militaires jusqu'à l'âge de 27 ans et demi en moyenne, le nombre des mariages n'a pas baissé en France depuis 1821 et il est resté assez régulièrement en rapport avec le chiffre de la population :

| Périodes. | Nombre moyen des mariages. | Nombre d'habitants pour 1 mariage. |
|---|---|---|
| 1821-1830 | 247 230 | 127,3 |
| 1831-1835 | 259 680 | 127,2 |
| 1836-1840 | 272 966 | 124,1 |
| 1841-1845 | 282 287 | 123,3 |
| 1846-1850 | 277 617 | 128,1 |
| 1851-1855 | 280 637 | 127,9 |
| 1856-1860 | 294 864 | 123,3 |
| 1861-1870 | 302 418 | 124,7 |

Le mariage consolide la vie au milieu de son cours et prolonge sa durée moyenne ; Hufeland et Déparcieux avaient énoncé ce résultat ; Odier, dont les calculs embrassent la période comprise entre 1761 et 1813, a démontré que jusqu'à l'âge le plus avancé, la durée moyenne de la vie des femmes mariées est plus considérable que celle des femmes non mariées (1). Casper a dressé le tableau suivant, dont les résultats sont analogues à ceux d'un tableau de la mortalité à Amsterdam de 1814 à 1826, publié dans le journal de Henke (2) :

| Ages. | Morts sur 100. | | | | Différence en plus en faveur des personnes mariées. | |
|---|---|---|---|---|---|---|
| | Hommes non mariés. | Hommes mariés. | Femmes non mariées | Femmes mariées. | Hommes. | Femmes. |
| De 20 à 30 ans...... | 31,3 | 2,8 | 28,0 | 7,7 | 28,5 | 20,3 |
| 30 à 45. ....... | 27,4 | 18,9 | 19,3 | 20,3 | 37,0 | 19,3 |
| 45 à 60......... | 18,7 | 30,2 | 13,5 | 22,6 | 25,5 | 12,2 |
| 60 à 70......... | 11,5 | 20,9 | 13,5 | 20,2 | 16,5 | 5,5 |
| 70 à 80......... | 7,5 | 18,2 | 14,9 | 18,5 | 5,4 | 1,9 |
| 80 à 90......... | 3,0 | 7,8 | 7,8 | 8,6 | 0,6 | 1,1 |
| 90 à 100....... | 0,5 | 0,9 | 0,9 | 1,6 | 0,2 | 0,4 |

Les derniers travaux statistiques de Legoyt (1853 et 1854) établissent que les célibataires de tous les âges fournissent à la table mortuaire un chiffre plus élevé que les hommes du même âge vivant en état de mariage.

(1) *Bibliothèque britannique*, t. LIX. Genève, 1814.
(2) **Odier**, *Zeitschrift für die Staatsarzneikunde*, t. XXI. Erlangen, 1831.

Hufeland affirme, d'après de nombreuses observations, que pas un seul céli-
bataire n'a passé cent ans; mais la statistique des centenaires, assure sir
Francis d'Ivernois, est loin d'être exacte. Les liens du mariage attachent à la
vie, malgré le surcroît de peines et de soucis qu'entraîne cet état. Il résulte des
recherches de Falret que les deux tiers des suicidés sont célibataires. Sur
1726 femmes aliénées, on a compté 980 célibataires, 291 veuves et seulement
297 femmes mariées; sur 764 hommes aliénés, 492 célibataires, 59 veufs
et 201 mariés. Georget, qui rapporte ces résultats, demande si l'on doit
en conclure que le célibat prédispose à la folie; la réponse ne nous paraît
pas douteuse et la statistique des asiles d'aliénés (1853) achève de la confirmer :

|  | Sexe masculin. | Sexe féminin. | Deux sexes. |
|---|---|---|---|
| Célibataires............ | 65,72 | 58,16 | 61,80 |
| Mariés................ | 28,67 | 29,36 | 29,04 |
| Veufs ou veuves........ | 5,61 | 12,48 | 9,16 |
|  | 100,00 | 100,00 | 100,00 |

De 1856 à 1860, l'état civil des aliénés admis pour la première fois a été
relevé avec le plus grand soin, et a donné à Legoyt les résultats suivants :

|  | Hommes. | Femmes. | Total. |
|---|---|---|---|
| Célibataires............ | 9 545 | 7 624 | 17 169 |
| Mariés................ | 7 731 | 6 671 | 14 402 |
| Veufs et veuves......... | 1 327 | 2 718 | 4 045 |
| État civil inconnu....... | 545 | 298 | 843 |
| TOTAUX.......... | 19 148 | 17 311 | 36 459 |

On voit que la seule catégorie des aliénés célibataires est à elle seule aussi
nombreuse que celle des aliénés mariés et des aliénés veufs ensemble. Toutes
les statistiques concordent à la fois.

Enfin le mariage contribue à la moralité de l'homme, car la statistique
criminelle nous montre, sur 100 criminels, 60 célibataires et seulement
40 hommes mariés; d'un autre côté, sur 100 crimes contre les personnes, 86
sont commis par des hommes et 14 par les femmes, et sur 100 attentats contre
les propriétés, 79 appartiennent aux premiers et 21 aux secondes. L'influence
habituelle de la femme doit donc incliner l'homme vers la moralité.    est
consolant de voir les résultats inflexibles de la statistique s'ajouter aux considérations de l'ordre religieux et aux exigences de la société, pour nous montrer
dans le mariage une école de perfectionnement moral, de modération et de
longévité, le préservatif et le correctif des passions qui détruisent la santé,
étouffent la conscience, bouleversent l'esprit et précipitent au suicide ou vers
la folie.

La religion, la race ont-elles quelque influence sur le nombre des mariages?
Malgré les prescriptions de la loi religieuse qui les favorise et qui fixe, chez les
femmes, de 15 à 18 ans l'époque la plus opportune pour les contracter, il s

sont moins nombreux chez les juifs; d'après les documents officiels de la Prusse, on en a compté 1 pour :

| Années. | Évangélistes. | Catholiques. | Israélites. |
|---|---|---|---|
| 1831 | 129,21 | 136,62 | 155,12 |
| 1834 | 102,76 | 103,99 | 129,94 |
| 1837 | 110,02 | 109,38 | 142,20 |
| 1840 | 112,08 | 131,61 | 127,58 |
| 1843 | 107,97 | 113,19 | 123,21 |
| 1846 | 112,36 | 122,93 | 134,54 |
| 1849 | 107,77 | 111,40 | 174,92 |

En Hongrie, comitat de Wieselburz, même résultat obtenu par le D<sup>r</sup> Glatter. En Saxe, 1 mariage sur 113 Israélites, 1 sur 103 chrétiens. En Toscane (année 1861), on a compté 1 mariage sur 103 chrétiens et 1 sur 141 Israélites. Il est à présumer que la suppression d'entraves et de restrictions apportées précédemment aux mariages israélites, ainsi que la conquête récente de l'état civil, du mariage civil, substitué à la domination de la paroisse et aux seuls enregistrements par le clergé, auront pour effet, dans l'avenir, un accroissement numérique des unions israélites.

Sous le rapport médical, il faut considérer dans le mariage : 1° la maturité des organes dont il nécessite l'exercice ; 2° la conservation de la santé du mari et de la femme dans les relations étroites qui les unissent pour toujours ; 3° la constitution des enfants qui vont sortir de cette union. Pour fixer les conditions physiques du mariage, les législateurs ont rarement tenu compte des considérations physiologiques. A Sparte, les hommes ne pouvaient se marier qu'après trente-sept ans, parce que la loi voulait avant tout des enfants vigoureux et propres à la pratique des mâles vertus ; chez les Athéniens et chez les Romains des derniers temps de la république, les besoins d'une population nombreuse et le relâchement des mœurs favorisèrent les mariages dès les premières années de la puberté ; l'impuissance, la stérilité étaient des motifs de divorce et de répudiation. En Russie, les maîtres mariaient leurs serfs dès leur puberté et quelquefois avant, parce que la capitation, les corvées, etc., se comptaient par ménage. Sous l'empire des idées chrétiennes, le mariage a pris dans notre loi civile le caractère d'un lien indissoluble et sacré ; par respect pour la liberté individuelle, le législateur n'exige d'autre condition que celle de l'âge où la puberté est en général déclarée, dix-huit ans pour les hommes, quinze ans pour les femmes ; il n'admet d'autres empêchements que ceux qui résultent de la privation du libre arbitre et de la consanguinité à certains degrés. La libéralité des dispositions légales est une raison pour que les familles apportent une grande prudence dans la conclusion de leurs alliances, et pour que tout individu, prêt à contracter mariage, s'examine lui-même sous le rapport de son aptitude. Les unions trop précoces entraînent des excès, par suite de l'empire qu'exercent les nouveaux organes, de la confiance aveugle et de l'espèce de vanité qu'inspire le noviciat de la virilité. Les excès nuisent d'autant plus que la constitution est moins développée ; la puberté n'est que le signe initial d'une phase nouvelle de l'organisme ; la plénitude de phase, c'est à-dire l'accroissement complet de tous les organes qui président aux phénomènes physiques et moraux de la reproduction, correspond à une époque postérieure à celle que la loi a stipulée pour le mariage, vingt et un ans pour les femmes, vingt-cinq ans pour les hommes ; d'ailleurs, avant cet âge, on doit craindre l'indifférence, le dégoût, les désordres de toutes espèces qui succèdent à l'épuisement des jouissances, et l'on ne saurait espérer la prévoyance, la raison, la fermeté nécessaires à la conduite des affaires, à la direction des ménages. Quand un fils de maison compromet sa santé dans les excès du plaisir, ses parents lui cherchent un établissement, sans s'informer des suites ordinaires du libertinage, qui sont l'impuissance et la spermatorrhée ; le jeune homme pense lui-même en finir avec les pollutions par l'exercice régulier de la fonction, alors que les excitations d'une union récente achèveront de l'énerver... Une jeune fille est atteinte de névrose convulsive ; on prescrit le mariage, et la maladie continue ou s'exaspère... Dans les deux cas, il y a une victime et pour toujours ; il est donc immoral de considérer le mariage comme un moyen thérapeutique, et puisqu'une loi de fer le rend indissoluble, la raison et l'honnêteté prescrivent de ne point le contracter sans avoir la certitude d'y être propre. Toutefois, parmi les femmes des grandes villes, un grand nombre atteint promptement le degré de force et de volume organique qui autorise le mariage ; leur genre de vie hâte en elles les besoins physiques et moraux, et s'ils ne sont satisfaits, on les voit perdre leur fraîcheur, leur embonpoint, leur énergie musculaire ; une sorte de chlorose lente s'établit chez elle, sans accidents convulsifs, et le mariage seul peut relever leur constitution, près de se détériorer.

La précocité des mariages n'est pas le fait dominant en France ; au contraire ils sont trop tardifs en général, et c'est à cette cause que Léon Le Fort (*Gaz. hebdom. de médecine et de chir.*, 1867, p. 515) attribue l'infécondité croissante des unions et, par suite, la diminution de la natalité. L'âge moyen du mariage en France a varié, de 1853 à 1860, pour l'homme, de trente ans un mois à trente ans six mois, pour la femme, de vingt-six ans à vingt-six ans deux mois, tandis qu'en Angleterre, il est pour l'un de vingt-cinq ans et pour l'autre de vingt-quatre ans. Et cette différence portant sur la masse des ouvriers et des agriculteurs ne s'explique que par la conscription, qui n'existe pas en Angleterre. Non-seulement le célibat militaire retarde les mariages, mais ceux-ci sont d'avance frappés de stérilité ; le soldat, au sortir du régiment, devant se créer des ressources de vie, se refaire un métier avant de prendre charge de ménage, ce qui recule encore l'époque de son établissement. Aussi l'on trouve, pour 10 000 individus âgés de vingt-sept ans :

|  | Mariés ou veufs. | Célibataires. |
|---|---|---|
| En France | 418 | 582 |
| En Angleterre | 559 | 441 |

Quand l'âge a émancipé le Français du célibat militaire, l'égalité se rétablit:

|  | Mariés ou veufs. | Célibataires. |
|---|---|---|
| France.................... | 809 | 191 |
| Angleterre................ | 819 | 181 |

Lagneau (1) a démontré que l'augmentation temporaire des contingents de recrutement influe sur la natalité; pour les années 1855, 1856, 1857 qui, avec la durée de la gestation, correspondent aux années de guerre, le déficit des naissances a été en moyenne de 10 075 par an, si l'on prend pour terme de comparaison les trois années précédentes, 1852, 1853, 1854. De même, en 1860, après la campagne d'Italie, il y eut un déficit de 61 021 naissances.

La vérification de l'aptitude physique à l'accouchement et de l'aptitude morale à élever des enfants, à gérer le ménage, nous semble un devoir pour les parents, devant le silence de la loi.

Les différents genres et degrés de difformité du bassin exposent, en cas de grossesse, la vie de la mère et de l'enfant, souvent de l'une et de l'autre ensemble; qui ne sait que le diamètre antéro-postérieur du détroit abdominal est fréquemment rétréci jusqu'à rendre l'accouchement naturel impossible? Quand il y a moins de 3 pouces de longueur, la prudence veut que le mariage soit interdit; on cite des femmes qui ont accouché naturellement, quoique leur bassin n'eût que 2 pouces et demi de la symphyse des pubis à l'articulation sacro-vertébrale; mais peut-on compter avec certitude sur la petitesse de l'enfant, sur la souplesse extrême des os de sa tête, sur un relâchement inaccoutumé des symphyses du bassin? Fodéré va jusqu'à défendre le mariage à toute femme dont le bassin n'aurait pas 4 pouces au diamètre sacro-vertébral du détroit supérieur (2). L'âge avancé des femmes qui conçoivent pour la première fois les expose à l'avortement et aux suites fâcheuses d'un accouchement laborieux. — Il est des maladies que le mariage peut aggraver, soit par le spasme et les excitations répétées du coït, soit par les efforts de l'accouchement : telles sont les phlegmasies chroniques, les dégénérescences de tissu avec fièvre hectique, la phthisie pulmonaire dont la grossesse suspend rarement la marche, le cancer de l'utérus, les hernies irréductibles, les anévrysmes du cœur et des gros vaisseaux, l'aliénation mentale, les affections du cerveau, l'épilepsie, l'hystérie, pour la guérison de laquelle on conseille quelquefois le mariage. Le mariage crée entre les deux époux une solidarité physiologique et morale. Madame de Staël a dit qu'il est l'égoïsme à deux; ajoutons qu'il est aussi la santé ou la maladie à deux. Il est impossible que la cohabitation intime et continue d'une personne saine avec une autre qui ne l'est pas soit exempte d'inconvénients et de péril; il ne s'agit pas ici des affec-

---

(1) Lagneau, *Gazette hebdom. de médecine*, 1867, p. 243.

(2) Voyez la discussion de l'Académie de médecine sur la question de l'avortement provoqué (*Bulletin de l'Académie de médecine*. Paris, 1852, t. XVII, p. 304, 511).

tions grossièrement contagieuses, comme la syphilis ; mais beaucoup de maladies, que l'on ne saurait proclamer contagieuses, se communiquent à la longue dans le mariage. Nous avons connu plus d'un couple détruit par la phthisie pulmonaire, quoique l'un des deux époux fût manifestement à l'abri de tout soupçon de prédisposition acquise ou héréditaire. Ne voit-on pas les jeunes femmes qui se donnent à de vieux maris ardents se faner rapidement ?
— La famille et l'État sont généralement intéressés à ce que les produits des unions contractées sous leurs auspices répondent aux conditions d'une constitution saine et vigoureuse. En traitant de l'hérédité (t. I, p. 113 et 200), nous avons signalé les états morbides qui se transmettent par la génération, les transmutations dont ils sont susceptibles, et les règles que l'hygiène déduit de la connaissance de ces faits, relativement au mariage. La statistique a récemment démontré l'influence du sang chez les aveugles de tout âge ; elle s'exprime par la proportion de 9,7 sur 100 cas de cécité. Sur 114 cas de cécité héréditaire présentés aux Quinze-Vingts, celle-ci a été transmise directement des parents aux enfants 68 fois, indirectement entre parents et jusqu'au degré de cousin germain 12 fois, par consanguinité entre frères et sœurs 34 fois (1). Parmi les états pathologiques qui contre-indiquent le mariage, il faut placer en première ligne les vices congénitaux de conformation, le rachitis, le crétinisme, les scrofules, la phthisie pulmonaire, la folie, l'épilepsie, la syphilis.

Les mariages entre parents impriment un fatal essor aux prédispositions morbides qui relèvent de l'hérédité et exercent une influence détériorante sur les produits. De même que les plantes alimentaires et textiles dégénèrent par le défaut de renouvellement des semences et de variété des assolements, ainsi la force et la beauté des races animales sont au prix de leurs croisements, quand elles ont commencé à dégénérer. L'homme n'échappe pas à cette loi qui a trouvé dans Moïse un interprète énergique : on peut lire dans la Bible la longue série des prohibitions qu'il oppose au mariage jusqu'au troisième degré de parenté. Ces interdictions sont entrées dans la discipline du christianisme ; mais la loi civile ne les a pas reproduites, et comme elle ne laisse dans beaucoup de pays à l'autorité ecclésiastique que le soin de consacrer les unions déjà validées au nom de la société, la sagesse des prescriptions d'ordre religieux est en partie éludée. C'est là une des causes actives de la décadence physique et intellectuelle des populations. Nous avons signalé, d'après Ménière, les unions entachées dans quelques vallées isolées de la Suisse, comme une fabrique de crétinisme et l'idiotie ; à Genève, Rilliet (2) signale le nombre relativement considérable des mariages entre parents, ayant pour conséquence : 1° chez quelques enfants, un défaut de vitalité qui les fait périr avant terme ou en bas âge ; 2° chez d'autres plus nombreux encore, des ma-

(1) Dumont, *Recherches statistiques sur les causes et les effets de la cécité.* Paris, 1856.

(2) Rilliet, *Union médicale,* t. X, n° 63, 24 mai 1856.

ladies du système nerveux, et en première ligne l'épilepsie et l'idiotie ; chez d'autres en plus petit nombre, la scrofule avec ses suites connues. Suivant Rilliet, l'abaissement de la force vitale par suite de ces unions regrettables donne lieu à une série logique d'accidents : 1° absence de conception ; 2° retard dans la conception ; 3° conception imparfaite (fausse couche) ; 4° produits incomplets (monstruosités) ; 5° produits dont la constitution physique et morale est imparfaite ; 6° produits plus spécialement exposés aux maladies du système nerveux, savoir, par ordre de fréquence, à l'épilepsie, à l'imbécillité ou idiotie, à la surdi-mutité, à la paralysie, aux maladies cérébrales diverses ; 7° produits lymphatiques et prédisposés aux maladies qui relèvent de la diathèse scrofulo-tuberculeuse ; 8° produits qui meurent en bas âge et dans une proportion plus forte que les enfants nés sous d'autres conditions ; 9° produits qui, s'ils franchissent la première enfance, sont moins aptes que d'autres à résister à la maladie et à la mort. Il peut arriver, mais très-rarement, que tous les enfants d'une même famille échappent à l'action de la consanguinité ou que dans une même famille les uns sont frappés et les autres épargnés. Presque jamais on n'observe chez les enfants des mêmes parents les mêmes altérations morbides ; l'un est idiot, l'autre meurt prématurément, un troisième est seulement retardé. Quand une génération entière est indemne, on doit craindre la manifestation du mal dans la seconde génération. Quant aux dispositions plus ou moins évidentes à certaines maladies, aux diathèses rhumatismales, goutteuses, calculeuses, à l'apoplexie, à l'hypochondrie, à l'hystérie, etc., elles attachent des chances défavorables à la fonction procréatrice des personnes qui en sont affectées. L'un des faits les plus inattendus est celui de la rétinite pigmentaire que Liebreich, à Berlin, a rencontré sur 26 individus à précédents bien connus et dont 14 étaient les produits de mariages consanguins. C'est en 1862 que Boudin souleva, avec son exagération et sa ténacité accoutumées, la question vraiment sociale des dangers de la consanguinité ; une sorte d'émotion s'empara des esprits et s'étendit jusqu'aux États-Unis, où le docteur Bémiss signala, en 1858, à un meeting médical, que les enfants issus des mariages entre parents comptaient 10 sourds-muets sur 100 infirmes de cette catégorie, 5 sur 100 aveugles, 15 sur 100 idiots. Les enquêtes se multipliaient dans l'Amérique du Nord, en Écosse (1), dans les institutions de sourds-muets et ailleurs en France (2). Parmi les médecins, en minorité très-restreinte, qui ont tenté d'exonérer les alliances de famille, on peut surtout citer Napoléon Périer (3), qui a savamment discuté la généalogie des races d'élite, et Aug. Voisin (4), qui s'est livré pendant un mois à des investigations minutieuses sur la population de Batz,

(1) Arthur Mitchell, *Ann. d'hyg. publ. et de méd. légale*, 1865, t. XXIV.
(2) T. Devay, à Lyon ; Th. Perrin, *ibid.* ; Landes, à Bordeaux, etc.
(3) Nap. Périer, *Mém. de la Société d'anthropologie*, l. c.
(4) Auguste Voisin, *Mém. de la Soc. d'anthropol.*, et *Ann. d'hyg.*, 1865, t. XXXIII.

(Loire-Inférieure). Les habitants de ce bourg, isolés du pays environnant dont ils semblent mépriser la fréquentation, ne se marient depuis plusieurs siècles qu'entre eux ; nous renvoyons pour les détails au mémoire de A. Voisin : il a donné à ses recherches tous les caractères d'une entière authenticité, et sa conclusion, comme celle de Périer, est que dans les conditions dites de bonne sélection, la consanguinité ne nuit point au produit et à la race, mais au contraire qu'elle exalte les qualités comme elle ferait les défauts et les causes de dégénérescence.

Une enquête officielle se poursuit en France depuis huit ans ; le savant Legoyt a bien voulu la résumer pour moi dans le tableau suivant :

*Mariages consanguins.*

| FRANCE. | 1858 | 1859 | 1860 | 1861 | 1862 | 1863 | 1864 | 1865 |
|---|---|---|---|---|---|---|---|---|
| Neveux et tantes. . . . . . . . | 66 | 39 | 29 | 47 | 58 | 67 | 76 | 36 |
| Oncles et nièces . . . . . . . . | 173 | 159 | 166 | 1 44 | 156 | 158 | 222 | 171 |
| Beaux-frères et belles-sœurs . . | 875 | 888 | 798 | 827 | 752 | 837 | 960 | 966 |
| Cousins germains. . . . . . . . | 2 806 | 2 804 | 2 474 | 2 936 | 3 059 | 3 475 | 3 742 | 3 593 |
| Total . . . . . . . . . | 3 920 | 3,785 | 3 467 | 3 951 | 4 025 | 4 537 | 5 000 | 4 766 |
| Total général des mariages. . | 307 056 | 298 417 | 288 936 | 305 203 | 303 514 | 301 376 | 299 579 | 299 242 |
| Rapports pour 100 . . . | 1,28 | 1,27 | 1,20 | 1,30 | 1,33 | 1,51 | 1,67 | 1,59 |

On trouve dans ce document trois sortes de renseignements : 1° le nombre annuel des mariages consanguins d'après leur nature ; 2° le nombre total des mariages ; 3° le rapport des mariages consanguins au total des mariages ramené à 100. — L'accroissement sensible qui se produit à partir de 1863 dans les mariages consanguins, s'explique par ce fait que la circulaire, établie par Legoyt en cette année, a prescrit d'ajouter aux mariages entre cousins germains une catégorie nouvelle : *mariages entre individus issus de cousins germains.* Sans cette cause apparente d'accroissement, on aurait probablement trouvé un rapport à peu près égal des mariages consanguins au total des mariages. Il n'y a pas de raison de croire, en effet, que cette catégorie de mariages augmente, surtout avec la facilité progressive des communications qui conduit à un mélange de plus en plus caractérisé des diverses races qui ont peuplé notre sol.

Le nombre des mariages consanguins, ajoute Legoyt, n'est d'ailleurs qu'un élément de la question. Ce qu'il importerait de vérifier, c'est 1° si les enfants qui en sont issus, naissent dans des conditions de vitalité inférieures à celles des autres enfants ; — 2° si ces unions sont plus ou moins fécondes que les autres : enquête que l'éminent statisticien considère comme impossible.

Et lors même que l'on constaterait et leur moindre fécondité et la vitalité moindre de leurs produits, il faudrait encore préciser et dégager l'action des facteurs autres que la consanguinité, savoir : état de santé des époux, différences plus ou moins marquées entre leurs âges, degré d'aisance de chaque couple, etc.

Pour Legoyt, le problème est insoluble par la voie de la statistique ; il incline à admettre la fâcheuse influence de la consanguinité, au moins très-rapprochée.

### § 2. — Prostitution.

La prostitution existe ; il faut donc l'étudier sous le rapport de ses causes et de ses effets sur la santé publique. Nous verrons ensuite quelles mesures de prophylaxie peuvent lui être appliquées.

Parent-Duchâtelet (1) a fait le relevé des causes déterminantes de la prostitution sur 5183 :

| | |
|---|---:|
| Excès de misère, dénûment absolu par suite de paresse ou par d'autres motifs.. | 1 441 |
| Concubines délaissées............................................. | 1 425 |
| Perte de parents, expulsion de la maison paternelle, abandon complet......... | 1 255 |
| Amenées à Paris et abandonnées par leurs amants, militaires, étudiants ou commis............................................... | 404 |
| Domestiques séduites et chassées par leurs maîtres..................... | 289 |
| Venues de province à Paris pour s'y cacher et y chercher des ressources...... | 280 |
| Pour soutenir des parents pauvres ou infirmes (toutes nées à Paris)......... | 37 |
| Aînées de famille, pour soutenir leurs frères et sœurs, leurs neveux et nièces (toutes nées à Paris)............................................ | 29 |
| Femmes veuves, pour soutenir leur famille (toutes nées à Paris)........... | 23 |
| Total................... | 5 183 |

Sur ce nombre, 1988 sont nées à Paris, 1389 dans les chefs-lieux des départements, 652 dans les sous-préfectures, 936 dans les campagnes, 218 dans les pays étrangers. Ce ne sont ni les classes les plus infimes ni les classes les plus élevées qui fournissent le plus de prostituées, mais celles des ouvrières travaillant en boutique, surtout des ouvrières à la journée et sans demeure fixe. Les professions que les prostituées exerçaient au moment de leurs inscriptions à la police étaient les suivantes, sur 3420 d'entre elles :

| | | | |
|---|---:|---|---:|
| Couturières, lingères, modistes et autres états analogues........ | 1 559 | Bijoutières et états analogues...... | 98 |
| Marchandes de légumes, de fleurs et de fruits................. | 859 | Artistes..................... | 23 |
| | | Établies en boutiques........... | 7 |
| Tisseuses et états analogues....... | 285 | Sages-femmes................ | 3 |
| Chapelières et états analogues..... | 283 | Rentières.................... | 3 |

On voit par ce tableau, dit Parent, que la plupart des prostituées sortent des ateliers, ces foyers de corruption dont on doit déplorer les funestes effets, tout en admirant les produits qu'ils fournissent. Sur 4850 prostituées,

(1) Parent-Duchâtelet, *De la prostitution dans la ville de Paris*, 3e édit., complétée par des documents nouveaux et des notes. Paris, 1857, t. I, p. 108.

622 étaient enfants naturels : ce résultat concourt à démontrer l'hérédité du libertinage, ainsi que l'influence de l'abandon. Leur nombre s'est progressivement élevé avec celui de la population. Avant 1830, on comptait à Paris 2800 prostituées exerçant publiquement leur métier ; en décembre 1831, 3517 ; de 1832 à 1841, il est monté à 3906 ; le 1er janvier 1843, il était de 3824. En 1851, il existait en France 16 239 filles publiques.

Les excès du libertinage pèsent plus sur l'homme que sur la femme ; les maladies qui en résultent ont pour caractères distinctifs la chronicité et souvent l'altération profonde des liquides et des solides. Telles sont les phlegmasies lentes des voies digestives, la consomption dorsale, décrite par Hippocrate comme étant la maladie des libertins et des jeunes mariés, les lésions du cœur aujourd'hui si communes, la nombreuse série des affections cérébrales, les maladies de l'appareil génito-urinaire. Chez les femmes, les troubles de la menstruation, les pertes abondantes dans les premiers temps de leur métier, et qui sont si bien liées à l'exercice de ce métier qu'elles s'arrêtent durant leur séjour dans les prisons ou les hôpitaux, les abcès dans l'épaisseur des grandes lèvres, dans la cloison recto-vaginale souvent perforée au voisinage du sphincter soit par des fistules consécutives à ces abcès, soit par des chancres négligés, des tumeurs occupant les grandes lèvres et prenant naissance autour de la glande vulve-vaginale ou dans les conduits excréteurs ; toutes les lésions utérines qui sont sous la dépendance de la syphilis, la stérilité, ou si l'aptitude à la fécondation se conserve, la tendance aux avortements (Parent-Duchâtelet, Serres). Leurs organes génitaux n'offrent point de traces particulières de leurs excès habituels, et quant à leur disposition plus marquée aux maladies cancéreuses de l'utérus, cette opinion adoptée par Lisfranc ne s'appuie pas sur des faits bien démontrés. La gale et la syphilis sont, en réalité, les affections les plus ordinaires des prostituées. Chez les hommes, ces deux mêmes fléaux, le satyriasis et l'impuissance. Chez les deux sexes, l'incontinence d'urine, la cystite et la néphrite. Le libertinage ne se borne pas à corrompre les sources de la procréation, il diminue la valeur de ses produits, frappe d'une mortalité plus grande les enfants au sein de leur mère et après leur naissance ; il augmente dans chaque population le chiffre des malades, c'est-à-dire le chiffre des non-valeurs et des dépenses publiques. De 1804 à 1842, les hôpitaux civils de Paris ont reçu 129 800 vénériens. Le chiffre des admissions annuelles s'est élevé progressivement : il était en 1804 de 2212 ; en 1842, il a été de 5059. Le nombre des vénériens traité au Val-de-Grâce a moins varié jusqu'à l'époque où les travaux des fortifications de Paris ont employé un plus grand nombre de militaires. En 1815, le Val-de-Grâce a reçu 1951 vénériens, et, en 1839, 1086 ; ce chiffre s'est élevé jusqu'en 1842, où il a été de 2798. Le minimum correspond à l'année 1823, époque de la guerre d'Espagne, où les garnisons de l'intérieur ont été réduites. Pendant l'espace de vingt ans (de 1814 à 1834), les seuls vénériens des hôpitaux civils de Paris ont occasionné une dépense de 4 940 226 francs, la durée moyenne de leur traitement ayant été de 57 jours, 59, et le prix moyen de la journée 1 franc 38, 14. De 1812 à 1822, il y a eu à Paris 20 626 prostituées infectées de syphilis; et, si l'on excepte les deux années d'invasion de 1812 à 1824, le nombre de ces filles malades a été proportionnellement plus considérable de 1824 à 1832 que de 1812 à 1824. Le relevé des consultations gratuites à l'hôpital du Midi donne, pour l'année 1829, le chiffre 3145, et pour 1842 celui de 7648, c'est-à-dire plus du double. Le libertinage porte une atteinte profonde au système nerveux ; l'affaiblissement ou les aberrations de l'ouïe et de la vue, la chorée, l'épilepsie, les convulsions, la folie, l'imbécillité, la mélancolie, le suicide, en sont les inévitables conséquences. Les relevés dressés avec le plus grand soin par Esquirol démontrent que les prostituées fournissent à la Salpêtrière le vingtième du nombre des folles ; sur 8272 aliénés que Bicêtre et la Salpêtrière ont reçus de 1825 à 1833, 59 étaient tombés dans cet état par suite d'onanisme, 216 par inconduite et libertinage, 51 par suite de maladies syphilitiques. Veut-on connaître l'influence que le libertinage exerce sur la criminalité ? Sur 8276 femmes accusées de crimes depuis 1835 jusqu'à 1841 inclus, on a trouvé que 24 sur 100 de ces malheureuses avaient eu des enfants naturels ou avaient vécu en concubinage. En faisant entrer dans ce calcul les filles qui ont été poussées à l'infanticide par une première faute, on constate qu'un tiers environ des femmes accusées avaient violé les lois de la pudeur antérieurement aux poursuites de la justice. De 1836 à 1840, sur 39 424 accusées, 911 étaient enfants naturels; sur 100 individus enfermés à Sainte-Pélagie pour délits correctionnels, 79 vivaient en concubinage; sur 100 commis de magasin emprisonnés pour abus de confiance, vol, escroquerie, etc., 75 devaient leur condamnation aux dépenses qu'avaient entraînées leurs liaisons avec les femmes.

A différentes époques on a tenté de restreindre, de comprimer, d'étouffer la prostitution ; mais sous la pression des sévérités de la police extérieure, elle s'est propagée par les voies clandestines, elle s'est infiltrée dans la portion jusqu'alors saine de la population ; comme un liquide comprimé dans un vase clos, elle a suinté par les porosités, ne pouvant jaillir par un orifice libre dont l'écoulement peut être calculé et réglé; aussi les essais de rigorisme n'ont jamais été de longue durée, et les recherches de Parent-Duchâtelet ont bien établi la nécessité d'épargner aux filles publiques les mesures flétrissantes ou vexatoires ; l'autorité devant se borner à prévenir le scandale et à protéger la santé publique. Là où l'intervention du pouvoir répressif est au moins impuissante, il semble que la religion ait une tâche plus facile : ses efforts n'ont pas manqué pour tirer les prostituées de leur misérable condition; elle leur a ouvert des asiles où les moyens de travail et d'instruction sont mis à leur portée ; mais les épreuves qu'on leur impose sont longues et rudes, les tentations faciles, les rechutes fréquentes. Parent-Duchâtelet a vu finalement que l'on ne peut compter que sur le repentir de celles à qui l'âge, les maladies ou la perte de toute beauté ne laissent plus d'autre parti à prendre : il a vu que, nonobstant les saintes entreprises d'une charité spéciale, les filles inscrites à la police demeurent dans les mêmes proportions, relativement à la population, aux garnisons, etc., à moins qu'une recrudescence de puritanisme officiel ne diminue momentanément le nombre des inscriptions; alors la prostitution rentre dans les interstices de la société et l'infecte profondément au lieu de fermenter à sa surface. La conclusion de Parent-Duchâtelet, dont le caractère si pur a reçu d'universels hommages, est que la prostitution sous toutes les formes et avec toutes ses nuances, est un fait nécessaire. Puisque la religion ni la société n'ont pu maîtriser encore les besoins, les passions, les délires passagers d'un certain genre, il faut ouvrir à cette vapeur délétère une soupape de sûreté; sinon, elle arriverait à un degré de tension qui rendrait les explosions inévitables; ou elle prendrait une autre direction, plus funeste encore pour la moralité publique. A la faveur d'une protection qui paraît scandaleuse, mais qui tourne en définitive à l'avantage de la société, la police s'est emparée à Paris et dans la plupart des villes de tout ce qui concerne les prostituées; elle les assujettit à des explorations périodiques, séquestre les malades, punit les violations de la règle qu'elle impose aux diverses catégories de cette difficile population, etc. Là se borne son rôle; c'est aux gouvernements et aux organes éclairés de la religion à faire le reste; il est prouvé maintenant que ce n'est point la fougue du tempérament qui précipite les femmes dans la prostitution; elles y sont amenées par le besoin, par la paresse, par l'abandon, par les conséquences d'une première faute, par l'imprévoyance et le goût des parures, etc. Améliorez l'éducation domestique des femmes des classes moyennes et inférieures, prolongez jusque sur leur jeunesse la tutelle de l'autorité maternelle, inspirez-leur les vertus de famille et préparez-les par une instruction convenable à devenir à leur tour les guides de leurs enfants, préservez leur pureté dans les ateliers et dans les fabriques par une surveillance régulière, imposez silence aux doctrines d'émancipation féminine et de promiscuité qui bourdonnent à leurs oreilles, protégez le travail de leurs mains et faites qu'il devienne possible à une femme de vivre du produit de ses labeurs quotidiens ; ces mesures diminueront la prostitution, quoiqu'elles ne promettent un remède qu'à des causes peut-être secondaires. Le concubinage, qui est en quelque sorte un état normal parmi les classes ouvrières, est l'une des sources les plus actives de la prostitution; il est difficile, mais non impossible de la réduire. La société charitable de Saint-François-Régis s'est proposé ce but; depuis 1826, époque de sa fondation à Paris, jusqu'au 1er janvier 1843, elle a fait légitimer 9877 unions désavouées par la morale, et a ainsi cherché à ramener dans la voie des bonnes mœurs 19 754 individus; Descuret évalue à 8000 le nombre des enfants naturels qui, pendant ce même espace de temps, ont reçu le bienfait de la légitimation.

L'extirpation de cette lèpre de nos temps qu'on appelle la syphilis, n'est pas au-dessus du pouvoir des États. La séquestration et les léproseries ont fait justice du fléau de la lèpre ancienne ; la peste est l'objet d'un vaste et dispendieux appareil de préservation ; tous les gouvernements font des sacrifices pour étouffer les germes de la variole : or, la syphilis fait plus de mal que toutes ces maladies ensemble. Elle détériore sourdement les générations ; sa contagion est plus évidente que celle de la peste : pourquoi ne lui oppose-t-on pas dans tous les pays les mêmes barrières, les mêmes moyens d'extinction ? Telle est l'espèce humaine ; la foudre des épidémies insolites qui passent sur sa tête comme le nuage électrique, l'étourdit et la frappe de terreur ; elle s'évertue inutilement à en prévenir le retour, tandis qu'elle se familiarise avec les pestes lentes et continues qu'elle porte dans son flanc, et dont elle subit le ravage héréditaire avec la même patience que la succession des phénomènes météoriques (1). A Paris et dans quelques grandes villes, les vénériens des deux sexes obtiennent dans des établissements spéciaux les soins qui leur sont nécessaires ; il n'en est pas de même dans les autres villes et localités ; là une sorte de réprobation poursuit encore ceux qui ont commis le péché de la chair ; les règlements des administrations hospitalières gardent la trace des rigueurs que l'exaltation des principes de chasteté chrétienne suggérait dans le moyen âge contre les individus atteints de maladies *honteuses* ; plusieurs des corporations religieuses qui desservent les hôpitaux conservent la tradition d'une sainte horreur pour ce genre d'affection ; beaucoup d'administrateurs s'imaginent que la crainte du mal physique sert de frein à la débauche. Dans ces villes, on fait peu pour empêcher la propagation de la syphilis ; on laisse les filles infectées se traiter à domicile, ou bien on les expulse sans pitié du territoire de la commune ou du département, comme si dans l'un ou l'autre cas elles cessaient un seul jour de répandre la contagion. Quand des règlements absolus ne s'opposent point à ce que ces maladies soient traitées dans les hôpitaux, on n'y reçoit que les vénériens de la localité ; de pauvres ouvriers sont forcés de se traîner sur les routes, d'aller porter leur honte dans leurs foyers domestiques, ou de s'exposer par la continuation de leurs travaux à des accidents consécutifs qui ont souvent pour effet de les rendre impotents, et de les faire retomber à la charge de la société. Il est telle garnison en France qui, abandonnée à l'hôpital civil de l'endroit pour le traitement de ses fiévreux et de ses blessés, n'y peut faire admettre ses vénériens, qu'elle est forcée d'évacuer dispendieusement sur l'hôpital militaire le plus rapproché. Les moyens de préservation, de séquestration et de traitement des maladies

(1) Un savant d'un esprit fin et distingué a répondu à ce désidératum : le livre du docteur Jeannel, de Bordeaux : *De la prostitution dans les grandes villes au* XIXᵉ *siècle et de l'extinction des maladies vénériennes*, Paris, 1868, est non-seulement une œuvre d'érudition et d'enquête exacte sur les principales villes du monde, mais d'innovation sage et de progrès : son projet de règlement international, fondé sur un système de visites sanitaires et de vigilante prophylaxie, mérite de servir de base à des interventions qui aboutiront certainement, si ce n'est à l'extinction prochaine, au moins à l'atténuation d'un mal affreux, d'une contagion tous les jours importée sans obstacle.

vénériennes doivent être organisés d'une manière uniforme sur toute l'étendue de la France, et, s'il se peut, de l'Europe, non livrés au caprice des administrations locales et à la merci des préventions d'un autre temps ; c'est un vœu dont l'exécution, facile dans ce pays d'énergique centralisation, ferait époque dans les annales de l'hygiène publique et de l'humanité.

Quelques résultats déjà obtenus indiquent le bien immense qu'il est possible de réaliser dans cette voie de prophylaxie publique. La seule création du dispensaire de Paris, où toutes les filles inscrites sont visitées périodiquement par les mêmes médecins, a abaissé notablement le chiffre des femmes infectées : il était de 1 sur 9 filles avant l'enquête de Parent-Duchâtelet : il était descendu à 1 sur 16, au moment où ce médecin écrivait son célèbre ouvrage. Par un ensemble de mesures appliquées en 1842 à l'armée belge, Vleminckx, inspecteur général de son service de santé, a fait tomber la proportion des vénériens à 1 sur 190, tandis que, à la même époque, les garnisons de Strasbourg et de Lyon comptaient 1 vénérien sur 33 soldats et 1 sur 40. Un ensemble de dispositions, concertées, en 1842, entre le ministre de l'intérieur et celui de la guerre, et dont l'exécution incombe partiellement aux autorités militaires et civiles, a produit dans l'armée française une notable diminution du nombre des vénériens ; les principales consistent dans le traitement immédiat, à l'infirmerie régimentaire et à l'hôpital, de toutes maladies syphilitiques dès leur début, dans l'obligation imposée aux soldats de faire connaître la femme qui les a infectés, dans la recherche immédiate de cette femme pour être soumise à son tour et d'office aux soins de l'art, et pour être inscrite dans les registres de la police, si elle appartient à une catégorie de prostitution clandestine, dans la visite hebdomadaire des filles inscrites à l'aide du spéculum en présence et sous le contrôle d'un médecin militaire, dans la création de dispensaires partout où ils manquent, etc. Là où ces mesures ont reçu une exécution complète, elles ont produit d'excellents résultats ; malheureusement elles sont éludées, négligées dans beaucoup de localités. Les causes les plus constantes de la persistance et de l'extension de la syphilis dans les villes de garnison sont : 1° l'omission des inscriptions à faire ; 2° l'insuffisance des explorations confiées à des médecins civils qui écartent souvent le contrôle ou le concours de leurs confrères de l'armée ; 3° surtout l'absence d'une direction du service de santé militaire au chef-lieu de chaque division territoriale.

G. Lagneau (1) a fait les recherches les plus complètes, depuis le xive siècle jusqu'à nos jours, sur les moyens proposés pour réprimer ou pour prévenir la contagion syphilitique ; la discussion approfondie à laquelle il les a soumis l'a conduit aux conclusions suivantes, dont toutes, il le reconnaît lui-même, ne sont pas également faciles à mettre en pratique, et où n'entre pas, est-il besoin de le dire, l'immorale et maléficiante industrie de la syphilisation ; nous

---

(1) G. Lagneau, *Annales d'hygiène et de médecine légale*, 2e série, t. IV et t. V, 1855-1856.

les discuterons en les énumérant, sauf quelques-unes que nous omettons comme impossibles.

## I. — LES DEUX SEXES.

1° Établir une pénalité contre le vénérien qui infecte une autre personne. — Que de difficultés pour établir la filiation du mal; que d'enquêtes scandaleuses, contradictoires, impossibles!

2° Rendre obligatoire le traitement de tout vénérien jusqu'à guérison entière. — Cette mesure, inapplicable à diverses classes de la société, doit se traduire ainsi : créer, multiplier les services hospitaliers pour les vénériens, les admettre dans les hospices généraux; effacer entre eux et les autres malades toute distinction injurieuse, toute différence de bien-être, de régime et de soins; instituer, propager les consultations gratuites avec délivrance gratuite de médicaments.

3° Rechercher le vénérien coupable d'avoir transmis son mal d'après les plaintes adressées par la victime, soit à la préfecture de police, soit dans chaque mairie. — C'est étendre au civil l'obligation imposée au soldat; mais celui-ci, tenu de révéler au médecin ou à son supérieur la femme qui l'a contaminé, souvent échappe à cette obligation par le vague de ses énonciations; que peut-on attendre d'un système officiel de plaintes?...

4° Afficher, dans certains lieux, des avis indiquant les moyens de se préserver de la contagion et d'en faire avorter les effets quand elle n'a pas été évitée. — Ce moyen entraîne l'alternative, ou d'outrager la pudeur publique pour être notifié utilement, ou de rester inutile, s'il n'est affiché que là où la raison et la prudence entrent rarement.

## II. — LES HOMMES.

5° Visite régulière des soldats et des marins : l'étendre aux ouvriers célibataires des ateliers de l'État, aux jeunes gens devant les conseils de révision, aux individus arrêtés comme vagabonds. — Cette visite a lieu tous les mois dans les régiments; il est difficile de la faire plus souvent; le soldat n'a d'ailleurs aucun intérêt à cacher sa maladie; c'est à ses supérieurs à l'éclairer sur les dangers de cette dissimulation. Les conseils de révision ont un but légal défini qui ne saurait être dépassé, dans les conditions de publicité nécessaire où se fait la visite des appelés.

6° Prescrire aux maisons de tolérance, aux prostituées libres avec carte, de n'admettre que des hommes sains. Cette vérification, qui la fera? S'y soumettra-t-on? etc.

## III. — LES PROSTITUÉES.

7° Généraliser l'inscription; l'infliger d'office à toute femme qui exige une surveillance dans l'intérêt de la santé publique; munir les prostituées d'un livret contenant des avertissements.

8° Rapprocher les visites (tous les quatre jours) auxquelles on les soumet, et multiplier les dispensaires.

9° Rendre les dames des maisons de tolérance responsables de la santé de leurs filles.

### IV. — NOURRICES ET NOURRISSONS.

10° Multiplier les bureaux de nourrices et n'y admettre que des nourrices saines ; refuser tout enfant suspect avec sa mère.

11° Éclairer nourrices et parents sur les conséquences de l'allaitement d'un enfant vérolé par une nourrice saine, et réciproquement, sur celui d'un enfant sain par une femme syphilitique.

## ARTICLE III.

### RAPPORTS DE LA CULTURE MORALE ET INTELLECTUELLE AVEC LA SANTÉ PUBLIQUE.

#### § 1. — Éducation et mœurs.

Si les moyennes de longévité avaient une valeur absolue, celles des diverses professions suffiraient pour résoudre le problème de l'influence que la culture intellectuelle et morale exerce sur la santé publique ; mais l'aisance et la pauvreté entrent dans ces moyennes comme éléments prépondérants ; c'est ce qui explique les différences de longévité qu'on observe entre les diverses catégories de professions intellectuelles : si les professeurs et les médecins praticiens figurent au bas de l'échelle, c'est parce qu'ils ont en général moins d'aisance que les théologiens et les hauts fonctionnaires qui occupent les degrés supérieurs. Cherchons donc ailleurs les données nécessaires à notre sujet. Et d'abord établissons une distinction essentielle entre les effets directs de la culture humaine et ceux qui résultent des méthodes employées pour la donner. Les procédés de l'éducation publique et les circonstances de la vie collective des jeunes générations dans les établissements où ils la reçoivent, constituent un ensemble de causes qui agissent profondément sur la santé, et partant sur la vie moyenne des carrières qui se recrutent annuellement dans leurs rangs. La masturbation est endémique dans les colléges ; les élèves y arrivent, au terme de leurs études, exténués par l'inaction et par de pernicieuses habitudes. Les contentions d'esprit trop prolongées et l'insuffisance des exercices corporels sont d'autant plus funestes que les élèves sont plus jeunes, et ont par conséquent un plus grand besoin de mouvement et de variété. Plus tard, quand le sens génital s'éveille en eux et devient le foyer d'une vie nouvelle, l'activité musculaire peut seule amortir la susceptibilité des organes qui viennent d'éclore, dissiper dans la nutrition générale les matériaux qu'ils appellent, rendre le sommeil facile, profond, réparateur. Or, cette large indication de l'hygiène juvénile est-elle remplie par quelques instants de récréation, par quelques jeux abandonnés au caprice, par quelques promenades monotones et sans but? Que l'on calcule le temps accordé au développement des forces physiques, il ne représente pas le tiers de la journée du collège; en revanche, force travaux d'esprit; les sciences et les lettres s'accumulent dans ces jeunes cervelles que l'on sollicite à une production précoce et fiévreuse; et l'on oublie que la vigueur de la constitution est la condition première des succès de l'intelligence. Si donc on venait à démontrer par la statistique que la proportion des maladies et des décès est plus forte parmi la jeunesse des établissements universitaires que parmi celle des champs et des fabriques, on n'en pourrait inférer rien de contraire à l'influence de l'éducation considérée en elle-même : les résultats n'accuseraient que la marche adoptée dans le système des études publiques; ils ne prouveraient nullement que l'instruction commencée en temps opportun, dispensée avec mesure, combinée avec l'exercice musculaire, entrave l'évolution de l'organisme, et lui suscite des dangers particuliers. Tout indique, au contraire, qu'une excitation convenable de l'encéphale complète la somme d'influences nécessaires à la régularité du développement et à la plénitude de vie à laquelle l'organisme tend comme l'âme vers l'idéal. Mais aux deux extrémités de l'échelle sociale se déroule un spectacle également déplorable. L'enfant du peuple, soumis à loi du travail presque au sortir du berceau, perd jusqu'au loisir de penser; l'enfant des classes aisées est mis en serre chaude d'instruction, sans qu'on lui laisse le temps d'exercer son corps. Il faut, au premier, assez de repos pour cultiver son intelligence; au second assez de fatigue pour développer ses organes et dépenser tous les matériaux qu'une alimentation abondante lui fournit. La masturbation n'a guère sévi dans l'antiquité; les rapports sexuels ne rencontraient point d'obstacle ni dans l'opinion ni dans les maladies contagieuses; l'existence de l'esclavage la favorisait; d'un autre côté, la force, l'adresse, la beauté plastique était l'objet d'un culte. Ce vice hypocrite semble appartenir aux sociétés modernes; le plus dangereux de tous, parce qu'il n'exige point de complice ni même de virilité parfaite, parce qu'il dérobe ses manœuvres et trompe la surveillance; il imprime aux organes sexuels, aux idées génésiques, des modifications qui perpétuent les pertes séminales; passion solitaire et concentrée, il pousse au mensonge, à la dissimulation; il communique au caractère je ne sais quoi de sauvage, de haineux; il flétrit le moral d'un cachet indélébile de profond égoïsme. Ces turpitudes cachées, ajoute Lallemand, auquel nous empruntons ces considérations, sont donc plus dangereuses que les débordements scandaleux des anciens. Si elles devaient s'accroître encore dans la même progression, elles menaceraient l'avenir des sociétés modernes.

Le problème de l'éducation, c'est la balance des forces physiques et des facultés intellectuelles; elle ne peut s'obtenir qu'à l'aide d'une gymnastique obligatoire, variée, adaptée à chaque âge, entremêlée par intervalles égaux aux exercices de l'intelligence, honorée et récompensée dans les concours annuels à l'égal des études littéraires. Depuis l'invention des armes à feu, on a trop méconnu les effets puissants d'un exercice régulier, habituel, énergique; les occupations variées, la fatigue du corps, la culture de l'intelligence, des principes moraux et religieux, une surveillance assidue, tels sont les moyens qu'il faut opposer à l'onanisme dans les établissements publics; ils sont surtout nécessaires dans ceux de l'autre sexe, car les maisons orthopédiques nous présentent les jeunes demoiselles dans la proportion des cinq sixièmes. Nous rangeons parmi les moyens préservatifs la culture de l'intelligence, car il est absurde d'accuser, comme on l'a fait, la civilisation du vice de l'onanisme : quelle plus sûre garantie contre des penchants honteux que le développement des plus nobles facultés de l'homme ! Qu'y a-t-il de commun entre la civilisation et l'onanisme qui tue l'esprit, la mémoire, le jugement? Ne sait-on pas que les plus effrénés masturbateurs se trouvent parmi les idiots de naissance, les crétins, les hydrocéphales qui atteignent la puberté ?

On a reproché aussi à la civilisation d'avoir engendré la prostitution, cet ulcère des cités populeuses. Remarquons d'abord que sur 4470 filles nées et élevées à Paris, 2332 ne savaient pas signer, 1780 signaient fort mal, 110 avaient une belle écriture; la capacité de 248 n'a pas été constatée. Soit que l'on remonte à l'origine des sociétés, soit que l'on considère sur l'étendue du globe les peuples qui expriment les différents degrés de la civilisation, on reste convaincu que les rapports sexuels ont acquis une importance proportionnelle à la mesure des lumières et de l'aisance publiques, et que la prostitution est d'autant plus facile, plus générale, que l'on se rapproche plus de l'état de nature. N'était-elle pas adorée chez les Grecs sous le nom d'*Aphrodite-Pandemos*, et chez les Romains sous le nom de *Venus Vulgivaga*, *Venus Meretrix*, etc. ? Chez les premiers, les courtisanes l'emportaient par leur éducation sur les femmes légitimes élevées et renfermées dans le gynécée. Celles-ci pouvaient être répudiées sans droit de réciprocité. A Babylone, toute femme devait se prostituer au moins une fois par an, en l'honneur de la grande déesse Mylitta. Ces cyniques institutions semblent elles-mêmes un reflet des fêtes du sivaïsme hindou. Que d'idylles n'a-t-on pas chantées à l'éloge des Messalines sauvages de l'Océanie : filles naïves, dit-on, qui se livrent sans intérêt ! Nous savons aujourd'hui que la prostitution leur est lucre et métier ; elle est d'ailleurs sans entrave et sans mystère. En Abyssinie, le mari offre sa femme au voyageur; dans l'Amérique du Nord, les filles des tribus de Peaux rouges font fête aux trappeurs qui arrivent avec des pacotilles de colliers, de verroteries, etc. L'Orient, outre ses filles inscrites sur les registres du cadi, a ses almées, ses bayadères. Chaque musulman possède un lupanar domestique qu'on appelle harem; la vente des femmes est l'odieuse conséquence de ces mœurs. Dans notre société, la pureté des femmes est en raison directe de leur instruction et de leur aisance; l'ignorance et la grossièreté habitent les lupanars; l'élégance, le talent, l'esprit qui charmaient les anciens auprès des courtisanes, sont l'apanage des salons. A mesure que la civilisation a fait des progrès, la courtisane a perdu, la femme légitime a gagné. La promiscuité qui a été prêchée de nos jours au nom du progrès social, marque le plus bas échelon de la dégradation des femmes ; elle en fait une matière commune à l'usage de tous ; séparées de cette masse et constituées en individualités distinctes sous le nom d'épouses, elles sont traitées chez les tribus sauvages en esclaves, presque en bêtes de somme ; leur asservissement s'adoucit, sans disparaître, parmi les groupes de nations intermédiaires entre l'état sauvage et celui de civilisation avancée ; enfin dans les pays où l'aisance et les lumières ont atteint leur niveau le plus élevé, il n'existe plus aucune inégalité parmi les deux sexes, et la quantité d'influence sociale des femmes ne dépend plus que du développement de leur raison, de leur intelligence du devoir, de leur aptitude aux sacrifices qu'exige la sainte mission d'épouse et de mère.

La vie moyenne s'accroît avec l'instruction ; c'est ce que démontrent les tableaux suivants, dressés par Bertillon (1) :

| Les dix départements les plus ignorants. | | | Les dix départements les plus instruits. | | |
|---|---|---|---|---|---|
| Noms. | Sachant lire et écrire, sur 100 habitants. | Vie moyenne. | Noms. | Sachant lire et écrire, sur 100 habitants. | Vie moyenne. |
| Allier............ | 19 | 31,0 | Haute-Marne.... | 90 | 41,2 |
| Haute-Vienne ... | 22 | 27,8 | Doubs......... | 90 | 35,0 |
| Indre.......... | 23 | 30,8 | Meuse.......... | 89 | 37,0 |
| Corrèze ........ | 23 | 30,8 | Jura........... | 88 | 36,0 |
| Cher........... | 26 | 27,8 | Vosges......... | 88 | 35,7 |
| Finistère . ..... | 29 | 27,7 | Haute-Saône ... | 84 | 34,3 |
| Nièvre.......... | 29 | 30,0 | Meurthe........ | 83 | 34,3 |
| Dordogne....... | 29 | 34,5 | Côte-d'Or....... | 83 | 39,7 |
| Côtes-du-Nord... | 31 | 31,6 | Ardennes....... | 82 | 37,0 |
| Morbihan....... | 32 | 31,3 | Moselle........ | 82 | 33,0 |
| Moyenne.... | 26 | 30,3 | Moyenne.... | 86 | 36,3 |

| Les dix départements où la vie moyenne est la plus longue. | | | Les dix départements où la vie moyenne est la plus courte. | | |
|---|---|---|---|---|---|
| Noms. | Vie moyenne. | Sachant lire et écrire, sur 100. | Noms. | Vie moyenne. | Sachant lire et écrire, sur 100. |
| Orne............. | 49,7 | 60,0 | Pyrénées-Orientales. | 27,5 | 42,0 |
| Calvados......... | 48,8 | 76,0 | Finistère.......... | 27,7 | 29,0 |
| Eure............ | 48,6 | 63,9 | Cher ............ | 27,8 | 26,0 |
| Lot-et-Garonne..... | 48,2 | 45,0 | Haute-Vienne...... | 27,8 | 22,0 |
| Gers............ | 46,0 | 50,0 | Gard............ | 29,2 | 64,0 |
| Aube.. .......... | 43,5 | 78,0 | Vaucluse......... | 29,5 | 53,0 |
| Charente......... | 42,3 | 46,0 | Ardèche.......... | 29,7 | 44,0 |
| Sarthe .......... | 42,5 | 47,0 | Nièvre .......... | 30,0 | 29,0 |
| Manche.......... | 43,6 | 75,0 | Indre........... | 30,8 | 23,0 |
| Indre-et-Loire ..... | 42,0 | 35,0 | Corrèze.......... | 30,8 | 23,0 |
| Moyenne...... | 46,0 | 57,5 | Moyenne...... | 29,0 | 35,5 |

46 ans de vie moyenne : 57,5 sur 100 adultes savent lire et écrire.
29 ans de vie moyenne : 35,5 sur 100 adultes savent lire et écrire.

(1) Bertillon, *Union médicale*, t. X., p. 245, 1856.

La civilisation, à mesure qu'elle change nos conditions d'existence, doit changer aussi le nombre ou au moins les rapports de nos maladies ; ce qui importe à la société, ajoute Bertillon, pour juger la valeur de ces modifications au point de vue de l'hygiène, c'est que la vie humaine, dans son ensemble, ne soit pas diminuée. On vient de voir, au contraire, qu'elle en est augmentée. Ce résultat a son éloquence.

### § 2. — Folie, suicide et criminalité.

La folie est-elle en proportion de la culture intellectuelle et morale ? Esquirol a dit il y a quarante ans (1) : « Les vices de la société augmentent le nombre des pauvres et des criminels ; les progrès de la civilisation multiplient les fous. » La statistique a sanctionné cette opinion.

| Villes. | Populations. | Aliénés dans les établissements. | Rapport des fous à la population. |
|---|---|---|---|
| 1. Londres .......... | 1 400 000 | 7 000 | 1 :     200 |
| 2. Paris ............ | 890 000 | 4 000 | 1 :     222 |
| 3. Milan .... ...... | 150 000 | 618 | 1 :     242 |
| 4. Florence......... | 80 000 | 236 | 1 :     338 |
| 5. Turin............ | 114 000 | 334 | 1 :     344 |
| 6. Dresde..... .... | 70 000 | 150 | 1 :     466 |
| 7. Rome............ | 154 000 | 320 | 1 :     481 |
| 8. Naples........... | 364 000 | 479 | 1 :     759 |
| 9. Saint-Pétersbourg . | 377 460 | 120 | 1 :   3 153 |
| 10. Madrid.......... | 201 000 | 60 | 1 :   3 350 |
| 11. Le Caire......... | 330 000 | 14 | 1 :  13 571 |

Londres et Paris, les deux métropoles de la civilisation, présentent le maximum d'aliénés. Si l'on compare le chiffre total des aliénés à la population générale des pays, on arrive aux mêmes résultats :

| Pays. | Habitants. | Aliénés. | Rapports. |
|---|---|---|---|
| États de New-York... | 1 617 458 | 2 240 | 1 :     721 |
| Angleterre.......... | 12 700 000 | 16 222 | 1 :     783 |
| Écosse........ ..... | 2 993 454 | 3 652 | 1 :     563 |
| Norvége ........... | 1 051 318 | 1 909 | 1 :     551 |
| France............. | 32 000 000 | 32 000 | 1 :   1 000 |
| Provinces rhénanes... | 2 067 104 | 2 405 | 1 ·   1 000 |
| Belgique........... | 3 816 000 | 3 762 | 1 :   1 014 |
| Hollande........... | 2 302 000 | 2 300 | 1 :   1 046 |
| Italie (2)........... | 16 789 000 | 3 441 | 1 :   4 879 |
| Espagne........ .. | 4 086 366 | 5 669 | 1 :   7 181 |

Ainsi les pays qui sont à la tête de la civilisation, l'État de New-York, l'Angleterre et la France, sont aussi ceux qui ont le plus de fous ; l'Espagne est au bas de l'échelle et suit de près l'Italie, avec laquelle elle a tant de rapports politiques et moraux ; l'Italie elle-même se partage en deux grandes zones qui diffèrent par le degré de leur civilisation : celle du Midi n'a qu'un fou sur 7554 habitants ; tandis que l'Italie septentrionale, plus éclairée, en compte

(1) Esquirol, *Annales d'hygiène*, 1830, t. IV, p. 332.
(2) Sans la Sardaigne, Massa-Carrara, la Sicile.

1 sur 539. Quant à l'Écosse et à la Norvége, leur rang dans cette statistique tient à ce que l'on a compris, dans la somme de leurs aliénés, le nombre très-considérable d'idiots que ces pays renferment; on sait que cette lésion congénitale de l'intellect dépend des circonstances de localité. Concluons donc, avec Brierre de Boismont (1), que la fréquence de l'aliénation et la diversité de ses formes sont en raison directe du degré de civilisation des peuples. Le chiffre de la population n'a point une influence immédiate sur la production de la folie, car de grandes capitales, des nations importantes par le nombre, ne présentent qu'une faible proportion d'aliénés; le chiffre de ces derniers croît avec le développement des facultés intellectuelles, des passions, de l'industrie, de la richesse, de la misère, chez les peuples civilisés. La folie est due surtout aux causes morales. D'après Casper, sur 1631 cas reçus à la Salpêtrière, on en compte 919 pour causes morales et 712 pour causes physiques. Déjà Pinel avait constaté, en 1807, que dans le même espace de temps 464 malades avaient perdu la raison pour causes morales, et 219 pour causes physiques. La folie est moins fréquente dans les campagnes que dans les villes, qui servent de théâtre aux passions énergiques et aux efforts variés de l'intelligence. L'état moral de chaque nation se réfléchit jusque dans les formes de l'aliénation mentale; car elle n'anéantit ni le caractère ni les préjugés nationaux; à l'hôpital du Caire, un aliéné musulman, tourmenté par la faim, demanda à Madden (2) un morceau de pain, et après l'avoir reçu, lui cracha au visage. En France, la vanité, l'orgueil, l'ambition, le besoin des jouissances, le scepticisme et l'amour, le sentiment de la personnalité, l'inconstance et la mobilité des idées, tous ces traits distinctifs de la race gauloise, d'après Amédée Thierry, entrent encore dans l'étiologie morale de la folie. Chaque siècle, chaque époque engendre quelque idée dominante, quelque passion, quelque préjugé, quelque extravagance qui détermine une commotion morbide dans l'esprit de cette multitude d'êtres faibles, que Brierre de Boismont appelle la matière première de l'aliénation mentale. La démonomanie, dès les premiers siècles du christianisme, au temps des trouvères et des chevaliers; l'érotomanie, dont Roland et le roi Arthur sont deux types fameux; la chorée épidémique du moyen âge; le tarentisme qui commence aussi au XVe siècle; la croyance à la magie, qui, de 1484 jusqu'à 1749, a jeté des milliers de victimes dans les flammes des bûchers, etc., nous montrent la série néfaste des aberrations de l'esprit humain. Les révolutions, les catastrophes font aussi monter le chiffre des aliénations. De 1831 à 1833, les admissions à Bicêtre et à la Salpêtrière ont donné, sur les années précédentes, un excédant d'un sixième. Desportes attribue cette augmentation à l'influence de la révolution et du choléra. On retrouve ainsi, jusque dans les maisons de fous, le contre-coup des événements politiques, du choc des passions, des luttes ardentes de l'esprit, des fluctuations de l'industrie, etc.

(1) Brierre de Boismont, *Annales d'hygiène publique*, 1re série, t. XXI, p. 259.
(2) Madden, *Travels in Turkey*, etc. Londres, 1829.

M. LÉVY. Hygiène, 5e ÉDIT.                                    II. — 46

Au demeurant, que déduirons-nous des faits qui précèdent ? La culture des intelligences a-t-elle pour conséquence l'accroissement des aliénés ? Il nous semble que dans la discussion de cette question, on n'a pas tenu assez compte de la qualité de cette culture, et l'on aurait tort de conclure, nous ne disons pas en faveur de l'ignorance, mais contre l'excès de la civilisation : celle-ci n'est point trop avancée. Pour le plus grand nombre, hélas ! c'est à peine qu'elle commence ; mais elle est souvent déviée, sophistiquée, mal comprise, mal appliquée ; ce sont les méthodes vicieuses d'éducation publique, les habitudes et les goûts contractés dans les écoles, l'exaltation laborieuse des intelligences médiocres, les suggestions de la convoitise et de l'ambition, l'éveil des passions au contact d'une littérature malsaine, etc., qui multiplient les cas d'aliénation dans nos sociétés ; l'instruction régulière, graduelle, dirigée vers un but convenable, assaisonnée de bon sens pratique, appuyée sur la religion, combinée avec les moyens de perfectionnement physique ; cette instruction-là prépare, développe, fortifie tout à la fois la santé de l'esprit et celle du corps. On impute d'ailleurs à la civilisation les effets des catastrophes politiques, commerciales, industrielles ; comme si le déplacement brusque des fortunes et des honneurs avait une liaison nécessaire avec elle ; enfin l'augmentation générale de la population, les réformes introduites dans les maisons d'aliénés, la création d'un grand nombre de ces établissements, les progrès de la science dans l'étude de la folie, la répugnance moindre des parents à envoyer leurs malades aux asiles, moins d'incrédulité au succès d'un traitement régulier, la modicité relative du prix de la pension dans la plupart des établissements, comparé aux frais et aux embarras multiples du maintien d'un aliéné dans sa famille, et d'autres circonstances encore, sont cause que beaucoup d'aliénés qui seraient restés dans leurs familles, ou qu'on aurait enfermés dans les couvents, dans les prisons, sont actuellement remis aux soins de la médecine, et contribuent à grossir les relevés des établissements publics ou particuliers. En présence de ces considérations, les tableaux statistiques que nous avons rapportés perdent leur valeur ; la coïncidence qu'ils expriment entre la folie et la civilisation, est un fait complexe qui se décompose en plusieurs éléments qui pour la plupart n'ont rien de commun avec la civilisation.

Les statistiques démontrent que dans nos temps modernes, les suicides vont en augmentant. Ainsi on a trouvé à Paris : de 1794 à 1803, 107 suicides par an ; de 1804 à 1823, 334 par an ; de 1830 à 1834, 382 par an. La France a compté en 1843, 154 suicides de plus qu'en 1842, 206 de plus qu'en 1841, 268 de plus qu'en 1840, 273 de plus qu'en 1830, 434 de plus qu'en 1838, 577 de plus qu'en 1837, 688 de plus qu'en 1836, 715 de plus qu'en 1835, et 942 de plus qu'en 1834 (1) ; c'est une augmentation du tiers environ en dix ans, sans aucun rapport avec l'accroissement de la population. A Berlin,

(1) Brierre de Boismont, *Du suicide et de la folie suicide, considérés dans leurs rapports avec la statistique, la médecine et la philosophie.* Paris, 1865, in-8. 2ᵉ édit.

la progression n'est pas moins notable : de 1758 à 1775, 45 suicides seulement; de 1788 à 1797, 62 ; de 1797 à 1808, 126; de 1813 à 1822, 546.
En Danemark, on a compté sur un million d'individus :

| | | |
|---|---|---|
| De 1835 à 1844......... | 219 | suicides. |
| De 1845 à 1854......... | 250 | — |
| De 1855 à 1859......... | 288 | — |

Un quart environ de ces suicides proviennent du sexe féminin. — Hambourg a compté en 1827 six fois plus de suicides qu'en 1821 ; Saint-Pétersbourg, dix fois plus en 1826 qu'en 1810. D'après les calculs de Farr pour 1838 et 1839, la proportion des suicides est, dans la Grande-Bretagne, de 1 sur 15 900 individus, tandis qu'en France, avec des relevés bien plus complets, il est vrai, elle serait de 1 sur 13 461 habitants. En Prusse, la proportion des suicides était, en 1834, de 1 sur 9941 ; elle s'est élevée, en 1843, à 1 sur 8081 habitants. Dans ces chiffres ne sont pas comprises les tentatives non suivies de mort, dont la plupart sont restées secrètes, et néanmoins, de 1834 à 1843, Paris seul en a enregistré 1864. D'après Prévost, les professions lettrées fournissent le plus grand nombre de suicides. En Prusse, le maximum des suicides a lieu dans les provinces les plus éclairées. Dans le canton de Genève, la proportion des suicides lettrés aux illettrés est comme 10 à 7. Lombard y a trouvé 1 suicide sur 24 décès dans les classes industrielles, 1 sur 32 dans les classes aisées, 1 sur 39 seulement dans les classes manouvrières. En France, l'influence du climat semble coïncider avec celle de l'instruction. En effet, celle-ci atteint son maximum dans les départements de l'est, du nord, et décroît progressivement dans ceux du sud, du centre et de l'ouest. Dans la période décennale de 1834 à 1843, Brierre de Boismont a confirmé, par voie de statistique, la tendance à l'accroissement du nombre des suicides dans les départements où l'instruction est le plus répandue. Sous le rapport de la fréquence des suicides, les cinq zones départmentales se groupent ainsi : nord, est, centre, ouest, sud ; les artisans représentent à peu près la moitié du chiffre général des suicides. Le département de la Seine seul fournit environ le sixième du nombre total des suicides annuels en France.

De quelque manière qu'on envisage le suicide, il est acquis que sa répartition parmi les peuples est très-inégale; sur un million d'habitants, on constate par an, dans les divers États de l'Europe :

| | | | |
|---|---|---|---|
| Belgique............... | 57 | Norvége............... | 108 |
| Suède................. | 67 | Saxe................. | 202 |
| Angleterre ... ....... | 84 | Genève................ | 267 |
| France............... | 100 | Danemark............. | 288 |
| Prusse ................ | 108 | | |

Le caractère national ne paraît pas étranger au choix des moyens employés pour la perpétration du suicide ; sur 1000 cas pris dans divers États, on trouve (1) :

(1) Professeur Wappœns, de Göttingue, *Bevölkerungs-Statistik.* Leipzig, 1861, t. II.

| États. | Période. | Suspension et strangulation. | Submersion. | Armes à feu. | Poison. | Autres moyens. |
|---|---|---|---|---|---|---|
| Danemark .... | 1840-56 | 689 | 208 | 49 | 15 | 39 |
| Norvége...... | 1851-55 | 661 | 207 | 43 | ? | 89 |
| Bavière ...... | 1844-51 | 494 | 244 | 181 | ? | 81 |
| Belgique ..... | 1840-49 | 474 | 254 | 154 | 18 | 100 |
| Suède........ | 1843-55 | 393 | 235 | 69 | 217 | 86 |
| France....... | 1848-57 | 364 | 317 | 131 | 18 | 170 |

Le tableau suivant signale, dans les suicides, la part afférente aux deux sexes suivant les âges :

| Age. | Nombre des suicides sur 100 000 hommes. | sur 100 000 femmes. | Nombre des suicides féminins p. 100 suicides masculins. |
|---|---|---|---|
| Entre 11 et 20 ans..... | 16,2 | 6,2 | 37,9 |
| — 21 et 30 ans..... | 36,3 | 19,2 | 57,7 |
| — 31 et 40 ans..... | 46,5 | 15,0 | 32,4 |
| — 41 et 50 ans..... | 70,7 | 16,8 | 24,1 |
| — 51 et 60 ans..... | 93,5 | 23,3 | 26,5 |
| — 61 et 70 ans..... | 117,2 | 30,8 | 30,0 |
| — 71 et 80 ans..... | 138,4 | 30,2 | 26,9 |

Que si l'on examine les motifs déterminants des suicides, on trouve, avec Falret, que la misère y figure pour 1 septième, les pertes de fortune pour 1 vingt et unième, la passion du jeu pour 1 quarante-troisième, l'amour malheureux et la jalousie pour 1 dix-neuvième, les chagrins domestiques pour 1 neuvième, les chagrins par suite de calomnie, d'amour-propre blessé, d'ambition déçue, pour 1 dix-septième, le remords pour 1 vingt-septième, etc. Sur un total de 4595 suicides, analysés plus récemment dans leurs causes par Brierre de Boismont, 1215 sont attribués aux causes physiques individuelles et déterminantes, telles que la folie (652), le délire aigu, la faiblesse et l'exaltation de caractère, la tristesse, la mélancolie, les maladies, etc.; 672 à des chagrins domestiques; 306 à l'amour; 54 à la jalousie; 237 à l'ennui et au dégoût pur et simple de la vie; 44 au jeu; un très-grand nombre à l'inconduite et à la misère, aux revers de fortune et à des motifs inconnus ou difficiles à classer : les chiffres ne sont plus ici que des approximations. Le nombre des suicides augmente tous les ans, comme celui des crimes, de janvier à juillet, et diminue progressivement d'août à décembre. Remarquons surtout que le plus grand nombre des suicides a lieu entre 35 et 45 ans, c'est-à-dire dans la période de la plus grande énergie du corps et de l'âme : et il nous sera permis de conclure que la destruction de l'homme par lui-même est un fait plus dépendant de ses passions que de l'instruction. La plupart des suicidés se tuent dans le paroxysme de la douleur, de la colère, du désespoir ou de la folie; or, le suicide accidentel de l'homme en délire est un fait sans valeur morale. Quant au suicide médité, une éducation vraiment morale, une raison éclairée, une vie conforme aux lois physiologiques, le rendraient impossible; donc il n'accuse point la civilisation, qui se résume dans ces trois conditions.

L'ignorance, jointe à l'absence d'éducation morale, concourt à pousser l'homme au crime. Sur 23 966 individus accusés de crimes pendant l'espace de trois années, 13 467 ne savaient ni lire ni écrire, 7646 le savaient imparfaitement, 2116 possédaient cette mesure d'instruction assez pour en tirer parti, 637 avaient reçu une instruction supérieure. La proportion des accusés complétement illettrés était donc de 55 sur 100. En France, la statistique judiciaire, de 1828 à 1855, fournit un total de 206 198 accusés dont le degré d'instruction fut connu (sur 1000, 827 hommes et 173 femmes); en Irlande, de 1835 à 1854, le total des accusés s'éleva à 346 528 (sur 1000, 729 hommes, 271 femmes); en Angleterre, de 1835 à 1856, il atteignit le chiffre total de 1 202 285 (sur 1000, 771 hommes, 229 femmes), et enfin, en Écosse, de 1836 à 1854, le nombre total s'élève à 72 421 (sur 1000, 731 hommes, 269 femmes).

Le tableau suivant, emprunté aux dernières recherches de Guerry (1), montre, pendant ces diverses périodes, la proportion sur 1000 d'accusés des deux sexes ne sachant ni lire ni écrire :

*Nombre des accusés ne sachant ni lire ni écrire sur 1000.*

| PAYS. | 1835 à 1840. Ire PÉRIODE. | | 1841 à 1845. IIe PÉRIODE. | | 1846 à 1850. IIIe PÉRIODE. | | 1851 à 1855. IVe PÉRIODE. | |
|---|---|---|---|---|---|---|---|---|
| | Sexes. | | Sexes. | | Sexes. | | Sexes. | |
| | Hommes. | Femmes. | Hommes. | Femmes. | Hommes. | Femmes. | Hommes. | Femmes. |
| France... | 560 | 776 | 520 | 762 | 479 | 724 | 423 | 662 |
| Irlande... | | | 408 | 617 | 460 | 651 | 525 | 707 |
| Angleterre | | | 339 | 389 | 308 | 360 | 340 | 438 |
| Écosse ... | | | 178 | 288 | 190 | 255 | 190 | 270 |

D'après ce savant, on ne rencontre que 1 attentat contre les personnes sur 22 168 habitants dans les départements les plus riches et les plus instruits de France, comme ceux du centre. La statistique judiciaire donne sur 100 crimes 87 attentats contre les personnes en Corse, 61 dans l'Ariége, 57 dans les Pyrénées-Orientales, 56 dans la Lozère, 53 dans la Haute-Loire, 52 dans le Haut-Rhin et l'Hérault, 17 dans la Seine-Inférieure et 10 dans la Seine. Ces proportions n'ont guère varié depuis 1831. Quant aux crimes contre les propriétés, il y en a 1 sur 3984 habitants dans les départements du nord, et 1 sur 7534 dans ceux du midi ; les départements du centre n'en offrent que 1 sur 8265. Villermé avait déjà remarqué qu'avec le progrès de la civilisation, le nombre de crimes contre les personnes diminue, tandis que celui des crimes contre les propriétés augmente ; mais que les pays ou les départements où il y a le plus de propriétaires dans l'aisance, avec une bonne instruction primaire, sont ceux qui fournissent le moins de crimes de toutes espèces. Aussi ne cesserons-nous de réclamer pour toutes les classes d'hommes, à côté de l'instruction qui féconde leur esprit, l'éducation qui développe la conscience et fonde la moralité.

L'instruction populaire n'a reçu qu'à partir de 1830 une grande impulsion

(1) Guerry, *Statistique morale de l'Angleterre comparée avec la statistique morale de la France.* Paris, 1864.

en France (1); or, avec elle a grandi la moralité publique : les crimes ont diminué avec l'instruction. En effet, tandis que de 1825 à 1845 la population s'est
accrue de 0,102 (10 pour 100), le nombre des accusés et des prévenus n'a
augmenté que de 0,094 (9 pour 100); encore cet accroissement se rapporte-
t-il aux préventions seulement; le nombre des accusations a diminué, et
dans la période de 1841-1845, le nombre des crimes dénoncés est moindre
qu'en 1826-1830. Ainsi, à mesure que les hommes s'instruisent, ils s'améliorent. Le nombre des Français (conscrits) ne sachant ni lire ni écrire a diminué régulièrement depuis la période 1826-1830 jusqu'à celle de 1846-1850;
cette diminution atteint 25 pour 100. L'instruction est-elle sans effet sur la
moralité, le changement de rapport qui est survenu entre le nombre des individus lettrés et des individus illettrés se répétera entre le chiffre des accusés
lettrés et celui des accusés illettrés. Or, loin d'avoir baissé de 25 pour 100, le
nombre des accusés illettrés n'a diminué que de 16 pour 100, preuve que les
classes ignorantes évitent moins que les autres les suggestions perverses. Ce
fait si important ressort du tableau suivant, dressé par Guillard :

| France. | 1826-1830. | 1846-1850. |
|---|---|---|
| Habitants adultes (15 ans et au delà) . . . . | 22 200 000 | 25 000 000 |
| — illettrés. . . . . . . . . . . . . . . . . . | 13 820 000 | 9 300 000 |
| — lettrés. . . . . . . . . . . . . . . . . . | 8 380 000 | 16 400 000 |
| Accusés (moyenne annuelle). . . . . . . . . . | 7 130 | 7 430 |
| — illettrés. . . . . . . . . . . . . . . . . . | 4 350 | 3 780 |
| — lettrés. . . . . . . . . . . . . . . . . . | 2 780 | 3 650 |
| Un accusé illettré sur. . . . . . . . . . . . . . . | 3 180 habit. | 2 460 habit. |
| — lettré sur. . . . . . . . . . . . . . . . . | 3 020 — | 4 500 — |
| Accroissement proportionnel des accusés illettrés. . . . . . . . | + 0,228 — | |
| Diminution proportionnelle des accusés lettrés. . . . . . . . . . | — 0,390 — | |

Ainsi, sous la Restauration, il y avait 1 accusé lettré sur 3000 habitants, et
vers la fin du règne de Louis-Philippe, on n'en compte plus que 1 sur 4500.
L'inverse a lieu pour les illettrés, ils fournissent un contingent croissant à la
criminalité. Que si plusieurs départements les plus instruits donnent beaucoup
de prévenus, cette coïncidence s'explique par l'agglomération de la population, par celle des richesses, par une plus âpre concurrence, par une plus
grande activité dans les passions, etc. Une statistique plus complète montre
qu'il n'y a point là un rapport de cause à effet, et comme le dit Bertillon, elle
rétablit du même coup l'accord entre la science et le sens intime.

Combattre l'ignorance est donc à la fois œuvre d'hygiène et de moralisation, et de quel poids pèse-t-elle encore sur la société moderne, nonobstant
tous les progrès accomplis! Dans notre France bénie qui est à l'avant-garde
de la civilisation, la statistique militaire de 1857 montre, sur 310 289 jeunes
gens maintenus sur les listes de tirage.

97 875 ne sachant ni lire ni écrire ;
9 992 sachant lire seulement ;
192 873 sachant lire et écrire ;

9 549 dont on n'a pu vérifier l'instruction ;

          Total. . . . . . . 310,289

(1) Bertillon, *Union médicale*, t. X, p. 245, 20 mai 1856. — Arrondeau, *Rapport sur
l'administration de la justice*, de 1825 à 1850. — Guillard, *Démographie comparée*, 1856.

Cependant le progrès se continue; il est encore plus sensible pour la classe de 1865 que pour les classes précédentes : sur 526 095 jeunes gens maintenus sur les listes de tirage, il y en avait, savoir :

| DEGRÉ D'INSTRUCTION. | CLASSE DE 1865. | | CLASSE DE 1864. (TERME DE COMPARAISON.) | |
|---|---|---|---|---|
| | Jeunes gens définitivement maintenus sur les tableaux de recensement. | Proportion sur 100. | Jeunes gens définitivement maintenus sur les tableaux de recensement. | Proportion sur 100. |
| Ne sachant ni lire ni écrire. | 77 892 | 23,89 | 80 551 | 25,05 |
| Sachant lire.............. | 8 131 | 2,49 | 8 501 | 2,64 |
| Sachant lire et écrire...... | 233 633 | 71,64 | 223 931 | 69,64 |
| Instruction non vérifiée.... | 6 439 | 1,98 | 8 578 | 2,67 |
| TOTAUX..... | 326 095 | 100,00 | 321 561 | 100,00 |

Un tiers de ces jeunes gens n'avait donc point reçu l'instruction primaire. Dans la même année, 475 000 garçons sur 2 250 000, et 533 000 filles sur 2 593 000 ne fréquentaient pas les écoles; encore voit-on que la moitié au moins des élèves n'appartiennent à l'école que sur le papier ; les pères et les mères étant nés dans un temps où il existait peu d'écoles, on peut admettre que le nombre d'hommes, de femmes et d'enfants qui savent lire et écrire, ne dépasse guère en France la moitié de la population ; et, sur cette moitié, combien y a-t-il d'individus qui lisent pour développer leurs connaissances, pour s'élever au sentiment du beau, du vrai et du bien ? Un dixième peut-être, et voilà ce que l'on appelle une civilisation avancée. Elle avance pourtant : la catégorie d'appelés qui, en 1857, comprenait 97 875 illettrés, n'en compte plus que 80 000 (chiffres ronds), en 1864, et 77 000 en 1865.

## ARTICLE IV.

### POLITIQUE, RELIGION.

#### § 1. — Politique, gouvernements.

L'hygiène publique ne possède point les données nécessaires pour déterminer avec précision l'influence que la forme et la nature des gouvernements exercent sur la constitution physique des peuples; mais qui pourrait la nier? L'état politique modifie directement les conditions de leur existence matérielle : il règle l'espèce et la quotité des impôts, il favorise plus ou moins l'exploitation et la production du sol, la durée de la paix ou le retour des guerres; il décide les alliances et les répulsions entre nations, élargit ou resserre les débouchés du commerce, et par là contribue, avec le climat, à fixer le champ et la direction des industries indigènes. — Cette première série de résultats qui découlent de la politique, a une liaison certaine avec le progrès de la population et l'accroissement des moyens de subsistance. Le soin de la salubrité publique et la propagation des lumières sont en partie subordonnés à la forme des gouvernements : là où la vie humaine est respectée, là où tous les intérêts ont le droit de se faire entendre, là où les chefs de l'État se préoccupent du bien-être et de l'amélioration des masses, on assiste à la destruction graduelle des foyers de maladie, des grandes causes de mortalité ; on voit s'établir une police sanitaire qui veille sur la voie publique et jusque dans l'intérieur des habitations privées, qui dispute à la fraude l'aliment et la boisson des citoyens ; on voit se multiplier les refuges pour l'enfance, la vieillesse, pour les malades et les infirmes ; se répandre parmi les classes inférieures les notions qui rectifient leur jugement, dissipent leurs préjugés, étendent la sphère de leurs aptitudes, infiltrent dans leurs esprits un principe d'ordre et de prévoyance, les aident à tirer un plus grand avantage de leur travail, et préparent ainsi leur ascension sociale. Il y a plus : la forme politique fait à l'homme ses devoirs sociaux ; ceux-ci le dirigent dans les actes de sa vie journalière, dans ses mœurs, dans ses habitudes ; ils agissent sur ses idées, sur ses passions, qui, à leur tour, retentissent dans toutes les fonctions de l'organisme. La politique a ses passions violentes et subites, elle a aussi ses passions lentes et continues ; ceux qu'elle en a frappés au cœur ne digèrent, ne respirent, n'absorbent, ne sécrètent pas comme tout le monde ; et, sans parler ici de la surexcitation cérébrale qui est l'endémie des hautes régions du pouvoir, ni des vies qui s'usent dans la presse, à la tribune ou sur le seuil des grandeurs rêvées, n'est-il pas des formes de gouvernement qui stimulent toutes les facultés d'une nation, qui l'entraînent dans le flux et le reflux des affaires publiques, qui exaltent toutes les ambitions par le libre accès des emplois et des honneurs ? N'en est-il pas d'autres qui tuent l'émulation, refoulent l'intelligence, compriment les passions les plus nobles et réduisent toute une population aux langueurs de la vie végétative ? Les premières n'exercent-elles pas une influence tonique sur les masses, n'impriment-elles pas une impulsion forte et soutenue à toutes leurs fonctions, à toutes leurs puissances physiologiques, tandis que les secondes ralentissent le jeu de leurs organes et dépriment leur vitalité ? Les nègres, esclaves de nos colonies, fournissent plus de décès que de naissances ; la population noire de Saint-Domingue a presque doublé depuis son émancipation. L'introduction des esclaves dans cette île date de 1510 ; à Cuba, de 1521 ; aux États-Unis (Virginie), de 1620 ; dans les Antilles françaises, de 1650. Cochin estime que, pendant les trois siècles et demi qu'a duré la traite, plus de 100 millions d'Africains ont été répartis entre les divers peuples chrétiens possesseurs de colonies, Espagnols, Anglais, Français, Portugais, Hollandais, Danois, Suédois, Américains et Brésiliens ; il n'évalue pas à moins de 100 à 150 000 par an le nombre des Africains vendus de 1788 à 1848 dans les divers pays à esclaves ; telle a été l'origine d'une immigration d'hommes la plus nombreuse qui soit connue dans l'histoire, surtout dans de pareilles conditions, puisqu'en trois siècles elle s'est élevée, selon des calculs autorisés et très-probables, et pour l'archipel des Antilles seulement, à 12 millions d'hommes dont aujourd'hui il ne reste pas 2 millions sur les mêmes lieux, en y comprenant même les sangs mêlés (1).

Si la servitude et la liberté ont des conséquences si opposées, les institutions politiques qui tiennent plus ou moins de l'une ou de l'autre produisent nécessairement une gradation d'effets intermédiaires. La différence de mortalité qu'on observe entre les latitudes méridionales et les latitudes septentrionales n'est probablement point le résultat d'une cause unique, le climat : la torpeur de la société et l'absence de stimulation politique contribuent à priver l'Oriental, même au sein des richesses, du ressort que possède l'Européen industrieux et libre : « La vie humaine, a dit Scheu (2), acquiert plus de ténacité par les peines et par les labeurs, pourvu que le travail ne soit pas de nature à briser le courage et paralyser la spontanéité. »

## § 2. — Religion.

La religion a, comme la politique, deux modes d'influence sur les masses : l'une s'exerce du dehors en dedans, par les prescriptions qui portent directement sur la vie organique et matérielle; l'autre s'exerce du dedans au dehors par le rhythme qu'elle imprime à la vie psychique. Il n'est point de religion qui n'ait tracé à ses sectateurs des règles d'hygiène et de diététique, soit pour établir un système de préservation contre les agents du climat et les excès de la barbarie, soit pour assurer la discipline des âmes en subjuguant les sens. Ces institutions ont réagi sur le mouvement des populations, sur le type de leurs fonctions physiologiques, sur le caractère général des sociétés qu'elles ont formées, sur le rôle qu'elles jouent dans les destinées de l'humanité. Quatre mille Anglais, avec le secours de vingt mille cipayes, maintiennent dans l'obéissance quatre-vingts millions d'Hindous. Ce n'est point le climat qui opère ce prodige, puisque les Anglais conservent leur énergie parmi les Hindous; ce n'est point la race, puisque les uns et les autres appartiennent à la race caucasique. Lallemand l'attribue aux effets de la polygamie; ajoutons-y le régime, et l'une et l'autre relèvent de la religion de ces populations énervées. Le contraste qui a toujours existé entre l'Orient et l'Occident provient essentiellement des lois religieuses et politiques qui ont régi et régissent encore le mariage dans ces deux parties du monde. De tout temps, le principe de la monogamie a prévalu dans l'Occident; les seuls Germains admettaient la polygamie pour leurs chefs, mais Tacite rend hommage à l'esprit de piété dont

(1) Ch. Giraud, *De l'esclavage des nègres*, cité par Legoyt (voy. chap. V, *Population*).
(2) Scheu, *Uber die chronischen Krankheiten des männlichen Alters*. Leipzig, 1825, p. 30.

ils entouraient le mariage. Le christianisme est venu consacrer, fortifier, développer le principe de la monogamie par une morale plus austère : il a prêché le dégagement des besoins sexuels. On n'a pas assez remarqué avec quelle facilité la race juive a passé, sous l'exigence de la loi chrétienne qui domine l'Europe, de la polygamie autorisée par la Bible à la monogamie, qui est le principe de la famille occidentale. Le célèbre Rabbi Gerson, né à Metz, surnommé la lumière de l'exil, et mort en 1070, est le premier qui ait formellement prohibé la polygamie chez les Juifs d'Occident ; il a prononcé l'anathème « contre celui qui, ayant une femme, en prend encore une autre (1). » Le temps de cette défense est expiré depuis l'an 1330, et la monogamie est restée dans les mœurs des Israélites d'Occident, témoignant ainsi et de l'efficacité du milieu social sur eux et de leur aptitude à s'y accommoder. Notre civilisation a moins de prise sur un autre rameau sémitique : les Juifs de l'Algérie se transformeront au contact des Français, les Arabes jamais.

L'exagération des idées de chasteté et de spiritualité a conduit à la glorification ascétique du célibat : de là des conséquences très-réelles pour le progrès de la population, mais que la statistique n'a pas suffisamment élucidées. Nous avons noté, d'après Villermé, la part qui revient au carême dans le mouvement des naissances. Le mariage étant démontré favorable à la longévité, on peut croire que la multiplicité des couvents et le célibat des prêtres seraient un élément de mortalité plus grande s'il n'était contre-balancé par d'autres influences inhérentes à l'état ecclésiastique, qui figure au premier rang de la table de longévité des professions (Casper). Le célibat catholique compromet-il la santé de ceux qui l'observent ? D'après Lallemand, les vœux de chasteté ne conviennent pas même aux tempéraments les plus froids : « La continence absolue, indéfinie, est tôt ou tard funeste aux individus qui la supportent avec le plus de facilité. Si elle n'amène aucun scandale, aucun abus, elle conduit nécessairement à des pertes séminales involontaires dont les progrès sont insensibles, inévitables, presque toujours inaperçus, et dont la guérison radicale est rendue impossible par la prohibition même de l'acte qui pourrait seul en prévenir le retour (2). » — « Le célibat, dit à son tour De Gérando, ne saurait accomplir les prodiges que lui demandent d'imprudentes théories, que lorsqu'il se trouve protégé par une austérité de morale religieuse que nos temps ne comportent guère, et qui, dans tous les cas, ne peut exercer son empire que sur un bien petit nombre de personnes (3). » Le nombre des fêtes n'est pas le même dans toutes les religions ; il est limité dans les pays du Nord où règne le protestantisme ; l'entretien de la vie exige plus de travail, et l'on n'y pourrait multiplier les fêtes sans détriment pour la subsistance des classes laborieuses. Dans le Midi, le sol est plus généreux, l'homme consomme moins

(1) S. Cohen, Traduction de la *Bible*, Pentateuque, t. V, Deutéronome. Paris, 1834, p. 49. — *Notice sur la femme hébreux et sur le Mariage chez les Juifs modernes.*

(2) Lallemand, *Des pertes séminales*, t. II, p. 258.

(3) De Gérando, *De la bienfaisance publique*, t. III, p. 262.

et travaille moins ; c'est aussi là que le catholicisme s'est étendu, c'est là que l'on se plaît au retour fréquent de ses solennités.

En voilà assez pour montrer l'action directe des religions sur le physique et sur la santé des peuples. Elles n'influent pas moins sur leur état moral dont toutes les modifications aboutissent nécessairement à l'organisme. Le fatalisme, issu du Coran, est de moitié dans toutes les misères de l'Orient et paralyse jusqu'au désir des améliorations sociales. Dans un cas pareil, Montesquieu veut qu'on excite par les lois les hommes endormis par la religion (1). Or il n'existe dans les contrées de l'islamisme qu'une loi, le Coran. Le rationalisme protestant met les nations du Nord qui le professent dans des conditions physiologiques très-différentes de celles que la foi catholique, avec ses pompes presque sensuelles et ses dévotions ardentes, suscite aux peuples du midi de l'Europe. On a remarqué que les nuances de l'esprit religieux se répètent jusque dans les formes de l'aliénation mentale et dans les déterminations au suicide. Chez le fou protestant, mysticisme, prétention de comprendre et d'expliquer la partie symbolique des Écritures ; chez le fou catholique, appréhension des punitions célestes, terreur, désespoir : le premier délire parce qu'il se croit prophète, envoyé du ciel ; le second, parce qu'il se croit damné (Marc). La fixité des dogmes paraît diminuer pour les catholiques les chances de folie, tandis que la fréquence plus grande du désordre mental est due, chez les réformés, aux vacillations des croyances et au prosélytisme rival des sectes nombreuses qui composent l'Église nouvelle (Burrows). Halloran rapporte que dans l'asile des aliénés à Cork, en Irlande, le nombre des fous catholiques est aux réformés comme 1 est à 10. La statistique officielle pour 1 million d'habitants donne la proportion suivante de suicides d'après les cultes :

| Pays. | Protestants. | Catholiques. | Autres chrétiens. | Juifs. |
|---|---|---|---|---|
| Prusse............ | 159,9 | 49,6 | 130,8 | 46,1 |
| Bavière .......... | 135,4 | 49,1 | » | 104,9 |
| Wurtemberg........ | 113,5 | 77,9 | » | 65,6 |
| Autriche.......... | 79,5 | 51,3 | 54,0 | 20,7 |
| Hongrie.......... | 54,4 | 32,8 | 12,3 | 17,6 |
| Transylvanie ....... | 73,6 | 113,2 | 20,5 | 35,5 |

Même aux époques d'incrédulité, la religion demeure la plus énergique de toutes les forces morales ; non-seulement elle domine les circonstances les plus importantes de la vie, mais la réalisation de ses préceptes lui subordonne tous les détails de la vie de chaque homme ; dès lors elle investit l'hygiène comme elle absorbe la psychologie. Faut-il une nouvelle preuve de son omnipotence sur l'homme physique et moral ? On la trouve dans les recherches que le professeur Bernouilli, de Bâle (2), a faites sur les Israélites actuels et dont les résultats principaux ont été confirmés par les docteurs Glatter, Mayer, par

(1) Montesquieu, *Esprit des lois*, liv. XXIV, chap. xiv.
(2) C. Bernouilli, *Neuere Ergebnisse der Bevœlkerungs-Statistik*. Ulm, 1842.

Legoyt, etc. (1) : fécondité plus faible que chez les chrétiens, car ils se marient moins; mortalité moindre; vie moyenne plus longue; moins de mort-nés; moins de naissances illégitimes; moins de crimes contre les personnes, et nous pouvons ajouter, d'après le tableau ci-dessus, moins de suicides : telle se montre au rapport d'un statisticien chrétien, cette population au sortir de dix-huit siècles de persécution et de servitude. Et que l'on attribue point ces résultats à une existence plus aisée. Bernouilli dit lui-même qu'on aurait tort de la supposer aux Juifs ; le climat ni l'état politique ne peuvent ici être invoqués. Reste la religion, qui exerce, en effet, une influence profonde et continue sur leur régime, sur leurs habitudes domestiques; elle préserve leur santé des excès et leur esprit du scepticisme.

# CHAPITRE VI.

### GESTA.

### ARTICLE PREMIER.

#### DES PROFESSIONS EN GÉNÉRAL.

Les professions ont bien des rapports entre elles et donnent lieu à des considérations qui leur sont communes; elles exercent de plus une influence qui leur est propre et qui détermine leur spécialité dans l'hygiène publique. Elles seront donc ici l'objet d'une étude générale, d'un tableau comparatif; ensuite il restera à signaler les modificateurs spécifiques qui entrent dans chacune d'elles et les effets qu'ils déterminent.

#### §. 1. — Population professionnelle.

### I. — COMPOSITION.

Nous extrayons de la *Statistique générale de la France* pour 1851 les renseignements suivants :

| | |
|---|---:|
| Agriculteurs. . . . . . . . . . . . . . . . . . . . . . . . . . . . . | 14 318 476 |
| Grandes industries. . . . . . . . . . . . . . . . . . . . . . . | 1 331 260 |
| Petites industries. . . . . . . . . . . . . . . . . . . . . . . | 4 713 026 |
| Professions libérales. . . . . . . . . . . . . . . . . . . . | 2 267 960 |
| Domesticité. . . . . . . . . . . . . . . . . . . . . . . . . . . | 906 666 |
| Femmes et enfants à la charge de leurs maris et parents, et désignations diverses . . . . . . . . . . . . | 12 245 782 |
| | 35 783 170 |

Ces grandes catégories se divisent, sous le rapport des sexes et des spécialités professionnelles, comme il suit :

(1) Voy. plus haut RACES, p. 278.

| | Personnes. | Hommes. | Femmes. |
|---|---|---|---|
| Propriétaires et rentiers.................. | 1 097 926 | 523 970 | 573 956 |
| Pensionnés de l'État et des communes..... | 73 364 | 63 238 | 10 126 |
| Fonctionnaires et employés du gouvernement. | 117 485 | 112 848 | 4 637 |
| Employés des communes............... | 60 249 | 58 363 | 1 646 |
| Employés chez des particuliers........... | 94 706 | 84 184 | 10 522 |
| Militaires et marins.... ............... | 360 185 | 356 732 | 3 453 |
| Médecins, pharmaciens et sages-femmes.... | 39 424 | 26 758 | 12 666 |
| Avocats, officiers ministériels, agents d'affaires........................ | 30 050 | 29 262 | 788 |
| Instituteurs et professeurs.............. | 88 441 | 58 084 | 30 357 |
| Artistes............................ | 23 839 | 19 482 | 4 357 |
| Hommes de lettres................... | 4 591 | 4 465 | 126 |
| Ecclésiastiques et religieux............ | 83 371 | 52 885 | 29 486 |
| Étudiants des facultés et des écoles spéciales........................ | 19 615 | 10 634 | 1 081 |
| Étudiants des établissements secondaires.... | 109 760 | 76 553 | 23 207 |
| Autres professions libérales............. | 65 884 | 36 644 | 27 210 |
| Domestiques...................... | 906 666 | 287 750 | 618 916 |
| Infirmes dans les hospices............. | 71 118 | 33 112 | 38 001 |
| Mendiants et vagabonds............... | 217 046 | 90 928 | 122 118 |
| Détenus........................... | 39 471 | 31 321 | 8 150 |

## II. — CONSTITUTION, HÉRÉDITÉ.

Les professions, si l'on en excepte celles qui sont dites libérales, se recrutent presque invariablement dans les classes inférieures et moyennes ; celles-ci fournissent aux carrières libérales un contingent annuel, mais il est faible en proportion de celui des classes plus aisées. Il s'ensuit que l'influence de beaucoup de professions se grave en traits permanents sur l'organisme de certaines classes de la société et donne lieu à des modifications héréditaires qui se combinent avec celles de la race, du climat, etc. Telle est la prédominance du système nerveux parmi les personnes adonnées aux travaux de l'esprit ; telle est la disposition à la phthisie pulmonaire, transmise aux enfants par des parents que leurs professions dévouent à cette maladie. Ainsi Lombard, de Genève (1), a trouvé que sur 1000 décès, la phthisie avait fourni les proportions suivantes :

| Professions à émanations minérales et végétales............... | 176 | Professions à mouvements de bras par secousse............... | 116 |
|---|---|---|---|
| — à poussières diverses......... | 145 | — à exercice musculaire et vie active.................. | 80 |
| — à vie sédentaire............ | 140 | | |
| — à vie passée dans les ateliers.. | 138 | — à exercice de la voix........ | 75 |
| — à air chaud et sec.......... | 127 | — à vie passée à l'air libre...... | 73 |
| — à position courbée.......... | 122 | — à émanations animales....... | 60 |
| | | — à vapeurs aqueuses.......... | 53 |

Dans les manufactures, la masse des travailleurs est affectée de scrofule (2) ;

(1) Lombard, de Genève, *Annales d'hygiène*. Paris, 1834, 1re série, t. XI, p. 5 et suiv.

(2) Villermé, *Tableau de l'état physique et moral des ouvriers*, etc., 1840, t. II, p. 244.

ce fléau marque les enfants, les jeunes gens de ses cicatrices, de ses tumeurs, de ses infirmités, de ses déformations hideuses ; il attaque plus particulièrement les tisserands et leurs familles. Ces populations sont faibles, chétives ; courbées sur leurs métiers et élevées à l'ombre, elles s'étiolent comme des plantes. Depuis le développement qu'ont pris les manufactures dans le département du Haut-Rhin (de 1810 à 1823), la taille moyenne n'y a pas augmenté dans les mêmes proportions que dans les départements voisins. Les documents officiels prouvent que la population des pays de fabrique est moins vigoureuse que celle des campagnes. Tout concourt à l'épuiser : placée comme auxiliaire à côté de la dévorante activité de la vapeur ou d'une chute d'eau qui ne se repose jamais, elle porte aux dernières limites le développement de ses forces ; dans les grandes réunions de tout âge et de tout sexe, les passions s'allument, la contagion du vice sévit avec une sorte de fureur, et les excès de la débauche accélèrent l'altération des constitutions les plus robustes. Ainsi s'appauvrissent et se corrompent les sources de la procréation : conçus dans la misère et le libertinage, les frêles rejetons de cette population abâtardie passent à leur tour sous l'empire des mêmes causes de dégradation physique et morale : c'est un cercle sans fin où la santé et la vie vont s'atténuant comme la matière brute que l'industrie met en œuvre.

### III. — SEXES.

La faiblesse relative des femmes les expose à plus de dangers dans les travaux qu'elles exécutent en commun avec les hommes, et les livre davantage à l'atteinte des causes nuisibles qui sont attachées à chaque profession ; aussi fournissent-elles dans les états exercés par les deux sexes plus de maladies et plus de décès que les hommes. Ce résultat est dû encore à la différence des gains, qui sont moindres pour les femmes, parce qu'elles n'ont pas autant de force à dépenser. Jusqu'à l'âge de quinze à seize ans, les salaires diffèrent peu pour les deux sexes ; mais à partir de cette époque, celui de la femme reste de beaucoup inférieur à celui de l'homme, et, passé vingt ans, elle n'obtient, en général, que la moitié des gains de l'homme. Or, le salaire, c'est la nourriture, l'habit, le logement : l'ouvrière est donc mal nourrie, mal vêtue, mal logée ; elle languit dans la gêne, souvent dans la misère, qui achève d'épuiser sa constitution. Et comme la privation des jouissances n'en éteint point le goût ni le désir, comme le besoin est mauvais conseiller et triomphe des faibles résistances d'une conscience sans lumières, le libertinage, puis les excès de tout genre viennent consommer l'œuvre de destruction commencée par la détresse. Certains métiers ont une pente plus rapide au mal : les couturières, lingères, brodeuses, modistes, etc., fournissent toujours plus à la classe des filles publiques que les brossières, les cotonnières, les ravaudeuses, etc. La séparation des sexes dans les ateliers est une mesure qu'exige la moralisation dans la population ouvrière.

## IV. — AGES.

Avant la promulgation de la loi sur le travail des enfants, nous écrivions ailleurs (1) : « Il est une catégorie de petits êtres que la misère des parents livre à l'exploitation des besoins industriels ; les manufactures, les usines, les ateliers sont remplis de ces ouvriers improvisés presqu'au sortir du berceau, dont les petits membres complètent par une activité forcée le système des machines. Ces pauvres corps, à peine ébauchés dans leurs formes, à peine animés d'une force naissante, sont autant de ressorts ajoutés aux appareils qui fonctionnent dans les vastes laboratoires de l'industrie. L'enfant qui vient de naître et qu'une marâtre expose, meurt, ou, recueilli à temps, réchauffé sur un sein d'adoption, il emprunte à la société la vie que lui devait sa mère ; mais l'enfant de l'ouvrier pauvre, jeté dans l'infime berceau où la misère le garde, ne grandira sous l'œil de la famille que pour désapprendre la famille dans la corruption de l'atelier ; il n'est protégé à sa naissance que pour être exploité avant le temps. » Depuis, une loi est intervenue (loi du 22 mars 1841), dont voici les principales dispositions : Admission des enfants dans les fabriques à l'âge de 8 ans. Pour cause de danger ou d'insalubrité, ils ne seront pas employés avant l'âge de 16 ans dans certains établissements que le gouvernement déterminera. De 8 à 12 ans, le travail effectif ne doit pas dépasser 8 heures par jour, divisées par un repos ; de 12 à 16 ans, 12 heures de travail par jour, divisées par des repos et comprises entre 5 heures du matin et 8 heures du soir. Dans les travaux d'urgence qui ont lieu pendant la nuit, les enfants ne peuvent être employés que s'ils ont au moins 12 ans, et pendant 8 heures seulement sur 24. Des ordonnances royales rendues sous forme de règlements d'administration publique, déterminent les mesures relatives au maintien des bonnes mœurs et de la décence dans l'intérieur des établissements industriels, en même temps qu'elles pourvoient à la continuation de l'instruction primaire et religieuse des enfants (2). Cette loi est loin de remédier à tous les abus qui

(1) Michel Lévy, *Gazette médicale*, t. VIII, n° 17 et n° 20.

(2) Un bill en date du 29 avril 1833 règle en Angleterre la durée du travail des enfants et des jeunes gens dans les manufactures de coton, de laine, de lin, de chanvre et de soie ; il a été adopté à la suite d'une enquête provoquée par le cri de la pitié publique qui s'était émue des abus déplorables et des traitements odieux qui pesaient sur les jeunes ouvriers. Il fixe à 9 ans l'âge d'admission des enfants ; de 9 à 13 ans, ils ne peuvent travailler plus de 48 heures par semaine, ni plus de 9 heures par jour, et ils doivent passer au moins 2 heures par semaine dans les écoles ; de 13 à 18 ans, le travail ne doit pas dépasser 69 heures par semaine, ni 12 heures par jour. En Autriche, un règlement émané de la chancellerie exige l'âge de 12 ans pour l'admission dans les fabriques ; il n'excepte de cette condition que les enfants de 9 ans qui, pendant 3 ans, auront suivi un enseignement religieux et fréquenté les écoles ; pour les enfants de 9 à 12 ans, le maximum du travail = 10 heures par jour, et, pour ceux de 12 à 16 ans, 12 heures, avec 1 heure d'intervalle : la nuit, c'est-à-dire de 9 heures du soir à 3 heures du matin, les enfants

s'impriment en stigmates funestes sur les générations plébéiennes. On objecte la situation des ouvriers qui ont besoin d'ajouter à leur gain celui de leurs enfants ; mais l'expérience enseigne, dit Villermé (1), que très-souvent, dans les temps d'abondance, l'ouvrier refuse à sa famille le nécessaire pour aller dépenser tous ses gains au cabaret. Quel inconvénient y a-t-il alors de limiter la journée des enfants, puisque, tout en travaillant au delà de leurs forces, ils ne sont pas mieux nourris et s'épuisent plus vite ? Quant aux nécessités de la fabrication et aux conséquences de l'introduction des forces motrices inanimées dans les travaux des manufactures, elles ne sauraient justifier la détérioration systématique de la classe ouvrière. Charles Dupin a d'ailleurs prouvé que l'exportation des produits manufacturés par la Grande-Bretagne s'est accrue considérablement depuis l'institution des mesures conservatrices des forces du jeune âge ; car l'Angleterre nous a devancés dans cette voie de réforme ; et de 1802 à 1833, époque où elle a fixé les conditions du travail des enfants, huit bills ont été portés sur cette matière. L'intérêt de l'industrie ne doit pas aller jusqu'à la plus cruelle exploitation de l'enfance ; la morale et la sûreté de la patrie s'y opposent. Pour avoir des ouvriers de 10 ans, on aurait de chétifs soldats de 20 ans. En comparant deux départements de la Normandie et deux de l'Alsace, Charles Dupin a trouvé que dans ces derniers, où la journée des enfants et des adolescents ne dépasse guère 13 à 14 heures, on obtient un contingent de 10 000 soldats en réformant 6822 sujets infirmes et difformes, tandis que les deux premiers départements (Seine-Inférieure et Eure), où la journée des enfants s'élève à 14, 15 et 16 heures par jour, il faut réformer 15 528 hommes ! C'est ici le cas de dire, avec Rossi, que, quand l'application du travail est contraire à un but plus élevé que la richesse, il ne faut point l'appliquer (2). — Trois conditions dominent le sujet qui nous occupe : l'âge, le salaire, la surveillance médicale. 1° L'âge de 8 ans, fixé par la loi française, est prématuré : l'époque de la deuxième dentition est à peine passée ; les efforts de la nutrition se dirigent sur le système osseux, à tel point que, s'il existe des causes de faiblesse originelle ou acquise, il survient ce rachitis du deuxième âge qui porte particulièrement sur le tronc, et détermine les plus fâcheuses déformations ; la croissance en longueur s'accélère, et souvent l'enfant, lié aux machines, est fixé dans des attitudes gênantes ou vicieuses : les mouvements plus assurés tendent à se répéter sans cesse, et vous le clouez dans l'immobilité. L'âge ne doit pas constituer l'unique condi-

au-dessous de 16 ans ne travaillent pas (1842). Des dispositions analogues existent en Prusse depuis 1840 : elles ne permettent plus que les enfants soient employés dans les manufactures du royaume avant l'âge de 9 ans accomplis, ni qu'avant celui de 16 ans, ils puissent y travailler plus de 10 heures par jour, ou même y être admis s'ils ne savent lire facilement leur langue maternelle, et ne possèdent les premiers éléments de l'écriture.

(1) Villermé, *Loc. cit.*, t. II, p. 262.
(2) Rossi, *Cours d'économie politique*, t. I, p. 36.

tion de l'aptitude au travail, quoiqu'il faille en fixer le minimum. L'admission dans les manufactures ne devrait avoir lieu que sur l'avis d'une commission mixte d'administrateurs, de fabricants et de médecins, siégeant dans chaque centre d'arrondissement industriel, et représentant par sa composition tous les intérêts engagés : le pouvoir social, l'industrie, l'humanité. Ces conseils, liés entre eux par un fréquent échange d'avis et de documents, rattachés à un conseil central qui siégerait à Paris et qui serait formé par la réunion des conseils supérieurs de salubrité et du commerce, présenteraient une hiérarchie de sagesse constituée, et dont les attributions pourraient s'élargir au grand avantage de la société. Puisque des hommes de vingt et un ans sont soigneusement examinés pour être admis dans la carrière militaire, pourquoi ne visiterait-on pas des enfants qui, eux aussi, vont endurer des fatigues, des privations, l'insomnie, et même les dangers? L'enfant, c'est la société ; l'atelier, la fabrique, l'usine, c'est l'intérêt d'un seul. 2° La question du salaire des enfants et de sa répartition touche par tous les points à leur hygiène. Du salaire dépendent la nourriture, le vêtement; il leur fait la mesure de réparation de leurs forces ; et puisque ces forces, à peine agissantes, sont prématurément exploitées, c'est au législateur à les ménager, à les soutenir ; il doit se placer entre l'avarice des fabricants et la dureté ou la dissipation des parents. Le produit du travail des détenus est partagé en trois fractions, dont l'une leur est remise, l'autre réservée pour le terme de leur peine, et la troisième abandonnée à l'administration. Pourquoi les pauvres enfants sont-ils traités avec moins de prévoyance, et pourquoi leur salaire n'est-il pas consacré par tiers à leur entretien, à leur avenir, à leurs parents, qui ne sont pas toujours pour eux ce qu l'administration est pour les détenus? 3° La justice et l'humanité veulent qu'on assure à ces enfants une surveillance sanitaire, régulière, permanente, désintéressée, indépendante vis-à-vis des parents et des fabricants (1). Beaucoup de manufacturiers stipendient des médecins attachés à leurs établissements. En Alsace, où les rapports entre ouvriers et maîtres se ressentent de la bénignité du caractère allemand, les secours de l'art sont assurés de la sorte aux premiers ; mais, pour la garantie hygiénique des enfants, il vaut mieux que le médecin ne dépende point du chef de l'établissement, et que, par e titre d'une position officielle, il se trouve comme le modérateur entre les intérêts de l'individualisme et ceux de la société. A lui appartiendrait la faculté de provoquer auprès des conseils mixtes permanents la suspension du travail des enfants suivant les accidents de leur croissance et les phases de leur santé, comme aussi de demander une prolongation de journée en faveur d'enfants doués d'une vigueur précoce : en un mot, il suivrait après leur admission les enfants dans les vicissitudes de leur développement, et veillerait à la régularité de leur vie physique.

(1) Ces idées ont reçu une précieuse adhésion (voy. *Éducation publique*, par F. Lallemand, de l'Institut. Paris, 1848, p. 144).

M. LÉVY. Hygiène, 5ᵉ ÉDIT.                                        II. — 47

Pour l'exécution de la loi du 22 mars 1841, une circulaire ministérielle du 14 août suivant établit les catégories suivantes : 1° manufactures, usines et ateliers à moteur mécanique ; 2° mêmes établissements à feu continu ; 3° fabriques occupant plus de vingt ouvriers réunis en atelier ; 4° établissements non compris dans les trois catégories qui précèdent, et auxquels il conviendrait d'étendre les dispositions de la loi ; 5° manufactures où, par la nature de l'industrie qu'on y exploite, le travail des enfants excéderait leurs forces et compromettrait leur santé, et dans lesquelles il serait nécessaire d'élever le minimum de l'âge ou de réduire la durée du travail des enfants ; 6° fabriques où, pour cause de dangers et d'insalubrité, les enfants ne doivent pas être employés ; 7° fabriques où certains genres de travaux dangereux ou nuisibles devront être interdits aux enfants ; 8° fabriques à feu continu où le travail des enfants peut être toléré les dimanches et fêtes ; 9° fabriques à feu continu, dont la marche ne peut être suspendue pendant le cours de vingt-quatre heures, et où le travail de nuit des enfants au-dessous de treize ans est indispensable et doit être toléré. Le 15 février 1847, un nouveau projet de loi fut présenté à la chambre des pairs ; la commission chargée de l'examiner étendit l'action de la loi aux ateliers de dix personnes de tout âge ou sexe, et à ceux de cinq personnes, adolescents ou femmes ; elle limita pour les femmes et les filles comme pour les adolescents, la durée du travail journalier à douze heures ; pour ces derniers, elle la réduisit à onze heures pendant trois jours ouvrables de la semaine, l'heure supprimée étant réservée à l'instruction primaire ; en outre, elle fit entrer dans la loi le principe anglais de l'inspection rétribuée. Un décret du 7 décembre 1868 attribue aux ingénieurs du corps impérial des mines la surveillance du travail des enfants dans les manufactures. De plus, un nouveau projet de loi, les protégeant plus efficacement, vient d'être adopté par le conseil d'État. — Les événements de 1848 ont ajourné l'adoption de cette loi ; mais celle du 22 février 1851, relative aux contrats d'apprentissage, a fixé à dix heures par jour la durée du travail effectif pour les apprentis âgés de moins de dix-huit ans, à douze heures pour les apprentis de quatorze à seize ans ; et elle a interdit le travail de nuit pour ceux de moins de seize ans ; elle a placé sous la surveillance du gouvernement les divers établissements de la petite industrie non compris dans les catégories de la loi de 1841. Telle est la situation actuelle. Une note d'Audiganne estime à 100 000 le nombre des enfants âgés de moins de seize ans occupés dans les ateliers soumis à la loi de 1841, c'est-à-dire dans les manufactures et usines à moteur mécanique ou à feu continu, et dans les fabriques réunissant plus de vingt ouvriers ; il compte, en moyenne, un enfant sur dix ouvriers, ce qui porte la population totale de ces établissements à 1 100 000 individus. Le plus grand nombre des enfants sont employés dans les filatures de soie. Un bienfait certain de la loi ressort des enquêtes d'Audiganne : il n'a rencontré nulle part d'enfants occupés avant l'âge de huit ans, tandis que antérieurement les industriels en employaient de l'âge de sept et même de six ans.

## V. — Fécondité et mortalité.

L'influence des professions sur les naissances est en général masquée par d'autres causes très-énergiques; elle paraît faible et dépend surtout de la quantité et de la nature des aliments et du développement des forces physiques. En diverses parties de l'Allemagne et de la Suisse, on a opposé des entraves au mariage des ouvriers pauvres, afin de borner l'hérédité de la misère et de prévenir la naissance d'enfants qui tomberaient à la charge publique; mais jusqu'à quel point les restrictions apportées aux unions légitimes diminuent-elles le nombre des naissances? Les désordres qu'entraîne le libertinage ne sont-ils pas aussi des causes très-actives de misère? Même dans les pays où ce retard dans le mariage n'est pas imposé, une partie des ouvriers vivent en concubinage, soit par l'entraînement de l'exemple des compagnons concubinaires, soit par le défaut d'argent nécessaire aux formalités civiles ou religieuses (1). Néanmoins, la proportion des enfants naturels n'égale pas celle des enfants légitimes; les ouvriers indigents ont le plus d'enfants illégitimes et hésitent moins à les reconnaître. La prospérité de l'industrie fait multiplier les mariages des ouvriers, les crises en diminuent le nombre ordinaire. D'après Villermé, les ouvriers des manufactures comptent beaucoup de mariages, de naissances et de décès; en d'autres termes, leur mortalité est plus rapide que dans les classes élevées, leurs mariages sont plus précoces, et relativement à leur population, leurs naissances sont plus nombreuses. Malgré ces résultats, le grand accroissement de la population dans nos provinces manufacturières est un fait démontré, notamment par les recherches de L. Millot; il se reproduit en Angleterre. Partout l'augmentation de la population et le développement des fabriques marchent en raison directe l'une de l'autre. Villermé a constaté que dans l'état actuel des choses en Angleterre comme en France, c'est dans les grands centres de fabrication de tissus, surtout de tissus de coton et de laine, que la population s'accroît le plus vite, que la mortalité générale est la plus forte, et que les enfants deviennent le moins souvent des hommes faits, tandis que dans les districts agricoles la population augmente le plus lentement, et la vie se prolonge le plus.

La plus récente statistique sur les maladies et les décès des diverses classes d'ouvriers, celle de Hannover (2), détermine l'âge moyen où ils sont emportés par les maladies :

| | | | |
|---|---|---|---|
| Artisans..................... | 676 | Age moyen... | 35,9 |
| Non artisans................. | 196 | — ... | 36,8 |
| Journaliers, domestiques, etc..... | 746 | — ... | 41,7 |
| Total........... | 1618 | | 38,8 |

(1) Frégier, *Des classes dangereuses de la population dans les grandes villes.* Paris, 1840, t. II, p. 154.

(2) Hannover, *Maladies des artisans à Copenhague*, etc. (*Annales d'hygiène et de médecine légale*, 2º série, 1862, t. XVII, p. 313).

## § 2. — Modificateurs généraux des professions.

### I. — CIRCUMFUSA.

Les professions se partagent sous ce rapport en deux classes, suivant qu'elles s'exercent à l'air libre ou dans l'air confiné. La phthisie est deux fois plus fréquente dans celles-ci que dans celles-là. Ce dernier groupe présente des professions exercées dans des locaux vastes et bien aérés, d'autres qui relèguent les ouvriers dans des locaux étroits et clos. Lombard a constaté pour ces dernières une plus forte proportion de phthisiques. A. Hannover (1), même sous le climat sévère de Copenhague, a reconnu que les artisans occupés à l'air libre sont rarement phthisiques. Ainsi l'atelier bien fermé où l'on entasse un certain nombre d'ouvriers, les écoles où la jeunesse studieuse se presse, le cabinet où le savant passe de longues heures dans la méditation, agissent d'une manière identique : toutes ces habitations temporaires pèchent par les dimensions, par le non-renouvellement de l'air, par l'élévation de la température et la saturation hygrométrique de l'atmosphère, etc.

Dans un grand nombre de professions, l'air se charge de vapeurs ou de poussières qui portent leur action directe sur le poumon et peuvent donner lieu à des phénomènes généraux. Les matières en dissolution dans l'air sont purement aqueuses, animales, végétales ou minérales : il en sera question plus loin. Quant aux poussières, indépendamment des effets spécifiques qu'elles produisent par leur nature et que nous examinerons en traitant des professions en particulier, elles portent sur le poumon une action directe qui est en rapport avec le volume, le poids et la consistance de leurs molécules. L'inhalation des molécules grossières est moins dangereuse que celle des poussières très-divisées qui pénètrent plus aisément jusque dans les dernières ramifications bronchiques. Les recherches de Benoiston et Lombard ont prouvé que les sculpteurs, maçons, plâtriers, terrassiers, chapeliers, brossiers, bourreliers, matelassiers, etc., fournissent moins de phthisiques que les meuniers, perruquiers, paveurs, balayeurs des rues, charbonniers, boulangers, couteliers, ramoneurs, polisseurs, etc. Les poussières détachées des corps très-durs déterminent un nombre beaucoup plus grand de phthisiques que les poussières détachées de corps mous ou d'une dureté ordinaire. La pesanteur spécifique des poussières n'intervient pas d'une manière bien sensible dans la production de la phthisie. Sous le rapport de leur origine, les poussières minérales sont les plus nuisibles pour les poumons ; viennent ensuite les poussières animales, et, en dernière ligne, les poussières végétales.

Les habitations particulières des ouvriers laissent beaucoup à désirer : qui n'a lu les enquêtes et les récits de Villermé, Blanqui, Frégier, Lestiboudois, Kolb-Bernard, Ebrington, Henri Roberts, Grainger ? Sous le rapport de l'habitation, la population ouvrière se partage en trois classes : 1° les ouvriers

(1) Hannover (de Copenhague), *ibid.*

manufacturiers qui résident dans les centres d'industrie ou aux environs ;
2° les ouvriers sédentaires, occupant des logements loués et qu'ils garnissent
d'un mobilier ; 3° les ouvriers nomades qui s'entassent dans les maisons garnies.
La condition des premiers est généralement satisfaisante, surtout dans le midi
de la France, si ce n'est à Lodève où les logements sont des rez-de-chaussée
humides, mal éclairés, ou des espèces de greniers trop chauds et trop froids
suivant la saison. Dans l'est et dans le nord, les habitations ne sont pas insalubres aux environs et hors des villes ; même dans la banlieue de Lille, comme à
Réthel, à Sédan, à Saint-Quentin, elles sont saines et assez commodes. Mais
c'est dans l'intérieur des grands centres que la misère des ouvriers sédentaires
et nomades s'est accumulée : Amiens, Reims, Rouen, Lyon, Lille, Paris,
offrent les plus tristes tableaux. A Mulhouse, à Dornach, Villermé a vu des
familles coucher chacune dans un coin, sur de la paille jetée sur le carreau
et retenue par deux planches... Ces logements se louaient fort cher ! J'ai parcouru les impasses labyrinthiques, fangeuses, obscures, les constructions
élevées, humides et sombres, où sont entassés les 25 000 métiers de Lyon.
A Rouen, maisons délabrées avec allées basses, obscures, parcourues par le
ruisseau fétide des eaux ménagères, avec des cours mal pavées et à flaques
d'immondices, avec escaliers en spirales sans garde-fous, incrustés d'ordures
endurcies, avec rez-de-chaussée tapissés de mousse, etc. Blanqui a retracé
l'horreur des caves de Lille, situées à 2 ou 3 mètres au-dessous du sol, le quartier Saint-Sauveur de cette ville coupé par des ruelles étroites aboutissant à de
petites cours (courettes) qui servent à la fois d'égouts et d'immondices : « A
mesure qu'on pénètre dans l'enceinte des courettes, une population étrange
d'enfants étiolés, bossus, contrefaits, d'un aspect pâle et terreux, se presse autour des visiteurs et demande l'aumône. » Le 8 juillet 1848, le conseil de salubrité de la Seine, résumant les visites faites en 1846 par une commission
d'assainissement, s'exprimait ainsi dans un rapport officiel : « Le défaut d'air
et de lumière, l'humidité, la stagnation des eaux ménagères, la malpropreté
générale, et, en particulier, la mauvaise tenue des lieux d'aisances et des
plombs, caractérisent la presque totalité des habitations, etc. » Mais la grande
plaie de l'hygiène des classes laborieuses et malheureuses, ce sont les hôtels à
la nuit, les maisons meublées, les garnis. Sur plus de 200 000 ouvriers employés à Paris, plus d'un cinquième, et sur 106 000 ouvrières, beaucoup plus
d'un vingtième logent en garni, les deux tiers d'une manière permanente, un
tiers temporairement, pendant la saison des travaux ; ainsi 40 000 hommes et
6000 femmes s'entassent, souvent sans séparation, dans des retraites immondes,
qui, d'après un rapport de la commission sanitaire du XIe arrondissement,
sont, pour la plupart, de vieilles masures humides, peu aérées, mal tenues, à
chambres contenant huit à dix lits pressés les uns contre les autres, et où plusieurs individus couchent dans le même lit. Nous renvoyons à l'ouvrage de
Frégier (1) pour de plus amples détails sur ces sordides exploitations de garnis,

(1) Frégier, Des classes dangereuses des populations des grandes villes. Paris, 1840.

et à celui de Tardieu (1), sur les bouges de Londres et des grandes villes d'Angleterre, connus sous le nom de *Common lodging houses*. Ceux qui s'imaginent que tout est caprice dans les grandes épidémies, seront-ils étonnés d'apprendre que, en 1832, à Paris, sur 954 garnis qui reçoivent des journaliers, des balayeurs, des chiffonniers, des ramoneurs et des maçons, 499, plus de la moitié, ont été fouillés par le choléra ?

Une ordonnance de police du 20 novembre 1848, rendue par un médecin, Gervais (de Caen), a stipulé, pour les habitations en général et pour les maisons louées en garni, une série de conditions sanitaires, notamment la ration de 14 mètres cubes d'air par personne, la ventilation des pièces, l'interdiction du coucher dans celles qui ne reçoivent pas directement l'air d'une rue ou d'une cour assez étendue, etc. De Melun a le mérite d'avoir porté cette grande question de police sanitaire dans le domaine des délibérations du pouvoir législatif; la loi du 13 avril 1850 sur les logements insalubres est l'une des conquêtes mémorables de l'hygiène publique en France. L'institution d'une commission municipale chargée de rechercher et d'indiquer les mesures indispensables d'assainissement des logements et dépendances insalubres mis en location; la déclaration d'insalubrité attachée de droit à tout logement dont les conditions sont de nature à compromettre la vie ou la santé de ses habitants; l'obligation de faire visiter les lieux signalés comme insalubres, et de spécifier les causes de cette insalubrité, ainsi que les moyens d'y remédier; la détermination par le conseil municipal des travaux d'assainissement à effectuer et des délais de leur achèvement; l'interdiction provisoire par l'autorité municipale et l'interdiction absolue par le conseil de préfecture de louer les logements non susceptibles d'assainissement : telles sont les principales et salutaires clauses de cette loi qui a déjà produit, en peu d'années, les plus utiles conséquences à Paris. Son exécution a marché plus lentement dans les départements; jusqu'au commencement de 1853, vingt-trois seulement ont fait parvenir à l'administration centrale le compte rendu des opérations accomplies par les commissions locales.

Tout ce qui peut réduire l'industrie des garnis et éclaircir les agglomérations des quartiers insalubres, constitue un progrès; à ce titre, les cités ouvrières, consistant dans des groupes de bâtiments ou de maisons modèles à l'usage des familles d'ouvriers, méritent les encouragements de l'autorité. Dès 1835, Villermé signalait à Mulhouse une création semblable, due à la philanthropie d'André Kœchlin; trente-six ménages d'ouvriers y possèdent chacun deux chambres, une petite cuisine, un grenier, une cave et un jardin potager pour 12 ou 13 francs par mois, mais à la condition de cultiver lui-même ce terrain, d'envoyer les enfants à l'école, d'éviter les dettes, de faire chaque semaine un dépôt à la Caisse d'épargne, et de payer 15 centimes à la caisse des

_____

(1) Tardieu, *Dictionnaire d'hygiène publique et de salubrité*, 2ᵉ édit., 1862, t. II, p. 374, article HABITATIONS.

malades de l'établissement. Depuis 1844, il s'est formé à Londres de semblables établissements. Les cités ouvrières permettent d'appliquer à un grand nombre de familles les avantages économiques de l'association, tout en laissant à chacune d'elles sa libre sphère d'existence et d'habitudes particulières; mais elles ont aussi leurs inconvénients et leurs difficultés; l'ordre, la propreté, la discipline, dans une telle agglomération, qui les maintiendra? On a remarqué que les familles ouvrières répugnent à l'espèce de communauté qui résulte des cohabitations sous le même toit; les célibataires n'y pourraient trouver place : « Au lieu de bâtir, dit Villermé, un monument ressemblant à une vaste caserne pour y réunir 400 à 500 individus de la classe ouvrière, il vaudrait mieux acheter de bonnes maisons ordinaires, ou même les louer à long bail, sauf à les approprier à leur nouvelle destination, ou mieux encore, s'il est possible, donner à chaque famille sa maisonnette. De cette manière, il est vrai, on n'aurait pas un édifice dont les proportions colossales frappent tout le monde et servent de prétexte à des promesses illusoires; mais avec le même sacrifice d'argent, on ferait modestement plus de bien à un nombre beaucoup plus grand de personnes (1). » Jusqu'à présent l'expérience n'est pas favorable aux cités ouvrières, et le gouvernement semble être entré dans la voie des constructions restreintes à quelques familles seulement. Le système des cottages anglais est évidemment le plus favorable à la salubrité et à la moralité des familles ouvrières; les chemins de fer permettent aujourd'hui de procurer aux classes laborieuses le double bienfait de la dissémination et de l'air pur hors des centres populeux où tout est plus coûteux, la subsistance, le loyer, etc. Des villages d'ouvriers, autour des grandes cités, avec des facilités de transport aux ateliers et aux usines qui les occupent, leur permettraient de combiner, de faire alterner, suivant les chômages, le travail industriel avec le travail agricole, les enlèveraient pendant les heures et les jours d'inaction aux excitations de la ville, etc. A Bradfort, on a élevé 700 maisons d'ouvriers (*cottages*) autour d'une seule et vaste manufacture d'alpaga et de toiles de coton, laquelle couvre près de 2 hectares 1/2 de terrains, a un ensemble de moteurs mécaniques de la force de 1200 chevaux et exige 5000 becs à gaz pour l'éclairage de chaque soir (2). Dans les départements du Nord et de la Marne, on trouve au voisinage des fabriques quelques exemples de cette salutaire répartition des familles ouvrières dans des maisons isolées et ne renfermant qu'un petit nombre de logements, soit au rez-de-chaussée, soit au premier étage. Mais c'est Mulhouse qui, par l'intermédiaire d'une société désintéressée, et avec l'appui du gouvernement, a créé une véritable ville ouvrière à rues spacieuses, bordées d'arbres et de trottoirs, éclairées au gaz et munies d'égouts communiquant avec chaque habitation. Les maisons ne reçoivent

(1) Villermé, *Annales d'hygiène et de médecine légale*, 1850, t. XLIII, p. 241 et suiv.

(2) Audiganne, *Les populations ouvrières et les industries de la France*, 2e édition. Paris, 1860, t. II, p. 317.

chacune qu'une famille. Bâties par groupe de quatre, en rectangle, élevées d'un étage, comprenant trois chambres, une cave et un grenier, avec un petit jardin contigu, se louant de 13 à 16 fr. par mois, se vendant de 2000 à 2808 fr., avec un délai de quinze à dix-huit ans pour le payement ; le minimum de l'à-compte exigé au moment de l'entrée en possession est de 200 fr., le maximum de 400 fr., et le surplus du prix est compté dans le loyer. Cette vraie cité a des bains (à 20 centimes, linge compris) et des lavoirs avec moyen de séchage du linge (5 centimes pour une séance de deux heures), un restaurant qui vend de bons aliments à prix coûtants (10 centimes la portion), un bazar où chaque ménage peut se procurer à bon compte ses meubles, ses ustensiles de cuisine, ses vêtements ; une boulangerie où le pain est vendu comptant à 10 centimes par kilogramme au-dessous du taux de la taxe ; un bâtiment distinct pour loger les ouvrières non mariées, à raison de 7 à 10 fr. par mois ; une salle d'asile, etc. (1). A l'exposition universelle de 1867, sous la dénomination de *Spécimens d'habitations caractérisées par le bon marché uni aux conditions d'hygiène et de bien-être,* on figura un certain nombre de modèles d'habitations qui nous paraissent un progrès (2).

Ce serait ici le lieu d'examiner le degré de salubrité des ateliers, des fabriques, des manufactures, des usines, où les ouvriers passent une grande partie de leur vie ; mais ces établissements diffèrent tellement entre eux qu'il est difficile de les comprendre ensemble dans une appréciation générale, sans tomber dans les lieux communs de l'hygiène publique. Nous donnons à la suite de cette revue des professions la nomenclature des établissements classés avec l'indication sommaire de leurs causes propres d'insalubrité, lesquelles agissent non-seulement sur les ouvriers, mais encore sur les habitants des quartiers où ils existent. La loi les a partagés en quatre classes, suivant qu'ils sont plus ou moins dangereux, insalubres ou incommodes : dangereux, en raison des explosions instantanées ou des incendies graves auxquels ils peuvent donner lieu par la nature des opérations qui s'y pratiquent ; insalubres ou incommodes, à cause des émanations qui s'en dégagent, des résidus solides ou liquides qui s'en écoulent sur la voie publique, ou des bruits tantôt intermittents, tantôt continus qui s'y produisent jusqu'à troubler le repos d'une localité. L'article 1er du décret de 1810, le plus ancien décret de classement, exige que les établissements de première classe soient éloignés des habitations particulières à des distances suffisantes, pour qu'ils ne puissent incommoder les voisins les plus rapprochés ; ces distances n'ont pas été déterminées à l'avance, elles ne pouvaient l'être, la nature des établissements et la disposition des localités étant sujettes à de grandes variations. La création des ateliers et des manufactures de la première classe ne peut être autorisée que par un décret du pouvoir

___

(1) Voyez l'ouvrage : *Habitations ouvrières, bains et lavoirs,* etc., par Émile Müller, architecte des cités ouvrières de Mulhouse.

(2) Du Mesnil, *L'hygiène à l'Exposition : Habitations ouvrières (Annales d'hygiène publique et de médecine légale,* 2e série, 1867, t. XXVIII, p. 439 et suiv.).

exécutif rendu en conseil d'État. Ceux de deuxième classe ne doivent, aux termes de la même loi, être autorisés par l'administration que lorsqu'elle a acquis la certitude que les opérations qu'on y pratique n'entraînent aucun inconvénient ni dommage pour les propriétaires et locataires voisins; les demandes dont ces créations sont l'objet, au lieu d'être portées jusqu'au ministère et au conseil d'État, relèvent de l'autorité des préfets; elles ne nécessitent pas, comme celles qui concernent les établissements de première classe, l'apposition d'affiches pendant un mois dans la commune intéressée; il suffit d'une enquête préalable dite *commodo et incommodo*, faite par les commissaires de police près des propriétaires ou des voisins menacés d'un préjudice. Les établissements de troisième classe peuvent être autorisés partout, pourvu qu'ils ne causent aucun préjudice au voisinage; point d'affiches, point d'enquête préalable; l'autorité peut se contenter du simple avis des délégués qu'elle désigne.

Parmi les établissements qui suscitent le danger des explosions et des incendies, nommons les ateliers des artificiers, les fabriques d'allumettes chimiques, d'amorces fulminantes, les poudrières, les distilleries d'alcool, de goudron et de résines, les fabriques de vernis, les fonderies ou épurations de suif, les soufreries, les verreries, etc. Parmi ceux qui répandent des émanations, les boyauderies, les fabriques de gélatine, les fonderies de suif ou de graisse, les fabriques d'engrais, les voiries, les vacheries, les amidonneries, les féculeries, les buanderies, les teintureries, les fabriques de glucose, d'orseille, de sels ammoniacaux, d'eau de javelle, de sels d'étain, etc. Les échaudoirs, les boyauderies, les fabriques d'amidon, de sirop de fécule, d'eau de javelle, etc., versent sur la voie publique des résidus solides, les lavoirs et les buanderies des résidus liquides. Malgré quelques décisions contradictoires du conseil d'État, le bruit causé par les métiers à marteaux, par les pompes à incendie, par les forges, constitue une raison suffisante d'incommodité, pour que le décret de 1810 leur soit applicable; telle a été la constante jurisprudence du conseil de salubrité de Paris.

L'emploi de la vapeur comme puissance motrice a pris une telle extension, que les machines qu'elle met en jeu règlent aujourd'hui le travail de toutes les grandes industries et interviennent encore, sous des dimensions plus restreintes, dans beaucoup d'établissements du second et du troisième ordre. Il sera question dans le paragraphe suivant de ces appareils, dont le fonctionnement intéresse la sécurité des ateliers. Nous ne les mentionnons ici que pour signaler un de leurs inconvénients publics, auquel on s'applique depuis quelques années à remédier, l'énorme quantité de fumée qu'ils dégagent par leurs cheminées. L'ordonnance de police du 11 novembre 1854 prescrit aux usiniers qui font usage d'appareils à vapeur, de brûler la fumée produite par les fourneaux ou de les alimenter avec des combustibles qui ne donnent pas plus de fumée que le coke. La houille, la tourbe, le bois exposés soudainement à une température élevée, dégagent avec abondance des produits volatils constitués en majeure partie par des carbures d'hydrogène qui sont eux-mêmes très-combustibles, s'ils sont mélangés avec l'air en proportion convenable et soumis à une haute température; ces deux conditions doivent s'offrir, soit dans le foyer lui-même, soit dans les conduits que parcourent les produits gazeux de la combustion; sinon, ceux-ci se décomposent et fournissent en abondance de la suie ou du charbon en particules ténues que le courant de gaz entraîne par l'orifice de la cheminée. Si l'on jette sur une grille chargée de coke incandescent une couche de houille d'environ 20 à 25 centimètres d'épaisseur, l'air ne traverse plus cette grille et sa charge, la température du foyer diminue brusquement, et la houille fraîche, qui recouvre le coke en ignition, subit une distillation rapide. On a beau pousser de l'air par la porte du foyer ou par toute ouverture débouchant directement au-dessus du chargement de houille, la température est insuffisante pour enflammer les produits gazeux, et des torrents de fumée opaque se dégagent par la cheminée. « Les foyers dont les grilles ont assez d'étendue pour que les charges de combustible ne les recouvrent qu'en partie et en couche de faible épaisseur, donnent peu de fumée, surtout si la houille y est chargée par petites quantités à la fois, et si le chauffeur a la précaution de déposer la charge sur la partie antérieure de la grille, de telle sorte que les produits gazeux de la distillation arrivent aux carneaux, en passant sur la surface du coke embrasé qui recouvre la partie postérieure, et laisse toujours un passage suffisant à l'entrée de l'air. La production de la fumée est considérablement accrue par les dimensions trop petites des grilles, eu égard à la quantité de combustible qui doit être brûlé dans un temps donné, et par une mauvaise conduite du foyer de la part des chauffeurs qui chargent à de trop longs intervalles et par trop grandes quantités à la fois (1). » Les houilles grasses et *collantes* donnent plus de fumée, c'est-à-dire contiennent plus d'éléments volatils que les houilles sèches des environs de Charleroi. Le coke ne donne aucune fumée; il ne produit par sa combustion que des gaz incolores entraînant quelques cendres ou poussières extrêmement ténues. Tous les appareils ou procédés fumivores sont fondés sur le double principe indiqué plus haut (2); ils ont tous pour but d'opérer dans le fourneau l'inflammation et la combustion complète des carbures d'hydrogène résultant de la distillation du combustible. Les uns, mécaniques et mus par la vapeur, distribuent le combustible sur la grille à des intervalles réguliers et courts; les autres, fixes et dirigés par la main du chauffeur, combinés avec les dispositions du foyer et des ouvertures à registres, servent à mesurer les charges sans laisser passer par la porte du foyer un excès d'air froid; d'autres amènent le combustible frais dans le foyer en dessous du combustible déjà carbonisé, de manière à enflammer les produits volatils dès qu'ils se dégagent, etc.

(1) *Instruction du Conseil de salubrité* (rapporteur, Combes, de l'Institut), en date du 27 avril 1855.

(2) **Voyez**, pour leur description, le *Bulletin de la Société d'encouragement*, mars 1855.

## II. — INGESTA.

Les classes ouvrières ont besoin d'une nourriture saine et proportionnée à l'intensité de leurs déperditions quotidiennes. Rien n'est plus certain pour eux que la dépense journalière de force, l'efficacité de la réparation ne l'est point ; dans la plus grande partie des campagnes, leur pain est encore aujourd'hui ce qu'il était il y a cinquante ans ; dans les villes, il est meilleur. D'après les renseignements recueillis par Villermé, la viande, la soupe grasse, le pain blanc, seraient d'un usage plus commun qu'autrefois parmi les ouvriers de plusieurs villes (Lyon, Reims, Sedan, etc.) et de la Normandie. Une partie de cette classe de la population est encore réduite à faire habituellement sa principale nourriture de la pomme de terre ; une autre vit de châtaignes et de sarrasin. Quand la récolte de ces produits vient à manquer, ces malheureux tombent à la charge publique, alors même que les céréales abondent, parce qu'ils n'ont pas assez de ressources pour acheter du froment ou même de seigle. La viande, si nécessaire au travailleur, manque à beaucoup d'ouvriers, ou ne figure dans leur régime que pour une proportion insuffisante : cependant elle est indispensable à ceux qui exécutent ces ouvrages de force, et la supériorité des ouvriers de la Grande-Bretagne ne provient que de la consommation plus grande qu'ils en font. Les propriétaires d'une fonderie, située à Charenton, n'ont pu obtenir des ouvriers du pays la même quantité de travail qu'ils obtenaient d'ouvriers anglais, qu'en les obligeant à se nourrir comme ces derniers. Malheureusement la nourriture des travailleurs est subordonnée au taux des salaires, qui oscillent dans de grandes limites ; leur dépense la plus forte est celle de la nourriture : elle monte ordinairement, pour un homme, à plus de la moitié de la dépense totale ; et aux deux tiers ou trois quarts, s'il a des habitudes d'intempérance ; elle atteint la moitié, rarement plus des deux tiers pour une femme, et pour un adolescent elle arrive aux trois quarts. 10 centimes par jour au-dessus ou bien au-dessous du taux nécessaire à l'entretien d'un travailleur économe et sans famille suffisent pour lui procurer une sorte d'aisance ou pour le jeter dans une grande gêne (Villermé). Or toutes les crises, tous les événements réagissent sur le commerce, sur l'industrie, et déterminent une dépression des salaires. Telle est surtout la conséquence des agitations politiques ; et, pour surcroît de malheur, ce sont toujours les ouvriers les moins payés qui la subissent d'abord. D'un autre côté, une augmentation ou une diminution de 10 centimes dans le prix du pain produit le même effet de gêne ou d'aisance ; une simple hausse de 2 centimes par jour dans le prix du pain et qui se maintient toute l'année, donne pour les 34 000 000 de Français une somme de 248 200 000 francs, dont la plus forte partie est prélevée sur le salaire de toutes les classes ouvrières. Il n'y a que les journaliers de la campagne qui ne se ressentent pas du haut prix du pain, parce qu'ils trouvent dans leurs travaux mieux payés autant de bénéfices que leur vaudrait une légère diminution dans le prix des céréales. En définitive, l'alimentation des ouvriers est généralement insuffisante pour les travaux qu'ils exécutent ; elle est inégale pour leur salaire. L'habitude de fêter le dimanche et le lundi par des repas ou des excès de boisson diminue d'autant les ressources nécessaires à la subsistance de la semaine ; les femmes surtout ne peuvent échapper à la misère qu'en s'imposant beaucoup de privations. Dépense obligée et continue de forces, réparation incomplète, irrégulière, tel est le sort des classes ouvrières. Cependant le besoin de stimulation subsiste ; il augmente en raison même de l'insuffisance de la nourriture et de la disproportion du travail. Que fait alors le travailleur ? Quelques centimes avec lesquels il n'achèterait ni le pain ni la viande nécessaires à sa restauration lui procurent une dose d'eau-de-vie qui ranime artificiellement ses forces ; l'essai de ce moyen de confort conduit à l'habitude, au besoin, à la passion des liqueurs ; l'ivrognerie, le plus grand fléau des classes laborieuses, s'oppose à l'épargne, creuse l'indigence des familles, éloigne toute éducation, multiplie les rixes, les délits, les désordres. Villermé mentionne, comme cause de l'ivrognerie, le choix de certains métiers qui comptent plus d'ivrognes, l'organisation du compagnonnage fertile en débauches, le travail en commun dans les ateliers des manufactures, l'oisiveté du dimanche, les chômages, le bas prix des spiritueux, le grand nombre des cafés et des cabarets où l'on peut en boire à toute heure et avec excès, l'oubli des principes religieux et moraux ; à cette énumération, il faut ajouter le défaut de réparation alimentaire, et l'impossibilité pour l'ouvrier d'humecter ses maigres repas de famille d'une boisson fermentée.

### III. — EXCRETA.

Il y a longtemps que Ramazzini a réclamé l'établissement de bains publics pour les ouvriers ; à Rome, les ouvriers, après avoir travaillé tout le jour, allaient le soir aux bains pour se laver et se refaire de leurs fatigues ; aussi, dit cet auteur, ils étaient moins sujets aux maladies que les ouvriers de notre siècle. On n'a pas fait une étude exacte des professions considérées dans leurs rapports avec les maladies de la peau ; on ne peut accorder l'importance d'une statistique au tableau que C.-L. Cadet-Gassicourt a dressé des maladies et des vices propres à chacune d'elles (1), avec la prétention de rectifier ou de compléter Ramazzini. Sur 79 cas de maladies cutanées (50 psoriasis, 25 eczémas, 3 impétigos et 1 pemphigus), Fleury a noté 9 individus de professions exposées aux vicissitudes de l'air, 17 soumis à l'action d'une température très-élevée, 9 exposés au contact de substances irritantes. Les soins cosmétologiques varient dans les professions suivant les lieux où elles s'exercent, les matières qu'elles manipulent, le degré d'aisance et d'instruction des ouvriers. Il

_____

(1) C.-L. Cadet-Gassicourt, *Mémoires de la Société médicale d'émulation de Paris*, 1816, t. VIII, p. 160.

est des professions qui agissent spécialement sur certaines sécrétions : les blanchisseuses sont sujettes à la suppression des menstrues ; la salivation survient
chez les étameurs, etc. Les professions sédentaires donnent lieu à la constipation et à la paresse de la vessie ; celles qui exigent de grands efforts musculaires, à des sueurs abondantes, etc. Les soins de propreté sont négligés par la
plupart des ouvriers de fabriques et de manufactures, quoiqu'elles se trouvent
pour la plupart au voisinage des cours d'eau (Lille, Rouen, Amiens, etc.) ; un
grand nombre d'usines, mues par des machines à vapeur, versent sur la voie
publique des courants continuels d'eau chaude qui permet de laver, presque
sans frais, le linge des familles. Combien les lotions et le peignage des
cheveux sont nécessaires aux ouvriers des filatures de coton, d'étoupes,
des fabriques de céruse, etc.! Et pourtant, d'après Thouvenin, les trois
quarts d'entre eux s'en dispensent; les ouvrières âgées se font surtout
remarquer par ce genre d'incurie, et les ivrognes, souvent même dépourvus de linge, sont le type de la malpropreté squalide et invétérée. (Voyez
plus haut, *Bains et lavoirs publics*.) Il est pourtant une remarque souvent faite par nous et qui ne permet point de désespérer de l'amélioration des
masses même pour ce qui concerne la propreté corporelle; c'est qu'il est très-
aisé de rappeler l'homme du peuple au respect de lui-même. Combien longtemps n'a-t-on pas objecté la saleté accoutumée du soldat à l'établissement de
parquets cirés, de cabinets d'aisance à l'anglaise dans les hôpitaux militaires!
J'ai toujours répondu qu'une fois placé dans ces conditions de bien-être, il s'en
montrera digne, et c'est ce qui arrive. A Mulhouse, les ouvriers ont pris aisément l'habitude des bains depuis qu'ils leur sont offerts à 20 centimes; la
multiplication des bains et des lavoirs publics dans tous les centres de population prouvera de plus en plus, par ses résultats, que les habitudes de malpropreté populaire sont l'effet du délaissement des classes laborieuses et de la
cherté des moyens de nettoyage.

## IV. — APPLICATA.

Les ouvriers, quoique mieux habillés qu'autrefois, ont encore beaucoup à
désirer et à faire pour leur propreté, pour leur protection vestimentaire; ils ne
changent pas assez souvent de linge ; ils conservent sur le corps des vêtements
imprégnés de sueur, ils les disposent mal ou ne se couvrent que d'une manière incomplète ; de là une foule de maladies graves que l'on rapporte à l'action du froid, sans penser que l'on pourrait annuler cette cause à l'aide d'un
meilleur habillement. Les fondeurs, les forgerons, les verriers, les chauffeurs,
les boulangers, etc., qui sont plongés dans une atmosphère brûlante, ne prennent aucune précaution en quittant le lieu de leur travail ; ceux qui font des
ouvrages de force en plein air se refroidissent avec la même imprudence. Le
soin du vêtement et son appropriation aux besoins des différentes professions
pourraient réduire le nombre des maladies graves et partant la mortalité qui

en est la suite. L'habillement et le blanchissage représentent du huitième au quart de la dépense totale des ouvriers.

## V. — PERCEPTA.

1° *Sens*. — Certaines professions fatiguent particulièrement tel ou tel sens. Celles qui s'exercent sur des matières très-éclatantes comme les métaux, les glaces, nuisent à la vue ; il importe d'interposer entre la lumière artificielle et la pièce mise en œuvre, une toile tendue, un papier huilé, une gaze, ou quelque autre écran qui intercepte les rayons lumineux directs, et ne laisse arriver que de la lumière diffuse. La ténuité des objets et l'intensité de la lumière directe ou réfléchie finissent à la longue par compromettre l'intégrité de la vision. Plusieurs astronomes, appliqués à l'observation du soleil, sont arrivés à la cécité comme l'immortel Galilée ; les opticiens qui essayent journellement des lunettes et des microscopes, les graveurs, les horlogers, les compositeurs en imprimerie, sont menacés d'amblyopie et d'amaurose ; le travail de nuit fatigue autant par l'exiguïté des caractères d'imprimerie ou d'écriture que par la blancheur du papier réfléchissant la lumière des lampes ; les ouvrières en linge, en dentelle, les plisseuses, etc., sont forcées par la même cause de recourir promptement à l'usage des lunettes. Une statistique de 952 cas de cataracte a conduit Desmarres à cette conclusion, que la cataracte est plus fréquente chez les hommes qui fatiguent leurs yeux à regarder de petits objets que chez les individus vivant à la campagne et occupés à des travaux de culture, et que son étiologie réside, non dans les professions, mais dans une disposition individuelle non connue, plus marquée chez le vieillard que chez l'homme jeune. Les diverses professions figurent dans cette statistique pour des chiffres proportionnés au nombre des individus qui les exercent, non à la nature des travaux qu'ils exécutent. D'après Dumont (1), les aveugles ne sont pas plus nombreux dans les centres manufacturiers que dans les classes agricoles, et les professions industrielles, même celles qui fatiguent particulièrement la vue et qui s'exercent, soit à l'aide d'une loupe, soit à proximité constante de foyers incandescents, ne compte pas plus d'aveugles que les autres ; le département du Rhône ne compte que 63 aveugles sur 100 000 habitants, tandis que la moyenne générale pour la France est de 105 sur 100 000. Il paraît démontré que les métiers à marteaux et le séjour dans les ateliers où fonctionnent les machines bruyantes, déterminent l'affaiblissement de la sensibilité acoustique (voy. plus haut).

2° *Fonctions cérébrales*. — Les professions excitent à divers degrés les facultés cérébrales ; il n'en est aucune qui ne s'accommode d'une certaine dose d'instruction. Si l'ignorance n'est pas la cause de la misère et de la plupart des crimes, ce que nous accordons aux statistiques de Guerry, Quetelet, d'An-

(1) G. Dumont, *Recherches statistiques sur les causes et les effets de la cécité.* Paris, 1856.

geville et Charles Dupin, l'instruction tend d'une manière indirecte à augmenter la masse du travail ; d'après Naville (1), elle n'est pas sans quelque influence sur la diminution de la misère. Il se peut, comme le prétend Charles Dupin, qu'une instruction élevée, créant des désirs et des besoins qu'elle ne peut satisfaire, soit une cause de malheur pour ceux qui l'ont reçue ; mais l'instruction primaire, celle qui convient aux ouvriers, ne peut être qu'un bienfait pour eux ; elle féconde leur intelligence, elle leur rend accessible un ordre plus élevé de notions et de jouissances, elle les met en communion avec la sagesse des siècles, elle polit leurs mœurs, elle amortit la brutalité de leurs passions ; en un mot, elle les civilise. On la donne aujourd'hui aux enfants des fabriques ; néanmoins la durée quotidienne de leur travail y met obstacle. Les rapports sur l'instruction primaire en France et les tableaux officiels du recrutement prouvent que l'enseignement primaire se propage, surtout dans les cantons manufacturiers. On y a joint dans quelques localités (Châlons, Angers, Nantes, etc.) l'instruction professionnelle que l'Allemagne a mise en honneur avant nous. On a nié les avantages des écoles d'arts et métiers, mais les reproches qu'on leur adresse ne portent point sur le principe de leur institution. Elles doivent concourir évidemment à l'amélioration physique et morale des enfants de la classe laborieuse, auxquels il convient de les ouvrir avec faveur.

Le tableau suivant indique la proportion des aliénés, classés par profession :

| Professions. | Proportion sur 1000 aliénés. | | | Rapport des aliénés traités en 1853 à la population appartenant à chaque profession. |
|---|---|---|---|---|
| | Sexe masculin. | Sexe féminin. | Les deux sexes. | |
| Professions libérales......... | 139 | 87 | 110 | 177 sur 100,000 |
| Militaires et marins.......... | 51 | » | 26 | 199 — |
| Professions commerciales..... | 50 | 31 | 41 | 42 — |
| Professions manuelles ou mécaniques................. | 454 | 307 | 382 | 66 — |
| Domestiques et journaliers.... | 126 | 191 | 158 | 155 — |
| Désignations diverses et individus sans profession........ | 180 | 390 | 283 | |
| | 1000 | 1000 | 1000 | 77 |

Ainsi les professions libérales, et les deux armées de terre et de mer fournissent le plus d'aliénés ; mais il est juste de remarquer, en faveur des militaires et des marins, que tous les aliénés étant envoyés dans les asiles, comptent pour la statistique, tandis que beaucoup d'aliénés d'autres professions s'y dérobent par le traitement à domicile. Les artistes sont en première ligne (96 sur 10 000) ; viennent ensuite les juristes (84 sur 10 000), les ecclésiastiques (39), les médecins (38), les professeurs et les hommes de lettres (35), les fonctionnaires publics et les employés (14). On voit se confirmer ici l'opi-

(1) Naville, *De la charité légale*, t. II, p. 243.

nion généralement reçue que les professions qui exigent le travail continuel de la pensée comptent un plus grand nombre d'aliénés.

Quant aux mœurs, il est injuste de stigmatiser les professions, comme l'a fait Cadet-Gassicourt par l'énumération des vices et des mauvaises qualités que l'on observe chez ceux qui les exercent ; il n'est pas prouvé que leur corruption dépasse celle des autres classes de la société : les ouvriers possèdent au plus haut degré une vertu qui en résume beaucoup d'autres, celle qui consiste à secourir son prochain dans toute espèce de besoin. Villermé, qui ne les flatte point, les a trouvés admirables en ce point. Au reste, leurs qualités, bonnes ou mauvaises, sont le produit des circonstances au milieu desquelles ils grandissent et vivent ; si le libertinage et le concubinage sont plus communs parmi eux, c'est qu'ils ont eu sous les yeux les mauvais exemples de leurs parents, c'est que dès leur âge le plus tendre ils ont respiré le miasme délétère de la lubricité dans les manufactures, et subi le cynisme des discours qu'y tiennent les adultes. Il faut mentionner encore parmi les causes de dépravation, la promiscuité des deux sexes dans les ateliers, les chômages prolongés qui laissent sans ressources les jeunes filles entourées de séductions et privées de la surveillance maternelle ; le choix du samedi pour le jour de la paye ; la liberté accordée aux ouvriers qui travaillent à la tâche, et qui, apportant une égale ardeur au travail comme au plaisir, partagent leurs semaines entre les excès des deux genres. La situation morale des ouvriers est donc en partie le résultat de l'organisation actuelle de l'industrie ; les maîtres en partagent la responsabilité. Ces derniers s'informent-ils de la position, de la santé de l'ouvrier, de sa femme, de ses enfants ? Malade, ils l'abandonnent ; guéri, ils ne le reprennent pas, parce qu'ils ont disposé de son emploi ; et quand la vieillesse a rendu son bras plus faible, sa main moins habile et son travail plus lent, le salaire baisse à mesure que les besoins augmentent. Absorbés dans leur égoïsme, les maîtres n'ont aucun souci des lois de la décence, et pourvu que l'inventaire réponde à leur espoir, il n'importe que l'ivrognerie, la dissipation, le libertinage règnent parmi les ouvriers. Il y a des manufactures où les sexes sont séparés, où les femmes sont renvoyées chaque jour un peu avant les hommes, où les mœurs sont strictement surveillées, où l'ivresse est proscrite, où les malades sont soignés et leurs emplois réservés jusqu'à leur guérison, où l'on pousse les ouvriers à faire des dépôts à la Caisse d'épargne, etc. Villermé en cite, et là on n'observe ni misère ni démoralisation. L'ivrognerie, les chômages, l'habitude de fêter le lundi, conduisent à la paresse, au vagabondage, et par une pente presque inévitable, à la criminalité. Les comptes rendus de la justice de 1832 à 1841 prouvent que, pendant une période de dix ans, l'oisiveté a poussé au crime environ le sixième du nombre total des accusés. Les professions ont été classées d'après leur proportion de criminalité : celles qui occupent aux travaux des champs figurent en première ligne ; elles fournissent plus du tiers du nombre total des accusés. Ce résultat discrédite l'innocence tant vantée de la vie champêtre. La classe des ouvriers chargés de

mettre en œuvre les matières premières, le bois, la laine, le fer, le coton, etc.,
renferme un peu moins du tiers du nombre total. En troisième ligne vient la
classe des gens sans aveu, vagabonds, mendiants.

## VI. — GESTA.

Sous le rapport de l'exercice musculaire, nous divisons les professions en
quatre classes : 1° professions sédentaires et presque inactives ; 2° professions
avec insuffisance de mouvement ; 3° professions avec excès de mouvement ;
4° professions avec attitudes vicieuses. — Plusieurs causes se réunissent dans
la production des états morbides qui sont l'apanage de la vie sédentaire : l'air
confiné, la nature des matières mises en œuvre, l'attitude vicieuse dont il sera
question plus bas, et le défaut d'exercice en plein air. Cette dernière cause
suffit pour amener l'inertie des organes, l'embarras de la circulation, la disposition aux engorgements splanchniques, à la bouffissure, à la prédominance
lymphatique, aux scrofules, etc. Les professions sédentaires donnent en
moyenne 141 phthisiques sur 1000 décès, tandis que les professions actives
n'en ont que 80. Lombard a trouvé de plus que sur 30 professions sédentaires
qui laissent le corps dans un repos presque complet, les 2/3 sont au-dessus de
la moyenne générale des décès par phthisie dans toutes les professions, et qui
est de 114 sur 1000. Sur 56 professions qui nécessitent des mouvements assez
prononcés, les 2/5ᵉˢ seulement sont au-dessus de la moyenne, et les 3/5ᵉˢ au-
dessous. Ramazzini (Pâtissier, p. 360) avait déjà remarqué que les professions
sédentaires qui exercent les bras, les pieds et tout le corps, débilitent moins et
usent moins vite : ainsi l'insuffisance du mouvement retarde l'effet de l'inaction musculaire, mais ne l'annule pas, observation que nous avons déjà faite.
L'excès d'action musculaire se joint presque toujours, dans les professions qui
le nécessitent, à d'autres influences nuisibles, et notamment à une mauvaise alimentation. Nous avons signalé les désastreux effets qui en résultent : sur
1078 enfants travaillant dans les filatures et fabriques en Angleterre, 22 seulement étaient arrivés à l'âge de 40 ans, et 9 à celui de 50 ; sur 824 ouvriers,
la plupart en bas âge, employés dans 6 filatures, il n'y en avait que 183 jouis-
sant d'une bonne santé, 240 étaient délicats, 258 malades, 43 rabougris,
100 affectés de tuméfaction des cous-de-pied et des genoux, et 37 atteints de
déviation du rachis (1). Les professions à labeur excessif, outre la rapide décadence qu'elles déterminent dans l'organisme, exposent à la courbature et aux
affections inflammatoires, aux ruptures des muscles, aux hémorrhagies, aux
anévrysmes du cœur et des gros vaisseaux, aux hernies, etc. D'après Friedlander, le quart environ des ouvriers en Angleterre sont atteints de hernies, en
Allemagne un huitième ou un dixième. Les attitudes forcées, vicieuses, longtemps prolongées, influent et sur le développement de l'appareil locomoteur et
sur la santé générale. L'inégale répartition de la nutrition, due à l'exercice

---

(1) **M. M. T.** Sadler, *Souffrances des enfants employés dans les filatures et fabriques
d'Angleterre* (*Annales d'hygiène publique*, 1ʳᵉ série, t. XII, p. 286).

de certaines parties et à l'inertie des autres, donne aux professions un cachet d'extériorité bien connue : aux porteurs de la halle, les larges épaules; aux boulangers pétrisseurs, les bras volumineux; aux cordonniers, la dépression sternale, etc. C'est dans l'enfance que les attitudes contribuent puissamment à déformer le squelette. Chez les enfants, les membres prennent la forme requise par les occupations de chaque jour; le défaut d'action des extenseurs du rachis produit l'incurvation de cette tige, et par suite un changement de rapport dans la situation des membres thoraciques. La conformation générale s'altère encore quand l'exercice forcé ne met en jeu que certains muscles, et laisse dépérir les autres dans l'inertie : les cordonniers et les tailleurs ont presque tous le dos courbé. Ramazzini parle du plaisant spectacle de bossus, de courbés, de boiteux, que donnaient de son temps les processions de communautés de ces deux métiers. On n'a pas encore apprécié, à l'aide de la statistique, les effets réels de certaines attitudes vicieuses; on a bien dit que les métiers à station verticale donnent naissance aux varices, aux œdèmes, aux ulcères des jambes, à la faiblesse articulaire, aux douleurs néphrétiques communes, dit Ramazzini, chez les gentilshommes de la cour d'Espagne, où il n'y a aucun siége, etc.; mais ce ne sont là qu'assertions d'auteurs d'ailleurs recommandables, sans preuves à l'appui. Ainsi Mérat affirme que les domestiques postés derrière les voitures sur la pointe des pieds sont sujets à l'anévrysme de l'artère poplitée; ainsi Stoll attribue aux cordonniers les hémorrhagies du poumon, Morgagni les anévrysmes du cœur, Corvisart les squirrhes du pylore et de l'estomac.

Des indications aussi vagues laissaient dans l'hygiène publique une lacune qui a été partiellement remplie par les recherches de A. Tardieu (1) et de Max. Vernois (2). Le travail de ce dernier est une revue de toutes les industries, de toutes les professions où « la main, acteur constant et obligé, se plie, se contourne, se façonne à toutes les exigences de l'action, de la pression, des directions qui lui sont imposées; de tous les cas où elle s'endurcit, s'écorche, s'ulcère, se colore, se déforme, où l'avant-bras se développe outre mesure, s'atrophie, se paralyse ». Il faudrait, pour en donner une idée exacte, transcrire ici le tableau tracé par Vernois de tous les signes, de tous les stigmates que la pratique des arts mécaniques et des industries diverses imprime à la main de l'artiste et de l'ouvrier, et qui deviennent désormais le caractère de leur identité professionnelle; ils se rapportent tous : 1° à des lésions isolées et toujours localisées dans un point connu à l'avance de l'épiderme et du derme (callosités, durillons); 2° à l'usure, à l'élongation spécialisée ou à la coloration accidentelle ou permanente d'un, de plusieurs ou de tous les ongles; 3° à certaines colorations ou à certaines odeurs de la main, des pieds ou de tout le corps; 4° à la présence de bourses séreuses accidentelles qui se

(1) A. Tardieu, *Annales d'hygiène*, t. XLII et XLIII (1849-1850).
(2) Max. Vernois, *De la main des ouvriers et des artisans* (*Ibid.*, 1862, t. XVII, 2e série, p. 104).

développent dans les points soumis à une pression plus ou moins constante ; 5° à la constatation chimique ou physique de certaines poussières organiques ou inorganiques, extraites des substances recueillies soit directement, soit à l'aide du lavage, dans les plis de la peau des mains, des pieds, sous les ongles, dans les cheveux, dans la barbe, à la surface des vêtements. A ces détails, Vernois ajoute l'indication sommaire d'autres lésions à la surface du corps, des attitudes et même des souffrances qui sont le lot des professions, de manière à en donner un signalement pathognomonique, très-utile au médecin légiste, et résumant aux yeux de l'hygiéniste l'état actuel de ceux qui s'y livrent. Nous ne pouvons que renvoyer nos lecteurs au mémoire où sont consignés les résultats de ces patientes et judicieuses investigations. Celles de Tardieu, moins précises et étayées sur un nombre inférieur d'observations, l'ont conduit à partager en quatre groupes les modifications et déformations physiques que produit invariablement, dans certaines parties, l'exercice des diverses professions ; il les partage, quant à leur nature, en quatre groupes : 1° épaississements partiels de l'épiderme ; effet direct du travail des mains chez les cardeurs de matelas, large surface oblongue, rugueuse, durcie, plus ou moins calleuse à la partie antérieure de l'avant-bras gauche, sur lequel appuie le peigne ; calus palmaire des bâtonnistes, des tambours, des ouvriers à marteau, des charrons, des serruriers, des cloutiers, etc ; durillons entre le pouce et l'index de la main droite chez les cochers ; double durillon en forme de cor sur la face dorsale de la deuxième phalange du doigt annulaire et au pouce, à la face palmaire et vers le bord interne de la première phalange chez les coiffeurs maniant le fer à papillottes, sans oublier l'élévation du thorax du côté actif par l'influence continuelle des muscles de l'épaule (Sœmmering) ; durillon en forme de cor sur le bord cubital du petit doigt de la main droite, au niveau de l'articulation de la phalangette, chez les écrivains, commis, etc., très-occupés ; callosités en bourrelets plus ou moins saillants, plus ou moins étendus, que portent en diverses parties, suivant le siége des pressions habituelles, les blanchisseurs, les menuisiers, les tourneurs, etc. — 2° Altérations profondes de la peau ; ramollissement ; destruction du derme ; crevasses comme chez les blanchisseurs de tissus, les débardeurs, les polisseurs ; destruction des ongles, comme chez les nacrières et les polisseuses de cuillers ; formation de tumeurs et de kystes dermiques ou sous-dermiques, comme chez le tailleur d'habits, le vermicellier. — 3° Changement de coloration chez les ouvriers qui blanchissent les tissus de laine à la vapeur du soufre ; la peau des mains est ramollie par le contact de l'acide sulfureux, l'épiderme blanchi et ridé se soulève et se détruit par place ; chez les brunisseuses en cuivre, toute la face palmaire de la main droite est calleuse et noircie, excepté au niveau des plis de flexion ; la main des corroyeurs est colorée en brun par une espèce de tannage ; la peau présente une coloration subictérique chez les cérusiers, rouge chez les ouvriers en minium ; le liséré bleuâtre des gencives est un indice presque positif de l'intoxication saturnine ; chez les serruriers, chaque pl‹

de la peau est incrusté d'une matière noire, qui n'est autre chose que de la poudre de fer ; le teinturier se dénonce de loin par ses mains parcheminées et teintes presque uniformément par une couleur qui, rebelle au lavage, cède à peine à l'action du chlore. — 4° Déformations limitées à un organe, à une partie du corps, ou portant sur l'ensemble de la constitution : telles sont les variétés de doigts en spatule chez les cordonniers, les fleuristes, les repasseuses, les vitriers ; la déviation des doigts et l'ouverture de l'angle qu'ils forment entre eux ou avec le poignet chez le cloutier et chez l'ébéniste ; la rétraction des tendons fléchisseurs chez le cloutier ; la cambrure des doigts chez la repasseuse. Les cordonniers offrent une dépression profonde, circulaire, du sternum, immédiatement au-dessus de l'appendice xiphoïde sans déformation générale du thorax, et sur l'une des cuisses où s'applique un tampon de cuir, un aplatissement de la peau souvent glabre en ces points, par suite de l'oblitération des bulbes pileux. Les nacrières, occupées à mouvoir avec le pied droit une meule sur laquelle elles appuient fortement la petite pièce de nacre, ont une forte saillie de la hanche gauche et un abaissement de l'épaule du même côté. Les portefaix qui traînent une voiture à bras développent outre mesure les muscles de l'épaule, notamment la portion angulaire externe du trapèze, en même temps qu'à la base du cou, et sur chaque épaule la peau devient dure et calleuse par les frottements de la bretelle. Chez les tourneurs en cuivre, mécaniciens, ajusteurs d'instruments de précision, saillie sterno-costale, comprenant le point de jonction des deux premières pièces du sternum et les deux secondes côtes qui proéminent fortement, à partir de leur tiers antérieur ; au-dessous de cette crête, méplat large, formé par le sternum et l'extrémité antérieure des côtes, et représentant la surface d'appui de l'outil ; rétrécissement thoracique du côté droit, qui est projeté en avant avec l'épaule correspondante ; pieds très-larges à leur extrémité phalangienne, surtout le pied gauche, qui fait mouvoir la pédale ; son coussinet graisseux plantaire est plus épais et recouvert par un épiderme corné. Les tailleurs ont une dépression notable de la partie inférieure du thorax, par suite de leur attitude voûtée ; elle est placée plus bas que chez les cordonniers, au-dessous de l'appendice xiphoïde, et non limitée à un point du sternum : elle provient d'une déformation générale de la cage thoracique. Chez les mouleurs en cuivre, les muscles des régions sus-claviculaires, extraordinairement développés, forment une saillie considérable à laquelle s'ajoute la dilatation des veines jugulaires ; la poitrine offre une voussure très-prononcée, tantôt générale, tantôt bornée à la partie antérieure, plus souvent à la partie postérieure et à l'un des côtés de la poitrine ; ces vices de conformation coïncident avec des troubles fonctionnels graves (voy. plus loin *Charbon*).

C'est à ce quatrième ordre de lésions professionnelles que l'hygiéniste accordera le plus d'importance ; car, bornées à une partie du corps ou entraînant une altération générale des formes, elles constituent les traits permanents de ᵒmie, et déterminent une altération parallèle dans ses fonctions. Beaucoup de ces effets d'exercices professionnels se résolvent en infirmités incurables et restreignent fatalement les chances de la vie. Ainsi, l'attitude courbée exerce une influence certaine sur la production de la phthisie pulmonaire. Stoll, en signalant la pléthore locale des poumons et du cœur chez les tailleurs, l'expliquait, soit parce que le sang se distribue difficilement aux viscères de l'abdomen comprimé par la flexion du tronc en avant, soit parce qu'en raison des courtes inspirations que font ces hommes sédentaires, le sang qui est entré dans les poumons n'en sort pas assez promptement. La statistique, maniée par Benoiston de Châteauneuf et par Lombard, a justifié cette opinion en montrant que les ouvriers constamment courbés deviennent plus fréquemment phthisiques(1). Toutefois l'exercice musculaire, s'ajoutant à la position courbée, en corrige le maléfice. Ainsi, les jardiniers, les tanneurs, les blanchisseuses et les lavandières comptent très-peu de phthisiques, tandis que les professions qui, en arquant le corps, le laissent dans un repos presque complet (tailleurs, cordonniers, graveurs, vanniers, horlogers, etc.), dépassent la moyenne générale des phthisies par 100 décès (134 sur 1000).

L'introduction des machines dans les fabriques donne lieu à de graves questions de sécurité pour les ouvriers et pour les habitations voisines qu'elles menacent de leurs feux ou de leurs éclats en cas d'explosion; elle épargne à l'ouvrier les travaux les plus rudes et les plus fatigants, mais lui impose une prudence, une attention de tous les instants. La rapidité des rouages et des courroies de transmission, la vitesse de rotation des arbres en fer, sont des causes fréquentes de blessures, de mutilations et de mort. Le docteur Thouvenin, de Lille (2), estime qu'à Rouen et à Lille 2 ou 3 ouvriers périssent annuellement par cette cause, que 5 ou 6 sont forcés de subir des opérations graves, et que plus de 150 éprouvent des accidents moins funestes, tels que perte de doigts ou phalanges, plaies, arrachements, fractures, etc. Du 1er janvier 1847 au 12 mai 1852, 120 établissements industriels ont envoyé à l'hôpital de Lille 390 blessés dont 12 sont morts, 339 ont guéri ou étaient encore à cette dernière date en voie de traitement, et 39 ont été amputés ou estropiés. L'habitude des ateliers ne préserve point les contre-maîtres, les ouvriers les plus anciens; l'étourderie ne fait donc pas seule tant de victimes. Outre la surveillance que nécessite un danger continu, il faut que l'ouvrier ait des habits courts, des manches étroites; que les arbres en fer, les courroies de transmission, les roues d'engrenage les plus puissantes, soient enveloppés de caisses de bois ou de cuir.

La Société industrielle de Mulhouse a institué une enquête sur les moyens de prémunir contre les accidents occasionnés par les machines. Audiganne,

(1) Benoiston de Châteauneuf et Lombard, *Annales d'hygiène publique*, t. VI, p. 5; t. XI, p. 5; t. XIV, p. 107.

(2) Thouvenin (de Lille), *Influence de l'industrie sur la santé des populations*, etc. (*Annales d'hygiène*, t. XXXVI, XXXVII et XLII, p. 261).

dans la note que nous avons citée de lui plus haut, reconnaît que l'on ne s'est pas encore assez préoccupé des conditions de sûreté à l'intérieur des usines : les accidents résultent des appareils mécaniques, des roues, des engrenages, des communications de mouvement, etc. Fussent-ils dus aussi souvent qu'on le prétend à la négligence de l'ouvrier, encore les patrons auraient-ils le devoir d'y obvier, de garantir l'ouvrier contre sa propre incurie. Une commission, nommée en 1848 par le préfet du Nord, et présidée par le maire de Lille, a procédé par elle-même à des informations qui l'ont amenée à dire, dans son excellent rapport auquel nous ferons d'autres emprunts : « Nous entendons dire tous les jours que les accidents ou les blessures observés dans les fabriques sont toujours le résultat d'une imprudence de la part des ouvriers. Cela n'est pas exact, et c'est établir une fâcheuse prévention. » Avant de mentionner les dangers et les améliorations qui sont consignés dans cet important document, rappelons ce qui a été prévu et stipulé par les dispositions relatives aux machines à vapeurs ; ces dispositions ont été refondues et coordonnées dans le décret du 25 janvier 1865. Aucune chaudière ne peut être mise en service avant d'avoir été soumise à froid, au moyen de la pompe à pression, à une tension effective double de celle qui ne doit pas être dépassée dans le service. Chaque chaudière est munie de deux soupapes de sûreté, chargées de manière à laisser la vapeur s'écouler avant que la pression ait atteint la limite maximum. La tension de vapeur doit se dénoter d'une manière constante par un manomètre en bon état. Deux indicateurs du niveau de l'eau, dont un en verre, sont en outre prescrits, et mettent en garde contre les dangers qui pourraient résulter de l'insuffisance de l'alimentation. Les chaudières sont distinguées en trois catégories, basées sur leur capacité et sur la tension de la vapeur : on exprime en mètres cubes la capacité, et l'on multiplie ce nombre par le numéro du timbre (pression maximum en kilogrammes par centimètre carré) augmenté d'une unité. Si le produit dépasse 15, les chaudières sont de la première catégorie ; au-dessous de 5, elles sont de la troisième. Les chaudières de la première catégorie ne peuvent être établies dans l'intérieur des ateliers et des habitations ; le préfet pourra toutefois les autoriser dans l'intérieur des ateliers qui ne font point partie des maisons habitées ; il y aura au moins 3 mètres de distance entre les chaudières de la première catégorie et les maisons d'habitation ou la voie publique. Si cette distance est moins de 10 mètres, l'axe du générateur prolongé doit rencontrer le mur de la maison voisine sous un angle plus petit que le sixième d'un angle droit. Sinon un mur de défense de l'épaisseur d'un mètre sera construit en bonne et solide maçonnerie à 50 centimètres d'intervalle au moins du massif de maçonnerie des fourneaux et des maisons voisines. Quand une chaudière de la première catégorie est autorisée dans un local fermé, celui-ci ne sera point voûté et sera couvert d'une toiture légère, disposée sur une charpente particulière et sans liaison avec les bâtiments contigus. Les chaudières de la deuxième catégorie peuvent être établies dans l'intérieur d'un atelier qui ne fait point partie d'une maison habitée par des tiers. Les chaudières de la troisième catégorie sont tolérées dans l'intérieur des ateliers même attenant aux maisons habitées.

Là s'arrêtent les prévisions de l'autorité. La commission de Lille se demande si la vérification préalable, bornée par l'ordonnance de 1843 aux générateurs, ne devrait pas s'étendre aux autres pièces qui constituent une machine à vapeur, et à leur ajustement, le moindre défaut dans ces machines pouvant donner lieu à de grands désastres. Cette vérification, seulement initiale, ne devrait-elle pas se répéter périodiquement? Les roues de volée ne devraient-elles pas être solidement recouvertes, garanties avec soin? La surveillance de la force motrice est-elle confiée partout à des hommes intelligents, capables d'une attention soutenue pour en régler le jeu selon les lois du mouvement? Pour activer le travail, on peut imprimer une vitesse trop grande aux arbres de transmission du mouvement, en raison de leur calibre ou de leur force de résistance, comme en raison de la disposition ou de la capacité relative des métiers à mouvoir. La disproportion du nombre des mécaniques avec l'étendue des locaux augmente les dangers pour les ouvriers chargés du replacement des courroies. Les arbres de transmission devraient être recouverts, isolés dans des enveloppes comme les roues de volée. Le nettoyage des métiers, l'onction des rouages ne devraient jamais se faire pendant que la machine à vapeur est en mouvement. Un règlement ne pourrait-il fixer, dans toutes les fabriques, l'ordre du travail, la conduite dans l'atelier, la manière de se vêtir, prévenir la confusion des emplois et le tumulte si favorable à la multiplicité des accidents? Des vêtements trop larges, les bouts de manche d'un sarreau, d'une chemise, des lambeaux, se laissent attirer, enrouler dans les cylindres tournants; les mains, les doigts suivent ce terrible mouvement d'attraction, et s'ils ne sont arrachés ou coupés, l'avant-bras, le bras sont broyés. A l'hôpital Saint-Sauveur de Lille, les blessures les plus graves sont présentées par les ouvriers chargés du replacement difficile des courroies qui viennent à se dévier de leur poulie, replacement qui paraît ne pouvoir s'effectuer que par la main de l'ouvrier, sans le secours d'une tige à crochet ni d'aucun autre instrument. La tendance actuelle du gouvernement est de supprimer les règlements préventifs en aggravant le système répressif. Le bon côté de cette méthode administrative est de fortifier, d'encourager l'initiative individuelle, de dégager l'esprit d'entreprise d'entraves et de formalités initiales; mais il faut craindre de la pousser à l'extrême : toutes les fois que les industriels auront à choisir entre les chances d'un accident, chances toujours minimes même en cas d'imprudence, et les bénéfices résultant d'une exploitation dangereuse, ils tireront à cette loterie, et choisiront le bénéfice. Et cela pour une raison simple : la loterie est avantageuse pour eux; le bénéfice assuré, multiplié par la chance heureuse, donne un produit beaucoup plus grand que les frais résultant d'un accident possible, multipliés par la chance que cet accident a de se produire.

### § 3. — Moyens d'amélioration des classes professionnelles.

1° *Amélioration physique*. — L'enquête de 1834 a prouvé que la durée journalière du travail est trop longue ; avant la dernière loi, on faisait un abus homicide des enfants : c'est le terme employé par Villermé, dont la modération est empreinte sur chaque page de son livre. Le législateur doit étendre aux adultes, hommes et femmes, sa tutelle sanitaire, et stipuler un maximum de durée de travail quotidien. La stabilité du salaire sauverait l'ouvrier de bien des maux ; mais peut-on l'assurer ? Les chômages et les mortes-saisons ne peuvent être atténués dans leurs désastreuses conséquences que par l'établissement de sociétés mutuelles de secours, les dépôts réguliers dans des caisses d'épargne, les prêts gratuits de monts-de-piété, la création d'ateliers de travaux publics dans les temps de crise, l'exécution opportune de travaux tenus en réserve par le gouvernement. Parmi ces moyens, le plus efficace est l'esprit d'association et de charité fraternelle ; les sociétés de secours mutuels que les ouvriers fondent entre eux ont le double avantage de garantir leurs vieux jours du besoin et de développer en eux des habitudes d'ordre, d'économie et de bonnes mœurs. Paris seul en compte plus de deux cents, et elles se sont étendues à toute l'Europe. L'État aura peut-être à intervenir un jour plus activement dans l'organisation du travail, dans les rapports entre ouvriers et maîtres ; mais les problèmes qui se rattachent à ce difficile sujet sont encore à l'étude de l'opinion publique. Aux mesures que l'on pourrait réaliser immédiatement, nous ajoutons l'avis des médecins sur le choix d'une profession, l'établissement de bains à l'usage des ouvriers, l'adoption d'un système d'exercice musculaire propre à contre-balancer le résultat des attitudes vicieuses et des mouvements spéciaux, l'élévation de l'impôt sur les spiritueux, la diminution de l'octroi qui frappe la viande (1).

2° *Amélioration morale*. — Elle s'obtiendra par la propagation des salles d'asile et écoles primaires, par l'encouragement à l'épargne et à l'économie (2),

(1) Cette page est reproduite ici telle qu'elle a été imprimée en 1845 dans la première édition de cet ouvrage. Si nous faisons cette remarque qui nous a été reprochée (*Annales d'hygiène*, Analyse bibliographique, par A. Tardieu, Paris, 1850), c'est uniquement pour établir que nous n'avons obéi, en écrivant, à aucune considération de circonstance.

(2) En 1841, il existait 35 4922 livrets, sur lesquels 91 770 appartenaient aux ouvriers (1/4). La population totale des ouvriers en France est de 4 à 5 millions ; c'est donc 1 sur 40 à 50 qui avisait au lendemain. Au 31 décembre 1858, on comptait en France 421 caisses d'épargne ; le nombre des livrets existants au

|  |  |  | Nombre moyen par caisse. |  |  |
|---|---|---|---|---|---|
| 31 décembre 1856 était de | 936 188 | 2530 = 1 sur 38 habitants. |
| — | 1857 — de | 978 802 | 2583 = 1 sur 36 — |
| — | 1858 — de | 1 042 365 | 2599 = 1 sur 35 — |

Sur 100 livrets, il y en avait, en 1858, 75,75 de 500 francs et au-dessous, 12,25 de 501 à 800 francs. Les déposants se classent ainsi pour les professions en 1858 :

| | | | |
|---|---|---|---|
| Ouvriers | 36,45 | Professions diverses | 21,20 |
| Domestiques | 17,87 | Mineurs | 15,82 |
| Employés | 5,64 | Sociétés de secours mutuels | 0,12 |
| Militaires et marins | 3,10 | | |

par la mutualité des secours (1), par l'assistance des malades et des convalescents à domicile, par la proscription impitoyable de l'ivrognerie, déjà tentée avec succès dans plusieurs fabriques, par la séparation des sexes, par la surveillance morale des ateliers, par la stipulation légale des devoirs des chefs de fabrique envers les ouvriers, qu'ils exploitent trop souvent comme des machines, les renvoyant quand ils peuvent les remplacer avantageusement par d'autres, les abandonnant quand ils les ont usés par le travail. Des pensions, des secours sont dus aux travailleurs estropiés, mutilés dans les ateliers. Que les fabricants cessent de faire retomber indûment sur les ouvriers les charges

(1) Le principe de la mutualité se traduit par l'action collective procédant de l'individu pour revenir à l'individu. La première consécration légale qu'ait reçue ce principe se trouve dans le décret du 9 avril 1850 qui autorise l'établissement de la caisse de secours des ouvriers en soie de la fabrique lyonnaise ; la loi du 15 juillet de la même année et le décret du 25 mars 1852 ont généralisé cette application en organisant les sociétés de secours mutuels sur des bases définitives. On distingue aujourd'hui trois espèces de sociétés de secours : 1° les sociétés *libres* ou privées, qui ont besoin de l'autorisation du préfet quand elles dépassent un effectif de 20 membres ; 2° les sociétés *autorisées* ou *reconnues* établissements d'utilité publique, habiles à recevoir par donation ou autrement, sous l'approbation du gouvernement, des biens mobiliers et immobiliers, et placées sous la surveillance de l'administration municipale ; 3° les sociétés *approuvées*, sur la proposition de la commission supérieure spéciale des sociétés de secours mutuels, à Paris par le ministre de l'intérieur, dans les départements par les préfets ; leur président est nommé par l'Empereur. Au 31 décembre 1867, le nombre des sociétés s'élevait à 5829, dont 4127 approuvées et 1702 autorisées. 215 sociétés s'étaient fondées pendant cette année 1867 : 211 approuvées et 4 autorisées. Durant le même laps de temps, le nombre des membres, tant honoraires que participants, des sociétés approuvées s'était accru de 31 630, ce qui l'avait porté au chiffre total de 626 420. Le personnel total des sociétés autorisées était représenté par 236,375 individus. L'avoir général des deux catégories de sociétés s'élevait, à la fin de 1867, à la somme de 46 310 791 fr. 76 c.; pendant cette année, il s'était accru de 3 247 537 fr. 89 c. Dans la majeure partie des sociétés, les cotisations sont de 1 franc par mois, 12 francs par an, et la moyenne des dépenses par tête s'établit comme il suit :

| | | |
|---|---|---|
| Indemnité de 1 franc pour 4 jours 9 centièmes, moyenne des jours de maladie par an........... | 4 fr. | 90 c. |
| Honoraires des médecins et frais de médicaments.... | 3 | 85 |
| Frais funéraires............................. | 0 | 50 |
| Secours à la veuve et aux orphelins.............. | 0 | 25 |
| | 9 fr. | 50 c. |

On évalue à 1 franc par tête les frais d'administration et les dépenses générales ; il reste disponible pour la réserve 1 franc 50 c. sur les cotisations des membres participants, indépendamment du produit des droits d'entrée, des cotisations des membres honoraires et des subventions. Le nombre des malades a été, en 1867, de 25,64 pour 100 sociétaires, la moyenne étant de 25,57 pour les hommes et de 26,01 pour les femmes. Les décès survenus durant cette année n'ont pas dépassé 1,56 sur 100 sociétaires. (*Rapport à l'Empereur sur la situation des sociétés de secours mutuels en 1867* [*Journal officiel de l'Empire français*, 26 janvier 1869].)

qui leur reviennent; qu'une augmentation d'impôts ne se traduise point par une réduction de salaire des ouvriers; qu'ils traitent ceux-ci avec aménité, avec intérêt, surtout avec justice; qu'ils sacrifient quelque chose à leur santé, à leur instruction; qu'ils proscrivent sévèrement le libertinage et le punissent dans leurs commis et contre-maîtres; qu'ils repoussent de leurs ateliers l'ivrognerie; que tout travailleur trouvé ivre ou manquant à l'atelier le lundi subisse une amende, et, en cas de récidive, l'exclusion temporaire ou définitive. Cette combinaison de bienveillance et de sévérité, de discipline et de libéral appui, crée aux chefs d'établissements une influence que rien ne remplace, influence morale, active, tutélaire, que l'ouvrier accepte et bénit.

Nous terminons cette revue générale des professions, au point de vue de l'hygiène, par la nomenclature complète des établissements industriels qui intéressent la salubrité publique; ils ont été partagés en trois classes, suivant le degré de leurs inconvénients. La liste suivante comprend tous les établissements classés depuis 1810 jusqu'à 1866.

### Nomenclature des établissements insalubres, dangereux ou incommodes.

Annexée au décret du 31 décembre 1866.

| DÉSIGNATION DES INDUSTRIES. | INCONVÉNIENTS. | CLASSES. |
|---|---|---|
| Abattoir public. | Odeur et altération des eaux. | 1re |
| Absinthe. (Voy. *Distillerie.*) | | |
| Acide arsénique (Fabrication de l') au moyen de l'acide arsénieux et de l'acide azotique : | | |
| 1° Quand les produits nitreux ne sont pas absorbés. | Vapeurs nuisibles. | 1re |
| 2° Quand ils sont absorbés. | *Idem.* | 2e |
| Acide chlorhydrique (Production de l') par décomposition des chlorures de magnésium, d'aluminium et autres : | | |
| 1° Quand l'acide n'est pas condensé. | Émanations nuisibles. | 1re |
| 2° Quand l'acide est condensé. | Émanations accidentelles. | 2e |
| Acide muriatique. (Voy. *Acide chlorhydrique.*) | | |
| Acide nitrique. | Émanations nuisibles. | 3e |
| Acide oxalique (Fabrication de l') : | | |
| 1° Par l'acide nitrique : | | |
| a. Sans destruction des gaz nuisibles. | Fumée. | 1re |
| b. Avec destruction des gaz nuisibles. | Fumée accidentelle. | 3e |
| 2° Par la sciure de bois et la potasse. | Fumée. | 2e |
| Acide picrique : | | |
| 1° Quand les gaz nuisibles ne sont pas brûlés. | Vapeurs nuisibles. | 1re |
| 2° Avec destruction des gaz nuisibles. | *Idem.* | 3e |
| Acide pyroligneux (Fabrication de l') : | | |
| 1° Quand les produits gazeux ne sont pas brûlés. | Fumée et odeur. | 2e |
| 2° Quand les produits gazeux sont brûlés. | *Idem.* | 3e |
| Acide pyroligneux (Purification de l'). | Odeur. | 2e |
| Acide stéarique (Fabrication de l') : | | |
| 1° Par distillation. | Odeur et danger d'incendie. | 1re |
| 2° Par saponification. | *Idem.* | 2e |
| Acide sulfurique (Fabrication de l') : | | |
| 1° Par combustion du soufre et des pyrites. | Émanations nuisibles. | 1re |
| 2° De Nordhausen par la décomposition du sulfate de fer. | *Idem.* | |

| DÉSIGNATION DES INDUSTRIES. | INCONVÉNIENTS. | CLASSES. |
|---|---|---|
| Acide urique. (Voy. *Murexide*.) | | |
| Acier (Fabrication de l'). | Fumée. | 3e |
| Affinage de l'or et de l'argent par les acides. | Emanations nuisibles. | 1re |
| Affinage des métaux au fourneau. (Voy. *Grillage des minerais*.) | | |
| Albumine (Fabrication de l') au moyen du sérum frais du sang. | Odeur. | 3e |
| Alcali volatil. (Voy. *Ammoniaque*.) | | |
| Alcools autres que de vin, sans travail de rectification. | Altération des eaux. | 3e |
| Alcools. (Distillerie agricole.) | Altération des eaux. | 3e |
| Alcool (Rectification de l'). | Danger d'incendie. | 2e |
| Agglomérés ou briquettes de houille (Fabrication des) : | | |
|   1° Au brai gras. | Odeur, danger d'incendie. | 2e |
|   2° Au brai sec. | Odeur. | 3e |
| Aldéhyde (Fabrication de l'). | Danger d'incendie. | 1re |
| Allumettes (Fabrication des) avec matières détonantes et fulminantes. | Danger d'explosion et d'incendie. | 1re |
| Alun. Voy. (*Sulfate d'alumine*.) | | |
| Amidonneries : | | |
|   1° Par fermentation. | Odeur, émanations nuisibles et altération des eaux. | 1re |
|   2° Par séparation du gluten et sans fermentation. | Altération des eaux. | 2e |
| Ammoniaque (Fabrication en grand de l') par la décomposition des sels ammoniacaux. | Odeur. | 3e |
| Amorces fulminantes (Fabrication des). | Danger d'explosion. | 1re |
| Appareils de réfrigération : | | |
|   1° A ammoniaque. | Odeur. | 3e |
|   2° A éther ou autres liquides relatifs et combustibles. | Danger d'explosion et d'incendie. | 3e |
| Arcansons ou résines de pin. (Voy. *Résines*, etc.) | | |
| Argenture sur métaux. (Voy. *Dorure et argenture*.) | | |
| Arséniate de potasse (Fabrication de l') au moyen du salpêtre : | | |
|   1° Quand les vapeurs ne sont pas absorbées. | Emanations nuisibles. | 1re |
|   2° Quand les vapeurs sont absorbées. | Emanations accidentelles. | 2e |
| Artifices (Fabrication des pièces d'). | Danger d'incendie et d'explosion. | 1re |
| Asphaltes, bitumes, brais et matières bitumineuses solides (Dépôts d'). | Odeur, danger d'incendie. | 3e |
| Asphaltes et bitumes (Travail des) à feu nu. | *Idem.* | 2e |
| Ateliers de construction de machines et wagons. (Voy. *Machines* et *Wagons*.) | | |
| Bâches imperméables (Fabrication des) : | | |
|   1° Avec cuisson des huiles. | Danger d'incendie. | 1re |
|   2° Sans cuisson des huiles. | *Idem.* | 2e |
| Balcine (Travail des fanons de). (Voy. *Fanons de baleine*.) | | |
| Baryte (Décoloration du sulfate de) au moyen de l'acide chlorhydrique à vases ouverts. | Emanations nuisibles. | 2e |
| Battage, cardage et épuration des laines, crins et plumes de literie. | Odeur et poussière. | 3e |
| Battage des cuirs (Marteaux pour le). | Bruit et ébranlement. | 3e |
| Battage et lavage (Ateliers spéciaux pour les) des fils de laine, bourres et déchets de filature de laine et de soie dans les villes. | Bruit et poussière. | 3e |
| Battage des tapis en grand. | *Idem.* | 2e |
| Batteurs d'or et d'argent. | Bruit. | 3e |
| Battoir à écorces dans les villes. | Bruit et poussière. | 3e |
| Benzine (Fabrication et dépôts de). (Voy. *Huile de pétrole, de schiste*, etc.) | | |
| Bitumes et asphaltes (Fabrication et dépôts de). (Voy. *Asphaltes, bitumes*, etc.) | | |
| Blanc de plomb. (Voy. *Céruse*.) | | |
| Blanc de zinc (Fabrication de) par la combustion du métal. | Fumées métalliques. | 3e |
| Blanchiment : | | |

| DÉSIGNATION DES INDUSTRIES. | INCONVÉNIENTS. | CLASSES. |
|---|---|---|
| 1º Des fils, des toiles et de la pâte à papier par le chlore. | Odeur, émanations nuisibles. | 2e |
| 2º Des fils et tissus de lin, de chanvre et de coton, par les chlorures (hypochlorites) alcalins. | Odeur, altération des eaux. | 3e |
| 3º Des fils et tissus de laine et de soie par l'acide sulfureux. | Emanations nuisibles. | 2e |
| Bleu de Prusse (Fabrication de). (Voy. *Cyanure de potassium.*) | | |
| Boues et immondices (Dépôts de) et voiries. | Odeur. | 1re |
| Bougies de paraffine et autres d'origine minérale (Moulage des). | Odeur, danger d'incendie. | 3e |
| Bougies et autres objets en cire et en acide stéarique. | Danger d'incendie. | 3e |
| Bouillon de bière (Distillation de). (Voy. *Distilleries.*) | | |
| Bourre. (Voy. *Battage.*) | | |
| Boutonniers et autres emboutisseurs de métaux par moyens mécaniques. | Bruit. | 3e |
| Boyauderies. (Travail des boyaux frais pour tous usages.) | Odeur, émanations nuisibles. | 1re |
| Boyaux et pieds d'animaux abattus (Dépôts de). (Voy. *Chairs et débris.*) | | |
| Brasseries. | Odeur. | 3e |
| Briqueteries avec fours non fumivores.' | Fumée. | 3e |
| Briquettes ou agglomérés de houille. (Voy. *Agglomérés.*) | | |
| Brûleries des galons et tissus d'or ou d'argent. (Voy. *Galons.*) | | |
| Buanderies. | Altération des eaux. | 3e |
| Café (Torréfaction en grand du). | Odeur et fumée. | 3e |
| Caillettes et caillons pour la confection des fromages. (Voy. *Chairs et débris, etc.*) | | |
| Cailloux (Fours pour la calcination des). | Fumée. | 3e |
| Calcination des cailloux. (Voy. *Cailloux.*) | | |
| Carbonisation du bois : | | |
| 1º A l'air libre dans des établissements permanents et autre part qu'en forêt. | Odeur et fumée. | 2e |
| 2º En vases clos { avec dégagement dans l'air des produits gazeux de la distillation. | *Idem.* | 2e |
| avec combustion des produits gazeux de la distillation. | *Idem.* | 3e |
| Carbonisation des matières animales en général. | Odeur. | 1re |
| Caoutchouc (Travail du) avec emploi d'huiles essentielles ou de sulfure de carbone. | Odeur, danger d'incendie. | 2e |
| Caoutchouc (Application des enduits du). | Danger d'incendie. | 2e |
| Cartonniers. | Odeur. | 3e |
| Cendres d'orfèvre (Traitement des) par le plomb. | Fumées métalliques. | 3e |
| Cendres gravelées : | | |
| 1º Avec dégagement de la fumée au dehors. | Fumée et odeur. | 1re |
| 2º Avec combustion ou condensation des fumées. | *Idem.* | 2e |
| Céruse ou blanc de plomb (Fabrication de la). | Emanations nuisibles. | 3e |
| Chairs, débris et issues (Dépôts de) provenant de l'abattage des animaux. | Odeur. | 1re |
| Chamoiseries. | *Idem.* | 2e |
| Chandelles (Fabrication des). | Odeur, danger d'incendie. | 3e |
| Chantiers de bois à brûler dans les villes. | Emanations nuisibles, danger d'incendie. | 3e |
| Chanvre (Teillage et rouissage du) en grand. (Voy. aux mots *Teillage* et *Rouissage.*) | | |
| Chanvre imperméable. (Voy. *Feutre goudronné.*) | | |
| Chapeaux de feutre (Fabrication de). | Odeur et poussière. | 3e |
| Chapeaux de soie ou autres préparés au moyen d'un vernis (Fabrication de). | Danger d'incendie. | 2e |
| Charbons agglomérés. (Voy. *Agglomérés.*) | | |
| Charbon animal (Fabrication ou révivification du). (Voy. *Carbonisation des matières animales.*) | | |
| Charbon de bois dans les villes (Dépôts ou magasins de). | Danger d'incendie. | 3e |
| Charbons de terre. (Voy. *Houille et Coke.*) | | |
| Chaudronnerie. (Voy. *Forges de grosses œuvres.*) | | |

| DÉSIGNATION DES INDUSTRIES. | INCONVÉNIENTS. | CLASSES. |
|---|---|---|
| Chaux (Fours à) : | | |
| 1° Permanents. | Fumée, poussière. | 2e |
| 2° Ne travaillant pas plus d'un mois par an. | Idem. | 3e |
| Chiens (Infirmeries de). | Odeur et bruit. | 1re |
| Chiffons (Dépôts de). | Odeur. | 3e |
| Chlore (Fabrication du). | Idem. | 2e |
| Chlorure de chaux (Fabrication du) : | | |
| 1° En grand. | Idem. | 2e |
| 2° Dans des ateliers fabricant au plus 300 kilogrammes par jour. | Idem. | 3e |
| Chlorures alcalins, eau de javelle (Fabrication des). | Idem. | 2e |
| Chromate de potasse (Fabrication du). | Idem. | 3e |
| Chrysalides (Ateliers pour l'extraction des parties soyeuses des). | Idem. | 1re |
| Cire à cacheter (Fabrication de la). | Danger d'incendie. | 3e |
| Cochenille ammoniacale (Fabrication de la). | Odeur. | 3e |
| Cocons : | | |
| 1° Traitement des frisons de cocons. | Altération des eaux. | 2e |
| 2° Filature de cocons. (Voy. Filature). | | |
| Coke (Fabrication du) : | | |
| 1° En plein air ou en fours non fumivores. | Fumée et poussière. | 1re |
| 2° En fours fumivores. | Poussière. | 2e |
| Colle forte (Fabrication de la). | Odeur, altération des eaux | 1re |
| Combustion des plantes marines dans les établissements permanents. | Odeur et fumée. | 1re |
| Construction (Ateliers de). (Voy. Machines et wagons.) | | |
| Cordes à instruments en boyaux (Fabrication de). (Voy. Boyauderies.) | | |
| Corroieries. | Odeur. | 2e |
| Coton et coton gras (Blanchisserie des déchets de). | Altération des eaux. | 3e |
| Cretons (Fabrication de). | Odeur et danger d'incendie. | 1re |
| Crins (Teinture des). (Voy. Teintureries.) | | |
| Crins et soies de porc (Préparation des) sans fermentation. (Voy. aussi Soies de porc par fermentation.) | Odeur et poussière. | 2e |
| Cristaux (Fabrication de). (Voy. Verreries, etc.) | | |
| Cuirs vernis (Fabrication de). | Odeur et danger d'incendie. | 1re |
| Cuirs verts et peaux fraîches (Dépôts de). | Odeur. | 2e |
| Cuivre (Dérochage du) par les acides. | Odeur, émanations nuisibles. | 3e |
| Cuivre (Fonte du). (Voy. Fonderies, etc.). | | |
| Cyanure de potassium et bleu de Prusse (Fabrication de) : | | |
| 1° Par la calcination directe des matières animales avec la potasse. | Odeur. | 1re |
| 2° Par l'emploi de matières préalablement carbonisées en vase clos. | Idem. | 2e |
| Cyanure rouge de potassium ou prussiate rouge de potasse. | Emanations nuisibles. | 3e |
| Débris d'animaux (Dépôts de). (Voy. Chairs, etc.) | | |
| Déchets de matières filamenteuses (Dépôts de) en grand dans les villes. | Danger d'incendie. | 3e |
| Dégras ou huile épaisse à l'usage des chamoiseurs et corroyeurs (Fabrication de). | Odeur, danger d'incendie. | 1re |
| Dégraissage des tissus et déchets de laine par les huiles de pétrole et autres hydrocarbures. | Danger d'incendie. | 1re |
| Dérochage du cuivre. (Voy. Cuivre.) | | |
| Distilleries en général, eaux-de-vie, genièvre, kirsch, absinthe et autres liqueurs alcooliques. | Idem. | 3e |
| Dorure et argenture sur métaux. | Emanations nuisibles. | 3e |
| Eau de Javelle (Fabrication d'). (Voy. Chlorures alcalins.) | | |
| Eau-de-vie. (Voy. Distilleries.) | | |
| Eau-forte. (Voy. Acide nitrique.) | | |
| Eaux grasses (Extraction pour la fabrication du savon et autres usages, des huiles contenues dans les) : | | |
| 1° En vases ouverts. | Odeur, danger d'incendie. | 1re |

| DÉSIGNATION DES INDUSTRIES. | INCONVÉNIENTS. | CLASSES. |
|---|---|---|
| 2° En vases clos. | Odeur, danger d'incendie. | 2e |
| Eaux savonneuses des fabriques. (Voy. *Huiles extraites des débris d'animaux*.) | | |
| Échaudoirs : | | |
| 1° Pour la préparation industrielle des débris d'animaux. | Odeur. | 1re |
| 2° Pour la préparation des parties d'animaux propres à l'alimentation. | *Idem*. | 3e |
| Émail (Application de l') sur les métaux. | Fumée. | 3e |
| Emaux (Fabrication d') avec fours non fumivores. | *Idem*. | 3e |
| Encre d'imprimerie (Fabriques d'). | Odeur, danger d'incendie. | 1re |
| Engrais (Fabrication des) au moyen des matières animales. | Odeur. | 1re |
| Engrais (Dépôts d') au moyen des matières provenant de vidanges ou de débris d'animaux : | | |
| 1° Non préparés ou en magasin non couvert. | Odeur. | 1re |
| 2° Desséchés ou désinfectés et en magasin couvert, quand la quantité excède 25 000 kilogrammes. | *Idem*. | 2e |
| 3° Les mêmes, quand la quantité est inférieure à 25 000 kilogrammes. | *Idem*. | 3e |
| Engraissement des volailles dans les villes (Établissement pour l'). | *Idem*. | 3e |
| Éponges (Lavage et séchage des). | Odeur et altération des eaux. | 3e |
| Équarrissage des animaux. | Odeur, émanations nuisibles. | 1re |
| Etamage des glaces. | Emanations nuisibles. | 3e |
| Ether (Fabrication et dépôts d'). | Danger d'incendie et d'explosion. | 1re |
| Etoupilles (Fabrication d') avec matières explosives. | Danger d'explosion et d'incendie. | 1re |
| Faïence (Fabriques de) : | | |
| 1° Avec fours non fumivores. | Fumée. | 2e |
| 2° Avec fours fumivores. | Fumée accidentelle. | 3e |
| Fanons de baleine (Travail des). | Emanations incommodes. | 3e |
| Farines (Moulins à). (Voy. *Moulins*.) | | |
| Féculeries. | Odeur, altération des eaux. | 3a |
| Fer-blanc (Fabrication du). | Fumée. | 3e |
| Feutres et visières vernis (Fabrication de). | Odeur, danger d'incendie. | 1re |
| Feutre goudronné (Fabrication du). | *Idem*. | 2e |
| Filature des cocons (Ateliers dans lesquels la) s'opère en grand, c'est-à-dire employant au moins six tours. | Odeur, altération des eaux. | 3c |
| Fonderie de cuivre, laiton et bronze. | Fumées métalliques. | 3e |
| Fonderies en 2e fusion. | Fumée. | 3e |
| Fonte et laminage du plomb, du zinc et du cuivre. | Bruit, fumée. | 3e |
| Forges et chaudronneries de grosses œuvres employant des marteaux mécaniques. | Fumée, bruit. | 2e |
| Formes en tôle pour raffinerie. (Voy. *Tôles vernies*.) | | |
| Fourneaux à charbon de bois. (Voy. *Carbonisation du bois*.) | | |
| Fourneaux (Hauts-). | | |
| Fours pour la calcination des cailloux. (Voy. *Cailloux*.) | Fumée et poussière. | 2e |
| Fours à plâtre et fours à chaux. (Voy. *Plâtre*, *Chaux*.) | | |
| Fromages (Dépôts de) dans les villes. | Odeur. | 3e |
| Fulminate de mercure (Fabrication du). | Danger d'explosion et d'incendie. | 1re |
| Galipots ou résines de pin. (Voy. *Résines*.) | | |
| Galons et tissus d'or et d'argent (Brûleries en grand des) dans les villes. | Odeur. | 2e |
| Gaz, goudrons des usines. (Voy. *Goudrons*.) | | |
| Gaz d'éclairage et de chauffage (Fabrication du) : | | |
| 1° Pour l'usage public. | Odeur, danger d'incendie. | 2e |
| 2° Pour l'usage particulier. | *Idem*. | 3e |
| Gazomètres pour l'usage particulier, non attenant aux usines de fabrication. | *Idem*. | 3e |
| Gélatine alimentaire et gélatines provenant de peaux | Odeur. | 3a |

| DÉSIGNATION DES INDUSTRIES. | INCONVÉNIENTS. | CLASSES. |
|---|---|---|
| blanches et de peaux fraîches non tannées (Fabrication de la). | | |
| Générateurs à vapeur. (Régime spécial.) | | |
| Genièvre. (Voy. *Distilleries.*) | | |
| Glaces (Étamage des) (Voy. *Étamage.*) | | |
| Glace. (Voy. *Appareils de Réfrigération.*) | | |
| Goudrons (Usines spéciales pour l'élaboration des) d'origines diverses. | Odeur, danger d'incendie. | 1re |
| Goudrons (Traitement des) dans les usines à gaz où ils se produisent. | *Idem.* | 2e |
| Goudrons et matières bitumineuses fluides (Dépôts de). | *Idem.* | 2e |
| Goudrons et brais végétaux d'origines diverses (Elaboration des). | *Idem.* | 1re |
| Graisses à feu nu (Fonte des). | *Idem.* | 1re |
| Graisses pour voitures (Fabrication des). | *Idem.* | 1re |
| Grillage des minerais sulfureux. | Fumée, émanations nuisibles. | 1re |
| Guano (Dépôts de) : | | 1re |
| 1° Quand l'approvisionnement excède 25 000 kilogrammes. | Odeur. | 3e |
| 2° Pour la vente au détail. | *Idem.* | 3e |
| Harengs (Saurage des). | *Idem.* | 3e |
| Hongroieries. | Odeur. | |
| Houille (Agglomérés de). (Voy. *Agglomérés.*) | | |
| Huiles de Bergues (Fabriques d'). (Voy. *Dégras.*) | | |
| Huiles de pétrole, de schiste et de goudron, essences et autres hydrocarbures employés pour l'éclairage, le chauffage, la fabrication des couleurs et vernis, le dégraissage des étoffes et autres usages : | | 1re |
| 1° Fabrication, distillation et travail en grand. | Odeur et danger d'incendie. | |
| 2° Dépôts. | | |
|     *a.* Substances très-inflammables, c'est-à-dire émettant des vapeurs susceptibles de prendre le feu (1) à une température de moins de 35 degrés : | | |
|     1° Si la quantité emmagasinée est, même temporairement, de 1050 lit. (2) ou plus. | *Idem.* | 1re |
|     2° Si la quantité supérieure à 150 lit. n'atteint pas 1050 litres. | *Idem.* | 2e |
| Huiles de pétrole, de schiste et de goudron et autres hydrocarbures employés pour l'éclairage, le chauffage, la fabrication des couleurs et vernis, le dégraissage des étoffes et autres usages : | | |
| 1° Fabrication, distillation et travail en grand. | Odeur et danger d'incendie. | 1re |
| 2° Dépôts. | | |
|     *b.* Substances moins inflammables, c'est-à-dire n'émettant de vapeurs susceptibles de prendre feu (3) qu'à une température de 35 degrés et au-dessus : | | |
|     1° Si la quantité emmagasinée est, même temporairement, de 10 050 lit. ou plus. | *Idem.* | 1re |
|     2° Si la quantité emmagasinée supérieure à 1 050 litres n'atteint pas 10 500 litres. | *Idem.* | 2e |
| Huile de pieds de bœuf (Fabrication d') : | | |
| 1° Avec emploi de matières en putréfaction. | Odeur. | 1re |
| 2° Quand les matières employées ne sont pas putréfiées. | *Idem.* | 2e |
| Huiles de poisson (Fabriques d'). | Odeur, danger d'incendie. | 1re |
| Huile épaisse ou dégras. (Voy. *Dégras.*) | | |
| Huiles de résine (Fabrication des). | *Idem.* | 1re |

(1) Au contact d'une allumette enflammée.
(2) Le fût généralement adopté par le commerce pour les pétroles est de 150 litres ; 1050 litres représentent donc sept desdits fûts.
(3) Au contact d'une allumette enflammée.

| DÉSIGNATION DES INDUSTRIES. | INCONVÉNIENTS. | CLASSES. |
|---|---|---|
| Huileries ou moulins à huile. | Odeur, danger d'incendie. | 3ᵉ |
| Huiles (Epuration des). | Idem. | 3ᵉ |
| Huiles essentielles ou essences de térébenthine, d'aspic et autres. (Voy. *Huiles de pétrole, de schiste, etc.*) | | |
| Huiles et autres corps gras extraits des débris des matières animales (Extraction des). | Odeur, danger d'incendie. | 1ʳᵉ |
| Huiles extraites des schistes bitumineux. (Voy. *Huiles de pétrole, de schiste,* etc. | | |
| Huiles (Mélange à chaud ou cuisson des) : | | |
|   1° En vases ouverts. | Idem. | 1ʳᵉ |
|   2° En vases clos. | Idem. | 2ᵉ |
| Huiles rousses (Fabrication des) par extraction des cretons et débris de graisse à haute température. | Idem. | 1ʳᵉ |
| Impressions sur étoffes. (Voy. *Toiles peintes.*) | | |
| Jute (Teillage du). (Voy. *Teillage.*) | | |
| Kirsch. (Voy. *Distilleries.*) | | |
| Laine. (Voy. *Battage.*) | | |
| Laiteries en grand dans les villes. | Odeur. | 2ᵉ |
| Lard (Atelier à enfumer le). | Odeur et fumée. | 3ᵉ |
| Lavage des cocons. (Voy. *Cocons.*) | | |
| Lavage et séchage des éponges. (Voy. *Éponges.*) | | |
| Lavoirs à houille. | Altération des eaux. | 3ᵉ |
| Lavoirs à laine. | Idem. | 3ᵉ |
| Lignites (Incinération des). | Fumée, émanations nuisibles. | 1ʳᵉ |
| Lin (Teillage en grand du). (Voy. *Teillage.*) | | |
| Lin (Rouissage du). (Voy. *Rouissage.*) | | |
| Liquides pour l'éclairage (Dépôts de) au moyen de l'alcool et des huiles essentielles. | Danger d'incendie et d'explosion. | 2ᵉ |
| Liqueurs alcooliques. (Voy. *Distilleries.*) | | |
| Litharge (Fabrication de). | Poussière nuisible. | 3ᵉ |
| Machines et wagons (Ateliers de construction de). | Bruit, fumée. | 2ᵉ |
| Machines à vapeur. (Voy. *Générateurs.*) | | |
| Maroquineries. | Odeur. | 3ᵉ |
| Massicot (Fabrication du). | Emanations nuisibles. | 3ᵉ |
| Mégisseries. | Odeur. | 3ᵉ |
| Mélanges d'huiles. (Voy. *Huiles, mélanges, etc.*) | | |
| Ménageries. | Danger des animaux. | 1ʳᵉ |
| Métaux (Ateliers de) pour construction de machines et appareils. (Voy. *Machines.*) | | |
| Minium (Fabrication du). | Emanations nuisibles. | 3ᵉ |
| Morues (Sécheries des). | Odeur. | 2ᵉ |
| Moulins à broyer le plâtre, la chaux, les cailloux et les pouzzolanes. | Poussière. | 3ᵉ |
| Moulins à huile. (Voy. *Huileries.*) | | |
| Murexide (Fabrication de la) en vase clos par la réaction de l'acide azotique et de l'acide urique du guano. | Emanations nuisibles. | 2ᵉ |
| Nitrate de fer (Fabrication du) : | | |
|   1° Lorsque les vapeurs nuisibles ne sont pas absorbées ou décomposées. | Emanations nuisibles. | 1ʳᵉ |
|   2° Dans le cas contraire. | Idem. | 3ᵉ |
| Nitro-benzine, aniline et matières dérivant de la benzine (Fabrication de la). | Odeur, émanations nuisibles et danger d'incendie. | 2ᵉ |
| Noir des raffineries et des sucreries (Révivification du). | Odeur, émanations nuisibles. | 2ᵉ |
| Noir de fumée (Fabrication du) par la distillation de la houille, des goudrons, bitumes, etc. | Fumée, odeur. | 2ᵉ |
| Noir d'ivoire et noir animal (Distillation des os ou fabrication du) : | | |
|   1° Lorsqu'on n'y brûle pas les gaz. | Odeur. | 1ʳᵉ |
|   2° Lorsque les gaz sont brûlés. | Idem. | 2ᵉ |
| Noir minéral (Fabrication du) par le broyage des résidus de la distillation des schistes bitumineux. | Odeur et poussière. | 3ᵉ |
| Oignons (Dessiccation des) dans les villes. | Odeur. | 2ᵉ |
| Olives (Confiserie des). | Altération des eaux. | 3ᵉ |
| Olives (Tourteaux d'). (Voy. *Tourteaux.*) | | |
| Orseille (Fabrication de l') : | | |
|   1° En vases couverts. | Odeur. | 1ʳᵉ |

| DÉSIGNATION DES INDUSTRIES. | INCONVÉNIENTS. | CLASSES. |
|---|---|---|
| 2° A vases clos, et employant de l'ammoniaque à l'exclusion de l'urine. | Odeur. | 3° |
| Os (Torréfaction des) pour engrais : | | |
| 1° Lorsque les gaz ne sont pas brûlés. | Odeur et danger d'incendie. | 1re |
| 2° Lorsque les gaz sont brûlés. | Idem. | 2° |
| Os d'animaux (Calcination des). (Voy. *Carbonisation des matières animales.*) | | |
| Os frais (Dépôt d') en grand. | Odeur, émanations nuisibles. | 1re |
| Ouates (Fabrication des). | Poussière et danger d'incendie. | 3° |
| Papiers (Fabrication de). | Danger d'incendie. | 3° |
| Pâte à papier (Préparation de la) au moyen de la paille et autres matières combustibles. | Altération des eaux. | 3° |
| Parcheminerie. | Odeur. | 2° |
| Peaux de lièvre et de lapin. (Voy. *Secrétage.*) | | |
| Peaux de mouton (Séchage des). | Odeur et poussière. | 3° |
| Peaux fraîches. (Voy. *Cuirs verts.*) | | |
| Perchlorure de fer par dissolution du peroxyde de fer (Fabrication de). | Émanations nuisibles. | 3° |
| Pétrole (Voy. *Huiles de pétrole.*) | | |
| Phosphore (Fabrication de). | Danger d'incendie. | 1re |
| Pileries mécaniques des drogues. | Bruit et poussière. | 3° |
| Pipes à fumer (Fabrication des) : | | |
| 1° Avec fours non fumivores. | Fumée. | 2° |
| 2° Avec fours fumivores. | Fumée accidentelle. | 3° |
| Plantes marines. (Voy. *Combustion des plantes marines.*) | | |
| Plâtre (Fours à) : | | |
| 1° Permanents. | Fumée et poussière. | 2° |
| 2° Ne travaillant pas plus d'un mois. | Idem. | 3° |
| Plomb (Fonte et laminage du). (Voy. *Fonte*, etc.) | | |
| Poêliers fournalistes, poêles et fourneaux de faïence et terre cuite. (Voy. *Faïence.*) | | |
| Poils de lièvre et de lapin. (Voy. *Secrétage.*) | | |
| Poissons salés (Dépôts de). | Odeur incommode. | 2° |
| Porcelaine (Fabrication de) : | | |
| 1° Avec fours non fumivores. | Fumée. | 2° |
| 2° Avec fours fumivores. | Fumée accidentelle. | 3° |
| Porcheries. | Odeur, bruit. | 1re |
| Potasse (Fabrication de) par calcination des résidus de mélasse. | Fumée et odeur. | 2° |
| Potasse. (Voy. *Chromate de potasse.*) | | |
| Poteries de terre (Fabrication de) avec fours non fumivores. | Fumée. | 3° |
| Poudres et matières fulminantes (Fabrication de). (Voy. aussi *Fulminate de mercure.*) | Danger d'explosion et d'incendie. | 1re |
| Poudrette (Fabrication de) et autres engrais au moyen de matières animales. | Odeur et altération des eaux. | 1re |
| Poudrette (Dépôts de). (Voy. *Engrais.*) | | |
| Pouzzolane artificielle (Four à). | Fumée. | 3° |
| Protochlorure d'étain ou sel d'étain (Fabrication du). | Émanations nuisibles. | 2° |
| Prussiate de potasse. (Voy. *Cyanure de potassium.*) | | |
| Pulpes de pommes de terre. (Voy. *Féculeries.*) | | |
| Raffineries et fabriques de sucre. | Fumée, odeur. | 2° |
| Résines, galipots et arcansons (Travail en grand pour la fonte et l'épuration des). | Odeur, danger d'incendie. | 1re |
| Rogues (Dépôts de salaisons liquides connues sous le nom de) | Odeur. | 2° |
| Rouge de Prusse et d'Angleterre. | Émanations nuisibles. | 1re |
| Rouissage en grand du chanvre et du lin. | Émanations nuisibles et altération des eaux. | 1re |
| Rouissage en grand du chanvre et du lin par l'action des acides, de l'eau chaude et de la vapeur. | Idem. | 2° |
| Sabots (Ateliers à enfumer les) par la combustion de la corne ou d'autres matières animales, dans les villes. | Odeur et fumée. | 1re |
| Salaison et préparation des viandes. | Odeur. | 3° |
| Salaisons (Ateliers pour les) et le saurage des poissons. | Idem. | 2° |

| DÉSIGNATIONS DES INDUSTRIES. | INCONVÉNIENTS. | CLASSES. |
|---|---|---|
| Salaisons (Dépôts de) dans les villes. | Odeur. | 3° |
| Sang : | | |
|    1° Ateliers pour la séparation de la fibrine, de l'albumine, etc. | Idem. | 1re |
|    2° (Dépôt de) pour la fabrication du bleu de Prusse et autres industries. | Idem. | 1re |
|    3° (Fabrique de poudre de) pour la clarification des vins. | Idem. | 4re |
| Sardines (Fabriques de conserves de) dans les villes. | Idem. | 2° |
| Saucissons (Fabrication en grand de). | Idem. | 2° |
| Saurage des harengs. (Voy. *Harengs*.) | | 7 |
| Savonneries. | Idem. | 3° |
| Schistes bitumineux. (Voy. *Huiles de pétrole, de schiste*, etc.) | | |
| Séchage des éponges. (Voy. *Éponges*.) | | |
| Sécheries des morues. (Voy. *Morues*.) | | |
| Secrétage des peaux ou poils de lièvre et de lapin. | Odeur. | 2° |
| Sel ammoniac et sulfate d'ammoniaque (Fabrication du) par l'emploi des matières animales. | Odeur, émanations nuisibles. | 2° |
| Sel ammoniac extrait des eaux d'épuration du gaz (Fabrique spéciale de). | Odeur. | 2° |
| Sel de soude (Fabrication du) avec le sulfate de soude. | Fumée, émanations nuisibles. | 3° |
| Sel d'étain. (Voy. *Protochlorure d'étain*.) | | |
| Sirops de fécule et de glycose (Fabrication des). | Odeur. | |
| Soie. (Voy. *Chapeaux*.) | | |
| Soie. (Voy. *Filature*.) | | |
| Soies de porc (Préparation des) : | | |
|    1° Par fermentation. | Idem. | 1re |
|    2° Sans fermentation. (Voy. *Crins et soies de porc*.) | | |
| Soude. (Voy. *Sulfate de soude*.) | | |
| Soudes brutes de varech (Fabrication des) dans les établissements permanents. | Odeur et fumée. | 1re |
| Soufre (Fusion ou distillation du). | Émanations nuisibles, danger d'incendie. | 2° |
| Soufre (Pulvérisation et blutage du). | Poussière, danger d'incendie. | 3° |
| Sucre. (Voy. *Raffineries et fabriques de sucre*.) | | |
| Suif brun (Fabrication du). | Odeur, danger d'incendie. | 1re |
| Suif en branches (Fonderies de) : | | |
|    1° A feu nu. | Idem. | 1re |
|    2° Au bain-marie ou à la vapeur. | Odeur. | 2° |
| Suif d'os (Fabrication du). | Odeur, altération des eaux, danger d'incendie. | 1re |
| Sulfate d'ammoniaque (Fabrication du) par le moyen de la distillation des matières animales. | Odeur. | 1re |
| Sulfate de baryte. (Voy. *Baryte*.) | | |
| Sulfate de cuivre (Fabrication du) au moyen du grillage des pyrites. | Émanations nuisibles et fumée. | 1re |
| Sulfate de mercure (Fabrication du) : | | |
|    1° Quand les vapeurs ne sont pas absorbées. | Émanations nuisibles. | 1re |
|    2° Quand les vapeurs sont absorbées. | Émanations moindres. | 2° |
| Sulfate de peroxyde fer (Fabrication du) par le sulfate de protoxyde de fer et l'acide nitrique (nitrosulfate de fer). | Émanations nuisibles. | 2° |
| Sulfate de protoxyde de fer ou couperose verte par l'action de l'acide sulfurique sur la ferraille (Fabrication en grand du). | Fumée, émanations nuisibles. | 3° |
| Sulfate de soude (Fabrication du) : | | |
|    1° Par la décomposition du sel marin par l'acide sulfurique, sans condensation de l'acide chlorhydrique. | Émanations nuisibles. | 1re |
|    2° Avec condensation complète de l'acide chlorhydrique. | Idem. | 2° |
| Sulfate de fer, d'alumine et d'alun (Fabrication par le lavage des terres pyriteuses et alumineuses grillées du). | Fumée et altérations des eaux. | 3° |
| Sulfure de carbone (Fabrication du). | Odeur, danger d'incendie. | 1re |
| Sulfure de carbone (Manufactures dans lesquelles on emploie en grand le). | Danger d'incendie. | 1re |

| DÉSIGNATION DES INDUSTRIES. | INCONVÉNIENTS. | CLASSE. |
|---|---|---|
| Sulfure de carbone (Dépôts de). (Suivent le régime des huiles de pétrole.) | | |
| Sulfures métalliques. (Voy. *Grillage des minerais sulfureux*.) | | |
| Tabacs (Manufacture de). | Odeur et poussière. | 2ᵉ |
| Tabac (Incinération des côtes de). | Odeur et fumée. | 1ʳᵉ |
| Tabatières de carton (Fabrication des). | Odeur et danger d'incendie. | 3ᵉ |
| Taffetas et toiles vernis ou cirés (Fabrication de). | *Idem.* | 1ʳᵉ |
| Tan (Moulins à). | Bruit et poussière. | 3ᵉ |
| Tanneries. | Odeur. | 2ᵉ |
| Teinturiers. | Odeur et altération des eaux. | 3ᵉ |
| Teintureries de peaux. | Odeur. | 3ᵉ |
| Terres émaillées (Fabrication de) : | | |
| 1° Avec fours non fumivores | Fumée. | 2ᵉ |
| 2° Avec fours fumivores. | Fumée accidentelle. | 3ᵉ |
| Terres pyriteuses et alumineuses (Grillage des). | Fumée, émanations nuisibles. | 1ʳᵉ |
| Teillage du lin, du chanvre et du jute en grand. | Poussière et bruit. | 2ᵉ |
| Térébenthine (Distillation et travail en grand de la). (Voy. *Huiles de pétrole, de schiste*, etc.) | | |
| Tissus d'or et d'argent (Brûleries en grand des). (Voy. *Galons*.) | | |
| Toiles cirées. (Voy. *Taffetas et toiles vernies*.) | | |
| Toiles (Blanchiment des). (Voy. *Blanchiment*.) | | |
| Toiles grasses pour emballage, tissus, cordes goudronnées, papiers goudronnés, cartons et tuyaux bitumés (Fabrique de) : | Odeur, danger d'incendie. | 2e |
| 1° Travail à chaud | *Idem.* | 3ᵉ |
| 2° Travail à froid. | Odeur. | 3ᵉ |
| Toiles peintes (Fabrique de). (Voy. *Taffetas et toiles vernis*.) | | |
| Tôles et métaux vernis. | Odeur et danger d'incendie. | 3ᵉ |
| Tonnellerie en grand opérant sur des fûts imprégnés de matières grasses et putrescibles. | Bruit, odeur et fumée. | 2ᵉ |
| Torches résineuses (Fabrication de). | Odeur et danger du feu. | 2ᵉ |
| Tourbe (Carbonisation de la) : | | |
| 1° A vases ouverts. | Odeur et fumée. | 1ʳᵉ |
| 2° En vases clos. | Odeur. | 2ᵉ |
| Tourteaux d'olives (Traitement des) par le sulfure de carbone. | Danger d'incendie. | 1ʳᵉ |
| Tréfleries. | Bruit et fumée. | 3ᵉ |
| Triperies annexes des abattoirs. | Odeur et altération des eaux. | 1ʳᵉ |
| Tueries d'animaux. (Voy. aussi *Abattoirs publics*.) | Danger des animaux et odeur. | 2ᵉ |
| Tuileries avec fours non fumivores. | Fumée. | 3ᵉ |
| Urate (Fabrique d'). (Voy. *Engrais préparés*.) | | |
| Vacheries dans les villes de plus de 5000 habitants. | Odeur et écoulement des urines. | 3ᵉ |
| Varech. (Voy. *Soude de varech*.) | | |
| Vernis gras (Fabrique de). | Odeur et danger d'incendie. | 1ʳᵉ |
| Vernis à l'esprit-de-vin (Fabrique de). | *Idem.* | 2ᵉ |
| Vernis (Ateliers où l'on applique le) sur les cuirs, feutres, taffetas, toiles, chapeaux. (Voy. ces mots.) | | |
| Verreries, cristalleries et manufactures de glaces : | | |
| 1° Avec fours non fumivores. | Fumée et danger d'incendie. | 2ᵉ |
| 2° Avec fours fumivores. | Danger d'incendie. | 3ᵉ |
| Viandes (Salaisons des). (Voy. *Salaisons*.) | | |
| Visières et feutres vernis (Fabrique de). (Voy. *Feutres et visières*.) | | |
| Voiries. (Voy. *Boues et immondices*.) | | |
| Wagons et machines (Construction de). (Voy. *Machines*, etc.) | | |

## ARTICLE II.

### DES PROFESSIONS EN PARTICULIER.

#### § 1. — Professions intellectuelles.

Les professions qui ont pour condition l'exercice plus ou moins énergique et soutenu des facultés intellectuelles présentent à considérer : 1° la constitution des personnes qui s'y livrent ; 2° les circonstances extérieures de leur vie. Tout ce qui a été dit du tempérament nerveux trouve ici sa place. Est-il besoin de rappeler que l'excitation habituelle du cerveau finit par se propager à tout le système nerveux et le rendre assez mobile pour qu'il s'agite sous l'impression du plus faible stimulant ; que par suite de la multiplicité des sympathies nerveuses, l'irritation ne se manifeste pas toujours où est sa cause ; qu'avec la contractilité diminue progressivement la faculté de repousser l'action nuisible d'un grand nombre de modificateurs ; que l'harmonie des rapports organiques est détruite par l'inégale répartition des forces vitales et sensitives ? « La portion de puissance nerveuse qui appartient à la digestion, à la circulation, à la nutrition, se reporte en grande partie à l'intelligence, à la méditation, et par conséquent au cerveau. Certains organes ont le superflu, tandis que d'autres manquent du nécessaire (1). » Les personnes livrées aux travaux de l'esprit subissent les conséquences de la vie sédentaire, du défaut d'air pur et renouvelé, des veilles prolongées et souvent répétées, des positions vicieuses dans le travail, de la rétention des urines et des matières fécales, des erreurs de régime, de la solitude et des habitudes bizarres qui sont propres à beaucoup d'entre elles. Toutes ces causes de modifications organiques ont été précédemment étudiées. Quelques-unes exercent de grands ravages sur le physique et sur le moral. Ne pas renouveler l'air de son cabinet, dit Tissot, c'est vivre des ordures de la veille. Le renoncement à la société produit l'esprit chagrin, la misanthropie si commune parmi les savants et les gens de lettres. Il s'en faut toutefois que l'on ait déterminé d'une manière exacte la nature et la proportion des maladies qui les atteignent par suite de leur genre de vie. Le raisonnement conduit à les placer sous l'imminence de la congestion cérébrale et de l'apoplexie : en effet, le cerveau s'hyperémie à chaque stimulation ; longtemps il se débarrasse sans peine de l'excès de fluides sanguins qui l'assaillent périodiquement ; à la fin, et par le progrès de l'âge, les vaisseaux de ce viscère, fréquemment dilatés par l'afflux congestionnel du sang, réagissent moins sur lui, et l'engorgement commence : alors des assoupissements, des ramollissements cérébraux, des tremblements musculaires, l'apoplexie qui a fait d'illustres victimes en Pétrarque, Copernic, Malpighi, Richardson, Linné, Marmontel, Daubenton, Spallanzani, Monge,

---

(1) Reveillé-Parise, *Physiologie et hygiène des hommes livrés aux travaux de l'esprit.* Paris, 1843, t. II, p. 6.

Cabanis, Corvisart, Walter Scott, etc. Ces grands noms frappent l'attention, mais ne tranchent pas la question de la fréquence comparée de l'apoplexie dans les classes illettrées et les classes adonnées aux contentions de l'esprit. Les névroses de l'encéphale semblent plutôt le partage de ces dernières. Sur 48 cas d'hypochondrie où la profession a été notée, Michéa (1) a rencontré 31 individus ayant des états où la pensée joue le premier rôle. Il est remarquable que toutes les études qui se rattachent à la médecine favorisent particulièrement le développement de l'hypochondrie. Stoll a insisté sur le défaut du sang-froid, sur l'absence de courage et de capacité dont les médecins font preuve, quand ils veulent se traiter eux-mêmes. Quant à la folie, la statistique a fait voir qu'elle est, comme l'a dit Esquirol, le produit des influences intellectuelles et morales. Toutefois la folie ne menace guère que les individus qui, doués de médiocres talents, d'une mémoire infidèle, d'un jugement lent et pénible, s'appliquent outre mesure aux études ; il y a de par toutes les carrières intellectuelles des cervelles fourvoyées auxquelles il faut faire rebrousser chemin, dans l'intérêt de leur santé et de leur avenir. Au mois de juin 1842, je fus chargé avec le docteur F. Voisin, par le préfet de la Seine, de faire un rapport sur l'état mental d'un jeune conscrit de la classe que l'on disait atteint d'aliénation ; la maladie était réelle et due évidemment aux excitations dirigées sur son cerveau par des études auxquelles il était radicalement impropre. D'après un rapport digne de foi, un certain nombre d'élèves sortant de l'École polytechnique sont atteints de névroses cérébrales qui reconnaissent pour cause l'excessif travail qu'ils ont dû faire pour embrasser tous les objets de leur instruction obligée (Guérard). Parfois la cause de la perturbation cérébrale est moins dans l'inaptitude que dans le défaut d'affinité des études entreprises avec le genre d'esprit des jeunes gens : un changement de carrière suffit à leur guérison : « *Visi sunt aliqui quasi reviviscere, quando post exosum aliquod studium, ad quod coacti accesserunt, ad aliud sibi acceptius, et naturæ suæ adfinius dimittebantur.* » La constipation, les obstructions viscérales de l'abdomen, le catarrhe chronique de la vessie, les calculs des reins et de la vessie, sont encore le triste accompagnement de la vie studieuse du cabinet. Civiale a dressé une liste curieuse des célébrités de toute espèce qui furent affectées de calculs ou de gravelle : on y voit figurer Amyot, Érasme, Harvey, Calvin, Bacon, Leibnitz, Bossuet, Linné, Newton, d'Alembert, Buffon, Voltaire, etc. Les spécialités de professions intellectuelles ajoutent quelques éléments à cette imminence morbide : le statuaire respire des poussières nuisibles ; le peintre manie des couleurs toxiques, l'avocat fatigue son larynx, le médecin court risque de contagion et a dû s'acclimater dans les hôpitaux et dans les amphithéâtres, etc. — Casper, de Berlin, a calculé que l'âge de 70 ans est atteint par 42 théologiens sur 100, par 29 avocats, par 28 artistes, par 27 instituteurs, professeurs, par 24 médecins. Madden, litté-

(1) Michéa, *Traité de l'hypochondrie*, 1845, p. 387.

rateur anglais, en comparant la vie moyenne des hommes célèbres de diverses classes, a trouvé pour la vie moyenne des naturalistes 75 ans, pour celle des philosophes, des sculpteurs et des peintres, 70; pour celle des jurisconsultes, 69; pour celle des médecins, 68; pour celle des théologiens, 67 (Lombard) (1).

Les règles d'hygiène qui conviennent aux professions intellectuelles se déduisent des principes et des faits émis dans les différents chapitres de l'hygiène privée. Ceux qui exercent ces professions ont besoin d'une diète intellectuelle, comme dit Reveillé-Parise, et d'un régime général. Une distribution hygiénique du travail de l'esprit laisse aux repas leur temps accoutumé, aux digestions leurs cours, au sommeil ses droits naturels, à l'exercice musculaire ses justes intervalles; la variété dans les études délasse l'attention : « *Idem objectum frangit animum ; varietas recreat.* » (Boerhaave.) Quand l'homme de cabinet ne peut sortir, ce n'est point au jeu des cartes qu'il doit s'amuser; mais, suivant le conseil de Tissot, avec la paume, le volant, le billard, etc. ; la chasse, l'équitation, la promenade, la gymnastique, lui vaudront encore mieux. « *Nihil magis salutare censeo, ac magis commendo, quam corporis exercitium, quod nihil præstantius ad obstructiones expediendas, nativum colorem roborandum, coctiones perficiendas, transpiratum promovendum et scabiem fugiendam.* » (Ramazzini.) La sobriété et le choix d'aliments légers lui sont indispensables. Qu'il respire dans son cabinet un air pur, une température convenable; qu'il travaille sur un pupitre élevé qui le dispense d'une flexion excessive du tronc; qu'il interrompe souvent son occupation pour exercer la faculté d'accommodation de ses yeux et pour exécuter une série d'inspirations profondes qui dilatent sa poitrine, etc. S'il est tombé dans cet état d'usure nerveuse qui est si commune parmi les ouvriers de l'intelligence, et qui simule un grand nombre d'états morbides, ou s'il éprouve avec une excessive irritabilité du système nerveux la prostration de l'ensemble, qu'il congédie le démon familier de son esprit, qu'il interrompe ses méditations pour aller respirer l'air pur, pour se livrer aux travaux du corps, surtout à l'agriculture, pour voyager, pour se rendre aux eaux minérales ou pour prendre les bains de mer, dont l'utilité est éminente pour les gens de labeur intellectuel : « *Cachecticos natatio maritima juvat.* » (Celse.)

Une statistique médicale de l'École polytechnique serait un document d'un grand intérêt pour l'appréciation de l'influence que les fortes et persévérantes contentions d'esprit exercent, dans certaines limites d'âge, sur les principales fonctions de l'économie; elle résumerait en quelque sorte l'hygiène des professions intellectuelles. Non-seulement les deux années que les élèves passent dans cette école sont marquées par une application continue à des études d'un ordre élevé, par l'excitation fréquente des examens, etc. ; mais, pour y être admis, ils ont dû s'astreindre à des préparations aussi longues que difficiles.

(1) Lombard, *Annales d'hygiène.* Paris, 1835, t. XIV, p. 96 et suiv.

Nous avons sous les yeux les tableaux des maladies traitées à l'infirmerie de cette école pendant les années 1850, 1851 et 1852, et celui des indispositions qui, observées pendant la même période, n'ont pas nécessité un traitement à l'infirmerie, 586 élèves ont passé par l'école dans cet espace de trois ans, et ont donné :

|  |  |  |  |  |
|---|---|---|---|---|
| Malades à l'infirmerie.... | 425 | Proportion... | 72,05 | sur 100 |
| Simples indispositions.... | 650 | id...... | 111 | sur 100 |
| Décédés ............. | 3 | id...... | 0,52 | sur 100 |

Les conditions hygiéniques de l'École polytechnique étant excellentes, ces résultats ne peuvent exprimer que : 1° l'influence des éléments individuels des constitutions plus ou moins faibles d'origine ou déjà ébranlées par le travail antérieur; 2° celle des travaux de scolarité. Ils autorisent une première induction, savoir, que l'excitation prolongée de l'encéphale rend plus vulnérable aux actions morbifiques, quels qu'en soient la nature et le point de départ ; elle ne paraît pas étrangère au retard ou à l'imperfection de l'accroissement en longueur : sur 280 élèves de l'École polytechnique, 67 ont une taille inférieure à 1m,658 millimètres, moyenne générale, en 1863 et 1864, pour tous les jeunes gens de 20 ans (1).

Sur quels organes, sur quels appareils de l'économie tendent à se localiser les manifestations morbides qu'on observe dans ces conditions de vie intellectuelle ? Les tableaux suivants, que nous formons à l'aide des documents précités, fourniront la réponse à cette question.

| Appareil digestif. | A l'infirmerie. | A la chambre. |
|---|---|---|
| Embarras gastro-intestinal .............. | 17 | 80 |
| Embarras gastrique avec urticaire......... | 3 | » |
| Irritation gastro-intestinale .............. | 110 | 63 |
| Gastro-entérite ...................... | 9 | » |
| Entéro-colite ...................... | 6 | » |
| Dysenterie........................ | 2 | » |
|  | 147 | 143 |
|  | 290 | |

| Appareil respiratoire. | A l'infirmerie. | A la chambre. |
|---|---|---|
| Bronchite aiguë........... ........... | 57 | 50 |
| Bronchite chronique .................. | 5 | » |
| Pleurite............................ | 1 | » |
| Congestion pulmonaire................ | 3 | » |
| Hémoptysie........................ | 2 | » |
| Phthisie pulmonaire ................. | 2 | » |
|  | 70 | 50 |
|  | 120 | |

(1) Rapport de M. Duruy à l'Empereur (Moniteur universel du 18 mars 1868).

| Appareil cérébro-spinal. | A l'infirmerie. | A la chambre. |
|---|---|---|
| Courbature...................................... | » | 91 |
| Courbature avec fièvre ................... | 12 | » |
| Fièvre éphémère.. ......... .......... | 10 | » |
| Excitation nerveuse générale........... | 7 | 53 |
| Céphalalgie......................... | 30 | 74 |
| Migraine ................................ | 5 | » |
| Céphalalgie avec congestion ............. | 2 | 50 |
| Névralgie sus-orbitaire.................. | 12 | » |
| Névralgie faciale....................... | » | 11 |
| Palpitations nerveuses.................. | 3 | » |
|  | 81 | 279 |
|  | 360 | |

§ **2. — Profession militaire** (1).

L'armée est ce que la font le recrutement et son genre de vie.

Examinons ces deux ordres de causes :

La loi impose à tout Français, par le tirage au sort, la chance de paraître pendant un temps déterminé sous le drapeau ; elle n'exempte de ce devoir que les infirmes ; elle prévoit, en outre, certains cas de dispense, motivés par l'intérêt public ou par un sentiment d'humanité (fils de veuves, ecclésiastiques, etc.). L'appel des classes, la conscription, constitue le mode de recrutement le plus moral et le plus avantageux ; il fournit les meilleurs soldats. Le bon choix des éléments de l'armée importe à l'État comme aux individus. La profession militaire augmente la mortalité, diminue la vie moyenne. Les militaires faibles sont une non-valeur pour l'armée qui ne peut compter sur eux aux jours de fatigue et de combat, une charge pour l'État qu'ils grèvent de journées d'hôpital, une perte pour la société qui pourrait les employer utilement dans d'autres professions, car beaucoup meurent soldats qui auraient vécu longtemps dans les conditions variées de la vie civile.

Ce programme va trouver son développement dans l'exposé des lois actuelles sur l'organisation de l'armée et dans les résultats numériques des opérations du recrutement.

I. *Recrutement.* A. — *Age des appelés.* — Tout Français qui, au 1er janvier, a terminé sa vingtième année, est appelé à payer à l'État le tribut de la conscription. Par un accord presque unanime, c'est l'âge adopté dans les diverses armées de l'Europe ; si quelques pays, l'Angleterre, les États-Unis d'Amérique, etc., acceptent encore la limite de dix-sept à dix-huit ans, c'est qu'ils ont conservé l'enrôlement à prix d'argent pour base principale de leur recrutement, et que le choix dès lors peut s'exercer en toute liberté. Cependant, même dans ces conditions, les médecins les plus autorisés, Ham-

(1) Dans la révision de cet article, nous avons eu pour collaborateur M. E. Vallin. des membres les plus distingués de l'agrégation du Val-de-Grâce.

mond (1), Aitken (2), Parkes (3), ne cessent de déplorer, au point de vue de la théorie comme au point de vue des résultats obtenus, l'introduction de ces éléments trop jeunes dans l'armée. Avant l'âge de 20 ans le développement du corps n'est pas achevé ; l'ossification est incomplète, les épiphyses ne sont pas définitivement soudées ; la charpente cartilagineuse du thorax conserve encore la souplesse et la mobilité nécessaires pour suivre l'ampliation progressive de l'appareil pulmonaire, et ce précieux avantage devient une source de dangers, si l'ossification envahit la cage thoracique déviée par la pression habituelle de l'équipement.

Des recherches multipliées ont démontré que la taille continue à s'accroître bien au delà de 20 ans, et l'on doit regretter qu'elles n'aient pas réussi jusqu'à ce jour à détruire l'opinion contraire accréditée dans le public. Nous avons déjà fait connaître, tome I, page 204, les tableaux dressés par Quetelet du développement du corps aux différents âges : la taille qui, à 18 ans, n'est que $1^m,658$, atteint $1^m,684$ à 30 ans. Ces résultats ont été confirmés, il y a quelques années, par Danson (4), qui, opérant sur 4800 criminels de 18 à 30 ans, a pu établir le poids et la taille pour chacun de ces groupes : tandis qu'à 18 ans la taille moyenne est de $1^m,634$, elle est à 30 ans de $1^m,684$. Liharzik (5), de Vienne, par des mensurations mathématiques qui portent sur chacune des parties du corps en même temps que sur la hauteur totale, a démontré l'accroissement progressif, jusqu'à 24 ans, de chacun des segments du squelette ; ces recherches sont faites avec une exactitude et des précautions inconnues jusqu'ici et jugent péremptoirement la question. Des nombreux tableaux publiés par Liharzik, nous extrayons les chiffres suivants qui se rapportent à une race évidemment favorisée au point de vue de la stature :

| Age (année accomplie). | Taille moyenne. | Age (année accomplie). | Taille moyenne. |
|---|---|---|---|
| 18 | $1^m,63$ | 22 | $1^m,71$ |
| 19 | 1 65 | 23 | 1 73 |
| 20 | 1 67 | 24 | 1 75 |
| 21 | 1 69 | | |

Le reproche que l'on peut adresser à ces mensurations, c'est qu'elles n'ont pas été faites sur les mêmes individus, à des époques différentes de leur vie. Robert et Allaire (6) ont pris la taille exacte de soldats âgés de 24 et 25 ans,

(1) Hammond, *A treatise on Hygiene*. Philadelphia, 1863, p. 24.

(2) Aitken, *On the growth of the Recruit*. London, 1862, p. 40.

(3) E. A. Parkes, *A Manual of practical Hygiene, prepared especially for use in the medical service of the Army*. London, 1866, p. 499.

(4) Danson, *Growth of the human body* (Statistical Society's Journal, 1862, p. 22).

(5) F. Liharzik, *Loi de la croissance et de la structure de l'homme*. Vienne, 1862.

(6) Allaire et Robert, *Études sur la taille et le poids de l'homme* (Mém. de méd. milit. 1863, t. X, p. 161, 171).

et l'ont comparée à celle qui avait été inscrite sur leur livret au moment de l'incorporation. Robert a trouvé sur un grand nombre une augmentation moyenne de 23 millimètres.

En présence de ces faits, il est impossible de ne pas approuver une coutume adoptée par plusieurs États de l'Europe, et qu'il serait désirable de voir introduire en France. En Prusse, en Belgique, en Autriche et en Italie, les jeunes gens de 19 à 23 ans se présentent chaque année devant les conseils de révision ; ceux de 20 ans qui ne paraissent pas assez forts ou développés sont ajournés à l'année suivante, et ce n'est qu'après 23 ans révolus qu'ils sont exemptés définitivement, si à cette époque leur taille et leur constitution sont restées stationnaires ou insuffisantes. En France, devant les conseils de révision, on est souvent appelé à prononcer sur des jeunes gens de 20 ans, ouvriers de fabriques ou habitants de cantons misérables, dont la croissance tardive s'accuse par la gracilité des formes, un corps imberbe, les allures de l'adolescence ; ils ont quelques millimètres de moins que la taille réglementaire, et quoique assez bien constitués, ils échappent au service militaire : trois ou quatre ans plus tard ils eussent été capables de faire de bons soldats. Dans certains départements, surtout dans quelques cantons peu favorisés de la Corrèze, de la Haute-Vienne, de l'Indre, ce n'est habituellement qu'entre 24 et 25 ans que le développement du corps est complet, ce qui explique l'impossibilité où chacun de ces cantons se trouve presque chaque année de fournir son contingent (E. Vallin).

Indépendamment du développement physique on peut dire qu'avant 22 ou 23 ans, l'homme n'a pas cette énergie morale, ce calme en face de l'ennemi, cette résignation, cet esprit de discipline, qui assurent les victoires et conjurent la mauvaise fortune ; les soldats trop jeunes ne supportent pas la continuité des efforts ; enthousiastes devant le succès, difficiles à contenir quand on est pourvu de tout, et que le sort des armes se montre favorable, ils se laissent envahir par le découragement dès qu'arrivent les revers qu'ils transforment en désastres.

Les appels prématurés ont toujours eu des suites funestes ; témoin la campagne d'été de 1809, où l'armée, composée par moitié de conscrits de 20 ans, sema la route de malades, jusqu'à Vienne ; témoins les batailles de Lutzen et Bautzen où des soldats de 18 ans combattirent en héros, mais après ce glorieux effort encombrèrent les ambulances de nostalgiques et de malades. Le grand nombre de très-jeunes soldats envoyés en Orient pendant la guerre de 1854-1856 a certainement contribué à remplir nos hôpitaux et à en grossir le nécrologe.

L'opportunité du recrutement penche donc plutôt sur la vingt et unième et la vingt-deuxième année qu'entre 18 et 20 ans ; en réalité, les jeunes gens de la classe n'arrivent à leurs corps que dans les derniers mois de l'année du tirage, et presque tous ont plus de 21 ans quand commencent pour eux les fatigues du service. Les engagements volontaires étaient reçus jadis à partir de 17 ans, ils ne le sont plus qu'à 18 ans accomplis ; on a voulu par là sans doute donner accès à ceux dont la vocation militaire est bien décidée, mais ce n'est ni l'âge des résolutions réfléchies, ni celui où le corps peut impunément supporter le métier pénible des armes ; la faculté de refuser ceux qui n'auraient pas l'aptitude physique diminue les inconvénients de cette limite encore trop basse. Après 30 ans, les habitudes sont trop invétérées, l'économie se plie mal aux exigences d'une vie nouvelle, et nul n'est admis, au delà de cet âge, à contracter un engagement, s'il n'a déjà servi dans l'armée.

Au reste, la valeur physiologique de l'âge n'est pas la même dans toute l'étendue d'un vaste pays tel que la France, et varie surtout suivant les localités agricoles et industrielles ; si l'on tient à conserver une règle uniforme, au moins faut-il ne pas diriger immédiatement en campagne, en Afrique ou sur les grandes villes de l'intérieur, des recrues de 20 ans qui ont besoin d'être formées dans les dépôts des régiments.

B. *Formation des listes de tirage.* — Tout individu qui, au 1er janvier, est entré dans sa vingt et unième année, est inscrit sur les listes de recrutement de son canton. Le dépouillement du registre des naissances correspondant à l'année de la conscription assure l'exactitude de ces listes, sur lesquelles figure tout individu dont le décès, à cette époque, n'a pas été établi. C'est une occasion précieuse pour l'hygiéniste d'étudier le mouvement de la population, et de connaître les déchets qu'elle a subis dans ce long intervalle.

La seule cause d'erreur est l'inscription, sur le registre de naissances, des étrangers qui ne reparaissent pas sur les listes de tirage ; ce nombre est d'ailleurs très-peu élevé :

| Nombre de garçons nés en | | Classe de | | Survivants à 20 ans inscrits sur les listes de tirage. | Proportion des survivants sur 1000 naissances. |
|---|---|---|---|---|---|
| 1840 | 480 374 | 1861 | | 321 455 | 657 |
| 1841 | 502 849 | 1862 | | 323 070 | 643 |
| 1842 | 506 309 | 1863 | | 325 127 | 643 |
| 1843 | 505 520 | 1864 | | 321 564 | 636 |
| 1844 | 494 548 | 1865 | | 326 095 | 659 |

Il y a donc 320 000 à 325 000 jeunes gens annuellement inscrits pour former la classe recrutable. Ce chiffre est notablement supérieur à celui des périodes précédentes qui ne dépassait pas 300 000 ou 305 000 ; même en retranchant les hommes fournis par les trois départements annexés depuis 1860, on trouve un chiffre de 314 000, supérieur de 10 000 à la moyenne des quinze années qui précèdent.

De plus, la proportion des survivants s'est beaucoup améliorée, comme le prouve le tableau suivant établi par Legoyt, déduction faite des étrangers :

Survivants à 20 ans : 1845-49 . . . . . . .  604,4  sur 1000 naissances.
—      —      1850-54 . . . . . . ..  608,4     —     —
—      —      1855-59 . . . . . . ..  615,9     —     —
—      —      1860-63 . . . . . . . .  626,9     —     —
—      —      1863 . . . . . . . . . .  632,5     —     —

Il n'est peut-être pas indifférent de produire ces résultats, à une époque où l'on agite la question de savoir si la population de la France prospère ou s'amoindrit.

C. *De la révision.* — Lorsque les listes de tirage ont été dressées et révisées, le conseil de révision se transporte dans chaque canton, et procède à deux séries d'opérations distinctes : dans l'une, qui ne comporte pas l'intervention du médecin, il répartit le contingent, délibère et prononce sur les dispenses, déductions, exemptions légales ; dans la seconde, il s'éclaire de l'avis du médecin pour juger l'aptitude physique des jeunes gens au service militaire.

1° *Composition du conseil de révision.* — Le conseil se compose de cinq membres dont quatre, choisis parmi les autorités civiles, représentant le pays, le département, l'arrondissement ; un cinquième, officier général ou supérieur représente les intérêts de l'armée. D'autres fonctionnaires encore, officiers de l'intendance, du recrutement, maires, sous-préfets, sont adjoints au conseil, mais n'ont pas voix délibérative.

Ce jury est appelé à se prononcer sur les maladies, les infirmités alléguées ou dissimulées par ceux qui paraissent devant lui, et pour une œuvre aussi éminemment médicale on peut s'étonner que l'élément scientifique et compétent soit aussi peu représenté : la loi, si explicite sur les attributions de chacun, ne fait intervenir le médecin que dans un paragraphe incident de l'art. 16, et dans ces termes sommaires : « Dans les cas d'exemption pour infirmités, » les gens de l'art seront consultés. »

En principe, le médecin n'a pas voix délibérative ; son rôle est celui d'expert, il exprime son avis sur les hommes qu'on lui présente, et ne décide rien, mais il a le droit d'inscrire sur un registre *ad hoc* les réclamations ou les protestations que sa conscience et son devoir lui suggèrent. C'est justice de le dire, dans la pratique, sauf de rares exceptions, les médecins militaires, presque uniquement employés aujourd'hui devant ces conseils, y font prévaloir leurs avis inspirés par un égal souci de l'intérêt des individus et de l'intérêt de l'armée. Ils ont parfois à lutter, non pas contre une résistance ouverte se traduisant par des décisions contraires à leur jugement, mais bien contre une pression morale à laquelle il est d'autant plus facile de céder qu'elle est plus discrète et plus réservée dans son expression. En effet, les fonctionnaires civils, qui forment la majorité du conseil, ne réfléchissent pas toujours assez aux rudes épreuves de la vie militaire, et par une erreur qui indique un défaut de portée logique ou un calcul, beaucoup croient bien mériter de la population qu'ils représentent en la débarrassant de ses éléments médiocres par la voie du recrutement. D'autres se persuadent que les exercices réglés, la discipline et la vie de régiment sont favorables au développement des constitutions chétives, et ces opinions erronées se transforment presque toujours, comme toutes les idées préconçues, en convictions énergiques. Lorsque le médecin assiste un conseil où ces convictions prévalent, il sent bientôt qu'il heurte le sentiment général, que c'est par une sorte de déférence que l'on confirme ses jugements, quand on les confirme, et il peut se trouver entraîné, par un esprit de conciliation et de convenance, à des concessions que son instinct médical et sa conscience désavouent (Vallin).

La ligne de conduite à suivre en matière de recrutement est délicate ; deux écueils à éviter : si l'on accepte trop facilement ceux qui se présentent, on affaiblit l'armée ; si, par une sévérité exagérée, on n'admet que les individus d'une constitution, d'une vigueur exceptionnelles, on fait tomber sur un petit nombre, d'une manière fatale, un tribut que la loi, en principe, a réparti sur tous. On arrive par là à ce résultat, de faire dans la population deux parts : l'une, composée des sujets infirmes, débiles ou équivoques, à qui serait confié la prospérité, la fécondité du pays ; l'autre, la plus belle, la plus saine, la plus forte, l'armée, chargée de la défense d'une nation qui n'excitera désormais la convoitise de personne.

La loi de 1832 est à la fois plus juste et plus libérale ; elle prévoit des dispenses et des exemptions nombreuses, et parmi ces dernières, les *infirmités qui rendent impropres au service*. Mais, au point de vue médical, suffit-il de n'être pas infirme pour être déclaré propre au service militaire ? Le conseil de santé énumère et étudie, dans une savante instruction, toutes les infirmités, maladies, vices de conformation qui confèrent le droit à l'exemption ; ce qu'il est impossible d'inscrire dans un règlement, de fixer par une formule, c'est le degré de force, de développement, de résistance que doit présenter la constitution. Il ne suffit pas que l'individu examiné ne soit actuellement atteint d'aucune infirmité, il faut encore qu'il paraisse capable de supporter le surcroît de fatigue qu'impose la vie militaire. Puisque la mortalité de l'armée est plus élevée que celle de la population qui lui fournit des hommes de choix, puisque chaque année cette armée a besoin de s'épurer par de nombreuses réformes, y faire entrer des individus débiles, sans résistance, c'est dépasser son devoir, c'est, dit Bégin, leur imposer plus que n'a voulu la loi, car on les soumet à un danger manifeste de mort, tandis qu'elle a entendu n'exiger d'eux que le sacrifice d'une partie de leur temps.

Ces principes généraux sont ceux qui dirigent le médecin militaire devant les conseils de révision, et s'il est d'instinct porté à fermer l'entrée de l'armée aux sujets douteux, la tendance contraire des membres civils du conseil doit dissiper toute crainte de voir la population dépouillée chaque année de ses meilleurs éléments.

2° *Répartition du contingent.* — L'une des opérations les plus importantes du recrutement consiste à répartir, entre les départements et les cantons, le nombre d'hommes à fournir par chacun d'eux pour former le contingent; ici se place une question qui intéresse au plus haut point l'hygiène générale et l'économie politique.

Depuis 1832, la répartition se fait proportionnellement au nombre des jeunes gens inscrits et maintenus sur les listes de tirage ; pour la classe de 1865, le rapport entre le nombre des inscrits et le chiffre du contingent voté est de 30,6218 sur 100, de sorte qu'un canton qui compte 100 jeunes gens inscrits doit fournir 31 soldats au contingent. Cette mesure est en général considérée comme la plus équitable ; elle est parfaitement accueillie par les populations: sert-elle le mieux les intérêts des localités et du pays? Les recherches d'E. Vallin vont répondre à cette question.

Tandis que certains cantons fournissent, sans s'épuiser, le nombre d'hommes qu'on leur réclame, d'autres, même en donnant à l'armée tous leurs sujets valides, ne peuvent atteindre le chiffre fixé par la répartition. Dans quelques départements, la petitesse de la taille, c'est-à-dire le plus souvent un caractère de race, explique ce déficit, et dans ce cas le mal est moindre ; mais trop souvent le déficit résulte du grand nombre d'individus malingres ou infirmes qui peuplent la localité.

Dans les Hautes-Alpes, où chaque année certains cantons ne peuvent fournir leur contingent, lorsque le recrutement a enlevé tous les jeunes gens qui ne sont ni goîtreux, ni crétins, ni infirmes, à quelle population laisse-t-on le soin de régénérer la race, de féconder un sol ingrat, de relever le niveau du bien-être et de la civilisation ? Si la conscription est un impôt que la patrie exige de tous pour la défense de tous, est-il juste et bon que certains départements ne donnent à l'armée que le quart de leurs hommes valides, que d'autres perdent jusqu'au dernier de ceux que la maladie ou l'infirmité a épargnés?

De 1854 à 1863, il y a dix départements qui ont été presque toujours en déficit :

| | |
|---|---|
| Ille-et-Vilaine, | Haute-Vienne, |
| Finistère, | Corrèze, |
| Manche, | Dordogne, |
| Seine-Inférieure, | Hautes-Alpes, |
| Orne, | Haut-Rhin. |

Il y en a trois seulement qui ont pu chaque année fournir leurs hommes :

| | | |
|---|---|---|
| Seine, | Rhône, | Vaucluse. |

Ce tableau n'exprime pas le degré absolu de richesse ou de misère de chaque département ; car parfois à côté d'un canton favorisé qui fournit facilement son effectif, il s'en trouve un autre, pauvre, stérile et insalubre, pour lequel *il n'y a pas de bons numéros*, ce qui rend l'inégalité de la répartition encore plus choquante.

Le nombre de jeunes gens qui n'ont pu être fournis a été en

| | | | |
|---|---|---|---|
| 1860 | 215 | 1864 | 186 |
| 1861 | 171 | 1865 | 84 |
| 1862 | 126 | 1866 | 59 |
| 1863 | 133 | | |

Avec le contingent habituel de 100 000 hommes, ces chiffres subissent chaque année une amélioration progressive ; mais quand le contingent s'élève à 140 000 hommes, le déficit devient énorme :

| | | |
|---|---|---|
| Classe de 1853 | | 2029 |
| — | 1854 | 2129 |
| — | 1855 | 2441 |
| — | 1858 | 3102 |

Ce qui semble prouver que la population de la France n'est pas capable de supporter des levées qui dépassent 100 000 hommes. Toutefois, il faut peut-être moins se préoccuper du chiffre total du déficit que du nombre de départements et des cantons où le déficit a lieu ; un seul homme qui manque dans une localité implique qu'on a enlevé *tous* ceux (sauf les exemptions légales) qui étaient sains et valides. Quel fléau serait la conscription pour la France, si, dans un déficit de 3102 hommes, chacun des 2938 cantons était représenté par un individu !

En 1832, quand on appliqua pour la première fois cette belle loi du 21 mars qui subsiste encore presque entière aujourd'hui, les préfets furent consultés individuellement pour savoir quel mode de répartition du contingent leur semblait préférable. Un petit nombre, huit seulement il est vrai, répondirent qu'il leur semblait juste de prendre pour base « le nombre des jeunes gens que les conseils de révision auraient reconnus être propres au service et n'avoir droit à aucune exemption » (1). Ce principe n'a pas prévalu, et cependant c'est le seul qui soit conforme à la justice et aux intérêts du pays ; à différentes reprises, le corps médical en a demandé l'application, et la discussion de 1866, à l'Académie de médecine, a fourni à Broca et à Bergeron l'occasion de renouveler ces vœux (2).

Tous les jeunes gens inscrits, sans exception, devraient subir, sous l'œil du médecin, une visite corporelle qui constaterait leur état physique, au point de vue de la taille, des infirmités, etc. On saurait ainsi exactement le nombre des individus aptes au service militaire, pour toute la France ; dans chaque canton le nombre d'hommes à fournir serait partout le tiers, la moitié ou une fraction quelconque du chiffre des hommes valides de la localité ; les exemptions légales, les déductions, etc., n'en auraient pas moins leur cours.

On a proposé, comme atténuation à cette mesure radicale, de répartir le contingent d'après l'aptitude militaire moyenne du canton : cette aptitude se calcule en rapportant le nombre des exemptions pour défaut de taille et infir-

(1) *Compte rendu du recrutement*. Paris, mars 1835, p. 9.
(2) *Bulletin de l'Académie impériale de médecine*, 1866-1867, t. XXXII.

mités à celui des individus examinés par les conseils de révision. Mais en 1865, comme chaque année, parmi 198 916 hommes soi-disant examinés, figurent 41 013 (fils de veuves, frères de militaires, etc.), qui n'ont paru ni sous la toise, ni devant le médecin, sur lesquels le Conseil a *statué*, mais qu'il n'a pas *examinés* au point de vue physique ; leur présence dans le groupe des examinés entache d'erreurs tous les calculs généraux et particuliers et permettrait difficilement de construire des tableaux exacts de l'aptitude militaire.

Contre l'obligation imposée à tous les jeunes gens de 20 ans de se soumettre à un examen corporel, on a invoqué l'argument *odiosa sunt restringenda :* mais il n'y a rien d'odieux ni d'excessif à appliquer à tous une formalité qui atteint déjà le plus grand nombre, qui est acceptée partout sans répugnance, parce qu'elle s'accomplit a..c la convenance et la discrétion que lui garantit la composition même du conseil. C'est d'ailleurs la seule occasion offerte à la statistique de faire connaître la constitution physique de la population, c'est-à-dire l'élément principal de la richesse d'un pays, et l'extension qu'ont prise en France depuis quelques années les études démographiques prouve qu'on en comprend l'utilité et l'importance. La mesure que nous préconisons servirait à la fois la justice, les intérêts généraux du pays, et surtout ceux des cantons déshérités, qu'on met aujourd'hui dans l'impossibilité de sortir de leur infériorité et de leur misère. Le seul obstacle à son adoption, c'est la plus longue durée des opérations du recrutement : mais qui donc pourrait mettre en balance les convenances de quelques-uns avec les intérêts et la prospérité de tous ?

3° *De l'aptitude militaire — A. Taille.* — Au premier rang des conditions d'aptitudes requises pour le service militaire, se place une élévation déterminée de la taille. Presque toutes les nations, anciennes et modernes, ont reconnu la nécessité d'adopter une taille minimum, partant de cette opinion, vraie du moins en partie, qu'au delà d'une certaine stature l'homme n'a pas la force et la vigueur compatibles avec le métier des armes (1). De documents souvent inexacts, contradictoires, et dont le contrôle est laborieux, E. Vallin a tiré le tableau suivant :

| | | | |
|---|---|---|---|
| Romains | Taille minimum du temps de Marius (S) | | 1m,721 |
| | Loi de Valentinien du 25 avril 367. | | 1 705 |
| | Loi du temps de Végèce (390) | | 1 646 |
| France | 2 décembre 1691. Minimum de l'infanterie. | Temps de paix.. | 1 705 |
| | | Temps de guerre | 1 678 |
| | 27 novembre 1765. Minimum des milices | | 1 624 |
| | 25 mars 1776. Minimum de l'infanterie | | 1 651 |
| | 22 juillet 1792. — · — | | 1 624 |
| | 8 fructidor an VIII | | 1 544 |
| | 1813 | | 1 520 |
| | 11 mars 1818 | | 1 570 |
| | 11 décembre 1830 | | 1 54 |
| | 11 mars 1832 | | 1 56 |
| | 1er février 1868 | | 1 55 |

(1) Voy. plus haut : *Races, Tailles.*
(2) Bardin, *Dictionnaire de l'armée,* t. IV, p. 5001.

| | | | |
|---|---|---|---|
| *Belgique*...... | (Le tirage se fait de 19 à 20 ans).................... | 1 | 56 |
| *Autriche* (1).... | | 1 | 58 |
| *Prusse* (2)..... { | Artillerie........................................ | 1 | 594 |
| { | Infanterie........................................ | 1 | 620 |
| *Bavière*....'... | (Depuis 1853)................................... | 1 | 555 |
| *Italie*........ | ............................................... | 1 | 56 |
| *Angleterre* (3).. | | | |
| *Cipayes*....... | ............................................... | 1 | 55 |
| *États-Unis* { | Avant la guerre.............................. | 1 | 65 |
| *d'Amérique*.... { | De mars 1863 à septembre 1864 (4)............... | 1 | 60 |

Vouloir faire de la taille la mesure exacte de la force humaine est une erreur que démontrent à la fois l'anatomie, la physiologie, la pratique de l'armée, comme l'expérience la plus vulgaire : c'est un élément d'appréciation qui ne prend toute sa valeur que lorsqu'on y joint la considération de l'âge, du poids du corps, de la circonférence de la poitrine, du développement musculaire, de la race, etc. L'observation raisonnée a fait abandonner de plus en plus, dans les différentes armées de l'Europe, l'engouement pour les hautes tailles excité au dernier siècle par les géants de Frédéric-Guillaume, et depuis plusieurs années, les nations de l'Europe dont la taille moyenne est notablement élevée ont abaissé successivement le minimum exigé pour le service. Il y a d'ailleurs une différence très-grande à établir entre les pays où la conscription est obligatoire, et ceux où le recrutement procède par enrôlement à prix d'argent ; dans ce dernier cas, la fixation trop élevée de la taille n'a qu'un intérêt médiocre ; dans l'autre, un minimum mal établi répartit inégalement la charge du service sur les différents groupes de la population.

Un des résultats les plus curieux des recherches anthropologiques entreprises dans ces dernières années et que nous avons déjà signalé, est la démonstration de ce fait, que c'est surtout la race qui, dans des pays différents ou dans un même pays, fait varier la taille des individus. Les travaux de Broca (5), Boudin (6), Périer (7), Dufau (8) et Sistach (9) ont fait voir que si, du dé-

(1) Ed. Favre, *L'Autriche et ses institut. milit.*, 1866, p. 104.

(2) Prager, *Das Preussische Milit. med. Wesen.* 1864, p. 312.

(3) E. Parkes' *Hygiene*, p. 497. L'ordre général, n° 806, en date du 14 janvier 1862, fixe ainsi la taille et la circonférence du thorax des recrues :

| | Minimum de la taille. | Minimum de circonférence thoracique. |
|---|---|---|
| Grosse cavalerie ............... | 1m,727 | 86c,3 |
| Cavalerie légère.. ........... | 1 676 | 83 8 |
| Infanterie (4 mars 1864)....... | 1 650 | 84 0 |
| Conducteurs d'artillerie........ | 1 624 | 86 3 |
| Train militaire ............... | 1 600 | 86 3 |

(4) Hammond's *Hygiene*, p. 27. Plus tard, aucune limite de taille ne fut admise.

(5) Broca, *Mém. Soc. anthrop.* Paris, 1860-63, p. 1.

(6) Boudin, *Études ethnol.* (*Mém. de méd. milit.* 3e série, Paris, 1863, t. IX et X).

(7) Périer, *Bullet. Soc. d'anthrop.*, 1861, t. II, p. 363.

(8) Dufau, *Traité de statistique*, 1840.

(9) Sistach, *Études statistiques* (*Mém. de méd. milit.*, 3e série, 1861, p. 353).

département de l'Ain, on tire une ligne oblique remontant vers le N.-O. jusqu'à la limite qui sépare le département de la Manche de celui d'Ille-et-Vilaine, cette ligne établit une démarcation assez exacte entre la population de taille élevée et la population de petite taille : d'un côté le bloc kimrique, de l'autre le bloc celtique ; quand la race est restée pure, la taille est très-haute ou très-basse ; dans les régions où la fusion a eu lieu, le niveau moyen s'établit.

Cette distinction des races, qui se retrouve dans les principales contrées de l'Europe, explique en partie les grandes différences observées dans la taille moyenne des peuples, et les chiffres exigés pour faire partie de leurs armées ; elle explique le mieux pourquoi tel département de France fournit si peu d'hommes de haute stature ; tel autre, si peu de tailles insuffisantes. Mais ce n'est point à dire qu'il n'y ait aucune relation entre les conditions hygiéniques propres à chaque région et les variations de la taille ; et il faut se défier de la réaction qui s'opère contre les opinions longtemps en faveur et trop exclusives de Quetelet et Villermé. Quand, dans un même département, il y a d'un canton à l'autre des différences considérables dans le nombre des exemptés pour taille, etc., on ne peut admettre que la race exerce encore son influence. Bertrand (1) a fait voir que dans le département de l'Indre il y a deux cantons remarquables à ce point de vue : l'un, le canton de Levroux, en pleine Champagne, fertile, salubre, aisé, ne fournit à la révision sur 1000 examinés que 50 exemptions pour taille, 250 pour infirmités ; l'autre, le canton de Mézières, est situé au centre des plaines incultes, des *brandes* et des marais de la Brenne ; le sol y est improductif, la végétation rabougrie, la population misérable ; le nombre des exemptés pour taille est de 145, pour infirmités 320. Péruy (2), Moullié (3), Lèques (4), ont fait les mêmes observations dans l'Aude, la Haute-Loire, la Vendée.

Partout avec la misère, la taille tend à s'abaisser dans une limite que retient l'influence de la race et de l'hérédité. Les ouvriers des manufactures ont la taille moins élevée et la croissance plus tardive que les jeunes gens aisés de la même ville. De plus, Tenon a prouvé que la continuité des guerres fait baisser la stature moyenne des peuples ; c'est ainsi qu'après les guerres désastreuses de la fin du règne de Louis XIV il fallut, sous Louis XV, diminuer la taille légale et réduire celle des recrues au minimum de cinq pieds. Les guerres de la République et de l'Empire ont produit les mêmes effets : la classe de 1836, née en 1815, à la fin d'une longue période de guerres, avait

(1) Bertrand, *Études statistiques sur le département d'Indre-et-Loire*, de 1838 à 1864 (*Mém. de méd. milit.* 1865, t. XIV, p. 289).

(2) Péruy, *Études statistiques du département de l'Aude* (*Mém. de méd. milit.* 1867, t. XVIII, p. 81).

(3) Moullié, *Des causes d'exemption dans la Haute-Loire* (*Mém. de méd. milit.* 1867, t. XVIII, p. 273).

(4) Lèques, *Considérations sur les infirmités causes d'exempt. dans le département de la Vendée* (*Mém. de méd. milit.* 1864, t. XII, p. 177).

une *taille probable*, calculée par Broca (1), de 1^m,642 ; il fallut dix ans pour qu'elle remontât de 5 millimètres (1^m,647 en 1846) ; elle est aujourd'hui de 1^m,649. Ici reparaît sans doute le rôle de l'hérédité, car les individus éloignés de l'armée par leur petite stature et pour qui, alors, le mariage était facile, ont dû transmettre ce caractère à leur postérité.

Ce qui prouve bien que l'élévation de la taille est influencée moins par les conditions de l'hygiène que par celles de la race, c'est l'absence de concordance topographique que nous avons fait ressortir (voy. *Races, Taille*) entre les exemptions pour défaut de taille et les exemptions pour infirmités. On a donné de ce fait une démonstration par l'absurde, en employant le calcul des probabilités : si l'on groupe au hasard tous les départements, on n'obtient pas, pour les maxima de défaut de taille et les maxima d'infirmités, plus de concordance qu'il n'en existe dans la disposition géographique réelle. Ainsi le Puy-de-Dôme, qui est classé le septième pour les défauts de taille, a le quatre-vingt-quatrième rang pour les infirmités ; au contraire, le Morbihan, qui a le soixante-septième rang pour la taille, fournit le moins d'infirmes et occupe le numéro 1.

La prédominance des grandes et des petites tailles, dans les divers départements, suivant la spécialité de la race, est rendue très-évidente par les cartes teintées, publiées dans ces dernières années. Déjà, en 1831, on avait remarqué la disproportion fâcheuse de 4 jusqu'à 28 pour 100 que présentaient, dans divers départements, les exemptions pour défaut de taille, et Virey, membre de l'Académie de médecine et député de la Haute-Marne, demandait à la Chambre l'abaissement de la taille à 1^m,55 pour toute la France, à 1^m,54 pour les départements de la Creuse, l'Allier, les Côtes-du-Nord, le Finistère, la Dordogne, la Haute-Garonne, le Tarn, le Puy-de-Dôme, où la race est de petite stature. Sa proposition fut rejetée, et la loi du 21 mars 1832, qui fixait la taille à 1^m,56, a prévalu jusqu'à ces derniers temps. Cette limite, en général convenable, laissait cependant le regret, surtout dans plusieurs départements, de voir des sujets robustes exemptés du service pour quelques millimètres de moins dans la hauteur du corps. L'article 13 de la loi du 1^er février 1868 accorde l'exemption à tous ceux qui n'auront pas la taille de 1^m,55, et une loi postérieure (21 mars 1868) applique également ce minimum aux engagés volontaires et aux remplaçants : pendant la préparation de la loi nouvelle sur l'armée, la commission avait d'abord adopté la réduction à 1^m,54, qui fut repoussée par le conseil d'État. E. Vallin a été curieux de rechercher les modifications que ces diverses fixations ont apportées et pourraient apporter dans le mouvement de la population recrutable.

Pendant trente-six ans qu'a été imposée la limite de 1^m,56, il y a eu, annuellement, de 10 000 à 15 000 hommes exemptés pour insuffisance de taille ; à proportion de ces exemptions a diminué progressivement, de telle

(1) Broca, *Bullet. de l'Acad. impér. de méd.*, 1866-67, t. XXXII, p. 59.

sorte que dans les dernières années, 1856-1864, avec un contingent de
100 000 hommes, il y a eu en moyenne 58,73 exemptés pour 1000 examinés,
tandis que dans la période 1840-48, avec un contingent annuel de 80 000 h.,
il y avait eu en moyenne 72,81 exemptés pour défaut de taille sur 1000 examinés. Ces chiffres, comparés l'un à l'autre, expriment un progrès qui est très-
réel ; leur valeur absolue, au contraire, est tout à fait contestable. Nous
l'avons déjà vu, le groupe des examinés comprend un nombre considérable
d'individus sur lesquels le conseil a statué administrativement (aînés d'orphelins, fils de veuves, frères de militaires, etc.), mais dont on n'a point mesuré la taille qu'on suppose suffisante. Cette cause d'erreur modifie notablement les chiffres ci-dessus, qui sont beaucoup trop favorables. En rapportant
le nombre des exemptions pour défaut de taille à 1000 hommes mesurés réellement ou considérés comme ayant la taille légale, on arrive aux chiffres suivants, peut-être un peu trop faibles, mais très-voisins de la vérité :

*Moyenne des exemptés sur 1000 hommes mesurés.*

1840-1848.......... 135,5 | 1856-1864.......... 107,4

L'écart entre ces chiffres et ceux des comptes rendus officiels, cités plus
haut, démontre péremptoirement la nécessité d'examiner l'aptitude physique,
non-seulement des jeunes gens qui passent à un titre quelconque devant les
conseils, mais encore de tous ceux qui font partie de la classe : il n'y a de
statistique sérieuse qu'à ce prix.

Peut-on calculer d'avance le nombre d'hommes valides que l'abaissement
d'un centimètre va dorénavant faire entrer dans l'armée, et les avantages
qu'offrirait la fixation à 1m,54, proposée à diverses reprises, et par les commissaires de la loi de 1868? Sous le régime de la loi du 11 mars 1818, qui
fixait la taille à 1m,57, le nombre moyen d'individus exemptés pour leur
taille était dans les dernières années de 20 515, pour un contingent de
40 000 hommes. En 1832, le minimum étant de 1m,56, il n'y eut plus que
15 323 exemptions, sur un nombre presque égal d'examinés et pour un contingent supérieur. La réduction d'un centimètre a donc introduit dans l'armée
5192 jeunes gens qui en eussent jadis été exclus, ce qui prouve que la première fixation était réellement trop élevée.

Mais ce serait une erreur profonde de croire qu'au delà de cette limite, et
pour le même contingent, chaque centimètre de réduction peut faire gagner
5000 hommes en plus ayant l'aptitude physique. Bien que la hauteur du
corps ne soit pas la mesure de la force, il est évident qu'au-dessous d'une
certaine stature le nombre des individus vigoureux et bien conformés diminue de plus en plus. Sur les 5192 hommes exemptés ayant de 1m,57
à 1m,56 il y en avait sans doute à peine 3000 qui eussent, par ailleurs,
les qualités physiques suffisantes; avec la taille de 1m,55, il y en aurait

eu peut-être 3000 que leur médiocre stature n'eût pas exclus de l'armée; mais sur ce nombre, 1500 ou 1800 auraient été déclarés, par leurs infirmités ou leur faiblesse de constitution, incapables de servir; enfin, en abaissant la taille jusqu'à 1$^m$,54, à grand'peine gagnait-on 1000 hommes ayant désormais la taille, sur lesquels 200 seulement n'étaient pas incapables de porter les armes, et encore provenant presque tous de certains départements, le Finistère, les Côtes-du-Nord, la Corrèze, la Haute-Vienne, où la race celtique s'est conservée pure. Ce qui s'est passé de 1829 à 1832 en est une preuve éclatante (1). La réduction de 1$^m$,57 à 1$^m$,56 fit gagner, disons-nous, 5192 hommes; mais quand, après avoir été abaissée à 1$^m$,54, la taille fut ramenée à 1$^m$,56, cette élévation de 2 centimètres ne fit perdre que 2614 (2), soit 1307 par centimètre, sur lesquels un très-grand nombre sans doute auraient été exemptés pour infirmités ou constitution insuffisante.

Il est donc peu regrettable, en somme, qu'on se soit arrêté à la fixation de 1$^m$,55. S'il est vrai que les modifications nouvelles de l'armement ne nécessitent plus une taille élevée, il y avait cependant peu d'avantages à introduire dans l'armée un nombre extrêmement restreint d'individus qui eussent pu être une cause d'embarras pour la tenue, l'équipement, etc. Tout ce qu'on pourrait demander, ce serait que la décision ne fût pas définitive pour ceux qui, à vingt et un ans, auraient quelques millimètres de moins que le minimum, et qu'à l'exemple de ce qui se passe chez d'autres nations que nous avons citées, ces jeunes gens fussent obligés de se présenter chaque année jusqu'à vingt-quatre ans, par exemple, époque à laquelle ils seraient libérés complétement, si leur croissance, leur développement, leur vigueur laissaient encore à désirer.

Les hommes déclarés bons pour le service sont, d'après leur taille et certaines habitudes professionnelles, répartis dans les différents corps de l'armée. Le minimum de la taille pour l'admission dans les corps spéciaux, abaissé déjà de 1 centimètre en 1860, vient d'être encore réduit par un décret. C'est une mesure excellente, qui permettra de choisir, dans le groupe très-nombreux des tailles moyennes, des hommes vraiment vigoureux, à large poitrine, indispensables pour le recrutement de certains corps, des cuirassiers par exemple.

(1) *Compte rendu du recrutement*, mars 1835, p. 21.

(2) Le *Compte rendu* dit 1614, p. 23. C'est une erreur évidente, puisque avec le minimum de 1$^m$,54, il y avait 12 711 exemptions pour défaut de taille, et 15 325 avec le maximum 1$^m$,56. (Rectification de Vallin.)

| DÉSIGNATION DES CORPS. | MINIMUM DE LA TAILLE. | |
| --- | --- | --- |
| | Décret du 23 juillet 1847 | Décret du 9 novembre 1867. |
| Cuirassiers........................... | 1$^m$,73 | 1$^m$,70 |
| Artillerie et pontonniers .............. | 1 70 | 1 68 |
| Dragons et lanciers.................... | 1 70 | 1 67 |
| Ouvriers et train d'artillerie............. | 1 69 | 1 67 |
| Génie................................ | 1 67 | 1 66 |
| Ouvriers du génie..................... | 1 70 | 1 66 |
| Ouvriers et train des équipages........... Chasseurs et hussards.................. | 1 67 | 1 64 |
| Sapeurs-pompiers de Paris ............. | 1 62 | 1 61 |
| Infanterie de ligne et chasseurs à pied........ Ouvriers d'administration et infirmiers .......... | 1 56 | 1$^m$,56 et 1$^m$,55 |

C'est l'infanterie qui reçoit les hommes de moindre stature, quoiqu'elle subisse, en temps de paix comme en temps de guerre, la plus grande somme de fatigues. Tous ceux que signalent leur taille, leur vigueur, leurs qualités professionnelles, sont absorbés par les armes spéciales; l'infanterie, qui est la force vive de l'armée, qui prête son concours à tous, qui marche, se bat, gagne les batailles, qui en temps de paix monte les gardes, et reçoit la moindre paye, l'infanterie est le refuge de tous ceux dont n'ont pas voulu les autres corps; on y envoie non-seulement les hommes de petite taille, mais ceux dont la constitution est faible, la résistance douteuse, et l'on pourrait s'étonner que la mortalité n'y fût pas encore plus forte.

Voici d'ailleurs la composition de l'armée au point de vue de la taille :

| | 1863 | 1864 | 1865 |
| --- | --- | --- | --- |
| 1$^m$,560 à 1$^m$,569............. | 2 747 | 2 719 | 2 890 |
| 1 570 à 1 651............. | 44 623 | 43 912 | 44 801 |
| 1 652 à 1 760............. | 38 963 | 39 402 | 39 505 |
| 1 761 à 1 841..·····....... | 2 572 | 2 476 | 2 622 |
| 1 842 à 1 92.............. | 97 | 116 | 98 |
| Au-dessus de 1 92............. | 2 | » | 1 |
| Tailles inconnues, déductions, etc..... | 10 810 | 11 294 | 10 024 |
| Déficit des cantons ............... | 186 | 81 | 59 |
| | 100 000 | 100 000 | 100 000 |

Il est curieux de rapprocher de ces chiffres, ceux de la taille des recrues, dans l'armée anglaise :

| | 1861 | 1862 |
| --- | --- | --- |
| Au-dessous de 1$^m$,600.................... | 200 | 365 |
| de 1$^m$,600 à 1 625............. | 50 | 157 |
| 1 625 à 1 650................. | 1 820 | 251 |
| 1 650 à 1 676................. | 1 550 | 691 |
| 1 676 à 1 701................. | 1 900 | 4 049 |
| 1 701 à 1 727................. | 1 880 | 2 232 |
| 1 727 à 1 752................. | 1 260 | 1 162 |
| 1 752 à 1 777................. | 680 | 644 |
| 1 777 à 1 803................. | 420 | 259 |
| 1 803 à 1 828................. | 150 | 136 |
| Au-dessus de 1 828................. | 90 | 57 |
| | 10 000 | 10 000 |

On peut, avec ces éléments, calculer la taille moyenne de l'armée : les statistiques officielles du recrutement donnent les résultats suivants :

| | Taille moyenne d'après les Comptes rendus du recrutement. | Taille probable d'après Broca |
|---|---|---|
| 1840................... | 1ᵐ,655 00 | 1ᵐ,649 90ᵉ |
| 1850 .................. | 1  654 00 | 1   649 06 |
| 1855................... | 1  653 22 | 1   647 68 |
| 1860................... | 1  653 77 | 1   647 88 |
| 1861................... | 1  654 27 | 1   648 08 |
| 1862................... | 1  654 00 | 1   648 44 |
| 1863................... | 1  658 52 | 1   648 00 |
| 1864................... | 1  654 62 | 1   648 04 |

Broca (1) a critiqué les chiffres du recrutement, au point de vue non-seulement des erreurs de calculs, mais encore de la base sur laquelle ils reposent. En effet, quelques individus de taille exceptionnelle, quelques géants, peuvent modifier la moyenne d'une année, sans que la taille du plus grand nombre se soit réellement améliorée. Il a calculé ce qu'il appelle la *taille probable;* tous les hommes du contingent étant supposés rangés sur une ligne dans l'ordre de leur stature, la taille probable sera celle de l'individu placé exactement au point moyen ou central de cette ligne. Les deux tableaux, par leur rapprochement, rendent la différence plus sensible ; ils font voir, le dernier surtout, que la taille n'a pas sensiblement changé depuis vingt-cinq ans, ce qui met à néant les craintes imaginaires qui s'étaient élevées à cet égard depuis plusieurs années. (Voy. *Races, Taille, Dégénération.*)

Ces chiffres sont supérieurs à ceux de la population masculine de 20-21 ans, puisque celle-ci comprend non-seulement les jeunes gens admis par la révision, mais encore ceux qui ont été exemptés pour défaut de taille. De plus, ils ne donnent que la taille moyenne ou probable des soldats de vingt et un ans, au moment de leur incorporation ; puisque la croissance se continue jusqu'à trente ans, la taille moyenne de l'armée, qui comprend des hommes de tout âge, serait notablement plus élevée.

B. *Infirmités.* — En parcourant les Comptes rendus du recrutement, on est surpris du nombre considérable d'individus exemptés pour infirmités : leur nombre varie de 50 000 à 60 000 par an. Ces causes d'exemption ne sont pas toutes d'égale importance ; il en est qui compromettent peu les chances de vie, qui rendent simplement inaptes au service : mutilation des doigts, perte d'un œil, cicatrices adhérentes, varices volumineuses ; d'autres sont des lésions graves, des maladies aiguës ou chroniques, des difformités sérieuses, et ce second groupe forme plus de la moitié du chiffre total. Une Instruction du Conseil de santé spécifie autant que possible les infirmités qui confèrent l'exemption, et l'on peut dire qu'elle a cherché à satisfaire, à concilier tous les intérêts et tous les droits. Ce qui préoccupe le plus les médecins devant

(1) Broca, *Bulletin de l'Académie impériale de médecine*, 1866-67, t. XXXII, p. 581.

les conseils de révision, c'est l'état général, la force de la constitution : on paraît croire que le médecin exempte volontiers tout individu à qui il manque quelques dents, ou dont le pied est peu cambré ; le contraire est la vérité ; plus indulgent que le conseil pour les infirmités légères et purement locales, il réserve sa sévérité pour éloigner de l'armée les jeunes gens chétifs, délicats, qui ne semblent pas offrir la résistance vitale nécessaire. Le nombre des exemptions accordées sous le titre, *Faiblesse de constitution :* est très-considérable, parce que ce mot couvre souvent des lésions, des affections organiques dont le diagnostic précis est réellement impossible dans ces conditions. Ceux qui ont assisté aux séances de la révision savent avec quelle rapidité on opère, on peut dire que rarement on dispose d'une minute pour l'examen médical de chaque homme ; et cependant il faut tout explorer, en dépit des apparences, craindre surtout les surprises et déjouer les simulations : tel homme de superbe prestance et qui tient à servir, a un œil de verre qu'il dissimule ; tel autre a un testicule engagé dans l'anneau, un varicocèle volumineux qu'il ignore, ou allègue une myopie, une amaurose qu'il faut constater. Il est à peu près impossible d'ausculter fructueusement les hommes, de les interroger sur les symptômes ou la marche d'une maladie qu'ils ont le plus souvent intérêt à exagérer ou à feindre. Comme toute lésion organique grave se traduit par une détérioration générale, quand la maladie est à son début et que les signes n'en sont pas manifestes, on exempte sous le chef banal de faiblesse de constitution : c'est ce qui explique le très-petit nombre d'exemptions pour phthisie, 200 par an environ, comparé à 18 000 hommes exemptés comme faibles de constitution. Cette faiblesse elle-même, indépendamment des maladies qu'elle masque, est difficile à apprécier rigoureusement ; pour les cas tranchés, aucune difficulté ; mais pour ceux qui sont sur la limite, on éprouve le besoin d'un contrôle matériel, expérimental, capable de porter la conviction dans l'esprit des membres du conseil. Ces éléments de contrôle existent, c'est la notion combinée de la taille, du poids, du diamètre et de l'ampliation de la poitrine ; avec le fonctionnement actuel de la révision, on peut dire que la recherche de ces données est très-difficile, elle entraîne une perte de temps notable, et quelques efforts individuels tentés dans cette direction ne sont pas faits pour encourager.

Dans plusieurs pays cependant, on y a recours avec succès ; Hammond (1) énumère et figure d'ingénieux appareils de Scott Alison, de Weir Mitchell, de Quain, de Sibson, et de lui-même, pour apprécier la capacité, les diamètres, l'ampliation de la poitrine, etc. Depuis 1837, dans nos cours d'hygiène au Val-de-Grâce, nous avons insisté sur la nécessité de prendre en considération le poids du corps et de combiner cette donnée physiologique avec celle de la stature. Les recherches de Quetelet et de Hutchinson ont donné à notre idée, déduite de l'expérience des opérations du recrutement, la sanction de la véri-

---

(1) Hammond, *A Treatise on Hygiene*. 1863, p. 43.

fication scientifique. De son côté, un médecin militaire anglais, Marshall, a proposé de fixer un minimum de poids comme un minimum de taille, lequel d'ailleurs pourrait varier dans chaque pays, avec la race, la nationalité, etc. En Angleterre, Parkes et Aitken ; en Bavière, Meyer (1), ont pris le poids de tous les hommes qui sont entrés dans l'armée ; ils ont trouvé les poids moyens : de 58 kilogrammes (Aitken), 66 kil. (Meyer) : Parkes déclare qu'au-dessous de 52 kil., à dix-huit ans, personne ne devrait être accepté dans l'armée ; Hammond fixe ce minimum à 56$^{kil}$,625. Marshall voulait jadis que le périmètre de la poitrine eût au moins 784 milimètres, et en général un peu plus que la moitié de la hauteur du corps ; le minimum réglementaire, dans l'armée anglaise, est aujourd'hui fixé à 83 cent., et varie pour chaque corps.

Il y a là des éléments d'appréciation dont la valeur relative n'est pas contestable, dont la recherche n'est ni trop longue ni trop difficile, si on la restreint uniquement aux cas douteux ; l'obstacle le plus grand à leur adoption réside dans cette répugnance générale pour toute innovation, dans cet esprit de routine auquel n'échappent point les conseils de révision, et que les efforts répétés des médecins réussiront peut-être à détruire.

Les règles générales et particulières pour l'examen des hommes en matière de recrutement, l'énumération de toutes les maladies ou infirmités qui entraînent l'exemption, sont longuement exposées dans l'Instruction du conseil de santé ; J. Périer (2) et A. Vincent (3) ont en outre publié sur ce sujet de judicieuses observations, inspirées par une longue expérience et un sentiment très-vif des devoirs et de la responsabilité du médecin.

Le nombre des exemptions pour infirmités varie notablement d'un département à un autre, ou de province à province ; bien plus que la taille, la vigueur, l'intégrité des organes et des fonctions sont en rapport avec les influences hygiéniques, la richesse du sol, l'aisance générale, etc. Des cartes pleines d'intérêt ont été dressées à ce point de vue par Boudin, Sistach, pour ces dernières années : elles indiquent la fluctuation de l'aptitude militaire, d'une époque à l'autre, dans un même département ou dans un même canton, et y mesurent pour ainsi dire les progrès de la civilisation et de l'hygiène.

Comme résultat général, malgré la sévérité croissante des conseils de révision, le nombre des exemptions pour infirmités tend notablement à diminuer depuis trente ans. Sur 1000 hommes examinés, on en a exempté pour infirmités, en 1830, 349 ; — en 1840, 305 ; — en 1850, 294 ; — et en 1860, 264.

Ely (4), le savant rédacteur de la *Statistique médicale de l'armée*, propose

---

(1) Meyer, *Rech. statistiq. sur la taille et le poids des conscrits en Bavière*, analyse in *Ann. d'hyg. publiq.* Paris, 1864, t. XXII, p. 177.

(2) J. Périer et Bost, *Guide du recrutement milit.* 1861.

(3) A. Vincent, *Du choix du soldat* (*Mém. méd. milit.*, 1861, t. VI, p. 273).

(4) Ely, *Du recrutement de l'armée* (*Gazette hebdomad. de méd. et de chir.*, 1867, p. 289).

de rechercher le nombre d'infirmes qu'il est nécessaire d'exempter pour arriver à former 1000 hommes du contingent, et il trouve le résultat suivant :

| Classes. | Force du contingent. | Infirmes qu'il a fallu exempter pour trouver 1000 h. du contingent. |
|---|---|---|
| 1831-40 | 80 000 | 633 |
| 1856-57-59-60-61-62 | 100 000 | 570 |
| 1853-54-55-58 | 140 000 | 453 |

C'est là sans doute un rapport intéressant à connaître, mais qui ne mesure pas exactement le degré d'aptitude physique des hommes de 20 à 21 ans. E. Vallin croit qu'on peut arriver à ce résultat en comparant le nombre des exemptions par infirmités à celui des individus positivement examinés, et dans ce dernier groupe il comprend : 1° les hommes admis du contingent, moins tous les déduits ; 2° les exemptés pour infirmités ; 3° les exemptés pour défaut de taille :

| Classes. | Contingent. | Exemptés pour infirmités, sur 1000 h. réellement examinés. |
|---|---|---|
| 1852 | 80 000 | 358 |
| 1855 | 140 000 | 322 |
| 1856 | 100 000 | 372 |
| 1858 | 140 000 | 311 |
| 1865 | 100 000 | 345 |

Ces chiffres sont un peu faibles, car un grand nombre de ceux qui sont rejetés pour défaut de taille le seraient aussi pour faiblesse, mauvaise conformation, maladies, s'ils réclamaient plus souvent le privilége que leur confère cette dernière cause d'exemption ; de la sorte, en France, sur 10 jeunes gens de 20 à 21 ans, il n'y en a guère que 6, environ les deux tiers, qui, abstraction faite de leur taille, n'aient aucune infirmité entraînant l'exemption du service militaire.

Il resterait maintenant à indiquer la fréquence de chacune des infirmités, causes d'exemption, et leur répartition dans les diverses parties de la France. Cette très-longue liste est donnée chaque année, pour tous les départements, dans les Comptes rendus sur le recrutement ; nous y renvoyons : c'est une mine précieuse de recherches pour la géographie médicale, l'étude des endémies, pour tout ce qui a trait à l'influence des localités sur la santé des populations.

C. *Exemptions légales.* — A côté de ces exemptions pour inaptitude physique, l'État en accorde un grand nombre, dites exemptions légales, qui ont pour but d'assurer la sécurité, la protection et l'avenir de la famille. Cette catégorie comprend les aînés d'orphelins, fils ou petits-fils de veuves, de septuagénaires ou d'aveugles, etc. ; les frères de militaires sous les drapeaux ou morts au service : le chiffre total de ces exemptions s'élève chaque année à plus de 30 000. Il faut y joindre les engagés volontaires de la classe, les inscrits maritimes, les membres de l'instruction et du clergé, etc., qui sont tous *déduits*, c'est-à-dire considérés comme faisant partie du contingent, et y sont inscrits avant tous les autres : leur nombre annuel est de 11 000 environ.

Nous aurons l'occasion de préciser ces chiffres et d'utiliser ces données pour apprécier l'influence de l'armée sur le mouvement de la population et la prospérité du pays.

D. *Du remplacement et de l'exonération militaire*. — Tous les individus reconnus aptes par les conseils de révision ne font pas nécessairement partie de l'armée ; un grand nombre s'affranchissent à prix d'argent de l'obligation de servir, soit au moyen d'une prestation payée à l'État, c'est l'exonération proprement dite ; soit par un contrat de gré à gré avec un autre individu, c'est le remplacement libre. Le remplacement, quelle que soit sa forme, est contraire au principe de la loi qui fait du service militaire une dette personnelle du citoyen envers le pays ; mais il est entré dans nos mœurs, il est même nécessaire avec la fixation actuelle de l'âge, le nombre d'années qu'il faut passer sous les drapeaux. Les efforts tentés récemment pour rendre le service obligatoire n'ont pas été plus heureux qu'au commencement du siècle, et l'on pourrait répéter aujourd'hui ce que disait le général Lacuée, défendant la loi du 17 ventôse an VIII : « Continuer à exiger le service obligatoire, c'est, suivant » l'expression d'un illustre savant, s'exposer à couper d'excellentes têtes pour » avoir de mauvais bras. »

Il appartient au médecin de redoubler de sévérité dans l'examen des hommes qui se proposent comme remplaçants : qu'il n'oublie pas les enseignements de la statistique judiciaire de l'armée, où cette classe de soldats figure pour une si large part. Habiles à dissimuler les causes d'exemption et de réforme jusqu'à leur admission définitive, ils s'empresseront de les faire valoir aussitôt qu'ils auront endossé l'uniforme. La débauche, les excès, l'indiscipline en jettent un grand nombre dans les hôpitaux et sur la sellette des conseils de guerre. Une fois incorporés dans les régiments, il est sage de ne pas les avilir à leurs propres yeux par un dédain systématique qui finirait par briser en eux les fibres détendues de l'honneur.

Ce qu'on appelle substitution n'est souvent qu'un remplacement déguisé, un marché d'argent conclu entre un conscrit et un jeune homme de la même classe affranchi par le sort : quand la substitution a lieu entre parents et tend à conserver à une famille son appui naturel, elle remplit le vœu de la loi, et elle doit être encouragée.

Les remplacements reçus chaque année s'élevaient autrefois à 12 000 ou 15 000 hommes ; actuellement, ils ne dépassent pas 8000 hommes, différence qui, nous allons le voir, est bien plus apparente que réelle.

Pour faire cesser les inconvénients du remplacement libre et les scandales des compagnies d'assurances, l'État, par la loi du 26 avril 1855, avait pris lui-même à sa charge tout ce qui concerne le remplacement militaire. Les jeunes gens compris dans le contingent ou incorporés obtenaient l'exonération du service, au moyen d'une prestation versée à la *Caisse de la dotation de l'armée*, et destinée à assurer leur remplacement par le rengagement de militaires déjà sous les drapeaux. En cas d'insuffisance dans le nombre de ces rengagements, une commission administrative spéciale choisissait elle-même des remplaçants étrangers à l'armée, offrant des garanties de moralité inconnues autrefois.

Au moyen d'une prime fixe et d'une haute paye journalière, l'État retenait ainsi dans les rangs, des hommes d'une vocation militaire décidée, aguerris aux fatigues de la vie de soldat, façonnés à la discipline et d'une santé éprouvée par le temps passé au service. Des rengagements successifs leur permettaient de se faire du métier des armes une véritable carrière ; l'élévation de la paye, l'augmentation du bien-être, la sécurité de l'existence par la perspective d'une retraite suffisante à la vie, la diminution très-notable de la mortalité qui sévit surtout sur les premières années de la vie militaire, voilà les avantages séduisants d'une loi qui a fonctionné pendant douze années, approuvée par les uns, attaquée par les autres, et qui vient de succomber dans la nouvelle organisation de l'armée. On lui reprochait d'augmenter le nombre de soldats trop vieux, incapables d'un service actif, retenus par l'attrait d'une retraite, à laquelle, malgré les plus grandes tolérances, beaucoup ne pouvaient arriver sains et saufs. Dans un pays industriel et prospère, on pouvait craindre, disait-on, qu'un jour ne vînt où tout le monde voudrait se faire exonérer, payer en argent sa dette au service militaire ; en temps de guerre, compter sur le mouvement patriotique, même dans les pays où ce sentiment est très-développé, c'est faire acte d'imprévoyance, et alors à qui confier la défense et la protection du pays ? Devait-on supprimer la faculté de l'exonération aux époques où la guerre est à craindre ? Mais la guerre ne se prévoit pas, on n'improvise pas une armée, et la déshabitude du service personnel n'eût pas manqué d'exciter le mécontement de tout le monde.

E. Vallin a recherché si ces craintes étaient fondées, si jadis on se faisait remplacer plus qu'aujourd'hui l'on ne se fait exonérer. Des calculs longs et rendus difficiles par le défaut d'éléments exactement comparables ne peuvent être reproduits ici : nous croyons pouvoir affirmer, d'après lui, que de 1846 à 1852, sur 100 hommes du contingent nominal, 19 environ se faisaient remplacer ; de 1856 à 1866 (1858 excepté), il y a eu à peu près 20 exonérations sur 100 hommes de chaque classe ; pour la classe de 1858, ce chiffre s'est élevé à 27,3 (guerre d'Italie).

Mais si l'on ne tient compte que des hommes déclarés bons pour le service en vertu de décisions définitives, c'est-à-dire du contingent *réel*, on voit que les conseils de révision exonèrent actuellement le quart des individus. Cette proportion est d'autant plus forte que, depuis plusieurs années, 35 000 hommes de chaque classe, faisant partie du contingent, sont laissés dans leurs foyers, disponibles ou soutiens de familles, et s'imposent rarement la dépense de l'exonération parce que le service devient une charge très-légère ; de sorte que les 20 000 exonérations ne portent guère sur plus de 50 000 hommes ayant amené les plus bas numéros.

Le nombre des jeunes gens qui s'affranchissent du service personnel semble donc suivre une progression croissante : on arrive à une conclusion semblable en comparant, dans un effectif, le nombre des individus servant à prix d'argent (remplaçants, rengagés ou engagés avec prime, gagistes) avec le nombre des hommes servant pour leur propre compte, engagés volontaires ou rengagés sans prime.

| CLASSES. | Servant à prix d'argent sur 100 h. d'effectif. | Servant pour leur compte ou engagés volont. | CLASSES. | Servant à prix d'argent sur 100 h. d'effectif. | Servant pour leur compte ou engagés volont. |
|---|---|---|---|---|---|
| 1° *Avant la loi de la dotation* : | | | 2° *Sous l'empire de la loi* : | | |
| 1846 | 25 | 75 | 1859 | 23 | 77 |
| 1848 | | | 1860 | 32 | 68 |
| 1850 | 26,4 | 73,6 | 1861 | 39 | 61 |
| 1851 | 27 | 73 | 1862 | 41 | 59 |
| | | | 1863 | 45 | 55 |
| | | | 1866 | 48 | 52 |

Nous n'en sommes plus évidemment aux mœurs de l'ancienne armée romaine, où pendant longtemps *vicisse stipendium erat*. Cette transformation tient-elle à l'appât d'une forte prime capable de retenir les militaires sous les drapeaux, plutôt qu'à l'accroissement du bien-être général, à son extension à des classes où le travail individuel est rémunérateur; faut-il craindre de voir s'affaiblir par là le sentiment national; y a-t-il danger pour la sûreté du pays? Ces considérations, sans doute, ou d'autres, ont prévalu, et la loi du 1er février 1868 a abrogé celle du 26 avril 1855. L'avenir décidera si le remplacement facultatif, auquel on revient, compensera les inconvénients et les avantages de cette loi de la dotation, qui a créé pour l'armée une sorte de caisse d'épargne et permis d'élever le maximum de la retraite de 200 à 365 francs.

E. *Engagements volontaires.* — L'armée s'accroît encore par les engagements volontaires qui sont reçus à 18 ans accomplis, moyennant une taille de 1m,55. Sous l'ancienne monarchie, avant la Révolution, c'était la ressource principale du recrutement des troupes : la violence, la surprise, la débauche jouaient le rôle principal dans ce racolage qui ne réussissait pas à remplir les vides des régiments. En 1791 et 1792, la patrie était en danger, des bandes de volontaires coururent aux frontières; mais ce premier élan passé, il fallut recourir aux réquisitions permanentes, plus tard à la conscription, que la plupart des nations ont imitée de la France. Sous la Restauration, comme de nos jours, les engagements volontaires n'ont jamais été qu'un accessoire; de 1816 à 1819 leur nombre moyen annuel ne dépasse guère 3000, actuellement ils s'élèvent à 10 000 environ pour l'armée de terre :

| | | | | |
|---|---|---|---|---|
| 1847........ .. | 11,696 | | 1859......... | 16,191 |
| 1848......... | 19,228 | | 1860......... | 12,932 |
| 1849......... | 17,141 | | 1863......... | 7,782 |
| 1858......... | 11,845 | | 1866......... | 10,405 |

Comme on le voit, à chaque souffle de guerre ils augmentent; les chômages de l'industrie produisent le même effet. Les engagements volontaires enlèvent à la société des hommes peu laborieux, peu utiles. Si leur constitution est robuste et leur vocation certaine, ils deviennent d'excellents soldats et de leurs rangs sont sortis d'illustres généraux; mais trop souvent le découragement et la nostalgie suivent de près l'amour exalté des armes. D'ailleurs, à 17 et même à 18 ans, l'organisme est dans la période critique du développement, les imminences morbides ne sont pas encore rendues évidentes ou ne sont pas éteintes, la force est insuffisante. La nouvelle loi vient heureusement de porter à 18 ans la limite extrême de 17 ans décrétée dans des circonstances exceptionnelles, le 10 juillet 1848.

En 1863, sur 100 engagés volontaires il y en avait 27 de 17 à 18 ans; en 1865 et 1866, il n'y en avait que 17 sur 100. Sans doute, ce chiffre comprend un certain nombre d'enfants de troupe qui régularisent en quelque sorte leur position militaire; mais, à part de rares exceptions, ces engagements précoces sont aussi désavantageux pour l'armée que pour ceux qui les contractent, et il était opportun de revenir à la loi de 1832, qui fixait le minimum d'âge à 18 ans accomplis.

Précédemment la durée de l'engagement volontaire était de sept ans au moins; elle est abaissée aujourd'hui jusqu'à deux ans; on n'a plus à craindre de retenir trop longtemps dans l'armée des jeunes gens entraînés par un mouvement irréfléchi, et qui, servant bientôt avec dépit, deviennent de détestables soldats. La loi nouvelle maintient, comme par le passé, les rengagements pour deux ans au moins, cinq ans au plus, donnant droit au bout de cinq ans de service à une haute paye journalière.

F. *Incorporation.* — Ces éléments divers qui vont composer l'armée sont passés en revue au chef-lieu du département, avant leur départ pour leurs corps respectifs : un médecin est désigné à l'effet de constater à ce moment les maladies, lésions ou infirmités survenues depuis les opérations du recrutement, et celles qui auraient échappé ou auraient été dissimulées devant le conseil de révision. Les hommes subissent en outre, en arrivant au régiment, une nouvelle visite corporelle qui sert de contrôle aux deux premières : en cas d'infirmités, ils sont renvoyés devant une commission départementale qui prononce la réforme. Ces trois épurations successives devraient rendre impossible l'introduction dans l'armée de tout individu qui n'a pas une constitution robuste, une santé parfaite; nous verrons tout à l'heure si ce résultat est obtenu.

G. *Répartition de l'effectif.* — Les jeunes gens définitivement appelés ne sont pas tous soumis aux mêmes obligations; d'après l'ordre de leurs numéros, ils sont divisés en deux catégories : la première comprend ceux qui doivent être mis en activité, environ 30 000 par an (1) ; la seconde, ceux qui sont laissés disponibles dans leurs foyers (environ 35 000), astreints seulement pendant 3 mois la première année, 2 mois la seconde, à quelques exercices dans les dépôts d'instruction (Circulaire du 10 janvier 1861).

La durée du service pour les jeunes soldats faisant partie de ces deux portions de l'armée active est de cinq ans, à l'expiration desquels ils passent dans la réserve, où ils servent quatre ans ; les hommes de la réserve ne peuvent être rappelés qu'en temps de guerre, dans des circonstances exceptionnelles, après épuisement complet des classes précédentes et par décision spéciale du chef de l'État (loi du 1er février 1868).

La garde nationale mobile, comprenant tous les hommes valides de la classe qui, en raison de leur numéro de tirage, n'ont pas été compris dans le contingent, complète le système militaire de la France ; mais elle ne fait pas partie de l'armée et il n'en sera pas autrement question ici.

II. *De l'hygiène générale du soldat.* — Désigné par le sort et reconnu apte au service, le conscrit quitte le foyer domestique, le lieu natal, et rejoint par étapes le corps auquel il est destiné : la rupture violente des habitudes antérieures et l'éloignement des affections de familles ajoutent leurs effets à ceux d'un changement subit de climat, aux fatigues d'une première pérégrination. Il arrive : on l'habille, on le place dans les rangs, on le conduit à l'exercice, on lui commande, on le rudoie, on le plaisante, on le punit. Au reste, voici quelles sont les conditions de son hygiène.

A. *Alimentation.* — Le pain, base de l'alimentation du soldat en France, est presque partout préparé, manutentionné par les soins de l'administration, et livré directement aux troupes à raison de 1 kil. par homme et par jour. Il est formé entièrement de farine de froment, et le blé qui sert à sa fabrication tient le milieu entre la première et la deuxième qualité (blé marchand, blé ordinaire) ; le minimum du poids de l'hectolitre ne doit pas descendre au-dessous de 73 ou 74 kil. pour les blé tendres, de 77 kil. pour les blés durs. Le blutage de la farine, fixé longtemps à 10 pour 100 d'extraction de son (1822), puis à 15 pour 100 (1846), a été porté en 1853 à 20 pour 100 pour les blés tendres employés communément en France, à 22 pour 100 pour le pain d'hôpital, à 12 pour 100 pour les blés durs d'Algérie. Comme qualité et

(1) Voici quelle était au 1er janvier 1867 la situation du contingent de 1865 :

| | |
|---|---:|
| Incorporés............................................ | 27,637 |
| En sursis de départ, à l'hôpital, etc................... | 944 |
| Dans leurs foyers comme soutiens de famille............ | 2,046 |
| Disponibles dans leurs foyers......................... | 35,525 |
| Rayés du contingent, inscrits par erreur, etc........... | 310 |
| Exonérés à prix d'argent (loi du 26 avril 1855)......... | 22,776 |
| Déduits (engagés volontaires, ecclésiastiques, enseignement) | 10,300 |
| Frères de militaires rengagés (déduits)................ | 403 |
| Déficit des cantons................................... | 59 |
| | 100,000 |

comme quantité, on peut dire que le pain ne laisse rien à désirer aujourd'hui, et qu'il est supérieur à celui de toutes les armées de l'Europe. Poggiale a publié les analyses de plusieurs pains de munition distribués aux troupes françaises et étrangères (1) :

|  | Belgique. | Hollande. | Bade. | Bavière. | Wurtemberg. | Prusse. | France. |
|---|---|---|---|---|---|---|---|
| Eau .......... | 31 10 | 32 00 | 33 45 | 30 21 | 34 35 | 35 39 | 34 17 |
| Sucre......... | 1 20 | 1 10 | 1 03 | 0 93 | 1 39 | 1 09 | 1 03 |
| Dextrine....... | 1 15 | 4 66 | 5 52 | 5 62 | 6 11 | 4 21 | 5 09 |
| Amidon........ | 43 87 | 40 10 | 45 10 | 53 67 | 46 04 | 37 30 | 44 59 |
| Matières azotées. | 8 83 | 8 75 | 8 83 | 6 27 | 8 42 | 4 85 | 8 85 |
| —    grasses. | 1 00 | 0 96 | 1 02 | 1 20 | 0 92 | 1 35 | 0 70 |
| Son lavé à l'eau fr. | 11 30 | 11 20 | 4 13 | 0 47 | 1 17 | 14 65 | 6 07 |
| Matières fixes... | 1 40 | 1 04 | 0 95 | 1 35 | 1 37 | 1 12 | 1 39 |
| Pertes.... ..... | 0 15 | 0 20 | 0 17 | 0 28 | 0 23 | 0 14 | 0 10 |
|  | 100 | 100 | 100 | 100 | 100 | 100 | 100 |

La ration ne comprend que 250 grammes de viande de boucherie qui, désossée et cuite, se réduit à 125 gr., soit 62 gr. par repas, quantité évidemment insuffisante, et que la cherté progressive des subsistances tend à abaisser encore (2). Depuis quelques années, on a substitué à l'achat des denrées en détail, l'achat en gros, au rôle isolé de chaque compagnie, celui du corps entier ; ce système permet d'acheter la viande sur pied, ou tout au moins livre aux ordinaires, au lieu des bas morceaux d'autrefois, l'animal tout entier moins les issues, ce qui permet aux compagnies l'usage alternatif des morceaux de choix. L'ordinaire profite, dans une certaine mesure, des services payés que la troupe exécute, des versements opérés par les militaires punis, permissionnaires ou autorisés à travailler en ville, d'économies réalisées sur le prix de certaines dépenses : moyennant ces suppléments et l'industrieuse sollicitude des chefs de corps, la ration de viande dépasse, dans la plupart des

(1) *Mém. de méd. milit.*, 2ᵉ série, t. XII, p. 354.

(2) La dépense totale du fantassin est de 1 fr. 10 c. par jour ; elle se répartit comme il suit :

Prêt { 5 centimes de poche / 35 centimes à l'ordinaire } ........ 0 fr. 40
Masse individuelle ..................... 0    10
Habillement ......................... 0    10
Casernement......................... 0    10
Literie............................ 0    10
Pain ............................. 0    30
                                    ─────
                                    1 fr. 10

Une loi récente vient d'augmenter cette allocation de 4 centimes, affectés à l'ordinaire. On consultera avec intérêt un article instructif, mais un peu ancien, le *Budget du soldat*, signé Haussmann (*Moniteur officiel* du 5 septembre 1852), et reproduit presque intégralement dans le *Dictionnaire d'hygiène publique* de Tardieu, 2ᵉ édit., t. III, p. 20.

garnisons, le taux parcimonieux de 250 gr.; elle n'était pas moindre de 300 gr. par homme dans tout le ressort de mon arrondissement d'inspection médicale en 1865 et 1866. La viande est convertie en bouillon de soupe et en bœuf bouilli ; malgré les efforts individuels de certains régiments et quelques améliorations réalisées, cette alimentation pêche par une monotonie qui amène trop souvent la satiété et le dégoût, prélude d'une mauvaise élaboration des organes digestifs et de troubles de la nutrition. L'instruction du conseil de santé du 5 mars 1850 insiste sur la nécessité de varier le régime, et indique des ressources qu'avec de la vigilance et de l'activité il serait souvent facile d'appliquer.

Une décision de décembre 1852 a rendu obligatoire l'usage des gamelles individuelles, mesure de décence, de propreté et d'importante prophylaxie contre les maladies contagieuses de la bouche, communes dans l'armée.

Quant aux boissons alcooliques, le soldat n'en reçoit point, si ce n'est dans des circonstances extraordinaires où l'on accorde à chaque homme un quart de litre de vin par distribution; pendant les chaleurs de l'été, il a droit à 1/32ᵉ de litre d'eau-de-vie à mélanger avec l'eau potable dans la proportion d'une partie sur onze, mélange substitué avec raison à celui du vinaigre et de l'eau. Depuis quelques années, l'allocation d'une indemnité représentative au lieu de la prestation d'eau-de-vie en nature a fait adopter dans presque toutes les garnisons l'achat de sucre et de café ; on a réussi de la sorte à procurer aux soldats, par un industrieux emploi du café et de ses marcs, une soupe au café le matin avant l'exercice et une boisson aromatisée dans la journée.

En campagne, la composition de la ration est un peu différente.

| *Ration en temps de paix.* | | *Ration en campagne.* | |
|---|---|---|---|
| Pain................. | 1 kil. (1) | Biscuit................ | 735 gram. |
| Viande non désossée.... | 250 gram. | Viande fraîche.......... | 300 — |
| Légumes frais, environ.. | 100 — | ou Bœuf salé........... | 250 — |
| — secs, — .. | 30 — | ou Lard................ | 200 — |
| Sel................. | 16 — | Riz ou Légumes secs... 30 et | 60 — |
| Vin (accidentellement).. | 25 centil. | Sel................... | 16 — |
| ou Eau-de-vie (dᵒ)...... | 3,2 — | Sucre................. | 21 — |
| | | Café................. | 16 — |
| | | Vin 25 centil., ou Eau-de-vie 6 centil. | |
| | | Environ... 1 kil. 400 gram. | |

Le pain ordinaire est remplacé par 735 grammes de biscuit, ou par du pain biscuité qui peut se conserver de vingt à quarante jours. La ration de viande fraîche est élevée à 300 grammes, quantité insuffisante en raison du surcroît d'efforts et de fatigues que nécessite la guerre, bien inférieure à celle des Américains (576 gr.), des Anglais en Crimée (483 gr.), des Russes (450 gr.). L'introduction, incomplète encore, de la viande de cheval dans l'alimentation publique, permet d'espérer qu'on saura utiliser, en temps de guerre, cette

(1) Dont 250 grammes (pain de soupe) ne sont pas remis directement à l'homme.

précieuse ressource : les chevaux tués en pleine santé, par accident, fournissent une viande dont les qualités nutritives ne le cèdent guères à celles de la viande de bœuf ; pour varier son régime et augmenter sa ration, en Chine, en Algérie, au Mexique, le soldat a utilisé d'étranges ressources et bravé de légitimes répugnances ; le jour où l'élan sera donné, les préjugés injustifiables contre la viande de cheval tomberont, et ce qui n'était qu'un exploit de bivouac pendant les guerres de l'Empire, deviendra la règle dans un temps peut-être prochain. Jusqu'à présent, l'approvisionnement du bétail et le transport ont été si difficiles, que la faible quantité de viande allouée a fait souvent défaut. Le cas à prévoir, en campagne, est une expédition de huit jours où le soldat doit emporter ses vivres, soit huit rations ; le problème est de les réduire au minimum de poids et de volume, sans réduire la quantité totale de leurs principes nutritifs. Poggiale propose à l'administration la solution suivante, en mettant à profit les procédés combinés de l'industrie moderne représentée par Appert, de Lignac, Fastier et Chollet, et déjà sanctionnés par l'expérience de l'armée d'Orient, où j'ai provoqué de copieux envois de leurs produits :

| | | |
|---|---|---|
| Biscuit........................................ | | 700 gram. |
| Viande avec bouillon concentré.. { Viande ......... 200 gr. / Bouillon concentré. 40 | | 240 — |
| Sel.... ............................................... | | 12 — |
| Sucre............................................... | | 21 — |
| Café.......... ................................. | | 16 — |
| | | 989 gram. |

Cette ration est calculée de manière à contenir, suivant les besoins physiologiques de l'homme adulte, quatre cinquièmes d'aliments respiratoires, et un cinquième de substances azotées. Les 700 grammes de biscuit de blé dur équivalent à 1,040 gr. de pain de munition. Les 240 gr. de viande se composent de 200 gr. de viande désossée et préparée par le procédé Fastier ; or, 1 gr. de viande cuite et sans os égale 2 gr. de viande fraîche avec os, telle qu'on l'achète pour le soldat ; c'est donc en réalité 431 gr. de viande qui entrent dans cette ration. Reste à savoir si la puissance nutritive, le bon goût, la facilité de conservation ne laissent rien à désirer.

Le riz alterne avec les légumes secs, plus rarement avec des légumes frais ou conservés par le procédé Chollet. Cette absence d'albumine végétale fraîche et de sels organiques est une lacune regrettable, qu'on semble avoir cherché à combler dans la ration des autres armées. Pendant la guerre de Crimée, la rareté ou la privation complète des végétaux frais a engendré une épidémie de scorbut, à laquelle peu d'hommes ont échappé, et qui a contribué à élever la mortalité des blessés, des malades atteints de dysenterie, de typhus ou de choléra. L'armée anglaise, campée près de nous, a su, après une expérience cruelle, éviter ces désastres par des approvisionnements qui ne laissaient rien à désirer.

L'emploi du *lime-juice*, adopté aujourd'hui dans toutes les marines de l'Europe, serait aussi facile qu'opportun pour l'armée de terre dans des circonstances semblables, et la distribution journalière de ce jus de citron aux soldats anglais explique en grande partie la rareté du scorbut dans leur armée.

Le café constitue une ressource précieuse préconisée déjà en Égypte par Desgenettes, et que l'expérience de nos guerres d'Algérie a rendue désormais indispensable au soldat en expédition.

Le rapprochement des rations usitées dans les diverses armées permettra de les comparer et de juger ce qu'il est possible de faire, chez nous, dans la voie du progrès.

*Armée belge.*

En temps de paix.

| | |
|---|---|
| Pain de munition | 750 gram. |
| Pain de soupe | 20 à 40 — |
| Viande de bœuf non-désossée | 250 — |
| Pommes de terre | 1000 — |
| Sel | 30 — |
| Beurre | 20 — |
| Lard | 10 — |
| Café, 1 ration pour le premier repas. | |

(Janssens, *Arch. méd. belges.* 1868, p. 361.)

*Armée italienne.*

En campagne.

| | |
|---|---|
| Pain | 750 gram. |
| Viande de bœuf non désossée | 300 — |
| Riz | 120 — |
| Graisse | 15 — |
| Sel | 15 — |
| Sucre | 20 — |
| Café | 15 — |
| Vin | 25 centil. |

(J. Moleschott, *Giorn. della R. Acad. med. di Torino.* 1366, n° 13.)

ARMÉE ANGLAISE.

1° *En garnison à l'intérieur.*

| | | |
|---|---|---|
| Viande | 340 gram. | Livrés directement |
| Pain | 453 — | par l'État |
| Pain | 227 — | |
| Pommes de terre | 453 — | |
| Autres légumes | 227 — | |
| Café | 9,44 c. | Achetés |
| Thé | 4,48 c. | sur la solde. |
| Sel | 7 gram. | |
| Sucre | 37 — | |
| Lait | 92 — | |

(Ed. Parkes, *A Manual of practical hygiene.* 1866, p. 150).

2° *Pendant la guerre de Crimée.*

| | | |
|---|---|---|
| Pain | 680gr,00 | centigr. |
| ou Biscuit | 483 | 00 — |
| Viande fraîche ou salée | 483 | 00 — |
| Riz | 56 | 00 — |
| Sucre | 56 | 00 — |
| Café | 28 | 3 — |
| ou Thé | 7 | 08 — |
| Lime-juice | 28 | 3 — |
| Sel | 14 | 16 } Pour |
| Poivre | 7 | 08 } 8 hommes |
| Rhum | 14 centil. | |

3° *Dans l'Inde.*

| | |
|---|---|
| Pain | 453 gram. |
| Viande | 453 — |
| Légumes | 453 — |
| Riz | 113 — |
| Sucre | 70 — |
| Thé | 12 — |
| ou Café | 40 — |
| Sel | 28 — |
| Bois | 1360 — |

(*Report of the Commission appointed to inquire into the regulation affecting the sanitary condition of army, Parliamentary documents,* 1858, p. 425).

ARMÉE AMÉRICAINE (*pendant la guerre*).

| | | | | |
|---|---|---|---|---|
| Pain ou farine............ | 625 gram. | ou Thé.................. | 7 gram. |
| Viande fraîche ou salée....... | 566 — | Sucre................... | 68 — |
| ou Porc ou Jambon........ | 370 — | Fèves.................... | 8,5 centil. |
| Pommes de terre (3 fois par sem.) | 453 — | Vinaigre................. | 4,2 — |
| Riz..................... | 47 — | Sel..................... | 2,1 — |
| Café................... | 47 — | Poivre.................. | Q. S. |

(Hammond, *A Treatise on hygiène*, 1863, p. 563.)

PRUSSIENS.

1° *En temps de paix, en garnison.*                    2° *En marche.*

| | | | |
|---|---|---|---|
| Pain (froment et seigle)..... | 722 gram...................... | 935 gram. |
| Viande (sans os).......... | 155 — | ...................... | 233 — |

Légumes frais, en très-petite quantité.

Le soldat doit acheter le reste sur sa solde, mais dépense très-souvent cet argent en eau-de-vie.

3° *En temps de guerre.*

| | | | |
|---|---|---|---|
| Pain.................. | 821 gram. | ou Pois, fèves, farine. | 226 gram. |
| ou Biscuit.............. | 404 — | ou Pommes de terre.. | 1 kil. 360 — (?) |
| Viande fraîche............ | 226 — | Sel............... | 21 — |
| ou salée................ | 283 — | Café grillé......... | 14 — |
| Riz.................... | 85 — | Eau-de-vie......... | 56 — |
| ou Orge, Sarasin, ou Seigle.. | 100 — | | |

4° *Pendant la campagne du Schleswig* (1864).

| | | | |
|---|---|---|---|
| Viande................. | 225 gram. | Pois ou Fèves............ | 225 — |
| — les jours de combat.. | 450 — | Sel.................... | 14 — |
| Pain.................. | 900 — | Café grillé.............. | 14 — |

(*Das Preuss. milit. med. Wesen*, von C.-J. Prager, 1864, p. 159.)

AUTRICHIENS.

1° *En temps de paix.*

| | | | |
|---|---|---|---|
| Pain.................. | 900 gram. | Fleur de farine........... | 42 gram. |
| Viande sans os........... | 212 — | | |

2° *En campagne.*

| | | | | | |
|---|---|---|---|---|---|
| Viande, 1 kil. 250 gram. par semaine, *répartie ainsi :* | Porc frais.... 184 | gram. par jour, pendant 4 jours. | | | |
| | — salé .... 170 | — | — | — | 1 — |
| | Jambon fumé. 170 | — | — | — | 1 — |
| | Bœuf....... 170 | — | — | — | 1 — |

| | | |
|---|---|---|
| Biscuit.................... | 700 gram. par semaine. | |
| Farine de froment (pour le pain).. | 4 kil. 165 — | — |
| — — (pour mets).... | 835 — | — |
| Choucroûte.................... | 155 — | — |
| Pommes de terre............... | 255 — | — |
| Pois....................... | 155 — | — |
| Orge...................... | 140 — | — |

Plus une certaine quantité de vin, bière ou eau-de-vie.

(E. Parkes, *A Manual of military hygiène*, 1866, p. 157.)

## ARMÉE RUSSE EN CRIMÉE.

| | | |
|---|---|---|
| Pain noir | 453 gram. | par jour. |
| Viande | 453 — | — |
| Kwass (sorte de bière) | 1 lit. 25 centil. | — |

| | | | | | |
|---|---|---|---|---|---|
| Choucroûte | 1/2 litre par jour. | Raifort | 2 gram. | par jour. |
| Orge | 1/2 — — | Vinaigre | 25 centil. | — |
| Sel | 22 gram. — | Poivre | 2 gram. | — |

(*Report of the Commission*, etc., and E. Parkes, *loc. cit.*, p. 157.)

B. *Logement.* — En temps de paix, le soldat loge dans des casernes où les règlements actuels lui allouent un espace et un volume d'air tout à fait insuffisants, 12 mètres cubes dans les casernes d'infanterie, 14 dans celles de cavalerie ; à l'hôpital, 20 mètres cubes dans les salles de blessés ou de fiévreux, 18 mètres dans les salles de vénériens. Heureusement, dans la pratique, à l'hôpital surtout, ces fixations sont le plus souvent dépassées. Les idées nouvelles sur la ventilation et le chauffage des édifices publics n'ont guère jusqu'ici pénétré dans les habitations militaires. Dans beaucoup de villes, on remplace les anciennes constructions de Vauban et les bâtiments mal appropriés par des casernes monumentales, où de grands progrès sans doute ont été réalisés ; mais on peut leur reprocher leur immense étendue, qui oblige parfois 1500 hommes à vivre sous le même toit, dans ce contact incessant qui favorise la propagation des maladies transmissibles. Trop souvent encore il y a à la fois encombrement, confinement et méphitisme. Les chambrées, où les lits sont accumulés et trop rapprochés, servent dans le jour de salles de réunion pour les repas, les revues de détail, les exercices les jours de pluie, etc. ; la nuit, elles servent de dortoirs. La ventilation y est naturelle, c'est-à-dire insuffisante ; en hiver, les chambres, chauffées au moyen d'un poêle, sont tenues hermétiquement closes pour empêcher la déperdition du calorique ; les latrines mal tenues, mal installées ou trop rapprochées, infectent souvent les salles ; chaque homme conserve près de lui les différentes pièces de son équipement, parfois la sellerie ou le harnachement, ses chaussures, ses vêtements imprégnés d'émanations malfaisantes : pendant l'hiver, au milieu de la nuit, dans les casernes de cavalerie surtout, le méphitisme atteint d'ordinaire des proportions d'autant plus fortes que la propreté et les soins de la peau laissent plus à désirer.

En été, le soldat est conduit aux bains de mer ou de rivière, selon les localités ; en hiver, on n'a pas encore réussi à lui ménager des bains chauds réguliers. Dans chaque caserne, l'infirmerie doit être pourvue de deux baignoires, pour les cas urgents, et pour le traitement antipsorique ; en outre, tout homme qui sort de l'hôpital doit prendre un bain de propreté avant de rentrer à son corps ; mais ces ressources sont restreintes et ne sont accessibles qu'à un petit nombre. Aussi certains régiments ont-ils essayé d'utiliser la chaleur perdue des fourneaux de cuisine pour avoir de l'eau chaude ou de la vapeur, et permettre le lavage successif de tous les hommes dans un endroit clos et chauffé. Le plus remarquable exemple de cette initiative intelligente a été fourni par le 13ᵉ bataillon de chasseurs à pied, qui, à l'instigation de son médecin-major Riolacci (1), a réalisé le difficile problème de faire baigner tous ses hommes en vingt jours, avec un matériel presque nul et une dépense de combustible de 2 centimes par homme.

C. *Vêtement*. — Le vêtement et le couchage du soldat sont la meilleure partie de son hygiène, car, à peu de chose près, ils ne laissent rien à désirer. Il est couché seul dans un lit de fer pourvu d'une paillasse, d'un matelas, d'un traversin, d'une couverture de laine, d'un couvre-pied de laine pendant l'hiver, et d'une paire de draps de toile avec rechange; les draps sont lavés tous les vingt jours en été, tous les mois en hiver; le matelas et le traversin sont refaits tous les dix-huit mois.

Chaque homme possède : trois chemises de coton ou de toile, trois mouchoirs, un caleçon, le plus souvent deux, le tout blanchi chaque semaine, un couvre-nuque, un bonnet de nuit; des cravates en tissu de coton souple ont remplacé dans presque toute l'armée les cols roides et serrés qui gênaient la liberté du cou, excoriaient la peau et favorisaient l'hypertrophie des glandes cervicales (Bégin). En campagne, les troupes reçoivent des ceintures de flanelle appliquées immédiatement sur la peau; certains corps portent en outre une longue et large ceinture de laine, enroulée autour du corps, sur les vêtements, et qui protége parfaitement l'abdomen et les lombes. Les pantalons de toile, adoptés jadis pendant l'été, ont été supprimés pour toute l'armée en 1860, en raison des accidents occasionnés par le refroidissement nocturne; ils ne sont plus tolérés que pour la troupe de cheval et pour le service d'écurie. Jusqu'à présent la dépense et la difficulté de l'entretien n'ont pas permis de fournir au soldat des chaussettes, qui diminueraient les exemptions pour blessures du pied, le véritable fléau des troupes en marche. Le contact de l'épiderme, ramolli par la transpiration, avec le cuir rigide des chaussures, entraîne des lésions douloureuses qui mettent les hommes hors de service : certains vices de fabrication entretiennent, au-dessous de la malléole externe et sur le cou-de-pied, des blessures dont Lèques (2) a signalé l'origine et la prophylaxie. A diverses époques, on a cherché à supprimer la chaussure elle-même en convertissant, par le tannage, la plante des pieds en une semelle artificielle. Coste et Percy (3), après J.-J. Rousseau dans *Emile*, ont consacré quelques pages au récit de ces tentatives qui ont été reprises récemment par Phœbus, de Berlin (4): l'auteur, qui a opéré sur lui-même avec persistance, est arrivé à des résultats dignes d'attention; il donne en outre des conseils origi-

---

(1) Riolacci, *Nouveau système de bains*, etc. (*Mém. de méd. milit.*, 1867, t. XVIII, p. 108).

(2) Lèques, *Notes sur quelques lésions*, etc. (*Mém. de méd. milit.*, 1862, t. VIII, p. 175).

(3) Coste et Percy, *De la santé des troupes à la grande armée*. Strasbourg, 1806.

(4) Dʳ Phœbus, *Fusskultur bei den Soldaten*. (*Berliner klin. Wochenschrift*. 1866, p. 313 (*Annales d'hygiène publique*, 2ᵉ série, 1867, t. XXVIII, p. 211).

naux (immersion répétée des pieds dans l'eau très-froide, etc.) qui intéressent tous ceux qui ont pour mission d'assister des hommes en marche.

D. *Équipement.* — Les différentes pièces de l'uniforme et de l'équipement laissent encore à désirer au point de vue de l'hygiène : depuis plusieurs
années, c'est le sujet d'études, de recherches, de transformations, d'améliorations non encore terminées et qui mesurent l'importance qu'on y attache.
Certaines parties, auxquelles on tient par routine ou pour le coup d'œil, seront
sans doute définitivement supprimées : les buffleteries, qui compriment la
poitrine, et accumulent l'humidité dans les parties recouvertes ; la cuirasse,
qui protége insuffisamment, échauffe, retient la transpiration, gêne les mouvements du thorax et du tronc, épuise les forces ; l'épaulette, gênante et peu
utile ; le casque en métal à haut cimier, le bonnet à poil, qui constituent un
fardeau et détruisent l'équilibre. Il faut avant tout au soldat un vêtement qui
le préserve du froid et de la pluie, et qui lui laisse toute la liberté de ses
allures ; il lui faut une tenue de guerre, non une tenue de parade. Aronssohn (1), après plusieurs années passées en expédition active au Mexique, a
émis à ce sujet des idées et proposé des réformes dont plusieurs sont justes et
praticables.

Certaines dispositions, en vigueur dans d'autres armées, pourraient être
essayées chez nous avec avantage. Les Américains portent le chapeau de feutre
bas et à larges bords, adopté par les chasseurs tyroliens d'Autriche et les bersa-
gliers d'Italie ; il préserve de la pluie, de la neige, du soleil, ménage la vue et
facilite le tir ; mais il est un peu lourd, et Hammond (2) déclare lui-même
qu'il n'est pas supérieur au képi français. Les Anglais se louent beaucoup
d'une nouvelle coiffure adoptée récemment, le *glengarry Scotch cap;* c'est
une sorte de bonnet écossais qui protège la nuque contre la pluie, les oreilles
contre le froid, avec lequel le soldat peut se coucher, et qui constitue, paraît-
il, une coiffure élégante et nationale (3). L'armée des États-Unis emploie la
couverture de caoutchouc fendue au milieu pour le passage de la tête, comme
la couverture de laine de nos troupes en campagne, mais plus légère, moins
encombrante, séchant facilement au vent. Sous les larges plis de ce manteau
flottant improvisé, elle protège de la pluie l'homme, ses armes, ses munitions,
ses vivres, etc. ; elle doit beaucoup moins empêcher l'évaporation de la transpiration que leur puncho, ou manteau de cheval en caoutchouc, et que tous
les vêtements imperméables ajustés ; étendue à terre comme couverture de
couchage, elle préserve très-bien de l'humidité du sol.

Les Autrichiens ont adopté pour leur tenue la couleur blanche, qui est d'un
bel effet ; « on se tromperait, dit le colonel Favre (4), si on la croyait peu

(1) Aronssohn, *Études d'hyg. milit.* (*Mémoires de médecine militaire*, 1867, t. XIX,
p. 405).

(2) Hammond, *A treatise on Hygiene*, p. 91.

(3) Parkes, *Hygiene*, p. 375.

(4) E. Favre, *L'Autriche et ses institutions militaires*. Paris, 1866, p. 125.

» durable ; les tuniques se nettoient parfaitement avec de la craie et du son;
» elles se conservent même mieux que celles de drap de couleur. Mais il faut
» du temps pour nettoyer, et en campagne on n'en a guère. » Ces inconvénients rendent peut-être difficile l'usage du drap de cette couleur avec lequel,
d'après Coulier (1), la déperdition du calorique intérieur est ralentie, et
l'échauffement du corps, par l'exposition au soleil, est de 6 à 8 degrés moindre
qu'avec un drap bleu foncé. Puisque la superposition d'un simple tissu de
coton blanc suffit pour abaisser de plus de 7 degrés C., et sans doute dans certains cas de 10 à 12 degrés C., l'effet calorifique des rayons solaires, on devrait,
dans des circonstances exceptionnelles, comme celles qui se sont présentées
pour les Anglais en Abyssinie, superposer à la tunique de drap ordinaire,
pendant les marches au grand soleil, de simples blouses de toile blanche,
légères et flottantes, semblables à celles que les soldats du train portent
pendant les marches en Algérie et en expédition. L'adoption, pour toute
l'armée, du couvre-nuque de coton blanc fixé au képi, est une innovation
excellente qui a rendu les plus grands services dans les dernières guerres,
en Algérie, en Italie et au Mexique, et qui a été imitée dans la plupart des
autres armées.

Nous empruntons à l'ouvrage de *Parkes* (pages 366-67) la description de
l'habillement du soldat anglais. La composition du sac est à peu près la
même que dans notre armée : elle comporte toutefois 3 paires de chaussettes, plus 2 chemises de flanelle qui, depuis novembre 1865, remplacent
les 3 chemises de coton. Une ordonnance de 1865 fixe en outre les objets
qui doivent être délivrés pour 100 hommes en service actif, dans les pays
froids :

| | |
|---|---|
| Capotes en peau de mouton pour guérite............... | 8 |
| Bonnets fourrés................................... | 100 |
| Cache-nez en laine................................ | 100 |
| Chemises de flanelle grise......................... | 200 |
| Gilets de tricot de laine.......................... | 100 |
| Bottes et guêtres de cuir..................... (paires). | 100 |
| Bas de laine............................... (paires). | 200 |
| Caleçons de flanelle............................... | 200 |
| Ceintures de flanelle (*cholera belts*)............. | 200 |
| Gants doublés ou fourrés..................... (paires). | 100 |

Des prescriptions spéciales règlent également les pièces d'habillement qui
doivent être fournies en service actif, dans les climats tempérés et tropicaux.

E. *Exercices*. — La charge réglementaire du fantassin français, en temps
de paix, calculée d'après le poids de tous les objets d'habillement et d'équipement,

_____

(1) Coulier, *Expériences sur les étoffes, etc. (Journal de Physiologie*, 1858, t. Ier,
p. 122).

Est de............................ 20 kil. 092 gram.

En campagne, il faut y ajouter :

| | | | |
|---|---|---|---|
| 60 cartouches (1)...................... | | 2 | 460 — |
| Une tente-abri . . 1 kil. 070 gram. | ⎫ | | |
| Un support..... 0 470 — | ⎪ | | |
| Trois piquets.... 0 150 — | ⎬ .... | 3 | 790 — |
| Une couverture.. 1 600 — | ⎪ | | |
| Un petit bidon.. 0 500 — | ⎭ | | |
| Ustensiles de campement en moyenne...... | | 1 | 272 — |
| Vivres pour quatre jours sans viande ...... | | 3 | 394 — |

31 kil. 008 gram.

En supprimant certains objets qui font double emploi ou sont moins utiles :

| | | |
|---|---|---|
| Un habit ou tunique.............. | ⎫ | |
| Une chemise.................... | ⎪ | |
| Une cravate.................... | ⎬ ........ | 2 kil. 124 gram. |
| Deux paires de gants ............. | ⎪ | |
| Un mouchoir.................... | ⎪ | |
| Un martinet .............. ...... | ⎭ | |

on arrive à la charge de 28$^k$,884 ; quand il est nécessaire d'emporter des vivres pour huit jours, on réussit, au moyen de certaines réductions habilement combinées, à limiter la charge totale à 30$^k$,718.

En 1859, pendant la guerre d'Italie, la charge réglementaire était en moyenne de 28$^k$,732, sans compter les objets de toute sorte que chacun y ajoutait volontairement. Certains corps habitués à faire campagne, les zouaves, par exemple, sont renommés pour la complexité, l'habile disposition de l'échafaudage qu'ils ajoutent à leurs sacs ; dans les dernières expéditions en Afrique, ils ont fréquemment porté 32 et 35 kilogr. A coup sûr, les hommes robustes sont seuls capables de supporter, dans ces conditions, les marches prolongées, dans des chemins difficiles, sous la pluie, ou par un soleil brûlant. Une pareille charge semble exagérée pour les hommes de petite taille qu'on a relégués tous dans l'infanterie, à qui en campagne on demande constamment des marches forcées, des mouvements rapides, des efforts sans cesse renouvelés. C'est l'infanterie, cependant, qui ainsi chargée a traversé l'Europe en courant, et décidé le sort des grandes batailles accomplies dans ce siècle ; il est vrai qu'après la victoire on ne comptait pas jadis le nombre de ceux qui avaient fléchi sous le poids d'un fardeau trop lourd, et qui, avant même d'avoir combattu, remplissaient les hôpitaux et les ambulances.

En Amérique, où le soldat porte avec lui une foule de choses utiles, le poids de l'équipement a été réduit de telle sorte que la charge du fantassin avec 40 cartouches, mais sans vivres, s'élève à 20$^k$,071, et à 24$^k$,071 avec huit jours de vivres sans viande.

(1) Le fusil modèle Chassepot, dont l'armée est aujourd'hui pourvue, pèse 4$^{kil}$,054, et avec la baïonnette 4$^{kil}$,654. La cartouche pèse 32 gr., la balle seule 25 gr. ; 60 cartouches ne pèsent donc plus que 1$^{kil}$,920, et la charge se trouve réduite de 540 gr.

La charge du fantassin de ligne, dans l'armée anglaise, se répartit de la façon suivante :

| | | |
|---|---|---|
| Effets d'habillement et de petit équipement (1)...... | 14 kil. | 500 gram. |
| Armement (sans munitions).................... | 5 | 500 — |
| | 20 kil. | » gram. |

En campagne, il faut y ajouter :

| | | |
|---|---|---|
| Munitions (60 cartouches)................. .... | 2 kil. | 267 gram. |
| Bidon........................ ⎫ | | |
| Couverture.................... ⎬ .......... | 5 | 800 — |
| 3 jours de vivres. 2 kil. 720 gr. ⎭ | | |
| | 28 kil. | 067 gram. |

En marche, une partie des effets de grande équipe est placée dans des sacs (4 par compagnie) et traînée à la suite des troupes. De plus, le soldat anglais ne porte lui-même ni sa tente, ni les ustensiles divers de campement qui accompagnent toujours le soldat français en expédition.

Dans l'armée prussienne (2), le fantassin en grand équipement porte 25 kil., et 28 kilogr. avec trois jours de vivres ; mais il n'est pas question non plus des accessoires de campement.

Voici maintenant la dépense de forces qu'on demande au simple soldat dans l'armée française : en temps de paix, exercices des recrues et de garnison ; il y est appelé de grand matin en été, à jeun, et subit la fatigue et la monotonie d'attitudes trop prolongées au soleil, au vent, dans la poussière ; ces exercices deviennent surtout pénibles par leur fréquence et leur durée aux approches de l'inspection générale ; marches et promenades militaires, revues, parades, évolutions et combats simulés ; gymnastique, gardes, factions, piquets et patrouilles qui l'exposent aux intempéries nocturnes. Nous passons sous silence une foule de corvées accessoires ou extraordinaires, camps d'instruction, secours aux incendies, aux inondations, application accidentelle aux travaux de construction des routes, des canaux, des ponts et fortifications, etc. Pour réparer les forces qu'épuisent tant de fatigues, tant de devoirs imposés jour et nuit, une loi du 10 juillet 1791 prescrit que, dans le cas de service ordinaire, chaque soldat d'infanterie aura 8 nuits de repos et jamais moins de 6 entre deux gardes, chaque cavalier 12 nuits de repos et jamais moins de 10. La multiplicité abusive des postes et des sentinelles, souvent disproportionnés avec l'effectif des garnisons, a rendu longtemps impossible l'exécution d'un règlement auquel on ne peut qu'applaudir. D'après un discours du maréchal Soult à la chambre des députés, le soldat, en 1842, ne passait au lit que 3 nuits sur 5. Depuis plusieurs années, des efforts considérables ont été faits pour réduire le service de nuit : on a supprimé tous les postes qui n'étaient pas

(1) Parkes, *Hygiene*. London, p. 386.
(2) D. Wilhelm Roth, *Militärärztliche Studien*, 2e Folge, S. 179. Berlin, 1868.

d'une absolue nécessité, toutes les sentinelles de tolérance ou même celles d'honneur ; en 1852, l'ordre était que le soldat n'eût jamais moins de 3 nuits libres sur 4 ; cette sollicitude pour le repos nocturne de la troupe ne s'est pas ralentie, et le décret du 13 octobre 1863 sur le service des places de guerre exige que le nombre d'hommes à fournir par chaque corps soit réglé de manière à leur assurer au moins 4 nuits de repos sur 5, et le double aux hommes de la cavalerie.

Les migrations de garnison se répètent à d'assez courts intervalles pour l'infanterie de ligne, et multiplient pour elle, avec les fatigues d'un voyage à pied, les dangers des changements de climat. Les chemins de fer prêtent aujourd'hui leur vitesse aux mouvements de la troupe ; mais ils ne possèdent pas un matériel approprié à ces transports collectifs et la rapidité du voyage ne compense pas toujours les inconvénients d'un encombrement momentané mais excessif. Les mouvements périodiques des troupes pourraient se combiner, à leur grand avantage, avec les divers climats de la France, de manière à leur procurer des compensations hygiéniques, une heureuse alternance d'impressions du dehors : quoi de plus rationnel que d'envoyer dans un pays de montagnes un régiment qui a vécu plusieurs années dans une région marécageuse, et d'éteindre ainsi les restes d'une intoxication palustre souvent mal définie ?

En temps de guerre, soumis à des influences que nous retrouverons en étudiant les maladies d'une armée en campagne, le soldat doit suffire à de nouveaux efforts : il franchit de grandes distances, passe dans des climats lointains, s'embarque pour des traversées plus ou moins longues sur des vaisseaux presque toujours encombrés, exécute des marches forcées, combat le jour, bivaque la nuit, campe sous la tente et dans les baraques qui l'abritent imparfaitement contre la pluie, le froid, la chaleur, endure la faim et la soif, subit dans les ambulances ou dans les hôpitaux temporaires l'influence délétère de l'encombrement, de telle sorte que les chances de mort lui viennent bien plus des conditions journalières de la vie en campagne que de l'ennemi qu'il est destiné à combattre.

III. *Mortalité et causes des maladies dans l'armée.* — Quel est le résultat de cet ensemble de causes qui vient d'être passé en revue ?

L'étude hygiénique d'une profession repose sur deux notions fondamentales : la mortalité, la nature des maladies. Ce double critérium permet seul d'arriver à des résultats positifs ; par le chiffre de la mortalité on mesure en bloc le degré de salubrité de la profession ; par la connaissance des maladies qui fournissent cette mortalité, on est conduit aux causes de ces maladies, c'est-à-dire à la prophylaxie, qui est le but suprême de l'hygiène.

Cet examen doit porter successivement sur l'armée en garnison, en temps de paix ; sur l'armée en campagne.

A. 1° *Mortalité en temps de paix.* — Et d'abord, la vie militaire occasionne-t-elle une mortalité égale à celle de la vie civile ? D'après le recensement de 1861 (1), 1000 hommes de la population générale fournissent les décès suivants :

De 20 à 25 ans ............... 10,4 décès sur 1000 hommes.
De 25 à 30 ans ............... 8,1  —        —
De 20 à 35 ans ............... 8,89 —        —

L'armée servant en France à l'intérieur, en temps de paix, compte dans ces dernières années environ 10 décès (9,91) sur 1000 hommes ; à ce chiffre, il faut joindre celui des réformes prononcées pour maladies incurables, entraînant l'impossibilité absolue de servir, qui envoient mourir dans la population civile beaucoup d'hommes qui, sans cela, auraient augmenté d'autant les décès de l'armée : annuellement, 1000 hommes fournissent 6 réformés, dont la moitié environ pour des affections qui diminuent considérablement les chances de vie ; ces 3 malades auraient porté à 13 le chiffre des décès, s'ils n'eussent quitté l'armée avant l'expiration de leur congé.

Ce chiffre, en quelque sorte réel, est bien inférieur à celui de 19 pour 1000 admis il y a vingt et trente ans par le général Paixhans (2) et Benoiston de Châteauneuf (3), qui cependant ne tenaient pas compte des réformes : à ce point de vue, il y a un immense progrès dont l'hygiène a le droit de revendiquer une large part. Mais ce progrès peut-il suffire et faire oublier que l'armée, composée d'éléments choisis par des révisions nombreuses, fournit plus de décès que la population où elle a laissé, où elle verse journellement ses rebuts ? Si l'on tient compte, à la fois, de la proportion des exemptions pour infirmités et de la nature de ces dernières, on arrive, par le calcul, à établir que la révision a diminué de 3 pour 1000 hommes les décès probables de l'armée, qu'on peut dès lors évaluer à 16.

En outre, quand un militaire déjà sous les drapeaux se présente pour contracter un nouvel engagement, il subit une seconde visite corporelle, d'autant plus sévère, que c'est un contrat intéressé qu'il veut passer avec l'État ; on n'accepte que des hommes connus depuis longtemps, offrant toutes les garanties de santé, de force et de résistance. Dans ces dernières années, l'armée comptait 100 000 rengagés, épurés ainsi par un examen rigoureux. C'est là une cause toute-puissante de diminution de la mortalité, et nous croyons être bien au-dessous de la vérité, en évaluant cette diminution à 2 décès pour 1000 hommes.

De telle sorte que si l'on place les deux populations civile et militaire dans des conditions de choix identiques, si l'on fait disparaître ou si l'on compense le bénéfice des épurations subies par l'armée, on trouve que les 10 décès de celle-ci sont, par le fait des sélections, équivalents à 18 ; que là, où la vie civile

(1) *Moniteur universel*, 16 avril 1867.
(2) Général Paixhans, *Moniteur* du 2 avril 1846.
(3) Benoiston de Châteauneuf, *Ann. d'hyg.*, 1833, t. X.

cccasionne à peine 9 décès, la vie militaire en occasionnerait 18, si les hommes n'étaient pas choisis et renouvelés d'une façon incessante (1).

Cette mortalité considérable se répartit inégalement sur les éléments divers dont se compose l'armée. Une loi qui date du 22 janvier 1851, mais qui n'a reçu son exécution qu'en 1862, ordonne la publication annuelle d'une statistique médicale de l'armée ; cet énorme travail, auquel s'attache désormais avec honneur le nom du docteur Ely, va nous fournir pour cette étude des indications d'autant plus précises que le zélé rédacteur a pris la peine d'établir, dans le document qui vient de paraître, la série des chiffres moyens pour la période quinquennale 1862-1866.

*a. Influence de l'ancienneté de service.* — Le général Pelet avait depuis longtemps fait ressortir la diminution progressive de la mortalité, à mesure que le nombre des années de service augmente. La statistique officielle confirme par des chiffres précis ce fait important, qui se reproduit chaque année dans des proportions presque identiques :

|  | Décès sur 1000 hommes en 1862-1866. |
|---|---|
| Moins de 1 an de service (2) | 12,57 |
| De 1 à 3 ans | 13,16 |
| De 3 à 5 ans | 11,49 |
| De 5 à 7 ans | 8,49 |
| De 7 à 10 ans | 7,96 |
| De 10 à 14 ans | 8,30 |
| Plus de 14 ans de service | 9,95 |
| Pour les hommes dans le premier congé de 7 ans, la mortalité est de.. | 11,42 |
| Pour ceux du second, elle est de | 8,13 |
| Pour les vieux soldats, après deux congés, elle n'est que de | 9,85 |
| Pour les vétérans, elle s'élève jusqu'à | 36 et au delà. |

Cette diminution s'explique si l'on réfléchit que la composition de l'armée s'améliore, d'année en année, par l'élimination des non-valeurs et des valeurs douteuses que chaque classe y introduit ; les réformes, les décès ont pour résultat l'épuration de chaque contingent, et dire qu'arrivé à sa septième année de service, il ne perdra plus qu'un petit nombre d'hommes, c'est rappeler tout le déchet funèbre qu'il a dû fournir avant d'arriver à cette limite. Dans les armées étrangères, dans l'armée anglaise en particulier, il en est autrement : le nombre de décès augmente avec les années de service, aussi bien qu'il augmente avec l'âge dans la population civile.

(1) Pour que ce résultat fût définitivement acquis, il faudrait savoir quelle est la mortalité des classes ouvrières, vivant dans les villes et dont le bien-être est moyen, etc. — Voy. E. Vallin, *De la salubrité de la profession militaire* (*Ann. d'hyg. et de méd. lég.* Janvier 1869).

(2) *Statistique méd. de l'armée pendant l'année* 1866, p. 46.

*Mortalité en Angleterre en 1859-1863 (1).*

|  | Dans l'armée à l'intérieur. | Dans la population civile masculine. |
|---|---|---|
| Au-dessous de 20 ans..... | 3,67 | 7,41 |
| De 20 à 24............. | 6,44 | 8,42 |
| De 25 à 29............. sur 1000 hommes. | 6,88 | 9,21 |
| De 30 à 34............. | 11,10 | 10,23 |
| De 35 à 39............. | 17,62 | 11,63 |
| De 40 ans et au-dessus.... | 21,81 | 13,55 |

Cette différence n'a pas reçu jusqu'ici une explication suffisante : sans doute, il n'y a pas en Angleterre un rapport aussi étroit qu'en France entre l'âge et l'ancienneté de service, parce que les engagements, seul mode de recrutement de son armée, ont lieu à des âges un peu variables. Mais il y a une explication que E. Vallin préfère : en France, les rengagements sont reçus même pour deux ans, et ne peuvent excéder la durée de cinq ans ; pour contracter un nouvel engagement, l'homme subit un examen d'aptitude physique de la part du médecin de son régiment qui le connaît, qui n'accepte que les sujets sains et robustes, et en tout cas n'engage son jugement et son choix que pour deux ou cinq ans. A l'expiration de ce congé, l'homme, s'il est devenu malade, n'est plus admis à continuer de servir, et il va porter dans la classe civile le peu de chances de vie que lui laisse une santé délabrée. Dans l'armée anglaise, il en est tout autrement : le service militaire est une carrière qu'on adopte en général de dix-huit à vingt ans, avec l'espérance d'arriver un jour à la retraite ; les engagements ont donc lieu à très-longue échéance, et ne sont rompus que par les décès, ou par les réformes et les retraites, ce que les Anglais appellent *by invaliding*. La proportion croissante des décès exprime la détérioration progressive de l'organisme par l'âge et surtout par les fatigues du service.

Les résultats tout opposés, obtenus en France, ont conduit à favoriser le rengagement d'anciens militaires qui, sous la loi de la dotation, étaient presque seuls admis à remplacer les jeunes gens exonérés. Il est certain que cette mesure a diminué notablement le nombre des décès dans l'armée.

*b. Influence de l'aisance, du grade, etc.* — Dans cette considération de la mortalité, il est un élément qui l'emporte presque sur le nombre des années de service, c'est le degré de l'aisance dont nous constatons partout l'énergique prépondérance. Cela est si vrai, que la mortalité se règle en quelque sorte sur le tarif de la solde. L'officier ne subit que la mortalité correspondante à son âge dans la population civile ; le sous-officier, dont la paye est assez élevée, qui sert volontairement, avec goût, chez qui il n'y a plus cette absence de sponta-

(1) Parkes, *loco citato*, p. 513.

néité, cette dépression morale propres à l'homme qui subit la nécessité du service, le sous-officier qui a déjà payé son tribut aux maladies de l'acclimatement et de la jeunesse, présente une mortalité de 8,27 sur 1000, quand celle du simple soldat est de 10,88 (1866).

Les mêmes influences se font sentir dans les corps et règlent en quelque sorte leur ordre hiérarchique et leur mortalité. Voici les chiffres donnés par les différentes catégories, pour la période 1862-1866 (1) :

| | | |
|---|---|---|
| Génie (troupes) | 7,96 | |
| Garde impériale | 8,65 | |
| Ouvriers | 8,98 | |
| Infanterie légère | 9,05 | |
| Corps spéciaux de la ville de Paris | 9,26 | Décès annuels sur 1000 hommes. |
| Artillerie et train d'artillerie | 9,41 | |
| Infanterie de ligne | 10,10 | |
| Cavalerie et remontes | 10,25 | |
| Infirmiers | 12,76 | |
| Train des équipages | 14,72 (2) | |
| Vétérans | 36,32 | |

Il faut en outre tenir compte des qualités physiques exigées pour l'admission dans certains corps (infanterie légère, génie, sapeurs-pompiers) ; de l'ancienneté de service (garde impériale); de l'état civil des hommes (les gardes de Paris sont presque tous mariés); du genre de vie : travail libre ou en plein air (ouvriers et troupes du génie), occupations dans des salles de malades (infirmiers), etc.

Nous aurons plus loin à recourir à ces chiffres et à en invoquer le témoignage.

2° *Des maladies du soldat dans ses garnisons.* — L'étude des maladies nous aidera mieux encore à comprendre les causes de la mortalité de l'armée. Si l'on recherche, dans la statistique médicale de chaque année, les affections qui ont occasionné le plus de décès, on est immédiatement frappé par deux chiffres très-forts, correspondant à la fièvre typhoïde et à la phthisie ; à part ces deux groupes, il ne reste que des chiffres peu élevés, presque insignifiants, sans doute parce qu'ils sont répartis sur des espèces morbides parfois très-voisines, appartenant au même genre, mais désignées par des noms différents.

Laveran (3) a évité cet inconvénient, en groupant les maladies suivant leur nature et leur pathogénie, afin de comparer leur fréquence et les décès qu'elles entraînent dans les deux populations. A l'exemple des Anglais et des Allemands, il forme un groupe des maladies appelées zymotiques (de ζύμη, fer-

(1) *Statistique officielle de l'armée*, 1866, p. 43.

(2) La moitié des hommes de ce corps est employée en Algérie, où la mortalité moyenne est de 14,47. — En 1866, sur 5398 hommes d'effectif moyen, 3052 hommes de ce corps servaient en Afrique.

(3) Laveran, *Rech. statist. sur les causes de la mortalité de l'armée servant à l'intérieur* (*Ann. d'hyg. publ. et de méd. lég.* 2° série, t. XIII).

ment, ζυμωτικὸς, fermentescible), parce qu'elles semblent se développer à la
façon des ferments, et dont les types sont la fièvre typhoïde, les fièvres éruptives, et toutes les maladies infectio-contagieuses et transmissibles, auxquelles
d'ordinaire chacun paye son tribut. Or, l'armée se recrute parmi des jeunes
gens qui n'ont pas encore perdu l'aptitude aux fièvres éruptives, qui atteignent l'âge de prédilection pour la fièvre typhoïde : ils viennent, pour un grand
nombre, de la campagne, de petites localités où ces maladies règnent à d'assez
rares intervalles, et souvent d'une façon épidémique. Ils peuvent, par conséquent, n'avoir jamais été exposés aux germes de ces maladies ou n'en avoir
pas encore subi l'atteinte en raison de leur âge. Dans les grandes villes, au
contraire, ces affections sont en quelque sorte endémiques, permanentes, et
pour le jeune conscrit qui vient de quitter ses champs, c'est un véritable foyer
d'infection.

De plus, le soldat vit dans une caserne où l'air et l'espace lui sont mesurés
avec parcimonie, dans une promiscuité de chaque instant avec un nombre
considérable d'hommes, souvent nouveaux venus, inacclimatés, déprimés
comme lui et respirant tous une atmosphère qu'ils concourent à souiller.
Qu'un germe morbide soit introduit dans ce milieu, et un grand nombre
vont en subir les effets, chaque individu devenant un foyer qui se multiplie de
plus en plus, voilà la part de la vie en commun ; l'entassement dans des casernes étroites, le méphitisme humain, augmenté par le défaut de soins, de
propreté et l'absence de ventilation, le développement peut-être spontané de
principes infectueux encore mal connus, voilà la part de l'encombrement :
l'un fait naître la maladie, l'autre la propage. Quelle que soit l'opinion qu'on
adopte sur la pathogénie de la fièvre typhoïde et des maladies analogues, ces
affections trouvent dans la vie du soldat nouveau venu dans les villes, inac-
climaté, accumulé dans les casernes, les conditions les plus favorables à leur
développement. Telle est l'hypothèse, le contrôle est dans la statistique.

De l'analyse de 10 000 décès qui ont eu lieu au Val-de-Grâce de 1832 à
1859, et de la mortalité dans plusieurs garnisons, Laveran conclut que sur
1000 décès, il y en a 259 par fièvre typhoïde dans l'armée, au lieu de 137
dans la population civile correspondante ; 39 pour variole au lieu de 6 ; 7,7
par scarlatine au lieu de 3 ; 27 par rougeole au lieu de 0,8. Et comme pour
ajouter à la validité de la démonstration, les infirmiers qui sont d'ordinaire de
jeunes soldats, qui vivent à l'hôpital dans le foyer de ces maladies, fournissent
une proportion de décès supérieure à celle de tous les autres corps : fièvre
typhoïde, 397 ; variole, 50, etc.

Ces chiffres ont été recueillis à une époque où il n'existait aucune statistique générale de l'armée, et où il était impossible de prendre une autre base
pour les statistiques individuelles : nous croyons que, depuis quelques années,
la proportion des décès pour fièvre typhoïde et la fréquence de cette maladie
diminuent notablement, ce qui nous semble tenir à l'élévation de l'âge moyen
de l'armée par le mode nouveau du remplacement et les avantages accordés

aux militaires qui se rengagent. De même la revaccination, rendue, sur nos instances, obligatoire pour tous depuis le 31 décembre 1857, a diminué notablement les cas de variole et la mortalité qu'elle entraîne; tandis que dans une période précédente, on trouvait 39 décès par variole sur 1000 décès, il n'y en avait plus en 1864 que 19, en 1865 et 1866 que 13 sur 1000, et l'on peut espérer que ce nombre diminuera encore quand les préjugés, la négligence ou la routine cesseront complétement de restreindre l'exécution des prescriptions réglementaires. Malgré cette amélioration relative, les maladies de ce groupe sont à la fois plus fréquentes et plus graves, et contribuent pour une forte part à expliquer l'excès de mortalité de l'armée.

Si, poursuivant cette étude, on réunit toutes les maladies locales, accidentelles, inflammatoires aiguës ou chroniques, qui semblent pouvoir se rattacher aux influences saisonnières, aux refroidissements, et en général aux agents extérieurs, on est étonné de trouver pour l'armée un chiffre très-rapproché de celui qu'a donné Marc d'Espine pour le canton de Genève: ces maladies élèvent donc peu la mortalité directement et par elles-mêmes, mais leur nombre est très-grand, elles passent fréquemment à l'état chronique, débilitent la constitution, et favorisent l'éclosion des maladies tuberculeuses. Dans cette recherche des causes de la mortalité, leur importance, pour être secondaire, n'en est pas moins très-réelle.

Tandis que dans la population civile, à l'âge de 20 à 30 ans, les maladies tuberculeuses occasionnent plus de 400 décès sur 1000, Laveran sur 1000 décès au Val-de-Grâce, en a trouvé 245 par affections de ce genre, soit 40 à 50 décès annuels par tuberculisation sur 10 000 hommes. Antérieurement, dans un mémoire couronné par le ministre de la guerre, Godelier(1), rapportant les décès par phthisie à la population militaire qui les avait fournis, avait trouvé 52 décès sur 10 000 hommes; ce chiffre lui semblait identique, ou un peu inférieur à celui de la classe civile correspondante; il diffère singulièrement de celui de Benoiston de Châteauneuf, 16 décès sur 10 000 soldats, résultat d'une erreur matérielle que Bertillon (2) a parfaitement démontrée. En faut-il conclure que la tuberculisation est moins commune, et sévit moins cruellement dans l'armée que dans le reste de la population? A priori, cela devrait être, puisque la révision a éliminé tous les sujets déjà phthisiques ou paraissant capables de le devenir; mais si, à ce chiffre des décès, on ajoute celui des réformes, et qu'on rapporte les pertes par maladies tuberculeuses à l'effectif de l'armée et non plus aux décès généraux, on arrive à 36 pertes sur 10 000 hommes, chiffre identique avec celui que Bertillon a trouvé pour cet âge dans les différents pays de l'Europe. Ainsi l'armée, malgré le choix et l'épuration incessante des éléments qui la composent, paye un large tribut à la tuberculisation, et ce tribut augmente progressivement

(1) Godelier, Recueil de Mém. de méd. mil., t. LIX, p. 1.
(2) Bertillon, Ann. d'hyg., 1862, t. XVIII, p. 131.

avec l'âge et l'ancienneté de service ; il est de 20 décès pour 10 000 hommes dans leur premier congé ; de 30 pour un même nombre d'hommes ayant de sept à quatorze ans de service ; de 35 pour les soldats plus vieux encore. Faible dans les corps d'élite, les pontonniers, les artilleurs, les soldats du génie, les sapeurs-pompiers de Paris, qui mènent une vie active, au grand air, dont la paie est forte, il devient très-élevé dans l'infanterie composée d'éléments moins robustes, qui a plus de corvées et la solde la plus faible, qui passe d'une oisiveté énervante à des exercices pénibles et monotones.

C'est dans l'ensemble des conditions hygiéniques qu'il faut rechercher la cause de cette détérioration progressive de l'organisme, de ce trouble passif de la nutrition, de cette usure des tissus qui caractérisent le processus tuberculeux. Tholozan (1), d'accord avec la commission sanitaire de l'armée anglaise, fait jouer le rôle principal, dans l'étiologie de la phthisie, à l'encombrement des casernes, à l'action lente du méphitisme humain ; cette opinion est actuellement partagée par le plus grand nombre des médecins anglais, H. Cormac, Greenhow, Gavin Milroy, Bryson (2). La brillante découverte de Villemin (3), l'*inoculabilité* du tubercule, pourrait donner à cette conception l'appui d'une explication scientifique, s'il n'y avait une longue série de problèmes à résoudre entre la reproduction artificielle d'une lésion anatomique et la propagation, par la vie en commun, d'une maladie de toute la substance.

Voilà donc la part qui revient à chacun de ces groupes dans la mortalité générale : au premier rang, les maladies zymotiques, infectieuses, souvent transmissibles, sévissant principalement dans les premières années qui suivent l'incorporation ; sur le même rang, peut-être même depuis quelques années en première ligne, les affections tuberculeuses dont le nombre augmente de plus en plus avec l'âge et l'ancienneté de service ; les maladies locales, accidentelles, ne concourent que pour une plus faible part à former ce chiffre considérable de décès généraux de l'armée.

Quand on songe au bien-être relatif que l'État assure au soldat, quand on compare les conditions de la vie militaire à celles de la classe ouvrière, souvent misérable, qui peuple nos villes, on ne peut nier qu'outre les maladies précédentes, il n'y ait encore des influences complexes et obscures qui élèvent à ce point les chiffres mortuaires de l'armée. Ces chiffres sont d'autant plus disproportionnés qu'ils sont fournis par des hommes choisis et à la fleur de l'âge ; ils ne s'expliquent point par un surcroît des duels, des suicides, de la nostalgie, de la syphilis et des excès du célibat ; ces influences ne sont que secondaires. La mortalité de l'armée en temps de paix reconnaît pour causes principales les erreurs des conseils de révision, les brusques mutations de climat et les fatigues qu'amènent à leur suite les exercices journaliers, les manœuvres, les parades,

(1) Tholozan, *De l'excès de mortalité dû à la profession militaire* (*Gaz. méd. d Paris*), 1859, p. 411.

(2) Bryson, *Transact. of the epidem. Society*, vol. II, p. 142.

(3) Villemin, *Études sur la tuberculose*, in-8. Paris, 1868.

les veilles fréquentes, etc., c'est-à-dire une dépense de forces qui excède souvent la mesure de la constitution et celle de la réparation alimentaire. Et comme cette mortalité pèse davantage sur les premières années de l'incorporation, il faut admettre que la transition de la vie civile à l'état militaire constitue, comme l'acclimatement, une sorte de crise physiologique et morale pour les générations qui, d'année en année, se suivent sous les drapeaux. A la spontanéité de l'individu, à la société naturelle de la famille, à la variété des travaux professionnels, succèdent la rigidité de la discipline, l'association active et forcée de la caserne, l'immuable série des exercices et des corvées de garnison. L'organisme ne passe brusquement, ne s'adapte à de tels changements que par un effort énergique et profond. Depuis l'heure des premières contraintes, des premières bouffées de nostalgie, jusqu'au jour de nivellement complet et d'uniforme aspect de toutes les individualités humaines qu'un hasard a groupées sous le même numéro de régiment, il se passe en elles des troubles, des ébranlements, des souffrances qui peuvent se comparer à la série des modifications imposées au colon, depuis son débarquement dans une contrée tropicale, jusqu'à l'époque où il ne se distingue presque plus des indigènes par les caractères de son extériorité. A coup sûr, la révolution organique et psychique qui s'opère dans les années d'acclimatement militaire n'est pas moins orageuse ni moins profonde que celle de l'adaptation graduelle à un milieu atmosphérique très-différent du milieu natal. Aussi les soldats ont-ils leur pathologie propre, soit qu'ils réalisent des états morbides qui, comme la méningite cérébro-spinale, les adénites cervicales, le goître aigu, s'observent bien plus rarement et avec moins d'extension dans les classes civiles ; soit qu'ils fomentent sous forme d'épidémies permanentes et ambulantes des maladies qui, telles que la fièvre typhoïde la scarlatine et la rougeole, ne se développent qu'accidentellement dans certaines localités ; soit que, le service de nuit troublant la pathogénie régulière des saisons, ils présentent en été des affections rhumatismales et inflammatoires qui ne se montrent pas encore dans la population civile. La plupart des recrues de provenance rurale se caractérisent, au physique comme au moral, par des aptitudes qui les rapprochent de l'adolescence et même de la deuxième enfance ; ils en ont les maladies : c'est une remarque que je n'ai cessé de faire et de vérifier dans mes cliniques. Fièvres éruptives, stomatite ulcéro-membraneuse, gonflements glandulaires, tuberculisation prédominante dans les ganglions bronchiques et dans le mésentère, phthisies galopantes à forme typhoïde, méningites tuberculeuses, bronchites capillaires, etc., toutes ces affections, si fréquentes chez les très-jeunes sujets, le sont aussi dans nos hôpitaux militaires.

Certaines maladies, les unes légères, les autres graves, remarquables par leur fréquence, se lient étroitement aux conditions particulières de la vie du soldat ; les embarras gastriques, les troubles de la digestion se rattachent sans doute à la monotonie du régime, au dégoût qu'elle amène ; les diarrhées, si communes à l'époque des grandes chaleurs et au commencement de l'automne, sont provoquées en partie par l'ingestion intempestive d'une grande quantité d'eau froide, ou même par l'arrosement du corps échauffé à la suite d'exercices fatigants, d'une marche rapide au soleil, etc. Le même esprit d'imprévoyance, le peu de souci des soins de sa personne, comme aussi les nécessités du service de nuit, où pendant l'hiver l'homme passe sans transition de l'atmosphère brûlante du corps de garde au froid rigoureux de la guérite, expliquent ces affections rhumatismales, ces névralgies sciatiques et, consécutivement, ces altérations chroniques de la moelle très-fréquentes chez les vieux militaires ; c'est aussi l'origine des pneumonies qui, malgré leur faible mortalité, fournissent annuellement 150 décès environ ; des bronchites catarrhales, des angines qui remplissent les hôpitaux aux changements de saison et pendant l'hiver ; des épanchements pleurétiques qui se multiplient toute l'année, souvent à l'état latent, c'est-à-dire sans être précédés ni accompagnés de douleur locale, ni de réaction fébrile (1). Les médecins civils n'ont aucune idée du grand nombre de pleurésies qui entrent dans le cadre nosologique de nos garnisons, ni de l'opiniâtre persistance des épanchements entraînant parfois des altérations graves des parois thoraciques, des abcès (2), des fistules, et souvent, par la gêne prolongée de l'hématose, un état cachectique et la mort. Certains médecins anglais, Aitken et Maclean, ont insisté récemment sur la fréquence, dans leur armée, des maladies du cœur occasionnées par la pression de l'équipement et les fatigues du service ; jusqu'à présent, l'attention n'a pas été éveillée en France sur ce sujet, qui pourra devenir l'objet d'intéressantes études.

Le désœuvrement, la contagion de l'exemple, l'habitation dans les grandes villes, où la prostitution s'exerce sous toutes ses formes, sont autant de causes qui favorisent, dans l'armée, la fréquence des relations sexuelles, les excès vénériens et les maladies qui en sont souvent la conséquence. En 1865, d'après la statistique de l'armée (3), 31 918 vénériens ont été traités à la chambre, à l'infirmerie ou à l'hôpital, en France, en Algérie et en Italie, ce qui, sur un effectif moyen de 348 968 hommes, donne 92 vénériens sur 1000 hommes. Ce chiffre, qui paraît énorme, semble justifier l'opinion que Benoiston de Châteauneuf a contribué à répandre, de la très-grande fréquence, dans l'armée, des accidents vénériens et de la syphilis. Mais, dans la population civile de vingt à trente ans, ces affections qu'on tient cachées, pour lesquelles, dans la classe peu aisée, on n'entre pas à l'hôpital, sont-elles beaucoup moins communes? Le militaire, soumis à des visites mensuelles, est puni quand il cache un pareil mal, vénérien ou syphilitique, qui doit être traité à l'hôpital ou à l'infirmerie, afin d'éviter les chances de propagation extérieure. Dans l'armée anglaise, pour la période 1859-1863, 1000 hommes d'effectif ont fourni, en moyenne, 338 vénériens par an, nombre triple de

(1) Saucerotte, *Pleurésie latente dans l'armée* (*Gaz. méd.*, 1859, p. 587).
(2) Leplat, *Des abcès de voisinage dans la pleurésie* (*Arch. de méd.*, avril 1855).
(3) *Statistique médicale de l'armée en* 1865, p. 29.

celui de l'armée française; le total des journées de maladie, pour les vénériens, équivaut en France à trois jours de service de l'armée entière, à
sept jours en Angleterre : proportion énorme, qui entraîne des dépenses et
une perte de force active considérable. Dans les garnisons où la prostitution
est bien surveillée, où les dispensaires et les visites médicales fonctionnent
régulièrement, les maladies vénériennes décroissent d'une façon notable (1);
on voit souvent leur nombre varier momentanément, dans une même localité,
quand la visite des filles est confiée à un médecin peu rigoureux, qui ne se sert
pas du spéculum, ou qui ne sait pas déjouer les supercheries des femmes
infectées.

La gale, qui, autrefois, était extrêmement commune dans l'armée, est
devenue relativement rare depuis que, sur notre initiative, et dès 1852 (2),
les hommes atteints ont été traités dans les infirmeries régimentaires, par la
méthode expéditive et par les frictions qu'Helmerich, chirurgien militaire de
l'Empire, inaugurait avec succès, à l'hôpital de Grœningen, en 1812, et que
Percy (3) faisait appliquer, en 1813, à l'hôpital militaire de Lourcine,

3° *Excès alcooliques.* — L'abus des liqueurs alcooliques, commun surtout
chez les vieux soldats, n'occasionne que des indispositions légères, traitées à la
chambre ou à l'infirmerie, et qui nécessitent rarement le séjour à l'hôpital.
Gasté (4), Ludger Lallemand et Perrin (5) ont insisté sur les accidents cérébraux, le délire violent et les accès convulsifs qui, dans les casernes, accompagnent parfois l'ivresse. Le court passage des soldats dans l'armée ne permet
pas d'affirmer que la rareté relative de l'alcoolisme chronique donne la mesure
de la tempérance des troupes ; cependant, on peut considérer comme mal
fondée l'opinion qui attribuait une part sérieuse, dans la mortalité de l'armée,
aux excès alcooliques. Ely a bien voulu extraire pour nous quelques indications
de la statistique de l'armée: dans ces dernières années, sur 1000 entrées à
l'hôpital, il n'y en a que 1,26 pour alcoolisme, ivresse, delirium tremens, etc.;
et ces affections n'ont fourni que 0,043 décès sur 1000 hommes d'effectif:
tous les malades, en outre, avaient plus de sept ans de service; sur 25, 19 servaient depuis plus de quatorze ans.

Dans l'armée anglaise, sur 1000 entrées à l'hôpital, en 1865, il y en a eu
10,36 pour ivresse, etc., et 0,11 décès sur 1000 hommes d'effectif, proportions bien supérieures à celles de notre armée. Dans ce nombre, sans doute,

---

(1) Jeannel, *De la prostitution dans les grandes villes au* xix° *siècle et de l'extinction
des maladies vénériennes.* Paris, 1868.

(2) Michel Lévy, *Rapport sur le traitement de la gale* (*Mém. méd. milit.*, 1852,
t. IX, p. 327).

(3) Rapport au ministre directeur de l'administration de la guerre par le baron Percy,
sur les *expériences qui ont eu lieu à l'hôpital de Lourcine*, etc. **Paris, Imprim. impér.**,
octobre 1813.

(4) Gasté, *Mém. méd. milit.*, 1843, t. LIV, p. 220.

(5) L. Lallemand, Perrin et Duroy, *Du rôle de l'alcoolisme dans l'organisme.*
Paris, 1860.

ne sont pas compris les cas de cirrhose du foie, d'aliénation mentale, de ramollissement du cerveau, de paralysie générale, affections communes chez les vieux soldats, et qui se rattachent souvent à l'alcoolisme chronique. L'irres-ponsabilité occasionnée par l'abus accidentel ou habituel des boissons, est très-souvent invoquée dans les conseils de guerre. J. Arnould (1) a fait voir dans quelles limites très-restreintes cette excuse est admissible, et à l'aide de quels signes on peut établir la réalité d'un trouble pathologique de l'esprit.

4° *Du suicide, de la nostalgie, des simulations.* — Les excès alcooliques ne sont pas sans doute étrangers à la production des suicides qu'on observe dans l'armée ; chaque année, on en compte environ 180, et l'on peut dire qu'après la fièvre typhoïde et la tuberculisation pulmonaire, il n'est guère de cause de mort qui contribue autant à élever la mortalité générale. Les suicides paraissent être plus fréquents dans l'armée que dans la population civile correspondante : pour la période 1856-1860, il n'y a eu en France que 0,171 suicides pour 1000 hommes, tandis que l'armée en a fourni 0,530 sur 1000 en 1862-1866. Ce dernier chiffre paraîtra peut-être moins élevé, si l'on songe que les militaires servent surtout dans les grandes villes, où le suicide est beaucoup plus commun : ainsi, dans le département de la Seine, en 1856-60, il y a eu 0,357 suicides sur 1000 habitants ; et cette proportion porte surtout sur les hommes, car pour 4000 suicides, il y en a plus de 3000 accomplis par ces derniers, moins de 1000 par les femmes. En outre, les militaires sont célibataires, et cette catégorie est deux fois plus chargée que celle des gens mariés. Le désœuvrement habituel de l'esprit, l'absence d'intérêts et de préoc-cupations d'affaires ou de famille, les déceptions, les chagrins d'amour, l'exa-gération du point d'honneur à la suite de punitions ou de délits parfois peu graves, peut-être le sacrifice de la vie mis au niveau d'un devoir vulgaire (2), telles sont les causes habituelles de ces actes, accomplis le plus souvent au moyen d'armes à feu et dans l'excitation alcoolique. Il n'est pas rare, en campagne, de voir le découragement, l'excès du froid, de la chaleur, de la fatigue, multiplier les suicides ; l'imitation exerce une influence incontestable, démontrée par des exemples que tout le monde connaît. Le suicide, tenté ou accompli par dégoût du service militaire, est une exception qui a peut-être existé, mais qui ne se montre plus guère de nos jours ; en tout cas, il est curieux de constater que le suicide est beaucoup moins fréquent chez les jeunes recrues qui servent sans vocation et pour satisfaire à la loi, que chez les vieux soldats qui, tous, ont contracté des rengagements multiples, et pour qui la profession militaire est devenue une carrière. Voici les chiffres pour la période quin-quennale 1862-1866 (3) :

---

(1) J. Arnould, *Note pour servir à l'histoire de la folie dans l'armée* (*Gaz. médicale de Paris*, 1863, p. 267, etc.).

(2) J. Périer, édition de **Pringle**, *Du suicide dans l'armée*, 1863, p. 44.

(3) *Statistique médicale de l'armée en* 1866, p. 46.

|  | Décès par suicide sur 1000 hommes. |
|---|---|
| Moins de 1 an de service................... | 0,31 |
| De 1 à 3 ans......................... | 0,30 |
| De 3 à 5 ans......................... | 0,41 |
| De 5 à 7 ans......................... | 0,53 |
| De 7 à 10 ans........................ | 0,77 |
| De 10 à 14 ans....................... | 0,80 |
| Plus de 14 ans de service.................. | 0,91 |
| Moyenne.............. | 0,53 |

La nostalgie, commune autrefois dans l'armée, disparaît avec la facilité et la fréquence des communications, les progrès de la civilisation et de l'instruction dans les campagnes : les départements arriérés ou isolés, les pays de montagnes que des chemins de fer n'ont pas encore reliés aux grandes villes, fournissent seuls quelques nostalgiques, qu'on s'empresse de renvoyer en congé de convalescence ou de semestre dans leurs familles ; aussi, on comprend à peine qu'il y ait eu, en 1865, trois décès par nostalgie dans l'armée. C'est cependant à la nostalgie, aux duels (il y a eu trois décès, suite de duels en 1864) que Benoiston de Châteauneuf attribuait, en 1833, l'excès de mortalité de l'armée. À mesure que l'instruction pénètre dans les classes inférieures, le service militaire, qui jadis était pour les campagnes une calamité inévitable, est considéré aujourd'hui comme un impôt, une obligation prévue, que les uns acceptent, et dont les autres s'affranchissent au moyen d'un pécule préparé de longue date. Aussi voit-on rarement, devant les conseils de révision, ces grossières tentatives de simulation de maladies, relatées par les anciens auteurs, et dont le récit nous paraît aujourd'hui invraisemblable. C'est plutôt après l'incorporation, dans les hôpitaux, pour éviter une condamnation à la suite d'un délit grave, ou pour obtenir leur réforme, qu'on voit les hommes simuler certaines affections, parfois avec une persistance et une habileté qui rendent la fraude difficile à démasquer.

Dans un total de 289 cas de simulation observés au Val-de-Grâce, la surdité, l'incontinence d'urine, l'épilepsie et les douleurs figurent en première ligne, et en représentent près des deux tiers. Depuis dix ans, ce nombre a plutôt diminué qu'augmenté ; s'il est très-commun de voir des militaires exagérer une affection réelle, prétexter des indispositions légères pour échapper à une corvée, pour prolonger leur séjour à l'hôpital ou pour obtenir des congés de convalescence, on n'a plus qu'assez rarement le spectacle scandaleux de ces simulations préparées de longue main, soutenues avec persévérance, véritable conspiration contre l'humanité du médecin, contre son désir d'éviter l'injustice ou l'erreur, et son devoir de faire respecter la discipline.

Voilà les conditions de la vie, la manière d'être de l'armée dans ses garnisons ; mais le soldat est fait pour la guerre, et les efforts, les fatigues qu'on lui impose ne se justifient que par la nécessité d'avoir des troupes exercées et bien préparées au moment décisif.

DES PROFESSIONS EN PARTICULIER.

**B.** 1° *Mortalité en campagne.* — C'est une erreur encore trop accréditée dans le public que d'attribuer aux accidents de guerre la plus grande partie de la mortalité des armées en campagne. Erreur regrettable, parce qu'elle diminue le rôle du médecin en campagne, parce qu'elle conduit à méconnaître les services qu'il peut rendre, parce qu'elle peut faire négliger les précautions et les mesures qui assurent le succès des expéditions lointaines.

Aux armées, même alors que la guerre d'artillerie prédomine, comme dans les siéges, l'œuvre de la médecine a plus d'ampleur et de continuité que celle de la chirurgie. Avant que le premier coup de feu ait été tiré, il y a des malades; que les troupes bivaquent, campent ou marchent, les maladies se développent, les épidémies se préparent, éclatent, se succèdent sous des formes qui ont plus ou moins d'affinité. Une bataille, un assaut, si meurtriers qu'ils soient, ne surchargent les ambulances et les hôpitaux que pour une courte période. Les blessés se classent en trois ou quatre catégories qui s'épuisent promptement : les uns succombent à la gravité des mutilations; les autres, opérés ou non, guérissent; d'autres encore, frappés d'infirmité, non-valeurs temporaires ou définitives, sont renvoyés dans leurs foyers ou sur les hôpitaux de l'intérieur. La chirurgie a ses haltes, ses repos, après les heures de sanglante activité. Le médecin subit l'épreuve obscure du dévouement continu sur l'arrière-plan de la scène de guerre ; à lui la tâche la plus lourde, la moins remarquée, non la moins utile.

La guerre d'Orient est peut-être le meilleur exemple à choisir pour cette démonstration ; c'est de l'histoire contemporaine.

Du 1er avril 1854 au 6 juillet 1856, il a été débarqué en Orient 309 268 hommes de troupes françaises, dont un grand nombre n'ont pas fait toute la campagne, sont rentrés en France et ont été remplacés par des troupes fraîches ; en calculant l'effectif mensuel de l'armée, pour la durée totale, on peut évaluer à 86 762 hommes le chiffre moyen de l'effectif constamment engagé ; de mai 1855 à mai 1856, l'effectif moyen a été de 126 250. Ce corps expéditionnaire a fourni 95 615 décès, y comprenant tous ceux qui sont venus mourir en France de blessures ou de maladies contractées en Orient. Tandis que le nombre des individus tués ou morts à la suite de blessures dépasse à peine 20 000, on compte 74 000 décès par suite de maladies étrangères au feu de l'ennemi (1). En d'autres termes, le rapport des décès par blessures est à celui des décès par maladies, comme 10 est à 37; et encore, parmi

---

(1) En campagne, la mortalité des médecins militaires par maladies est considérable. Chenu (p. 718) en donne les chiffres suivants :

| | | | |
|---|---|---|---|
| En Orient... | Officiers de toutes armes morts de maladies diverses... | 7,30 | sur 100 |
| — | Médecins.................................... | 18,22 | — |
| — | Officiers de toutes armes morts du typhus........... | 0,47 | — |
| — | Médecins.................................... | 12,88 | — |
| Au Mexique . | Officiers morts de fièvre jaune et autres maladies..... | 4,00 | — |
| — | Médecins.................................... | 20,00 | — |

ces décès rapportés aux blessures, combien ont été occasionnés par des complications de scorbut, de dysenterie, de choléra, et pourraient par conséquent être rattachés au groupe des maladies! Si ces chiffres expriment la vérité, nous devons en trouver la confirmation dans la statistique de l'armée anglaise qui a combattu à côté de nous, partageant nos dangers et nos chances de mort. L'armée de terre envoyée en Orient par les Anglais était forte de 97 864 hommes; elle a fourni 4602 décès sur le champ de bataille ou dans les hôpitaux à la suite de blessures, et 16 298 décès dans les hôpitaux à la suite de maladies diverses; le rapport est de 10 décès par blessures sur 35 décès par maladies, et diffère très-peu de celui qu'on a trouvé pour la France.

S'il est vrai de dire que le feu de l'ennemi *décime* les troupes, on peut donc ajouter que la maladie ou les épidémies en font disparaître *le quart*, et plus. Les conditions de la guerre modifient ces proportions : à Waterloo, où les armées de l'Europe jouaient la dernière partie de cette lutte qui durait depuis vingt-trois ans, les morts par le feu de l'ennemi montèrent au chiffre énorme de 35 pour 100 des troupes engagées, tandis que les décès par maladies furent presque nuls pendant cette campagne de quelques jours. D'autrefois il suffit qu'une épidémie meurtrière, le typhus, le choléra ou l'impaludisme, viennent atteindre des troupes qui ont de rares occasions de combattre, pour qu'on voie la mortalité prendre brusquement des proportions effrayantes, comme Ranald Martin l'a observé dans l'Inde, comme nous l'avons éprouvé pendant les premières années de notre conquête de l'Algérie.

Le perfectionnement des armes à feu n'a pas augmenté, comme on pourrait le croire, le nombre des morts sur le champ de bataille : le général Ambert (1), rappelant les pertes en hommes des grands combats livrés depuis le commencement du siècle, a fait voir qu'à Solférino et à Magenta, les Autrichiens, qui subissaient les coups de nos armes nouvelles, n'ont perdu que 8 hommes pour 100, tandis qu'ils en ont perdu 44 pour 100 à Austerlitz, et 14 à Wagram.

Ces chiffres n'ont pas seulement un intérêt de curiosité, ils ont encore une véritable utilité pratique. Un chef d'armée doit savoir combien il aura d'hommes hors de service par les maladies, avant même d'avoir engagé l'action; quel nombre il devra traîner à la suite de l'armée, qui embarrasseront sa marche, à qui il faudra préparer des abris, des lieux d'asile ou des moyens de rapatriement. C'est d'après ces notions statistiques qu'on se règle pour demander des renforts, remplir les vides laissés dans les cadres et débarrasser l'armée de ses impédiments; sans ces notions, on ne peut se faire une idée exacte du nombre de lits qu'il faut disposer dans les hôpitaux, du personnel nécessaire de médecins, de chirurgiens, d'infirmiers; du matériel d'ambulance, de l'approvisionnement en médicaments et en appareils; des moyens de transport et du système d'évacuation à établir, toutes choses qui, en principe, concernent l'ad-

(1) Général Ambert, *Moniteur universel*, 26 septembre 1867.

ministration, mais auxquelles, dans la pratique, le médecin prend une part décisive.

2° *Causes des maladies en campagne.* — Puisque l'œuvre médicale proprement dite est d'un si grand poids en campagne, essayons de déterminer les causes du plus grand nombre des maladies et du plus grand nombre des décès : la notion étiologique doit forcément conduire à la prophylaxie. Pringle (1), dans un livre mémorable, écrit au lendemain d'une campagne qui eut successivement pour théâtre des pays divers, les Flandres, le Hainaut, la Zélande, les bords du Rhin, l'Écosse, etc., Pringle a rattaché toutes les maladies qu'on observe en campagne aux influences suivantes : 1° le froid et le chaud ; 2° l'humidité ; 3° la putridité de l'air ; 4° les défauts dans le régime ; 5° l'excès du repos et du mouvement, du sommeil et des veilles. Nous croyons avec lui que les causes des maladies, en campagne, résident dans les influences atmosphériques, le méphitisme du sol, l'encombrement, les vices de l'alimentation, les fatigues excessives, et aussi dans la dépression morale qu'amènent les revers ou les expéditions malheureuses.

a. *Conditions atmosphériques.* — Soumis aux dures nécessités de la guerre, forcé souvent de braver le froid, la pluie, la neige, couchant parfois les habits mouillés, sur le sol humide, pendant les gardes comme à la tranchée, le soldat subit au plus haut degré l'action des intempéries : affections catarrhales et rhumatismales sous toutes leurs formes, accidents d'insolation, *heat apoplexy,* fièvre ardente des pays secs et salubres, etc. En hiver, les marches forcées, les travaux de siége exécutés malgré la rigueur du froid, peuvent amener des désastres que rappellent la retraite des Dix Mille, la bataille de Pultava en 1709, le passage des Alpes en 1793, la retraite de Russie. Nous avons indiqué ailleurs (2) les conditions qui favorisent les congélations générales ou partielles, les moyens de prévenir les accidents et de les combattre. Pendant la dernière campagne d'Orient, ces congélations ont atteint une fréquence extraordinaire : nos statistiques personnelles en portent le nombre à 6,000. Chenu (3), dans son rapport, en a donné le tableau suivant :

|  | Pensionnés. | Sortis guéris. | Morts. |
|---|---|---|---|
| Congélations générales. . . . . . . . . . . . . . | » | » | 75 |
| —      des bras. . . . . . . . . . . . . . . | 1 | » | 22 |
| —      des mains. . . . . . . . . . . . . . | 54 | 413 | 132 |
| —      des jambes. . . . . . . . . . . . . | 14 | » | 91 |
| —      des pieds. . . . . . . . . . . . ... | 20 | 528 | 266 |
| —      des mains et des pieds. . . . . | 5 | » | 103 |
| —      diverses. . . . . . . . . . . . . ... | 1 | 3082 | 489 |
| TOTAUX. . . . . . . . | 89 | 4023 | 1178 |
| TOTAL GÉNÉRAL. . . . . . . | | 5290 | |

(1) Pringle, *Observations sur les maladies des armées,* 2ᵉ partie, chap. II, p. 39.
(2) Tome Iᵉʳ, p. 319 et 325.
(3) Chenu, *Rapport sur la campagne d'Orient,* p. 512 et 678.

Ce chiffre élevé s'explique par l'affaiblissement général, les mauvaises conditions hygiéniques, le défaut de résistance des individus exposés à une température qui, dans le premier hiver, n'est descendue qu'une fois à —12° c., et, pendant le second hiver (1855-1856), a marqué plusieurs fois jusqu'à 22° c. au-dessous de zéro.

Devant ce triste résultat, on ne peut qu'applaudir à l'excellente mesure qui a consisté à délivrer aux troupes, en Crimée, des peaux de mouton pour les heures de faction, des bonnets, des chaussons et des gants fourrés auxquels il faut ajouter, comme on a fait pour l'armée anglaise, des vêtements complets de flanelle directement appliqués sur la peau. En Crimée, les troupes anglaises ont fourni 2389 cas de congélation, dont 463 suivis de mort, et la divulgation de ces chiffres par le *Army medical report* a provoqué une ordonnance spéciale pour l'habillement des troupes dans les pays froids.

A part les congélations, les maladies causées par les conditions atmosphériques sont en général assez bénignes; elles entraînent une faible mortalité, mais elles enlèvent un grand nombre d'hommes au service actif, qui pèse plus lourdement sur ceux qui restent : l'encombrement des hôpitaux par ces malades favorise l'éclosion des affections nosocomiales, dont eux-mêmes, pendant leur traitement, peuvent contracter le germe, et auxquelles parfois ils succombent. En outre, dans les salles, le sphacèle des parties congelées est une source de méphitisme qu'une ventilation permanente réussit seule à dissiper; dans le camp, les évacuations qu'amènent les diarrhées les plus simples ne tardent pas, par la négligence ou la faiblesse des hommes, à imprégner le sol, même au voisinage des tentes, et à produire une des causes les plus graves de l'insalubrité d'un camp permanent.

*b. Influences telluriques.* — La nécessité de suivre l'ennemi dans un pays malsain, l'impossibilité fréquente de choisir la position et le terrain, expliquent la fréquence des maladies d'origine tellurique dans une armée en campagne : en Algérie, la mortalité extraordinaire par les fièvres a fait mettre en doute la possibilité de la conquête et de la colonisation, jusqu'au moment où les belles études de Maillot nous eurent appris la nature de ces maladies et les moyens de les combattre. Les désastres de l'armée anglaise dans l'île de Walcheren en 1747, et la triste fin de l'expédition de Flessingue en 1809, ont montré que les fièvres pouvaient à elles seules, dans certains cas, terminer la guerre ou la rendre impossible. Le danger des expéditions et des occupations prolongées dans les régions intertropicales, réside surtout dans les affections de ce groupe : intoxication palustre, fièvres graves ou pernicieuses, fièvre jaune, etc., auxquelles nos troupes ont payé un lourd tribut en Chine, en Cochinchine et au Mexique. Ce n'est pas ici le lieu d'indiquer les moyens hygiéniques propres à prévenir ou à combattre ces différentes maladies, mais c'est un devoir de rappeler les mesures adoptées pour notre armée du Mexique, contre la fièvre jaune : faire coïncider le débarquement et le rembarquement des troupes avec la saison de rémission épidémique, traverser rapidement les foyers de la fièvre, n'y laisser que le nombre d'hommes strictement nécessaire, ou même employer pour certains services des individus (nègres ou coolies) auxquels la race, le séjour antérieur, l'acclimatement, etc., confèrent une immunité presque absolue, ainsi qu'on l'a observé pour le bataillon égyptien à Vera-Cruz ; choisir des postes salubres, gagner immédiatement les hauteurs, dépasser en altitude comme en direction la sphère d'activité des foyers ; telles sont les mesures mises en pratique contre la fièvre jaune, et qu'on peut appliquer à la plupart des maladies endémo-infectieuses. En général, on ne s'habitue pas aux influences morbides des localités insalubres, et la prolongation du séjour augmente de plus en plus la mortalité. A l'époque où les Anglais laissaient les troupes indéfiniment dans leurs stations de l'Inde, espérant que l'acclimatement les rendrait réfractaires aux maladies, la mortalité était excessive (60 à 100 pour 1000 hommes) ; elle a diminué de plus de moitié depuis qu'on a adopté le *rotation system*, c'est-à-dire le renouvellement triennal des troupes dans toutes les stations insalubres des tropiques. A part ces conditions de localités, pour assurer la défense d'un camp, pour préparer l'attaque ou le siége d'une place, on est forcé de creuser des tranchées, des circonvallations, des mines ; on remue le sol, on met à l'air et à la lumière les débris organiques qui se décomposent, et là où géographiquement il n'y a pas de marais, on crée des foyers artificiels de maladies palustres. Le simple déplacement du sol, nécessité par l'établissement des tentes, se multipliant sans cesse avec le nombre de celles-ci, suffit à faire naître les fièvres, quand la terre, riche en humus, a été longtemps privée de culture. De plus, un terrain inoffensif pour ceux qui le traversent en passant, où la fièvre n'est pas signalée, devient parfois meurtrier pour ceux qui y vivent jour et nuit, couchés sur le sol dans l'atmosphère confinée d'une tente qui accumule et retient les effluves.

C'est donc un devoir impérieux pour le médecin d'armée, d'explorer avec soin l'emplacement choisi pour le repos ou l'installation des troupes, et dans le cas où il n'a pas l'initiative de ce choix, de porter à la connaissance des chefs militaires le résultat de son observation : saillie du sol ou déclivité légère, couche d'humus peu épaisse, sous-sol sec, rocailleux ou sablonneux, écoulement facile des eaux, pureté de l'origine de celles-ci, orientation variable avec la direction des vents, éloignement de tout foyer suspect de décomposition organique, telles sont les conditions fondamentales d'un bon campement, qu'il sera presque toujours indispensable de drainer à la façon anglaise, pour peu que l'occupation doive s'y prolonger.

L'élément palustre n'est pas la seule cause d'insalubrité du sol. Dans un camp, il faut établir des latrines : on creuse une fosse large et profonde, à une assez grande distance des tentes ; chaque jour on recouvre les matières de la veille avec la terre du talus, et quand la fosse est comblée, on en creuse plus loin une nouvelle. La meilleure disposition à donner à ces fosses est encore à trouver, et il est peut-être difficile de faire mieux que ce que d'Arcet (1)

---

(1) D'Arcet, *Latrines à l'usage des camps et des réunions temporaires* (*Ann. d'hyg. publique et de médec. légale*, 1834, t. XII, p. 390 ; avec planches).

proposait en 1834, pour les ouvriers du canal des Landes de Bordeaux. L'installation de cabinets sur un bâti mobile, pouvant être roulé au-dessus d'une
fosse nouvelle, ferait disparaître quelques-uns des inconvénients et des dangers
d'une tranchée largement béante (1). Indépendamment du méphitisme spécial
qui, au bout d'un certain temps, s'élève de ces fosses ouvertes ou comblées, il
en est un autre qu'il est presque impossible d'éviter : dans un camp devant
l'ennemi, les tranchées sont situées près du front de bandière, à une grande
distance des tentes ; les jeunes soldats, les autres aussi, n'osent souvent s'y
aventurer la nuit, par paresse, par crainte du froid et des coups de fusil, par
crainte aussi de chutes dans la fosse ; de plus, quand l'alimentation prolongée
par le biscuit et la viande salée, quand des causes nombreuses ont produit la
diarrhée, les hommes affaiblis ne peuvent gagner les tranchées, ils s'égarent
entre les tentes, dans les rues du camp, ils s'arrêtent où ils se trouvent, et
comme cela se reproduit chaque nuit et même chaque jour des milliers de
fois, le sol est bientôt imprégné de matières qui fermentent, se décomposent
et jouent un rôle important dans la production de ces dysenteries graves,
véritablement infectieuses, presque constantes après quelques mois de séjour
sur un même point.

Il en est de même des cimetières où sont parfois entassées à trop courte
distance du camp des quantités considérables de victimes que le manque
de temps et de bras, la nature du sol, la gelée, etc., ont empêché d'enfouir suffisamment, surtout pendant le règne d'une épidémie; ou au lendemain des grandes batailles. Il faut ajouter les autres causes de souillure du
sol, au voisinage des cuisines, des abattoirs, par l'enfouissement des résidus de
toutes sortes, des débris et des cadavres d'animaux. L'incinération des fumiers,
des immondices et des détritus divers, n'est souvent possible que dans de faibles limites. L'inhumation des cadavres ne devrait jamais avoir lieu sans une
couche épaisse de chaux vive, qui détruit rapidement la matière organique,
prévient ou arrête la fermentation putride ; les liquides désinfectants, solutions
de sulfate de fer, de chlorure de chaux, peut-être d'acide phénique et de ses
composés, répandus à très-larges doses dans les foyers de méphitisme, sur l'emplacement des tranchées abandonnées, ou dans l'intérieur de celles qui sont en
activité, constituent une ressource parfois insuffisante, le plus souvent temporaire, mais qu'on n'a pas le droit de négliger quand il est impossible de déplacer les campements. L'installation, facile aujourd'hui, d'un système de drainage destiné à porter au loin les eaux d'infiltration qui ont traversé les
cimetières ou les fosses, des plantations d'arbustes sur ces terrains ou au moins
l'établissement d'une végétation vigoureuse par des semis de graines fourragères, voilà tout autant de moyens qui trouvent surtout leurs indications quand
l'occupation prolongée des mêmes lieux est commandée par les nécessités stra-
tégiques. Trop souvent leur action est insuffisante ou leur application difficile,

(1) A. Chevallier, *De l'établissement de latrines mobiles* (*Ann. d'hyg. publiq.*, 1867,
t. XXVII, p. 67.

et les principes miasmatiques qui se dégagent du sol ajoutent leur action à celle
de l'encombrement, pour aggraver ou faire naître les maladies typhiques. Ces
deux influences se combinent parfois de telle sorte qu'il est difficile d'attribuer à chacune d'elles la part qui lui revient dans la production des maladies.

    *c. Encombrement et vie en commun.* — Dans une guerre de siége, quand
l'armée est forcée de prendre ses quartiers d'hiver, les hommes, pour se mettre
à l'abri contre l'inclémence de l'air, se confinent nuit et jour, au nombre de
quatorze et plus, sous des tentes qu'on ferme avec soin, et dont on empêche
la ventilation, pour éviter la déperdition du calorique; le tissu de la tente, la
paille, les nattes ou les couvertures de couchage, le linge et les vêtements, la
poussière et la croûte superficielle du sol, s'imprègnent du produit des émanations humaines, et deviennent sans doute le siége de fermentations inconnues,
qui se manifestent par une odeur spéciale et par leurs effets pathologiques.
Les tentes, souvent doublées d'une seconde toile, reposent parfois sur une
excavation de plus d'un mètre, pour donner de l'espace et un meilleur abri
contre le froid. Ces demeures souterraines, connues sous les noms de taupinières, étaient très-usitées en Crimée, où leur insalubrité est devenue flagrante. J'ai prévenu officiellement dès novembre 1854 qu'elles se convertiraient
en nids à typhus. En effet, c'est sous les tentes hermétiquement closes, c'est
dans ces cavités à parois saturées de matières organiques que le typhus a pris
naissance; là, s'entassaient des hommes surmenés par des travaux excessifs,
mal nourris, découragés, privés des soins les plus élémentaires de propreté,
ne pouvant changer de linge, couverts bientôt de vermine et des produits
d'excrétion qui formaient sur la peau une croûte épaisse et fétide. C'est dans
ces conditions que s'est toujours développé le typhus, et rappeler les épidémies
de Torgau, de Mayence, de Wilna, de Saragosse, de Crimée, c'est rappeler
les grands désastres de nos guerres depuis le commencement du siècle. En
Crimée, pendant toute la campagne, le nombre de typhiques, dans l'armée
française, s'est élevé à 10 166, qui ont fourni 4308 décès; pendant les seuls
mois de janvier, février, mars 1856, l'armée, forte au plus de 140 000 hommes,
a eu 8332 cas avec 3729 décès.

    Dans la production du typhus, quelle part revient à l'encombrement, au
confinement proprement dit, quelle part au méphitisme de la décomposition
animale? Questions obscures encore, qui semblent devoir être résolues dans
le sens de la possibilité de l'action combinée des deux influences. A ce dernier point de vue, un fait observé en Crimée est du plus haut intérêt : une
tente du 47ᵉ de ligne était un tel foyer de typhus, que presque tous les soldats
qui l'habitaient devenaient victimes de la maladie; en fouillant le sol, on trouva
sous la tente même les cadavres de plusieurs soldats anglais, enterré là après
la bataille d'Inkermann, c'est-à-dire plus d'un an auparavant; cette cause enlevée, le typhus ne se reproduisit pas (1).

    (1) Quesnoy, *Mém. de méd. milit.*, 1857, t. XX, p. 241.

Dans tous ces cas, le déplacement général ou partiel du camp est la seule mesure efficace ; aucun danger n'est comparable à l'occupation trop prolongée du même emplacement. D'une manière générale, on peut dire qu'au bout de six mois un camp a déjà cessé d'être salubre, qu'il est avantageux de l'abandonner, et que les travaux d'une installation nouvelle seront amplement compensés par l'excellent état de la santé des troupes. Les nécessités de la guerre rendent souvent cette mesure impraticable ; au moins, faut-il fréquemment faire abattre toutes les tentes, les exposer à l'air en les retournant, les ventiler largement et les battre ; s'il est possible, les remplacer par des tentes neuves, et dresser celles-ci à quelques mètres de l'ancien emplacement, que le vent, la pluie, le grand air, viendront peu à peu assainir et purifier.

Le creusement des taupinières doit être soigneusement interdit ; chaque jour, la partie inférieure des tentes, les portières opposées doivent être tenues relevées pendant plusieurs heures, pourvu que le temps le permette, et malgré la rigueur de la température ; les hommes ont, pendant l'hiver, une tendance détestable à tenir les tentes hermétiquement closes, même pendant leur absence, afin de conserver, pendant le jour, une partie de la chaleur accumulée pendant la nuit.

Les Anglais et les Américains attachent au blanchissage du linge et au lavage du corps, en campagne, une importance extrême, qui se justifie par l'excellence des résultats obtenus, et qui s'accuse par les soins et les détails de leurs installations ; c'est un exemple qui doit être suivi chez nous, où jusqu'à présent tout a été laissé à l'initiative individuelle, excitée seulement par les circulaires du médecin en chef ou les ordres généraux.

L'encombrement, le méphitisme animal se produisent non-seulement dans les camps, mais encore dans les forteresses, les villes assiégées, dans les prisons et sur les navires ; nous les trouverons tout à l'heure dans les hôpitaux : dans ces habitations closes, le plus souvent très-mal ventilées, les maladies typhiques revêtent les caractères d'épidémies désastreuses ; les pontons, les casemates ou les prisons deviennent autant de foyers meurtriers pour ceux qui y pénètrent, pour ceux surtout qui y sont enfermés. D'ailleurs, même dans un camp, l'épidémie ne tarde pas à devenir générale, le typhus va saisir ses victimes dans la tranchée aussi bien que sous la tente ; il se comporte dès lors comme la plupart des maladies infectio-contagieuses, chaque individu atteint devient un foyer d'infection pour ceux qui vivent dans sa sphère de rayonnement, et, comme les conditions de la vie sont communes et les contacts incessants, l'épidémie n'a plus de limites.

C'est sans doute à la même cause, c'est-à-dire à la promiscuité d'un grand nombre d'hommes agglomérés, qu'il faut attribuer l'intensité des ravages du choléra sur les armées en campagne. Sans parler des épidémies qui, de 1774 à 1817, ont décimé ou détruit les armées anglaises pendant la soumission de l'Inde, dans le pays où le fléau est endémique, rappelons que c'est l'armée persane qui, pendant la guerre de 1825 à 1828, le transmit à la Russie ; en

1831, c'est pendant la guerre avec la Pologne que l'armée russe le fit pénétrer en Europe. Pendant la guerre d'Orient, l'expédition de la Dobrutscha (1) a laissé le souvenir d'une des plus terribles épidémies de choléra qu'on ait jamais observées : du 21 au 31 juillet 1854, en dix jours, la 1re division, forte de 10 590 hommes, fournit environ 2800 cholériques, sur lesquels 2036 décès, presque tous frappés en quatre jours, du 28 au 31 juillet. Le chiffre total des cas de choléra, pendant la guerre de Crimée, a été, pour l'armée française, de 22 680 entrées et de 12 467 décès. Il nous semble difficile de ne pas y voir la preuve d'une transmission de la maladie par la continuité des relations, la communauté de la vie et la multiplicité des contacts. C'est dans ces cas surtout que les déjections alvines, soupçonnées, à juste titre, d'être le véhicule du principe infectant, doivent être l'objet d'une active vigilance : dans les hôpitaux, dans les ambulances, dans les camps eux-mêmes, les désinfectants et les neutralisants doivent être employés avec profusion et régularité. Les résultats avantageux qu'on a retirés, sur des théâtres plus restreints, de l'emploi du sulfate de fer et des substances analogues, méritent assurément de fixer l'attention. Qui pourrait dire que l'extension considérable du choléra, en Bulgarie et en Crimée, n'a pas été en partie favorisée par l'imprégnation, dans le sol des campements, des déjections cholériques? et peut-être aurait-on eu moins de décès à déplorer, si l'on eût connu les faits découverts, un peu plus tard, par Schmidt (de Dorpat), Thiersch et Pettenkofer. Toutes les règles hygiéniques, rappelées à l'occasion de l'encombrement et du typhus, retrouvent ici leurs indications et doivent être rigoureusement appliquées; il faut, en outre, soutenir les forces et la résistance des hommes par des distributions de café, de vin, d'eau-de-vie, en élevant la ration de pain, de biscuit, de viande fraîche, etc., comme nous n'avons cessé de le recommander pendant notre inspection médicale à l'armée d'Orient. La santé des troupes, en campagne, est en effet subordonnée, pour une forte part, à l'alimentation; puisque la dépense de forces, d'activité musculaire, puisque les fatigues sont augmentées, il faut que la réparation suive un accroissement proportionnel, sinon l'organisme fléchit et succombe.

*d. Alimentation.* — Une des premières préoccupations de celui qui entreprend la guerre doit être d'assurer les moyens de nourrir une masse d'hommes, transportés brusquement dans un pays nouveau. Mille difficultés déjouent les prévisions les plus sagaces : on envahit un pays fertile, on espère vivre à ses dépens, mais l'ennemi, en le quittant, a tout incendié; dans un pays pauvre, on compte sur des ravitaillements bien préparés, mais les convois ont été coupés par l'ennemi ou n'ont pu marcher aussi vite que les troupes, arrêtés par les mauvais chemins, la neige, les rivières débordées, etc. Les premières guerres de la République, la campagne de Russie, ont fourni l'expérience de tous ces dangers. Enfin, et surtout dans les expéditions lointaines, les trans-

(1) Cazalas, *Relation de l'épidémie cholérique dans la Dobrutscha en juillet et août* 1854 (*Mémoires de médec. militaire*, 2e série, t. XV, p. 130 et 148).

ports étant coûteux et difficiles, on a recours aux aliments de peu de volume, à ceux qui se conservent longtemps sans avarie, la viande et le poisson salés ou fumés, les légumes secs, le biscuit. A la suite de l'emploi prolongé, exclusif ou malhabile de ce dernier, on voit souvent survenir une diarrhée, bien connue dans les camps sous le nom de diarrhée du biscuit ; cet aliment agit alors, en effet, comme un corps étranger : il excite les mouvements péristaltiques et les sécrétions de l'intestin, comme le pain de son ou la graine de moutarde blanche. Cette diarrhée qui, à la longue, peut devenir grave, contribue à l'infection du camp : elle épuise les hommes, les met hors de service et les rend moins capables de résister aux fatigues et aux causes de maladies plus graves. Ce qui caractérise l'alimentation usitée en campagne, c'est l'insuffisance de la ration de viande, et surtout l'absence d'albumine fraîche, animale aussi bien que végétale. Dans notre armée, la ration de viande (300 gr.) est notablement inférieure à celle des autres nations, qui accordent en général 500 grammes de viande fraîche par jour et par homme. L'influence bien connue d'une alimentation riche en azote sur la somme de travail produit, fait comprendre la nécessité d'améliorer cette partie du régime en campagne. Dans tous les cas où l'approvisionnement du bétail n'est pas impossible, la question de dépense ne doit jamais intervenir dans la fixation de la ration ; au point de vue de l'intérêt financier et brutal, il y a une économie évidente à conserver les hommes en santé, vigoureux, capables de supporter un service actif ; songe-t-on assez aux dépenses de toutes sortes occasionnées par les 7 272 201 journées d'hôpital comptées en Orient, sur lesquelles 5 337 888 par maladies étrangères au feu de l'ennemi? L'humanité et l'intérêt ne peuvent-ils faire appliquer aux troupes ce que l'intérêt seul recommande pour la conservation de la cavalerie. Une nation pratique par excellence, l'Amérique, nous a donné, pour l'entretien des troupes, l'exemple d'une libéralité qui pourrait, par comparaison, sembler de la prodigalité : elle ne s'en est pas repentie.

Nous avons déjà dit l'espoir que Vallin fonde sur l'adoption, par le public, de la viande de cheval, pour améliorer le régime en campagne. Sans doute, avant longues années, cette ressource ne sera pas acceptée officiellement, peut-être même son introduction forcée dans la ration réglementaire aurait-elle pour effet d'exagérer les répugnances plutôt que de propager son usage : l'initiative doit venir des troupes qui, à l'occasion, sauront ajouter ce supplément à leur ordinaire ; l'esprit d'imitation, l'émulation, la rivalité aidant, il faudra que l'autorité intervienne pour régler la répartition ; la cause de l'hippophagie dès lors sera gagnée, au grand profit de l'hygiène et de la santé générale.

Si l'on peut rattacher à la quantité exiguë de l'aliment azoté par excellence la faiblesse générale des hommes, leur peu de résistance aux fatigues et à la maladie, etc., il est moins facile d'attribuer à la même cause le scorbut qui, avec le typhus, la dysenterie et parfois le choléra, constitue les quatre grands fléaux des armées en campagne.

En Orient, on a compté 23 250 scorbutiques traités aux ambulances ou hô-

pitaux, qui n'ont fourni que 647 décès; d'où il ne faudrait pas conclure qu'il
n'a occasionné qu'une mortalité aussi minime. Le scorbutique est sans résistance aux causes morbides qui l'entourent; très-souvent il contracte à l'hôpital les maladies qui y règnent, et qui, chez lui, prennent des formes et une
gravité inusitées; les pneumonies deviennent hypostatiques, les dysenteries
gangréneuses, et amènent des perforations ou des hémorrhagies; les typhiques,
couverts de pétéchies, succombent à de vastes eschares de la peau; les plaies
prennent de mauvais caractères, les blessures n'arrivent pas à la cicatrisation
et les tentatives de chirurgie conservatrice sont ou inutiles ou désastreuses.
Rarement le scorbut, par lui-même, entraîne la mort; il tue par ses complications, ou mieux, par les maladies qu'il complique.

C'est surtout l'absence ou la rareté de vivres frais qui rend si commun le
scorbut en campagne; l'albumine fraîche, certains acides et certains sels organiques manquent à la fois dans la viande salée, dans le riz et les légumes secs
qui composent le régime. Toutes les autres causes ne sont qu'adjuvantes et
secondaires. Cela est si vrai que l'armée anglaise, vivant près de nous dans des
conditions presque identiques, après avoir souffert du scorbut la première
année où ses approvisionnements étaient mal réglés, n'en présenta plus, par
la suite, que des cas extrêmement rares, lorsqu'elle fut abondamment fournie
de vivres et de végétaux frais. Les pommes de terre, les oignons, le raifort, les
raves, la choucroûte, les pommes, les citrons, certaines herbes propres à faire
des salades récoltées sur les lieux, comme le pissenlit au camp de Sébastopol,
voilà les ressources nécessaires à une armée pendant l'hiver, et qui ne font
bien souvent défaut que parce qu'on ne croit pas assez à leur absolue nécessité.
Les légumes Chollet, pressés et desséchés artificiellement, ont rendu, pendant
la guerre d'Orient, des services qu'on ne peut nier; mais leur valeur antiscorbutique n'est en rien comparable à celle des légumes sapides, aromatiques, qui
n'ont subi aucune transformation par la dessiccation. Le haut prix des conserves
Appert restreint leur usage pour les simples soldats; une seule exception doit
être faite pour une substance de cet ordre, le jus de limon, *lime-juice*, ou *lemon-
juice*, qui est devenu réglementaire dans toutes les marines de l'Europe, et
qui jouit, au plus haut degré, des propriétés antiscorbutiques (voy. p. 859):
30 grammes de ce liquide forment une ration journalière, d'un goût agréable,
d'un transport facile, d'une conservation très-longue, qu'il ait subi l'ébullition
ou qu'on y ait ajouté une petite quantité d'alcool, avant de le tenir dans des
flacons parfaitement bouchés ou sous une couche d'huile, à l'abri du contact
de l'air. Cette substance a contribué, pour une très-large part, à préserver du
scorbut l'armée anglaise en Crimée, l'armée des États-Unis dans la dernière
guerre, et désormais elle devra entrer dans la ration du soldat français, toutes
les fois que le scorbut sera à craindre.

Les boissons alcooliques peuvent rendre de véritables services en campagne:
à petites doses et étendues d'eau, elles ont souvent ranimé, en Afrique, l'énergie des hommes accablés par des marches prolongées au soleil; la stimulation

qu'elles procurent sert à combattre l'engourdissement produit par le froid,
mais l'abus ici est redoutable : le danger auquel expose l'ivresse est démontré
par les observations de Larrey (1), à Wilna et à Kowno en 1812, confirmées
par celles de Ross et de Parry au pôle nord.

En temps d'épidémies, ou quand les fatigues augmentent, des distributions
extraordinaires de vin et d'eau-de-vie sont faites aux troupes ; le vin est sans
contredit préférable à l'eau-de-vie et aux liqueurs alcooliques, quand il n'est
pas plâtré et qu'il est riche en acide tartrique. Des visites régulières sont faites
dans toutes les cantines, par une commission où l'élément scientifique est suffisamment représenté ; certaines liqueurs, comme l'absinthe, sont le plus souvent prohibées, et l'on s'assure, par la dégustation ou l'analyse, de la bonne
qualité du vin et de toutes les boissons mises en vente.

Nous avons déjà mentionné les avantages des distributions journalières de
café : boisson stimulante, nourrissante à la fois ; repas chaud et facile à préparer le matin au réveil, aux haltes dans le jour, ou le soir après l'action ; c'est
une ressource dont l'approvisionnement ne présente aucune difficulté, dont le
soldat supporterait très-mal la privation. En expédition, l'eau prise en boisson est d'une importance extrême. Larrey a fait voir quel danger courent les
hommes qui, par les froids très-rigoureux, boivent l'eau de neige avant de
lui avoir fait absorber, par l'échauffement artificiel, tout son calorique de
fusion ; dans les pays chauds, dans le désert, etc., l'eau manque complètement, ou bien est chargée de sels ou de matières organiques ; l'établissement en
quelques heures de puits artésiens, employé depuis plusieurs années dans les
voyages d'exploration, rendu aujourd'hui plus facile encore par l'invention
récente des puits instantanés, permet d'espérer que nos troupes en campagne
souffriront plus rarement, désormais, le supplice de la soif. Quand l'eau des
ruisseaux n'est pas limpide, quand on n'a pu empêcher qu'elle ne soit troublée par le piétinement des animaux qui s'y abreuvent, on peut la purifier
assez rapidement au moyen de filtres improvisés, ou par le repos avec une
quantité très-faible d'alun ; la simple filtration à travers une couverture de
laine, même sans addition de couches successives de cailloux, de sable et de
charbon, a l'avantage de retenir les particules organiques les plus grosses,
certains parasites, comme les sangsues filiformes d'Afrique, et peut-être
diverses espèces d'entozoaires, soit à l'état complet, soit à des phases peu avan-
cées de leur développement.

Dans les contrées où les affections parasitaires des animaux qui servent de
nourriture à l'homme sont communes, il faut inspecter au microscope la viande
avant de la livrer aux troupes. Pendant l'expédition de Syrie, 1860-61, un
grand nombre d'hommes du 5ᵉ, du 43ᵉ de ligne et du 16ᵉ bataillon de chasseurs, etc., ont contracté le ténia, et l'ont porté dans plusieurs garnisons à
leur retour en France (2). En Algérie, dans certaines localités, à Bathna par

(1) Larrey, *Mémoires et campagnes*, t. IV, p. 3.
(2) *Mém. de médec. milit.*, 1862, t. VII, p. 24 et 394.

exemple, les régiments fournissent chaque année des cas nombreux de ténia. L'usage très-commun, dans certaines expéditions, de porc salé ou fumé parfois d'une façon incomplète ou hâtive, les connaissances nouvelles sur la trichine et les nombreuses maladies parasitaires de beaucoup d'espèces animales, obligent désormais à une surveillance attentive de cette partie du régime.

Des instructions seront données de temps en temps sur la façon de préparer le biscuit, qui doit être légèrement ramolli pour être digéré plus facilement ; les céréales ou les farines, achetées sur place, méritent un examen particulier au point de vue des avaries, des décompositions qu'elles ont subies, comme au point de vue des parasites (*ergot*, *verdet*, *moisissures diverses*), qu'elles peuvent contenir.

L'alimentation insuffisante ou de mauvaise qualité imprime, au bout d'un certain temps, aux troupes en campagne, cet aspect cachectique que revêtent les populations misérables dans les années de disette ; deux éléments dominent alors, le scorbut et le typhus, qui se réunissent pour former ce qu'on appelle la fièvre de famine, le typhus famélique, le *hunger typhus*. Cette association observée par Graves en Irlande, par Alison à Edimbourg, et tout récemment par Virchow dans la Prusse occidentale, fut un des caractères de l'épidémie pendant la guerre d'Orient, et inspira à un des médecins de notre armée, Netter, la pensée que le principe infectieux du typhus se développe dans cet enduit que les sécrétions et la malpropreté accumulent sur la peau des scorbutiques.

*e. Fatigues et influences morales.* — Les effets pernicieux d'un régime peu réparateur sont encore aggravés par les fatigues inséparables de la guerre : marches forcées par des chemins souvent difficiles, sous une charge accrue par le poids des vivres ; corvées de toute sorte, fournies par l'infanterie au génie, à l'artillerie, aux transports ; gardes fréquentes, en plein air, sans abri, entraînant par les alertes une absence presque absolue de sommeil ; excitation morale continue qui doit répondre aux épreuves de la guerre, et maintenir les courages au niveau de situations sans cesse traversées par l'imprévu ; les jours de bataille, une sorte d'enivrement auquel succèdent un épuisement nerveux, une véritable prostration physique et morale. Viennent les revers, quand les épidémies et les fléaux de la guerre ont abattu l'énergie et la confiance des premiers jours, quand l'ennui commence à faire naître le découragement, la nostalgie, compagne habituelle du scorbut, devient inévitable, et augmente dans une proportion énorme le nombre des maladies et des décès.

Dira-t-on que l'ensemble de ces conditions et de leurs effets constitue la fatalité de la vie des armées en campagne ? Les mortalités formidables que l'histoire a enregistrées, et que plus souvent encore elle passe sous silence, sont-elles l'inévitable tribut que les soldats ont à payer à la guerre ? Ce langage est celui des administrateurs qui déclinent la responsabilité du lendemain, des chefs militaires qui s'absorbent dans la poursuite d'un résultat stratégique, des médecins oublieux ou inintelligents de leur propre mission.

L'hygiène a un rôle immense aux armées en campagne; elle peut lutter avec succès contre des causes énergiques d'affaiblissement et de destruction, si elle est admise dans les conseils du commandement, si elle est munie d'initiative et d'autorité. Un changement de campement, une meilleure répartition des denrées, l'emploi de certaines ressources locales, des dispositions opportunes au début d'une épidémie, la dissémination et la séparation des contingents affectés, de judicieux appels par la voie des ordres du jour au concours des officiers et au bon sens des soldats, une bonne organisation des hôpitaux et des ambulances, des évacuations et des dépôts de convalescents; la disposition prompte et sûre de tout le personnel appliqué au service de santé : il n'a fallu, il ne faudra parfois que telle ou telle de ces mesures, pour prévenir, pour atténuer un désastre, et leur ensemble est un moyen certain de réduire le déchet silencieux et journalier d'une armée. Il n'y a d'utile, de puissant en campagne, que l'hygiène; sans elle, la médecine n'est qu'une lugubre agitation; sans elle, le chirurgien voit échouer toute son industrie de méthodes et de procédés; sans elle, l'administration s'ingénie vainement, et les ressources qu'elle accumule n'empêchent pas le développement des épidémies meurtrières.

Qu'on lise l'histoire médicale de la campagne d'Égypte, si admirable par ses résultats sanitaires dus à l'incessante intervention de Desgenettes et de Larrey (1), toujours encouragée et bien accueillie par un général en chef qui avait nom Bonaparte. Quel intérêt plus grand, d'ailleurs, que la conservation d'un effectif apte à combattre? Or, cette conservation des masses, ce problème de chaque jour a sa solution dans les prévisions lucides de l'hygiéniste, dans l'activité productive de l'administration, dans la sagesse du chef militaire qui provoque ce double concours, et s'inspire de l'un pour diriger l'autre.

3° *Service sanitaire en campagne.* — *a. Ambulances.* — C'est surtout pour l'organisation des ambulances, des hôpitaux, du transport des blessés, des évacuations, que cette association d'efforts et de compétences devient indispensable. A peine les premiers feux ont-ils été échangés, et déjà il y a des blessés qui doivent trouver des secours préparés à l'avance : ambulances de régiment, que le déplacement incessant des troupes engagées, le manque de sûreté, réduisent souvent à l'inaction : ambulances de brigade et de division, établies en lieu sûr, derrière la ligne de combat, où l'on porte d'abord les blessés, où l'on fait les opérations les plus urgentes, les pansements indispen-

---

(1) La durée totale de la campagne d'Égypte a été de plus de trois ans et demi, pendant lesquels l'armée française, forte de 80 000 hommes, n'a perdu *par maladies* que 4157 hommes. Les pertes par le feu de l'ennemi et par les accidents ont été de 3758 hommes. Malgré les ravages de la peste et de la dysenterie, le rapport des décès par accidents de guerre aux décès par maladies a été ::10:8,7; pendant la campagne d'Orient 1854-1856 ce rapport a été ::10:37.

sables et provisoires, et qui évacuent chaque jour les malades sur les hôpitaux de première ligne, afin d'être disponibles pour les éventualités du lendemain : ambulances de corps d'armée et du grand quartier général qui fonctionnent comme les précédentes, reçoivent leur trop-plein, centralisent les secours et doivent avoir d'amples réserves, en personnel comme en matériel, pour subvenir aux besoins imprévus : plus loin, à quelques kilomètres ou même à quelques lieues du théâtre de la guerre des hôpitaux temporaires de première ligne qui reçoivent toutes les évacuations des ambulances, achèvent et régularisent les pansements, font les opérations qu'on a pu retarder sans danger, et ne gardent que les blessés où les malades incapables de supporter le déplacement vers les hôpitaux de deuxième et de troisième ligne, ou le retour dans la mère patrie. Tel est ce système de secours où l'administrateur, le chirurgien, l'hygiéniste interviennent chacun pour une part presque égale. Dès que l'action est terminée, où dès qu'un point du champ de bataille est dégagé, il faut aller relever les blessés, leur administrer sur place les premiers soins, les porter à l'ambulance, où commence l'œuvre véritablement chirurgicale. Nous avons retracé ailleurs (1) l'histoire de l'organisation actuelle créée, on peut le dire, par Percy et par Larrey père, et qui reçoit à chaque guerre des améliorations nouvelles : embrigadement des musiciens et des non-combattants disponibles, enlèvement des hommes au moyen de brancards, de voitures, de caissons, ou de cacolets et de litières chargés sur des mulets, etc.

L'insuffisance, la lenteur de ces ressources en face d'exigences souvent terribles, a inspiré à de généreux esprits la création de sociétés internationales de secours aux blessés, réunissant des volontaires de toutes les classes, dans le but commun de relever les blessés sur le champ de bataille, et de leur donner à l'ambulance des soins de toute sorte, sous la direction de l'autorité militaire et médicale. Malgré les essais tentés récemment aux États-Unis, en Allemagne, dans le Schleswig, la question n'est pas encore résolue de la possibilité d'un pareil fonctionnement ; l'absence de discipline, de subordination, d'unité, d'homogénéité, engendre des obstacles dans la pratique, au moins sur le théâtre de la guerre, dans le voisinage immédiat du commandement ; ces obstacles disparaissent dans une zone plus éloignée, dans les hôpitaux temporaires et d'évacuation, où l'emploi des volontaires de l'association permettrait de concentrer près de la ligne de combat la presque totalité des médecins et des infirmiers militaires. Quoi qu'il en soit, on ne peut qu'applaudir à cette œuvre de charité et de philanthropie, qui, outre le service personnel, se propose de venir en aide aux blessés par les secours matériels d'argent, de vivres, de vêtements, par l'installation d'hôpitaux et de moyens de transport, etc. ; elle peut, dès aujourd'hui, compter, parmi ses meilleurs titres de gloire, la convention de Genève, acceptée par presque tous les pays de l'Europe, et qui reconnaît la neutralisation, l'inviolabilité des hôpitaux, des ambulances, et de ceux qui y donnent ou y eçoivent des soins.

(1) *Dictionnaire encyclopédique des sciences médicales*, article AMBULANCES, p. 566.

Nous n'avons pas à tracer ici l'émouvant tableau de l'ambulance fonctionnant le soir ou le lendemain d'un jour de bataille ; c'est là qu'apparaît presque toujours l'insuffisance du personnel médical : 4 ou 5 médecins là où il en faudrait 20, 20 infirmiers où il en faudrait 100. Se figure-t-on le terrible labeur de 3 ou 4 médecins, au milieu d'une ambulance qui vient de recevoir 500 ou 800 blessés, tous demandant un soulagement immédiat à leurs maux, une opération qui calme leurs souffrances, ou prolonge leur vie ; les opérations et les pansements se font presque sans aides, parfois le soir ou la nuit à la clarté douteuse d'une lanterne ; l'humanité, le sentiment du devoir, font presque oublier la nécessité du repos, du sommeil, de la nourriture ; il faut que le corps soit brisé par une incroyable fatigue, pour qu'on puisse dormir quelques heures pendant qu'autour de soi de longues files de blessés épient votre réveil pour la réduction d'une fracture, l'amputation d'un membre broyé, l'examen ou le pansement d'une plaie pénétrante de la poitrine ou de l'abdomen. Pour ne durer que quelques jours, ces épreuves n'en sont pas moins rudes, elles laissent des impressions qu'on n'oublie jamais.

*b. Hôpitaux temporaires.* — Dans les hôpitaux temporaires de première ligne, la chirurgie est plus calme, plus reposée ; le personnel, le matériel, laissent beaucoup moins à désirer ; déjà commence à régner l'ordre, la régularité, la répartition des fonctions et des services : l'ennemi à craindre, c'est l'encombrement, l'infection, l'influence nosocomiale. Les ambulances du champ de bataille évacuent incessamment non-seulement leurs blessés, opérés ou non, mais encore les malades qui, même dans une campagne courte et relativement très-salubre comme celle d'Italie, se montrent dans une proportion considérable ; dans les hôpitaux avancés, on garde tous les hommes qui ne sont pas transportables, l'encombrement y est donc presque inévitable ; il s'y joint le méphitisme que dégagent les grands foyers de suppuration, fractures compliquées, amputation, gangrène, etc. L'érysipèle épidémique, la pourriture d'hôpital, l'infection putride, les diarrhées colliquatives, voilà le fléau des salles de chirurgie ; dans les salles de médecine, la dysenterie, le typhus,. parfois le scorbut, naissent ou se propagent, se compliquent l'un l'autre, et forment des foyers qui croissent chaque jour en intensité, en étendue, et bientôt dépassent les limites de l'hôpital. Nous ne voulons pas revenir ici sur les doctrines que nous avons cherché à faire prévaloir dans notre discours à l'Académie en 1862, dans l'article AMBULANCES du *Dictionnaire encyclopédique*, et dans les chapitres précédents de ce volume : nécessité absolue de l'aération permanente, de la dissémination, de l'éparpillement des blessés et des malades ; immense supériorité des hôpitaux-baraques et sous-tentes sur les bâtiments clos quelconques, casernes, églises, couvents, plus ou moins appropriés à cette destination ; telle est l'expression d'une conviction puisée sur des théâtres divers, et que confirment les funestes résultats d'une pratique différente ou opposée. Ces principes ont fait leur chemin chez les Anglais et jusqu'aux États-Unis, où peu à peu, sous l'inspiration du médecin en chef de l'armée, les édifices transfor-

més ont été complétement abandonnés. Hammond (1) déclare qu'à sa connaissance, pendant toute la guerre, il n'y a jamais eu de pourriture d'hôpital sous les tentes; il n'en connaît qu'un exemple dans un hôpital-baraque, tandis qu'on n'a pu en éviter 200 à 300 cas dans les hôpitaux permanents ou improvisés. La pratique heureuse de Strauss, de Stromeyer, pendant les dernières guerres en Allemagne, a conduit à essayer en temps de paix l'installation, dans les dépendances de l'hôpital, de tentes en plein air pour le traitement des affections chirurgicales les plus graves (2). Les avantages incontestables des hôpitaux-baraques de bois neuf, construits spécialement pour leur destination, suggèrent à Legouest (3) « l'idée de ne faire, même en temps de paix, que
» des hôpitaux temporaires, en matériaux légers et peu coûteux, d'une instal-
» lation aussi prompte que facile, devant être démolis tous les dix ans, et desti-
» nés à remplacer, sans plus de frais, ces monuments dispendieux de la charité
» publique, que l'on érige lentement et qui, infectés par une 'occupation
» constante, finissent par être imprégnés d'un méphitisme séculaire. »

Les succès que nous avons obtenus en 1854-55 à Varna et à Constantinople, se reproduiront toutes les fois qu'on suivra les mêmes errements. Avec les baraques et les tentes, déplacement facile des hôpitaux de première ligne, comme mesure de salubrité, ou pour suivre les mouvements des troupes ; nulle limite à l'effectif des malades, chaque pavillon, chaque tente, formant en quelque sorte un hôpital indépendant; la terrasse de Gulhané à Constantinople, a réuni ainsi 1800 malades; l'hôpital de Chesnut-Hill, près de Philadelphie, longuement décrit page 545 et figuré page 544 de ce livre, a pu contenir, tout en restant parfaitement salubre, jusqu'à 3 320 lits; séparation complète des groupes de malades, blessés, typhiques, cholériques, etc. ; pendant l'hiver, les baraques; pendant l'été, la tente largement ventilée, voilà le seul moyen de conjurer les dangers des ambulances et des hôpitaux de première ligne.

c. *Evacuations.* — Les évacuations doivent y être incessantes, presque journalières; mais la gravité des maladies et des blessures, l'insuffisance ou la mauvaise qualité des moyens de transport, parfois la curiosité scientifique du médecin qui s'attache à son opéré ou à son malade, l'entrée successive de cas nouveaux, amènent bientôt sur ces points une accumulation fâcheuse ; il faut la prévoir, la prévenir, la faire cesser à tout prix. En général les fiévreux peuvent être évacués au loin sans grand inconvénient, à moins qu'ils n'aient besoin de soins spéciaux ou immédiats; s'ils ont deux chances de mort par le fait du déplacement, ils en ont dix en restant sur place, sans compter qu'ils aggravent, par leur présence, l'insalubrité du séjour pour eux et pour les autres; les typhiques, les scorbutiques, les dysentériques même doivent le

(1) Hammond, *loco citato*, p. 397.

(2) Chantreuil, *Études sur quelques points d'hygiène hospitalière* (*Archiv. génér. de méd.*, octobre 1868, p. 385).

(3) Legouest, *Le service de santé des armées américaines* (*Annales d'hygiène publique*, 2ᵉ série, 1866, t. XXVI, p. 273).

plus souvent être évacués loin du champ de bataille, là où il n'y a plus ni encombrement ni méphitisme.

Pour les blessés, la difficulté matérielle est plus grande, et l'on ne peut fixer de règle à cet égard. Les canaux, les rivières, les fleuves, la mer, fournissent des ressources précieuses quand les navires sont bien aménagés, quand la traversée est courte et qu'on n'entasse pas les malades; on voit parfois des épidémies graves se propager à bord, soit directement, soit par les principes contagieux provenant d'une évacuation précédente; les navires qui ont transporté les cholériques de la Dobrutscha à Varna en ont fourni de nombreux exemples, dont le plus connu est celui du *Magellan*, rapporté par Marroin, médecin en chef de la flotte dans la mer Noire (1).

Les évacuations par les chemins de fer ont l'avantage d'une extrême vitesse, qui rachète les inconvénients d'une installation généralement très-insuffisante; pendant la guerre des États-Unis, on a construit de véritables wagons-ambulances, que tout le monde a pu examiner à l'Exposition universelle de 1867, et qui ne laissent presque rien à désirer au point de vue du comfort, de la sécurité, de la ventilation, etc. (2). Le plus souvent, c'est par les routes, par des chemins mal entretenus, dans des pays peu civilisés ou dans les montagnes, qu'il faut transporter les malades, sur les caissons d'ambulance, les prolonges ou les fourragères du train, les charrettes et les voitures de réquisition mal suspendues, sur les cacolets, sur des litières accrochées par paires aux bâts de vigoureux mulets.

*d. Camps sanitaires.* — Les évacués trouvent d'ordinaire, dans les hôpitaux de deuxième et troisième lignes, les conditions de bien-être et de salubrité qui existent à l'état normal en temps de paix. Là, cependant, ne se termine pas l'œuvre de l'hygiène militaire: quand une armée a été éprouvée par des épidémies meurtrières, il faut assurer la rentrée des troupes dans la mère patrie, sans qu'elles apportent avec elles le germe de maladies transmissibles ou pestilentielles. Sans remonter au delà de l'histoire moderne, depuis le typhus décrit par Sennert en 1566 sous le nom de *morbus ungaricus*, on peut dire qu'il n'y a pas eu de grande guerre en Europe qui n'ait introduit après elle, au retour des troupes, une maladie grave, inaccoutumée, épidémique: l'ophthalmie militaire, le choléra, le typhus, etc. A la fin de la guerre de Crimée, cette question a préoccupé au plus haut point l'administration, le corps médical, le pays. Le Conseil de santé des armées fut consulté sur les mesures à prendre; je rédigeai et fis adopter par mes collègues une instruction qui proclamait la nécessité d'établir des camps sanitaires aux points de débarquement, sur le bord de la mer, dans les îles de Porquerolles, Sainte-Marguerite et Cavallaire; de soumettre les hommes à des lavages complets du corps et des vêtements, à une ventilation toute-puissante, pendant plusieurs jours,

(1) Marroin, *Histoire médicale de la flotte française dans la mer Noire, pendant la guerre de Crimée.* Paris, 1861, p. 18.

(2) Docteur Evans, *Wagons et hôpitaux flottants, ambulances aux États-Unis* (*Ann. d'hyg. publiq.*, 2ᵉ série, 1865, t. XXIV, p. 201).

par le campement en plein air, sur une plage découverte balayée par les
vents, etc.; en un mot, la possibilité de supprimer la source même du mal par
la dissémination, par la purification des hommes et des choses. Grâce à ces
mesures, en deux mois, plus de 100 000 hommes, sortis pour la plupart de
foyers épidémiques, ont pu rentrer en France sans que la santé publique ait
été troublée, donnant ainsi la preuve de la supériorité des mesures hygiéniques
sur les rigueurs restrictives des anciennes traditions quarantenaires. Des cas
isolés de typhus, quelques épidémies extrêmement localisées, à Avignon, à
Paris, à Châlon-sur-Saône, se sont déclarés comme pour prouver la transmissibilité, la spécificité de la maladie ; l'un de ces épisodes, l'épidémie observée
par Godelier (1) au Val-de-Grâce, loin du théâtre de la guerre et des complications qui, en Orient, altéraient sa forme régulière, a eu l'honneur de fixer
définitivement, sur la nature du typhus et sur sa distinction de la fièvre typhoïde, l'opinion des médecins français qui n'avaient pas eu l'occasion de
l'étudier jusqu'alors.

On peut rapprocher de ces camps sanitaires les dépôts ou les camps de
convalescents, institués, depuis 1841, pour l'armée d'Afrique, auxquels on a
trop rarement recours. Les hommes, dont la santé n'a pas été assez gravement
atteinte pour qu'ils soient incapables de rendre des services pendant le reste
de la campagne, sont généralement placés entre deux écueils: s'ils quittent
trop tôt l'hôpital, ils ne peuvent supporter les fatigues de la vie active, ils sont
inutiles ou retombent bientôt dans un état plus grave; s'ils prolongent leur
séjour à l'hôpital, s'ils cherchent à y terminer leur convalescence, ils produisent
de l'encombrement et ils peuvent contracter, en temps d'épidémie, les affections
au milieu desquelles ils vivent. En Afrique, c'est pour les convalescents de
fièvre palustre, de diarrhée ou de dysenterie, que cette nécessité s'est montrée surtout évidente; on choisit alors un campement dans un emplacement
parfaitement salubre; les hommes, commandés par des chefs militaires, exempts
de toute corvée fatigante, y trouvent un régime supérieur à l'ordinaire, des
exercices gymnastiques, des jeux, des distractions de toute sorte. Un camp de
ce genre, établi en 1861 dans la forêt de l'Edough, au voisinage de Bône,
a fait voir quels résultats avantageux on peut ainsi obtenir (2).

Pendant la guerre des États-Unis, les Américains ont établi, dans diverses
localités, des camps de convalescents qui ont fonctionné régulièrement pendant
toute la guerre ; l'un d'eux, le camp de Fairfax, pouvait recevoir en même
temps 15 000 convalescents sous des baraques, et plus de 150 000 hommes y
ont passé tour à tour, en l'espace de deux ans. C'est le même principe qui a fait
créer près de Paris, dans ces dernières années, les asiles de Vincennes et du
Vésinet, qui sont un véritable bienfait pour les classes ouvrières de la capitale.

(1) Godelier, *Mémoire sur le typhus observé au Val-de-Grâce de janvier à mai 1856*
(*Bulletin de l'Acad. de médecine*, 1856, t. XXI, p. 889 ; et *Gazette médicale*, 1856,
p. 470, etc.).

(2) Dehous, *Le camp de l'Edough en 1861* (*Mém. de méd. milit.*, t. IX, p. 287).

En temps de paix, dans l'armée, ces dépôts de convalescents sont rendus inutiles par la libéralité avec laquelle on accorde des congés de convalescence à tous ceux qui ont fait une maladie longue, ou qui ne sont pas capables de supporter de longtemps les fatigues du service.

Pour les troupes qui servent en Afrique, et, hors d'Europe, dans les contrées malsaines, certaines affections, qui ont une grande tendance à la *chronicité* et à la récidive, ne laissent aux malades de chances de salut que par le renvoi dans la mère patrie. Garder trop longtemps dans les hôpitaux, ou même dans les camps de convalescents, des malades atteints de dysenterie chronique, de cachexie palustre ou d'affections du foie, c'est leur enlever tout espoir de guérison, les rendre incapables de supporter les fatigues du rapatriement, les vouer à une mort certaine. Ces évacuations, d'ailleurs, doivent être combinées de telle sorte, que les malades ne passent pas sans transition d'un climat presque tropical aux rigueurs de la saison froide ou d'une région septentrionale ; faire rentrer d'Afrique en France, au mois de novembre ou de décembre, des convalescents de dysenterie avec ou sans abcès du foie, les envoyer en convalescence dans les départements du nord ou de l'est, c'est les exposer à un danger non moins grand que celui auquel on prétend les soustraire, et perdre le bénéfice d'un déplacement pénible pour le malade autant qu'onéreux pour l'État.

IV. *De l'armée, au point de vue des intérêts généraux du pays.* — L'armée, que, jusqu'ici, nous avons étudiée dans ses rapports avec elle-même, doit être envisagée dans ses rapports avec la population générale, dont elle est une partie, et sur laquelle elle peut exercer une influence considérable : l'hygiène et la statistique ont donné à ce sujet une importance que des discussions (1) et des recherches toutes récentes ne permettent pas de méconnaître. On s'est demandé si l'obligation du célibat imposée pendant six ans à un grand nombre d'hommes dans la force de l'âge, ne pouvait pas restreindre le mouvement et l'accroissement de la population ; éloigner du mariage les hommes les plus grands, les plus robustes, les plus valides, n'est-ce pas faciliter les unions des hommes petits, débiles ou infirmes, qui transmettent à leurs descendants leur basse stature ou leur constitution défectueuse (1) ? S'il est vrai que la loi actuelle n'impose le célibat que dans les six premières années de service, c'est-à-dire jusqu'à l'âge de vingt-sept ans, en réalité c'est beaucoup plus tard que les militaires se marient, parce qu'il leur faut d'abord se faire une nouvelle position, amasser un certain pécule, assurer l'existence du lendemain ; en outre, une forte partie de l'armée, presque tous ceux qui veulent y faire leur carrière, se vouent à un célibat volontaire ou ne se marient qu'à

(1) Discussion à l'Académie de médecine (*Bulletin de l'Académie de médecine*, 1867, et au Corps législatif, 1867-68).— L. Le Fort, *Gazette hebdom.*, 1867, p. 465 et seq.; et *Revue des deux mondes*, 1867, 3e volume, p. 462. — Legoyt, *Étude statistique sur les armées contemporaines.* Paris, 1864.

(2) Voy. plus haut, p. 313 et suiv.

l'époque où ils touchent à la décrépitude. Ces arguments, on ne peut le nier, ont une certaine valeur, et, s'il est vrai que l'accroissement annuel du nombre des naissances se ralentit en France depuis quelques années, il faut chercher la part qui revient, dans ce résultat, à notre organisation militaire.

E. Vallin est arrivé aux résultats suivants :

Au 1ᵉʳ janvier 1865 (1), 326 095 hommes avaient achevé leur vingtième année, et constituaient la classe recrutable. En appliquant à toute la classe les proportions fournies par les 196 730 hommes que les conseils de révision ont dû examiner, et, en appréciant une à une les infirmités qui ont motivé les exemptions, nous trouvons que 36 000 hommes environ, soit plus du dixième, sont dans des conditions de santé et de constitution telles, que, pour eux, le mariage est impossible, inadmissible, ou fournira des produits dégénérés qui, *certainement*, n'atteindront pas l'âge productif de la vie.

Restent 290 095 hommes vigoureux et valides, sur lesquels 94 929, compris dans le contingent, sont liés réellement par le service, et voués par là au célibat temporaire. La classe, primitivement forte de 326 095 hommes, se trouve ainsi réduite à 195 166 individus valides, ayant le droit de se marier, et même à 193 508 si l'on retranche 1658 élèves des grands séminaires (2). En d'autres termes, le service militaire impose le célibat pendant six ans aux trente-trois centièmes ou au tiers des individus réellement aptes au mariage.

Le dernier recensement quinquennal établit, il est vrai, que l'âge moyen du mariage est pour les hommes : 28 ans dans les campagnes ; 28 ans 5 mois dans les villes ; 29 ans 8 mois dans le département de la Seine ; et l'on s'est trop pressé d'en tirer une conclusion victorieuse en faveur de l'innocuité du service : dans les campagnes, si l'on ne se marie guère avant 28 ans, c'est peut-être parce que de 21 à 27 ans, un grand nombre de jeunes gens valides, le tiers au moins, fait partie de l'armée active ou de la réserve, et se voit contraint au célibat. Ce qu'il faudrait savoir, c'est l'âge moyen du mariage pour les hommes qui ne sont ni soldats ni infirmes, et nous n'avons pu, jusqu'à présent, recueillir les éléments d'une pareille statistique. Toutefois il est vraisemblable que l'obligation du service retarde, parfois très-longtemps, le mariage de beaucoup d'individus robustes, bien choisis, à l'âge de la fécondité la plus grande. Nous en avons une preuve dans ce qui s'est passé à l'époque de nos dernières guerres ; quand le contingent s'est élevé, le nombre des naissances et celui des mariages a diminué d'une façon très-notable (3). De 1851 à 1853, époque où le contingent annuel était de 80 000 hommes, il y a eu 848 953 mariages ; de 1854 à 1856, avec un contingent de 140 000 hommes,

---

(1) *Compte rendu du recrutement pour l'année* 1866, p. 36 et 40.

(2) Dans l'*Exposé des motifs* du projet de loi sur l'armée, le général Allard arrive, par une autre voie, à un chiffre presque identique (*Moniteur universel*, 8 mars 1867).

(3) Lagneau, *Gazette hebdomadaire de médecine et de chirurgie*, 1867, p. 243, et *Statistique de la France*, t. XI, p. 14.

il n'y a plus eu que 838 632 mariages, soit un déficit de 10 321 pour les trois années.

Il en est de même pour les naissances ; en tenant compte de la durée de la gestation, dans la période triennale qui a suivi le début de la guerre, il y a eu 30 226 naissances de moins que dans la période triennale qui l'a précédée. En 1860, après la campagne d'Italie qui avait nécessité un contingent de 140 000 hommes, il y eut 61 021 naissances de moins qu'en 1859, et pendant les années 1859 et 1860, 24 906 mariages de moins que dans les années 1858 et 1861.

La mortalité considérable que nos troupes ont supportée en Crimée n'a pas été sans influence sur ce triste fait observé pour la première fois depuis 1817 : en 1854 et 1855, la population générale a diminué de plus de 60 000 et de 30 000 hommes, au lieu de suivre, comme chaque année une augmentation progressive de 150 000 hommes environ : le choléra, qui a sévi sur toute la France pendant cette période, a contribué pour une grande part à ce résultat, mais peut-on oublier que l'armée française a fourni en Crimée 95 615 décès par maladies ou par suite de blessures ?

Là ne s'arrête pas le compte des maux qu'on impute à la guerre et au service militaire en général ; on l'accuse d'amener la dépopulation des campagnes, de laisser improductifs dans les villes des bras que réclame l'agriculture, de créer par la vie de garnison des goûts de luxe et des besoins factices qui empêchent le soldat devenu libre de retourner au village, pour y labourer son champ et choisir une compagne. Chaque contingent annuel se compose pour moitié d'individus enlevés aux travaux de la terre, sans compter un très-grand nombre d'hommes exerçant, à la campagne, dans les villages, des professions autrement désignées. Les chiffres donnés par les comptes rendus du recrutement varient très-peu, à des périodes différentes :

| | PROPORTION SUR 100 DU CONTINGENT EFFECTIF. | | |
| --- | --- | --- | --- |
| | 1852. | 1860. | 1865. |
| Ouvriers en bois | 6,13 | 6,54 | 7,31 |
| Ouvriers en fer et autres métaux | 4,05 | 4,64 | 4,88 |
| Ouvriers en cuir | 3,13 | 2,13 | 2,45 |
| Ouvriers en pierres et mineurs | 4,10 | 4,55 | 5,27 |
| Employés aux travaux de la campagne | 51,72 | 50,56 | 50,18 |
| Écrivains et commis de bureau | 3,31 | 4,18 | 4,77 |
| Tailleurs d'habits | 1,16 | 0,79 | 0,70 |
| Bateliers et mariniers | 2,47 | 2,67 | 2,30 |
| Professions autres que celles spécifiées ci-dessus | 19,54 | 20,75 | 19,48 |
| Sans professions ou vivant de leurs revenus | 3,89 | 3,19 | 2,66 |

La proportion considérable des conscrits venant de la campagne s'explique aisément par ce fait que la population rurale est de beaucoup supérieure à celle des villes. (Au-dessus de 2000 âmes) :

| Années. | Population rurale. | Population urbaine. |
|---|---|---|
| 1846 | 26 753 743 | 8 646 743 |
| 1861 | 26 596 547 | 10 789 766 |

Ces chiffres font voir que depuis quinze ans un mouvement d'émigration se produit de la campagne vers les villes, et prend d'année en année un caractère plus marqué.

La population rurale, bien qu'elle ne fournisse qu'une mortalité de 22,6 pour 1000, quand celle des villes est de 28,9, a diminué depuis quinze ans de 6 habitants sur 1000 ; tandis que la population urbaine s'est accrue en moyenne de 247, et dans quelque cas de 410 habitants sur 1000, suivant l'étendue et l'importance des villes. Faut-il en accuser le service militaire, plutôt que l'extension des voies ferrées, la facilité des communications, le mouvement imprimé à l'assainissement et à l'embellissement des villes, l'élévation des salaires, le goût plus général du bien-être ?

Sans doute, c'est une dure nécessité, pour chaque nation, de tenir sous les armes, même en temps de paix, un nombre considérable de ses enfants les plus sains et les plus robustes, à l'âge productif par excellence et de consumer tant de forces, tant de puissance de travail, dans l'attente de conflits qui n'éclatent qu'à de rares intervalles, et dont les résultats, même heureux, ne compensent guère les sacrifices qu'ils ont coûtés. Mais la politique des grands États ne peut se fonder sur de chimériques espérances de paix universelle ; le double intérêt de leur honneur et de leur sécurité repose sur leur force militaire, et l'on ne saurait méconnaître sans injustice des compensations aux inconvénients que nous n'avons pas cherché à pallier ou à amoindrir.

Par son passage dans l'armée, par le séjour dans les villes, par la diversité des pays où le conduisent les expéditions de guerre et le sort des garnisons, le soldat ouvre son esprit à des connaissances nouvelles, il s'initie à une civilisation qui sans cela n'eût jamais pénétré jusqu'à lui ; il perd une foule de préjugés, il contracte le goût de la propreté, de l'ordre, du bien-être ; il acquiert par le maniement des armes et du cheval, par les exercices, la gymnastique, etc., une agilité, une adresse qu'on peut opposer à la lourdeur et à la gaucherie du conscrit campagnard.

Dans chaque corps de troupe existent des écoles régimentaires, dont la fréquentation est obligatoire pour tous les soldats illettrés ; l'enseignement du premier degré comprend la lecture, l'écriture et le calcul élémentaire ; l'enseignement du second degré : la grammaire, l'arithmétique, la géométrie, la géographie, l'histoire, etc.

Pendant l'année 1866, 72 805 hommes ont suivi les cours du premier degré ; 28 068, les cours du deuxième, et voici les résultats obtenus pour la première catégorie (1) :

(1) Compte rendu sur le recrutement pendant l'année 1866, p. 99.

17 474 ne sachant rien, ont appris à lire,
14 670 — — et à écrire,
10 573 — — — et à calculer,
12 773 sachant seulement lire et écrire ont appris à calculer.

Voilà donc plus de 54 000 hommes à qui le séjour dans l'armée a procuré le bénéfice de l'instruction primaire, qu'ils n'eussent pas acquise s'ils avaient été livrés à eux-mêmes, et le nombre n'est pas très-rare des militaires qui, arrivés au régiment dans un état d'ignorance absolue, parviennent à acquérir une instruction assez complète pour atteindre les différents grades de la hiérarchie. L'admirable unité nationale des populations si diverses d'origine, de race, de langage, qui couvrent le sol de la France, ne procède-t-elle pas en partie de nos institutions militaires ? Le Provençal, le Flamand, l'Alsacien, etc., versés dans les cadres du même régiment, s'identifient dans les mêmes sentiments, dans les mêmes habitudes; l'honneur est leur trait d'union.

A mesure que les hommes s'instruisent, ils s'améliorent, avons-nous dit ailleurs; la statistique judiciaire de l'armée fait voir que le nombre des condamnations prononcées par les conseils de guerre a diminué notablement depuis quinze ans; les catégories les plus favorisées sont formées de militaires qui contractent un engagement après avoir fait un premier congé, et après avoir puisé, par un long séjour dans l'armée, le sentiment de l'honneur, l'esprit de discipline et une instruction qui se complète avec le temps. A ce point de vue la loi de 1855 a donné, pendant douze ans, les meilleurs résultats, en faisant disparaître la classe des remplaçants qui fournissait le plus grand nombre de condamnations, et introduisait dans les corps un élément de scandale et de démoralisation.

L'armée, qui fournit encore aujourd'hui une plus forte mortalité que les classes civiles malgré le choix de ses éléments et ses épurations réitérées, l'armée pourrait devenir une florissante pépinière de nos populations, et servir puissamment à leur régénération physique et morale ; mais il faudrait que l'on s'appliquât à fortifier, à perfectionner la constitution du jeune soldat avant de le soumettre aux épreuves du régime militaire.

Les Anglais soumettent à l'entraînement les individus qu'ils destinent à être coureurs, écuyers, boxeurs, plongeurs. Pourquoi ne ferait-on pas suivre au jeune soldat un système de préparations ayant pour objet de favoriser son complet développement, de consolider ses organes, d'assouplir ses ressorts, de lui donner en un mot ce qu'il n'a pas, la force, l'adresse, l'agilité ? Pourquoi jeter par monts et vaux, dès leur incorporation, des hommes trop faibles encore pour faire les frais de cette incessante série d'acclimatements, et qui auraient besoin d'une nourriture plus substantielle pour subvenir aux pertes de chaque jour et au travail de leur accroissement non terminé.

Il importe aussi de rendre les loisirs du soldat plus utiles à lui-même, à l'État et à l'armée, sans porter atteinte à son caractère national, ni à l'esprit militaire. Cette question a été traitée par Bégin, dans un mémoire couronné par l'Académie de Châlons-sur-Marne (1). Les idées qui y sont exprimées n'ont rien perdu de leur à-propos et de leur justesse : 80 000 hommes environ sont appelés tous les ans sous les drapeaux, en même temps que d'anciens soldats, en nombre proportionné, quittent le service. Un mouvement si considérable, imprimé à la population d'un pays, peut devenir un danger pour le corps social, tant par l'état sanitaire des militaires libérés que par leurs mœurs et leur esprit ; il peut aussi devenir un moyen d'amélioration physique et morale pour cette même population, à laquelle l'armée renverrait tous ans 50 à 80 000 sujets d'élite, aussi propres à fonder de vigoureuses familles, qu'à répandre autour d'eux les principes d'ordre, les goûts de l'instruction et les germes d'un patriotisme éclairé.

Rappelons que les routes, les aqueducs, les temples, les théâtres, les cirques, dont on trouve encore les traces en Italie, dans les Gaules, en Asie, dans l'Afrique, ont été construits par les légions romaines qui employaient à ces nobles travaux les loisirs de la victoire ; nos soldats ont imprimé comme elles, sur le sol de l'Afrique, les heureuses marques de leur passage : les travaux d'utilité publique, pourvu qu'ils n'exposent pas l'armée à l'empoisonnement des marais ni à d'autres causes de dépression vitale et d'inopportune morbidité, divertissent le soldat, améliorent son ordinaire, influent heureusement sur son humeur, fortifient sa santé, lui permettent quelques épargnes. Les régiments employés aux fortifications de Paris ont fait des travaux meilleurs, plus rapides, à moins de frais que les ouvriers civils ; en même temps, grâce au surcroît d'aisance que leur a valu le prix de leur coopération, ils ont fourni moins de malades et moins de mortalité ; de plus les épargnes prélevées sur le prix des journées disposent les hommes à l'économie, et leur préparent quelques ressources pour leur retour dans leurs familles.

C'est par ce concours de moyens que l'on peut faire de l'armée un instrument de civilisation et de refonte physique des classes détériorées ; ce résultat obtenu, le recrutement, au lieu d'être l'impôt du sang, en deviendra l'agent régénérateur.

### § 3. — Profession navale (2).

La profession de marin résume toutes les influences qui se rapportent à la mer (voy. t. I, p. 376), à l'atmosphère maritime (ib., p. 407), aux climats (ib., p. 482), à la navigation et au mal de mer (t. II, p. 474). Il ne nous reste à examiner ici que les conditions spéciales de l'habitation des marins, leur recrutement, leur nourriture, leurs vêtements, leurs travaux, leur

(1) Bégin, *Quels sont les moyens de rendre, en temps de paix, les loisirs du soldat français plus utiles à lui-même, à l'État, à l'armée.* Paris, 1845, in-8.

(2) Tel est le progrès accompli pendant ces dernières années dans la construction et dans l'armement des navires, que notre article sur la profession navale (4e édition) s'est trouvé défectueux, arriéré. Nous devons à Le Roy de Méricourt les rectifications et le complément qu'il exigeait.

régime moral, la durée moyenne de leur vie et leur mortalité. Si nous avons le devoir d'interroger sur tous ces points l'expérience spéciale des médecins de la marine qui ont enrichi la science d'importants ouvrages, il nous sera permis cependant de nous appuyer sur les souvenirs d'un grand nombre de traversées qui ont marqué notre carrière de médecin militaire.

1° *Habitations.* — L'hygiène météorologique des navires, dit judicieusement Forget, commence sur le chantier : elle exige le choix de bois de construction parfaitement desséchés, l'exposition de la membrure à l'air avant l'application des bordages, des emménagements qui facilitent la circulation de l'air dans les profondeurs du bâtiment, des ouvertures, larges, multipliées, disposées de manière à favoriser une rapide ventilation, etc.

Le bois et le fer sont les matières premières de l'architecture nautique ; le bois conserve sa prééminence pour la construction des bâtiments de combat, il n'entre guère moins de 6000 mètres cubes de bois dans la construction d'une frégate cuirassée. Le chêne, le teak, le hêtre, le frêne, sont d'un bon emploi, surtout le teak et le chêne qui, plus durs, résistent plus longtemps aux causes d'altération ou de destruction. Celles-ci sont la fermentation ou pourriture, et l'action corrodante des animaux, tels que les mollusques appelés *tubicoles, térédines, tarets, pholadaires.* L'insalubrité des navires construits hâtivement avec des bois humides ou des vieux navires imprégnés d'eau est notoire ; leur humidité constante est une des causes qui favorisent le développement du scorbut parmi les équipages. L'influence de la mauvaise qualité du bois sur l'état sanitaire des matelots est démontrée par les rapports de beaucoup de médecins de la marine, et Maissiat l'a fait ressortir dans son remarquable rapport pour l'enquête parlementaire sur les divers services de la marine (31 octobre 1849).

Les essences les plus estimées pour les constructions navales sont le chêne rouvre (*Quercus robur*) de l'Europe méridionale, le chêne vert d'Amérique, le chêne du Nord ou du Dantzick, et le teak (*Tectona grandis, Quercus indica*). Les bois doivent provenir d'arbres sains, d'âge moyen et *champêtres*, c'est-à-dire ayant vécu isolément ou en simples bouquets et non en forêt. Leur conservation est compromise par les animaux nuisibles qui les rongent, et par la décomposition ou pourriture. Quand un arbre est abattu, il renferme dans ses fibres et ses canaux capillaires une quantité considérable de séve liquide, éminemment fermentescible, qu'il faudrait pouvoir faire passer à l'état solide par un desséchement prolongé. Aujourd'hui qu'il est impossible d'attendre la dessiccation à l'air libre, on a recours à l'immersion dans des fosses remplies d'eau douce, comme à Rochefort, ou au moins d'eau saumâtre, comme à Toulon, Brest et Lorient. Par l'endosmose, l'eau douce se substitue à l'eau séveuse. Alors la dessiccation à l'air libre est beaucoup plus prompte et plus complète (1). Les procédés du docteur Boucherie, bien qu'ils n'aient pu être

(1) Voy. de Lapparent, *Du dépérissement des coques des navires et des moyens de les prévenir.* Paris, 1862.

M. LÉVY. Hygiène, 5e ÉDIT. II. — 54

appliqués à l'essence la plus précieuse employée dans les constructions, n'en ont pas moins rendu un immense service à la France, en fournissant les moyens de substituer d'autres essences au chêne, dont la rareté va toujours croissant. Mettre le bois à l'abri de l'action de *l'air chaud*, *stagnant* et *humide*, sans laquelle il n'entre pas en fermentation, tel est le problème à résoudre, qui offre tant d'importance pour la durée des constructions navales, et le maintien de la santé des hommes qui les habitent. Le procédé de carbonisation superficielle des membrures à l'aide du procédé de Lapparent paraît devoir atteindre le but; déjà un certain nombre de constructions récentes a été soumis à cette préparation.

Depuis la transformation si profonde qu'a subi le matériel naval, les bâtiments de guerre étant tous munis d'une machine à vapeur qui exige l'embarquement d'une quantité considérable de combustible, le *lest* qui consistait exclusivement en pierres ou en parallélipipèdes de fer d'un arrimage facile est devenu pour eux inutile; les navires de commerce à voiles, doivent éviter de prendre pour lest des matières susceptibles de dégager des émanations nuisibles; beaucoup font leur lest sur les bords des rivières limoneuses de la côte ouest d'Afrique, et introduisent un foyer palustre en permanence dans leur cale; qu'ils préfèrent les galets plats débarrassés des débris de fucus ou d'algues aux pierres calcaires à surface anfractueuse, où adhèrent des matières organiques, aux blocs ferrugineux que leur porosité a convertis en réceptacles de dépôts putrescibles.

« Si la cale de tout bâtiment présente certaines analogies avec les parties souterraines de nos maisons, par l'obscurité qui y règne, par l'élévation constante de la température, et par le degré d'humidité, elle en diffère essentiellement par l'importance de l'action que son atmosphère, toujours plus ou moins viciée, exerce sur la santé des habitants d'un navire. En effet, l'air des caves ne communique pas directement avec nos logements; les émanations de la cale, au contraire, tendent sans cesse à pénétrer dans toutes les parties du vaisseau. Cette source permanente de putréfaction est une cause d'imminence morbide, elle aggrave certainement toutes les autres affections que d'autres influences viennent engendrer pendant la durée d'une campagne de mer. Enfin, les cales peuvent retenir, pendant longtemps, des germes infectieux, et prolonger ainsi le rayonnement d'un foyer épidémique. C'est donc la cale qui réclame la plus grande sollicitude et la surveillance la plus constante de la part de l'hygiéniste (1). »

L'assainissement de la cale, dans les circonstances ordinaires, ne peut s'obtenir qu'à l'aide d'un bon système d'arrimage qui permette la propreté, l'assèchement des fonds du vaisseau, et une aération puissante. On entend par arrimage le mode d'arrangement adopté pour loger dans la cale l'immense

---

(1) Voy. Le Roy de Méricourt, *Recueil de Rapports sur les progrès des Lettres et des Sciences en France. Rapport sur les progrès de l'hygiène navale.* Paris, 1867, p. 14.

quantité d'objets de toute nature qui doivent y trouver place. Celui que pro-
proposa en 1845 le commandant Lugeol avait réalisé un progrès notable.
Malgré les dispositions ingénieuses de cet officier si distingué, les couches d'air
de ses couloirs étaient immobiles, et une foule de causes venaient mettre
obstacle au libre écoulement de l'eau vers le pied des pompes. La présence des
machines à vapeur et de leurs soutes a forcément conduit à lui substituer un
autre système. Le lest de fer, devenu inutile, a été supprimé ; on a rempli les
vides des fonds du navire qui mettaient un si grand obstacle à la propreté ;
sur beaucoup de bâtiments on a établi une surface imperméable de béton qui
empêche la pourriture du bois ; les matières grasses de la machine ont été
recueillies dans des récipients ; enfin les cloisons pleines ont été remplacées par
des cloisons à claire-voie. Jusque dans ces dernières années, la cale était lavée
à grande eau au moyen des robinets de cale, mais ce procédé avait l'inconvénient d'entretenir une humidité constante et une putréfaction permanente des
débris organiques mélangés à l'eau de mer introduite ; les meilleurs désinfectants proposés, sulfate de fer, permanganate de potasse, ne sont que des palliatifs. Un système entièrement opposé, c'est-à-dire l'assèchement, est aujourd'hui
officiellement prescrit à bord des bâtiments de guerre de la marine française. Il a
d'abord été appliqué sur le vaisseau *le Jean-Bart*, et se trouve minutieusement
décrit dans le *Rapport sur les Progrès de l'hygiène navale* de Le Roy de Méricourt (1). Cet éminent médecin de la marine, dans le but de rendre cet assainissement plus simple et plus parfait, a proposé (2) de ménager sous le chargement une chambre à air assez élevée pour permettre à un homme d'aller en
rampant, d'un bout à l'autre du navire, en suivant la carlingue et en passant
même sous les caisses à eau. Mais à toutes ces améliorations, il faut ajouter pour
atteindre le but, un puissant système de ventilation automatique qui fasse que
le *navire respire par lui-même comme un organisme vivant.* Le docteur
Edmund (3), de la marine royale anglaise, paraît avoir résolu ce problème à
l'aide d'un ensemble de tuyaux d'aspiration entrant dans la construction même
du bâtiment, et communiquant, soit avec la cheminée de la machine, les cen-
driers des fourneaux ou la base des mats de fer creux (fig. 1, p. 852). Son
système appliqué en Angleterre, a déjà rendu de grands services et ne tardera
pas, avec certaines modifications, à être généralement adopté.

Lorsqu'un navire a séjourné sur une rade exposée aux influences miasmatiques d'endémo-épidémies, telles que la fièvre jaune, le choléra ; lorsqu'une
épidémie grave a sévi à bord, pendant la traversée, le déchargement de la cale
et son assainissement offrent de grandes difficultés. Non-seulement, comme l'a

(1) Voy. *Rapport cité*, p. 17.

(2) Voy. *Notes sur l'influence de la transformation des constructions navales
sur la santé des équipages* (*Bulletin de l'Académie impériale de médecine*, 16 novembre 1866).

(3) *Arch. de médec. nav.*, t. VI, p. 211.

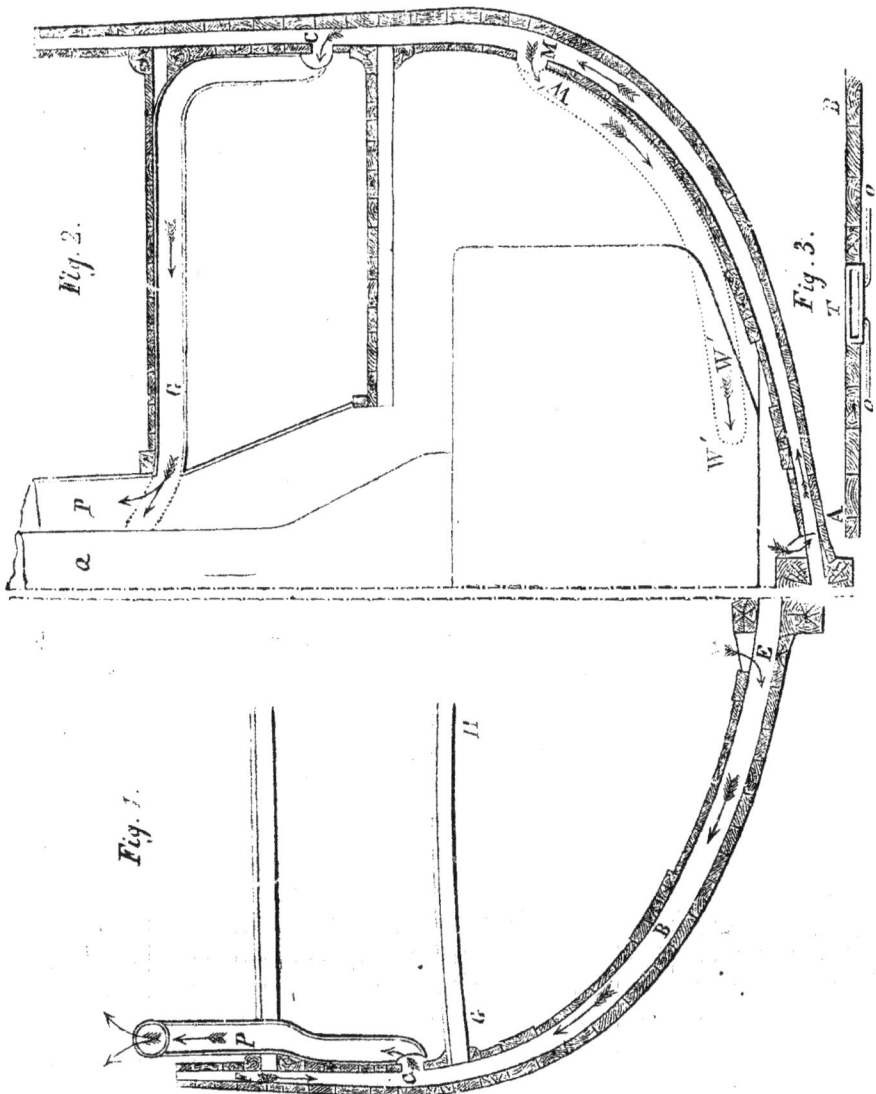

FIG. 23. — Système de ventilation nautique du docteur Edmund.

La section 1re de la figure 23 permet de saisir facilement cette disposition sur un navire à voiles. C représente la section transversale du grand tuyau longitudinal placé au-dessus du point GH de l'entre-pont ; CP est un des tuyaux échelonnés sur la longueur du pont supérieur du navire et relié avec le tuyau horizontal C. Le nombre de ces tubes de dégagement est variable, suivant la dimension des bâtiments ; les flèches indiquent la direction du courant d'air. L'air vicié de la cale pénètre par l'ouverture E, qui est munie d'un treillage de fil métallique à mailles serrées ; il circule dans le conduit EHF et dans le tuyau principal C, d'où il est évacué à l'extérieur, soit par les cheminées d'appel que forment les mâts creux des bâtiments qui en sont pourvus, soit par les tuyaux de dégagement P.

À bord d'un bâtiment à vapeur (section 2 de la figure 23), le tuyau longitudinal C communique de la même manière avec l'extérieur ; seulement le tuyau G se courbe sous les barrots, pour aller rejoindre, soit la cheminée centrale Q, soit son enveloppe P. On peut aussi compléter le système par un autre tuyau auxiliaire M, qui, par des tuyaux WW, portera l'air vicié de la cale sous le foyer même des chaudières. Pour assurer la ventilation de l'entre-pont, on y établit une série de tuyaux d'appel ; dans ce but, on sub-stitue à un ou plusieurs bordages du pont supérieur AB (section 3 de la figure 23), de chaque bord et de bout en bout, un tuyau T à section rectangulaire. Des ouvertures OO donnent accès à l'air vicié, qui vient e dégager à l'extérieur, comme celui qui provient de la cale.

8

démontré l'incident de l'*Anne-Marie* à Saint-Nazaire (1), les hommes de l'équipage, les passagers, peuvent importer des maladies infectieuses, mais encore la cale, en raison de la stagnation de son atmosphère, surtout à bord des bâtiments de commerce, dont les panneaux sont calfatés au départ, peut demeurer longtemps une source d'infection fort dangereuse pour les ouvriers chargés de l'assainir. Après le déchargement dit *sanitaire*, fort long, fort coûteux, il ne restait, comme ressource ultime, que le *sabordement*, pratique aussi désastreuse pour les armateurs que défectueuse au point de vue sanitaire. Le procédé de carbonisation superficielle du bois, par le gaz inflammable forcé, de Lapparent, dont nous avons parlé plus haut, offre un moyen rapide, sûr et peu coûteux, d'assainir, à fond, la coque la plus infectée. Pour mettre les hommes qui opèrent le déchargement à l'abri de tout danger, il suffit de les munir, pendant toute la durée du travail, de l'appareil respiratoire Rouquayrol ou de l'appareil Galibert. « En combinant ces applications récentes de la science, les navires, dit Le Roy de Méricourt, sortiraient aussi sains, et plus sains même, dans le présent et dans l'avenir, que lorsqu'ils ont été lancés (2). »

Le faux-pont reçoit directement les émanations de la cale. Les produits de la respiration et des deux perspirations de tant d'hommes réunis, l'évaporation des vêtements entassés mouillés, les lavages, les inondations accidentelles suites de grains, de coups de mer, les miasmes qui se dégagent du magasin général, de la cambuse, la fumée des fanaux allumés pendant la nuit, contribuent à le rendre presque inhabitable, si ce n'est pour les hommes acclimatés à ce méphitisme permanent. Pendant la nuit, les hamacs, serrés les uns contre les autres sont autant de cloaques flottants dont la vapeur chaude et infecte saisit l'odorat lorsqu'on passe près des écoutilles. C'est surtout sur les navires qui font le transport d'émigrants que ce méphitisme acquiert un degré qu'on ne saurait imaginer et qui, trop souvent, fait éclater le typhus et amène de véritables catastrophes (3).

Les navires de commerce qui ont un entrepont, et les navires de guerre de l'ancien système ont les murailles au-dessus de la flottaison, percées d'ouvertures dites *hublots*, s'ouvrant à volonté, garnies de verres lenticulaires qui s'opposent, quand elles sont fermées, à l'invasion de l'eau, sans intercepter la lumière. Malheureusement, ces ouvertures sont nécessairement closes au moment où elles sont appelées à rendre le plus de service, c'est-à-dire la nuit, et presque constamment pendant la navigation, pour peu que la mer soit grosse. La présence des lames de fer qui forment la cuirasse des nouveaux bâtiments

(1) Mêlier, *Rapport sur l'épidémie de fièvre jaune de Saint-Nazaire* (*Mémoires de l'Académie impériale de médecine*).

(2) *Note sur les perfectionnements susceptibles d'être apportés aux procédés actuels de déchargement sanitaire et d'assainissement de la cale des navires contaminés*, in *Bull. de l'Acad. de méd.*, séance du 10 janvier 1865.

(3) Foucaut, *La navigation transatlantique de nos jours* (*Archives de médecine navale*, 1858, t. X, p. 340).

de combat a entraîné la suppression des hublots, au grand détriment des conditions hygiéniques de ces types de construction navale où tout est sacrifié à la puissance militaire. Beaucoup de bâtiments de commerce ont actuellement, sur l'avant, un *spardeck*, sous lequel l'équipage trouve un logement salubre, facile à aérer, qui remplace avantageusement le local infect et obscur dans lequel les matelots sont encore trop souvent confinés.

Dans les batteries, on évite l'encombrement qui gênerait les manœuvres ; ces compartiments du navire reçoivent largement, par les sabords et les panneaux, l'air et la lumière ; mais la nuit, on ferme ces ouvertures, et l'infection du faux-pont s'y reproduit jusqu'à un certain degré. Les modifications si profondes apportées dans l'artillerie des bâtiments de combat, en diminuant le nombre des pièces dont le calibre est actuellement énorme, ont augmenté singulièrement l'espace libre ; pendant le jour, les batteries des frégates cuirassées sont, pour ainsi dire, aussi largement aérées que le pont lui-même, qui est, comme on le comprend sans peine, la région la plus salubre du navire.

En raison des immenses dimensions des *cuirassés* actuels et du nombre relativement restreint des hommes qui forment leurs équipages, comparés à ceux des anciens vaisseaux, l'emplacement appartenant, sur les premiers, à chaque homme, est double de ce qu'il était sur les seconds. Sur la frégate cuirassée *la Provence*, il est quadruple de ce qu'il est sur la *Forte*, ancienne frégate à voile de premier rang. Mais cette supériorité disparaît bientôt quand on envisage les bâtiments de flottille. Il existe actuellement telles canonnières à vapeur qui sont à peu près inhabitables, des *Monitors* qui n'ont d'air que par un ventilateur mécanique (*Onondaga*) (1).

Si, pendant le jour, dans les circonstances ordinaires de la navigation, les parties habitées des constructions navales modernes laissent de moins en moins à désirer, il n'en est plus de même, la nuit et par les gros temps, alors qu'une grande partie des ouvertures sont closes. L'encombrement existe toujours alors à un degré plus ou moins sensible, suivant le type des navires, le nombre d'hommes, l'absence ou la présence de passagers, l'allure du bâtiment, suivant qu'il navigue à la voile ou à la vapeur. La présence des fourneaux allumés élève considérablement la température intérieure et augmente le méphitisme des parties profondes, surtout pendant la nuit.

Nous empruntons à un travail récent du docteur Quémar (1), sur l'hygiène des bâtiments cuirassés, un relevé thermométrique qui donne une idée très-nette de la répartition de la chaleur suivant les étages du navire. Ces observations ont été recueillies en escadre, dans la Méditerranée, pendant la belle saison.

*Feux éteints, au mouillage, brise variable* (devant Tunis).

| | | | |
|---|---|---|---|
| Pont............... | 22°,2 | Faux-pont......... | 25° |
| Batterie........... | 23° | Cale.............. | 24°,3 |

(1) *Archives de médecine navale*, t. X, p. 267.
(2) *Archives de médecine navale*, t. V, p. 463.

*Mêmes conditions* (devant Toulon) mois de septembre.

| | | |
|---|---|---|
| Pont............. 16°,7 | Faux-pont......... 17°,3 |
| Batterie........... 16°,9 | Cale....... ...... 18°,6 |

*4 chaudières allumées, 42 heures de chauffe.*

| | |
|---|---|
| Pont............. 23°,5 | Batterie........... 22° |
| Faux-pont AR...... 21°,5 | Faux-pont AV....... 24° |
| Parquet de la machine 34° | Cale AV........... 24°,5 |
| Cale AR.......... 20°,5 | Chambre de chauffe... 41° |

*8 chaudières allumées, 4 heures de chauffe.*

| | |
|---|---|
| Pont.... ........ 27° | Chambre de chauffe.. 42° |
| Parquet de la machine 35° | Soutes .......... 37° |

20 *fourneaux allumés*, 102 *heures de chauffe* (11 août 1865).

Centre de la chaufferie................................. 43°

A bord des canonnières, dans les pays chauds, la température de la chambre de chauffe monte jusqu'à 70 et 75 degrés.

De tous les agents atmosphériques, c'est l'humidité qui fait le plus de mal à la santé des équipages; elle est leur fléau dans les mers équatoriales où, presque toujours, l'hygromètre marque environ 100 degrés, comme dans les navigations polaires; elle augmente par la porosité du bois, par le défaut de précision dans les joints, par l'évaporation des caisses à eau, par les lavages, par l'exhalation pulmonaire et cutanée des hommes embarqués, etc. Les écrivains classiques de la pathologie navale, Rouppe, Lind, Poissonnier-Despérières, Keraudren, Raoul, Fonssagrives, Le Roy de Méricourt, etc., s'accordent à attribuer à l'humidité une part étiologique majeure, surtout dans la production du scorbut. On conseille, pour y remédier, le renouvellement fréquent de l'arrimage, la suppression des cloisons transversales du faux-pont, la multiplication des écoutilles, les ventilations, la mise au sec des effets, l'asséchement des batteries par l'emploi des balais, des fauberts et des brasiers. Tous ces moyens ne peuvent remplacer un bon système de ventilation générale des navires; telle est la grande lacune, toujours subsistante, dans leur hygiène. Là·est aussi le remède de l'infection nautique due à l'encombrement des équipages et des passagers, à l'existence des foyers miasmatiques dans la cale; la putréfaction des rats, celle des cancrelats, qui se multiplient dans les bâtiments avec une incommode rapidité sous les tropiques, sont aussi des sources d'infection. Les maladies contagieuses, les épidémies, quand elles s'étendent aux navires ou s'y développent, y trouvent des causes nombreuses de renforcement et de maligne aggravation.

A tant de périls quotidiens, incessants, à cette humidité qui débilite profondément, à cette intarissable production des miasmes, à cette variété de méphitismes alternes ou combinés, opposerons-nous les prescriptions de détail et les expédients qu'une pratique parfois ingénieuse a suggérés dans les situations critiques en mer? Point n'est ici leur place, et la prophylaxie nautique nous semble se résumer tout entière dans la ventilation énergique et générale des navires. Nous ne pouvons discuter ici la valeur des ouvertures aératoires, soit de communication extérieure (écoutilles du pont supérieur, sabords, hublots, corneaux des bouteilles, etc.), soit de communication intérieure (panneaux des batteries, du faux-pont et de la cale); leur utilité est certaine, leur insuffisance ne l'est pas moins, parce qu'elles sont en partie bouchées, ou parce que les circonstances de navigation en nécessitent la fermeture. Ventiler est donc la grande indication d'hygiène en mer.

La salubrité des navires, abstraction faite du régime des équipages, dépend essentiellement de leur état hygrométrique, de leur degré d'encombrement, de leur aération et de l'accès plus ou moins facile qu'ils offrent à l'irradiation solaire. Sous tous ces rapports, l'architecture nautique a réalisé de grands progrès. D'un autre côté, les ordonnances, soit en diminuant l'effectif des équipages, soit en agrandissant les dimensions des bâtiments, ont successivement augmenté le cube d'emplacement attribué à chaque marin dans la capacité générale des logements à bord. Si l'on compare entre eux les bâtiments du commerce et ceux de l'État, on trouve que les premiers, quand ils sont de fort tonnage, l'emportent par leur salubrité sur les autres, et leur sont inférieurs quand ils sont de moindre importance. Les statistiques comparatives font ressortir, pour les navires à vapeur, une mortalité plus considérable que pour les navires à voiles; elles démontrent aussi leur réceptivité plus grande pour les foyers épidémiques (choléra, fièvre jaune, colique saturnine, etc.). Lors de l'expédition du Mexique, les navires à vapeur et la frégate cuirassée *la Normandie*, en particulier, ont payé le plus lourd tribut au typhus amaril. Toutefois, grâce à la rapidité des traversées, grâce surtout à la fréquence des relâches nécessitées par le besoin de renouveler le combustible, l'introduction de la vapeur, comme moteur marin, a diminué notablement la mortalité pendant les campagnes de mer. Ce progrès immense a permis d'entreprendre et de réaliser, sans pertes trop sensibles, des expéditions comme celle de Chine, entre autres, qui, avec des navires à voiles, eussent été ou chimériques ou suivies de désastres.

L'encombrement est inséparable de la vie nautique et augmente forcément à bord des bâtiments mixtes, c'est-à-dire ayant, outre la machine, une mâture puissante, comme on peut le voir par les fixations d'équipages, suivant le rang du bâtiment :

EFFECTIFS DES ÉQUIPAGES DES NAVIRES DE COMBAT ACTUELS.

| | | | | |
|---|---|---|---|---|
| *Vaisseaux cuirassés*... | Type *Solférino* ............. | 684 | hommes, | 2 batteries. |
| *Frégates cuirassées*... { | — *Flandre* .... ......... | 580 | — | 1 — |
| | — *Couronne*............. | 600 | — | 1 — |
| *Corvettes cuirassées*.. | — *Belliqueuse*............. | 300 | — | 1 — |
| *Frégates mixtes*..... { | — *Guerrière*......{ 420 à | 500 | — { | Encombrement plus grand. |
| | — *Thétis*........ { | | | |
| *Corvettes mixtes*..... { | — *Armorique*............. | 332 | hommes. | |
| | — *Primauguet*............. | 191 | — | |
| *Avisos*.......... .................... , de 74 à | | 152 | — | |
| *Canonnières* .......................... de 60 à | | 80 | — | |

2° *Recrutement et spécialités professionnelles à bord*. — **Jusqu'au milieu** du XVII° siècle, la marine se recrutait violemment par la *presse*. Sous Colbert (1668) fut instituée l'inscription maritime qui, sanctionnée et réglée par les lois des 15 mai et 31 décembre 1790, 13 mai 1791 et 3 brumaire an **IV**, assure à la flotte son contingent de serviteurs appropriés par leurs aptitudes originaires et acquises. Elle constitue une sorte de contrat entre les matelots soumis aux levées, depuis l'âge de 18 à 50 ans, et l'État, qui leur accorde en retour, avec le monopole de l'exploitation de la mer, une faible pension de retraite. A cet effet, ils sont partagés en quatre classes : célibataires, veufs sans enfants, hommes mariés sans enfants, pères de famille. Les levées comprennent, dans la proportion annuellement fixée, les hommes inscrits âgés de 20 à 40 ans, qui n'ont pas encore servi l'État, et, à leur défaut, les marins qui comptent moins de quatre ans de service. La flotte reçoit aussi un certain nombre de conscrits par la voie du recrutement militaire, et des engagés volontaires qui, âgés de plus de 16 ans, débutent comme apprentis-marins, et, plus jeunes, à titre de mousses. Les meilleurs matelots sont ceux des classes ou de l'inscription ; nés sur les bords de la mer, ils se façonnent, dès le jeune âge, aux exigences de la navigation. Les enrôlés volontaires et les apprentis-marins, enlevés aux campagnes et aux villes de l'intérieur, se font moins aisément à la vie du bord et ne s'y attachent guère. Les remplaçants figuraient, dans la marine, dans la proportion de 7 pour 100 ; vicieux à terre, ils étaient au moins rompus au service. Trois provenances principales, les Normands, les Bretons, les Provençaux, et trois catégories secondaires, les Saintongeois, les Gascons et les Basques, échelonnées sur le littoral maritime de la France, fournissent à sa flotte une admirable variété d'éléments physiques et moraux.

L'état de marin comprend, à bord des navires, un grand nombre de professions : 1° les unes s'exercent à l'air libre, comme celles de gabier, de canotier, de timonier, de mousse ; 2° les autres s'exercent dans l'intérieur du navire, soit dans les lieux habitables (fourriers, maîtres, domestiques), soit dans la cale (caliers, cambusiers, magasiniers) ; 3° d'autres, enfin, exposent en même temps à l'action d'une température très-élevée : gens de la machine, cuisinier de l'équipage appelé *coq*, cuisiniers, boulangers, forgerons. L'induction porte à croire, et l'observation établit que les professions du pont donnent le moins de malades et de morts ; les professions d'intérieur en donnent notablement plus ; le maximum pèse sur les chauffeurs et les caliers. Les gabiers qui, presque toujours perchés dans la mâture, sont les montagnards de la marine, résistent le mieux à toutes les influences pathologiques ; il est vrai que ce sont des hommes choisis et joignant à la vigueur et à la souplesse du corps un esprit franc, actif et résolu. Les statistiques, déjà si difficiles à établir pour l'armée de terre rencontrent, en ce qui concerne les marins, des difficultés insurmontables.

3° *Régime alimentaire*. — Les décisions les plus récentes du Ministre de la marine (24 janvier 1853 et 21 juillet 1860) ont réglé ainsi qu'il suit la distribution des rations et des repas à bord des navires :

COMPOSITION DE LA RATION DE CAMPAGNE.

| | | | |
|---|---|---|---|
| | Biscuit | 550 gram. |
| | ou Pain frais *donné par* | 750 — |
| | Farine d'armement | 550 — |
| | Conserves de bœuf | 200 — |
| | Lard salé | 225 — |
| | Viande fraîche | 300 — |
| Aliments solides | Légumes secs : Fayols, pois | 120 — |
| | Fèves décortiquées | 100 — |
| | ou Pommes de terre desséch. | 100 — |
| | Riz | 80 — |
| | Fromage | 100 — |
| | Café | 20 — |
| | Sucre | 25 — |
| Aliments liquides | Vin de campagne | 46 centil. |
| | Eau-de-vie, rhum ou tafia | 6 — |

**Assaisonnements.**

Condim. acides
- Choucroûte ..... 20 gram. par repas en légumes ou en riz.
- Achars ......... 75 décigram. par repas en légumes ou en riz.
- Oseille confite ... 10 gram. par repas en légumes ou en riz.
- Vinaigre ....... 5 millilitres.

Condim. gras.
- Beurre ........ 15 grammes.
- Huile d'olive .... 8 —

Condim. âcres.
- Moutarde....... 2 —
- Poivre......... 15 centigram.
- Sel........... 24 grammes.

Suivant la nature du repas.

Cette composition de la ration ne varie guère, dans le cours d'une campagne, que par des modifications fortuites qui résultent des ravitaillements. Voici la répartition, suivant les jours de la semaine.

Le déjeuner se compose invariablement de café, eau-de-vie, biscuit ou pain.

*Dîners.*

| | | |
|---|---|---|
| Biscuit | 183 gram. | Dimanche, lundi, mardi, mercredi, jeudi, samedi. |
| ou Pain frais | 250 — | |
| Vin de campagne | 23 centil. | |
| Conserves de bœuf | 200 gram. | |
| ou Lard salé | 205 — | |
| avec Fayols et pois | 60 — | |
| ou légumes desséchés | 18 — | |
| Fromage | 100 — | vendredi. |

*Soupers.*

| | | |
|---|---|---|
| Biscuit | 183 gram. | |
| ou Pain frais | 250 — | |
| Vin de campagne | 23 centil. | |
| Fayols | 120 gram. | 3 jours par semaine. |
| Pois | 120 — 2 — | — |

| | | |
|---|---|---|
| Fèves décortiquées................ | 100 — | } 1 jour par semaine. |
| ou Pommes de terre desséchées....... | 100 — | |
| Riz..... ................... | 80 — | 1 —     — |
| Choucroûte..... ............... | 20 — | } pour chaque repas du soir. |
| ou oseille confite................ | 10 — | |

De plus, le décret du 21 juillet 1860 accorde aux gens de la machine et aux soutiers, lorsque la machine fonctionne plus de douze heures consécutives, une seconde ration de biscuit (550 grammes) ou de pain frais (750 gr.) et de vin (46 centil.). Cette allocation est réduite de moitié quand la machine fonctionne pendant douze heures seulement ou moins de douze heures. Biscuit sec, sonore, et que l'on trempe avant de le consommer ; salaisons de bonne qualité, conserves de bœuf, viande fraîche, aliments divers, légumes comprimés, dont la conservation, due au procédé Appert et à l'industrie de Chollet-Masson, est une ressource pour les malades et les convalescents ; substances fraîches autant que l'on pourra s'en procurer ; condiments alliacés, âcres et aromatiques ; café, vin, malt et bière, que plusieurs navigateurs considèrent comme des antiscorbutiques ; *lime-juice,* qui jouit au plus haut degré de cette propriété, et qui devrait entrer dans les distributions quotidiennes, à partir d'un certain nombre de jours de mer ; choucroûte, comme ressource de variété et de salutaire stimulation ; tabac, enfin, dont la privation est presque insupportable à beaucoup de marins : tels sont les éléments du régime qui leur convient, et qui, secondé par d'autres mesures d'une hygiène éclairée, préserve aujourd'hui les équipages du scorbut. On a accusé les salaisons de produire cette maladie, mais Cook a conservé ses gens en bonne santé, malgré l'usage de ce genre d'aliments. Lind a même recommandé l'eau de mer comme antiscorbutique. Malgré ces données, l'usage prolongé et exclusif des viandes salées ne nous paraît pas étranger au développement du scorbut ; seulement, nous considérons cette maladie comme le résultat de causes multiples : uniformité du régime, défaut de nourriture végétale, dépression morale, sans omettre l'humidité froide, l'air stagnant et là privation de lumière, car il existe une identité parfaite entre cette affection des marins et le scorbut qu'on observe dans les prisons, les casemates, les villes assiégées. Le tarif alimentaire, pour les malades en mer, est empreint de libéralité.

La rapidité des traversées et la fréquence des relâches qui résultent de l'emploi de la vapeur comme moteurs marins ont rendu de plus en plus général l'approvisionnement en légumes frais et en bestiaux vivants. Il y a tout bénéfice pour l'État, et surtout pour la santé des équipages, à substituer la viande fraîche aux salaisons et aux conserves, quelle que soit la supériorité de leur préparation. Malheureusement, les limites de l'emplacement qui peut être accordé aux bestiaux, la difficulté de les maintenir en bonne santé et de leur donner une nourriture saine, restreignent beaucoup cette excellente mesure. Grâce aux perfectionnements des fours, les équipages ont au moins chaque jour un repas de pain frais à la mer, et souvent davantage.

Le tarif alimentaire pour les malades, à bord, est empreint de libéralité, comme le montre le tableau suivant :

RATION DU MALADE A BORD DU NAVIRE.

| DÉSIGNATION des ALIMENTS. | Poids, mesure et nombres. | QUANTITÉS A DISTRIBUER par repas à chaque malade selon la prescription du médecin. | | | | | OBSERVATIONS. |
|---|---|---|---|---|---|---|---|
| | | Pain | 3/4 | 1/2 | 1/4 | Soupe | |
| Pains frais............ ...... | Grammes | 375 | 281 | 187 | 94 | 50 | Le pain de soupe |
| Vin de campagne......... | Centilit. | 25 | 19 | 13 | 7 | » | est prélevé sur la |
| Viande fraîche désossée.. | Grammes | 140 | 105 | 90 | 60 | » | quantité prescrite. |
| Conserves { Mouton...... | — | » | 105 | » | » | » | Pour faire le bouil- |
| { Volailles..... | — | » | » | 80 | 60 | » | lon gras, il est fourni |
| Poule............... | Nombre. | » | » | 1/6 | 1/8 | » | 25 gram. de gelée |
| *Soupes.* | | | | | | | de viande, lorsqu'on |
| Bouillons gras.......... | Centilit. | 25 | 25 | 25 | 25 | 25 | ne peut pas délivrer |
| Soupe au pain.......... | — | 25 | 25 | 25 | 25 | 25 | de viande fraîche. |
| — au riz........... | — | 25 | 25 | 25 | 25 | 25 | Le beurre doit ser- |
| — julienne au maigre.. | — | 25 | 25 | 25 | 25 | 25 | vir à l'assaisonne- |
| *Aliments légers.* | | | | | | | ment du riz et des pâtes féculentes. |
| Riz.................. | Grammes | 60 | 45 | 30 | 30 | » | Le lait de conser- |
| Chocolat............. | — | » | » | 33 | 30 | » | ves, étendu de 20 cen- |
| Raisiné. ........... | — | 90 | 90 | 45 | 45 | » | tilitres d'eau, peut |
| Pruneaux............. | — | 100 | 100 | 50 | 50 | » | être prescrit, seul, |
| Fécule de riz.......... | — | » | » | 30 | 30 | » | pour servir de bois- |
| Tapioca.............. | — | » | » | 30 | 30 | » | son, ou pour prépa- |
| Gelée de pommes....... | — | » | » | 45 | 45 | » | rer le tapioca et la |
| Gelée de coings........ | — | » | » | 45 | 45 | » | fécule de riz. |
| *Assaisonnements.* | | | | | | | Il en est de même pour le sucre. |
| Beurre.. ........... | Grammes | 15 | 15 | 15 | 15 | » | |
| Lait conservé.......... | Centilit. | » | » | 20 | 20 | » | |
| Sucre.... .......... | Grammes | 15 | 15 | 15 | 15 | » | |

L'approvisionnement et la conservation de l'eau potable sont des questions de la plus haute importance en hygiène navale. L'usage des caisses de tôle, rendu réglementaire dans la marine française au mois de février 1825, a été un progrès immense et a rendu des services inappréciables aux marins. Vingt ans plus tard, la distillation de l'eau de mer est devenue pratique, grâce au système de cuisine distillatoire de Peyre et Rocher. Les cuisines distillatoires ont rendu d'autant plus de services que l'emplacement occupé par la machine à vapeur et les soutes à charbon venait singulièrement restreindre l'espace con- sacré antérieurement aux caisses à eau. Mais, en dehors de l'infériorité incon- testable que présentera toujours l'eau distillée sur l'eau potable de bonne qua- lité, on ne tarda pas à signaler les dangers sérieux que ces appareils, en raison de certaines défectuosités de leur construction primitive, pouvaient offrir pour la santé des marins. Ces dangers augmentaient surtout dans les régions équatoriales, lorsque la quantité d'eau ingérée devenait chaque jour plus grande en raison de l'élévation de la température, et que l'anémie, la cachexie palustre, contribuaient à débiliter l'organisme. En effet, la nature des tuyaux métalliques, au début uniquement formés de plomb dans certaines parties, ou étamés à un titre très-inférieur dans le reste de leur étendue, en cédant à l'eau des quantités notables de sels de plomb, donnait lieu souvent à toute la série des accidents de l'intoxication saturnine. C'est à partir de la généralisation des cuisines distillatoires à bord des bâtiments de guerre et du commerce que se multiplièrent ces épidémies de *colique sèche* qui donnèrent lieu à une foule de travaux de la part des médecins de la marine, et déterminèrent pendant plusieurs années une controverse très-animée. Les belles et persévérantes recherches de A. Lefèvre, directeur du service de santé de la marine à Brest, mirent hors de doute le rôle étiologique des divers composés du plomb, dans la production de ces coliques regardées, pendant longtemps, comme une névrose spéciale relevant uniquement des influences climatériques des pays chauds. A l'instigation de ce savant hygiéniste, une série de mesures adoptées par l'autorité vint mettre un terme à ces graves épidémies, et prémunir les équipages contre les dangers de ce métal insidieux (1).

Après des essais nombreux, tentés dans le but d'obtenir l'eau douce à l'aide d'un condensateur adapté aux machines motrices, l'appareil de l'ingénieur Perroy a été généralement adopté. L'eau, dans ce système plus ou moins modifié depuis le premier essai, sort aérée de l'appareil, et n'a plus ce goût empyreumatique qui rendait les eaux distillées si désagréables.

4° *Vêtement.* — Le marin a besoin de vêtements de laine qu'il doit changer dès qu'ils sont humides; une demi-blouse de toile cirée, recommandée par Foullioy et Laurencin, le garantirait contre la pluie et les embruns. A part cette lacune, le règlement a pourvu aux besoins du matelot. L'eau de mer imprègne les tissus d'une humidité tenace et comme poisseuse; l'eau douce est donc indispensable au lavage du linge et des vêtements, mais sa rareté ne permettait guère les deux lessives prescrites par semaine avant l'emploi de la chaudière distillatoire à bord des navires. Ordinairement le linge est lavé d'abord à l'eau de mer, puis rincé dans l'eau douce. Il faut désigner un réceptacle pour le linge sale que les marins entassent dans leurs sacs; leurs personnes mêmes doivent être soumises à des inspections journalières de propreté qui porteront sur leur tête, leur bouche, leurs mains et leurs pieds. La brosse à dents doit entrer dans le mobilier réglementaire du marin comme

---

(1) A. Lefèvre, *Recherches sur les causes de la colique sèche observée sur les navires de guerre français, particulièrement dans les régions équatoriales et sur les moyens d'en prévenir le développement.* Paris, 1859. — *De l'emploi des cuisines et appareils distillatoires dans la marine. Nécessité d'établir une surveillance hygiénique sur la construction et sur le fonctionnement de ces appareils.* Paris, 1862.

dans le sac du soldat. Les hamacs, tendus dans le sens longitudinal du navire, oscillent aisément et conservent leur centre de gravité malgré les agitations du vaisseau ; leur garniture se compose d'un matelas de laine ou mieux de crin, et d'une couverture de laine. Ils doivent être tendus assez loin des écoutilles et des cuisines. Il faut deux hamacs par matelot ; ils doivent être lavés tous les quinze jours ou tous les mois, et purifiés au chlore. Le cadre suspendu convient mieux pour les malades à bord.

5° *Travaux et mœurs.* — La nécessité d'un service non interrompu a fait diviser l'équipage en deux moitiés qui alternent et qu'on appelle bordées ou quarts ; la première bordée se couche au branle-bas du soir (7 heures), et se relève à 11 heures pour fonctionner jusqu'à 4 heures du matin ; elle se recouche alors jusqu'au branle-bas du matin. Chaque bordée a de cette manière un sommeil de 6 heures environ, c'est-à-dire un sommeil insuffisant ; aussi Keraudren a-t-il proposé de partager le service de jour et de nuit en trois quarts, et ce conseil est suivi généralement, quand les circonstances de navigation le permettent. Beaucoup de matelots trouvent la vie du bord moins dure et moins pénible que celle qu'ils menaient chez eux. Chaque navire a un certain nombre d'ouvriers, tirés des arsenaux ou choisis dans les levées de l'inscription maritime ; appliqués aux métiers nautiques (calfatage, voilerie, charpentage), ils appartiennent à la portion la plus vigoureuse et la plus résistante de l'équipage. Les surnuméraires (domestiques, cuisiniers, boulangers, agents de cambuse) que nous avons vu figurer pour une grande proportion dans les relevés de maladies et de décès, doivent ce triste lot et à la nature de leurs travaux et à leur défaut d'habitude nautique. Entre l'équipage et les officiers, se trouve l'utile et modeste classe des sous-officiers ou maîtres dont la condition hygiénique à bord est intermédiaire. Les travaux accidentels auxquels sont appliqués les marins ont pour but la visite et le nettoyage de la carène, le ravitaillement et le chargement. Les *ratiers*, placés sur un radeau pour fourbir les feuilles émergées du doublage et pour peindre les taches de la carène, ont les pieds dans l'eau et la tête au soleil ; les *plongeurs*, qui visitent la carène après les échouages, sont exposés aux effets de la compression atmosphérique et surtout au danger de la décompression subite (1) (voy. tome I, p. 400). Par le beau temps, il convient de faire monter souvent l'équipage sur le pont et de l'y abriter sous des tentes. Lind rapporte qu'un capitaine hollandais, transportant 200 hommes à la Nouvelle-Écosse, les empêcha de monter sur le pont et en perdit la moitié par maladie. Pendant les jours de calme, les exercices de l'art nautique entretiennent l'activité des matelots : il est nécessaire de ménager suffisamment leurs forces, afin de pouvoir compter sur eux dans les moments de danger. Plus la discipline navale a de rigueurs, plus les chefs doivent se montrer justes et dignes de l'autorité qui leur est attribuée ; si la faiblesse compromet le pouvoir, la brutalité despotique le rend odieux et

(1) *Archives de médecine navale*, t. III, p. 231.

dispose à la révolte. Au reste, le marin est un être à part ; rude, mais cordial et franc ; dépourvu de respect humain, mais plein d'une religion naïve qui s'exalte jusqu'à la superstition ; prodigue de sa vie sur mer dans les périls et à terre dans les excès ; dédaigneux des vanités luxueuses du citadin ; fier d'une profession qu'il ennoblit par un dévouement de tous les jours : tel est l'homme de mer que sa force de réaction préserve souvent des épidémies, meurtrières pour les soldats et pour les passagers. L'ivrognerie est le vice dominant des marins ; on a remarqué que les matelots bretons et normands sont surtout entraînés à ce vice, tandis que les méridionaux le sont aux excès génésiques. Un Rapport de Reynaud sur les maladies vénériennes au port de Brest établit qu'en 1852 et en 1853, un effectif moyen de 1641 hommes des équipages de ligne a fourni 443 vénériens par an ou 26,9 pour 100 ; la contagion syphilitique a donc atteint plus du quart des marins présents. En 1853, sur 142 901 journées d'hôpital, 43 386 appartiennent aux maladies vénériennes. L'onanisme est commun parmi les mousses. La séquestration maritime produit encore d'autres aberrations qui nécessitent la morale vigilance des chefs ; aux marins comme à certains livres il faut appliquer le critérium d'Horace : *ubi plura nitent...*

6° *Mortalité.* — Les matelots comme les soldats ont fourni de mémorables exemples de longévité ; mais ces faits n'ont pas de signification générale. Quant à la mortalité, on la voit diminuer à mesure que l'on se rapproche de l'époque actuelle, et varier dans un rapport étroit avec les mesures d'hygiène. Ainsi de Wert (1598) compte dans la mer du Sud une mortalité moyenne annuelle de 49,1 sur 100 ; celle de la flotte de l'amiral Lancaster (1610), due au scorbut, monte à 33,0 sur 100 ; la même maladie frappe la flotte de l'amiral Anson d'une mortalité moyenne annuelle de 96 sur 100, tandis que Cook ne perd en 1772 que 1,2, et en 1778 que 1,3. Le nombre moyen des décès annuels a été, dans les expéditions du capitaine Parry, de 0,7 en 1819, de 2,4 en 1821, et de 0,5 en 1824. L'enquête prescrite par les lords de l'amirauté, sur la mortalité et les maladies dans la marine anglaise de 1830 à 1837 (1), a fourni des résultats d'un haut intérêt. Déduction faite des accidents, l'influence des climats se montre comme il suit :

| Stations maritimes. | Décès sur 1000 individus. | |
|---|---|---|
| Amérique du Sud | 7,7 | |
| Indes occidentales et Amérique du Nord | 18,1 | |
| Méditerranée | | Moyenne générale des |
| Indes orientales | 15,1 | décès sur 1000 : |
| Cap et côte occidentale d'Afrique | 22,5 | 11,8. |
| Angleterre (service intérieur) | 8,8 | |
| — (services divers) | 10,3 | |

Des documents plus récents, il ressort que la moyenne de mortalité s'est encore abaissée (2).

(1) *Gazette médicale,* 1844, p. 379 et suiv.
(2) *Statistical Report of the Health of the Navy, for the year* 1865. London, 1868.

| Stations maritimes. | Décès sur 1000 individus. |
|---|---|
| Angleterre (*home station and Channel Fleet*) | 7,1 |
| Méditerranée | 8,2 |
| Indes occidentales et Amérique du Nord | 12,5 |
| Côte S.-E. d'Amérique (Brésil, La Plata) | 11,4 |
| Station du Pacifique | 7,2 |
| Côte occidentale d'Afrique (fièvre jaune) | 48,2 |
| Cap de Bonne-Espérance et Indes orientales | 15,0 |
| Station de la Chine | 23,2 |
| — de l'Australie | 10,7 |
| Missions diverses | 7,0 |

En 1865, sur un effectif de 51 210 hommes, il y a eu 580 décès, dont 416 par suite de maladies et 164 par accidents ou blessures. La moyenne des maladies a donc été de 11,3 pour 1000, ce qui donnait, sur l'année 1864, une amélioration de 2,7 pour 1000. La moyenne de mortalité par maladie a été de 8,1 pour 1000.

Ce chiffre n'est pas supérieur à celui de la mortalité de toute la population d'Angleterre; il est au contraire inférieur à celui des classes ouvrières prises au même âge dans les villes; et si l'on songe qu'une portion de l'effectif de la marine est employée sur les rives pestilentielles des Indes et de l'Afrique occidentales, on est tenté d'accorder une certaine vertu de préservation à l'air maritime, à l'économie générale des vaisseaux de guerre et à la direction du régime. Il y a 30 et 60 ans, le chiffre moyen des décès annuels de la marine anglaise était, non de 8,1, mais de 91 et même de 125 sur 1000. Boudin a essayé de démontrer, à l'aide d'une statistique qui comprend une période de trois années et les résultats fournis par les ma. 'ns stationnés dans la Méditerranée et en Espagne, que la mortalité de l'armée de terre l'emporte sur celle de l'armée de mer; mais 1° les éléments d'une statistique purement maritime de mortalité manquent encore (1); 2° quelques statistiques maritimes isolées ont dû peser trop dans ces calculs : ainsi, la mortalité au Sénégal et sur la côte d'Afrique est de 61,7 pour 1000 pour les troupes (Godineau, Boudin), et de 22,5 (Wilson) ou de 23,8 (Raoul) pour les équipages stationnés dans ces parages; 3° les divergences statistiques des auteurs quant aux décès d'une même colonie autorisent au moins le doute sur la valeur de leurs énonciations : ainsi, à la Jamaïque, les troupes perdent annuellement 29,7 d'après Mac-Tulloch, et 91,0 suivant Marshall; à Ceylan, 41,2 d'après le premier, et 18,3 suivant le second. Que si des recherches ultérieures et plus complètes viennent à confirmer aux marins cet avantage sur l'armée de terre, nous l'attribuerons plus particulièrement aux garanties de leur mode de recrutement par l'inscription, à la régularité plus grande de leurs travaux et de leur régime, à l'action plus constante et plus étroite de leurs chefs hiérarchiques sur leur bien-être et sur leur hygiène. En temps de guerre, le marin a son logement et sa nourriture assurés à bord; point de bivouacs, point de campements, point de marches pénibles sous un lourd fardeau de munitions et d'équipement dans

(1) Fonssagrives, *Traité d'hygiène navale*. Paris, 1856, p. 413.

les contrées insalubres, point de corvées journalières pour les vivres, le combustible, etc. Non que les périls et les privations manquent aux marins; mais dans certaines limites, ils trouvent en s'embarquant, ils conservent sous la main une somme de ressources et de bien-être que l'administration la plus active et la plus prévoyante ne peut toujours assurer au soldat en campagne.

Un mot, en terminant, sur les hôpitaux maritimes de France et sur l'hôpital à bord des bâtiments.

*Hôpitaux maritimes.* — La marine a de magnifiques hôpitaux dans les ports militaires; ceux de Brest, de Rochefort (situé hors de la ville), de Toulon (Saint-Mandrier, situé à l'entrée de la rade), sont des constructions monumentales dont l'étendue permet une trop grande réunion de malades, mais où l'hygiène la plus attentive veille au bien-être des malades. Ces établissements servent en même temps d'écoles à la médecine navale, et fonctionnent sous le contrôle et avec les garanties de la compétence scientifique la plus éprouvée. A diverses époques, des navires ont été transformés en hôpitaux flottants et ont rendu de grands services, soit pour le transport des malades, soit pour leur traitement dans l'atmosphère maritime et loin des foyers d'intoxication miasmatique qui infestent les côtes de l'Afrique méridionale, ou d'autres stations des tropiques. Thévenot, au Sénégal, a signalé l'utilité de cette pratique, depuis longtemps adoptée par les Anglais. En Orient, j'ai sollicité, dès les premiers temps (1854), l'installation spéciale de quelques frégates pour le service des évacuations par mer. Inutile de détailler ici les conditions de cet emménagement, qui nécessite la suppression de tout appareil militaire. Quelque précaution que l'on emploie, la navigation est pénible aux fiévreux, hasardeuse aux blessés, et cette considération d'humanité doit décider l'affectation, à cet usage, de navires d'une grande vitesse. En Orient, les blessés et les opérés que l'on renvoyait en France étaient embarqués comme passagers de 3e classe; j'ai demandé et obtenu, pour ceux qui avaient trop à souffrir de cette répartition, des places de 2e classe à bord des bateaux à vapeur. L'encombrement, si dangereux pour les passagers valides, l'est bien plus encore pour les malades. Il était excessif à bord de la plupart des bâtiments qui ont desservi, par mer, nos diverses stations en Orient, pendant la dernière campagne; celui qui m'a porté à Constantinople dépassait, de 250 hommes, l'effectif de sa contenance réglementaire. C'est ainsi que la frégate *la Calypso*, qui a transporté, de Sébastopol à Constantinople, plus de 3000 blessés, s'est convertie en un foyer de typhus. Fonssagrives voudrait que le chiffre des passagers fût fixé, pour les grands navires, au quart de leur équipage et au sixième pour les petits (1); malheureusement, les situations que la guerre engendre et multiplie, forcent souvent l'administration de passer outre aux prescriptions de ce genre; surchargée d'attributions et de devoirs, elle ne peut veiller avec la même précision à toutes les parties de tous les services.

(1) Fonssagrives, *Traité d'hygiène navale*. Paris, 1856, p. 208.

J'ai été amené, cependant, à penser qu'une extension d'attributions et la collation d'une autorité directe permettraient aux chefs propres du corps médical de réduire, dans une certaine proportion, la somme des maux inhérents à ces situations. En partant de Kamiesh, j'ai voulu moi-même accompagner une évacuation de blessés et de malades sur Constantinople et sur Nagara : c'est sur cette expérience, comparée aux résultats de tant d'autres évacuations plus ou moins néfastes, qu'est basée ma réflexion.

Depuis quelques années, la marine française possède de vastes transports-hôpitaux à vapeur qui, régulièrement, plusieurs fois par an, recueillent, dans les colonies de l'océan Atlantique, les malades et les convalescents auxquels le séjour dans les climats chauds deviendrait fatalement funeste. Récemment, à l'occasion de l'expédition que l'Angleterre a dirigée contre le roi d'Abyssinie, le gouvernement de cette nation a fait construire trois magnifiques bâtiments-hôpitaux modèles qui réunissaient les améliorations hygiéniques résultant des progrès modernes. On s'est efforcé de rassembler, dans l'étroit espace d'un navire, toutes les ressources, tous les perfectionnements que montrent avec orgueil les hôpitaux nouvellement édifiés dans les grandes villes de l'Europe et des États-Unis (1).

A bord des navires, un poste particulier n'est assigné aux malades que depuis un siècle environ (article 1068 de l'ordonnance du 25 mars 1765); jusqu'en 1810, ce poste était établi dans le faux-pont, c'est-à-dire dans un lieu difficile à aérer, obscur, où les malades s'infectaient mutuellement et ne pouvaient être visités qu'à la lueur d'une lampe. Les petits bâtiments n'ont point d'hôpital; mais le règlement y établit un poste, pour les malades, dans la partie de l'entre-pont qui avoisine le grand panneau, et, suivant les besoins, des dispositions particulières, pour les isoler, sont ordonnées par les capitaines de ces navires, à la suggestion des chirurgiens du bord. C'est un médecin de la flotte, Sper, qui démontra le premier combien il serait préférable, à bord des bâtiments qui ont une batterie, d'installer l'hôpital sur l'avant de celle-ci, sous le gaillard. Les principaux avantages qui résultent de cet emplacement sont : libre circulation de l'air, éclairage suffisant, nettoyage facile, possibilité de soustraire l'immersion des cadavres aux regards de l'équipage, isolement des malades, facilité du service des aliments par suite du voisinage des cuisines, etc. Plus tard (1822), un de ses confrères, J. N. Le Helloco, revint avec insistance sur cette affectation, qui fut rendue réglementaire en 1825 (article 84 de l'ordonnance du 12 février 1825). Actuellement, sur les bâtiments cuirassés, le compartiment réservé aux malades est placé sur le pont, à l'avant. C'est là une des meilleures innovations de cette catégorie de navires. Ces postes sont vastes, aérés, et surtout très-élevés au-dessus du niveau de la mer. On peut facilement y disposer huit à dix lits. Quand toutes les ouvertures sont fermées, chaque malade couché jouit encore de 11 mètres cubes d'air. La lumière et l'air y

_____

(1) Voy. *Archives de médecine navale*, t. X, p. 117.

pénètrent par plusieurs ouvertures, placées à l'extrémité avant, ou sur le pont. Aucun bruit ne vient plus gêner les malades, l'isolement est aussi complet que possible et le transport des blessés est rendu très-facile (1).

Les dimensions des hôpitaux des bâtiments cuirassés varient de 90 à 120 mètres cubes. Ces capacités répondent aux plus stricts besoins du service ordinaire, mais non aux prévisions épidémiques qu'il n'est pas possible de faire entrer dans le devis d'une construction nautique.

En temps de guerre, « les difficultés ne sont pas les mêmes dans la marine et dans l'armée; elles consistent surtout, après une bataille, dans le nombre des blessés, l'étendue du terrain qu'ils recouvrent et l'insuffisance des moyens de transport; c'est l'entassement, au contraire, qui entrave le service chirurgical après un combat sur mer. La position du matelot est meilleure que celle du soldat. Il n'a pas à craindre de rester en arrière et de tomber aux mains de l'ennemi, il n'a pas à subir de longues heures d'angoisse en attendant qu'on puisse venir à son secours, il est toujours sûr d'un abri, et, quelque meurtrière que soit la lutte, le nombre des chirurgiens et les ressources du bord suffisent pour faire face à toutes les éventualités; mais ces conditions, favorables à l'individu, sont un embarras pour le service... Dans cet étroit espace où sont entassés tant d'hommes et de matériel, le défaut d'espace est une difficulté permanente. L'action du combat, les dégâts causés par le feu de l'ennemi, amènent toujours un certain désordre que la présence des blessés vient augmenter encore. Il faut les faire disparaître le plus promptement possible du pont et des batteries qu'ils encombrent (2). » Nous renvoyons aux excellentes instructions du chirurgien distingué de la flotte, auquel nous empruntons ce passage, pour tout ce qui concerne les voies et les moyens de transport des blessés dans la cale ou le faux-pont, l'emplacement nécessaire aux opérations et aux premiers pansements, le local où des matelas seront disposés pour eux. Jules Rochard a tracé à ses confrères la marche à suivre dans les circonstances de guerre, avec l'autorité de l'expérience et du sens organisateur. Ce que coûtent les batailles navales, notre histoire le raconte; après le désastre de Trafalgar, il ne restait qu'une poignée d'hommes sur la plupart de nos vaisseaux pris par les Anglais; sur 700 matelots qui formaient son équipage, le *Fougueux* en avait perdu 400; l'*Intrépide* avait 308 hommes hors de combat; le *Redoutable*, avant de tomber, sous la forme d'un débris, aux mains des Anglais, comptait, sur 640 hommes d'équipage, 300 morts, 222 blessés, 10 aspirants tués et tout son état-major blessé. En général, les vaisseaux les plus engagés dans les luttes des guerres maritimes y laissent le tiers ou la moitié de leurs équipages, et plus. Voilà les chances de la guerre navale, quand elle se faisait à la voile et avec l'artillerie des temps passés: que seront-elles, avec le

(1) Quémar (C.). *Étude sur les conditions hygiéniques des bâtiments cuirassés* (*Arch. de médec. nav.*, t. V, p. 462).

(2) Jules Rochard, *Du service chirurgical de la flotte en temps de guerre*, mémoir de 101 pages annexé au *Traité de chirurgie navale*, par feu Louis Saurel, Paris, 1861.

secours de la vapeur, qui affranchit la marche des navires de toutes les influences extérieures, avec le choc de l'éperon qui arme les navires cuirassés,
les *Monitors*, et avec les perfectionnements qu'a reçus le tir des canons sous le
triple rapport de la puissance destructive, de la précision et de la portée!

### § 4. — Profession agricole.

Les influences générales de cette profession sont celles de l'air libre (voy. t. I,
page 614), des habitations rurales, des marais, des fumiers (voy. t. II,
p. 469). Les seuls fumiers d'étable représentent une valeur annuelle de
500 millions (1), que l'on se représente la surface totale d'évaporation
miasmatique développée par cette cause; d'autres, plus spéciales, dérivent du
genre des travaux : élève des bestiaux et vie pastorale, labours et grande culture, vignobles, pêcheries, exploitation des marais, défrichements, jardinage
et travaux légers de la campagne. Les effets que subit l'homme livré à ces différentes occupations se rapportent à l'attitude plus ou moins vicieuse du corps,
à la durée journalière du travail, à l'intensité des efforts proportionnellement à
la force de complexion et à la nourriture, à la nature du sol qu'il remue et
dont les émanations l'enveloppent, à l'action des qualités météorologiques de
l'air, à la spécialité des cultures, etc. Il est inutile de revenir sur ces divers
ordres de modificateurs précédemment étudiés. L'habitant des campagnes vit
plus frugalement que celui des villes; il mange moins de viande, mais plus de
pain et de laitage; son vêtement est plus grossier, son logement moins cher;
son chauffage consiste souvent en bois sec, bruyère ou chaume qu'il fait ra-
masser par les siens. On a calculé la dépense nécessaire d'une famille composée
du chef, de sa femme et de trois enfants ou de deux enfants et d'un vieillard.
Pour l'ouvrier des villes, elle monte à 860 fr. par an ; pour celui des campagnes, à 620 fr. (Bigot de Morogue, Villeneuve-Bargemont, de Gérando). Que
si l'ouvrier des campagnes gagne en outre le prix de ses outils, il se trouve au-
dessus du besoin; que si une diminution du prix des grains lui permet, comme
à l'ouvrier des villes, d'économiser de 35 à 40 fr., son aisance est proportionnellement plus grande, puisque son revenu s'est accru d'un vingtième au-
dessus de ses besoins habituels; remarquez encore qu'il gagne plus sûrement
620 fr. que l'ouvrier des villes 860 fr., l'industrie étant sujette à chômages et
les produits des fabriques étant d'un débit moins certain que ceux des exploitations agricoles. Nous avons signalé (t. I, p. 754) la composition du régime
de beaucoup de populations agricoles : il varie beaucoup d'une contrée à
l'autre. D'après Combes, il se compose en Bretagne de bouillies, crêpes et
galettes de sarrasin, de pain de froment, de seigle ou d'orge, de pommes de
terre, de beurre, de lait, et une fois par semaine de viande de bœuf ou de
porc salé. Dans la Haute-Garonne, il consiste en légumes, en salé, en pain de
froment et en bouillie de maïs. Dans le Nord le paysan déjeune avec du lait,

(1) De Forcade, *Moniteur* du 8 avril 1868.

du pain et du beurre, dîne avec la soupe au lard et de légumes, goûte avec du pain et du beurre, et soupe avec une bouillie ou une salade. Dans le département de l'Isère, soupe aux légumes, lait, fromage, pommes de terre frites ou assaisonnées, œufs, salade ; deux fois par semaine, du salé. Dans le Tarn, pain de blé ou de seigle, rarement du millet ; millas grillé quelquefois ; farine de sarrasin, pommes de terre, soupe à la viande de porc ou d'oies salés, etc. Dans les Landes, pain noir mal pétri, fait avec la farine de seigle et de maïs, sardines de Gallice, soupe de légumes et de lard rance, bouillie de maïs ou de millet appelée *escauton*, etc. A certaines époques de l'année, la nourriture devient plus abondante et plus azotée à la campagne pour aider aux travaux extraordinaires que nécessitent la fauchaison, la moisson, les vendanges, le battage des grains, les labourages d'automne et les semailles. C'est alors qu'un peu de vin s'ajoute au repas, luxe à peu près inconnu il y a 150 ans dans les campagnes, ainsi que nous l'apprend Vauban. Quelque imparfait qu'il soit encore, le régime de nos paysans est en voie d'amélioration. Du temps de Vauban le commun peuple ne mangeait pas de viande trois fois en un an ; dans la plupart des fermes, on en mange aujourd'hui deux fois par semaine, à la vérité dans une proportion insuffisante ; le pain de froment, autrefois presque inusité dans les campagnes, n'y est plus rare ; le pain d'orge et d'avoine non blutée a fait place généralement à celui de froment et de seigle ou d'orge ; l'introduction de la pomme de terre n'a pas seulement amélioré la nourriture féculente des paysans, mais elle leur facilite l'élève des porcs ; le beurre et le lait, qui se vendaient presque exclusivement dans les villes, se consomment en partie dans les campagnes (Bouchardat), etc.

En traitant des localités au point de vue de l'hygiène publique, nous avons signalé les différences de maladies, de naissances et de décès que l'on observe entre les villes et les campagnes. Charpentier (de Valenciennes) a fait ressortir dans les hameaux et les villages les effets plus meurtriers des épidémies que les villes y propagent. Gendron a insisté sur la contagion plus évidente de quelques petites épidémies dans les campagnes. La disposition vicieuse des maisons, l'encombrement qui y existe, le manque de soins éclairés, la privation ou le retard d'une direction médicale, etc., expliquent ces différences. Les causes de mort ne sont pas même enregistrées ; les inhumations sont autorisées sur les déclarations de décès faites par des personnes étrangères à la médecine.

Sous le rapport psychologique, les agriculteurs nous montrent l'influence torpide que les travaux continus exercent sur l'intelligence ; dispersés pour leurs travaux au milieu des champs, l'isolement les porte à l'égoïsme, à la méfiance, à la susceptibilité ; penchés vers le sol comme leurs bêtes de labour, se redressent-ils vers le ciel, c'est pour l'interroger sur le sort de leur moisson ; l'idée de la propriété les absorbe, et s'ils ignorent les grandes passions de la cité, ils sont dévorés par l'orgueil, par le sentiment de la vengeance, par l'envie des biens d'autrui ; ils prisent leurs enfants pour le secours qu'ils en tirent dans le travail des champs, aussi faut-il qu'une loi les force de les envoyer à l'école. Ce que l'instruction et le contact des sentiments généreux pourront sur leurs natures hébétées, le recrutement le démontre ; leurs fils acquièrent dans les rangs de l'armée tout ce qui manque aux pères, et c'est surtout pour les campagnes que l'armée peut devenir, comme nous l'avons dit, un instrument de régénération.

### § 5. — Professions à température élevée.

Une foule d'ouvriers (taillandiers, émailleurs, forgerons, fondeurs, boulangers, cuisiniers, mécaniciens, chauffeurs de machines à feu, raffineurs de sucre, etc.), séjournent habituellement dans une atmosphère dont la température, rarement au-dessous de 20 degrés centigrades, atteint fréquemment 40 et même 75 à 80 degrés ; la sécrétion de leur peau s'accroît d'une manière extraordinaire ; ils ont en général peu d'embonpoint et on les voit s'exposer à peine couverts à l'air froid du dehors, et cela avec une apparente impunité. John Davy a étudié les effets physiologiques que produit sur les chauffeurs la température d'une machine : la température extérieure étant à 26°,7 centigrades, le pouls à 60, la respiration à 15 et la chaleur du corps à 37°,17, il a vu, après un quart d'heure de séjour dans une soute à charbon où le thermomètre marquait 43°,89, le pouls s'élever à 83, la respiration à 16, la température de la langue à 37°,50 ; au bout de 25 minutes, le pouls était à 102, la respiration à 18, la température de la langue à 37°,89. Dans une autre expérience, il a vu le pouls monter à 142 pulsations et la chaleur du corps à 39°,5 centigrades. Rien de positif sur les maladies ou sur les différents genres d'imminence morbide qu'on impute à ces catégories d'ouvriers, si l'on excepte les lésions de l'appareil visuel (voy. t. II, p. 162), et la remarque faite par Esquirol que les professions qui exposent à l'action du feu envoient beaucoup d'aliénés à Charenton. On les dit sujets à l'anémie, suite des sueurs excessives et d'une hématose incomplète, au rhumatisme, aux congestions cérébrales, à l'apoplexie, à l'hypertrophie du cœur, au flux diarrhéique déterminé par l'ingestion immodérée d'eau froide, aux phlegmasies aiguës des bronches et du parenchyme pulmonaire ; mais la statistique n'a rien établi à cet égard. Lombard pense qu'ils succombent plus facilement que les autres ouvriers à la phthisie pulmonaire (127 sur 1000, au lieu de 114, moyenne des autres professions) : conclusion conforme à l'expérience générale qui signale l'air sec comme irritant ; mais les chiffres qu'il donne sont fort restreints, et sur les 47 fondeurs qu'il mentionne, aucun n'est mort phthisique.

*Manufactures d'armes.* — Desayvre (1), par une observation attentive de diverses catégories d'ouvriers, qui, dans la manufacture de Châtellerault, travaillent exposés de près à l'action du calorique rayonnant, est parvenu à déter-

(1) Desayvre, *Annales d'hygiène et de médecine légale*, 2e série, 1856, t. V, p. 73 et 341.

miner les lésions oculaires qui les atteignent. La température du foyer et la
distance à laquelle sont placés les ouvriers influent sur l'intensité de ces altérations. Les forgeurs de canons et de baïonnettes, les marqueteurs et les raffineurs, travaillent au *blanc soudant*, les forgeurs de garniture et de platine au
*rouge blanc*, les forgeurs de lames de sabre au *rouge rose*, les trempeurs de
l'arme à feu au *rouge cerise*, les trempeurs de l'arme blanche au *rouge cerise
foncé*. De tous ces ouvriers, les trempeurs de l'arme à feu sont les plus rapprochés du foyer; aussi ne travaillent-ils en moyenne que deux heures par jour.
Les forgeurs de lames de sabre ne soutiennent leur métier pendant longues
années (trente ans et plus) qu'en se restreignant à trois heures de travail par
jour. Pour la rapidité et la gravité du développement des lésions oculaires, ces
diverses spécialités se groupent sur l'échelle suivante : forgeurs de canons et de
baïonnettes, forgeurs de platine et trempeurs de l'arme à feu, puis trempeurs
de l'arme blanche ; en dernière ligne, les forgeurs de lames de sabre et les
monteurs de sabre. Chez 25 de ces ouvriers, la vue a été habituellement
trouble, 15 étaient devenus presbytes, 2 voyaient plus clair d'un œil ; tous
offraient un changement de coloration dans le fond de l'œil qui, au lieu de sa
teinte noire, avait un aspect nébuleux ou même blanchâtre. Chez 14, au lieu
de trois images dont on constate l'existence au fond de l'œil, quand ses membranes ont toute leur apparence et leur poli, on n'observait que la grande
image; chez les 11 autres, on voyait les deux images droites. Sur 49 cannon-
niers ou forgeurs qui, placés à 60 centimètres du foyer, roulent une lame de
fer rougie au feu sur une broche froide, 25 jeunes ou débutant dans leur profession n'ont fourni qu'un seul cas de maladie oculaire ; des 24 autres, plus
anciens, 15 souffraient de l'action du calorique rayonnant et des paillettes de
fer incandescent qui leur jaillissent aux yeux ; leur pupille était habituellement
rétrécie ; chez 6, la vue était notablement altérée; le fond de l'œil était terne,
d'une nuance de pellicule d'oignon, ou même d'un aspect blanchâtre; la presbytie avec affaiblissement de la vue existait chez 4. Une ou deux images manquaient chez 6 qui avaient la vue trouble; 4 ne laissaient voir dans leurs deux
yeux à fond blanchâtre que la grande image, présomption d'opacité de tout
l'appareil cristallinien; 1 était atteint de cataracte double.

*Fabriques de chaux.* — Les fabriques de chaux entraînent avec elles certains inconvénients qui les ont fait ranger dans la deuxième ou la troisième
classe des établissements insalubres, suivant que le travail y est continu ou
intermittent. Les ouvriers sont exposés à la fois à l'action d'une haute température, de vapeurs et de poussières irritantes. Chevallier (1) a constaté que
les fours à chaux chauffés au charbon de terre ou au coke exercent une
influence nuisible sur les récoltes voisines des fabriques, et en particulier sur
la vigne, les fruits et les prairies. La condensation des vapeurs provenant de la

(1) A. Chevallier, *Sur les dangers et inconvénients que présentent les fours à chaux*
(*Annales d'hygiène*, 1862, 2e série, t. XVIII, p. 345).

combustion du charbon de terre et de la buée dégagée des pierres calcaires sur les raisins donne lieu à des vins possédant une odeur et une saveur désagréable qui leur enlèvent au moins de la valeur, s'ils ne sont pas nuisibles à la santé. Le dégagement abondant d'acide carbonique provenant de la calcination de la chaux ne doit pas non plus être sans exercer une action fâcheuse sur la végétation.

*Verreries.* — Les ouvriers qui travaillent le verre sont exposés non-seulement aux effets nuisibles d'une haute température maintenue en permanence, mais encore par le fait même des opérations que nécessite la fabrication, ils peuvent se transmettre la syphilis. Les ouvriers souffleurs seuls courent des dangers, et le mode de propagation de cette maladie est du reste facile à saisir. « Trois individus », dit Diday (1) « sont obligés de souffler immédiatement » l'un après l'autre dans un tube de fer creux (la canne) qu'ils doivent étreindre » fortement avec les lèvres; la contagion, si ses éléments existent, est pour » ainsi dire fatale. » Pour enrayer cette propagation de la syphilis qui, à Rive-de-Gier, en 1862, avait pris des proportions considérables, on prescrivit de faire visiter tous les 15 jours par un médecin les ouvriers occupés à la fabrication du verre. Le docteur Chassagny, considérant avec raison cette mesure comme incomplète, proposa de placer entre la canne à souffler et la bouche de l'ouvrier, un intermédiaire, une espèce d'embouchure, et pour obliger les ouvriers à se servir de cet embout, Diday conseille de faire l'extrémité buccale des cannes trop grosse pour être admise dans la bouche.

*Chemins de fer.* — Nous croyons devoir dire ici quelques mots de l'influence des chemins de fer sur la santé de certains ouvriers, et en particulier sur celle des chauffeurs et des mécaniciens. D'après E. Duchesne (2), ces employés sont souvent atteints de courbatures, de rhumatismes, de névralgies, qu'ils attribuent aux vicissitudes atmosphériques auxquelles ils sont exposés. Duchesne a en outre décrit une affection qu'il regarde comme spéciale à ces ouvriers, et qu'il a appelée *la maladie des mécaniciens*; d'après lui, elle consisterait en douleurs sourdes, continues, persistantes, accompagnées d'un sentiment de faiblesse et d'engourdissement qui rendent la marche et la station debout très-pénible; il pense que ces symptômes dépendent d'une affection de la moelle épinière, et n'hésite pas à la rapporter à la station verticale trop prolongée, et à la trépidation continuelle et presque inévitable des locomotives. — D'autres médecins qui se sont occupés de cette question d'hygiène professionnelle, et plus spécialement Cahen, Oulmont, Devilliers, Bisson, Gallard, Pietra Santa (3) sont d'accord pour rejeter cette *maladie des mécaniciens*, et ce dernier a constaté au contraire « la bienfaisante influence des chemins de fer sur les

(1) Diday, *Gazette médicale de Lyon*, novembre et décembre 1862.
(2) A. Duchesne, *Des chemins de fer et de leur influence sur la santé des mécaniciens et des chauffeurs*. Paris, 1857.
(3) Dr Pietra Santa, *Étude médico-hygiénique sur l'influence qu'exercent les chemins de fer sur la santé publique* (*Ann. d'hyg.*, 1859, t. XII, p. 5).

» personnes qui, à priori, auraient dû éprouver de ce nouveau genre de loco-
» motion, les effets les plus désastreux. »

Nous ne croyons pas devoir nous montrer aussi optimiste. D'après des
observations qui nous sont personnelles, il est peu de mécaniciens qui, au bout
de dix ans de service, n'accusent un certain degré de parésie des membres
inférieurs.

### § 6. — Professions hygrométriques.

Un certain nombre de professions entraînent le séjour habituel dans l'eau
ou dans un air chargé de vapeur aqueuse : telles sont celles de pêcheurs,
laveurs de cendres, tanneurs, blanchisseurs, bateliers, lavandières, porteurs
d'eau, baigneurs ou plutôt guides des baigneurs à la mer, débardeurs ou dé-
chireurs de bateaux et de train, regratteurs ou ravageurs qui lavent les sables
des rivières pour en extraire les particules métalliques entraînées par les
égouts, etc. L'observation ayant démontré que les climats froids et humides sont
ceux où la phthisie exerce le plus de ravages, on pouvait croire que ces professions augmentent le nombre des phthisiques ; Benoiston est arrivé à cette
conclusion pour les blanchisseuses de Paris; Lombard, au contraire, a trouvé
à Genève ces professions au-dessous de la mortalité moyenne par phthisie.
D'après Hanover de Copenhague (*loc. cit.*), les ouvriers habituellement exposés
à l'air humide, ou qui manient des matériaux humides, sont rarement phthisiques (tonneliers, teinturiers, tanneurs, cordiers, ouvriers en tabac). Une opinion ancienne, partagée par Ramazzini, Richerand, etc., a accrédité la fréquence des ulcères atoniques chez les individus qui ont les jambes immergées
dans l'eau froide. Parent-Duchâtelet n'a constaté qu'un seul cas d'ulcère ato-
nique sur 670 débardeurs ; un grand nombre d'entre eux portent de larges
cicatrices provenant d'anciennes blessures, et qui n'ont aucune tendance à
se rouvrir ; en revanche, ils sont tributaires d'une maladie spéciale qu'ils appellent *grenouille*, et qui consiste dans un ramollissement avec usure et gerçure de la peau ; les extrémités supérieures en sont moins souvent le siége que
les inférieures ; il affecte surtout le talon et les espaces interdigitaux ; la peau
est profondément fendillée, usée, mâchée, en lambeaux, et le fond des crevasses, rouge, pulpeux et très-sensible, ressemble à une plaie récente : supportable dans l'eau, la douleur qu'elles occasionnent devient cuisante à l'air.
Cette lésion, que le repos seul guérit, atteint plus de la moitié des ouvriers,
presque toujours les mêmes, et se développe sous l'influence de toutes les
causes débilitantes, particulièrement par la chaleur de l'eau ; aussi est-elle
plus rare en hiver qu'en été, et dans les eaux courantes que dans les canaux
ou bassins à eaux immobiles ; pour s'en préserver, les ouvriers saupoudrent
leurs souliers de tan, ou se lavent matin et soir avec une forte décoction
d'hièble, ou simplement avec du vinaigre. Ramazzini et Patissier attribuent
encore aux ouvriers qui travaillent dans l'humidité, des catarrhes, des fluxions
de poitrine, des coliques, des rhumatismes, des fièvres intermittentes ; aux

blauchisseuses les dérangements du flux menstruel, etc. Dans un travail sur
l'hygiène des blanchisseuses (1), le docteur A. Espagne, professeur agrégé
à la faculté de Montpellier, n'a pas confirmé cette dernière assertion. D'après
cet auteur, l'immersion jusqu'à mi-jambe, jusqu'aux genoux ou jusqu'à la
ceinture, avant et après le repas, en toute saison, devient bientôt inoffensive,
à tel point que celles d'entre elles qui rafraîchissent à la rivière *pendant
leurs règles*, n'en éprouvent aucun trouble, ni dans la santé générale
ni dans la régularité de l'écoulement menstruel. Cependant il faut reconnaître que, par le fait même de leur profession, les blanchisseuses sont
assez sujettes aux affections rhumatismales, aiguës ou chroniques, articulaires,
musculaires ou viscérales. Enfin les efforts violents auxquels se livrent ces
ouvrières, occasionnent assez souvent des prolapsus utérins.

Le séjour prolongés dans la mer agit-il comme le séjour dans l'eau des rivières? Les guides des baigneurs à la mer répondent à cette question. J'ai fait
sur eux, pendant deux étés à Dieppe, des observations multipliées et une
sorte d'enquête dont voici sommairement les résultats : de la fin de juillet
jusqu'au 10 septembre ils passent en moyenne sept à huit heures par jour à
la mer, immergés jusqu'au-dessus de la ceinture, souvent jusqu'aux aisselles,
en butte aux vagues par les gros temps, etc. ; en juin, et du 10 au 30 septembre, la durée moyenne de leur immersion journalière est de trois heures.
Les hommes de faible complexion ne résistent pas à ce métier ; les troubles
de la respiration et de la circulation les obligent à y renoncer ; il en est de
même des ivrognes. Tous éprouvent, au début de cette pratique, de la dyspnée
et de l'anxiété précordiale qui nécessitent des suspensions de travail. Forcés
d'entrer dans l'eau après leurs repas, ils finissent par s'habituer à cette épreuve.
Au retour de chaque saison de bains, après une interruption de neuf mois
passés à d'autres travaux, ils ressentent encore quelques troubles épigastri-
ques et dyspnéiques, sorte d'acclimatement annuel assez comparable à celui
des marins qui, reprenant la mer après un long débarquement, lui payent le
tribut de novice. Ils perçoivent dans les parties immergées une impression de
froid qui va jusqu'au frisson par les temps de grosse mer avec abaissement de
la température. J'ai relevé fréquemment chez eux la température sous la langue ou dans l'aisselle au moment où ils sortaient de l'eau ; j'ai toujours constaté un abaissement : 36 degrés centigrades chez un baigneur de 60 ans,
36°,5 chez un autre peu ancien, et âgé de 39 ans, 37 degrés et 37°,5 chez
d'autres. La durée de l'immersion, l'âge, la force de constitution, l'habitude,
et surtout la température atmosphérique, interviennent le plus dans ces résultats. Dans les beaux jours de l'été, rien de pareil ; mais au sortir de l'eau, ils
se refroidissent, probablement par l'évaporation du liquide qui imbibe leurs
vêtements ; cette sensation est plus intense et les atteint même à la mer, s'ils y

---

(1) A. Espagne, *Observations sur quelques points de l'industrie et de l'hygiène du
blanchissage* (*Montpellier médical*, 1864, t. XII).

entrent à jeun. La réaction s'opère chez eux à la fin du jour et pendant toute la nuit, à la faveur de la température du lit ; ils la passent à transpirer. Ce phénomène est commun à tous les guides ; la sueur de nuit est assez abondante pour les forcer de changer de chemise ; elle ne les débilite pas, ils la considèrent comme favorable à leur santé : « c'est ce qui nous sauve », me disait l'un d'eux. La sécrétion urinaire est notablement augmentée pendant la durée de leur séjour dans l'eau. Point de congestion vers la tête, point de céphalalgie ni de vertiges ; point d'éruptions, d'ulcères ni de varices. L'œdème des pieds et du bas des jambes se montre assez souvent chez eux, mais à titre de symptôme passager ; ils l'attribuent plus à la station prolongée qu'à l'action de l'eau. Les affections rhumatismales sont, avec cet œdème, les seules qu'ils accusent ; elles atteignent surtout les membres inférieurs ; mais pour leur explication étiologique, il faut tenir compte, non-seulement du froid humide qui impressionne les baigneurs, mais encore de la violence et de la continuité de leurs exercices musculaires. Ce qui achève d'ailleurs de prouver leur bonne santé habituelle, c'est qu'en hiver ils se livrent à d'autres métiers pénibles, pêcheur, cordeur, etc. Sur 24 baigneurs attachés à l'établissement de Dieppe, il n'a fallu, en dix-huit ans, renouveler que le tiers ; dans cette même période de temps, ils ont donné 3 décès dont 1 par anévrysme, 1 par *delirium tremens*, 1 à la suite d'une suette miliaire qui a régné épidémiquement. L'un de ces baigneurs compte trente-cinq ans de service, l'autre trente ans, etc. (1).

L'hygiène des ouvriers qui travaillent dans l'humidité se résume dans l'usage des vêtements de laine et de toile cirée, et d'une nourriture fortifiante. Quant aux établissements où s'exercent les professions, comme les lavoirs, les buanderies, etc., ils exigent une ventilation suffisante pour enlever la buée qui, dans les temps froids et humides, devient une cause d'insalubrité et d'incommodité, un sol imperméable à l'eau et assez incliné pour en empêcher la stagnation, des murs qui résistent aux infiltrations et à l'action destructive de l'humidité. Les eaux qui s'écoulent de ces ateliers ne doivent pas séjourner sur la voie publique ; elles produiraient en été une odeur infecte, en hiver une accumulation de glaces, en tout temps la dégradation du pavage. Là où des égouts existent, il faut exiger que les eaux s'y déversent au moyen de conduites souterraines ; là où ils manquent, que les ruisseaux soient bien pavés et aient une pente suffisante. Il ne faut pas considérer comme des eaux simples et propres à laver les ruisseaux, celles qui proviennent des blanchisseries et des lavoirs publics ; chargées de savon et de matières animales, elles fermentent et donnent naissance à de l'ammoniaque, à de l'hydrogène sulfuré ou à du sulfhydrate d'ammoniaque qui, dans leur courant gazeux, entraînent en dissolution des miasmes putrides d'une odeur très-méphitique. Les eaux contenant des principes acides, alcalins ou autres, peuvent détériorer les

---

(1) Michel Lévy, *Sur les effets de l'immersion prolongée dans l'eau de mer* (*Annales d'hyg. et de méd. légale*, 2e série, 1861, t. XV, p. 241).

tuyaux métalliques et les canivaux de maçonnerie ; aussi est-il nécessaire de les neutraliser ou de les modifier avant de les écouler dans les conduites souterraines.

### § 2. — Professions qui mêlent à l'air des matières animales.

Ces professions ajoutent à l'air des matières animales d'origine diverse, tant sous forme de vapeurs et d'émanations qu'à l'état de poussières plus ou moins divisées ; la plupart d'entre elles nécessitent en même temps la manipulation ou le contact de substances animales fraîches et putrides, brutes ou dénaturées par l'industrie (bouchers, équarrisseurs, garçons d'amphithéâtre, tanneurs, boyaudiers, mégissiers, égoutiers, vidangeurs, fossoyeurs, etc.). Les faits publiés par le docteur Warren et Parent-Duchâtelet tendent à décharger ces professions de toute espèce de dangers pour ceux qui les exercent. Dans les épidémies de fièvre jaune à Boston (1798), et à Philadelphie (1795), les bouchers, quoique établis au centre du quartier ravagé, n'ont offert, la première fois, que 1 cas, et la seconde 3 sur 100. Bancroft remarque que les chandeliers et les savonniers, malgré la graisse putréfiée dont ils se servent, échappent aux épidémies et se portent bien. Les tanneurs, corroyeurs, chamoiseurs, travaillent en été des peaux que la décomposition a rendues verdâtres, sans autre risque que celui des affections charbonneuses qu'ils peuvent contracter ; les marins des vaisseaux baleiniers jouissent d'une santé proverbiale, au milieu des émanations fétides. Rusch et Clarke attribuent aux fossoyeurs une sorte d'immunité contre les fièvres malignes. Les mémoires de Parent-Duchâtelet sur les salles de dissection, sur les chantiers d'équarrissage, sur l'enfouissement des animaux morts, etc., sont remplis d'observations du même genre. Guersant et Labarraque signalent la santé florissante des ouvriers boyaudiers, quoiqu'ils vivent dans un air fétide et toujours en contact avec des intestins mis depuis longtemps en macération. On oppose à ces auteurs l'autorité de Navier, Lassonne, Vicq d'Azyr, Pringle, Desgenettes, Vaidy, l'opinion de Fourcroy et de Berzelius, sur la nature inconnue des combinaisons fétides organiques, les expériences de Gaspard et Magendie, qui ont produit une sorte d'empoisonnement typhique chez les animaux en leur injectant des matières putrides, et qui ont déterminé une progression croissante de phénomènes graves par l'injection de putrilages végétaux, d'animaux herbivores, d'animaux carnivores, de poisson pourri. Nous avons déjà exprimé un jugement sur ces faits en apparence contradictoires. Rappelons qu'il faut distinguer ici : 1° l'expansion des émanations animales dans l'air vague, ou leur concentration dans des enceintes plus ou moins fermées ; 2° l'état frais, ou la putréfaction plus ou moins avancée des matières qui fournissent ces émanations ; 3° le degré d'aisance des ouvriers, leur âge, leur force de réaction, leur nourriture, leur aptitude individuelle à ressentir ou à neutraliser l'effet des émanations animales ; enfin, leur acclimatement dans l'atmosphère qui en est saturée. Les bouchers réunissent toutes les conditions avantageuses, viandes fraîches, diffusion des produits qui s'en dégagent par volatilisation, régime fortifiant, etc. : quoi d'étonnant à les voir en rubiconde santé? Que l'on examine, d'après les points de vue précités, les différentes professions nommées plus haut; presque toutes trouvent, ou dans la dissémination des miasmes, ou dans des conditions spéciales, ou dans l'aisance des ouvriers, l'explication de leur innocuité. Il n'en est pas de même pour les fossoyeurs qui exhument des débris de cadavres ; aussi courent-ils alors des dangers que l'on n'écarte d'eux qu'à force de précautions (voy. page 457). Les fosses d'aisances, les égouts qui n'ont pas été curés depuis longtemps, s'éloignent aussi des conditions d'innocuité, et c'est ce que personne ne nie, pas même Parent-Duchâtelet (voy. page 438). Nous avons indiqué les règles d'hygiène applicables aux amphithéâtres, aux lieux d'équarrissage (page 454), aux fosses d'aisances, aux vidangeurs et égoutiers. Les émanations animales ont-elles un pouvoir de préservation contre la phthisie? On connaît l'ancien usage de loger les phthisiques au-dessus des étables. Lombard a trouvé que les ouvriers entourés d'émanation animales sont environ deux fois moins sujets que les autres à contracter la phthisie pulmonaire.

Une foule d'ouvriers vivent au milieu des poussières animales de toutes sortes : tels sont ceux qui travaillent la laine et la soie, les chapeliers, les couverturiers, les brossiers, les fourreurs, les matelassiers, les plumassiers, les cardeurs, etc. Parent-Duchâtelet, après avoir constaté le bon état de santé d'ouvriers vivant au sein de poussières épaisses d'origines diverses, pose en principe qu'elles peuvent ne nuire qu'aux individus en proie ou au moins prédisposés à la phthisie pulmonaire. Lombard place, au contraire, en seconde ligne des causes de phthisie, et immédiatement après les poussières fines et dures, les substances filamenteuses, comme celles qui servent au travail des cardeurs, des fileurs, des plumassiers et des brossiers; toutefois les chiffres sur lesquels il a opéré sont trop limités.

Le *battage à la main des laines teintes ou chaulées*, qui n'ont pas été bien lavées, et le *peignage à sec des couvertures* pour les garnir de poils à leur surface, sont des opérations qui, pénibles par les efforts de bras qu'elles nécessitent, donnent lieu à un dégagement de poussières capable d'occasionner des affections pulmonaires ou de les aggraver, et d'en hâter la terminaison funeste; le battage des laines à la mécanique est exempt d'inconvénients. Nous renvoyons à l'ouvrage de Villermé pour les détails relatifs à la santé des ouvriers qui travaillent dans les manufactures de laine. Il n'a pas vu, comme le prétend Patissier, les ouvriers qui travaillent debout, être atteints de varices, d'ulcères aux jambes, ni les foulonniers sujets aux anévrysmes du cœur. Les peigneurs de laine éprouvent des maux de tête à cause du charbon de bois qu'ils brûlent dans leurs fourneaux; on leur a conseillé de placer ces fourneaux sous une cheminée à tirage énergique; dans le peignage à la mécanique, la vapeur d'eau remplace le charbon. Les laines d'Angleterre, lavées sur le dos même des moutons, n'ont pas cet inconvénient. Le lavage des laines dans les cuves, leur dégraissage dans une eau chaude alcaline, leur séchage, leur teinture, sont des travaux qui se font à l'air libre ; leur battage, soit par les mécaniques appelées *diables* ou *loups*, soit à l'aide de baguettes, produit une poussière nuisible, mais qui, en plein air ou dans des ateliers à fenêtres ouvertes, fournit peu à l'absorption. Le peignage à l'aide de peignes d'acier chauffés sur des fourneaux, qui dans certains ateliers manquent de cheminée d'appel ou de tuyaux de tôle, communiquant à l'extérieur, donne assez souvent lieu à des accidents d'asphyxie qu'il est aisé de prévenir.

Patissier avance que les trieurs et laveurs de laine en suint sont sujets au charbon et à la pustule maligne, mais les ouvriers ont assuré le contraire à Villermé; toutefois les trieurs qui manient les laines avant tous les autres exécutent un travail immonde, et répandent autour d'eux l'odeur du ranci des toisons.

La *chapellerie* emploie les poils les plus propres au feutrage, castor, loutre, chameau, lièvre, lapin, laine de cachemire, de vigogne et des agneaux de deux ans. La provenance des toisons peut avoir son danger ; Guérard (1) a visité une femme découpeuse de poils de lapin et chez laquelle un œdème charbonneux, développé à la paupière, avait envahi la face, le cuir chevelu et le cou. Une fois nettoyées, peignées, battues (*dégalage*) et débarrassées des longs poils qui ne sont pas susceptibles de se feutrer (*ébarbage et éjarrage*), ces toisons sont soumises aux opérations suivantes : 1° au *sécrétage* qui consiste à frotter les peaux avec une brosse à poils de sanglier imbibée d'une solution de nitrate de mercure ainsi composée : 7 à 8 parties de mercure pour 60 d'acide azotique; on ajoute 3 à 4 parties d'acide arsénieux et de 1 à 3 de sublimé et l'on étend la solution complète dans deux ou trois fois son volume d'eau : cette opération préparatoire permet à l'ouvrier de couper ou d'arracher facilement les poils; 2° à *l'arçonnage* ou battage à l'arçon (l'arçon est une espèce d'arc fixé au sol et relié par une corde qu'on fait vibrer sur les poils afin de les agiter et de les feutrer) ; 3° au *batissage* ou premier feutrage : c'est dans cette opération qu'on humecte les poils réduits en duvet par l'arçonnage; 4° enfin à la *foule* qui termine le feutrage : après avoir été trempée dans une cuve remplie d'eau acidulée avec du tartre (lie de vin) ou avec de l'acide sulfurique l'étoffe feutrée est pressée et foulée en tous sens pendant trois ou quatre heures avec un rouleau de bois puis avec les mains.

Le *dressage* sur une forme, la *teinture* et l'*apprêt* complètent ces opérations.

Pendant la préparation du nitrate acide de mercure il se dégage d'abondantes vapeurs hypo-azotiques. Quoi qu'en ait dit Parent-Duchâtelet, l'arçonnage est une opération à juste titre réputée insalubre. Pendant qu'on l'exécute, l'air de l'atelier se trouve rempli de poils et de poussières, imprégnés de nitrate acide de mercure et d'acide arsénieux qui agissant sur les mains, les paupières et les orifices des muqueuses et des bronches peuvent déterminer des accidents graves et variés. En même temps, les ouvriers absorbant du mercure sont exposés aux effets de l'intoxication hydrargyrique et en particulier

(1) Guérard, *Rapport général du Conseil de salubrité de Paris*, 1848.

au tremblement (1). Pendant l'opération de la foule les ouvriers sont forcés de se tenir les mains dans des eaux acides qui amènent des crevasses et des gerçures et d'un autre côté les émanations des bains acides, en pénétrant dans les bronches, déterminent souvent des inflammations aiguës des organes thoraciques. En outre, quand les toisons ont été trempées dans la lie de vin, il s'élève des cuves des buées d'une odeur insupportable ; l'eau aiguisée d'acide sulfurique n'a pas cet inconvénient.

Pour rendre cette profession moins insalubre, il faut recourir à une ventilation énergique des ateliers et employer pour arracher les poils la machine imaginée par Chaumont et que l'on nomme *essoreuse*. Pappenheim voudrait que l'on interdît l'emploi de l'acide arsénieux et que le brossage eût lieu à l'air libre. La poussière noire qui se dégage à flots par le battage du feutre après sa teinture, est une autre cause d'incommodité qui justifie le classement des chapelleries dans la deuxième catégorie.

*Soie.* — Dans les manufactures de soie, deux opérations compromettent gravement la santé des ouvriers : le tirage des cocons et le cardage de la filoselle ; de pauvres femmes, assises toute la journée dans la saison des plus fortes chaleurs, auprès d'un fourneau et d'une bassine d'eau bouillante, tirent la soie des cocons, au milieu des émanations infectes de la chrysalide ; et d'autres, plus misérables encore, les aident, sous le nom de *tourneuses*, en faisant marcher à bras leurs dévidoirs. Vincens et Baumes (1) les disent sujettes aux fièvres putrides, aux congestions pulmonaires, à l'hémoptysie, à une sorte de bouffissure du visage, à l'enflure des jambes et des pieds, aux furoncles, à des tumeurs qui ressemblent à l'anthrax, etc. Le battage et le cardage des débris de cocons séchés au soleil (filoselle ou frisons) soulèvent des poussières malsaines. Au rapport de Boileau de Castelnau et de tous les médecins du pays de Nîmes, les cardeuses de la filoselle sont pâles, ont les yeux rouges, une toux fréquente, presque continuelle, et sont attaquées d'ophthalmie chronique, d'hypertrophie du cœur, de phthisie pulmonaire ; les plus intrépides ne peuvent continuer ce métier au delà de quarante-huit à cinquante ans. Ces observations concordent avec celles de Vincens et Baumes et avec celles de Ramazzini, qui attribuait une âcreté particulière aux cadavres des vers à soie. Pendant le dévidage, des cocons, le contact de l'eau bouillante où ils sont plongés détermine dans les derniers temps surtout un gonflement avec ramollissement de l'extrémité des doigts, et parfois des crevasses et des abcès. Sous le nom de mal de vers ou de mal de bassine, le docteur Potton, de Lyon (3), a décrit une éruption vésiculopustuleuse qui se montre à la naissance et dans l'intervalle des doigts ou sur le dos et dans les plis de la main ; cette éruption dure cinq ou six jours quand

(1) André Chevalier, *De l'intoxication par l'emploi du nitrate acide de mercure chez les chapeliers.* — *Thèse de Paris,* 1860, n° 194.

(2) Vincens et Baumes, *Topographie de Nîmes,* 1802.

(3) Potton, *Recherches et observations sur le mal de vers ou mal de bassine, qui attaque exclusivement les fileuses de cocons de vers à soie.* Lyon, 1852.

elle est bénigne ; le plus souvent elle a une durée moyenne de quinze jours et
s'accompagne de vives douleurs ; parfois elle se complique de phlegmons très-
graves. Les lotions astringentes modèrent ce mal qui paraît n'être point sujet
à récidive ; les ouvrières qui l'ont eu jouissent ensuite d'une sorte d'immunité. Il est à désirer que des machines remplacent un jour le travail de la
main dans les deux opérations dont nous venons de parler. Depuis l'émission
de ce vœu (deuxième édition), Alcan et Linet ont appliqué la vapeur au dévidage des cocons, et ont ainsi apporté un notable amendement aux conditions
sanitaires de l'industrie séricicole. L'orgasinage ou moulinage de la soie paraît
être un métier tout à fait innocent.

*Crins.* — De même qu'il faut bien laver les laines avant le battage, pour en
rendre la poussière moins abondante et moins désagréable à l'odorat, de même
il faut, au déballage, assainir les crins et les laver à la vapeur de l'eau bouillante. Un homme est mort à l'hôpital de Seez, pour s'être servi d'un mouchoir dans lequel il avait conservé longtemps les crins d'une jument (Huzard).
En effet, les crins, imprégnées de sécrétions cutanées, de sang, salis par les
matières fécales qui s'échappent au moment de l'abatage ou de la mort naturelle, sont mis en ballots pour être expédiés du Brésil, de Buénos-Ayres ou de
la Russie ; ils donnent une poussière de débris animaux fermentés, altérés,
qui, respirée en grande quantité, peut agir comme un poison, sans que les
animaux soient morts de maladies contagieuses. Dans les prisons de Metz, la
plupart des détenus sont employés à battre, à éplucher et tirer le crin. Outre
la toux et l'irritation perpétuelle des bronches que la poussière entretient chez
eux, ils absorbent les émanations délétères qui se dégagent des crins de qualités inférieures. Le docteur Ibrelisle, de Metz, a observé chez quinze d'entre
eux des éruptions furonculeuses, chez sept des anthrax, dont plusieurs fort
graves, et chez les autres des tumeurs intermédiaires entre le furoncle et l'anthrax (1). Si dans les ateliers libres ces accidents ne surviennent point, c'est
que le déballage et le battage ont lieu en plein air ; les crins sont triés à la
main, peignés par un procédé mécanique, filés, puis soumis à l'ébullition dans
une chaudière à robinet inférieur qui déverse immédiatement les eaux dans
un conduit souterrain ; ensuite ils sont séchés et frisés.

Dans les ateliers de *brosserie*, le travail des carottes de soies de porcs peut
donner lieu à quelques accidents que l'hygiéniste doit connaître. Pour débarrasser la carotte de la poussière qu'elle contient, l'ouvrier après l'avoir déliée,
en saisit successivement quelques portions et les froisse vivement entre les faces
palmaires de ses deux mains. Cette opération donne lieu à la production d'une
quantité considérable de poussière dans l'atelier. Après que les soies ont été
insérées en petits pinceaux dans les trous du dos de bois ou de la *patte ;* on
les égalise à l'aide de ciseaux appelés *forces*, et cette opération a encore pour
résultat la production d'une poussière très-fine. Pour combattre le développe-

(1) Ibrelisle, *Sur les accidents qui peuvent résulter de la manipulation des crins.*
(*Annales d'hygiène*, 1845, t. XXXIII, p. 339.)

ment de la poussière au moment de l'ouverture de la carotte, il faut humecter légèrement celle-ci avec de l'eau ou la soumettre à l'action de la vapeur. Il est indispensable aussi dans les ateliers de brosserie de prescrire une ventilation énergique (1).

Les *tanneries*, *mégisseries*, *corroieries*, sont des foyers d'émanations animales qu'on laisse multiplier dans les villes. Les peaux sont apportées fraîches ou en vert, c'est-à-dire très-odorantes ; salées et séchées, elles subissent ensuite un traitement par la chaux ou par l'action de la vapeur, d'un courant d'eau chaude ou simplement celle de l'eau courante ; ces opérations qui facilitent le grattage des poils, constituent le travail de rivière. Les peaux ainsi préparées sont mises en couche avec du tan (écorce de chêne broyée) ou de l'alun ; c'est le tannage, suivi du séchage et du graissage à l'aide du suif fondu ou de l'huile de dégras. Les manipulations des corroyeurs et des maroquiniers, moins compliquées, sont l'humectation, le battage, le graissage et la teinture des cuirs. On voit que cette industrie produit une grande quantité de résidus organiques, solides et liquides, très-putrescibles, et devenant presque toujours pour le voisinage une cause d'insalubrité par l'omission ou l'observance difficile des précautions nécessaires. Les citernes d'eaux sales, les plains, les cuves, les fosses, doivent être étanchés ; les cours et dépendances pavées de grès rejointoyé avec une pente suffisante pour l'écoulement des eaux dans la citerne ; les eaux grasses doivent s'écouler par des conduits souterrains ou être transportées dans des tonneaux bien fermés jusqu'à un cours d'eau où l'on puisse les déverser. La bourre et la tannée ne doivent pas être conservées dans l'intérieur des usines. Les mégissiers sont exposés à deux maladies des doigts, décrites par Armieux (2) : la première, dite *choléra des doigts*, consiste en une ecchymose de la partie interne des doigts, où la peau finit par s'ulcérer ; de là, au contact de la chaux, des souffrances atroces ; la seconde, nommée *rossignol*, plus douloureuse encore, consiste en un trou capillaire à l'extrémité des doigts, dû à l'amincissement de la peau corrodée par la chaux, et mettant l'air en contact avec les papilles nerveuses. Des gants huilés préserveraient les ouvriers de ces deux altérations.

La pathologie des ouvriers peaussiers présente encore quelques particularités qui ont été très-bien étudiées par Beaugrand (3) et [par Pécholier et Saint-Pierre (4). Ces deux derniers ont décrit une espèce de colique qui n'avait pas encore été signalée chez les tanneurs. Ces coliques attaquent surtout les débutants dans le travail de rivière ; elles les surprennent au milieu de leurs

---

(1) M. Vernois, *Note sur la préparation des soies de porcs et de sangliers, et sur les ateliers de brosserie* (*Ann. d'hyg.*, 2ᵉ série, 1861, t. XVI, p. 289).

(2) Armieux, *Gazette des hôpitaux*, 3 septembre 1853.

(3) E. Beaugrand, *Recherches sur les maladies des ouvriers qui préparent les peaux en général* (*Ann. d'hyg.*, 2ᵉ série, 1862, t. XVIII, p. 241).

(4) Pécholier et Saint-Pierre, *Montpellier médical*, 1864, t. XII, p. 301.

occupations, persistent pendant quelques heures et reviennent à des intervalles assez rapprochés. Elles seraient dues au refroidissement du ventre et des membres inférieurs chez les novices qui ne savent pas garantir ces régions contre le refroidissement et l'humidité, et qui, aussi, ne sont pas habitués à braver cette double influence.

Beaugrand a constaté que les rhumatismes et les inflammations des voies respiratoires sont les maladies les plus fréquentes chez ces ouvriers. Nous signalerons encore les varices et les ulcères des jambes. Des recherches de Pécholier et Saint-Pierre, il paraît résulter que les tanneurs ont payé, dans les dernières épidémies de choléra, un tribut moitié moindre que le reste de la population du même âge. Beaugrand, qui a cherché à élucider cette question, est arrivé à des résultats très-différents. En 1832, à Paris, les ouvriers peaussiers eurent, il est vrai, une mortalité moitié moindre que les autres hommes; mais, en 1849, la proportion se renversa, et ils payèrent un plus large tribut. La phthisie présente chez eux une fréquence au-dessous de la moyenne, et Pécholier et Saint-Pierre ont encore noté la rareté, sinon l'absence complète de fièvres intermittentes parmi ces ouvriers.

Les *boyauderies* ont été rangées avec raison dans la première classe des établissements insalubres; elles doivent être éloignées, au moins de 100 mètres, de toute habitation, et situées sur le bord d'une rivière ou d'un ruisseau. L'infection qu'elles répandent est des plus méphitiques; les ouvriers qui débutent éprouvent des troubles fébriles des voies digestives qui cèdent à l'emploi des purgatifs (Guérard et Chevallier). Les principales opérations consistent à dépouiller les intestins de la graisse que les bouchers y ont laissée adhérente et des matières fécales qui les obstruent, puis à en séparer, par une macération de six à huit jours, dans des tonneaux remplis d'eau, la membrane péritonéale dont le dégraissage n'a enlevé que des lambeaux. Quand la putréfaction est assez avancée, les boyaux sont immergés à plusieurs reprises dans l'eau fraîche, et ratissés sous la pression de l'ongle; ils sont ensuite soufflés et portés au soufroir où ils blanchissent et perdent leur odeur. Le conseil de salubrité de Paris prescrit de ne recevoir, dans les boyauderies, que des intestins préalablement nettoyés dans les abattoirs, de transporter journellement les résidus à la voirie, de préférer le procédé par les alcalis au procédé de fermentation pour séparer les matières animales fermentescibles ou solubles d'avec les deux membranes de nature musculeuse et fibreuse qui sont employées dans l'industrie, de répandre continuellement du chlorure de chaux dans les ateliers et d'en saupoudrer les débris de fabrication avant de les envoyer à la voirie.

Les *fabriques de colle forte* utilisent les *brochettes* ou raclures de peaux préparées par les mégissiers, les *buenos-ayres* ou peaux d'emballage et rognures de peaux venant du Brésil, les *effleurures* ou débris de la fabrication des buffles, les *patins* ou gros tendons de bœuf, les *rognures* des parchemineries, les *tanneries*, ou parties rejetées par les tanneurs, et les *os* qui, sans prix il y a cinquante ans, sont aujourd'hui un élément de trafic important et de fret des navires. Les matières sont macérées dans un lait de chaux, égouttées, desséchées, dénudées dans l'eau bouillante, au bain-marie, jusqu'à ce que le liquide de la chaudière, soumis à un courant d'air froid, se prenne en gelée. Les os sont dégraissés et traités, soit par la chaleur dans une chaudière autoclave, soit par l'acide chlorhydrique. Les fabriques où l'on n'agit que sur des os sont rangées dans la troisième classe, les autres dans la première ; les eaux qui s'en écoulent sont chargées de matières animales, fermentescibles, et répandent une odeur infecte.

Les *fonderies de suif, de graisse*, incommodent par leurs vapeurs sébaciques, quel que soit le mode de fabrication. En plein air, une buée lourde et nauséabonde flotte sur les poêles et répand son méphitisme aux alentours des abattoirs, seules localités où la fonte des suifs en branche est autorisée à Paris. En vase clos et avec le concours des acides qui identifient avec le suif les débris de chairs dont il est accompagné, il n'y a pas de résidu (creton), il y a moins d'odeur ; mais, d'après Bizet, cette odeur modifiée, moins choquante pour l'odorat, acquiert un caractère de nocuité ; elle occasionne aux ouvriers des douleurs thoraciques et un malaise qu'ils évitent en opérant la fonte des suifs dans les vases découverts. Le procédé de Darcet, consistant à introduire, par petits morceaux, le suif en branche dans une chaudière de cuivre rouge, et de l'y chauffer en contact avec 1 d'acide sulfurique et 50 pour 100 d'eau, donne des produits plus blancs et plus fermes, un creton plus facile à sécher, mais il ne supprime pas l'odeur infecte, irritante et diffusible de cette fabrication.

Les générateurs à vapeur étant d'un usage presque général dans ces fabriques, comme dans celles de colle forte, on exige habituellement que les gaz dégagés des matières en fabrication soient ramenés dans le foyer des fourneaux et brûlés avec les matières combustibles ; ce qui procure le double avantage de détruire des émanations insalubres et d'utiliser des produits propres à la combustion ; mais ce moyen crée un danger d'incendie par la communication du feu à la chaudière à travers les conduits.

## § 8. — Professions à matières végétales.

I. *Emanations végétales.* — L'influence qu'exercent les émanations des végétaux vivants a été signalée (t. I<sup>er</sup>, p. 426). Les agriculteurs, les jardiniers et les fleuristes, constamment entourés d'émanations végétales, sont loin d'en souffrir. Mais nous ne pensons pas qu'on puisse, avec Lombard, rapporter à cette cause le petit nombre de phthisiques parmi les professions agricoles. Nous ne reviendrons pas sur l'influence des émanations des végétaux qui se putréfient sur le sol ou dans l'eau. Nous avons étudié en détail les effets morbides que l'on rattache à cette classe d'agents toxiques et les moyens de préservation qu'il convient de leur opposer.

II. *Poussières végétales.* — Les unes, comme le duvet uniformément répandu sur les feuilles et les branches du platane, comme les poussières amylacées qui entourent les meuniers, les boulangers, les amidonniers, irritent mécaniquement les surfaces muqueuses sur lesquelles elles se déposent (yeux, narines, larynx, bronches); les autres, outre cet effet, pénètrent par absorption dans l'organisme et déterminent alors une autre série de phénomènes : telles sont les poussières de noix vomique que respirent les pileurs de drogues, les poussières d'aconit, de jusquiame, de tabac, etc. Cette dernière plante mérite, avec le coton et le chanvre, un examen spécial à cause de l'importance industrielle de ces végétaux et des discussions qu'ils ont fait naître parmi les hygiénistes.

III. *Tabac.* — Le monopole du tabac rapporte aujourd'hui en France 100 millions, dont 75 de bénéfice net; et depuis 1811, époque de son établissement, il a fait rentrer au Trésor plus d'un milliard et demi. Il y a loin de là au temps de Louis XIII et du cardinal de Richelieu (1635), où un règlement de police défendait la vente du tabac à tout autre qu'aux apothicaires, sous peine d'une amende de 80 livres parisis, et interdisait son usage jusque dans l'intérieur des maisons, à peine de prison et du fouet. En 1844, la consommation s'élevait à 16 millions de kilogrammes, ce qui fait en moyenne 500 grammes par individu, dont 1/3 en poudre et 2/3 en tabac à fumer. En 1847, elle est montée à 18 230 700 kilogrammes, et, en 1853, à 19 581 700 kilogrammes. Le produit net de la vente a été, en 1847, de 86 millions de francs; en 1853, il a été de 105 millons. Dans la période comprise entre ces deux dates, la fabrication du tabac en poudre, des rôles et des carottes, est à peu près restée stationnaire; mais celle des scarferlatis et des cigares a notablement augmenté.

Quelle influence la fabrication du tabac exerce-t-elle sur la santé et les maladies des ouvriers? D'un côté, Ramazzini, Fourcroy, Cadet-Gassicourt, Tourtelle, Percy, Patissier et Mérat, les représentent maigres, décolorés, jaunes, asthmatiques, etc. D'autre part, Parent-Duchâtelet a été conduit par une enquête minutieuse à nier ces effets. Suivant lui, les ouvriers s'acclimatent au bout de quelque temps, ne contractent pas de maladies particulières et vivent longtemps; les émanations du tabac ne les incommodent que lors de la démolition des masses. Les rapports des médecins attachés aux manufactures de l'État semblent confirmer cette opinion. Le document officiel qui les résume pour l'année 1842 fait connaître : 1° que les ouvriers n'ont offert aucune maladie particulière que l'on puisse attribuer au tabac lui-même; il aurait seulement aggravé à Paris des bronchites et des céphalalgies qui y ont régné pendant les chaleurs d'été; 2° que le tabac aurait agi comme préservatif de quelques maladies, de la fièvre typhoïde à Lyon, de la dysenterie à Morlaix, de la suette à Tonneins; 3° que le séjour des manufactures de tabac serait peut-être salutaire aux individus menacés de la phthisie, qu'il pourrait les préserver de cette maladie et même en guérir ceux qui en seraient affectés.

Mêlier (1), examinant les faits avec attention, reconnut que le tabac n'était pas sans exercer quelques effets nuisibles sur les ouvriers, et lui dénia toute influence prophylactique salutaire. Indiquons d'abord la série des travaux auxquels donne lieu la fabrication du tabac et dont plusieurs ont été modifiés depuis la publication du mémoire de Parent-Duchâtelet. Les opérations préliminaires sont l'époulardage ou triage des feuilles, et la mouillade ou leur humectation par l'eau froide simple ou salée. La mouillade se fait dans des salles dallées, divisées en travées, où les feuilles sont étalées par couches minces et arrosées ; on mouille à 21 pour 100 d'eau salée à 12 degrés Baumé pour la poudre, à 28 pour 100 d'eau salée à 6 degrés pour les scarferlatis ; à 20 pour 100 pour les rôles ; à 8 pour 100 d'eau pure pour les cigares. Les manipulations préparatoires s'arrêtent là pour les feuilles destinées à la poudre, aux rôles, et aux cigares ; mais pour les scaferlatis, ou tabacs à fumer, elles subissent l'écôtage qui a pour but de leur enlever la portion saillante des côtes ou nervures, le hachage, qui se fait maintenant à l'aide de machines à vapeur, et la dessiccation ou torréfaction des feuilles placées à cet effet sur des cylindres que la vapeur venant de la chaudière des machines échauffe jusqu'à 80 degrés centigrades et davantage. Le tabac à priser est aussi haché, à 10 millimètres de coupe environ ; mais ensuite on le réunit en tas rectangulaires de 4 mètres de hauteur sur 4 à 5 de largeur et 6 à 7 de profondeur, du poids de 40 à 50 000 kilogrammes, que l'on met à fermenter dans des magasins fermés. Ces masses s'échauffent, la température s'y élève à 60 degrés lentement ; d'autres fois elle y monte rapidement et atteint, au bout de trois mois, 75 à 80 degrés centigrades. Elles éprouvent, par la réaction de leurs principes, un travail intestin qui communique au tabac des qualités nouvelles ; en même temps il se dégage une quantité considérable de gaz non encore analysés jusqu'à ce jour, mais que l'on suppose, d'après leur impresssion sur l'odorat, être de l'ammoniaque, de l'acide acétique et probablement de la nicotine ; ils imprègnent l'air d'une odeur âcre, et le rendent difficile à respirer à une certaine époque de la fermentation. Celle-ci marche d'autant plus vite que les masses contiennent une plus forte proportion de virginie et de bons tabacs indigènes ; elle est plus faible, quand elles se composent de tabacs légers, de débris : l'état de l'atmosphère n'est pas sans influence sur son développement ; à la suite d'un orage, on voit quelquefois *partir* une masse en retard. La fermentation n'est pas égale dans les diverses zones de la masse ; nulle au pied, faible à 1 mètre de hauteur, très-sensible à 2 mètres, elle a son maximum aux jonctions des masses et aux angles antérieurs à 50 ou 60 centimètres de la surface supérieure. A cette hauteur, la coupe met à nu un cordon de parties d'autant plus noires qu'elles sont plus fermentées ; quelquefois elles sont entièrement carbonisées ; ces deux nuances s'expriment dans le langage des ouvriers par les mots *bouilli* et *rôti ;* une bonne fermentation doit donner la

(1) Mêlier, *Bulletin de l'Académie de médecine*, 1845, t. X, p. 560.

plus forte proportion de bouilli et la moindre de rôti. Quand la température
s'élève à 80 degrés, on pratique des tranchées pour mettre à nu les parties
trop échauffées et éviter un excès de rôti ; les tassements, ouvrant par des
fentes un accès à l'air jusqu'aux endroits les plus chauds, donnent lieu *aux
coups de feu*, c'est-à-dire à la carbonisation. Les parties noires refroidies ont
une odeur douce et éthérée. Au bout de cinq à six mois, la température des
masses devient stationnaire : on procède alors à leur démolition ; il en sort une
vapeur épaisse et fumante. Cette opération ne peut être exécutée que par des
ouvriers acclimatés et robustes. Le tabac subit ensuite le râpage, qui se faisait
autrefois à bras, et qui est remplacé par une sorte de mouture dans une suite
de moulins d'où le tabac s'échappe de plus en plus fin. Après la mouture, il
est soumis à une deuxième fermentation dite en cases, précédée d'une mouillade salée par suite de laquelle le râpé sec, qui prend alors le nom de *râpé
parfait*, acquiert environ 18 pour 100 d'humidité. Pressé, foulé au tas de 25
à 50 000 kilogrammes dans des chambres ou cellules où il subit une fermentation de neuf à dix mois, et soustrait autant que possible au contact de l'air, il
acquiert une température de 55 à 60 degrés centigrades ; la chaleur irait
même jusqu'à produire la carbonisation du tabac, si on ne le changeait de
cases. Ces transvasements sont le travail le plus pénible et le plus dangereux :
l'ouvrier forcé de remuer une poudre brûlante d'odeur ammoniacale et d'en
remplir des sacs ou hottes, respire un air âcre et infect qui pique les yeux,
irrite la pituitaire, prend à la gorge et suffoque. Ces transvasements, qui ont
pour but de ranimer le *travail* du tabac, ont lieu deux ou trois fois, suivant que
la couleur, le montant et le goût répondent plus ou moins aux exigences de la
consommation ; ce point détermine ce que l'on appelle la *maturité* des cases.
Il faut distinguer le montant, la force et le parfum du tabac : le montant s'apprécie à l'odeur et dépend des sels ammoniacaux ; la force, due à la nicotine,
se mesure par les effets de la prise, c'est-à-dire de l'absorption par la muqueuse nasale. Le parfum paraît indépendant de l'ammoniaque et de la nicotine ; il n'est autre que l'odeur douce dont sont doués certains tabacs, ceux
de la Virginie au plus haut degré, et qui se développe surtout pendant la fermentation. Celle-ci, dans la fabrication du tabac à priser, a finalement pour but
la formation de l'huile essentielle qui contribue pour beaucoup au parfum du
tabac ; la destruction d'une partie de la nicotine qui, sans cette réduction,
exercerait une action dangereuse sur l'organisme ; la production du caractère
alcalin par la décomposition partielle des acides malique, citrique, pectique ;
enfin la transformation des matières azotées en ammoniaque et en corps noirs
auxquels le tabac doit sa couleur brune aimée des consommateurs (1). Au sortir des cases, le tabac n'a plus besoin que d'être tamisé, opération qui se fait
aujourd'hui à la vapeur ; l'atelier du tamisage est un des moins désagréables.
Toutefois la poussière du tabac y voltige comme la farine dans un moulin.

(1) Pelouze et Fremy, *Chimie générale*, t. IV, p. 448.

La fabrication des rôles fournit les *rôles ordinaires*, véritables cordes en feuilles mouillées écôtées, et les *rôles menu-filés* composés entièrement de virginie de qualité supérieure ; l'enroulement s'opère à l'aide d'un rouet. La préparation des cigares est confiée aux femmes et se fait avec deux sortes de feuilles, les unes pour robes, les autres pour l'intérieur ; celles-ci sont légèrement humectées, puis écôtées ; celles-là sont assez mouillées pour être souples et extensibles, écôtées, étalées sur une planchette et découpées en morceaux de 25 centimètres. Les cigares sont, après leur confection, étendus sur des claies dans des séchoirs, et y restent pendant huit jours exposés à une température de 20 à 24 degrés, pour être ensuite renfermés dans des caisses et manutentionnés aussi longtemps que possible dans les magasins.

Ainsi l'élaboration du tabac, qui ne se termine qu'en dix-huit à vingt mois, expose : 1° à des travaux de force ou simplement pénibles ; 2° à un air chargé d'une poussière plus ou moins épaisse et âcre ; 3° à l'humidité froide du mouillage ; 4° à quelques émanations de la plante fraîche et humide (écôtage) ; 5° à des émanations plus fortes augmentées par une grande chaleur (torréfaction) ; 6° aux émanations et à des gaz développés sous l'influence de la chaleur et de la fermentation (travail des masses) ; 7° aux mêmes causes, et, de plus, à la poussière du tabac (travail des cases) ; 8° à la poussière seule, sans chaleur ni fermentation (tamisage). Or, la progression des accidents est en rapport avec ces conditions : faibles dans les opérations simples qui agissent sur la plante entière (époulardeurs, écôteuses, ouvriers du mouillage et du hachage, cigarières), plus prononcés dès que la chaleur est appliquée à la plante et que la fermentation s'en empare, ils acquièrent leur maximum d'intensité, quand, à ces deux circonstances, s'ajoute l'état pulvérulent de la plante.

Il faut distinguer les effets du tabac en primitifs et en consécutifs : 1° le voisinage d'une manufacture de tabac se dénote par une odeur qui augmente à mesure que l'on en approche ; dans l'intérieur, on n'observe pas la sternutation continuelle dont parle Ramazzini, et qui incommoderait jusqu'aux chevaux ; mais, si l'on y séjourne quelque temps, on éprouve de la céphalalgie, du mal de cœur et des nausées, quelquefois de la diarrhée. Celle-ci, plus fréquente chez les femmes, est salutaire et semble un effort spontané d'élimination des principes qui ont pénétré dans l'organisme. Beaucoup d'ouvriers ne cessent point de ressentir ces symptômes, et force leur est de renoncer au travail des manufactures. Ceux qui s'acclimatent oublient les circonstances au milieu desquelles ils travaillent. Parmi les affections qui semblent avoir un rapport de causalité avec la profession, J. Ygonin (de Lyon) cite l'embarras gastrique qui figure, pour un tiers environ, dans le nombre total des maladies (1). Insouciants de toute précaution, ils mangent dans les ateliers sans se laver les mains, et, comme si le tabac ne les pénétrait pas assez, on les voit fumer et

---

(1) Ygonin, *Maladies des ouvriers employés dans les manufactures de tabac.* Lyon, 1866.

chiquer; cependant, l'action lente du tabac, pour être inaperçue, ne cesse point; elle finit par opérer en eux un changement profond. « Il consiste, dit Mélier, dans une altération particulière du teint : ce n'est point une décoloration simple, une pâleur ordinaire, c'est un aspect gris avec quelque chose de terne, une nuance mixte qui tient de la chlorose et de certaines cachexies. La physionomie en reçoit un caractère propre auquel un œil exercé pourrait, jusqu'à un certain point, reconnaître ceux qui ont longtemps travaillé le tabac; car il faut dire que ce facies ne s'observe que chez les anciens de la fabrique qui ont passé par tous les travaux. Hurteaux estime qu'il ne faut pas moins de deux ans pour qu'il se produise; c'est alors que l'acclimatement est complet. C'est là une intoxication lente due à l'absorption de certains principes du tabac. Il est vrai que Félix Boudet n'a pas retrouvé la nicotine dans le sang d'un de ces ouvriers cachectiques; mais le sang qu'ils fournissent dans les phlegmasies n'est pas couenneux (Hurteaux); ils sont sujets aux congestions passives. Chez eux, les saignées sont rarement utiles; il est d'ailleurs probable qu'ils évacuent une partie de la nicotine absorbée par les urines qu'ils rendent en abondance, malgré leurs sueurs habituelles; enfin, Stoltz, en accouchant une ouvrière de la manufacture de Strasbourg, a reconnu l'odeur du tabac dans les eaux de l'amnios, sans qu'il fût instruit de la profession antérieure de cette femme. Les progrès de la cachexie se dénotent par l'amaigrissement et la diminution des forces, phénomènes qu'on observe surtout chez les ouvriers des cases, dont la constitution s'altère en peu de temps. » Tel est le résultat sommaire des observations de Mélier; elles s'accordent avec celles que le docteur Pointe, attaché à la manufacture de Lyon, a publiées presque à l'époque où parut le mémoire de Parent. Les documents manquent sur la longévité des ouvriers. Notre ami, le docteur Maurice Ruef, signale, sur une population de 123 individus, 5 vieillards au-dessus de 72 ans, dont 4 ont travaillé toute leur vie à la manufacture de Strasbourg (1). Ygonin (de Lyon) a connu un bon nombre d'ouvriers qui travaillaient dans la fabrique depuis 20, 30, et même 40 ans, et qui continuaient à jouir d'une bonne santé. Les améliorations obtenues sont l'aération des ateliers, l'établissement de cheminées d'appel, l'emploi des machines à vapeur, les arrosages d'eau vinaigrée, déjà recommandés par Ramazzini, et dont Hurteaux a reconnu l'utilité, etc.

Le travail dans les manufactures de tabac préserve-t-il ou guérit-il de certaines maladies? Les ouvriers atteints de douleurs rhumatismales, névralgiques, de lumbago, se couchent sur un tas de tabac, et se réveillent guéris ou soulagés. Le docteur Berthelot emploie avec succès contre ces affections un cataplasme de graine de lin cuite dans une forte décoction de tabac. Réveillé-Parise a expérimenté l'efficacité du tabac contre la goutte. Pointe, Mérat et Delens le considèrent comme préservatif des fièvres intermittentes. A Paris,

(1) Docteur Maurice Ruef, *Bulletin de l'Académie de médecine.* Paris, 1845, t. X, p. 667.

ces maladies sont rares ou bénignes ; à Strasbourg, Ruef en a observé chez ses ouvriers. Nous avons mentionné l'action préservative qu'il a exercée, dit-on, contre la suette, la fièvre typhoïde, la dysenterie. Gasc a noté la rareté de la gale et de la vermine parmi les ouvriers qui travaillent le tabac. Cinq sur les dix médecins attachés aux dix manufactures de l'État se sont rencontrés par fortuite coïncidence dans l'opinion que la phthisie est rare chez les ouvriers, et qu'elle fait des progrès moins rapides chez ceux qui en apportent le germe déjà développé (Bordeaux, le Havre, Morlaix, Lille, Strasbourg) ; deux nient cette sorte d'immunité ; trois n'en parlent point. C'est surtout Ruef qui l'a signalée avec insistance. Mêlier fait remarquer d'abord que la population des manufactures est choisie et subit une visite préalable à son admission ; ensuite il y a eu, en 1842, 3 phthisiques à Paris, 5 à Morlaix, 2 à Marseille ; la phthisie ne fait donc pas défaut dans les manufactures ; de plus, Mêlier a vu un cas de phthisie présumée se confirmer et s'aggraver dans la fabrique de Paris. Ygonin n'a pas non plus observé que le travail du tabac préserve de la phthisie et en arrête les progrès ; il a vu souvent, dans la manufacture de Lyon, des cas de tuberculisation pulmonaire qui suivirent leur marche ordinaire sans même éprouver de ralentissement apparent. On peut cependant admettre aujourd'hui, avec Ruef, Siméon, Parent-Duchâtelet et Hanover (de Copenhague, *loc. cit.*), que les ouvriers en tabac ne fournissent pas un chiffre élevé de phthisiques.

IV. *Chanvre et lin.* — Le rouissage ou la macération du chanvre et du lin a pour but de provoquer une réaction chimique qui détruit la matière gommo-résineuse qui enveloppe et agglomère les fibres textiles des tiges ; les lieux où l'on rouit s'appellent routoirs, roussoirs, rotours, roussières. On préfère pour cette opération les mares et les étangs, ou les fosses creusées sur le bord des rivières et alimentées par une rigole. Toutefois le rouissage dans les eaux dormantes ne s'applique qu'aux lins dits *de gros*, c'est-à-dire de basse et de moyenne finesse ; c'est en août et septembre qu'il se pratique sur la récolte de l'année, ou au printemps suivant. Les meilleurs qualités de lin sont soumises au rouissage dans l'eau courante. Il est aussi un mode de rouissage à la rosée, dit *rorage* et *sereinage*, consistant à disposer en août et septembre le lin de la dernière récolte en couches minces ou *ondins* sur l'herbe courte des prairies, vergers ou jeunes trèfles de l'année, et de faire agir sur lui simultanément ou alternativement, pendant quatre à cinq semaines, la rosée, la pluie, l'air et le soleil ; on ne soumet que les lins de médiocre ou de basse qualité à ce procédé que l'on accuse de nuire à la ténacité de la filasse. Dans l'arrondissement d'Avesnes, on expose, comme en Russie, les tiges de lin destinées au rouissage sur la neige en février et en mars, pratique qui donne aux fibres textiles désagrégées une belle teinte jaunâtre et plus de solidité. Le rouissage à l'eau courante s'opère d'après trois procédés : 1° *petit tour :* le lin séché et battu, est roui par *ballons* ou fortes masses de 400 gerbes, pesant environ 1400 kilogrammes ; il est ensuite curé, c'est-à-dire étendu sur la prairie ; 2° *demi-tour :*

même mode de rouissage, d'août à septembre; mais on ne cure qu'à la fin de mars de l'année suivante; 3° *grand tour :* le lin, battu vers la fin de l'hiver, est roui en juin ou juillet, remis en grange pour être curé à la fin de mars de l'année suivante.

Le rouissage communique-t-il à l'eau des propriétés délétères, et donne-t-il naissance à des émanations qui rendent l'air insalubre? Bosc, Rozier, Fodéré, Baudrillard, beaucoup d'autres écrivains, la Société d'encouragement pour l'industrie nationale, tous les pairs de France qui ont pris part à la discussion du projet de loi sur la pêche fluviale (1828) ont résolu affirmativement ces questions. Parent-Duchâtelet s'est livré à des expériences, à notre avis, peu probantes, et dont il a déduit des conclusions opposées à l'opinion générale. A l'en croire, les animaux et l'homme peuvent prendre impunément des doses considérables de substances parvenues à une putridité qui n'existe pas dans la nature (1); et telle est, suivant lui, l'innocuité des eaux du rouissage « qu'on peut sans inconvénient les recevoir et les introduire dans les bassins destinés à l'approvisionnement des villes, dans les tuyaux répartiteurs ». Quant aux effets épidémiques que l'on attribue aux émanations du rouissage, Parent les nie ou les rapporte à l'insalubrité des localités elles-mêmes, à l'usage des fruits verts, aux vicissitudes atmosphériques, etc. Il a couché sans inconvé-nient, avec sa femme et deux de ses enfants, dans une chambre où se trouvait un baquet de chanvre vert macérant dans de l'eau. Il a soumis à la même épreuve une femme valétudinaire et son enfant convalescent de fièvre inter-mittente. Mais d'abord peut-on comparer des personnes bien nourries et vivant dans l'aisance à la population des campagnes qui se trouve dans de si mauvaises conditions d'hygiène? Ensuite ne trouve-t-on pas au milieu des marais des constitutions réfractaires à leur influence? Sur les cinq commis-saires de l'Académie de médecine qui furent chargés, en 1829, de résoudre ces questions, un seul, Marc, penche à admettre l'innocuité du rouissage, même dans les eaux croupissantes; les quatre autres, Duméril, Pelletan, Villermé et Robiquet pensent que le rouissage, sans rendre l'eau vénéneuse, peut y introduire des principes délétères, et que cette eau devient d'autant moins salubre qu'elle contient une plus grande quantité de ces principes. Telle est aussi notre conclusion : tout dépend ici du degré de concentration des ma-tières que le chanvre en macération cède à l'eau; il n'est pas possible d'ad-mettre qu'une forte proportion de ces matières n'altère point la qualité de l'eau. Les principes développés par la fermentation du lin et dissous dans le liquide d'immersion font périr les poissons et les crustacés qui peuplent les cours d'eau et les réservoirs en communication avec les routoirs. Il en est de même des émanations disséminées dans l'espace par les vents, elles perdent leur activité ; mais au milieu des villages, les mares qui les exhalent sont des foyers morbifiques. L'expérience domestique de Parent renouvelait-elle ce qui

(1) Parent-Duchâtelet, *Hygiène publique*, 1836, t. II, p. 550.

se passe dans le voisinage des routoirs, où l'on voit se condenser en brouillards, après le coucher du soleil, les miasmes mêlés de vapeur d'eau ? Peu nuisible dans les eaux vives et courantes, le rouissage l'est beaucoup dans les mares, et d'autant plus qu'il a lieu pendant la saison la plus chaude de l'année : les miasmes qui naissent de la décomposition du parenchyme du chanvre émanent alors en abondance et forment des foyers d'infection plus ou moins étendus. Objectera-t-on que ces mares donnent lieu par elles-mêmes à des effluves nuisibles ? Raison de plus pour ne pas ajouter un méphitisme à un autre ; ces mélanges ont presque toujours pour effet une augmentation d'insalubrité ; plus d'une mare disparaîtrait d'ailleurs, si elle n'était entretenue pour et par le rouissage, sans compter les fosses établies sur le bord des canaux et les excavations pratiquées dans les terrains bourbeux uniquement pour cette opération. Celle-ci, en définitive, est-elle autre chose qu'une putréfaction de substances organiques ? Aussi cherche-t-on depuis longtemps à substituer d'autres procédés au rouissage par immersion. L'abbé Rosier avait proposé l'enfouissage du chanvre et du lin dans les fosses recouvertes de terre ; Bralle, au commencement de ce siècle, leur exposition pendant deux heures à une température de 62 degrés R. ; Christian, l'action de cylindres cannelés. Le procédé irlandais, employé aujourd'hui dans plusieurs manufactures consiste à déposer le lin préalablement égrené dans des cuves avec de l'eau qu'on échauffe par un courant de vapeur à 32 degrés centigrades ; la fermentation est complète en soixante heures ; on sèche ensuite à l'air et au séchoir. Le procédé de Bouchon, expérimenté par une commission de savants et de praticiens (déc. 1842), s'applique partout au moyen d'un récipient de bois où l'on fait macérer le chanvre et le lin dans l'eau acidulée par l'acide sulfurique (1 kilogramme pour 200 litres d'eau pour le chanvre, et 400 litres d'eau pour le lin). Un rapport de Payen avait signalé dès 1830 (1) le procédé irlandais dont l'origine est américaine, car il a été inventé par Chenck. Il est appliqué avec des modifications dans l'établissement de Marcq (Nord) appartenant à Scrive frères (2). Un botaniste belge, Clausen, ayant constaté au microscope que le filament utile du lin est un long et frêle tuyau susceptible d'être isolé des cellules et des vaisseaux de la plante sans putréfaction préalable, a remplacé le rouissage par l'action chimique de la soude caustique (2 parties de soude pour 100 d'eau) ; une ébullition de trois à quatre heures dans ce liquide enlève au lin tout ce qui n'est pas fibre ligneuse ; on neutralise la soude par l'acide sulfurique (1 pour 500 d'eau), on lave, on sèche, on bat ; les tiges, coupées en courte longueur, subissent ensuite un nouveau traitement alcalin (10 carbonate de soude et 100 d'eau) ; puis, plongées dans une dissolution d'acide sulfurique et d'eau (1 pour 200), elles se gonflent et se convertissent

(1) Payen, *Moniteur*, 4 octobre 1830.
(2) Voyez *Rapport sur les travaux du Conseil central de salubrité du département du Nord*, de 1830 à 1851.

en une masse souple, cotonneuse, appelée par l'inventeur *lincoton*, qui peut être employée écrue, ou amenée, par le blanchiment à l'aide du sous-chlorate de magnésie, à l'état de ouate soyeuse et brillante, apte à la filature et au tissage sans teillage ultérieur. Il est enfin un procédé mécanique dû à Leoni et Coblentz, qui, supprimant le rouissage, transforme immédiatement le chanvre en filasse; il s'exécute par deux machines dont l'une écrase et triture le ligneux des tiges écrues en laissant les fibres entières dans toute leur longueur, et l'autre élimine les parties ligneuses, nettoie, redresse et divise leurs filaments. Cette double opération dure quelques minutes. Si nous entrons dans ces détails, c'est pour montrer que l'industrie linière n'est pas condamnée à multiplier dans nos campagnes les foyers d'infection par le rouissage, et que cette opération, en quelque sorte grossière et empirique, est certainement destinée à se modifier au profit de l'hygiène publique.

Les ouvriers qui cardent, peignent, pilent, filent et tissent le chanvre et le lin, ne sont pas incommodés par les émanations, mais ils éprouvent tous les effets nuisibles d'une atmosphère chargée de poussière filamenteuse : effets qui sont les mêmes pour les ouvriers en coton. Morgagni rapporte les ouvertures de cadavres de cinq ouvriers chanvriers et liniers dont les poumons n'attestaient que trop l'action funeste de ces poussières. Dans un mémoire du docteur Picard (de Guebwiller) (1), la fréquence de la phthisie chez les ouvriers employés dans les filatures est parfaitement démontrée. Ce médecin pense que, dans la plupart des cas, on n'a pas affaire à la phthisie tuberculeuse : la maladie que présentent ces ouvriers serait analogue à celle des tailleurs de pierre, des aiguiseurs. — Ce qui peut confirmer dans cette opinion, c'est que souvent des individus présentant les symptômes de la phthisie pulmonaire (hémoptysies, crachats suspects, submatité, amaigrissement, sueurs nocturnes, etc.) se rétablissent complétement après avoir quitté la filature. Ces ouvriers sont encore sujets à la sécheresse de la bouche et du gosier, aux engorgements et aux rougeurs des paupières avec ou sans érosion, au gonflement et à la rougeur des pieds par suite de leur contact permanent avec les paquets de chanvre, à l'inflammation érosive de l'épithélium et des papilles de la langue, à la stomatite érythémateuse, etc. (Villermé et Toulmouche.) Ces derniers accidents sont dus à l'habitude qu'ont les fileuses de mouiller leur fil avec la salive en portant sur la langue le chanvre avec les doigts. L'emploi d'une éponge mouillée pour cet objet supprime ces fâcheuses lésions dont les récidives sont fréquentes.

V. *Coton.* — Villermé n'a pas vérifié les effets pernicieux que l'on a attribués à l'huile qui sert au graissage des machines et qui imbibe les planchers, à la colle employée par les tisserands pour assouplir leurs fils, à certains procédés de teinture ou à quelques mordants employés pour l'impression. Les

_____

(1) S. Picard, *Hygiène des ouvriers employés dans les filatures* (*Ann. d'hyg. publ.*, 2ᵉ série, 1863, t. XX, p. 258).

ouvriers s'accoutument aux odeurs désagréables que répandent ces matières ; mais ce qui les tue, c'est l'épais nuage de poussières irritantes et de duvet cotonneux qui s'attachent à leurs cheveux, à leurs orifices muqueux, et qui s'insinuent dans le nez, la bouche, le gosier et jusque dans les voies aériennes ; la légèreté spécifique de ces corpuscules fait qu'ils sont entraînés dans l'inspiration et mis en contact avec le poumon, qu'ils enflamment. Leur forme filamenteuse et leur flexibilité leur permettent de pénétrer profondément et de s'adapter à la direction des divisions bronchiques. Les nouveaux ouvriers se plaignent d'abord de sécheresse de la bouche ; puis la toux se déclare, symptôme d'une maladie naissante qui recevra plus tard la dénomination significative de phthisie ou de pneumonie cotonneuse, suivant la lenteur ou la rapidité de sa marche. Ceux qui abandonnent l'atelier pour n'y plus revenir guérissent. Le battage soulève ces mortelles poussières par nuages ; aussi, dans beaucoup de filatures, les ouvriers des ateliers du cardage en sont chargés à tour de rôle comme d'une tâche périlleuse. Autrefois le battage se faisait à la main ou à la baguette. On a inventé pour la laine et le coton des machines qui ouvrent ces substances au sortir de la balle, les battent et les épluchent : ce qui a permis de supprimer les éplucheuses à la main et de réduire le nombre des batteurs ; néanmoins ces deux opérations ne peuvent encore se faire qu'à la main pour le filage en fin. La même insalubrité pèse sur les premières opérations du cardage, sur le débourrage et l'aiguisage des cardes ; les aiguiseurs se trouvent à peu près dans les mêmes conditions que les polisseurs d'acier. Un masque de gaze préserverait tous ces ouvriers des poussières en suspension dans l'air ; mais celles-ci, attirées sur le masque par chaque inspiration, ne tarderaient point à l'oblitérer par l'épaisseur de leur dépôt. Heureusement on a modifié les machines à battre et à nettoyer le coton, de manière qu'elles ne soulèvent plus autant de poussières et de dépôt. Villermé a visité en 1836, à Zurich, et plus tard en Alsace, des ateliers de batteurs ventilateurs où les ouvriers portaient à peine des traces de leur occupation. Il faut joindre aux causes précitées de maladie la température élevée de plusieurs ateliers. Il faut pour le filage des fils les plus fins une chaleur de 24 à 25 degrés centigrades, pour le parage à la mécanique 34 à 37 degrés centigrades, et pour certains apprêts jusqu'à 40 degrés ; dans ces ateliers sans ventilation, on voit les ouvriers, bras, pieds et jambes nus et à peine vêtus du reste, baignés dans l'abondance de leur transpiration. Enfin, un travail borné à quelques mouvements qui se répètent avec une accablante uniformité et dans l'enceinte étroite d'une même salle ne leur est pas moins préjudiciable, et les jette dans un état mixte de langueur physique et d'ennui que Villermé compare à la nostalgie.

Les affections tuberculeuses, scorbutiques et rhumatismales, précédées de l'étiolement et de la faiblesse générale de l'organisme, tel est le triste lot des *tisserands à bras*, qui travaillent 14 à 17 heures par jour à faire des toiles de coton, de lin ou de chanvre, et qui, mal nourris, sentent leur poitrine inces-

samment ébranlée par les percussions du balancier sur le cylindre autour
duquel l'étoffe s'enroule. Chez les tisserands (1) comme chez tous les ouvriers
qui travaillent au métier, l'attitude pénible qu'ils sont obligés de prendre, l'i-
négale répartition des efforts qui portent seulement sur certaines parties, et en
outre certaines habitudes vicieuses, comme celle de sucer les fils, sont les causes
occasionnelles d'un certain nombre de maladies. On doit signaler spécialement,
parmi les affections des organes respiratoires, outre la tuberculose, les maladies
catarrhales du pharynx, du larynx et des bronches ; parmi les maladies des voies
digestives, la gastralgie, un état habituel de constipation, les hémorrhoïdes, etc.
Les efforts des extrémités supérieures et inférieures, portant d'un seul côté,
l'attitude inclinée du tronc donnent lieu à des déviations. — Pour empêcher
la dessiccation trop prompte de la couche de colle dont les fils de la chaîne sont
enduits, les ouvriers sont obligés de fabriquer ces toiles dans des lieux frais,
un peu humides et à l'abri des courants d'air. On a inventé une colle dite
purement hygrométrique, et qui permet de tisser à tous les étages, comme
on fait pour la soie et la laine ; mais elle coûte trop cher, et les simples
tisserands languissent encore dans les rez-de-chaussée et les caves. Les tisserands en laine et en soierie travaillent dans des ateliers plus salubres et jouissent
d'une aisance plus grande. L'invention du métier à la Jacquart épargne beaucoup de fatigue aux ouvriers qui fabriquent les étoffes brochées et façonnées,
en même temps qu'il exige par sa hauteur des ateliers mieux aérés, mieux
éclairés ; elle a de plus supprimé les *tireurs* aux genoux cagneux.

Les *machines à coudre*, dont l'usage s'est si rapidement répandu, exercent
sur la santé des ouvrières des influences fâcheuses que Guibout a le premier
signalées (2). En Angleterre, le docteur Down a confirmé de tous points les
remarques du médecin de Saint-Louis. Voici la description succincte des phénomènes que ces médecins ont observés : les malades, pour la plupart, se plaignaient de palpitations de cœur survenant la nuit et de douleurs de reins s'étendant jusque dans les cuisses, de céphalalgie sus-orbitaire, de vertiges ; les yeux
étaient ternes, cerclés de noir ; on a aussi noté une certaine hébétude physique et
morale, et de la leucorrhée dans la majorité des cas. —Tous ces accidents doivent
être rapportés aux mouvements particuliers nécessités par la mise en œuvre
de la machine. La plupart de ces appareils ont pour moteur deux pédales que
l'on fait mouvoir par la pression alternative des deux pieds ; il en résulte une
élévation et un abaissement successif et rapide des deux cuisses qui frottent
l'une sur l'autre ; ce frottement continuel transmis à la vulve y provoque une
excitation très-vive qui conduit les femmes à des habitudes de masturbation.
On conçoit facilement que les machines à une seule pédale aient moins d'incon-

---

(1) Seemann, *Maladies chroniques des tisserands et des passementiers (Canstatt's
Jahresberichte über die Fortschritte der Medicin*, 1862, t. VII, p. 48).

(2) Guibout, *De l'influence des machines à coudre sur la santé et la moralité des
ouvrières (Union médicale*, 1866, p. 501).

vénients. — Pour éviter tout accident, il faudrait trouver un moteur qui supprimerait le jeu des pédales. L'ingénieur Cazal a proposé d'employer les appareils moteurs électro-magnétiques à pôles multiples, puissants sous un petit volume, et dont le prix de revient serait assez modéré. Les petits moteurs hydrauliques semblent plutôt appelés à résoudre la question dans les grandes villes.

## § 9. — Professions à matières inorganiques.

I. *Sulfure de carbone.* — Nous avons mentionné ailleurs les applications nombreuses que le caoutchouc a reçues dans l'économie domestique, dans l'art vestiaire, etc. (voy. t. II, p. 84). Cette industrie presque nouvelle repose sur le procédé de la dissolution de la matière brute et emploie presque exclusivement, pour l'obtenir, le sulfure de carbone qu'elle achète à des prix minimes et consomme en quantités énormes. Des accidents graves, développés chez les ouvriers en caoutchouc, sont dus à l'action des vapeurs que dégage ce dissolvant; déjà Duchenne (de Boulogne) avait signalé la paralysie occasionnée par la vulcanisation du caoutchouc; mais c'est Delpech (1) qui a le premier appelé l'attention sur l'ensemble des effets dus à cette cause et qui les a étudiés avec attention.

Le sulfure de carbone (alcool de soufre) est un liquide incolore, d'une densité de 1,263, d'une odeur nauséabonde et spéciale; il bout à 45 degrés. Le sulfure de carbone dissout rapidement le caoutchouc en toutes proportions, et prend la consistance que l'on veut. Les applications de cet agent ont pris un développement considérable. Outre les opérations qui ont pour but la préparation de ce corps en quantités énormes, sa distillation, sa révification, lorsqu'il a déjà été employé, on l'utilise pour le dégraissage des laines en suint, l'extraction ou la purification de la paraffine, l'extraction de la graisse des os, celle du bitume et du soufre que renferment quelques roches, les grès de Forcalquier par exemple. E. Millon s'en est encore servi pour la séparation des essences aromatiques des végétaux, Doyère pour la conservation des grains conservés en silos, Aubert et Gérard pour la fabrication en grand et bien plus économique du collodion.

Deux surfaces humectées de sulfure de carbone, puis enduites de la solution, adhèrent avec force quand on les applique l'une sur l'autre : tel est le procédé de fabrication des chaussures imperméables et de leur réparation par l'addition d'une plaque peu épaisse de gomme élastique. Ce dernier travail, qui exige un très-modeste outillage, se fait presque généralement en chambre, dans des conditions qui favorisent l'intoxication par le sulfure de carbone; aussi cette caté-

---

(1) Delpech, *Mémoire sur les accidents que développe l'inhalation du sulfure de carbone en vapeur, etc.*, lu à l'Académie de médecine, Paris, 15 janvier 1856. — *Nouvelles recherches sur l'intoxication spéciale que détermine le sulfure de carbone* (*Ann. d'hyg. publ. et de méd. lég.*, 2e série, 1863, t. XIX).

gorie d'ouvriers en a-t-elle offert à Delpech les formes les plus graves. Dans les fabriques, les appareils sont lutés avec soin et la vapeur de sulfure ne s'y répand que par accident ; on y opère d'ailleurs en plein air ou sous des hangars ; les ouvriers n'y éprouvent donc que des troubles passagers, lorsqu'on dépose le sulfure ou lorsqu'il s'échappe par une fuite que l'on se hâte de réparer. Il n'en est pas de même dans les ateliers bas et étroits, dans les chambres habitées de jour et de nuit par les ouvriers qui travaillent isolément, etc. L'intoxication peut se manifester brusquement avec prédominance de phénomènes analogues à ceux de l'ébriété alcoolique ; le plus souvent l'invasion est lente et progressive. Sur neuf ouvriers observés par Delpech, un seul a pu travailler trois ans sans ressentir autre chose qu'un peu de céphalalgie ou d'inappétence passagère ; les autres sont tombés malades dans un délai de quatre semaines à six mois. C'est en général par les troubles digestifs que le mal débute : anorexie, nausées, quelquefois vomissements après le repas du matin, crachotement ; les coliques sont constantes d'après Bouchardat, et les matières fécales ont l'odeur du sulfure de carbone. Point de fièvre continue ; quelques accès, surtout nocturnes. Mais, c'est du côté du système nerveux que se développent les symptômes les plus caractéristiques : altération profonde de la mémoire, au point que les ouvriers commettent d'importantes erreurs dans les détails dont ils sont chargés ; ils se plaignent du vague de leurs idées, de la difficulté de fixer leur attention ; quelques-uns deviennent irascibles, violents ; ils ont de l'insomnie, des rêves pénibles, des réveils en sursaut : le jour, abattement et propension au sommeil : dès le début, céphalalgie compressive, vertige intense ; douleurs dans les membres, fourmillements, picotements ; chez un ouvrier, analgésie ; chez un autre, hyperesthésie ; affaiblissement et trouble de la vue, surdité, impuissance génitale chez des hommes fortement constitués ; crampes chez un ouvrier, contractions involontaires chez un second, contracture chez un troisième. La faiblesse musculaire jointe à l'obscurcissement de la vue leur donne la marche chancelante de l'ivresse. A la longue, l'atrophie musculaire survient et arrive à un degré marqué, la peau et les muqueuses se décolorent, et une cachexie plus ou moins profonde se réalise : la faiblesse générale, l'anaphrodisie, une sensation de vague dans l'esprit, sont les phénomènes qui l'accompagnent le plus ordinairement.

Le sulfure de carbone trouve encore d'heureuses applications dans la confection des étoffes imperméables et dans la fabrication du caoutchouc soufflé. Dans cette dernière industrie, les ouvriers sont soumis aux vapeurs mélangées de sulfure de carbone et de chlorure de soufre. Le travail consiste dans l'insufflation faite au moyen d'un soufflet ou de machines spéciales de vessies de caoutchouc préalablement attaquées par un mélange vulcanisant. Chez ces ouvriers, les accidents ordinairement se développent avec lenteur ; c'est la forme chronique de l'intoxication que l'on observe généralement. D'expériences faites par Delpech sur des lapins, il résulte que le chlorure de soufre ne paraît pas exercer d'action vraiment toxique lorsqu'il est employé seul, et que par conséquent il ne saurait ajouter ses effets à ceux du sulfure de carbone, surtout quand il est mélangé avec ce dernier corps dans des proportions aussi peu considérables que celles qui se rencontrent dans le mélange vulcanisant (environ 1/100) (1).

Le traitement hygiénique, avec la condition première de l'éloignement de la cause, suffit pour ramener à la santé les ouvriers déjà atteints d'une manière sérieuse; malheureusement, leur travail étant lucratif, ils y retournent et multiplient les rechutes dont l'influence finale peut être pressentie, mais n'a pas encore été précisée. Il y a donc lieu d'interdire l'emploi du sulfure de carbone en chambre et dans des logements dépendant de maisons habitées. Quant aux fabriques, elles sont de deux sortes : les unes produisent le sulfure par centaines de kilogrammes par jour; les autres l'appliquent à des usages industriels. On doit exiger que, dans les premières, les appareils soient placés sous des hangars ventilés, et que les vases contenant le sulfure soient hermétiquement clos. Dans les secondes, qui sont rangées dans la deuxième classe, les cuves de dissolution doivent être fermées avec soin au moyen d'une fermeture hydraulique; on n'en sortira que la quantité de matière nécessaire au travail immédiat; une ventilation active entraînera les vapeurs, qui, portées dans les fourneaux avec les précautions commandées par leur combustibilité, seront utilisées et détruites. La vapeur de sulfure de carbone étant plus lourde que l'air (2,67), il sera possible d'effectuer la ventilation *per descensum*, en établissant dans le sol de l'atelier une série de canaux énergiquement aspirés par un foyer, une cheminée d'appel, etc. On pourrait encore prendre au centre et à la partie inférieure de l'atelier l'air nécessaire à l'alimentation du foyer.

Masson (2) a conseillé, pour absorber les vapeurs de sulfure de carbone dans les ateliers où l'on vulcanise le caoutchouc, de recourir à l'usage de solutions caustiques et de chaux vive en particulier. Un ouvrier a imaginé pour se soustraire aux émanations nuisibles d'exécuter le travail dans un compartiment séparé de l'atelier par une cloison de bois percée de trous assez larges pour y passer les avant-bras. Un manchon de caoutchouc inséré d'un côté au pourtour des ouvertures, serrant de l'autre le poignet de l'ouvrier et laissant les mains libres, empêche le passage de toute émanation. Du côté de l'atelier, un vitrage oblique à hauteur d'homme permet de suivre le travail des mains. Cette manière de procéder, que Delpech a justement approuvée, a malheureusement bien peu de chance d'être adoptée.

II. *Chromates.* — Les ouvriers employés à la fabrication des chromates sont exposés à un certain nombre d'accidents qui n'ont bien été étudiés que

(1) A. Delpech, *Industrie du caoutchouc soufflé* (*Annales d'hygiène*, 2e série, 1863, t. XIX, p. 65).

(2) Masson, *Moyen de prévenir les accidents que développe chez les ouvriers l'inhalation du sulfure de carbone en vapeurs* (*Comptes rendus de l'Académie des sciences*, 1858, t. XLVI, p. 683).

dans ces dernières années, d'abord par Bécourt et Chevallier (1), puis par
Delpech (2) et Hillairet (3). — Malgré les assertions contraires de Zuber
et Hermann (de Rixheim), tous les ouvriers sans exception qui fabriquent
les chromates de potasse sont exposés aux accidents suivants : plaies d'un
caractère tout particulier tendant à gagner en profondeur, accompagnées
d'indurations passagères et laissant après elles des cicatrices indélébiles siégeant aux mains et aux pieds, particulièrement sur les parties latérales des
orteils et des doigts ; — éruptions pustulo-ulcéreuses occupant les bras, le
plus souvent chez les individus dont les vêtements sont trop légers ou trop
flottants, quelquefois les autres parties du tégument cutané et les parties génitales en particulier ; enfin une rhinite spéciale qui se termine par la nécrose
ou plutôt la destruction d'une partie du cartilage de la cloison des fosses nasales
et par une perforation complète. — A ces accidents, qui sont de beaucoup les
plus fréquents, Hillairet ajoute des bronchites intenses, une céphalalgie
fréquente, de l'amaigrissement et enfin des ulcérations de la gorge pouvant
simuler des lésions syphilitiques.

Les accidents se développent avec une grande rapidité. Les ouvriers ne
sont pas occupés depuis quelques jours dans l'usine qu'ils commencent à payer
leur tribut. Les lésions que nous avons rapidement énumérées se produisent
aussi bien dans la fabrication du chromate neutre que dans celle du bichromate. Ce dernier semble cependant les développer avec plus d'intensité, et les
vapeurs qui s'échappent des chaudières pendant sa préparation paraissent agir
très-énergiquement sur les fosses nasales. On doit attribuer tous ces accidents
à une action directe et escharotique des chromates ; la puissance caustique des
matières pulvérulentes et des vapeurs chromatées est telle que les animaux qui
vivent dans l'usine, en dehors même des ateliers, sont aussi atteints et parfois
à un très-haut degré.

III. *Phosphore.* — Deux catégories d'ouvriers, deux fabrications sont intéressées dans la question du phosphore.

A. *Fabrication de phosphore.* — La maladie caractéristique des fabricants
d'allumettes chimiques, la nécrose des mâchoires, manque dans ces établissements ; cependant il y a des ouvriers spécialement employés à la préparation
du phosphore, ils en respirent et en absorbent les vapeurs à ce point que leur
haleine devient lumineuse dans l'obscurité. Glénard (4), qui a rédigé l'excellent

(1) Bécourt et A. Chevallier, *Mémoire sur les accidents qui atteignent les ouvriers qui
travaillent le bichromate de potasse (Ann. d'hyg.*, 2e série, t. XX, p. 83).

(2) Delpech, *De la fabrication des chromates et de son influence sur la santé des ouvriers (Bulletins de l'Académie de médecine*, 1863-1864, t. XXIX, p. 289).

(3) Hillairet, *Maladies des ouvriers chromateurs (Bulletins de l'Acad. .de médec.*
1863-1864, t. XXIX, p. 345).

(4) *Enquête du Comité d'hygiène et de salubrité de Lyon* (Rapport de A. Glénard,
12 décembre 1855, dans *Hygiène de Lyon*, 1860, p. 308 et suiv.). Ce document est plein
de détails exacts et de saine appréciation.

rapport du comité de salubrité de Lyon, explique cette immunité : tandis que les ouvriers des fabriques d'allumettes, entassés dans des locaux mal aérés, absorbent presque sans bouger un air infect, ceux des fabriques de phosphore se meuvent librement dans l'atmosphère sans cesse renouvelée de vastes ateliers; la ventilation y est activée par d'énormes foyers incandescents; les ouvriers n'ont qu'à entretenir le feu, à surveiller les récipients où se condense le phosphore ; les récipients une fois pourvus d'eau et le foyer de charbon, ils se reposent, ils sortent. Les mouleurs de phosphore, assis dans une pièce sombre, humide, encombrée de masses de ce produit, doivent leur immunité à l'immersion constante des cylindres de phosphore dans l'eau, tandis que dans l'atelier du trempeur d'allumettes chimiques, le phosphore, infiniment divisé dans la pâte, est exposé sur une grande surface au contact de l'air.

B. *Fabrication d'allumettes chimiques.* — Elle nécessite les opérations suivantes : *a.* coupe du bois et fente des tiges d'allumettes; *b.* confection de boîtes; *c.* mise en presse ou en châssis des tiges d'allumettes; *d.* soufrage; *e.* trempage dans la pâte ou mastic chimique; *f.* dépôt dans l'étuve ou le séchoir ; *g.* démontage des presses; *h.* mise en paquets et en boîtes; *i.* préparation des pâtes ou mastics chimiques.

Les allumettes ordinaires et celles de luxe se préparent d'une manière différente : les unes, dites carrées, sont simplement soufrées et trempées; pour les autres, dites rondes, le soufrage est remplacé par la dessiccation ou l'immersion dans la stéarine, et le mastic est appliqué à froid, au lieu de l'être à chaud, ce qui supprime les vapeurs phosphorées. Le mastic lui-même varie ; il se compose pour les premières d'un mélange chaud de colle, de phosphore, de verre pilé et de cinnabre ou bleu de Prusse ; pour les secondes, d'une solution de gomme où le phosphore est mélangé, soit avec du chlorate de potasse, soit avec un oxyde de plomb préalablement traité par l'acide nitrique. A Marseille, le conseil de salubrité n'autorise les fabriques d'allumettes qu'à la condition du travail à froid. Une partie des opérations sus-indiquées n'entraîne aucun inconvénient, aucun danger; il n'en est pas de même de la préparation du mastic, du trempage, du séchage, du démontage et de la mise en boîtes ou en paquets. Les ouvrières appliquées à ces travaux éprouvent d'abord de l'inappétence et des maux d'estomac et de ventre, symptômes notés par Tardieu et par le médecin de la fabrique de Sarreguemines; puis de la céphalalgie, des étouffements et une toux quinteuse. L'irritation des voies respiratoires peut devenir grave, la disposition aux maux de gorge persistante. Les enfants ne résistent pas à l'atmosphère de ces fabriques, ils s'y étiolent. La phosphorescence de l'haleine dans l'obscurité est un phénomène constant chez presque tous les ouvriers employés à ces spécialités. Mais une autre lésion aussi funeste que singulière les attaque, c'est la mortification lente et progressive des os de la face, débutant par l'une ou l'autre mâchoire, d'ordinaire par l'alvéole d'une dent extraite ou malade, et qui peut se propager à d'autres parties du squelette de la face. La nécrose phosphorique ou mal chimique a d'abord été observée en Allemagne par Lorinser (de Vienne), en 1845, sur neuf femmes dont cinq avaient succombé ; puis par Heyfelder à Erlangen, par Neumann à Berlin, par Sédillot et Strohl à Strasbourg, par Dupasquier à Lyon, Broca, etc. (1). Quand on veut calculer la proportion numérique de ces accidents, il ne faut avoir égard qu'aux ouvriers employés aux opérations insalubres ; ils forment le tiers du personnel total des fabriques. A Lyon, la nécrose phosphorique a frappé, de 1846 à 1855, 10 ouvriers sur 100 de cette catégorie ; si on la constate plus fréquemment chez les femmes, c'est que celles-ci sont en majorité dans ces fabriques. Ce n'est guère qu'après trois ou quatre années de travail, quelquefois plus tard, et même après l'abandon de ce genre d'occupation, que les ouvriers éprouvent les premiers symptômes du mal. En 1846, époque où cette industrie était naissante, Dupasquier n'a pas rencontré à Lyon un seul cas de nécrose phosphorique ; moins de dix ans après, la commission d'enquête en constatait douze. Sur 58 cas de cette affection relatés dans le rapport au comité consultatif d'hygiène, 17 ont été suivis de mort ; quand elle ne tue pas, elle laisse à sa suite une difformité qui entrave pour toujours la mastification et l'articulation des sons. Dupasquier a analysé les vapeurs qui troublent la transparence de l'air dans l'atelier des démonteurs, des trempeurs, des metteurs en paquets ; il les a trouvées composées surtout d'acide hypophosphorique mélangé probablement avec de petites quantités de phosphure d'hydrogène ; il admet, en outre, que le phosphore y existe à l'état de vapeur. L'acide hypophosphorique, en se dissolvant dans la salive, passe à l'état d'acide phosphorique qui agit sur les gencives et sur les dents ; par la salive qui séjourne dans le cul-de-sac alvéolo-dentaire, il pénètre jusqu'au périoste alvéolo-dentaire et attaque le rebord alvéolaire, qui est toujours le siége primitif de la nécrose ; dépourvues de glandes, les gencives sont plus exposées à l'action des vapeurs phosphorées que toute autre partie de la bouche ; s'il existe des caries dentaires, elles la favorisent en contribuant à rendre les gencives rouges, saignantes. Le tissu gingival, une fois atteint par le mal phosphorique, le transmet au périoste avec lequel il est confondu sur le bord alvéolaire, et se continue sans démarcation autour des dents (périoste alvéolo-dentaire) ; c'est en ce dernier point que les vapeurs phosphoriques, dit Trélat (2), trouvent le plus facile passage.

En général, les malades succombent, soit à l'épuisement progressif qui résulte d'une suppuration chronique et d'une perte continue de la salive, soit à des hémorrhagies répétées qui se produisent au niveau des surfaces pyogéniques, soit aux progrès d'une tuberculisation pulmonaire, soit encore à l'extension de la nécrose vers les os du crâne, extension qui détermine des méningites purulentes et des abcès du cerveau. La stéatose des viscères (foie,

---

(1) Tardieu, *Annales d'hygiène*. Paris, 1856, t. VI, p. 18.
(2) Trélat, thèse de concours pour l'agrégation. Paris, 1857. *De la nécrose causée par le phosphore.*

reins, etc.), qui caractérise l'empoisonnement par le phosphore, semble être tout à fait exceptionnelle dans l'intoxication phosphorique professionnelle. M. Bucquoy (1) a rapporté récemment l'observation d'une malade qui travaillait depuis dix-huit ans dans une fabrique d'allumettes, lorsqu'elle éprouva les premiers accidents; elle présentait une nécrose des maxillaires supérieurs et de plusieurs os de la face. A l'autopsie, on trouva une stéatose généralisée des viscères et des muscles ; il n'y a pas jusqu'aux poumons qui n'aient aussi offert l'altération graisseuse. Ce fait est peut-être unique ; dans l'intoxication professionnelle par le phosphore, affectant même une marche aiguë et s'accompagnant des plus graves accidents , on n'observe pas de stéatose des viscères. Chez une malade observée par Alf. Fournier et Ollivier (2), en dix jours les accidents eurent une issue fatale, et à l'autopsie on ne trouva sur aucun point de dégénérescence graisseuse des organes ; le sang présentait une fluidité remarquable et l'on doit peut-être attribuer la mort à une altération particulière du sang, à une sorte de toxémie.

Au danger d'une maladie cruelle s'ajoute celui des explosions; celles-ci ont pourtant diminué de fréquence, soit que les interdictions locales du mélange du chlorate de potasse au phosphore aient été suivies d'effet, soit plutôt que la prudence des fabricants, avertis par de terribles exemples, se borne à préparer de petites quantités de mastics et fasse prévaloir le travail à froid.

Enfin les qualités vénéneuses du phosphore ont transformé les allumettes en un instrument de suicide et d'homicide ; les cas d'empoisonnement par cet agent se sont assez multipliés pour éveiller la sollicitude du pouvoir. Chevallier père et fils ont fait ressortir que dans le tableau des cas d'empoisonnement soumis au jury de 1846 à 1852, la pâte des allumettes vient en troisième ligne, après l'arsenic et le sulfate de cuivre.

Voilà bien des raisons pour aviser. Les conseils de salubrité ont prodigué les instructions; une mention est due au rapport de Cadet de Gassicourt (mars 1854) et au rapport académique où sont relatées les recherches de Chevallier (3). Mais il ne s'agit plus d'expédients pour déceler un poison, de mesures d'assainissement plus ou moins faciles à appliquer, etc. La découverte du phosphore amorphe et de son innocuité conduit naturellement à substituer un produit inoffensif à une substance toxique. Soumis à l'action prolongée de la chaleur, le phosphore est modifié dans ses caractères apparents et dans ses propriétés essentielles : c'est ce produit que son inventeur, Schrœtter (de Vienne), a nommé phosphore rouge ou amorphe, aussi différent du phosphore ordinaire que le diamant l'est du charbon, suivant l'ingénieuse comparaison de Bussy qui, le premier, a démontré expérimentalement qu'on peut le donner impunément aux animaux à des doses considérables. Il ne répand ni odeur ni vapeur; on peut l'exposer à l'air, le manier, le frotter sans l'enflam-

(1) Bucquoy, *Union médicale*, 23 et 25 juin 1868.
(2) Alf. Fournier et Ollivier, *Union médicale*, 21 juillet 1868.
(3) Poggiale, *Bulletin de l'Académie de médecine*, 1860, t. XXV, p. 246.

mer ; il prend feu seulement au delà de 200 degrés et ne jette pas en brûlant la flamme éclatante et instantanée qui jaillit du phosphore blanc. Son application industrielle, indiquée par Schrœtter, Bussy, de Vry, est aujourd'hui sanctionnée par l'expérience. A Lyon Coignet, à Paris Camaille, dirigé par Chevallier, à Birmingham Albright, ont offert au commerce des allumettes au phosphore rouge qui ne le cèdent en rien aux autres, et dont la fabrication, exempte de tout dégagement de vapeur, ne suscite aucun danger aux ouvriers. Quant à leur innocuité, elle est attestée par les expériences de Bussy, de Vry, Lassaigne, Raynal et Chevallier, Renault et Delafond, Orfila neveu et Rigout. Ces derniers ont administré à une chienne jusqu'à 200 grammes de phosphore rouge en 12 prises de 20 à 50 grammes à la fois, et, sauf un vomissement accidentel, elle n'a éprouvé aucun trouble, elle a continué de manger ; l'autopsie n'a révélé chez elle aucune lésion du tube digestif. La prohibition du phosphore blanc est commandée par un grand intérêt public ; reste à lever les difficultés qui résultent du monopole du phosphore rouge, garanti par des brevets.

D'après Letheby, on est parvenu, dans une fabrique d'allumettes à Stafford, à diminuer dans une énorme proportion les cas de nécrose en tirant parti de la propriété que possède l'essence de térébenthine de s'opposer à la combustion spontanée de ce métalloïde. A cet effet les ouvriers attachés au *chimicage* et *au trempage*, portent, ouvert sur la poitrine, un vase de fer blanc qui contient de l'essence de térébenthine. On n'a pas encore mis ce moyen en usage sur une assez vaste échelle pour qu'il soit permis de se prononcer sur son efficacité.

La substitution des allumettes sans phosphore, préparées d'après les procédés de Canouil, rendrait toutes ces précautions inutiles.

**IV.** *Soufre et ses composés.* — Indépendamment de la fusion et de la distillation qui, dans les raffineries de soufre, donnent lieu à un abondant dégagement d'acide sulfureux et outre l'opération du blanchiment des étoffes de laine et de soie, qui expose plus que toute autre à l'action irritante du gaz sulfureux, il est encore d'autres industries dans lesquelles le maniement du soufre détermine quelques accidents particuliers. Les ouvriers employés dans les *moulins à triturer le soufre* (1) ont le corps entier recouvert de poussière de soufre qui s'insinue à travers les vêtements et tapisse les cheveux, la barbe, les oreilles, les mains. Au-dessous de cette couche de soufre, la peau présente une couleur rouge uniforme et une sécheresse particulière. Lorsqu'on entre dans un moulin à soufre, les yeux sont très-promptement irrités, et, chez les ouvriers non habitués, on voit survenir de l'insomnie, de l'anorexie et de la diarrhée, dont l'action purgative du soufre rend facilement compte. Tout individu qui séjourne dans un moulin à soufre pendant un certain temps est

_____

(1) Pécholier et Saint-Pierre, *Moulins à triturer le soufre* (*Montpellier médical*, 1864, t. XII, p. 503).

pris de toux. Généralement cette irritation disparaît peu à peu, mais quelquefois il n'en est pas ainsi, et l'on voit survenir des accidents plus graves et en particulier la bronchite chronique et l'emphysème pulmonaire. En compensation, les maladies herpétiques et parasitaires sont fort rares chez ces ouvriers.

Les accidents que détermine le soufre du côté des yeux ont été étudiés d'une façon spéciale par M. Bouisson (de Montpellier) sur les ouvriers employés au *soufrage de la vigne* (1).

La plupart des travailleurs chargés de cette opération qui se renouvelle, depuis le mois d'avril jusqu'au mois d'août, à chaque invasion de l'oïdium, sont atteints d'une conjonctivite plus ou moins intense.

Le soufre est employé, soit à l'état de fleur de soufre ou soufre sublimé, soit à l'état de trituration; la première espèce contient une certaine quantité d'acide sulfurique libre; la seconde, au contraire, n'en renferme que des traces. Aussi le soufre sublimé produit-il plus souvent des accidents que celui qui est seulement pulvérisé.

Le mode de projection n'est pas non plus sans influence : le soufflet qui lance directement la poussière est moins nuisible que les autres procédés qui la dispersent dans l'atmosphère.

L'inflammation, ordinairement, se borne à la conjonctive ; il est rare qu'elle s'étende à la cornée.

Les moyens propres à empêcher le développement de l'ophthalmie des soufreurs consistent surtout dans le choix des soufres, dans l'adoption de bons instruments, dans l'emploi de voiles ou de lunettes, et dans quelques pratiques hygiéniques après le soufrage.

Le soufre, mélangé de chaux, employé quelquefois, a rendu les ophthalmies plus fréquentes; le soufre plâtré, au contraire, est mieux supporté par les yeux, mais il ne paraît pas exempt d'inconvénients pour les organes respiratoires.

Enfin nous dirons quelques mots de l'*affinage de l'or et de l'argent*, c'est-à-dire leur séparation du cuivre. Il se forme pendant la réaction de l'acide sulfurique sur l'alliage d'abondantes vapeurs d'acide sulfureux entraînant avec elles de l'acide sulfurique. Des inconvénients graves doivent en résulter d'abord pour les ouvriers placés dans les ateliers où s'il en répand toujours une certaine quantité, mais surtout pour le voisinage sur lequel se déversent les gaz entraînés par les cheminées. — On remédierait à ces inconvénients, en faisant arriver les vapeurs acides dans une chambre de plomb, contenant une couche d'eau de quelques décimètres dans laquelle on délayerait une quantité de chaux suffisante pour faciliter l'absorption du gaz acide sulfureux trop peu soluble pour être condensé par l'eau seule. — Les ateliers dans lesquels on détruit ainsi les émanations sulfureuses sont seulement rangés dans la seconde classe.

(1) Bouisson, *Ophthalmie produite par le soufrage de la vigne* (*Acad. des sciences*, séance du 10 août 1863).

V. *Aniline et ses dérivés* (1). — La fabrication des couleurs d'aniline, qui depuis quelques années a pris de grands développements, expose les ouvriers à un certain nombre d'accidents qu'il importe de signaler.

Pour préparer la pâte aniligène, suivant le procédé indiqué par M. Béchamp, on mélange à froid la nitro-benzine avec de l'acide acétique et de la limaille de fer. Il se produit bientôt une vive effervescence, et dans les procédés de fabrication primitivement employés, chaque fois que pour les besoins de l'opération on découvrait les chaudières de fonte où elle s'effectuait, il s'en dégageait un nuage de vapeurs âcres formées de vapeur d'eau, d'acide acétique, de nitro-benzine, entraînant aussi de l'aniline vers la fin de l'opération. Pendant la distillation de la pâte aniligène, les vapeurs d'aniline qui se répandaient étaient encore bien plus abondantes. — Actuellement, la réaction s'exécute dans un appareil dû à Nicholson, qui se compose d'une cornue tubulée de fonte communiquant d'un côté par sa tubulure avec un cohobateur et de l'autre par son col avec un réfrigérant. La condensation des vapeurs qui s'échappaient et infectaient l'atmosphère des usines est effectuée par le cohobateur, et la cornue étant mise en communication avec le réfrigérant, l'aniline, au moyen d'un courant de vapeur surchauffée qui est injecté au fond de l'appareil, vient se condenser pour être recueillie dans de grandes cuves. — Grâce à l'heureuse disposition de cet appareil, la transformation de la nitro-benzine en aniline, qui était une opération pénible et très-insalubre, est devenue d'une exécution facile et présente moins de dangers pour la santé des ouvriers.

La *fuchsine* ou *rosaniline* s'obtient en soumettant l'aniline et l'acide arsénique en proportions définies à une température élevée. Ce mélange constitue ce que les ouvriers appellent la matière brute (arséniate de rosaniline). La cornue dans laquelle s'effectue le mélange est munie d'un agitateur mu par la vapeur ; un gros tube descend parallèlement à l'axe de l'agitateur jusqu'au fond de l'appareil et sert à y amener la vapeur. Le col de la cornue communique avec un grand serpentin servant à condenser l'aniline qui se volatilise pendant la réaction. A sa partie inférieure existent deux grands trous de coulée : lorsque toute l'aniline a distillé, on ouvre les trous de coulée et au moyen de chéneaux de tôle, on fait arriver la matière dans des tonneaux à agitateurs mécaniques (2). En procédant ainsi, les ouvriers ne sont plus obligés de transporter ni de manier la matière arsenicale, et les ulcérations des ailes du nez et des lèvres, qui étaient la conséquence de ces opérations, ne se produisent plus.

La matière brute parvenue dans les tonneaux est traitée par l'eau acidulée

(1) Bien que ces produits soient en réalité des matières organiques, leur place m'a paru tout naturellement indiquée après le phosphore, les chromates, le sulfure de carbone, dans ces études d'hygiène professionnelle.

(2) *Rapports du jury international à l'exposition universelle de* 1867, t. VII, p. 223. — *Matières colorantes dérivées de la houille,* par A. W. Hoffmann, G. Delaire et Charles Girard.

au moyen de l'acide chlorhydrique ; on filtre et le produit de la filtration contient le rouge d'aniline à l'état de chlorhydrate, d'arsénite et d'arséniate de rosaniline, et en outre une grande quantité d'acide arsénieux et arsénique. En ajoutant au liquide du sel marin, on transforme la totalité de la rosaniline en chlorhydrate de la même base que l'on peut séparer de l'excès d'acide arsénique contenu dans la liqueur.

En faisant agir sur l'aniline divers corps oxydants : oxyde ou nitrate de mercure, peroxyde ou nitrate de plomb, chlorure de zinc, acide antimonique, on prépare une énorme variété de couleurs.

Les ouvriers qui débutent dans la fabrication de l'aniline accusent une céphalalgie sus-orbitaire, gravative, compliquée quelquefois de nausées et de vomissements, des vertiges, de l'hébétude ; d'autres fois l'homme tombe dans un état semi-comateux qui peut se prolonger pendant plus d'une heure ; enfin, parfois on observe des convulsions épileptiformes des membres, des spasmes tétaniques de la nuque alternant avec des accès de délire et un tremblement général. — Chez les ouvriers en contact habituel avec l'aniline, on ne constate pas de véritables paralysies musculaires, mais seulement un certain degré d'anesthésie ou plutôt d'analgésie aux membres inférieurs ; on observe encore de l'embarras gastro-intestinal, de la constipation, une décoloration très-rapide de la peau et des muqueuses.

Turnbull (1) et Letheby (2) ont constaté, dans des expériences sur les animaux, que la nitro-benzine et l'aniline à l'état de pureté agissent comme des poissons narcotico-âcres, et que les sels d'aniline ne sont pas aussi vénéneux que l'alcaloïde pur. Des expériences d'Ollivier et G. Bergeron (3), il résulte que 3 à 4 grammes d'aniline suffisent pour empoisonner un chien de moyenne taille et tous les animaux sur lesquels ils ont expérimenté paraissent sensibles à l'action de cette substance.

En 1863, dans sa thèse inaugurale, H. Charvet (4) décrivit les accidents nombreux qui s'étaient manifestés chez des ouvriers employés à la préparation de la fuchsine dans la fabrique de Pierre-Bénite. Les malades présentèrent les symptômes suivants : gonflement et pustules au scrotum s'étendant quelquefois aux jambes et aux avant-bras, crampes dans les membres avec tremblement musculaire, fourmillement dans les extrémités, affaiblissement plus ou moins marqué commençant toujours par les extrémités des membres, paralysie arrivant parfois au point d'empêcher la station, la locomotion et la préhension des objets ; soif, constipation, vomissements, diarrhée. Plus affirmatif que

(1) Turnbull (J.), *The Lancet*, 1861, t. II, p. 469.
(2) Letheby, *British. med. Journ.*, 1863, t. II, p. 550.
(3) Aug. Ollivier et Georges Bergeron, *Recherches expérimentales sur l'action physiologique de l'aniline* (Journal de la physiologie de l'homme, 1863, t. III, p. 368.)
(4) Charvet (H.), *Étude sur une épidémie qui a sévi parmi les ouvriers employés à la fabrication de la fuchsine* (Thèses de Paris, 1863, n° 116.)

Charvet, Chevallier (1) n'hésite pas attribuer ces accidents à une intoxication arsenicale due : 1° à la respiration des vapeurs arsenicales qui se dégagent, soit lorsqu'on charge ou que l'on décharge les cornues où l'on prépare la fuchsine, soit quand on traite la fuchsine arséniée par l'acide chlorhydrique ; 2° à l'usage, comme boisson, de l'eau des puits de l'établissement qui contient parfois plus de 2 centigrammes d'acide arsénique par litre. — Pour éviter ces accidents, il faut faire les opérations dans lesquelles les vapeurs arsenicales se dégagent sous une hotte de cheminée ; les ouvriers doivent en outre être munis d'appareils d'interception.

Les étoffes teintes par les couleurs d'aniline ne sont pas sans présenter des inconvénients assez sérieux. Friedreich (2) a parlé d'individus qui, ayant porté des gilets de flanelle teints avec ces couleurs avaient présenté des éruptions cutanées assez intenses. Dans ces derniers temps, en Angleterre, on a signalé plusieurs empoisonnements qui auraient eu lieu par des chaussettes teintes à l'aide de couleurs d'aniline. — Le docteur Wedl à la suite d'un procès intenté au vendeur de ces chaussettes, a déclaré qu'il avait observé de graves affections provenant du port de chaussettes ainsi colorées.

Il est une matière colorante, découverte en 1860 par Persoz fils, la *coralline* (3) qui, exploitée principalement en Angleterre, paraît tout spécialement susceptible d'entraîner des accidents sérieux. Il y a quelques mois, Bidard (4), professeur de chimie à Rouen, a rapporté un fait dans lequel l'usage de chaussettes présentant sur un fond teint en lilas des lignes circulaires d'un rouge vif, avait déterminé une inflammation de la peau des pieds limitée aux parties en contact avec les lignes rouges : la couleur lilas était du violet d'aniline, le rouge était teint avec la *coralline*.

Dans un mémoire communiqué tout récemment à l'Académie de médecine (5), M. Tardieu a présenté deux faits analogues : à la suite de l'usage de chaussettes teintes en rouge avec la coralline, la peau des pieds violemment enflammée, tuméfiée, s'était recouverte de vésicules contenant un liquide séropurulent. D'expériences faites sur des animaux par M. Tardieu, avec la collaboration de Z. Roussin, il résulte que la coralline est un poison énergique et qu'introduite même à petite dose dans l'économie, elle peut causer la mort. Quand elle est absorbée, elle détermine une dégénérescence graisseuse des organes analogue à celle que provoquent le phosphore, l'ammoniaque, l'arsenic.

---

(1) A. Chevallier, *De la fuchsine, de sa préparation, des accidents qui peuvent en résulter relativement aux ouvriers* (*Ann. d'hyg.*, t. XXV, p. 12).

(2) E. Friedreich, *Deutsche Klinik*, 1863, t. XV, p. 461.

(3) Cette substance s'obtient par le contact de l'acide rosolique (dérivé par oxydation de l'acide phénique) et de l'ammoniaque dans un appareil autoclave chauffé à $+ 150°$.

(4) Bidard, *Moniteur scientifique*, 1868, p. 1048.

(5) Amb. Tardieu, *Mémoire sur l'empoisonnement par la coralline* (Communication faite à l'Académie de médecine, dans la séance du 2 février 1869 (*Bulletin de l'Acad. de médec.*, 1869).

Les accidents observés chez l'homme ont consisté non-seulement en lésions locales, mais encore en phénomènes généraux (fièvre, céphalalgie, étourdissements) que l'inflammation permet à la rigueur d'expliquer, mais qu'il est aussi possible d'attribuer à l'absorption d'une petite quantité de coralline. — Quoi qu'il en soit, si l'on doit proscrire l'emploi de cette substance pour teindre les chaussettes qui s'appliquent exactement sur la peau, on pourrait peut-être s'en servir pour les vêtements, qui ne sont pas aussi immédiatement en contact avec les téguments.

VI. *Silice, grès, plâtre, émeri, etc.* — Les molécules d'émeri (corindon ferrifère ou granuleux) sont les plus dures; aussi, d'après Lombard, les ouvriers qui emploient cette pierre sont-ils les premiers dans l'ordre de fréquence de la phthisie : les faiseurs d'aiguilles de montres présentent 55 phthisiques sur 100; les polisseurs d'acier 35. Le polissage de l'acier fait périr de phthisie presque tous les ouvriers employés à Sheffield; on a noté que sur 2500 d'entre eux, à peine 35 arrivent à l'âge de cinquante ans, et 70 à celui de quarante-cinq ans. Le plus grand nombre meurt avant la trente-sixième année; le docteur Knight a remarqué que pas un polisseur de fourchettes d'acier n'atteint sa trente-sixième année. Les nombreux essais que l'on a faits pour assainir cette profession ont peu réussi.

Les poussières siliceuses viennent ensuite pour la gravité des effets qui résultent de leur inhalation habituelle. Dans les manufactures de porcelaine, la plupart des ouvriers qui pulvérisaient la silice au moyen de meules de granit succombaient à la phthisie : l'adoption du broyage à l'eau les en préserve aujourd'hui. Les caillouteurs, les tailleurs de pierres à fusil (silex), meurent phthisiques avant l'âge : les recherches de Bourgoin, Benoiston, Lombard, ont fait voir l'effet dépopulateur de cette industrie (1). Morgagni (2) signale comme exposés à la phthisie les tailleurs de pierre, les plâtriers, etc. Le docteur Young a observé que les tailleurs de grès de la carrière Waldshut succombent presque tous à la phthisie pulmonaire; ceux des environs d'Édimbourg arrivent rarement à l'âge de cinquante ans (Alison). Leblanc a tracé une monographie de la phthisie des tailleurs de grès, appelée maladie de Saint-Roch à cause de sa fréquence dans les carrières de ce nom. La poussière siliceuse en s'accumulant dans les poumons agit de deux manières : d'abord en obstruant et en dilatant les vésicules, elle gêne la respiration et nuit à l'hématose ; ce qui explique la dyspnée qu'on remarque chez tous les anciens tailleurs de pierre. En outre les petits grains siliceux forment en s'agglutinant des concrétions dures et à facettes irrégulières qui, jouant dans le poumon le rôle de corps étrangers,

---

(1) Benoiston (de Châteauneuf), *De l'influence de certaines professions sur le développement de la phthisie pulmonaire* (*Ann. d'hyg. publ. et de médec. lég.*, 1re série, 1831, t. VI, et Lombard, *De l'influence des professions sur la phthisie pulmonaire* (*Ann. d'hyg.*, 1834, t. XI.)

(2) Morgagni, *De sedibus et causis morborum*, epist. xv et xvii.

provoquent un travail inflammatoire qui, d'après Feltz, de Strasbourg (1), conduit presque toujours à la cirrhose pulmonaire, quelquefois à l'ulcération du parenchyme pulmonaire et à la tuberculose, s'il y a prédisposition de l'individu. Cette maladie dure de six mois à un an, et quelquefois même plusieurs années. Pour empêcher la pénétration des particules siliceuses, Beltz père a proposé un petit masque très-léger composé d'une mince tranche d'éponge fixée à une voilette métallique qui la maintient au devant de la bouche et des narines (2). Le docteur Eulenberg, de Cologne, rejetant l'éponge mouillée, préfère un grillage métallique en forme de masque recouvert d'une gaze à claire-voie, la quantité de poussière qui s'amasse dans les mailles de la gaze fait comprendre l'influence nuisible qu'elle aurait exercée, si elle avait pénétré dans les bronches. Sur 115 décès survenus chez des tailleurs de pierre, il a constaté 106 décès par phthisie pulmonaire. Dans les tables fournies par ce médecin, l'âge le plus avancé atteint par ces ouvriers fut de soixante et un ans, l'âge moyen étant de trente-sept ans.

L'inhalation des molécules calcaires n'est pas moins funeste : d'après Lombard, les plâtriers comptent 26 phthisiques sur 400, environ deux fois plus que la moyenne générale ; les maçons, les balayeurs de rues et les tailleurs de pierre dépassent aussi la moyenne générale.

*Aiguiseurs.* — Les ouvriers qui aiguisent les armes subissent, outre l'effet des poussières inspirées, l'impression de la vapeur d'eau froide résultant de l'aiguisement par la voie humide, seul procédé maintenant usité dans les usines, de l'eau qui en mouille le pavé et des courants d'air qui frappent leur corps en sueur. Ils se servent de meules faites de grès dit bigarré et composées de silex uni par un ciment calcaire ; elles répandent beaucoup de poussière par le *riflage*, qui consiste à creuser à leur circonférence des cannelures pour l'aiguisement des armes ; la partie la plus lourde de la poussière s'élève un peu et retombe sur la planche disposée auprès des meules ; l'autre, plus considérable, remplit l'usine d'un nuage opaque. Cette opération se répète deux fois par jour et dure d'un quart d'heure à une demi-heure.

Les ouvriers se tiennent d'ordinaire le corps fortement penché en avant ; cette attitude longtemps continuée peut produire, sinon des déviations du tronc, au moins un trouble très-marqué dans la circulation de la poitrine. Suivant Chevallier (3), les aiguiseurs qui travaillent debout seraient très-sujets aux varices et aux ulcères des membres inférieurs. Les poussières siliceuses développées pendant l'aiguisage, mais surtout les étincelles ou éclats métalliques,

(1) Feltz, *Maladie des tailleurs de pierre. Pathogénie et anatomie pathologique (Gaz. méd. de Strasbourg*, 1865, p. 25).

(2) L. Beltz, *Recherches sur les causes de la mortalité des tailleurs de pierre et sur les moyens de la prévenir (Thèses de Strasbourg*, 1862, n° 600).

(3) A. Chevallier, *Des accidents auxquels sont exposés les ouvriers couteliers-émouleurs et aiguiseurs (Annales d'hygiène,* 1re série, t. XV, p. 244).

détachés par le frottement, déterminent des inflammations ou des brûlures, quelquefois fort graves, de l'organe de la vision. Ces poussières qui remplissent l'atelier pendant l'opération du *riflage* de la meule, ont sur les voies respiratoires de l'ouvrier une action encore bien plus nuisible. Ce sont elles qui déterminent la maladie spéciale des aiguiseurs, si bien analysée par Desayvre, médecin de la manufacture de Châtellerault (1); ses caractères anatomiques consistent en des granulations qui apparaissent sous forme de points noirs du volume d'une tête d'épingle, et acquièrent dans la période la plus avancée celui d'un grain de plomb : les unes, dures et blanches, et en petit nombre, sont entièrement constituées par des particules siliceuses ; les autres, noires, molles, et quelquefois blanches au centre, se composent de matière noire et de silice ; les premières sont ordinairement irrégulières et à crêtes, les secondes arrondies; elles occupent, non les ramuscules bronchiques, mais les vésicules pulmonaires, d'où il faut les énucléer. Les grains blancs ou de silex pur se rencontrent dans les portions indurées du poumon, dans les parois compactes des cavernes. Les grains tout à fait noirs contiennent aussi une forte proportion de silice. Les poumons des aiguiseurs peuvent offrir des myriades de ces corps étrangers, sans aucune autre lésion ; mais il s'y ajoute souvent d'autres altérations que Desayvre rattache à trois degrés : hépatisation rouge, induration, ulcération ou caverne. Les corps étrangers dont sont parsemés les poumons des aiguiseurs n'y produisent pas nécessairement l'inflammation, car à ce prix tous ces ouvriers en seraient atteints au bout d'un certain nombre d'années ; mais ils empêchent la résolution des bronchites si fréquentes dans les conditions de ce travail professionnel ; ils sont, avec les vicissitudes de température, avec les excès de vin, les efforts de voix, etc., une cause incessante d'hypérémie qui s'étend des bronches au parenchyme, et, devenue permanente, en détermine l'engouement, l'induration. A ce dernier degré, le tissu pulmonaire, plutôt noir que rouge, farci de grains noirs et de quelques grains blancs, marbré à la coupe, présente un aspect truffé : c'est le maximum du développement de la maladie sans caverne, coïncidant avec une dyspnée continuelle. Mais les grains, et surtout les blancs, siliceux, à surface inégale, érodent, déchirent le tissu enflammé et friable; l'excavation commencée est bientôt agrandie par sa jonction avec d'autres; s'ils ne donnent pas lieu à un travail ulcératif, ils oblitèrent une certaine étendue de la surface respiratoire : cet obstacle mécanique à l'hématose explique l'essoufflement habituel de tous les vieux aiguiseurs, comptant environ vingt années d'exercice. Quant à la succession des symptômes de la maladie, elle correspond aux trois états matériels du poumon qui viennent d'être indiqués. La toux d'abord sèche et diurne, est souvent forte au réveil jusqu'à provoquer le vomissement; l'expectoration, rare au début, augmente par le progrès des lésions; les crachats blancs jaunâtres, non spumeux, parfois tachés ou striés de sang, n'ont donné

(1) *Annales d'hyg. et de méd. légale*, 1856, 2ᵉ série, t. V, p. 282 et suiv.

à l'analyse aucune trace de silice. La seule présence de la poussière de silex dans les voies respiratoires ne donne pas lieu à l'hémoptysie; peu abondante dans les périodes d'engorgement, elle devient aussi inquiétante par sa fréquence que par sa quantité dans celle d'ulcération. La dyspnée est en quelque sorte le mode respiratoire des aiguiseurs; on ne les voit pas courir; ce symptôme traduit par son intensité et sa durée la marche des altérations pulmonaires. Chez les malades et même chez les vieux aiguiseurs non malades, le bruit respiratoire est dur, incomplet, craquant, puis il s'affaiblit, masqué par les râles bronchiques et plus tard par les râles caverneux. Chose digne de remarque! la fièvre ne survient chez eux que dans la phase ultime ou sous l'influence d'une phlegmasie intercurrente. La maladie des aiguiseurs a une marche chronique; elle peut s'arrêter au premier degré, c'est-à-dire la présence de la poussière siliceuse dans les poumons sans autres troubles qu'une toux sèche, une expectoration blanchâtre, filante, une respiration moins moelleuse avec un très-léger craquement à l'auscultation et une sonorité normale du thorax. Le deuxième degré dure d'une année à plusieurs années; le troisième d'une à deux années.

L'hygiène de cette profession a changé de face à Châtellerault par un heureux emploi de la ventilation; celle-ci a pour élément une roue à aubes courtes placée en dehors de l'usine et mue par une chute d'eau qui lui imprime une vitesse de 12 à 1500 tours par minute; un trou pratiqué au-dessous de chaque meule, fait passer l'air ambiant dans le conduit à l'extrémité duquel se meut la roue extérieure. Au moment du riflage, on ouvre les plaques qui ferment ces trous et l'on met en jeu la roue ventilatoire; l'air qui entoure la meule s'engouffre dans le trou, entraînant la poussière qui se répand sur la rivière (Vienne); chaque meule est encaissée dans une boîte de bois q: i empêche la poussière fine de s'écarter sur les côtés et la dirige vers le trou d'aspiration; la grosse poussière tombe sur la planche établie au-devant de la meule. Aussi, durant le riflage, ne voit-on plus autour de la meule qu'un très-léger nuage, au lieu de la poussière opaque qui obscurcissait l'usine. Avant cette grande amélioration, les aiguiseurs mouraient en moyenne à l'âge de cinquante ans; encore tous n'atteignaient pas cet âge; un seul a vécu jusqu'à quatre-vingt-trois ans. L'avenir leur promet un accroissement de vie moyenne. Néanmoins l'avis de Desayvre est qu'ils cessent de travailler après vingt années de service. On ne doit admettre à ce genre de travail que des hommes robustes, sobres de boisson et d'éclats de voix; les aiguiseurs qui ont poussé le plus loin leur carrière sont ceux qui se sont fait du silence une loi, ou qui du moins ont toujours parlé à voix basse.

*Aiguilleurs.* — La fabrication des aiguilles n'est pas non plus exempte de graves inconvénients. Le *palmage*, c'est-à-dire l'aplatissement de la tête est une opération qui ne présente pas le moindre danger. Le *marquage*, qui consiste à percer un trou dans la tête de l'aiguille, exige une application minutieuse et soutenue qui entraîne souvent un affaiblissement prématuré de la vue. L'opération vraiment dangereuse, c'est l'*empointage* qui se fait à la meule sèche et donne lieu à un dégagement de poussières siliceuses et métalliques que respirent les ouvriers et qui peuvent entraîner des lésions pulmonaires identiques avec celles que l'on observe chez les aiguiseurs (1). La fréquence de cette maladie signalée d'abord par le docteur Johnstone (1799), puis par le docteur Knight (1830), fut confirmée en 1850 par Villermé fils (2). Dès 1809, un Anglais, George Prior, avait imaginé un appareil ventilateur qui entoure presque toute la meule des empointeurs qui chasse la plus grande partie de la poussière hors de l'atelier.

VII. *Charbon, poussier de charbon.* — Plusieurs professions exposent à l'action de cette poussière, mais aucune d'elles ne le fait d'une manière plus continue que celle de mouleur en cuivre. Plus de 2000 ouvriers la représentent à Paris, et c'est sur eux qu'il convient d'étudier avec précision les effets de la poussière de charbon; ils respirent des poussières diverses, le sable, la fécule, le ponsif (sable calciné et pulvérisé très-fin), la farine de froment bise qui, avec le ponsif, procure des surfaces plus nettes et plus faciles à nettoyer, le noir de fumée provenant du flambage (combustion de torches de résine sous les moules préalablement desséchés à l'étuve), la cendre qui, délayée dans l'eau, sert à rendre moins poreuses les saillies du moule. Mais le poussier de charbon, poussière très-fine de charbon de bois que la fraude mélange d'une certaine quantité de matières siliceuses et surtout de houille, domine dans l'atmosphère des ateliers; elle s'échappe sans cesse en tourbillons des sacs de toile de coton que les ouvriers agitent par saccades. L'excès de poussière dont ce tamisage peu scrupuleux charge les moules, il faut le dissiper par l'action d'un soufflet, ce qui donne lieu à d'autres nuages de poussière. Dans les ateliers où la ventilation est insuffisante, en hiver où les ouvriers ferment les fenêtres et les châssis vitrés des toits, telle est l'abondance de la poussière de charbon, qu'une visite de courte durée dans quelques-uns a suffi pour me noircir le visage, les mains, le linge. C'est dans ce milieu auquel l'éclairage du soir, l'entassement des ouvriers, la proximité des fourneaux et des creusets pour la fusion des alliages, la fumée suffocante du flambage, etc., ajoutent tant d'autres éléments d'insalubrité, que les mouleurs passent leur journée. Toutefois, ils y résistent assez longtemps, et d'après les recherches de Tardieu (3), c'est après plus de dix années d'exercice qu'ils en ressentent les effets nuisibles. Les troubles fonctionnels se produisent lentement, plus encore par l'action continue que par l'énergie de leur cause; ils débutent par une sensation de fatigue disproportionnée avec la dépense de force musculaire; dans la seconde moitié de la journée survient une dyspnée qui va en augmentant jusqu'à la fin du travail, se

(1) E. Beaugrand, *Dictionnaire encyclopédique des sciences médicales*, t. II, p. 208.

(2) Villermé, *Note sur la santé de certains ouvriers en aiguilles* (*Annales d'hygiène*, 1re série, t. XLII, p. 82, 1850).

(3) Tardieu, *Études hygiéniques sur la profession de mouleur en cuivre* (*Annales d'hygiène et de médecine légale*, 2e série, 1855, t. II, p. 5 et 308.)

prolonge graduellement dans la soirée, même hors de l'atelier, et nécessite l'ajournement du repas ou l'usage exclusif d'aliments liquides. Bientôt la gêne de la respiration devient habituelle, la toux s'y ajoute par quintes; dès lors, suivant l'énergique langage de l'atelier, *le poussier s'est attaché à l'homme*. Tant que la maladie ne dépasse point ce degré, elle ne s'exprime que par ces symptômes, étouffement plus marqué le soir, difficulté de marcher, toux quinteuses surtout en hiver, coryzas fréquents, expectoration de matière noire, respiration un peu courte et haute, murmure vésiculaire plus faible à l'auscultation et parfois aboli; les ouvriers supportent le travail en se reposant par intervalles. A un degré plus avancé, l'oppression, l'essoufflement, sont presque continus, la cage thoracique semble se mouvoir tout d'une pièce, sa conformation est modifiée; la toux, les quintes, assez pénibles pour provoquer des nausées et des vomissements, redoublent jour et nuit, le bruit respiratoire et la sonorité thoracique sont diminués ou même supprimés par îlots ou dans tout un côté; on constate en outre les râles humides ou secs du catarrhe bronchique. L'hypertrophie du cœur, dénoncée par des palpitations et l'enflure des extrémités, s'est montrée à la suite de ces troubles si graves de la respiration; la dyspepsie habituelle, le teint pâle et plombé, la démarche lente et pénible. Les ouvriers malades à ce point ne travaillent plus que par fractions de journée pendant la belle saison, et ne parviennent guère à *arracher* leur journée tout entière. Le symptôme le plus caractéristique de leur état, c'est l'expectoration de crachats noirs; on les a vus persister depuis deux, trois et six mois jusqu'à un an, deux, trois et six ans, soit après la suppression du poussier de charbon dans la confection des moules, soit après des chômages complets, soit enfin après un changement définitif de profession. Sur 53 cas de cette maladie notés par Tardieu, 12 ont atteint le troisième degré et 3 ont eu une issue funeste. La progression des phénomènes est celle des maladies asphyxiques; ils se rapportent comme les déformations thoraciques à l'emphysème et à l'induration du tissu pulmonaire; la toux est incessante, l'expectoration est noire, sanglante, puriforme; les signes d'embarras de la circulation s'y ajoutent, etc.

Les autopsies devaient jeter un grand jour sur l'altération pulmonaire due à la poussière de charbon; il faut le dire, elles ne sont pas nombreuses. Béhier (1) a fait celle d'un charbonnier, Rilliet (2) celle d'un mouleur en cuivre dont la matière noire pulmonaire, analysée par Lecanu, a été trouvée identique avec le charbon; mais Béhier admet que le charbon n'agit pas comme corps étranger, et qu'il vient seulement compliquer la phthisie tuberculeuse en oblitérant une certaine portion du parenchyme pulmonaire, laquelle se ramollit consécutivement à la fonte des portions tuberculeuses et concourt ainsi à l'agrandissement de la caverne. Les Anglais ont observé plus fréquemment les lésions imputables au charbon. Gregory, les décrivant chez un mineur qui présentait

(1) Laennec, *Traité d'auscultation*, édition Andral, 1837, t. II, note p. 323.
(2) Rilliet, *Archives générales de médecine*, 1838, t. II, p. 160-63.

des cavernes pleines de matière noire, insiste sur ces caractères différentiels que la mélanose n'a pas le brillant ni la nuance noire foncée de la matière noire, et qu'elle existe par plaques ou masses circonscrites, non infiltrée dans une aussi grande étendue du poumon ni limitée à cet organe. Marshall a vu, sur des ouvriers qui avaient travaillé dans des atmosphères à charbon, la matière noire déterminer l'hépatisation pulmonaire, surtout vers le sommet, et des excavations au centre de ces portions compactes ; il distingue ces lésions de celles de la phthisie ordinaire. Tardieu a ouvert, en 1856, le cadavre d'un mouleur en cuivre mort dans le service de Pidoux, à l'hôpital Lariboisière : poumons marbrés de taches noires denses, résistants, présentant à la coupe des noyaux de matière noire, sèche, granuleuse, amorphe, non enkystée, déposée dans l'épaisseur du parenchyme sain ou induré au pourtour de ces noyaux ; au microscope, on constate que les derniers ramuscules bronchiques sont atteints par ce dépôt ; les masses noires, écrasées, tachent de leurs détritus les doigts, le linge, le papier. Les analyses de Grassi, O. Henry, Leconte et Chevreul démontrent que cette matière n'est autre que du charbon retenant de la matière organique. Dans ce cas comme dans celui de Béhier, il y avait coïncidence de tubercules : dans l'un, excavation unique ; dans l'autre, cavernules multiples ; dans le troisième cas d'autopsie, dû à Monneret, les altérations pulmonaires se bornaient au dépôt de matière noire, à une induration partielle et à l'altération des derniers ramuscules bronchiques.

Plusieurs questions s'élèvent en présence de ces résultats : La mélanose diffère-t-elle du charbon pulmonaire ? Celui-ci vient-il toujours du dehors ? Produit-il les effets fâcheux qu'on lui attribue ? Si chimistes et physiologistes s'accordent à considérer la mélanine ou matière noire du pigment comme une dérivation des principes colorants du sang (Berzelius, Breschet, Heusinger, Barruel, Lassaigne, etc.), il est difficile, après les travaux de Nat. Guillot (1), Melsens (2), Ch. Robin et Verdeil (3), etc., de contester l'identité de la matière noire pulmonaire avec le charbon. Nous renvoyons aux recherches et aux discussions si complètes de ces deux derniers auteurs sur la nature et sur la provenance extérieure du charbon pulmonaire. A ceux qui nient la pénétration du charbon, opposons, avec les expériences de Bérard et d'Orfila, celles de Cl. Bernard qui, chez des animaux nourris avec des aliments mélangés de noir de fumée ou de bleu de Prusse, trouve les ganglions lymphatiques et les poumons colorés en noir ou en bleu par arrêt des granulations de ces matières ; celles de Ch. Robin qui, ayant nourri des chiens avec des aliments mêlés de charbon de bois pulvérisé, a trouvé déjà, après quarante-huit heures d'expérience,

(1) Natalis Guillot, *Recherches anatomiques et pathologiques sur les amas de charbon dans les poumons*, etc. (*Archives de médecine*, 1845, t. VII, p. 16).

(2) Melsens, *Recherches chimiques sur les matières des mélanoses* (*Comptes rendus de l'Académie des sciences*, 1844, t. XIX, p. 1292).

(3) Robin et Verdeil, *Traité de chimie anatomique*. Paris, 1853, t. III, p. 505.

du charbon dans les parties centrales et marginales du foie et du poumon. Reste
à déterminer la part d'action de la poussière de charbon. Ici des divergences
graves se manifestent. Nous avons cité l'opinion négative de Béhier. Guérard la
partage. Le conseil de salubrité de Paris, chargé d'une enquête sur les conditions sanitaires des mouleurs en cuivre, paraît attribuer plus de nocuité aux matières terreuses et siliceuses mélangées par fraude avec le poussier de charbon
qu'à cette dernière substance. Il est certain que cette fraude se pratique plus
amplement et plus souvent que Tardieu ne le fait supposer d'après les analyses
qu'il rapporte. En Angleterre, Gibson, tout en reconnaissant que les ouvriers
qui travaillent aux mines ont tous plus ou moins de charbon dans les poumons,
n'admet pas que cette poussière soit la cause des altérations décrites par Marshall ; sur des mineurs morts d'accidents sans avoir jamais éprouvé de troubles
respiratoires, il a rencontré l'infiltration de matière noire dans les poumons.
Graham cite aussi plusieurs cas où le charbon, constaté dans le poumon et
venu du dehors, n'avait donné lieu à aucun symptôme morbide. On a vu que
pour plus de 2000 mouleurs en cuivre employés à Paris, on n'a relevé jusqu'à
présent que trois autopsies dont deux, signalées par l'existence de tubercules
ramollis, prêtent à controverse quant à la cause de la mort. Nous ne ferons
pas valoir l'immunité souvent invoquée des charbonniers, d'abord parce qu'elle
n'est pas démontrée par une enquête authentique, ensuite parce qu'ils n'exercent pas une profession sédentaire dans une atmosphère constamment chargée
de poussière de charbon. En notant la rareté des autopsies qui témoignent
avec certitude de l'action léthale du charbon, nous ne saurions méconnaître la
réalité des troubles pathologiques qui surviennent chez les mouleurs ; nous en
avons nous-même visité et interrogé un grand nombre au milieu de leurs travaux, comme délégué du conseil de salubrité ; nous avons rencontré parmi
eux des anémiques, des dyspnéiques ; d'autres se plaignaient seulement de dyspepsie ; mais aussi nous avons constaté la complexité des influences qui agissent sur eux : à l'étroit dans les ateliers mal aérés, placés au fond des cours ou
sur des ruelles, ils respirent avec la poussière de charbon la poussière de sable,
les fumées de zinc et de cuivre, les vapeurs fuligineuses du flambage, etc. Le
rôle pathogénique du poussier ne ressortira dans toute son évidence que chez
des mouleurs qui n'auraient à subir dans leurs ateliers que cette seule cause
d'insalubrité. Il résulte des enquêtes et vérifications du conseil de salubrité de
Paris (1) que l'élément le plus nuisible des ponsifs au charbon est la matière
sablo-siliceuse qui s'y trouve dans la proportion de 12 à 25 pour 100 : c'est à
l'inspiration de cette poussière minérale qu'il faut attribuer la fréquence du
catarrhe bronchique chez les ouvriers pendant les mois d'hiver où ils cessent
de ventiler leurs ateliers, et le développement prématuré de l'emphysème pulmonaire avec les symptômes de l'asthme (entre 34 et 46 ans, Guérard). Ces
accidents surviennent plus fréquemment en toute saison dans les ateliers mal
ventilés et obligent beaucoup d'ouvriers à changer d'état.

(1) *Rapport général de* 1849 *à* 1858, p. 136.

Quoi qu'il en soit, cette industrie exige impérieusement des mesures d'assainissement. Là où l'emploi du poussier de charbon est continué, il faut se montrer sévère quant aux conditions générales de salubrité, espacement, aération, séparation suffisante des locaux où se pratiquent et la fonte des alliages et le flambage des moules, afin que les fumées irritantes, dues à ces opérations, ne refluent pas dans les ateliers de mouleurs. Mais surtout il faut faire usage de poussier *pur* de charbon de bois pour le moulage en bronze (le poussier est impur quand il contient de 6 à 7 pour 100 de matières étrangères), et il faut substituer aux sacs de toile de coton, qui déversent par agitation le poussier par toutes leurs surfaces, les tamis fermés proposés par Lechâtelier, et laissant tomber par percussion la quantité de poussier nécessaire. Il n'est pas moins urgent de réprimer un abus dont nous avons été témoin et dont se plaignent tous les chefs d'atelier : la profusion du poussier, la dépense exagérée de toutes les matières pulvérulentes par l'ouvrier qui les emploie ; c'est à qui les ménage le moins ; il faudrait intéresser les mouleurs à l'économie du poussier, et cette mesure, suivant nous, diminuerait de moitié l'insalubrité des ateliers où il est usité. Une ventilation bien réglée ferait le reste.

La substitution de la fécule de pomme de terre au poussier de charbon est un moyen plus radical d'assainissement. Les chefs d'atelier l'ont repoussé parce qu'elle paraît nuire au fini, à la netteté des détails du moulage ; quelques échantillons, déposés au conseil de salubrité de Paris, nous ont paru justifier ce reproche et, dans nos enquêtes, nous avons vu des ouvriers qui, frappés de la différence des résultats, étaient revenus spontanément à l'emploi du poussier. Nous n'admettons pas avec Tardieu l'innocuité de la poussière de fécule ; mais ses avantages pour la salubrité relative des ateliers sont incontestables. Cet habile hygiéniste a reconnu lui-même que les accidents propres à cette industrie se développent lentement sous l'influence du poussier de charbon ; il pourrait en être de même de la poussière amylacée, et c'est d'après une expérience de quelques mois que l'on s'est hâté de préconiser la fécule avec une absolue confiance. Si le travail n'en exige qu'une petite quantité, les ouvriers ne la prodiguent pas moins que le charbon.

**VIII.** *Houille, Houillères.* — Les mines de houille produisent sur les ouvriers qui y travaillent des effets communs, et d'autres qui varient suivant leur degré de ventilation, leur humidité, leurs eaux stagnantes, la quantité de gaz méphitiques qu'elles renferment, etc. Cette dernière condition dépend elle-même de l'étendue et de la profondeur des galeries, de la composition des roches encaissantes, etc. Les maladies et la mortalité des mineurs se rapportent : 1° à l'excès de travail ; 2° aux attitudes gênées et difficiles ; 3° aux effets accidentels des gaz et vapeurs ; 4° à l'influence lente et prolongée du séjour dans les mines. — Nous ne reviendrons pas sur le premier ordre de causes ; il faut lire les résultats de l'enquête que le gouvernement anglais a fait faire en 1840, suivant le vœu de la chambre des Communes (1), pour prendre une idée des

(1) *Annales d'hygiène*, 1re série, t. XXIX, p. 241.

fatigues et de l'épuisement quotidien des mineurs du Derbyshire, où le travail souterrain se poursuit pendant 14 et même 16 heures sur 24, du Northumberland, du district est de l'Écosse, etc. Tous les commissaires anglais attestent la croissance lente et imparfaite des enfants employés dans les mines ; les mesures de taille ont donné une forte différence au profit de la population agricole, comparée à celle des mines. Le peu d'élévation des galeries souterraines oblige souvent les ouvriers à se tenir baissés ; de là de fréquentes courbures du rachis, et chez les enfants ce que l'on appelle des poitrines de poulet. Dans le Lancashire, les femmes qui charrient le charbon dans les fosses ont généralement le dos voûté. Les enfants occupés à pousser les wagons et les traîneaux éprouvent au sommet de la tête des pressions, des frottements qui déterminent la chute des cheveux, l'épaississement et l'inflammation du cuir chevelu, etc. Les ouvriers employés à la taille sont exposés à des inflammations des jointures des genoux et des coudes, par suite des froissements qu'ils éprouvent dans leur position forcée. — Quant aux accidents, ils sont causés par des chutes, des éboulements, des asphyxies par submersion, des déflagrations de gaz inflammables, etc.

Dans la statistique sanitaire des mineurs présentée au congrès international de statistique (1), le tableau des décès à partir de l'âge de quinze ans et pour les cinq années 1849-1853, présentait 1813 cas de mort par suite de violences extérieures sur un chiffre total de 7434 décès ; la plupart des accidents reconnaissent pour cause l'inefficacité de la ventilation, l'accumulation excessive de gaz impropres à la respiration, le défaut de surveillance des machines qui servent à descendre et à remonter les ouvriers, l'usage de préposer de très-jeunes enfants à la garde des portes d'aérage.

Les gaz sont produits par la respiration des ouvriers dans un air stagnant, par les eaux croupissantes, par la décomposition des bois qui revêtent et soutiennent les puits et les galeries, par la fumée des lampes et celle de la poudre brûlée, enfin par les exhalaisons des matières extraites. On présume que l'atmosphère des mines contient les gaz acide carbonique, hydrogène carboné, oxyde de carbone, et diverses combinaisons du gaz hydrogène avec des substances minérales (gaz sulfhydrique). L'analyse de l'atmosphère de quelques mines du duché de Cornouailles, par P. Moyle (2), a démontré une altération considérable de l'air que le mineur respire pendant un tiers de son existence (8 heures de suite sur 24). En moyenne, il a trouvé pour 100 d'air : 17,067 d'oygène, 0,085 d'acide carbonique, 82,848 d'azote, et des gaz azotés provenant en partie de la poudre à canon. Parmi ces gaz, les uns s'enflamment et détonent au contact des corps en ignition, les autres déterminent les symptômes de l'asphyxie.

(1) A. Wilson, *Habitudes et maladies des mineurs du Durham et du Northumberland* (*British med. Journ.*, 1863, t. II, p. 329).

(2) P. Moyle, *Annales de chimie et de physique*, 3ᵉ série, t. III, p. 318.

Les ouvriers distinguent deux espèces de gaz : le *feu grisou* ou *feu sauvage*, formé presque exclusivement d'hydrogène protocarboné ; mêlé à une certaine quantité d'air, il s'enflamme avec une explosion terrible quand il rencontre une lumière ; la *moffette*, qui se dégage à flots épais à l'ouverture des mines voisines de volcans éteints ou des mines fermées depuis longtemps avec les déblais : sa présence s'annonce par la diminution ou l'extinction de la lumière des lampes ; formée par le gaz acide carbonique, elle cause l'asphyxie.

Les principales précautions contre les accidents que peuvent produire ces divers gaz sont l'emploi de la lampe de Davy, des lumières introduites de très-loin dans la mine, la désinfection par le chlore, mais surtout la ventilation. Il est maintenant démontré qu'un aérage suffisant, produit par des moyens mécaniques, préviendra toujours ces diverses causes de danger. Dans les mines abandonnées pendant quelque temps, il faut provoquer l'inflammation du feu grisou dont l'ignition purifie l'air ; l'ouvrier, chargé de cette opération, la fait impunément en se couchant à plat ventre. Quand on perce des galeries pour l'écoulement des eaux, il faut s'en éloigner au moment de la débâcle, et ne rentrer qu'après avoir essayé l'air. La lampe de Davy ne procure point une sécurité absolue : un air trop agité, un courant rapide de gaz hydrogène carboné, comme il advient dans ce que l'on nomme un *soufflard*, et probablement d'autres causes non connues, peuvent annuler momentanément l'effet de la lampe et produire des accidents que l'on impute à l'imprudence des ouvriers. Éclairer les mines en soustrayant le foyer de combustion leur atmosphère explosive, tel est le problème que la science paraît appelée résoudre par l'application des appareils voltaïques à l'éclairage. Boussingault a expérimenté avec la pile de Münch ; le courant, établi entre deux pointes de charbon placées sous l'eau ou dans le vide, a fourni un jet de lumière qui a pu être lancé impunément dans une atmosphère détonante. De la Rive a fait d'autres tentatives, et l'on doit espérer un progrès qui sauvera *un ouvrier par jour en Europe* de la mort par le feu grisou (1). Grove l'a peut-être réalisé, car il a pu lire plusieurs heures à la lumière émise par un fil de platine roulé en spirale et traversé par un courant voltaïque.

Le séjour prolongé dans les mines donne lieu à une maladie spéciale des organes respiratoires, dite mélanose, phthisie charbonneuse du poumon, crachement noir (*black spittle*), et à la cachexie connue sous le nom d'anémie des mineurs. En 1831, le docteur Gregory publia l'observation d'un houilleur mort avec les symptômes de la phthisie pulmonaire ; les cavernes qu'offrirent ses poumons étaient incrustées dans leurs parois d'une matière noire que Christison analysa et trouva analogue aux produits de la distillation de la houille. En 1834, le docteur Marshall fit de cette fausse mélanose l'objet d'un mémoire (2) où il attribue cette maladie à l'accumulation de la poussière de

(1) Voyez Guérard, *Sur l'emploi de la lampe de Davy* (*Annales d'hygiène*, 1846, t. XXXV, p. 59 et 349).

(2) Marshall, *Lancette anglaise*, 1834.

charbon dans les vésicules pulmonaires. Le docteur Gibson croit que tous les mineurs de la houille en sont plus ou moins atteints. L'enquête de 1840 a mis hors de doute la fréquence, la nature et la gravité de la phthisie charbonneuse. Les docteurs Thomson (d'Édimbourg), Scott, Alison, Makellar, etc., s'accordent à dire que l'infiltration du charbon dans le tissu pulmonaire est parmi les ouvriers d'un certain âge la maladie la plus ordinaire comme la plus funeste : l'asthme, que Fellowes a observé chez presque tous les ouvriers de quarante ans, ne reconnaît point d'autre cause.

On est encore loin d'être d'accord sur la nature et la provenance du charbon que l'on trouve dans les bronches, les poumons, les glandes bronchiques. Dans sa monographie des maladies métallurgiques du Harz, Brockmann soutient que dans la pseudo-mélanose des houilleurs, les dépôts charbonneux sont constitués non-seulement par du charbon végétal, mais encore et surtout par du charbon animal, c'est-à-dire du carbone résultant de la transformation de la matière colorante du sang. Par leur travail, les mineurs sont exposés aux affections bronchiques et pulmonaires qui favorisent précisément le dépôt de pigment dans la substance du poumon.

Quel rôle joue la poudre à canon employée pour faire sauter des roches ou des quartiers de houille ? Ce n'est pas là bien certainement l'agent exclusif de l'anthracose, quoi qu'on en ait dit, puisque celle-ci peut exister, comme l'a rapporté W. Thomson dans des localités où la poudre n'est pas employée. Quel rôle attribuer à la fumée des lampes qu'on a aussi voulu rendre surtout responsable de la maladie ? Sur tous ces points, on n'est pas encore complétement édifié.

Le poussier de charbon peut devenir cause de maladie, soit en irritant les bronches, soit en obstruant une partie plus ou moins grande des poumons, mais il n'exerce qu'un effet mécanique, et comme le remarque avec raison Boëns-Boissau (1), il ne saurait déterminer une maladie spécifique. La phthisie tuberculeuse est, au contraire, rare chez les mineurs; Hervier (2), François (3), Riembault (4) ont en particulier insisté sur ce fait qui se trouve confirmé dans le rapport de la commission chargée de l'enquête sur l'état des mines de la Grande-Bretagne (*Blue Book*, 1864). L'asthme est aussi rare chez les mineurs que la bronchite et l'emphysème sont fréquents; dans les tableaux dressés par Kuborn, on voit figurer au premier rang après l'anémie (81 cas) la bronchite pour 54 cas, l'emphysème pour 24 cas; l'asthme n'est signalé que 9 fois sur 540 malades. — En résumé, l'anthracose des mineurs est un catarrhe bronchique avec emphysème compliqué de dépôts

---

(1) Boëns-Boissau, *Traité pratique des accidents et des difformités des houilleurs.* Bruxelles, 1862.

(2) Hervier, *Gazette médicale de Lyon*, 1859, t. III, p. 516.

(3) François, *Bulletin de l'Académie de Belgique*, 1857, t. XVI.

(4) Riembault, *Hygiène des ouvriers mineurs dans les exploitations houillères.* Paris, 1861, p. 209.

charbonneux. Le crachement noir élimine une partie du charbon qui pénètre les poumons, mais il s'accompagne des phénomènes progressifs de la consomption ; parfois au contraire la matière noire existe longtemps dans les poumons sans produire ni toux ni expectoration, et on l'y constate en cas de mort accidentelle. Dans le *Dictionnaire encyclopédique*, Dechambre a consacré à l'étude de cette affection un excellent article que l'on consultera avec fruit.

Si l'on représente par 100 le nombre de décès par suite d'affections pulmonaires chez les hommes non employés aux mines, pour chaque période de la vie, on voit, d'après les documents recueillis dans les trois années 1860-1861-1862, que le chiffre de la mortalité chez les mineurs du Cornwall est de 114 entre 15 et 25 ans, de 108 entre 25 et 35, de 186 entre 35 et 45 ans, de 455 entre 45 et 55 ans, de 834 entre 55 et 65, et enfin de 430 entre 65 et 75 ans (1). Les seuls moyens de prévenir ce mal, c'est d'amener de l'air pur dans les galeries, d'y diriger une ventilation assez énergique pour balayer les vapeurs, les gaz, la poussière de charbon, et de substituer à l'huile un autre mode d'éclairage. L'heureuse idée qu'a eue Triger (1846), d'employer l'air comprimé comme force motrice pour l'exploitation des mines, aura pour effet de préserver les ouvriers du crachement noir ; car, à l'aide de deux machines à vapeur de dix à douze chevaux qu'il établit, l'une à l'intérieur de la mine et l'autre à l'air libre, il assure l'aération de toutes les parties de l'exploitation et il fait affluer l'air pur sur des points jusqu'alors inaccessibles aux autres agents de ventilation. Dans les houillères bien ventilées, on ne rencontre pas le crachement noir : le docteur Makellar mentionne l'immunité de l'exploitation de Penston, voisine de celle de Pencaitland où sévit la phthisie charbonneuse, et il a connu des ouvriers qui, ayant passé de la première à la seconde, y ont trouvé une mort lente.

L'anémie des mineurs a été décrite au commencement de ce siècle par Hallé, d'après l'épidémie qui affligea les ouvriers des environs de Valenciennes (Anzin) : décoloration universelle, effacement des ramifications des vaisseaux capillaires ; teinte jaune de la peau, pareille à celle de la cire blanche quand elle a été longtemps gardée ; bouffissure, impossibilité de marcher sans suffoquer ; palpitations, sueurs habituelles, accélération du pouls, céphalée ; appétit conservé ou même augmenté ; bonnes digestions, souvent selles demi-liquides : tels sont les caractères que Hallé assigne à cet état, et auxquels on peut ajouter aujourd'hui des bruits de souffle dans les artères et dans le cœur. Chomel a publié un cas d'anémie de mineur (2); un autre s'est présenté dans le service d'Andral (3) ; un jeune soldat, sortant des mines de Saint-Étienne, est entré dans notre service au Val-de-Grâce avec tous les symptômes de l'anémie.

---

(1) *Sur la santé des mineurs* (*Annales d'hygiène*, 2e série, 1865, t. XXIV, p. 439).

(2) Chomel, *Dictionnaire de médecine*, en 30 volumes, article ANÉMIE.

(3) Andral, *Journal de médecine*, par Beau, avril 1843.

Ducpétiaux signale l'état chlorotique de la plupart des jeunes houilleurs de Belgique. On a considéré à tort cette affection comme une intoxication sulfhydrique lente, ou comme due à l'usage interne de l'eau qui filtre à travers les mines, car les houilleurs ont cessé d'en boire et continuent d'être anémiques. Succède-t-elle à l'absorption des émanations charbonneuses? Mais les charbonniers de Paris, toujours en contact avec les poussières de charbon, en sont affranchis : elle provient de la privation d'air parfaitement respirable, de soleil et de lumière que subissent les houilleurs dans des souterrains humides d'une immense étendue; le même étiolement, le même appauvrissement du sang survient dans les prisons, dans les ateliers mal éclairés, dans les logements obscurs et humides des pauvres, etc. On ne peut en préserver les houilleurs qu'en les faisant sortir souvent des mines pour respirer à l'air libre et s'exposer à l'influence plastique du soleil. Les statistiques anglaises prouvent que la vie des houilleurs est abrégée ; dans le sud du pays de Galles, ils atteignent rarement leur quarante-cinquième année, et sur 1163 individus, il n'y en a pas six qui soient arrivés à soixante ans.

IX. *Fer.* — Les mines de fer, exploitées d'après les procédés analogues à ceux des houillères, exigent un travail plus rude à cause de la pesanteur des matières à transporter; mais leur insalubrité ne provient que de leur défaut de ventilation, de leur dessèchement imparfait, etc. Dans les mines de fer où ces causes n'existent point, les ouvriers ne paraissent subir aucune influence nuisible. Julien (1) rapporte que les ouvriers employés dans les mines de fer de Vic-Dessos ne sont nullement sujets aux maladies qu'on rencontre dans les autres mines : ils sont robustes, vivent très-longtemps; seulement les courbatiers, qui portent continuellement des fardeaux très-lourds, sont affectés de voussure dorsale.

Les inconvénients liés à la fabrication de l'acier (2) peuvent être rangés sous quatre chefs principaux : 1° l'action de brusques alternatives de température auxquelles sont exposés les ouvriers employés à la fonte du fer dans les hauts fourneaux ; 2° les effets fâcheux résultant des attitudes forcées de tout le corps ou de certaines parties seulement ; 3° l'action nuisible des fumées, des vapeurs et des poussières ; 4° les circonstances qui favorisent la production de diverses lésions traumatiques. Les graveurs sont souvent atteints de phlegmasies chroniques de l'œil, d'amblyopie; les ouvriers exposés aux bruits éclatants présentent de l'obtusion de l'ouïe; enfin ceux qui travaillent debout sont sujets aux varices et aux ulcères des membres inférieurs.

X. *Plomb.* — Malgré les améliorations hygiéniques qu'a reçues l'industrie de la céruse, malgré l'atténuation du danger des émanations saturnines

---

(1) Julien, *Thèse de Montpellier*, 1824.

(2) Jordan (de Sühl), *Maladies des ouvriers dans les fabriques d'acier (Casper's Vierteljahresschrift)*, extrait et traduit de l'allemand par le docteur Beaugrand (*Annales d'hygiène publique*, 2e série, t. XXIII, p. 264).

dans beaucoup de professions où l'on manie le plomb, cette influence continue de faire beaucoup de malades et d'infirmes, ainsi qu'on le voit par le relevé de cas traités dans les hôpitaux de Paris pendant 14 années :

| Années. | Total des morts. | Total des malades. | Cérusiers morts. | Cérusiers malades. | Peintres. | Autres professions. |
|---|---|---|---|---|---|---|
| 1839 | 8 | 211 | 7 | 139 | 48 | 24 |
| 1840 | 10 | 248 | » | 152 | 47 | 49 |
| 1841 | 12 | 302 | 11 | 236 | 39 | 27 |
| 1842 | 22 | 316 | 18 | 232 | 43 | 41 |
| 1843 | 9 | 260 | » | 204 | 45 | 11 |
| 1844 | 14 | 325 | 12 | 231 | 41 | 53 |
| 1845 | 17 | 475 | 13 | 257 | 113 | 105 |
| 1846 | 13 | 552 | 9 | 355 | 133 | 64 |
| 1847 | 10 | 425 | 7 | 227 | 132 | 66 |
| 1848 | 1 | 172 | » | 88 | 59 | 25 |
| 1849 | 1 | 202 | » | 118 | 38 | 46 |
| 1850 | 1 | 238 | 1 | 154 | 49 | 35 |
| 1851 | 1 | 216 | » | 140 | 48 | 28 |
| 1852 | 1 | 217 | » | » | » | » |

De 1849 à 1858 inclusivement, les hôpitaux de Paris ont reçu 1945 individus atteints de maladies saturnines, dont 15 seulement ont succombé, tandis que dans la période décennale précédente le nombre des malades s'est élevé à 3149, et celui des décès à 121.

Les coliques de plomb atteignent, outre les cérusiers, des peintres, des tailleurs de cristaux, des chauffeurs, des fondeurs en cuivre et en plomb, des fondeurs en caractères, des broyeurs de couleurs, des polisseurs en caractères d'imprimerie, des potiers de terre et d'étain, les ouvriers employés à la vitrification des étiquettes en émail. Les accidents saturnins observés chez ces ouvriers ont été étudiés d'une manière spéciale par le docteur Beaugrand (1).

Des accidents d'intoxication saturnine peuvent être observés chez les ouvriers qui travaillent à la fabrication des pains à cacheter (2); chez des enfants qui ont mangé des bonbons colorés par le chromate de plomb ou contenus dans des boîtes ou sacs de papier préparé à l'acétate de plomb (3).

Enfin, nous devons encore signaler, parmi les professions qui exposent à l'intoxication saturnine, l'émaillage du fer (4) et la fabrication du verre mousseline (5).

(1) E. Beaugrand, *Gazette des hôpitaux*, 1862, p. 7.

(2) M. Vernois, *De la fabrication des pains à cacheter* (*Ann. d'hyg. publ. et de méd. légale*, 2e série, 1854, t. XXII, p. 36).

(3) A. Chevallier, *De la vente des sucreries coloriées et de diverses autres substances; des dangers qu'elle présente* (*Annales d'hygiène*, t. XXVII, p. 344).

(4) Archambault, *Intoxication saturnine par la poussière de cristal chez des ouvriers travaillant à la contre-oxydation du fer* (*Archives de médecine*, 1861, p. 129). — Duchesne, *Mémoire sur la colique de plomb chez les ouvriers employés à l'émaillage du fer* (*Académie des sciences*, séance du 20 août 1861).

(5) O. Dumesnil, *Étude sur l'hygiène des ouvriers employés à la fabrication du verre-*

L'émaillage du fer, on le sait, a pour but de recouvrir la surface de ce métal d'une couche vitreuse qui le rend inaltérable. La poudre d'émail, composée de débris de verre, de sable, d'un peu de manganèse, et d'une forte proportion de minium, est tamisée au-dessus de la surface métallique préalablement recouverte d'une solution de gomme. C'est pendant l'opération du tamisage que l'absorption des particules plombiques peut s'effectuer.

La fabrication du verre mousseline donne aussi lieu à plusieurs des accidents signalés dans l'empoisonnement par le plomb. L'intoxication est produite par l'absorption des poudres contenant des préparations plombiques à l'aide desquelles on émaille le verre. On pourrait diminuer les accidents en remplaçant par une préparation visqueuse, telle qu'une solution de gomme ou de dextrine, l'essence de térébenthine dont on se sert dans plusieurs ateliers pour humecter les lames de verre, afin que l'émail qui se dépose sur elles puisse y adhérer.

L'introduction dans l'économie des molécules de plomb détermine un empoisonnement qui se révèle sous les formes diverses : dans le système nerveux de la vie organique, par l'exaltation de l'action nerveuse; dans celui de la vie de relation, tantôt par l'exagération, tantôt par l'abolition du mouvement et du sentiment. Avant le développement des maladies saturnines, la présence du plomb dans l'organisme se manifeste par une action toute spécifique sur la plupart des solides et des liquides; c'est ce que Tanquerel des Planches (1) qualifie d'intoxication saturnine primitive, et il lui attribue les caractères suivants : 1° teinte ardoisée ou bleuâtre des gencives, au voisinage des dents, s'étendant parfois à toute la muqueuse buccale ; due au sulfure de plomb, elle ne s'enlève que très-difficilement par des frictions réitérées et faites avec de l'eau aiguisée d'acide sulfurique ou chlorhydrique ; c'est au bord libre des gencives, point le plus favorable à une réaction chimique, que siége le liséré caractéristique des affections saturnines; chez les individus à dents et gencives saines, on n'observe qu'une strie d'un violet très-foncé. Plus les dents sont déchaussées et le cul-de-sac gingivo-dentaire prononcé, plus augmente la zone de sulfuration, et avec elle le liséré; s'il n'existe plus de dents, la coloration manque : preuve certaine qu'elle est due à la décomposition des matières organiques dans le cul-de-sac gingivo-dentaire ; 2° goût sucré, haleine fétide ; 3° ictère saturnin (teinte jaune plombé ou terreuse, plus prononcée à la face et se montrant après la mort sur presque tous les organes de l'économie); 4° amaigrissement avec diminution des forces ; il annonce la saturation toxique de l'économie ; 5° pouls petit, grêle, quelquefois ralenti. Ces phénomènes n'apparaissent que chez les individus exposés à respirer ou à avaler une grande quantité de plomb

mousseline, thèses de Paris, 26 août 1864, n° 177). — T. Gallard. De la fabrication du verre-mousseline; dangers auxquels sont exposés les ouvriers qui y sont employés; mesures à prendre (Annales d'hygiène, 2ᵉ série, t. XXV, p. 37).

(1) Tanquerel des Planches, Traité des maladies de plomb. Paris, 1839, 2 vol. in-8.

(cérusiers, ouvriers de fabriques de minium); ils sont les précurseurs des maladies de plomb proprement dites, lesquelles ne tardent pas à se développer, et que nous nous contenterons de mentionner. 1° *Colique saturnine :* elle n'atteint que les ouvriers qui, dans leurs travaux, disséminent autour d'eux des particules plombiques qu'ils absorbent ensuite par la surface pulmonaire ou digestive, la peau revêtue de son vernis épidermique étant peu propre à les introduire dans le sang en quantité suffisante ; aussi les ouvriers qui travaillent le plomb à l'état fixe sont à l'abri de la colique saturnine. Sur 285 malades atteints de colique saturnine et traités dans les hôpitaux de Paris pendant le deuxième semestre 1846, on compte 167 cérusiers (plus de la moitié), 74 peintres en bâtiments (plus du quart), 6 broyeurs de couleurs, 5 peintres en voiture, 5 confectionneurs de cartes sur porcelaine, 4 fondeurs. 2° *Arthralgie saturnine* (rhumatisme saturnin de Sauvages, rachialgie saturnine d'Astruc), caractérisée par des douleurs avec ou sans crampes, siégeant par ordre de fréquence dans les membres inférieurs, supérieurs, le tronc, la tête, dilacérantes, contusives, lancinantes, variant depuis un simple malaise jusqu'à la plus atroce souffrance. C'est, après la colique, la plus fréquente des affections saturnines, et ceux qui contractent le plus souvent la première sont aussi le plus sujets à la seconde ; toutefois les ouvriers des fabriques de minium sont le plus exposés à l'arthralgie, sans l'être autant à la colique. 3° *Paralysie saturnine;* l'abolition du mouvement volontaire frappe ordinairement les muscles situés dans le sens de l'extension des membres, sur les muscles extenseurs du poignet et des doigts; il n'existe aucun signe appréciable de lésion matérielle des centres nerveux ; dans le relevé fait par Tanquerel et qui comprend 101 ouvriers de diverses professions atteints de paralysie saturnine, les cérusiers et les peintres en bâtiments figurent dans les proportions les plus fortes (31 et 22). 4° *Anesthésie saturnine* ou abolition de la sensibilité tactile, moins requente que celle de la contractilité musculaire : parfois l'une et l'autre coexistent ; elle peut être bornée à la peau ou frapper toute l'épaisseur d'un membre, ou, se limitant à la rétine, donner lieu à l'amaurose saturnine, simple ou double, passagère ou très-persistante. 5° *Encéphalopathie saturnine*, névrose apyrétique de l'encéphale dont les symptômes changent brusquement d'aspect et de forme, du matin au soir, du jour au lendemain; ces symptômes sont du délire, du coma, des convulsions, accompagnées ou non de la perte d'un ou de plusieurs sens; de là les expressions synonymiques de démence, délire, convulsions, épilepsie, coma de plomb. Tous les composés de plomb peuvent donner naissance aux différentes formes d'encéphalopathie, et d'autant plus aisément qu'ils sont plus diffusibles dans l'air à l'état d'émanations; les cérusiers et les peintres en bâtiments en fournissent le plus grand nombre de cas. Cette maladie ne se manifeste que chez ceux qui sont restés quelque temps exposés à l'action du plomb.

Le principe de la prophylaxie consiste à empêcher l'ouvrier de respirer et d'avaler des molécules ou des émanations plombiques, quoiqu'il se trouve dans une atmosphère chargée des particules de ce poison. Le moyen prophylactique par excellence est une ventilation suffisante pour emporter au dehors les particules de plomb disséminées dans l'air ; on l'obtient par de nombreuses et larges fenêtres percées à l'opposite et dans tous les sens, par des vasistas et surtout par des fourneaux d'aérage ou cheminées d'appel de Darcet, fondées sur l'échauffement de l'air. L'eau est un merveilleux moyen pour prévenir la dissémination des particules de plomb : les ouvriers qui manient le plomb sous l'eau sont à l'abri de tout accident. L'arrosage du sol avec de l'eau ou de la sciure de bois humide s'oppose à l'ascension de la poussière saturnine. Des éponges imbibées d'eau pure ou légèrement acidulée avec l'acide sulfurique doivent être appliquées sur la bouche et les narines des ouvriers ; deux ou trois fois par jour il faut nettoyer ces éponges de la poussière toxique qu'elles retiennent ; on se sert encore d'un masque de cuir avec des yeux de verre, et percé vis-à-vis la bouche d'une ouverture où se trouve une éponge humide. Les gants employés par plusieurs ouvriers n'ont aucun pouvoir préservatif. L'appareil du colonel Paulin a l'avantage d'isoler l'ouvrier et de lui constituer une atmosphère pure qui se renouvelle sans communiquer avec l'air toxique de l'atelier ; il préserve d'une manière absolue et n'a qu'un inconvénient : c'est d'être un peu lourd et compliqué. L'humanité veut que dans les grands établissements les ouvriers alternent pour les travaux les plus et les moins dangereux ; ils ne doivent pas les commencer à jeun. Le régime lacté préserve beaucoup d'ouvriers ou éloigne les attaques ; les aliments gras, comme le lard, sont recommandés par de Haen et Christison comme un antidote ; les excès dans le boire, le manger ou les plaisirs vénériens, disposent aux atteintes des maladies saturnines et les rendent plus dangereuses : on doit exiger que les ouvriers prennent leurs repas hors de l'atelier. La blouse en toile cirée dont on affuble les ouvriers, et les vêtements de fil, substitués à ceux de laine, n'ont pas donné de résultat. La propreté est indispensable ; avant chaque repas, les mains doivent être soigneusement lavées, et quand la matière toxique adhère fortement à l'épiderme, il faut se laver avec de l'eau seconde ou du sulfure de potasse ; le soir et le matin les dents et la bouche seront nettoyées avec du charbon en poudre. Les bains d'eau tiède et par intervalle d'eau sulfureuse, avec des lotions savonneuses, ne peuvent qu'être utiles. Gendrin, dans l'espoir de transformer le poison en un sel insoluble, a préconisé la limonade suivante : pour 3 litres d'eau 1 gros 1/2 d'acide sulfurique à 66 degrés, quelques onces de cassonade. L'efficacité de . . . boisson est aujourd'hui contestée. La limonade d'hydrogène sulfuré, de Chevallier, n'a fait que retarder de trois jours l'invasion des accidents tox . . . elle répugne d'ailleurs aux ouvriers. Grisolle a proposé une limonade d'acide nitrique ; les quatre ouvriers qui en ont bu sont tombés malades quinze jours avant les autres. Le tabac fumé et chiqué s'oppose un peu à l'absorption du plomb par la partie supérieure des voies digestives et respiratoires. Les purgatifs de quinze en quinze jours, sont, d'après Tanquerel, d'une utilité remarquable. Le conseil de salubrité de Paris insiste sur l'emploi des bains sulfureux, des lotions de même nature et des bains de vapeur; sur l'utilité de combiner l'action des éméto-purgatifs et celles des boissons neutralisantes (limonade sulfurique) avec le retour des symptômes digestifs, pour rendre le poison inerte et l'expulser à l'aide des selles et des vomissements (1). Dès les premiers signes de l'intoxication l'ouvrier doit être éloigné de ses travaux. En terminant, nous avons deux remarques à faire : 1° de toutes les spécialités professionnelles qui exposent à l'absorption des émanations plombifères, la fabrication de la céruse est la plus dangereuse; tous les relevés statistiques témoignent de ces faits; 2° toutefois, et c'est l'infatigable Chevallier qui a mis cet important résultat en évidence, les fabriques de céruse, convenablement établies et fonctionnant d'après les procédés nouveaux, ne font plus une victime; depuis plusieurs années aucun ouvrier n'y a présenté les symptômes de l'intoxication saturnine. Les progrès accomplis dans cette industrie consistent surtout dans la substitution des machines au travail à la main, et des appareils clos à l'exploitation à l'air libre. Tel est le bienfait de ces changements, que l'une des deux principales usines de Paris (Ivry), où ils ont été adoptés, n'a plus envoyé un seul malade aux hôpitaux en 1851 et en 1852, tandis que l'autre (Clichy), plus lente à les imiter, a fourni encore 125 malades en 1851. Les usines du nord de la France et de l'Angleterre paraissent avoir réussi à supprimer complétement toute cause d'insalubrité dans la préparation de la céruse. Quant aux peintres qui, après les cérusiers, payent le plus rude tribut aux maladies saturnines, l'opération la plus nuisible est pour eux le grattage des surfaces peintes; elle perdrait son danger, s'ils mouillaient préalablement les surfaces avec de l'eau seconde, d'après le conseil de Chevreul. L'emploi du blanc de zinc les affranchit d'ailleurs de tous les inconvénients de la peinture au blanc de céruse. Il est à peine utile de rappeler que Ruoiz a proposé de substituer l'oxyde blanc d'antimoine à la céruse dans toutes les applications qu'on a faites jusqu'à présent du carbonate de plomb; l'oxyde blanc d'antimoine ferait disparaître les conséquences déplorables de la fabrication du blanc de céruse. Rousseau a indiqué un procédé pour le retirer du sulfure d'antimoine naturel (2); moins cher du tiers que le blanc de céruse, son adoption remettrait en prospérité l'exploitation languissante des mines d'antimoine qui abondent en France. Comme on peut le broyer dans l'huile immédiatement sans autre manipulation, les peintres l'emploieront sans inconvénient. Depuis que cette substitution a été proposée, une autre plus efficace encore s'est effectuée au grand profit de l'humanité. Le blanc de zinc remplace dans la peinture en bâtiments le blanc de céruse; dépourvu de toute propriété délétère, moins cher, inaltérable, se mêlant parfaitement à toutes les couleurs, recommandé par l'Académie d'architecture de Paris, proposé depuis 1781, le blanc de zinc est resté ignoré ou méconnu par

(1) *Rapports généraux du conseil de salubrité de Paris de* 1846 *à* 1848, p. 148.
(2) *Comptes rendus de l'Académie des sciences*, séance du 20 nov. 1843.

les peintres en bâtiment, qu'il préservera de maux affreux : on ne saurait trop leur en recommander l'usage (voy. *Zinc*).

XI. — *Cuivre.* Si l'on en croit Blandet, les ouvriers qui travaillent le cuivre sont sujets à une colique métallique qui a des rapports avec celle de plomb ; on la croit plus rare parce qu'elle conduit rarement à l'hôpital ; les relevés faits par Blandet (1) indiquent que sa fréquence dans les hôpitaux est de 1 sur 1500 malades, tandis que d'après l'interrogatoire des ouvriers en cuivre eux-mêmes, elle est de 1500 sur 1500. Cette maladie, qu'il faut chercher dans les ateliers, serait l'inévitable tribut que les apprentis payent au cuivre. Les ouvriers qui en sont atteints continuent de travailler, ou, dans les cas les plus graves, ne suspendent leur besogne que pour quelques jours. Voici les caractères différentiels que Blandet assigne à la colique cuivreuse et à la colique saturnine. Dans la première, diarrhée, plus fréquemment matières alvines vertes ; ventre le plus souvent douloureux à la pression ; vomissements assez fréquents, flux sanguin, durée de quarante-huit heures ; point d'accidents du côté du système nerveux. On finit par s'acclimater à l'atmosphère cuivreuse. Le lait et l'albumine sucrée préviennent et combattent l'affection. Dans la seconde, constipation, selles séro-muqueuses, ventre indolent et soulagé par la pression ; vomissements très-rares, jamais de flux sanguin ; accidents graves du côté du système nerveux ; durée de plusieurs semaines ; point d'acclimatement possible : ceux qui continuent le travail du plomb périssent misérablement. Dans un intéressant travail sur la pathologie des ouvriers en cuivre employés dans les arsenaux maritimes, Maisonneuve (2) admet l'existence de la colique de cuivre qui, selon lui, dépend d'une irritation de la muqueuse digestive par le contact de molécules d'oxyde ou de sels de cuivre déposées dans les cavités buccale et pharyngienne, par les inspirations, et plus tard par la déglutition dans l'intérieur de l'estomac et de l'intestin. Ces coliques s'accompagnent, d'après cet observateur, soit de vomissements, soit de diarrhée ; elles sont de courte durée et très-peu graves dans l'immense majorité des cas. Elles n'impliquent pas, pour lui, l'existence d'une intoxication générale antérieure.

Les ouvriers en cuivre ont les avant-bras, les cheveux et la barbe verts ; leurs dents sont recouvertes d'une couche grise de sulfure de cuivre ; ils mangent dans l'atelier, ils mordent dans leur pain posé sur la limaille de cuivre, de sorte qu'ils absorbent peut-être aussi le cuivre par la surface digestive ; mais la cause la plus évidente de la maladie serait l'inhalation de la poussière du métal, car elle atteint les personnes qui nettoient les tours et les tables le samedi ou le dimanche, et qui soulèvent des poussières de cuivre ; les chaudronniers qui nettoient des vases de cuivre, les tourneurs ou limeurs qui soufflent la poussière qu'ils produisent en travaillant sur leurs pièces, etc. Plus la poussière est

---

(1) Blandet, *Journal de médecine* de Trousseau, mars 1845.

(2) Maisonneuve (de Rochefort), *Hygiène et pathologie professionnelle des ouvriers des arsenaux maritimes, ouvriers en cuivre* (Arch. *de méd. navale*, t. III, p. 25).

fine, comme dans le tour au poncé, plus la maladie est fréquente : ces tourneurs devraient se garnir les narines et la bouche d'un objectif propre à arrêter
les corpuscules métalliques.

Blandet ne voit dans la colique cuivreuse qu'une phlogose du tube digestif,
et recommande le traitement antiphlogistique. En admettant les faits qu'il a
publiés, on en tirerait la preuve de son erreur et la réalité d'une intoxication
fort analogue à celle du plomb, sans nier les effets primitifs de la poussière de
cuivre, lesquels consistent en coryza, bronchite, etc., et ne s'éloignent guère
de ceux des autres poussières dures. Les observations I et III, qu'il rapporte,
sont évidemment des cas d'absorption du cuivre. N'a-t-il pas lui-même constaté la présence du cuivre dans les matières fécales du sujet de l'observation
première ?

Mais voici d'autres faits qui militent puissamment contre les observations
de Blandet et portent à y soupçonner une erreur d'induction : les chaudronniers de Durfort (Tarn), qui travaillent le cuivre rouge à froid, et qui ne
cessent d'avaler par le nez et par la bouche la poussière cuivreuse, en absorbent une telle quantité, qu'au rapport de beaucoup de témoins (1), leurs os se
colorent en vert ou en bleu, et communiquent après leur mort ces teintes à
la terre ambiante des cadavres ; le sternum présente au maximum cette coloration. Vivants, ces ouvriers ont les cheveux colorés en vert ; leur urine donne
cette couleur au mur ou à la portion du sol qu'ils en arrosent fréquemment ;
et néanmoins ils sont robustes et vivent en moyenne aussi longtemps que les
autres. Chevallier et Boys de Loury ont visité à Paris tous les établissements où
le cuivre se travaille : fondeurs, acheveurs, ciseleurs, bronziers, lamineurs,
cloutiers, fondeurs de médailles et de monnaies, chaudronniers, poêliers, cap-
suliers, ils les ont tous explorés, interrogés ; ils n'ont pas rencontré un seul
cas de colique cuivreuse, pas plus que le docteur de Pietra-Santa (2). Les
ouvriers qu'ils ont visités ne leur ont présenté aucun accident qui pût être
attribué à l'action d'une influence toxique particulière ; aucun des malades
signalés dans les hôpitaux comme atteints de coliques de cuivre n'était réellement atteint de cette affection. Il résulte des observations de Maisonneuve
que le travail et la manipulation du cuivre métallique à froid doivent être considérés comme inoffensifs. Les accidents susceptibles d'être engendrés par le
cuivre ne se rencontrent que dans les ateliers de coulage du métal en fusion,
dans ceux de la chaudronnerie et dans tous ceux où des molécules d'oxyde et
de carbonate ou autres sels de cuivre, voltigeant dans l'air, peuvent se déposer
sur l'arbre aérien et la muqueuse pharyngienne. D'après cet auteur, la profession d'ouvrier en cuivre n'est pas incompatible avec une bonne santé ; l'aspect chétif qu'ils présentent dans les arsenaux maritimes doit être attribué,

(1) Audouard (de Béziers), *Note sur les ouvriers qui travaillent le cuivre*, etc. (*Ann.
d'hygiène*, 1re série, 1847, t. XXXVII, p. 395).

(2) De Pietra-Santa, *Union médicale* du 22 octobre 1858).

tout aussi bien qu'à l'action du métal, à la fatigue résultant d'un travail continu, à la misère, et souvent aussi, aux excès dont ils se rendent coupables.

*La préparation de l'acétate de cuivre basique* (vert-de-gris) ne paraîtrait point plus nuisible d'après les renseignements publiés par Chevallier (1), et la faible proportion de vert-de-gris à l'état humide, que les mains peuvent absorber à longs intervalles, resterait sans influence sur la santé comme sur la durée moyenne d'existence des ouvriers.

Pécholier et Saint-Pierre (2) ont repris cette intéressante question de l'influence de *la fabrication du verdet*, et ils ont en grande partie confirmé les conclusions de Chevallier.

Ces médecins ont constaté que, malgré les effets toxiques du verdet à haute dose, l'absorption lente et journalière de faibles quantités de cette substance est favorable à l'engraissement et à la santé de plusieurs espèces d'animaux.

Les ouvrières en verdet absorbent du cuivre dans l'exercice de leur profession, et cependant leur santé est excellente ; jamais elles n'ont présenté de colique de cuivre. L'absence de chlorose chez toutes les ouvrières les a amenés à conclure que la profession n'était pas étrangère à cette immunité, et que le cuivre possède des propriétés analogues à certains égards à ceux du manganèse, et surtout du fer.

A côté des avantages dus à l'absorption lente du verdet, se placent les inconvénients de l'action topique de ce produit à l'état pulvérulent. Les poussières de verdet peuvent irriter, chez les personnes non accoutumées, les muqueuses des yeux et des voies respiratoires, et amènent de légères ophthalmies, des angines sans gravité, de la toux, etc.

Dans les cas où, sans porter sérieusement atteinte à la santé, l'action des poussières produirait quelques-uns des accidents qu'on vient de relater, on devrait engager les ouvrières à tamiser l'air qu'elles respirent en plaçant au devant des ouvertures des voies respiratoires, un simple mouchoir attaché à la manière d'un cache-nez. Au point de vue de l'hygiène publique, la fabrication du verdet est absolument sans inconvénient.

Quant au travail qui consiste à renfermer des pains secs de vert-de-gris dans les futailles destinées aux expéditions, on lui reproche seulement de produire une poussière irritante pour les yeux et les orifices muqueux. Un seul fabricant l'accuse d'occasionner quelquefois un peu de colique. Ces témoignages d'origine directe, mais intéressée, nécessitent un contrôle. Pour les mouleurs en cuivre, les inconvénients de leur travail se résument dans l'inspiration des poussières de charbon, de ponsif, de noir de fumée (voy. *Charbon*).

D'après Perron (de Besançon) (3), les *ouvriers horlogers* qui presque

(1) Chevallier, *loc. cit.*

(2) Pécholier et Saint-Pierre, *Étude sur l'hygiène des ouvriers employés à la fabrication du verdet* (*Montpellier médical*, 1864, t. XII, p. 97).

(3) Perron, *Des maladies des horlogers produites par le cuivre et l'absorption des molécules cuivreuses* (*Ann. d'hyg. et de méd. légale*, 2ᵉ série, t. XVI, p. 70).

tous manient le cuivre, sont soumis à des intoxications lentes par ce métal ; ils présentent des accidents gastriques, de la diarrhée, de l'oppression, un peu de fièvre. Ces intoxications altèrent la santé de l'ouvrier, et constituent pour lui une prédisposition puissante à la phthisie. A Besançon, sur 200 décès observés chez les ouvriers horlogers, il y en a 127 par phthisie pulmonaire. — 2000 ouvriers sont disséminés dans la ville qui compte 45 000 habitants, et ils fournissent 36 décès par phthisie sur 86 survenus dans toute la population, c'est-à-dire les 42/100es. Sans pouvoir affirmer que l'absorption du cuivre joue un rôle aussi considérable que le prétend Perron, dans la production de cette maladie, il ressort bien évidemment des chiffres précédents que la profession d'horloger exerce une grande influence sur le développement de la phthisie pulmonaire.

XII. *Zinc*. — L'emploi de ce métal a pris une extension considérable dans les usages domestiques et dans les constructions ; il s'est substitué heureusement au plomb pour la toiture des maisons, dans la préparation des couleurs, pour la fabrication d'un grand nombre d'ustensiles, etc.

On extrait le zinc de la calamine et moins abondamment de la blende où il est associé au soufre et au plomb. Ses plus riches gisements appartiennent à la Belgique et à la Prusse. Ce minerai, séparé de l'argile qui se délite par une longue exposition à l'air, lavé et calciné dans des fours coniques analogues aux fours à chaux, est ensuite pulvérisé sous des meules verticales, tamisé, mélangé avec moitié de son poids de houille sèche en poudre et introduit dans des espèces de cornues de terre que l'on chauffe à blanc dans des fours de réduction. Le travail de ces fours comprend : le chargement des creusets, le tirage du métal et le nettoyage ou le remplacement des creusets. Dans ces opérations, les ouvriers sont exposés à l'action d'une haute température et des vapeurs du zinc. Les recherches de Chevallier ont établi que cette dernière influence ne se traduit par aucun résultat fâcheux pour leur santé et leur longévité ; on a observé seulement, parmi les ouvriers les plus âgés, quelques cas d'asthme, dus sans doute à l'inhalation très-prolongée des poussières. Celles-ci, lancées en grande quantité par les fours à zinc, agissent-elles sur la végétation et les animaux ? L'herbe des prairies, certains légumes et arbres à fruit (pêcher, pommier, cerisier, etc.) paraissent en souffrir, de l'aveu même des industriels du zinc, mais sans qu'on puisse en accuser plutôt les émanations du zinc que l'action toute mécanique des matières pulvérulentes ; il faut aussi considérer la nature de ces terrains métallifères, peu favorables par eux-mêmes au développement des plantes et des arbres. L'enquête faite en Belgique n'a pas démontré la réalité des maladies que le zinc aurait produites sur le gros bétail. La couperose blanche (sulfate de zinc) est le seul élément très-soluble des poussières des fours à zinc ; en évaluant celle des dix fours de la Vieille-Montagne à 320 kilogrammes par jour (32 kilogrammes par four) et à 125 000 mètres carrés l'étendue territoriale où elles se disséminent, on a pour chaque mètre carré $2^{gr},54$ de poussière en 24 heures, et, comme 1 gramme contient

0,007 d'éléments solubles, les $2^{gr},54$ de poussière déversée en 24 heures sur 1 mètre carré de surface renferment 0,0175 de sels solubles dont une partie seulement adhère aux herbes des pâturages ; cette proportion est trop minime pour nuire à la santé des ruminants ; au reste, en raison du peu d'élévation des cheminées et de leur pesanteur spécifique, les matières qui s'échappent des fours à zinc retombent à peu de dist; nce. Du linge placé le matin à 100 mètres d'intervalle des fours, n'a présenté à trois heures de l'après-midi aucune trace de dépôt de poussière.

Le *laminage du zinc* est une opération inoffensive pour la santé des ouvriers, ainsi que Chevallier l'a constaté dans la plupart des usines ; elle exige la refonte des lingots ; les plaques de zinc, chauffées à 100 degrés centigrades, passent ensuite entre des laminoirs de fonte, mus par la vapeur ou par un cours d'eau.

C'est aux *fonderies de zinc*, surtout à celles de zinc et de cuivre, que Blandet a imputé une maladie spéciale, caractérisée par la courbature, des douleurs musculaires, de l'oppression, de la céphalalgie, des hallucinations, des bruits de marteau dans les oreilles, des vomissements, des frissons persistant durant trois à quatre heures et se terminant par une réaction fébrile avec sueurs copieuses. La courbature métallique ou maladie de zinc, comme l'appelle Blanchet, dure de 28 à 48 heures, et se produit le jour ou le lendemain du jour de fonte dans les conditions suivantes : tirage imparfait de la cheminée, vent contraire rabattant la fumée dans l'atelier, clôture de celui-ci pendant l'hiver, coulée du métal en fusion au milieu de l'atelier. On l'observe dans les fonderies d'alliages de zinc et de cuivre, non dans celles de zinc seulement, où ce métal est liquéfié à une température moins élevée ; elle cède d'ailleurs aux sudations et aux purgatifs. Le vin chaud et le thé sont les remèdes empiriques des ouvriers. Nous pensons avec Guérard que, dans les faits de ce genre, il faut tenir compte de l'action de plusieurs fourneaux ardents sur l'encéphale, du travail prolongé, de l'ingestion d'une grande quantité d'eau, etc.

L'*opération du zingage*, consistant à revêtir d'une couche mince de zinc des pièces de fer pour les préserver des altérations que leur ferait éprouver l'oxydation, peut déterminer chez les ouvriers des accidents qui ont été parfaitement étudiés par Maisonneuve (1). — Les zingueurs, c'est-à-dire les ouvriers qui trempent les pièces de fer dans le bain de zinc, sont exposés aux vapeurs de sel ammoniac que l'on projette sur le métal en fusion pour s'opposer à son oxydation, et peuvent être atteints de ce qu'ils appellent la fièvre de sel (ivresse zincique de Blandet). — Les ouvriers de Rochefort, l'attribuent à l'action du chlorhydrate d'ammoniaque ; Maisonneuve croit devoir l'attribuer aux vapeurs de zinc qui en contact permanent avec la muqueuse respi-

(1) Maisonneuve (de Rochefort), *Hygiène et pathologie des zingueurs* (*Arch. de méd. navale*, 1865, t. II, p. 288).

ratoire sont facilement absorbées : la température élevée du milieu ambiant ne faisant que favoriser leur pénétration.

On peut grouper les accidents qu'éprouvent les zingueurs en trois groupes : accidents respiratoires, accidents nerveux, accidents fébriles. 1° *Accidents respiratoires :* enchifrènement, dyspnée, râles sibilants, crachats noirâtres chargés de poussières métalliques non absorbées et de fuliginosités provenant du chlorhydrate d'ammoniaque ; 2° *accidents nerveux :* engourdissement, resserrement à la base de la poitrine, vomissements, tremblements et crampes dans les membres ; 3° *accidents fébriles :* réaction qui lutte contre cette intoxication passagère jusqu'à ce qu'une abondante diaphorèse, l'émission des urines et une expectoration active aient débarrassé l'économie de l'attaque qu'elle avait éprouvée.

On a encore observé des démangeaisons à la peau et particulièrement au scrotum, aux mains et sous les ongles. Les plaies et les brûlures se cicatrisent difficilement chez ces ouvriers : ce qui pourrait s'expliquer par la présence dans les tissus d'une petite quantité de chlorure de zinc.

Il y a quelques années, Greenhow (1) a observé chez les *ouvriers fondeurs* à Birmingham, à Sheffield, etc., des accidents particuliers qu'il a décrits sous le nom de fièvre des fondeurs de cuivre (*Brass founder ague*). Ils ne s'observent ni dans la fonte du cuivre pur ni dans celle du zinc pur, mais seulement quand on agit sur un alliage de cuivre et de zinc. Dans la fonte du zinc pur, la température du métal n'est pas portée jusqu'à la sublimation, ce qui a lieu, au contraire, quand il est mêlé au cuivre et porté au degré de fusion de ce dernier métal. Les accidents reviennent par accès présentant quelque analogie avec les accès de fièvre intermittente, et Greenhow les attribue à la respiration des vapeurs de zinc auxquelles les ouvriers sont exposés. Il est important de faire remarquer que le zinc contient souvent de l'arsenic et ce métal très-volatil pourrait bien être la cause des phénomènes observés.

Le produit qui intéresse le plus l'hygiène, c'est l'*oxyde ou blanc de zinc* que Leclaire est parvenu à substituer à la céruse, par le perfectionnement économique des procédés de fabrication. Les ouvriers qui y sont employés sont exposés en partie à une haute température ; tous sont tapissés de la tête aux pieds par la poussière de blanc de zinc. Bouchut a signalé chez eux (2) des maux de gorge, de la toux, des démangeaisons et des éruptions superficielles aux aines, au scrotum et aux aisselles. Une ventilation mieux réglée et l'usage réglementaire du pantalon à pied et de la blouse fermée ont supprimé ces accidents. Quant à ceux dits *cadmiques*, fièvre nocturne, céphalalgie, agitation nerveuse, ivresse passagère, les vérifications minutieuses de Chevallier et Tardieu, et l'observation si imposante de Rayer, ont prouvé qu'ils n'étaient pas

(1) Greenhow, *Med. Times and Gazette*, 1862, t. I<sup>er</sup>, p. 227.
(2) Bouchut, *Mémoire sur l'industrie et l'industrie de la peinture au blanc de zinc* (*Annales d'hygiène*, 1852, t. XLVII, p. 5).

réels. L'industrie du blanc de zinc, si fertile en applications salubres aux arts, n'offre par elle-même aucune insalubrité.

Après le fer, le zinc est sans contredit le métal qui se prête aux usages les plus variés : toitures et gouttières, citernes et réservoirs, tuyaux, conduits d'eau et pompes, plaques hydrofuges, doublages, chevillages et clouages des navires, baignoires, vases et ustensiles d'économie domestique, enveloppes de conserves et munitions, zinc perforé, fil de fer galvanisé, grains métalliques, caractères typographiques, etc. Il a cela d'excellent, suivant la judicieuse remarque de Tardieu, que, tandis que le danger des autres métaux est dans la facilité de leurs oxydation et dans la solubilité de leurs oxydes prompts à former avec les acides beaucoup de sels à propriétés toxiques. il donne lieu à un oxyde innocent par lui-même et relativement insoluble.

Nous avons mentionné l'emploi du zinc pour citernes, gouttières (voy. t. II, p. 616), pour les ustensiles de ménage (t. I, p. 899). Nous empruntons à Schauefèle les résultats suivants d'expériences qu'il a poursuivies avec persévérance et qui sont d'accord avec celles de Payen et Chevallier :

Mise en contact avec le zinc, l'eau-de-vie contient des traces de ce métal dès le premier jour ; au bout de huit jours, elle en contient une quantité notable ; dans un vase de fer galvanisé, elle contient des traces de zinc vers le deuxième jour et une quantité très-appréciable vers le huitième jour.

Le vin, l'eau de fleur d'oranger et le vinaigre attaquent les vases de zinc et de fer galvanisé et contiennent, après 24 heures, des proportions notables de zinc. Le vinaigre en contient le plus.

Nulle trace de zinc dans l'huile d'olive, même après 15 jours de conservation dans des vases de zinc et de fer galvanisé.

Il y a du zinc, après 24 heures, dans le bouillon maigre placé dans ces deux espèces de vases ; le bouillon n'en a offert en proportion sensible que vers le quatrième jour.

Les deux espèces de récipients cèdent du zinc au lait au bout de 48 heures.

Contrairement aux observations de Boutigny, l'eau conservée dans un vase de zinc n'a présenté au bout de 13 jours aucune trace de zinc ; celle qui avait été mise dans un vase de fer galvanisé, en a fourni des traces. L'eau distillée les révèle dans les deux vases dès le cinquième jour ; l'eau de Seltz, dès le premier jour dans le fer galvanisé, au bout de 24 heures dans le zinc, a dissous ce métal qui augmente notablement au bout de deux jours.

L'eau salée dissout du zinc en notable quantité après 24 heures de contact avec ce métal et le fer galvanisé.

Après 15 jours de contact, Schauefèle a trouvé les proportions suivantes de zinc dans les liquides filtrés et clairs :

| Noms des liquides. | Liquide retiré du vase de zinc. | Liquide retiré du vase de fer galvanisé. |
|---|---|---|
| Eau-de-vie................ | 0,95 | 0,70 |
| Vin..................... | 3,95 | 4,10 |
| Eau de fleur d'oranger........ | 0,50 | 0,75 |
| Vinaigre................. ... | 31,75 | 60,75 |
| Bouillon gras................ | 0,46 | 0,00 |
| Bouillon maigre............ | 0,86 | 1,76 |
| Lait..................... | 5,13 | 7,00 |
| Eau salée................. | 1,75 | 0,40 |
| Eau de Seltz............... | 0,35 | 0,30 |
| Eau distillée............... | des traces. | des traces. |
| Eau commune.............. | néant. | des traces. |
| Huile d'olive............... | néant. | néant. |

On est parvenu à fabriquer des clichés et des caractères d'imprimerie en zinc d'une grande netteté : cette innovation préservera les fondeurs en caractères et les imprimeurs typographes des accidents d'intoxication saturnine ; elle supprime une autre cause d'insalubrité, l'emploi du sable, la fonte du zinc s'opérant dans des matrices métalliques, non dans des moules siliceux. L'oxyde de zinc réalise dans la peinture l'un des plus salutaires progrès que l'hygiène professionnelle ait eu à enregistrer ; il assainit non-seulement la peinture en blanc, mais celle en jaune et en vert ; grâce à la découverte d'un siccatif approprié que l'on mélange par avance au blanc de zinc (2 p. 100), on substitue des couleurs inaltérables et d'une application innocente aux teintes infidèles et perfides de plomb, de cuivre, d'arsenic. Le blanchiment des dentelles, l'apprêt des cartes et papiers, des cartons-porcelaines et des toiles à tableaux, la préparation des fards, la confection des mastics destinés à luter les points des machines à vapeur et les ajustages des divers tuyaux, etc. ; toutes ces opérations et d'autres qui se faisaient avec les dangereux composés de plomb, s'exécutent aujourd'hui à l'aide du blanc de zinc. Ce produit sert aussi à préparer des enduits hydrofuges, formant une couche inaltérable sur les surfaces de pierre, plâtre, ciment, bois et métaux.

XIII. *Mercure.* — Le mercure se volatilise à la température ordinaire ; il imprègne alors les vêtements, pénètre dans le sang par les voies respiratoires, et agit sur l'organisme comme s'il avait été ingéré ou appliqué sur les tissus. Des élèves, pour avoir séjourné dans des infirmeries de vénériens, ont été pris de gonflement mercuriel des gencives sans avoir touché aucune préparation hydrargyrique (Colson). En 1810, le vaisseau anglais le *Triumph*, ayant reçu un chargement de mercure qui s'échappa des vessies et des barils pour se répandre dans toutes les parties du bâtiment, l'équipage eut dans l'espace de trois semaines 200 hommes affectés de salivation, d'ulcérations de la bouche et à la langue, de paralysies partielles et de dérangements d'intestins ; les animaux mêmes qui se trouvaient à bord, moutons, cochons, volailles, chèvres, chats, etc., subirent l'atteinte mortelle de la même cause. Le fait de l'absorption du mercure volatilisé à la température ambiante explique les phénomènes observés chez les ouvriers des mines de mercure, chez ceux qui le distillent, etc.

Ces phénomènes ne diffèrent que par la rapidité de leur succession et par leur degré d'intensité, suivant la force individuelle des constitutions et surtout la durée de l'exposition aux vapeurs mercurielles.

Ramazzini a tracé un tableau lamentable des *ouvriers qui exploitent les mines de mercure.* Tremblement, paralysie, vertiges, enflure des pieds, ulcères des gencives, chute des dents, asthme, phthisie, paralysie, etc., tel serait le cortége de leurs maux ; au bout de quatre mois se manifestent les premiers symptômes, et ils ne peuvent travailler au delà de trois ans. Dans les mines de Fréjus, aucun ouvrier, dit-on, ne peut travailler plus de six heures. La plupart des auteurs attribuent à cette classe de mineurs les accidents qu'entraîne parfois le traitement mercuriel des maladies syphilitiques ou l'exposition aux vapeurs mercurielles dans certaines professions : salivation, vertiges, perte de la mémoire, tremblements, paralysies partielles, douleurs ostéocopes, etc. D'un autre côté, Bernard de Jussieu, dans un mémoire sur les mines d'Almaden (1719), remarque que les ouvriers libres sont à l'abri de toute incommodité et vivent aussi longtemps que les autres hommes, parce qu'ils ont soin de changer de vêtements et de se laver au sortir de ces mines ; mais que les criminels qui y travaillent forcément, qui sont privés de ces aises, contractent d'affreuses salivations et périssent en peu d'années des maladies que les mercuriaux développent à dose excessive.

Par ouvriers libres, Jussieu désignait sans doute ceux qui ne faisaient pas un long séjour aux mines, quittaient et reprenaient ce travail pour une courte période de temps, car on n'a eu recours aux galériens pour l'exploitation des mines d'Almaden qu'en raison de la pénurie de bras libres. Le *presidio* ayant été supprimé vers 1801, la dispensation d'importants priviléges, tels que l'exemption d'impôts et du service militaire, a pu seule y attirer des ouvriers en nombre suffisant.

De nouvelles études sur cette classe de la population professionnelle ont permis de préciser les accidents qui dérivent réellement de la nature du milieu où elle est placée (1). Après leur première journée de travail, ils éprouvent une grande fatigue, de la courbature, une dyspnée intense, du malaise épigastrique, de la propension au sommeil qu'il faut vaincre sous peine de nouveaux accidents, enfin un mouvement fébrile passager. Au sortir de la mine, les ouvriers se lavent à l'eau tiède, et font un exercice assez énergique pour provoquer une sueur abondante ; ceux qui, au lieu de favoriser ainsi l'élimination du mercure absorbé, se livrent au sommeil, subissent une augmentation de fièvre et de courbature, et ne tardent point à présenter les symptômes de stomatite mercurielle, salivation, aphthes, ulcères. La tendance au sommeil se répète les jours suivants, non justifiée par la dépense de force ; avec les précautions indiquées, la fièvre et la courbature ne reviennent point. Mais à

(1) Théophile Roussel, *Lettres sur l'Espagne*, 1848 et 1849 (*Union médicale*). — Alfaro, *Maladies des ouvriers* (*Archives de médecine*, t. XII, p. 70), etc.

la longue, l'appétit diminue, la bouche devient mauvaise, l'arrière-gorge et souvent l'estomac sont le siége d'une sensation d'ardeur. Les ouvriers se dégoûtent de la viande, appètent les végétaux, les fruits, les acides qui leur sont nuisibles; ils ont intérêt à surmonter cette répugnance, à se nourrir substantiellement; le lait leur est dans cette disposition un aliment salutaire. Théoph. Roussel n'a pas constaté chez eux les affections vermineuses qu'on leur impute; il semblerait, d'après don Lopez de Arebado, que s'ils n'éprouvent pas, comme on l'a dit, une excitation vénérienne, les facultés génésiques persistent chez eux jusqu'à un degré avancé de leur maladie. Les altérations tout à fait spécifiques, *mercurielles*, sont celles de la bouche et du système nerveux, décrites pour la première fois par Th. Roussel chez les mineurs d'Almaden. Il distingue la stomatite aiguë et la stomatite chronique. La première se voit chez les ouvriers nouveau-venus qui se livrent sans précautions aux travaux les plus insalubres; elle ne diffère pas, quant à ses phénomènes, sa marche et sa durée et sa terminaison, de la stomatite produite chez les vénériens par la médication hydrargyrique. La seconde, beaucoup plus fréquente, résulte d'une action lente et graduelle du mercure, et constitue un état morbide caractéristique : quand la salivation et les ulcères ont disparu, les gencives restent fongueuses, décollées; les dents, déchaussées, s'ébranlent et tombent; des ouvriers de trente ans ont les mâchoires entièrement dégarnies de dents et infectent par leur haleine. Chez d'autres, qui n'ont jamais eu de douleur ni de fièvre, ni de gonflement marqué des glandes salivaires, on observe seulement une légère tuméfaction du bord libre des gencives en forme de bourrelet, une sécrétion de matière grisâtre; ils éprouvent une sensation incommode en mâchant; quelquefois ils présentent sur le bord gingival, sur le côté de la langue, etc., des ulcérations qu'ils traitent eux-mêmes avec de l'alun ou du sulfate de cuivre; peu à peu leurs gencives deviennent fongueuses, saignantes; la chute des dents est le terme de cette série d'accidents. Alors ils ne souffrent plus et se considèrent comme étant désormais à l'abri de toute altération mercurielle de la bouche.

Le tremblement, autre expression de l'empoisonnement hydrargyrique, est chez les mineurs le même que chez les doreurs, les metteurs au tain, les miroitiers; il est d'abord léger, intermittent; il cesse presque entièrement dans l'intérieur des mines, au lit, dans le repos; il augmente par les émotions, les excès alcooliques, par les vents d'est. Après un temps plus ou moins long, il survient des douleurs vives, des contractures musculaires qui s'étendent à un grand nombre de muscles; la prédominance extrême des fléchisseurs sur les extenseurs y ajoute un caractère convulsif; c'est une sorte de chorée. Les douleurs sont quelquefois aiguës, lancinantes, intolérables; elles peuvent exister d'un côté, tandis que le côté opposé est le siége de contractures convulsives; l'insomnie devient alors opiniâtre. Si le mal continue de s'aggraver, les malades achèvent de perdre leur force et tombent dans un état de véritable paralysie; le tremblement persiste, il est presque continuel et par moment convulsif, mais il ne s'accompagne d'aucune douleur ; l'intelligence s'affaisse, la mémoire se perd, le visage prend une expression stupide, la voix s'échappe en sons vagues et confus ; point de délire, mais plus de détermination raisonnée. Sur 3 911 ouvriers employés annuellement aux mines d'Almaden, on en compte 48 par an qui sont atteints de névropathie mercurielle (douleurs, tremblement, contractures et convulsions); la moitié de ces malades succombent dans l'année, l'autre moitié reste impropre au travail des mines. Les médecins espagnols opposent à cette affection les antispasmodiques, un traitement par le soufre. Natalis Guillot et Melsens ont conseillé l'iodure de potassium en boisson à titre de moyen prophylactique et curatif. Une ventilation bien entendue des mines, le changement des vêtements, les lotions tièdes et l'exercice musculaire au sortir des mines, la défense d'y manger, d'y boire des eaux qui filtrent à travers les parois des galeries, de s'y reposer, l'application alternative des ouvriers aux travaux agricoles et à l'exploitation des mines, telles sont les mesures indiquées par l'hygiène.

La médication mercurielle détermine les mêmes accidents dans la bouche et parfois avec une grande rapidité; ordinairement ils n'apparaissent qu'après 6 à 7 jours: sensation de chaleur buccale, souvent métallique, haleine fétide ; les gencives des dents antérieures de la mâchoire inférieure, sont les premières le siége d'une tuméfaction douloureuse; leur bord libre prend une teinte foncée, se boursoufle et abandonne les dents, la mastication est gênée ; puis l'altération s'étend à toutes les gencives, qui se recouvrent d'une exsudation blanchâtre analogue au muguet. Si le mal persiste, il survient au bord libre, surtout au niveau des grosses molaires, des ulcérations arrondies qui se confondent sous une couche d'apparence pseudo-membraneuse; les gencives peuvent se gangrener et tomber en putrilage. Les dents, d'abord agacées, donnent au malade la fausse sensation de leur allongement, vacillent, se détachent de leurs alvéoles et tombent. G. Delestre (*thèse citée*) a observé chez les malades soumis au traitement mercuriel une coloration jaune serin des dents qui se produit au moment où les gencives commencent à s'affecter ; cet indice, s'il est confirmé par de nouvelles observations, sera précieux pour la direction du traitement. Le chlorate de potasse, employé à ce moment, pourra, suivant ce médecin, enrayer les accidents locaux, sans qu'il y ait nécessité d'interrompre l'usage des mercuriaux.

Nous ne rappellerons pas ici toutes les professions qui exposent à l'inhalation des vapeurs mercurielles. Nous signalerons cependant d'une façon particulière l'*étamage des glaces*. Les ouvriers qui exercent cette profession présentent presque tous la cachexie hydrargyrique, et les enfants de ces ouvriers sont chétifs et d'apparence scrofuleuse. Les accidents qu'ils présentent sont la stomatite, le tremblement, des périostoses du tibia, du fémur, des éruptions papuleuse et squameuse, du dos, de la poitrine, du cuir chevelu. La fréquence des avortements chez les femmes employées aux travaux de l'étamage a décidé l'administration à ne plus employer les femmes mariées (1).

Ces professions sont dangereuses, non-seulement pour ceux qui les exercent, mais encore pour les habitants des maisons où elles sont installées, et souvent pour ceux des maisons attenantes. Voici des faits bien authentiques et dignes de mention. Une industrie ayant pour objet de retirer par distillation le mercure contenu dans le tain des vieilles glaces et dans les eaux acides des doreurs, s'était établie rue Vieille-du-Temple, à Paris, dans une petite cour entourée de bâtiments, et fermée au niveau du quatrième étage par un châssis vitré; la distillation s'opérait sur un fourneau sans cheminée ni hotte; les vapeurs sans issue se condensaient dans un espace étroit; trois enfants d'une famille demeurant au troisième étage d'une maison qui prenait jour sur cette petite cour furent atteints de tremblements nerveux. Ailleurs, une industrie du même genre dirigeait les vapeurs de son appareil distillatoire dans un corps de cheminée commun à plusieurs foyers : dans une des pièces adjacentes, plusieurs personnes furent prises de salivation ; on constata qu'un tuyau de poêle de cette chambre, où l'on n'avait pas fait de feu depuis longtemps, s'ouvrait dans la cheminée donnant passage aux vapeurs mercurielles (2).

Le mercure a des usages multipliés dans les arts, à l'état métallique comme à l'état de combinaison ; l'amalgame d'étain pour l'étamage des glaces, le sulfure pour la coloration de la cire à cacheter, le deutonitrate dans la chapellerie, l'amalgame de cuivre pour prendre les empreintes, etc. La dorure et l'argenture peuvent se pratiquer aujourd'hui d'après le procédé de Ruolz, qui a bien mérité de plusieurs professions par ses belles applications du galvanisme à la superposition des métaux. Aux ouvriers que leur état condamne à vivre dans une atmosphère mêlée de vapeur mercurielle, il faut recommander l'usage du masque ou de l'éponge de Gosse (de Genève), la courte durée du travail du journalier, des ablutions fréquentes, la respiration à l'air libre de temps en temps, le changement fréquent des habits, les repas au grand air, des bains réitérés, etc.

**XIV.** *Arsenic.*—Les ouvriers des mines d'arsenic soumettent le minerai arsenifère à un certain nombre de préparations qui ne sont pas sans présenter des dangers. Ces opérations consistent dans l'extraction du minerai arsénifère, le broyage (bocardage), le grillage et la sublimation de l'oxyde formé. Le docteur Brockmann, auquel on doit une excellente monographie sur les maladies métallurgiques des mineurs du Harz, et le docteur L. Pappenheim, dans son *Dictionnaire d'hygiène publique*, ont fourni des documents complets sur la pathologie des ouvriers employés à la fabrication de l'arsenic. L'empoisonnement aigu est rare. Ceux qui travaillent au bocardage et au grillage sont exposés aux

(1) Keller, *Sur les maladies des ouvriers employés dans les fabriques de glaces de Friedrichsthal, Neuhurkenthal et Plisenthal* (Bohême). (*Gaz. hebd. de méd. et de chir.*, 28 décembre 1860. — Extrait du *Wiener medicinische Wochenschrift*, 1860, n° 38).

(2) *Rapports généraux du Conseil de salubrité de Paris*, 1855, p. 98.

accidents suivants : asthme, diarrhées assez intenses, troubles de la digestion, dysurie, céphalalgie, spasmes musculaires, paralysies, anasarque, rhinite chronique, épistaxis, inflammations de l'arrière-gorge, érythème (paratrimma) à la région inguinale, dans le creux de l'aisselle, autour du coude et du genou ; exanthèmes papuleux avec un prurit très-vif et suivis d'ulcérations aux mêmes régions. Rien n'est plus commun que les excoriations aux doigts et aux orteils. Il existe une grande analogie d'aspect entre les ulcérations syphilitiques et les ulcérations arsenicales avec leurs bords taillés à pic. D'après le docteur Heintze, médecin en chef des usines de Reichenstein, les ouvriers qui extraient le métal sont atteints de fièvre intermittente comme le reste de la population, tandis que les bocardeurs et ceux qui grillent le minerai, en un mot, ceux qui subissent l'empoisonnement, en sont complétement exempts.

Un de mes collègues du conseil de salubrité, qui a suivi le travail du fer aux forges d'Alais (Gard), a vu, dans ces usines où l'on traite du minerai de fer arsenical, les ouvriers fréquemment atteints de tumeurs de mauvaise nature qui ne sont pas sans quelque analogie avec les accidents observés chez les fabricants d'allumettes chimiques (1).

Récemment, Blandet a appelé l'attention sur l'empoisonnement produit par le vert de Schweinfurt, ou vert arsenical, chez les ouvriers en papiers peints. On prépare ce vert avec parties égales d'acétate de cuivre et d'acide arsénieux dissous dans l'eau que l'on fait bouillir. La fabrication du vert sec et son tamisage sont deux opérations très-dangereuses ; la fabrication du vert hydraté expose moins, si ce n'est les personnes à engelures, à crevasses ou plaies non cicatrisées sur les mains ; l'impression des fonds verts n'est pas exempte de danger pour les ouvriers dits *fonceurs ;* mais l'opération la plus nuisible est le satinage, qui consiste à polir les imprimés avec la brosse qui en détache une poussière arsenicale. Les effets des émanations et des poussières d'arsenic se bornent à la surface du corps, ou, dus à l'absorption, ne sont autres que ceux de l'empoisonnement par l'arsenic. Z. Roussin (2) a cherché à établir que l'absorption pouvait avoir lieu par la peau, lorsque le produit arsenical se trouve sous forme de matière pulvérulente très-finement divisée. Coryza initial, sputation continue, gonflement œdémateux de la base du nez, des joues et des lèvres, éruption papulo-vésiculeuse sur les parties mises en contact avec la poussière toxique, parfois engorgement des bourses avec douleur, éruption ou fourmillement, tels sont à un premier degré les symptômes de ce que Blandet appelle l'empoisonnement professionnel des ouvriers en question. Que si l'action du poison ne s'arrête pas aux téguments, les symptomes deviennent intérieurs et plus généraux : les coliques se déclarent et l'on assiste à la scène mitigée de l'empoisonnement arsenical. Les accidents durent deux semaines environ et n'ont entraîné la mort d'aucun malade. Ils se traitent par le lait. Les lésions externes ne com-

(1) *Rapports sur les travaux du Conseil de salubrité de* 1846 *à* 1848. Paris, 1855.
(2) Z. Roussin, *Annales d'hygiène publique,* 2me série, t. XXVIII, p. 179.

portent aucun traitement spécial, et quand l'intoxication est réalisée, c'est au peroxyde de fer qu'il faut recourir (90 grammes dans 500 grammes d'eau). Un fabricant, Hébert, a substitué à l'action de la brosse et de la main, le satinage mécanique à l'aide d'une pierre lisse : c'est là une grande amélioration pour les ouvriers en papiers peints. On doit exiger, de la part des ouvriers satineurs, l'usage d'un masque à éponge ou d'un mouchoir mouillé pour empêcher la pénétration du composé arsenical dans les voies aériennes, et le lavage des mains et des avant-bras au sortir de l'atelier et avant leurs repas ; les ouvriers devraient alterner, de manière à n'être point employés au satinage plus d'une journée pour un temps déterminé ; l'adoption de la machine à satiner, inventée par Hébert, devrait couronner ces mesures (1). Un autre fabricant, Zuber fils, a eu l'idée de remplacer le vert de Schweinfurt par le vert de chrome. Armieux a signalé chez les mégissiers deux lésions douloureuses qui se produisent aux doigts ; nous les avons nous-même constatées dans la visite de quelques ateliers : auraient-elles quelque rapport avec l'emploi presque général du sulfure d'arsenic pour la préparation et le dépilage des peaux, dans la proportion de 1 pour 10 de chaux? Ce mélange, usité chez tous les mégissiers de Paris, hâte le travail et retarde l'altération des peaux en été ; il peut être utilement remplacé pour l'épilage des peaux par le carbonate de soude ou le sulfure de sodium, qui n'ont pas les mêmes inconvénients.

Chevallier et Guérard avaient d'abord taxé d'exagération les premières observations de Blandet sur le danger de la fabrication des papiers verts arsenicaux ; aujourd'hui ce danger n'est que trop démontré, non-seulement pour cette catégorie d'ouvriers, mais encore pour les fleuristes et les apprêteurs d'étoffes destinées à la fabrication des fleurs artificielles. Des industriels ont été poursuivis en justice correctionnelle et condamnés par suite des accidents graves que la préparation et la vente de ces objets ont causés à des ouvrières ou à des acheteurs. Paris compte plus de 15 000 individus employés à la fabrication des feuillages artificiels ou *herbes*, et sur ce nombre, un quart au moins ont à manier le vert de Schweinfurt, dans les conditions souvent les plus défectueuses d'aération, d'espace et d'outillage. Nous renvoyons aux recherches de Vernois, Beaugrand, Chevallier, Pietra-Santa (2). Pour fabriquer des herbes, on trempe des herbes naturelles desséchées dans une solution aqueuse ou à l'essence de vert arsenical ; on les saupoudre ensuite avec de l'arsénite de cuivre en poudre. On prépare les étoffes destinées à la confection des fleurs artificielles en les imprégnant à la main d'une solution de vert arsenical unie à l'amidon ; viennent ensuite le battage et le séchage qui consistent à tendre l'étoffe sur des cadres en bois garnis de pointes aiguës ; les piqûres que s'y

(1) Hébert, *Comptes rendus de l'Académie des sciences,* 2 juillet 1846.
(2) Voy. *Annales d'hygiène,* etc., t. XXXVIII, 1847 ; t. XLI, 1849 ; 2ᵉ série, t. XII, 1859, et t. XIII, 1860.

font les ouvrières aux doigts et aux mains sont autant d'inoculations du sel toxique. Les étoffes sont ensuite calandrées, découpées en feuilles; celles-ci sont dédoublées, gaufrées, passées à la cire et montées : série d'opérations qui exposent les ouvrières à respirer la poussière arsenicale, à se salir les mains et les bras de poudre et de pâte arsenicale.

En peinture et en teinture, on fait usage de deux sulfures d'arsenic, le jaune (orpin ou orpiment) et le rouge (réalgar), couleurs non adhérentes et d'autant plus dangereuses. Ces mêmes sulfures se rencontrent dans le *rusma*, pâte épilatrice très-employée en Orient. Les accidents ne se sont point bornés aux ouvriers. « De nouvelles industries, dit Vernois (1), ont appliqué aux étoffes, soit dans leur coloration, soit dans leur *velouté*, des arsénites de cuivre en poudre, retenus seulement par un apprêt peu gommé ou préparé avec l'albumine du sang ou des œufs ; on a fait ainsi des gazes verdâtres à reflets chatoyants (fabriques de Nîmes et d'Avignon), destinées à des robes de bal ou à la confection de fleurs artificielles. Des femmes du monde ont été empoisonnées par l'usage de ces étoffes ; des bracelets, fabriqués en pâte verdâtre arsenicale, imitant la malachite, ont provoqué sur les bras des éruptions assez graves; des robes, froissées par la danse, ont répandu dans plus d'un salon une poussière identique avec celle des ateliers.

Perte de l'appétit, maux de cœur, douleurs de ventre parfois très-violentes, dérangements d'entrailles, céphalalgie constante, oppression pénible, affaiblissement marqué de la force musculaire et pouvant aller jusqu'à la paralysie, éruptions vésiculeuses ou pustuleuses sur plusieurs points du corps, surtout au front, à la face, sur les bourses, sur la poitrine, aux bras et aux mains; tels sont, en somme, les effets de cette intoxication presque toujours lente. En Prusse et en Suède l'usage des sels d'arsenic, verts de Scheele, ou de Schweinfurt, ou vert d'Allemagne (arsénites de cuivre), est proscrit dans la fabrication des papiers colorés; cette interdiction n'est encore appliquée en France qu'aux papiers d'enveloppe des bonbons ; elle devrait s'étendre, non-seulement aux papiers peints, mais aux étoffes, aux feuillages et fleurs artificiels, aux abat-jour, aux pains à cacheter, etc. En un mot, l'activité toxique de l'arsenic à faible dose motive sa proscription absolue dans l'industrie qui peut y substituer une assez grande quantité de verts, en combinant dans des proportions variées le bleu de Prusse verdâtre, l'indigo, l'outremer, le bleu de cobalt, le bleu au bois d'Inde, avec certaines matières colorantes jaunes ; acide picrique (amer de Welter), chromate de plomb, graine de Perse, etc. En attendant cette réforme, on ne peut que répéter avec Vernois (2), les prescriptions suivantes:

1° Ne jamais opérer le mélange du vert arsenical avec l'amidon ou d'autres substances à l'aide de la main, mais y procéder dans un large vase avec une

(1) Max. Vernois, *Traité d'hygiène industrielle et administrative*. Paris, 1860, t. I, p. 259.

(2) Max. Vernois, *Traité d'hygiène industrielle*, t. I, p. 261.

spatule de bois ou de métal qui traversera le centre d'une plaque de peau ou de parchemin servant de couverture au récipient de la pâte ;

2° Étendre la pâte arsenicale sur l'étoffe à l'aide d'une brosse à dos de bois, haut de 4 centimètres au moins ; l'usage d'un gant de cuir épais serait très-utile ;

3° Faire le battage de l'étoffe à la main, d'une manière indirecte, c'est-à-dire à travers un morceau de forte toile ;

4° Immédiatement après le brossage et le battage de l'étoffe, se laver les mains dans une eau acidulée avec l'acide hydrochlorique et les enduire de poudre de talc ;

5° A cet effet, avoir toujours dans l'atelier, ou dans la chambre où se pratiquent ces opérations, un baquet contenant de l'eau acidulée dans la proportion suivante : une partie d'acide pour 9 parties d'eau et une boîte pleine de talc en poudre ;

6° Laisser un espace de 6 centimètres au moins entre chaque pointe destiné à fixer l'étoffe sur les cadres de bois pendant le séchage ;

7° Dès que le séchage de la pièce d'étoffe est opéré, plier celle-ci en larges rouleaux, de manière à ne déterminer que très-peu de cassures, et la porter immédiatement au calandreur ;

8° Recommander aux ouvriers de se frotter les mains avec la poudre de talc, au commencement de la journée, de se les laver à l'eau acidulée, et ensuite à l'eau de savon, avant de quitter l'atelier, et d'avoir, autant que possible, un pantalon et une blouse de travail : enfin, leur rappeler de se nettoyer les mains toutes les fois que, pendant le cours de la journée, ils cesseront leur travail pour manger, boire, rentrer dans leur ménage, préparer leurs aliments, soigner leurs enfants, etc.

9° Ne pas laisser manger les ouvriers dans l'atelier de travail, n'y pas déposer leurs aliments ; et spécialement, quant à ceux qui travaillent chez eux, avoir une chambre séparée pour les manipulations et les détails de leur industrie ; ne point coucher ni manger dans cette chambre, et n'y point laisser jouer de jeunes enfants.

10° Porter des sabots, préférablement à des chaussons ou à des souliers usés.

11° Deux fois au moins par semaine, saupoudrer le sol de l'atelier avec de la sciure ou de la cendre de bois, et l'asperger d'eau avant de le balayer, afin de diminuer la quantité de débris de verts arsenicaux et la poussière produite pendant le balayage.

12° Jeter le soir, dans le ruisseau de la rue, les résidus du nettoyage de l'atelier, ainsi que les eaux chargées d'arsénite de cuivre, provenant du lavage des mains des ouvriers.

13° Aérer convenablement, chez les ouvriers fleuristes, la table où s'opèrent le dédoublage et le montage des feuilles, et conseiller aux ouvrières chargées de ce travail d'éponger fréquemment les fosses nasales et les lèvres avec de l'eau légèrement acidulée avec l'acide chlorhydrique, et de plonger souvent les doigts dans la poudre de talc, qui prendra dans la peau la place qu'y occuperait, sans cela, la poussière du sel arsenical.

## ARTICLE III.

### INFLUENCE DES PROFESSIONS SUR LA DURÉE DE LA VIE.

Nous avons dit (*Prolégomènes*, tome I) : « La collection des ouvriers de chaque métier forme une grande individualité ; à chaque classe de travailleurs leur atmosphère, leur régime, leurs mœurs, leurs maladies, leur moyenne de vie, espèce de fatalité que stipule avec eux la société qui utilise leurs forces. » La revue que nous venons de faire des professions est la vérification de cette pensée. Il n'est que trop vrai que la durée de la vie n'est pas la même dans les diverses classes de la population : il y a des hommes qui atteignent, en moyenne, soixante-dix ans, et d'autres qui ne dépassent pas quarante-cinq ans (1). L'étendue des oscillations égale donc le tiers de la vie. Ces inégalités sont-elles fatales, ou sera-t-il donné à la civilisation de les réduire, et même de les effacer ? Pour répondre à cette question, examinons brièvement la valeur définitive des influences qui agissent sur les ouvriers ; elles se rapportent : 1° à la spécialité de l'atmosphère professionnelle ; 2° à leur vie active ou sédentaire ; 3° aux accidents auxquels ils sont exposés ; 4° à leur nourriture, à leur habitation, à leur vêtement, à leurs soins de propreté, etc., conditions que résume le degré d'aisance. Or, voici, d'après les calculs de Lombard, le nombre moyen d'années que chacune de ces influences ôte ou ajoute à la vie :

INFLUENCE DES PROFESSIONS SUR LA DURÉE DE LA VIE.

| | | |
|---|---|---|
| Atmosphère { | vapeurs minérales et végétales, ôtent......... | 4,9 |
| | poussières diverses, ôtent.................. | 2,5 |
| Genre de vie { | active, ajoute......................... | 1,4 |
| | sédentaire, ôte........................ | 1,4 |
| Accidents et morts violentes........................ | | 2,3 |
| Aisance ajoute........................................ | | 7,5 |
| Défaut d'aisance ôte................................. | | 7,5 |

Les remarquables études de statistique qu'a publiées Marc d'Espine (2) élèvent encore la valeur de cette dernière influence. « Lorsqu'on parvient, dit-il, à séparer les familles aisées d'une population pour considérer isolément la marche de leur mortalité, et la comparer ensuite à celle de la population entière, on trouve que le chiffre de la vie probable s'élève d'au moins *dix ans*, celui de la vie moyenne d'autant ; tandis que la mortalité annuelle, ou le chiffre mortuaire, peut s'abaisser d'environ 1 pour 100 habitants. » — La misère

---

(1) *Annales d'hygiène*, 1re série, t. XIV, p. 93.
(2) Marc d'Espine, *Influence de l'aisance et de la misère sur la mortalité* (*Annales d'hygiène*, t. XXXVII et t. XXXVIII).

détermine des effets inverses, en proportion même de son intensité. Elle est donc destructive de la vie humaine, comme l'aisance est préservatrice ; et rien n'est plus démontré que ces deux actions opposées. Telle est leur énergie qu'elles masquent celles des autres causes qui interviennent dans la mortalité des masses ; observation qui, suivant la remarque de Marc d'Espine, s'applique surtout à l'étude hygiénique des professions. Elle explique les divergences des résultats obtenus par les auteurs qui, préoccupés plus spécialement de l'influence des professions, ont perdu de vue l'élément perturbateur du degré d'aisance. En suivant d'autres voies d'investigation, Thouvenin (1) est arrivé à des conclusions analogues : « Excepté les opérations du battage du coton à la baguette, du dévidage et du cardage des cocons, de la céruse, et le danger résultant de l'introduction des machines, l'industrie, en général, n'exerce pas directement l'influence fâcheuse sur la santé des ouvriers. » Il trouve les causes de leur détérioration et de leur mortalité dans les conditions de leur naissance, dans le vice de leurs habitations ; dans leurs prédispositions héréditaires aux affections dartreuses, vénériennes, tuberculeuses ; dans l'excès d'un travail prématuré ; dans l'insuffisance ou la mauvaise qualité des aliments ; dans le dérèglement des mœurs à l'âge où le développement physique n'est point achevé ; enfin, dans l'ivrognerie. Cette énumération étiologique se résume, en majeure partie, dans la question d'aisance, sans en excepter certaines dispositions morbides héréditaires ; car les recherches de Marc d'Espine ont prouvé que l'affection tuberculeuse occasionne 68 décès pour 1000 chez les riches, et 233 pour 1000 chez les pauvres. Il y a d'ailleurs longtemps que Villermé a démontré que la vie se mesure à l'aisance (2). Dans le 2ᵉ arrondissement de Paris, où les logements non imposés forment les 0,07, la mortalité est de 1 sur 62 habitants ; elle est de 1 sur 43 dans le 12ᵉ arrondissement, où les 0,38 des logements sont exempts de contribution locative. Benoiston en France, Casper à Berlin, Morgan en Angleterre, sont arrivés, par des voies différentes, à la confirmation du même fait. Des chiffres, soigneusement compulsés par le professeur de Berlin, font voir que les chances de vie et de longévité sont deux fois plus considérables pour le riche que pour le pauvre, puisqu'à l'âge de soixante-dix ans, il reste de deux nombres initialement égaux, deux fois plus de riches que de pauvres, qu'il en reste trois fois plus des premiers à quatre-vingt-cinq ans, et presque quatre fois plus à quatre-vingt-dix ans.

Les données précédentes conduisent à cet important corollaire d'hygiène publique, savoir : que les modificateurs spécifiques des professions, si l'on en excepte quelques-uns tels que le mercure, la céruse, la poussière siliceuse,

(1) Thouvenin, *De l'influence que l'industrie exerce sur la santé des populations*, etc. (*Annales d'hygiène*, t. XXXVII, p. 110).

(2) Villermé, *Annales d'hygiène*, 1830, t. III, p. 294 et *Mémoires de l'Académie de médecine de Paris*, 1828, t. I, p. 51 à 99.

n'interviennent point en première ligne dans la mortalité des ouvriers ; aucune d'elles n'est absolument insalubre, ou du moins leur degré d'insalubrité ne l'emporte pas sur d'autres influences dont il est possible d'assurer le bienfait aux ouvriers. Déjà la somme des assainissements effectués est grande ; l'introduction des machines a supprimé les plus rudes labeurs ; les ateliers, les manufactures s'améliorent ; mais c'est du patronage bienveillant et éclairé des chefs que dépend la régénération sociale des classes ouvrières : « C'est par lui surtout qu'il serait possible et de procurer aux classes laborieuses la somme des biens qui devrait leur revenir ici-bas, et d'assurer aux maîtres tous leurs avantages, de calmer le malaise qui travaille la société, de la préserver des désordres, des malheurs peut-être qui la menacent (1). »

Au-dessus de tous les détails d'assainissement d'industries et de fabriques, au-dessus des applications spéciales suivant les métiers, il se présente donc une question qui est la même pour tous les groupes de la population ouvrière, la question de l'aisance et de la misère ; c'est là l'élément prépondérant de leur statistique vitale : l'aisance est le correctif des attitudes vicieuses, des travaux excessifs, des poussières et des émanations qui souillent l'atmosphère des usines et manufactures, etc. Aisance et vitalité sont donc des expressions en quelque sorte synonymes (2).

Mais quelle est la mesure de l'aisance qui produit ces effets salutaires ! La détermination de cette valeur hygiénique importe à la société tout entière : « Une grande abondance de biens, dit Quetelet (3), n'est qu'un moyen facile pour satisfaire ses passions et se livrer à des excès de tout genre. » D'après Marc d'Espine (4), le superflu et le luxe n'ajoutent rien aux chances biotiques ; leur influence sur la durée de la vie est nulle, ou tout au moins elle n'est pas plus efficace que l'aisance. L'état le plus favorable pour une population est celui qui assure la satisfaction de ses besoins réels, sans l'entraîner hors des limites de la tempérance, et c'est en général ce qui se rencontre plutôt dans les pays agricoles que dans les cantons industriels. Néanmoins ceux-ci peuvent y atteindre par une meilleure organisation de l'industrie, par la stabilité des salaires, par la limitation du travail quotidien, et surtout par l'économie, la prévoyance, la régularité de la vie dans l'atelier et sous le toit domestique. En d'autres termes, la moralité est aussi un élément de longévité (5).

(1) Villermé, *Tableau de l'état physique et moral des ouvriers*, 1840, t. II, p. 373. — Nous renvoyons aux pages prophétiques où l'illustre statisticien formule les résultats de son observation et des conseils aux maîtres et aux ouvriers.

(2) *Bibliothèque universelle*, 1845.

(3) *Op. cit.*, t. II, p. 211.

(4) *Loc. cit.*

(5) Nous ne voulons point terminer sans remercier un jeune et distingué collaborateur, M. l'agrégé Bousseau, du concours dévoué qu'il nous a donné en plusieurs parties de cette édition.

# CONCLUSION.

1° L'hygiène privée repose sur le principe de la perfectibilité physique et morale de l'homme, et elle en fournit la démonstration.

2° Depuis vingt-cinq ans, la moyenne annuelle de l'accroissement de la population, en France, est de 161 788; la durée moyenne de la vie, en France, qui, avant la révolution, était de 28 ans 3/4 (Duvillard) s'est élevée à 37 ans 5/6 en 1864; voici la marche qu'elle a suivie depuis le commencement de ce siècle :

| | | |
|---|---|---|
| 1806-1809 ..... 31 ans 1 mois. | 1835-1839...... 34 ans 11 mois. |
| 1810-1814...... 32 — 3 — | 1840-1844...... 35 — 1 — |
| 1815-1819...... 31 — 10 — | 1845-1849...... 36 — » — |
| 1820-1824...... 31 — 5 — | 1850-1855...... 36 — 8 — |
| 1825-1830...... 31 — 8 — | 1860-1864...... 37 — 10 — |
| 1831-1834...... 33 — 7 — | |

Le rapprochement de ces faits équivaut à une démonstration de la loi du progrès. L'hygiène publique, qui est l'auxiliaire du progrès, en est aussi la vérification.

3° L'hygiène, ou plutôt la civilisation dont elle est une face, se résume en deux mots : moralité, aisance.

FIN DU SECOND ET DERNIER VOLUME.

ERRATA DU TOME II.

Page 491, au lieu de niveau du foyer, *lisez :* niveau du plafond.

# TABLE DES MATIÈRES

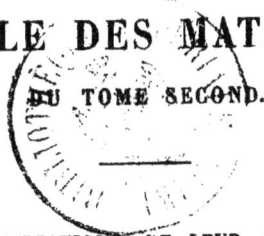

## DU TOME SECOND.

**SECTION II.** — Des modifications, de leur action et de leur emploi (suite) ........................... 1

**CHAPITRE III.** — Excreta ........................... 1

Art. Ier. — Des différentes excrétions ........................... 3

§ 1. — Excrétions générales ........................... 3

I. Excrétions vaporeuses ........................... 3

II. — gazeuses ........................... 4

§ 2. — Excrétions locales ........................... 5

Tégument interne. I. Excrétions oculo-palpébrales ........................... 5

— II. — nasales ........................... 5

— III. — buccales ........................... 6

— Hygiène dentaire ........................... 7

— IV. Excrétions alvines ........................... 18

— V. — urinaires ........................... 20

— VI. — génitales ........................... 27

Tégument externe. I. Peau ........................... 27

— II. Ongles et poils ........................... 31

Art. II, — Des modificateurs des excrétions et des surfaces d'excrétion, de leurs effets et de leur emploi ........................... 38

§ 1. — Des bains en général ........................... 39

1. Spécialité du milieu ........................... 39

2. Augmentation ou diminution de pression ........................... 40

3. Conductibilité pour le calorique ........................... 41

4. Chocs, mouvements ........................... 41

5. Température ........................... 41

6. Absorption dans l'eau ........................... 44

7. Composition chimique des bains ........................... 46

§ 2. — Des bains en particulier ........................... 48

I. Bains froids ........................... 48

1. Bains frais ........................... 48

2. — froids ........................... 49

3. — très-froids ........................... 53

4. — de mer ........................... 56

De l'emploi des bains froids ........................... 59

1. Bains frais ........................... 59

2. — froids ........................... 60

3. Bains très-froids............................... 62

4. — de mer.................................... 65

II. Bains chauds.................................... 68

1. Bains tiède ou tempéré........................ 68

2. — trop chaud............................... 70

3. — d'étuves................................. 72

— à l'hydrofère........................... 76

4. Accessoires des bains.......................... 77

5. Ablutions et bains partiels..................... 78

CHAPITRE IV. — Applicata......................... 79

Art. I<sup>er</sup>. — Des vêtements........................... 79

§ 1. — Matières du vêtement...................... 81

I. Substances végétales........................... 81

1. Chanvre................................... 81

2. Lin....................................... 82

3. Coton..................................... 82

4. Phormium tenax............................ 83

5. Jute...................................... 84

6. Ma et abaca............................... 84

7. Caoutchouc................................ 84

8. Pailles.................................... 86

II. Substances animales........................... 86

1. Laine..................................... 86

2. Poils, plumes.............................. 90

3. Peaux.................................... 90

4. Soie...................................... 91

III. Caractères comparés des matières textiles, et moyens de les reconnaître.................................. 92

§ 2. — De l'action des vêtements.................... 95

I. Propriétés inhérentes à la matière vestimentaire........ 96

1. Calorique................................. 96

2. Électricité................................. 99

3. Hygrométrie............................... 100

4. Texture................................... 104

5. Couleur................................... 106

6. Forme.................................... 108

7. Action générale............................ 110

§ 3. — De l'emploi des vêtements................... 110

I. Rapports des vêtements avec les parties............ 111

1. Tête...................................... 111

2. Cou...................................... 112

3. Tronc.................................... 113

4. Extrémités................................ 115

II. Conditions individuelles......................... 116

1. Age...................................... 116

2. Sexe..................................... 119

3. Convalescence, imminence morbide .................. 122

III. Circonstances extérieures............................ 122

1. Périodicité diurne................................ 122

2. Périodicité annuelle............................. 124

Art. II. — Des cosmétiques.............................. 126

1. Cosmétiques du système pileux ..................... 127

2.     —     des dents............................ 129

3.     —     des orifices muqueux.................... 129

4.     —     de la peau........................... 130

Savons.......................................... 131

**CHAPITRE V. — Percepta**.......................... 133

Art. Ier. — Des sens................................... 133

§ 1. — Du tact et du toucher........................ 135

§ 2. — Du goût ................................. 138

§ 3. — De l'odorat............................... 140

Du tabac ...................................... 142

§ 4. — De l'ouïe ............................... 151

1. Modificateurs de l'ouïe et leurs effets............... 152

2. Différences individuelles de l'ouïe................. 155

3. Soins et moyens hygiéniques de l'ouïe.............. 156

§ 5. — De la vue................................ 162

I. Modificateurs de la vue, leurs effets e. ' ur emploi........... 162

Lumière solaire et artificielle........................ 162

II. Variations individuelles de la vue, règles hygiéniques qui s'y rapportent....................................... 168

1. Acuité, étendue de la vision ...................... 168

2. Portée de la vision ............................ 170

3. Hygiène de la presbytie......................... 173

4.     —     de l'hypermétropie................... 175

    —     de l'aphakie....................... 178

5. De la myopie................................ 181

Hygiène de la myopie............................ 185

6. De l'astigmatisme............................. 188

7. Des lunettes en général......................... 192

8. Règles générales d'hygiène oculaire................ 195

Art. II. — De l'encéphale.............................. 197

§ 1. — Modificateurs intrinsèques de l'encéphale ......... 198

§ 2. —     —     extrinsèques de l'encéphale ......... 199

§ 3. — Influence du moral sur les fonctions de l'économie ........ 201

§ 4. —     —     des fonctions sur le moral.............. 204

§ 5. — Conséquences hygiéniques........................ 205

**CHAPITRE VI. — Gesta**.......................... 206

Art. Ier. — De l'exercice............................... 206

§ 1. — Des mouvements en général...................... 206

1. Effets immédiats et secondaires du mouvement............ 207

2. Efforts................................... ................. 212

3. Effets de l'exercice excessif......................... 215

4. Effets de l'insuffisance d'exercice.................. 217

§ 2. — Des mouvements en particulier...................... 219

I. Mouvements volontaires avec locomotion................. 219

1. Marche......................................... 219

2. Saut....................................... 223

3. Course......................................... 224

4. Danse........................................ 227

5. Escrime.................................... 228

6. Billard........................................ 229

7. Chasse..................................... 229

II. Mouvements volontaires sans locomotion ou stations.......... 230

1. Station verticale ................................ 231

2. — sur les genoux......................... 232

3. — assise........................... 232

III. Mouvements communiqués ou gestations...... ............. 233

1. Vectation..... .......................... 233

2. Chemins de fer...... ..................... 234

3. Navigation, mal de mer........................ 236

IV. Mouvements communiqués et volontaires.................. 241

1. Équitation.................................. 241

2. Natation.................................. 245

V. Mouvements spéciaux.................... .............. 246

I. Phonation................................. 246

1. Respiration abdominale... .... ................... 250

2. — costo-supérieure ....................... 250

3. — costo-inférieure......................... 251

II. Gymnastique ............................... 251

§ 3. — De l'emploi hygiénique des diverses espèces de mouvements. 260

I. Précautions générales............................ 260

II. Conditions de l'individualité......................... 262

1. Tempérament, constitution................... 262

2. Ages................................... 265

3. Sexe ..................................... 266

4. Maladies et convalescence...................... 267

III. Périodicité extérieure........................ 269

Art. II. — De la veille et du sommeil.................. 270

§ 1. — De la veille.......................... 270

§ 2. — Du sommeil........................... 271

I. Conditions extérieures........................ 273

Disposition du local. Périodicité extérieure........... 273

II. Conditions individuelles.................. 274

# DEUXIÈME PARTIE.

## HYGIÈNE PUBLIQUE.

**SECTION Ire. — DES DIFFÉRENCES COLLECTIVES**.................... 278

**CHAPITRE Ier. — Des races**................................ 278

Art. Ier. — De la taille dans les races...................... 280

Art. II. — Type organique et physiologique des races.......... 287

Tableau synoptique des races humaines................ 290

Art. III. — Force musculaire............................. 298

Art. IV. — Type pathologique des races, aptitudes, immunités......... 299

Art. V. — Vitalité et mortalité des races..................... 306

Art. VI. — Dégénération.............................. 310

**CHAPITRE II. — Des âges**.............................. 318

§ 1. — Fécondité............................... 318

§ 2. — Vie probable et mortalité..................... 321

**CHAPITRE III. — Des sexes**........................... 327

§ 1. — Fécondité............................... 327

§ 2. — Mortalité............................... 329

**CHAPITRE IV. — Population**........................... 330

**SECTION II. — DES MODIFICATEURS ET DE LEUR EMPLOI**.......... 337

**CHAPITRE Ier. — Circumfusa.**......................... 337

Art. Ier. — De l'atmosphère............................ 337

§ 1. — Périodicité atmosphérique..................... 338

§ 2. — Épidémiologie............................ 340

I. Infection, contagion, endémie, épidémie.............. 340

1. Infection................................. 340

A. Matières végétales.................... 340

B.     —     animales.................... 341

C.     —     végétales et animales............ 345

2. Contagion............................ 346

3. Endémies............................ 355

A. Europe...................... 356

B. Asie....................... 357

C. Afrique..................... 357

D. Amérique................... 357

4. Épidémies........................... 362

5.     —     accidentelles.................. 363

II. Rapports des épidémies avec l'hygiène publique............ 364

1. Causes des épidémies..................... 365

2. Propagation des épidémies.................. 367

3. Influence de la civilisation sur les épidémies........... 371

4. Mortalités épidémiques ................... 372

III. Prophylaxie hygiénique................................ 374
    1. Précautions générales........................... 374
    2. Destruction des foyers d'infection et contagion........... 378
    3. Lazarets, quarantaines, purifications............... 382
    4. Préservation spécifique........................ 389

Art. II. Des localités.................................. 401

Art. III. Des climats.................................. 406

Art. IV. Des habitations publiques........................ 413

  § 1. — Villes.................................. 413

    I. Villes.................................. 414
        1. Exposition, emplacement................... 414
        2. Variétés de villes....................... 415
        3. Économie intérieure..................... 417
        4. Sol des villes, rues et pavages.............. 418
        5. Plantations.......................... 423
        6. Irrigation urbaine, approvisionnement d'eau...... 424
        7. Égouts............................. 430
        8. Boues, nettoyages..................... 439
        9. Éclairage public...................... 441
      10. Voiries............................ 446
          A. Voiries d'immondices................ 448
          B. Voiries de matières fécales............ 449
          C. Voiries d'animaux morts.............. 452
      11. Inhumations et cimetières................. 457
          Vérification des décès................. 458
          Divers modes d'inhumation............. 461
          Caveaux, monuments spéciaux........... 463
          Cimetières........................ 464
          Conservation des cadavres, embaumement.... 467

    II. Villages et bourgs.......................... 469

  § 2. Édifices publics............................. 474

    I. Conditions communes........................ 474
        1. Capacité cubique. Volume ou ration d'air........ 474
        2. Qualités de l'air....................... 476
        3. Température, chauffage................... 478
        4. Ventilation naturelle ou spontanée............ 480
        5.     —     par appel..................... 482
        6.     —     et chauffage combinés.............. 484
        7.     —     artificielle................... 488
        8. Éclairage............................ 506
        9. Irrigation et drainage des habitations collectives..... 508

    II. Conditions particulières....................... 508
        1. Églises, temples....................... 508
        2. Crèches............................ 509
        3. Salles d'asile, écoles primaires, lycées, séminaires, etc...... 511
        4. Théâtres............................ 515

5. Casernes..................................................  517
6. Hôpitaux et hospices .....................................  520
    1. Hôpitaux militaires ..................................  539
        A. Service de santé dans les régiments..............  539
        B. Ambulances, en temps de guerre, hôpitaux tempo-
            raires, etc.....................................  541
        C. Hôpitaux sous tentes, baraques .......  ........  542
    2.    —    des enfants et des vieillards.................  551
    3. Maternités...........................................  553
    4. Hôpitaux de vénériens................................  556
    5.    —    d'aliénés ....................................  557
    6.    —    de convalescence.............................  565
7. Mortalité des hôpitaux et conclusions ...................  565
8. Habitations pénitentiaires...............................  568
    Maladies et mortalité des prisons, maisons centrales et bagnes.  569
    Systèmé cellulaire, ses résultats.......................  571

CHAPITRE II. — Ingesta......................................  578
Art. Ier. — Bromatologie publique ..........................  578
    § 1. — Alimentation naturelle des peuples...............  578
    § 2. — Abondance et disette.............................  582
    § 3. — Octrois.........................................  590
    § 4. — Conservation des substances bromatologiques......  591
    I. Conditions favorables et contraires à la conservation ..........  592
        1. Conditions contraires...........................  592
        2.    —    favorables..............................  593
    II. Applications aux aliments...........................  595
        1. Viandes.........................................  595
            A. Soustraction de l'air ou de son oxygène......  595
            B.    —    au calorique ........................  596
            C. Action du calorique.........................  597
            D. Moyens antiseptiques........................  597
        2. Œufs............................................  601
        3. Lait et sous-aliments qui en dérivent...........  601
        4. Céréales........................................  604
            A. Grains......................................  604
        5. Farines, pain, biscuit..........................  612
        6. Légumes et fruits...............................  613
    III. Application aux boissons...........................  616
        1. Eau.............................................  616
        2. Boissons alcooliques ...........................  620
Art. II. — Police bromatologique............................  622
    § 1. — Des aliments....................................  623
        1. Viandes.........................................  623
            Conditions des viandes saines..................  623
            Influence des maladies et épizooties...........  629
            Altérations des viandes conservées.............  634
            —    de la charcuterie ........................  634

Age, époque et mode d'abattage des animaux............. 636

Rendement des animaux abattus ..... ................ 638

Altérations de la marée......................... 638

Conditions des boucheries..................... 639

Effet du mode de transport des animaux............... 639

2. Lait et ses dérivés...... ......................... 641

Maladies du lait, sophistication.................. 642

A. Densité du lait.................... 643

B. Opacité ...................... 643

C. Dosage de la crème..................... 644

D. — du beurre .................... 644

E. — du sucre . .................... 644

F. — du caséum..................... 644

Conditions des étables..................... 645

3. Céréales.................................. 645

A. Grains.................................. 645

B. Farines ...................... 651

Eau hygrométrique..................... 654

Gluten.................................. 655

Amidon.................................. 655

Mélanges de farine ..................... 655

Matières azotées..................... 656

— minérales..................... 656

C. Pain.................................. 656

Pommes de terre..................... 659

4. Autres éléments végétaux..................... 662

§ 2. — Condiments..................... 664

1. Condiments salins..................... 664

2. — acides..................... 665

3. — sucrés..................... 665

4. — gras..................... 666

5. — âcres et aromatiques..................... 667

§ 3. — Des boissons..................... 667

1. Boissons aqueuses..................... 667

A. Filtration naturelle..................... 668

B. Galeries filtrantes..................... 669

C. Filtration artificielle..................... 670

Filtres mobiles ..................... 671

2. Boissons alcooliques..................... 674

A. Vins..................... 674

B. Liqueurs alcooliques..................... 680

Ivrognerie..................... 681

3. Boissons aromatiques..................... 683

A. Café..................... 683

B. Thé..................... 684

CHAPITRE III. — Excreta..................... 685

1. Bains..................... 685

2. Lavoirs..................... 689

3. Eaux minérales.................................... 694
4. Excréments....................................... 694

**CHAPITRE IV. — Applicata.**............................... 695

**CHAPITRE V. — Percepta** ................................ 697

Art. Ier. — Rapport des causes morales avec la population .......... 697
§ 1. — Fécondité.................................... 697
§ 2. — Mortalité................................... 699
Art. II. — Rapports des causes morales avec la reproduction de l'espèce. 700
§ 1. — Mariage et célibat ............................. 700
§ 2. — Prostitution ................................. 709
Prophylaxie vénérienne......................... 714
I. Pour les deux sexes............... 715
II. Pour les hommes................. 715
III. Pour les prostituées............. 715
IV. Pour les nourrices et nourrissons......... 716
Art. III. — Rapport de la culture morale et intellectuelle avec la santé
publique........................................ 716
§ 1. — Éducation et mœurs.......................... 716
§ 2. — Folie, suicide et criminalité.................... 720
Art. IV. — Politique, religion........................... 727
§ 1. — Politique, gouvernements..................... 727
§ 2. — Religion................................... 729

**CHAPITRE VI. — Gesta.**................................. 732

Art. Ier. — Des professions en général.................... 732
§ 1. — Population professionnelle .................... 732
I. Composition ............................... 732
II. Constitution, hérédité..................... 733
III. Sexes................................... 734
IV. Ages.................................... 735
V. Fécondité et mortalité ................... 739
§ 2. — Modificateurs généraux des professions ........... 740
I. Circumfusa............................... 740
Atmosphère, habitation................. 740
Garnis................................ 741
Cités ouvrières........................ 743
Ateliers et usines.................... 744
Classification des usines et ateliers, fumées........ 745
II. Ingesta................................. 747
III. Excreta................................ 748
IV. Applicata.............................. 749
V. Percepta .............................. 750
1. Sens.............................. 750
2. Fonctions cérébrales.............. 750
VI. Gesta.................................. 753
Attitudes............................ 753
Modifications de l'habitus et déformations professionnelles .... 755

Machines à vapeur, accidents, police...................... 757

§ 3. — Moyens d'améliorations des classes professionnelles........ 760

1. Amélioration physique............................ 760

2. — morale............................ 760

Nomenclature des établissements classés.................... 762

Art. II. — Des professions en particulier...................... 772

§ 1. — Professions intellectuelles....................... 772

§ 2. — Profession militaire........................... 776

I. Recrutement........................................ 776

A. Age des appelés............................ 776

B. Formation des listes de tirage................... 779

C. De la révision............................... 780

1. Composition du conseil de révision.................... 780

2. Répartition du contingent........................ 781

3. De l'aptitude militaire........................... 784

A. Taille............................... 784

B. Infirmités........................... 791

4. Exemptions légales............................ 794

D. Du remplacement et de l'exonération militaire....... 795

E. Engagements volontaires...................... 797

F. Incorporation............................. 798

G. Répartition de l'effectif...................... 798

II. De l'hygiène générale du soldat...................... 799

A. Alimentation............................. 799

B. Logement............................... 805

C. Vêtement............................... 806

D. Équipement............................. 807

E. Exercices............................... 808

III. Mortalité et causes des maladies dans l'armée.............. 811

A. 1° Mortalité en temps de paix.................... 811

a. Influence de l'ancienneté de service.......... 813

b. — de l'aisance, du grade, etc.......... 814

2° Des maladies du soldat dans les garnisons........ 815

3° Excès alcooliques........................ 821

4° Du suicide, de la nostalgie, des simulations........ 822

B. 1° Mortalité en campagne..................... 824

2° Causes des maladies en campagne.............. 826

a. Conditions atmosphériques.................. 826

b. Influences telluriques.................... 827

c. Encombrement et vie en commun............. 830

d. Alimentation.......................... 832

§ 3. — Profession navale.......................... 832

Habitation.............................. 849

Recrutement et spécialités professionnelles à bord............. 857

Régime alimentaire........................... 857

Vêtement................................. 861

Travaux et mœurs.......................... 862

Mortalité................................. 863

Hôpitaux maritimes ............................... 864-865

§ 4. — Profession agricole.............................. 868

§ 5. —            à température élevée...................... 870

Manufactures d'armes................................. 870

Fabriques de chaux................................. 871

Verreries........................................ 872

Chemins de fer .................................... 872

§ 6. — Professions hygrométriques......... ...  ............. 873

7. —        — qui mêlent à l'air des matières animales........ 876

Battage et peignage des laines......................... 877

Chapellerie...................................... 878

Soie............................................ 879

Crins........................................... 880

Tanneries, mégisseries, corroieries .. ................. 881

Fabrique de colle forte, boyauderies.................... 882

Fonderies de suif, de graisse......................... 883

§ 8. — Professions à matières végétales .................. 883

I. Émanations végétales............................. 883

II. Poussières végétales............................. 884

III. Tabac, fabrication............................. 884

IV. Chanvre et lin............ :................... 889

V. Coton, machines à coudre....................... 894

§ 9. — Professions à matières inorganiques................. 895

I. Sulfure de carbone............................. 895

II. Chromates................................... 897

III. Phosphore, allumettes chimiques .................. 898

IV. Soufre et ses composés......................... 902

V. Aniline et ses dérivés.......................... 904

VI. Silice, grès, plâtre, émeri, aiguiseurs, etc............ 907

VII. Charbon, poussier de charbon.................... 911

VIII. Houille et houillères.......................... 915

IX. Fer........................................ 920

X. Plomb...................................... 920

XI. Cuivre..................................... 926

XII. Zinc...................................... 929

XIII. Mercure .................................. 933

XIV. Arsenic................................... 937

Art. III. — Influence des professions sur la durée de la vie........... 942

Conclusion.................................... 945

FIN DE LA TABLE DES MATIÈRES DU TOME SECOND ET DERNIER.

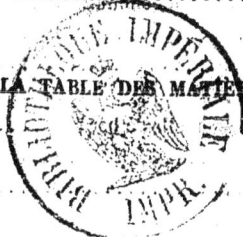

TABLE ANALYTIQUE DES MATIÈRES.

# TABLE ANALYTIQUE DES MATIÈRES

### CONTENUES DANS LES DEUX VOLUMES (1).

## a

Abaca, substance textile, II, 84.

Ablutions et bains partiels, II, 78.

Abondance et disette, II, 582.

Abstinence (Utilité et danger de l'), 748.

Acclimatement, 512; — dans les pays chauds, 524; — dans les pays froids, 535; — dans les localités, 540.

Accouchements, 554.

Acétate de plomb (Sacs de papier préparés à l'), II, 921.

Acier (Fabrication de l'), inconvénients liés à la —, II, 920.

Affinage de l'or et de l'argent, II, 903.

Ages, 73; changements qui caractérisent les —, 76 : — de retour, 94; — fœtal et naissance (imminence morbide), 214; — de retour (imminence morbide), 222; —, II, 318 : Fécondité, 318; vie probable et mortalité, 321.

Agricole (Profession), II, 868.

Aiguiseurs, II, 908.

Air atmosphérique considéré comme modificateur, 261; — sec et chaud (action de l'), 322; — sec et froid (action de l'), 325; — chaud et humide, 332; — froid et humide, 334; — confiné, 549; — libre et air confiné (usage alternatif de l'), 614; — (volume ou ration d') à extraire et à introduire, par heure et par individu, dans divers édifices publics, II, 474; — (qualités de l'), II, 476.

Alcooliques (action des boissons), 852 : Digestion, 852; absorption, 854; sang et circulation, 855; respiration et sécrétion, 857; nutrition, 859; génération, 860; action sur le système nerveux, 861; lésion des sens, 864; lésions de l'intellect, 864; lésions des mouvements, 866. Action particulière des —, 867 : Vins, 867; cidre, bière, 867; alcools distillés, 868. Emploi des —, 870.

Aliénés (Asiles d'), II, 557.

Aliments, 622; — modificateurs bromatologiques, 629; tirés du règne végétal, 629 : fruits, 629; légumes, 635; — tirés du règne animal, 676 : invertébrés, 676; vertébrés, poissons, 682; reptiles, oiseaux, 686; mammifères, 689; lait, crème, beurre, fromage, 694. Modifications naturelles, 704; modifications artificielles ou préparations, 705; digestibilité des —, 712; — simples, 712; — 718; — composés, 721; — composés provenant du règne animal, et très-azotés, 721; tissu cellulaire, musculaire, fibreux, etc., 722; — composés provenant du règne végétal et peu ou point azotés, 723; pouvoir nutritif, 724; quantité, 739; abstinence complète, 739; digestion, 739; progression des phénomènes, 741; mécanisme de la mort chez les animaux inanitiés, 742; poids du corps chez les animaux inanitiés, 743; durée de la vie chez les animaux inanitiés, 745; ration normale de l'homme, 750; qualité de l'—, 759. Alimentation végétale, 759 : Fruits, 759; légumes, 760. Alimentation animale, 762 : Régime lacté, 762; régime gras, 764; régime blanc, 767; régime rouge et noir, 768. Conditions favorables et contraires à la conservation des —, II, 592 : Applications aux —, II, 595; des — au point de vue de la police bromatologique, II, 623; — végétaux divers au point de vue de la police bromatologique, II, 662.

Alimentaire (Régime) du soldat, II, 799; — du marin à bord des navires, 857.

Alimentation insuffisante, 746; — quant à la quantité de l'aliment, 746; — quant à la nature de l'aliment, 748; utilité et danger de l'abstinence, 748; — excessive, 757; — naturelle des peuples, II, 578.

Allaitement, 92; — maternel, 774; — par les nourrices, 778; — par les animaux, 784.

Allumettes chimiques, II, 999.

Alvine (Excrétion), II, 18.

Ambulances, II, 837.

Amputés (Santé des), 185.

Anémie des mineurs, II, 917.

(1) La tomaison n'est marquée que pour le second volume. Le —, dans le cours d'un article, représente le mot en tête de l'article.

Aniline et ses dérivés. Accidents auxquels sont exposés les ouvriers employés à la fabrication de l'—, II, 904.

Animale (Alimentation), 762 ; substances —entrant dans la fabrication des étoffes, II, 86.

Anthracose, II, 919.

Aphakie (Hygiène de l'), II, 181.

Applicata (hygiène privée), II, 79 ; — (hygiène publique, II, 695 ; — modificateurs généraux des professions, II, 749.

Aromatiques (Boissons), 876.

Armée (Causes de maladies dans l'), II, 811 ; hygiène de l'—, voy. *militaire* (hygiène).

Arrow-root, 645.

Arsenic, au point de vue des professions, II, 937.

Asiles d'aliénés, II, 557 ; — de convalescence, II, 565.

Asphyxie par le gaz de l'éclairage, 599 ; par l'oxyde de carbone, 604.

Asthme (De l'), habitude morbide, 168.

Astigmatisme (Hygiène de l'), II, 188.

Atmosphère, composition chimique, 289, 357 ; périodicité, 294 ; électricité, 299 ; lumière, 306 ; température, 314 ; humidité, 332 ; pression, 336 ; périodicité météorologique, 365 ; — maritime, 407 ; de l'— considérée comme modificateur, II, 337.

Atmosphérique (Air), 261 ; modificateurs —, 262 ; effets de l'augmentation de pression —, 338 ; périodicité —, II, 338.

Avoine, composition et emploi, 653.

Azotés (Principes immédiats), 718.

B

Bains en général, II, 39 ; — en particulier, 48 ; — froids, 48, 49 : — frais, 48 ; — très-froids, 53 ; — de mer, 56 ; de l'emploi des — froids, 59 ; — frais, 59 ; — froids, 60 ; — très-froids, II, 62 ; — de mer, II, 65 ; — chauds, II, 68 ; — tiède ou tempéré, II, 68 ; — trop chaud, II, 70 ; — d'étuves, II, 72 ; — à l'hydrofère, II, 76 ; — partiels, II, 78 ; — étudiés comme modificateurs, II, 685.

Baraques, II, 542 ; — et tentes, II, 840.

Battage à la main des laines teintes ou chaulées, II, 877.

Bière, 846 ; son action comme boisson, 867.

Billard (Jeu de), considéré comme exercice, II, 229.

Biscuit, II, 612.

Blanc de zinc (Emploi du) dans la peinture, II, 925.

Blés dont le gluten a été déterminé par l'aleuromètre : Provenances, 650 ; — (Du), de sa production et de son prix moyen annuel dans ses rapports avec le mouvement de la population pour toute la France dans le XIXᵉ siècle, II, 587.

Boissons, 807 ; — aqueuses, 807 : — Eaux potables (des différentes espèces d'), 807 ; — pureté des eaux, 808 ; — eau de pluie, 814 ; — eau de neige et de glace, 815 ; — eau distillée, 816 ; — eau de source, 817 ; — eau de rivière, 817 ; — eau de puits, 819 ; — eau des lacs, étangs, canaux, marais, etc., 820 ; — Effets en rapport avec la quantité, la température et la composition chimique des — aqueuses, 821 ; — Emploi des — aqueuses, 830 ; — alcooliques, 833 : Vin, 833 ; cidre, poiré, cormé, 843 ; bière, 846 ; — action des — alcooliques, 852 ; — emploi des — alcooliques, 870 ; — fermentées et distillées, 850 ; — aromatiques, 876 : café, 876 ; thé, 885 ; chocolat, 893 ; — (Procédé de conservation des), II, 616 ; — alcooliques (Procédé de conservation des), II, 620 ; — (des) au point de vue de la police bromatologique, II, 667 ; — aqueuses, II, 667 ; — filtration naturelle, II, 668 ; — artificielle, II, 670 ; — alcooliques, II, 674 ; — aromatiques, II, 683.

Bonbons, 898 ; — colorés par le chromate de plomb, II, 921.

Bougie (Intensité de lumière produite par la), 587.

Bouillon, 707.

Bourgs (Règles de salubrité qui doivent présider à la construction des), II, 469.

Boyauderies, II, 882.

Brasero, 605.

Bromatologiques (De l'action des modificateurs), 712 ; — (De l'emploi des modificateurs), 774 ; — âge, 774 ; — allaitement maternel, 774 ; — allaitement par les nourrices, 778 ; — allaitement par les animaux, 781 ; — allaitement artificiel, 782 : Régime de l'enfant, 785 ; sevrage, 786 ; vieillesse, 788 ; sexe, 789 ; tempéraments, idiosyncrasies, 791 ; constitutions, hérédité, 792 ; habitude, 793 ; — publique, II, 578 ; — (Conservation des substances, 591 : Viande 595 ; œufs,

601; lait, 601; céréales, 604 ; farine, 612; légumes et fruits, 613 ; eau, 616; boissons alcooliques, 620; police —, 622.

Brosserie (ateliers de), II, 880.

Buccales (Excrétions), II, 6.

## C

Cachexie scrofuleuse, 219; — des mineurs, II, 917.

Café considéré comme boisson, 376 ; — au point de vue de la police bromatologique, II, 683.

Caillouteurs, II, 907.

Camps sanitaires, II, 841; — de convalescents, 842.

Canaux, 386 ; — (eaux des), 820.

Caoutchouc considéré comme ressource vestimentaire, II, 84.

Carbone (sulfure de), profession à matières organiques, II, 895; asphyxie par l'oxyde de —, 604.

Casernes, II, 517.

Castration (effets déterminés par la), 86.

Caveaux d'inhumation, II, 463.

Célibat (rapport des causes morales avec la reproduction de l'espèce), II, 700.

Céréales, leur rôle dans l'alimentation, 648; farine des —, 657; — (préparation des) 665; — (conservation des), II, 604; — (des) au point de vue de la police bromatologique, II, 645.

Cérébrales (fonctions) excitées par les professions, II, 750.

Céruse (industrie de la), II, 921, 925.

Chaleur (résistance à la), 317; — (distribution de la) sur le globe dans les deux hémisphères, par Guillaume Malhmann, 620 ; — (protection contre la) à l'aide de certaines étoffes, II, 98.

Champignons comestibles, 637.

Chandelle (intensité de lumière produite par la), 587.

Chanvre considéré comme matière textile, II, 81 ; — et lin (rouissage et macération du lin), II, 889.

Chapellerie, II, 878.

Charbon (Poussier de), II, 911.

Chasse considérée comme exercice, II, 229.

Châtaigne considérée comme aliment, 647.

Chaudronniers (Ouvriers), II, 927.

Chauffage et ventilation, 600; — cheminées ordinaires, 607 ; — ventilatrices, 698; — poêles, 610 ; — édifices publics (des), II, 478.

Chauffeurs et mécaniciens de chemins de fer, II, 872.

Chemins de fer considérés comme donnant lieu à une spécialité de gestation, II, 234; — leur influence sur la santé de certains ouvriers, II, 872.

Cheminées, II, 489.

Chocolat, 893.

Chorée (Prédisposition de l'enfance à la), 213.

Chromates (Accidents auxquels sont exposés les ouvriers employés à la fabrication des), II, 897.

Cidre, poiré, cormé, 843 ; — (son action sur l'économie), 867.

Cimetières (Conditions qui assurent la salubrité des), II, 457, 464.

Circumfusa (Modificateurs de l'hygiène privée), 261 ; — (hygiène publique), II, 337 ; — (modificateurs généraux des professions), II, 740.

Classes professionnelles (Moyens d'amélioration des), II, 760.

Climats, 474 ; — chauds, 485; — froids, 498 ; — tempérés, 505; — (des) considérés comme modificateurs, II, 406.

Colique saturnine, II, 923.

Colle forte (fabriques de), II, 882.

Colorantes (Matières) appliquées à certains aliments, 897.

Condiments, II, 664 ; — salins, II, 664; — acides, II, 665 ; — sucrés, II, 665 ; — gras, II, 666 ; — âcres et aromatiques, II, 667 ; — 797 ; — salins, 798; — acides; 802 ; — sucrés, 802; — gras, 804 ; — âcres et aromatiques, 804.

Conscription : âge des appelés, II, 776.

Conserves, verres employés pour garantir l'œil des corps étrangers et d'une lumière trop vive, II, 193. — Alimentaires. Voy. Aliments.

Constipation, 161.

Constitution (Des rapports de l'imminence morbide avec la), 241.

Contagion, II, 346.

Contingent (Répartition du) militaire, II, 781.

Convalescence (Imminence morbide), 249, — (modifications que détermine la) dans les actes organiques : digestion ; 250; absorption, 251 ; circulation, 251; respiration, 251; sécrétions, 251; génération, 252; fonctions de relation, 252 ; — (hôpitaux de), II, 565.

Coralline (Empoisonnement par la), II, 906.

Cormé, 843.

Cosmétiques, II, 126 ; — du système pileux, II, 127 ; — des dents, II, 129 ; — des orifices muqueux, 129 ; — de la peau, 130.

Coton considéré comme matière textile,

II. 82 ; — (battage du) considéré comme profession 892.

Couleurs d'aniline (Accidents auxquels sont exposés les ouvriers employés à la fabrication des), II, 904.

Course, II, 224.

Crachement noir des mineurs, II, 917.

Crèches, II, 509.

Criminalité (ses rapports avec la culture intellectuelle et morale), II, 720.

Crins (déballage, battage des), II, 380.

Cuivre (Mouleurs en), II, 911. (Ouvriers qui travaillent le), II, 927.


**D**

Danse, II, 227.

Dentition (Première), 82, 93 ; — (deuxième), 84, 94.

Dents (Développement des), 83 ; — (cosmétiques des), II, 129.

Diarrhée, 159.

Diathèse, 209,

Différences collectives (Des), II, 278

Digestibilité des aliments, 712.

Digestion, 104, 153.

Disette, II, 582.

Drainage des habitations collectives, II, 508.

Draps-feutres, II. 89.


**E**

Eaux, 368 ; — (des différentes espèces d') et de leur atmosphère, 372 ; — pluviales, 372 : mer, 376, 407 ; atmosphère maritime, 383, 407 ; — (des) courantes : sources, rivières, torrents, canaux, 386 ; — stagnantes, 393. De l'action des modificateurs hydrologiques, 406 ; — pluviales, 406 ; fleuves et rivières, 410 ; — stagnantes, 411 ; — (approvisionnement d') dans les villes, II, 424 ; — (Procédé de conservation de l'), II, 616 ; — minérales appliquées à l'assistance publique, II, 691. Voy. *Boissons*, asphyxie par le gaz de l'—, 499.

Éclairage domestique, 586 ; — public, II, 441.

Écoles primaires, II, 511.

Économie (Influence du moral sur les fonctions de l'), II, 201.

Édifices publics : conditions générales de salubrité, II, 474 ; conditions communes, II, 474 ; — capacité cubique, volume ou ration d'air, II, 474 ; qualités de l'air, II, 476 ; — température, chauffage, II, 478 ; — ventilation naturelle ou spontanée, II, 480 ; — par appel, II, 482 ; — et chauffage combinés, II, 484 ; — artificielle, II, 488 ; — éclairage, II, 506. Irrigation et drainage des habitations collectives, II, 508 ; — conditions particulières, II, 508. Églises, 508 ; crèches, 509 ; salles d'asile, écoles primaires, lycées, séminaires, 511 ; théâtres, 515 ; casernes, 517 ; hôpitaux et hospices, 520. Voyez ce mot.

Éducation et mœurs (rapports de la culture morale et intellectuelle avec la santé publique), II, 716.

Effort, phénomène fondamental d'un grand nombre d'exercices, II, 212.

Églises, temples, II, 508.

Égouts dans les villes, II, 430.

Électricité considérée comme modificateur atmosphérique, 262, 299.

Électriques (Propriétés) de certaines matières textiles, II, 99.

Émail. (Ouvriers employés à la vitrification des étiquettes en), II, 921.

Émaillage du fer, II, 921.

Embaumement par injection, II, 467.

Encéphale (Habitudes morbides), 177; —(de l') au point de vue de l'hygiène, II, 197 ; — (modificateurs intrinsèques de l'), II, 198 ; — extrinsèques, II, 199.

Encombrement et vie en commun, typhus des armées, II, 830 ; — à bord des navires, II, 856.

Endémie, II, 355.

Enfance (imminence morbide), 215.

Enfants (Température chez les), 84 ; — (hygiène de l') nouveau-né, 91 ; — issus de mariages contre les convenances hygiéniques, 124. Nourriture du nouveau-né : allaitement maternel, 774 ; allaitement par les nourrices, 778; allaitement par les animaux, 781; allaitement artificiel, 782 ; régime de l'enfant, 785 ; sevrage, 786. — (hôpitaux des), II, 551; mortalité des nourrissons, 553.

Épidémiologie, II, 340 ; infection, II, 340; matières végétales en macération, II, 340; matières animales en putréfaction, II, 341 ; matières végétales et animales, II, 345 ; contagion, II, 346 ; endémies, II, 355 ; épidémies proprement dites, II, 362 ; — accidentelles, II, 363 ; prophylaxie hygiénique, II, 374 ; précautions générales, II, 374; destruction des foyers d'infection et de contagion, II, 378 ; lazarets, quarantaines, purifications, II,

382 ; préservation spécifique, II, 389.

Épilepsie chez les enfants (au point de vue de l'imminence morbide), 218.

Épistaxis, 163.

Équitation, II, 241.

Escrime, II, 228.

Établissements insalubres, dangereux ou incommodes (Nomenclature des), II, 762.

Étain (Emploi de l') pour les usages alimentaires, 899.

Étangs (Eaux des), 820.

Étoffes en usage comme vêtements, 86, 91.

Excréments, II, 691.

Excreta (hygiène privée), II, 1 ; — publique), II, 685 ; — (modificateurs généraux des professions), II, 748.

Excrétions (des différentes) : — générales, II, 3 ; — vaporeuses, 3 ; — gazeuses, II, 4 ; — locales, II, 5 ; — oculo-palpébrales, II, 5 ; — nasales, II, 5 ; — buccales, II, 6 ; — alvines, II, 18 ; — urinaires, II, 20 ; — génitales, II, 27 ; — (modificateurs et surfaces d'), de leurs effets et de leur emploi, 38.

Exercice (de l'), II, 206.

Exonération militaire, II, 795.

Expressions, 135.

### F

Fabriques de chaux, II, 871 ; — de colle forte, II, 882. — Voy. *Manufactures* et *Professions*.

Faiblesse, 242.

Fards, II, 132.

Farines des céréales, 657 ; — (Conservation des), II, 612 ; — (des), au point de vue de la police bromatologique, II, 651 ; mélanges de —, II, 655 ; — matières azotées, II, 656 ; — matières minérales, II, 656.

Fécondité des âges, II, 318 ; — des sexes, II, 327 ; — (action des causes morales), II, 697 ; — et mortalité (influence des professions sur la —), II, 739.

Fécules, légumes féculents considérés comme aliments, 639 ; — exotiques, 645 ; — de taro, 646 ; — principes immédiats non azotés, 721 ; — de pomme de terre substituée au poussier de charbon comme moyen d'assainissement, II, 915.

Fer (Mines de). Insalubrité des —, II, 920.

Feu grisou, II, 917.

Fèves et féveroles, 544.

Fièvres intermittentes, rémittentes, etc., 411.

Fleuves, rivières, etc., 410.

Foie (Dimension du) aux différents âges, 70.

Folie, suicide et criminalité, II, 720.

Fonderies de suif, de graisse, II, 883.

Force (Rapports de la — avec l'âge et le sexe), 195 ; — rénale, 196 ; — manuelle, 198 ; — (rapports de la — avec l'hérédité), 200 ; — avec l'habitude, 201 ; — avec la taille et le poids du corps, 202 ; — (Imminence morbide variant suivant la quantité de —; — musculaire, II, 298.

Froid (Résistance au), 319 ; — (Protection contre le), à l'aide des vêtements, II, 97.

Froment considéré comme aliment, 652.

Fruits considérés comme aliments, 629 ; — (préparation des), 664 ; — (procédés de conservation), II, 613.

Fuchsine, II, 904.

Fucus, considéré comme aliment, 647.

### G

Garnisons (Maladies du soldat dans ses), II, 815.

Gaz (Éclairage au) dans Paris, 443 ; — de l'éclairage (emploi du) dans les habitations privées, 595 ; — asphyxie occasionnée par le —, 599 ; — éclairage public, II, 441 ; — inflammables (déflagration de), II, 916.

Gazeuses (excrétions), II, 4.

Gélatine, considérée comme substance alimentaire, 733.

Génération (Fonctions de la), 96, 137.

Génitales (Excrétions), II, 27.

Géologie, 434 ; — des modificateurs géologiques, 435 ; structure et composition du sol, 436 ; configuration du sol, 443 ; propriétés du sol, 445 ; état de la surface du sol, 447.

Gesta (Hygiène privée), II, 206 ; — hygiène publique, II, 732 ; — modificateurs généraux des professions, II, 753.

Gestation, son influence sur le lait, 700.

Glace (Eau de), 815.

Goitre, considéré comme maladie endémique, II, 359.

Goût (Du), II, 138.

Gouvernements (influence des — sur la constitution physique des peuples), II, 727.

Grains (Conservation des), II, 604 ; —

au point de vue de la police bromato-logique, II, 645.

Grès (Accidents auxquels sont exposés les ouvriers tailleurs de —), II, 907.

Guerre (Mortalité des soldats en temps de), II, 824.

Gymnastique, II, 251.

## H

Habitations privées (Des) et de l'air confiné, 549; construction des—, 552; influence des —, 575, époque d'entrée dans une maison récemment bâtie, 575; cubage atmosphérique, 577; animaux et plantes dans les—, 585; éclairage domestique, 586; chauffage et ventilation, 600; usage alternatif de l'air libre et de l'air confiné, 614; des — publiques, II, 413 : Villes, 413, 414 : variétés de—,415; exposition, emplacement, 414; économie intérieure, 417; sol des —, rues et pavages, 418; plantation des —, 423; irrigation urbaine, approvisionnement d'eau, 424; égouts, 430; boues, nettoyages, 439; éclairage, 441; voiries, 447; inhumations et cimetières, 457; irrigation et drainage des — collectives, II, 508; — pénitentiaires, II, 568.

Habitude (De l') dans l'état de santé, 126; — morbides, 136; des rapports de l'imminence morbide avec les —, 240.

Hépatite aiguë, 353.

Héréditaires (Maladies), 116; transmission des —, 118.

Hérédité, 113; des rapports de l'imminence morbide avec l'—, 236.

Hôpital La Riboisière, II, 495, 498, 529.

Hôpitaux et hospices, II, 520; — militaires, 539; — sous tentes, baraques, 542; — des enfants et des vieillards, 551; maternités, 553; asiles d'aliénés, 557; — de convalescence, 565; —, (mortalité des), 565; — temporaires, 839; —, baraques, 839; — maritimes, 864, 865.

Horlogers (Ouvriers), II, 928.

Horse-pox, II, 391.

Hospices, II, 520.

Houille (Gaz de), 596; mines de —, effets qu'elles produisent sur les ouvriers qui y travaillent, II, 915.

Huiles minérales employées dans l'éclairage domestique, 592.

Huîtres considérées comme aliment, 678.

Humidité considérée comme modificateur atmosphérique, 273; — de l'air, son influence sur les fonctions de l'économie, 332.

Hydrofère (Bains à l'), II, 76.

Hydrologie, 368.

Hydrotimétrie, 812.

Hygiène privée, 43; — publique, II, 278.

Hygrométrie se manifestant dans les vêtements, II, 100.

Hygrométriques (Professions), II, 873.

Hypermétropie, II, 175; hygiène de l'—, II, 178.

Hypochondrie, 177.

## I

Idiosyncrasies, 67; — génitale, 188; — digestive, 189; — thoracique, 189; — musculaire, 194.

Igname, 643.

Imminence morbide, 208; — suivant les tempéraments et les idiosyncrasies, 210; — (rapports de l') avec les âges, 213; — (rapports de l') avec les sexes, 229; — avec l'hérédité, 236; — avec l'habitude, 240; — avec la constitution, 241.

Impaludation, 425.

Inanition. Poids du corps chez les animaux inanitiés, 743; — (durée de la vie, résistance à l'), 745.

Infection, II, 340.

Ingesta (modificateurs de l'hygiène privée), 622; — (addition aux), 897; — (hygiène publique), II, 578; — (modificateurs généraux des professions), II, 747.

Inhumations et cimetières, II, 457; — précipitées (garanties qu'il convient d'établir contre le danger des), II, 457.

Innervation, 108.

Inoculation de la matière variolique et du vaccin, II, 390.

Insectes considérés comme donnant un produit sucré : abeilles, 677.

Intoxication saturnine, II, 921.

Invertébrés considérés comme aliments, 676.

Irrigation, 451.

## J

Jute, matière textile employée pour la fabrication des fils, II, 84.

## L

Lacs (Eaux des), 820.

Lacté (régime), 762.

Laine considérée comme matière textile, II, 86; — (battage à la main des) teintes ou chaulées, II, 877.

Lait et sous-aliments qui en dérivent, 694 ; — race et provenance faisant varier les qualités et quantités de —, 697 ; âge du —, 698 ; séjour dans les mamelles, 698 ; influence du régime sur la sécrétion lactée, 699 ; âge de la nourrice, 700. Crème et beurre, 702 ; fromages,703.—de femme et—de vache, tableau comparatif des principaux éléments, 783 ; — et sous-aliments qui en dérivent(procédés de conservation), II, 601 ; — et de ses dérivés, au point de vue de la police bromatologique, 641 ; densité du—643 ; opacité du—, 643. Dosage de la crème, 644 ; dosage du beurre, 644 ; dosage du sucre, 644 ; dosage du caséum, 644.

Lampes à huile, 592 ; — de Davy, emploi de la — contre les accidents que peuvent produire les gaz, II, 917.

Lavoirs, II, 689.

Lazarets, II, 382.

Légumes à base mucilagineuse, considérés comme aliments, 635 ; — féculents, 639 ; — (préparation des), 664 ; procédé de conservation des — et fruits, II, 613.

Lentilles, 643.

Lichens et fucus considérés comme aliments, 647.

Lin, considéré comme matière textile, II, 82.

Liqueurs alcooliques (des) au point de vue de la police bromatologique, II, 680. Voy. Alcooliques.

Localités, 465 ; II, 401.

Locomoteur (appareil) habitudes morbides, 182.

Locomotion, 134 ; — mouvements volontaires avec —, II, 219 ; — mouvements volontaires sans —, II, 230.

Lumière, considérée comme modificateur atmosphérique, 266, 306.

Lunettes en général, II, 192.

Lycées, II, 511.

**M**

Ma, substance textile, II, 84.

Maigreur, 247.

Maïs, composition et emploi dans l'alimentation, 654.

Mammifères, considérés comme aliments, 689.

Manufactures d'armes, II, 870. Voyez Fabriques et Professions.

Marais, 411 ; — salants, 426 ; — (eaux des), 820.

Marche, considérée comme mouvement volontaire avec locomotion, II, 219.

Mariage à certains degrés de parenté, 123 ; — au point de vue physique, 123 ; — et célibat (rapports des causes morales avec la reproduction de l'espèce), II, 700.

Marin (Hygiène du). II, 848. Voy. Navale.

Maritime (atmosphère), 336 ; — (Professions), II, 848 ; — (Hôpitaux), 865.

Masturbation, 139.

Maternités, II, 553.

Matières colorantes, 897 ; — végétales en macération, II, 341 ; — animales en putréfaction, considérées comme sources d'infection, II, 341 ; — animales, (professions qui mêlent à l'air des), II, 876 ; — inorganiques (Professions à), II, 901.

Mécaniciens et chauffeurs de chemins de fer, II, 872.

Mélanose des mineurs, II, 917.

Menstruation, 85, 98, 149 ; — son influence sur le lait, 700.

Mer, atmosphère maritime, 407 ; — bains de —, II, 65 ; — (mal de), II, 236 ; — (séjour prolongé dans la), son influence sur la santé des baigneurs, II, 874.

Mercure au point de vue des professions, II, 933.

Mère (Action des modificateurs sur la mère postérieurement à la conception), 89.

Météorologie, 261 ; — comparée des stations tropicales de la France, 489.

Météorologique (périodicité), 365.

Miel considéré comme aliment, 677

Militaire (profession), II, 776 ; — (Recrutement), 776 ; Répartition du contingent, 781. Aptitude —, 784 : taille, 784 ; infirmités, 791 ; exemptions légales, 794 ; remplacement, exonération, 795 ; engagements volontaires, 797; incorporation, 798 ; répartition de l'effectif, 799. Hygiène générale du soldat, 799 ; alimentation, 799 ; logement, 805, vêtement, 806 ; équipement, 807 ; exercices, 808 ; mortalité et causes des maladies dans l'armée, 811 ; influence de l'ancienneté de service, 813 ; influence de l'aisance, du grade, 814 ; maladies du soldat dans les garnisons, 815 ; excès alcooliques chez les soldats, 821 ; du suicide, de la nostalgie, des simulations, 822. Mortalité en campagne, 824 ; encombrement, vie en commun, typhus, 830 ; alimentation, 832 : fatigues et influences morales, 836. Service de santé en campagne, 837 ; ambulances, 837 ; hôpitaux temporaires, 839 ; évacuations, 840 ; camps sanitaires, 841.

De l'armée au point de vue des intérêts généraux du pays, 843.

Millet (grand millet, gros mil), composition et emploi, 655.

Mines de fer, II, 920.

Mineurs (Ouvriers), II, 916.

Minium (Ouvriers de fabrique de), II, 923.

Modificateurs (des). De leur action et de leur emploi : 260 ; — atmosphériques, 262 ; — atmosphériques (de l'action des), 299 ; — hydrologiques (de l'action des), 406 ; — géologiques, 435 ; — géologiques (de l'action des), 455 ; — bromatologiques, 629 : — fruits, 629 ; légumes, 635 ; — bromatologiques (de l'action des), 712 ; — bromatologiques (de l'emploi des), 774 ; — de leur action et de leur emploi, II, 1 ; — des excrétions et des surfaces d'excrétion ; de leurs effets et de leur emploi, II, 38 ; — et de leur emploi, II, 337 ; — généraux des professions, II, 740.

Mœurs (rapports de la culture morale et intellectuelle avec la santé publique), II, 716.

Mollusques considérés comme aliments, 677 ; — céphalés, 677 ; — acéphales, 678.

Montagnes, hauteur des principales — du globe, 481 ; hauteur des plateaux dans les deux continents, 481 ; climat des —, 548.

Moral (Influence du), sur les fonctions de l'économie, II, 201 ; — (influence des fonctions sur le), 204 ; — conséquences hygiéniques, 205.

Morbide (De l'imminence), 209 ; — suivant les tempéraments et les idiosyncrasies, 213 ; des rapports de l'— avec les âges, 213 ; — avec les sexes, 229 ; — avec l'hérédité, 236 ; — avec l'habitude, 240 ; — avec la constitution, 241.

Mort (Mécanisme de la) chez les animaux inanitiés, 742.

Mortalité (vie probable et) des âges, II, 321 ; — des sexes, 329 ; — de l'enfance, II, 552 ; — des hôpitaux, II, 565 ; — (action des causes morales), 699 ; — influence des professions sur la —, II, 739 ; — du soldat en temps de paix, II, 811 ; — du soldat en campagne, 824 ; — II, du marin, 863.

Mouleurs en cuivre, II, 911.

Mouvements, 108 ; — en général, II, 207 ; — en particulier, 219 : — volontaires avec locomotion, 219 ; — volontaires sans locomotion, ou station, 230 ; — communiqués, ou gestation,

233 ; — communiqués et volontaires, 241 ; — spéciaux, 246. De l'emploi hygiénique des diverses espèces de — 260 ; — précautions générales, 260 ; — conditions de l'individualité, 262 ; — tempérament, constitution, 262 ; — âges, 265 ; — sexe, 266 ; — maladies et convalescence, 267 ; — périodicité extérieure, 269.

Muqueux (orifices) cosmétiques des—, II, 129.

Musculaire (force), 195.

Myopie, II, 181 ; — hygiène de la —, II, 185.

Mytilacés, considérés comme aliment, 680.

**N**

Nasale (Excrétion), II, 5.

Natation, II, 245.

Navale (Profession), II, 848 ; habitation, 849 ; recrutement et spécialités professionnelles à bord, 857 ; régime alimentaire, 857 ; composition de la ration de campagne, 858 ; ration du malade à bord du navire, 860 ; vêtement du marin, 861 ; travaux et mœurs, 862, mortalité, 863.

Navigation, II, 236 ; effet spécial : le mal de mer, 236.

Neige (Eau de), 815.

Nitrobenzine et aniline, leur action comme poisons, II, 905.

Nostalgie, 179 ; de la — chez le soldat, II, 822.

Nourrice (Age de la), 700 ; allaitement par les —, 778. Direction de — II, 552 ; industrie des — et mortalité des nourrissons, II, 553. Moyens proposés pour réprimer ou pour prévenir la contagion syphilitique chez les — et nourrissons, II, 716.

**O**

Obésité, 243.

Octrois, II, 590.

Oculaire (Règles générales d'hygiène), II, 195.

Oculo-palpébrales (Excrétions), II, 5.

Odorat (de l'), II, 140.

Œufs, 687 ; (Procédés de conservation des), II, 604.

Oiseaux, considérés comme aliments, 686.

Ongles et poils, II, 31.

Orages annuels (nombre moyen), 281.

Orge, considéré comme aliment, 653.

Ostracés, considérés comme aliments, 678.

Ouïe (de l'), II, 151; modificateurs de — et leurs effets, 152; différences individuelles de l'—, 155; soins et moyens hygiéniques de l'—, 156.

Ozone (action de l'), 362.

**P**

Pain, rendement de farine, 670; biscuit, II, 612; —, au point de vue de la police bromatologique, II, 656.

Pains à cacheter, II, 921.

Paix (mortalité du soldat en temps de), II, 811.

Palpitations, 162.

Palustre (Empoisonnement). 414.

Patate douce, ou patate, 642.

Pavages des villes, II, 418.

Pays chauds (acclimatement dans les), 524; — froids (acclimatement dans les), 535.

Peau, 107, 170; II, 27; — (cosmétiques de la), II, 130.

Peaux des animaux modifiées par le tannage et fournissant nos chaussures, II, 90.

Peintres (ouvriers), II, 921.

Percepta, II, 133, 697; modificateurs généraux des professions, II, 750.

Périodicité atmosphérique, II, 338; — diurne, 338.

Pétroles et ses dérivés, 593.

Peuples (alimentation naturelle des), II, 578.

Phonation, II, 246.

Phormium tenax, considéré comme matière textile, II, 83.

Phosphore, accidents auxquels sont exposés les ouvriers employés à la fabrication du —, II, 898.

Phthisie (mortalité par), dans les colonies anglaises, II, 405; — des tailleurs de pierre, II, 907.

Pileux (cosmétiques du système), II, 907.

Plantations, II, 423.

Plomb, au point de vue des professions, II, 920.

Plumes des oiseaux employées comme ornements et pour la literie, II, 90.

Pneumonie (imminence morbide), 221.

Poêles, 610.

Poids (Échelle du développement de la taille et du —), 203; relations entre les tailles et les —, 204.

Poils, II, 31; — des rongeurs et fourrures employés comme vêtements, II, 90.

Poiré, 843.

Pois communs, pois chiches, 643.

Poissons, considérés comme aliments, 682.

Police bromatologique, II, 622.

Polisseurs d'acier, II, 907.

Politique, religion, leur influence sur la constitution physique des peuples, II, 727; — gouvernements, II, 727.

Pollutions, 145.

Pomme de terre, parmentière, 640.

Population, II, 336; rapport des causes morales avec la —, II, 697.

Poteries à vernis plombiques, 902.

Poussières. Inconvénient de l'inhalation des —, II, 907; — de charbon, 911.

Presbytie, II, 172; — (hygiène de la), 173.

Pression (de la), considérée comme modificateur atmosphérique, 283, 336; effets de l'augmentation de —, 338, — (effets de la diminution de), 343; action des vents, 353.

Principes immédiats considérés comme modificateurs bromatologiques azotés, 718 : fibrine, 718; albumine, gluten, caséine, gélatine, etc., 718; principes immédiats non azotés, 720; matières grasses, pectine, sucre de canne, fécules, 720.

Professions en général, II, 732; population professionnelle, 732 : composition, 732; constitution, hérédité, 733; sexes, 734; âges, 735; fécondité et mortalité, 739; modificateurs généraux des —, 740; moyens d'amélioration des classes professionnelles, 760; — dangereuses, insalubres ou incommodes, 762; — en particulier, 772 : — intellectuelles, 772; — militaire, 776; — navale, 848; — agricole, 868; — à température élevée, 870 : manufactures d'armes, 870; fabriques de chaux, 871; verreries, 872; chemins de fer, 872; — hygrométriques, 873; — qui mêlent à l'air des matières animales, 876; — à matières végétales, 883; — à matières inorganiques, 895.

Prostitution, II, 709.

Puberté, 82; — âge adulte (imminences morbides particulières à la), 220.

Puits (eau de), 819.

**Q**

Quarantaines, II, 382.

**R**

Races, II, 278; — taille dans les —, 280; — (type organique et physiologique des), 287; tableau synoptique des — humaines, 290; — (type pathologique, aptitudes, immunités), 299; — (vitalité et mortalité des), 306; — dégénération, 310.

Rachitisme, 184.

Rage, II, 397.

Ration alimentaire normale de l'homme, 750; — du soldat, II, 800; — et repas à bord des navires, 858; — du malade à bord du navire, 866.

Recrutement militaire, II, 776; âge des appelés, 776; formation des listes de tirage, 779; — de la marine et spécialités professionnelles à bord du navire, 857.

Reins et vessie, 175.

Religion, influence de la — sur la constitution physique des peuples, II, 727, 729.

Remplacement militaire, II, 795.

Reproduction (fonction de la), II, 201; — de l'espèce. (Rapports des causes morales avec la). II, 700,

Reptiles considérés comme aliments, 686.

Respiration (Différences de la) aux différentes époques de la vie, 81; — et circulation, 104, 167, 192, 206; — abdominale, II, 250; — costo-supérieure, 250; — costo-inférieure, 251.

Revaccinations, II, 395.

Révision (composition du conseil de), II, 780.

Rhumes, 169.

Rivières, 386, 410; — (eau de), 817.

Riz, considéré comme aliment, 656.

Rues et pavages des villes, II, 418.

**S**

Salep, 646.

Salivaires (Glandes), 174.

Salles d'asile, écoles primaires, lycées, séminaires, II, 511; — de spectacle, 515.

Sang, 106.

Santé publique (Rapports de la culture morale et intellectuelle avec la), II, 716.

Sarrasin, 656.

Saturnine (Intoxication), II, 921.

Saut, II, 223.

Savons mous, de toilette, etc., II, 131.

Scorbut arrêté par l'usage des végétaux frais, II, 389, 859.

Scrofule, 119.

Scrofuleuse (Cachexie), imminence morbide, 219, 221.

Sécrétions et excrétions, 107.

Seigle considéré comme aliment, 653.

Sel, son rôle dans l'alimentation de l'homme, 801.

Séminaires, II, 511.

Sens (Les) sont susceptibles de contracter des dispositions morbides, 176; —, II, 133; influence des professions sur les —, II, 750.

Sensations, 132.

Service militaire (Influence de l'ancienneté de), II, 813; — sanitaire en campagne; II, 837.

Sexes, 96; forme générale et différences d'ensemble, 116; (des rapports de l'imminence morbide avec les), 229; avec l'hérédité, 236; avec l'habitude, 240; avec la constitution, 241; —, II, 327; fécondité, 327; mortalité, 329.

Simulation de maladies après l'incorporation militaire, II, 822.

Soie considérée comme matière textile, II, 91; manufactures de —, II, 879.

Sol, 434; température et électricité du —, 435; structure et composition du —, 436, 455; tableau général des formations du —, 438; configuration du —, 443, 456; propriétés du —, 445, 458; état de la surface du —, 447, 458; température du —, 455; de l'action des modifications géologiques, 455.

Soldat (Hygiène générale du), II, 799; maladies du — en campagne, dans ses garnisons, 815; mortalité en campagne, 824; cause des maladies en campagne, 826; alimentation, 832; voy. militaire (hygiène).

Sommeil et veille, 136; II, 271; conditions extérieures, 273; périodicité extérieure, 274; conditions individuelles, 274.

Sore-heel, II, 391.

Sorgho considéré comme aliment, 676.

Soufre et ses composés, accidents que détermine le —, II, 903.

Sources, 386.

Station verticale, II, 231; — sur les genoux, 232; — assise, 232.

Sucrées (Matières) dans les végétaux alimentaires, 630.

Suicide, ses rapports avec la culture intellectuelle et morale, II, 720.

Sulfure de carbone, II, 895.

Syphilitique (Contagion), moyens proposés pour réprimer ou pour prévenir la, II, 714.

**T**

Tabac (le) considéré comme s'attaquant à la membrane olfactive, II, 142 ; — quelle influence la fabrication du — exerce-t-elle sur la santé et les maladies des ouvriers? II, 884.

Tact (du) et du toucher, II, 135.

Taille (Echelle du développement de la) et du poids, 203 ; — relations entre les — et les poids, 204 ; — dans les races, II, 280.

Tailleurs de pierres à fusil (silex), II, 907.

Tanneries, mégisseries, corroieries, II, 881.

Taro (Fécule de), 646.

Tégument interne, II, 5 ; — externe, 27.

Tempéraments, 45 ; — sanguin, 53, 187 ; — nerveux, 58, 187 ; — lymphatique, 62, 188 ; — composés, 65 ; — de la femme, 85.

Température chez les enfants, 81 ; — chez les vieillards, 88 ; — considérée comme modificateur atmosphérique, 268.

Temples, II, 508.

Textiles, matières (caractères comparés des) et moyens de les reconnaître, II, 92.

Thé, 885 ; — au point de vue de la police bromatologique, II, 684.

Théâtres, II, 515.

Tirage au sort, formation des listes de —, II, 779.

Torrents, 386.

Toucher, II, 135.

Tuberculose, au point de vue de l'hérédité, 119.

Type organique et physiologique des races, II, 287 ; — pathologique des races, aptitudes, immunités, II, 299.

Typhus, II, 830.

**U**

Urinaire (Excrétion), II, 20.

Urine, 175.

**V**

Vaccine, II, 392 ; vaccination par le cowpox, 396.

Vaporeuses (Excrétions), II, 3.

Vases et ustensiles servant pour les aliments, 898.

Vectation, II, 233.

Végétale (Alimentation), 759 ; substances — entrant dans la fabrication des étoffes, II, 81 ; émanations, — 883 ; poussières ; — 884 ; tabac (fabrication du) considérée comme profession à poussières végétales, 884.

Veille et sommeil, II, 270.

Vénériens (Excès), 143.

Vénériennes (maladies) ; mesures propres à prévenir la propagation des, II, 714.

Ventilation des habitations privées, 600 ; — des crèches —, II, 510 ; — des théâtres, 515 ; — des casernes, 517 ; — des hôpitaux, 524 ; — des hôpitaux militaires, 540 ; — des hôpitaux sous tentes, baraques, 550.

Vents, leur action sur l'homme, 353.

Verdet (Fabrication du), ouvriers employés à la —, II, 928.

Verre mousseline, II, 921.

Verreries, II, 873.

Vertébrés considérés comme aliments, 682.

Vêtements, II, 79 ; — (matières du), 81 ; — (action des), 95 ; propriétés inhérentes à la matière, 96 : — texture, 104 ; — couleur, 106 ; — forme, 108 ; — action générale, 110 ; — (de l'emploi des), 110 ; Rapports des : — avec les parties, 111 ; — tête, 111 ; — cou, 112 ; tronc, 112 ; — extrémités, 115 ; — conditions individuelles, 116 ; — âge, 116 ; — sexe, 119 ; — convalescence, imminence morbide, 122 ; — circonstances extérieures, 122 ; —périodicité diurne, 122 ; — annuelle, 124 ; — du soldat, II, 806 ; — du marin, II, 861.

Viandes (alimentaires), préparation des — 705 ; — conservées, II, 595 ; — (des) au point de vue de la police bromatologique, 623 ; — cuisson, 632.

Vie probable et mortalité des âges, II, 321.

Vieillards (Hôpitaux des), II, 551.

Vieillesse, 95 ; — (imminence morbide), 226.

Vigne (soufrage de la), II, 902.

Villages et bourgs (Règles de salubrité qui doivent présider à la construction des), II, 469.

Villes (Exposition, emplacement, variétés de), II, 414, 415 ; — sol des rues et pavages, II, 418 ; — plantation des, II, 423 ; — irrigation urbaine, approvisionnement d'eau, 424, — égouts, 430, — boues, nettoyages, 439. Voy. *Voiries.*

Vins, 833 ; — (altérations spontanées ou maladies des), — II, 674.

Vision (Étendue de la), II, 168 ; — portée de la vision, 170.

Vitrification des étiquettes en émail, II, 921.

Voiries, II, 446 ; — d'immondices, 448 ; — de matières fécales, 449 ; — d'animaux morts, 452.

Vomissement, 157.

Vue (De la), II, 162 ; — modificateurs de la vue, leurs effets et leur emploi, 162 ; —(variations individuelles de la) et règles hygiéniques qui s'y rapportent, 168 ; — (acuité, étendue de la), 168 ; — (portée de la), 170.

## Z

Zinc (Emploi de vases de) dans l'usage domestique, 901 ; — au point de vue des professions, II, 929.

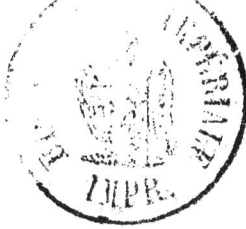

**FIN DE LA TABLE ANALYTIQUE DES MATIÈRES.**

Paris. — Imprimerie de E. MARTINET, rue Mignon, 2.

Contraste insuffisant ou
différent, mauvaise qualité
d'impression

Under-contrast or different,
bad printing quality